HANDBUCH DER HAUT- UND GESCHLECHTSKRANKHEITEN

BEARBEITET VON

A. ALEXANDER · G. ALEXANDER · J. ALMKVIST · K. ALTMANN · L. ARZT · J. BARNEWITZ
S. C. BECK † · C. BENDA · FR. BERING · H. BIBERSTEIN · K. BIERBAUM · G. BIRNBAUM
A. BITTORF · B. BLOCH · FR. BLUMENTHAL · H. BOAS · H. BOEMINGHAUS · R. BRANDT · F. BREINL
C. BRUCK · C. BRUHNS · ST. R. BRÜNAUER · A. BUSCHKE · F. CALLOMON · E. DELBANCO
F. DIETEL · O. DITTRICH · J. DÖRFFEL · S. EHRMANN† · C. EVELBAUER · O. FEHR · J. v. FICK†
E. FINGER · H FISCHER · F. FISCHL · P. FRANGENHEIM† · R. FRANZ · W. FREI · W. FREUDENTHAL
M. v. FREY · R. FRÜHWALD · D. FUCHS · H. FUHS · F. FÜLLEBORN · E. GALEWSKY · O. GANS
A. GIGON · H. GOTTRON · A. GROENOUW · K. GRON · K. GRÜNBERG · O GRÜTZ · H. GUHRAUER
J. GUSZMANN · E. GUTTMANN · R. HABERMANN · L. HALBERSTAEDTER · F. HAMMER
L. HAUCK · H. HAUSTEIN · H. HECHT · J. HELLER† · G. HERXHEIMER · K. HERXHEIMER
W. HEUCK · W. HILGERS · R. HIRSCHFELD · C. HOCHSINGER · H. HOEPKE · C. A. HOFFMNAN
E. HOFFMANN · H. HOFFMANN · V. HOFFMANN · E. HOFMANN · J. IGERSHEIMER · F. JACOBI
F. JACOBSOHN · H. JACOBY · J. JADASSOHN · W. JADASSOHN · F. JAHNEL · A. JESIONEK
M. JESSNER · S. JESSNER † · A. JOSEPH · F. JULIUSBERG · V. KAFKA · C. KAISERLING
PH. KELLER · W. KERL · O. KIESS · L. KLEEBERG · W. KLESTADT · V KLINGMÜLLER · FR. KOGOJ
A. KOLLMANN · H. KÖNIGSTEIN · P. KRANZ · A. KRAUS† · C. KREIBICH · O. KREN · L. KUMER
E. KUZNITZKY · E. LANGER · R. LEDERMANN · C. LEINER†· F. LESSER · A. LIECHTI · A. LIEVEN
P. LINSER · B. LIPSCHÜTZ† · H. LÖHE · S. LOMHOLT · W. LUTZ · A. v. MALLINCKRODT-HAUPT
P. MANTEUFEL · H MARTIN · E. MARTINI · R. MATZENAUER · R. L. MAYER · M. MAYER
J. K. MAYR · E. MEIROWSKY · L MERK† · M. MICHAEL · G. MIESCHER · C. MONCORPS
G. MORAWETZ · A. MORGENSTERN · F. MRAS · V. MUCHA · ERICH MÜLLER · HUGO
MÜLLER · RUDOLF MÜLLER · P. MULZER · E. G. NAUCK · O. NAEGELI · G. NOBL · M. OPPENHEIM
K. ORZECHOWSKI · E. PASCHEN · B. PEISER · A. PERUTZ · E. PICK · W. PICK † · F. PINKUS
H. v. PLANNER · K. PLATZER · F. PLAUT · A. POEHLMANN · J. POHL · R. POLLAND
C. POSNER† · H. L. POSNER · L. PULVERMACHER† · H. REIN · P. RICHTER · E. RIECKE
G. RIEHL · H. RIETSCHEL · H. DA ROCHA LIMA · K. ROSCHER · O. ROSENTHAL · R. ROSNER
G. A. ROST · ST. ROTHMAN · A. RUETE · P. RUSCH · E. SAALFELD † · U. SAALFELD · H. SACHS
O. SACHS † · W. SACK · F. SCHAAF · G. SCHERBER · H. SCHLESINGER · E. SCHMIDT
S. SCHOENHOF · W. SCHOLTZ · W. SCHÖNFELD · H. TH. SCHREUS · R SIEBECK · C. SIEBERT
H. W. SIEMENS · B. SKLAREK · G. SOBERNHEIM · W. SPALTEHOLZ · R. SPITZER · O. SPRINZ
R. O. STEIN · G. STEINER · K. STEINER · G. STICKER · J. STRANDBERG · H. STREIT · A. STÜHMER
G. STÜMPKE · P. TACHAU · G. THEISSING · L. TÖRÖK · K. TOUTON · K. ULLMANN · P. G. UNNA†
P. UNNA · E. URBACH · F. VEIEL · R. VOLK · C. WEGELIN · W. WEISE · L. WERTHEIM
J. WERTHER · P. WICHMANN · F. WINKLER · M. WINKLER · R. WINTERNITZ · FR. G. M. WIRZ
W. WORMS · H. ZIEMANN · F. ZINSSER · L. v. ZUMBUSCH · E. ZURHELLE

IM AUFTRAGE
DER DEUTSCHEN DERMATOLOGISCHEN GESELLSCHAFT
HERAUSGEGEBEN GEMEINSAM MIT
B. BLOCH · A. BUSCHKE · E. FINGER · E. HOFFMANN · C. KREIBICH
F. PINKUS · G. RIEHL · L. v. ZUMBUSCH
VON

J. JADASSOHN

SCHRIFTLEITUNG: O. SPRINZ

ZWÖLFTER BAND · ERSTER TEIL

SPRINGER-VERLAG BERLIN HEIDELBERG GMBH 1932

TROPISCHE DERMATOSEN
JUXTAARTIKULÄRE KNOTEN
RATTENBISSKRANKHEIT

BEARBEITET VON

F. BREINL · F. FÜLLEBORN · H. HOFFMANN
E. MARTINI · M. MAYER · E. G. NAUCK
H. DA ROCHA LIMA · B. SKLAREK
H. ZIEMANN

MIT 503 ZUM TEIL FARBIGEN ABBILDUNGEN

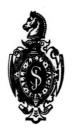

SPRINGER-VERLAG BERLIN HEIDELBERG GMBH 1932

ISBN 978-3-7091-3041-4   ISBN 978-3-7091-3057-5 (eBook)
DOI 10.1007/978-3-7091-3057-5

Inhaltsverzeichnis.

Framboesia tropica (Framboesie). Polypapilloma tropicum.

Von Professor Dr. M. MAYER-Hamburg und Dr. E. G. NAUCK-Hamburg.
(Mit 51 Abbildungen.)

Nodositas juxta-articularis.

Von Professor Dr. M. MAYER-Hamburg und Dr. E. G. NAUCK-Hamburg.
(Mit 9 Abbildungen.)

Inhaltsverzeichnis.

Gundu oder Anakhré.

Von Professor Dr. M. Mayer-Hamburg und Dr. E. G. Nauck-Hamburg.
(Mit 9 Abbildungen.)

Ulcus tropicum (tropischer Phagedaenismus).

Von Professor Dr. M. Mayer-Hamburg. (Mit 6 Abbildungen.)

Leishmaniosen der Haut und Schleimhäute. (Orientbeule und amerikanische Leishmaniosen.)

Von Professor Dr. M. Mayer-Hamburg und Dr. E. G. Nauck-Hamburg.
(Mit 39 Abbildungen.)

Exantheme und andere Hauterscheinungen bei exotischen Krankheiten.

Von Professor Dr. M. MAYER-Hamburg. (Mit 19 Abbildungen.)

Verruga peruviana oder CARRIONsche Krankheit (Oroyafieber).

Von Professor Dr. H. DA ROCHA LIMA-Sao Paulo (Brasilien). (Mit 15 Abbildungen.)

Die Dermatomykosen in den Tropen.

Von Dr. E. G. Nauck-Hamburg. (Mit 125 Abbildungen.)

Exotische Blastomykosen.

Von Professor Dr. H. da Rocha Lima-Sao Paulo (Brasilien). (Mit 27 Abbildungen.)

Die Rattenbißkrankheit.

Von Professor Dr. F. Breinl-Prag. (Mit 4 Abbildungen.)

Inhaltsverzeichnis.

Juxtaartikuläre Knoten.

Von Dr. H. Hoffmann-Stuttgart. (Mit 32 Abbildungen.)

Die ubiquitären Hauterkrankungen bei den farbigen Rassen.

Von Professor Dr. H. Ziemann-Berlin.

Unter Mitwirkung von Dr. B. Sklarek-Berlin.

(Mit 50 Abbildungen.)

Zoonosen der Haut in wärmeren Ländern.

Von Professor Dr. E. Martini-Hamburg. (Mit 59 Abbildungen.)

Haut und Helminthen.

Von Geheimrat Professor Dr. F. Fülleborn-Hamburg. (Mit 58 Abbildungen.)

Inhalt von Bd. XII/2.

Inhalt von Bd. XII/3.

Framboesia tropica (Framboesie).
Polypapilloma tropicum.

Von

Martin Mayer-Hamburg und Ernst G. Nauck-Hamburg.

Mit 51 Abbildungen.

Synonyme. Le Pian (französisch), Yaws (englisch). *Amerika:* Boubas (Brasilien, Antillen u. a.), Pattu (Westindien), Salada, Clava, flema (Venezuela).

Afrika: Buba (Ostafrika, Zanzibar), Mangou, Kessa (Madagaskar), Shiwaki (Wadschagga), Kibangala (Mahenge), Vyungalala (Nyassa), Magaugau, Abubwa (yaos), Gattoo (Westküste), Mombar (Angola), Pouba, Framosi (Calabar, Nigeria), dobé (Agni), M'bossi (Atié), Dougou (Gouru), M'batto (Gagoe), Mabatta (Buli, Südkamerun), doubé (Baoulé), dube, ajortor (Goldküste), aboukoué (Gabun), pola nwutu (Kamerun), tetia (Kongo), onunono und shumbulla (Benguella), Marsza (Gizi, Liberia), Kegeli (Gbandi, Liberia), Ngalabai (Buszi, Liberia).

Asien: Parangi (Ceylon), Kwe-na und Kwe-Yoga (Ober-Burma), toungoo-na und pawlwai (Ober-Burma), Yang-Mey-tcheang (China), Kwe-na und Kroe-na (Birma), Khunxarât (Siam), dâm bao (Kambodja), Tschew (Formosa), Khi-Khat-chine (Süd-Laos).

Niederländisch-Indien: Patek, radang-djawa (Java), boeboel (malayisch), boba (Timor), bobento (Ternate), poeroe (Sumatra, Borneo), toeki (Celebes) noemboe (Sumatra), ongoe mbana (Soemba).

Australien und Ozeanien: Pupa, dthoke, coko (Fiji) Tonga (Neu-Caledonia), Kijinkiuj (Ponape, Karolinen), Egoia (Nauru, Karolinen), Gardik (Palau, Karolinen), Tona, Lupani (Samoa und Tonga-Inseln).

Geographische Verbreitung und Geschichte.

Die Framboesie ist im wesentlichen in ihrem endemischen Vorkommen auf die warmen Länder beschränkt. Baermann gibt als Begrenzung des Verbreitungsgebietes den Wendekreis des Steinbocks nach Süden und den Wendekreis des Krebses nach Norden an. Innerhalb dieser Zonen gibt es Gebiete, die mit Framboesie schwer durchseucht sind und andere, in denen sie nur zerstreut oder vereinzelt vorkommt. Dies hängt zweifellos auch von den Lebensgewohnheiten der Bevölkerung und klimatischen Bedingungen ab.

In den Niederungen, besonders den Küstengebieten, ist die Framboesie häufiger als in kühlen Höhenlagen. Das Vorkommen ist jedoch einwandfrei in Höhen bis etwa 2000 Meter (Philippinen) beobachtet. Ramsay berichtet sogar aus Assam, daß sie in Höhen zwischen 2000—6000 Fuß häufiger angetroffen würde als im Tieflande.

Von den einzelnen Verbreitungsgebieten sind die wichtigsten:

1. *Afrika:* Hier kommt in den tropischen Gebieten die Framboesie vielfach allgemein verbreitet vor, so in Ost-, West- und Zentralafrika; genannt seien Deutsch-Ostafrika, Uganda, Somaliland, Kamerun, Liberia, Kongogebiet, Nigerien, Gabun, Angola, Sierra Leone, Goldküste, westlicher Sudan, oberes Nilgebiet. In Südafrika ist sie bei Kaffern in Rhodesia und Mozambique

beobachtet. In Nordafrika ist sie seltener, vereinzelt aber vorkommend in Oberägypten, Algier, Tripolis, Marokko. Auch die Inseln Madagaskar, Mauritius, Comoren sind befallen.

2. *Asien* und *Ozeanien:* Ceylon (stark verbreitet), Teile von Indien (Assam, Bengal, Südindien, Burma), Indochina (Cambodja, Annam), Siam, Malacca-Halbinsel, Südchina, Formosa (*nicht* Japan), Molukken, Niederländisch-Indien, Neu-Guinea, Jap, Neue Hebriden, Samoa, Fidji-Inseln, Philippinen und andere Südseeinseln.

3. *Amerika:* In Süd- und Mittelamerika herrscht sie in verschiedenen Ländern mehr oder weniger stark: Brasilien, Kolumbien, Venezuela, Costa-Rica, Peru, Französisch-Guyana, Porto-Rico, Jamaika, Haiti, Cuba, Trinidad, Martinique, San Domingo.

In Nordamerika sind vereinzelte Fälle, deren Ursprung auf tropische Infektion zurückzuführen ist, beschrieben. In den Südstaaten mit ihren Beziehungen zu dem verseuchten Mittelamerika (Westindien) scheint sie dagegen wiederholt beobachtet.

In *Australien* kommt Framboesie nicht vor.

In Europa sind vereinzelt eingeschleppte Fälle beschrieben, auch scheinen nach zwei Beobachtungen von STEPHENSON, sowie SCHAMBERG u. KLAUDER während des Krieges Infektionen in Frankreich vorgekommen zu sein.

Geschichte. Die Geschichte der Framboesie bietet insofern einige Schwierigkeiten, als zweifellos eine Reihe der ersten Beschreibungen nicht diejenige Krankheit betreffen, die wir heute Framboesie nennen, sondern durch Geschlechtsverkehr übertragene Syphilis. Die Geschichte beider Krankheiten, an deren Einheitlichkeit heute ja wieder viele glauben (s. später S. 41), ist eben nicht scharf voneinander zu trennen. Auch die Bezeichnungen für beide Krankheiten, die klinisch so ähnlich sind, waren damals — wie zum Teil noch heute — oft ähnlich oder ganz gleich, so daß auch aus diesen keine sicheren Schlüsse gezogen werden können.

1525 beschrieb GONZALO FERNANDEZ OVIEDO Y VALDÉS (1478—1557) in seiner „Historia general y natural de las Indias Islas y tierra firme", daß die Fahrtgenossen von Kolumbus durch Umgang mit den Frauen des Eilands (Hispaniola = Domingo) die *buas* bekamen, die sich nach deren Rückkehr in Spanien verbreiteten. Dies entspricht der Bezeichnung „*bubas*", die heute noch für Framboesie angewandt wird. THEVET gebrauchte 1558 in seiner „France Antarctique" bereits die Bezeichnung *Le Pian* für die Krankheit auf den Antillen, die Framboesie sowie Syphilis sein kann.

Die erste sichere Angabe über Framboesie als besondere Krankheit stammt von JACOBUS BONTIUS (1592—1631) aus dem indischen Archipel, der 1642 ein Buch „De Medicina indorum" schrieb, das 1694 nach seinem Tode in holländischer Übersetzung wieder erschien. Ungefähr gleichzeitig berichtete ein anderer holländischer Arzt GUIGLELMO PISO in „de Medicina brasiliense", die 1648 in Amsterdam erschien, über Framboesie, und sein Bericht wurde in die 2. Auflage des BONTIUSSCHEN Buches aufgenommen. BONTIUS spricht von den AMBOIN-*schen Pocken,* die auf der Insel Amboyna, und besonders den Molluken vorkommen und den „spanischen Pocken" sehr ähnlich seien; jedoch kämen sie nicht durch den Geschlechtsverkehr zustande. „Zuerst entstehen im Gesicht, den Armen und Beinen einige Tophi . . ., die von Anbeginn an hart und scirrhös sind und sich dann so allgemein über den ganzen Körper verbreiten, wie die Warzen und Hühneraugen im Vaterland (Holland) an Händen und Füßen . . . . ." PISO gebraucht das Wort Bubas für Framboesie, die von den Spaniern und Portugiesen so genannt würde. 1722 erschien ein Werk von PATER LABAT „Nouveau voyage aux Isles de l'Amerique". Er bezeichnete darin die Krankheit unter dem Namen „Le Pian" als eine verbreitete Seuche unter den Eingeborenen, den Caraiben und Negern. Die Bezeichnung pian soll von den Eingeborenen wegen der Ähnlichkeit der Efflorescenzen mit Erdbeeren stammen, und der Eingeborenen-Namen dafür sein; dasselbe wird für das Wort „*yaws*" angegeben, das von Afrika stamme. LABAT hält die Krankheit allerdings noch für identisch mit Syphilis (französische Pocken; Venusseuche).

1737 beschreibt BRICKEL in „Natural history of North Carolina" die Yaws, von denen er angibt, sie sei von den Negern von Guinea eingeschleppt, wo sie eine verbreitete Seuche unter diesen sei. 1742 schildert DAZIELE die Pian von den französischen Antillen, faßt sie als eine Varietät der Syphilis auf, die durch das Klima und die Rasseneigentümlichkeiten der Neger Veränderungen erfahren hätten. 1768 macht BOISSIER DE SAUVAGES in „Nosologia methodica" den Vorschlag, den Namen *Framboesie* wegen der erdbeerähnlichen

Hauteffflorescenzen zu geben, er unterscheidet noch die Yaws Guineusum und Pian americanorum. Auch HILLARY (1759) hält die von ihm auf Barbados gesehene Yaws für eine durch das Klima veränderte Syphilis. WINTERBOTTOM (1762) beschreibt sie aus Afrika, SCHILLING (1770) von den Antillen und bald folgen noch zahlreiche Arbeiten aus verschiedenen tropischen Gebieten, die die Seuche als eine besondere Krankheit schildern.

CHARLOUIS schlug 1881, um der Verwirrung ein Ende zu machen, die durch die Vieldeutigkeit des Wortes Framboesie entstanden sei, den Namen „*Polypapilloma tropicum*" vor.

Ätiologie.

Nachdem früher die verschiedensten Mikroorganismen als vermutliche Erreger beschrieben waren, so von EIJKMAN Bacillen, PARIEZ Mikrokokken, POWELL Hefen, NICOLLS u. WATTS Kokken, veröffentlichte ALDO CASTELLANI am 17. Juni 1905, daß er eine morphologisch der Spirochaeta pallida sehr ähnliche Spirochäte bei Framboesie entdeckt habe. Er gab an, daß er bereits im Februar 1905 bei einem Fall von Framboesie eine sehr feine Spirochäte beobachtet hätte und daß ihn SCHAUDINNs Veröffentlichung zu systematischer Untersuchung angeregt habe. Er benannte sie im Juni 1905 *Spirochaeta pertenuis*, später im November 1905 Spirochaeta pallidula und zog letzteren Namen dann wieder aus Prioritätsgründen gegenüber dem ersteren zurück. CASTELLANI konnte seinen Befund bald an mehr als einem Dutzend von Fällen bestätigen und in kurzer Zeit folgten weitere Mitteilungen über die gleichen Befunde von WELLMANN, POWELL, VAN DEM BORNE, CORNELISSEN, v. PROWAZEK, SCHÜFFNER, M. MAYER, ASHBURN u. CRAIG, ROBERTSON u. a.

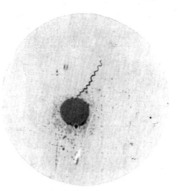

Abb. 1. Treponema pertenue.
(Nach M. MAYER.)

Der Name muß, falls man die zoologische Nomenklatur anwendet, richtig *Treponema pertenue* lauten. Nicht berechtigt erscheint mir, daß BAERMANN in dieser Beziehung sagt: „Der Name Treponema pertenue ist durch keine besondere biologische Eigenschaft gerechtfertigt, es handelt sich um eine echte Spirochäte und ihrer biologischen Eigenschaften und ihrer Morphologie nach muß sie den Namen Spirochaeta pallida varietas Frambotica ähnlich wie die Spirochaeta pallida varietas cuniculi tragen."

Nur wenn die Identität von Syphilis und Framboesie bewiesen würde (die BAERMANN aber nicht annimmt), wäre eine derartige Benennung begründet.

Das Treponema pertenue[1] gleicht in Gestalt, Färbbarkeit und Bewegung sehr dem Treponema pallidum. Es ist wie dies äußerst fein und zeigt in der Regel ziemlich gleichmäßige und enge Windungen. Diese sind meist in Anzahl von 6—8 und mehr vorhanden. Je nach dem Bewegungsgrad kommen aber auch hier stellenweise, meist nahe einem Ende, etwas weitere Windungen vor. Die Spirochäte selbst bewegt sich ähnlich der Spirochaeta pallida oft in starrer Haltung, kann aber wie diese bei der Bewegung und nach dem Fixieren Krümmungen zeigen. Die Enden sind meist fein zugespitzt, manchmal ist auch eines, was bereits CASTELLANI mitteilte, knopfartig verdickt. Die Länge schwankt zwischen wenigen μ bis zu 18—20 μ. Dies hängt davon ab, daß in Teilung begriffene Spirochäten meist doppelt so lang sind. Solche sind dann durch eine feine Brücke verbunden, die schließlich durchreißt. Längsteilung, wie sie SCHAUDINN, PROWAZEK u. a. annahmen, findet nicht statt. Auch die Spiro-

---

[1] Im folgenden wird meist die medizinisch gebräuchliche Bezeichnung Spirochaeta pertenuis angewandt.

chaeta pertenuis kann sich einrollen; aber kleinere Formen, die man früher als Ruhestadien annahm, die vielleicht längere Zeit persistieren könnten, haben sich bisher nicht sicher als solche beweisen lassen (ebenso wie bei Syphilis). Levaditi u. Li Yuan Po haben für diese Spirochäten neuerdings wieder einen Entwicklungszyklus mit Zerfall in Kugeln, Kommaformen bis zu ultravisiblen Granula beschrieben. In der *Färbbarkeit* entspricht ebenfalls die Spirochaeta pertenuis dem Verhalten der Spirochaeta pallida. Sie ist wie diese am besten nach Romanowsky-Giemsa darstellbar. Auch hier ist eine kräftige Färbung notwendig. Um zu starkes Mitfärben des Untergrundes zu vermeiden, ist es empfehlenswert, das Präparat nach gutem Trocknen für mehrere (bis 24) Stunden, kurze Zeit, etwa $1/_2$ Stunde, zu wässern und erst dann zu färben. Auch kräftige Färbung mit Fuchsin gelingt, besonders gut nach vorheriger Anwendung von Löfflers Geißelbeize. Ebenso wie bei Spirochaeta pallida ist natürlich eine Negativdarstellung mit Tusche, Cyanochin und Kollargol möglich. Im Dunkelfeld ist die Spirochaeta pertenuis besonders dann gut erkennbar, wenn dünnflüssiger Reizsaft als Medium vorhanden ist. In Schnitten gelingt ihr Nachweis, gleich dem der Spirochaeta pallida durch Versilberung nach Levaditi. Ich habe diese in zahlreichen Fällen angewandt und glaube, nach Verwendung verschiedenster Modifikationen, mit der alten Levaditi-Methode die besten Erfolge zu bekommen, so daß ich dieselbe jetzt nur noch anwende. Wesentlich aber dabei ist, daß eine starke und genügend lange Imprägnierung vorgenommen wird. Wir verwenden 3%ige Silbernitratlösung und lassen die Stückchen darin 5 Tage im Brutschrank. Die Framboesiespirochäte imprägniert sich nämlich nach meiner Erfahrung meist schwerer als die Spirochaeta pallida. Den Grund sehe ich in ihrer Lagerung in der meist dichteren Epidermisschicht, die von der Silberlösung langsamer durchtränkt wird; aus dem gleichen Grunde erscheint die Spirochaeta pertenuis im Schnitt auch oft heller und zarter als die Spirochaeta pallida. So werden im allgemeinen früher angegebene morphologische Unterschiede zwischen beiden Formen jetzt als nicht zutreffend erkannt. Ich selbst hatte sie früher (1907) auch — wie Castellani — für feiner als die Spirochaeta pallida gehalten, v. Prowazek im Gegensatz hierzu sogar für dicker; andere hielten sie für flexibler und unregelmäßiger in ihren Windungen. Ich habe dann Ausstriche und frische Präparate zahlreicher Fälle von Lues und Framboesie verglichen und fand ähnlich wechselndes Verhalten auch bei verschiedenen Luesfällen, so daß ich 1914 (Mayer-Neumann; tierische Parasiten) zu folgendem Schluß kam: „Die gerade angenommene Form und die Färbbarkeit der Spirochäten ist sehr von der Konsistenz des Muttergewebes abhängig."

Man findet das Treponema pertenue am konstantesten in jungen, noch geschlossenen Papeln, wenn man durch kleine Verletzungen Reizserum entnimmt. In älteren Papeln muß man zunächst oberflächlich reinigen, um Mischinfektionen — insbesondere auch der Plaut-Vincentschen Symbionten — auszuschalten. Man kratzt dann etwas Gewebsaft aus verschiedenen Stellen weg. Zur Schnittuntersuchung schneidet man am besten mit dem Rasiermesser ganze, noch nicht zu stark ulcerierte Papeln aus. In ganz alten Papeln vermißt man manchmal zunächst die Spirochäten; in Spätefflorescenzen und bei tertiären Formen ist der Nachweis auch schwierig. So fand sie Baermann in den oberflächlichen Hand- und Fußsohlenaffektionen zweimal; bei „Gangosa"-Formen gelang der Nachweis Baermann, Rositter u. Schmitter u. Kerr.

Außer in der *Haut* wurden die Erreger bei Menschen mikroskopisch in 3 Fällen in *Lymphdrüsen* festgestellt von Castellani, Schüffner u. a.; durch erfolgreiche Verimpfung von Lymphdrüsen auf Affen schon vorher von Neisser, Baermann u. Halberstaedter. In *inneren Organen* konnte sie in einem Fall Castellani im *Milzsaft* des Menschen durch Überimpfung auf Affen nachweisen; NEISSER, BAERMANN u. HALBERSTAEDTER hatten mit Knochenmark-verimpfung einen positiven Erfolg.

Die *Kultur* des Erregers ist zuerst NOGUCHI 1911 nach der für Treponema pallidum bewährten Methode gelungen, und zwar zuerst aus dem infizierten Kaninchenhoden in flüssigem Nährboden. BAERMANN züchtete 1913 als erster direkt vom Menschen auf erstarrtem Pferdeserum Treponema pertenue. Nach ihm eignen sich am besten Drüsen und geschlossene Papeln zur Reinkultur. (Tierversuche mit dem Erreger s. später S. 36.)

Übertragungsweise.

Die Framboesie wird im Gegensatz zu der ihr so nahe verwandten Syphilis fast ausnahmslos durch direkten *extragenitalen Kontakt* von Mensch zu Mensch übertragen. Das Virus tritt dabei durch die äußere Haut ein. Diese Über-tragungsweise ist durch vieltausendfältige Beobachtungen erwiesen. Fraglich ist nur, ob die Erreger dabei durch die unverletzte Haut eindringen können, oder ob Epidermisdefekte dazu nötig sind. In den meisten Fällen sind kleine Wunden, wie Kratzstellen, Hautrisse der Hände und Füße, Rhagaden der Brustwarzen, kleine Risse am Mundwinkel oder After, ekzematöse Stellen der Haut oder Insektenstichstellen die Eintrittsstellen. So wurde Übertragung durch Pockenimpfung vielfach angenommen (POWELL u. a.); POWELL sah auch Blutegelbißwunden und von Scabies befallene Hautstellen als Eintrittspforte; letzteres auch GUTIERREZ.

Typische Beobachtungen sind besonders bei einigen Weißen schon lange gemacht. So verletzte sich nach KÖNIGER (1870) ein Weißer, der auf Samoa einen Streit zwischen 2 Eingeborenen schlichten wollte, an seinem Handrücken an den Zähnen und dem Mund eines Frambötikers (der übrigens kein Exanthem im Gesicht hatte) und es entwickelte sich an der Stelle ein Primäraffekt (Mammi-Yaw). THIEME sah auf Samoa auf dem Arm eines Europäers, der eine kleine Wunde hatte und sein „tonakrankes" Kind auf dem Arm trug, einen Primäraffekt entstehen.

Ältere Nachrichten von den Fiji-Inseln, daß die Krankheit dort so ansteckend sei, daß Europäer schon durch Übernachten in den Eingeborenenhäusern in-fiziert würden [SKOTTOWE (1890), nach SCHEUBE], sind wohl übertrieben und setzen große Unreinlichkeit voraus; dasselbe gilt wohl für die Angaben von NEEB (1901) nach Beobachtungen bei den Oeleasern, der annimmt, daß auch durch Kleidungsstücke, Schlafmatten und Eßgerät eine Übertragung stattfinden könne. Nach OHO glauben auch auf Formosa die Bewohner eines infizierten Dorfes, daß das Eß- und Trinkgerät der Kranken die Krankheit vermitteln könne.

Die Möglichkeit direkter Übertragung durch die Haut ist schon seit langem versucht worden. SPRENGEL hat bereits 1797 mitgeteilt[1], daß MACGRUDAN Ein-impfungsversuche mit Framboesie zum Zweck milderen Verlaufs vorgenommen habe. Ebenso hat THOMSON 1819 mitgeteilt, daß er nach einer unbeabsichtigten Übertragung ein Kind am Arm infizierte, bei dem an den Impfstellen Ge-schwüre entstanden. 7 Wochen nach der Einimpfung traten auch an Kopf und Rumpf Allgemeineruptionen auf.

1848 hat PAULET Übertragungsversuche an Negern vorgenommen. Er impfte 14 Neger mit Saft von Framboesiepapeln und erzielte bei allen positive Ergebnisse. Er ging so vor, daß er an der Innenseite des Oberschenkels mit einer Impflanzette den Saft einimpfte. Bei 10 davon entstand an der Impf-stelle ein Primäraffekt, bei 4 war es nicht festzustellen, aber bei allen 14 trat nach 12—20 Tagen eine Allgemeineruption auf. CHARLOUIS hat 1881 ähnliche Versuche angestellt. Er impfte 32 Chinesen, die vorher noch keine Framboesie

---

[1] Zitiert nach HERMANS.

gehabt hatten und erzielte bei 28 davon positive Impfresultate. Später wurden derartige Versuche gelegentlich der Prüfung der Immunität (s. diesen Abschnitt S. 39) auf den Philippinen wiederholt ausgeführt (Sellards, Lacy u. Schöbl).

Übertragung durch Vermittlung von *Insekten* ist schon vielfach für möglich gehalten worden und es ist kein Zweifel, daß unter günstigen Bedingungen auf diese Weise eine Keimverschleppung und Übertragung stattfinden kann; das beweisen mannigfache Beobachtungen.

Schilling gibt 1770 an, daß in Surinam bestimmte kleine Fliegen „Yaws-Fliegen" genannt würden, die sich auf die Geschwüre der „Moeder yaws" setzten, sich dort mit dem Gift infizierten und es auf Gesunde übertrügen. 1777 teilte Bajon gleiche Beobachtungen von Guyana und Cayenne mit, ebenso berichtete Nielen 1780, daß die Eingeborenen bestimmte Fliegen als Yaws-Fliegen bezeichnen, die das Sekret übertrügen. Gama Lobo berichtete 1867 über seinen eigenen Fall, er teilt mit, daß er sich zwischen der 4. und 5. Zehe des rechten Fußes verwundet habe, sich wiederholt Fliegen auf die unverbundene Stelle gesetzt hätten und dann Framboesie bei ihm ausgebrochen sei. Auch Neeb, Kuyer und zahlreiche neuere Beobachter halten es für möglich. Auch direkte Untersuchungen von Fliegen haben diese Möglichkeit bestätigt. So sammelte J. Robertson 200 Fliegen aus Framboesiewohnungen, schüttelte·sie in sterilem Wasser eine Zeitlang, zentrifugierte dann und konnte in Ausstrichpräparaten des Bodensatzes Treponema pertenue nachweisen. Castellani gelang auch die Übertragung auf zwei Affen, indem er Fliegen, die vorher an Framboesiekranken gesogen hatten, auf künstlich gemachte Hauterosionen ansetzte.

Nach Gavião Gonzaga hält man im Staate Ceará von Brasilien Culicoides für den Hauptüberträger. Nach Wilson u. Mathis glaubt man in Haiti, daß eine kleine Mücke, Hippelates flavipes, der Vermittler der Infektion sei; bei 67% der Fälle saß der Primäraffekt an den unteren Extremitäten. Hunt u. Johnson glauben nach Beobachtungen auf Samoa, daß Fliegen, die ihre Brut besonders auf faulende Brotfrüchte ablegen, die Überträger seien; um diese Zeit (dreimal im Jahr) seien die Fliegen überaus reichlich und gleichzeitig oder kurze Zeit später würde die Framboesie epidemisch. Die Geschwüre der Eingeborenenkinder seien mit solchen besetzt und weiße Kinder, die in der Nähe von Samoanerdörfern lebten, aber nicht mit Eingeborenen in Berührung kämen, würden dann infiziert.

In Culiciden fand van dem Borne Spirochäten vom Typus des Treponema pertenue. Modder will auf Ceylon Beobachtungen gemacht haben, wonach Zecken, und zwar Ixodes ricinus und Argasiden Überträger seien, er hält aber auch das Vorkommen von Framboesie bei Rindern und Vögeln für vorliegend; sein Befund von Spirochäten in einer Rinderzecke beweist nichts.

Baermann hat Versuche gemacht, die die Möglichkeit einer Übertragung durch Blutegel zeigen. Er hatte bereits gezeigt, daß Syphilisspirochäten sich bis zu 15 Tagen in Blutegeln von Sumatra halten konnten und der Darminhalt dieser noch für Affen infektiös war. Er fand auch in Blutegeln, die in der Nähe von Framboesiekranken gefangen wurden bzw. an Framboesieefflorescenzen gesogen hatten, Treponemen, die sich durch mehrere Tage lebend erhielten.

Die Frage der *Vererbung* der Infektion ist vielfach erörtert worden. Paulet (1848) nahm eine solche bereits an. Er machte ein entsprechendes Experiment auf Cuba, indem er 12 von framboesiekranken Eltern geborene Kinder isolierte und von gesunden Ammen ernähren ließ. Trotzdem wurden die Kinder nach 3, 4 und 7 Monaten infiziert und nach einem Zeitraum von 6 Monaten wurden auch die Ammen angesteckt. Die Beweiskraft dieses Experiments wird heute bezweifelt. Lange, van Leent in Niederländisch-Indien glaubten auch an die Vererbung; nach Lenz soll sie nach Ansicht der ostafrikanischen Neger ebenfalls vorkommen, und zwar dann gleich in bösartiger, tertiärer Form. FERREIRA berichtete aus Brasilien sogar über unheilbare, kongenitale Framboesie. Auch LEON hält nach Beobachtungen auf Haiti Vererbung für möglich. Gegenteilige Beobachtungen machten BAERMANN u. SCHÜFFNER, HALLENBERGER, POWELL, SPITTEL u. a. Eine Übertragung während des Geburtsaktes durch Eruptionen der Mutter an den Genitalien ist natürlich sehr wohl möglich.

Eine Übertragung durch den *Geschlechtsverkehr* findet auch nur ausnahmsweise statt. MCKENZIE, MOSS und BIGELOW sahen in ungefähr 1% der Fälle Primärläsionen an den Genitalien, BAERMANN etwas häufiger am Mons veneris. SPITTEL sah auf Ceylon unter Hunderten von Fällen nur einmal einen Primäraffekt am Penis; VAN NITSEN beschreibt einen am Praeputium als „seltenen Sitz". Einen sicheren Fall von sexueller Übertragung beschrieb jüngst MIYAO bei einem japanischen Ehepaar. HALLENBERGER gibt dagegen an, daß in Kamerun sehr häufig eine genitale Infektion durch die am Introitus vaginae lokalisierten Geschwüre zustande käme.

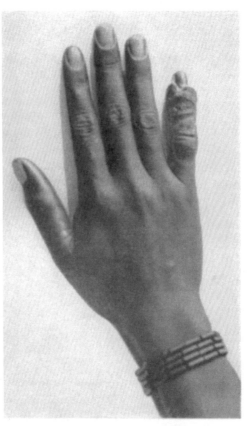

Abb. 2. Primäraffekt (SCHÜFFNER, phot.)

Klinik.

Die *Inkubationszeit,* d. h. die Zeit zwischen erfolgter Infektion durch die Haut bis zum Auftreten einer sichtbaren Veränderung an der Infektionsstelle (Primäraffekt) dauert nach vielfachen Beobachtungen zwei bis drei Wochen.

Prodromalerscheinungen sind während dieser Zeit nicht selten, sie bestehen in allgemeiner Mattigkeit, Kopfschmerzen, rheumatischen Schmerzen der Muskeln, Gelenke und Knochen, Magen-Darmstörungen, auch intermittierendem, meist nicht sehr hohem Fieber. Besonders bei Kindern scheinen solche Beschwerden vorzukommen. Öfters überdauern diese Zustände auch noch das Erscheinen des Primäraffekts geraume Zeit.

Der *Primäraffekt* entsteht an der Stelle der Infektion. Lange Zeit war das Auftreten eines Primäraffektes überhaupt ärztlicherseits vielfach bezweifelt worden, während die Eingeborenen der verschiedenen Länder ihn als charakteristisch bereits kannten und mit besonderem Namen belegten. So wird er in den französischen Kolonien „Maman pian", in den englischen Mamma — oder mother (verstümmelt modee) — yaws genannt; die Einwohner der Molukken benennen ihn boba mai, iboe-boba oder moeder boba, die Bewohner von Soemba bai-pongoe, die Malayen Ibu-Puru oder pathek-ma, die von Mittel-Celebes indie n'toeki; die Fidji-Insulaner tina = ni-coko. Alle diese Ausdrücke

bedeuten gleichfalls Mutter der Framboesie. Auf Samoa heißen sie nach
Krämer Ta'i = Vorbote.

Über das Aussehen und den Verlauf des Primäraffektes gehen die Ansichten
auseinander, dies kommt daher, daß er in seinen Erscheinungen ungeheuer
wechseln kann.

Wir besitzen verschiedene genauere Angaben über ein großes Material.
So berichten Moss u. Bigelow auf Grund der Beobachtung von 1046 Fällen
auf San Domingo über den Primäraffekt. Sie selbst beobachteten solche nur
bei 64 Fällen, konnten aber durch weitere Feststellungen bei 969 Näheres über
das Muttergeschwür erfahren. Der *Sitz* dieses war bei 803 die untere Extremität,
80 die obere, 39 der Kopf, 37 der Rumpf und 10 die Genitalien.

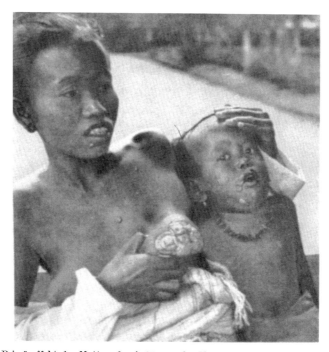

Abb. 3. Primäraffekt der Mutter, durch Säugen des Kindes infiziert. (Nach Henggeler.)

Nach anderen Beobachtungen sitzen die Muttereffloreszenzen bei Kindern
häufig am Gesicht oder anderen Körperstellen, am Scrotum, den Nates, bei
stillenden Frauen an der Brustwarze (Abb. 3), bei eingeborenen Frauen auch
nicht selten an der linken Hüfte, wo sie die Säuglinge „reitend" zu tragen
pflegen (Abb. 4 a u. b). Sitz an den Geschlechtsorganen ist relativ selten.

Der Primäraffekt beginnt als kleine Pustel oder Papel, die manchmal un-
scheinbar bleibt und übersehen wird. In den meisten gut beobachteten Fällen
wurde die Entwicklung eines sezernierenden Geschwürs beobachtet, das sich
mit einer Kruste bedeckt. Unter dieser bildet sich eine granulierende Oberfläche. Häufig wird der Primäraffekt zu einem Papillom und gleicht dann
ganz solchen der Sekundärperiode, wie zahlreiche Beobachter (Castellani,
Powell, Hallenberger u. a.) angeben. In vielen Fällen entwickelt sich aber
ein Geschwür von größerer Ausdehnung. Sitzen solche Geschwüre — wie es
häufig vorkommt — an den Unterschenkeln, besonders der Knöchelgegend, so

können sie an Ulcus tropicum erinnern und mit solchem verwechselt werden, besonders wenn sie rundlich oder oval gestaltet sind. Sie haben jedoch gewöhnlich keine scharfe Umrandung, die Umgebung ist nicht stark infiltriert und die Ränder nicht unterminiert wie beim Ulcus tropicum.

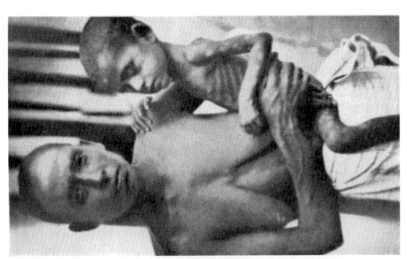

Abb. 4 b. Fall von 4 b; das Kind zeigt Sekundärpapeln am Arm. (Nach CASTELLANI.)

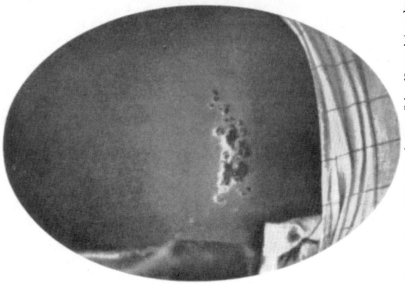

Abb. 4 a. Primäraffekt (umgeben von Sekundärpapeln) an der Hüfte einer Frau durch Tragen eines Kindes; Ceylon. (Nach CASTELLANI.)

Aus den Abb. 2—4 geht das verschiedene Aussehen des Primäraffekts hervor.

Nach HERMANS sitzen besonders die Primäraffekte, die den geschwürigen Charakter zeigen, an Stellen, die leicht Verletzungen ausgesetzt sind, wie Füßen, Beinen, Händen, Vorderarmen. Am Rumpf und Genitalien sah er nie solche.

Die Dauer bis zur Heilung des Primäraffekts kann sehr schwanken, CASTELLANI u. CHALMERS geben einen Zeitraum von 6 Wochen bis mehrere Monate an. So kommt es, daß sehr oft der Primäraffekt noch besteht, wenn bereits Sekundärerscheinungen auftreten. Castellani sah in 1 Fall noch nach 6 Monaten, als bereits die Sekundäreruptionen sich schon zurückbildeten, das Primärgeschwür bestehen; auch Baermann gibt solches an.

Nach Hermans sollen auch bei einem Kranken gleichzeitig mehrere Primäraffekte vorkommen können.

Bei der Abheilung entsteht zunächst eine flache pigmentlose Narbe, die aber später meist wieder pigmentiert wird.

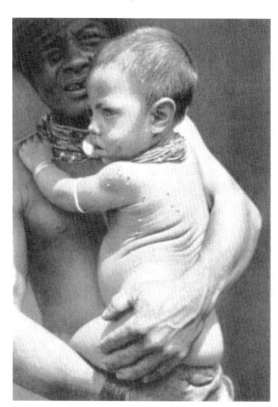

Abb. 5. Frühsekundärstadium (Mentawei-Insel). (Orig. Dr. Ujlaki, phot.)

Während des Bestehens des Primäraffekts sind wiederholt Drüsenschwellungen beobachtet worden.

Das Treponema pertenue findet man meist am besten im Anfang des Entstehens im klaren Reizserum.

Die klinischen Formen der framboetischen Allgemeinsymptome.

Nach Ablauf des Primäraffekts kommt es zur Allgemeinerkrankung; d. h. zum Auftreten der verschiedenen über den Körper verbreiteten Krankheitserscheinungen.

Während man jahrelang nur von einer Sekundärperiode sprach und Tertiärerscheinungen, wie bei Syphilis, nicht anerkannte, steht es jetzt fest, daß die Framboesie auch derartige Formen auslöst. Es besteht jedoch eine gewisse Schwierigkeit einer Abtrennung in Sekundär- und Tertiärstadien, weil die verschiedenen Formen oft gleichzeitig auftreten können, so daß manche Ärzte solche noch zur Sekundär- oder Frühperiode rechnen, während andere sie bereits als Tertiär- oder Spätformen bezeichnen.

Soweit daher in folgendem eine Trennung in sekundäre und tertiäre Formen beibehalten wird, muß betont werden, daß eine einheitliche Auffassung nicht besteht und eben eine scharfe Trennung unmöglich ist. Bei den einzelnen Symptomen muß daher stets wieder hierauf hingewiesen werden.

Das Sekundärstadium (auch Frühperiode benannt). Dem Auftreten der typischen Papeln der Sekundärperiode geht eine zweite Inkubationszeit voraus. Die Dauer derselben ist wieder sehr wechselnd. Nach Baermann beträgt sie 2 Wochen bis 4 Monate, nach Castellani 2—3 Monate, nach Kayser 1 bis 3 Monate. Andere haben auch kürzere Zeiten beobachtet, so nimmt Robertson nur 10—14 Tage an.

Dem Erscheinen der 2. Eruption gehen auch Prodromalerscheinungen voran, die jenen vor dem Erscheinen des Primäraffekts gleichen können. Außer allgemeiner Mattigkeit, schlechtem Appetit werden insbesondere fieberhafte rheumatische Beschwerden angegeben (JEANSELME u. a.); NEEB beobachtete dabei auf den Molluken Temperaturen bis 39°. Die Schmerzen können Muskeln,

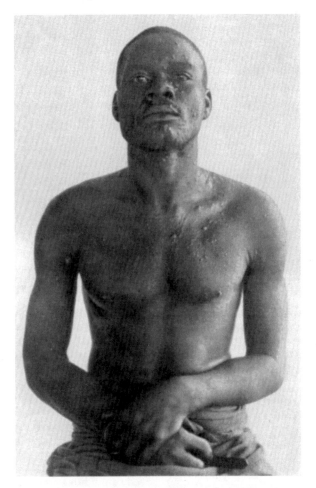

Abb. 6. Varioloide Papillome (Kamerun). (Orig. KÜLZ, phot.)

Gelenke und Knochen betreffen. Nächtliche Kopfschmerzen sind häufig. Mehrfach wird auch angegeben, daß an den Stellen, an denen die Papeln entstehen, vorher bereits ein Jucken und Brennen in der Haut gefühlt wird.

Die regionären *Drüsen* können durch Invasion der Erreger anschwellen; nach BAERMANN kommt es dann in einem großen Teil der Fälle zu generalisierter Drüsenschwellung durch die Verbreitung des Virus über den ganzen Körper.

Die *typischen Framboesiepapeln* erscheinen zunächst meist als kleine, scharf gegen die Umgebung sich abhebende Erhabenheiten, sie vergrößern sich bald. Zunächst sind sie von der Epidermis bedeckt und können in dieser Periode durch die verdünnte Hautdecke durchschimmernde Flüssigkeit enthalten. Manche Papeln bilden sich nun zurück, ohne zu ulcerieren. Die meisten aber

durchbrechen die gedehnte Epidermis und es treten kleine Tumoren mit granulierender, höckeriger Oberfläche zum Vorschein. Das austretende Sekret trocknet
zu einer gelbbraunen Borke ein,
die häufig die Geschwülste bedeckt.
Sind diese frei von einer Kruste,
so gleichen die kleinen Geschwülste

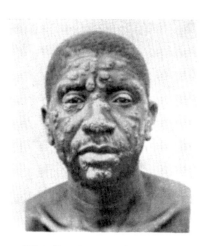

Abb. 7. Framboesiepapeln (Brasilien).
(Aus M. MAYER: Exot. Krankheiten, 2. Aufl.;
Dr. DA SILVA ARAUJO, phot.)

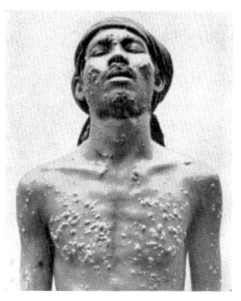

Abb. 8. Framboesiepapeln (Niederländisch-Indien).
(Aus M. MAYER: Exot. Krankheiten, 2. Aufl.;
Dr. HALBERSTÄDTER, phot.)

oberflächlich einer Himbeere, was SAUVAGE (1759) veranlaßte, den Namen
Framboesia für die Krankheit zu schaffen. Das Wachstum der Papel nimmt
in der Regel einige Wochen in An-
spruch, dann heilt sie langsam ab,
so daß eine Papel im Mittel 2—4 bis
6 Monate bestehen kann.

Das Bild der einzelnen Papeln ist
aber ungeheuer *vielgestaltig,* ebenso
kann die Zahl sehr stark schwanken
(Abb. 5—14). Bald finden sich nur
wenige vereinzelte, bald ist der ganze
Körper damit besät. Auch die Größe
schwankt dabei sehr stark: von kleinen
pustelartigen Effloreszenzen bis zu
großen geschwürigen Eruptionen
finden sich alle Übergänge. Auch
korymbiforme Eruptionen kommen
vor. Entstehen Papeln dicht beieinander, so können sie konfluieren
und zu größeren Tumoren werden;
aber auch ohne dies können einzelne
Papeln von vornherein sich sehr groß
entwickeln. So kommt es, daß man
außer der „Himbeere" oft handteller-

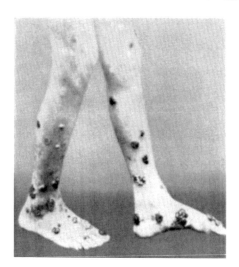

Abb. 9. Papillome bei einem Hellhäutigen
(Brasilien).

große Geschwüre, bald ring- oder nieren- oder guirlandenförmige Gebilde sieht. Es
scheinen dabei nicht nur individuelle Dispositionen eine Rolle zu spielen, sondern

auch eine gewisse Virulenzverschiedenheit. Aber die Charakteristica des Baues der Papel bleiben der Framboesie der verschiedensten Weltgegenden gemeinsam.

Immerhin zeigen die Efflorescenzen — abgesehen von der Lokalisation — doch manchmal Verschiedenheiten, die offenbar durch *klimatische Bedingungen* verursacht sind. Trockeneres Klima und Höhenlage verursachen wohl solche

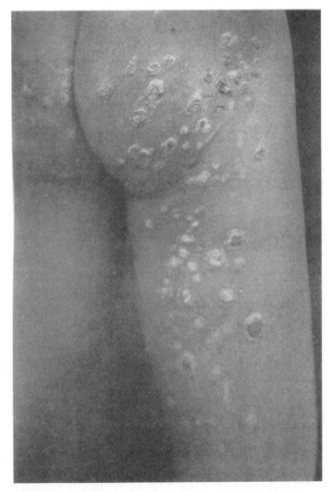

Abb. 10. Papulöses Framboesieexanthem. (SCHÜFFNER, phot.)

Veränderungen. Die Papeln entwickeln sich dann auf der äußeren Haut oft nicht so üppig und bleiben mehr disseminiert.

Der *Sitz* der Papeln ist häufig zunächst Gesicht, Hals und Brust, später erst der übrige Körper. Manchmal siedeln sich die Papeln auf Pockennarben, tätowierten Stellen (POWELL, HALLENBERGER) oder sonst geschädigten Hautstellen an. Vielfach werden — wie erwähnt — Stellen bevorzugt, wo die Haut feuchter zu sein pflegt, und die Übergangstellen von Haut und Schleimhäuten. So sitzen Papeln — insbesondere auch bei Kindern — häufig am Mundrand, am Naseneingang, in den Anal- und Genitalfalten (Abb. 13, 14), insbesondere auch am Vaginaleingang. Bemerkenswert ist, daß diese Vorliebe für die Übergangsstellen von Haut und Schleimhäuten offenbar auch von klimatischen Bedingungen abhängig ist. Eine ganze Anzahl von Beobachtern hat nämlich angegeben, daß auf größeren Höhen diese Lokalisation häufiger ist. Wahrscheinlich hängt es davon ab, daß dort die Haut hier besonders aufgelockert und feucht und zur Entwicklung der Papeln daher prädisponiert ist. So berichtet RAMSAY aus Indien, mehr kondylomartige Efflorescenzen in den Bergen und im Tiefland häufiger solche während der kalten Jahreszeit gesehen zu haben. LOPEZ-RIZAL u. SELLARDS sahen Ähnliches in Höhen von 600—2100 m auf den Philippinen, RICONO auf solchen von 1800 m in Südafrika.

Auch die *behaarte Kopfhaut* (Abb. 15), *Handflächen und Fußsohlen* (s. später S. 22) können befallen werden. An den *Nägeln* können Wucherungen entstehen,

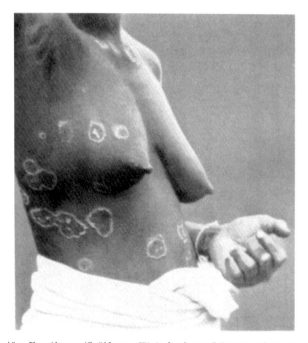

Abb. 11. Ekzematöse Eruptionen (Spätform, Hinterland von Liberia). (Orig. Dr. MAASS, phot.)

die der Paronychia syphilitica sehr gleichen (JEANSELME, KAYSER, CASTELLANI, SCHÜFFNER, HERMANS, TAKASAKI u. a.). *Reine Schleimhautaffektionen* wurden früher geleugnet und sogar als differentialdiagnostisch beweisend für syphilitischen Ursprung der Erkrankung bezeichnet. Inzwischen ist das sichere Vorkommen solcher durch einwandfreie Beobachtung guter Kenner beider Erkrankungen bewiesen. So sahen BAERMANN u. SCHÜFFNER auf Sumatra typische Framboesiepapeln am harten Gaumen, dann als plaqueartige Efflorescenzen auf den Tonsillen. Letztere sollen sehr selten sein und vom typischen Plaque muqueuse bei Syphilis nach Form und Verlauf abweichen. Auch RUBERTI-FIERA sah einige sichere derartige Plaques an Mundschleimhaut und Pharynx im Somaliland. MOSS und BIGELOW sahen unter ihrem großen Material in San Domingo nur einen Fall einer reinen Schleimhautpapel der oberen Lippe. MYIAO sah Schleimhautpapeln in der Vagina. Auch NOEL, CASTELLANI, MONTEL u. a. sahen solche Schleimhautaffektionen. Auch am *Auge* sind Framboesieaffektionen zweifellos gesehen. Framboetische Conjunctivitis sahen LEBER, BAERMANN,

KUIJER u. a.; Iritis LEBER u. CASTELLANI, V. D. ZIJL, BAKKER u. TAKASAKI. BAKKER sah Cyclitis und Iridocyclitis, ferner zweimal eine — wenn auch nicht sicher erwiesene — Keratitis parenchymatosa framboetica, auch TAKASAKI beschreibt eine solche zugleich mit Iritis (s. Abb. 16a u. b) und LEBER sagt:

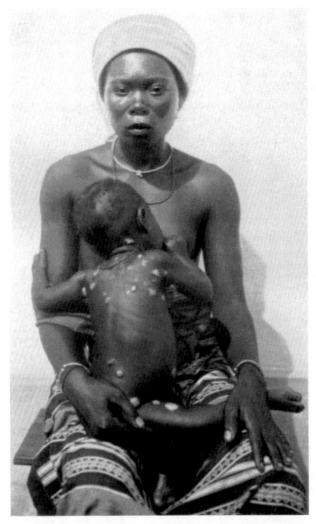

Abb. 12. Flache disseminierte Papillome (Kamerun). (KÜLZ, phot.)

„Das nicht seltene Auftreten von Keratitis parenchymatosa in framboesiereichen Gegenden, wo Lues nicht vorkommt, darf wohl auch mit der ersteren in Zusammenhang gebracht werden." Er sah auch ganz isolierte Lokalisation auf der Conjunctiva sclerae. TAKASAKI sah ein Leukom der Cornea bei einem Framboetiker, das er möglicherweise auch auf die Framboesie zurückführt. FAST sah bei einer Frau, die 17 Jahre vorher Framboesie hatte, eine Neuroretinitis, die er für framboetisch hielt.

Wenn die Eruptionen der Haut abheilen, bleibt zunächst eine ganz flache

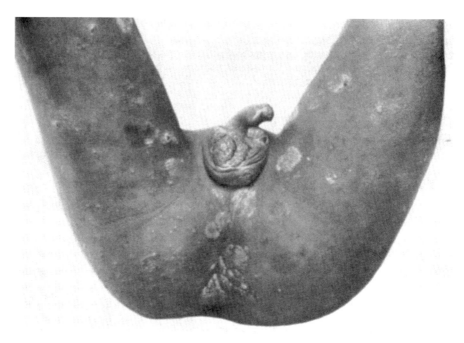

Abb. 13. Wuchernde Papeln am Anus (Niederländisch-Indien). (Nach KAYSER.)

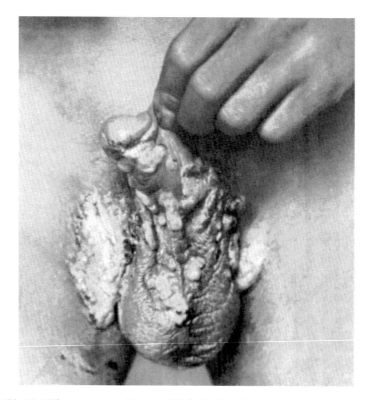

Abb. 14. Efflorescenzen am Scrotum (Niederländisch-Indien). (Nach VAN DIJKE.)

pigmentlose *Narbe* zurück; später bildet sich wieder Pigment in normaler Weise und an den meisten Stellen ist nach längerer Zeit (1—2 Jahre) keine Spur der früheren Erkrankung zu finden. SCHÜFFNER hat aber darauf aufmerksam gemacht, daß am Mundwinkel häufig für Lebenszeit eine flache Narbe bestehen bleibt und daß dort der Winkel zwischen den Lippen rundlicher als gewöhnlich erscheint. Die Abb. 17 erklärt das Gesagte.

Die Efflorescenzen treten in gewissen Schüben zu verschiedenen Zeiten auf. So kommt es, daß neben abheilenden Eruptionen neue, in der Entwicklung oder Rückbildung begriffen, gefunden werden können. Auch hier kann das Verhalten ungeheuer wechseln; in der Regel haben wir aber mit einer *Dauer der Sekundärperiode von vielen Monaten bis ein Jahr und länger zu rechnen.* Mehrfach wurde auch beobachtet, daß vor jedem der Nachschübe *allgemeine Erscheinungen (Fieber, Gelenkschmerzen, Drüsenschwellungen* usw.) wiederkehren (HENGGELER u. a.). Während dieser Zeit hat CASTELLANI auch häufig eine *Hyperhidrosis* gesehen.

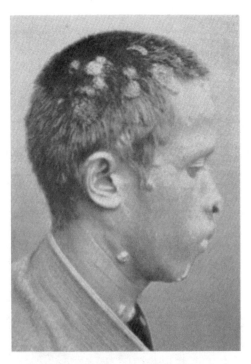

Abb. 15. Framboesiepapeln auf der erkrankten Kopfhaut. (SCHÜFFNER, phot.)

Verschiedene Angaben in der Literatur, daß Malaria und andere fieberhafte Erkrankungen günstig auf die Abheilung der Sekundärerscheinungen wirkten bzw. mildere Formen dort vorherrschten, wo Malaria endemisch sei, sind nicht genügend begründet; letzteres widerspricht insbesondere auch den Erfahrungen.

Andere Hauterscheinungen der Frühperiode. Eine *Roseola* wurde früher von PLEHN u. a. als charakteristisch für Syphilis und differentialdiagnostisch in Zweifelsfällen für ausschlaggebend für eine solche erklärt. SCHÜFFNER hat 1907 zuerst sicheres Vorkommen einer Roseola bei zweifellosen Framboetikern mitgeteilt. Er sah neben typischen Framboesieknoten in 4% seiner Fälle eine mäßig dicht gesäte, blasse Roseola, ziemlich gleichmäßig, linsengroß, leicht über das normale Niveau der Haut erhoben. Am deutlichsten war sie auf dem Rücken. Nach 14 Tagen trat Abblassen ein, so daß die Flecken nach weiteren 2 Wochen als Leukoderma imponierten. Auch HENGGELER beschrieb diese Roseola.

Ein charakteristisches *Exanthem* ist dagegen nach SCHÜFFNER (1907) bedeutend häufiger. Er schildert die auffallendste Form desselben folgendermaßen: „Es erscheinen auf der Haut rundliche, 1—3 cm im Durchmesser große, hellere Flecken, die sich schon auf weithin aus dem braunen oder gelben Teint abheben. Die Randzone wird gebildet durch einen Kranz stecknadelkopfgroßer oder noch kleinerer Papeln, die von einer Schuppe bedeckt sein können. Sie gehen aus Haarfollikeln hervor, wie aus ihrer Verteilung ersichtlich ist. Nach der Mitte zu flachen sie ab, das Zentrum wird zu einer gleichmäßig hellen

Fläche. Den Eindruck der Aufhellung, den sie machen, verdanken sie nur zum Teil der Schuppung, in Fällen, wo diese ganz fehlt, kann man sehen, daß eine wirkliche Depigmentierung stattgefunden hat. Wie bei anderen Hautaffektionen geht auch hier der Pigmentverlust von den Haarfollikeln aus. Bei

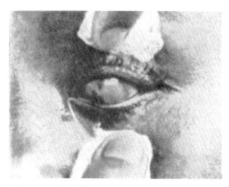

Abb. 16a. Keratitis parenchymatosa und Iritis framboetischen Ursprungs. (Nach TAKASAKI.)

sehr floridem Ausschlage können die Papeln selbst einen leicht vesiculösen Charakter tragen" (Abb. 18). SCHÜFFNER betont, daß er nie einen Umschlag dieses Ausschlags in Papillome gesehen habe, und daß er eine Exanthemform für sich darstelle, die auch die Eingeborenen als „Blume der Framboesie" = Bunga puru von der eigentlichen Framboesie = Bunga unterscheiden. Auch der Name „pian dartre" (Salanque-Ipin, Neeb) und „pian gratelle" wird dafür gebraucht. Der Ausschlag soll nach erfolgter Generalisation jederzeit unabhängig von den Papillomen auftreten können,

so daß er sie bald begleite, bald das einzige Zeichen der Framboesie sei; er kann sich lange Zeit halten. Rücken, Brust und Streckseiten der Extremitäten sind Prädilektionsstellen. Beschwerden macht der Ausschlag nicht. SCHÜFFNER fand das Exanthem bei mehr als einem Viertel der von ihm

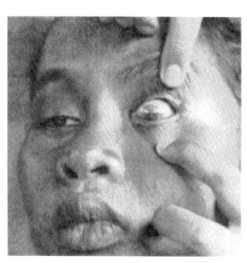

Abb. 16b. Dasselbe. Beginnende Heilung nach Salvarsan. (Nach TAKASAKI.)

beobachteten Framboesiefälle und vermißte es stets bei sicheren Syphilisfällen in Niederländisch-Indien. KELLERMANN-DEIBEL u. ELSBACH führen die Bezeichnung Lichen framboesiacus ein.

Auch JEANSELME hatte bereits ein derartiges Exanthem beschrieben, es aber für ein initiales gehalten; ebenso beschrieb NICHOLLS 1889 eine Furfuraceous desquamation, die sicher dasselbe darstellt; auch MANSON, NEEB, KAYSER, AARS (Holländisch-Guyana) sahen solche Formen. Mehrere dieser Autoren sahen aber später auch echte Framboesiepapeln daraus entstehen. SCHÖBL sah bei einer Reinoculation neben sekundären typischen Papeln ein ausgebreitetes Exanthem, das sehr dem von

SCHÜFFNER beschriebenen glich. Es saß hauptsächlich am Rücken und Nacken. Die circinären von 1—3 cm Durchmesser schwankenden Läsionen bestanden aus einzelnen der Keratosis pilaris gleichenden Effloreszenzen; auch er sah im Zentrum der Herde, wie SCHÜFFNER, Depigmentierung; seine Abbildung gleicht ganz der von SCHÜFFNER. GUTIERREZ beschreibt eine maculare Sekundäreruption, die wohl auch hierher gehört. Auch TAKASAKI sah Exantheme, die dem Lichen scrophulosorum und syphiliticus glichen; die

Ähnlichkeit mit Lichen spinulosus wird häufig betont. In anderen Framboesiegegenden ist dieses Exanthem vermißt worden. Verschiedene Autoren dagegen, die es sahen, weisen, genau wie SCHÜFFNER, auf Ähnlichkeit mit Trichophytien hin (SCHÖBL, SELLARDS u. LACY, MONTEL).

Gelenk- und Knochenschmerzen hat SCHÜFFNER in den ersten sechs Monaten häufig auftreten sehen. Sie sind häufiger bei Erwachsenen als bei Kindern

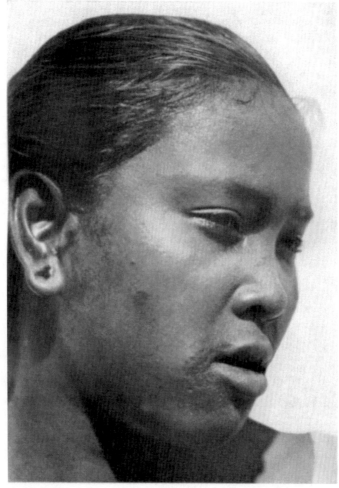

Abb. 17. Typische, die frühere Framboesie verratende Narbe am Mund (Niederländisch-Indien). (Nach SCHÜFFNER.)

und in ungefähr 20% der Fälle ausgesprochen vorhanden. Meist sind nur einzelne Gelenke davon befallen, vor allem Hand-, Knie- und Fußgelenke. Die Schmerzen sitzen mit Vorliebe an der Insertion der Gelenkkapsel oder einzelner Gelenkbänder, *ohne* daß dort eine entzündliche Schwellung oder eine Synovitis zu finden wäre. Die Schmerzen erscheinen oft als nächtliche und können wochen- bis monatelang bestehen. Sie sind in ihrem Auftreten unregelmäßig, bald werden die Ersterkrankung, bald Rezidive davon begleitet. Sie können so heftig sein, daß sie das Krankheitsbild beherrschen und die Bewegungsfähigkeit

2*

unmöglich machen. Es sei ausdrücklich betont, daß diese Schmerzen also ohne
— die später zu besprechenden — sichtbaren Veränderungen der Gelenke einhergehen. MAASS beschreibt genau gleiche Beobachtungen aus Liberia; er betont
— gleich SCHÜFFNER — die prompte Wirkung antiframboetischer Behandlung
hierbei.

Ostitis und Periostitis in der Frühperiode. Noch zur Sekundärperiode zu

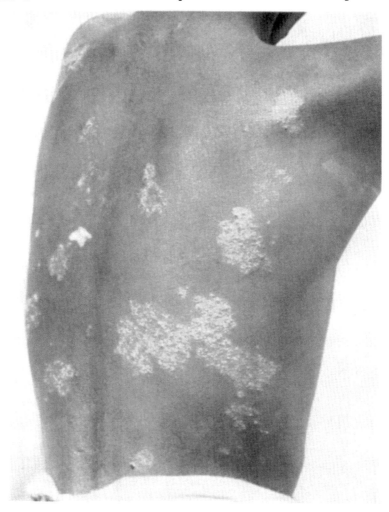

Abb. 18. Lichenoides Exanthem (Niederländisch-Indien). (Nach VAN DIJKE.)

rechnen sind Erkrankungen der Knochen und des Periosts, die oft schon in
den ersten Monaten nach Beginn der Erkrankung auftreten. Sie betreffen nach
SCHÜFFNER hauptsächlich jugendliche Erkrankte. Es werden vor allem befallen die Phalangen, besonders die ersten der Finger und die Mittelhandknochen
(Abb. 19). Es folgen dann Ulna und Fibula. Diese Erkrankungen, die klinisch
als Schwellungen und Deformierungen kenntlich werden, verlaufen — im Gegensatz zu den vorher geschilderten Knochenschmerzen — nach SCHÜFFNER ohne
spontanen Schmerz. Auch JEANSELME, ARAUJO, HERMANS u. a. beschreiben

derartige Fälle. Nach anderen — NEEB, BAERMANN u. a. — sollen sie sehr schmerzhaft sein. Es scheint, daß in diesen Fällen oft kein Unterschied zwischen den Knochenerkrankungen der Frühperiode und den Spätformen gemacht wird, was bei dem ungleichen Verlauf der Fälle sehr erschwert ist (s. unter Spätformen).

Die Erkrankung zeigt röntgenologisch einen vermehrten Ansatz von Knochensubstanz, die zu einer Volumvermehrung in Form

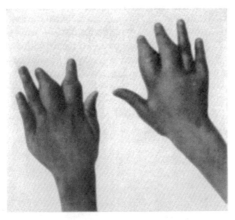

Abb. 19. Framboetische Periostitis, Liberia.
(Aus M. MAYER: Exot. Krankheiten, 2. Aufl.;
Dr. MAASS, phot.)

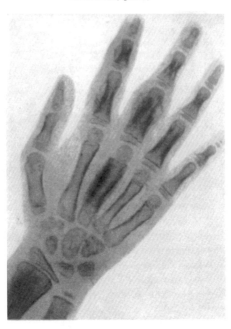

Abb. 20. Framboetische Periostitis.
(Aus M. MAYER: Exot. Krankheiten, 2. Aufl.;
SCHÜFFNER, phot.)

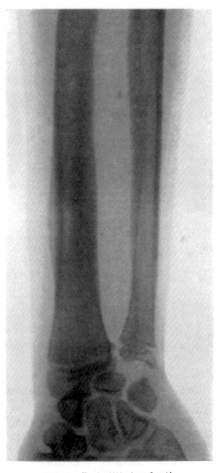

Abb. 21. Periostitis framboetica
(Niederländisch-Indien). (Nach SCHÜFFNER.)

konvexer Ausbuchtungen der Phalangen oder spindeligen Auflagerungen der langen Knochen führt. Es handelt sich nach SCHÜFFNER hierbei um eine ossifizierende Periostitis (Abb. 20 u. 21).

Auch HALLENBERGER stellt solche Veränderungen nach seinen Beobachtungen in Kamerun zum Frühstadium. Er sah solche produktive Ostitis und Periostitis dort am häufigsten an der Tibia als enorme Verdickung an der Vorderkante und an dem unteren Ende mit mehr oder weniger starker Durchbiegung des Knochens nach vorne. Spina ventosa-ähnliche Verdickungen der Finger mit anschließender Einschmelzung der Phalangen sah er seltener.

Bei der wechselnden Dauer dieses Stadiums treten nun öfters bereits charakteristische Erscheinungsformen auf, die — wie oben schon angedeutet — bereits einen *Übergang zu sog. Spätformen* bilden. Durch diesen oft nicht unterbrochenen Übergang läßt sich daher eine scharfe Abtrennung solcher Krankheitserscheinungen in eine Spät- oder tertiäre Form oft schwer durchführen, daher schwanken

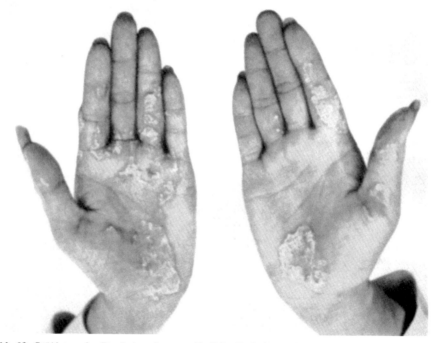

Abb. 22. Spätform, der Psoriasis palmarum ähnlich (Niederländisch-Indien). (Nach Schüffner.)

die einzelnen Autoren auch in ihren Einteilungen sehr stark. Aus diesem Grunde seien die wichtigsten dieser Formen in besonderen Abschnitten besprochen.

Das Blutbild während der Sekundärperiode. Untersuchungen des Blutes haben häufig eine mäßige Anämie und Veränderung des leukocytären Blutbildes ergeben. In den meisten Fällen hat sich aber gezeigt, daß andere Erkrankungen, insbesondere Wurmkrankheiten, latente Malaria usw. die Ursache hierfür waren. Takasaki fand bei 17 genau untersuchten Fällen eine ganz leichte Oligocytämie und Leukocytose; das weiße Blutbild war bei Differentialzählung nicht verändert. Lediglich eine Eosinophilie bestand, die er auf Intestinalwürmer zurückführte.

Charakteristische Erscheinungsformen an Händen und Füßen. Die charakteristischen Erscheinungen, die die Framboesie an Handflächen und Fußsohlen verursachen kann, sind schon lange nicht nur den Ärzten, sondern auch der Bevölkerung der Endemiegebiete bekannt. Letztere haben sie scharf von anderen Erkrankungen abgetrennt und mit besonderen Bezeichnungen benannt.

Seitdem BAERMANN 1911 eine erschöpfende Beschreibung solcher Formen gab, haben sich die Ärzte der verschiedenen Gebiete mehr damit befaßt und so wurde die weite Verbreitung gerade dieser charakteristischen Erscheinungen dann auch bald überall nachgewiesen und alte Schilderungen als richtig erkannt. Neuerdings gibt vor allem HERMANS eine gute Zusammenstellung der diesbezüglichen Beobachtungen.

Bezeichnungen für diese Form, die schon SCHILLING (1770), BAJON (1777), SPRENGEL (1796), VOGLER (1853) beschrieben haben, sind Crab yaws (Tubboes, Tubba, Crabs, Crappox, Crabes in Westindien; boeboel und Bluh in Niederländisch-Indien, woia toea' i toeki = jüngerer Bruder der Framboesie in Celebes, bei den Batakern poeltak; Kraboe auf den Oleasers; Karabo auf den Molukken; Puru duryan = Duriangeschwür auf der Malayischen Halbinsel; Dâmbâo-Phom in Kambodja; Soki auf den Fidji-Inseln; Osondo in Gabun). Auch der

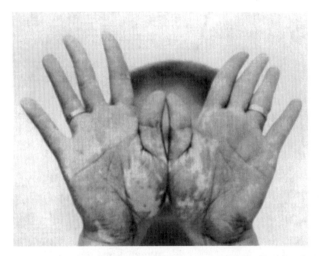

Abb. 23. Depigmentierung bei heilender Spätform der Framboesie.
(Aus M. MAYER: Exot. Krankheiten, 2. Aufl.; SCHÜFFNER, phot.)

„Clavus" MOSS u. BIGELOWs und CASTELLANIs, der nach SCHÖBL eine falsche Schreibweise der richtigen spanischen Bezeichnung „Clavos" darstellt, gehört hierher. Andere Bezeichnungen aus Framboesieländern sind chungu für die Handerkrankung und muao für die Fußsohlenerkrankung in Deutsch-Ostafrika; Mitemba in Afrika (HOWARD).

Die eigenartige Beschaffenheit der Framboesieeruption der Handflächen und Fußsohlen hat hauptsächlich ihren Grund in dem Bau der widerstandsfähigen dicken Hornschicht derselben. So kommt es, daß die Papeln, die sich in der Tiefe entwickeln, die Hornschicht zunächst nicht durchbrechen können. Gelingt ihnen dies doch, so entstehen — wie CASTELLANI beobachtete — harte, flache, oft dicht beieinanderstehende Knötchengruppen, deren Mitte ein kleiner Epidermispfropf darstellt. Entfernt man letzteren oder fällt er ab, so bleiben noch lange grübchenartige Vertiefungen zurück. Meist aber ist ein Durchbruch zunächst nicht möglich, so daß die Spannung der Haut, oft unter ziemlich heftigen Schmerzen, zunimmt, und schließlich in den Falten Risse und Schrunden entstehen. Dazwischen oder auch auf ihnen treten dann oft erst nach langer Zeit die Knötchen (Boeboels) zutage, so daß die allgemeine Eruption bereits verschwunden sein kann; es sollen Monate, ja viele Jahre bis zu ihrem Auftreten vergehen können. BAERMANN gibt an, daß sie bis zu

30—40 Jahre nach der Infektion, sei es nur einmal, sei es rezidivierend, auftreten können (Abb. 22—25).

Neben den Papeln selbst aber treten ganz eigenartige Veränderungen auf, die je nach ihrer Ausbildung recht verschieden sein können.

Die Frühformen dieser Veränderungen bestehen aus Stellen, an denen die Epidermis ganz dünn geworden ist und leicht abschilfert. BAERMANN — dem ich hier folge — beschreibt dies Stadium als zirzinäre, serpiginöse und guirlandenförmige Herde, charakterisiert durch oberflächliche Veränderungen. Je nach ihrer Lage auf Fußsohlen, Fußrand oder auch Fußrücken sind es etwas differente, abgeschlossene, kreisrunde oder mehr bandartige Herde. Ihre Basis ist — wie auch KAYSER betont — ohne sichtbare entzündliche Erscheinungen, die Efflorescenz selbst wird durch einen schmalen oder etwas breiteren, zarten Wall gebildet. Der Hornwall ist mit kleinen, festhaftenden Schuppen bedeckt, oft wie mit Kleie bestreut. Bei den kleinen, in sich geschlossenen, münzenförmigen Herden der Fußsohle weist das Zentrum geringe Abschilferungen auf, bei den größeren, bandartigen Herden ist die zentral gelegene Partie gewöhnlich unverändert. Manchmal wird das Zentrum durch eine zusammenhängende, glänzende, mit einzelnen großen oder kleinen Sprüngen durchsetzte Schuppe gebildet. Bei frischer Erkrankung und entsprechender Behandlung sollen diese Formen ohne bleibende Veränderungen abheilen, bei längerem Bestehen können sie zu diffusen Prozessen mit irreparabler Depigmentierung und leichter Atrophie der Fußsohlen- und Fußrückenhaut

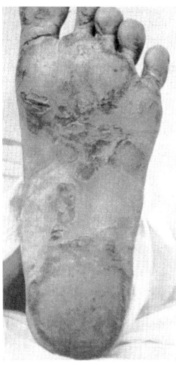

Abb. 24. Spätform der Fußsohle.
(Nach BAERMANN.)

führen (BAERMANN). KAYSER betont, daß diese Formen leicht an Trichophytien denken lassen; jedoch werden keine Mycelien dabei gefunden. Die Ähnlichkeit mit Psoriasis wird häufig erwähnt.

Diese oberflächlichen Prozesse führen aber zu tiefergreifenden Veränderungen der Epidermis und Cutis über. Es kommt vor allem zu einer *Hyperkeratose,* die je nach Grad und Dauer Verdickungen mit Rissen, Schrunden und grobe Abschilferungen herbeiführen kann. BAERMANN vergleicht sie mit chronischem Ekzem. Diese meist späteren Veränderungen führen zu Atrophien. Sie zeigen im Beginn nach BAERMANN oft dunkelbraunlila verfärbte, erhabene, gyrierte Ränder am Fußrand nnd schreiten langsam fort. Die befallenen Stellen sind oft von festhaftenden, vielrissigen, braunen oder weißen, wachsartigen Schuppen bedeckt. Später kommt es auch hierbei zu unregelmäßigen Depigmentierungen und schließlich bleiben nach Heilung meist glatte pigmentlose Stellen zurück.

So kann das Bild ungeheuer wechseln; besser als jede Beschreibung zeigen es die beigegebenen Abbildungen. Auch an den Handflächen sind die Veränderungen im Prinzip die gleichen.

BAERMANN wie KAYSER betonen eine Ähnlichkeit mit der Tinea albigena von NIEUVENHUIS. Andere Stadien gleichen ganz ähnlichen Veränderungen bei Syphilis oder auch einem Lichen scrophulosorum (BAERMANN). GUTIERREZ verwendet die Bezeichnungen Keratosis palmaris et plantaris bzw. Keratoderma punctatum; CASTELLANI nennt es Keratoma plantare sulcatum.

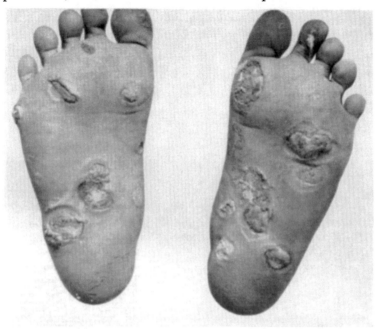

Abb. 25. Papillome auf der Fußsohle (nach Abtragung der Hornränder). Malayisch „Boeboel". (Nach SCHÜFFNER.)

Echte tertiäre Erscheinungen (Spätformen) der Framboesie.

Die Zeit des Auftretens der Spätformen kann — wie schon erwähnt — ungeheuer wechseln. Sicher ist, daß viele Jahre vergehen können, bis nach Ablauf des Sekundärstadiums tertiäre Formen auftreten. SPITTEL, der eingehende Erfahrungen auf Ceylon sammelte, nimmt als Mittel 4—12 Jahre bis zum Erscheinen von solchen an, sah aber auch Latenzperioden von 25 und 30 Jahren, auch VAN NITSEN sah tertiäre Erscheinungen entweder gegen Ende der Sekundärperiode, oder 10, 15 bis 25 Jahre später auftreten.

Die oben beschriebenen Veränderungen der Hände und Füße leiten bereits zu den Spätformen der Framboesie über, und wenn sie noch als einziges deutliches klinisches Symptom bestehen, werden sie dann auch als tertiäre Formen bezeichnet.

Außer diesen gibt es aber typische Späterscheinungen; die charakteristischsten derselben sind: *scharf konturierte, ulceröse oder ulcero-serpiginöse, oft weite Strecken der Haut überwuchernde Prozesse; ausgedehnte fibröse (aus Gummata entstehende) Indurationen der Haut, ostitische und periostitische Erkrankungen des Knochenskelets; gummöse Knochenherde, Erkrankungen der Gelenkkapsel-Bänder und -Sehnen und Erkrankungen der Schleimhäute.*

Was die geschichtliche Auffassung einer tertiären Framboesie betrifft, so ist es bemerkenswert, daß ältere Autoren bereits daran glaubten, während zu Beginn dieses Jahrhunderts selbst von Autoritäten daran gezweifelt wurde.

Schon SCHILLING beschreibt 1770 Knochen- und Gelenkerkrankungen, die er auf frühere Framboesie zurückführt, ebenso betont BAJON 1777, daß außer Knochenerkrankungen Erscheinungen der Framboesie vorkommen, die keine Beziehungen zu den gewöhnlichen Formen derselben zu haben schienen. RAN-KINE schildert 1827 Knochen- und Gelenkveränderungen, Erscheinungen an Handflächen und Fußsohlen und rechnet allerdings auch die Elephantiasis fälschlicherweise zur Framboesie. Auch später sind tertiäre Formen oft richtig erkannt worden (DANIELS, HOWARD, BRUG, HALLENBERGER, DE BOISSIÈRE, JÄGER, STIBBE u. a.). Es ist befremdlich, wenn PLEHN (1905), MANSON (1907), LE DANTEC (1911) die echte tertiäre Framboesie noch ablehnten und tertiäre Erscheinungen für Syphilis hielten.

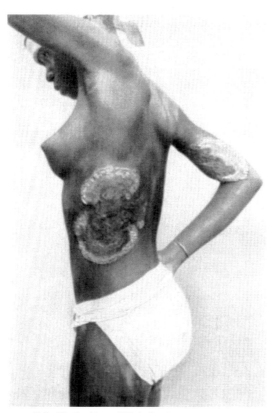

Abb. 26. Spätform (Hinterland von Liberia).
(Orig. Dr. MAASS, phot.)

Betrachten wir die Erscheinungen im einzelnen:

1. Tertiäre Erscheinungen der Haut und Unterhaut.

Die tertiären Hauterscheinungen stellen ulcerative Prozesse dar, die die Neigung zu großem flächenhaftem Fortschreiten und auch zu Weiterwuchern in die Tiefe zeigen können. So entstehen serpiginöse Geschwüre, die nicht von Formen tertiärer Syphilis zu unterscheiden sind. Die tiefergehenden, in die Subcutis übergreifenden Prozesse zeigen gummösen Charakter; diese nodulären Formen haben insbesondere MOSS u. BIGELOW, SPITTEL u. HALLENBERGER im Unterhautzellgewebe gesehen. Es sind ziemlich derbe Knoten und Infiltrate, die sich zurückbilden können oder ulcerieren.

Beide Prozesse können auch gleichzeitig nebeneinander bestehen und mit anderen Tertiärerscheinungen kombiniert sein. So zeigt sich auch hier ein sehr wechselndes Bild je nach dem Sitz. Auch tiefsitzende Gummata können bei geschwürigem Zerfall dann zu ausgedehnten tiefen Ulcerationen führen. Sitzen derartige Geschwüre an den Unterschenkeln, so werden sie leicht mit Ulcus tropicum, jenem durch die Symbiose von fusiformen Bacillen und Spirochäten verursachten Krankheitsbild, verwechselt. Es können sich aber sekundär auch jene Erreger auf tertiär framboetischen Geschwüren ansiedeln.

Auch Exantheme tertiären Charakters kommen vor, so beschreibt CORDES bei 2 Haitianern von 25 und 55 Jahren, die als Kinder Framboesie hatten, einen Lichen spinulosus s. pilaris mit positivem Meinecke, den er der Framboesie zuschrieb.

2. Ostitis und Periostitis und Gelenkerkrankungen.

Neben der Ostitis und Periostitis der Frühperiode, die wir durch SCHÜFFNER kennengelernt haben (s. S. 20), kommen als Haupterscheinungen der Spätframboesie schwere Knochenerkrankungen vor. Am häufigsten wird davon die Tibia betroffen, sehr oft aber auch andere Röhrenknochen, seien es lange oder kurze. Diese verursachen Verdickungen und Verkrümmungen, die sofort in die Augen fallen und nach langem Bestehen zu bleibenden Deformitäten führen. So sind die oft in tropischen Ländern beobachteten Säbelbeine (Bumerangbeine Australiens), entstanden durch die verkrümmte Tibia, durch Framboesie verursacht. Der Prozeß spielt sich bald als gummöser im Knochen selbst, bald als periostitischer mit gewaltigen Auflagerungen ab. Röntgenuntersuchungen zeigten, daß es sich hier um rarefizierende Ostitis der inneren Knochensubstanz handelt, die die Ursache

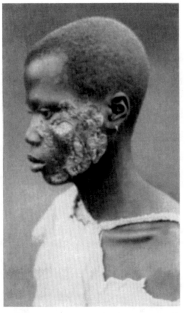

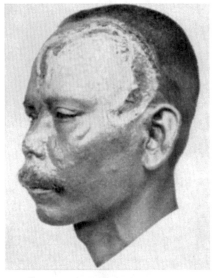

Abb. 27. Spätform. Serpiginöse Ulceration (Hinterland von Liberia). (Orig. Dr. MAASS, phot.)

Abb. 28. Tertiäre Framboesie (Niederl.-Indien). (Nach VAN DIJKE.)

für die Deformierungen bildet und im gewissen Gegensatz zu der Neubildung fester Knochensubstanz bei Lues steht (MAUL, POLAK u. a.). Es ist wiederholt dabei eine Spontanfraktur der Knochen nachgewiesen worden (POLAK, TAKASAKI, Abb. 29a u. 29b).

Die Prozesse an den Gelenken stellen eine Synovitis dar. BRUG beschrieb sie 1911 als Hydrarthrosis, andere bezeichnen sie als echte framboetische Synovitis, die durch Neubildung von sulzigen Massen zu enormen Auftreibungen der Gelenke führt (SPITTEL, POLAK, GUTIERREZ, HERMANS, CLAPIER, EGYEDI u. a.). Dazu gesellt sich sehr häufig eine Erkrankung der Gelenkbänder, eine Tendovaginitis (Abb. 30).

Befallen werden vor allem Knie-, Ellbogen-, Fuß- und Handgelenke, aber auch Schulter und Sternum können betroffen werden. Von seiten der Knochen beteiligen sich die Epiphysen mit gummösen Prozessen.

Die Folge dieser Erkrankung sind bleibende Auftreibungen und Ankylosen der Gelenke, oft in Beugestellung. Besonders wenn der Prozeß Jugendliche befällt, wird das Wachstum gehemmt und die Kontrakturen sind besonders stark; aber auch noch in späteren Jahren kann es zu sehr starken Kontrakturen kommen, die die Beweglichkeit sehr beeinträchtigen (Abb. 31 u. 32).

3. Sog. Gundu.

Dieser Prozeß, der seinen Namen von einer westafrikanischen Eingeborenensprache hat, stellt eine ossifizierende Periostitis dar, die vom Stirnfortsatz des Oberkieferbeines ausgeht und zur Bildung großer höckeriger Knochenauflagerungen führt, die, abgesehen von der kosmetischen Erscheinung, auch klinisch Druckerscheinungen

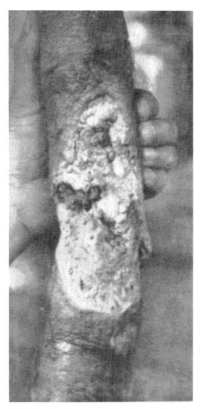

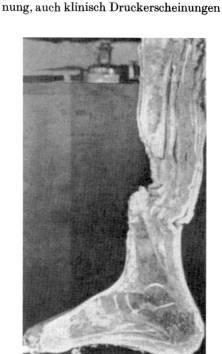

Abb. 29a. Spätform mit Spontanfraktur der Knochen. (Nach Takasaki.)

Abb. 29b. Spätform mit Spontanfraktur der Knochen (Längsschnitt durch das amputierte Bein). (Nach Takasaki.)

auf die Bulbi und die Nasenhöhle ausüben können. Die typische Erkrankung kommt häufiger fast nur im tropischen Westafrika vor, während sie in vielen anderen schweren Framboesiegebieten fehlt. Ihr Zusammenhang mit Framboesie wird daher von zahlreichen Autoren noch bezweifelt, trotzdem in der Anamnese zahlreicher Fälle Framboesie nachweisbar ist. Botreau-Roussel, der ein großes Material von 130 Fällen in Westafrika gesammelt und beobachtet hat, hält den Zusammenhang für erwiesen. Auch Hallenberger sah während noch bestehender Framboesie unter ziehenden Stirnschmerzen bei 2 Mädchen in Kamerun zu beiden Seiten des Nasenrückens die Entstehung von Anschwellungen, die langsam wucherten. Maass sah im Hinterland von Liberia, wo sehr viel Framboesie herrscht, *nur einen Fall* unter etwa 3000 Framboesiefällen. Da Silva Araujo sah in Brasilien sechs Gundufälle, die keine Zeichen von Framboesie aufwiesen. Auch PASQUAL beschreibt einen Gundufall bei einem 4jährigen Jungen aus framboesiefreiem Gebiet in Nigeria ohne Zusammenhang mit solcher.

Das Wachstum der Gundutumoren ist ein sehr langsames und auch nach Ablauf der Framboesie bleiben dann — genau wie bei den anderen Ostitiden — die Neubildungen zurück.

Ich selbst stehe mit anderen Autoren auf dem Standpunkt, daß wohl gunduähnliche Erkrankungen durch Framboesie, ähnlich wie die anderen Periostitiden ausgelöst werden können, daß es aber durchaus noch nicht sicher ist, ob die echte Gundu wirklich zur Framboesie gehört. Es wäre doch schwer erklärbar, warum diese Form der frambötischen Periostitis so streng lokalisiert

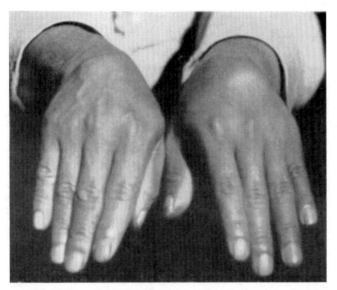

Abb. 30. Synovitis (Bandoeng, Java). (Orig. Dr. HORWITZ, phot.)

ist und in großen, mit am besten studierten Framboesiegebieten, wie Niederländisch-Indien, vollkommen fehle. Es müßten dann ganz besondere Rasseneigentümlichkeiten hier eine Rolle spielen.

(Aus diesem Grunde wird auch **Gundu** in diesem Handbuche noch **als besondere Krankheit abgehandelt,** s. diesen Band S. 96.)

4. Nodositas juxta-articularis.

Auch bei dieser Affektion handelt es sich um eine Erkrankung, deren Zugehörigkeit zur Framboesie noch durchaus nicht gesichert ist.

Das Krankheitsbild ist anscheinend zuerst von LUTZ (1891) aus Brasilien, 1901 von MAC GREGOR aus Neu-Guinea, dann genauer von STEINER und JEANSELME (1904) beschrieben worden. Letzterer sah Fälle seit 1899 in Cambodja, Siam, Laos; später wurden solche in Java, Indochina, Sundainseln, Algier, dem tropischen Afrika, Madagaskar, Hawai, Philippinen, verschiedenen Südseeinseln, aber auch in Rußland beobachtet.

Die Knoten stellen Schwellungen dar, die neben oder unterhalb von Gelenken, am häufigsten dem Knie-, Ellenbogen- und Knöchelgelenk, aber auch an den Hüften, selten an Stellen, wo keine Gelenke sind, meist symmetrisch entstehen und die Streckseiten bevorzugen. Es bilden sich zunächst teigige Tumoren, aus einzelnen oder auch 2—3 Knoten bestehend, die unter der Haut liegen. Sie wachsen langsam heran bis etwa Nußgröße, werden dann allmählich hart und bleiben als derbe fibröse Knoten bestehen. Im Anfang wird manchmal über Schmerzen in der Umgebung geklagt. Zu einer Hautveränderung oder Ulceration kommt es in der Regel nicht. Jedoch entstehen — wie ich selbst sah — manchmal kleine Fisteln.

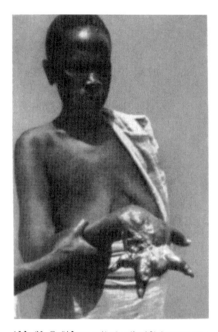

Abb. 31. Spätform mit oberflächlichen Ulcerationen, ankylosierender Synovitis und Arthritis (Hinterland von Liberia). (Orig. Dr. MAASS, phot.)

Die Knoten sind wiederholt auch bei der weißen Rasse beobachtet und durchaus nicht auf Framboesiegebiete beschränkt. Sie erinnern sehr an die Schleimbeutelentzündungen, die durch verschiedene mechanische Reize ausgelöst werden.

Ätiologisch wurden wiederholt Pilze vermutet, bis VAN DIJKE u. OUDENDAL, später auch v. LOON in Java, CLAPIER in Westafrika der Nachweis von Spirochäten vom Typus des Treponema pallidum und pertenue gelang. Da auch eine spezifische Behandlung mit Salvarsan und Quecksilber günstigen Einfluß ausübt, wurde daraus die Zugehörigkeit zur Framboesie in den Framboesiegebieten geschlossen. GUTIERREZ fand auf Manila bei 20 Fällen auch einen positiven Wassermann.

Wenn auch ein Teil der Fälle in Framboesiegebieten vorkommt, so trifft dies für zahlreiche andere nicht zu; für solche ist zum Teil ein Zusammenhang mit der verwandten Syphilis angenommen worden.

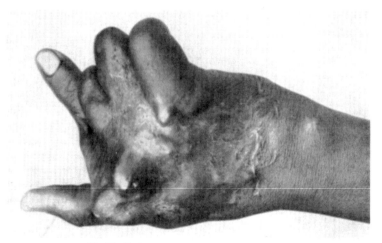

Abb. 32. Narbencontractur durch Framboesie.
(Aus M. MAYER: Exot. Krankheiten, 2. Aufl.; Dr. HEINEMANN, phot.)

Ich schließe mich der bereits von BRAULT, EGYEDI u. a. geäußerten Ansicht an, daß die Ätiologie der Nodositas juxta-articularis keine einheitliche ist, *daß aber ein Teil der Fälle durch Framboesie entstehen kann und eine Spätform dieser darstellt.* **Das Krankheitsbild wird daher S. 84 nochmals gesondert besprochen.**

5. Rhinopharyngitis mutilans (Gangosa).

Das Krankheitsbild, ein destruktiver, die Weichteile, Knorpel und Knochen von Nase und Gaumen ergreifender Prozeß, der insbesondere auf einigen Südseeinseln beobachtet wurde, dürfte in der Hauptsache nach den Erfahrungen der letzten Jahre *bestimmt* eine Spätform der tertiären Framboesie sein. Ob dort, wo die Erkrankung gehäuft auftritt (Guam z. B.), noch andere Ursachen mitspielen, ist möglich, aber nicht sicher.

Bereits 1773 beschrieb BAJON bei einem jungen Neger, der Framboesie gehabt hatte, daß Nasen- und Gaumenbogen zerstört waren; BRUCE beschrieb 1791 von einer Reise nach den Nilquellen, daß die Eingeborenen manchmal Geschwüre an Nase und Mund hätten, gleich den malignen Prozessen bei Geschlechtskrankheiten. THOMSON rechnete 1829 bereits das Bild zur Framboesie; er sagt (nach HERMANS): Wenn die Krankheit den Gaumen erreicht, gehen die Weichteile zugrunde. 1828 beschreibt eine spanische Kommission unter RUIS DE VILALOBOS die Krankheit als *Gangosa* (= nasale Stimme) von Guam. Auch MASON beschreibt diesen zerstörenden Prozeß 1831 als zur Framboesie gehörig. LEYS, der die Krankheit 1904 auf Guam studierte, gab ihr 1906 den Namen *Rhinopharyngitis*

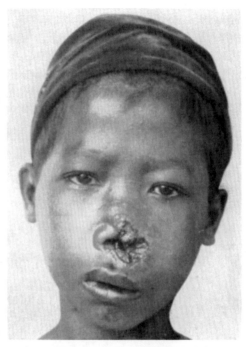

Abb. 33. Rhinopharyngitis mutilans (Niederländisch-Indien). (Nach VAN DIJKE.)

mutilans, er sah allein über 100 Fälle daselbst, später berichteten noch STITT und insbesondere MINCK u. McLEAN solche von dorten. Nach letzteren sollten mindestens 20% der dortigen Framboesiefälle an Gangosa leiden. Auch FÜLLEBORN teilte eine Reihe von Fällen aus der Südsee mit. Es folgten bald Schilderungen aus Niederländisch-Indien (BENJAMINS), verschiedenen Südseegebieten, den Philippinen, dem tropischen Afrika[1], dem tropischen Amerika (Haiti), der Dominikanischen Republik.

So deckt sich ein großer Teil der betroffenen Gegenden mit Framboesiegebieten.

Klinisch beginnt die Krankheit scheinbar zum Teil ausgehend von der äußeren Haut oder der Mund- und Nasenöffnung. In diesen Fällen ist der Prozeß mit ausgedehnten Geschwürsbildungen der äußeren Haut kombiniert,

---

[1] Auch ich sah dort Fälle, die seinerzeit allerdings für tertiäre Syphilis gehalten wurden.

von denen er sich per continuitatem auf die Nasen- und Rachenhöhle fortsetzt, solches sahen u. a. Hallenberger, ferner Schöbl bei experimenteller Framboesie des Affen.

Baermann, der selbst Fälle beobachtete, schildert das Bild folgendermaßen: „Die Gangosa beginnt gewöhnlich am weichen Gaumen, seltener an irgendeiner Stelle der Nase, an der hinteren Rachenwand (Larynx [Ayuyao]). Sie breitet sich über die vordere und hintere Rachenwand ulcerös, serpiginös fortschreitend aus, befällt selten den Larynx, macht sich oft zuerst als teigiges, blaurotes Infiltrat über beiden Nasenbeinen nach außen hin bemerkbar, ergreift und zerstört gewöhnlich die knorpelige, knöcherne und häutige Nasenscheidewand, zerstört die Nase, breitet sich evtl.

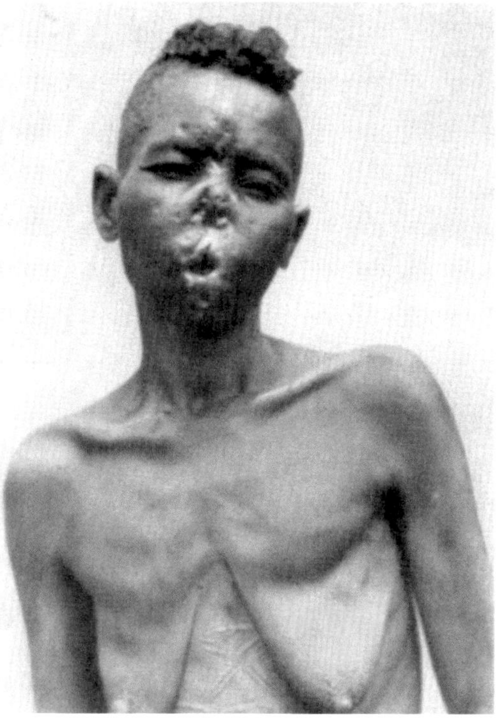

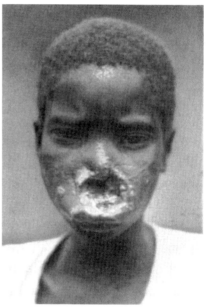

Abb. 34. Rhinopharyngitis mutilans (Hinterland von Liberia). (Orig. Dr. Maass, phot.)

Abb. 35. Rhinopharyngitis mutilans (Hinterland von Liberia). (Orig. Dr. Maass, phot.)

weiter über Stirn, Wangen und Augenlider, ja selbst bis auf den Nacken, die Schultern, Hals und Brust mit häufig scharf geschnittenen, tiefen oder mehr oberflächlichen, ulcero-serpiginösen Herden aus. Sie zerstört auf diesem Wege neben der Haut auch Muskeln, Knochen und Gewebe und führt so zu gewaltigen, monströsen Defekten. Der Prozeß kann jedoch zu jeder Zeit spontan zum Stillstand kommen oder sich in Schüben, zwischen denen große Abschnitte liegen, fortentwickeln."

Der Prozeß gelangt also in der Regel von selbst zur Ausheilung. Trotz der weitgehenden Zerstörungen treten fast niemals bösartige Mischinfektionen hinzu. So kommt es, daß man recht alte Leute in den betroffenen Gebieten mit den übrigbleibenden abgeheilten Zerstörungen antrifft. Von schwereren Zuständen beschreibt Howard 2 Fälle mit Larynxstenose.

Ätiologisch wurde natürlich schon lange geforscht. Als Breinl 1915 bei Fällen von Neuguinea Blastomyceten fand, die er Kryptococcus mutilans benannte, hielt man die Ursache für aufgeklärt, bald überwog aber die Ansicht, daß es sich um eine Mischinfektion mit Hefen gehandelt habe.

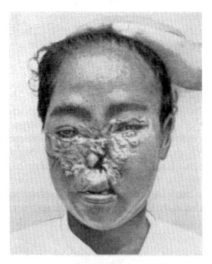 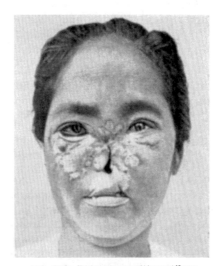

Abb. 36a. Rhinopharyngitis mutilans *vor* der Behandlung (Niederländisch-Indien). (Nach VAN DIJKE.)

Abb. 36b. Rhinopharyngitis mutilans *nach* der Behandlung (Niederländisch-Indien). (Nach VAN DIJKE.)

VAN DIJKE, BAKKER u. HOESEN kommt das Verdienst zu, durch Untersuchung zahlreicher Fälle auf Java aus klinischen Gründen den Zusammenhang mit Framboesie sicher gezeigt zu haben. Sie fanden Fälle in allen Stadien

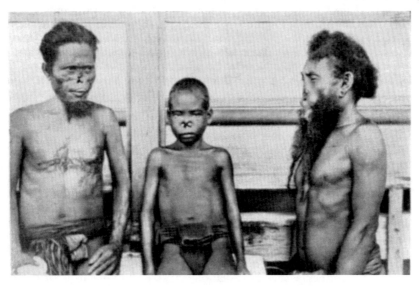

Abb. 37. Gangosa (Rhinopharyngitis mutilans, Südseeinsel Jap). (Nach FÜLLEBORN.)

und konnten in vielen auch Zeichen früherer Framboesie oder tertiäre Erscheinungen solcher nachweisen. Die Wa.R. war positiv, Lues fehlte in der Anamnese, Salvarsan und Quecksilber wirkte spezifisch.

Die Zugehörigkeit zur Framboesie, an der zahlreiche Beobachter wegen des Vorkommens zugleich mit anderen tertiären Framboesieerscheinungen, nicht zweifelten, wurde dann auch bewiesen durch den Nachweis von Treponema pertenue durch Rossitter, Schmitter, Baermann und Maass. — Die Wa.R. ist auch von anderer als der erwähnten Seite wiederholt positiv befunden worden.

Verhalten der inneren Organe und des Nervensystems.

Daß eine Generalisation des Framboesieerregers stattfinden kann, ist zweifellos durch den Nachweis von Treponema pertenue in Lymphdrüsen erwiesen. Dagegen ist die Frage, ob innere Organe und das Zentralnervensystem erkranken können, noch nicht endgültig bewiesen. Bei einer Reihe hierfür sprechender Fälle ist es nicht ausgeschlossen, daß sie Syphilis und nicht Framboesie waren. Sicher ist, daß, wenn solche Erkrankungen vorkommen, sie ungeheuer selten sein müssen, da sie sonst bei der überaus vielseitigen Erforschung der Framboesie häufiger beobachtet sein müßten.

Von diesem Gesichtspunkt aus sind vor allem Beobachtungen zu bewerten, die verschiedentlich auf den Fidji-Inseln erhoben wurden. Dort wurden von Harper, Butler, Lambert u. a. Beobachtungen tabetischer und paralytischer Erscheinungen, sowie von Aneurysma (Butler) gemacht. Während behauptet wird, daß die Fidji-Inseln frei von Syphilis seien und dort nur Framboesie vorkomme, wird dies von anderer Seite bezweifelt. Nach Beobachtungen aus Haiti glauben Wilson und Mathis, daß auch Hemiplegien und Aortitis durch Framboesie verursacht werden können, und von dort berichtet Choisser, daß er bei 10 Obduktionen, bei denen Framboesie in der Vorgeschichte vorhanden war, aber keine Syphilis, achtmal Aortenaneurysmen, einmal Gehirngumma und einmal Gehirnblutung fand. [Es ist aber nicht erwiesen, daß Framboesie hier tatsächlich die Ursache war.]

Die sorgfältigen serologischen Untersuchungen Heinemanns ergaben stets negative Reaktionen mit Liquor; nur Chatellier berichtet über einen Fall mit Liquorveränderungen, es handelte sich um einen Mann, der 25 Jahre in Französisch-Guyana gelebt hatte und typische Framboesieeruptionen zeigte, der Liquor enthielt 10 Lymphocyten im Kubikmillimeter und gab positive Wa.R.

Zusammenfassend kann angenommen werden, daß Veränderungen innerer Organe und des Zentralnervensystems bei Framboesie bisher *mit Sicherheit nicht* nachgewiesen sind.

Differentialdiagnose.

Im allgemeinen bietet die Differentialdiagnose der Framboesie gegenüber anderen Erkrankungen keine großen Schwierigkeiten, wenn man von der ihr so nahe verwandten Syphilis absieht.

Die Frühstadien sind in ihrer typischen Form so charakteristisch, daß sie wohl kaum mit anderen Affektionen verwechselt werden können. Eine Ähnlichkeit mit Impetigo ist — besonders beim Auftreten nur vereinzelter Efflorescenzen — möglich (Hallenberger, Montel, Araujo). Es kann natürlich vorkommen, daß ein Primäraffekt zunächst für ein Geschwür anderer Ursache gehalten wird; hier wird das Auftreten der Allgemeineruption die Diagnose klären. Die Exantheme und Roseola der Frühperiode können auch wegen ihrer Ähnlichkeit mit anderen Hauterkrankungen verwechselt bzw. als Mischinfektion mit solchen angesehen werden. Auch hier geben die anderen Erscheinungen den Ausschlag.

Von den Spätformen ist bereits bei den Erkrankungen der Hände und Füße die Möglichkeit einer Verwechslung mit Trichophytien (Tinea albigenea usw.)

erwähnt worden. Große Geschwüre an den Unterschenkeln können ähnlich dem Ulcus tropicum aussehen.

Die Diagnose wird gesichert durch den Nachweis der Spirochäte und erleichtert durch die Wa.R. (deren Abgrenzungen s. später).

Spezifische Diagnose. (Wassermannsche Reaktion und Hautreaktionen, Framboetin, Luetin).

Die *Wa.R.* zeigte sich bald nach ihrer Entdeckung auch bei Framboesie als positiv und erwies sich, namentlich auch bei den atypischen und Spätformen, von diagnostischer Bedeutung.

Bald wurden ganz ausgedehnte Versuchsreihen angestellt, und es zeigte sich, daß der Prozentsatz der positiven Ergebnisse bei manifester Framboesie den Zahlen entspricht, die man bei Lues zu erhalten pflegt.

BAERMANN, der über die größte Zahlenreihe verfügt, erhielt bei 4000 Fällen 90% positive Reaktion, SCHÜFFNER erhielt den gleichen Prozentsatz bei 323 Fällen, MOSS u. BIGELOW fanden bei 91 Fällen 85%, VAN DEN BRANDEN u. VAN HOOF bei 110 78%. Andere Untersucher erhielten ähnliche Werte.

In großem Maßstab verglich HEINEMANN die verschiedenen Komplementbindungs-, Flockungs- und Trübungsreaktionen, die zum Teil auch von anderen angewandt wurden. Dabei zeigte sich, daß ihr Verhalten im wesentlichen dem bei Syphilis entspricht. Die Flockungsreaktion zeigte sich dabei scheinbar schärfer als die Wa.R. PINEDA und WADE fanden auch die KAHNsche Präcipitationsmethode gleich scharf; sie habe den Vorteil, daß sie im Gegensatz zur Wa.R. keinen positiven Ausschlag bei Lepra gebe. PENRIS verwendete ausgedehnt die SACHS-GEORGIsche Reaktion und fand sie klinisch sehr brauchbar.

Vor allem aber hat HEINEMANN gezeigt, daß die Wa.R. in tropischen Ländern durch *Malaria* beeinflußt werden kann. Während in Europa eine positive Wa.R. im wesentlichen nur während eines Anfalls — und zwar meist bei Malaria tertiana — gefunden wurde und dann negativ wurde, konnte HEINEMANN zeigen, daß bei der chronischen, latenten Malaria der Eingeborenen die Wa.R. lange Zeit positiv bleiben kann und so einen „Malariafehler" ergibt. Er verlangt daher mit Recht wenigstens stets auch mikroskopische Blutkontrolle.

Der Eintritt einer positiven Wa.R. bei Framboesie wird verschieden angegeben. Gewöhnlich wurde die positive Reaktion erst nach Auftreten von Sekundärläsionen gefunden; VAN NITSEN will eine solche bereits an den ersten Tagen nach Auftreten des Primäraffekts gesehen haben.

Die positive Wa.R. bei Framboesie überdauert jedoch das Sekundärstadium und ist auch bei einem großen Prozentsatz der Spätformen vorhanden. Auch bei Gundu, vielen Fällen von Nodositas juxta-articularis und Gangosa ist dies der Fall. Nach HEINEMANN sind ungefähr 80% der Spätformen positiv. Ja, bei Eingeborenen, die früher — selbst in der Kindheit — an Framboesie gelitten haben, bleibt die Wa.R. noch jahrzehntelang positiv und stellt dann, wie HEINEMANN sich ausdrückt, oft das einzige Symptom der noch bestehenden Framboesie dar.

So fanden BAERMANN u. WETTER bei früheren javanischen Framboetikern 45%, SCHÜFFNER 50%, PENRIS 42% mit positiver Reaktion.

Die Behandlung mit Salvarsan scheint, ähnlich wie bei Syphilis, einen Umschlag zur negativen Reaktion bewirken zu können. BAERMANN hat das Verhalten, je nach der Intensität der Behandlung tabellarisch zusammengestellt und betont, daß die Beurteilung oft schwierig ist. GOODPASTURE und DE LEON fanden noch viele Monate nach Salvarsanbehandlung eine positive Reaktion.

Bei allen Beurteilungen der Wa.R. bei Framboesie ist also nach dem Gesagten eine Lues oder Malaria zunächst auszuschließen. Daß auch Lepra die Wa.R. positiv machen kann, ist ja bekannt. Erwähnenswert ist vielleicht, daß Baermann u. Schüffner bei Säuglingen von Müttern, die framboesiekrank waren, eine negative Wa.R. fanden, was auch für eine Nichtvererbung spricht.

Welche Methode man anwendet, spielt keine große Rolle, vereinzelt wurde angegeben, daß alkoholische Extrakte wirksamer seien.

Bei experimenteller Framboesie haben Schöbl, Tanabe u. Miyao ausgedehnte Experimente über das Wesen der Wa.R. gemacht, die von großer theoretischer Bedeutung sind (s. S. 39).

Spezifische Intracutanreaktionen mit Kulturen von Treponema pallidum und pertenue: Das Verhalten der Wa.R. ergab schon die Wahrscheinlichkeit, daß Reaktionen, wie sie Noguchi mit seinen Kulturpräparaten, dem *Luetin*, bei Syphilis mit intracutaner Verimpfung erhalten hatte, auch bei Framboesie eintreten würden. Insbesondere bei Spätlues hatte sich die Reaktion bewährt, bei welcher ungefähr 80% positiv reagierten.

Baermann u. Heinemann machten 1913 ausgedehnte Versuche mit Luetin (Originalpräparat Noguchis) und einer analogen Aufschwemmung eines *Framboetin* aus selbst gezüchteten Framboesie-Spirochäten. Sie erhielten mit beiden Präparaten bei Lues und Framboesie wechselseitig gleichartige Ergebnisse im Sinne einer spezifischen Gruppenreaktion. Nach erfolgter Intracutanimpfung mit 0,035 Luetin oder Framboetin (Normaldosis) beginnt die Reaktion meist bereits nach 24 Stunden und muß 8—10 Tage kontrolliert werden. Die Impfstoffe sind in kleinen Portionen kühl aufzubewahren, da sie nach 2—4 Monaten abgeschwächt sind. Die erhaltenen Reaktionen schildern die Verfasser wie folgt:

,, ... Die Reaktionen zerfallen in mehr flüchtige Formen, bei denen die rascher verschwindende, reine Exsudation mit entzündlicher Rötung im Vordergrund steht, in typische Papelbildungen, die bis zur Pustelbildung, ja bis zur Nekrose sich steigern können. Die Dauer der Papel schwankt zwischen 6 Tagen und 6 Wochen und mehr. An Stelle des frisch entzündlichen Infiltrates tritt eine harte, zuerst rosa bis tiefrot, später lilabraun gefärbte Papel, die dann allmählich tief braunschwarz wird und monatelang das Infiltrat festhält. Die einzelne Papel kann zeitweise in ihren Entzündungserscheinungen schwanken und bald mehr torpide, bald mehr frischrot aussehen. Heftigere Reaktionen können spontan und auf Druck schmerzhaft sein.''

Die Reaktion ergab:

1. Daß ausgebreitete unbehandelte Formen der Frühperiode häufig negativ, ältere Primäraffekte dagegen positiv sind;

2. daß lokalisierte unbehandelte Formen der späteren Frühperiode fast stets positiv sind;

3. daß ältere latente Fälle in der überwiegenden Mehrzahl positiv sind;

4. daß tertiäre Framboesiefälle, behandelt oder unbehandelt, stets positiv sind.

Übertragung der Framboesie auf Tiere.

Neisser, Baermann u. Halberstaedter berichteten 1906 über erfolgreiche Übertragungsversuche auf *Affen* in Java. Sie konnten auf Macacus cynomolgus, nemestrinus und Gibbon durch Verimpfung sicherer Framboesieefflorescenzen und einmal einer Cubitaldrüse von einem in vollem Eruptionsstadium befindlichen Framboesiepatienten in die scarifizierte Augenbraue und die Brust in ersterem Falle stets, an der Brust nur bei einem Gibbon eine Infektion erreichen. Es kam auch zu Rezidiven an den Impfstellen. Es gelangen

Passagen von Tier zu Tier. Vor allem aber gelang auch Infektion mit Knochenmark (nicht mit Milz) eines infizierten Gibbon, was für Generalisation des Virus sprach. HALBERSTAEDTER erhielt dann bei einem an 2 Bauchstellen geimpften Orang-Utang auch eine Allgemeineruption.

CASTELLANI erhielt ähnliche Ergebnisse auf Ceylon zuerst bei Macacus, später auch bei Verwendung von Framboesiematerial aus den verschiedensten Weltgegenden, auch bei Cercopithecus und Semnopithecus, und zwar mit

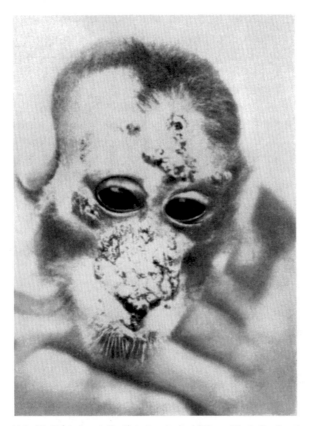

Abb. 38. Experimentelle Framboesie des Affen. (Nach SCHÖBL.)

Papelsaft, Blut und *Milzsaft.* ASHBURN u. CRAIG, LEVADITI u. NATTAN-LARIER, später SCHÖBL erhielten ähnliche Ergebnisse (Abb. 38).

Die Inkubation schwankt, wie beim Menschen, zwischen 2 und mehr Wochen. An der Impfstelle — am besten an der oberen Augenbraue — entsteht ein Infiltrat, das sich gewöhnlich allmählich ausbreitet. Es unterscheidet sich nach BAERMANN durch eine mehr succulente Beschaffenheit, das gyrierte und bogenförmige Aussehen meist deutlich von dem trockenen, lederartigen, mehr flächenhaften, stark schuppenden luetischen Primäraffekt beim Affen. In der Umgebung treten häufig lokale Rezidive auf; auch SCHÖBL sah Entwicklung von Papeln weit über die Impfstelle hinaus.

Die Sekundärerscheinungen, die HALBERSTAEDTER beim Orang sah, erhielt auch CASTELLANI bei 3 Affen. SCHÖBL sah bei seinen ausgedehnten Versuchen an Cynomolgus philippinensis (mit denen bereits ASHBURN u. CRAIG gearbeitet

hatten) an verschiedenen Stellen metastatische Eruptionen, von denen er annimmt, daß sie durch Keimverschleppung auf dem Lymphweg entstanden
seien. Er sah solche u. a. an den Extremitäten, auch neben den Gelenken,
am Schwanz, auch auf Handflächen vor allem in Art der „Psoriasis palmarum"
bei einem Tier, bei dem es zur Entwicklung von generalisierter Framboesie
kam. Vor allem aber sah er auch tiefe Geschwüre im weiteren Verlauf auftreten und auch Entwicklung echter *Gangosa,* d. h. von Geschwüren, die vom
Gesicht auf Nase und Gaumen übergriffen und zu weitgehenden Zerstörungen
führten. Schöbl gelangen außer an der Augenbraue auch cutane und subcutane Hodenimpfungen bei Affen.

  Beim *Kaninchen* erhielten Nichols (1910) u. Castelli (1912) Infektion
durch Impfung in die Cornea und den Kaninchenhoden. Nichols hatte zunächst

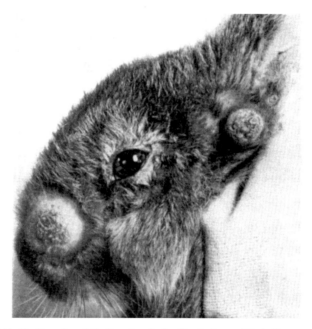

Abb. 39. Experimentelle Framboesie des Kaninchens. (Nach Castelli.)

in die Hoden selbst geimpft, Nichols u. Castelli erhielten dann mit dessen
Stamm durch Verimpfung unter die Scrotalhaut typische framboetische Schanker.
Durch Passagen gelang Virulenzsteigerung im Sinne kürzerer Inkubation,
stärkerer Ausbildung und weniger negativer Versuche. Die Schanker gleichen
sehr den syphilitischen. Eine gewisse Generalisation sah Castelli zweimal,
einmal Keratitis, einmal Übergang auf den ungeimpften Hoden. Letzteres
sah Nichols vorher besonders nach spontaner Regression oder Kastrierung des
ungeimpften Hodens. Castelli versuchte dann, Generalisation durch intravenöse Impfung zu erhalten. Er bekam dabei verschiedene Erscheinungen,
und zwar *cutane Papeln,* gummaähnliche Geschwülste in den tiefliegenden
Nasengeweben, die durch Verschluß der Atemwege zum Tode führten; in einigen
Fällen kam es auch zur Erkrankung von Hoden und Hornhaut. Die Papeln
traten gewöhnlich am Kopf (Nase, Augenlider, Ohrmuscheln, Lippen) auf,
seltener an Gliedmaßen und After. Pearce u. Brown, Ikegami, Fox u. Ochs,
Fraga konnten dann gleichfalls Kaninchen infizieren. Ikegami sah auch

wiederholt sekundäre Keratitis, PEARCE u. BROWN vermißten sie bei ihren Passagen.

PEARCE u. BROWN machten 4 Jahre lang Passagen mit *intratestikulärer* Infektion von Kaninchen. Die Veränderungen der Hoden selbst waren gering, doch eine Periorchitis, charakterisiert durch das Auftreten kleiner Granula, zeigte sich gegen die dritte Woche. KAKISHITA gibt an, daß eine solche auch bei Kaninchen-Lues vorkommen könne. Im Gegensatz zur Luesinfektion trat kein Ödem an Scrotum oder Tunica auf. Eine Generalisation wie bei Lues beobachteten sie auch nicht.

SCHLOSSBERGER erhielt unter Verwendung eines Framboesiestammes von NICHOLS, genau wie mit Treponema pallidum auch mit Treponema pertenue bei *Mäusen* latente Infektion nach Verimpfung eines Stückchen Kaninchenhodens in eine Hauttasche der Schwanzwurzel. Nach völliger Resorption konnte er nach einigen Wochen durch Verimpfung von Drüsen, Milz und Gehirn der Mäuse auf den Kaninchenhoden positive Impfergebnisse erhalten; Blutverimpfungen blieben negativ. Diese Befunde sind genau, wie die bei Lues, von großer praktischer Bedeutung für die Frage latenter, völlig symptomloser Infektion.

KAKISHITA konnte auch *Meerschweinchen* lokal an Dammleiste, Hodensack und insbesondere dem Präputium infizieren, sehr charakteristisch war dabei eine Schuppenbildung und Keratosis auf den Geschwüren. Es gelangen ihm bisher 5 Passagen.

Der Spirochätennachweis bei den Läsionen der Kaninchen gelingt meist leicht; SCHÖBL fand die regionären Lymphdrüsen nur infektiös, solange noch Hauterscheinungen bestanden.

Die *Wa.R. bei Versuchstieren* wurde bei Affen insbesondere — wie oben erwähnt — von SCHÖBL, TANABE, GARCIA u. MIYAO studiert. Sie fanden sie von der Dauer und Stärke der Erkrankung abhängig, bei Superinfektionen spielte die Zahl derselben eine Rolle. Nach spontaner oder medikamentöser Abheilung konnte die Wa.R. nach erneuter Impfung wieder positiv werden, ohne daß klinische Erscheinungen sich zeigten. SCHÖBL und seine Mitarbeiter erhielten aber auch nach subcutaner Einverleibung von *abgetöteten* Kulturen positive Wa.R. (er verwendete statt Hammelblutkörperchen solche von Affen), selbst wenn diese bei 100⁰ abgetötet waren. Er schließt daraus, daß also eine positive Wa.R. bei Tieren nicht eine latente Infektion beweise. Bei intraperitonealer und intramuskulärer Injektion seiner abgetöteten Kulturen sah MIYAO keine Antikörperbildung, demnach wäre die Haut allein verantwortlich für das Entstehen des „Wassermannkörpers".

Immunität durch natürliche und experimentelle Infektion.

Die Immunitätsverhältnisse bei Framboesie haben eine besondere Beachtung deshalb schon lange gewonnen, weil die Frage der Beziehung zwischen Framboesie und Syphilis durch sie scheinbar geklärt werden konnte.

Es tritt zweifellos bei der Framboesie eine Immunität ein; nur *ausnahmsweise* sind von sorgfältigen Untersuchern *spontane* Reinfektionen beobachtet worden (BAERMANN, SCHÜFFNER u. a.).

GAMA LOBO hat bereits 1867 im Sekundärstadium eine Reinfektion erhalten. CHARLOUIS hat (1881) bei Fällen, die noch im aktiven Stadium der Framboesie waren, und bei abgeheilten Fällen positive Reinfektionsversuche gemacht. JEANSELME u. AUGIER erhielten im 4. und 5. Monat der Erkrankung negative Ergebnisse, POWELL bei 11 Fällen ebenso.

Experimentelle Reinfektionen beim *Menschen* sind dann besonders in den letzten Jahren wieder vorgenommen worden. Auf den Philippinen wurden solche sorgfältige Versuchsreihen von Sellards u. Goodpasture, Lacy, Schöbl, Ikegami gemacht. Sellards u. Goodpasture erhielten 1922 einige, aber nicht sehr eindeutige, positive Ergebnisse; es entstanden nur abortive, nicht typische Granulome.

Von 4 sechs Monate nach Neosalvarsanbehandlung von Sellards u. Goodpasture reinokulierten Kranken entwickelte sich bei einem ein lokales Granulom und nach 5 Wochen Allgemeineruption, bei einem zweiten entstand ein klinisch atypisches Granulom an der Impfstelle; zwei blieben negativ. Die 2 ersten wurden nochmals mit Salvarsan behandelt. Alle 4 wurden nach 2 Jahren reinfiziert. Bei dem ersten, der bereits bei der ersten Nachimpfung anging. kam es wieder zu lokaler und Allgemeineruption, bei 2 anderen zu atypischen lokalen Reaktionen. Ikegami erhielt bei 2 mit Salvarsan behandelten Fällen negative Ergebnisse der Nachimpfung.

1926 berichteten Sellards, Lacy u. Schöbl über Reinfektionen, die sie bei 6 experimentell Infizierten noch in der Frühperiode machten. Sie erhielten dabei — im Gegensatz zu den Befunden bei Syphilis — nach der Entwicklung des Primäraffekts positive Ergebnisse, indem sich wieder typische lokale Granulome an der Impfstelle — mit positivem Treponemenbefund — entwickelten.

Aus diesen Ergebnissen lassen sich — ähnlich wie bei Syphilis — keine endgültigen Schlüsse ziehen; auch Lacy, Sellards u. Schöbl drücken sich sehr vorsichtig in ihren Schlußfolgerungen aus. Hasselmann zieht allerdings aus den Versuchen der philippinischen Autoren den Schluß, daß diese den Beweis einer echten, aktiven Immunität erbracht haben. Besonders bei den gelungenen Superinfektionen nach Salvarsanbehandlung wird geltend gemacht, daß hier der Beweis einer völligen Heilung ja nicht erbracht sei (Stannus, Baermann).

So ist nach den Versuchen am Menschen noch nicht sicher entschieden, ob eine echte Immunität, d. h. mit völliger Ausheilung zustande kommt, oder ob etwa auch hier die Erreger in inneren Organen noch verweilen können (sog. schlummernde Infektion) und die Immunität als sog. labile aufzufassen ist.

Von experimentellen *Reinfektionen bei Tieren* erhofft man hier weitere Klärung. Diesbezügliche Versuche in großem Maßstabe machte Schöbl bei Cynomolgus philippinensis (1928) mit seinen Mitarbeitern Garcia, Hasselmann, Miyao, Ramirez u. Tanabe. Es wurde dabei festgestellt, daß diese Affen bis zum fünften Monat wiederinfiziert werden konnten (also ohne vorhergehende Behandlung). Bei subcutaner Impfung mit Treponema pertenue sah Schöbl die Immunität bereits nach 3 Monaten eintreten. Nach dem sechsten Monat waren die Affen immun, auch wenn sie therapeutisch behandelt worden waren. Die Immunität bildete sich besonders stark und früh aus; wenn es zur Ausbildung einer generalisierten, metastatischen Eruption kam, dann gelang keine Superinfektion mehr. Dagegen gelang solche leichter bei Affen mit lang dauernden ulcerierenden Prozessen der Spätperiode. Die Immunität der Affen war noch 34 Monate nach abgeheilter Framboesie nachweisbar. (Auf viele Einzelheiten der Schöblschen Versuche und Schlußfolgerungen kann hier nicht eingegangen werden.)

Die Beziehungen zwischen Framboesie und Syphilis (einschließlich Kreuzinfektionsversuchen).

Schon lange hat die Ähnlichkeit der Framboesie und Syphilis die Frage nach ihrer ursprünglichen Identität aufwerfen lassen; und als die Entdeckung der Erreger deren große morphologische Ähnlichkeit zeigte, kam die Erörterung in ein neues Stadium.

Besonders in den letzten Jahren haben sich viele Arbeiten hiermit beschäftigt; und sei es aus klinischen Gesichtspunkten, sei es nach Infektionsversuchen; es wurde vielfach der Schluß einer ursprünglichen Identität gezogen. Die Framboesie sollte nichts anderes sein als eine Syphilis, die sich dem Tropenklima angepaßt habe. Den Standpunkt dieser „Unitarier" faßt BUTLER in folgender Definition zusammen: „Framboesie ist epidemische, nichtvenerische Syphilis, übertragen ohne Geschlechtsverkehr (innocently) unter primitiven Völkern, und unter uralten Bedingungen persönlicher Hygiene stellt sie eines der Exantheme der Kindheit dar. Sie wird dann yaws, framboesie, pian, bubas usw., je nach Rasse und Sprache der Betroffenen genannt."

Einen vorsichtigeren Standpunkt nahm SCHÜFFNER bereits 1907 ein, als er sagte: „Wollen wir die Framboesie richtig rangieren, so müssen wir sie als eine *selbständige Krankheit unmittelbar neben die Syphilis* stellen, als eine *zweite Syphilis* in demselben Verhältnis etwa, wie die Malaria tertiana neben die Perniciosa."

In einem besonderen Abschnitt dieses Handbuches (Bd. 17, III. Teil) hat O. MANTEUFEL „Die Syphilis in den Tropen" besprochen und dabei ganz ausführlich mit zahlreichem Abbildungsmaterial und Berücksichtigung der neuesten Literatur auch die Framboesie-Syphilisfrage erörtert. Es erübrigt sich daher, hier ausführlich darauf einzugehen; es sei auf dies Kapitel verwiesen.

Daß Framboesie nicht gegen Syphilis und umgekehrt schützt, ist durch eine Reihe von Beobachtungen gestützt worden. CHARLOUIS hat dies bereits 1881 gezeigt, indem er einen an sekundärer Framboesie Leidenden mit Lues infizierte, wobei sich nach 1 Monat ein typischer Primäraffekt entwickelte. Später beschrieben Fälle von spontaner Lues bei Framboetikern BESTION, POWELL, NICHOLS, FLU, CASTELLANI, SCHÜFFNER, McKENZIE. Auch umgekehrte Beobachtungen wurden gemacht; so erwähnte FÜLLEBORN (Diskussion zu BAERMANN - SCHÜFFNER 1912) einen Europäer, der mit florider Lues nach Afrika kam und in diesem Stadium sich mit Framboesie infizierte.

Entsprechende Tierversuche an *Affen* von CASTELLANI, NEISSER, BAERMANN u. HALBERSTAEDTER zeigten, daß Affen nach Überstehen von Framboesie mit Lues infiziert werden konnten. Andere Versuche verliefen nicht so eindeutig oder entgegengesetzt. Vor allem fand SCHÖBL mit NICHOLS' Kaninchen-Syphilisstamm bei 13 früher framboetischen Affen, daß diese nur eine ganz geringe, abortive oder auch gar keine Läsion zeigten, im Gegensatz zu den Kontrollen. Nach SCHÖBL vernachlässigten die früheren Untersucher zwei Faktoren: 1. Den Zeitfaktor zur Ausbildung einer Immunität gegen die erste Erkrankung und 2. den Einfluß des Grades der Infektion auf die Immunitätsbildung. Die Immunität gegen Syphilis setze sehr früh, die gegen Framboesie sehr langsam ein und erlaube die Superinfektion bis zum 8. Monat.

LEVADITI u. NATTAN-LARIER hatten bei vorher luetisch gemachten *Kaninchen* später bei Framboesieimpfung negative Ergebnisse. Auch *Kaninchen*-Versuche von NICHOLS u. a. verliefen nicht eindeutig; NICHOLS fand bei Framboesie-Kaninchen eine gewisse Immunität gegen spätere Lues eintreten. Es wird hier wiederholt von Autoren auf die von KOLLE, SCHLOSSBERGER u. PRIGGE bei Tierlues festgestellte Permanenz von Spirochäten trotz Fehlens klinischer Erscheinungen hingewiesen. Diese konnten auch eine „stumme" Reinfektion mit heterologen Stämmen bei mit Lues und Framboesie infizierten Kaninchen erhalten. Wenn auch Schöbl u. Hasselmann fanden, daß in ihren Fällen nach Abheilung der Framboesie die Drüsen steril waren, so ist dies ja immerhin ein charakteristischer Unterschied gegen Lues. Es ist vielleicht verfrüht, verallgemeinernde Schlüsse daraus zu ziehen. Mit einem Kaninchen-Framboesie-Stamm von Zentralamerika versuchten dann Jahnel u. Lange Paralytiker zu infizieren mit negativen Ergebnissen, obwohl ihr Virus sich menschenpathogen zeigte. Bei einem Fall von Paralyse gelang eine Infektion mit einem Stamm aus Sumatra.

Alle diese Versuche an Menschen und Tieren erlauben höchstens den Schluß, daß eine gewisse wechselseitige Immunität durch beide Virus erreicht werden kann, für eine Identifizierung reichen diese Versuche — auch wenn sie noch so sorgfältig und kritisch durchgeführt wurden — nicht aus.

Auch aus *epidemiologischen* Gründen wollte man vielfach annehmen, daß die beiden Krankheiten identisch seien, weil da, wo viel Framboesie sei, Syphilis fehle oder nur ausnahmsweise vorkomme. Besonders die Fidji-Inseln werden hierfür als Beispiel benannt (Butler, Harper, Montague), ebenso Samoa (Parham); in beiden Fällen wird aber die Richtigkeit der Beobachtung vielfach bezweifelt. Insbesondere wäre es merkwürdig, wenn einzig und allein auf den Fidji-Inseln framboetische Erkrankungen des Zentralnervensystems vorkommen sollten, wie sie von den Beobachtern aufgefaßt werden.

Auch die *historische* Betrachtung gibt kein sicheres Bild, spricht aber — wie Hermans ausführlich erörtert — für eine Verschiedenheit. Danach berichten bereits Bontius (1642) u. Piso (1648), daß die Boubas- und Amboinschen Pocken im Gegensatz zu den französischen Pocken nicht durch den Geschlechtsverkehr übertragen würden. Die Syphilis erwarben nach Oviedo (1521) die Gefährten des Columbus durch Geschlechtsverkehr mit einheimischen Frauen und der weitere Seuchengang zeigte, daß die Lues in der Hauptsache diesen Verbreitungsweg beibehielt, und daß nur in einigen von Lues schwer durchseuchten und hygienisch tiefstehenden Gebieten sie sich zu einer durch außergeschlechtlichen Kontakt übertragenen endemischen Krankheit entwickeln konnte (Türkei, Sibirien).

1503 wurden die ersten afrikanischen Sklaven von den Portugiesen nach Westindien verschleppt. Damals soll bereits Framboesie nach verschiedenen Mitteilungen an der Westküste Afrikas geherrscht haben; danach wäre es unwahrscheinlich, daß die Gefährten des Columbus sie bereits 1493 nach Spanien brachten. Hermans hält es im Gegenteil für wahrscheinlicher, daß erst nach der Einschleppung der Lues nach Europa die Framboesie nach Amerika gelangt ist.

Die *klinischen* Unterschiede, die oben im einzelnen besprochen sind, weisen ja auch charakteristische Merkmale auf. So ist das Verhalten des Primäraffektes und der typischen Sekundäraffektion bezüglich Dauer und klinischem Bild verschieden; hier dürften wohl die charakteristischsten Unterschiede bestehen. Im weiteren Verlaufe wird auf die Seltenheit reiner Schleimhautaffektionen bei Framboesie im Gegensatz zu Lues hingewiesen. Vor allem auch gibt es bei Framboesie keine Erkrankungen des Zentralnervensystems und der inneren Organe. (Bezüglich ersterer wird allerdings auf das gewöhnliche Fehlen von solchen bei Lues der Eingeborenen hingewiesen.) Auch eine Vererbung gibt es bei Framboesie nicht. Bei den Spätsymptomen finden sich dagegen manche, beiden Erkrankungen gemeinsamen Erscheinungen.

Alles in allem dürfte folgende Präzision bei den widersprechenden Auffassungen heute die richtige sein:

*Die Framboesie ist in ihrem heutigen Krankheitsbilde eine selbständige Er-
krankung und nicht mit Syphilis identisch. Die morphologische Ähnlichkeit des
Erregers und manche klinische Erscheinungen, sowie die Immunitätsverhältnisse
und Tierversuche weisen aber auf eine sehr nahe Verwandtschaft hin. Ob beide
Erkrankungen sich ursprünglich aus einer gemeinsamen Krankheitsform entwickelten, ist heute nicht mehr zu entscheiden, aber nicht unwahrscheinlich.*

Epidemiologie.

Die Verbreitung der Framboesie zeigt schon, daß sie auf warme Länder
beschränkt ist, somit eine gewisse Abhängigkeit vom Klima ganz sicher ist.
Vielfach wird in den betreffenden Gegenden mehr das Flachland betroffen,
während sie im Gebirge mehr zurücktritt. Für Afrika trifft das bestimmt nicht
zu, man sieht dort auch in den Dörfern des Gebirges recht viel Framboesie.
In Höhen bis zu 1500, ja 1800 Metern ist Framboesie vielfach angetroffen
worden.

SELLARDS u. a. fanden in Gebirgsgegenden mehr Efflorescenzen an den
Grenzen der Schleimhäute (s. vorne). Zweifellos spielen bei der Häufigkeit
aber auch hygienische Verhältnisse (Kleidung, dichter Kontakt, Sauberkeit)
eine große Rolle. So sind oft manche Stämme der Bevölkerungskreise mehr
befallen wie andere. SHIRCORE glaubt, daß auch die Ernährungsverhältnisse
wichtig sind, denn kärglich ernährte Teile der farbigen Bevölkerung seien —
durch den Mangel an tierischen Eiweiß, Fett, Milch, Calcium bedingt —
besonders gefährdet.

Eine bestimmte Bevorzugung von *Rassen* gibt es bei Framboesie nur insofern,
als die farbige Bevölkerung häufiger betroffen wird als kulturell Höherstehende;
dies erklärt sich durch die leichtere Kontaktinfektion bei ersteren.

Was die *Lebensalter* betrifft, so werden überall vornehmlich die Kinder
befallen. Die statistischen Angaben geben fast ausnahmslos einen Mindest-
prozentsatz von $60^0/_0$ aller Fälle für Kinder an; auch das weibliche Geschlecht
ist etwas häufiger infiziert als Männer; auch dies ist durch leichtere Kontaktinfektion erklärlich.

LAMBERT, der auf der Insel Rotumah in der Südsee Auftreten frischer Fälle
trotz Behandlung aller sichtbar Erkrankten beobachtete, schloß auf ein Reservoir
einer Ansteckungsquelle von den Kindern aus. Vom 5. Jahr an fand er bis
zu $100^0/_0$ noch sichtbare Zeichen oder positive Anamnese, vom 11. Jahr an keine
frischen Fälle, vom 14. Jahr an bereits Spätformen. Er rät daher alle Jugendlichen unter 17 Jahren unterschiedslos zu behandeln.

Eine Vererbung ist trotz zahlreicher daraufhin gerichteter Untersuchungen
(s. S. 6) nicht nachgewiesen.

Pathologische Anatomie der Framboesie.

Die Histopathologie der Framboesie ist in einer Reihe von Arbeiten, besonders
in älteren Publikationen, eingehend beschrieben worden (CHARLOUIS, PONTOP-
PIDAN, NICHOLS, UNNA, MACLEOD, NUMA RAT, JEANSELME, SCHÜFFNER,
PLEHN, MARSHALL, SHENNAN, HENGGELER, HALLENBERGER, SIEBERT u. a.).
Im allgemeinen herrscht wohl in allen wesentlichen Punkten Übereinstimmung
unter den Autoren, vor allem darin, daß die Diagnose der Framboesie dank
besonderer Merkmale des histologischen Aufbaues der Läsionen fast immer zu
stellen ist und daß insbesondere eine Unterscheidung von syphilitischen Veränderungen — zum mindesten bei allen typischen Formen — leicht gelingt.

Es muß trotzdem vorausgeschickt werden, daß die histologische Differentialdiagnose bei weniger typischen Fällen, bei älteren Läsionen und insbesondere
bei den tertiären Formen der Framboesie, die ja auch klinisch nicht leicht von
spätsyphilitischen Veränderungen zu unterscheiden sind, auf Schwierigkeiten
stößt bzw. daß gerade diese Fälle bis jetzt pathologisch-anatomisch noch nicht
gründlich genug studiert sind. Während es sich bei fast allen Untersuchungen
um typische primäre Framboesiepapillome oder sekundäre Papeln handelt, ist
das, was wir über die feinere Histologie der Spätframboesie wissen, auffallend
gering. In den größeren Abhandlungen über Framboesie, ebenso wie in den
Handbuchkapiteln fehlt die Erörterung dieser Befunde nahezu vollkommen.
Gerade bei den Spätformen der Framboesie (die klinisch und epidemiologisch
mit Sicherheit von Syphilis getrennt sein müßten) wären gründlichere anatomische Studien sehr erwünscht und sollten vor allem in Gebieten vorgenommen
werden, wo Syphilis nachweislich nicht vorkommt.

Das Framboesiepapillom.

Die histologischen Veränderungen betreffen beim framboetischen Papillom
sowohl die *Epidermis* wie die darunter liegenden *Coriumschichten*.

Die Epidermis ist bei jüngeren Papeln in ihrer ganzen Ausdehnung erhalten,
erheblich verbreitert und meist von krustösen Auflagerungen bedeckt, die aus
den oberflächlichsten Hornzellagern, Detritus, Serum, Blut, Fibrin und Leukocyten bestehen. Die Körnerschicht, die anfangs nur eine gewisse Auflockerung

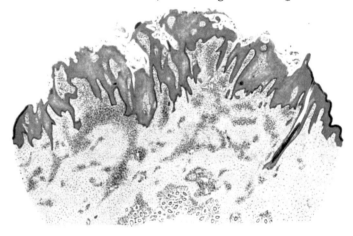

Abb. 40. Framboesiepapel. Acanthose und Parakeratose der Epidermis. Plasmombildung in der
subpapillären Coriumschicht und intraepidermale Absceßbildung. Häm. Eos. Orig.

der Lamellen zeigt, verschwindet, die ganze Hornschicht geht allmählich bis auf
wenige Inseln zugrunde und wird durch Detritus ersetzt. Die Verhornung der
obersten Lagen ist gestört, unvollständig, die Zellen werden trocken, abgeplattet,
verlieren jedoch ihren Kern nicht (Parakeratose). In späteren Stadien kann es
dagegen auch zu erheblichen Verdichtungen der Hornschicht kommen (Hyperkeratose, Cornifikation, Exfoliation).

Das Auffallendste ist eine sehr starke *Hypertrophie der Stachelzellenschicht*
(Acanthose); das Rete Malpighi verbreitert sich und die Epidermis wächst,
besonders infolge der mächtigen Wucherung der interpapillären Schichten, in
Form von unregelmäßig verlängerten Fortsätzen in die Tiefe. Die Vermehrung

der suprapapillären Schichten ist dagegen nicht so bedeutend. In voll entwickelten Stadien senkt sich das hypertrophische Epithel in dicken Zapfen tief in die Cutis, zuweilen bis zur Subcutis hinab.

Im Stratum germinativum ist die Anzahl der Mitosen größer als normal, als Beweis einer vermehrten Zellteilung. Die intercellulären Räume sind breit,

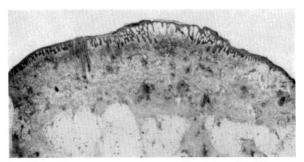

Abb. 41. Framboesiepapel. Frühstadium. Orig.

die Lymphspalten zu Hohlräumen erweitert. An manchen Stellen erkennt man Fibrineinlagerung. Die ganze von Ödem durchtränkte Epidermis ist besonders in den zentralen Partien der Wucherung und in den oberflächlichsten Schichten von *zahlreichen polymorphkernigen Leukocyten* durchsetzt, die zwischen die Lamellen der Horndecke eindringen, zwischen den Epithelzellen des Rete

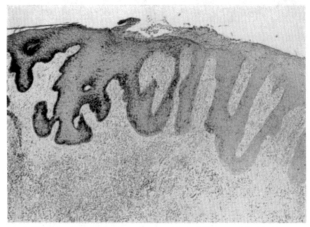

Abb. 42. Verschwinden des Pigmentes aus den basalen Zellagern der acanthotischen Epidermis in den Randpartien einer Framboesiepapel. Orig.

Malpighi liegen und an manchen Stellen sich zu kleinen in der Epidermis gelegenen Abscessen anhäufen.

Der unregelmäßigen Wucherung der Epithelleisten entsprechend ist im *Papillarkörper* eine starke Verlängerung und unregelmäßige Verzweigung der Papillen zu erkennen, die sehr hoch und schmal erscheinen. Die Grenze zwischen basaler Epidermisschicht und Papillarkörper ist besonders an Stellen, die mit Leukocyten durchsetzt sind, völlig verwaschen. Gelegentlich sieht man, wie interepithelial gelegene miliare Abscesse durch die basale Schicht der Epidermis ins Corium durchbrechen, unter Zerstörung von ausgedehnten Teilen der gewucherten Leisten. An manchen Stellen ist tief im Corium netzförmig angeordnetes Epithelgewebe sichtbar, das in seinen Maschen scheinbar abgeschlossene Nester von Rundzellen aufweist oder mit polymorphkernigen Leukocyten dicht angefüllte Hohlräume umschließt. An anderen Stellen liegen scheinbar isolierte Epithelnester.

Die Epithelzellen selbst zeigen häufig *degenerative Veränderungen*. Insbesondere sind die Zellen in der Umgebung der durch Ansammlung von Leukocyten in Abscesse verwandelten Partien abgeplattet; die Zellkerne sind geschrumpft, hyperchromatisch und lassen den beginnenden Untergang der Zellen erkennen.

Im allgemeinen sind die Stachelzellen groß, scharf konturiert, mit deutlichem Kern und hellen perinukleären Höfen.

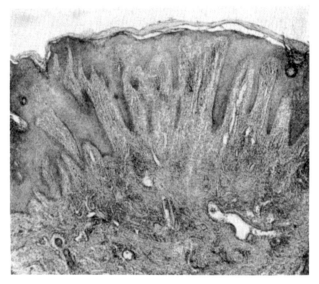

Abb. 43. Vollentwickelte Framboesiepapel. Epithelwucherung, Leukocyteninfiltration der Epidermis und Plasmombildung im Corium. Orig.

In den gewucherten Teilen der Epidermis kommt es stets zu einem *Verschwinden des Pigments*, so daß in den zentralen Partien das Pigment in den untersten basalen Zellschichten vollkommen fehlt. Oder man beobachtet das Auswandern des Pigments, das in den intercellulären Spalten abzufließen scheint, indem es diesen entsprechend verzweigte Ausläufer bildet. Auch im Corium sieht man einzelne mit Pigment beladene Zellen oder Pigmentschollen. In den Randpartien, wo allmählich die gewucherten Retezapfen in normale Epidermis übergehen, tritt auch das Pigment in den basalen Schichten wieder zutage. Besonders auffällig ist der Pigmentverlust im Bereiche der gewucherten Epidermis, wenn man es bei der histologischen Untersuchung mit der Haut von Farbigen zu tun hat (Abb. 42).

Das *Corium* ist in seinen oberflächlichen Lagen durch ein dichtes *Rundzellen-Infiltrat* eingenommen. In seinen zentralen Partien besteht dieses Infiltrat fast ausschließlich aus *Plasmazellen* — großen, polygonalen oder ovalen Zellen, mit exzentrisch gelagerten Radspeichenkernen und reichlichem, nach der Unna-Pappenheimschen Methode (Methylgrün-Pyronin) rot gefärbtem Protoplasma. Die ausgedehnte „*Plasmom*"-Bildung, die von allen Autoren als ein wesentliches histologisches Kennzeichen der Framboesie-Papeln hervorgehoben wird, setzt sich von den zentralen, dichten Plasmazellagern aus in die Umgebung fort. Auch in tieferen Schichten des Papillarkörpers finden sich Plasmazellen in Gruppen und Inseln oder sie begleiten die Gefäße und Capillaren, indem sie diese mantelförmig umschließen. Einzelne Randpapillen erscheinen ganz mit Plasmazellen ausgefüllt. In den Randzonen liegen besonders in älteren Herden zwischen den Plasmazellen auch reichlich Lymphocyten, Fibroplasten, gewucherte Bindegewebszellen, während nach der Epithelgrenze das Granulationsgewebe mit zahlreichen polymorphkernigen Leukocyten oder von kleinen Abscessen durchsetzt ist. Das reine Plasmom der Framboesie ist dann nur noch in den mittleren Abschnitten erhalten. In den strahligen Ausläufern, die vom großen Hauptinfiltrat ausgehen, finden sich außer den Plasmazellen, die im

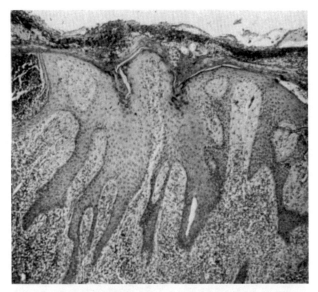

Abb. 44. Wucherndes Epithel mit Fibrineinlagerung und Leukocyten im Stratum corneum. Dichte plasmacelläre Infiltration im Corium. Orig.

Papillarkörper und in der Umgebung des subpapillären Gefäßnetzes das Bild vollkommen beherrschen, ebenfalls Lymphocyten und wuchernde fixe Bindegewebszellen mit großem aufgehelltem Protoplasmaleib. In den tieferen, an die Subcutis grenzenden Coriumschichten zeigt das Gewebe, zumal im frühen Stadium, keine Veränderungen. In späten Stadien können sich die Infiltrate auch bis tief in die Cutis hinein fortsetzen, wo sie besonders um die Talg- und Schweißdrüsen und die Blutgefäße angeordnet sind, und sogar bis ins Fettgewebe der Subcutis vordringen.

Ziemlich häufig sind *Mastzellen* zu finden, die sich durch polychrome Methylenblaufärbung besonders gut darstellen lassen. Sie liegen zerstreut im Gewebe, besonders in der Nähe von Gefäßen und Haarfollikeln oder an den Rändern der Infiltrate. Auffallend reichlich sind sie in manchen nur aus Fibroplasten bestehenden Papillen am Rand des Papilloms. Auch *Eosinophile* sollen gelegentlich in großer Anzahl gefunden werden.

Riesenzellen werden nach übereinstimmenden Angaben fast aller Autoren im framboetischen Papillom nicht angetroffen (nur GLOGNER berichtet in seiner Arbeit über den Befund von Riesenzellen).

Die Zellen, aus denen das Infiltrat der Cutis zusammengesetzt ist, zeigen *keinerlei Anzeichen von Degeneration, Zerfall oder Nekrose.* Weder an den Plasmazellen noch an anderen Zellen des Granuloms sind hyaline Entartungen, Veränderungen der Kernstrukturen, vakuolige oder fettige Degeneration des Protoplasmas zu erkennen. Erst bei beginnender Heilung und besonders nach Salvarsan-Applikation kommt es zu einem starken Zerfall der Exsudatzellen und der degenerierten epithelialen Elemente (Goodpasture) und, gleichzeitig

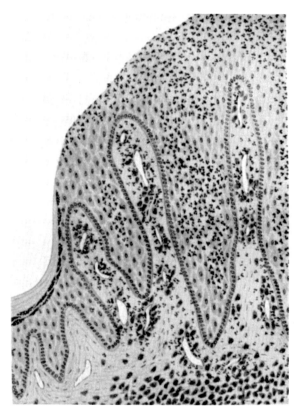

Abb. 45. Schematische Darstellung der Histologie einer Framboesiepapel. Stark gewucherte von Leukocyten durchsetzte epitheliale Fortsätze. Anhäufung von Plasmazellen in den stark verlagerten Papillen. Plasmonbildung in der subpapillären Coriumschicht. Orig.

mit dem Aufhören der Exsudation und dem Nachlassen des Ödems, tritt Eintrocknung und Reinigung des Gewebes durch oberflächliche Verdunstung, Absorption und Phagocytose ein. Nekrotischer oder degenerativer Zerfall und stärkere Einschmelzung im Frühstadium der Framboesie sind wohl stets auf sekundäre Einflüsse zurückzuführen.

Auch das *kollagene Bindegewebe* erscheint von normaler Beschaffenheit, außer in den Partien, wo es durch das dichte Hauptinfiltrat der oberflächlichen Schichten auf ein feines Netzwerk reduziert oder durch die angesammelten Zellen ersetzt ist. Das *elastische Gewebe* wird aufgelockert, auseinandergedrängt und durch die Zellinfiltrate ganz zum Schwinden gebracht.

In allen Abhandlungen wird das besondere Verhalten der *Gefäße* betont. Das subpapilläre Gefäßnetz ist deutlich erweitert, die Capillaren mäßig gewuchert und geschlängelt, doch sind die *Gefäßwände frei von Veränderungen*, selbst wenn sie von dichten perivasculären Infiltraten umgeben sind. Abgesehen von leichter Quellung und geringfügiger Wucherung der Endothelien erscheinen sie vollkommen normal. Manchmal finden sich kleine Blutungen und Zellen, die sich mit Blutpigment beladen haben.

Die *Talg- und Schweißdrüsen* bleiben ebenso wie die Haarfollikel meist vollkommen intakt, abgesehen von Zellansammlungen in ihrer Umgebung. Nach HENGGELER sind stellenweise starke Zellwucherungen an den Haarwurzel-

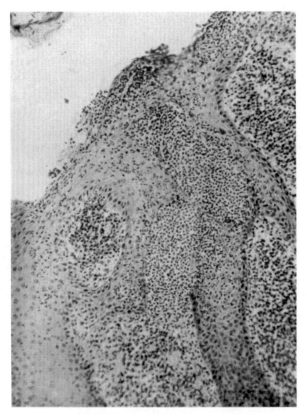

Abb. 46. Intraepidermale Absceßbildung nach dem von Plasmazellen durchsetzten Corium durchbrechend. Orig.

scheiden zu finden. Die Schweißdrüsen sind manchmal erweitert, enthalten feinkörnige Massen, sind aber sonst anatomisch unverändert. Die Haarbalg follikel können erweitert sein, häufiger ist die Umgebung der Talgdrüsen entzündlich verändert (Perifolliculitis) oder es kommt zu Durchbruchserscheinungen, wobei die Follikel mit Eiterkörperchen ausgefüllt werden.

Bei der Beurteilung der Gewebsveränderungen ist zu berücksichtigen, daß *junge Papillome* und *ältere Entwicklungsstadien* in ihrem histologischen Aufbau verschieden sind. Die älteren Beschreibungen gründeten sich vielfach nur auf die Untersuchung einzelner Fälle oder einzelner Papillome und führten zu manchen Irrtümern. So wurde z. B. von UNNA eine besonders auffallende Trockenheit der framboesischen Papeln angeführt, im Gegensatz zu der stark ödematösen Durchtränkung des Gewebes bei syphilitischen Veränderungen.

Diese Trockenheit, verbunden mit starker Hyperkeratose, ist in der Tat ein Kennzeichen älterer Papillome, während in frühen Stadien die exsudativen Vorgänge auch bei der Framboesie mit starker Vermehrung der Gewebsflüssigkeit verbunden sind. Der Unterschied zwischen jungen und alten Knoten liegt außerdem im wesentlichen in der Art und der Zusammensetzung des Zellinfiltrates, während die Veränderungen des Epithels, abgesehen von der Hyper-

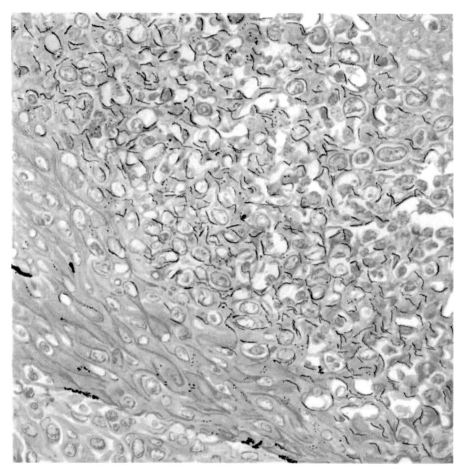

Abb. 47. Spirochäten vorwiegend an der Peripherie der intraepidermalen Leukocytenanhäufungen. (Versilberung nach LEVADITI.) Orig.

keratose, dieselben bleiben. Das Ödem, das serofibrinöse Exsudat, die Infiltration mit polymorphkernigen Leukocyten, verschwindet allmählich, und die Plasmazellen beherrschen das Bild. Die fixen Bindegewebszellen sind kaum alteriert und nur in geringem Umfange gewuchert, so daß dank der regenerativen Kraft des Epithels, das im ganzen Verlaufe relativ wenig degenerative oder regressive Veränderungen erleidet, die Abheilung ohne gröbere Narbenbildung erfolgt.

Der *Nachweis des Erregers*, der Spirochaeta pertenuis, in den Schnitten gelingt durch Versilberung nach LEVADITI (s. S. 4). Dabei findet man die Spirochäten ausschließlich *in der Epidermis* und nicht in den tieferen Schichten (SCHÜFFNER, MARSHALL, SIEBERT u. a.). Sie sind vor allem dort in großen Mengen nachzuweisen, wo die Leukocytenanhäufung besonders stark ist und zur Bildung von Hohlräumen und Abscessen geführt hat. Diese nestartige Anhäufung an bevorzugten Plätzen veranlaßte SIEBERT zu glauben, die Erreger siedelten sich an solchen Stellen an, wo durch Kokken Exsudat mit Fibrin und Detritus entsteht, da sich hier bessere Bewegungsmöglichkeiten finden müßten, als in

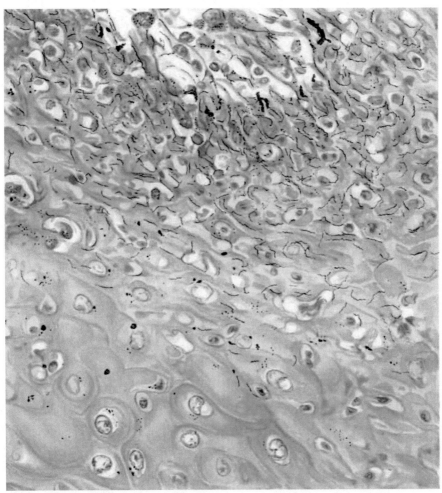

Abb. 48. Spirochäten zwischen Epithelzellen und in der Umgebung eines intraepidermalen Absceß. (Versilberung nach LEVADITI.) Orig.

dem fester gefügten Epidermisgewebe, in dem die Spirochäten tatsächlich nur in geringerer Zahl nachzuweisen sind. In einer späteren Arbeit meint derselbe Autor aber, es sei wahrscheinlicher, daß „die Spirochäten selbst die Urheber dieser lediglich auf die oberflächlichen Gewebspartien beschränkte Infiltration sind."

Wie bereits erwähnt, ist die Form und Färbbarkeit der Spirochäten vom umgebenden Gewebe abhängig. Morphologische Besonderheiten, die eine Unterscheidung gegen Syphilisspirochäten ermöglichen würden, sind nicht vorhanden (s. S. 3).

4*

Fast alle Untersuchungen an Material von menschlicher Framboesie, von denen die Mehrzahl vor der Entdeckung des Erregers durch Castellani ausgeführt wurden, befassen sich mit der Histolcgie der primären lokalen Infektionsherde.

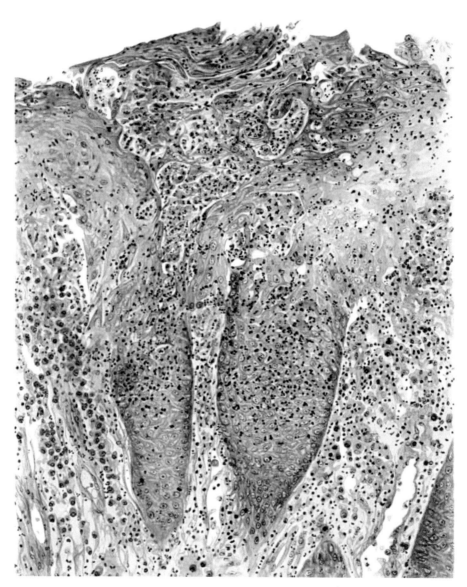

Abb. 49. Acanthotische Wucherung der Epidermis in einer Framboesiepapel. Leukocytenansalmmung zwischen den Epithelzellen und subepitheliale Infiltration mit Plasmazellen. Orig.

Es fehlen genauere Beobachtungen der allerersten Anfänge bei sekundären Läsionen, als Folge der Verschleppung der Erreger auf dem Blutwege. Charlouis verlegt den Sitz der Erkrankung ins Corium, während Pontoppidan glaubt, daß der Krankheitsprozeß von der Stachelzellenschicht der Epidermis ausgeht. MacLeod, der in seinen Ausführungen Nichols folgt, fand diese ersten Anfänge in den oberflächlichsten Schichten des Coriums. Aus den Untersuchungen von GOODPASTURE scheint hervorzugehen, daß die Spirochäten nicht nur in den wuchernden Epidermisschichten gefunden werden, sondern *auch im perivaskulären Gewebe der Papillen.* Diese Befunde veranlaßten den Autor zu glauben, daß bei den von ihm untersuchten sekundären Papeln die Ansiedelung der Erreger vom Blut aus in den Papillen erfolgt und daß von hier aus die Epidermis infiziert wird, in der sie offenbar die günstigsten Ansiedelungsbedingungen finden und sich besonders stark vermehren. NATTAN-LARRIER u. LEVADITI fanden bei Impfversuchen die Spirochäten nicht nur in der Epidermis, sondern auch in den tieferen Schichten der Cutis, jedoch nicht wie bei Syphilis gelagert, sondern in kleinen miliaren, mit polymorphkernigen Leukocyten ausgefüllten Abscessen. Diesen Befund konnten wir auch in einem unserer Präparate bestätigen, das vom Menschen stammt, und in dem wir in der Umgebung der im Corium gelegenen Abscesse Spirochäten fanden. Offenbar handelt es sich dabei um ein recht frühes Stadium der Papillombildung.

In Papeln, bei denen die Kruste fehlt und nur ein stellenweise übrig gebliebener Überzug mit suprapillären Stachelzellen zu sehen ist (trockene, der Epidermis beraubte ältere Knoten), sind Spirochäten nicht nachweisbar.

Zusammenfassend kann der histologische Aufbau einer typischen Framboesiepapel folgendermaßen charakterisiert werden:

Nach der Definition UNNAs ist die Framboesiepapel eine „mit starker Epithelwucherung komplizierte Plasmombildung der Cutis". Hornschicht und Körnerschicht verschwinden und sind durch in Lamellen angeordnete Lagen von flachen kernhaltigen Zellen ersetzt (unvollständige Verhornung oder Parakeratose). Die Spalten und Hohlräume dieser oberflächlichsten Schicht füllen sich mit Leukocyten, Detritus, Blut und Serum. Die enorme Wucherung der Stachelzellenschicht führt zum Hineinwachsen der interpapillären Epidermisleisten ins Corium (Acanthose), während die suprapapillären Lagen sich nur wenig verdicken. Die interspinalen Räume sind mit polymorphkernigen Leukocyten durchsetzt, die sich zu intraepithelialen miliaren Abscessen anhäufen. Die papilläre und subpapilläre Schicht des Coriums ist von einem Zellinfiltrat eingenommen, das in den zentralen Partien fast ausschließlich aus Plasmazellen besteht. Riesenzellen fehlen. Die Blutgefäße sind erweitert, aber im übrigen unverändert. Nekrosen, Homogenisierung, stärkere Einschmelzung des Gewebes tritt nicht auf. An versilberten Schnitten lassen sich die Erreger fast nur in der Epidermis, und zwar an den Stellen oder in der Umgebung der stärksten Anhäufung von polymorphkernigen Leukocyten nachweisen.

Pathologische Anatomie anderer Hauterscheinungen der Früh- und Spätperiode.

Die *lichenoiden, lupusähnlichen, pustulös-ulcerösen Veränderungen, die Eruptionen an Handflächen und Fußsohlen* usw. zeigen in ihrem histologischen Aufbau keine grundsätzlichen Unterschiede gegen die Framboesiepapel. Die *tertiären Läsionen* gleichen denen bei Syphilis in viel stärkerem Maße. Das Granulationsgewebe an den unterminierten Rändern der framboesischen Geschwüre zeigt nichts Charakteristisches mehr. Es kommt neben der tiefen Wucherung der Epidermis auch zu nekrotischem und degenerativem Gewebszerfall.

Die histologischen Veränderungen bei den *an Hand und Fußsohlen auftretenden Erscheinungen* (Keratoderma plantare) sind gering, und beschränken sich nach PLEHN auf parakeratotische und hyperkeratotische Vorgänge an der Epidermis und zarte Rundzelleninfiltrate in der Cutis, die um die Schweiß- und Talgdrüsen und um die oberflächlichen Gefäße gelagert sind.

Beim *Lichen framboesiacus* sind die Veränderungen nach den von KELLERMANN - DEIBEL u. ELSBACH erst vor ganz kurzer Zeit mitgeteilten Befunden nur leichten Grades. Hallenberger charakterisiert diese Veränderungen als modifizierte Papillome, in denen Epithelwucherung und Pigmentschwund gering sind. Das Infiltrat im Corium besteht fast ausschließlich aus *Lymphocyten*, während Plasmazellen kaum anzutreffen sind. Am Epithel treten die Erscheinungen der Hyperkeratose mehr in den Vordergrund als die der Parakeratose. Es besteht ein deutliches Ödem und sehr geringe diffuse Zellinfiltration. Das Pigment aus den basalen Zellschichten schwindet. An manchen Stellen erhebt sich das Epithel ein wenig über das Niveau in Form von hyperkeratotischen Kegeln. Diese Veränderungen kommen dadurch zustande, daß sich *Hornmassen an den Follikelmündungen* ansammeln. Die Haare selbst werden atrophisch und fallen aus. In den unter den Hornmassen befindlichen Gewebsteilen sind die Entzündungserscheinungen am stärksten ausgeprägt: das Pigment im Stratum germinativum ist geschwunden, das entzündliche Infiltrat ist stärker und dringt in die Epithellagen ein. Nach Abstoßung der Hornmassen verschwindet das Infiltrat, das Pigment kehrt wieder und es treten wieder normale Verhältnisse ein. Nur die Spuren einer Hyperkeratose bleiben längere Zeit bestehen.

Im Gegensatz zu diesen Befunden ist beim *Lichen syphiliticus* ein umschriebenes Infiltrat im Corium vorhanden, in dem meist Riesenzellen auftreten. Außerdem finden sich regelmäßig Gefäßveränderungen und Anzeichen von Nekrose, die auf den gummösen Charakter dieser Affektion hinweisen. Der *Lichen pilaris* ist eine kongenitale Verhornungsanomalie und hat nichts mit entzündlichen Vorgängen zu tun, die dem Prozeß bei der Framboesie zugrunde liegen. Das Corium ist frei von Entzündungszellen oder wenn ein Infiltrat besteht, besitzt es diffusen Charakter. Außerdem geht der Lichen framboesiacus von den Haarfollikeln aus und gibt schon dadurch ein ganz anderes Bild. Größer ist die Ähnlichkeit mit *Lichen ruber acuminatus*, der aber klinisch gut auszuschließen ist.

Das Zustandekommen der *lupusähnlichen Erytheme* und der *ulzerösen Prozesse* ist daraus zu erklären, daß das unter dem Epithel gelegene Granulationsgewebe durch die Epidermis durchbricht und frei zutage tritt. Im Frühstadium besitzt dieses framboetische Granulationsgewebe in der Geschwürsfläche keine Neigung zu degenerativem und nekrotischen Zerfall, sondern neigt eher zu bindegewebiger Neubildung. Besonders deutlich tritt diese Erscheinung bei den sogenannten „circinären flachfungösen Geschwürsbildungen" hervor. Das Granulationsgewebe wächst peripher weiter, während es zentral zu derbem narbigem Bindegewebe organisiert wird (Hallenberger).

Bei den *tertiären Veränderungen* handelt es sich um serpiginöse Ulcerationen an der Haut oder um lokal begrenzte und diffuse gummöse Prozesse im subcutanen Gewebe, an Knochen, Fascien, Gelenken usw. Diesen klinisch sehr wechselvollen Erscheinungen liegt als pathologischer Prozeß eine *proliferative Entzündung* zugrunde, als Reaktion auf einen langsam wirkenden biologischen Reiz. Die tertiären Läsionen der Framboesie, die, wie bereits hervorgehoben wurde, noch nicht genügend untersucht sind, gleichen denen bei Syphilis und sind charakterisiert durch *Epitheloid- und Rundzelleninfiltrationen, die in Degeneration des Gewebes* (Verkäsung, Gumma) *oder Fibrose bzw. fibroide Induration ausgehen.* Die Unterschiede zwischen Framboesie und Syphilis scheinen nach den bisher vorliegenden Untersuchungen dabei nicht sehr deutlich zutage zu treten. Ein fast stets vorhandenes Merkmal ist auch in den tertiären Formen das Verhalten und die Anordnung der Plasmazellen, die sich in allen Stadien in der Umgebung der zarten erweiterten Gefäße des Papillarkörpers finden (Hallenberger). Als zuverlässigstes Merkmal kann auch bei den tertiären Formen das Fehlen der typischen syphilitischen Gefäßveränderungen gelten, wenn auch gelegentlich erheblichere Endothelwucherungen an den von kleinzelligen Infiltraten umgebenen Gefäßen vorhanden sein können. Riesenzellen können in diesen Stadien auch bei der Framboesie auftreten. Es kommt zur Degeneration des Gewebes, die allerdings im Gegensatz zur Syphilis zu *gallertiger*

Umwandlung neigt. Subcutane oder Fascieninfiltrate (nach SPITTEL besonders häufig an Knien und ileotibialen Bändern) können degenerieren, aufbrechen, Geschwüre bilden, vernarben oder fibrös umgewandelt werden. Auch bei der *Periostitis* und *Osteitis* und den *Gelenkaffektionen* handelt es sich pathologisch-anatomisch um eine granulierende Infiltration des befallenen Gewebes, die ohne Erweichung zu *fibroider Induration und Ossification* führt, wobei der unterhalb des Periosts gelegene Knochen verdickt wird. Multiple, verstreute Periost- und Knochenverdickungen finden sich neben unveränderten oder atrophischen Knochenteilen. Die Hyperostose und Sklerose scheint bei Syphilis zu überwiegen, während bei der Framboesie sowohl die Corticalis als das Periost weniger Neigung zum Wuchern besitzen. Es soll vielmehr bei der Framboesie häufig zu starker *Knochenrarifikation, Osteoporose und Absorption des Knochengewebes* kommen, die zu Spontanfrakturen führen können. An den Gelenken, besonders an Füßen und Händen kommt es zu Verkrümmungen, Verbiegungen, Ankylosen als Folge von Daktylitis, Arthritis, Tendovaginitis und zur Atrophie der Arm- und Beinmuskulatur. Perforierte Gummata bilden Geschwüre, die mit den Knochenprozessen in Verbindung stehen und heilen mit an den Knochen fest verwachsenen Narben aus.

Die *visceralen Organe* bleiben bei der Framboesie scheinbar immer verschont, wenn auch von manchen Autoren (BUTLER) behauptet wird, daß diese, ebenso wie Aneurysmen, Gefäßveränderungen usw. bei Framboesie vorhanden sind. Auch die *Kachexie* soll bei den tertiären Framboesiefällen wenig ausgesprochen sein.

Pathologische Anatomie der Gangosa (Rhinopharyngitis mutilans).

Die histologischen Untersuchungen bei den chronischen Ulcerationen des nasopharyngealen Gewebes, die zu ausgedehnten Zerstörungen führen und sich von der Nasenhöhle auf Gaumen, Pharynx und Larynx ausbreiten, sprechen ebenso wie die klinischen Beobachtungen und die positiven Spirochätenbefunde für die Zugehörigkeit der Gangosa zur Framboesie (s. S. 34).

HALLENBERGER, der eine Reihe von Fällen in Kamerun histologisch untersuchte, betont, daß die histologischen Veränderungen von denen bei Syphilis deutlich zu unterscheiden sind. Das Epithel zeigt ausgesprochene Tiefenwucherung und Umwandlung des Zylinderepithels der Nase in Plattenepithel. Es findet eine starke Durchsetzung mit polymorphkernigen Leukocyten statt. In der Tunica propria treten lymphocytäre und plasmacelluläre Infiltrate auf, die das Gewebe diffus durchsetzen oder die kleinen Gefäße und Capillaren umgeben. Die von Infiltraten umgebenen Schleimdrüsen werden atrophisch und schwinden. Auch im Fettgewebe und in der Muskulatur sieht man Zellanhäufungen auftreten. Bei gleichzeitigem peripheren Fortschreiten kommt es zu einem zentral beginnenden Gewebszerfall mit erhöhter Leukocytotaxis und damit zu eitriger Einschmelzung. Die oberflächlichen Schichten verwandeln sich in strukturlose nekrotische Membranen, die gegen das darunter befindliche Zellager scharf abgesetzt sind. In manchen Fällen steht die Nekrotisierung des Gewebes im Vordergrunde, und ist verbunden mit dem Auftreten von LANGHANSschen Riesenzellen. Im Bereiche der Nekrose werden auch die Blutgefäße ergriffen, ihr Lumen wird von hyalinen Massen verschlossen und die Wände gehen in einem kleinzelligen Infiltrat auf. MUSGRAVE und MARSHALL beobachteten starke Capillarproliferation und das Auftreten von Blutungen. Dagegen fehlen besonders in den tieferen Lagen, die für Syphilis so charakteristischen Gefäßveränderungen. FORDYCE sah in den von ihm untersuchten Präparaten relativ wenig polymorphkernige Leukocyten, dagegen häufig Riesenzellen.

Im weiteren Verlauf geht schließlich der Entzündungs- und Verfallsprozeß auch auf die tiefer liegenden Gewebsteile und auf Knochen und Knorpelgewebe über und hat die ausgedehnten Zerstörungen des Gaumens und der Nase zur Folge.

Anatomische Differentialdiagnose zwischen Syphilis und Framboesie.

Trotzdem die pathologischen Veränderungen an den Erkrankungsherden bei Framboesie und Syphilis in manchen Punkten weit auseinandergehen, läßt es sich nicht leugnen, daß in vieler Hinsicht eine *große Übereinstimmung* zwischen beiden Krankheitsprozessen besteht, besonders beim Vergleich der framboetischen Papillome mit breiten Condylomen. Bei dem syphilitischen Primäraffekt und der Muttereffloreszenz der Framboesie wird meist schon die klinische Unterscheidung möglich sein. Das histologische Bild gestattet in den meisten Fällen eine noch sicherere Trennung, allerdings wie bereits MacLeod, Hallenberger u. a. betonten, erst bei Berücksichtigung aller Unterschiede in ihrer Gesamtheit, da keins der typischen histologischen Merkmale für sich allein ausreicht und sowohl bei Syphilis, als auch bei Framboesie vorhanden sein kann.

Besonders wichtig für die histologische Differentialdiagnose ist das *Verhalten der Gefäße*. Während für Syphilis das Befallensein des Gefäßsystems, besonders die Veränderungen an den Gefäßwänden, charakteristisch sind, und sich in allen Stadien der Lues finden, sind die Gefäßwände bei Framboesie intakt. Man findet nur eine starke Erweiterung der Gefäßlumina und der Lymphspalten, während Endothelwucherungen, die zum Bilde der Syphilis gehören, höchstens angedeutet sind. Die *Epidermiswucherung*, die *Auflockerung des Epithels*, die *starke Leukocytotaxis*, der *Plasmazellreichtum* können auch bei syphilitischen Läsionen vorhanden sein, sie sind aber nicht so ausgesprochen wie bei der Framboesie. *Riesenzellen, hyaline und kolloidale Degeneration, Nekrose* und *stärkere Organisation* des Bindegewebes, fehlen dagegen bei Framboesie. Die Zellinfiltrate im Papillarkörper bestehen auch bei Syphilis aus Plasmazellen, Lymphocyten und Fibroblasten, sind aber dichter, schärfer umschrieben und zeigen eine viel ausgesprochenere perivasculäre Lagerung. Im ganzen ist wohl auch der Typus des Plasmazellinfiltrates, des „Plasmocytoms", weniger ausgesprochen als bei Framboesie.

Ein charakteristisches Unterscheidungsmerkmal ist das *ausschließliche Vorkommen der Spirochaeta pertenuis in der Epidermis*, während die *Spirochaeta pallida* überall *in den Zellinterstitien und Lymphspalten* des Stratum papillare und subpapillare, besonders in der Umgebung der Gefäße anzutreffen ist.

Bei den *tertiären Formen* ist die Unterscheidung schwieriger (s. S. 53), da es sich bei beiden Krankheiten um chronisch-entzündliche Neubildung mit Neigung zum Zerfall des neugebildeten Gewebes handelt. Die bindegewebige Neubildung ist bei beiden Krankheiten von einem dichten Lymphocytenwall umgeben, der aber nur bei der Syphilis seine schärfere Begrenzung behält, während sich um das framboetische Gumma bald ein diffuser Entzündungshof bildet. Von ausschlaggebender Bedeutung sind wiederum die *Gefäßveränderungen* bzw. ihr Fehlen bei der Framboesie. Eine Verkäsung wie bei syphilitischen Gummen tritt bei gummösen Prozessen der Framboesie meist nicht ein, diese neigen mehr zu *gallertiger Degeneration* des neugebildeten Bindegewebes, wobei wiederum festzustellen ist, daß die Erkrankungsherde bei Syphilis schärfer abgegrenzt sind. Die angeführten Merkmale verschwinden, sobald sekundäre Infektionen hinzukommen und die Struktur der Infiltrate verwischen.

Im ganzen kann wohl mit Recht behauptet werden, daß der Erreger bei Framboesie einen *Tropismus für das Ektoderm* besitzt und sich deshalb vorwiegend in der Epidermis ansiedelt. Der Syphiliserreger ist dagegen *panblasto-trop*, befällt alle drei Keimblätter und neigt besonders zu der Ansiedelung in mesenchymalen Gewebsbestandteilen (Cutis, Gefäße, Bindegewebe, innere Organe), die bei Framboesie zu fehlen scheint. Ein deutlicher Unterschied ergibt sich auch im Befallensein der Schleimhäute: während diese in der Regel von der Framboesie verschont bleiben (außer bei der Gangosa), und auch die Muttereffloreszenzen sich in der Haut zeigen oder an den Hautschleimhautgrenzen, bevorzugt die Syphilis gerade die Schleimhäute.

Alle diese Befunde sprechen mit Eindeutigkeit für eine *biologische Verschiedenheit der Erreger*. Nur einige wenige Autoren treten für ihre Identität ein und behaupten nicht nur die Übereinstimmung der klinischen Krankheitserscheinungen bei Syphilis und Framboesie, sondern wollen auch bei der Framboesie die für Syphilis typischen Gewebsveränderungen, besonders solche an den Gefäßen, sogar Aorten-Aneurysmen und andere Organveränderungen gefunden haben (BUTLER).

Es ergeben sich zusammenfassend folgende *histologische Unterscheidungsmerkmale zwischen Framboesie und Syphilis*:

Framboesie:	*Syphilis:*
Stärkere Epithelwucherung, Para- und Hyperkeratose.	Schärfere Begrenzung und ausgesprochen perivasculäre Lagerung des Infiltrates, das neben Plasmazellen reichlich Lymphocyten und gewucherte fixe Bindegewebselemente enthält. Infiltrate dichter, häufiger in streifenförmiger Anordnung, und in die Tiefe reichend. Gefäßveränderung mit charakteristischer Endothelproliferation, Wandverdickung und Obliteration des Lumens. Die Erreger finden sich vorwiegend im Bindegewebe der papillären und subpapillären Coriumschicht, in der Umgebung der Gefäße.
Plasmazellreichtum des Zellinfiltrats im Corium.	
Stärkere Exsudation und Anhäufung von polymorphkernigen Leukocyten.	
Gefäßwandveränderungen höchstens angedeutet.	
Fehlen von Riesenzellen, Nekrosen, Bindegewebsorganisation, hyaliner oder kolloidaler Degeneration.	
Die Erreger finden sich fast ausschließlich in der Epidermis.	

Pathologische Anatomie der experimentellen Framboesie bei Tieren.

Bei der experimentellen Übertragung der Framboesie auf Affen, die verschiedenen Autoren gelungen ist (s. S. 36), entwickeln sich typische Muttereffloreszenzen, die sich von experimentellen Syphilisläsionen deutlich unterscheiden. Die Hauteffloreszenzen verhalten sich sowohl klinisch als *auch anatomisch genau ebenso wie bei der natürlichen Infektion beim Menschen*. Man sieht die gleichen Veränderungen an der Epidermis und in den oberflächlichen Coriumschichten, Hyper- und Parakeratose, Wucherung und Verlängerung der Retezapfen, Ödem und Leukocyteninfiltration in der Epidermis, Verschwinden des Pigmentes, Erweiterung der Blutcapillaren und Plasmazellinfiltrate im Corium. Auch bei experimentell erzeugten Framboesiepapeln fehlen Gefäßveränderung, Nekrosen und Riesenzellen.

Bei experimentellen Versuchen am *Kaninchen* (CASTELLI) ergaben sich ebenfalls vollkommen gleichartige histologische Veränderungen. Es entwickelte sich das *typische Bild des framboetischen Papilloms*, das auffällige Ähnlichkeit mit den Erscheinungen der menschlichen Framboesie aufwies (starke Epithelwucherung und Hyperkeratose, Plasmombildung in der Cutis, keine Veränderungen an den Gefäßen). An Nase und Schwanz, seltener an den Gliedmaßen, entwickelten sich außerdem Veränderungen, die zur Bildung *gummiähnlicher Geschwülste* führten und histologisch von dem Papillom verschieden waren. In diesen Läsionen fand sich dabei das Vorhandensein reichlich ausgebildeter Capillaren, Gefäßveränderungen mit Infiltration der äußeren Gefäßmembran und Intimawucherungen, mehrkernige Riesenzellen, außerdem ein dichtes Infiltrat aus Lymphocyten, Epitheloidzellen und Plasmazellen, die meistens um die Gefäße gelagert waren.

Bei der *intratestalen Impfung* (PEARCE u. BROWN, KAKISHITA, NICHOLS u. a.) entsteht eine ausgesprochene *Periorchitis granulosa*. Auch das Hodenparenchym wird betroffen, aber nur wenig, entweder als diffuse Orchitis mit nachfolgender Atrophie und Fibrose oder mit Knötchenbildung. SCHAMBERG u. KLAUDER fanden bei Hodenimpfung bei Kaninchen keine Unterschiede zwischen Framboesie und Syphilis, auch nicht histologisch, während NICHOLS angab, die Knoten erschienen bei Syphilis größer und besäßen ein nekrotisches Zentrum. Histologisch waren Anzeichen einer stärkeren entzündlichen Reaktion vorhanden. KAKISHITA fand dagegen keine sicheren Unterscheidungsmerkmale zwischen syphilitischer und framboetischer Periorchitis. Bei Verimpfung auf Meerschweinchen fand der gleiche Autor tiefgehende, mit festen Schuppen bedeckte Infiltrate am Praeputium, unter denen sich leicht blutende maulbeerähnliche Efflorescenzen vorfanden. Am Hodensack war die Infiltration schwächer, unter den sehr hohen und hornartigen Schuppen fanden sich ebenfalls leicht blutende Geschwüre (genauere histologische Untersuchungen fehlen).

Nach SCHÖBL sind auch die bei Affen durch Superinfektion hervorgerufenen Spätformen der experimentellen Framboesie — ulcerative Formen, lupusähnliche Veränderungen, Keratoderma plantare, ichthyotische Veränderungen — klinisch und anatomisch mit den entsprechenden Veränderungen beim Menschen identisch. Er beobachtete auch bei experimentellen Framboesieinfektion von Affen das Auftreten von *Gangosa*. Dabei heilen die Anfangsläsionen an der Haut häufig ab, während die Schleimhautveränderungen bestehen bleiben und weiter fortschreiten. Im Anfangsstadium entwickeln sich framboetische Veränderungen in der Schleimhaut genau so wie in der Haut, d. h. in den oberflächlichsten Schichten mit Epithelwucherung, Ödem, Zellinfiltration und Nekrose. Der Prozeß schreitet weiter, wobei einzelne Stellen günstigere anatomische Bedingungen für die Entwicklung der Geschwüre bieten und der Sitz der größten Zerstörung keineswegs auch der Sitz des primären Geschwürs zu sein braucht.

SCHÖBL unterscheidet noch eine zweite Form der Gangosa, und zwar eine geschwürige Spätform der Haut in der Nachbarschaft der Nase, welche durch Kontinuität auf das Nasendach übergreift, also nicht von der Schleimhaut oder Hautschleimhautgrenze ausgeht.

Therapie.

Die Ähnlichkeit mit der Syphilis führte natürlich frühzeitig zur Anwendung von Mitteln, die bei jener wirksam waren.

So wurde *Jod,* meist in Form von Jodkali, und vor allem *Quecksilber* angewandt. Eine gewisse günstige Wirkung dieser ist nicht zu bezweifeln, so zeigte sich Quecksilber recht günstig bei manchen besonderen Formen. SCHÜFFNER spricht von einer fast zauberhaften Wirkung bei den heftigen Gelenk- und Knochenschmerzen der Frühperiode und von seiner erfolgreichen Anwendung bei der Periostitis. Auch PLEHN, LENZ, CASTELLANI, neuerdings PIETER, W. FISCHER (als Novasurol) u. a. sahen es sehr wirksam. PLEHN sah schon nach wenigen Kalomelpulvern bei Kindern in der Sekundärperiode rasches Zurückgehen der Allgemeineruption.

Lokale Behandlungen wurden auch vielfach versucht. Hier spielten eine Zeitlang Verätzungen eine Rolle, die natürlich nur ungenügend wirken konnten.

Arsen wurde vielfach als Roborans, meist zugleich mit Jod gegeben.

Bei Spätfällen, bei denen Hg und J versagten, sah SCHÜFFNER noch günstige Wirkung von Zittmanndekokten.

Intravenöse Anwendung von *Antimon* haben BRODEN u. RODHAIN zuerst (1908) empfohlen, sie wandten es in Form von Brechweinstein bei einigen Fällen an und sahen gute Einwirkung auf die Sekundäreruption. Andere Autoren sahen später gleichfalls günstige Erfolge damit (ANDEN, FAERGHER, DA MATTA, SHIRCORE, THOMSON). Vorher, 1916, hatte bereits CASTELLANI eine ,,Yaws mixture'', die Antimon enthielt, empfohlen. Obwohl sie kaum noch

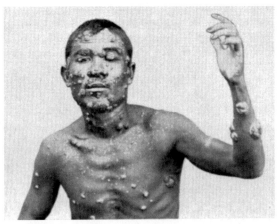

Abb. 50a. Sekundärstadium *vor* der Salvarsanbehandlung. (Nach Dr. YFF.)

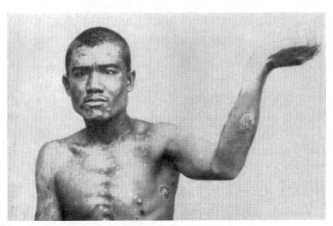

Abb. 50b. Sekundärstadium, beginnende Abheilung *nach* Salvarsanbehandlung. (Nach Dr. YFF.)

angewandt wird, sei sie hier angeführt: Tart. stib. 0,06; Natr. bic. 1,0; Natr. salicyl. 0,6; Kali jodati 4,0; Glycerini 8,0; Aq. dest. ad. 30,0. Diese Dosis (!?) soll nach Verdünnen mit 90—120 ccm Wasser erwachsenen Eingeborenen 3mal täglich, Kindern von 8—14 Jahren zur Hälfte, kleineren Kindern zu einem Drittel verabfolgt werden; für Europäer empfahl er die Hälfte.

Von *organischen Arsenverbindungen* hatten bereits BRODEN u. RHODHAIN Atoxyl ohne wesentlichen Erfolg versucht, sie spritzten es ein und gaben es per os (1908).

Durch die Entdeckung des **Salvarsans** kam dann die Arsentherapie der Framboesie auf eine neue Basis.

ALSTON und FLU berichteten bereits 1911 über ihre glänzenden Erfolge; namentlich FLU, der in Surinam rund 700 Fälle behandelte, erhielt so rasche und durchschlagende Heilergebnisse, daß das Framboesiehospital geschlossen werden konnte. Bald bestätigten BAERMANN und viele andere die Heilkraft des Salvarsans bei Framboesie, die derjenigen bei Syphilis noch überlegen zu sein scheint. Auch *im Tierversuch*, nachdem NICHOLS zeigte, daß Kaninchen ähnlich wie mit Syphilis, mit Framboesie infiziert werden konnten, konnte von ihm und namentlich von CASTELLI die überaus rasche Wirkung des Salvarsans auf die Krankheitserscheinungen und die Spirochäten selbst demonstriert werden; auch bei Affenframboesie wurde sie bestätigt (SCHÖBL und Mitarbeiter u. a.).

Während anfangs Alt-Salvarsan verwendet wurde, ist dieses nach der Herstellung des *Neosalvarsans* durch dieses wohl völlig verdrängt worden. Auch

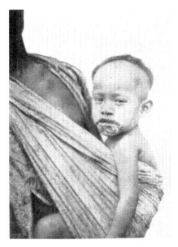 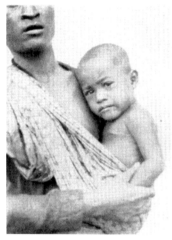

Abb. 51a.   Abb. 51b.

Abb. 51a u. b. Framboesie a vor, b nach Salvarsanbehandlung.
(Aus M. MAYER: Exotische Krankheiten, 2. Aufl., (SCHÜFFNER, phot.)

hier ist man von anfänglich recht hohen Dosen jetzt allgemein auf niedrigere herabgegangen. BAERMANN empfiehlt folgende Dosen von Neosalvarsan: „Für Kinder bis zu 1 Jahr etwa 0,01—0,05; für Kinder von 1—3 Jahren 0,05—0,1; von 3—5 Jahren 0,15, von 5—6 Jahren 0,2, von 6—10 Jahren 0,25—0,3; für Erwachsene (16—20 Jahren) 0,4; darüber 0,45—0,6". Die letztgenannte Dosis wird von den meisten Ärzten kräftigen Erwachsenen gegeben. Aber auch hier muß man wie bei allen Medikamenten mit „Rasseempfindlichkeiten" rechnen. Das Mittel wird Säuglingen intramuskulär, sonst intravenös verabfolgt.

ALSTON zeigte 1911, daß Salvarsan in die Milch von Ziegen in genügender Menge übergeht, um damit framboetische Säuglinge zu heilen. SCHRECKER behandelte die Mütter solcher 1915 energisch mit Salvarsan; ROBERTI-FIERA konnte seine Heilerfolge mit dieser indirekten Methode bestätigen.

Eine einzige Injektion genügt in den meisten Fällen, um einen augenblicklichen, völligen Heilungsprozeß zu erzeugen. Nach BAERMANN tritt bei einem Viertel der Fälle dabei in den ersten 6—24 Stunden, selten später, bei den stark exsudativen Formen der Frühperiode eine mehr oder weniger starke HERXHEIMERsche Reaktion auf. Nach 48 Stunden soll sie meist völlig abgeklungen sein, aber auch bei paradox verlaufenden Fällen, insbesondere der sog. Framboesia praecox, bis zu 3 mal 24 Stunden bestehen bleiben können.

Die Heilwirkung bei der Früheruption beginnt meist sehr rasch. Schon bald nach der ersten Injektion beginnen die Eruptionen einzutrocknen, abzuflachen; die Sekretion hört auf und je nach Größe und Art der einzelnen Efflorescenz fällt die Kruste nach wenigen Tagen bis zu 2 Wochen ab. Es bleibt dann zunächst eine pigmentlose flache Narbe zurück; diese pigmentiert sich allmählich wieder und oft ist später auf der Haut selbst kaum noch ein deutliches Zeichen der früheren Erkrankung zu sehen. Nach SCHÜFFNER bleiben Zeichen der Abheilung in Form flacher Narben meist am Übergang von Haut und Schleimhaut zurück, so daß z. B. am Mundwinkel oft noch die frühere Erkrankung festzustellen ist (s. S. 17).

Aber auch größere Geschwüre reinigen sich sehr rasch. Die Wirkung auf die Spätformen ist ebenso günstig wie auf die Knochen- und Gelenkerkrankungen; hier ist das Salvarsan dem Quecksilber auch weit überlegen. Die Gummata, die periostitischen Auflagerungen werden eingeschmolzen. Wo natürlich bereits schwere Gewebsveränderungen eingetreten sind, kommt es auch hier — wie bei spontaner Abheilung — zu Narbenkontrakturen und Defekten. Auch die Gangosa und die Erkrankungen der Handflächen und Fußsohlen reagieren in der Regel glänzend auf Salvarsan.

Wichtig ist aber die Frage, wie häufig soll man zwecks völliger Heilung die Injektionen machen. Auf Grund vieler Erfahrungen, daß eine einzige Injektion Rückfälle nicht sicher vermeidet, vor allem auch, nachdem wir die Gefahr des Auftretens von Spätformen kennen, *sind zum mindesten zwei, wenn möglich aber drei Injektionen mit Zwischenräumen von 8 Tagen zu machen.* SPITTEL hält sogar 6 Injektionen von 0,6—0,75 g Neosalvarsan für richtig.

BAERMANN hat in überaus sorgsamer Weise das Material von über 4000 Fällen verfolgt, er hatte zur *unmittelbaren* Heilung bei 5% eine zweite, bei 2,5% drei oder gar mehr Injektionen nötig. Auch BERGEN sah unter fast 3000 Fällen 2,5%, die eine zweite Dosis zur Abheilung benötigten. Solche Erfahrungen wiesen schon darauf hin, daß es resistentere Fälle gibt, und daß eine einzige Dosis vielleicht die Erkrankung nur klinisch verschwinden läßt, aber nicht völlig ausheilt. Es gibt scheinbar auch primär salvarsanfeste oder wenigstens relativ feste Stämme. So hatte MÜHLENS bei einem Europäerkind eine ganze Anzahl von Injektionen nötig, um die Efflorescenzen zur Abheilung und die Spirochäten zum Verschwinden zu bringen.

Trotz der von BAERMANN auf 50 000 geschätzten veröffentlichten Fälle, die mit Salvarsan behandelt sind, sind nur relativ wenige davon jahrelang beobachtet, wie dies unter den Lebensbedingungen Eingeborener selbstverständlich ist. BAERMANN selbst konnte 1904 genau verfolgte Fälle mit einer mittleren Beobachtungszeit von 5 Jahren (Grenzen 3—11 Jahre) und einer Standarddosis von 0,45 Neosalvarsan (Grenzen 0,3—0,6) statistisch erfassen. Er gibt folgende Statistik der Rezidive:

	Primär-herd	Diffuse u. lokale Ex-antheme	Papeln der Fußsohlen (Bubuls)	Spätformen der Hände u. Füße (Behal)	Tertiäre Fram-boesie
			in Prozenten		
Einfache Rezidive:					
Einmalige Behandlung . .	28	19	6	9	21
Zweimalige „ . .	12	9	4	4	10
Dreimalige „ . .	9	6	3	3	7
Doppelrezidive:					
Einmalige Behandlung . .	9	4	2	1	5
Zweimalige „ . .	3	2	1	1	2
Dreimalige „ . .	2	2	1	1	1

Aus dieser Statistik ist die Überlegenheit einer dreimaligen Behandlung klar ersichtlich. Freilich ist diese auch in Zukunft in vielen Fällen aus praktischen Gründen nicht durchführbar. Die Eingeborenen, die den Erfolg einer einmaligen Injektion sehen, kommen entweder nicht mehr zur Nachbehandlung, oder aber es kann nur eine einmalige Behandlung während einer „Behandlungsreise" durch große Gebiete überhaupt stattfinden. Auch die Geldfrage spielt dabei eine nicht zu gering zu bewertende Rolle.

Das beste Präparat zur Behandlung ist zur Zeit das Neosalvarsan. Für Kinder käme wohl auch Myosalvarsan in Betracht. Nebenwirkungen werden bei den angewandten Dosen in der Regel selten beobachtet. Die Metallverbindungen des Salvarsans (Silber, Kupfer) haben sich nicht wesentlich überlegen gezeigt (BAERMANN, VAN DEN BRANDEN). BAERMANN hat gefunden, daß im Notfalle auch konzentrierte Lösungen des Neosalvarsans (0,45 auf 2 ccm gekochtes Regenwasser) bei langsamer Injektion ohne schädliche Nebenwirkungen anwendbar sind.

Als Verbesserung für die Tropen waren scheinbar die fertig gelösten Sulfoxylsalvarsane anzusehen, die dann auch BAERMANN versuchte. Er schlug damals (1925) Dosen von 0,75—1,0 g bei einmaliger Injektion mit Afenil als Mischspritze bei sehr langsamer Injektion vor, evtl. Verteilung auf 2 Injektionen innerhalb 24 Stunden; bei tiefergreifenden Erscheinungen der Frühperiode (Nasenpapeln) und Spätformen riet er zu 2—3 Doppelinjektionen à 0,5—0,6, jede in Abständen von 14—20 Tagen (mit Zwischenschaltung von 2—3 Wismutinjektionen) als Schema, das nach dem Fall zu modifizieren sei. BAERMANN beobachtete aber eine leichte Zersetzbarkeit in den Tropen, die zu stärkeren Nebenwirkungen führte, und ihn „vorläufig" anraten ließ, bei Gebrauch gelöster Sulfoxylsalvarsane in den Tropen diese nicht länger als 2 Jahre aufzubewahren. Da er 1927 bereits die Tropenhaltbarkeit auf *höchstens* $^{1}/_{2}$ bis 1 Jahr begrenzte, dürfte er wohl in der Zwischenzeit weitere unangenehme Erfahrungen gemacht haben. Diese Präparate sind daher wohl kaum für die Framboesiebehandlung brauchbar.

Eine *innerliche* Behandlung mit *Stovarsol* und *Spirocid* (Oxy-acetyl-aminophenyl-arsensaures Natrium) ist auch versucht worden; bei der Unzuverlässigkeit der Eingeborenen ließe sie sich bei Massenbehandlung allerdings nur schwer überwachen. Daß sie wirksam sein kann, ist nicht zu bezweifeln. LEGER berichtete 1923 über 10 in Assam mit sehr gutem Erfolg behandelte Fälle, er gab 3 bis 4 Tabletten à 0,25 g zehn Tage lang; die Heilung begann bereits am 2.—3. Tag. Er glaubt daher, daß es für Prophylaxe wertvoll sei. TANON u. JAMOT berichteten 1924 über 5 Fälle, darunter 2, die auf Neosalvarsan nicht reagiert hatten. BEURNIER u. CLAPIER gaben es bei 8 Fällen von Gangosa und 11 von Framboesie am Kongo mit gutem Erfolg, als Nebenerscheinung tritt jedoch öfters Durchfall auf. Sie empfehlen 1,0 g für Leute über 50 kg Gewicht; 0,5 g für solche unter 40 kg; 0,25 g für solche von 15—30 kg, und zwar morgens nüchtern, evtl. mit Natrium bicarbonicum 15—17 Tage lang ein über den anderen Tag. Die Heilung tritt meist zwischen dem 15.—20. Tag ein, manchmal ist eine zweite Serie nötig. Auch ROUVROY sah gute Erfolge. BOUFFARD wandte es an der Elfenbeinküste sehr ausgedehnt an und hielt es *für das weitaus beste Mittel zur Behandlung framboetischer Kinder*. Er hat von 1924—1927 mehr als 15 000 Fälle behandelt, die nach Bekanntwerden der Wirkung von allen Seiten zuströmten. Er empfiehlt für kleine Kinder (bis zu 8 Jahren) je 3 Tabletten an 2 aufeinanderfolgenden Tagen; für solche von 10—15 Jahren 8 Tabletten, und zwar je 4 an 2 aufeinanderfolgenden Tagen; für ältere Personen als 15 Jahre 12 Tabletten, je 4 an 3 Tagen. Bei Gundu sah er keine Wirkung selbst bei Verwendung von je 4 Tabletten an 15 aufeinanderfolgenden Tagen (die aber nicht toxisch wirkten). Er sah Schnellrezidive nur bei 5% der behandelten Kinder, sehr selten waren arsenresistente Fälle; Spätrezidive traten in 2—3% der Fälle auf.

BAERMAN konnte bei einem Europäer nach massiver experimenteller Impfung mit Framboesiespirochäten durch 3,75 g Stovarsol eine Infektion verhindern, ebenso bei Affen.

Die „Durchsalvarsanierung" ganzer Bevölkerungsgruppen, die stark mit Framboesie durchseucht waren, ist vielfach in großzügiger Weise organisiert worden, am mustergültigsten wohl in Niederländisch-Indien. Hierdurch ist zweifellos eine ungeheure Zurückdämmung der Verbreitung erfolgt. Ob aber in absehbarer Zeit eine völlige Befreiung der befallenen Gebiete gelingen wird, muß bezweifelt werden. Aufgabe muß es sein, möglichst zahlreiche Fälle so frühzeitig wie möglich zur Behandlung zu bekommen und diese so gründlich wie möglich — also mit 3 Injektionen — zu behandeln.

Eine ungenügende Behandlung könnte vielleicht die Ausbildung salvarsan-fester Rassen der Spirochäten begünstigen. Es liegen schon Beobachtungen solcher Fälle von BAERMANN vor, der annimmt, daß vielleicht in seinen Fällen durch die intensive Salvarsanierung im großen eine Kette und Selektion von gegen Salvarsan resistenteren Treponemenstämmen bzw. Framboesiefällen herangezüchtet worden sei. BAERMANN beobachtete nämlich im Verlauf der letzten Jahre häufiger Fälle, die fast alle der Frühperiode angehörten (Kinder), die nicht oder nur träge auf Salvarsan reagierten und die deutlichen Reaktions-erscheinungen vermissen ließen. BAERMANN gibt selbst an, daß seine Erwä-gungen noch eingehender experimenteller Erhärtung bedürfen.

Wismut ist natürlich auch vielfach angewandt worden. Es wurden die ver-schiedensten im Handel befindlichen Mittel benutzt (Natrium-Kalium-Wismut-Tartrat; Dermatol, Airol, Oleo-Bi, Bismuto-Yatren u. a.). Eine Reihe von Arbeiten berichten über die Erfolge (BAERMANN, BEURNIER u. CLAPIER, VAN DEN BRANDEN, VAN DEN BRANDEN u. V. HOOF; CARMAN, DANET u. BEURNIER; GUERRERO, FERNANDEZ u. ROSAL, VAN HOORDE, HOWARD, GILKS, KORSBJERG, LANGERON, LEACH, MAASS, MATTELET, MIGUENS, NAIR, PALMER, PORTOIS, PARSONS, REBUFFAT u. a.).

Es wird vielfach die Möglichkeit seiner intramuskulären Anwendung, seine geringe Giftigkeit und seine prompte Wirkung gerühmt (BEURNIER u. CLAPIER). BAERMANN sah dagegen eine protrahierte Abheilungszeit und ein häufig rasch einsetzendes lokales und allgemeines Rezidiv. Er glaubt daher mit KOLLE an eine reine temporäre Depotwirkung desselben. Auch andere halten es in seiner Wirkung dem Salvarsan für unterlegen (LANGERON z. B.). Es scheint hierbei sehr auf das Präparat anzukommen. Neuerdings hat vor allem MAASS in großem Maßstabe im Hinterland von Liberia Wismut angewandt; es handelte sich um alle Stadien bei einer Bevölkerung, bei der erst seit etwa 20 Jahren Framboesie eingeschleppt ist. Er verwendete Bismogenol und gab in Sekundärstadien 4 intramuskuläre Injektionen zu 1,0, dann dreimal zu 1,5 ccm mit zweitägigen Pausen. Bei Erkrankungen der Fußsohlen und Handteller gab er 6 und bei Rhinopharyngitis mutilans 9—12 Injektionen; bei ulcerösen und ulcero-gummatösen Formen mußte er intensiver behandeln und evtl. 2 Serien von 8 Injektionen geben. Er sah auch einige wismutresistente Fälle. MIGUENS empfiehlt Dermatol in 10%iger Lösung intramuskulär, und zwar 1 ccm pro 10 kg Körpergewicht; oft genügte eine Dosis, er hält aber eine Gesamtmenge von 1,5 g des Metalls in 4tägiger Pausen verabfolgt, für besser.

Die Nebenwirkungen des Wismuts sind hauptsächlich Stomatitis und Nieren-reizungen, die aber durch sorgfältige Beobachtung meist vermieden werden können.

Alles in allem dürfte aber die Wismutbehandlung nur da zu empfehlen sein, wo Salvarsanbehandlung aus äußeren oder finanziellen Gründen nicht durchführbar ist. Daß letztere überlegen ist, scheint außer Zweifel zu stehen.

Prognose.

Während man lange Zeit die Framboesie für eine harmlose Hautkrankheit hielt, hat die Erkenntnis der Spätformen gezeigt, daß sie durchaus nicht so gutartig ist.

Virulenzschwankungen der Erreger sind wohl die Ursache, daß in manchen Gegenden der Verlauf milder, in anderen heftiger ist, d. h. viel häufiger bösartige Späterscheinungen beobachtet werden.

Ob solche Spätformen zu erwarten sind, läßt sich nie voraussagen.

Prognostisch ungünstig sind Gelenk- und Knochenerkrankungen wegen der späteren Ankylosen. Vor allem aber bietet die Rhinopharyngitis mutilans stets die Gefahr von tödlichen Mischinfektionen und kann auch ohne solche tödlich enden.

Eine frühzeitige und ausgiebige Behandlung mit Salvarsanpräparaten ist das wirksamste Mittel zur Verhütung späterer schwerer Erscheinungen.

Prophylaxe.

Die prophylaktischen Maßnahmen gegen Framboesie ergeben sich aus der Übertragungsweise.

Eine Kontaktinfektion wird dort erschwert, wo die allgemeinen hygienischen Verhältnisse verbessert werden, die Ernährung zu einer Kräftigung der Gesamtbevölkerung führt und Aufklärung für frühzeitige Behandlung und daher geringe Kontaktmöglichkeit sorgt.

So hat sich die „*Durch-Salvarsanierung*" aller infizierten Bevölkerungsteile als bestes Prophylakticum erwiesen. In Niederländisch Indien, wo sie im großem Maßstab durchgeführt wurde, aber auch in Teilen Afrikas, hat sie bereits zu einem starken Rückgang der Erkrankungsziffer geführt.

Die Durchführung im einzelnen — durch besondere Ärzte und Hilfskräfte, Aufklärung usw. — hängt von den jeweiligen Verhältnissen ab.

Literatur.

Aars, Ch. G.: Corymbiforme Exantheemvormen bij Syphilis en Framboesia. Geneesk. Tijdschr. Nederl.-Indië **70**, 1096 (1930). — Acheson, J. A.: A Note on 2,279 consecutive cases of yaws treated in the Kasempa district of Northern Rhodesia 1925 and 1926. Northern Rhodesia Med. Rep. on Health & San. Conditions for years 1925 and 1926. Appendix, p. 125. Adachi: Syphilis in der Steinzeit in Japan. Arch. f. Dermat. **1901**. — Adcock, E. W.: Reports on interesting cases by medical officers. Some affections of the hands due to yaws. Nigeria Annual med. and san. Report, 1927, Appendix G., p. 115. — Alderson, H.: Report of a case of Yaws in California. Trop. Dis. Bull. **21**, Nr 10, 794 (1924). — Alibert: Monographie des dermatoses ou précis des maladies de la peau, 1832. — Allamand: Hist. Luis. médica. Acta phys. méd. **4**, 88. — Almeida, Elpidio de y de Oliveira, Octavio: Algumas notas sobre a bouba na Parahyba — seu tratamento pelo „treparsol". Brazil méd. **40**, 172 (1926). — Alston, Henry: (a) The curative effect of Salvarsan (606) in cases of Framboesie. Brit. med. J. **1**, 360 (1911). (b) The curative effect of Salvarsan in Framboesie. Brit. med. J. **1**, 618 (1911). — Anden, F.: Antimony in Yaws. Brit. med. J. **1922**, 83. — Andruzzi, A.: La Framboesia tropica nella Somali italiana. Ann. Med. nav. e colon **2**, No 5/6, 385 (1924). — Angeny: Gangosa. New Orleans med. J. **65**, Nr 2, 113 (1912). — Araujo, da Silva O.: (a) Contribucão ao estudo la bouba (Framboesia tropica). Thèse de Rio de Janeiro **1911**. (b) Le pian au Brésil. Bull. Soc. Path. exot. Paris **21**, 387 (1928). — Argaud en Nénon: Etude histologique d'un cas de nodosités juxtaarticulaires. Arch. Inst. Pasteur Afrique du Nord **2**, 465 (1922). — Armstrong, J. S.: (a) The treatment of Yaws (Framboesia tropica) in Western Samoa. Ann. Dept. of Health **1925**, 16. (b) Notes on the treatment of Yaws (Framboesia tropica) in Western Samoa. Mandated territory of Western Samoa. Ann. Rep. Dept. of Health for the Year ended 31. st. March 1926, Appendix B., p. 17. — ARROWSMITH, HUBERT: Gangosa. Laryngoscope 31, 843 (1921). — ASHBURN, P. M. and C. F. CRAIG: (a) Observations upon Treponema pertenue Castellani at Yaws and the experimental production of the disease in monkeys. Philippine J. Sci. 2, 441 (1907). (b) Beobachtungen über Treponema pertenue (CASTELLANI) und über die experimentelle Übertragung von Yaws auf Affen. Mil. Surgeon 23, H. 2/3 (1908). (c) Observations of the United States Army Board for the study of tropical diseases in the Philippine Islands upon Filaria Philippinensis, Entamoeba coli, the etiology of Dengue and Treponema pertenuis and the experimental production of yaws in monkeys. Trans. roy. Soc. trop. Med. Lond. 2, 172 (1909). — ASTRUC: De morbis venereis, 1744. — AUSTEN, E. E.: Diskussionsbemerkung zu der Arbeit von GILKS, J.: Yaws in Kenya Colony. Trans. roy. Soc. trop. Med. Lond. 17, 285 (1923). — AUSTREGÉSILO, A.: Contribucão ao estudo da bouba (Framboesia tropica). Gaz. Clin., 1. Dez. 1903. — AYUYAO, C.: Tertiary manifestations of Yaws in the larynx. J. Phillippine Islands med. Assoc. 1925, Nr 11, 331. — AYUYAO, CONRADO D.: Tertiary manifestations of yaws in the nose and throat in the Philippine Islands J. Philippine Islands med. Assoc. 7, 411 (1928).

BAERMANN, G.: (a) Die spezifischen Veränderungen der Haut der Hände und Füße bei Framboesie mit einigen Allgemeinbemerkungen zur Framboesie und ihren Späterscheinungen. Arch. Schiffs- u. Tropenhyg. 1911, Beih. 6, 333. (b) Zur subcutanen Syphilisimpfung niederer Affenarten (sekundäre Erscheinungen). Münch. med. Wschr. 1911, Nr 30, 1614. (c) Die Assanierung der javanischen und chinesischen Arbeiterbestände der dem Serdang Doctor-Fonds angeschlossenen Pflanzungsgebiete Deli-Sumatra. Arch. Schiffs- u. Tropenhyg. 16, Beih. 5, 5 (1912). (d) Behandlungsversuche mit Salvarsankupfer. Münch. med. Wschr. 1914, Nr 1, 1. (e) Die schützende Wirkung von „Stovarsol" bei Framboesia tropica. Arch. Schiffs- u. Tropenhyg. 27, 229 (1923). (f) Salvarsanbehandlung der Malaria, Framboesie und der Tropenkrankheiten. Kolle-Zielers Handbuch der Salvarsantherapie, S. 495. Berlin: Urban u. Schwarzenberg 1925. (g) Die Verwendung von gebrauchsfertig gelöstem Salvarsan (Sulfoxylsalvarsan) in den Tropen. Arch. Schiffs- u. Tropenhyg. 1925, 72. (h) Framboesie. Handbuch der pathogenen Mikroorganismen, herausgeg. von KOLLE, KRAUS, UHLEHNUTH, 3. Aufl., Bd. 7, S. 337. 1927. — BAERMANN u. HALBERSTÄDTER: Experimentelle Versuche über Framboesia tropica an Affen. Geneesk. Tijdschr. Nederl.-Indië 46, 181 (1906). — BAERMANN u. HEINEMANN: Die Intracutanreaktion bei Syphilis. Münch. med. Wschr. 1913, 1537. — BAERMANN u. SCHÜFFNER: Die Framboesie-Syphilisgruppe. Arch. Schiffs- u. Tropenhyg. 1912, Beih. 4, 41. — BAERMANN u. WETTER: Die Wassermann-N.-Br.-Reaktion in den Tropen. Münch. med. Wschr. 1910, 2131. — BAHR, P.: Notes on Yaws in Ceylon. Ann. trop. Med. 8, Nr 4, 675 (1915). — BAJON: Mémoires pour servir à l'histoire de la Guyane et de Cayenne, 1777. (Deutsche Übersetzg. Erfurt 1780, III.) — BAKKER: Demonstration von Keratitis parenchymatosa (framboetica?) mit Diskussion. Geneesk. Tijdschr. Nederl.-Indië 61, 103 (1921). — BANDYOPADHYAY, B. N.: Congenital Yaws. Indian med. Gaz. 61, 120 (1926). — BARLOVATZ, A.: Sur le traitement du pian. Bull. Soc. Path. exot. Paris 21, 743 (1928). — BARRY, C.: Bone affections in Yaws. Indian med. Gaz. 36, 18 (1901). — BARTELS: Bericht über das Vorkommen der Framboesie und des Ringwurmes auf den Marshallinseln und auf Nauru. Arb. ksl. Gesdh.amt 18, 1, 164 (1901). — BATES, L.: Wassermann Test in the Tropics. Arch. int. Med. 10, Nr 5, 470 (1912). — BAYAM: La emetina en la framboesia tropica. — BEDIER, E. et VAN DAM TRINH: Au Sujet du traitement du pian par le salicylate de bismuth en émulsion huileuse gaïacolée .Bull. Soc. Path. exot. Paris 20, 6 (1927). — BELL, P.: Yaws (Framboesia) in the Chin Hills. Indian med. Gaz. 60, 259 (1925). — BENJAMINS, C.: Over Nasopharyngitis mutilans (Niederl.-Indien). Geneesk. Tijdschr. Nederl.-Indië 53, Nr 4, 584 (1913). — BENNETT, R.C.: Notes on Yaws in Trinidad. W. J. J. trop. Med. 3, 87 (1900). — BERGEN, L.: Über das Ergebnis der Behandlung der Framboesia tropica (Yaws) mit Salvarsan und Neosalvarsan im Lazarett in Paramaribo. Arch. Schiffs- u. Tropenhyg. 19, 481 (1915). — Bericht des wissenschaftlichen Teiles der Versammlungen der Abteilung Batavia von der Vereinigung zur Förderung der ärztlichen Wissenschaften in Niederl.-Indien. Geneesk. Tijdschr. Nederl.-Indië 62, 80 (1922). — BERKOWITZ, N.: Gangosa in Hainan. China med. J. 36, 203—205 (1922). Ref. Trop. Dis. Bull. 20, Nr 8, 671 (1923). — BERNARD, R.: Les nodosités des saillies osseuses. Brux. méd. 6, 212 (1925). — BERNARD, R. et A. BRODEN: Un cas de Nodosités juxtaartic. asymetrique chez un Européen au Congo belge. Ann. Soc. belge Méd. trop. 5, No 1, 25 (1925). — BESTION: Arch. Méd. nav. 36, 409 (1881). — BEURMANN, DE et H. GOUGEROT: Le Pian et la syphilis, maladies spirillaires. Rev. Méd. 26, 401 (1907). — BEURNIER et BONIN: Gaz. Hôp. 95, 46 (1922). — BEURNIER et CLAPIER: (a) Traitement du Pian par le 189 administré par la voie buccal. Bull. Soc. Path. exot. Paris 15, No 7, 528, 607 (1922). (b) Premiers essais du 189 au Gabon. (Pian, syphilis, ulcères phagédéniques). Bull. Soc. Path. exot. Paris 15, 607 (1922). (c) Notes sur quelque method. act. de traitement du Pian. Bull. Soc. Path. exot. Paris 17, 94 (1924).

(d) Effects du Stovarsol dans le lés. du Gangosa et de la Pian. Trop. Dis. Bull. **22**, 551 (1925). — BITTNER, L. H.: Some observations on the tertiary lesions of Framboesia tropica, or Yaws. Amer. J. trop. Med. **6**, 123 (1926). — BLOOMBERG, H.: The Wassermann reaction in syphilis, Leprosy and Yaws. Philippine J. Sci. 5/6, Nr 4, 335 (1911). — BLUMEN-THAL: Serumdiagnostik bei Syphilis. Diskussionsbemerkungen. Berl. klin. Wschr. **45**, 572 (1908). — BOASE, A. J.: (a) Report on the use of the bismuth salts in the treatment of yaws and syphilis. Uganda Protectorate Ann. med. and san. report for the year ended 31. Dec. 1927. Appendix Nr 4, p. 78.   (b) Report on the use of the bismuth salts in the treatment of yaws and syphilis. Kenya a. East African med. J. **5**, 400 (1929). — BOISSEAU, R.: Traitement du pian par l'acétylarsan: avantages de ce produit chez l'enfant. Bull. Soc. Path. exot. Paris **19**, 416 (1926). — BOISSIÈRE, RAOUL DE: (a) Some observations on tinea imbricata, yaws and the treatment of dysentery. J. trop. Med. **6**, 371 (1903). (b) Filariasis and Yaws in Fiji. J. trop. Med. **7**, 179 (1904). — BONK: Rapport in zake de framboesiabestrijding in de residentie Djocjacarta. — BONTIUS, J.: (a) J. Bontii Archiatri de Medicina Indorum libri sex by Francius Hackius. Leiden 1629.   (b) Medicina indorum, 1642. — BONTIUS, PISO en MARKGRAEF: Oost- en Westindische Waranda, 1694 en 1734. — BORN: (a) Medizinalberichte über die deutschen Schutzgebiete, 1903—1904. S. 269. (b) Beiträge zur Salvarsantherapie. Ärztl. Vierteljahrsberichte. Arch. Schiffs- u. Tropenhyg. **1912**. (c) Medizinalberichte über die deutschen Schutzgebiete, 1904/05. S. 213. (d) Salvarsan bei Syphilis und Framboesie. Arch. Schiffs- u. Tropenhyg. **16**, Nr 16, 560 (1912). (e) Reiseberichte über die gesundheitlichen Verhältnisse auf den Atollen (Marshallinseln). Arch. Schiffs- u. Tropenhyg. **19**, Nr 5, 153 (1915). — BORNE, E. W. K. VAN DEM: (a) Over het Voorkomen van Spirochaeten bij Framboesia tropica. Geneesk. Tijdschr. Nederl.-Indië **46**, 86 (1906). (b) Verdere opmerkingen omtrent den bij framboesia tropica voorkomenden vorm van spirochaete pallida. Geneesk. Tijdschr. Nederl.-Indië **1906**, 409. (c) Observations on the presence of the Spirochaete pertenuis (CASTELLANI) in yaws. Result of the examination of 128 cases. J. trop. Med. **10**, 345 (1907). — BORY, L.: Le Pian affection parasyphilis ou syphilis primitive. Progrès méd. **1924**, No 26, 393. — BOTREAU-ROUSSEL: (a) Note sur le N' Goundou. Bull. Soc. Path. exot. Paris **10**, No 6, 480 (1917). (b) Le pian. Traité de path. médic. et de thér. applliquée, 1921. (c) Ostéites pianiques Goundou. Paris: Masson u. Cie. 1925. — BOTREAU-ROUSSEL et L. CORNIL: Considérations anatomiques sur la structure des tumeurs paranasales du Goundou. Bull. Soc. Path. exot. Paris **17**, No 10, 863 (1924). — BOUFFARD, G.: (a) Note sur le traitement du Pian par le Stovarsol. Bull. Soc. Path. exot. Paris **18**, No 5, 437 (1925). (b) Traitement du pian par le stovarsol. Bull. Soc. Path. exot. Paris **20**, 841 (1927). BOUREL, RONCIÈRE: Étude sur la Bouba. Arch. Méd. nav. 1872. — BOWERBANK, L. Qu.: Observations on yaws. Med. Times and Gaz., April 1880, 368. — BOWMAN, F. B.: Complement fixation in Yaws. Philippine J. Sci. **5**, Nr 5 (1910). — BRANCH, C. W.: (a) Rhinopharangitis mutilans. J. trop. Med. **9**, 156 (1906). (b) Yaws. Ann. trop. Med. **1**, 373 (1907). (c) Case of Goundou in the West Indies. J. trop. Med. **12**, 63 (1909). — BRANDEN, F. VAN DEN: (a) Le sel sodique du Salvarsan cuprique dans le traitement de la Tripanose humaine, du Pian et de la syphilis. Bull. Soc. Path. exot. Paris **7**, No 8, 582 (1915). (b) Sels de Bism. dans le Tryp. humain et le Pian. Brux. méd. **1922**, No 20, 507. (c) L'emploi du stovarsol dans le traitement du Pian. Ann. Soc. belge Méd. trop. **5**, No 2, 111 (1926). — BRANDEN, VAN DEN et A. DUBOIS: Notes préliminaires sur l'emploi du salvarsan dans diverses affections tropicales. Arch. Schiffs- u. Tropenhyg. **18**, Nr 4, 375 (1914). — BRANDEN, VAN DEN et VAN HOOF: (a) Contribution à l'étude de l'infection pianique chez les indigènes du Congo-Belge. Ann. Soc. belge Méd. trop. **2**, No 1, 43 (1922). (b) Le tartrobismuthate de pot. et de sod. s. et ntr. d. l. tr. des affections pianiques. Ann. Soc. belge Méd. trop. **3**, No 3, 327 (1924). — BRAULT, J.: Les tumeurs chez les indigènes musulmans algériens. Arch. Schiffs- u. Tropenhyg. **10**, 565 (1906). — BREDA: (a) Beitrag zum klinischen und bakteriologischen Studium der brasilianischen Framboesia oder „Boubas". Arch. f. Dermat. **33**, Nr 1/2, 3 (1895). (b) Framboesia Brasiliana oder Bouba. Giorn. ital. Mal. vener. Pelle **1900**, 489. (c) La bouba del bresile. Ann. Med. nav. e colon **1907**, No 3. (d) Della Framboesia brasiliana o. bouba, seconda recenti publicazioni. Giorn. ital. Mal. vener. Pelle **4** (1909). (e) I recenti publicazioni sulla Framboesia brasiliana o. bouba. Giorn. ital. Mal. vener. Pelle **1911**, 33. — BREDA, A.: Bouba laringo-tracheale, anatomia e batteriologia. Atti Accad. Sci., Lettere ed Arti Padova, 19. Febr. **1903**, 183; Giorn. ital. Mal. vener. Pelle **1**, 5 (1904). — BREDA, A. e G. B. FIOCCO: Il bacillo della bouba. Giorn. ital. Mal. vener. Pelle **4** (1903). — BREINL, A.: (a) Gangosa in New Guinea and its etiology. Ann. trop. Med. **9**, 213 (1915). (b) Australien Institute of Trop. Med. Report for the year 1910. (c) Prelim. rep. on the journ. to New Guinea 1912. Papua Ann. rep. 1912/13, print by J. Mullet, Victoria App. B., p. 155. (d) The distribution and spread of Diseases in the East (Australia). Melbourne: McCarron, Bird en Co. 1914. (e) On the occurrence and preval. of Diseases in British New Guinea. Ann. trop. Med. **9**, Nr 2, 285 (1915). (f) A peculiar disease, characterised by arthritis, osteoitis and periostitis amongst New-

Guinea natives. Ann. trop. Med. **300**, 285 (1915). — Breinl, A. and H. Priestley: (a) Note on „boomerang leg." J. trop. Med. 18, 217 (1915). (b) Note on truth count in healthy aborig. Children of North-Australia. Ann. trop. Med. 10, Nr 4, 427 (1917). — Breitenstein, H.: Ist die Framboesie Syphilis? Dermat. Zbl. 17, Nr 6, 162 (1914). — Brennan, F. H. u. I. H. Harvey Pirie: Gangosa in Afrika. Med. J. S. Africa 13, 193—195 (1918). — Breuer: Medizinalberichte über die deutschen Schutzgebiete, 1904/05. S. 50, 221. Brochard: (a) Le Salvarsan en lavement pour le traitement du Pian. Bull. Soc. Path. exot. Paris **6**, 308 (1913). (b) Dix cas d'administration du „606" par la voie buccale. Bull. Soc. Path. exot. Paris 6, No 1, 20 (1913). — Brochard, V.: Essai de suppression du „Pian" et des impotences fonctionelles d'origine syphilitique dans les collectivités indigènes. Bull. Soc. Path. exot. Paris 20, 209 (1927). — Broden et Bernard: Considerations sur les Nodos. juxtaartic. en cas d'Européens. Brux. méd. **5**, No 36, 1144 (1925). — Broden, A. et Rodhain: Action de l'Antimoine dans le Pian et dans la Syphilis. Arch. Schiffs- u. Tropenhyg. 12, 504 (1908). — Broertjes: Eenige aanteekeningen over het gebruik van Salvarsan en Neosalvarsan bij framboesia tropica. Geneesk. Tijdschr. Nederl.-Indië 57, 418 (1917). — Broertjes, P.: (a) Salvarsan und Neosalvarsan bei Framboesia tropica. Geneesk. Tijdschr. Nederl.-Indië **57**, 418 (1917). (b) Eenige aanteekeningen over het gebruik van Japansch Tanvarsan — T. V. — en Neotanvarsan — N.T.V. — by Syphilis. Framboesia tropica en chronische Malaria. Geneesk. Tijdschr. Nederl.-Indië 58, 884 (1918). — Brouard, M.: N. Obs. d. Nodos. juxtaartic. syphilit. chez un Européens. Arch. Inst. Pasteur Algérie 1, No 4, 621 (1923). — Bruce: Travels to discover the source of the Nile, 1791. — Brug, S.: Tertiare Framboesia. Geneesk. Tijdschr. Nederl.-Indië **1911**, Feestbundel, 172. — Brug, S. L.: Experimentelle und chemotherapeutische Versuche bei Framboesia tropica. Z. Chemother. 1, Nr 2, 167 (1912). — Bülow, T. von: Le Contrôle du pian au Costa Rica. Bull. Soc. Path. exot. Paris **21**, 667 (1928). — Burg, van den: De Geneesher in Nederlandsch-Indie, p. 392. Batavia 1887. — Burga, B.: New Contribution to the study of Yaws known in Peru under the name „Cupiche". Chron. med. Lima. 37 Nr 680, 72 (1920). — Butler: (a) Gangosa. 3. Kongr. far-east. Assoc. trop. med. Saigon **1913**. Ref. Zbl. Bakter. 60, Nr 17, 523 (1914). (b) Some facts and some fancies reg. the Unity of Yaws and Syphilis. U. S. nav. med. Bull. 8, Nr 4, 561 (1914). — Butler, C. S.: (a) Diagnosis and treatment of yaws. Internat. Clin., XL s. 2 (1903). (b) Primitive Syphilis. U. S. nav. med. Bull. **26**, 553 (1928). (c) Relation of syphilis and yaws. Ann. int. Med. 3 (1929). Old Series 8, 175 (1929). — Butler, C. S. and E. Peterson: Treponematosis as seen in the rural population of Haiti. J. Labor. a. clin. Med. 12, 670 (1927). — Byam and Archibald: Framboesia tropica. Pract. Med. trop. 2, 1312 (1922).

Cady, Lee D. and Martin F. Engmann: A case of yaws occurring in Missouri. Arch. of Dermat. 10, 446—452 (1924). — Caillot: Note sur le tonga. Arch. Méd. nav. 49, 228 (1888). — Calder, Jas A. L.: Framboesia in fowls. Brit. med. J., 14. Febr. 1903, 368. — Callanan, J. C.: (a) Framboesie. Dublin: M. D. Thesis. Trop. Dis. Bull. 23 (1926). (b) Some observations on Framboesia tropica, made in a district of Kikuyu Province, Kenya Colony. Trans. roy. Soc. trop. Med. Lond. 19, 312 (1925). (c) Some observations on Framboesia tropica, made in a district of Kikuyu Province, Kenya Colony. Kenya Med. J. 3, 62 (1926). — Cammermayer: Die Behandlung der Framboesie mit Salvarsan. Norsk Mag. Laegevidensk. **1911**, Nr 12. — Campell, J.: Salvarsan. J. trop. Med. **1911**, Nr 20, 308. — Cange, A. et R. Argaud: (a) Nodos juxtaartic. chez. Pian et Syphilis. Arch. Inst. Pasteur Algérie 2, No 2, 196 (1924). (b) Nodos. juxaartic. chez Pian et Syphilis. Gaz. Hôp. 46, 685 (1924). — Cannac: (a) Contribution à l'étude du pian à la côte d'ivoire etc. Arch. Méd. nav. 81, 12 (1904). (b) Le Pian à la côte d'ivoire. Ann. de Parasitol. **9**, 171 (1905). — Cantlie: Description of the Diseases of Mongalla. J. trop. Med. 26, Nr 3, 35 (1923). — Capper: An epitome of the history of syphilis. Arch. of Dermat. 12, 509—519 (1925). — Carman, J. A.: Bismuth in yaws and syphilis: a report upon a series of cases controlled by seriological tests. Kenya and East Afric. med. J. 5, 186, 219 (1928). — Carroll, R. L.: Report of a case diagnosed as Goundou. 16. Annual Rep. unit. Fruit Comp. Med. Dept. Boston 1927, 165. — Cartwright: Case of framboesia and vesicorecto-vaginalfistulla. New Orleans med. J. 1859. — Casas, Las: Historia general de las Indias. — Casoni: La Framboesia tropica a Tripoli su alcune particolarità cliniche e therapeutiche. — Cassar, A.: Etude d'un cas de Pian. Ann. de Derm. 7, No 12, 462 (1919). Malaria e Mal. de paesi caldi. 6, No 5, 223 (1915). — Castellani, A.: (a) On the presence of Spiroch. in two cases of ulcerated Paranghi. J. trop. Med. **1905**, 253. (b) On the presence of Spiroch. in two cases of Paranghi (Yaws). Brit. med. J., Nov. **1905**, 1280. (c) Further observations on Paranghi (Yaws). Brit. med. J. **1905**, 1330. (d) Spirochaetes in yaws. Brit. med. J. **1905**, Nr 25, 1430. (e) J. Ceylon Branch Brit. med. Assoc., Juni **1905**. Ref. Lancet, Aug. **1905**, 468. (f) Is Yaws Syphilis? J. trop. Med., 1. Jan. **1906**, 1. (g) Untersuchungen über Framboesia tropica. Dtsch. med. Wschr. **1906**, Nr 4, 132. (h) Note on the spirochaete of yaws (Spirochaete pertenuis). Brit. med. J., 23. Nov. **1907**, 1511. (i) L'etiologa della Framboesia tropicale (Yaws, Pian, Bouba). Ann. Med. nav.

e colon. **2**, 1. Juli 1907. (k) Framboesia tropica. Arch. Schiffs- u. Tropenhyg. **11**, 19 (1907). (l) Observations on the treatment of Yaws (Framboesia). Lancet, **23**. Sept. **1907**, 1428. (m) Experimental investigations on Framboesia tropica (yaws). J. of Hyg. **7**, 558 (1907). (n) Framboesia tropica (Yaws, Pian, Bouba). Read by Title before the 6. internat. dermat. Congr. New York, Sept. **1907**; J. cutan. Dis., April u. Mai **1908**. (o) Comparative Experimental studies on cases of Framboesia contracted in various parts of the tropics. Arch. Schiffs- u. Tropenhyg. **12**, 311 (1908). (p) The use of Ehrlichs 606 in Framboesia. Arch. Schiffs- u. Tropenhyg. **1911**, 11. (q) Note on the internal treatment of Yaws. J. trop. Med. **18**, Nr 6, 61 (1915). (r) The treatment of certain Dis. of protoz. origine by Tart. emet. alone and in Combination. Brit. med. J., 21. Okt. **1916**, 552. — CASTELLANI and CHALMERS: (a) Framboesia tropica. Manual of tropical medicine. 3. Edit. London: Baillière, Tindall and Cox 1919. (b) Framboesia tropica (Yaws). In the Pratique of med., in the tropics, Vol. 2, p. 1306—1324. London: Byam and Archibald 1922. — CASTELLI: (a) Framboesia sperimentale nel coniglio. Biochimica e Ter. sper., Jan. **1912**. Ref. Arch. Schiffs- u. Tropenhyg. **1912**, 214. (b) Experimentelle und chemotherapeutische Versuche bei Framboesia tropica. Z. Chemother. **1**, Nr 2, 167 (1912). (c) Über Neosalvarsan. Lokale Behandlung der generalisierten Syphilis und generalisierten Framboesie bei Kaninchen. Dtsch. med. Wschr. **1912**, 1486. (d) Chemotherapeutische Versuche über Kakodyl und Arhenal bei Spirillose und Trypanos. Arch. Schiffs- u. Tropenhyg. **16**, Nr 18, 607 (1912). — CHALMERS, A. I. and SAGH A. KAMAR: (a) Keratoderma punctata. J. trop. Med. **20**, 121 (1917). (b) Further notes on keratodermia punctata. J. trop. Med. **20**, 218 (1917). — CHARLOUIS, M.: (a) Über Polypapilloma tropicum (Framboesia). Vjschr. Dermat. **8**, 431 (1881). (b) Report on Yaws. The New Sydenham Soc. trans. **1897**, 306. — CHATELLIER, L.: Sur un cas de Pian avec altérations du liquide céphalo-rachidienne et glycosurie. Bull. Soc. franç. Dermat. **28**, 208 (1921). — CHESNEAU, PIERRE: Le pian au Cammon, province du Moyen-Laos. Bull. Soc. méd.-chir. Indochine **8**, 133 (1930). — CHESTERMAN, C. C.: The relation of yaws and goundou. Trans. roy. Soc. trop. Med. Lond. **20**, 554 (1927). — CHESTERMAN, CLEMENT C.: Melanoma following „Crab-Yaws". Lancet, 24. Jan. **1931**, 183. — CHESTERMAN, CLEMENT C. and KENNETH W. TODD: Clinical Studies with organic arsenic derivatives in human trypanosomiasis and yaws. Trans. roy. Soc. trop. Med. Lond. **21**, 227 (1927). — CHOISSER, R. M.: Pathology in the tropics. A study based on the review of 700 consecutive autopsies in Haiti. U. S. nav. med. Bull. **27**, 551 (1929). — CHOPRA, R. N., J. C. GUPTA and M. N. MULLICK: A new organic aromatic compound of bismuth suitable for intravenous injection in the treatment of Framboesia. Indian med. Gaz. **63**, 361 (1928). — CLAPIER: (a) Notes sur le Pian observé dans la region milit. de la Guinée. Bull. Soc. Path. exot. Paris **10**, No 2, 90 (1917). (b) L'Jodosalyl dans le Trypanos. et dans le Pian. Bull. Soc. Path. exot. Paris **13**, No 4, 246 (1920). (c) Ostéite hypertroph. au cours de Pian. Bull. Soc. Path. exot. Paris **13**, No 4, 315 (1920). (d) L'endémie pianique sur le Bas Oubangui. Essai de lutte antipianique 1920. Ann. Méd. trop. et Pharm. colon. **19**, No 3, 319 (1921). (e) Nodosités juxtaartic. et Treponemes. Bull. Soc. Path. exot. Paris **16**, 553 (1923). — CLARK, H.: A case of ringwormyaws in a Barbadian Negro. J. cutan. Dis. **32**, Nr 1, 18 (1914). — COCKIN, A. P.: (a) Treatment of Yaws by intramuscular injection of Salvarsan. Lancet **1913**, 1609. (b) Report on the treatment of twenty-two cases of Yaws by Salvarsan injections at the Yaws-Hospital St. Georgs Grenada W. J. trop. Med. **15**, 277, 16. Sept. 1912. — COENEN, PH.: Progressive Paralyse und Mesaortitis syphilitica. Klin. Wschr. **5**, 22 (1926). — COLLIN, L.: Le Pian ou Tonga aux Iles Loyalty. Bull. Soc. Path. exot. Paris **7**, No 3, 180 (1914). — COLLINGWOOD, FREDERICK W.: Yaws. Brit. med. J., 22. Sept. **1909**, 868. — COMBE: Note sur le Pian en Haute-Cote d'Ivoire. Ann. Hyg. et Méd. colon. **1910**, 14. — Conférence sur l'évolution clinique du pian. Bull. Soc. Path. exot. Paris **21**, 277 (1928). — CONNOR, F. POWELL: Yaws in Manipur state. Indian med. Gaz., Mai **1906**, 321. — CONOLLY, R. M.: Yaws on the Malay peninsula. Brit. med. J., Juni **1896**, 1588. — COOK: Collections choisies des voyages autour du monde. — CORDES, WILHELM: (a) Syphilis and Framboesia among Haitian Laborers in Cuba, with ten illustrations. 15. Annual. Rep. unit. Fruit Comp., Med. Dep. Boston, Mass. **1926**, 156. (b) Lichen spinulosus, a manifestation of late framboesia. 16. Annual. Rep. unit. Fruit Comp., Med. Dept. **1927**, 168. — CORNELISSEN: Jaarverslag der werkzamheden van de afdeeling Sumatra Ostkust der vereeniging tot bevordering der Geneeskundige wetenschappen in Nederl.-Indie, 1906. Münch. med. Wschr. **28**, 1368 (1907). — CORRE: Traité clinique des maladies des pays chauds, 1887. p. 607. — CORSON, J. F.: Extract from the Annual Report on yaws and syphilis. Tanganyika Territory. Ann. Med. 5. San. Report for the year end., 31. Dez. **1926**, 109. — COSTA, PEREGRINO DA: Yaws in Timor. Far-east. Assoc. trop. Med. Trans. 6. biennial Congr. Tokyo **2**, 183 (1925). — COTTLE: Salvarsan in Framboesia. U. S. nav. med. Bull. **1912**, Nr 1. — CRAWFORD, E. J.: Notes on a case of Goundou. Nigeria Annual med. and san. Rep., 1927. p. 120. — CRICHLOW, N.: Two cases of gangosa in natives of the Salomon-Islands, Western Pacific. J. trop. Med. **24**, 74 (1921).

DABRY: La médecine chez les Chinois, 1863. — DÄUBLER, KARL: Tropenkrankheiten. Bibl. med. Wiss. I. Int. Med. u. Kinderkr. III. — DALZIEL: (a) A case of framboesia in Swatow. China med. J. **1904**. (b) On the occurrence and probable origin of yaws in South-China. J. trop. Med. **1904**, 288. — DA MATTA, ALFREDO AUGUSTO: Conclusoes em torno de 600 casos de bouba. Sci. Med. **7**, 591 (1929). — DANET et BEURNIER: Notes sur le traitement du Pian par les sels de Bismuth. Bull. Soc. Path. exot. Paris **17**, 502—503 (1924). — DANIELS, CH. W.: The non identity of Yaws and Syphilis. Brit. J. Dermat. **1896**, 426. — DA ROCHA LIMA, H.: Über exotische Hautkrankheiten: Granuloma venereum, Ulcus tropicum, Framboesie, Verruga peruviana, Dermatitis verrucosa, Blastomykose, Leishmaniose. Internat. ärztl. Fortbildgskurse **5**, 354 (1923). — DA SILVA, FRANCISCO VENANCIO: O pian. Bol. da Assist. Méd. aos Indigenas, Loanda **3**, 1 (1929). — DAVEY, J.B.: (a) Observations of med. Matt. in the Dedza District (Yaws Nr. 18). Ann. med. rep. of Nyassalnd, 31. Dez. 1912, 419, Gov. Printer. (b) Further report upon treatment with Bismutho, Sodium and Potassium Tartrate. Tanganyika Territory Ann. Med. Rep. **1922**, Appendix 3, p. 82—89. Ref. Trop. Dis. Bull. **21**, Nr 10, 795 (1924). — DAVIS: Familial Yaws. J. cutan. Dis.**1916**. — DEGORCE, A.: (a) Sur une variété du Pian proche de la Syphilis. Bull. Soc. méd.-chir. Indochine **5**, No 7, 306 (1914). (b) Un cas de Pian avec roseoles populeuses. Bull. Soc. méd.-chir. Indochine **3**, No 9, 671 (1914). — DEGORCE, A. et MOUZELS: Le Pian chez le Annamites du Tonkin. Bull. Soc. méd.-chir. Indochine **3**, No 8, 548 (1912). — DELAMARE, P. H.: Note on yaws in the island of Wakenaam. Brit. Guiana. Med. Ann. **8**, 39 (1896). — DELGADO URIBE, JORGE E.: Notas sobre el Pian. Tesis de grado. Bogota 1928. DEKESTER et MARTIN: Seize cas du Nodos. juxtaartic. chez les Marocs. Maroc. méd. **1923**, No 16, 202. — DELBANCO, ERNST: Zum Aufsatz von WINCKEL: Bekämpfung der Framboesia tropica mit Salvarsan. Ein Ausblick auf die Bekämpfung der Syphilis. Dermat. Wschr. **82**, 878 (1926). — DETZNER, H.: Medizinische und hygienische Streiflichter aus dem Innern von Neuguinea. Arch. Schiffs- u. Tropenhyg. **1921**, H. 3, 71. — DEVOTA, T. J.: Two uncommon cases of Yaws. Malayan med. J. **1**, 28 (1926). — DEY, NEPAL CHANDRA: A study of Yaws in Khetri Area, Kamrup, Assam. Indian med. Gaz. **65**, 421 (1930). — DIESING: Zur Behandlung der Framboesie. Arch. Schiffs- u. Tropenhyg. **7**, 190 (1903). — *Differential* Diagnosis of yaws (tertiary) and syphilis (tertiary), some doubtful or interesting cases. Tanganyika Territory Annual Medical & Sanitary Report for the year ending, 31. Dez. 1926, p. 131. DIJKE, M. J. V., C. BAKKER u. H. W. HOESEN: (a) On the etiology of Rhinopharyngitis mutilans. Transact. of the 4. Congr. far-east. Assoc. trop. Med. Hong-Kong **2**, 129 (1921). (b) Bijdrag tot de kennis van Rhinopharyngitis mutilans. Meded. Dienst Volksgezdh. Nederl.-Indië **2**, 148 (1925). — *Discussion* on Yaws. 68th Ann. Meet. of Br. Med. Ass., Ipswich 1900. Brit. med. J., Sept. **1900**, 561. — *Diskussion* der Verhandlung der Deutschen Tropenmedizinischen Gesellschaft, 1912. Arch. Schiffs- u. Tropenhyg. **16**, Beih. 4, 345 (1912). — DOANE: A case of yaws Framboesia of fungoid growth, arising from syphilis. Pharm. and Physic. 1876. — DOANE, R.: Disease bearing Insects in Samoa. Bull. Custom. Res. **4**, 265 (1914). — DOHI, KEIZO: Beiträge zur Geschichte der Syphilis, insbesondere über ihren Ursprung und ihre Pathologie in Ostasien. Tokyo: Nankodo, Hongo Harukicho 3 chóme 1923. DRIEL, B. M. VAN: (a) Frequentie van lues bij Inlandes en Europeanen. Geneesk. Tijdschr.-Nederl. Indië **54**, 467—473a (1914). (b) Rhinopharyngitis mutilans. Nederl. Tijdschr. Geneesk. **66**, Nr 16, 1604 (1922). (c) Note on Framboesia in Sumatra. Philippine J. Sci. **34**, 205 (1927). — DUBOIS: Seroreaction syphilitique par le Procédé de Levaditi au Congo. Ann. Soc. belge Méd. trop. **2**, No 2, 249—252 (1922). — DUBREUIL, W.: Le Pian. Bordeaux 1902. — DÜRING, PASCHA: Studien über endemische und hereditäre Syphilis. Arch. f. Dermat. **61**, 3, 357 (1902). — DUPREY, A. B.: (a) A Contribution on the question of Yaws in Syphilis. J. trop. Med. **3**, 6 (1900, Aug.). (b) Yaws. J. trop. Med. **13**, 372 (1910). (c) The management and treatment of Yaws exemplifited by two cases. Lancet **12**, H. 6, 1260 (1915). — DUPUY, L.: Contribution à l'étude clinique et au traitement du Pian. Ann. Soc. belge Méd. trop. **5**, No 1, 69 (1925). — DYE: Comparative res. in the treatment of Framboesia tropica in North Nyassaland. J. Army med. Corps **42**, Nr 4, 280 (1924).

EGYEDI, H.: Changes in Joints, Tendon-sheaths and Bursae due to Framboesia. Meded. Dienst Volksgezdh. Nederl.-Indië **1925**, 175. — EHRLICH, P.: (a) Die Behandlung der Syphilis mit dem Ehrlich-Präparat 606. Verh. 82. Verslg dtsch. Naturforsch. Königsberg, 20. Sept. **1910**. (b) Abhandlungen über Salvarsan. München: J. F. Lehmann 1911—1914. EHRLICH, P. u. C. HATA: Die experimentelle Chemotherapie der Spirillosen. Berlin: Julius Springer 1910. — EJKMAN: Geneesk. Tijdschr. Nederl.-Indië **28**, Nr 1 (1889). — ENGELS, O.: Über Framboesie. Inaug.-Diss. Bonn 1885. — ESCOMEL, E.: (a) Les premier cas de Pian, observé au Perou. Bull. Soc. Path. exot. Paris **1912**, 69. (b) Human Blastomicosis in Peru and Bolivia. Cronic. med. **32**, Nr 625, 149 (1915). — ESLER, A.: Laryngeal Obstruction in Yaws. Kenya Med. J. **2**, Nr 3, 90 (5. Juni 1925) u. Trop. Dis. Bull. **22**, Nr 7, 549 (1925).

FALLAS, S. et T. VON BÜLOW: Le pian au Costa Rica. Bull. Soc. Path. exot. Paris **18**, 450—453 (1925). — FARGHER, R.: The role of Antimony in Trop. Med. J. Soc. chem.

Ind. 89, Nr 19, 333 (1920). — FAST, G.: Oogziekten bij framboesia tropica, naar aanleiding van een geval van neuroretinitis. Geneesk. Tijdschr. Nederl.-Indië 71, 361 (1931). — FEREIRA, J. C.: Framboesia tropica. Rev. med. São Paolo 1908, 15. — FERRUCCIO, COTTA-RAMUSINE: La sifilide cutanea in Somalia. Arch. ital. Sci. med. colon. 9, 735 (1928). — FIERA, ERNESTO RUBERTI: La framboesia in Somalia. Ann. Med. nav. e colon. 2, 321 (1928). — FINUCANE, MORGAN: On Yaws as observed in Fiji. J. trop. Med., 15. April 1901, 129. — FIRTH, R. H.: Allbutts Syst. of Med. II, 1897. p. 501. — FISCH: Über die Behandlung der Amöbendysenterie und einige andere medizinische Fragen. Arch. Schiffs- u. Tropenhyg. 8, H. 5 (1904). — FISCHER, N.: Die Behandlung der Framboesie mit Novasurol. Arch. Schiffs- u. Tropenhyg. 29, Nr 7, 339 (1925). — FLU, P. C.: (a) Verslag over de behandeling van 700 gevallen van Framboesia tropica en 4 gevallen van Pian bois met Salvarsan. Nederl. Tijdschr. Geneesk. 1911, H. 2, Nr 28, 1671. (b) Dioxydiamidoarsenobenzol by Framboesia tropica. Nederl. Tijdschr. Geneesk. 1911, H. 1, Nr 18, 1654. (c) Bericht über die Behandlung von 700 Fällen von Framboesia tropica und 4 Fällen von Pian mit Salvarsan (aus dem Militärlazarett Paramaribo [Suriman]). Münch. med. Wschr. 1911, Nr 45, 2373. FORDYCE and ARNOLD: Gangosa J. cutan. Dis. 24, 1 (1906). — Fox: Wilke Narrative of the U. S. explor. Exp., 1845. — Fox, H.: (a) Subcutaneous fibroid syphiloms of elbows and knees. Arch. f. Dermat. 1922. (b) The prevalence of Yaws in the Unit. States. Ann. de Dermat. 6, 657 (1922). (c) Yaws (Framboesia tropica) as observed in Haiti. Arch. of Dermat. 20, 820 (1929). — Fox, H. and B. OCHS: Framboesieform Syphilis. Ann. de Dermat. 5, No 3, 471 (1922). — Fox, T. COLCOTT: Framboesia in fowls. Brit. med. J., 28. Febr. 1903, 522. — FRACASTORIUS: Syphilidis sive Morbi Gallici, 1530. — FRACASTORO: Geschichte von der Syphilis oder von der Franzosenseuche. Duitsche vertaling, 1902. — FRAGA, A.: Transmission of Bouba to animals. Ann. brazil. Dermat. 85, No 12, 934 (1925). FRANKLIN, E. MORRIS: Analysis of 4,473 cases of yaws. Gold Coast Rep. med. and san. dept. for the year ended April, 1926. Mar., 1927. Appendix B, p. 124. — FRANKLIN, J. C.: Treatment of Yaws by Novarsenobillon. Brit. med. J., 5. Juni 1926, 943. — FREITAS DE CRISSIUMA: Bouba. Arch. Schiffs- u. Tropenhyg. 1914, Beih. 18, 219. — FÜLLEBORN: Kasuistische Beiträge zur Pathologie der Südsee-Eingeborenen. Rhinopharyngitis mutilans und andere ulceröse Prozesse. Dermatologische Studien. Hamburg Nr. 21. Unna-Festschrift, Bd 2. 1908. — FÜLLEBORN u. MAYER: Aus den Berichten über eine tropenmedizinische Studienreise. Arch. Schiffs- u. Tropenhyg. 11, 425 (1907). — FUSCO, PIETRO: Considerazioni sulle malattie cutanee in Libia. Sifilide — Lepra — Pian. Rep. di med. gen. osp. civ. Vittorio Emanuele III, Tripoli. Arch. ital. Sci. med. colon. 3, 165 (1922).
GABBI: Trop. Diseases in Tripolis. J. trop. Med. 16, Nr 5, 68 (1913). — GAILLOT: Arch. Méd. nav. 49, 228 (1888). — GALLI-VALERIO: (a) Haben die multiplen subcutanen harten fibrösen Geschwülste der Malaien einen framboetischen Ursprung. Arch. Schiffs-u. Tropenhyg. 27, Nr 10, 365 (1923). (b) Zur Ätiologie der multiplen subcutanen harten fibrösen Geschwülste der Malaien. Arch. Schiffs- u. Tropenhyg. 28, Nr 4, 167 (1924). — GAMA LOBO: Mémoire sur les bubas. 1867. (Siehe Arch. Méd. nav. 1872 bei Bourel Roncière.) GANGOSA: Medizinische Berichte für Deutsche Schutzgebiete, 1905/06. S. 180. — GANS: Histologie der Hautkrankheiten. Berlin: Julius Springer 1925. — GARCIA, O.: Die Beziehung zwischen Wassermann- und Kahnreaktion zum Antigen von Treponema. (The Relation of the Wassermann and the Kahn Reactions with Regard to Treponema Antigen.) Philippine J. Sci. 40, Nr 1, 79 (1929). — GARDY: Medicine among the Chinese, 1863. — GARRISON: Gangosa in Guam. Bull. Manila Med. Soc. 1910 II, 265—267. — GARROW, H.: Syphilis or Yaws? Afric. med. Rec. 13, Nr 7, 89—95, 10. April 1915. Ref. Trop. Dis. Bull. 7, Nr 1, 2 (1916). — GASSER, R. R.: A comparative Study of the Meinicke turbidity and the Kahn precipitation reactions in syphilis and allied diseases of the tropics. Amer. J. Syph. 12, 403 (1928). — GASTON: Cas de Pian chez un travailler colonial annamite. Bull. de Dermat. 1920, No 2, 66. — GAVIÃO GONZAGA, A.: Contribuição para o estudo da bouba no Brazil. Brazil méd. 37 I, 248—250 (1923). Ref. Trop. Dis. Bull. 20, Nr 10, 841 (1923). — GEBER: Artikel „Framboesia" in Eulenburgs Real-Encyklopädie, 2. Aufl. Bd. 7, S. 337. 1886. — GEIGER, J.: A preliminary report on Gangosa and allied diseases in Guam. U. S. nav. med. Bull. 2, H. 1, 1—14 (1908). — GENNER, V.: Sur l'étiologie des Nodos. juxtaartic. Ann. de Dermat., VI. s. 6, No 11, 675 (1925, Nov.). — GEORG, CARL THEODOR: Kurze klinische Mitteilungen aus dem Hospital San Antonio (C. Th. Georg), San Pedro de Macoris (Santo Domingo). Arch. Schiffs- u. Tropenhyg. 30, 30 (1926). — GEWAND, E. H.: Über Papilloma tropicum (Framboesia, Yaws). Inaug.-Diss. Freiburg i. Br. 1889. — GILKS, J.: Yaws in Kenya Colonie. Trans. roy. Soc. trop. Med. Lond. 17, 277 (1923). — GIMLETTE, JOHN: (a) Notes on some methods employed by Kelantan Malays in the treatment of Puru or Yaws. J. trop. Med., 15. Sept. 1905, 273. (b) The Puru on the Malay-Peninsula. J. trop. Med., 15. Mai 1906, 149, 173, 185. — GIRLING, E.: The treatment of Yaws and their sequelae by means of Salvarsan. J. trop. Med. 17, 193 (1914). GISLEN: Le Pian. Framboesia tropica. Arch. méd. belges. 76, 464—472 (1923). — GLOGNER, M.: Über Framboesia und ähnliche Erkrankungen in den Tropen. Virchows

Arch. **168**, H. 3, 443 (1902). — GONDER, R.: (a) Untersuchungen über arzneifeste Mikroorganismen. II. Können Spironemen (Spirochäten) arsenfest werden? Zbl. Bakter. I Orig. **62**, H. 1, Nr 2, 168 (1912). (b) Paul Ehrlich und die Tropenmedizin. Arch. Schiffs- u. Tropenhyg. **19**, 505 (1915). — GONOWARDENA, J.: Parangy in Kolonna. J. Ceylon Branch Brit. med. Assoc. **20**, Nr 1, 11. — GOODMAN, H.: (a) Framboesia tropica. Ann. de Dermat. **2**, No 1, 7 (1920). (b) Framboesia tropica and syphilis. Porto Rico Health Rev. **1**, 3 (1926). Ref. Amer. J. Syph. **10**, 646 (1926). (c) Generalized cutaneous Syphilis: Clinical Differentiation. III. Framboesia tropica and Syphilis. A comparison with especial reference to the treatment of paresis with malaria. Amer. J. Syph. **10**, 64 (1926). — GOODMAN and TRAUB: Framboesieform Syphilid. Ann. de Dermat. **7**, No 5, 619 (1923). — GOODMAN, H. and W. J. YOUNG: A clinical pathological study of an unusual syphilitic manifestation, resembling juxta-articular nodules. Amer. J. med. Sci. **159**, 231—236 (1920). — GOODPASTURE, E. W.: The histology of healing Yaws. Philippine J. Sci. **22**, Nr 3, 263 (1923). — GOODPASTURE, E. W. and W. DE LEON: The effect of treatment on the Wassermann Reaction in Yaws. Philippine J. Sci. **22**, 221 (1923). — GOUGEROT: La dermatologie. — GOUGEROT, H.: De l'Utilité de reconnaître, a leur „ombre", les parasites dépourvus d'électivité colorante. C. r. Soc. Biol. Paris **67**, 578 (1909). — GOUZIEN, PAUL: Note sur la Framboesie à Pondichéry. Ann. Hyg. et Méd. colon. **7**, 367 (1904). — GOVIN MILROYD: Report on leprosy and yaws in the West-Indies, 1873. — GRAHAM, J. CAMPBELL: (a) Notes on framboesia tropica (yaws). Brit. med. J., 11. Nov. **1905**, 1275. (b) Salvarsan. J. trop. Med. **16**, 10 (1911). — GRAHAM, J. W.: Clinical Summary of 559 cases of yaws treated. Tanganyika Territory. Ann. Med. & San. Rep. for the year end., 31. Dec. **1926**, p. 119. — GRAY, ST.: Remarks on Yaws and on the diseases most frequently met with in St. Lucia. J. trop. Med. **4**, 249 (1901). — GREGGIO, G.: (a) Le novarsenobenzol et quelques affections au Congo Belge. Bull. Soc. Path. exot. Paris **9**, 760—761 (1916). (b) Treatment of Yaws and other diseases in the Belgian Congo by Neosalvarsan. Trans. roy. Soc. trop. Med. Lond. **10**, Nr 8, 189 (1917). — GRICHLOW, N.: Two cases of Gangosa in Nativ. of the Salomon Islands, Western Pacific. J. trop. Med. **24**, Nr 6, 74 (1921). — GRIFFITH, W. S.: Clinical report on four cases of suspected yaws or framboesia. J. trop. Med., Febr. **1900**, 177. — GROTHUSEN: (a) Salvarsanbehandlung der Framboesie. Arch. Schiffs- u. Tropenhyg. **18**, 67 (1914). (b) Salvarsan bei Tropenkrankheiten, nebst Bemerkungen über einige tropische Hautkrankheiten. Arch. Schiffs- u. Tropenhyg. **18**, 515 (1914). — GUERERO, L., E. DOMINGO and M. ARGUELLES: Further observations on the treatment of Yaws with Castellani mixture. Philippine J. Sci. **12**, Nr 5, 257 (1917). — GUERERO, L., R. FERNANDEZ and J. ROSAL: On the treatment of Yaws by Sodium-potassium Tart. Bismuth. Trans. far-east. Assoc. trop. Med. Hong-Kong **1923**, 578. — GUITERAS, JUAN: Notes sobre polypapilloma tropicum. Rev. Méd. trop., April **1905**. — GULATI, D. D.: Yaws in the Chin Hills. Indian med. Gaz. **61**, 228 (1926). — GUTIERREZ, P.: (a) Yaws. Arch. f. Dermat. **6**, Nr 3, 265 (1922). (b) Keratosis palmaris et plant. due to Framboesie. Arch. f. Dermat. **8**, 382 (1923). (c) The importance of the tertiary manifestations of Yaws. Trans. far-east. Assoc. trop. Med. Hong-Kong **1923**, 568—577. (d) Late or tertiary manifestations of Yaws. Arch. f. Dermat. **12**, 465—482 (1925). — GUTIERREZ, P. and P. VILLA SENOR: The duality of Yaws and Syphilis. Philippine J. Sci. **6**, Nr 1, 5 (1926).

HABERLING: Das Dirnenwesen in den Heeren und seine Bekämpfung. — HAGEN: Note sur le pian au cambodge. Ann. d'Hyg. et Méd. colon. **7**, 547 (1904). — HALBERSTÄDTER, L.: Weitere Untersuchungen über Framboesia tropica an Affen. Arb. ksl. Gesdh.amt **26**, H. 1, 45 (1907). — HALLEN, A. HERBERT: Yaws in mother an infant. Brit. med. J. **1898**, 895. — HALLENBERGER: (a) Die Framboesia tropica in Kamerun. Ausführungen über die Histopathologie der geschwürigen framboetischen Spätformen und die Rhinopharyngitis mutilans und deren Abgrenzung gegen tertiäre Syphilis. Arch. Schiffs- u. Tropenhyg. **20**, Beih. 3 (1916). (b) Beitrag zur Pathologie und pathologischen Anatomie in Kamerun. Arch. Schiffs-u. Tropenhyg. **20**, Nr 16, 382 (1916). — HALTON, E. P.: Etiology of gangosa, based on complement fixation. U. S. nav. med. Bull. **6**, 190—193 (1912). — HANNES, B.: Neue Feststellung der Framboesia tropica. Sonderdruck. Klin. Beitrag. Würzburg: Curt Kabitzsch 1912. — HANSCHELL, H. M.: Yaws in Barbados. Diskussion zu I. L. GILKS: Yaws in Kenya Colony. Trans. roy. Soc. trop. Med. Lond. **17**, 277 (1923). Ref. Trop. Dis. Bull. **21**, 364 (1924). — HARPER, P. H.: (a) Report on the treatment of Fijian Yaws and Syphilis in Indians by „606" in 1911. Fiji (Col. Office) **1912**. Ref. Trop. Dis. Bull. **1**, 528 (1912/13). (b) Treatment of Yaws by intravenous and intramuscular injections of Salvarsan and Neosalvarsan. Lancet **1914 II**, 370. (c) The late sequelae of Framboesie. Lancet, 14. Okt. **1916**, 678—679. (d) Treatment of Yaws. Fiji Rep. to the Col. Office **1916**, 10, 1917. Ref. Trop. Dis. Bull. **10**, 266 (1917). (e) Treatment of Yaws. Fiji **1917**. Councilpaper Nr 11, 3. Ref. Trop. Dis. Bull. **12**, 384 (1918). (f) Five hundred and fourty-two cases of Yaws treated by Kharsivan and Arsenobillon. Trans. roy. Soc. trop. Med. Lond. **10**, Nr 4, 82 (1917). (g) Yaws in Fiji. Kenya med. J. **2**, 18—20 (1925). Ref. Trop. Dis. Bull. **22**, 552 (1925). (h) Yaws as a distinct disease in Fiji. Trans roy. Soc. trop. Med. Lond. **10**, 114—116 (1917). — HARPER, PH. and G. W. A. LYNCH: The Etiology of Gangosa and allied conditions (Correspondence). Lancet **1917**, 893. — HASEGAWA, MUNENOBI: Framboesia tropica auf der Insel Formosa und deren experimentelle Versuche an Affen. Jap. J. of Dermat. **27**, Nr 6 (1927). Deutsche Zusammenfassung, S. 37. — HASHIGUCHI: (a) Metastatic Changes in rabbit framboesia. Specially clinical and pathological studies in skin eruptions. Hifuka Kiyo (Arch. of Dermat.) **13**, Nr 5 (1929). Summarized in Jap. med. World **9**, 299 (1929). (b) Movability of rabbit framboesia. Hifuka Kiyo (Arch. of Dermat.) **13**, Nr 4 (1929). Summarized in Jap. med. World **9**, 237 (1929). — HASSELMANN, C. M.: Framboesie und Syphilis. Zbl. Hautkrkh. **33**, 273 (1930). — HAWE, A. J. and A. J. R. OBRIEN: Report on the Yaws Clinic. Gold Coast Rep. on med. and san. dept. for year 1928—1929. Appendix G. p. 133. — HEARD, GEORGE P.: Therapy in yaws and in tropical ulcer. J. trop. Med. **11**, 305 (1908). — HEBRA: Maladies de la peau. Tome 2. — HEERDJAN: Een bijzondere vorm van Framboesia III. Geneesk. Tijdschr. Nerderl.-Indië **65**, 202 (1925). — HEINEMANN, H.: (a) Vergleichende Blutuntersuchungen mit den Methoden WASSERMANN, SACHS, GEORGI und MEINECKE (D. M.). I. Mitt. Arch. Schiffs- u. Tropenhyg. **25**, 80 (1921). (b) Vergleichende Blutuntersuchungen mit den Methoden von WASSERMANN, SACHS, GEORGI und MEINECKE (D. M.). II. Mitt. Arch. Schiffs- u. Tropenhyg. **25**, 323 (1921). (c) Untersuchungen über den diagnostischen Wert der Methoden von WASSERMANN, SACHS, GEORGI und MEINECKE (D. M.) in Malarialändern. Münch. med. Wschr. **1921**, Nr 48, 1551. (d) Einige Fragen der praktischen Syphilis- und Tuberkulosediagnostik im tropischen Lande. Arch. Schiffs- u. Tropenhyg. **29**, 316 (1925). (e) Die „hämolytische Schnellreaktion auf Lues" von KADISCH. Arch. Schiffs- u. Tropenhyg. **31**, 552 (1927). (f) Bericht über zwei Fälle salvarsan-resistenter Framboesie. (Mit einigen Bemerkungen zur Pathologie der Framboesie.) Arch. f. Dermat. **156**, 577 (1928). (g) Untersuchungen über den Liquor cerebrospinalis. 5. Mitt. Arch. Schiffs- u. Tropenhyg. **32**, 500 (1928). — HEINEMANN, H. u. L. HEINEMANN: Untersuchungen über den Liquor cerebrospinalis. Arch. Schiffs- u. Tropenhyg. **30**, 61 (1926). — HENDRIKS, J. A.: Framboesia tropica (Yaws). Herinneringsbundel Inst. v. Trop. Geneesk. Leiden **1924**, 46. — HENGGELER: Über einige Tropenkrankheiten der Haut. Mh. Dermat. **40**, 335 (1904). — HENSLER: Geschichte der Lustseuche, 1789. — HERMANS, E. H.: (a) The course of syphilis in the native. Acta Leidensia (Scholae Med. Tropicae) **2**, 96 (1927). (b) Framboesia tropica, p. 192. Amsterdam: H. J. Paris 1928. (c) Framboesie und Syphilis. Zbl. Hautkrkh. **32**, 21—23 (1930). — HEYMANN: Darstellung der Krankheiten in den Tropenländern, 1855. — HILLARY: Observations on the change of the air and the concomitant epidemical diseases in the Islands of Barbadoes, 1759. — HIRSCH, AUGUST: Handbuch der historisch-geographischen Pathologie. 2. vollst. neue Bearb. Stuttgart 1883. — HIRSCH, CHARLES T. W.: An account of two cases of coko or framboesia. Lancet, 18. Juli **1896**, 173. — HOFFMANN, W.: Die Spirochätenkrankheiten, besonders der Tropen, im Lichte der neuesten Forschungen. Berl. klin. Wschr. **57**, 757 (1920). — HOFFMANN, W. H.: (a) Die Immunitätserscheinungen bei den tropischen Spirochätenkrankheiten. Trans. Congr. far-east. Assoc. trop. Med. Hong-Kong **1**, 341—382 (1922). (b) Schutz und Abwehr des Körpers bei den Spirochätenkrankheiten. Jkurse ärztl. Fortbildg **13**, H. 10, 7—26 (1922). — HOLLAND, H. T.: A case of Gangosa in Baluchistan. Indian med. Gaz. **59**, 406 (1924). — HOORDE, VAN: Quelques cas de pian traités à l'aide d'injections intramusculaires de sous-nitrate de bismuth. Bull. méd. Katanga **4**, 104 (1927). — HOWARD, R.: (a) Tertiary Yaws. J. trop. Med. **11**, 197 (1908). (b) The importance of tertiary Yaws. J. trop. Med. **18**, 25 (1915). (c) A Note on the treatment of Yaws with Sodium Bismuth Tartrate. Trans. roy. Soc. trop. Med. **17**, Nr 6, 437 (1923). — HUDSON, ELLIS H.: Treponematosis among the Bedouin Arabs of the Syrian Desert. U. S. nav. med. Bull. **26**, 817 (1928). — HUGGINS, J. P.: Case of framboesia or yaws. Lancet, 2. Dez. **1871**. — HUGHES, A. F.: The use of Salvarsan at the Yaws Hospital Soufrière, St. Lucia. (Windward Islands). Rep. to the Secr. of State f. the Colonies (Colon. Office), 1912. Ref. Trop. Dis. Bull. **1**, 144 (1912/13). — HUMME, C. TH.: Nodosit. bei Europäer. Zit. bei L. STEINER. Arch. Schiffs- u. Tropenhyg. **13**, 463 (1909). — HUMPHREYS: Minutes of a case of yaws. Phil. med. museum. **1805**. — HUNT, D. and JOHNSON: Yaws a study based an over 2000 cases treated in American Samoa. U. S. nav. med. Bull. **18**, Nr 5, 599 (1923). — HUNTSINGER, F. O.: Experiments with Yaws Sera and the Kahn Precipitation Test. U. S. nav. med. Bull. **25**, 135 (1927). — HUPPENBAUER, K.: Chirurgische und ophthalmologische Erfahrungen von der Goldküste. Arch. Schiffs- u. Tropenhyg. **22**, 341 (1918). — HUTCHINSON, JON.: (a) Discussion: Yaws Brit. med. Assoc., sect. trop. Dis. J. trop. Med. **3**, 23 (1900). (b) Medical notes in Ceylon. Policlinico **1903**, 45.

IKEGAMI YU: (a) A contribution to the study of Immunity from Framboesia tropica. Hifuka Kiyo [Arch. of Dermat. **2**, Nr 2 (1923)]. Summarized in Jap. med. World **4**, 134 (1924). Ref. Trop. Dis. Bull. **21**, 799 (1924). (b) Studies on experimental Framboesia. Summarized in Jap. med. World **5**, 365 (1925). (c) An experimental study on framboesia. Jap. J. of Dermat. **26** (1926). English summary p. 36. Ref. Trop. Dis. Bull. **23**, 930 (1926). (d) The clinical and histological Feature of experimental framboesia in rabbits (März 1927. Japanese ed. with abstr. Monographiae Actorum Dermatologicorum, Kioto.

Series B, Nr 1. (e) Frambesia „Reinfection"; Immunologic study. Acta dermat. (Kioto) 9, 269 (1927). Summarized in J. amer. med. Assoc. 89, 251 (1927). — IRVINE, A. C.: (a) Syphilis or Yaws. Kenya med. J. 2, 273 (1925). (b) Bismuth in the treatment of Yaws. Kenya med. J. 2, 271 (1925). — ISERT: Reis na Guinea en de Caribische eilanden in Columbinen, 1790.

JÄGER: Framboesie. Medizinalberichte über die deutschen Schutzgebiete 1911/12, S. 418. JAHNEL, F. u. J. LANGE: (a) Ein Beitrag zu den Beziehungen zwischen Framboesie und Syphilis; die Framboesie-Immunität von Paralytikern. Münch. med. Wschr. 72, 1452 (1925). (b) Zur Kenntnis der Framboesie-Immunität der Paralytiker. Klin. Wschr. 5, 2118 (1926). (c) Ein weiterer Beitrag zur Frage der Immunitätsbeziehungen zwischen Framboesie und Syphilis. Eine gelungene Übertragung von Framboesie aus Sumatra auf einen Fall von progressiver Paralyse. Vorl. Mitt. Münch. med. Wschr. 74, 1487 (1927). (d) Syphilis und Framboesie im Lichte neuerer experimenteller Untersuchungen. Klin. Wschr. 7, 2133 (1928). — JAMOT, E.: Etat sanitaire et Dépopulation au Congo. Bull. Soc. Path. exot. Paris 13, 127 (1920). — JEANSELME, E.: (a) Le Pian dans l'Indo-Chine Française. Gaz. Sci. méd. Bordeaux, Dez. 1901, 1141. (b) La Pratique Dermatologique. Inst. Med. Col. Paris 3, 868 (1904). (c) C. r. Soc. Méd. colon. 1904. (d) Notes on Pian. J. trop. Med. 8, 253 (1905). (e) Notes on pian (yaws) in French Indo-China. Brit. med. J., 11. Nov. 1905, 1276. — JERSILD: Dän. dermat. Ges., Sitzg 1. Febr. 1922. Dermat. Z. 1922, Nr 40, 45. — JESSNER, M.: (a) Nodos. juxtaartic. Schles. Ges. f. vaterl. Kultur, Sitzg 16. Febr. 1923. Klin. Wschr. 1923, Nr 20, 952. (b) Über juxtaartikuläre Knotenbildung. Klin. Wschr. 3, 1499 (1924). — JOHNSON: A case of Gangosa. U. S. nav. med. Bull. 10, Nr 4 (1916). — JOLLY, G. G.: The Occurrence and distribution of Yaws in Burma. Indian med. Gaz. 61, 581 (1926). — JONES: Observations of the African Yaws, 1870.

KADANER, M.: Un cas de nodosités juxta-articulaires chez un blanc. Ann. Soc. belge Méd. trop. 8, 57 (1928). — KAYSER, J. D.: (a) Is Framboesia tropica Syphilis? Geneesk. Tijdschr. Nederl.-Indië 1911, Feestbundel, 251. (b) Voordrachten over tropische huidziekten. 2. Druck. Leiden 1927. (c) Verslag Ned. Ver. Tro. Gen., 19. Jan. 1913. — KAISER, L.: De framboesia-bestrijding in Mandar (Celebes) van 1925—1929. Geneesk. Tijdschr. Nederl.-Indië 70, 574 (1930). — KAKISHITA, M.: Beitrage zur experimentellen Framboesie. Zbl. Bakter. Orig. 122 (1930/31). — KAMPFER: De beschrijving van Japan, 1729. — KATO, N.: Cross-inoculation experiment with syphilis and framboesia. Acta dermat. (Kioto) 17, Fasc. 5, Abstr. 382. — KEELAN, N. W.: Vaccination and yaws. Lancet, 5. Aug. 1876, 201. — KELLERMANN, DEIBEL H. u. E. M. ELSBACH: Lichen framboesiacus (Pian Dartre). Geneesk. Tijdschr. Nederl.-Indië 71, 675 (1931). — KERNEIS, J.: Likòutombo (Fièvre éruptive speciale), Beri-Beri au Moyen-Congo. Ann. Hyg. Med. Col. 17, Nr 1, 229 (1914). — KERNEIS, J., MONFORT, F. HECKENROTH: Quelques remarques sur le Pian au Congo français. Pian et ulcères phagédénique traités par le 606. Bull. Soc. Path. exot. Paris 6, No 3, 243 (1913). — KERR, W. M.: (a) A report on the prevalence of Framboesie (Yaws) in Guam and its connection with the etiologie of Gangosa. U. S. nav. med. Bull. 6, H. 4 (1912). (b) Gangosa. U. S. nav. med. Bull. 7, 188 (1913). (c) Should Gangosa be removed from the nomenclature of tropical medicine? Amer. J. trop. Med. 2, 353 (1922). — KERSTEN, H. E.: (a) Einiges über Neosalvarsan bei verschiedenen tropischen Hautkrankheiten. Arch. Schiffs- u. Tropenhyg. 17, 627 (1913). (b) Zur Frage des Bevölkerungsrückganges in Neu-Pommern (Deutsch - Neu - Guinea). Arch. Schiffs- u. Tropenhyg. 19, Nr 21 (1915). — KIEWIET DE JONGE: Framboesia. Geneesk. Tijdschr. Nederl.-Indië 42, 310 (1902). — KINDLEBERGER, C.: A study of the etiologie of Gangosa in Guam based on Luetin reaction and Noguchi testes in 369 Gangosas and 16 Controles. U. S. nav. med. Bull. 8, 381 (1914). — KLOPPERS, S.: Opmerkingen over Framboesia. Geneesk. Tijdschr. Nederl.-Indië 53, 18 (1913). — KNOBEL: Yaws in the Military at Keetmanshoop. S. afric. med. Rec. 14, Nr 10, 151 (1916). — KNOWLES, R., N. CHOPRA, I. C. GUPTA u. B. M. GUPTA: Notes on some cases of Framboesia. Indian med. Gaz. 58, 470 (1923). — KOBER, PHILIP ADOLPH: The Preparation of Potassium and Sodium Tetrabismuth Tartrates. J. Labor. a clin. Med. 12, 962 (1927). — KOCH, C. A.: Über Framboesieheilung durch Salvarsan. Berl. klin. Wschr. 49, Nr 53, 2483 (1912). — KOCH, R.: Framboesia tropica und Tinea imbricata. Arch. f. Dermat. 59, H. 1 (1902). — KOCH u. FLU: 700 gevallen von Framboesia-tropica. Nederl. Tijdschr. Geneesk. 1911. — KÖNINGER: Über Framboesia auf Samoa. Virchows Arch. 72, 419 (1878). — KOHN: Über die sogenannte Framboesia. Arch. f. Dermat. 1869. — KOLLE, W.: (a) Experimentelle Studien zu EHRLICHs Salvarsantherapie der Spirochätenkrankheiten und über neue Salvarsanpräparate. Dtsch. med. Wschr. 1918, Nr 43, 1177; Nr 44, 1211; Dermat. Wschr. 67, 799 (1918); Dermat. Z. 27 (1919). (b) Über EHRLICHs Therapie der Syphilis mit Arsenobenzolderivaten, im besonderen mit Silbersalvarsan. Z. ärztl. Fortbildg 17, 245 (1920). (c) Weitere Mitteilungen über Silbersalvarsan. Dtsch. med. Wschr. 1920, Nr 2, 33. (d) Zur chemotherapeutischen Aktivierung der Salvarsanpräparate mit besonderer Berücksichtigung der Metallsalvarsane und der einseitigen intravenösen Salvarsan-Quecksilbertherapie. Med.

Klin. 1921, Nr 50, 1504. (e) Experimentelle Untersuchung über die Abortivheilung der Syphilis. Dtsch. med. Wschr. 1922, Nr 39, 1301. (f) Über die chemotherapeutische Aktivierung der Salvarsanpräparate auf Grund von Versuchen bei experimenteller Kaninchensyphilis. Arch. f. Dermat. 138, 97 (1922). (g) Über Neosalvarsan und die chemotherapeutische Aktivierung der Salvarsanpräparate durch Metalle. Dtsch. med. Wschr. 1922, Nr 1, 17. (h) Weitere Studien über Heilung der experimentellen Kaninchensyphilis. Dtsch. med. Wschr. 1924, Nr 37, 1235. (i) Über die Schutzwirkung der Antisyphilitica (Arsenderivate, Quecksilber und Wismut) gegenüber den experimentellen Syphilisinfektionen. Dtsch. med. Wschr. 1924, 1074. (k) Experimentelle Studien über Syphilis und Recurrensspirochätose. I. Über biologische Unterschiede verschiedener Syphilisstämme. Infektion, Immunität und wahre Immunität bei Syphilis. Dtsch. med. Wschr. 1926, 11. — Kolle, W. u. E. Ewers: Experimentelle Studien über Syphilis und Recurrensspirochäten. IV. Dtsch. med. Wschr. 1926, Nr 14 u. 26, 557 u. 1075. — Kolle, W. u. H. Ritz: Experimentelle Untersuchungen über die Wirkung des Silbers und seiner Verbindungen auf die Kaninchensyphilis, mit besonderer Berücksichtigung des Silbersalvarsans. Dtsch. med. Wschr. 1919, Nr 18, 481. — Kopp, K.: Zur Frage des Bevölkerungsrückganges in Neu-Pommern. Arch. Schiffs- u. Tropenhyg. 17, 729 (1913). — Kopstein: Die Amboinen, ihre hygienischen und sanitären Verhältnisse (Manuskript 1924). — Korsbjerg, A.: De Bismuthbehandling van Syphilis en Framboesie. Geneesk. Tijdschr. Nederl.-Indië 63, 761 (1923). — Krämer, A.: (a) Die wichtigsten Krankheiten der Südsee. Anhang zu Bd. 2, Die Samoainseln. Stuttgart 1902. (b) Die Medizin der Truker. Arch. Schiffs- u. Tropenhyg. 12, 457 (1908). — Kritzler: Bild eines Falles von Gangosa. Z. ärztl. Fortbildg 15, 6 (1918). — Krulle: Bericht über die auf den Marschallinseln herrschenden Geschlechts- und Hautkrankheiten. Arb. ksl. Gesdh.amt 20, H. 1, 148 (1904). — Külz, L.: (a) Die Bedeutung des Salvarsans für die Tropenpraxis. Med. Klin. 1911, Nr 46, 1797. (b) Die Pathologie des Nachwuchses der kolonialen Naturvölker. Arch. Schiffs- u. Tropenhyg. 23, Beih. 3, 146 (1919). — Kurien: Report of the treatment of Yaws (or Parangi) by intravenous injections of various preparation of Arsenic. Rep. to the Col. Off., 27. Aug. 1916. Ref. Trop. Dis. Bull. 10, 264 (1917). — Kurita, T.: Über einen Fall von Framboesia tropica, kombiniert mit lichen-pilaris-ähnlichem Ausschlag. Jap. Z. Dermat. 20, 844 (1920). Ref. Trop. Dis. Bull. 18, 252 (1921). — Kuijer, A.: (a) Uit de jaarverslagen van den Militair Geneeskundigen Dienst te Soemba (1919 en 1920). Geneesk. Tijdschr. Nederl.-Indië 62, 35 (1922). (b) Neo-Salvarsaanintoxicaties. Geneesk. Tijdschr. Nederl.-Indië 64, 339 (1924). — Kynsey, William: Demonstration. Brit. med. J., 21. Sept. 1901, 802. — Kynsey, W. R. u. Goslings: Raport over de Parangi ziekte of Ceylon. Geneesk. Tijdschr. Nederl.-Indië 1883.
Labat: Nouveau Voyage aux Isles de l'Amérique, 1722. — Labat-Dijks: Nieuwe reizen naar de Frans Eilanden van Amerika, 1725. — Lacapere: La Syphilis arabe, 1923. Lacaze, H.: Lèpre et Pian aux Antilles. Arch. Méd. nav. 55, 35 (1891). — Lacy, G. R. u. A. W. Sellards: Untersuchungen über Immunität bei Framboesie. Philippine J. Sci. 30, 453 (1926). — Lambert, S. M.: Yaws in the South Pacific. Amer. J. trop. Med. 9, 429 (1929). — Lambie, T.: Brief notes on the Clinical features of Diseases prevalent in Upper Nile and Sobat Pibor District. J. trop. Med. 20, 61 (1917). — Lange: Framboesia. Geneesk. Tijdschr. Nederl.-Indië 1859. — Langen, de u. Lichtenstein: Framboesia tropica. In Leerboek der Tropische geneeskunde, 1928. — Langeron, Jean: Pian et bismuth. Bull. Méd. du Katanga 4, 48 (1927). — Lanse: Framboesia, pattek. of nambi in den Mal. archipel benevens beschouwingen over Panno en blah der handen en voeten. Geneesk. Tijdschr. Nederl.-Indië 1859. — Laveran et Nattan Larier: Contribution à l'étude de la espundia. Bull. Soc. Path. exot. Paris 5, 176 (1912). — Leach, Herbert: Note on the use of bismuth metal in isotonic glucose solution as compared with an aqueous solution of Bis. et Sod. Tart. in the treatment of Yaws. S. afric. med. Rec. 24, 427 (1926). — Leber, A.: Erfahrungen über ambulante Therapie von Syphilis und Framboesia mit Salvarsan und Mergal in Saipan (Marianen). Arch. Schiffs- u. Tropenhyg. 16, 186, H. 6 (1912). — Leber, A. u. S. v. Prowazek: Medizinische Beobachtungen aus Sawaii und Manono. Arch. Schiffs- u. Tropenhyg. 15, 422 (1911). — Le Bourhis: Une Observation de Noma consécutif à des lesions pianique des lèvres. Ann. Méd. et Pharm. Colon. 25, 127 (1927). — Le Dantec: Précis de Pathologie exotique, 1911. 4. éd. 1924. — Leent, van: (a) Du bouton des Moluques ou Framboesia. Arch. Méd. nav. 1870. (b) Les possessions néerlandaieses des Indes orientales. Arch. Méd. nav. 1872. (c) La guyane néerlandaise des Indes orientales. Arch. Méd. nav. 1883. — Lefrou, G.: Contribution à la posologie du Stovarsol: le Stovarsol à doses hebdomad. dans le Pian. Bull. Soc. Path. exot. Paris 18, No 8, 661 (1925). — Leger, A.: Le Stovarsol dans le Pian. Bull. Soc. Path. exot. Paris 16, 635 (1923). — Leger, Marcel: Le Pian et sa quasi-disparition de certains pays de l'Amérique. Bull. Soc. Path. exot. Paris 21, 428 (1928). — Leger, M., P. Mouzels et P. Rykewaert: Le Pian à la Guyane Franç. Bull. Soc. Path. exot. Paris 10, 582 (1917). — Lenz: Beitrag zur Kenntnis der tropischen Framboesia. Arch. Schiffs- u. Tropenhyg. 13, 345 (1909). — Leon, Rulx: Hereditary Yaws. Amer. J. trop. Med. 9, 439 (1929). —

LE ROY DES BARRES (D'HANOI): Le traitement du pian par le galyl. Sitzgsber. Soc. méd. et Hyg. trop., 15. Juni 1914; Presse méd. 53, 512 (1914). — LEVADITI, C. et YUAN PO LI: Cycle évolutif du Treponema pallidum, du Spirochaeta pertenuis et du Spirochaeta cuniculi. C. r. Soc. Biol. Paris, 14, 736—740 (1930). — LEVADITI, C. et L. NATTAN-LARIER: (a) Contribution à l'étude microbiologique et expérimentale du Pian. Ann. Inst. Pasteur 22, 260 (1908). (b) A propos de la note de M. CH. NICOLAS sur le pian. Bull. Soc. Path. exot. Paris 1, 487 (1908). — LEVADITI, C. et NAVARO-MARTIN: Stovarsol. C. r. Acad. Sci. Paris 174, 893 (1922). — LEYS, J.: Rhino-Pharyngitis mutilans (destructive ulcerous Rhino-Pharyngitis) a problem in tropical Pathologie. J. trop. Med. 9, 47 (1906). — LICHTENSTEIN: Rhinatrophia mutilans. Geneesk. Tijdschr. Nederl.-Indië 66, 681 (1926). — LINDEN-BERG, A.: La Framboesia tropica au Brésil. Bull. Soc. Path. exot. Paris 2, 459 (1909). — LISSNER, L.: The successful Treatment of yaws with intramuscular and subcutaneous injections of myosalvarsan at the Hospital of the San Carlos Milling Company, San Carlos, Occidental Negros. J. Philippine Islands med. Assoc. 8, 372 (1928). — LOON, VAN: Nodositas juxta articularis. Vergad. der Afd. Bat. Verg. tot Bev. der Gen. We. in Nederl.-Indië, 1922. Geneesk. Tijdschr. Nederl.-Indië 62, H. 4, 80 (1922). — LOPEZ-RIZAL, L., P. GUTIER-REZ and L. FERNANDEZ: Fieldexperiment in the control of Yaws. Philippine J. Sci. 30, Nr 4, 431 (1926). — LOPEZ-RIZAL, L. and A. W. SELLARDS: A clinical modification of Yaws observed in patients living in mountainous districts. Philippine J. Sci. 30, 497 (1926). — LUDFORT: Dissertatio de framboesia. Edinburgh 1791. — LURZ, R.: Späterscheinungen der Framboesie bei einem Neger. Arch. Schiffs- u. Tropenhyg. 18, 686 (1914). — LYLE, H. H. M.: Gumma of the liver as a sequel in yaws. Amer. Surg. Philad. 55, 111 (1912). — LYNCH, G.: Yaws and Syphilis. Trans. Soc. trop. Med. a. Gynec. 10, 82 (1917).

MAASS, EDGAR: (a) Die Framboesie im nordwestlichen Hinterland Liberias und ihre Behandlung mit Bismogenol. Arch. Schiffs- u. Tropenhyg. 32, 221 (1928). (b) Notes on Rhinopharyngitis mutilans. J. trop. Med. 31, 102 (1928). — MACALISTER: Horned men in Africa. Proc. roy. ir. Acad. 1882. — MACCALLUM, W. G.: A text book of pathology, p. 754. Philadelphia and London 1925. — MACCARTHY: Report on the prevalence of yaws in the Lower-Chindwin-district, Upper-Birma. Indian med. Gaz. 41, 53 (1906). — MAC-COSH: Syphilis cutanea vegetans or framboesia. Ann. Surg. 1895. — MCDONALD, W.: (a) Salvarsan in tratment of Yaws. Lancet 1915, 649. (b) Treatment of Yaws by intramuscular injections of Salvarsan. Rep. Col. Office (Leeward Isl.), 26. April 1915. Ref. Trop. Dis. Bull. 5, 423 (1915). — MACDOWEL: Framboesia or yaws. New Orleans med. J. 1858. — MACGREGOR: An Address on some problems of tropical medicine. Lancet 1900 II, 1055. (b) Nieuw Guinea. Traité de Pathologie Exotique. Brit. med. J. 1901, Grall-Clarac, 7, 172. — MCKENZIE, A.: (a) A case of Syphilit. Inf. in a pat. suffr. from Yaws. Lancet 1924, 1280. (b) Observations of Filariasis, Yaws and Intestinal Helminthic Infections in the Cook Islands with Notes on the Breading Habits of Stegomyia pseudoscutellaris. Trans. roy. Soc. trop. Med. Lond. 19, 138 (1925). — MACLEAN: Gangosa in Haiti. U. S. nav. med. Bull. 1909. — MCLENNAN, A.: (a) The observation of Spirochaetes in Yaws and Granuloma pudendi. Brit. med. J. 2, 125 (1906). (b) Memorandum on the observation of spirochaetes in yaws and granuloma pudendi. Brit. med. J., 20. Okt. 1906, 995. — MCLOED, H.: Contribution to Histo-Pathology of Yaws. Brit. med. J. 2, 797 (1901). — MACMURRAN: Yaws and smallpox. Virginia med. semi-monthl. 1900. — MCNAUGHTON, J. G.: (a) Treatment of Filariasis and elephantoid conditions by intramuscular injections of Salvarsan. J. trop. Med. 19, 249 (1916). (b) The Relation of Goundou and Yaws. Trans roy. Soc. trop. Med. Lond. 20, 310 (1926). — MAJOCCHI, D. e P. BOSELLINI: Sull'etiologia del Boubas. Bull. Soc. med. Bologna 1899. — M'ALEER, T. B.: The Treatment of yaws with „Bivatol" in Benin, Nigeria. West afric. med. J. Lagos 3, 59 (1930). — MANSON, P.: Tropical Diseases. London 1898 u. f. 9. Ed. by Ph. Manson-Bahr 1929. — MANSON-BAHR, P. H.: Yaws. Brit. J. vener. Dis. 4, 44 (1928). — MANTEUFEL, PAUL: Syphilis in den Tropen. Handbuch der Haut- und Geschlechtskrankheiten, herausgegeben von J. JADASSOHN, Bd. 17, Teil 3, S. 351. Berlin: Julius Springer 1928. — MANTEUFEL, P. u. K. HERZBERG: (a) Beiträge zur experimentellen Syphilisforschung. Mitteilung F. Kaninchen-Framboesie. Abh. Auslandskde Hamb. Univ. 26; Reihe D 2, 278 (Festschrift NOCHT). (b) Zur Syphilis-Framboesiefrage. Med. Welt. 1929, Nr 9, 296. — MARCHOUX, E. et F. MES-NIL: Osteïte hypertrophyque généralisée des singes avec lésions rappelant le goundou. Bull. Soc. Path. exot. Paris 4, 150 (1911). — MARSHALL, H. T.: Yaws, a histologic study. Philippine J. Sci. 2, 470 (1907). — MARTIN, L.: (a) Über Framboesia tropica auf Sumatra. Arch. Schiffs- u. Tropenhyg. 5, Nr 6, 177 (1901). (b) Sur l'emploi du Salvarsan aux Colonies. Bull. Soc. Path. exot. Paris 6, 384 (1913). — MARTINEZ SANTA MARIA, J.: Some notes on tropical diseases observed in the Republic of Columbia. J. trop. Med. 16, 100 (1913). — MASON: A descriptive account of Framboesia or yaws. Edinburgh med. J. 1831. — MASSIAS, CH.: Le traitement du Pian par le Storvarsol. Gaz. Sci. méd. Bordeaux, 11. Jan. 1925, No 2. — MATSUMOTO, S.: Experimental Syphilis and framboesia with special reference to the comparative pathology and immunology. Monographiae Actorum Dermatologicorum, Kioto. Series B, Nr. 3 (Foreign Edition). 1930. — MATTA, A. DA: Boubas. Rev. med. S. Paolo 16, No 17, 314 (1913). — MATTA, A. A. DA: (a) Subsidio para o estudo da physionomia clinica, classificacão e synonymias das leishmanioses na America do Sul. Brazil méd. 29, 265—268, 8. Sept. 1915, Ref. Trop. Dis. Bull. 7, 86 (1916).   (b) La Tréponémose de Castellani (Boubas) et son traitement par les arsenicaux et l'émétique. Bull. Soc. Path. exot Paris 10, 863—865 (1917). — MATTLET, G.: (a) Traitement de lésions pianiques par les sels de Bismuth. Ann. Soc. belge Méd. trop. 4, 193 (1924). (b) Traitement du pian par le dermatol. Bull. méd. Katanga 6, 26 (1929). — MAUL, H.: Bone and Joint lesions of Yaws with X Ray findings in twenty cases. Philippine J. Sci. 12, 258 (1917); 13, 63 (1918). — MAXWELL, J.: The Diseases of China. J. trop. Med. 19, 237 (1916). — MAXWELL, J. S.: Yaws and the Kahn Test. J. trop. Med. 30, 294 (1927). — MAYER, J.: (a) Erfahrungen aus Saipan (Marianen) über Salvarsanwirkungen bei Syphilis und Framboesia. Arch. Schiffs- u. Tropenhyg. 16, H. 6 (1912).   (b) Das Salvarsan bei den Eingeborenen der Südsee. Münch. med. Wschr. 1918, 1410. — MAYER, M.: Spirochäten-befunde bei Framboesia tropica. Dtsch. med. Wschr. 1907, Nr 12, 462. — MEHRDORF, R.: Über Espundia. Arch. Schiffs- u. Tropenhyg. 26, 1 (1922). — MENDELSON, R. W.: Tropical Diseases observed in Siam. J. amer. med. Assoc. 72, 1199 (1919). — MENSE: (a) Arch. Schiffs- u. Tropenhyg. 1897, H. 2, 93.   (b) Wien. klin. Rdsch. 1897, Nr 3—7. — (c) Handbuch der Tropenkrankheiten, 2. Aufl., 1913/23; 3. Aufl. 1924/30. Leipzig: Joh. Ambrosius Barth 1905/06. — MIGUENS, J.: (a) Le Pian et son traitement par les sels insolubles de bismuth. Ann. Soc. belge Méd. trop. 9, 211 (1929).   (b) Le traitement actuel du pian. Bull. Méd. du Katanga 7, 65 (1930). — MILROY, G.: (a) Report on leprosy and yaws in the West Indies. London 1873.   (b) On yaws and some allied diseases. Med. Tim. 1876, 514. — (c) On yaws etc. Med. Tim. 1877, 169. (d) Observations on yaws. Med. Tim. 1879. (e) Yaws: what are its attributes? Med. Tim. 1880. (f) Yaws, geographie of the disease. Med. Tim. 1880. (g) Parangi Disease of Ceylon; allied to Yaws. Med. Tim. 1882. — MINK, O. J. and N. T. MCLEAN: Gangosa. J. amer. med. Assoc. 47, 1166 (1906).   (b) Gangosa. J. amer. med. Assoc. 47, 1166 (1906). (c) Gangosa with additional notes. J. of cutan Dis. 1907, 503.— MIYAO, I.: (a) Following the subcutaneous immunization with Yaws Vaccine is the skin Tissue proper responsible for the production of Wassermann Reagin or do other tissues also participate? Philippine J. Sci. 40, Nr 1, 75 (1929).   (b) Is framboesia tropica a nosologic entity. Philippine J. Sci. 43, 433 (1930). (c) Is the Wassermann Reaction provoked in Philippine monkeys by Yaws Vaccination specific? Philippine J. Sci. 40, Nr 1, 71 (1929). (d) An unusual late, fungoid, and ulcerative Yaws Lesion in an experimental monkey. Philippine J. Sci. 41, 25 (1930). (e) Yaws Lesions on mucous membranes and a report of two cases of genital manifestations of framboesia tropica; an instance of genital transmission of yaws. Philippine J. Sci. 41, 13 (1930). (f) Note on the Viability of Treponema luis. Philippine J. Sci. 42, 199 (1930). — MODDER, EUGENE ELLIS: (a) Bacterioly of parangi (yaws). J. trop. Med. 7, 213 (1904). Indian med. Gaz. 39, 286 (1904).   (b) The Transmission of Yaws by ticks. J. trop. Med. 10, 187 (1907). (c) The Transmission of Yaws by ticks. J. trop. Med. 10, 361 (1907). — MONNERET et FLEURY: Compendium de médicine, 1820. (?) — .MONTAGUE, A. A.: Tertiary Yaws. J. trop. Med. 13, 161 (1910). — MONTEL, A.: Quelques Notes sur le Pian au Cambodge. Ann. Hyg. et Med. colon. 8, No 1, 154 (1905); Caducée 1905, No 2, 22. — MONTEL, L. R.: Le chancre pianique. „Lésion primaire d'inoculation". Bull. Soc. Path. exot. Paris 21, 785 (1928). — MOODIE: Paleo-pathology: an introduction to the study of ancient evidence of disease. Univ. of Illinois Press, Urbana, Ill. 1923. — MOORE, G. D. FITZGERALD: Case of Goundou. Nigeria Ann. Med. and San Rep. Appendix D. 1925, 58. — MOSS, W. L.: Yaws. Results of Neosalvarsan Therapy after five years. Ann. trop. Med. 20, 365 (1926). — MOSS, W. and G. BIGELOW: Yaws Analys. of 1046 cases in the Dominican Republ. Bull. Hopkins Hosp. 33, 43 (1922). — MOUCHET: Notes anatom. et médic. sur la Pathologie du Moyen Congo. Arch. Schiffs- u. Tropenhyg. 17, Nr 9, 657 (1913). — MOUCHET, R.: Yaws and syphilis among natives in the Belgian Congo. Kenya med. J. 3, 242 (1926). — MOUCHET, R. et A. DUBOIS: Le Traitement du Pian et de la Syphilis dans la pratique indigène. Bull. Soc. Path. exot. Paris 6, 14 (1913). — MOUCHET, VAN NITSEN R. et P. WALRAVENS: La Séroréaction de Bruck en Afric. Trop. C. r. Soc. Biol. Paris 82, 720 (1921). — MOUSON, J. and L. THORNTON: East African relapsing Fever. J. Army med. Corps 33, 97 (1919). — MÜHLENS, P.: (a) Treponema pertenue. Handbuch der pathogenen Mikroorganismen, herausgeg. von KOLLE-WASSERMANN, 2. Aufl., Bd. 7, S. 853. 1913. (b) Yaws. In: Real-Encyklopädie der gesamten Heilkunde, herausgeg. von EULENBURG, Bd. 15, S. 576. 1914. (c) Demonstration eines Falles mit tropischer Framboesie. Arch. Schiffs- u. Tropenhyg. 25, 31 (1921). — MÜLLER, A.: Framboesie und Syphilis. Dtsch. med. Wschr. 1923, Nr 10, 309 (1923). — MÜLLER, H. and RADEN SOEKATON REEKSOMIDJOJO: Over orchitis luetica bij Javanen. Geneesk. Tijdschr. Nederl.-Indië 63, 675 (1923). — MUKHARJI, B. C.: Framboesia tropica in Bengal. Indian med. Gaz. 65, 10 (1930). — MUSGRAVE, W. E. and H. T. MARSHALL, Gangosa in the Philippine Islands. Philippine J. Sci. 2, 387 (1907).

NÄGELSBACH, E.: Die Syphilis in West-Abessinien. Arch. Schiffs- u. Tropenhyg. **30**, 121 (1926). — NAIR, T. D.: A Tana River Yaws Campaign. Kenya a. east-afric. med. J. **4**, 201 (1927). — NATTAN-LARIER, Le Pian et son Spirochaete. Paris méd. **1912**, No 4, 336. — NATTAN-LARRIER et C. LEVADITI: Recherches microbiologiques et expérimentales sur le pian. C. r. Soc. Biol. Paris **64**, 29 (1908). — NAUCK, ERNST G.: Epidemiologie und Tropenkrankheiten in China. Arch. Schiffs- u. Tropenhyg. **32**, Beitr., 259 (1928). — NAVARRO, R. J.: Serological estimate of the efficacy of Neosalvarsan in the treatment of Yaws in a field dispensary. Philippine J. Sci. **30**, 445 (1926). — NEEB, H. M.: De Bubaziekte (Framboesia tropica) in de Oeleasers. Geneesk. Tijdschr. Nederl.-Indië **1901**, 431. — NEISSER u. BAERMANN: Versuch von Übertragung von Syphilis auf Affen. Dtsch. med. Wschr. **1905**, Nr 21, 1016. — NEISSER, A., G. BAERMANN u. HALBERSTÄDTER: (a) Versuche zur Übertragung der Syphilis auf Affen. Dtsch. med. Wschr. **1906**, 97, Nr 3. (b) Experimentelle Untersuchungen über Framboesia tropica an Affen. Münch. med. Wschr. **1906**, 1337. — NEISSER, A., SIEBERT u. SCHUCHT: (a) Versuche zur Übertragung der Syphilis auf Affen. Dtsch. med. Wschr. **1906**, Nr 13, 493. (b) Atoxyl bei Syphilis und Framboesie. Dtsch. med. Wschr. **1907**, Nr 38, 1521. (c) Atoxyl bei Framboesie und Syphilis. Dtsch. med. Wschr. **1907**, Nr 43, 1774. (d) Über die Verwendung des Arsacetin bei der Syphilisbehandlung. Dtsch. med. Wschr. **1908**, Nr 35, 1500. (e) Sind Syphilis und Framboesie verschiedene Krankheiten? Arch. Schiffs- u. Tropenhyg. **12**, H. 6 (1908). — NELL, A.: Goundou, its relation to Yaws. J. trop. Med. **6**, 349 (1903). — NEVEUX: (a) Le Narindé, fibromatose souscutanée des Toutcouleurs du Bourdou (Sénégal). Rev. Méd. trop. **4**, 183 (1907). (b) Deuxième Note sur le narindé. Rev. Méd. trop. **5**, 150 (1908). — NICHOLLS, A.: (a) Third Report of the medical superintend. of the Yaws Hospital in Dominica. Brit. med. J. **1879**. (b) Yaws, Twent. century practice, n. s. 10, p. 1—12. 1899. (c) Observations on Yaws. Med. Tim., 3. u. 10. Jan. 1880. (d) Report on Yaws in Tobago, Grenada, St. Vincent, St. Lucia and the Leward Islands. London 1894. — NICHOLS, H. J.: (a) Yaws, with a demonstration of infected tissue. Proc. N. Y. path. Soc. **510**, 1—12 (1910). (b) Vorläufige Mitteilung über die Wirkung der EHRLICHschen Substanz „606" auf Spirochaeta pertenuis im Tierkörper. In: EHRLICH HATA, Experimentelle Therapie der Spirillosen. Jena: J. Springer 1910. (c) Preliminary notes on the action EHRLICH's substance 606 on Spirochaete pertenue in annimals. J. amer. med. Assoc. **55**, 216 (1910). (d) Experimental yaws in the monkey and rabbit. J. of exper. Med. **12**, 616 (1910). (e) Further observations on certain features of experimentel Syphilis in the rabbit. J. of exper. Med. **14**, 196 (1911). (f) Experimentel Immunity in Syphilis and Yaws. Amer. J. trop. Med. **5**, 429 (1925). — NICOLAS: A propos du pian. Bull. Soc. Path. exot. Paris **1**, 484 (1908). — NICOLAS, C.: Au sujet d'une ostéopathie des chevaux en Nouvelle-Calédonie. Bull. Soc. Path. exot. Paris **5**, 643 (1912). — NICOLAS, F.: Note on the nose and throat manifest. of ter. Yaws. J. Philippine Islands med. Assoc. **4**, 140 (1924). — NIELEN: Verhandeling over de Indiaansche pokken. Verh. Holl. Mij. van Wetensch., Haarlem 1780. — NIEUWENHUIS: Lokalisation und Symmetrie der parasitären Hautkrankheiten im Indischen Archipel. Verh. d. Koninkl. Akad. d. Wetensch. te Amsterdam II. Sect., Deel X, Nr 4. 1907. — NITSEN, R. VAN: (a) Action du Sulf. de cuivre ammoniac. dans le Pian. Ann. Soc. belge Méd. trop. **1**, 55 (1920). (b) Les manifestat. tert. du Pian dans la reg. du Tanganika-Moëro. Ann. Soc. belge Méd. trop. **1**, 39 (1920). (c) A propos d'un cas de Pian. Ann. Soc. belge Méd. trop. **2**, 263 (1922). (d) Le traitement du Pian et la reaction de Bordet-Wassermann. Ann. Soc. belg. Méd. trop. **3**, 273 (1924). (e) L'Action du stovarsol sodique dans le pian. Rev. Méd. trop. **19**, 146 (1927). (f) Le Stovarsol chez les enfants atteints de pian. Rev. Méd. trop. **19**, 87 (1927). (g) Traitement du pian par le tréparsol. Ann. Soc. belge Méd. trop. **7**, 175 (1927). (h) Le traitement et la prophylaxie du pian auf Congo Belge. Brux. méd. **9**, 861 (1829). (i) Le Pian congenital. Ann. Soc. belge Méd. trop. **10**, No 4, 482 (1930). — NITSEN, R. VAN, E. LEJEUNE, MIGUENS, G. SERRA et F. VAN DEN BRANDEN: Le pian et la syphilis seraient-ils une seule et même affection? Brux. méd. **11**, 118 (1930). — NOC, F., L. STEVENEL et T. IMAN: Prophylaxie et traitement de la Syphilis et du Pian à La Martinique par les injections intraveneuses de 606. Bull. Soc. Path. exot. Paris **4**, 563 (1911). — NOEL, P.: (a) Pian des Muqueuses. Ann. de Dermat. **2**, 72 (1921). (b) Unsymmetrisches Auftreten der Nodos. juxtaartic. Ann. Mal. vénér. **1922**, No 10, 721. — NOGHUE, M. et H. LHUERRE: Un cas de Syphilis indigène. Bull. Soc. Path. exot. Paris **18**, 431 (1925). — NOGUCHI, H.: A method for cultivating Treponema pallid. in fluid media. J. of exper. Med. **16**, Nr 2, 211 (1912). — NOLAN, ARTH. H.: Burmese „Kwe-na". Brit. med. J. **1895**, 273. — NORUOHA, A.: A case ressembling Yaws. Indian med. Gaz. **54**, 178 (1919). — NOTTHAFFT, A. v.: Die Legende von der Altertumssyphilis. Leipzig: Wilhelm Engelmann 1907. — NOURNEY-METTMANN: Framboesia tropica. Dtsch. med. Wschr. **37**, Nr 3, 144 (1911). — NUÑEZ (Solon): Suspected Yaws in Costa Rica. Amer. J. trop. Med. **5**, 425 (1925). OCCARD, A. T.: The treatment of Yaws by Neosalvarsan. Brit. Guinea med. Ann. **1913**, 99. — ODELL, H. E.: Is Gangosa a form of Syphilis? U. S. nav. med. Bull. **5**, H. 4 (1911). — OHO, O.: Über Framboesie in Formosa. Trans 4. Congr. far-east. Assoc. trop.

Med. Hong-Kong **2**, 138 (1921). — OKAMURA: Zur Geschichte der Syphilis in Japan und China. — OLDENDORP: Geschichte der Mission der evangelischen Brüder auf den Carabischen Inseln, 1777. — OLPP, G.: Beiträge zur Medizin in China mit besonderer Berücksichtigung der Tropenpathologie. Arch. Schiffs- u. Tropenhyg. **14**, Beih. 117 (1910). — ONG KIE HONG, H. F.: Invloed van hooge koorts, veroorzaakt door pokken op Framboesia tropica. Geneesk. Tijdschr. Nederl.-Indië **64**, 181 (1924). — O'REILLY, B. C. N.: Differentiation between Yaws and Syphilis. California Med. **33**, 881 (1930). — OVIEDO Y VALDEZ: Historia general y natural de las Indias, 1525.

PALMER, F. J.: The treatment of Yaws by salts of Bismuth. Proc. Assam Branch Brit. med. Assoc. Ann. Meeting, Jorhaut, 16. u. 17. Febr. **1924**, 19. Ref. Trop. Dis Bull. **22**, 550 (1925). — PARHAM, J.: The relation between Syphilis and Yaws as observed in American-Samoa. Amer. J. trop. Med. **2**, 341 (1922). — PARROT: Les déformations craniennes causées par la syphilis héréditaire, 1877. — PARSONS, R. P.: (a) Bismuto-Yatren A and B in the treatment of Yaws. U. S. nav. med. Bull. **25**, 117 (1927). (b) Treatment of treponematous ulcers with Bismuto-Yatren. Amer. J. Syph. **11**, 425 (1927). (c) Spinal Fluid in tropical syphilis. U. S. nav. med. Bull. **26**, 916—922 (1928). — PASQUAL, J. HYLTON: Goundou and Yaws. Trans. roy. Soc. trop. Med. Lond. **22**, 59—60 (1928). — PAULET: Mémoire sur le yaws etc. Arch. gén. méd., Aug. **1848**, 385. — PEARCE, L. and W. BROWN: Distinctive Characteristics of Infections produced by Treponema pertenue in the rabbit. J. of exper. Med. **41**, 673 (1925). — PEIPER, O.: Gundu in Deutsch-Ostafrika. Arch. Schiffs- u. Tropenhyg. **18**, 306 (1914). — PEÑA CHAVARRIA, A.: Apuntes para el estudio de la geografía médica de la Framboesia en la Republica de Colombia. Abh. Auslandskde Hamb. Univ. **26** (1927). D. Med. u. Vet. **2**, 57. — PENRIS, P. W. L.: De frekwentie van Framboesia en van positieve Serum-reactie (SACHS-GEORGI) bij verschielende landaarden. Geneesk. Tijdschr. Nederl.-Indië **64**, 48 (1924). — PERDOMO HURTADO, B. and MIGUEL FERRER VIERA: Nota preliminar sobre un caso de „Nudosidades juxta-articulares de LUTZ y JEANSELME". Rev. Med. y Cir. Caracas **9**, 75 (1926). — PERNET, GEORGE: A note on yaws. J. trop. Med. **8**, 145 (1905). — PERRI, A.: Report by the principal Civil Medical Officer on the use of Salvarsan (606) in the treatment of Yaws. Ceylon, Col. Office 1912. Ref. Trop. Dis. Bull. **1**, 143 (1912/13). — PEYRILHE: Précis théorique et pratique sur le pian et la maladie d'Amboine. Paris 1783. — PHALEN, J. M.: Yaws as a cause of chronic ulceration. Bull. Manila med. Soc. **1910**, Nr 2. Ref. Arch. Schiffs- u. Tropenhyg. **15**, 678 (1911). — PICOUT-LAFOREST, A.: Un cas de nodosités juxta-articulaires d'origine syphilitique chez un Indigène du Sahara. Arch. Inst. Pasteur Afrique du Nord **3**, 143—145 (1923). — PIEREZ: Diss. Edinburgh 1890. — PIETER, H.: A propos du Pian dans la republique Dominicaine. Rev. Méd. trop. **14**, 230 (1922). — PINEDA, ELOY V. and H. W. WADE: The public health value of the Kahn Precipitation Test with special reference to Yaws. J. Philippine Islands med. Assoc. **6**, 183 (1926). — PINTO, C.: Nodulos de LUTZ. Sci. Méd. Rio de Janeiro **2**, 734 (1924). — PISO: De medicina Brasiliensi lib. II, cap. 19. 1648. — PISO, G.: Gulielmi Pisonis medici Amstelaedamensis de Indiae utriusque re naturali et medica. Elzevier, Amsterdam 1658. — PLEHN: Über eine lepraähnliche Krankheit im Kamerungebiet. Arch. f. Dermat. **64**, 3—10 (1903). — PLEHN, A.: (a) Die tropischen Hautkrankheiten. MENSES Handbuch der Tropenkrankheiten, Bd. 1 S. 60. 1905; 2. Aufl., Bd. 2, S. 275. 1914; 3. Aufl. Bd. 2, S. 614. 1924. (b) Medizinalbericht über die Deutschen Schutzgebiete **1906**/07 f. (c) Über den gegenwärtigen Stand der Framboesiefrage. Arch. Schiffs- u. Tropenhyg. **16**, Beih. 4, 32 (1912). — POLAK, H. J.: Ernste Knochen- und Gelenksveränderungen bei tertiärer Framboesie. Arch. Schiffs- u. Tropenhyg. **31**, 530 (1927). — POLK: Was it a case of yaws? China med. J. **1900**. — PONTOPPIDAN: Yaws und Framboesia Vjschr. Dermat. u. Syph. **9**, H. 2, 201 (1882). — POP: Algemeen overzicht der by de Nederl. Zeemagt in West Indien vorkomende ziekten ged. de jaren 1853, 1854, 1855, 1856 en 1857. Nederl. Tijdschr. Geneesk. 1858. — PORTOIS: (a) L'action de l'airol dans le pian. Bull. méd. Katanga **1**, 250 (1924). Ref. Trop. Dis. Bull. **28**, 501 (1925). (b) Le traitement du pian par l'oxyiodogallate de bismuth. Bull. méd. Katanga **5**, 15 (1928). — POWELL: Yaws in India. Brit. J. Dermat. **1896**, 457. — POWELL, A.: (a) An epidemic of Yaws in Assam. Indian med. Gaz. **1894**, 326. (b) An epidemic of Yaws in Assam. Indian med. Gaz. 1897. (c) Further observations on Framboesia or Yaws. Indian med. Gaz. **1898**, 281. (d) Framboesia, history of its introduction in India; with personal observation of over 200 initial Lesions. Proc. roy. Soc. Med., sec. trop. Dis. a. Parasitol., **16**, 15 (1923). — PROKSCH: Geschichte der venerischen Krankheiten, 1895. — PROUT, W. TH.: Framboesia or yaws. In: A. DAVIDSON, Hygiene and Diseases of warm Climates, S. 511. London u. Liverpool 1893. — PROWAZEK, V.: Vergleichende Spirochätenuntersuchungen. Arb. ksl. Gesdh.amt **26**, 22 (1907). — PRUNER, F.: Die Krankheiten des Orients vom Standpunkte der vergleichenden Nosologie. Erlangen: Palm u. Enke 1847. — PUFF, GERHARD: Beitrag zur Behandlung der Framboesie. Arch. Schiffs- u. Tropenhyg. **33**, 388 (1929). — PUPO, J.: A contribution of the study of Bouba. Ann. Paulist. Med. a. Clin. **8**, 1 (1917).

RAADT, O. L. E. DE: De reactie van SACHS-GEORGI by Framboesia tropica. Geneesk. Tijdschr. Nederl.-Indië 60, 313 (1920). — RADLOFF: (a) Framboesie und Salvarsan. Arch. Schiffs- u. Tropenhyg. 17, Nr 13, 459 (1913). (b) Über Gundu in Deutsch-Ostafrika. Arch. Schiffs- u. Tropenhyg. 12, 410 (1908). — RAKE, B.: Postmortem appearances in cases of Yaws. Brit. J. Dermat. 1892, Nr 50. — RAMSEY, G.: The Influence of Climates and Malaria on Yaws. J. trop. Med. 28, 85 (1925). — RAMSAY, G. C.: The Origin of Yaws in Assam. Trans roy. Soc. trop. Med. Lond. 20, 506 (1927). — RANKEN, H.: (a) A Note on „Granule-shedding" in Treponema pertenue. Brit. med. J. 1912 I, 1482. (b) Granule-shedding in Trypanosoma gambiense. Brit. med. J. 1912 II, 408. — RANKEN, H. S.: A preliminary report on the treatment of human Trypanosomiasis en Yaws with metallic Antimony. Proc. roy. Soc., B 86, Nr B 586, 203—215 (1913). — RANKINE: Practival Observations upon the yaws. Edinburgh med. J. 1827. — Rapporte Serdang Doctor Fonds, Sumatra Ostkueste (BAERMANN), 1908—1913. Varekamp Medan, Huber Diessen 1914—1918. — RAT, J. NUMA: (a) Yaws, its nature and treatment, 1891. (b) Bericht an den internationalen Kongreß für Dermatologie, 1893. S. 327. (c) A paper on Yaws. J. trop. Med. 5, 205 (1902). (d) Introduction of Yaws into Anguilla in 1902 (West.-Ind.). J. trop. Med. 7, 86 (1904). (e) The treatment of yaws by alcalies. J. trop. Med. 7, 317 (1904). (f) Pathologie of the Yaws Nodule. J. trop. Med. 8, 262 (1905). (g) Rhinopharyngeal lesions in Yaws. J. trop Med. 9, 135 (1906). — REASONER, MATHEW A.: Experimental Yaws and Syphilis. Amer. J. trop. Med. 9, 413 (1929). — REASONER, M. and H. NICHOLS: The use of Arsphenamine in non-syphilitique diseases. J. amer. med. Assoc. 75, Nr 10, 645 (1920). — REBUFFAT, E.: Le dermatol dans le traitement du pian. Ann. Soc. belge Méd. trop. 6, 213 (1926). — REED, E.: Medical work in American Samoa. U. S. nav. med. Bull. 7, 564 (1913). — REID, C.: Tratment of Yaws by Tartar emetic. Appendix Nr 1. Tanganyika Territory Ann. Med. Rept. 1921, 54. Ref. Trop. Dis. Bull. 20, 842 (1923). — REMLINGER, R.: Un cas de Nodules chez un Européen. Maroc. méd. 1923, No 19, 201. — RENAUD, G.: Un cas de Pian chez une Européenne. Marseille méd. 1903, No 18. — Report of the Advisory Comitee for the tropical Diseases researche fund for the year 1911. Published by H. M. Stat. Off. London 1912. — Report of the commission appointed to inquiry in to the decrease of the native population, with appendices. Colony of Fiji. Suwa 1896. — Report by the Surgeon-General on the medical Department for the year 1912/13. Trinidad and Tobago. Port-of-Spain 1914. Gov. Print. Off. Ref. Trop. Dis Bull. 4, 421 (1914). — Extract from annual Report on Hospitals and Dispensaries 1912/13. Windwaard Islands, St. Lucia. Ref. Trop. Dis. Bull. 3, 241 (1914). — Report on the prevalence of Yaws in Montserrat, and of the effects of Salvarsan thereon. (M. S. Report by J. C. MCPHERSON and W. G. HEATH.) Dat. Montserrat 1913. Ref. Trop. Dis. Bull. 4, 496 (1914). — Report of proceedings of West Indian medical Conference held in Georgetown, British Guiana 1921. Georgetown 1921. Ref. Trop. Dis. Bull. 20, 1 (1923). — Reports of intensive treatment of Yaws in Grenada 1922 (PATERSON, G. W.). Ref. Trop. Dis. Bull. 20, Nr 10, 843 (1923). — RICCONO, M.: Yaws and similar diseases in South Africa. S. afric. med. Rec. 14, 83 (1916). — RINGEN-BACH, J. et GUYOMARC'H: La Lèpre et le Pian dans les territoires parcourus par la section française du la mission de délimitation afrique équatoriale Française Cameroun en 1912/13. Bull. Soc. Path. exot. Paris 8, 124 (1915). — RITCHIE, T. RUSSELL: Yaws. Med. J. Austral. 1927, Suppl., Nr 13, 401. — RIVAS, FRANCISCO ALPHONSO: Contribucion al estudio del agente patogeno de la Buba. Tesis de doctorado. Venezuela 1906. — ROBERTSON, ALEXAN-DER: (a) Remarks on the bacterioly and treatment of yaws (Framboesia tropica). Brit. med. J. 1902, 868. (b) Preliminary note on a Protozoan in Yaws. J. trop. Med. 11, 321 (1908). (c) A short account of the diseases of the Gilbert and Ellice-Islands. J. trop. Med. 11, 17 (1908). (d) Flies as Carriers of contagion in Yaws (Framboesia tropica) 11, 213 (1908). — ROBLEDO, E.: Deux cas de Pian en Colombie. Bull. Soc. Path. exot. Paris 2, 245 (1909). — ROCHAS, DE V.: (a) Essai sur la Topographie Hygienique et médicale de la Nouvelle Calédonie, p. 20. (Zit. bei PERNET, A Note on Yaws.) Paris 1860, (b) Fram-boesia. In: Dictionnaire encyclopédique des sciences médicales, 1881. — RÖMER, V.: Historische schetsen. — ROLLET: Recherches sur plusieurs maladies de la peau réputées rares au exotiques, qu'il convient de rattacher à la syphilis, 1860. — ROSSITER, P. S.: (a) Report of a case ressembling Gangosa in which Treponema pertenuis was present. U. S. nav. med. Bull. 6, 78 (1912). — ROST, G.: (a) Salvarsan bei Framboesia, Lepra, Granuloma tropicum. Münch. med. Wschr. 1911, Nr 21, 1136. (b) Über Salvarsan und Framboesie. Münch. med. Wschr. 1912, Nr 17, 924. (c) Die Salvarsanbehandlung der Framboesie. Münch. med. Wschr. 1912, Nr 44, 2427. — ROUSSEAU, L.: Note sur la syphilis et le pian au Cameroun. Bull. Soc. Path. exot. Paris 12, 407 (1919). — ROUVROY: Action du Stovarsol sur le Pian. Bull. méd. Katanga 2, 16—17 (1925). Ref. Trop. Dis. Bull. 22, 551 (1925). — ROUX, F.: Traité pratique des maladies des Pays chauds. Tome 3, p. 309. Paris: Stein-heil 1888. — ROY, JAGATPADI: (a) A case of gangosa at the Alipore Jail. Indian med. Gaz. 53, 180 (1918). (b) Le Goundou. Arch. internat. Laryng. etc. 1925, 264. (c) Le Goundon. Rev. Méd. trop. 17, 33 (1925). — ROY DES BARRES, A. LE: (a) Traitement du Pian par le

Ludyl. Bull. Soc. méd.-chir. Indochine 5, 186 (1914). (b) Behandlung der Framboesie mit Galyl oder 1116. 3. Congr. far-east. Assoc. trop. Med. Saigon 1913. — RUFFER: Studies in the paleopathology of Egypt. — RUTHERFORD, C. G.: Report on the treatment of Parangi (Framboesia or Yaws) in the Gov. Hospital of Ceylon by Salvarsan. Arsenious-Jodide en Arsenobenzol. Rep. to Col. Office, 26. Nov. 1915. Ref. Trop. Dis. Bull. 8, 368 (1916). — RYCKEVAERT, P., M. LEGER et P. MOUZELS: Le Pian à la Guyane française. Bull. Soc. Path. exot. Paris 10, 528 (1917).

SABELLA, P.: (a) La Framboesia tropica le a Tripoli e la sua cura col Neosalvarsan. Policlinico, sez. prat., 19, 1261 (1912). (b) Studio parallelo fra la Syphilide, la Framboesia e il Granuloma ulcerosa delle Pudende, osservati nella Tripolitania (con ricerche istologiche e sperimentali). Malaria e Mal. Paes. Caldi 4, 102—113 (1913). — SABRAZES, J.: Le spiro-chète du pian (Spirochaeta pertenuis). C. r. Acad. Sci. Paris 184, 47 (1927). — SALANQUE, IPIN: Pian. Traité de path. exot., Tome 7. Paris: Baillière et Fils 1919. — SALM, A.: Quelques notes sur le Pian et son traitement a Java. Bull. Soc. Path. exot. Paris 16, 580 (1923). — SAMBERGER: Dermatitis framboesiforme. Arch. f. Dermat. 1904. — SAMBUC, E. et R. BAU-JEAN: Ulcérations intestinales dans l'arsenicisme chronique consécutif à des injections de Néosalvarsan. Bull. Soc. med.-chir. Indochine 4, 441 (1913). — SARGENT, WIL-LARD S.: A Case of Deformity due to Yaws. Mil. Surgeon 68, 179 (1931). — SAUVAGES: Nosologica methodica, III. Pt. 2, p. 425. Amsterdam 1768. — SCHAMBERG, J. F. and J. V. KLAUDER: Study of a case of yaws contracted by an American soldier in France. Amer. J. trop. Med. 1, 49 (1921). — SCHAUDINN, F. u. E. HOFFMANN: Über Spirochäten-befunde im Lymphdrüsensaft Syphilitischer. Dtsch. med. Wschr. 1905, 711. — SCHER-SCHMIDT, A.: (a) Erfahrungen mit Joha bei Framboesie. Arch. Schiffs- u. Tropenhyg. 17, Nr 16, 552 (1913). (b) Verunstaltungen einer Hand infolge Späterscheinungen von Framboesie. Arch. Schiffs- u. Tropenhyg. 18, 66 (1914). (c) Ein Fall von totaler Zerstörung des harten Gaumens. Arch. Schiffs- u. Tropenhyg. 18, 65 (1914). — SCHEUBE, B.: (a) Die Krankheiten der warmen Länder. Jena 1893, 1910. (b) Die venerischen Krankheiten in den warmen Ländern. Arch. Schiffs- u. Tropenhyg. 6, H. 5/7, 147, 187, 217 (1902). — SCHILLING: (a) De morbo in Europa pene ignoto quem Americani vocant yaws, 1770. (b) Geneeskundige verhandeling van eene in Europa bijna onbekende ziekte, bij de Ameri-kanen Yaws genoemd, waarachter gevoegd een zestal zeldzaame geneeskundige waarnee-mingen, benevens eene natuurkundige waarneeming over den siddervis, 1770. — SCHIL-LING, CLAUS: Framboesia tropica. In KRAUS-BRUGSCH, Spezielle Pathologie, 1915. — SCHLOSSBERGER, H.: Syphilis und Framboesie bei Mäusen. Zbl. Bakter. I Orig. 104, 237 (1927). — SCHLOSSBERGER, H. u. R. PRIGGE: Beobachtungen bei der Recurrensinfektion syphilis- und framboesiekranker Kaninchen. Med. Klin. 1926, Nr 32, 1227. — SCHMIDT, HANS: Antimon in der neueren Medizin. Arch. Schiffs- u. Tropenhyg. 26, Beih., 7—65 (1922). — SCHMIDT, K.: Framboesie und Vaccine. Arch. Schiffs- u. Tropenhyg. 17, 460 (1913). — SCHMITTER, F.: The Aetiology of Gangosa and its relation to papulo-circinate Yaws. J. trop. Med. 24, 229 (1921). — SCHÖBL, OTTO: (a) Some Factors in Treponematous Infection that influence the Result of the Wassermann Reaction. An experimental study. J. Philippine Islands med. Assoc. 7, 122 (1927). (b) Immunity in yaws. J. Philippine Islands med. Assoc. 8, 6 (1928). (c) Note on local terminology of certain manifestations of yaws. Philippine J. Sci. 35, 127 (1928). (d) Serologic Studies in experimental Yaws. Philip-pine J. Sci. 40, 53 (1929). (e) Summary of Serologic Studies in experimental Yaws. Philip-pine J. Sci. 40, Nr 1, 89 (1929). (f) The duration of antitreponematous immunity with regard to syphilis in Philippine monkeys. Philippine J. Sci. 43, Nr 4, 595—598 (1930). (g) The duration of antitreponematous Immunity in Philippine monkeys originally con-veyed by immunization with killed yaws vaccine. Philippine J. Sci., 43, Nr 4, 599—601 (1930). (h) Immunologic reciprocity between syphilis and yaws. Philippine J. Sci. 43, Nr 4, 583—588 (1930). (i) The immunologic effect of repeated yaws infections interrupted by specific treatment given in the early stage of initial yaw. Philippine J. Sci. 43, Nr 4, 589—594 (1930). (k) The immunologic effect of antitreponematous vaccine therapy administered after specific treatment which was given in the early stage of initial yaws in Philippine monkeys. Philippine J. Sci. 43, Nr 4, 603—609 (1930). (l) Further Experi-ments concerning immunity in treponematous infections. Philippine J. Sci. 45, 221 (1931). — SCHOEBL, O. und Mitarbeiter (C. M. HASSELMANN, O. GARCIA u. J. RAMIREZ): Experimental yaws in Philippine monkeys and a critical consideration of our knowledge concerning framboesia tropica in the light of recent experimental evidence. Philippine J. Sci. 35, Nr 3, 209 (1928). — SCHOEBL, O. and I. MIYAO: Immunologie Relation between Yaws and Syphilis. Philippine J. Sci. 40, Nr 1, 91 (1929). — SCHOEBL, O., E. W. SELLARDS and G. R. LACY: Some Protean Manifestations of the Skin Lesions of Yaws. Philippine J. Sci. 30, 475 (1926). — SCHOEBL, O. and J. RAMIREZ: The globulin praecipitation reaction in Yaws. Its independence of the Wassermann Reaction and its behavior during the course and treatment of the disease. Philippine J. Sci. 30, 483 (1926). — SCHOEBL, O. and B. TANABE: Experiments concerning the yaws antigen which produces positive Wassermann

Reaction when injected in suitable experimental animals. Philippine J. of Sci. **40**, 57 (1929). — Schoonermark, S. jr.: Framboesia, Yaws, Pian, Polypapilloma tropicum. Dermatological study. Amsterdam 1886. — Schrecker: Über Salvarsanbehandlung bei Säuglingen. Arch. Schiffs- u. Tropenhyg. **19**, Nr 5, 149 (1915). — Schüffner: (a) Framboesia tropica. Voordracht afd. Sumatra's Oostkust, 1906. (b) Framboesia tropica. Voordr. Ned. Ver. voor trop. geneesk, 1913. — Schüffner, W.: (a) Die Spirochaeta pertenuis und das klinische Bild der Framboesia tropica. Münch. med. Wschr. **1907**, Nr 28, 1364. (b) Über Framboesia tropica und die Wa.R. Geneesk. Tijdschr. Nederl.-Indië **1911**, Feestbundel. 350. — Schüffner, W., G. Baermann u. a.: Discuss. in der Vergadering der afdeeling S. O. der vereeniging tot bevoordering der geneeskundige wetensch., 6. Okt. 1906. Geneesk. Tijdschr. Nederl.-Indië **1907**, 53 f. — Sellards, A.: Public Health aspects of Yaws. Philippine J. Sci. **22**, 251 (1923). — Sellards, A. and E. Goodpasture: Immunity in Yaws. Philippine J. Sci. **22**, 233 (1923). — Sellards, A., E. Goodpasture and W. de Leon: Investigations concerning Yaws. Philippine J. Sci. **22**, 219 (1923). — Sellards, A. W., G. R. Lacy and O. Schoebl: Superinfection in Yaws. Philippine J. Sci. **30**, 463 (1926). — Selwyn-Clarke, P. S.: On the Exhibition of stovarsol (Acetyloxyaminophenylarsinic Acid) in the treatment of Framboesia in the Ashanti. Trans. roy. Soc. trop. Med. Lond. **20**, 373 (1927). — Seyffert, R.: Erfahrungen mit Salvarsan bei Tropenkrankheiten. Arch. Schiffs- u. Tropenhyg. **18**, Nr 6, 186 (1914). — Sézary, A.: (a) Syphilis exotique et pathogénie de la syphilis nerveuse. Presse méd. **34**, 4 (1926). (b) Syphilis exotique et syphilis nerveuse. Presse méd. **34**, 452 (1926). — Sharp, N. A. Dyce: Yaws — its treatment as an economic problem in Africa. J. trop. Med. **30**, 21 (1927). — Shennan, Theodore: The localisation of spirochaetes in the papules of yaws. J. of Path. **12**, 426 (1908). — Shircore, J. O.: (a) Notes on the treatment of Yaws with Bismuthosodium and Potassium Tartrate. Tanganyika Territory Ann. med. Rep. **1921**, 57—61. Ref. Trop. Dis. Bull. **20**, 842 (1923). (b) Yaws and syphilis in tropical Africa: Mass treatment with Bismuth-Arsenic Compounds. Lancet, 3. Juli **1926**, 43. (c) A Note on certain aspects of the epidemiology and morbidity of yaws. with special reference to fat metabolism. Lancet, 3. Mai **1930**, 960. — Siebert: Diskussion über Framboesie. Arch. Schiffs- u. Tropenhyg. **1912**, Beih. 4, 62. — Siebert, Conrad: Haut- und Geschlechtserkrankungen in Neu-Mecklenburg (Bismarck-Archipel). Arch. Schiffs- u. Tropenhyg. **13**, 201 (1909). — Siebert, W.: (a) Framboesiespirochäten im Gewebe. Arch. Schiffs- u. Tropenhyg. **11**, 699 (1907). (b) Zur Lagerung der Framboesiespirochäten in der Haut. Arch. Schiffs- u. Tropenhyg. **12**, Beih. 5 (1908). (c) Betrachtungen über histopathologische Untersuchungen bei Framboesia tropica. Arch. Schiffs- u. Tropenhyg. **12**, Beih. 5 (1908). — Sieler, J. F.: Medical Notes on Jamaica. Amer. J. trop. Med. **3**, Nr 8, 433 (1916). — Skottowe, Alex J. F.: Framboesia or „Coko". Glasgow med. J., März **1890**. — Smith, E.: Yaws in Borneo. Lancet **1894**, 910. — Smith, E. C.: Some Dermal Manifestation of Yaws. W. afric. med. J. **4**, 9 (1930). — Sobernheim: (a) Spirochätenbefunde bei den sog. Malayenfibromen (Demonstration). Zbl. Bakter. I Orig **93**, 260 (1924). (b) Die Ätiologie der multiplen Fibrome bei Malaien. Arch. Schiffs- u. Tropenhyg. **28**, 73 (1924). — Soetoma, R. u. Eichhorn: Een vorm van tertiaere Framboesia bij kinderen. Geneesk. Tijdschr. Nederl.-Indië **65**, 207 (1925). — Sollini, A.: Il pian e il neo I. C. I. Arch. ital. Sci. med. colon. **8**, 396 (1927). — Spaar, E.: Note on three cases of Parangi treated with Castellani mixt. J. trop. Med. **18**, 170 (1915). — Spittel, R.: (a) Intravenous injections of Arsen and Merc. Jod in Syphil. and Yaws. Practioner **101**, 212 (1918). (b) Parangi. J. Ceylon Br. of the Brit. Med. Assoc. Ref. Trop. Dis. Bull. **19**, 1—14 (1922); **20**, 169 (1923). (c) Framboesia tropica. London: Baillière, Tindall and Cox 1923. — Splendore, A.: (a) Blastomicosis-Leishmanniosis. Policlinico **1911**, No 1. (b) Brasilianische Buba. Dtsch. med. Wschr. **1911**, 1487. (c) Buba-Blastomicosi-Leishmaniosi. Arch. Schiffs- u. Tropenhyg. **15**, 105 (1911). — Sprengel: Beiträge zur Geschichte der Medizin, 1796. — Stannus, Hugh S.: Yaws and Syphilis. Brit. J. vener. Dis. **4**, 55 (1928). — Steel, C. R.: The treatment of yaws and syphilis with bismuth sodium potassium tartrate, compared with that by Neokharsivan. J. trop. Med. **30**, 274 (1927). — Stephenson, C.: Yaws with report of a case developped in a temperate climate. Mil. Surgeon **47**, 344 (1920). — Stibbe, E.: A clinical note on Yaws in the Pacific with consideration to its relationsship to Syphilis. S. afric. med. Rec. **10**, Nr 19, 418 (1912). — Stitt, E. R.: (a) A case of gangosa in a white man. U. S. nav. med. Bull. **1**, 96 (1907). (b) Contributions of the medical corps of the United States Navy, to American medicine. U. S. nav. med. Bull. **24**, 1—12 (1926). — Strachan, H.: Bony overgrowth or exostoses in the West-Indian negro. Brit. med. J. **1894**, 189. — Strong, R. P.: (a) A study of some tropical ulcerations of the skin with particular reference to their etiology. Philippine J. Sci. **1**, 91 (1906). — (b) The specific cure of Yaws. Philippine J. Sci. **5**, 433 (1910). (c) The treatment of Yaws (Framboesia) with Arsenobenzol (Salvarsan). J. of exper. Med. **13**, 412 (1911). (d) Die spezifische Behandlung der Framboesie mit Dioxydiamidoarsenobenzol. Arch. Schiffs- u. Tropenhyg. **1911**, H. 6, 189. (e) Die spezifische Behandlung der Framboesie mit Salvarsan. Münch. med. Wschr. **1911**, Nr 8, 398. Strong, R. P., E. Tyzzer and

A. SELLARDS: Differentialdiagnosis of Verruga peruviana. J. trop. Med. **18**, 122 (1915). — SURBECK: Zilversalvarsan en Sulfoxylat by Malaria. Geneesk. Tijdschr. Nederl.-Indië **62**, 741 (1922). — SWEITZER, S. E.: Keratoderma punctatum. Arch. of Dermat., N. s. 8, 687—694 (1923).

TAKASAKI, S.: (a) Contribution to the clinical study of yaws. Acta dermat. Kioto **4**, 174 (1925). (b) Keratitis and Iritis framboetica. Acta dermat. Kioto **4**, 176 (1925). (c) The blood picture of yaws. Acta dermat. Kioto **7**, 100 (1926). (d) Is there any difference in staining between spirochaeta pallida and spirochaeta pertenuis. Acta dermat. Kioto **7**, 221 (1926). — TAKASUGI, S.: Yaws in the Caroline and Marianne Islands. Trans far-east. Assoc. trop. Med. 6 biennial Congr. Tokyo **2**, 179 (1925). — TANABE, B.: (a) The Effect of the administration of alcohol upon the result of the Wassermann Test in yaws monkeys. Philippine J. Sci. **37**, 247 (1928). (b) Note on the duration of immunity to yaws in Philippine monkeys. Philippine J. Sci. **40**, Nr 1, 49 (1929). — TANON et JANOT: Le Traitement du Pian par le Stovarsol. Rev. Méd. trop. **16**, 18 (1924). — TERRA, FR.: Da bouba. Brazil méd. **1909**, 42. Ref. Arch. Schiffs- u. Tropenhyg. **1910**, 262. — THEVET ANDREWE: The new found world or Antarctike, wherein is contained wonderful and strange things. London 1568. — THIEME, O.: Meine Erfahrungen über 1137 Salvarsaninjektionen bei Framboesie in Samoa. Arch. Schiffs- u. Tropenhyg. **29**, 162 (1925). — THOMSON: Observations and experiments on the nature of the morbid poison called yaws, with coloured engraings of the eruption. Edinburgh med. J. **1819**. THOMSON, G.: Report on the treatment of Yaws in Jamaica by the Castellani Method. M. S. Report, Colon. Off., 1916. Ref. Trop. Dis. Bull. **8**, 369 (1916). — THORPE, V. GUNSON: Yaws in the South Sea Islands. Brit. med. J., 18. Jan. **1898**, 1568. — TIROUVANZIAM: Le Pian, maladie endémique. Bull. Soc. méd.-chir. Indochine **7**, 317 (1929). — TODD, K. WALLER: Halarsol and yaws. Two further series of cases. Trans. roy. Soc. trop. Med. Lond. **23**, 201 (1929). — TOURNIER, E.: Le traitement du Pian par les Injections souscutanées de Novarsenobenzol. Ann. de Méd. et Pharm. Col. **20**, 37 (1922). — *Traitement* du Pian à l'hôpital indigène de Ha-dong. Extrait du Rap. ann. 1912. Ann. Hyg. et Med. colon. **17**, Nr 2, 605 (1914). — TREBECK, A. O.: Note on the prevalence of Framboesia among the Fijians. Med. News, 26. März 1898. — TRUFEI: 20. Kongr. ital. dermat. Ges. Giorn. ital. Mal. vener. Pelle **1924**, 589. — TURKHUD: Gangosa. Indian med. Gaz. **52**, 53 (1917).

UNNA, P. C.: Die Histopathologie der Hautkrankheiten, S. 503. Berlin 1894. — URIBROY: Yaws in India, 1873. — On the *Use* of Bismuth and arsenic compounds in the treatment of yaws and syphilis. Gold Coast rep. on med. and san. dept. for year 1928—1929. Appendix F. p. 132. Ref. Trop. Dis. Bull. **27**, 716 (1930).

VALENZUELA, A. J.: Die Republik Ecuador und ihre Pathologie. Arch. Schiffs- u. Tropenhyg. **31**, 13 (1927). — VERTEUIL, F. de: The site of infection in Yaws. Brit. med. J. **1911** II, 523. — VIOLLE, H.: Sur un cas de Pian observé en France. Bull. Soc. Path. exot. Paris **10**, 784 (1917). — VIRCHOW: Das Alter der Syphilis in Ost-Asien. Virchows Arch. **53**. — VOEGTLIN, C. and H. DYER: Reinoculations as a Criterion on Cure of experim. Syphilis, with reference to Arsphenamine. Neoarsphenamine and Sulpharsphenamine. Publ. Health Rep. **40**, 2511 (1925). — VOGLER: De Framboesia in het zuidwesten van Sumatra. Geneesk. Tijdschr. Nederl.-Indië Deel 2 u. 3.

WAAR, C. A. H.: Rhinopharyngitis mutilans (Gangosa). Nederl. Tijdschr. Geneesk. **69**, Nr 12, 1301 (1925). — WALBAUM: Diskussion zu W. SIEBERT: Betrachtungen über histopathologische Untersuchungen bei Framboesia tropica. Arch. Schiffs- u. Tropenhyg. **12**, Beih. 5, 245 (1908). — WEBER: Chronic fibroid subcutaneous syphilomata of the legs associated with chronic periurethral induration in the penis, so called indurated penis plasticum. Brit. J. Dermat. **1920**, 173. — WECK: Bericht über Erfahrung mit Joha. Arch. Schiffs- u. Tropenhyg. **17**, Nr 16, 559 (1913). — WEICHBRODT, R.: Beeinflussung der Inkubationszeit bei Infektionskrankheiten. Dtsch. med. Wschr. **51**, Nr 47, 1949 (1925). — WEICHBRODT, R. u. F. JAHNEL: Einfluß hoher Körpertemperaturen auf die Spirochäten und Krankheitserscheinungen der Syphilis im Tierexperiment. Dtsch. med. Wschr. **45**, 483 (1919). — WEIR, H. C.: A Note on the value of ,,Sobita" in the treatment of yaws. W. afric. med. J. Lagos **2**, 185 (1929). — WELLMAN, F. CH.: (a) On the morphologie of the Spirochaetae found in Yaws papules. Arch. Schiffs- u. Tropenhyg. **11**, 545 (1907). (b) On a Spirochaete found in Yaws papules. J. trop. Med. **8**, 345 (1905). — WHITE and TYZZER: A case of Framboesia. J. of cutan. Dis. **1911**, 136. — WICK: (a) Gundu in Neu-Guinea. Arch. Schiffs- u. Tropenhyg. **18**, 403 (1914). (b) Med. Ber. dtsch. Schutzgebiet **1904/05**, 373. — WILLIAMS, G. A.: A Report on Cerebral symptons in a case of yaws in a male African. Tanganyika Territory, Ann. Med. a. San. Rep. for the year ending 31. Dez. 1926, p. 105—106. Ref. Trop. Dis. Bull. **25**, 658 (1928). — WILLIAMS, L. H.: Antimony and potassium tartrate in treponematosis. U. S. nav. med. Bull. **27**, 386 (1929). — WILMANS: Die Wandlung der Syphilis. Zbl. Hautkrkh. **1925**. — WILSON, F.: Note by a Nurse on the treatment of Yaws with Novarson. J. trop. Med. **28**, 424 (1925). — WILSON, P.: Observation concerning Yaws in Haiti. U. S. nav. med. Bull. **20**, 190 (1924). — WILSON, P. W.: The frontal Attack on yaws — a plea for a change in strategy. U. S. nav. med. Bull. **28**, 1 (1930). — WILSON,

PAUL W. and MAURICE S. MATHIS: Epidemiology and pathology of yaws. A report based on a study of one thousand four hundred and twenty three consecutive cases in Haiti. J. amer. med. Assoc. **94**, 1289 (1930). — WINCKEL, CH.: (a) Het Framboesia Problem in Nederlandsch-Indie. Medeel. Burg. Geneesk. Nederl.-Indië **3**, 213 (1923). (b) Progress achieved in combating the Framboesia tropica. Indian med. Rec. **46**, 97 (1926). — WINCKEL, CH. W. F.: (a) Die Bekämpfung der Framboesia tropica. Arch. Schiffs- u. Tropenhyg. **30**, Beih., 184 (1926). (b) Bekämpfung der Framboesia tropica mit Salvarsan. Dermat. Wschr. **82**, 874 (1926). — WINTERBOTTOM: Account of the native Africans, 1762. — WOLF, J. A. DE: Trinidad and Tobago West Indies. Rep. of the Surg. Gener. for 1903/04. Ref. Arch. Schiffs- u. Tropenhyg. **9**, 128 (1905). — WOLLEY: Framboesia tropica. Internat. Clin. **1910**. — WOOLLEY, P. G.: (a) Framboesia; its occurrence in natives of the philippine Islands. Gov. Labor. Manila Rep. Okt. **1904**, Nr 20, 51—54. (b) Amer. Med., 6. Aug. **1904**. — WOOD, E.: The occurence of Yaws in the U. S. Amer. J. trop. Dis. a. prevent. Med. **2**, 431 (1915).

ZANDT, V.: Case of yaws. N. Y. med. chir. Bull. **1831**. — ZIEMANN, H.: (a) Beitrag zur Frage der sog. Rhinopharyngitis mutilans. Arch. Schiffs- u. Tropenhyg. **30**, Beih. 1, 161 (1926). (b) N-Gundu bei Affen und Menschen. Arch. Schiffs- u. Tropenhyg. **26**, 331 (1922). — ZÜLZER, M.: Die Spirochäten, aus V. PROWAZEKs Handbuch der pathogenen Protozoen, Bd. 3, S. 1627. Leipzig: Joh. Ambrosius Barth 1925. — ZÜLZER, M. u. E. PHILIPP: Beeinflussung des kolloidalen Zustandes des Zellinhaltes von Protozoen durch Radiumstrahlen. Biol. Zbl. **45**, 557 (1925). — ZYL, A. VAN DER: Over Salvarsandermatitis en Salvarsanicterus. Geneesk. Tijdschr. Nerl.-Indië **62**, 589 (1922).

Nodositas juxta-articularis.

Von

Martin Mayer-Hamburg und **Ernst G. Nauck**-Hamburg.

Mit 9 Abbildungen.

Geschichtliches. Die Affektion wurde zuerst 1892 von Lutz in einem „Brief aus Honolulu" vom September 1891 in den Monatsheften für praktische Dermatologie (Bd 14, 1892, S. 30) mit Abbildungen veröffentlicht. Wegen der vielen Prioritätsstreitigkeiten, die sich später entspannen, sei hier die Lutzsche Mitteilung wiedergegeben:

„Im Anschluß an Lepra und Syphilis will ich noch einer Affektion erwähnen, welche ich hier wiederholt sowohl bei Eingeborenen als bei Fremden beobachtet habe; die mitgesandte Photographie illustriert einen sehr prägnanten Fall derselben. Die Träger waren zum Teil leprös, zum Teil nicht, aber alle der Syphilis mehr oder weniger dringend verdächtig. Es handelt sich um Tumoren, welche stets nahe an einem Knochen und meist in der Gegend eines Gelenkes gefunden wurden. Ihre Konsistenz ist derart, daß man an Chondrome denken kann, während sie sich von Exostosen dadurch unterscheiden, daß sie nicht kontinuierlich mit dem Knochen zusammenhängen. Diese Tumoren bilden sich unter Jodkaliumbehandlung zuweilen vollkommen, häufiger nur größerenteils zurück — übrigens nicht ganz mit der Geschwindigkeit eines gewöhnlichen Gummas. — Bei dem Originale des Bildes exstirpierte ich, nach dem die Wirkung des Jodkaliums sich erschöpft hatte, die zurückgebliebenen Reste der Geschwülste an den Ellbogen und fand weiße, sehnige, mit der Umgebung fest verwachsene Bindegewebstumoren. Dasselbe fand ich bei dem Kinde des Patienten, bei welchem ein ähnlicher Tumor an einer Rippe durch Ulceration der darüber liegenden Weichteile bloßgelegt war; daneben bestand ein kachektischer Zustand mit Symptomen kongenitaler Syphilis, während der Vater einen unverkennbar leprösen Erythemfleck zeigte. Andere Fälle, bei denen zweifellos dieselbe Affektion vorlag, zeigten die Tumoren an Hüfte, Handteller, Vorderarm und Fingern; sie waren meist kleiner und jüngeren Datums."

1900 hat MacGregor die Krankheit aus Neu-Guinea beschrieben. Jeanselme berichtete 1904 zuerst über von ihm 1899/1900 in Indochina gesehene Fälle. Steiner teilte 1904 solche aus Java mit. Seitdem wurden aus den verschiedensten Weltgegenden Fälle berichtet. Der Name „Nodositas juxta-articularis" stammt von Jeanselme.

Geographie. *Asien:* Ceylon, Indien, Hinterindien, Indochina, China, Siam, Japan, Niederländisch-Indien, Arabien.

Afrika: Algier, Marokko, Tunis, Tripolis, Senegal, Sudan, Somaliland, Madagaskar, Mauritius, belgischer Kongo, französisch Guinea, Südafrika.

Amerika: Brasilien.

Ozeanien: Neu-Guinea, Neu-Kaledonien, Philippinen, Hawaii.

Europa: Schweiz, Deutschland u. a.

Epidemiologie. Die Affektion kann alle Rassen befallen, auch in tropischen Gegenden ist sie wiederholt bei Europäern gesehen worden; die Fälle in Europa selbst betrafen auch solche. Dem Alter nach sind in der Regel Personen in reifem Alter, oft sogar bereits im Greisenalter befindliche, erkrankt. Bei Kindern ist die Affektion bisher nicht gesehen. Die Mehrzahl der beschriebenen Fälle scheint Männer zu betreffen.

Klinik. *Sitz der Knoten:* Sie sitzen in der Regel in der Nähe der Gelenke, und zwar in den meisten Fällen der Knie- und Ellbogengelenke. Seltener sitzen sie am Hüftgelenk, Spina iliaca posterior, am Kreuzbein, der Tuberositas tibiae, am Tarsometatarsalgelenk der Füße, Fußrücken, Rippen.

Bevorzugt werden stets die Streckseiten der Extremitäten. Die Tumoren sind dabei sehr oft symmetrisch.

Es handelt sich um derbe, unter der Haut liegende Tumoren zunächst von etwa Erbsen- bis Nußgröße, die bis Faustgröße heranwachsen. Im Anfang fühlen sie sich noch etwas teigig an, später werden sie hart

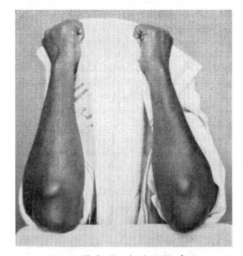

Abb. 1. Nodositas juxta-articularis.
(Gleicher Fall wie Abb. 2.)
(Aus M. MAYER: Exotische Krankheiten, 2. Aufl.)

fibrös. Mit der Haut sind sie nicht fest verwachsen, sondern lassen sich unter ihr etwas hin- und herbewegen. Oft ist nicht ein einheitlicher Knoten vorhanden, sondern mehrere dicht zusammenliegende von verschiedener Größe.

Irgendwelche entzündliche Erscheinungen während des Entstehens sind nicht beobachtet, doch wird im Anfang oft über lokale Schmerzen in den Knoten berichtet. Manchmal scheinen auch Fisteln zu entstehen, wenigstens sah ich eine feine Fistel bei einem typischen Knoten am Knie eines Arabers, die etwa 2 cm tief in das Gewebe hineinging und leicht getrübtes Sekret entleerte.

Das Wachstum ist ein recht langsames, schließlich kommt es zum Stillstand und die einzigen Beschwerden liegen in den mechanischen Störungen (Druckstellen). So ist die Prognose eine relativ günstige.

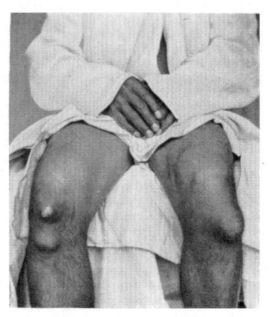

Abb. 2. Nodositas juxta-articularis.
(Aus M. MAYER: Exotische Krankheiten, 2. Aufl.)

Ätiologie. Es wurde zunächst vielfach an eine mykotische Ursache gedacht und FONTOYNONT und CAROUGEAU züchteten bei einem Fall aus Madagaskar einen Pilz, der Nocardia carougeaui (Brumpt) benannt wurde. Es scheint, daß es sich dabei nicht um eine echte Nodositas juxta-articularis, sondern um eine dem Madurafuß nahestehende Infektion gehandelt hat. In der Fistel meines Falles sah ich auch Pilzfäden, deren Kultur mißlang. Curie und Hollmann züchteten einen Aspergillus aus einem Fall, der gleichzeitig Lepra hatte.

Jeanselme dachte daran, daß die Knoten eine mechanische Ursache haben könnten, da sie sich an denjenigen Stellen der Extremitäten entwickeln, wo ein Kontakt mit dem Boden stattfände; Dekester u. Martin sahen solche Knoten auch an der Stirn von Mohammedanern in Marokko, an der Stelle mit der sie beim Gebet die Erde berührten. In Afrika wurden sie zum Teil mit „Wurmknoten", hervorgerufen durch Onchocerca volvulus, verwechselt.

Ein Zusammenhang mit *Syphilis* und ein solcher mit *Framboesie* wurde sodann angenommen. Davey fand in Nyassaland, daß von 80 Fällen 72 Framboesie gehabt hatten und 7 noch Zeichen solcher aufwiesen. Mouchet und Dubois, sowie van Hoof kamen am belgischen Kongo zu der gleichen Ansicht, sie stützten sich dabei auf die Annahme der Eingeborenen und die Wirkung von Salvarsan. Poupelain, der 12 Fälle in China in 5 Jahren sah, hielt sie für luetischen Ursprungs und konnte die spezifische Wirkung von Salvarsan feststellen. Montel kam in Annam zu gleichen Schlüssen. Später folgten noch zahlreiche derartige Beobachtungen aus den verschiedensten tropischen Gebieten. Foley u. Parrot halten auf Grund ihrer Beobachtungen in Algier auch die Syphilis möglicherweise für die Ursache. Gougerot, Burnier und Bonnin beschrieben den Fall eines Europäers, der sich in Madagaskar mit Lues infiziert hatte. Egyedi glaubt, daß tertiäre framboetische Veränderungen in den Bursae den Ausgangspunkt für juxta-artikuläre Knoten bilden.

Van Dijke und Oudendaal machten dann in Niederländisch-Indien sorgfältige Untersuchungen und bewiesen für ihr Gebiet den Zusammenhang mit Framboesie. Sie konnten als erste in Schnitten der Knoten Spirochäten vom Typus des Tr. pertenue nachweisen. Ihre Befunde wurden bestätigt von van Loon, Sobernheim, Clapier, sowie Takasaki und Ikegami. Letztere fanden in 20 von 30 Fällen Spirochäten, die sie als eine besondere Art auffassen, die dem Tr. pertenue und pallidum verwandt sei.

Aber auch die syphilitische Ätiologie, besonders für Fälle, die nicht in „Framboesiegebieten" vorkommen, ist weiter angenommen und bestätigt worden (de Quervain, Cange und Argaud; Nogue, Picout-Laforest u. a.). Namentlich Jessner hat unter Zugrundelegung der Gesamtliteratur solche Fälle genauer bearbeitet und als syphilitische juxta-artikuläre Knotenbildungen beschrieben. (Auf diese nichttropische Gruppe kann hier nicht eingegangen werden.)

Auch die Wa.R. ist in zahlreichen Fällen positiv befunden worden (Hallenberger, Pinto, Gutierrez, Onorato u. a.). Es darf somit als sicher angenommen werden, daß der größte Teil der Fälle von Nodositas juxta-articularis als Spätform von Framboesie und Syphilis anzusehen sind. Es ist aber durchaus möglich, daß noch eine Reihe der Fälle andere Ursachen, vielleicht tatsächlich in Form zunächst mechanischer Reize, aufweist.

Nicht verwechselt dürfen aber die echten juxta-artikulären Knoten mit den subcutanen fibroiden Syphilomen Webers werden, die nach Goodman und Joung sowie Gutierrez von ihnen nur histologisch unterschieden werden können.

Therapie. Wie bereits erwähnt, hat eine spezifische Behandlung mit organischen Arsenpräparaten in vielen Fällen sehr günstige Erfolge gezeigt, Bereits Poupelain und Montel sahen unter solcher Erweichung und Rückbildung bis zu völligem Verschwinden eintreten. Auch mit Jodkali sind gute

Erfolge erreicht worden (JOYEUX). Bei alten völlig fibrös gewordenen Knoten wird man allerdings keine vollständige Einschmelzung mehr erwarten dürfen.

Pathologische Anatomie. Der anatomische Bau der juxta-artikulären Knoten oder multiplen Fibrome ist der Gegenstand zahlreicher histologischer Studien gewesen (STEINER, JEANSELME, GOUGEROT, BRAULT, VAN DIJKE u. OUDENDAAL, COMMES, ARGAUD u. NENON, FOLEY u. PARROT, MOUCHET u. DUBOIS, CURRIE u. HOLLMANN u. a.). Abgesehen von gewissen Abweichungen, die vielleicht mit dem Alter der untersuchten Knoten zusammenhängen, stimmen die Beschreibungen aller Autoren, die sich mit der Histopathologie dieser Erkrankung beschäftigt haben, soweit überein, daß man von einem nicht nur klinisch, sondern auch anatomisch definierbaren Krankheitsprozeß sprechen kann.

Das *makroskopische* Aussehen entspricht dem von subcutan gelegenen fibromatösen, meist recht derben Knoten. Auf Querschnitten erscheinen sie von weißer oder etwas gelblicher Färbung, manchmal erkennt man ihre Zusammensetzung aus mehreren neben- oder übereinander liegenden Knötchen, in denen man unregelmäßig angeordnete Bündel sieht oder weißliche narbige Streifen, die die etwas durchscheinenden Gewebsmassen in einzelne Fächer einteilen. Die Knoten bestehen aus kompakten soliden Massen, die auf allen Teilen der Schnittfläche das gleiche, mehr oder weniger homogene oder streifige Aussehen besitzen. Manchmal kommt es zu zentralen Erweichungen und zu der Bildung von Hohlräumen, die mit visköser Flüssigkeit gefüllt sind, dagegen fehlen Anzeichen einer Verkäsung oder eitrigen Einschmelzungen. (Die mit weichen käsigen Massen angefüllten Knoten, in denen FONTOYNONT und CAROUGEAU Pilze der Gattung *Discomyces* nachwiesen, gehören, wie STEINER bereits ausführte, nicht zu den juxta-artikulären Knoten, sondern zu den Mycetomen und müssen deshalb bei der Betrachtung der pathologischen Anatomie dieser Erkrankung von vornherein ausscheiden.) Ebenso wenig beobachtet man größere Blutungen oder hyperämische Flecken im Gewebe.

Die Haut zieht meist über die subcutan gelegenen Knoten hinweg und ist nicht in die Knotenbildung einbezogen; manchmal soll es zu Verwachsungen mit dem Periost kommen. Im allgemeinen sind die Knoten mehr oder weniger scharf gegen das sie umgebende Gewebe abgesetzt, ohne daß es zu einer regelrechten Kapselbildung kommt. Es finden sich sogar bindegewebige Ausläufer, die von den äußeren Spitzen des Knotens in die Nachbarschaft hineinragen und sich in dem angrenzenden Gewebe verlieren. Die Haut ist in der Mehrzahl der Fälle von ganz normalem Aussehen, doch kommt es manchmal zu Druckerscheinungen, die sich in Hornbildung, Pigmentschwund, Entzündung und Geschwürsbildung äußern können.

Histologisch handelt es sich um *bindegewebige Proliferation mit unspezifischen entzündlichen und degenerativen Vorgängen*. Nach dem Vorbild von JEANSELME kann man drei verschiedene Zonen unterscheiden: 1. eine äußere Zone aus entzündlich verändertem Bindegewebe, 2. eine Zwischenzone mit kernärmerem, strafferem, teilweise degeneriertem Bindegewebe und 3. eine zentrale, aus hyalinem, degeneriertem Gewebe und amorphen Massen mit eingestreuten Kernresten bestehende Zone.

Die *äußere* nach dem subcutanen Bindegewebe und Fettgewebe abgegrenzte Zone besteht aus bindegewebigen Zügen von verschiedenem Zellreichtum. Zwischen den sich in allen Richtungen durchkreuzenden Fibrillen erkennt man große, fixe Bindegewebszellen, Epitheloidzellen, zahlreiche Lymphocyten und Plasmazellen, Makrophagen, polymorphkernige, vereinzelt auch eosinophile Leukocyten, die an den Stellen mit stärkerer entzündlicher Reaktion in einem lockeren Fibrillennetz eingebettet sind. An manchen Stellen sind verstreut

kleine Anhäufungen von Fettzellen vorhanden, die als Überbleibsel von ver-
drängtem Fettgewebe zu deuten sind und von Bindegewebszügen eingeschlossen
werden. Das jugendliche Keimgewebe mit starker entzündlicher Reaktion geht
in Partien über, in denen die kollagene Substanz zunimmt und sich zu dicken
Bündeln anordnet, die durch enge, mit abgeplatteten Zellen angefüllte Räume
voneinander getrennt werden. Der Gefäßreichtum ist bei den verschiedenen
Knoten sehr wechselnd. Einige Knoten sind gefäßreich und von stark erweiterten
Capillaren und Blutgefäßen durchsetzt, andere zeigen eine auffallende Gefäß-
armut. Besonders auffällig sind die von allen Autoren hervorgehobenen perivasculären Zellanhäufungen. Schon mit schwacher Vergrößerung erkennt man

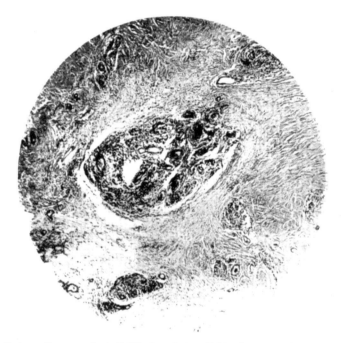

Abb. 3. Perivasculär angeordnete Infiltrate zwischen dichten kernarmen fibrösen Partien. Orig.

dichte zellige Infiltrate in den Bindegewebsmaschen um die Gefäße. Meist
liegen mehrere Gefäße mit den dazu gehörigen Zellmänteln in besonders
abgegrenzten Räumen, die wiederum von bindegewebigen Streifen umgeben
sind. Bei starker Vergrößerung erkennt man auch hier, daß die Infiltrate im
wesentlich aus Lymphocyten, Plasmazellen und in geringerer Zahl auch aus
polymorphkernigen Leukocyten bestehen. Während in den alleräußersten
Partien die Gefäße und Capillaren unverändert erscheinen, zeigen die kleinen
Gefäße hier auch meist endovasculäre Veränderungen im Sinne von Wucherungen
der Intima und Verdickungen der ganzen Gefäßwand.

In der *intermediären Übergangszone* findet nach dem Zentrum zu eine
allmähliche Veränderung der Bindegewebsbündel statt. Sie werden kernarm,
ihre Streifung verschwindet, es tritt eine zunehmende Homogenisierung ein,
wobei die Fasern beginnen, sich mit Eosin intensiv zu färben. Die Gefäß-
neubildungen treten hier noch weiter zurück, größere Gefäße sind kaum noch
anzutreffen, dagegen wohl diffus verstreute kleine Blutgefäße und Capillaren,
die auch hier noch von Infiltraten umschlossen, zwischen dicken, unregelmäßig

angeordneten hyalinen Bündeln liegen und starke Verdickung und Hyalini-sierung ihrer Wände aufweisen. Dazwischen sind noch Reste von fibrillärem

Bindegewebe mit charakteristi-schen, langgestreckten, dünnen, stark basisch gefärbten Kernen mit allen Übergängen zu hya-linen Massen. An den Kernen sind alle möglichen Entartungs-erscheinungen (Pyknose, Chro-matolyse, Karyolyse, Karyo-rrhexis) zu beobachten. Das *elastische Gewebe*, das in den peripheren Partien relativ wenig verändert ist, nimmt nach dem Zentrum zu immer mehr an Zahl und Dicke der Fasern ab. Wo das Binde-gewebe hyalin ist, sind auch die elastischen Fasern voll-kommen verschwunden, auf-gesplittert oder verdrängt. Im allgemeinen ist das Gewebe, verglichen mit dem umgeben-den normalen Gewebe, außer-ordentlich arm an elastischen

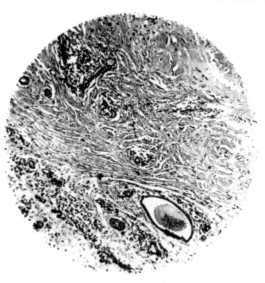

Abb. 4. Verstreute kleinzellige Infiltrate zwischen kolla-genen zum Teil hyalinisierten Bindegewebsfasern. Orig.

Fasern, insbesondere auch in den Gebieten mit stärkeren proliferativ und exsudativ entzündlichen Vorgängen.

Das *Zentrum des Knotens* besteht aus homogenen, stark eosin gefärbten

Massen mit Zellen in den ver-schiedensten Zerfallsstadien. Intensiv rote, vollkommen strukturlose Massen wechseln zuweilen noch mit rotvioletten Partien, in denen der ur-sprünglich fibrilläre Bau des Bindegewebes zu erkennen ist oder sie werden von fibrösen Strängen, wie in den Maschen eines Netzes, festgehalten. Zwischen den groben unregel-mäßigen Schollen finden sich spaltförmige Hohlräume und Risse, die wahrscheinlich meist durch Schrumpfungsprozesse beim Einbetten entstehen, manchmal aber auch noch mehr oder weniger gut er-haltene Zellkonglomerate auf-weisen. Manchmal bildet sich eine scharfe Grenze zwischen dem völlig nekrotischen Ge-

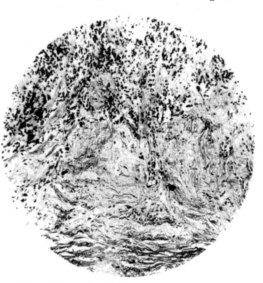

Abb. 5. Stark entzündlich veränderte fibröse Partien mit Übergang zu Nekrose. Orig.

webe und den entzündlich veränderten bindegewebigen Partien heraus — eine Demarkationslinie, wobei, ähnlich wie bei Sequestrierungen, das nekrotische

Zentrum gleich einem Fremdkörper von den äußeren fibrösen Hüllen umschlossen wird. In einzelnen Fällen werden in diesen stark degenerierten Partien Kalkniederschläge, so-
gar Knorpel- und Knochen-
bildung gefunden. Auch über
das Auftreten von amyloider
Degeneration der Knoten
wird berichtet. Mendelson
spricht von fettiger Degeneration und beschreibt das
Vorhandensein von an *Xan-
thom-Zellen* erinnernden Elementen, die ihn veranlaßten,
die Geschwülste ,,Xanthoma
tropicum" zu benennen.

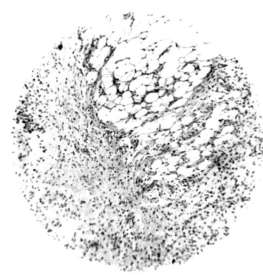

Abb. 6. Anhäufung von Fettzellen als Überbleibsel von ver-
drängtem, von entzündlich veränderten Bindegewebszügen
eingeschlossenem Fettgewebe. Orig.

Von manchen Autoren
wurden in den Partien mit
stärkeren exsudativ-prolifera-
tiven Entzündungserschei-
nungen *Riesenzellen* beschrieben (Jeanselme, van Dijke
u. Oudendaal, Brault), die
aber nicht dem gewöhn-
lichen Typus der Langhansschen oder der Fremdkörper-
Riesenzellen entsprechen. Meist sind es kleinere, wie van Dijke meint, auf
syncytialen Wege entstandene Zellen, die relativ wenig, manchmal nur 3 bis
4 Kerne besitzen. Diese sind nicht reihenförmig in den Randpartien angeordnet, sondern liegen im
Zentrum des polygonalen,
zuweilen in spitzen Ecken
ausgezogenen, meist dunkel
gefärbten und nicht gra-
nulierten Protoplasmaleibs.
In einem Präparat unserer
Sammlung waren derartige
mehrkernige Zellen an manchen Stellen in so großer Anzahl vorhanden, daß man das
Granulationsgewebe wegen
der Ähnlichkeit dieser Zellen
mit dem Sternbergschen
Riesenzellentypus im ersten
Augenblick für eine Lymphogranulomatose hätte halten
können. Der Typus der
Riesenzellen, die keineswegs
in allen Knoten und auch
nicht in allen Gewebsteilen
desselben Knotens gefunden
werden, entspricht jeden-

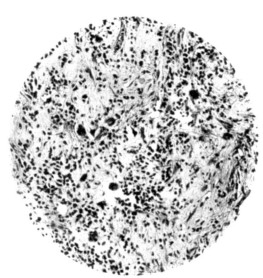

Abb. 7. Mehrkernige Riesenzellen (mit 3—4 Kernen)
im Granulationsgewebe der Randpartien. Orig.

falls nicht den bei tuberkulösen oder syphilitischen Prozessen auftretenden
Riesenzellen.

Das *Gewebe in der Umgebung der Geschwulst* ist ebenso wie die darüber-
liegende Haut normal. Manchmal sieht man atrophische und entzündliche
Erscheinungen auftreten, die als Folge von Druck und mechanischer Reizung
aufzufassen sind. Der Papillarkörper fehlt, die Epidermis ist stark verdünnt
und von einer dicken Hornschicht bedeckt, das Pigment schwindet und die oberflächlichen Coriumschichten sind von entzündlichen Zellinfiltraten durchsetzt.

Der histologische Aufbau der Knoten, der in der Mehrzahl der Fälle denselben
ausgeprägten, degenerativ entzündlichen Charakter trägt, kann je nach dem
Alter der Geschwulst gewisse Abweichungen zeigen, wobei das eine Mal die

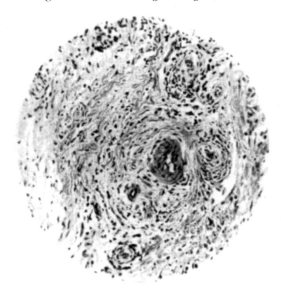

Abb. 8. Fibröse Wandverdickung, Hyalinisierung und Obliteration der von konzentrischen
Bindegewebszügen eingeschlossenen Gefäßen. Orig.

degenerativen Erscheinungen stärker in den Vordergrund treten, das andere Mal
die entzündlichen Vorgänge das Bild beherrschen. Durch das Hinzutreten von
sekundären Infektionen kann sich die Struktur in der Richtung akuter entzündlicher Veränderungen weitgehend ändern. Im allgemeinen kann wohl gesagt
werden, daß die Entzündung einen unspezifischen Charakter trägt und daß trotz
gewisser Übereinstimmung mit anderen, auf spezifische Erreger zurückzuführen-
den Prozessen, gegen syphilitische und framboetische Produkte deutliche Unterschiede bestehen. Diese sind also histologisch keineswegs ohne weiteres mit den
juxta-artikulären Knoten zu identifizieren. Ein Umstand, der vielleicht zugunsten eines Zusammenhanges mit Syphilis und Framboesie spricht, sind
die in manchen Knoten stärker ausgeprägten peri- und endovasculären Veränderungen. PINOY hebt sogar hervor, daß die Gefäße das Zentrum der
Knotenbildung abgeben. COMMES beschreibt Gefäße, die von breiten, konzentrischen, fibrösen Schichten umgeben sind. DEKESTER und MARTIN betonen
das Vorhandensein von Wirbeln, welche von dem fibrösen Gewebe rings um
die Gefäße gebildet werden. ARGAUD und verschiedene andere Autoren haben
die Bedeutung der perivasculären Zellmäntel und der Intimaveränderungen
hervor, die zur Gefäßobliteration führen. Alle diese Tatsachen sprechen dafür,
daß die Gefäßveränderung eine wesentliche Rolle bei der Entstehung der
juxta-artikulären Knoten und ihrem histologischen Aufbau spielen.

Das histologische Bild weist eindeutig darauf hin, daß dem Prozeß eine *Granulombildung* zugrunde liegt *als Folge einer Reaktion des Bindegewebes auf wiederholte Reize durch Bakterien oder tierische Parasiten, vielleicht begünstigt durch mechanische Momente.* Trotzdem gelang es der Mehrzahl der Untersucher nicht, Erreger irgendwelcher Art im Gewebe nachzuweisen. Die von FONTOYNONT u. CAROUGEAU untersuchten pilzhaltigen Knoten gehören, wie bereits erwähnt, sicherlich nicht zu den echten juxta-artikulären Knoten. Gegenüber den durch *Onchocerca volvulus* hervorgerufenen Filarienabscessen ist eine Differentialdiagnose sowohl makroskopisch als auch histologisch stets möglich. Bei manchen

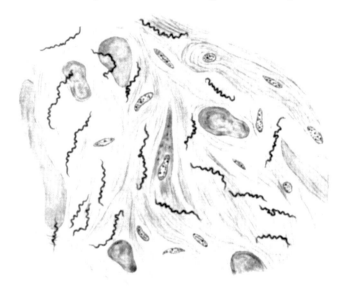

Abb. 9. Spirochäten in juxta-artikulären Knoten. (Nach VAN DIJKE u. OUDENDAAL.)

anderen Knoten drängt sich die Ähnlichkeit mit *geschwulstartigen Prozessen*, Fibromen oder Fibrolipomen auf, andere könnten für Residuen alter Hygrome oder schließlich für mehr oder weniger abgelaufene gummöse oder tuberkuloide Prozesse gehalten werden.

VAN DIJKE u. OUDENDAAL gelang es, in einer Reihe von Fällen Spirochäten im Gewebe nachzuweisen, die mit ihren feinen steilen Windungen den Spirochäten pallida oder pertenuis vollkommen ähnlich sahen. Durch diese Befunde, die auch von einigen anderen Autoren bestätigt wurden (s. S. 86), ist wohl der einwandfreie Beweis erbracht, daß zum mindesten ein Teil der zu den juxta-artikulären Knoten gehörenden Gebilde als syphilitische oder framboetische Produkte zu deuten sind. Die Mehrzahl der Untersuchungen auf Spirochäten verläuft dagegen negativ und auch an unserem vorwiegend aus Afrika stammenden Material wollte es nicht ein einziges Mal gelingen, Spirochäten nachzuweisen. Ob das mit der anerkannten Schwierigkeit der Darstellung der Spirochäten im fibrösen Gewebe zusammenhängt oder ob nur bei einem Teil der Knoten ein Zusammenhang mit Syphilis und Framboesie vorhanden ist und noch andere ursächliche Momente in Frage kommen, ist von pathologisch-anatomischen Gesichtspunkten kaum zu entscheiden.

Literatur.

Akowbjan, A.: Zur Frage über „Nodositas juxta-articularis Lutz-Jeanselme". Med. Misl' Usbekistana (Pensée méd. Usbekistane) **1927**, Nr 8, 30. — Aramaki, Y.: Ein Fall von Nodosités juxta-articulaires (Jeanselme), beobachtet bei einem Japaner. J. of Dermat. **28**, Nr 8 (1928). Deutsche Zusammenfassung, S. 58. — Argaud, R. et J. Nenon: Etude histologique d'un nouveau cas de nodosités juxta-articulaires. Arch. Inst. Pasteur Afrique du Nord **2**, 465 (1922).

Baermann, G.: Framboesie. Handbuch der pathogenen Mikroorganismen von Kolle-Kraus-Uhlenhuth, Bd. 7, S. 387. 1927. — Bernard, Raoul: Les nodosités des saillies osseuses. Brux. méd. **6**, 212 (1925); **7**, 1083 (1927). — Bernard, R. et A. Broden: Un cas de nodosités juxta-articulaires asymétriques chez un Européen au Congo Belge. Ann. Soc. belge Méd. trop. **5**, 25—32 (1925). — Brault, J.: (a) Les tumeurs chez les indigènes musulmans algériens. Arch. Schiff- u. Tropenhyg. **10**, 565 (1906). (b) Notes sur les nodosités juxta-articulaires observés sur les indigènes musulmans d'Algérie. Janus (Leyde) **15**, 531 (1910). (c) Quelques réflexions sur les nodosités juxta-articulaires observées chez les indigènes musulmans d'Algérie. Province méd. **1911**, No 30. (d) Notes au sujet des Nodosités juxta-articulaires chez les indigènes. Bull. Soc. Path. exot. Paris **9**, 341 (1916). — Broden, A. et R. Bernard: Considérations sur les nodosités juxta-articulaires. A propos d'un cas asymétrique observé chez un Européen. Brux. méd. **5**, 1144—1150 (1925). — Brouard: Nouvelle observation de nodosités juxta-articulaires syph. chez un européen. Arch. Inst. Pasteur Algérie **1**, 621 (1923).

Cange, A. et Argaud: (a) Nodosités juxta-articulaires et syphilis. Presse méd. **1921**, No 53, 509—514. (b) Les „Nodosités juxta-articulaires" syphilitiques. Gaz. Hôp. **95**, 741 (1922). (c) Nodosités juxta-articulaires, pian et syphilis. Arch. Inst. Pasteur Algérie **2**, 196 (1924). — Castellani and Chalmers: Manual of trop. Med., 3. Aufl., p. 2260. 1919. — Clapier: Les porteurs de Kystes filariens (Onchocerca volvulus) et de Nodosités juxta-articulaires en Pays Toma (Région militaire de la Guinée). Bull. Soc. Path. exot. Paris **10**, 150 (1917). — Clapier, P.: Nodosités juxta-articulaires et Tréponèmes. Bull. Soc. Path. exot. Paris **16**, 553—556 (1923). — Commes, Ch.: Nodosités juxta-articulaires. Examen histologique. Bull. Soc. Path. exot. Paris **9**, 212 (1916). — Currie, D. H. and H. T. Hollman: The histological and bacteriological Investigation of a juxta-articular nodule in a leper. New Orleans med. J. **71**, 384—388 (1919).

Da Fonseca, O.: Um typo paticular de nodosidades juxta-articulares. Bol. Inst. brasil. Sci. Rio de Janeiro **2**, 365 (1927). — Da Matta, Alfredo: Primeiros casos de nodosidades de Lutz-Jeanselme en Amazonas. Brazil méd. **2**, 26 (1921). — Da Silva, Fl.: Nodosidades juxta-articulares de Lutz-Jeanselme. Ann. de Dermat. **1924**, 38; Brasil med. **34**, 687 (1920). — Davey, J. B.: The Etiology of juxta-articular subcutaneous nodules. Ann. trop. Med. **9**, 421 (1915). — Decrops et Crambes: Un cas de Nodos. juxta-artic. Maroc. méd. **1923**, No 16, 117. — Dekester et Martin: Seize cas de nodosités juxta-articulaires chez des Marocains. La nodosité médio frontale. Etude anatomo-pathologique. Maroc. méd. **1923**, No 19, 202—205. — Delanoë, P.: Un cas de nodosités juxta-articulaires sensibles au traitement antisyphilitique. Arch. Inst. Pasteur Algérie **7**, 202 (1929). — Dubois et Moncarey: A propos de Nodos. juxta-artic. Brux. méd. **7**, No 49, 1453, 4. Okt. 1925. — Dijke, van u. Oudendaal: Voorkomen, bouw en oorzaak der Nodosités juxta-artic. (van Jeanselme) by inlanders. Geneesk. Tijdschr. Nederl.-Indië **62**, 413 (1922).

Egyedi: Changes in Joints, Tendon-Sheats and Bursae due to Framboesia. Nederl. Dienst Volksgezh. Nederl.-Indië **2**, 175 (1925).

Foley, H. et L. Parrot: (a) Nodosités juxta-articulaires chez les indigènes d'Algérie. Bull. Soc. Path. exot. Paris **13**, 738 (1920). (b) Vingt et un cas de Nodosités juxta-articulaires observés en Algérie. Arch. Inst. Pasteur Afrique du Nord **1**, 64 (1921). — Fontoynont, M. et J. Carougeau: Nodosités juxta-articulaires, mycose due au discomyces Carougeaui. Arch. de Parasitol. **13**, 583 (1909).

Galli-Valerio, B.: (a) Haben die multiplen subcutanen harten fibrösen Geschwülste der Malaien einen Framboesie-Ursprung? Arch. Schiffs- u. Tropenhyg. **27**, 365—366 (1923). (b) Zur Ätiologie der multiplen subcutanen harten fibrösen Geschwülste der Malaien. Arch. Schiffs- u. Tropenhyg. **28**, 167—168 (1924). — Genner, Viggo: Zur l'étiologie des nodosités juxta-articulaires. Ann. de Dermat. VI. s. **6**, 675—681 (1925). — Gougerot, Beurnier et Bonin: Nodosités juxta-articulaires et syphilis. Ann. Mal. vénér. **1920**, 313. — Gougerot et Le Coniat: Nodosités juxta-articulaires syphilitiques des deux genoux chez une française n'ayant jamais quitté la France. Brux. méd. **4**, 1057—1059 (1924). — Gros, H.: Nodosités juxta-articulaires de Jeanselme chez les indigènes musulmans d'Algérie. Bull. méd. Algérie **1907**, No 5; Arch. Schiffs- u. Tropenhyg. **11**, 552 (1907). — Gutierrez, P.: (a) Nodosités juxta-articulaires. Arch. f. Dermat. **12**, 159 (1925). (b) Late or Tertiary Manifestations of Yaws. Arch. of Dermat. **12**, 465—482 (1925).

HASSELMANN, C. M.: Framboesie und Syphilis. Zbl. Hautkrkh. **33**, 273 (1930). — HOOF, L. VAN: A propos des nodosités juxta-articulaires. Ann. Soc. belge Méd. trop. **6**, 53 (1926).
JAMIN, H.: Trois cas de Nodosités juxta-articulaires. Arch. Inst. Pasteur Tunis **14**, 130 1925). — JEANSELME, E.: (a) Nodosités juxta-articulaires. (En No von Laos). Congr. colonial de Paris. C. r., sect. méd. et hyg. colon., **1904**, 15. (b) Des nodosités juxta-articulaires observées s. l. indigènes de la presqu'ile indo-chinoise. Arch. Schiffs- u. Tropenhyg. **10**, 5 1906). (c) Nodosités juxta-articulaires. Rev. Méd. trop. **2**, 11 (1905). (d) Sur la Structure de Nodosités juxta-articulaires. Bull. Soc. Path. exot. Paris **9**, 287 (1916). (e) Réponse à la note de M. STEINER. Schweiz. med. Wschr. **57**, 396 (1927). — JEANSELME, BURNIER et ELIASCHEFF: Considérations sur un cas de nodosité juxta-articulaire survenu chez un syphilitique. Bull. Soc. franç. Dermat. **1928**, No 6, 450. — JEANSELME, E. et O. ELIASCHEFF: (a) Examen histologique de deux nodosités juxta-articulaires. Bull. Soc. méd. Hôp. Paris **50**, 1404 (1926). (b) Contribution à l'étude de la structure des nodosités juxta-articulaires. Schweiz. med. Wschr. **57**, 25 (1927). — JESSNER, MAX: (a) Über juxta-artikuläre Knotenbildungen. Klin. Wschr. **3**, 1499 (1924). (b) Über syphilitische juxta-artikuläre Knotenbildungen. Arch. f. Dermat. **152**, 132 (1926). — JOJOT, C.: Observation de nodosités juxta-articulaires. Bull. Soc. Path. exot. Paris **9**, 211 (1916). — JORDAN, A.: Gelenkerkrankung und juxta-artikuläre Knoten infolge unerkannter Syphilis. Dermat. Z. **45**, 263 (1925). — JOYEUX, C.: Contribution à l'êtude des Nodosités juxta-articulaires. Bull. Soc. Path. exot. Paris **6**, 711 (1913). — JOYEUX, CH.: Précis de médecine coloniale, p. 361. Paris: Masson et Co 1927.
KOPSTEIN, F.: The Moluccas. Meded. Dienst Volksgezdh. Nederl.-Indië **1926**, 1—78.
LEBOEUF: Note sur l'existence des nodosités juxta-articulaires de JEANSELME dans l'archipel Calédonien. Ann. Hyg. et Méd. colon. **14**, 549 (1911). — LOON, VAN: Beibefund von Nodositas juxta-articularis bei Vorstellung eines Patienten. Geneesk. Tijdsch. Nederl.-Indië **62**, H. 4, 80 (1922. — LUTZ, ADOLF: Brief aus Honolulu vom September 1891. Mh. Dermat. **14**, 30 (1892 I).
McCOY, GEORGE W. and HARRY T. HOLLMANN: Juxta-articular Nodules. Amer. J. trop. Dis. a. prevent. Med. **3**, 458—459 (1916). — MACGREGOR, WILLIAM: An adress of some problems of tropical Medecine, 1900. Lancet **2**, 1060. — MARGERIDON, PAUL: Des nodosités juxta-articulaires; leur répartition en Afrique équatoriale. Presse méd. **34**, No 100, 1579 (1926). — MARTIN, HANS: Ein Beitrag zur Frage der juxta-artikulären Knotenbildungen bei Syphilis. Dermat. Z. **54**, 26 (1928). — MENDELSON: Xanthoma tropicum (juxta-articular nodules). J. trop. Med. **26**, 181 (1923). — MONTEL, L. R.: Nodosités juxta-articulaires chez les Annamites. Bull. Soc. Path. exot. Paris **13**, 554 (1920). — MONTENEGRO: (a) Etopatogenia des nodosidades juxta-articulares. Bol. Soc. med.-chir. S. Paolo **1922**. (b) Etiopathologia des nodosidades juxta-articulares. Brazil méd. **1**, 233—235 (1923).
NEVEUX: (a) Narindé, fibromatose sous-cutanée des Toucouleurs du Boundou. Rev. Méd. trop. **4**, 183 (1907). (b) Deuxième Note sur le Narindé. Rev. Méd. trop. **5**, 150 (1908). — NOEL, P.: (a) Etiologie des nodosités juxta-articulaires. Ann. mal. ven. Paris **17**, 721 (1922). (b) Un cas de nodosités juxta-articulaires chez une Européenne. Ann. de Dermat., VI. s. **6**, 205—207 (1925). — NOGUE: (a) Malade atteint des nodosités juxta-articulaires et non guéri par l'arsenobenzol. Bull. Soc. Path. exot. Paris **15**, 488 (1922). (b) Syphilis dans les Tropics. Congr. Med. trop. Loanda **1923**.
ONORATO, K.: La Nodosità juxta-articularis in Tripoli. Arch. ital. Sci. med. colon. **5**, 65, 97 (1924).
PALASKA, R.: Les Nodosités juxta-articulaires en Afrique du Nord, contribution à leur étude étiologique . Thèse Fac. Méd. Alger. **1926**. Zusammenfassung in Bull. Inst. Pasteur **25**, 212 (1927). — PATANÈ, CARMELO: Seconda osservazione in cirenaica di nodosità juxta-articolari in soggetto luetico. Arch. ital. Sci. med. colon. **8**, 20 (1927). — PERDOMO HURTADO, B. and MIGUEL FERRER VIERA: Nota preliminar sobre un caso de ,,Nudosidades juxta-articulares de LUTZ y JEANSELME". Rev. Med. y Cir. Caracas **9**, 75—79 (1926). — PEYROT, J.: Nodosités juxta-articulaires non syphilitiques chez un Dahoméen. Presse méd., März **1923**, 1074. — PICOUT-LAFOREST, A.: Un cas de nodosités juxta-articulaires d'origine syphilitique chez un indigène du Sahara. Arch. Inst. Pasteur Afrique du Nord **3**, 143 (1923). — PINOY, E.: Parasite des nodosités juxta-articulaires. Discussion. Bull. Soc. Path. exot. Paris **9**, 214 (1916). — PINTO, CESAR: Nodules de LUTZ. Sci. Med. **2**, 734—745 (1924). — PLEHN, A. u. K. MENSE, jun.: Die tropischen Hautkrankheiten. MENSES Handbuch der Tropenkrankheiten, 3. Aufl., Bd. 2, S. 647. 1924. — POLIDORI, V.: Un cas de Nodosités juxta-articulaires. Bull. Soc. méd.-chir. Indo-Chine **9**, 53 (1920). — POUPELAIN: Les Nodosités juxta-articulaires. Leur Origine probablement syphilitique. Bull. Soc. Path. exot. Paris **13**, 548 (1920).
QUERVAIN, DE: (a) Med. Bezirksver. Bern, Sitzg 4. März 1920. Schweiz. med. Wschr. **1920**, Nr 29. (b) Juxta-artic. Nodules. Lyon chir. **18**, No 5, 561 (1921, Sept./Okt.). (c) A propos de Nodos. juxta-artic. Gaz. Hôp. **95**, No 62, 997 (1922).

RAMSAY, G. C.: The Influence of Climate and Malaria on Yaws. J. trop. Med. **28**, 85—86 (1925). — REMLINGER, P.: (a) Note sur un cas de nodosités juxta-articulaires observé a Tanger chez un Européen. Maroc. méd. **1923**, No 19, 201. (b) Un cas de nodosités juxta-articulaires observé au Maroc chez un Européen. Bull. Soc. Path. exot. Paris **16**, 346—347 (1923). — ROSSOW, A. W.: Zur Klinik und Diagnostik der Nodosités juxta-articulaires. Arch. f. Dermat. **157**, 677 (1929).

SANNICANDRO, GIUSEPPE: Le nodosita juxta-articolari di JEANSELME. Eziologia, clinica, anatomia patologica. Giorn. ital. Dermat. **68**, 1418 (1927). — SELLEI, JOSEF: Tumor fibrosus syphiliticus. Über die sogenannte juxta-artikuläre Knotenbildung bei Syphilitikern. Arch. f. Dermat. **162**, 176 (1930). — SOBERNHEIM, G.: (a) Zur Ätiologie der multiplen Fibrome der Malaien. Arch. Schiffs- u. Tropenhyg. **28**, 73 (1924). (b) Spiro-chätenbefunde bei den sog. Malaienfibromen (Demonstration). 10. Tagg dtsch. Ver. Mikro-biol. Göttingen. Zbl. Bakter. I Orig. **93**, 260 (1924). — STEINER, L.: (a) Über multiple subcutane harte fibröse Geschwülste bei den Malaien. Arch. Schiffs- u. Tropenhyg. **8**, 156 (1904). (b) Über multiple subcutane harte fibröse Geschwülste. Arch. Schiffs- u. Tropenhyg. **13**, 461 (1909). (c) Beitr. path. Anat. **1911**, Nr 213. (d) Quelques mots à propos de l'article de MM. E. JEANSELME et O. ELIASCHEFF: contribution à l'étude de la structure des nodosités juxta-articulaires. Schweiz. med. Wschr. **57**, 395 (1927). — STERN, FR.: Über juxta-artikuläre Knotenbildung bei Syphilitikern. Dermat. Wschr. **90**, 677 (1930). — SULDEY, E. W.: Lèpre et maladies endémiques à Mohéli (Comores). Bull. Soc. Path. exot. Paris **11**, 62 (1918).

TAKASAKI, S.: Über sog. „Nodosités juxta-articulaires". Weitere Mitteilungen über die Histologie des Leidens. Acta dermat. (Kioto) **10**, 579 (1927). — TAKASAKI, S. u. Y. IKEGAMI: Contribution to the etiology of „Nodosités juxta-articulaires" JEANSELM. Acta dermat. (Kioto) **10**, 476 (1927).

VENERONI, CARLO: Contributo allo studio delle nodosità iuxta-articolari. Arch. ital. Sci. med. colon. **9**, 481 (1928). — VERTH, M. ZUR: Zum Problem der juxta-artikulären Knoten-bildung. Arch. Schiffs- u. Tropenhyg. **29**, Beih., 400 (1925).

WELTI, MAX H.: Über Nodositas juxta-articularis. (Nodosité juxta-articulaire LUTZ-JEANSELME.) Arch. f. Dermat. **159**, 541 (1930).

Gundu oder Anakhré.

Von

MARTIN MAYER-Hamburg und ERNST G. NAUCK-Hamburg.

Mit 9 Abbildungen.

Bezeichnungen: N'gundu (Agni-Gebiet; die Elfenbeinküste); in anderen Dialekten von dort: n'gua kué (= dicke Nase), daraus verstümmelt Anakhré (Attié), fongbo (Ebrié), n'go ke (Abbey), Adiukru (Kongo), Aubakié (Baule), njepepolu (Guros), nukru (Bambara), Keti (Gagu), henpuye = Hundenase (Appolonien [nach BOTREAU-ROUSSEL]), uguluë (Südangola), neti (Sansibar).

Geschichte: MACALISTER hat 1882 über „gehörnte Menschen" aus Westafrika berichtet, LAMPREY beschrieb 1887 drei Fälle von der Goldküste. Später berichtete STRACHAN (1894) über Fälle auf Jamaika und von der Westküste Afrikas und anderen Gegenden wurden dann zahlreiche Fälle beschrieben.

Geographische Verbreitung: Afrika: Hauptverbreitungsgebiet der Erkrankung scheint die Westküste *Afrikas* zu sein, und zwar die bewaldeten Gebiete der Gold- und Elfenbeinküste. Es wurden von dort Zahlen bis zu 1% der Bevölkerung als mit Gundu behaftet angegeben. Ferner sind in Afrika vereinzelte Fälle beobachtet in Kamerun, Angola, Liberia, Uganda, Deutschostafrika, Nyassaland, Sansibar, französischem Sudan. Im Ubangigebiet (französisches Äquatorialafrika) sah CLAPIER 12 Fälle bei 18 000 Untersuchten. Außerhalb Afrikas wurden Fälle beschrieben:

Aus *Amerika* in Jamaika (Strachan), Antillen (MARCHOUX u. MESNIL), St. Vincent (BRANCH), Trinidad (SEHEULT), Honduras (REEVES), Brasilien (PACHECO MENDEZ, MARCHOUX, DA SILVA ARAUJO u. a.), Venezuela (AYALA), Mexiko (LOPEZ). LETULLE hat 1911 an einem Schädel aus einer Nekropole von Peru aus der Inkazeit gunduähnliche Veränderungen gefunden.

Asien: Sumatra? (GRAHAM), China (MAXWELL), Malayische Halbinsel (BRADDON).

Ozeanien: Neu-Guinea (WICK), Neu-Mecklenburg (SIEBERT).

Europa: Aus England wurde ein Fall von DAVIS u. SHARP beschrieben, bei dem Syphilis vorlag.

Epidemiologie: Befallen werden von Gundu hauptsächlich Neger; es wurden jedoch auch vereinzelte Fälle bei Mulatten, Malaien, Chinesen und weißer Rasse beobachtet.

Was das *Lebensalter* betrifft, so entsteht die Krankheit in weitaus den meisten Fällen im frühen Kindesalter. Nach einer Zusammenstellung von ECKERT betrafen von 26 Fällen 17 das Alter von 1—7 Jahren. Auch andere Autoren verlegen den Beginn in die Kindheit (MACLAUD, NELL, CANNAC). Unterschiede nach dem Geschlecht sind nicht festzustellen.

Klinik.

Als erstes Zeichen der beginnenden Erkrankung werden Entzündungserscheinungen in der Nase, begleitet von heftigem Stirnkopfschmerz, angegeben. Auch Schmerzen in der Nase, Ausfluß von eitrigem Sekret, auch von blutigschleimigen Massen werden beschrieben. Die Nasenschleimhaut ist manchmal entzündlich verdickt, auch polypöse Wucherungen sind beobachtet (FRIEDRICHSEN), meist aber werden bei „ausgewachsenen" Tumoren keine Veränderungen der Nasenschleimhaut gefunden. Gleichzeitig mit solchen Allgemein-

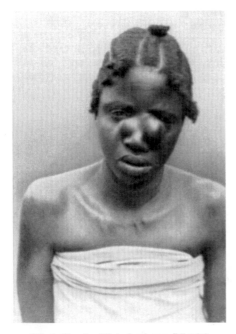

Abb. 1. Gundu (Hinterland von Liberia).
(Orig. Dr. MAASS, phot.)

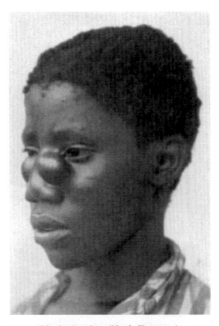

Abb. 2. Gundu. (Nach ECKERT.)
(Aus M. MAYER: Exot. Krankheiten, 2. Aufl.)

erscheinungen, aber auch ohne daß solche auftreten, kommt es nun zu allmählicher Bildung von Geschwülsten. Diese entstehen meist zu beiden Seiten der Nase vom Stirnfortsatz des Oberkieferbeins aus; in seltenen Fällen wird auch der Oberkiefer selbst befallen (BOTREAU-ROUSSEL).

Während des Wachstums dieser Tumoren treten oft noch längere Zeit mehr oder weniger stark lokale Schmerzen auf, können aber auch ganz fehlen.

Das Wachstum dieser Tumoren ist ein äußerst langsames. Die Haut über den Geschwülsten ist unverändert, verschieblich; unter ihr fühlt man die knochigen Höcker, die fast stets eine glatte, manchmal auch eine etwas höckerige Oberfläche zeigen.

Beim Weiterwachsen entstehen nun zu beiden Seiten der Nase rundliche, ovale oder längliche, schräg nach außen unten verlaufende Tumoren, die eine beträchtliche Größe erreichen können. Die beobachteten Fälle schwankten von Erbsengröße bis zur Taubeneigröße und Faustgröße. In einem Fall soll sogar die Größe eines Straußeneis erreicht worden sein (MACLAUD). Das Nasenbein selbst und die Nasenknorpel werden bei echter Gundu in der Regel nicht befallen; ersteres kann überlagert werden oder liegt häufig in einer tiefen Furche

zwischen den mächtig vorspringenden Geschwülsten. Bei manchen Fällen wird
aber auch ein Übergreifen auf das Nasenbein und den Oberkieferknochen selbst
angegeben; es erscheint fraglich, ob es sich hier um echte Gundu handelt.

Meist sind die Tumoren symmetrisch und in Zweizahl vorhanden. Sie
wachsen aber durchaus nicht auf beiden Seiten gleichmäßig. So kann auf einer
Seite ein kleiner, auf der anderen ein mächtiger Tumor entstehen. Aber auch
rein einseitige Tumoren kommen vor. In einem Fall von ORPEN wurden drei
Tumoren beobachtet (s. Abb. 4).

Die *Dauer* des Wachstums ist sehr wechselnd. Das — schon erwähnte —
außerordentlich langsame Wachstum beschrieben bereits STRACHAN, MACLAUD,
RENNER, MAXWELL, BRADDON, FRIEDRICHSEN. In den meisten Fällen wird
das Maximum erst nach vielen Jahren er-
reicht, dann kommt es zum Stillstand. Die
Annahme, daß das Wachstum zugleich erst
mit dem Erreichen der Wachstumsgrenze
des ganzen Skelets aufhöre, hat sich nicht

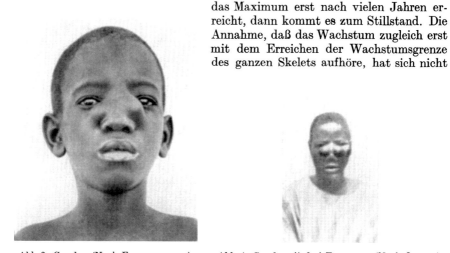

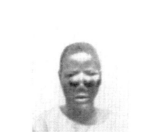

Abb. 3. Gundu. (Nach FRIEDRICHSEN.)   Abb. 4. Gundu mit drei Tumoren. (Nach ORPEN.)
(Aus M. MAYER: Exot. Krankheiten, 2. Aufl.)

bestätigt. Der Fall von einem besonders großen Tumor von Straußeneigröße
betraf einen 60jährigen Mann.

Die klinischen Erscheinungen außer den zu Anfang besonders auftretenden
Symptomen einer Entzündung der Nasenschleimhaut bestehen späterhin hauptsächlich auf mechanischen Störungen. Das Gesichtsfeld wird durch die Höcker
verengt, ja es kann (GRAHAM, MACLAUD) das Auge verdrängt und durch Druckatrophie vernichtet werden. Die Nasenhöhle wird durch die Tumoren stark
eingeengt, so daß die Nasenatmung erschwert ist. Durch Verschluß des
Tränennasengangs entsteht häufig Tränenträufeln (PACHECO MENDEZ, CANNAC,
REEVES). Die Mundhöhle wird nicht ergriffen; FRIEDRICHSEN konnte vom
Mund aus zwischen Lippenansatz und Alveolarteil des Oberkiefers die Geschwulst
durchfühlen. Störungen des Geruchempfindens geben LAMPREY, ORPEN und
SHIRCORE an.

Ein Durchbruch der Geschwülste durch die Haut oder geschwüriger Zerfall derselben, oder Sequesterbildung kommt niemals vor.

Häufig finden sich außer der lokalen Erkrankung noch ostitische Veränderungen anderer Knochen, insbesondere der langen Röhrenknochen. Gerade
dieser Befund, insbesondere der sog. „Bumerang-Beine", hat mit zu der Annahme von Beziehungen zu Framboesie geführt. Framboesie selbst war mehrmals gleichzeitig mit Gundu vorhanden (s. bei Framboesie S. 28 und unter
Ätiologie).

Differentialdiagnose: Eine Reihe von Gesichtstumoren können äußerlich wie Gundu aussehen und es ist wahrscheinlich, daß eine Anzahl der beschriebenen Fälle kein Gundu waren, sondern „Pseudogundu" aus anderer Ursache. So ist der Fall von LIM-BOON-KENG von der Malayenhalbinsel, der angeborene Geschwülste betraf, offenbar kein Gundu; es entwickelte sich bei dem betreffenden Kind auch ein chronischer Hydrocephalus; FRIEDRICHSEN glaubt, daß eine Encephalocele vorlag. Auch der Fall von GRAHAM aus Sumatra sieht dem Bild nach anders aus, ebenso verschiedene Abbildungen von Fällen bei Europäern.

BOTREAU-ROUSSEL nennt differentialdiagnostisch u. a. Akromegalie, Rachitis, Syphilis hereditaria und die sog. Leontiasis ossea, die viele Ähnlichkeit mit Gundu aufweist; sie entspricht wohl nach den heutigen Anschauungen der Ostitis fibrosa (Form RECKLINGHAUSEN und PAGET). — In der Regel bestehen bei ausgeprägten Fällen keine Schwierigkeiten der Diagnose.

Ätiologie.

Wegen des gehäuften Auftretens bei Negern der Westküste von Afrika hielten sie LAMPREY, STRACHAN, PACHECO MENDEZ und zum Teil NELL für eine angeborene Rasseneigentümlichkeit. STRACHAN besonders glaubte, daß das Auftreten in Westindien auf einer atavistischen Erbschaft der dortigen Neger von ihren Vorfahren in Westafrika beruhe. NELL hält nur die Disposition zur Erkrankung, die er kausal mit Framboesie in Zusammenhang bringt, für angeboren.

MACLAUD nahm an, daß Fliegen ihre Eier in die Nase ablegten und deren Larven dann die erste Veranlassung zur Bildung dieser Geschwülste gäben. Er selbst sah keine Myiasis der Nase, aber auf Befragen erklärten ihm die Eingeborenen, daß solche vorkäme. Die Anwesenheit der Larven in der Nasenhöhle würde nach ihm auch die Kopfschmerzen und das Nasenbluten, die im Anfang oft vorhanden sind, erklären. Eine Stütze bekam diese Ansicht durch eine Beobachtung von SHIRCORE am Nyassasee, der etwa vier Wochen nach beobachteter Myiasis die Entwicklung gunduartiger Tumoren bei einem 14jährigen Mädchen sah.

BRADDON hielt die Gundu für eine Erkrankung „sui generis".

Einen Zusammenhang mit *Framboesie* hat zuerst CHALMERS angenommen, da die Krankheit sich stets während oder nach dieser entwickelte. NELL, CLAPIER, HALLENBERGER und insbesondere BOTREAU-ROUSSEL schlossen sich dieser Ansicht an. Letzterer hat nicht weniger als 121 Fälle beobachtet. Von diesen zeigten 65 andere Knochenveränderungen. In den meisten Fällen bestand eine positive Framboesieanamnese. Er hält auf Grund seiner sehr gründlichen Beobachtungen daher die Frage nach der Ätiologie der Gundu für gelöst und stellt sie zu den „Ostéites pianiques". Bei der Durchsicht der Literatur finden sich noch eine Reihe von Fällen, bei denen vorhandene Knochenveränderungen für Zusammenhang mit Framboesie sprechen, so 2 Fälle von ORPEN und der Fall von FRIEDRICHSEN, der nach vorn verkrümmte Tibien hatte. Er hielt Lues für die Ursache; auch VORTISCH und FISH sind dieser Auffassung.

Andere sind aber der Ansicht, daß wenn Gundu eine Folge der Framboesie sei, sie in den Hauptverbreitungsgebieten dieser mehr verbreitet sein müsse. Sie fehlt aber völlig (mit Ausnahme der beschriebenen sehr zweifelhaften Fälle) in Niederländisch-Indien; sie ist in anderen afrikanischen ungeheuer mit Framboesie durchseuchten Gebieten (Kamerun, Ostafrika) nur ganz vereinzelt beobachtet. Es müßte demnach — wie NELL annahm — zum mindesten eine besondere „Rassendisposition" der westafrikanischen Neger für eine solche Spätmanifestation der Framboesie bestehen.

Die Annahme einer besonderen Infektionskrankheit hat manches für sich. Es fehlen bisher Untersuchungen an Frühfällen, insbesondere auch Untersuchungen der Nebenhöhlen. In dieser Beziehung sind die Angaben von BENJAMINS wichtig. Dieser sah selbst 4 Fälle in Utrecht, die Eiterungen aus der Nase hatten, und bei denen sich entzündliche Periostitiden entwickelten. Bei einem seiner Fälle trat eine beinharte mandelgroße Schwellung am rechten Processus nasalis des Oberkiefers auf, die nach Heilung des bestehenden Kieferhöhlenempyems durch Spülungen verschwand. BENJAMINS schließt: „Die Erklärung, warum bei den dunklen Völkern die Erkrankung viel häufiger vorkommt und so große Dimensionen annimmt, wäre in einer Prädisposition der Rasse zu suchen, wie sie auch für Keloidfibrombildung an der Ohrmuschel besteht."

Gundu-ähnliche Erkrankungen bei Tieren.

MACLAUD, dem — im Gebiet der Agni — von den Negern erzählt worden war, daß auch Affen Gundu bekommen können, sah einen jungen Schimpansen mit einem doppelten Tumor der Nase (1894). ROQUES u. BOUFFARD sahen

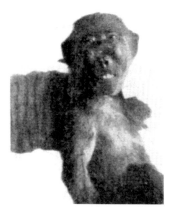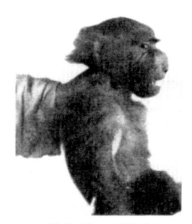

Abb. 5. Papio sphinx mit gunduähnlichen Schwellungen.   Abb. 6. Affe von Abb. 5.
(Nach ROQUES und BOUFFARD.)

1908 einen Fall bei einem Pavian, ROUBAUD sah das gleiche bei einem Pavian in Conakri. MARCHOUX u. MESNIL sahen solche Tumoren bei einem Pavian und einem Cercopithecus callitrichus im Pariser Zoo, ZIEMANN bei einem Schimpansen in Berlin, SECQUES am Schädel eines Gorillas vom Ubangi. Bei den Tieren war anfangs zum Teil Behinderung der Atmung und schleimiger Ausfluß aus der Nase vorhanden. (Der eine von uns [MAYER] beobachtete eine ähnliche Erkrankung bei einem jungen Pavian, der schwer rachitisch war und im Wachstum zurückblieb.) BOTREAU-ROUSSEL fahndete vergebens bei den eingeborenen Jägern seines Arbeitsgebiets, in dem Gundu so häufig war, nach Fällen bei Affen; es war ihm kein einziger bekannt. Somit ist es recht fraglich, ob es sich um das gleiche Krankheitsbild handelt.

Eine ähnlich aussehende Affektion bietet die Osteoporose der Equiden da, die ZIEMANN 1905 auch aus Kamerun beschrieb. BALFOUR gibt ein ähnliches Bild bei einem Pony in London. NICOLAS beobachtete 1912 bei 10 Pferden und einem Stier in Neu-Caledonien eine scheinbar kontagiöse, an Gundu erinnernde Erkrankung („große tête").

Prognose.

Die Prognose der Erkrankung ist insofern günstig, als das Wachstum schließlich zum Stillstand kommt. Die einzigen ungünstigen Folgen sind Verlegen der Augen und Atrophien derselben durch Druck, sowie Behinderung der Nasenatmung.

Therapie.

Während eine Reihe von Autoren angeben, daß sie von antiluetischer bzw. antiframbötischer Therapie einen günstigen Einfluß gesehen haben, geben andere völliges Versagen dieser an. Im Anfang scheint nach HALLENBERGER durch Salvarsan Aufhören der Schmerzen und Stillstand des Wachstums erreicht zu werden.

Die einzige wirkungsvolle Therapie ist die *chirurgische* Abtragung der Geschwülste. Hiermit hat namentlich BOTREAU-ROUSSEL glänzende Erfolge bei 113 Fällen gehabt (die ihm den großen Zulauf von Gundufällen verschafften), nachdem bereits STRACHAN, CHALMERS, PACHECO MENDEZ, ECKERT u. a. sie erfolgreich ausführten. Nach Durchtrennung der Haut durch einen über die größte Höhe der Geschwulst führenden Schnitt wird das Periost mit dem Raspatorium zurückgedrängt und dann der Tumor mit dem Meißel entfernt. BOTREAU-ROUSSEL hatte stets gute Erfolge und sah bei den 14 von ihm längere Zeit beobachteten Fällen kein Rezidiv.

Pathologische Anatomie.

Die Mitteilungen über die pathologische Anatomie der Gundu enthalten noch viele Widersprüche und strittige Punkte. Während manche Autoren (CANTLIE, RADLOFF) die Veränderungen auf eine tumorartige Entwicklung spongiösen Knochengewebes ohne Zeichen von Entzündung zurückführen, läßt die Beschreibung von anderen Untersuchern auf chronische ossifizierende, mit Knochenhyperplasie einhergehende Entzündungsprozesse schließen (CHALMERS, MACLAUD, DURANTE u. ROY, ROY, LÉGER, BOTREAU-ROUSSEL u. a.). PACHECO MENDEZ rechnet Gundu zu den echten Geschwülsten, die aber nach einer vorangegangenen Entzündung entstehen sollen. ECKERT spricht sowohl von der Möglichkeit einer Knochenhyperplasie auf entzündlicher Grundlage, als auch von der eines echten Neoplasmas.

Auch darüber konnte auf Grund pathologisch-anatomischer Untersuchungen noch keine endgültige Entscheidung herbeigeführt werden, ob ein *Zusammenhang der Gundu mit Framboesie oder Syphilis* besteht. Die Untersuchungen von BOTREAU-ROUSSEL, der den Zusammenhang mit Framboesie für erwiesen hält, haben gezeigt, daß sich die Erkrankung nicht nur auf das paranasale Knochengewebe beschränkt, sondern als progressive, deformierende und generalisierte Ostitis an den verschiedensten Knochen des Skelets auftreten kann. Von anderen Autoren wird dagegen nur eine isolierte Nasenerkrankung ohne Beteiligung des Skelets beschrieben.

Ebenso schwierig ist die Entscheidung, ob es sich bei den bei *Affen* auftretenden gleichartigen Veränderungen um eine mit der menschlichen Gundu identischen Krankheit handelt. Die vergleichenden pathologischen Untersuchungen LÉGERs ergaben volle Übereinstimmung zwischen beiden Krankheitsprozessen und wie von ZIEMANN, FRANGENHEIM, ROY, MARCHOUX und MESNIL u. a. ausgeführt wurde, bietet die sog. Gundu bei Menschen und Affen auch im klinischen Verlaufe viele Beziehungen zueinander. ZIEMANN nimmt auch Beziehungen zur Osteoporose der Equiden an. Dagegen tritt CHRISTELLER für eine entschiedene Trennung der Affengundu von den gleichartigen Affektionen beim Menschen ein und rechnet die bei Affen auftretende Erkrankung zur Ostitis fibrosa.

Nach Nattan-Larrier gehört die Gundu zu der Gruppe der idiopathischen dystrophischen systemartigen Erkrankungen des Skelets und steht der Akromegalie und der Pagetschen Krankheit (Ostitis deformans) nahe. Mangabeira Albernaz hält Gundu und Leontiasis ossea für die gleiche Krankheit. Nach Ansicht von Pacheco Mendez liegt die Ursache der Erkrankung in trophoneurotischen Störungen, die aber wohl eher zu atrophischen Vorgängen im Knochengewebe führen müßten, statt zu Hyperplasien.

Bei den echten Gundugeschwülsten, die vielleicht von ähnlichen als Teilerscheinungen einer generalisierten Erkrankung auftretenden ossifizierenden Ostitiden oder Periostitiden zu trennen wären, handelt es sich *makroskopisch* um isolierte höckerige Knochenwucherungen, die vom Nasenfortsatz des Os maxillare ausgehen. Später können sie sich wohl auch auf benachbarte Knochen ausdehnen, überschreiten aber nach Friedrichsen nicht die Grenze des Oberkieferknochens und greifen nicht auf das Nasen- und Tränenbein über. Oder diese beteiligen sich erst im späteren Verlauf (Cantlie). Die über der Knochengeschwulst liegende Haut ist normal und nicht mit der Unterlage verwachsen. Die solide, aus einem feinmaschigen spongiösen Knochengewebe bestehende Geschwulst, an der sich fast niemals eine Neigung zum Zerfall oder zu zentraler Höhlenbildung zeigt, ist meist von einer dünnen, kompakten Knochenschicht umgeben, glatt und knochenhart. Nur in einem von Durante u. Roy mitgeteilten Fall war das Zentrum erweicht und mit Flüssigkeit gefüllt. Nach Eckert kann die nach außen abschließende Knochenschale auch fehlen, so daß die Knochenhaut unmittelbar dem gewucherten Knochengewebe aufsitzt. Es handelt sich also im wesentlichen um eine Hypertrophie des spongiösen Teils des Knochens, während der kompakte, unmittelbar unter dem Periost gelegene Teil und das Periost selbst nicht oder nur in geringem Maße an der Wucherung beteiligt ist.

Mikroskopisch besteht die Wucherung aus einem weitverzweigten Netz von Knochenbälkchen, dessen Maschen von einer fibrillären, mehr oder weniger zellreichen Marksubstanz ausgefüllt sind. Das in Form von unregelmäßig verteilten Lamellen angeordnete Knochengewebe enthält an den Lamellenrändern reihenförmig zusammenliegende Osteoblasten in reicher Zahl, als Zeichen hypergenetischer Vorgänge in der Knochensubstanz und proliferativer Neubildung von Knochenbälkchen. Botreau-Roussel hebt hervor, daß man, wie bei Ostitis fibrosa, eine Änderung der tinktoriellen Eigenschaften des Osseins findet, das sich in den dem fibrösen Markgewebe angrenzenden Partien blau färbt.

Während Cantlie hervorhebt, daß am kompakten Knochenüberzug und am Periost keine Anzeichen von entzündlichen Vorgängen vorhanden sind und insbesondere die Knochenhaut weder verdickt noch injiziert ist, berichtet Eckert über nicht unbeträchtliche Verdickung, starke Gefäßinjektion, stellenweise auch hyaline Umwandlung und umschriebene Herde von kleinzelliger Infiltration. In dem von diesem Autor beschriebenen Fall fehlte die äußere kompakte Knochenschale, so daß die teils parallel, teils senkrecht zur Oberfläche gelagerten Knochenbälkchen unmittelbar an das Periost anstießen. Die Knochenlamellen stehen nach Durante u. Roy, obgleich sie an der Peripherie dichter sind, nicht mit dem eigentlichen Nasenknochen in Verbindung. Die ganze Neubildung wird durch eine fibröse Aponeurose umschlossen.

Zwischen den Knochenlamellen findet sich ein fibrilläres Gewebe, das aus kollagenen, zu mehr oder weniger starken Bündeln vereinigten Fasern besteht und an manchen Stellen nur als ein feines, aus dünnen Fibrillen zusammengesetztes Reticulum sichtbar ist. Man erkennt überall im Gewebe längliche, spindelförmige Zellen vom Fibroplastentypus, die an manchen Stellen in reicher

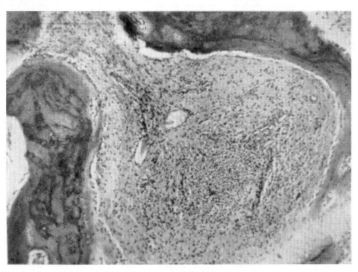

Abb. 7. Proliferative Neubildung von Knochenbälkchen. Dazwischen eine fibrilläre, aus kollagenen Fasern bestehende Substanz mit erweiterten Gefäßen und Anhäufung von lymphocytären Rund- und Plasmazellen. Orig.

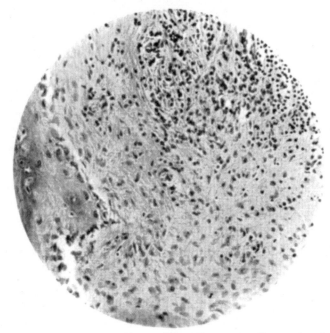

Abb. 8. Fibroplastenwucherung und Rundzelleninfiltrate in der fibrösen Grundsubstanz. Am Rande des Knochenbälkchens reihenförmig angeordnete Osteoblasten. Orig.

Zahl vorhanden sind. Wo das Gewebe zellreicher wird und manchmal beinahe lymphoiden Charakter annimmt, erkennt man bei starker Vergrößerung die

Anhäufung von runden, gleichmäßig geformten Zellelementen, die von den meisten Autoren als typische Plasmazellen beschrieben werden (BOTREAU-ROUSSEL u. CORNIL, ECKERT). DURANTE u. ROY erwähnen eine Tendenz der Zellen zur Vergrößerung, die ihnen eine Ähnlichkeit mit Epitheloidzellen verleiht, während ECKERT Zellformen erwähnt, die den bei Myelomen beschriebenen Zellen ähnlich sehen. LÉGER beschreibt in seinem von Affen stammendem Material eine Wucherung von embryonalen Elementen als Folge der medullären Reizung, die von Vernarbung und Osteosklerose gefolgt sind. In den von ihm untersuchten Schnitten von menschlichem Material, in denen Sklerose und fibröse Veränderungen vorherrschten, waren die embryonalen Zellelemente nahezu verschwunden.

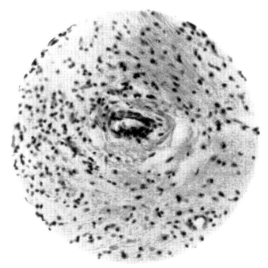

Abb. 9. Gefäß mit fibrös-hyaliner Wandverdickung und Endothelproliferation. Orig.

In dem fibrösen Gewebe erkennt man zahlreiche Gefäße. Nach DURANTE u. ROY sind die Venen sehr weit, mit normalen Wänden, die Arterien dagegen von entzündlichen Zellmänteln umgeben. Auch BOTREAU-ROUSSEL betont die Zellanhäufung in der Nachbarschaft von Gefäßen und spricht von perivasculären Infiltraten. Stellenweise werden kleine oder größere Blutextravasate gefunden (besonders bei dem von LÉGER untersuchten Affenmaterial). Osteoclasten, die LÉGER in größerer Anzahl in Schnitten von Affengundu sah, fehlten in dem von ihm untersuchten Material vom Menschen. Zellen mit mehreren Kernen und Kernteilungsformen werden, wie auch ECKERT berichtet, nicht gefunden. Fettgewebszellen fehlen vollkommen. In von uns untersuchten Schnitten von einem Falle aus Liberia (Dr. MAASS) konnten wir die von anderen Autoren, besonders von DURANTE u. ROY und MANGABEIRA ALBERNAZ erhobenen Befunde im wesentlichen bestätigen. Die ungleichmäßige Verteilung der Zellanhäufung machte dabei durchaus den Eindruck entzündlicher, aus Lymphocyten und Plasmazellen bestehender Infiltrationsherde. Daneben scheint die Wucherung der Fibroblasten eine wesentliche Rolle zu spielen. An den Gefäßen fiel uns weniger eine perivasculäre Anordnung der Infiltrate auf, als eine fibröse Verdickung mancher Arterienwände mit Endothelwucherung und Elasticaschwund (s. Abb. 9), während die Mehrzahl der anderen Autoren keine Veränderung der Gefäße oder höchstens eine geringe Schwellung der Endothelien erwähnen.

Faßt man die histologischen Befunde der verschiedenen Autoren kurz zusammen, so ergibt sich folgendes:

CANTLIE hält den ganzen Prozeß für eine Hypertrophie des Knochengewebes ohne Anzeichen von entzündlichen oder degenerativen Veränderungen. PACHECO MENDEZ faßt Gundu als echte Tumorbildung auf, während ECKERT sowohl die Möglichkeit von Geschwulstbildung, als auch von entzündlicher Knochenhyperplasie zugibt.

Nach LÉGER, der den Vorgang beim Affen und Menschen für gleich hält, ist das wesentliche am Krankheitsprozeß eine lebhafte Wucherung von embryonalem jungem Keimgewebe als Folge einer entzündlichen Reizung des Knochenmarks. Dadurch kommt es 1. zu einem Schwund (Rarifizierung) des eigentlichen Knochengewebes, 2. zu der Bildung von mehr oder weniger großen Massen fibrösen Gewebes und 3. zu Osteosklerose, begleitet von einer Neubildung von Knochengewebe. Nach seiner Ansicht handelt es sich also um eine mit Knochenneubildung einhergehende *Ostitis fibrosa*. CHRISTELLER trennt die Affengundu von der Menschengundu und hält erstere ebenfalls für eine Ostitis fibrosa. FRANGENHEIM, ebenso ECKERT lehnen dagegen auf Grund ihrer histologischen Befunde die Diagnose Ostitis fibrosa ab.

CHALMERS und eine Anzahl anderer Autoren halten die Erkrankung für eine periostale Knochenneubildung auf entzündlicher Grundlage. DURANTE u. ROY und ROY betonen, daß es sich um Knochenneubildung in der Umgebung eines chronischen Entzündungsherds handelt, also nicht um eine Exostose, sondern um eine lokale, durch langsam wirkende oder schwache Reize hervorgerufene entzündliche Neubildung, in der aus fibrösem Gewebe durch Metaplasie Knochenlamellen entstehen. BOTREAU-ROUSSEL u. CORNIL sehen die Wucherung ebenfalls als entzündliche Knochenhyperplasie an, die durch bestimmte Veränderungen an Knochenbälkchen und Knochenmark charakterisiert sind, syphilitischen Knochenprozessen gleichen und deshalb der Framboesie zuzuschreiben sind. Ein Nachweis von Spirochäten im erkrankten Gewebe ist diesen ebensowenig wie anderen Autoren gelungen, die auf Grund klinischer Beobachtungen einen Zusammenhang mit Framboesie annahmen. Auch in unserem Material waren Spirochäten nicht nachweisbar.

Überblickt man diese sich zum größten Teile widersprechenden Angaben, so muß man zu der Überzeugung gelangen, daß ein abschließendes Urteil über die Natur der Gundu auf Grund der vorliegenden pathologisch-anatomischen Beobachtungen nicht möglich ist. Daß es sich um einen auf der Grundlage entzündlicher Vorgänge im Knochengewebe aufbauenden Prozeß handelt, ist aber wohl durch die überwiegende Mehrzahl der histologischen Befunde erwiesen. Auch jetzt noch fehlen vor allem Untersuchungen an ganz jungen, im Entstehen begriffenen Wucherungen, die die Entwicklung des Krankheitsvorgangs weiter klären müßten. Die histopathologischen Befunde der Affengundu scheinen doch in dem Sinne zu sprechen, daß es sich bei Affe und Mensch trotz äußerer Ähnlichkeit um verschiedene Krankheitsprozesse handelt.

Literatur.

ANTONELLI: Hyperostoses nasolacrymales et de la face, forme de Leontiasis ossea dans la syphilis congénitale. Trans. internat. Congr. med. London 1913, sect. IX; Ophthalm. 2, 101. — AYALA: Anakhré. Rev. Med. y Cir. Habana 9, 606 (1904).
BALFOUR, ANDREW: A Condition resembling Goundou in a pony. Trans. roy. Soc. trop. Med. Lond. 25, 295 (1928). — BIJON: Sur un cas de goundou à Kayes. Ann. Hyg. et Méd. colon. 17, 1008—1009 (1914). — BOTREAU-ROUSSEL: (a) Note sur le n'goundou. Bull. Soc. Path. exot. Paris 10, 480 (1917). (b) Le goundou. Bull. Soc. Anat. Paris 17, 612 (1920). (c) Le Pian. Traité de pathol. médicale et de thérapeutique appliquée de Sergent, Ribadeau-Dumas et Babonneix, Tome 15, p. 577. Paris: A. Maloine. (d) Ostéites pianiques „Goundou".

Paris: Masson et Co. 1925. (Collection de la Société de pathologie exotique.) — BOTREAU-ROUSSEL et L. CORNIL: Consideration anatomiques sur la structure des tumeurs paranasales du Goundou. Bull. Soc. Path. exot. Paris **17**, 863 (1924). — BOUFFARD: Autopsie d'un cas de Goundou chez le cynocéphale. Bull. Soc. Path. exot. Paris **2**, 216 (1909). — BRADDON, W. L.: Note on the occurrence of „goundou" or gros-nez in the Malay-Peninsula. J. trop. Méd. **4**, 170 (1901). — BRANCH, C. W.: Case of Gundu in the West-Indies. J. trop. Med. **12**, 63 (1909). — BRANDON: Note on the occurence of goundou or Gros Nez in the Malay peninsula. J. trop. Med. Lond. **4**, 171 (1901). — BURROW: Goundou: an interesting case. J. trop. Med. **13**, 287 (1910).

CANNAC: (a) Note sur le goundou ou anakhré. Arch. Méd. nav. **81**, 89 (1904). (b) Notes sur deux cas de Goundou. Arch. de Parasitol. **9**, 269 (1905). (c) De la nature du goundou. Caducée **9**, 22. Paris 1909. — CANTLIE, J.: (a) Goundou. In: BYAM and ARCHIBALD: The practice of medicine in the tropics, Vol. 3, p. 2245. (b) Notes on goundou and ainhum. J. trop. Med. **9**, 225 (1906). — CASTELLANI and CHALMERS: Goundou. Manual of tropical medicine. 3. ed., p. 1975. London: Baillière, Tindall et Cox 1919. — CHALMERS, A. J.: Report on „henpuye" in the Goldcoast colony. Lancet **1900 I**, 20. — CHESTERMAN, C. C.: The Relation of yaws and goundou. Trans. roy. Soc. trop. Med. Lond. **20**, 554 (1927). — CHRISTELLER, E.: Die Formen der Ostitis fibrosa und der verwandten Knochenerkrankungen der Säugetiere, zugleich ein Beitrag zur Frage der Rachitis der Affen. Erg. Path. **20 II**, 161 (1923/24). — CLAPIER: Ostéite hypertrophiante au cours du pian. Bull. Soc. Path. exot. Paris **13**, 315 (1920).

DURANTE, G. et J. N. ROY: (a) Un cas de Goundou. Presse méd. **1920**, No 88, 870. (b) Le goundou. Bull. Assoc. franç. Étude Canc. **1920**, 308. (c) Le goundou. Bull. Soc. Anat. Paris **17**, 587 (1920).

ECKERT: Über Gundu. Inaug.-Diss. Leipzig 1913.

FOURNIER, A. et E.: Traité de la syphilis, Tome 1, II. Paris: Rueff 1899. — FRANGENHEIM, P.: Familiäre Hyperostose der Kiefer. Bruns' Beitr. **90**, 139 (1914). — FRIEDRICHSEN: (a) Goundou. J. trop. Med. **6**, 62 (1903). (b) Die doppelseitigen Nasengeschwülste der Tropenländer. Arch. Schiffs- u. Tropenhyg. **7**, H. 1 (1903).

GAUTRON, M.: Le „Goundou". Presse méd. **39**, 1208 (1931). — GRAHAM, J. C.: Goundou or Anakhré (Gros Nez). J. trop. Med. **3**, 11 (1900). — GUIGUES: La Leontiasis ossea. Thèse de Montpellier **1903**, 4.

HERIVAUX: „Pseudo-goundou" lépreux. Bull. Soc. Path. exot. Paris **23**, 867 (1930).

JEANSELME: Note sur le Goundou or Anakhré. Rev. de Chir. **21**, 453 (1901).

LAMPREY, J. J.: Horned men in Africa. Brit. med. J. **1887 II**, 1273. — LEGER, A.: Contribution à l'étude de l'histo-pathologie du Goundou. Bull. Soc. Path. exot. Paris **4**, 210 (1911). — LETULLE: Diskussion über Gundu. Bull. Soc. Path. exot. Paris **4**, 154 (1911). — LIM BOON KENG: Goundou preceeding chronic hydrocephalus in a Malay child. J. trop. Med. **4**, 213 (1901). — LOPEZ: Primer caso observado en Mexico de una enfermedad exotica llamado goundou or anakhré. Am. Oftalm. Mexico **8**, 286 (1905).

MACALISTER: Further evidence as to the existence of horned men in Africa. Proc. roy. Ir. Acad. II. s. **3**, 771 (1883). — MACLAUD: Note sur une affection désignée dans la boucle du Niger et le pays de Cong, sous le nom de Goundou ou Anakhré (Gros-Nez). Arch. Méd. nav. **63**, 25 (1895). — MACLEOD: Goundou. Syst. med. ALBUTT et ROLLESTON, Vol. 2, p. 731. London 1917. — MACNAUGHTON, J. G.: A case of goundou. Trans. roy. Soc. trop. Med. **20**, 123 (1926). — MANGABEIRA ALBERNAZ, P.: Contribucao ao estudo do „Gundu". O Gundu no Brasil. Brasil med. **47**, 1040 (1929). — MANSON-BAHR, PH.: Mansons tropical diseases, 9. ed. London: Cassel & Co. 1929. — MARCHOUX et MESNIL: Ostéite hypertrophique généralisée des singes avec lésions rappelant le goundou. Bull. Soc. Path. exot. Paris **4**. 150 (1911). — MAUL: Bone lesions in yaws. Philippine J. Sci., sect. B, **12**, Nr 5 (1917). — MAXWELL, J. P.: Goundou and Ainhum in South China. J. trop. Med. **3**, 110 (1900). — MOORE, G. D. FITZGERALD: Case of Goundou. Nigeria Ann. Med. & San. Rep. Appendix D. **1925**, 58. — MOUQUET, A.: (a) Ostéite hypertrophique rappelant le goundou chez un Cercocebus aethiops vivant. Bull. Soc. Path. exot. Paris **22**, 918 (1929). (b) Présentation d'un squelette de Cercocèbe atteint de „goundou des singes". Bull. Soc. Path. exot. Paris **23**, 478 (1930).

NATTAN-LARIER: Diskussion über Gundu. Bull. Soc. Path. exot. Paris **4**, 154 (1911). — NELL: Goundou, its relations to yaws. J. trop. Med. **6**, 348 (1903). — NICOLAS, C.: Au sujet d'une ostéopathie des chevaux en Nouvelle-Calédonie. Bull. Soc. Path. exot. Paris **5**, 643 (1912). — NOC, STEVENEL et IMAN: Prophylaxie et traitement de la syphilis et du pian à la Martinique. Bull. Soc. Path. exot. Paris **4**, 563 (1911).

ORPEN, R. W.: An unusual case of Goundou. Ann. trop. Med. **2**, 289 (1909).

PACHECO MENDEZ: A propos d'un cas de Goundou ou Anakhré. Rev. de Chir. **21**, 445 (1901). Zit. bei LEGER. — PASQUAL, J. HYLTON: Goundou and Yaws. Trans. roy. Soc. trop. Med. Lond. **22**, 59—60 (1928). — PEIPER: Gundu in Deutsch-Ostafrika. Arch. Schiffs- u. Tropenhyg. **18**, 316 (1914). — PLEHN, A. u. K. MENSE, jun.: Die tropischen

Hautkrankheiten. MENSE: Handbuch der Tropenkrankheiten, 3. Aufl., Bd. 2, S. 650. 1924.
POISSON: Hyperostose diffuse des maxillaires supérieurs. Semaine méd. 1890.

RADLOFF: Über Gundu in Deutsch-Ostafrika. Inaug.-Diss. Leipzig 1907 und Arch.
Schiffs- u. Tropenhyg. 12, 410 (1908). — REEVES, J. S. K.: A case of Goundou with
coexisting Leontiasis. U. S. nav. med. Bull. 4, 191 (1910). — RENNER, W.: A case of
Goundou or Anakhré. J. trop. Med. 2, 145 (1900). — RIBELL FILS: Dissertation sur les
exostoses. Thèse de Paris 1823. — ROQUES et BOUFFARD: Un cas de Goundou chez le
Cynocéphale. Bull. Soc. Path. exot. Paris 1, 295 (1908). — ROY, J. N.: (a) Le goundou.
Rev. Méd. trop. 17, 33 (1925). (b) Le Goundou. Arch. internat. Laryng. etc. 1925, 264.

SCHEUBE, B.: Gundu. Eulenburgs Realencyklopädie, Bd. 10, S. 319. 1903. —
SECQUES, FRANÇOIS: Un cas diagnostiqué „goundou" chez le gorille. Rev. Méd. trop.
21, 50 (1929). — SEHEULT: Note on a case of goundou. Lancet 1, 72 (1915). — SHARPE, W.
SALISBURY: Notes on a case apparently identical with „Goundou", occurring in London.
Trans. roy. Soc. trop. Med. Lond. 22, 293 (1928). — SHIRCORE, J. O.: Goundou. Brit. med.
J. 26 I, 503 (1910, Febr.). — SOUZA MENDES: Die Gundu- (oder Arnakhré-) Krankheit.
Brasil med. 1, No 24, 301 (1925). — STRACHAN: Bony overgrowth or exostosis in the West
Indies Negro. Brit. med. J. 1894 I, 189.

TELFORD: Leontiasis ossea. Med. chron. Manchester 59, 85 (1914—15).

WELLMAN, FR. CR.: (a) Goundou in Southern-Angola. J. trop. Med. 8, 286 (1905).
(b) A Criticism of some of the theories regarding the etiology of goundou and ainhum.
J. amer. med. Assoc. 46, 636 (1906). — WICK: Gundu in Neu Guinea. Arch. Schiffs- u.
Tropenhyg. 18, 403 (1914).

YOUNG, W. A.: A brief note of the histology of goundou. J. trop. Med. 24, 76 (1921).

ZIEMANN, HANS: (a) Beitrag zur „Gundu-Frage" bei Affen und Menschen. Abh. Auslandskde Hamb. Univ. 26; Reihe D, 2, 618 (Festschrift NOCHT). (b) Über die Gundu-Krank-
heit bei Affen und Menschen. Aus: Ber. Tagg Dtsch. trop.-med. Ges. Hamburg, 17. bis
19. Aug. 1922. Arch. Schiffs- u. Tropenhyg. 26, 331 (1922).

Ulcus tropicum (tropischer Phagedaenismus).

Von

MARTIN MAYER-Hamburg.

Mit 6 Abbildungen.

Synonyme: Ulcus tropicum phagedaenicum, Mozambique-, Natal-, Madagaskar-, Jemen-, Aden-, Annam-, Cochinchinageschwür. Sarnes (Kongo).

Geschichte: HUNTER (nach CASTELLANI-CHALMERS) beschrieb bereits 1792 auf Jamaika bösartige Geschwüre, die der Beschreibung nach dem Ulcus tropicum entsprachen. 1857 beschrieb VINSON ein „Ulcère di Mozambique", 1862—1864 folgten Beschreibungen eines ulcère annamite von CRAS, ROCHARD, LAURE, BASSIGNOT und RICHAUD; 1862 und 1863 solche von CRAS, ROCHARD über das Cochinchinageschwür und 1864 führte LEROY DE MÉRICART die Bezeichnung „Phagedaenic ulcer of warm countries" ein. CHAPPUIS fand 1864 in Französisch-Guyana Geschwüre, die den Mozambiquegeschwüren glichen. BECHTINGER beschrieb (1869) Jemengeschwüre, GRENET (1867) solche von Madagaskar.

Bald folgten Beobachtungen aus den verschiedensten tropischen und subtropischen Gebieten.

Verbreitung: Charakteristische, fast stets am Unterschenkel sitzende phagedänische Geschwüre sind seit langem aus vielen warmen Ländern beschrieben. Man kennt sie im ganzen Afrika (Nord-Süd- und tropisches Afrika), Kleinasien, Palästina, Arabien, Kaukasus, Indien, Ceylon, Indochina, China, Sundainseln, Australien, auf den Inseln der Südsee, Mittel- und Südamerika. Auch in Südeuropa (Macedonien, Griechenland, Italien, Spanien) sind Fälle beobachtet.

Das Ulcus tropicum kommt somit in allen warmen Ländern vor.

Epidemiologie: Vom Ulcus tropicum werden in der Regel nur Menschen betroffen, deren Füße und Beine unbedeckt getragen werden. Während es in Städten selten ist, werden Bevölkerungsgruppen befallen, die in ländlichen Bezirken beschäftigt sind. Besonders in feuchten, heißen Gebieten ist es häufig, während es in Höhenlagen spärlicher sein soll. Dies trifft aber vielfach nicht zu; ich sah außerordentlich viele Fälle in Ostafrika in Höhen von etwa 800 m. In der feuchten Jahreszeit scheinen sie häufiger zu sein. Befallen werden insbesondere Eingeborene, und zwar alle Geschlechter und Lebensalter. Eine Bevorzugung von Frauen und Kindern ist da beobachtet, wo diese vornehmlich die Feldarbeit ausführen, z. B. in den Reisbaugebieten von Gambia (WOLBACH und TODD). Ich sah in den Sisalplantagen Ostafrikas mehr Männer befallen. Die weiße Rasse wird nur ausnahmsweise betroffen, da sie ja die Beine meist bedeckt trägt, es sind aber auch bei ihr Fälle beobachtet, besonders bei Feldarbeit (Kleinasien, Palästina).

Ein gehäuftes, fast epidemisches Vorkommen ist auch wiederholt beschrieben worden (Assam, Palästina). Es beruht darauf, daß zur Zeit der Feldbestellung gleichzeitig größere Bevölkerungsteile der Infektion ausgesetzt werden.

Klinik: Der *Sitz* der Geschwüre ist in der Regel der Unterschenkel, und zwar meist das untere Drittel desselben. Bevorzugt werden innere und äußere Knöchelgegend, Ferse, Fußrücken, Haut über der Tibia, Wade, Streckseite und Kuppe der Zehen. Seltener finden sich Geschwüre am Oberschenkel. Vereinzelt sind solche beobachtet an Vorderarmen, Fingern, Genitalien, und einmal am Kopfe (KAYSER) bei einem Kind, bei dem eine Kopfwunde mit Erde bedeckt worden war.

Die *Eintrittspforte* für die Krankheitserreger bilden bereits vorhandene Verletzungen der Haut. Solche können kleine Risse und Schrunden sein (durch Spitzen der Sisalblätter, Dornen, spitze Steine usw.), Kratzwunden, Furunkel,

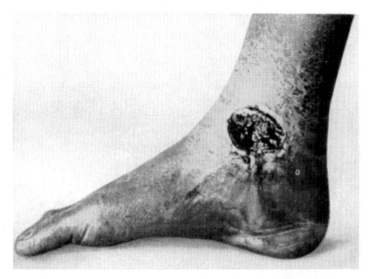

Abb. 1. Ulcus tropicum. (Photogr. Sammlung des Tropeninstituts.)
(Aus M. MAYER: Exotische Krankheiten, 2. Aufl.)

Sandflohgeschwürchen, Insektenstiche, ekzematöse Stellen und Geschwüre aus anderer Ursache, wie Lues, Framboesie, Orientbeule, venerisches Granulom.

Es entstehen zunächst kleine Pusteln oder Furunkel, die Epidermis platzt dann und so bildet sich ein kleines Geschwür, das von vornherein eine starke Wachstumstendenz zeigt. Das Wachstum findet zunächst in der Breite statt, wobei lange Zeit eine *kreisrunde* Gestalt beibehalten wird. Man sieht bei jungen Geschwüren zunächst ein kleines, kreisrundes, etwa erbsengroßes Feld, in dessen Mitte die Epithelschicht fehlt und aus dem eine blutig-eitrige Masse hervorquillt. Die Geschwüre bedecken sich bei dem weiteren Wachstum mit einem zähglasigen, gelblichen, stark stinkenden Schleim und schließlich mit festen Pseudomembranen, die entweder die ganze Geschwürsfläche bedecken oder blutende Stellen freilassen. Hebt man die Pseudomembranen ab oder reinigt die Oberfläche, so liegt eine schmutzig-rötliche, nässende, leicht blutende Granulationsfläche frei. Der Rand der Geschwüre ist zunächst etwas gewulstet, später sind große Teile davon unterminiert, so daß man mit der Sonde darunter gehen kann, und nekrotisch. Die Umgebung ist in der Regel etwas gerötet und ödematös, bei Dunkelfarbigen erscheint sie hell, später oft fast pigmentlos (Abb. 1).

Das Wachstum hängt in seiner Geschwindigkeit vom Sitz des Geschwürs ab. Namentlich an Knöcheln, Waden, Tibia schreiten die Geschwüre oft sehr

rasch vor. Dabei wird die runde oder ovale, nicht gebuchtete Form bis zu
Handtellergröße oft noch beibehalten, später werden sie etwas unregelmäßiger
und dehnen sich je nach Möglichkeit in die Länge aus. Schließlich wachsen
die Geschwüre manchmal nicht nur in die Breite, sondern dringen auch in die
tieferen Gewebe ein, sie zerstören große Teile der Fascien, Muskulatur, Gefäße,
Nerven und Sehnen und gelangen bis auf das Periost. Die Sehnen werden oft
lange erhalten und liegen dann frei in zerstörtem Gewebe. Unter Bildung eitriger,
stinkender, schleimiger Massen werden die betroffenen Teile nekrotisch. Von
dieser Nekrose werden auch Knochen betroffen. Neben dem Zerfall kommt es
oft zu Neubildung stark wuchernden Granulationsgewebes, die dann der weiten

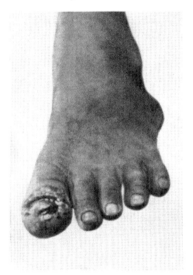 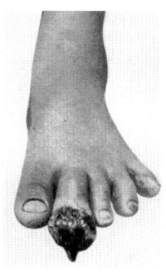

Abb. 2. Ulcus tropicum am Nagelrand.   Abb. 3. Ulcus tropicum an einer Zehe.
(Nach KAYSSER.)
(Aus M. MAYER: Exotische Krankheiten, 2. Aufl.)

Zerstörung Halt gebieten. Werden Gefäße ergriffen, so kann es zu Blutungen
kommen; meist aber bilden sich rasch Thromben, so daß größere Blutungen
meist selten sind.

Nach längerem Bestehen der Geschwüre sieht man dann ausgedehnte Defekte
am Unterschenkel, oder es sind die Ferse, die Zehenkuppen „abgefressen".
In letzterem Falle bleiben die Nägel oft länger erhalten und werden unterminiert, später aber abgestoßen (Abb. 2 u. 3).

Der *Verlauf* ist stets ein recht chronischer und kann sich über Monate, ja
Jahre hinziehen, dabei besteht dann oft allgemeines Ödem der betroffenen
Glieder. Schließlich kommt es in den meisten Fällen zu Spontanheilung. Es be-
ginnt vom Rande her Überhäutung und unter starken Gewebsverlusten, narbigen
Einziehungen und Defekten kommt es zu völliger Vernarbung (Abb. 4).

Allgemeinerscheinungen während des Bestehens sind häufig heftige Schmerzen,
namentlich bei Fortschreiten in die Tiefe, Fieber durch Mischinfektion und
allgemeine Kachexie. Die Lymphdrüsen der Nachbarschaft sind manchmal
geschwollen, Lymphangitis besteht selten. Namentlich bei geschwächten Individuen (Ankylostomiasis, Malaria) kann der Verlauf ein bösartiger, rapider sein.

Das *Blut* zeigt oft eine beträchtliche Anämie, wobei aber häufig andere
Ursachen (Malaria, Ankylostomiasis) mitspielen. Bei Wa.R. fand SCHÜFFNER

auf Sumatra bei einem großen Prozentsatz seiner Fälle eine unspezifische Hemmung bei Verwendung wässerigen Extrakts (ähnlich wie bei Lepra und Malaria), die aber bei Benutzung von alkoholischen Extrakten ausblieb.

Die *Prognose* ist immer bei größeren Geschwüren ohne Behandlung ernst, weil sie zu Kachexie und bei Mischinfektion zu tödlicher Sepsis führen können.

Differentialdiagnose: Das typische Ulcus tropicum ist so charakteristisch, daß es meist erkannt wird; schon der typische Sitz weist auf es hin. Der Nachweis der Erreger sichert die Diagnose.

Am ähnlichsten können noch tertiär luetische und frambötische Geschwüre aussehen. Ferner kommen in Betracht Hautleishmaniose, Ulcus cruris varicosum, tuberkulöse Geschwüre, Blastomykose und Sporotrichose. In allen Fällen wird auch hier eine Suche nach den Erregern die Entscheidung geben. Es sei aber betont, daß sich sehr häufig sekundär die Erreger des Ulcus tropicum anderen Geschwüren aufpflanzen und so diese phagedänisch werden lassen.

Ätiologie. LE DANTEC beschrieb 1884 aus den Pseudomembranen große, unbewegliche Bacillen, von denen er später 2 Typen unterschied, einen, der sich mehr lichtblau, und einen, der sich mehr rotviolett nach ROMANOWSKY färbte. 1896 fand VINCENT ähnliche Bakterien in Geschwüren von Kabylen und Arabern, die vom „Hospitalbrand"

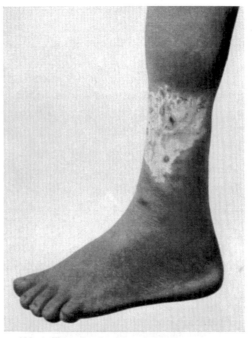

Abb. 4. Vernarbendes bis auf Tibia und Fibula reichendes Ulcus tropicum. (KÜLZ, phot.) (Aus M. MAYER: Exotische Krankheiten, 2. Aufl.)

befallen waren und benannte sie fusiforme Bacillen. In 40 seiner 47 Fälle fand er sie mit Spirillen vergesellschaftet.

Dieser Befund ist dann vielfach bestätigt und weiter verfolgt worden.

Die Spirochäten wurden 1906 von BLANCHARD Spirochaeta (Spirochaudinnia) vincenti, 1907 von v. PROWAZEK Spirochaeta schaudinni benannt.

Es handelt sich hier um die gleiche Symbiose, wie sie beim Hospitalbrand und der PLAUT-VINCENTschen Angina festgestellt wurde.

In der Oberfläche der Geschwüre findet man natürlich eine reiche Flora der verschiedensten Mikroben; entfernt man aber die Pseudomembran und entnimmt reinen Saft aus der Tiefe oder unter den unterminierten Rändern, so findet man ausschließlich große plumpe Bakterien, Spirochäten und allenfalls feine, zarte, pilzfädenähnliche Gebilde.

1. Die *fusiformen Bacillen* lassen die zwei von LE DANTEC erkannten Typen erkennen. Die plumperen Formen messen 3—12 μ, im Durchschnitt 6—7 μ. In der Mitte sind sie spindelförmig aufgetrieben und haben dort etwa $^3/_4$ μ Durchmesser. Ihr Körper ist oft leicht gekrümmt, die Enden verjüngen sich

allmählich und sind leicht abgerundet. Sie färben sich nach Giemsa rotviolett und lassen im Innern je nach der Größe eine wechselnde Zahl rötlicher Körner erkennen. Bei zugrunde gehenden Formen finden sich auch hellere Stellen im Protoplasma. Die Vermehrung findet durch Querteilung statt, eine ringförmige Einschnürung an der Teilungsstelle geht ihr voraus.

Die schlankeren Typen sind oft mehr zugespitzt und färben sich nach Giemsa lichtblau. Wir fanden beide Typen lebhaft beweglich und nach Gram unfärbbar, andere bezeichnen sie als unbeweglich.

Die Züchtung der fusiformen Bacillen ist — ähnlich wie früher bei Plaut-Vincentscher Angina — auch aus Ulcus tropicum gelungen, so Mühlens auf halberstarrtem Pferdeserum.

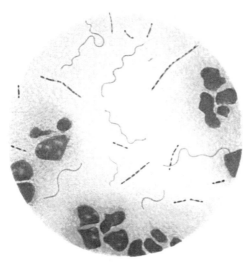

Abb. 5. Ulcus tropicum. Ausstrichpräparat. Giemsafärbung. Etwa 1000fach. (Aus M. Mayer: Exotische Krankheiten, 2. Aufl.)

Außer den schlanken Formen finden sich manchmal lange gerade gestreckte pilzfädenähnliche Gebilde, die zweifellos in Beziehungen zu diesen stehen.

2. Die *Spirochäten:* Diese sind beim Ulcus tropicum vor allem durch von v. Prowazek, der ihnen den Namen *Spirochaeta schaudinni* gab, und dann von Keysselitz u. M. Mayer genauer untersucht worden. Man findet oft die Spirochäten in ungeheuren Mengen rasenartig dicht ineinander verfilzt, so daß sie erst bei Verdünnung mit Kochsalzlösung beweglich und in ihren Einzelheiten erkennbar werden. Sie sind außerordentlich vielgestaltig und in ihrer Größe wechselnd. Diese schwankt nach unseren Messungen von 6—38 μ. Die größeren Formen von 12—25 μ herrschen vor. Die Windungen können ganz weit und flach sein, was besonders bei den größeren Exemplaren der Fall ist, oder auch eng bis zu Spirochaeta pallida-ähnlichen Formen. Auch Einrollungsformen kommen vor, bis zu rundlichen Gebilden, die von manchen Forschern als Dauerformen aufgefaßt werden (die frei in der Natur vielleicht saprophytisch vorkommen).

Der Formenreichtum dieser Spirochäten, das Vorkommen der pilzartigen langen Fäden (aber ohne Verzweigungen) und die verschiedenen Typen der fusiformen Bacillen haben schon häufig zu der Vermutung geführt, daß alle diese Formen zusammengehören. Sanarelli glaubt dies auf Grund von Kulturversuchen bewiesen zu haben, nimmt die Identität der Erreger an und faßt die Spirochäten und fusiformen Bacillen zusammen als *Heliconema vincenti.*

Mühlens konnte auch die Spirochäten aus Ulcus tropicum, wie früher aus der Mundhöhle, in halbstarrem Pferdeserumagar züchten.

Die Erregernatur der beiden Formen wird heute nicht mehr bezweifelt. Nach den Untersuchungen von Keysselitz u. M. Mayer ist die Symbiose beider zum Entstehen des Krankheitsbildes erforderlich. Die Spirochäten dringen zunächst tief ins Gewebe ein, lockern dasselbe auf und die in großen Mengen nachrückenden fusiformen Bacillen bringen es dann zum Zerfall (s. unter pathol. Anatomie).

Übertragungsversuche auf Menschen und Tiere sind wiederholt gemacht worden. BLANCHARD machte das Gewebe durch Ätzen mit Kalilauge nekrotisch und bekam dann Haften der Infektion. Autoinokulation bzw. Inokulation mit Gebrauchsgegenständen (verunreinigtem Messer) sahen SMITS u. APOSTOLIDES. Tierversuche sind nur vereinzelt gelungen, so konnte VINCENT Meerschweinchen infizieren.

Pathologische Anatomie. Auf senkrecht zur Oberfläche angelegten Schnittpräparaten des Ulcus, aus dessen Randpartien, findet man als Substrat ein großzelliges, reichlich von Flüssigkeit umspültes, lockeres, nach der Tiefe zu strafferes und flüssigkeitsärmeres Bindegewebe. In seinen Maschen liegen größere Mengen von polymorphkernigen Leukocyten, zahlreiche Erythrocyten, einzelne Eosinophile, Plasmazellen und Mononucleäre. Letztere nehmen nach der Tiefe an Zahl etwas zu, während die Polynucleären und Erythrocyten mehr zurücktreten. Das proliferierende Gewebe ist zahlreich mit Blutgefäßen durchsetzt, die stellenweise beträchtliche Dilatationen erkennen lassen, eingreifende pathologisch-anatomische Veränderungen aber nicht aufweisen. Die Decke des Geschwürs besteht aus kleineren und größeren von polymorphkernigen Leukocyten gebildeten, absceßartigen, von fibrinösen Fäden durchflochtenen und von Detritusmassen eingehüllten Herden, die sich ungleich tief in das zellig infiltrierte Gewebe einsenken, so daß die Geschwürsfläche einen höckerigen Charakter trägt. An der Basis dieser Leukocytenherde finden sich meistens mehr oder weniger reichliche Blutextravasate, die stellenweise größere Gewebspartien gegen das unterliegende Gewebe absperren. Die absceßartigen Herde gehen peripherwärts in Detritus über.

Am Rande des Geschwürs ist das Epithel in mäßig starker Proliferation begriffen. Es senkt sich in Form etwas längerer Zapfen in das zellig infiltrierte Gewebe ein. Zwischen seine Elemente dringen nach der Geschwürsfläche zu polymorphkernige Leukocyten in die erweiterten Saftkanäle. Die Zellen werden ziemlich stark aufgebläht, dann vakuolisiert; sie verlieren ihren Kern und gehen zugrunde, indem sie den erwähnten absceßartigen Herden zum Opfer fallen.

Der beschriebene Charakter des Geschwürs ist bei großen, vielfach zerklüfteten Ulcera, infolge ausgedehnter Blutextravasate in der Tiefe und des ungleich weit an einzelnen Stellen fortgeschrittenen Zerfalls etwas verwischt.

Die Verteilung der Mikroorganismen im veränderten Gewebe ist folgende:

Die spindelförmigen Bakterien halten sich im wesentlichen innerhalb der Geschwürsdecke auf. Sie sind daselbst an allen Stellen reichlich zu finden; in enormen Mengen treten sie in dem feinen Detritus als dichte Klumpen auf. An der Geschwürsfläche schieben sie sich wie ein Wall stellenweise parallel nebeneinander angeordnet gegen das infiltrierte Gewebe vor. An der Außenfläche der Geschwürsdecke beobachtet man zwischen den spindelförmigen Bacillen gewöhnlich zahlreiche Pilzfäden, verschiedene Bakterienarten und Kokken. Letztere beiden mischen sich auch in der Tiefe zwischen die Fusiformen, treten an Zahl aber gegen diese zurück. Phagocytose seitens der Polymorphkernigen wird vielfach beobachtet.

Die Spirochäten kommen an der Peripherie des um sich greifenden Geschwürs in den erweiterten Saftkanälen zwischen den Zellen des Rete Malpighi, an der Geschwürsfläche innerhalb einer schmalen Zone unter der Innenfläche der absceßartigen Herde vor. In letztere dringen sie oberflächlich ein.

Im Epithel trifft man sie innerhalb der Saftkanäle des Rete Malpighi in ganz enormer Menge. Sie liegen dicht gedrängt, fast in Reih und Glied nebeneinander. Teilweise sind sie gegenseitig zu Zöpfen wechselnden Umfangs verflochten. In die Zellen scheinen sie nicht einzudringen.

In den peripheren und zentralen Partien des Geschwürs beobachtet man die Spirochäten zwischen den Blutzellen der Blutextravasate an der Basis der

Geschwürsfläche, sowie in den angrenzenden Partien des zelligen Gewebes, zwischen Polynucleären, Plasmazellen und Mononucleären. Hier liegen sie isoliert oder zu mehreren beieinander, besonders reichlich drängen sie sich in der Umgebung der kleinen Blutextravasate an den Balken und Zügen des zelligen, flüssigkeitsreichen Gewebes zusammen, in dem sie sich in unregelmäßiger Weise zu dichten Knäueln verflechten. Sie fehlen in der Umgebung der Gefäße, brechen auch anscheinend ebensowenig wie die Bakterien in die Blutbahn ein (Fehlen der Metastasen). Mit den gegen das Gewebe vordringenden fusiformen Bakterien vermischen sie sich in einem schmalen Bezirke, meiden aber die Stellen mit reichlicher Ansammlung der spindelförmigen. Innerhalb der Mononucleären und Polymorphkernigen findet man mehrfach phagocytierte Spirochäten und körnige Reste derselben.

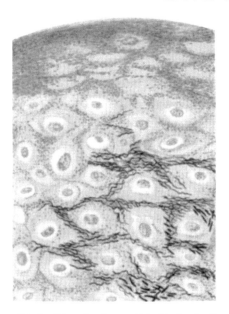

Abb. 6. Ulcus tropicum. Schnitt durch die Randpartie eines jungen Geschwürs. (LEVADITI-Versilberung.) (Nach KEYSSELITZ u. M. MAYER.)

Die beschriebene Lagerung der fusiformen Bakterien und der Spirochäten ist mehrfach etwas verwischt, indem Blutextravasate und in die Tiefe durchbrechende konfluierende Abseßherde eine Mischung der Parasiten bedingen. Sie tritt am deutlichsten bei jungen Ulcera hervor.

Hier läßt sich am klarsten erkennen, daß die Spirochäten den durch die Fusiformen bedingten gangränösen Prozessen vorausgehen. Sie wuchern in der Tiefe und bereiten das Gewebe innerhalb einer mäßig breiten Zone auf dieselben vor, indem sie anscheinend eine Auflockerung und oberflächliche Nekrose des von ihnen gleichsam überfluteten bindegewebigen Substrates als erste Phase der Destruktion bedingen. Die fusiformen Bakterien rücken an typischen Stellen als geschlossener Wall nach und vollenden die Zerstörung des Gewebes. Gleichzeitig bedingen sie auch die putrid riechenden Fäulnisvorgänge innerhalb der Geschwürsdecke.

Die Lagerung der Parasiten beim Ulcus deutet gemeinsam mit den pathologisch-anatomischen Vorgängen darauf hin, daß beide Parasitentypen ätiologisch von Bedeutung sind, von denen jede ihre besondere Aufgabe hat. Inwieweit jeder dieser Parasitentypen für sich allein in der Lage ist, im Gewebe zu schmarotzen und destruktive Prozesse zu bedingen, ließe sich nur durch Experimente mit Reinkulturen entscheiden. Die Frage, ob etwa den Spirochäten (LE BOEUF) oder den Fusiformen die wichtigere Rolle beim Krankheitsprozeß zufällt, scheint daher nicht ganz richtig gestellt.

Therapie: Je früher das Ulcus tropicum der gründlichen Behandlung zugeführt wird, desto aussichtsreicher ist der Erfolg. In den meisten Fällen wird eine gründliche „Toilette" der Geschwüre jeder Behandlung vorauszugehen haben und muß bei vorgeschrittenen Fällen häufig wiederholt werden. Diese Toilette besteht in heißen Seifenbädern, Spülen mit desinfizierenden Flüssigkeiten und nötigenfalls mechanischer Reinigung durch die Curette und Schere, indem die nekrotischen Ränder abgetragen werden.

Zur medikamentösen Behandlung werden fast täglich noch neue Methoden empfohlen; dies zeigt, wie hartnäckig die Ulcera tropica oft jeder Behandlung trotzen. Anderer Ansicht ist allerdings KAYSER, der in seinem Lehrbuch schreibt: „Die Therapie ist höchst einfach, so daß es unbegreiflich ist, daß in den Handbüchern noch die stärksten Mittel, wie Caustica, Thermokauter, scharfer Löffel usw. empfohlen werden, und wir uns öfters gefragt haben, ob diejenigen, die solche Methoden empfehlen, vielleicht mit etwas anderem als mit Ulcus tropicum zu tun hatten." KAYSER sagt, daß er bei 1353 behandelten Fällen mit seiner Methode stets überraschend schnelle Heilung gesehen habe. Er wischt die Geschwüre mit Sublimatlösung $^1/_{2000}$ kräftig aus und entfernt dabei alles nekrotische Gewebe. Dann bestreut er mit Jodoform und verbindet. Zuerst ist täglicher Verbandwechsel nötig, nach einigen Tagen sind die Schmerzen verschwunden. Es bilden sich rasch Granulationen auf dem Geschwürsgrund.

Ich glaube auf Grund eigener Erfahrung an zahlreichen Fällen, darunter weit vorgeschrittenen bei afrikanischen Buschnegern, daß man häufig nicht mit dieser einfachen Methode auskommt und zum mindesten mechanische Reinigung — wie oben erwähnt — nötig ist. Wahrscheinlich hängt die Heilung auch von der Bösartigkeit der einzelnen Formen und der Widerstandskraft der Befallenen ab.

Vielfach hat sich gezeigt, daß bei hartnäckigen Fällen ein Wechsel der Mittel notwendig ist; bald reagiert das Geschwür besser auf Salben, bald auf feuchte Umschläge, bald auf Trockenbehandlung. Der Arzt muß die Fälle auch bei Massenbehandlung auf Plantagen stets selbst kontrollieren.

Von den vielen empfohlenen Mitteln lokaler Behandlung seien folgende genannt: Jodoform, Jodtinktur, Sublimat (auch Auswaschen mit Sublimatpastillen), Argentum nitricum, Dermatol, Perubalsam, Ichthyol, 5% β-Naphtholsalbe, Calcium-Hypochlorit mit 10 Teilen Borsäure (sog. VINCENTscher Puder), Chloramin, Kalium hypermanganicum, 50%ige Carbolsäure in Glycerin und reine Carbolsäure, Trypaflavin und Argoflavin in 0,2% Lösungen, Pix liquida, Oleum chenopodii in Glycerin 1:10 verdünnt, Eau de Javel, Methylviolett, Pyrogallolpuder, Puder von Kalium- und Natriumwismuttartrat, Quecksilber-Oxycyanur 1:6000 in Lösung auftropfen lassen; Neosalvarsan als Pulver oder in Glycerin in lokaler Behandlung, Aufstreuen von getrocknetem Pferde- oder Menschenserum, Zinksalben, Heliotherapie, Vereisen mit Äthylchlorid oder Kohlensäureschnee (Elektrothermokoagulation scheint noch nicht versucht).

Zu allgemeiner Behandlung neben lokaler sind vielfach Eisen, Jodkali und Arsenikalien empfohlen worden. Neosalvarsan hat sich intravenös verabfolgt in manchen Gegenden bewährt, in anderen hat es versagt; ob in ersteren Fällen vielleicht luetische oder frambötische Geschwüre vorlagen, ist nicht sicher. FISCHER gab intramuskulär Novasurol in Dosen von 2 ccm neben lokaler Behandlung. Vor allem wird auf eine kräftige Diät während der Behandlung hingewiesen, da vielfach die Unterernährung und Kachexie die Heilung verhindern.

In sehr schweren Fällen muß manchmal chirurgisch eingegriffen, evtl. sogar amputiert werden. Man stelle aber die Indikation recht vorsichtig, da die Heiltendenz bei Farbigen ja oft überraschend groß ist. *Transplantationen* sind häufig zur Überhäutung großer Flächen notwendig. Die Geschwüre müssen aber dann bereits rein sein und gut granulieren. Neben der ursprünglichen TIERSCHschen Methode ist die DAVISSChe, bei der kleine runde Hautstückchen von etwa 0,5 cm Durchmesser in Abständen von 0,5 cm nebeneinander gepflanzt werden, empfohlen worden.

Literatur.

ABLARD: Contributio à l'étude des ulcères des pays chauds. Arch. Méd. nav. **42** (1884). ADAMS, W. B.: Ulcus epidemicum. Arch. of Dermat. **1923**, 605. — AMARAL, A.: Contributo ao tratamento das úlceras atónicas e fagedénicas (do emprêgo do sôro normal sêco). Mem. Inst. Butantan (port.) **209** (1918/19). — AMOURETTI: Contributio à l'étude de l'ulcère des pays chauds. Arch. Méd. nav. **62** (1884). — APOSTOLIDES, APOST. G.: Note on the recent epidemic of tropical septic ulcer in Palestine (tropical sloughing phagedaena). J. trop. Med. **25**, 81 (1922). — ASSMY: Über Mikroorganismenbefunde bei phagedänischen Geschwüren in Chunking. Arch. Schiffs- u. Tropenhyg. **3**, 657 (1909). — ASSMY u. KYRITZ: Über Salvarsanbehandlung geschwüriger Prozesse. Arch. Schiffs- u. Tropenhyg. **17**, 218 (1913). BALFOUR, A.: Ulcus tropicum 4. Rep. Welcome res. labor. **1** (1911). — BALLIANO: Osservazioni sopra l'ulcera rotonda fagedenia tropicale. Morgagni **1916**, No 6, 205. — BASSIGNOT: De l'ulcère de Cochinchine. Thèse de Strassbourg 1864. — BELLARD, E. P. DE: Ulcus tropicum. Gaz. med. Caracas **33**, 164 (1926). — BERNARD, N.: Recherches sur la pathogénie, de l'ulcère phagédénique des pays chauds. Bull. Soc. Path. exot. Paris **1914**, No 3, 176. — BEURMANN, DE: Sur la pathologie de l'ulcère des pays chauds. Soc. franç. Dermat. **4**, 8 (1907). — BEURNIER: Traitement de l'ulcère phagédénique des pays chauds par leur oposition aux rayons solaires. Bull. Soc. méd.-chir. franç. Quest Afric. **1920**, No 9, 259. — BLAISE: L'ulcère phagédénique des pays chauds en Algérie. Gaz. Méd. et Chir. 10. Okt. **1897**. — BLANCHARD, M.: (a) Inoculations expérimentales de l'ulcère phagédénique tropical. Bull. Soc. Path. exot. Paris **1914**, No 2, 96. (b) Phagedenic Complications notes after Vaccination. Bull. Soc. Path. exot. Paris, 8. Okt. **1919**. — BLONDIN: Note sur un traitement des ulcères phagédéniques. Bull. Soc. Path. exot. Paris **1919**, No 6, 296. — BOEUF, A. LE: Ulcère phagédénique au Congo français. Bull. Soc. Path. exot. Paris **1908**. — BOINET: De l'ulcère phagédénique observé an Tonkin. Ann. de Dermat. **1890**, 210, 307. — BOUCHER: Traitement rapide de l'ulcère phagédénique des pays chauds. Bull. Soc. Path. exot. Paris **1916**, No 7, 419. — BOUFFARD, G.: (a) Traitement de l'ulcère phagédénique des pays chauds. Bull. Soc. Path. exot. Paris **1919**, No 7, 616. (b) L'ulcère phagédénique et son traitement (topical ulcer and his treatment). Bull. Soc. Path. exot. Paris **23**, 483 bis 491 (1930). — BRANCKAERT, J.: L'ulcère phagédénique ou tropical et son traitement. Brux. méd. **9**, 1205 (1929). Ref. Trop. dis. Bull. **27**, 524 (1930). — BRAS: De l'ulcère de Cochinchine. Gaz. Hôp. **1862**. — BRAULT: (a) L'ulcère phagédénique des pays chauds. Ann. de Dermat. **1897**, 165. (b) Notes sur le phagédénisme chez les Arabes et les Kabyles. Janus (Leyde) **3**, 268 (1898). — BRAULT, J.: Note sur l'ulcère phagédénique. Arch. Schiffs- u. Tropenhyg. **11**, 612 (1907). — BREDA, A.: Contributo allo studio della ulcera phagedenica. Clinica dermosyphilitica Univ. de Padua, 1905. — BRINK, K. B. M. TEN: De Therapie van het ulcus phagadaenicum tropicum. Geneesk. Tjidschr. Nederl.-Indië **55**, 437 (1915). — BRUAS, M.: De la methode de Bier dans le traitement des ulcères. Presse méd. 17. Febr. **1907**.
CARINI, A.: Onyxis ulcéreux phagédénique. Bull. Soc. Path. exot. Paris **1915**, No 10, 715. — CASTUEIL: Traitement de l'ulcère phagédénique des pays chauds par la perchlorure de fer. Bull. Soc. med.-chir. franç. Ouest Afric. **2**, 33 (1920). — CHAPUIS: Del' identité de l'ulcère observé à la Giane francaise et de l'ulcère de Mozambique etc. Arch. Méd. nav. **1864**. — CLARAC: Note sur l'ulcère phagédénique. Arch. Méd. nav. **45** (1886). — CLÉMENT: Observations de 35 cas de l'ulcère phagédénique des pays chauds. Bull. Soc. franç. Dermat. **1921**, No 2, 64. — CLÉMENT, DONATO, J. et P. PARET: L'ulcère phagédénique des pays chauds. Ann. de Dermat. **1921**, No 4, 177. — CRENDIROPOULO: Note sur un bacille pathogène pour l'ulcère de Yemen (ulcère des pays chauds). Ann. Inst. Pasteur **11**, 789 (1897). — CRICHLOW, N.: The Treatment of Ulcus tropicum. J. trop. Med., 15. Sept. **1920**. — CROSS: Malaria ulcers in British Central-Africa. J. trop. Med. **1900**, 85. DANTEC, LE: (a) Origine microbienne de l'ulcère phagédénique des pays chauds. Arch. Méd. nav. **53** (1885). (b) Précis de pathologie exotique, p. 577. Paris 1900. (c) Phagédénisme des pays chauds; son identité avec la porriture d'hôpitale, pathogénie, symptome. traitement. Arch. Méd. nav. **71**, 133 (1900). (d) Priorité de la découverte du bacille du phagédénisme tropical et de la pourriture l'hôpitale. Bull. Soc. Path. exot. Paris **1914**, No 4. — DEMPFWOLFF, O.: Ärztliche Erfahrungen in Neu-Guinea. Arch. Schiffs- u. Tropenhyg. **2**, 282 (1898). — DUBERGÉ: Quelques considérations sur les complications des plaies à la Guiane. Thèse de Paris **1875**.
EDGE, B. E.: Chronic tropical ulceration in Europeans (Correspondenz). Lancet, 18. Juni **1921**, 1327.
FINOCCHIARO, F. e L. MIGLIANO: Contribução ào tratamento da ulcera tropical. Brazil. méd. **1915**, No 46, 361. — FISCHER, W. O.: Treatment of tropical Ulcer. Med. Assoc. S. Africa **4**, 647—648 (1930). — FLORA, A.: Ärztliche Mitteilungen aus Ägypten. Wien 1869. — FONTON, J.: Traitament des ulcères phagédéniques des pays chauds par les pulvérisations antiseptiques. Arch. Méd. nav. **1888**, No 8. — FONTOYNONT et JOURDAN: Traitement

de l'ulcère phagédénique. - Presse méd. 14. Jan. 1905. — FOREST: Traitement de l'ulcère phagédénique par la fluorescence. Rev. Hyg. et Med. trop. 1905, No 2/4. — FOX, E. C. R., NAGA SORE: Indian J. med. Res. 8, 695 (1921). GABBI, U.: (a) Über Tropenkrankheiten in Süditalien. Zbl. Bakter. 1912, 586. (b) Tropical diseases in Tripoli. J. trop. Med. 16, 68 (1913). — GARRY: Ulcus epidemicum. Arch. Schiffs- u. Tropenhyg. 34, 351—354 (1930). — GASTON et VIEIRA: (a) Ulcères annamites. Ann. de Dermat., IV. s. 1901, No 7, 642. (b) Nouvelle observation d'ulcère annamite. Ann. de Dermat. 1901, 1087. — GAUCHER et BERNARD: Bull Soc. franç. Dermat. 1901, 484. — GELONESI, G.: L'ulcus tropicum della Somalia. Ann. Med. nav. e colon 33 II, 140 (1927). — GENNER: Sur le traitement des ulcères phagédéniques des pays chauds. Ann. de Dermat. 5, 733 (1924). — GOLDBERG, L.: Beitrag zur Therapie des Ulcus tropicum phagedaenicum (Yemen). Arch. Schiffs- u. Tropenhyg. 21, 154 (1917). — GONÇALVEZ, N.: Tratamento da ulcera tropical. O chenopodio como agente antiseptico e cicatrizante. Brazil méd. 34, 267 (1920). — GRENET: Contributio à la pathologie de Madagascar. Arch. Méd. nav. 1867, 1. sem. — GROS, H.: Ulcère phagédénique des pays chauds chez les Kabyles. Bull. Soc. Path. exot. Paris 1908, 303. — GUEIT: De l'anatomie, pathogénie et traitement de la gangrène et de l'ulcère. Thèse de Montpellier.. — GUILLON, H.: Un nouveau traitement de l'ulcère tropical. Ann. Méd. et Pharmacol. colon. 24, 595 (1921). — GUPTA, J. M. sen.: Cachar Sore and its Tratment. Indian med. Gaz., Jan 1921, 13.

HALLENBERGER: (a) Beitrag zur Behandlung des Ulcus tropicum mit Salvarsan. Arch. Schiffs- u. Tropenhyg. 16, 625 (1912). (b) Einige Bemerkungen zu der Arbeit Dr. KERSTENs: „Über Ulcus tropicum in Deutsch Guinea". Arch. Schiffs- u. Tropenhyg. 20, 439 (1916). — HEARD, G. P.: Therapy in Yaws and tropical ulcer. J. trop. Med. 11, 305 (1908). — HEATH, W. G.: Treatment of ulcus tropicum. J. trop. Med., 1. Jan 1911. — HOWARD, R.: (a) Some Types of tropical ulcers as seen in Niassaland. J. trop. Med. 12, 248 (1908). (b) The surgical treatment of ulcus tropicum. J. trop. Med., 1. Sept. 1920.

JARDOU: De l'ulcère annamite etc. Thèse de Paris 1887. — JEANSELME et RIST: Precis de pathologie exotique, 1909. — JIMENEZ, C. H.: Tropical et phagedenic ulcer. 17. Ann. Rep. Med. Dept. United fruit Comp. Boston, p. 186. 1928. — JOURDEUIL: Considér. génér. sur l'ulcère de Cochinchine etc. Rec. Méd. et Chir. mil. 1869, 380. — JOUVEAU-DUBREUIL, H.: Ulcère phagédénique à Tschentou, Chine. Bull. Soc. Path. exot. Paris 1914, No 6, 469. — JUNQUEIRA, M.: Ulcera phagedenique tropical, su epidemiologia nos Muncipios de Piracaia e S. Joãa do Curralinto e seu Tratamento. Ann. Paulistas Med. e Cir. 1915, No 4, 92.

KANDELAKI, S.: Ulcus tropicum phagedenicum im Kaukasus. Med. Sbornik Sawkaw-Kasja 1 (1923). Ref. Arch. Schiffs- u. Tropenhyg. 28, 300 (1924). — KERSTEN, H. E.: (a) Über Ulcus tropicum in Deutsch-Neu-Guinea. Arch. Schiffs- u. Tropenhyg. 20, 274 (1916). (b) Zur Arbeit HALLENBERGERs: „Einige Bemerkungen zu der Arbeit KERSTENs", Über Ulcus tropicum in Deutsch-Neu-Guinea. Arch. Schiffs- u. Tropenhyg. 1916, Nr 19; 21, 30 (1917). KEYSSELITZ, G. u. M. MAYER: Über das Ulcus tropicum. Arch. Schiffs- u. Tropenhyg. 13, 137 (1909). — KUELZ: Salvarsan bei Ulcus tropicum. Arch. Schiffs- u. Tropenhyg. 15, 537 (1911); 16, 563 (1912). — KUIJER, A.: Uit de jaarverslagen van den Militair-Geneeskundigen Dienst te Soemba, 1910—1920. Geneesk. Tijdschr. Nederl.-Indië 1920, 34.

LACROIS: Dela cautérisation actuelle dans le traitement de l'ulcère phagédénique des pays chauds. Arch. Méd. nav. 6, 382 (1866). — LAURE: Hist. de la marine française pendant l'expédition de Chine. Ulcèra de Cochinchine. Gaz. Hôp. 1864. — LEGRAIN, E. et FRADET: Récidives et complications tardives de l'ulcère de Madagaskar. Ann. de Dermat., III. s. 1897, 781. — LENZ: Über das brandige Geschwür der unteren Extremität bei ostafrikanischen Eingeborenen. Münch. med. Wschr. Nr 39. — LINQUETTE: Ulcère de Cochinchine. Rec. Méd. et Chir. mil. 1864.

MAASS, E.: Zur Behandlung der hartnäckigen Ulcera der Zehen. Arch. Schiffs- u. Tropenhyg. 33, 303 (1929). — MACIEL, H.: Sobre o tratamento da ulcera phagedenica tropical. Sci. Med. 7, 471 (1929). — MANGABEIRA-ALBERNEZ: L'ulcère phagédénique tropical et son traitement par les insufflations de Bismuth. Bull. Soc. Path. exot. Paris 19, 115 (1926). — MANSON, PATRICK: „Skin diseases" in DAVIDSONs Hygiene and dismases of warm climates, 1893. p. 972. — MATHUR, SARUP NAREIN: An Epidemic of So-Called Naga-Sore et Anao. Indian med. Gaz. 57, 96 (1922, März). — MEI, A.: Ulcus tropicum treaed with tartar emetic. J. trop. Med. 23, 38 (1920). — MEIJER, F. DE: Ulcus phagedaenicum, Bacillus fusiformis (VINCENT) en Spirochäten. Geneesk. Tijdschr. Nederl.-Indië 48, H. 5, 671 (1908). — MENDELSON, R. W.: Some cutaneous manifestations as observed in Siam. Urologic Rev. 1922, Nr 5, 269. — MEO, JEAN: Au sujet du traitement de l'ulcère phagédénique. Bull. Soc. méd.-chir. franç. Ouest Afric. 2, 130 (1920, Mai). — MOISSON: Essai sur l'ulcère de Cochinchine. Thèse de Montpellier 1864. — MONESTIER: Etude sur l'ulcère de Mozambique. Arch. Méd. nav. 6 (1867). — MÜHLENS: Züchtungsversuche von Spirochäten und fusiformen Bacillen aus Ulcus tropicum. Dtsch. tropenm. Ges. Arch. Schiffs- u. Tropenhyg. 15, 639; Zbl. Bakter. 54, Beil., 47 (1912).

Nitsen, R. van: Le traitement de l'ulcère tropicale. Ann. Soc. belge Méd. trop. 1, No 3 (1921, Dez.). — Nitsen, R. van et R. Mouchet: L'Onyxis ulcéreux phagédénique. Ann. Soc. belge Méd. trop. 1, 287 (1921, Dez.) — Nitzen, van et Walravens: La vaccinotherapie dans les ulcères tropicaux. Ann. Soc. belge Méd. trop. 2, 111 (1922). — Normet, Léon, G. Hasle u. Nguyên-Duy-Ha: Traitment des ulcères phagédéniques à fusospirilles par la vaccination localespécifique. Bull. Soc. méd.-chir. Indochine 1930, 734—737. — Normet, G. Marxin, A. Gambier, de Goyon et le Vilain: Traitement de l'ulcère phagédénique des pays chauds. Ann. Méd. Pharmacol. colon. Paris 19, 107 (1921).

Onorato, R.: Il fagedenismo in Tripolitania. Arch. Ital. Sci. med. colon. 1, 33, 83, 107, 155, 199 (1920).

Paoli (Paolo), de: La cura specifica dell' ulcera tropicale fagedenica. (Specific Treatment of Tropical Phagedaena.) Arch. ital. Sci. med. colon. 11, 332—337 (1930). — Patterson, L. R.: Note on the recent epidemic of phagedenic ulcers in Assam etc. Indian med. Gaz. nav. 1908. — Patton, W. S.: Note on the presenc of spirilla in a tropical ulcer. Indian med. Gaz. nav. 1905, 42. — Peiper: Ärztliche Beobachtungen aus Deutsch-Ostafrika. Arch. Schiffs- u. Tropenhyg. 13, 508 (1909). — Peter, F. M.: Bemerkungen zur Therapie der Tropenulcera. Arch. Schiffs- u. Tropenhyg. 31, 447 (1927). — Petit, P.: Note sur l'ulcère phagédénique des pays chauds. Arch. Méd. nav. 1886. — Pinto, G. de Souza: Consid. ac. de ulcera phagedenica tropical. Fol. Med. 10, 343 (1929). — Poskin, A.: L'afrique équatoriale, p. 387. Bruxelles 1897. — Prowazeck, v.: Vergleichende Spirochätenuntersuchungen. Arb. ksl. Gesdh.amt 1907. — Puff, G.: Zur Behandlung des Ulcus tropicum, Erfahrungen mit Desitin. Dermat. Wschr. 88, 669 (1929).

Rasch, Chr.: Zur Behandlung des Phagedaenismus tropicus. Allg. med. Z.ztg 1896, Nr 79. — Regnault, M. J.: Traitement de l'ulcère des pays chauds. Arch. gén. Méd., 6. Sept. 1904; Caducée 1904, No 21, 2, 292. — Richaud: Topographie medicale de la Cochinchine française; ulcère phagédénique. Arch. Méd. nav. 1864, 381. — Robert, L.: L'ulcus tropicum (Revue et faits nouveaux). Med. H. of Siam, Red Cross. 1918, Nr 3, 542. — Rochard, J.: De l'ulcère de Cochinchine. Arch. gén. Méd. 19 (1862). — Rodenwaldt: Salvarsan bei Ulcus tropicum. Arch. Schiffs- u. Trophenhyg. 16, 35, 562 (1912). — Rousseau, L.: Quelques observations relatives au traitement des ulcères phagédéniques. Bull. Soc. Path. exot. Paris 1919, No 8, 459. — Roux: (a) Traitee pratique des pays chauds. Tome 3, p. 434. 1888. (b) L'ulcère tropicale et son traitement par l'eau chaude. Caducée 1901, 66.

Salm, J.: Het ulcus phagedaenicum. Geneesk. Tijdschr. Nederl.-Indië 45, 734 (1905). — Sanarelli, G.: Identité entre spirochètes et bacilles fusiformes. Les héliconèmes „Vincenti". Ann. Inst. Pasteur 41, 679 (1927). — Scheller: Zur Diagnose der Angina ulcerosa und Stomatitis ulcerosa. Schles. Ges. vaterländ. Kultur, Bd. 7. 1921. — Scheube: Krankheiten der warmen Länder, 4. Aufl., 1910. — Schüffner, W.: (a) Über das Ulcus tropicum. Wirkungslosigkeit des Salvarsans. Lokale Therapie. Wassermannsche Reaktion. Arch. Schiffs- u. Tropenhyg. 16, 78 (1912). (b) Die Wassermannsche Reaktion beim Ulcus tropicum und der Wert der verschiedenen Antigene in den Tropen. Z. Hyg. 72, 362 (1912). — Sen, K. C.: Observations on Ulcus tropicum in North Palestine. Indian med. Gaz. 57, 286 (1922). — Shattuc, G. C.: Notes on chronic ulceres occuring in the Philippines. Philippine J. Sci. 2, 551 (1907). — Siebert, C.: Über Wesen und Verbreitung der Haut- und Geschlechtskrankheiten in Neu-Mecklenburg (Bismarckarchipel). Arch. Schiffs- u. Tropenhyg. 1909, 201. — Smits, J. C.: Klinische waarnemingen omtrent het ulcus tropicum. Geneesk. Tijdschr. Nederl.-Indië 1914, 674. — Soprano, E.: Contributo allo studio dell' Ulcera fagedenica dei Paesi Caldi, o Piaga tropicale. Giorn. Med. mil. 1914, Nr 6, 508. — Spire: Traitement des Ulcères tropicaux par l'air chaud. Ann. Hyg. et Méd. colon. 1912, 619.

Taramelli: Sur le traitement de l',,ulcus tropicum" (the treatment of tropical ulcer). Ann. Soc. belge Méd. trop. 10, 223—230 (1930). — Terdschanian, A.: Ein Fall von Ulcus tropicum mit Neosalvarsaninjektion und CuSO$_4$-Lösung geheilt. Arch. Schiffs- u. Tropenhyg. 29, 449 (1925). — Torres, O.: Tratamento das ulceras chamadas tropicães pelo sôro humano sêco. Arch. brasil. Med. 18, 583 (1928). — Treille: De l'ulcère phagédénique des pays chauds. Arch. Méd. nav. 1874, 193, 257.

Vincent, H.: Examen bacteriol. d'un cas d'ulcère des pays chauds. Ann. de Dermat. 1900, 812.

Walkingshaw, R.: The Healing of Ulcers. Malayan med. J. 5, 65 (1930). — Wehrle. W. O.: Eine besonders resistente Form des Ulcus tropicum. Arch. Schiffs- u. Tropenhyg. 32, 324 (1928). — Wehrle, O.: Die Behandlung des Ulcus tropicum mit Desitin. Arch. Schiffs- u. Tropenhyg. 30, 348 (1926). — Werner, H.: (a) Über Salvarsan beim Ulcus tropicum. Arch. Schiffs- u. Tropenhyg. 15, 539 (1911). (b) Salvarsan und Ulcus tropicum. Arch. Schiffs- u. Tropenhyg. 16 (1912). — Wolbach and Todd: A study of chronic ulcers, Ulcus tropicum, from the Gambia. J. of med. Res. 27, 27 (1912).

Zieman, H.: Einige in Duala gemachte Beobachtungen. Arch. Schiffs- u. Tropenhyg. 13, Beitrag 6, 75 (1909).

Leishmaniosen der Haut und Schleimhäute.

(Orientbeule und amerikanische Leishmaniosen.)

Von

Martin Mayer-Hamburg und **Ernst G. Nauck**-Hamburg.

Mit 39 Abbildungen.

I. Orientbeule-Hautleishmaniose.

Bezeichnungen: Wohl für keine Krankheit gibt es so viele Synonyme bzw. lokale Benennungen wie für diese von den Laien schon seit langem als besondere Erkrankung erkannte Infektion.

Orientbeule, Jahresbeule. Aleppo-, Bagdad-, Biskra-, Buschir-, Jemen-, Delhi-, Gafsa-, Mila-, Liban-, Nil-, Sartenbeule. Sahara-, Pendhegeschwür. Aschabadka (Taschkent), Godownik (= Jahresbeule, russisch), il jarassy (tartarisch), Salek (= ein Jährchen, persisch), Ilhul-el-Seneh (= Jahresbeule), Büsr el temér = Dattelkrankheit (arabisch), Phurmia Aschiband (= Dattelbeule, türkisch); Pescheschurda (= Fliegenbiß, sartisch); Chambal, Aurungzebe (Indien); ghisua (Erythrea und Abessinien), cuncir (Abessinien), Llunari (Spanien) u. a.

Geschichte.

Die Geschichte der Orientbeule hat Hirsch bis in die Anfänge der Beobachtungen, Mitte des 18. Jahrhunderts, verfolgt. Diese stammen fast alle aus Aleppo.

A. Russel beschreibt „die Aleppobeule" bereits 1756; dann F. Hasselquist (1758), später Hollande (1777) und Volney (1787). Alibert bezeichnet die Erkrankung 1829 als pyrophlictide endemique. Genauer beschreibt sie bereits Guilhon 1833, der schon auf die große Verbreitung in Asien und Persien hinweist. 1854 beschrieb Willemin 60 Fälle aus Aleppo und brachte sie ätiologisch mit dem Flußwasser in Beziehung. Bald folgten eine Reihe von Studien (Gröschel, Rigler, Polak, Balfour). Mit der militärischen Durchdringung Nordafrikas, besonders Algiers, kamen weitere Krankheitsherde zur Erforschung, so daß seit 1844 eine Reihe Arbeiten französischer Autoren erschienen, die sich hauptsächlich auf Beobachtungen in Biskra stützten. 1884 unterzieht Cunningham Schnitte von Delhibeulen, 1884 Riehl, 1891 Firth, welche alle wahrscheinlich schon die Erreger gesehen haben, der Betrachtung; genauer beschrieb diese dann Borowsky 1898, und durch die Arbeit von Wright 1903 wurde die Ätiologie restlos aufgeklärt (s. unter Ätiologie).

Geographische Verbreitung.

Asien: Kleinasien (Syrien, Palästina, asiatische Türkei), Mesopotamien, Arabien, Persien, Kaukasus, Transkaukasien, Turkestan, Turkmenistan, Afghanistan, Indien.

In diesen Gebieten ist die Orientbeule überall nur herdweise bekannt. So ist in Syrien Aleppo der längst bekannteste Herd, auch in Damaskus sind neuerdings Fälle beobachtet. In Palästina ist Jericho der Hauptherd, weitere Herde bestehen in Kantara und Artuf; endemische Fälle in Jerusalem sind erst neuerdings beobachtet; Dostrowsky vermutet weitere Verbreitung im Lande. Zur asiatischen Türkei gehören Fälle von Brussa und der Insel Cypern. In Mesopotamien ist Bagdad ein alter Herd, ferner Mossul und Diabekir, Basra. Im Kaukasus und transkaukasischen Gebieten findet sich häufig Orientbeule. So ist in Aserbeidschan ein Herd in Gandscha (früher Elisabethpol); auch in Baku selbst kommen Fälle vor; ferner finden sich Herde in Georgien (Gorigebiet, Tiflis). In Turkestan und Turkmenistan ist Taschkent, Buchara, Aschabad, Kokand, Samarkand, Termeze verseucht. In Transkaspien ist Pendeh an der afghanischen Grenze ein alter Herd. In Persien bestehen hauptsächlich im nördlichen Teil Herde, so in Teheran, Ispahan, Buschir. In Vorderindien sind die Hauptgebiete Teile der Indus-Gangesebene nördlich bis zu den N.W.-Grenzprovinzen, südlich bis Cambay reichend, östlich bis Delhi; die Namen Delhi-, Lahore-, Sind-, und „frontier" sore geben Hauptherde an; auch aus Goa ist ein Fall berichtet. In Ostasien sind niemals endemische Orientbeulen beobachtet worden.

Afrika: Nordafrika mit Marokko, Tunis, Tripolis, Algier, tunesischer und algerischer Sahara, Ägypten, Sudan, oberes Nigergebiet, Erythrea, Abessinien und neuerdings Ostafrika.

Die ältesten bekannten Herde sind hier wohl die Oasengebiete der Sahara, wie Biskra, Tuggurt, Laghuat; im Küstengebiet Algeriens (dem Tell) sind auch endemische Fälle beobachtet. In Tunis ist Gafsa das Hauptzentrum. Im Sudan sind Fälle aus Zinder, sowie aus dem angloägyptischen Sudan bekannt. Ferner sind solche am Tschadsee und am Niger-Charigebiet entstanden; auch vom französischen Kongo und aus Angola wurden Fälle berichtet. In Ägypten kennt man Fälle aus Kairo, Suez, Alexandria (Nilbeule). Aus Portugiesisch-Ostafrika beschrieb jüngst Ziemann einen Fall.

In *Europa:* Italien (besonders die Inseln Sizilien, Sardinien), Kreta, Griechenland (Laconien, auch Athen), Spanien (Provinz Granada, Malaga, Cadiz, Tortosa, Tarragona, Pyrenäen), Frankreich (Pyrenäen und scheinbar autochthone Fälle in Marseille). In der europäischen Türkei ist ein autochthoner Fall in Konstantinopel beobachtet worden in Zusammenhang mit einem importierten Fall [Abimelech (1925)].

Australien: Aus Neu-Caledonien von Nicolas beschriebene Fälle sind recht zweifelhaft.

Amerika: Hier ist die besondere Form der „Haut- und Schleimhautleishmaniose", die im 2. Abschnitt abgehandelt wird, in Mittel- und Südamerika weit verbreitet.

Klinik.

Inkubation: Die Dauer der Inkubation ist eine recht schwankende. Sie kann von 14 Tagen bis zu mehreren Monaten, ja über ein Jahr hinaus betragen. Canaan nimmt nach seinen Beobachtungen in Palästina 4, 5 und 6 Wochen an. In der Regel scheint sie im Mittel mehrere Wochen zu dauern; in zahlreichen Versuchen von Einimpfung des Virus sind ganz verschiedene Zeiten beobachtet worden. So beobachteten Marzinowsky bei sich eine solche von 70 Tagen, Wenyon von $6^1/_2$ Monaten bei sich selbst, von 7 Wochen bei einer anderen Person; ebenso Nicolle u. Manceaux in Versuchen; Patton sah im Selbstversuch 14 Tage. Nicolle sah nach Impfung mit Kultur eine Inkubation von $10^1/_2$ Monaten.

LAVERAN bezweifelte nach den vorliegenden Beobachtungen eine längere Inkubationsdauer bei natürlicher Infektion als 7 Monate. Zur Beurteilung solch langer Inkubationszeiten sind natürlich vornehmlich solche Fälle verwertbar, die das Endemiegebiet nur kurze Zeit berührt bzw. vor Entstehung der Beule verlassen haben. MANSON beschrieb bereits den Fall einer Dame, die 5 Monate nach dem Verlassen Indiens erkrankte. ATKINS sah eine Inkubation von 18 Monaten (mit Rezidiv in der Narbe nach $2\frac{1}{2}$ Jahren). AGRONICK sah Inkubation über 1 Jahr und MESNARD beobachtete bei sich selbst eine Orientbeule, die mindestens 3 Jahre zur Entwicklung gebraucht hatte und, wenn er sie auf eine Selbstinokulation zurückführte, sogar $4\frac{1}{2}$ Jahre.

Die neueren Beobachtungen in Epidemiegebieten, besonders auch nach Kenntnis der Übertragungsweise, lassen es als sicher erscheinen, daß in der Regel die Inkubation tatsächlich eine recht kurze, etwa von 2—6 Wochen, ist und daß besondere Verhältnisse, wie Abschwächung des Virus, relative Immunität usw. eine Rolle spielen müssen, um die Inkubationszeit so stark zu verlängern.

Prädilektionsstellen: Die Orientbeulen sitzen in der Regel *an Körperstellen, die von der Kleidung nicht bedeckt werden.* Hieraus erklärt es sich, daß der Sitz variieren kann je nach Lebensalter und Gewohnheiten der betroffenen Personen. So sitzen die Beulen bei Europäern mit Vorliebe an Gesicht, Ohren und den Vorderarmen, bei Eingeborenen an Gesicht, Ohren, Händen, Armen, Füßen, Beinen. Bei dicht gekleideten Völkern (z. B. Persern) wird das Gesicht oft bevorzugt. In Teheran soll bei manchen Frauen, die den Bauch entblößt tragen, dort ein Lieblingssitz sein. Bevorzugt werden vielfach die Streckseiten der Extremitäten, besonders auch Hand- und Fußrücken. Die Innenflächen der Hände und der Fußsohlen bleiben in der Regel frei. Die behaarte Kopfhaut wird sehr selten befallen, doch sind vereinzelte Fälle (CANAAN, DOSTROWSKY) beobachtet, wo zahlreiche Beulen dort saßen. Wenn Stellen, die in der Regel bedeckt gehalten werden, infiziert sind, läßt sich fast stets eine zeitweise Entblößung nachweisen. Diese Beobachtungen sind sowohl wegen der Übertragungsweise als auch der Frage der Autoinokulation wichtig. Bekannt sind Fälle, wo sich Beulen bei stillenden Frauen am Busen entwickeln (auch ein solcher Fall einer englischen Dame); ich sah eine große Beule am Rücken eines Russen, der diesen beim Baden entblößt hatte (Transkaukasien). WEBER sah in Biskra dreimal Entwicklung an den männlichen Genitalien, LAVERAN 2 solcher Fälle, YAKIMOFF einen.

Affektionen an den *Schleimhäuten* sind bei dieser Form sehr selten. Am häufigsten betreffen solche die Oberlippe. So beschrieben CARDAMATIS u. MELISSIDIS zwei solche Fälle, ebenso AGRONICK zwei, DOSTROWSKY drei. LA CAVA beobachtete 3 und PULVIRENTI 1 Fall, bei denen Mund- und Nasenschleimhaut befallen waren. CHRISTOPHERSON sah sogar bei einem Fall im Sudan größere Zerstörungen der Nasenschleimhaut, die an die amerikanische Form erinnerten (s. Abb. 11). Auch SCANLON beschreibt eine nasopharyngeale Erkrankung aus Somaliland. In allen diesen Fällen bestanden aber auch Orientbeulen der Haut, oft in der Nähe der befallenen Schleimhäute.

BOUILLIEZ gelangte Saft einer experimentellen Beule ins Auge, und es entwickelte sich ein Leishmaniaknötchen auf der Conjunctiva des Oberlids. Ein Fall, den CASTELLANI aus Indien beschrieb, der an Rachengeschwüren litt, in denen CASTELLANI Leishmanien fand, ist zu unklar, um hierher gestellt zu werden, er hält Zusammenhang mit Kala-Azar für möglich.

Die **Zahl** der Beulen ist ungeheuer wechselnd. Sehr oft bleibt es bei einer einzigen, während in anderen Fällen eine kleinere oder größere Anzahl sich ungefähr gleichzeitig oder in Schüben allmählich entwickeln.

Die Ansicht, daß in manchen Gegenden *solitäre* Beulen überwiegen, in anderen *multiple*, hat sich nicht bestätigt. Es ist zweifellos vielfach ein Zufall und es läßt sich keinerlei lokale Einteilung aufstellen. Von Fällen mit überaus vielen Beulen seien genannt einer von DOSTROWSKY mit 158, von DOUCAS mit 102 und von OWEN mit 250.

Die **klinischen Erscheinungen der Beulen** variieren sehr.

Gewöhnlich entstehen an den Infektionsstellen zuerst kleine rote Flecke, die sich allmählich zu *Papeln* entwickeln, welche in mehreren Wochen zu

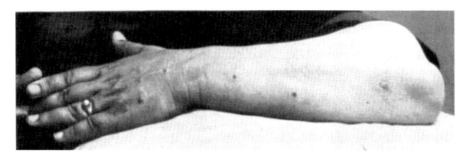

Abb. 1. Orientbeule aus Griechenland. Frühstadium kleinster Knoten.
(Orig. Dr. HIGEMOUNAKIS, phot.)

umschriebenen Knötchen heranwachsen. Diese Früherscheinungen, *acneähnliche, papulo-pustulöse* Gebilde werden sehr häufig — besonders wenn es sich um wenige handelt — zunächst übersehen (Abb. 1). In der Regel wachsen aber diese Knoten allmählich weiter und erreichen Bohnen- oder Nußgröße. Jetzt beginnt die gespannte Epidermis durchlässig zu werden, es sickert Sekret durch, das eine bräunliche Kruste bildet, bis schließlich die Epidermis in der Mitte der Beule ganz zerstört wird und nunmehr ein Geschwür mit peripherer Induration, erhöhten wallartigen Rändern und zentraler Erweichung vorliegt.

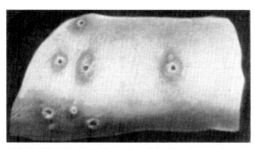

Abb. 2. Kleinknotige Form der Orientbeule aus Syrien.
(Nach v. SCHROETTER.)
(Aus M. MAYER: Exotische Krankheiten, 2. Aufl.)

Das *Initialstadium* selbst kann wochenlang dauern; bald sind es einzelne, bald gleich multiple Papeln oder Knötchen, von denen sich sogar ein Teil wieder zurückbilden kann; man spricht dann von *abortiver Form* (v. SCHRÖTTER u. a.) (Abb. 2). In seltenen Fällen bleiben die Affektionen sogar in dieser unscheinbaren Form wochen- bis monatelang bestehen, und nur durch den Nachweis der Parasiten wird die Zugehörigkeit *dieser Papeln oder auch subcutaner Knoten* zur Orientbeule erkannt. So sahen BLANC u. CAMINOPETROS bei experimenteller Orientbeule nach 5 Monaten 3 kleine Papeln entstehen, die noch nach einem Jahre vorhanden waren und zahlreiche Parasiten enthielten.

Stehen Initialpapeln oder -pusteln dicht zusammen, so kann auch gleich zu Anfang ein größerer Herd entstehen, der leicht erythematös und durch die größere Zahl der Papeln höckerig erscheinen kann; solche konfluierende Eruptionen finden sich besonders charakteristisch oft an der Nase.

Ist nun *Ulceration* eingetreten, was bei weitaus den meisten Papeln der Fall ist, so wechselt das Aussehen der Geschwüre sehr je nach dem Sitz, je nachdem sie einzeln sind oder dicht beieinander stehend konfluieren. Immerhin aber sind die Charakteristica recht ausgeprägt, so daß meist schon die Laien die Zugehörigkeit zu der endemischen Beulenkrankheit erkennen (Abb. 3—7).

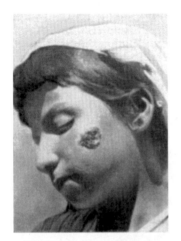

Abb. 3. Orientbeule aus Syrien.
(Nach v. SCHROETTER.)
(Aus M. MAYER: Exot. Krankheiten, 2. Aufl.)

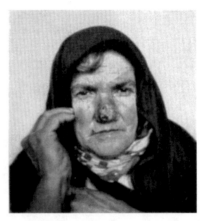

Abb. 4. Orientbeule aus Transkaukasien.
(Orig. Dr. NAUCK, phot.)

Die Kruste, die die Geschwüre bedeckt, haftet meist recht fest und die Sekretion nach Ablösung derselben ist oft sehr gering. Zeitweise, oft durch mechanische Insulte, löst sich die Borke, das kleine zerklüftete Geschwür mit granulierender Oberfläche wird frei, bis es sich wieder mit einer Sekretborke bedeckt oder nach längerem Bestehen sich eine neue dünne Epidermisdecke bildet und so wieder ein geschlossener Knoten entsteht.

In der Regel kommt dies im Verlauf der Dauer häufiger vor. So kann sich eine Orientbeule monatelang, ja über ein Jahr hinziehen (Jahresbeule), bis schließlich unter Bildung reiner Granulationen die endgültige Heilung beginnt. Dabei werden die Ränder flacher, die entzündliche Röte der Umgebung verschwindet allmählich, das Geschwür reinigt sich und vernarbt. Zuerst erscheint die **Narbe** pigmentiert, später wird sie blaß, flach, oft etwas vertieft, manchmal strahlenförmig und bleibt haarlos. Noch nach Jahrzehnten ist an der Narbe dann das Überstehen einer Orientbeule zu erkennen. Sind solche Narben im Gesicht

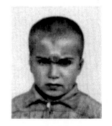

Abb. 5. Orientbeule aus Transkaukasien.
(Orig. Dr. NAUCK, phot.)

und resultieren von konfluierten Geschwüren, so führen sie oft zu dauernden Entstellungen.

Handelt es sich um multiple Beulen, so entstehen diese oft nicht gleichzeitig, sondern schubweise können wiederholt neue auftreten. Aber auch diese sitzen in der Regel an unbedeckten Körperstellen. Die Annahme, daß es sich in solchen Fällen um Autoinokulationen handelt, ist natürlich naheliegend. Jedoch wird darauf hingewiesen, daß sonst häufiger auch neue Eruptionen an bedeckten Körperstellen (Kratzinfektionen bei Leuten mit Ungeziefer) auftreten müßten. Wahrscheinlicher ist, daß das sukzessive Entstehen vielleicht mit verschieden langer Inkubation der einzelnen Infektionsherde oder mit zeitlich verschiedener Infektion zusammenhängt und dabei auch bereits entstehende Immunität eine Rolle spielt. Auch wenn eine Allgemeininfektion durch Keimverschleppung auf dem Lymph- oder Blutwege die Ursache wäre, müßten doch häufiger bedeckte Körperstellen befallen werden.

Dies typische, wenn auch stark variierende Bild der Orientbeule zeigen aber durchaus nicht alle Affektionen.

Schon oben ist erwähnt, daß die papulöse Form öfters *nicht zur Ulceration* kommt. Das gleiche ist auch der Fall bei größeren Beulen. So sind aus dem Mittelmeergebiet, Kleinasien, Ägypten, Indien solche Eruptionen in Form *flacher,*

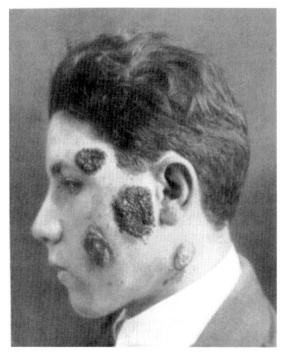

Abb. 6. Orientbeule aus Griechenland. (Nach HIGEMOUNAKIS.)

verruköser Infiltrate, sowie **keloidartiger Granulome** beschrieben worden (Abb. 8); auch subcutane, an Gummata erinnernde Affektionen kommen vor. Besonders in Ägypten sahen FERGUSON und RICHARDS solche große verruköse Tumoren auf den Fußrücken, die an die als „Mossy foot" aus Mittelamerika beschriebene Erkrankung erinnern (Abb. 9). Auch NAPIER hat einen ähnlichen Fall aus dem Pendschab gesehen.

Von anderen differentialdiagnostisch schwierigen Formen sind solche beschrieben, die mit Erysipel, Epitheliom (HIGEMOUNAKIS), mit Lupus (CHRISTOPHERSON, PHOTINOS), papulösem Syphilid (PHOTINOS) verwechselt werden können (Abb. 10).

In den meisten Fällen wird aber auch bei atypischen Formen durch den Nachweis der Erreger die Zugehörigkeit zur Hautleishmaniose erkannt werden können.

Eine *Mischinfektion mit Eitererregern* ist im Stadium der Ulceration recht häufig und erschwert manchmal die ätiologische Diagnose.

Bei den obenerwähnten *Schleimhautaffektionen* handelt es sich in den meisten Fällen um entzündliche Schwellungen und Ulcerationen der Oberlippe. AGRONICK sah dies zweimal, ohne daß Orientbeulen in der umgebenden Haut saßen. Bei einem Fall in Italien beobachtete LA CAVA Affektion der Nasenhöhle mit Hypertrophie der Schleimhaut und gleichzeitig in der Mundhöhle am harten und weichen Gaumen bräunliche Flecken, die er für geheilte Schleimhautgeschwüre

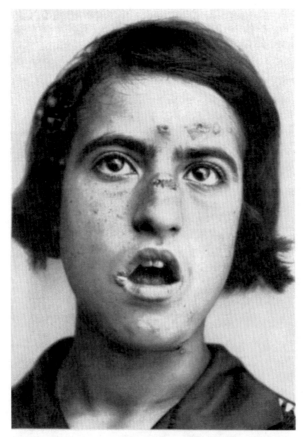

Abb. 7. Orientbeule mit Eruption am Mundwinkel aus Griechenland.
(Orig. Dr. HIGEMOUNAKIS, phot.)

hielt. Die Submaxillardrüsen waren geschwollen. Hauterscheinungen wurden dabei nicht beschrieben. Die Erreger wurden nachgewiesen.

Vom Sudan beschrieb CHRISTOPHERSON bereits 1914 einen von der Oberlippe ausgehenden Fall von nasopharyngealer Leishmaniose, die sehr den südamerikanischen Formen glich. Das Septum der Nase war fast vollkommen zerstört, das Zahnfleisch war geschwürig zerfallen und auch die Gaumenschleimhaut bereits ergriffen. 1917 sahen SUSU und CHRISTOPHERSON einen noch schwereren Fall daselbst, bei dem die Oberlippe und das Nasenseptum geschwürig zerstört waren und auch in der Mundschleimhaut zahlreiche Geschwüre vorhanden waren (Abb. 11). Aus dem Somaliland beschrieb SCANLON 1925 einen ähnlichen Fall. Knorpelige und knöcherne Teile des Nasenseptums waren

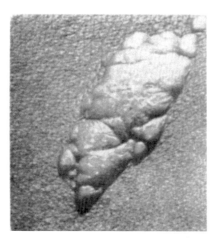

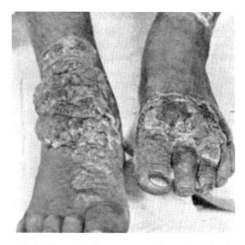

Abb. 8. Nichtulcerierende Orientbeule
(Oberägypten). (Nach THOMSON und BALFOUR.)

Abb. 9. Verruköse Tumoren am Fuß. Orientbeule.
(Nach FERGUSON und RICHARDS.)
(Aus M. MAYER: Exotische Krankheiten, 2. Aufl.)

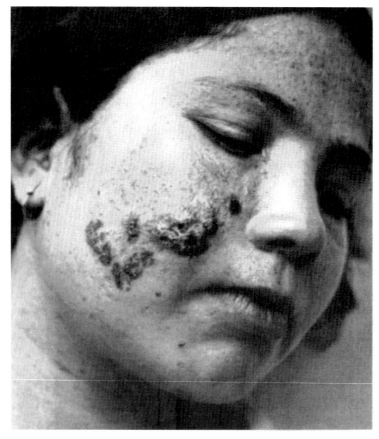

Abb. 10. Orientbeule aus Griechenland. Oben wie ein ulcero-tuberculo-serpiginös-syphilitisches
Exanthem, unten wie ein Lupus vulgaris aussehend. (Orig. Dr. HIGEMOUNAKIS, phot.)

zerstört, der Pharynx war mit adenoiden Wucherungen bedeckt; Leishmanien wurden gefunden.

Allgemeinerscheinungen und Komplikationen. Während die meisten Beobachter angeben, daß die Orientbeulen schmerzlos seien, wird manchmal doch über ein Jucken beim Entstehen der Beulen geklagt, später sind diese auch gegen Berührung oft recht unempfindlich. Von Allgemeinerscheinungen sind Kopfschmerzen, Frösteln und Fieber häufig beschrieben. Namentlich ist Fieber wiederholt beobachtet, so auch von WENYON in seinem Selbstversuch. MARZINOWSKY sah Temperaturen bis 40⁰.

Eine häufige Komplikation ist eine Schwellung der *Lymphdrüsen* und *Lymphstränge,* die aber meist auf die Nachbarschaft der Geschwüre beschränkt ist. Auch kleine Knötchen im Laufe eines Lymphstranges sind dabei gesehen (POGGIOLI). Diese Lymphangitiden sind inzwischen recht oft beobachtet worden und weisen vielleicht auf eine Verschleppung des Virus auf diesem Wege hin.

Andere Komplikationen — zum Teil vielleicht auch die Lymphangitis — beruhen sicher auf Mischinfektion mit Eitererregern, so Phlebitis und Erysipel (LAVERAN).

Was die **Dauer der Erkrankung** betrifft, so ist der klinische Verlauf der Beulen, wie bereits erwähnt, ein recht chronischer, so daß die Bezeichnung „Jahresbeule" dafür gewählt wurde.

Im Mittel rechnet man 4 bis 10 Monate; CASTAING setzte die Zeitspanne auf 3—18 Monate fest. Aber auch längere Zeiten sind beobachtet. So beschreibt ATKINS einen Fall von 18 monatiger Dauer mit einem Rezidiv nach 2½ Jahren; WILLEMIN sah Fälle von 4—5 jähriger Dauer; auch

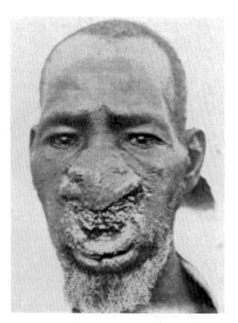

Abb. 11. Schleimhautleishmaniose vom Sudan. (Nach CHRISTOPHERSON.)

YAKIMOFF u. SCHOKHOW sahen Fälle von 2½ Jahren. THOMSON u. BALFOUR sahen einen Fall der nichtulcerierenden Form von mehr als zweijähriger Dauer, dessen Verwandte 4½ bzw. 6 Jahre an der gleichen Erscheinung gelitten haben sollen. VIGNAT erwähnt einen Fall von sechsjähriger Dauer. Ein ungewöhnlicher Fall von OWEN bestand sogar 17 Jahre; es handelte sich um eine relativ kleine Beule, in Lahore erworben, die merkwürdigerweise erst nach Verlassen des Landes und Rückkehr nach England 15 Jahre nach Entstehen zu wuchern begann und zu einem tiefen, kraterförmigen Geschwür führte (Abb. 12); sie war sehr resistent gegen die Behandlung.

Die Dauer hängt zum Teil davon ab, ob nur eine oder wenige Beulen von Anfang an bestehen oder Nachschübe auftreten. Ferner handelt es sich bei einer Reihe von sehr chronischen Fällen um nichtulcerierende Formen, seien es kleinpapulöse, seien es größere Granulome. Auffällig ist, daß auch ein Teil dieser Fälle scheinbar recht resistent gegen die Therapie war. Ich nehme an, daß es sich bei diesen Fällen um besonders virulente Stämme handelt, und daß auch eine Immunität relativ spät zustande kommt; für diese Anschauung spricht das familiäre Auftreten in den Fällen von Thomson und Balfour.

Die **Prognose** der Erkrankung ist immer günstig. Alle Beulen kommen schließlich zur Ausheilung, und es bleiben keine Schäden zurück, es seien denn entstellende Narben oder mechanische Störungen durch Narbenkontrakturen, z. B. an Mundwinkeln, Augenlidern, Nasenöffnung, Ohren.

Das **Blutbild** bei der Orientbeule ist wiederholt untersucht worden. Nattan-Larrier u. Bussière fanden bei 8 Fällen eine Lymphocytose, bei 3 normales Blutbild, ebenso fanden Nicolle u. Sicre, sowie Cardamatis Lymphocytose. Billet, Giugni, Yakimoff, Higemounakis u. a. fanden eine Monocytose. Ich selbst fand in eigenen Fällen auch eine geringe Vermehrung der Monocyten.

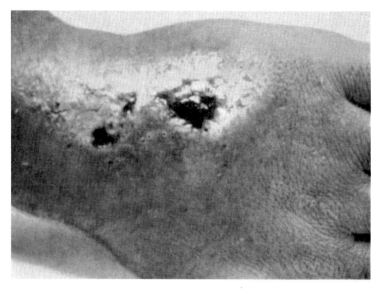

Abb. 12. Orientbeule von 17jähriger Dauer. (Nach Owen.)

Eine Leukopenie, die mit der bei Kala-Azar, der visceralen Leishmaniose, beobachteten, verglichen werden könnte, besteht selbst bei sehr chronischen Fällen nicht. Wenn Thomson u. Balfour von einer solchen Beobachtung sprechen, so gibt die gefundene Zahl von 5600 Leukocyten dazu wohl keine Berechtigung. Beobachtungen von Vermehrung der Leukocyten, die wiederholt gemacht sind, beruhen — wie schon Laveran erwähnt — wohl in der Regel auf Mischinfektion mit Eitererregern. Eosinophilie wurde auch meist auf Mischinfektion mit Würmern bezogen. Eine starke Monocytose im Blut, das aus Beulen bzw. deren nächster Nähe entnommen war, fanden Cardamatis, sowie Thomson u. Balfour und Higemounakis. Da jedoch in einzelnen dieser Fälle auch in dem entnommenen Blut Parasiten gefunden wurden, dürfte es sich zum Teil um Zellen aus dem infizierten Gewebe gehandelt haben. Die Erreger sind bisher nur ganz vereinzelt im peripheren Blut gefunden worden (s. unter Ätiologie).

Die *Wa. R.* ist von zahlreichen Untersuchern in den meisten Fällen negativ befunden worden, doch gibt Dostrowsky an, daß er sie häufig positiv fand, ohne daß Lues als Ursache feststellbar war. Er regte daher neuere Untersuchungen an.

Die **Diagnose** der Orientbeule erfolgt durch den *Nachweis der Erreger*, Leishmania tropica. Die Erreger findet man am leichtesten in noch geschlossenen

Beulen, sei es durch Punktion mit feiner Spritze oder Glascapillare, sei es durch Verletzung mit einem Skalpell und Entnahme von Reizsaft. Bei ulcerierten Geschwüren entfernt man die Kruste und schabt etwas Gewebssaft ab. Bei negativem Befund empfiehlt es sich stets, mit dem Skalpell an den Randpartien Gewebsteile abzukratzen. Das Material wird auf Objektträger ausgestrichen, fixiert und nach GIEMSA gefärbt. In der Regel finden sich die Parasiten bei richtiger Untersuchung, oft sogar in ungeheuren Mengen.

Einen Versuch der Diagnose mit spezifischen Extrakten veröffentlichte PAVONI, er fand in 2 Fällen von Orientbeule positive *Komplementbindung* unter Verwendung eines wässerigen Antigens aus einer Kala-Azar-Milz. Auf Grund positiver *Intracutanreaktionen* mit Kulturflagellaten bei Kaninchen von WAGENER (1923) hat MONTENEGRO das gleiche Verfahren bei amerikanischer Leishmaniose mit Kulturen von Leishmania tropica und brasiliensis (1926) angewandt und erhielt mit beiden Stämmen positive Reaktion (s. a. S. 146). JESSNER und AMSTER verwandten ebenfalls eine Aufschwemmung aus Leishmaniakulturen zu intracutaner Reaktion bei Hunden und Menschen. Bei einem Fall vom Menschen fanden sie die Reaktion im Gegensatz zur Kontrolle stark ausgeprägt.

Die NAPIERsche *Formaldehydreaktion*, die bei visceraler Leishmaniose meist positiv ist, fand ADLER (nach DOSTROWSKY) in 16 Fällen von Orientbeule negativ.

Eine Diagnose durch *Kultur* der Erreger (s. später) kommt nur in seltenen Fällen in Frage. Nach gründlicher Reinigung wird mit steriler Capillare Saft entnommen und auf Kaninchen-Blutagar (sog. N.N.N.-Agar) verimpft.

Klinisch ist die *Differentialdiagnose* oft nicht leicht gegenüber Furunkeln und anderen bakteriellen Infektionen. Größere Geschwüre können auch dem Ulcus tropicum gleichen (Mischinfektionen mit dessen Erregern kommen vor). Auf Verwechslung mancher Formen mit Lupus, Erysipel, Epitheliom ist früher schon hingewiesen. Fast stets wird auch die Anamnese einen Anhaltspunkt geben können.

Ätiologie.

Schon lange waren die verschiedensten Mikroorganismen als Erreger der Orientbeule beschrieben worden. Während die meisten der älteren Angaben zweifellos sich auf Mischinfektionen bezogen, kamen doch eine Reihe davon der richtigen Auffassung nahe.

CUNNINGHAM beschrieb nach Schnitten einer Orientbeule aus Delhi 1884 Gebilde mit einem großen Kern und zahlreichen kleinen Kerngebilden. Er hielt sie für Monadina aus der Klasse der Mycetozoen, die sich durch Teilung und Sporenbildung vermehrten. RIEHL beschrieb 1886 in einer Aleppobeule Gebilde von 0,9—1,1 μ, die im Protoplasma embryonaler und epitheloider Zellen saßen und oft bis zu 20 Stück in einer Zelle vorhanden waren. Er hielt sie für ovale Kapselkokken. 1891 bestätigte FIRTH in Indien die Befunde CUNNINGHAMS, stellte die Parasiten zur Klasse der Sporozoen und benannte sie Sporozoa furunculosa. 1898 beschrieb — wie MARZINOWSKY 1907 mitteilte — BOROWSKY die Parasiten nach 20 Fällen aus Turkestan; *er erkannte sie als Protozoen.* Die Größe gab er mit $^1/_2$—3 μ an; der Kern lag exzentrisch. Er gab auch Abbildungen, aus denen der Leishmaniacharakter zu erkennen ist (nur russisch erschienen und 1931 von PAWLOWSKY in deutscher Übersetzung mitgeteilt). BOROWSKY gebührt daher tatsächlich die Priorität. SCHULGIN bestätigte seine Befunde 1902. 1903 beschrieb WRIGHT den Parasiten genau und benannte ihn Helcosoma tropicum. Unabhängig von ihm fanden und beschrieben ihn auch Marzinowsky u. Bogroff 1904 und schlugen den Namen Ovoplasma ovale für ihn vor. Bald folgten zahlreiche Bestätigungen der Wrightschen Befunde (Herxheimer u. Bornemann, Mesnil, M. Nicolle u. Remlinger, James, Billet, C. Nicolle u. Cathoire). Nachdem C. Nicolle u. Sicre

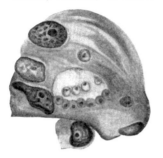

1908 die Kultur gelungen war, blieb kein Zweifel mehr an der nahen Verwandtschaft mit Leishmania donovani. Der Parasit wurde als *Leishmania tropica* in die gleiche Gattung wie der Kala-Azar-Erreger gestellt.

Morphologie der Parasiten. Die Leishmania tropica ist morphologisch fast kaum von Leishmania donovani zu unterscheiden. Es handelt sich um rundliche oder ovale Protozoen von etwa 2 μ Länge und 1—2 μ Breite; auch etwas längere Formen kommen manchmal vor; in Degeneration begriffene Formen können „aufgebläht‟

Abb. 13. Protozoische Erreger des sartischen Geschwürs nach der Abbildung von Borowsky 1898. (Nach Pawlowsky.)

und größer sein. Ich habe bereits 1912 darauf hingewiesen, daß Leishmania tropica im Gegensatz zu Leishmania donovani oft schmäler und an beiden Enden etwas zugespitzt erscheint; ich kann dies nach Untersuchung eines großen Materials beider Formen aufrecht erhalten. Im ungefärbten Präparat erscheinen die Parasiten als lichtbrechende Gebilde, an denen bei geeigneter Beleuchtung manchmal die Kerne zu erkennen sind. Eine angebliche amöboide Beweglichkeit (Marzinowsky, Laveran) konnte ich nicht bestätigen.

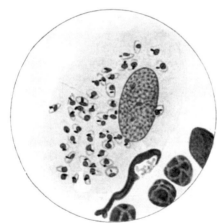

Färberisch stellt man die Parasiten im Ausstrich nach Fixieren mit absolutem oder 96%igem Alkohol durch Romanowsky - Giemsa - Färbung dar. Eine kräftige Färbung von etwa 40 Minuten ist notwendig.

Das Protoplasma der Parasiten färbt sich, wenn sie gut isoliert freiliegen, bei Giemsafärbung rosa bis himmelblau; es ist bei gut erhaltenen Parasiten homogen und nur bei in Degeneration befindlichen sieht man das Protoplasma oft stark vakuolisiert. Eine eigentliche Membran umgibt die Parasiten nicht, doch erscheinen sie scharf abgegrenzt gegen das umgebende Gewebe.

Abb. 14. Ausstrich von Orientbeule. Vergr. etwa 1000 mal. Orig. (Aus M. Mayer: Exotische Krankheiten. 2. Aufl.)

Die Parasiten sind zweikernig. Der Hauptkern ist rundlich oval und färbt sich nach Giemsa leuchtend rot, sein Chromatin erscheint dabei oft etwas aufgelockert. Dieser Kern liegt meist exzentrisch nahe dem Rand der Parasiten. Ein zweites kernartiges Gebilde entspricht dem Blepharoblast der Trypanosomen und färbt sich wie dieser intensiver, dunkelrotviolett, oft fast schwärzlich. Dieser Blepharoblast (auch Centrosom oder Parabasalkörperchen genannt) ist punkt- oder stäbchenförmig und liegt meist der Mitte des Hauptkerns gegenüber. Wenn er als Stäbchen erscheint, steht dieses dann senkrecht zu dem Hauptkern. Sehr häufig aber überlagert im Präparat der Blepharoblast den Hauptkern und ist dann auf diesem liegend als dunkles Korn erkennbar. Manchmal sieht man vom Blepharoblasten ausgehend nach einem der Enden zu verlaufend ein chromatinfarben gefärbtes feines Band, das als Rhizoblast bezeichnet wird. Von ihm aus entwickelt sich später die Geißel der beweglichen Form im Überträger und der Kultur. Diesen Rhizoblast, den zuerst MESNIL, M. NICOLLE u. REMLINGER beschrieben, habe auch ich einige Male feststellen können. Auch ARCHIBALD beschrieb solche Entwicklungsformen. LA CAVA gab sogar an, mehrmals, wenn auch selten, Formen gesehen zu haben, die bereits eine freie Geißel aufwiesen. Ich selbst sah den Anfang der Geißelbildung in Form eines am zugespitzten Ende hervorragenden, feinen Chromatinstäbchens, das die Fortsetzung des Rhizoblasten bildete, mehrmals bei experimenteller Orientbeule des Hamsters (ein ähnliches Bild wurde mir jüngst bei einem Kala-Azar-Fall in Aserbeidschan von Dr. BOGOYAWLENSKI demonstriert).

Die Vermehrung der Parasiten erfolgt durch Zweiteilung. Zunächst teilen sich die Blepharoblasten und der Hauptkern, dann das Protoplasma; dabei können je nach der Teilungstendenz Formen mit 2, 4, ja 8 Kernpaaren und noch nicht völlig geteiltem Protoplasma entstehen, die dann eine Art Rosette bilden können. Aber es handelt sich hierbei um eine sukzessive Zweiteilung, nicht um eine Schizogonie, wie z. B. bei Malariaplasmodien.

Der *Sitz der Parasiten* sind große einkernige Zellen der Cutis, Endothelzellen, Makrophagen. Durch Platzen solcher werden sie frei und gelangen in neue Zellen (vielleicht durch feinste amöboide Bewegungen), wo sie sich wieder vermehren. So sind solche Zellen oft mit großen Mengen bis 20, 30, 50 Parasiten prall angefüllt. In polymorphkernigen Leukocyten findet man auch manchmal einzelne Parasiten, die aber dann meist aufgelockert, schlecht erhalten und wohl phagocytiert sind, sich gewöhnlich darin nicht vermehren; WASILIEWSKI fand zahlreiche, parasitierte Leukocyten und nahm Vermehrung in diesen an.

Außer in dem befallenen Gewebe selbst (s. pathol. Anatomie)' sind die Parasiten wiederholt auch in *Lymphdrüsen* — meist der Nachbarschaft — gefunden worden.

In das *periphere Blut* gelangen die Parasiten in seltenen Fällen. Während die meisten Untersucher vergebens darin nach ihnen suchten, berichtet über positive Befunde R. O. NEUMANN, der sie im Fingerblut eines Kranken fand, während dieser fieberte. PATTON fand sie gleichfalls mehrmals im peripheren Blut eines Falles zu einem Zeitpunkt, in welchem die Beulen entzündlich aufflackerten; nach HIGEMOUNAKIS fand auch MICHAILIDÈS Parasiten im peripheren Blut eines Falles, der nach lokaler Emetininjektion fieberte. Zahlreiche andere Untersucher hatten negative Ergebnisse; ich selbst auch jüngst in Dicken-Tropfen-Präparaten mehrerer Fälle.

Kultur der Parasiten.

Die Züchtung der Erreger der Orientbeule gelang zuerst C. NICOLLE 1908. Er verwendete das von NOVY u. MC NEAL angegebene Medium zur Züchtung von Trypanosomen, auf dem ihm bereits die Kultur von Leishmania donovani gelungen war (N.N.-Agar) und besonders den von ihm vereinfachten Nährboden (N.N.N.-Agar). Die Zusammensetzung dieses Nährbodens ist: Aqua destillata 900 ccm, Agar-Agar 14,0 g, Kochsalz 6,0 g. Er wird in Reagensröhrchen abgefüllt und bei 45° mit 1 Teil defibriertem Kaninchenblut auf 2 Teile Agar vermischt und schräg erstarren lassen. Es ist zweckmäßig, die Röhrchen sofort nach Festwerden für 24 Std. in den Brutschrank (zugleich zur Sterilitäts-

prüfung) und dann in den Eisschrank zu bringen, da sich dann am meisten
Kondenswasser bildet. Die Röhrchen sind — gut verschlossen — wochenlang
brauchbar.

Geimpft wird in das Kondenswasser, am besten mit einer Glascapillare,
mit der man den Beulensaft (wie oben S. 129 angegeben) steril entnommen
hat. Eventuell kann man auch den Saft vorher mit etwas Kochsalzlösung
verdünnen, um mehrere Röhrchen beimpfen zu können. Die Röhrchen werden
dann bei 22⁰ oder Zimmertemperatur aufbewahrt.

Auf einem modifizierten Noguchischen Leptospirennährboden, dem statt
Serum Kaninchenblut zugesetzt war, erhielt 1921 Wenyon gutes Wachstum;
Kligler beschrieb 1924 einen ähnlichen Nährboden. Zur Erstkultur setzte er
dem Noguchi-Nährboden statt Serum das Gesamtblut von Kaninchen bei,
für Subkulturen zeigte sich Noguchis Originalserum-Nährboden[1] sehr geeignet.
Die Parasiten blieben darin 6 Monate und länger am Leben. Dieser Nährboden
hat sich später Noguchi und anderen sehr für serologische Versuche mit Leishmanien bewährt und wird jetzt allgemein
zur Aufrechterhaltung der Stämme bevorzugt.

Plattenkulturen gelingen leicht auf
dem von Nöller angegebenen Pferde-
blut - Traubenzuckeragar für Trypano-
somenzüchtung, wenn Austrocknung und
Verunreinigung für längere Zeit vermieden
wird, was durch umgekehrtes Aufstellen
der Platten, Eingießen von etwas Sublimatlösung in den Deckel und tägliches
Erneuern letzterer unter Reinigung der
Plattenränder möglich ist.

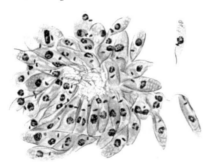

Abb. 15. Kultur von Leishmania tropica.
Ausstrichpräparat; Giemsafärbung (800mal).
Orig.

In den Kulturen quellen zunächst
die Parasiten etwas, dann entwickelt
sich aus dem Rhizoblast eine Geißel, währenddessen streckt sich der Parasit,
das Geißelende wird zugespitzt, so daß er Birnform annimmt. Jetzt beginnt
eine rege Vermehrung durch Zweiteilung der begeißelten Formen, wobei dieselben
mit den Geißelenden beieinander bleiben. Schließlich bilden sich große Rosetten
der „morgensternartig" zusammengelagerten Parasiten, deren zentral gelegene
Geißeln miteinander verflochten sind. Einzelne Flagellaten lösen sich los,
bilden durch rasche Vermehrung neue Rosetten. Untersucht man dann im
frischen Präparat zwischen Deckglas und Objektträger einen mit der Platinöse
entnommenen Tropfen Kondenswasser, so sieht man schon bei schwacher Vergrößerung (starkes Okular, abblenden!) die Rosetten und die einzeln schwimmenden Parasiten.

Die Kulturform der Leishmanien sind Leptomonasformen, d. h. Flagellaten
von birnförmiger oder schlanker, länglicher Gestalt, die ungefähr in der Mitte
den Hauptkern (hell, aufgelockert) und vor diesem den Geißelkern (dunkel,
klein, dicht) zeigen. In der Nähe des Geißelkerns entspringt die Geißel, geht
gerade durch den Protoplasmakörper zum zugespitzten Vorderende, das sie
frei, ohne eine undulierende Membran zu bilden, verläßt. Die Flagellaten sind
etwa 5—15 μ lang, 0,5—2 μ breit; die Geißel allein mißt etwa 10—15 μ. Die
Bewegung erfolgt mit dem Geißelende nach vorn. In älteren Kulturen findet
man im Protoplasma Granulationen, die sich schwärzlich färben und Vakuolen.
Absterbende Parasiten werden oft kaulquappenförmig oder kreisrund und

---

[1] Die Herstellung dieses Nährbodens findet sich in allen neuen bakteriologischen Lehrbüchern.

können dabei noch lebend und beweglich sein. Ein morphologischer Unterschied gegenüber Leishmania donovani läßt sich nicht sicher feststellen. Manche Kulturen wachsen außer im Blutagar-Kondenswasser auch als feuchte grauweiße Rasen auf der Agaroberfläche selbst. Die Kulturen werden etwa alle 3 bis 4 Wochen überimpft und sind so unbegrenzt fortzüchtbar.

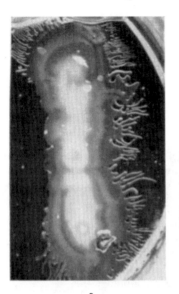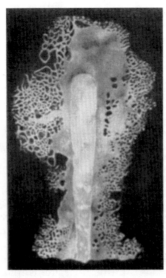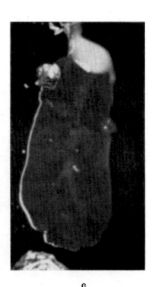

a   b   c

Abb. 16. Plattenkulturen verschiedener Orientbeulen-Stämme auf Blutagarplatte.
a Etwa 3wöchige Kultur von Leishmania tropica aus Palästina. b Dasselbe, Stamm aus Turkestan.
c Dasselbe, Stamm von brasilianischer Schleimhautleishmaniose. (Nach M. MAYER und RAY.)

Auf Plattenkulturen auf NÖLLER-Agar fanden M. MAYER und RAY ein charakteristisches Wachstum verschiedener Stämme vom Impfstrich aus. Alle Stämme echter Orientbeulen bildeten einen feuchtglänzenden, üppig wachsenden Rasen, von dem nach 2—3 Wochen Ausläufer entstanden, die bei einer Orientbeule aus Palästina stets parallel ohne Verzweigung verliefen, bei solchen aus Turkestan sich netzartig verzweigten. Dies Verhalten ist wahrscheinlich konstant; Orientbeulen aus Südamerika und Leishmania donovani bildeten keine Ausläufer.

Überimpfung der Orientbeule auf Tiere.

Die Infektion von Tieren gelingt sowohl direkt mit Beulensaft als auch mit Kulturflagellaten. In letzterem Falle scheint die Virulenz der Kulturen recht lange erhalten zu bleiben. NICOLLE u. SICRE infizierten als erste *Affen* mit Beulensaft. Alle Makakusarten, sowie Cercopithecus und Cynocephalus mormon sind — wie sich später zeigte — empfänglich. Die Impfung erfolgt zweckmäßig intracutan an den oberen Augenlidern, Nasenwurzel oder Supraorbitalbogen. LAVERAN fand auch die Außenseite des Oberschenkels sehr geeignet. Nach etwa 3 Wochen entstehen typische Efflorescenzen, in anderen Fällen betrug die Inkubation bis zu 100 Tagen. Die Beulen blieben mehrere Wochen bestehen und heilten dann ab. Später gelang NICOLLE u. MANCEAUX auch die Impfung von *Hunden* oberhalb der Nase. Passagen gelangen auch. Diese Versuche sind von LAVERAN, ROW und anderen wiederholt bestätigt worden.

Auch mit Kultur gelang die lokale Erzeugung von Beulen zunächst bei Affen und Hunden.

Bei einer *Katze* konnte Wenyon einmal 2 Knötchen erzeugen, Versuche anderer blieben negativ.

Eine lokale Verimpfung auf *Mäuse* gelingt auch sehr oft, die geeignetste Stelle ist die Schwanzwurzel, wie Parrot u. Donatien fanden. Auch mit Kultur gelingt dies leicht. Auch bei *Hamstern* ist eine lokale Impfung möglich, wobei ausgedehnte Ulcerationen entstehen können.

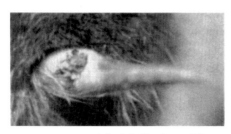

Abb. 17. Experimentelle Orientbeule am Schwanz von Hamster, 6 Monate nach lokaler Impfung mit Kultur. (Nach M. Mayer.)

Eine Allgemeininfektion von Mäusen mit Leishmania tropica-Kulturen ist Gonder 1913 gelungen. Einige Monate nach intraperitonealer Verimpfung zeigte sich Milz- und Leberschwellung, es entstanden zuerst an Pfoten, Ohren und Schwanz Ödeme und später ausgedehnte Ulcerationen. Seine Versuche sind vielfach bestätigt worden. Es kommt also zu Generalisation des Virus, wobei in inneren Organen, besonders Milz und Leber Parasiten gefunden werden. Schwere Hodeninfektionen bei Mäusen durch intraperitoneale Impfung erhielt zuerst Laveran, es kam zu enormer Schwellung und Ulceration. Auch bei *Hamstern* kann es zu Allgemeininfektion kommen.

Diese Allgemeininfektionen mit Ulcerationen der Haut sind wichtig wegen der Beziehungen zu Kala-Azar (hierüber im Kapitel Epidemiologie).

Epidemiologie.

Örtliche Bedingungen: Eine gewisse Abhängigkeit von *klimatischen* Bedingungen zeigt das Verbreitungsgebiet der Orientbeule. Man findet Orientbeule in Gebieten zwischen dem 20.—45. Grad nördlicher Breite am häufigsten. Die befallenen Gegenden zeichnen sich meist durch eine recht heiße Jahreszeit und relativ kurze, kalte Jahreszeiten aus. Landschaftliche Merkmale gleicher Art finden sich nicht, doch werden vielfach trockene, regenarme Gebiete bevorzugt, nach Chatton wird felsiger Grund in den befallenen Gegenden oft gefunden, während nach Napier in Indien die Alluvialgebiete im Westen befallen sind.

Innerhalb der betroffenen Gegenden bestehen oft isolierte Herde, die zum Teil schon recht alt sind; genannt seien Aleppo, Jericho, Bagdad, Gandscha (Elisabethpol), Delhi u. a. In den Jahren nach dem Kriege hat besonders in Kleinasien und Mesopotamien die Verbreitung zugenommen, was durch Neuinfektion der betreffenden Gegend durch infizierte Menschen erklärt wird.

Jahreszeit: Die Orientbeule hat in vielen Gegenden ihre „Saison“. In Nordafrika ist in Biskra das Ende des Sommers, September-Oktober die Hauptzeit. Auch im Kaukasus wurden diese Monate als Hauptzeit angegeben. In Palästina ist nach Dostrowsky die Hauptsaison zwischen September und April, in Jericho speziell nach Canaan Juli bis Oktober und eine zweite kurze Saison im Winter; auch in Turkestan ist der Sommer die Hauptsaison, ebenso beginnen in Aserbeidschan (Gandscha) die Beulen meist im Juni.

Dieses jahreszeitliche Auftreten wird in den einzelnen Fällen von der Inkubationszeit, die ja beträchtlich schwanken kann, beeinflußt. Es hängt zweifellos von der Hauptschwärmzeit der Überträger ab (s. unter Übertragung).

Rassen: Die Orientbeule befällt alle Rassen ohne Unterschied in den Endemie-gebieten. Sehr häufig werden außer Eingeborenen auch Europäer, die das Gebiet betreten, befallen.

Lebensalter und Geschlecht: Von den einheimischen Bewohnern der Endemie-gebiete bilden *Kinder* das Hauptkontingent der Befallenen. Dies hängt mit der im Kindesalter erworbenen Immunität gegen spätere Erkrankungen zu-sammen. Im übrigen spielt das Alter keinerlei Rolle, so zeigt sich, daß er-wachsene, zugereiste Fremde häufig erkranken. Auch das Geschlecht macht keinerlei Unterschiede; wo solche scheinbar auftreten, hängt dies von den Lebens-gewohnheiten (dichtere Kleidung usw.) ab.

Ein *familiäres* Auftreten ist wiederholt beobachtet, richtiger vielleicht ein häufigeres Auftreten bei Bewohnern des gleichen Hauses (DOSTROWSKY, AGRO-NICK). In vielen Gegenden ist aber gerade oft gesehen worden, daß nur einzelne Familienmitglieder erkranken. Eine *Vererbung* der Infektion ist noch nie beob-achtet.

Zusammentreffen mit Kala-Azar: Bei der morphologischen Ähnlichkeit der Erreger sind auch epidemiologische Beziehungen naheliegend. Die Frage ist von solcher Wichtigkeit, daß ihr ein besonderer Abschnitt S. 140 gewidmet ist.

Übertragungsweise.

Direkte Übertragungsmöglichkeit: Es ist durch zahlreiche Versuche bewiesen, daß es möglich ist, mit Saft von Orientbeulen durch intracutane oder auch sub-cutane Verimpfung Orientbeulen bei anderen Personen zu erzeugen. Bereits 1854 hat WILLEMIN über derartige positive Versuche in Aleppo berichtet. Später sind solche Versuche mit Erfolg von WEBER, BOIGEY; MARZINOWSKY u. SCHOURENKOFF; NICOLLE u. MANCEAUX, WENYON, PATTON u. a. berichtet worden. Auch akzidentelle Infektionen dieser Art kommen vor; so berichtete BOUILLIEZ (s. a. S. 121), daß ihm bei Infektion einer Maus Beulensaft in das Auge gespritzt sei und dort am Unterlid eine Orientbeule entstand.

Auch zu Impfzwecken sind wiederholt Einimpfungen von Orientbeulen vorgenommen worden, so von den Juden in Bagdad (nach COX), von persischen Ärzten (nach LOGHMAN), von einem syrischen Arzt Dr. SAATI (nach WENYON). Die Inkubationszeit in solchen Fällen schwankte von 2 Wochen bis über 2 Monate. Die Beulen blieben oft klein, blieben aber lange Zeit bestehen und enthielten die Erreger in großer Menge.

Auch mit Kultur gelingt die Einimpfung. So erhielten zuerst NICOLLE u. MANCEAUX durch Einimpfung von Kultur in die scarifizierte Haut des Vorderarms ein zweifelhaftes, durch intradermale Verimpfung (4. Passage-kultur) ein positives Ergebnis. Die Inkubation war einmal 6 Monate, in einem zweiten Falle sogar $10^1/_2$ Monate. Während wiederholt später über negative Erfolge mit Kulturen berichtet wurde (ADLER u. THEODOR u. a.), besonders mit älteren, erhielten NICOLLE u. CHATTON 1914 mit der 115. Passage $4^1/_2$ Jahre nach Isolierung dieser Kultur eine typische Orientbeule, die bereits nach sechs-wöchiger Inkubation begann und nach 6 Monaten noch bestand (da es die gleiche Kultur war, wie in den ersten Versuchen von NICOLLE u. MANCEAUX, kann man daraus entnehmen, daß die Länge der Inkubationszeit wohl nicht vom Alter der Kultur abhängt).

Kontaktinfektionen unter natürlichen Verhältnissen sind wiederholt berichtet worden. Bei fast allen diesen Fällen ist aber die direkte Infektion durchaus nicht bewiesen, da sie in den Endemiebezirken vorkamen. Bei einigen Fällen scheint aber tatsächlich Kontaktinfektion stattgefunden zu haben, so be-richten WEBER und LAVERAN über derartige Fälle; in dem von LAVERAN scheint

Übertragung durch ein mit Beulensaft beschmutztes Handtuch erfolgt zu sein. Andere, der „Wäscheinfektion" zugeschriebene ältere Fälle sind gleichfalls recht zweifelhaft.

Sicher erscheint aber, daß an Stellen, die vorher *verletzt* waren, wie kleinen Rißwunden, Kratzeffekten, Stichwunden, Acnepusteln usw., auch auf Narben sie sich gern ansiedeln. Ziemann u. Waegner beschrieben einen besonders stark ulcerierenden Fall aus Ostafrika, der nach einer Knieverletzung entstand.

Übertragung durch Wasser wurde lange vermutet, und auch heute noch wird an manchen Endemieplätzen die Erkrankung mit Wasserverhältnissen von den Bewohnern in Zusammenhang gebracht.

Übertragung durch stechende Insekten: Die Tatsache, daß die Orientbeule sich in der Regel an solchen Körperstellen findet, die von der Kleidung unbedeckt und Lieblingsstellen für Stiche von fliegenden Insekten sind, ist schon lange aufgefallen und hat auf eine Übertragungsmöglichkeit durch solche hingewiesen. Auch lagen verschiedene Beobachtungen vor, wo direkt der Stich von „Fliegen" bemerkt war und dann an der betreffenden Stelle die Orientbeule entstand; darauf weist auch der Name „Fliegenbiß" hin, den die Sarten der Erkrankung gaben. Bereits 1875 gab Sériziat die Entwicklung an Moskitostichstellen als sicher an.

So wurden dann die verschiedensten stechenden Arthropoden untersucht. Wanzen, Flöhe und Läuse schienen nach der Lokalisation der Stiche recht unwahrscheinlich als Überträger. Es zeigte sich allerdings in Versuchen von Wenyon 1911, daß in der *Bettwanze* eine Entwicklung in die Kulturform („Leptomonasform") stattfinden kann und Patton glaubte noch 1919 an die Möglichkeit der Bettwanze als Überträger. Aber in der Bettwanze entwickeln sich auch andere Parasiten (z. B. Schizotrypanum cruzi, wie Brumpt; M. Mayer u. Rocha-Lima zeigten) zu Flagellaten, ohne daß sie als Überträger in Frage kommt. Versuche mit *Flöhen* und *Läusen* blieben in Wenyons Versuchen negativ. Schulgin hielt auch 1902 Moskitos für die Überträger und Ed. u. Et. Sergent verdächtigten 1905 insbesondere eine Stechmücke Grabhamia subtilis; ihre Versuche blieben aber negativ.

Wenyon machte Versuche mit *Culex* und *Stegomyia calopus*. In ersterem fand er keine Entwicklung, in letzterer kam es zu Flagellatenbildung im Darm; Versuche der Übertragung durch den Stich solcher blieb negativ. Patton erhielt in Stegomyien keine Entwicklung.

Hippobosca canina hielt Gachet (1915) nach seinen Beobachtungen in Teheran für den Überträger der Orientbeulen von Mensch und Hund; er sah gelegentlich von Versuchen mit Hunden durch einen Hippoboscastich bei seinem Assistenten eine Orientbeule entstehen.

Stubenfliegen wurden auch vielfach verdächtigt. Wenyon fand, daß die Leishmanien in ihrem Darm 5 Stunden nach dem Saugen bereits verschwunden waren. Immerhin ist es möglich, daß Stubenfliegen als *mechanische* Überträger in Frage kommen, besonders in solchen Fällen, in denen sich die Orientbeulen auf wunden Stellen der Haut entwickeln, auf welche sich die Stubenfliege mit Vorliebe setzt. Eine Reihe von Beobachtungen sprechen für diese Möglichkeit.

Phlebotomen als Überträger: Pressat hat 1905 eine kleine Diptere abgebildet, die die Fellachen als Überträger verdächtigten und die dieser Beschreibung nach nur ein Phlebotomus gewesen sein kann. Ed. u. Et. Sergent machten im gleichen Jahre mit 15 Phlebotomen bereits vergebliche Infektionsversuche durch Stich. Patton (1912) untersuchte Phlebotomen mit negativem Ergebnis in Cambay (Indien). Auch Wenyon dachte 1911 an Phlebotomen und fand Leptomonaden in ihrem Darmtractus in 6% der untersuchten Exemplare in

Aleppo. 1914 machte ED. u. ET. SERGENT, LEMAIRE u. SÉNEVET Versuche in Biskra mit Phlebotomus minutus, die aber auch negativ blieben. Sie hielten damals den Gecko (Tarentola mauritanica) für einen Parasitenträger und fanden in ihm Leptomonasformen, jedoch auch in nicht verseuchten Gegenden. Auch von anderer Seite war gefunden worden, daß die Phlebotomen gern an Geckos saugten (HOWLETT, ROUBEAUD). PARROT (1919) setzte Phlebotomen aus Gegenden ohne Orientbeule auf einen Gecko aus einem Endemiebezirk. Die Mücken entwichen aus dem Käfig und infizierten 3 Personen durch ihren Stich. ACTON zeigte dann statistisch, daß Sitz der Orientbeule und Lieblingsstichstelle der Phlebotomen bei den Truppen in Mesopotamien übereinstimmten. ED. u. ET. SERGENT, PARROT, DONATIEN u. BÉGUET (1921) sammelten Phlebotomen in Orientbeulegebieten, zerrieben ihren Darminhalt und injizierten eine Reihe von Personen mit dem Saft, wobei ein positives Ergebnis — nach Injektion des Inhalts von 7 Exemplaren von Phlebotomus papatasii — erhalten wurde. Die Inkubation betrug 12 Wochen.

In systematischer Weise untersuchten in den folgenden Jahren ADLER u. THEODOR die Frage in zahlreichen Experimenten. Sie fanden in Jericho 1924 unter 174 gefangenen weiblichen Phlebotomen 3, 1925 unter 3624 Exemplaren 4 infiziert, d. h. mit Leptomonaden im Darm. Das Blut im Darm der infizierten Tiere wurde als Säugetierblut festgestellt. 3 Personen konnten mit Mageninhalt infizierter Fliegen erfolgreich infiziert werden.

ADLER u. THEODOR sowohl wie PARROT u. DONATIEN konnten weiterhin durch Saugen an Orientbeulen Phlebotomen infizieren. Erstere glauben, daß eine Entwicklung stattfindet, bei der die infizierten Mücken erst wieder nach 8 Tagen übertragungsfähig sind, da sie in der ersten Woche mit dem Darmsaft keine positiven Resultate (9 Mücken) erhielten, dagegen von der zweiten Woche ab mit Darminhalt von 19 Fliegen 6 positive Ergebnisse bekamen. Um diese Zeit waren die Darmflagellaten schmal und schlank geworden, eine Form, die sie im Gegensatz zu plumpen Formen, für die übertragungsreife halten. Durch Phlebotomenpassage konnten sie vorher avirulent gewordene (?) Kultur[1] wieder infektionstüchtig machen.

Am wichtigsten sind ADLERs u. THEODORs mikroskopische Untersuchungen, die ergaben, daß die Infektion von Phlebotomen mit Leishmania tropica nach vorne fortschreitend den Pharynx und manchmal auch die Proboscis erreicht, also damit die Möglichkeit der Stichinfektion gegeben ist. Mit anderen Leishmaniaarten und verwandten Flagellaten geschah diese Infektion der vorderen Teile des Verdauungstraktus nicht oder nur in einzelnen Versuchen; meist waren dann sehr große Mengen von Parasiten nötig.

NAPIER gibt an, daß sich in Indien Phlebotomus papatasii an dortigen Orientbeulen durch Saugen nicht infizieren ließ. Außer Phlebotomus papatasii scheint vor allem nach ADLER u. THEODOR Phlebotomus sergenti zu übertragen, den SINTON für den Überträger in Indien hält, und in dem sie die gleiche Entwicklung wie in Phlebotomus papatasii feststellten.

Auch serologisch konnten ADLER u. THEODOR die Überträgernatur von Phlebotomus papatasii wahrscheinlich machen, indem sie bei Kulturflagellaten von Leishmania tropica und aus natürlich infizierten Phlebotomen herausgezüchteten Flagellaten im Agglutinationsversuch ein gleichartiges Verhalten beider Formen nachwiesen.

Die Art der Übertragung durch die Phlebotomen kann nach ADLER u. THEODOR zweifach sein:

1. *Stichinfektion* ist wahrscheinlich gemacht in den Fällen, in denen die Flagellaten die Proboscis (Rüssel) erreichen. Sie fanden dies besonders auch bei

---

[1] Ein Infektionsversuch war negativ geblieben.

Phlebotomus sergenti. Sie nahmen auf Grund ihrer Untersuchungen in Bagdad an, daß diese Art durch Stichinfektion die Orientbeule in Bagdad überträgt. Sicher wird die Orientbeule der Hunde — die in Bagdad häufig ist — durch Stichinfektion übertragen, da ein mechanisches Zerdrücken der Mücken an den Saugstellen (Kopf) unwahrscheinlich ist.

2. *Infektion durch Zerdrücken der infizierten Phlebotomen* (wie man es ja auch von anderen Infektionen kennt) halten sie neben eventueller Stichinfektion bei der Übertragung der Orientbeule der Menschen für wahrscheinlich und glauben, daß diese Übertragungsweise in Palästina überwiegt.

Diese ganze auch für die Kala-Azar wichtige Frage harrt noch der endgültigen Klärung, doch ist es nach allen Versuchen außer Zweifel, daß Phlebotomen die Überträger der Hautleishmaniose sind. (Das erste positive Ergebnis experimenteller Stichinfektion einer Hundeleishmaniose [innere und Hautleishmaniose Turkestans] erhielten kürzlich Chodukin, Sofieff, Schewtschenko u. Radsivilovskij.)

Natürliche Orientbeule bei Tieren.
(Parasitenträger-Rolle.)

Daß Orientbeulen auch in manchen Gegenden bei *Hunden* endemisch vorkommen, ist seit langem bekannt. Nach Laveran hat sie Willemin zuerst 1854 bei 2 Hunden aus Aleppo beschrieben; 1874 machte Schlimmer ähnliche Beobachtungen in Teheran und hielt die Erkrankung des Menschen und Hundes für identisch. Bei letzteren sah er nur Entwicklung an dem haarlosen Nasenende (zitiert nach Adler)[1]. Seitdem ist Orientbeule des Hundes in manchen Endemiegebieten häufiger gesehen worden. In Teheran, Persien soll „salek" überaus häufig bei Hunden nach Gachet (1915) sein. Sie kommt vor im Kaukasus, Turkestan, jedoch relativ selten in reiner Form. (Eine innere Leishmaniose gleichzeitig mit Ulcerationen der Haut kombiniert ist dagegen in Turkestan [Taschkent] häufig und auch in Persien [Neligan, 1913] und Transkaukasien [Elisabethpol] beobachtet.) In Kleinasien ist Orientbeule bei Hunden in Aleppo (Mangin) häufig gesehen worden. Zahlreich ist Hundeorientbeule im Irak, wo sie aus Bagdad genauer beschrieben ist. Nach Mills, MacHattie u. Chadwick sitzen die Orientbeulen dort bei den Hunden stets nur an haarlosen Stellen, nämlich Innenseite der Ohren, Nase, Ränder der Augenlider und Pfoten. Sie sahen nur einmal die Außenseite der Ohren befallen, die durch ein Ekzem haarlos geworden waren. (Diese Stellen sprechen für Stichinfektion durch Phlebotomen, die an behaarten Stellen nicht genügend mit dem Rüssel durchdringen; s. a. oben.) Die Saison ist September bis April (nach Adler).

Außer bei Hunden fanden MacHattie u Chadwick 1926 auch bei 2 *Bären* aus Kurdistan, die bereits mehrere Monate in Bagdad waren, Orientbeulen an der Schleimhaut von Mund und Nase. 1931 fanden die gleichen Autoren mit Mills in Bagdad Orientbeulen bei 2 *Katzen* an Nasen- und Mundschleimhaut; die Eingeborenen geben an, daß dies dort häufiger vorkomme.

In Britisch-Indien — wo seit Jahren zahlreiche Hunde auf Leishmanien untersucht wurden — fanden Avari u. Mackie 1924 bei einem Hund in Bombay am Ohr eine Orientbeule und Row (1925) bei einem Hund in Punjab. Sonst sind niemals in Indien Orientbeulen bei Hunden gefunden worden. Auch im Mittelmeergebiet ist dies bis auf eine Ausnahme niemals beobachtet worden. Der einzige Fall ist von Et. Sergent, Gueidon, Bouguet u. Catanei 1924 in Algier (Tellgebiet) gesehen worden, an einem Ort, wo auch Orientbeule des Menschen vorkommt. Donatien, Lestoquard u. Parrot fanden bei einem

---

[1] Adler: Trans. roy. Soc. trop. Med. Lond. **33**, 289.

Hund in Algier viele Ulcera an Ohren, Beinen und Bauch, außerdem Keratitis; die inneren Organe enthielten im Gegensatz zu den Ulcerationen nur spärliche Parasiten.

Bei anderen Tieren sollen nach verschiedenen Angaben auch Orientbeulen vorkommen (Kamele, Pferde), aber der parasitologische Beweis fehlt noch.

Auch die Frage, ob *Kaltblüter* eine Rolle als Parasitenträger bzw. als „Virusreservoir" in Gegenden, wo oft jahrelang keine menschlichen Erkrankungen vorkommen, spielen, ist vielfach erörtert worden. In Nordafrika hatte ED. SERGENT und seine Mitarbeiter beobachtet, daß manche Phlebotomusarten oft an Eidechsen, so dem Gecko Tarentola mauretanica, Blut sogen und sie konnten tatsächlich bei solchen Geckos im Endemiegebiet von Biskra Flagellaten züchten, die der Leishmania tropica sehr ähnlich waren. Alle späteren Versuche einen Zusammenhang von Geckoparasiten und Orientbeulen zu finden, sind aber negativ verlaufen. Nachdem auch morphologische Unterschiede der Geckoflagellaten und Leishmania tropica gefunden waren, ist die Frage negativ entschieden (siehe auch S. 137).

Auch Untersuchungen zahlreicher anderer Tiere in Endemiegebieten, so von Fischen, Reptilien, Vögeln u. a. durch ACTON zeigten keine latente Infektionen.

Virusreservoir ist demnach in der Hauptsache der Mensch, daneben in einzelnen Gegenden wohl auch *manchmal* der Hund, vielleicht auch die Katze.

Immunitäts-Verhältnisse.

In sehr vielen Endemiegegenden ist es bekannt, *daß einmaliges Überstehen der Orientbeule eine dauernde Immunität für das ganze Leben bewirkt.* Infolgedessen sieht man die Krankheit häufig überwiegend bei den Kindern der Endemiegebiete, da die Bewohner später immun sind. In „neuen Herden" werden dagegen oft alle Lebensalter befallen.

Mehrere Autoren veröffentlichten jedoch auch Beobachtungen von Rezidiven oder Neuinfektionen. Ich glaube, daß bei den letzteren alle diejenigen Beobachtungen wegfallen müssen, wo es sich um sukzessives Auftreten von Orientbeule im Laufe weniger Jahre handelt. Denn es ist durchaus bei dem chronischen Verlauf wahrscheinlich, daß die Immunität erst nach völligem Abheilen der Infektion, die ja mehrere Jahre dauern kann, eintritt (siehe unten). LOGHMAN weist bereits auf derartige Beobachtungen aus Persien hin, wonach die Immunität erst sehr langsam zustande kommt. Beweisend hierfür ist z. B. ein Fall von ATKINS, der 18 Monate gedauert hatte und nach $2^1/_2$ Jahren in der Narbe ein Rezidiv zeigte.

Daß die Bewohner befallener Gebiete selbst diese Immunität kennen, geht aus der zuerst von COLVILLI mitgeteilten Beobachtung (nach HEYDENREICH) hervor, wonach die Juden von Bagdad ihre Kinder an den Beinen mit Orientbeulen impften, damit sie später keine entstellenden Narben im Gesicht bekamen; auch später sind solche Impfungen zu diesem Zweck wiederholt gemacht worden (SAATI nach WENYON). Schutzimpfungsversuche mit Kulturen (Vaccinen aus solchen) sind von NICOLLE u. MANCEAUX, ROW; JESSNER u. AMSTER angestellt worden.

Bei experimentellen Infektionen, die aber oft nur abortiv verliefen, ist gleichfalls ein- und mehrmalige Reinfektion wiederholt gelungen. MARZINOWSKY u. SCHOURENKOFF kamen auf Grund solcher Versuche zu dem Schlusse, daß die Immunität nur nach natürlichem Ablauf der Infektion durch Selbstheilung zustande kommt und daß auch natürliche abortive Infektion keine solche erzeugt. LAVERAN hat bereits 1917 in seinem Lehrbuch diese Ansicht ausführlich erörtert und vor Behandlung bei Leuten, die im Endemiegebiet bleiben, gewarnt.

Auch eine örtliche Verschiedenheit scheint zu bestehen, indem Orientbeule einer Gegend nicht immer gegen Neuinfektion in einer anderen Gegend schützt.

Auch im Tierversuch ist das Entstehen der Immunität bestätigt worden; immerhin ist sie nicht stets vollständig oder tritt nur langsam ein. So konnte Laveran Hunde mehrfach infizieren, aber die späteren Orientbeulen verliefen bereits viel milder.

Nicolle u. Manceaux, sowie Row fanden, daß während der Entwicklung experimenteller Orientbeulen beim Affen eine verminderte Resistenz gegen Neuinfektion bestand und daß nach Abheilen meist eine Immunität auftrat. Bei Hunden fanden sie keine komplette Immunität.

Beziehungen der Orientbeule zur Kala-Azar.

Die Erreger der Orientbeule Leishmania tropica und der Kala-Azar Leishmania donovani sind morphologisch im Tier und in der Kultur so ähnlich, daß auch die Frage der Verwandtschaft beider Krankheiten epidemiologisch von größter Wichtigkeit ist.

Was zunächst die *geographische Verbreitung* betrifft, so kommen beide Krankheiten nebeneinander vor in manchen Gegenden des Mittelmeergebiets (Nordafrika, Süditalien, Griechenland), ferner in Turkestan, Mesopotamien (Bagdad). Oft aber ist gerade in den Ortschaften, wo die eine Krankheit häufig ist, die andere selten und umgekehrt. In anderen Gegenden, in denen Orientbeule sehr häufig ist, ist Kala-Azar nur in wenigen Fällen bisher gefunden worden oder fehlt gar völlig (die Oasen Nordafrikas, Palästina). In den Haupt-Kala-Azargebieten Indiens und Chinas fehlt aber Orientbeule vollkommen. Eine Sonderstellung nimmt Turkestan ein, wo neben Kala-Azar von Mensch und Hund auch Orientbeule des Menschen und eine mit innerer Leishmaniose oft zusammenhängende Hautleishmaniose der Hunde vorhanden ist.

Morphologische und *biologische* Unterschiede der Erreger sind im folgenden festgestellt: Die Leishmania tropica ist im Gewebe oft schlanker und spindelig zugespitzt gegenüber der Leishmania donovani. In den Kulturröhrchen sind morphologische Unterschiede nicht sicher vorhanden, frühere Angaben ließen sich nicht aufrecht erhalten. Auf Kulturplatten nach Nöller (s. S. 133) fanden dagegen M. Mayer u. Ray, daß die von ihnen untersuchten Orientbeulekulturen üppiger als Leishmania donovani wachsen und nach längerer Zeit Ausläufer vom Rasen aus bildeten, während Leishmania donovani ohne solche wuchs; es zeigten sich auch morphologische Unterschiede.

Serologische Versuche von Bandi, Kligler, Noguchi u. a. ergaben nach Vorbehandlung von Kaninchen mit Leishmania Kulturen, daß bei diesen spezifische Agglutinine auftraten. Noguchi konnte so Leishmania donovani und infantum identifizieren und Unterschiede der Agglutination gegenüber Leishmania tropica und brasiliense feststellen; Bandi; Wagener u. Koch wiesen Gruppenreaktionen unter den Leishmanien bei Agglutionationsversuchen nach, ebenso auch Ray.

Chodukin u. Sofieff — die in Taschkent arbeiteten — fanden: Leishmania donovani läßt sich mit der Methode der Agglutination von Leishmania canis nicht unterscheiden, Leishmania canis var. cutanea steht der Leishmania canis sehr nahe, ist aber doch durch die Reaktion biologisch von ihr zu unterscheiden; Leishmania tropica verhielt sich verschieden von Leishmania canis und donovani, doch steht sie der Leishmania canis var. cutanea besonders nahe. Mit dem Rieckenbergschen Phänomen (Beladungsphänomen) waren die Versuche nicht eindeutig.

Komplementbindungsversuche von PAVONI zeigten keine Unterschiede zwischen beiden Parasiten.

Immunitätsprüfungen im Tierversuch sind vielfach vorgenommen worden zur Abgrenzung gegenüber Kala-Azar. Daß es wiederholt gelungen ist, bei Versuchstieren mit Virus von Leishmania tropica auch Allgemeininfektion zu erzeugen, beweist jedenfalls, daß auch dieser Erreger zur Generalisation befähigt ist. NICOLLE u. MANCEAUX fanden bei Affen nach vorheriger Impfung mit Orientbeule eine gewisse Resistenz gegen spätere Kala-Azar-Impfung; ferner ging bei einem von Kala-Azar geheilten Hund spätere Impfung mit Orientbeule nicht an. LAVERAN schloß später, daß keine Kreuzimmunität entsteht. PARROT, DONATIEN u LESTOQUARD fanden, daß eine vorhergehende Impfung mit Hautleishmaniose einen Affen nicht gegen Hunde-Kala-Azar schützte und umgekehrt.

Spezifische Hautreaktionen bei der intracutanen Verimpfung von Kulturen bei vorbehandelten bzw. experimentell erkrankten Tieren sind wiederholt gemacht worden. WAGENER und MONTENEGRO fanden wohl positive Intracutanreaktion, aber unspezifisch gegenüber verschiedenen Leishmaniaarten; RAY, der an infizierten Kala-Azar- und Orientbeule-Hamstern arbeitete, hat aber bei kreuzweise ausgeführten Versuchen mit Leishmania tropica- und Kala-Azar-Antigen spezifische Unterschiede gefunden.

Unter natürlichen Verhältnissen sind mehrere Fälle bekannt, die beweisen, daß eine wechselseitige Immunität nicht besteht, so berichtete PATTON 1922 über einen Fall, der an Kala-Azar erkrankte, nachdem er vorher Orientbeule gehabt hatte. GERSCHENOWITSCH beschrieb einen Fall, bei dem zuerst Orientbeule und bald darauf Kala-Azar (noch während des Bestehens ersterer) beobachtet wurde. ARTAMONOW sah bei 1 Fall Orientbeule nach Kala-Azar entstehen, bei einem zweiten beide Erkrankungen gleichzeitig. FERRADAS u. TOSCANO sahen in Spanien bei einem Kind Orientbeule und während diese abheilte, Kala-Azar entstehen, sie erwähnen einen von COVISA beobachteten Fall von Haut- und Schleimhautleishmaniose, kombiniert mit Kala-Azar.

Besondere Verhältnisse bestehen in Turkestan, besonders in Taschkent, wo Haut- und Allgemeininfektionen mit Leishmania bei Menschen und Hunden überaus häufig sind, auch im übrigen Transkaukasien sind ähnliche Beobachtungen gemacht worden. Dort ist die Frage des Zusammenhangs der verschiedenen Formen bereits seit langem erörtert worden. Bezüglich der Hautleishmaniose der Hunde kamen CHODUKIN u. SCHEWTSCHENKO zum Schlusse, daß eine isolierte von der Hunde-Kala-Azar abzutrennende Hautleishmaniose dort nicht existiere. Sie fanden auch bei scheinbar gesunden Hunden in den Talgdrüsen der Haarfollikel oft Leishmanien; sie verweisen auf die Befunde von Leishmanien in der normalen Haut von Tieren und Menschen und das Hautleishmanoid nach Kala-Azar. Auch serologische Versuche mit den verschiedenen Leishmaniaformen sprechen — wie oben mitgeteilt — für ihre Auffassung. Gerade in diesem Gebiet sind Forschungen über den Zusammenhang der vier Formen erwünscht (Verf. hat bereits 1912 auf die Notwendigkeit solcher Forschungen in Turkestan hingewiesen [1]).

Es ist somit zweifellos eine Identität von Leishmania tropica und donovani jetzt nicht mehr vorhanden. Ob sie früher ursprünglich identisch waren und durch biologische Anpassung die klinische Trennung der Erkrankung eintrat, ist schwer beweisbar. GERSCHENOWITSCH sagt (1928) vielleicht ganz richtig: „Leishmania tropica und Leishmania donovani sind biologisch zweifellos zwei einst nahe verwandte Arten, welche nach ihrem Durchgang durch den Organismus uns noch unbekannter Zwischenwirte selbständig geworden sind".

---

[1] KOLLE-WASSERMANN: Handbuch der pathogenen Mikroorganismen.

II. Südamerikanische Haut- und Schleimhautleishmaniose.
(Leishmaniasis americana.)

Bezeichnungen: In Brasilien: Bouba brasileira, Ulcera de Bauru, Ulcera de Bahia, feridas bravas; buba in Paraguay; Uta, Espundia, qcepo, tiace araña, Huecuya in Peru; bosch-yaws in Holländisch Guyana, forest-yaws in Britisch-Guyana, pian-bois Französisch-Guyana, Bubón de Velez, Picada de Pita in Kolumbien, Ulcera de los chicleros (Mexiko), Eponge (Amazonas) u. a.

Die Namen werden aber zum Teil auch für Geschwüre anderer Ätiologie verwandt.

Geschichte[1].

Schon lange waren in Südamerika eigenartige chronische Geschwüre der Haut und Schleimhäute bekannt. Schon auf den Tongefäßen der Inkas finden sich — worauf zuerst Tamayo hinwies — Figuren mit zerstörten Nasen, die ganz dem Bild dieser Erkrankung entsprechen. 1826 berichtete Tello über Beulen, die durch Moskitostiche hervorgerufen wurden und Verstümmelungen des Gesichts erzeugten. 1840 bzw. 1846 beschrieben Smith und Tschudi die Utah aus Peru. 1859 machte Villar auf die Ähnlichkeit der Krankheit mit der Orientbeule aufmerksam. 1885 stellte Cerqueira das gleiche für Brasilien fest und 1895 bestätigte ihn Moreira durch die klinische Beobachtung von 2 Fällen. 1895/96 beschrieb Breda als bubas brasiliana Fälle, die er bei Rückwanderern aus Brasilien in Italien beobachtete. 1909 berichteten dann Carini u. Paranhos, sowie Lindenberg gleichzeitig über den Befund von Leishmanien in den Ulcera de Bauru. Bald folgten eine eingehende Arbeit über ähnliche Befunde von Escomel in Peru, Flu in Holländisch Guyana und von vielen Seiten, die die Zugehörigkeit solcher Formen zur Leishmaniose ergaben.

Geographische Verbreitung.

Brasilien, Argentinien, Paraguay, Uruguay, Bolivien, Peru, Kolumbien, Venezuela, Britisch-, Französisch- und Holländisch-Guyana, Panama, Mexiko, Martinique (Antillen).

In diesen Ländern sind jeweils nur bestimmte Distrikte verseucht.

Klinik.

Klinisch lassen sich zwischen der Erkrankung der *Haut* und solcher der *Schleimhaut* oft keine scharfen Grenzen ziehen, da sie oft gleichzeitig bestehen.

Die Inkubation ist nicht genau bestimmbar; 2—3 Monate scheint sie im Durchschnitt zu betragen.

Der *Sitz der* **Hauterscheinungen** sind genau wie bei der Orientbeule meist Stellen, die immer oder zeitweise unbedeckt gehalten werden, nämlich Gesicht, Ohren, Hals, Arme, Beine. Auch auf der behaarten Kopfhaut, den Handflächen, Fußsohlen, Penis, Scrotum, Labien sind Geschwüre beobachtet. Oft sitzen sie an Stellen von Wunden oder Insektenbissen; Ansiedlung auf Psoriasisefflorescenzen beschrieb Buss.

Die Affektion beginnt als kleiner roter Fleck, der sich in einigen Tagen zu einer kleinen Pustel entwickelt. Die Pusteln sezernieren zunächst viscöse Flüssigkeit, ulcerieren dann und bedecken sich mit einer gelbbraunen Kruste. In diesem Stadium sind sie von der gewöhnlichen Orientbeule oft nicht zu unterscheiden. In der Regel werden die Geschwüre größer, behalten dabei oft lange

---

[1] Zum Teil nach Napier und Laveran.

eine kreisrunde Form (dem Ulcus tropicum ähnlich). Die Ränder sind oft wall-artig erhöht, die ulcerierte Mitte kraterförmig eingesunken, die Umgebung ist rötlich bis dunkelbraun verfärbt. Das Geschwür sezerniert stark und blutet leicht.

Die Zahl der Geschwüre ist sehr wechselnd. Oft sind es nur vereinzelte, oft sehr zahlreiche, die auch konfluieren. Die Kranken spüren häufig Jucken im Bereich der Geschwüre.

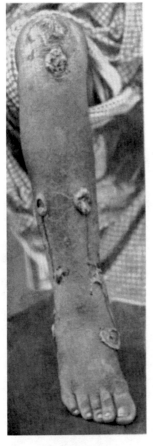

Neben dieser ulcerierenden Form kommen auch — wie bei Orientbeule — solche vor, die lange als geschlossene Papeln oder flache Erup-tionen auftreten, oder auch verruköse Tumoren darstellen (RABELLO, ESCOMEL, DA MATTA, MEHR-DORF).

Zweifellos bestehen bei der amerikanischen Hautleishmaniose auch lokale Verschiedenheiten, indem sie in manchen Gegenden milder, in anderen schwerer verläuft; auch die Vielseitigkeit der

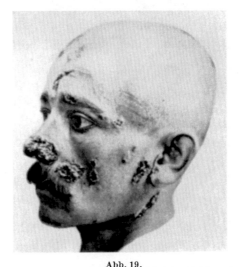

Abb. 18.
Brasilianische Hautleishmaniose.
(Prof. PIRAJA DA SILVA [Bahia]
phot.) (Aus M. MAYER: Exotische
Krankheiten. 2. Aufl.)

Abb. 19.
Südamerikanische Haut- und Schleimhautleishmaniose.
(Nach Photo des Instituto O. CRUZ, Rio de Janeiro.)
(Aus M. MAYER: Exotische Krankheiten. 2. Aufl.)

Erscheinungen kann wechseln. Man hat daher in manchen Ländern eine Einteilung nach solchen vorgenommen; so unterscheidet ESCOMEL folgende klinischen Varietäten: a) ulceröse, b) nichtulceröse, papulotuberkulöse, c) atro-phische, d) krustöse, e) lymphangitische, f) circinäre Formen auf der Haut. BONNE unterschied in Holländisch-Guyana eine papulöse, ulceröse, ekzematöse, lymphangitische, hypertrophische und muköse Form.

Die Dauer der Hautformen ist oft chronischer als bei der Orientbeule. Nach vielen Monaten, bis 1—2—3 Jahren beginnt die Verheilung und Ver-narbung, wobei oft entstellende Narben entstehen.

Die Lymphdrüsen und Lymphstränge sind auch bei der amerikanischen Leishmaniose oft geschwollen. Ein Entstehen von Knoten, die dann ulcerierten,

entlang den Lymphsträngen ist von DE AGUILAR PUPO, DARIER u. DE CHRIST-
MAS und BONNE beschrieben worden.

Während der Erkrankung können auch Fieber und Allgemeinerscheinungen
(Kopfschmerz, Gelenkschmerzen) auftreten.

Mischinfektionen mit anderen Erregern (Blastomyceten, Spirochäten und
fusiformen Bacillen) sind wiederholt beobachtet worden.

Die **Schleimhauterscheinungen,** die
das Charakteristische der amerikanischen Form ausmachen, betreffen in
der Regel die Nasen-, Mund- und
Rachenschleimhaut.

Diese Erscheinungen treten oft
erst lange Zeit nach abgelaufener

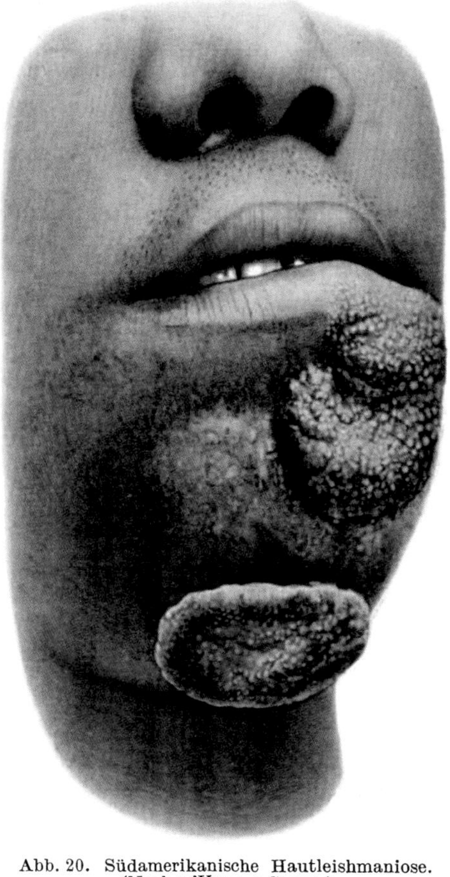

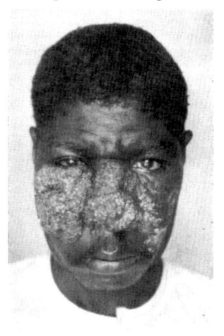

Abb. 20. Südamerikanische Hautleishmaniose.
(Nach D'UTRA e SILVA.)

Abb. 21. Südamerikanische Hautleishmaniose
von Costarica. (Orig. Dr. NAUCK, phot.)

Hautleishmaniose auf, in anderen Fällen entwickeln sie sich im Anschluß
daran.

ESCOMEL in Peru unterscheidet dabei zwei Formen, von denen er die erste
als Uta bezeichnet. Bei dieser Form entsteht die Schleimhauterkrankung
kontinuierlich von Hautefflorescenzen in der Umgebung von Nase und Mund
aus. Bei der zweiten von ihm als Espundia bezeichneten Form entsteht nach
der Hauterkrankung — oft lange danach — ohne jeden Zusammenhang mit
dieser die Schleimhauterkrankung (Sekundärstadium) und von dieser aus wird
rückläufig oft wieder die umgebende Haut infiziert (tertiäre Form nach WEISS
und ESCOMEL).

Ob nun diese Einteilung streng durchführbar ist oder nicht, sicher ist die
in vielen Gegenden gemachte Beobachtung, daß in zahlreichen Fällen die

Schleimhauterkrankung entweder nach langem Bestehen von Hauterscheinungen, oder jahrelang nach deren völligem Erlöschen auftreten kann. Diese Erscheinungen sprechen — wie auch die Lymphangitis — für eine Keimverschleppung nach Generalisation. Nicht alle Kranken bekommen später Schleimhautaffektionen, in Brasilien rechnet man etwa 20% der Betroffenen (KLOTZ u. LINDENBERG).

Die Schleimhauterkrankung beginnt mit ödematösen, entzündlichen Schwellungen, dann Ulcerationen; diese breiten sich auf die weichen und knorpeligen Teile von Nase, Mundhöhle und Rachenhöhle aus, wobei zuerst weiches Granulationsgewebe gebildet wird und dann geschwüriger Zerfall eintritt; auch Trachea und Oesophagus können ergriffen werden. Die Zunge wird äußerst selten

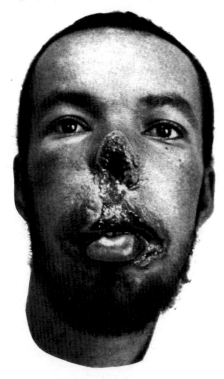

Abb. 22. Brasilianische Haut- und Schleimhautleishmaniose. Orig. (Nach Photo des Instituto O. CRUZ, Rio de Janeiro.) (Aus M. MAYER: Exot. Krankheiten 2. Aufl.)

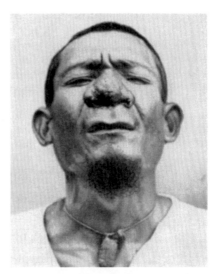

Abb. 23. Südamerikanische Haut- und Schleimhautleishmaniose. (Nach Photo des Instituto O. CRUZ, Rio de Janeiro.) (Aus M. MAYER: Exot. Krankheiten 2. Aufl.)

befallen, das Bild ist ungeheuer wechselnd und offenbar die Virulenz sehr verschieden. In manchen Gegenden verlaufen wie erwähnt zahlreiche Fälle bösartiger, in anderen fast alle mild, in manchen sind Schleimhauterkrankungen sehr selten (Holländisch- und Französisch-Guyana).

Die Dauer dieser Affektion ist sehr chronisch, sie kann 10—20—30 Jahre dauern und heilt dann, wenn keine Mischinfektion (Pneumonie, Blastomykose, Sepsis) zum Tode führt, unter Narbenbildung ab. Die äußere Haut der Umgebung von Nase und Mund wird — angeblich in der Regel, wie erwähnt, rückläufig von der Schleimhaut aus — oft ergriffen. Es entstehen auf der Nase und um sie herum entzündliche, höckerige Verdickungen der Haut, mit sekundärem, geschwürigem Zerfall, die nach langer Zeit auch unter Narbenbildung abheilen.

Von atypischen Fällen seien Polypenbildungen der Nase (MANGABEIRA ALBERNAZ) und Ergriffenwerden der Stirnhöhle (ESCOMEL) erwähnt.

Das *Blutbild* zeigt keine Besonderheiten, außer einer mäßigen Lymphocytose.

Eine *Immunität* scheint nicht leicht einzutreten; Montenegro gelangen wiederholte Autoinokulationen während der Erkrankung; bei dem chronischen Verlauf ist es schwer, von Rezidiven oder Neuinfektionen zu sprechen.

Die *Wa.R.* fand Leão bei 60 Fällen nur dann positiv, wenn auch Lues vorlag, sonst stets negativ. Mazza u. Flavio Niño fanden sie in 55 von 80 Fällen negativ, bei den übrigen war Lues vorhanden, mit Ausnahme von 2. Auch die Formol-Gel- sowie die Brahmacharische Antimonreaktion fanden diese Autoren negativ.

Positive *Komplementbildung* mit Antigen aus Kulturen erhielt Guerreiro in 4 Fällen.

Die **Differentialdiagnose** ist nicht immer leicht, um so mehr, als in Südamerika auch andere Krankheiten vorkommen, die ähnliche Erscheinungen machen. Hierher gehört die *Framboesie* mit ihrer tertiären Rhinopharyngitis mutilans (die aber scheinbar in Südamerika selten ist), ferner die *Blastomykose*. Es scheint wahrscheinlich, daß ein Teil der sog. „Uta"-Fälle Blastomykosen waren; mit letzterer sind auch — wie erwähnt — Mischinfektionen nicht selten. Auch Lupus und Lepra können ähnliche Bilder machen, ebenso kommt Zerstörung der Schleimhäute durch Fliegenlarven vor. In allen Fällen wird der Nachweis der Erreger zu versuchen sein, und wenn eine ätiologische Aufklärung nicht gelingt, hilft oft eine Probebehandlung mit Antimonpräparaten den Fall als Leishmaniose aufzuklären.

Eine *spezifische Diagnose* durch *Intracutanimpfung* mit Kulturextrakten versuchte Montenegro 1926. Er verwandte Extrakte aus Kulturen von Leishmania brasiliensis und Leishmania tropica. In positiven Fällen entstand nach 24 Stunden ein runder roter, erhabener Hof um die Injektionsstelle, manchmal blieb das Zentrum hell. In einzelnen Fällen traten auch Bläschen auf. Nach einigen Tagen klang die Reaktion ab. Von 37 geprüften Fällen mit amerikanischer Leishmaniose waren 32 positiv, von 36 Kontrollen waren 33 negativ, während 3 eine geringe Reaktion zeigten; Extrakte von Leishmania tropica verhielten sich genau wie solche von Leishmania brasiliensis, woraus Montenegro auf Identität der Parasiten schloß. Cunha Motta erhielt positive Intradermalreaktionen mit einem Antigen von Trypanosoma equiperdum.

Ätiologie.

Der Erreger der amerikanischen Leishmaniose ist morphologisch der Leishmania tropica und donovani fast völlig gleich. Trotz verschiedener Versuche Unterschiede zu erkennen, ist eine Trennung aus morphologischen Gründen nicht möglich. Geringe Größenunterschiede vor allem hängen von dem Zustand des Gewebes ab; aber häufig ist ja gerade der Ausstrich aus bereits zugrunde gegangenen Gewebsteilen gefertigt, in denen die Parasiten bereits in Degeneration sind.

Vianna hat 1911 den Namen Leishmania brasiliensis für den Erreger vorgeschlagen: Eine solche Abtrennung ist nicht ganz berechtigt und ich halte höchstens eine Varietät der Leishmania tropica für vorliegend, für die der Name *Leishmania tropica var. americana* von Laveran u. Nattan-Larrier vorgeschlagen wurde.

Der *Sitz* der Erreger ist genau wie bei Orientbeule gewöhnlich auf das befallene Gewebe beschränkt und in demselben liegen die Parasiten in großen einkernigen Zellen. Am leichtesten sind sie in den relativ frischen Hautgeschwüren nachweisbar, während sie bei älteren Haut- und besonders Schleimhauterkrankungen oft nur *äußerst spärlich* sind und selbst manchmal im Ausstrich auch bei wiederholter Untersuchung nicht gefunden werden. In solchen Fällen empfehlen sich Excisionen von Gewebsstückchen und Untersuchungen von Schnitten.

In seltenen Fällen scheint es auch in den Geweben — wie bei Orientbeule — manchmal zu Geißelbildung zu kommen; so beobachtete ESCOMEL in Hautgeschwüren Leptomonasformen mit kurzen Geißeln (der von ihm dafür vorgeschlagene Name Leishmania americana var. flagellata ist zoologisch nicht begründet). Auch MONGE beschrieb solche Flagellatenstadien im Gewebe, er schloß aus deren Vorkommen auf größere Virulenz der amerikanischen Form; REBAGLIATI will sogar in Schnitten Geißelformen erkannt haben.

Außerhalb der befallenen Gewebe hat in Lymphdrüsen zuerst WERNER die Parasiten in größeren Mengen nachgewiesen, und zwar in einer der Hauterkrankung nicht benachbarten Halslymphdrüse. Dies ist wichtig wegen der Frage der Generalisation. Im peripheren Blut sind sie meines Wissens noch nicht gefunden, vielleicht würden hier ausgedehnte Kulturversuche am Platze sein: MAZZA und Mitarbeiter hatten bei solchen negative Ergebnisse. In Nordargentinien hat BORZONE bei einer Frau, die einen Milztumor zeigte — die auch an Malaria quartana litt — und an Arm und Bein Leishmaniageschwüre hatte, in einer Lymphdrüse *und im Milz-Punktionssaft* Leishmanien gefunden.

Die *Kultur* gelingt ebenso leicht wie bei den anderen Leishmanien. Morphologische Unterschiede sind auch bei den Kulturflagellaten nicht deutlich, WENYON fand ein üppigeres Wachstum. Auf NÖLLER-Platten (s. S. 133) fanden M. MAYER u. RAY, daß Leishmania tropica-americana ähnlich wie Leishmania donovani ohne jede Ausläuferbildung wuchs, aber viel üppiger, so daß breite Rasen vom Impfstrich aus entstanden; die Parasiten waren plump, die Geißeln waren zentripetal gelagert (ob das für alle Stämme gilt, muß noch geprüft werden).

Serologische Unterschiede gegenüber Leishmania tropica und donovani sind im Agglutinationsversuche von NOGUCHI u. a. bei vorbehandelten Kaninchen festgestellt worden (s. a. S. 140).

Übertragungen auf Tiere sind — ähnlich wie bei Orientbeule — wiederholt gelungen, so bei Hund, Katze, Affe, bei denen Lokalerscheinungen ausgelöst wurden, in den Hoden von Meerschweinchen. Kleine Versuchstiere scheinen für brasilianische Leishmaniose weniger empfänglich zu sein als für Leishmania tropica. Ich erhielt bei Hamstern oft lange Zeit anhaltende Schwellungen an Nase und Ohr nach lokaler Impfung, aber keine ausgedehnte Geschwürsbildungen.

Epidemiologie.

Vielfach wird angegeben, daß die Krankheit hauptsächlich in Urwaldgebieten auftritt (forest-yaws); in anderen Gegenden trifft dies nicht ganz zu, doch ist sie örtlich oft streng begrenzt. Eine gewisse Saison besteht auch hier, so ist die Hauptzeit in Sao Paulo der Spätsommer und Herbst.

Altersunterschiede und Rassenunterschiede bestehen nicht. In der Regel werden Eingeborene betroffen, dabei sind die Erkrankten in der Mehrzahl erwachsene Männer. Diese Bevorzugung hängt zweifellos mit der Übertragungsweise zusammen.

Hier sei auch erwähnt, daß vereinzelte Fälle echter Orientbeule durch Einwanderer (Syrien) in Südamerika beobachtet sind (Soto, Torres) und daß die Möglichkeit besteht, daß auch diese Form sich in Südamerika weiterverbreitet.

Übertragungsweise.

Auf Grund epidemiologischer Beobachtungen sind hauptsächlich die ver-schiedensten Insekten beschuldigt worden. Zecken, Simulium, Ceratopogon, Tabaniden, Chironomiden (Forcipomyia) wurden verdächtigt; es wurden auch Versuche mit solchen gemacht, ohne daß aber eindeutige Ergebnisse erzielt worden seien.

Vielfach zeigte sich, daß die Geschwüre sich auf Wunden entwickelten, ferner scheint auch direkte Übertragung von Menschen möglich zu sein.

Beziehungen zu Insekten- und Pflanzenflagellaten, die mit den Leishmanien eine gewisse Verwandtschaft haben, sind wiederholt nachgewiesen und Gegen-stand von Versuchen geworden. So erhielt Townsend mit Flagellaten aus Forcipomyia beim Meerschweinchen eine lokale, schwache Infektion. Strong erhielt beim Affen eine der Leishmaniose ähnliche Affektion nach Verimpfung von einer Leptomonas aus einer in Südamerika heimischen Eidechse (Cnemido-phorus lemniscatus); diese Eidechse infizierte sich ihrerseits durch Fressen von Baumwanzen, die selbst die Flagellaten durch Saugen von Pflanzensaft von Euphorbien (die fast stets mit solchen infiziert sind) aufnahmen. Die Flagellaten aus den Pflanzen und Wanzen selbst waren nicht pathogen, so daß durch die Tierpassage scheinbar eine Pathogenität erworben werden kann.

Viel größer ist die Wahrscheinlichkeit, daß auch bei dieser Form *Phlebotomen* die Überträger sind, die Cerqueira auf Grund von Beobachtungen, daß an Stichstellen von Phlebotomus lutzii Orientbeulen auftraten, 1919 verdächtigte. Aragào hat bereits 1922 Phlebotomus lutzii (Syn. intermedius) infizieren können und hat durch Verimpfung ihres Darminhalts auf die Nase eines Hundes ein Geschwür mit Leishmanien erhalten.

Auch weitere epidemiologische Beobachtungen von Cerqueira, Aragào, Bonne, Mazza sprechen für die Übertragung durch Phlebotomen.

Weitere Untersuchungen sind hier notwendig.

Vorkommen natürlicher Infektion bei Tieren.

Pedroso hat 1913 bei einem *Hund* aus der Umgebung kranker Menschen Geschwüre gesehen, in denen er Leishmanien nachweisen konnte. Brumpt u. Pedroso sahen auch eine Anzahl verdächtiger Hunde, die sie jedoch nicht mikroskopisch untersuchen konnten. Mazza hat dann in Nordargentinien, wo Orientbeule heimisch ist, zweimal bei Hunden in Geschwüren Leishmanien gefunden und neuerdings auch bei einem *Pferd* in einem Geschwüre im Augen-winkel.

In vielen Gegenden ist aber bei Haustieren und wilden Tieren vergeblich nach Parasitenträgern gefahndet worden (Migone, Weiss u. a.).

Pathologische Anatomie der Hautleishmaniosen.

Die Kenntnis der pathologischen Anatomie der Leishmania-Infektionen verdanken wir einer großen Anzahl von Arbeiten, die zum Teil noch aus der Zeit stammen, als der Erreger nicht mit Sicherheit bekannt war. Trotzdem dieses Thema von zahlreichen Autoren (Leloir, Unna, Firth, Riehl, Cunning-ham, MacLeod, Ullmann, Kuhn, Plehn, Herxheimer u. Bornemann, Reinhardt, Bettmann u. v. Wasielewski: für die amerikanische Leishmaniose: Lindenberg, Klotz, Breda, Escomel, Verrotti, Splendore, Carini, Laveran, Nattan-Larrier, Llambias u. Mosto, Buss und viele andere) eingehend bearbeitet worden ist, fällt es nicht ganz leicht, ein einheitliches Bild von den histopathologischen Vorgängen bei der Hautleishmaniose zu entwerfen. Dieses liegt einerseits daran, daß sich viele Untersuchungen auf einzelne Fälle beschränkten, bei denen es sich um verschiedene Stadien der Entwicklung teils ulcerierter, teils nichtulcerierter Knoten handelte. Eine Übereinstimmung im histologischen Aufbau war deshalb bei diesen Einzeluntersuchungen nicht zu erwarten. Andererseits ist es bei der Beschreibung der durch die Ansiedelung von Leishmanien in der Haut hervorgerufenen Veränderungen, ebenso wie bei dem klinischen Bild der Hautleishmaniose notwendig, die sog. *Orientbeule* und die *amerikanische Hautleishmaniose* gesondert zu betrachten, da es sich sowohl in der Lokalisation als auch im Ablauf der Gewebsveränderungen um durchaus verschiedenartige Krankheitsprozesse handelt.

I. Pathologische Anatomie der Orientbeule.

Die bei der sog. Orientbeule zu beobachtenden histologischen Veränderungen betreffen alle Schichten der Haut, sowohl die Epidermis als auch das Corium, und reichen zuweilen bis tief in die Subcutis hinein. Ihrer Struktur nach ist

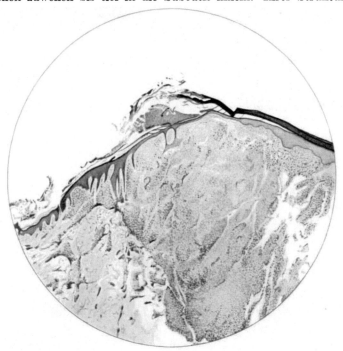

Abb. 24. Übersichtsbild vom Rande einer Orientbeule. Diffuses Infiltrat des Coriums mit geringen Ausläufern in das benachbarte Gewebe. Starke Verdünnung und Atrophie der Epidermis in den zentralen Partien und Abhebung des Stratum corneum. Wucherungsvorgänge an der Epidermis auf die Randabschnitte beschränkt. (Giemsafärbung. Vergr. 18 mal.) C. KRÜGER pinx.

die Orientbeule als ein *typisches Infektionsgranulom* zu betrachten, das sich zunächst in den unterhalb der Epidermis gelegenen Coriumschichten ausbreitet, in der weiteren Entwicklung infolge regressiver Veränderungen in den zentralen Partien und der darüber liegenden Epidermis geschwürig zerfällt, und schließlich durch Neubildung von Bindegewebe und Epithelisierung des Defektes vernarbt.

Die sich im *Epithel* abspielenden Vorgänge beschränken sich zunächst auf ein leichtes entzündliches Ödem. Die Epithelzellen rücken etwas auseinander und erscheinen selbst etwas vergrößert, gequollen und mit verwischten Konturen.

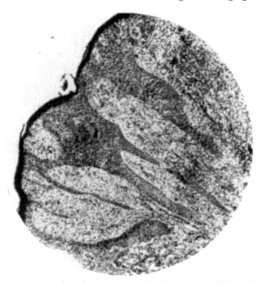

In den verbreiterten Interstitien finden sich vereinzelt polymorphkernige Leukocyten und Fibrinablagerung. Die Hornschicht ist manchmal abgehoben, zerklüftet, aufgefasert, mit kleinen Hohlräumen durchsetzt, welche strukturlose Massen, Detritus, Blutzellen und Fibrin enthalten. Das Stratum granulosum schwindet vollkommen. Neben der zunehmenden Dissoziation der Stachelzellen durch dieses interstitielle und intracelluläre Ödem kommt es durch Zellvermehrung im Stratum corneum und im Stratum spinosum zu parakeratotischen und hyperkeratotischen Veränderungen, die bei gleichzeitigem Schwund des Pigmentes in den basalen Schichten zur Verdickung der Epidermis führen. Derartige

Abb. 25. Starke akanthotische Wucherung der Epithelleisten bei gleichzeitiger Verdünnung der suprapapillären Epidermisschichten und dichtes unspezifisches Zellinfiltrat im Corium. Amerikanische Hautleishmaniose. Orig.-Phot.

Epithelveränderungen in ganz frühem Stadium werden auch von älteren Autoren, so z. B. von CUNNINGHAM erwähnt und in manchen Fällen scheinen auch im weiteren Verlauf gerade die hypertrophischen Vorgänge an der

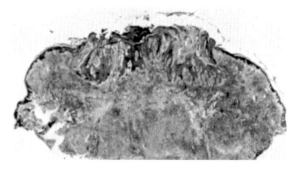

Abb. 26. Fall 66 b. (6 Monate alt, unbehandelte Knotenform, von der Hand.) Im zentralen Abschnitt ausgedehnte Epithelwucherung. In der Tiefe tuberkuloide Gewebsstruktur angedeutet, 6 fache Vergrößerung. Färbung Hämolysin-Eosin. Amerikanische Hautleishmaniose. (Nach BUSS.)

Epidermis besonders in den Vordergrund zu treten. HERXHEIMER u. BORNEMANN, die auf gleichartige, auch durch CARTER und durch FIRTH beschriebene Epithelveränderungen hinweisen, heben sogar das „sekundäre Entstehen von carcinomähnlichen Epithelwucherungen" hervor, die sich dem primären Infiltrationsprozeß anschließen können. Auch FLU weist auf die nach seiner Ansicht für die Orientbeule charakteristische Wucherung im Stratum papillare hin, wobei die Epidermis tief in die Cutis vordringt und zuweilen sog. Krebsperlen vortäuscht. Ebenso berichten LEDERMANN u. HIRSCHMANN bei einem Fall von Aleppobeule über ,,enorme atypische Epithelwucherungen, welche sich durch Aussenden langer und weit verzweigter Epithelzapfen in die Cutis kennzeichnen". Auch REINHARDT, THOMSON u. BALFOUR, ebenso JEANSELME, ROCHA LIMA und andere erwähnen proliferative Erscheinungen am Epithel.

In der Mehrzahl der Fälle scheint die weitere Ausbreitung des Infiltrations- und Proliferationsprozesses im Corium zu ausgesprochenen *atrophischen* Veränderungen der Epidermis zu führen. Oder aber es kommt zu Zerstörung und Schwund der ursprünglich gewucherten Epithelfortsätze, die manchmal als schmale, dünne, in das Corium hineinragende Bänder noch zu erkennen sind. Das Stratum papillare wird deutlich flacher, die Papillen verschwinden. Schließlich überzieht die Epidermis die von unten andringenden gewucherten Zellmassen nur noch als stark verdünnte, aus wenigen Zellagen bestehende Schicht. An manchen Stellen kann man den Eindruck gewinnen, als würde das Epithel durch die Zellwucherung zusammengepreßt oder seiner Blutzufuhr beraubt. Die Epidermis wird zu einer dünnen Membran, die aus einer schmalen Schicht von Epithelien und Hornlamellen besteht. Zum Schluß kann es leicht zu Verletzungen an der Oberfläche kommen, die die Epidermis vollends zerstören. Die Epithelzellen oberhalb des Infiltrates gehen zugrunde, das Granulationsgewebe liegt frei zutage, es bildet sich ein Geschwür, das durch das Eindringen von Bakterien und das Hinzutreten eitriger Entzündung seinen ursprünglichen Charakter mehr oder weniger verändert.

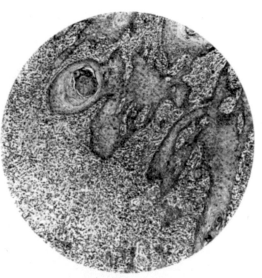

Abb. 27. Krebsartige Epithelproliferation mit Bildung von Hornperlen. Amerikanische Hautleishmaniose. Orig.-Phot.

An den Geschwürsrändern ändert sich wiederum das Aussehen der Epidermis, es kommt zu Verdickungen und Wucherungsvorgängen, wobei ebenfalls häufig das Hineinwachsen von Epithelzapfen in die Tiefe zu beobachten ist. Von diesen hypertrophischen Randpartien aus wächst das Epithel bei beginnender Heilung in die Geschwürsränder hinein und überzieht schließlich den Geschwürsgrund, indem es eine dünne, über das vernarbende Bindegewebe hinwegziehende Epitheldecke bildet.

Aus den angeführten Befunden ergibt sich bereits für die Epidermis ein sehr wechselndes Verhalten, das zwischen starker Atrophie, nahezu normalem Verhalten und ausgesprochener, ja sogar gelegentlich krebsartiger, atypischer Wucherung mit der Bildung von Hornperlen schwanken kann. Wie weit diese Unterschiede durch Verschiedenheit in der Entwicklung der gleichen Läsion, durch Besonderheiten des Erregers und seiner Virulenz, Reaktions- oder Immunitätslage der Haut, Einfluß sekundärer Infektionen erklärt werden können, ist schwer zu entscheiden. Wie wir auch bei der Untersuchung an unserem aus verschiedenen Gebieten stammenden Material feststellen konnten, scheint es jedoch zuzutreffen, daß die Epithelwucherungen bei den Fällen von amerikanischer

Hautleishmaniose sehr viel häufiger angetroffen werden und ausgesprochener sind als bei der Orientbeule (s. S. 159).

Die wesentlichsten Veränderungen spielen sich bei der Orientbeule im *Corium* ab. Hier wird das normale Gewebe in zunehmender Ausdehnung durch ein dichtes zelliges Infiltrat ersetzt, das entweder diffus bis in das subcutane Gewebe vordringt, oder in Form von knötchenartigen Herden gelagert ist.

Im Beginn handelt es sich um eine Infiltration mit kleinen Rundzellen, die unter dem Stratum papillare und in der Nachbarschaft von kleinen Gefäßen beginnt. Dieses scheint überhaupt der Ausgangspunkt der Veränderungen zu

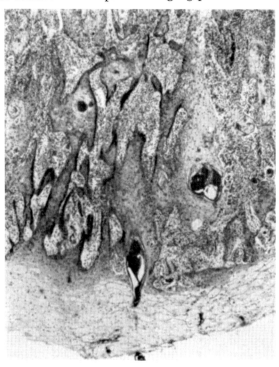

Abb. 28. (Seit 2 Jahren bestehend, nicht behandelt, flacher, nicht sehr stark gehöckerter, verruköser Herd, von der Knöchelgegend.) Carcinomähnliche Wucherung mit zum Teil ausgedehnter zentraler Hornperlenbildung. Färbung Hämolysin-Eosin, 30fache Vergr. (Nach Buss.)

sein und würde derjenigen Stelle entsprechen, wo sich die ersten durch den Stich der Phlebotomen in die Haut eingeimpften Leishmanien ansiedeln. Außer den kleinen Rundzellen erkennt man kleine und mittlere mononucleäre Formen, typische Plasmazellen, einzelne Mastzellen, dagegen keine polymorphkernigen Leukocyten. Auch eosinophile Zellen sind meist nicht vorhanden. Im weiteren Verlauf ist der Prozeß durch das Auftreten von *zahlreichen Makrophagen und wuchernden Bindegewebselementen* charakterisiert, die in großen Haufen zusammenliegen. Das sich an der Peripherie nach allen Seiten — besonders auch in der Richtung des geringsten Widerstandes nach der Oberfläche zu — infiltrativ ausbreitende Granulationsgewebe gibt dem histologischen Bild sein besonderes Gepräge.

Die oberflächliche mit Ödem verbundene Infiltration geht schließlich in die Tiefe über und gerade in den tieferen Schichten macht sich häufig die Neigung, kleine, tuberkelähnliche Granulationsherde zu bilden, bemerkbar, wobei gelegentlich auch riesenzellhaltige, aus epitheloiden Zellen bestehende Knötchen gefunden werden können, welche die größte Ähnlichkeit mit denen bei echten tuberkulösen Prozessen besitzen. Dagegen können Riesenzellen und tuberkel-

artige Herde bei vielen Orientbeulen vollständig fehlen.
KYRLE u. REENSTIERNA beobachteten bei den Fällen mit
ausgesprochener tuberkuloider
Gewebsreaktion, daß die Parasiten in sehr geringer Zahl
vorhanden waren oder gänzlich
fehlten. Umgekehrt, wenn sie
besonders zahlreich auftraten,
war der histologische Aufbau
nicht dem knötchenförmigen
Typus der Tuberkulose entsprechend. Die gleichen Beobachtungen machte auch BUSS
bei der amerikanischen Hautleishmaniose.

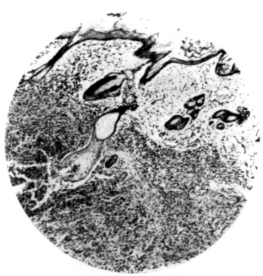

Abb. 29. Diffuses Zellinfiltrat im Corium fortschreitend. Experimentelle Infektion (Hamster). Orig.-Phot.

Nach der gesunden Haut
findet sich eine deutliche Abgrenzung des Zellinfiltrates,
das in den zentralen Partien Gefäße, Haarfollikel und Drüsen
einschließt und zum Teil zerstört oder zusammendrückt.
Dort, wo die Anordnung mehr
knötchenartig ist, finden sich
Zellanhäufungen rings um die
Gefäße, die aus zwischen den
kollagenen Fasern liegenden
Epitheloidzellen, Fibroplasten,
Plasmazellen und Lympho-
cyten bestehen. An den Gefäßen selbst finden sich besonders in den tieferen Schichten
des Coriums zuweilen Intimaveränderungen, endarteriitische
Vorgänge, Endothelproliferation, Wandverdickungen, in
seltenen Fällen Obliterationen
der Gefäßwände und Throm-
bosen. In vielen Fällen fehlen
aber derartige Veränderungen
an den Gefäßen nahezu vollkommen, nur im Anfang wird
eine starke Erweiterung und
Blutfüllung der Capillaren

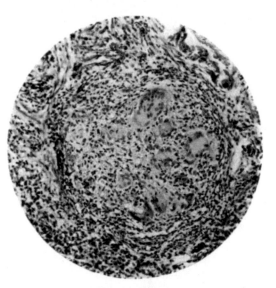

Abb. 30. Riesenzellhaltige tuberkuloide Knötchen in den tieferen Schichten des Coriums. Amerikanische Hautleishmaniose. Orig.-Phot.

beobachtet, sowie zuweilen eine sehr erhebliche Gefäßneubildung. Das *Bindegewebe* ist im Bereich des Infiltrationsherdes aufgefasert und manchmal zu einem dünnen Netzwerk reduziert, in dessen Maschen die das Granulationsgewebe bildenden Zellen liegen. In späteren Stadien nimmt das

Bindegewebe durch Fibroplastenwucherung und Neubildung von kollagenen Fasern in zunehmendem Maße an der Induration und allmählich fortschreitenden fibrösen Umwandlung teil, bis schließlich das Granulationsgewebe dem zurückbleibenden Narbengewebe Platz macht. Das *elastische Fasernetz* wird gleichfalls innerhalb der Infiltrationsherde vollkommen zerstört und verschwindet bis auf ganz geringe Reste.

In sekundär infizierten Gebieten der obersten Schicht des Granulationsgewebes tritt nach der Bildung eines Epitheldefektes eine *granulocytäre Infiltration* mit allmählich zunehmender Zahl polymorphkerniger Leukocyten hinzu, die den Charakter des ursprünglichen Rundzelleninfiltrates verändert. In der Nachbarschaft der ursprünglichen Knoten treten zuweilen kleine metastatische

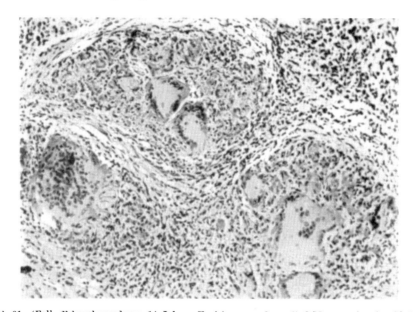

Abb. 31. (Fall, Erkrankungsdauer 14 Jahre. Excision aus der mit 8 Monaten im Anschluß an Schleimhautleishmaniose erkrankten Oberlippe.) Ausgesprochene tuberkelähnliche Bildungen mit zahlreichen Riesenzellen von verschiedenster Größe und wechselnder Kernanordnung. Färbung: Häm.-Eosin. 155fache Vergrößerung. (Nach C. BUSS.)

Knötchen auf, deren Entstehung auf eine Ausbreitung des Infektionsprozesses auf dem Lymphwege zurückzuführen ist.

Es sei nebenbei erwähnt, daß von V. SCHILLING im entzündlichen Gewebe bei Orientbeule durch Giemsa- und Hämatoxylin-Eosinfärbung eosinrot gefärbte Kugeln oder maulbeerartige Kugelhaufen beschrieben worden sind, die als Schollenleukocyten bezeichnet werden. Vielleicht stehen sie den in manchen Granulationsgeweben (z. B. Rhinosklerom) gefundenen hyalinen Kugeln (RUSSELL-Körper), die ebenfalls Degenerationsprodukte bestimmter Zellen sind, nahe oder sind mit ähnlichen bereits von RIEHL bei Hautleishmaniosen erwähnten Gebilden identisch.

Wie bereits erwähnt, sind es außer den Rundzellen mit ihren dunkel gefärbten rundlichen Kernen, den typischen Plasmazellen, den mit rötlich körnigem Protoplasma versehenen Mastzellen und vereinzelten Leukocyten vor allem *große mononucleäre Zellen oder Makrophagen*, die in großer Zahl in den Infiltraten auftreten. Sie besitzen einen großen Protoplasmaleib, der zuweilen nicht deutlich begrenzt ist und große ovale, manchmal etwas unregelmäßige, scharf konturierte, chromatinarme, blasse Kerne. Sie werden bald als mononucleäre Zellen, bald als Makrophagen, als endotheliale, epitheloide oder große Bindegewebselemente bezeichnet und stellen, wie Buss richtig ausführt, einen Typus von Zellen dar, die auf verschiedene Entzündungsreize in wechselnder Weise zu reagieren vermögen und von Metschnikow als Makrophagen, von Maximow als Polyblasten, von Marchand als adventitielle Zellen und von Aschoff als Histiocyten bezeichnet werden. Über die Herkunft dieser Zellen bei der Orientbeule gehen die Ansichten der Autoren auseinander. Während viele Untersucher sie für proliferierende, endotheliale Zellen halten, bezeichnen sie andere als Abkömmlinge der mononucleären Leukocyten. Wieder andere sind der Ansicht, daß sie umgewandelte Elemente des Bindegewebes sind. Nach Plehn, der sich der Ansicht Wrights anschließt, sind sie „stellenweise reihenförmig angeordnet und charakterisieren sich damit als *Capillarendothetien*". Flu erwähnt starke „chemotaxische Einflüsse" auf *mononucleäre Blutzellen*, die an manchen Stellen in der Nähe von Granula-tionsherden die Blutgefäße ausfüllen. Reinhardt leitet sie von Zellen ab, die sich zwischen den Makrophagen in verschiedener Menge finden und „nach Lage und ihrem Aussehen sich als ver-größerte *Bindegewebselemente und Lymphgefäßendothelien* charakterisieren". Er fand die Endothelzellen der Capil-laren selbst stellenweise ge-schwollen und vom gleichen Aussehen, doch zum Unter-schied von den Makrophagen parasitenfrei. Das wahr-scheinlichste ist wohl, daß sich sowohl die endothelialen Elemente der Capillaren und Lymphgefäße als auch die Bindegewebszellen an der Ge-websproliferation beteiligen.

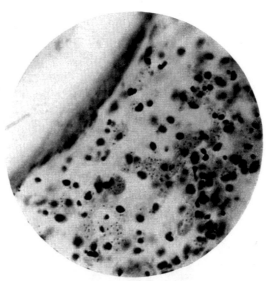

Abb. 32. Parasitenhaltige Makrophagen dicht unterhalb der Epidermis. Experimentelle Infektion (Hamster). Orig.-Phot.

Da auch die letzteren phagocytäre Eigenschaften besitzen und Parasiten auf-nehmen können, verwischen sich die bei den Übergangszellen etwa noch vor-handenen Unterschiede so weit, daß es schließlich vollkommen unmöglich ist, sie auseinanderzuhalten.

Verglichen mit den geschilderten proliferativ-entzündlichen Veränderungen sind die bei der Orientbeule auftretenden *regressiven Vorgänge verhältnismäßig gering*. Atrophie und Schwund der Epidermis, die schließlich zur Geschwürs-bildung führt, wurde bereits geschildert. Das Granulationsgewebe des Coriums selbst zeigt dagegen, abgesehen von den sekundären, durch das Eindringen von pyogenen Bakterien verursachten Veränderungen keine Neigung zu degene-rativen Vorgängen oder zu nekrotischem Zerfall, außer in den zentralen oder durch Gefäßveränderungen von der Blutzufuhr abgeschnittenen Gebieten. Selbst in den tuberkuloiden knötchenförmigen Reaktionsprodukten ist die Neigung zu Nekrose und Verkäsung sehr gering. Es gibt sogar abortive Formen, bei denen es nur zu infiltrativen Vorgängen in der Papillarschicht des Coriums ohne nach-folgenden Zerfall des Infiltrates und der darüber liegenden Epidermis kommt.

Die Leishmanien sind fast ausschließlich in den Makrophagen nachzuweisen, in denen sie zu Dutzenden zusammenliegen und das ganze Zellprotoplasma ausfüllen können. Auch in den Bindegewebszellen werden sie nachgewiesen, dagegen nur selten in Endothelzellen und in den im Granulationsgewebe stets nur in spärlicher Anzahl vorhandenen polymorphkernigen Leukocyten. Gelegentlich sind auch freie, zwischen den Zellen liegende oder aus untergegangenen Zellen stammende Parasiten zu erkennen. Niemals sind sie in der Epidermis oder in den Drüsen zu finden, es sei denn, in einzelnen zwischen den Epithelien liegenden Makrophagen. Ebenso sind sie niemals in Lymphocyten, Plasmazellen oder in roten Blutkörperchen enthalten oder innerhalb der Blutgefäße nachzuweisen. Sie sind also nur in Zellen mit ausgesprochenen phagocytären Eigenschaften vorhanden. Da sie aber offenbar innerhalb dieser Zellen eine

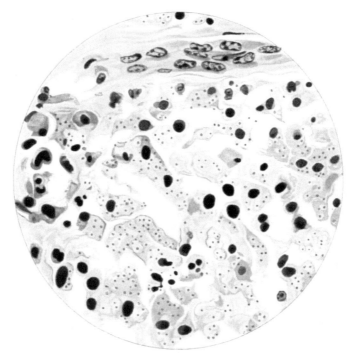

Abb. 33. In Makrophagen eingeschlossene Leishmanien im Schnitt. Giemsafärbung.
C. Krüger pinx.

Entwicklung durchmachen, kann man nicht von einer reinen Phagocytose der Leishmanien sprechen. Die Leishmanien sind vielmehr Zellparasiten, die eine bestimmte proliferative Entzündung hervorrufen, mit der Bildung eines besonders gearteten Granulationsgewebes, in dessen Zellen sie sich entwickeln können. Die schädigende Einwirkung auf die Zelle ist in pathologisch-anatomischem Sinne nicht sehr hoch einzuschätzen, die befallenen Makrophagen bleiben trotz ihres großen Parasitengehaltes offenbar ziemlich lange am Leben. Wie Reinhard erwähnt, sieht man sogar an diesen, wenn auch selten, Mitosen. Die Zellproliferation geht, wie man an den Randpartien beobachten kann, der Parasitenentwicklung innerhalb der Zellen voraus. Während die Zellen, solange noch keine degenerativen Veränderungen vorhanden, im Zentrum ganz von Parasiten ausgefüllt sind, findet man an der Peripherie noch relativ viel parasitenfreie Zellen.

Der Gehalt des Gewebes an Parasiten ist in den verschiedenen Stadien, aber ebenso auch in den verschiedenen Zonen derselben Läsion großen Schwankungen unterworfen: einzelne Partien beherbergen reichliche Zellen mit massenhaften intracellulären Parasiten, andere wenig oder gar keine. So sind offenbar nur bei jüngeren im Fortschreiten begriffenen Beulen die Zellen der zentralen Teile stärker mit Parasiten angefüllt. Kommt es hier zu Degenerationsprozessen und Zerfall der Zellen, so nimmt im Zentrum die Zahl der Parasiten gegenüber dem Parasitengehalt in der Peripherie und in den tieferen Schichten deutlich ab. Es ist eine auffallende Tatsache, daß die Parasiten in zerfallenden, insbesondere in geschwürig oder eitrig veränderten Beulen verschwinden, daß also die sekundäre Infektion mit pyogenen Bakterien und das Auftreten einer leukocytären Infiltration der Entwicklung der Parasiten entgegenwirken, und damit den Heilungsprozeß einleitet. In den in Abheilung begriffenen Beulen im Stadium der fibrösen Umwandlung des Granulationsgewebes sind Parasiten nicht mehr zu finden.

Bei sorgfältiger Fixierung und Färbung ist die Darstellung der Leishmanien in Schnittpräparaten meist leicht. Man sieht innerhalb der Makrophagen schon bei schwacher Vergrößerung die Parasitenkerne als feine Punktierung. Bei starker Vergrößerung erkennt man um den rundlichen Kern eine helle ungefärbte Zone, die dem Parasitenkörper entspricht, begrenzt von einer schwach gefärbten Membran, und zuweilen auch den Nebenkern. Im allgemeinen ist der Geißelkern offenbar infolge unvermeidlicher Schrumpfungsvorgänge im Schnittmaterial kaum zu erkennen, selbst in sehr dünnen Schnitten und trotz einwandfreier Fixierung. Die Parasiten erscheinen, wahrscheinlich ebenfalls je nach der Stärke der Schrumpfung in ihrer Größe in gewissen Schranken wechselnd, als dunkel gefärbte, kokkenähnliche, runde Körper, die aber durch ihre charakteristische Lagerung innerhalb der Makrophagen ohne weiteres als Leishmanien kenntlich sind. In Fibroplasten häufen sie sich, wie MARZINOWSKY erwähnt, in der Nähe des Kernes an, wobei sich gleichzeitig die Fasern verbreitern und Bilder entstehen, die an die Anhäufung leishmaniaähnlicher Formen von Schizotrypanum cruzi in Muskelfasern erinnern.

Wenn auch meist die Diagnose einer Hautleishmaniose durch den Nachweis von Erregern in den Ausstrichen gesichert wird, so ist auch die histologische Untersuchung in den Fällen, wo die Ausstriche negativ befunden wurden, von großer praktisch-diagnostischer Bedeutung. Gerade bei schon geschwürig zerfallenen oder in Abheilung begriffenen Beulen ist es häufig auch bei histologischer Untersuchung sehr schwer, die Parasiten nachzuweisen. Um so mehr ist es erforderlich, durch sorgfältige Technik etwaige negative Resultate zu vermeiden. Es seien deshalb einige kurze technische Bemerkungen gestattet.

Die Fixierung des excidierten Materials erfolgt am besten in *Sublimat* oder *Sublimatalkohol*, und zwar sofort nach der Excision. Formalin oder Formalingemische geben bei der Darstellung der Parasiten, besonders auch bei Anwendung der Giemsafärbung, mangelhafte Resultate. Ein längeres Aufheben in den Fixierungsflüssigkeiten ist zu vermeiden, da sonst starke Schrumpfungen des Gewebes eintreten, die für die Darstellung der Parasiten nachteilig sind. Wenn die Stücke nicht zu groß sind, genügt 4—8stündiges Fixieren. Darauf folgt schnelle Einbettung in Paraffin, ebenfalls ohne die Stücke zu lange mit Alkohol und Chloroform in Berührung zu bringen. Die Färbung der Parasiten im Gewebe kann nach verschiedenen Methoden erfolgen: *Hämatoxylin-Eosin*, das gleichzeitig die besten Bilder der Gewebsstruktur gibt, GIEMSA (24stündige Färbung in schwacher Lösung — 3 Tropfen : 10 ccm), MALLORYS *Eosin-Methylenblau, polychromes Methylenblau*. Auch bei *Eisenhämotoxylin*, v. GIESON, *Carbolthionin* und anderen Färbungen können die Parasiten gut sichtbar gemacht werden.

II. Pathologische Anatomie der amerikanischen Haut- und Schleimhaut-Leishmaniose.

Auch bei der in Amerika verbreiteten Form der *Leishmaniasis cutanea oder muco-cutanea* ist das wesentliche des Prozesses die Bildung eines Infiltrates im Corium bzw. in der Submucosa, verbunden mit Epithelreaktionen, mit nachfolgendem Gewebszerfall und Geschwürbildung. Es ergeben sich aber bei genauerer Betrachtung nicht nur quantitative, sondern auch qualitative Unterschiede im Ablauf der Reaktionsvorgänge im befallenen Gewebe, welche die amerikanische Leishmaniose, dem abweichenden klinischen Verlauf entsprechend, als besondere, von der Orientbeule zu trennende Form charakterisiert.

Von den älteren Arbeiten stützen sich auch bei der amerikanischen Hautleishmaniose nur wenige auf eine größere Zahl von Fällen. Erst in den Arbeiten von Klotz, Lindenberg, Montenegro und besonders in der ausgezeichneten Arbeit von Buss aus dem Jahre 1929 finden wir eine systematische Bearbeitung und Zusammenstellung eines größeren Untersuchungsmaterials, das sich bei letzterem auf 94 verschiedene Excisionen bei 62 Fällen bezieht.

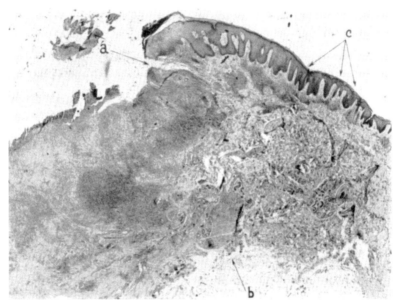

Abb. 34. (Fall, etwa 1 Jahr alt, Randpartie eines großen ulcerierten Herdes am Ellenbogen.) Übersichtsaufnahme, um die Ausbildung von tuberkuloidem Gewebe und Riesenzellen an einer der bevorzugten Stellen zu zeigen. Dem Ulcusrand entsprechend in den oberflächlichen Abschnitten Riesenzellbildung a. In der Tiefe neben Schweißdrüsen großer Epitheloidzellenherd b. Einige kleinere Herde im Gebiet des oberen horizontalen Gefäßnetzes c. Färbung: Häm.-Eosin. 18fache Vergrößerung. (Nach C. Buss.)

Von Salvador Mazza u. Vicente Bernasconi wurden einige argentinische Leishmaniosefälle pathologisch-anatomisch näher untersucht, bei denen sich schwere Veränderungen des Kehlkopfes entwickelt hatten. Migone konnte auch das Fortschreiten des Prozesses auf die Trachea und sogar auf die großen Bronchien feststellen. Mazza u. Bernasconi geben an, daß sie diese schweren laryngealen Formen im Laufe von 3 Jahren und unter etwa 500 Leishmaniosekranken in den Provinzen Jujuy und Salta (Nordargentinien) in 4 Fällen beobachteten. Anatomisch war der Prozeß vor allem an der Epiglottis lokalisiert, ferner an den Stimmbändern und im Anfangsteil der Trachea. Auch ein Übergreifen auf die Pharynxwand war zu bemerken. Histologisch wurden typische Zellinfiltrate mit parasitenhaltigen Makrophagen nachgewiesen. Dagegen fanden sich keine Hefen oder andere Pilzelemente, die besonders von Escomel bei diesen schweren Leishmaniaformen (als Mischinfektion) beschrieben sind. In 2 Fällen wurde bei der Sektion gleichzeitig eine Tuberkulose festgestellt.

Die Ansiedlung der Leishmanien in der Haut bringt bei der amerikanischen Form noch weniger einen einheitlichen Efflorescenzentypus hervor als dieses bei der Orientbeule der Fall ist. Je nach Alter des Falles und Krankheitsverlauf sind die verschiedenartigsten Übergänge von kleinen Knoten zu produktiv proliferierenden papillomatösen Formen und tiefgreifenden ulcerativen Prozessen vorhanden. Das Gewebe reagiert teils mit der Bildung eines gewöhnlichen chronisch entzündlichen Granulationsgewebes, teils mit ausgesprochenen tuberkuloiden Prozessen, die eine große Ähnlichkeit mit anderen chronischen Infektionsprodukten der Haut haben können, besonders solchen bei Syphilis und Tuberkulose, wobei die Unterschiede auf der verschiedenen Stärke der entzündlichen Gewebsreaktion des Coriums und der Epidermis beruhen.

Die Gewebsreaktion besteht auch hier in einem dichten, verschieden ausgebildeten *Zellinfiltrat, das zahlreiche mononukleäre Zellelemente oder Makrophagen enthält*. Diese finden sich in wechselnder Menge und Anordnung in den verschiedenen Abschnitten des Granulationsgewebes, teils diffus zerstreut, teils in kleineren oder größeren Anhäufungen, wobei sie besonders in den zentralen Partien große, helle, von lymphoiden Rund- und Plasmazellen

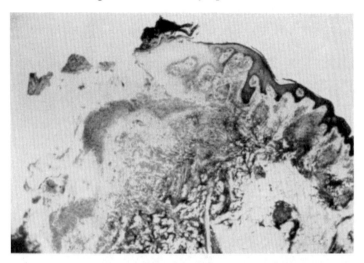

Abb. 35. (Fall 102, 3 Monate alt, unbehandelt, scharfrandiges, kleines Geschwür vom Unterarm.) Randpartie nicht sehr stark infiltriert. Im Bereich des Ulcus dichtes, an der Oberfläche mit nekrotischen Massen bedecktes Granulationsgewebe, welches sich mit kurzen, zellreichen Ausläufern in das angrenzende Bindegewebe erstreckt. Färbung Giemsa, 20fache Vergr. (Nach Buss.)

umgebene Zellhaufen bilden. In den Randinfiltraten oder in der Tiefe, besonders auch in älteren Fällen, findet man Knotenbildungen, die darauf hinzuweisen scheinen, daß an diesen Stellen die Gewebsreaktion aufhört oder schwächer wird. Das Epithel beteiligt sich in mehr oder weniger ausgesprochener Form durch Wucherung, die den oberen Teil des Infiltrates durchsetzen. Bei manchen Fällen kommt es zu der Bildung von hohen Papillen, welche die Oberfläche überragen (verrukös-papillomatöse Formen), wobei die infiltrierenden Vorgänge zurücktreten können. Bei den ulcerierenden Formen ist das Auftreten von unregelmäßigen Epithelwucherungen am Geschwürsrand zu beobachten, die manchmal sehr erhebliche Ausdehnung gewinnen und an Krebszapfen erinnern können.

Bei den bei der amerikanischen Leishmaniose häufigeren und ausgedehnteren Geschwürsbildungen spielen sekundäre Infektionen keine ausschlaggebende Rolle. Trotzdem in den subcutanen Herden und im eigentlichen Granulationsgewebe die Neigung zu ausgesprochenen Nekrosen auch hier fehlt, ist die Abhängigkeit der regressiven Veränderungen von spezifischen, durch die Ansiedlung von Parasiten bedingten Vorgängen mit großer Wahrscheinlichkeit anzunehmen, d. h. sie beruhen auf toxischen Einflüssen des Erregers oder auch auf Ernährungsstörungen durch behinderte Zirkulation als Folge von Gefäßschädigungen. Es muß aber ausdrücklich betont werden, daß die Menge der im Schnitt nachgewiesenen Erreger in keinem Verhältnis und in keiner sicheren Beziehung zu den vorhandenen Zerfallserscheinungen steht.

Die Parasiten finden sich fast ausschließlich in den oberflächlichen und den zentralen Abschnitten der Infiltrate. Sie nehmen in den in die Tiefe vorgeschobenen Infiltraten oder an der Peripherie rasch an Menge ab. Aus den Untersuchungen von Buss geht besonders deutlich hervor, daß sie, solange es noch nicht zur Bildung eines Geschwürs gekommen ist, also in geschlossenen Herden, gewöhnlich unter oder zwischen den gewucherten Epithelzapfen zu finden sind:

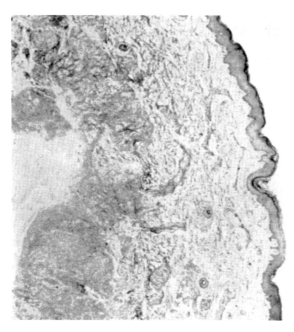

Abb. 36. (Fall 50, 3 Monate alt, subcutaner Knoten vom Unterarm, unbehandelt.) Oberflächliche Cutisabschnitte unverändert. In der Höhe der Schweißdrüsen beginnend, dichtes Granulationsgewebe mit zentraler Abscedierung. Färbung Giemsa, 20fache Vergr. (Nach Buss.)

dagegen sind sie in den Geschwüren nur so lange nachweisbar, als noch eine stärkere Infiltration besteht, in den geschwürig zerfallenen und nekrotischen Abschnitten fehlen sie und sind erst wieder in den Randinfiltraten, besonders unter dem wuchernden Epithel an den Geschwürsrändern zu finden.

Einer der wichtigsten Unterschiede gegenüber der Orientbeule ist, daß, wie besonders aus den Untersuchungen von Buss zu ersehen ist, die Zahl der im Schnitt nachweisbaren Erreger bei der amerikanischen Form der Leishmaniose *äußerst gering* ist. Buss konnte bei 94 Excisionen von Patienten mit verschiedenen Formen und von verschieden langem Krankheitsverlauf den Erreger nur 51mal nachweisen, und nur in 3 Fällen wurden „viele Parasiten" gefunden. Ein anderer von Buss hervorgehobener Unterschied ist die relative Seltenheit, mit der es bei der amerikanischen Leishmaniose im Vergleich zur Orientbeule zur Ausbildung von tuberkuloidem Gewebe kommt. Ob die Ausbildung von tuberkuloidem Gewebe im Zusammenhang mit dem Abbau des Erregers steht und, wie Buss meint, vielleicht als Ausdruck eines gutartigeren Verlaufes und größerer Heilungsneigung aufgefaßt werden muß, ist dabei schwer zu entscheiden. Riesenzellen von verschiedenem Bau wurden von Buss in einem Drittel aller Fälle gefunden. Nach seinen Angaben verläuft die Riesenzellenbildung annähernd parallel der von tuberkuloidem Gewebe. Cunha Motta wies darauf hin, daß die bei geschwürigen Hautleishmaniosen auftretenden Riesenzellen nicht immer in direktem Zusammenhang mit der Leishmanien-Infektion zu stehen brauchen, sondern zuweilen auch durch eingedrungene Fremdkörper bedingt sein können.

Bei den Erkrankungen des *subcutanen Gewebes* handelt es sich bei der abszedierenden Form um die Bildung eines banalen Granulationsgewebes, das eine große Zerfallshöhle umschließt und bei der es im weiteren Verlauf zu einem Durchbruch nach außen kommt. Oder die subcutanen Knoten zeigen einen ausgesprochenen tuberkulo-iden Aufbau, wobei es wohl zu einer Nekrotisierung oder Verkäsung, aber nicht zu einer Abszedierung kommt.

Auch das *lymphatische Gewebe* zeigt charakteristische Veränderungen: Starke Auflockerung des ganzen Lymphknotengewebes mit starker plasmacellulärer Reaktion. Daneben treten einzelne oder reihenförmig angeordnete große epitheloide Zellen auf, besonders in der Nähe der Randsinus. Diese Zellwucherung nimmt allmählich zu und es kommt später zu Nekrosen, Verkäsung und fibröser Umwandlung. Auch tuberkelähnliche Knötchen mit Riesenzellen können beobachtet werden.

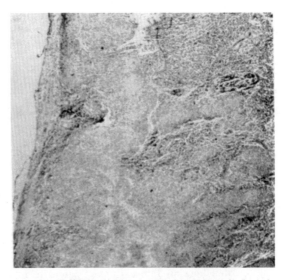

Abb. 37. (Fall 85b, 1¹/₂ Monate alt, nicht behandelt, Lymphdrüse aus der Ellenbeuge.) Ausgedehnte Epitheloidzellenhaufen, zum Teil mit zentralem Zellzerfall. Unterhalb des Randsinus beginnend; fast die ganze Rindenzone einnehmend. Färbung Häm.-Eosin, 20fache Vergr. (Nach Buss.)

Die bei der amerikanischen Form auftretenden, meist an der Nase lokalisierten und zu ausgedehnten Zerstörungen führenden *Schleimhautveränderungen* sind pathologisch-anatomisch besonders durch Klotz u. Lindenberg studiert worden. Diese Autoren fassen den histopathologischen Befund folgendermaßen zusammen:

1. Primäre, perivasculäre, lymphocytäre Infiltration in der Submucosa.

2. Vorherrschen von Plasmazellen und endothelialen Zellen.

3. Auftreten von endothelialen Knoten, die um die Gefäße liegen.

4. Ausbildung von 3 verschiedenen Knötchentypen: a) endothelial, b) nekrotisierend, c) fibrös.

5. Ausgesprochene endarteriitische Vorgänge mit häufigem Verschluß von Gefäßen.

6. Vorhandensein von Leishmanien in den endothelialen Zellen in allen Stadien der Krankheit.

Besonders wesentlich als Erklärung für das Zustandekommen der ausgedehnten Zerstörungen an Weichteilen und Knorpel scheint dabei das Verhalten der Gefäße zu sein. Offensichtlich sind es dabei nicht die Erreger selbst, die den Gewebszerfall herbeiführen, sondern dieser ist eine Folge der progressiven lokalen endarteriitischen Prozesse und der damit zusammenhängenden mangelhaften Ernährung, Atrophie und Nekrose des Gewebes. Die Ausbreitung des Prozesses in der Schleimhaut, der als metastatischer Prozeß nach vorausgegangenen Hautläsionen aufgefaßt wird, erfolgt von dem ersten in der Submucosa entstehenden Herd aus auf den Lymphbahnen und ergreift auf diese Weise immer weiter fortschreitend die angrenzenden Gewebsabschnitte, bis es schließlich zum Stillstand und zu einer narbigen Ausheilung kommt.

Therapie der Haut- und Schleimhautleishmaniose.

Die Therapie eines so chronischen Leidens ist selbstverständlich im Laufe der Jahre eine recht vielseitige geworden und vor allem die Fülle der angewandten Methoden der Lokalbehandlung ist fast nicht übersehbar. Zahlreiche Mittel sind empfohlen worden und es ist charakteristisch für die Schwierigkeit der Beurteilung bei der Heilung der Orientbeule, daß Mittel, die den einen Arzt begeisterten, bei anderen Fällen vollkommen versagten. Bei der Beurteilung des Vergleiches von Behandlungsmethoden ist daher größte Kritik am Platze. Dostrowsky gibt an, daß man bei Vergleich lokaler Methoden möglichst Beulen *eines* Kranken wählen soll oder, wenn dies nicht geht, möglichst gleichartige Fälle heraussucht.

Da die Behandlung beider Formen der Hautleishmaniose im wesentlichen die gleiche ist, soll die Therapie hier gemeinsam abgehandelt werden.

Bei der Gutartigkeit der Orientbeule der alten Welt wird vielfach seit langem betont, daß man die Geschwüre möglichst überhaupt nicht behandeln solle, um so mehr, als die meisten lokalen Behandlungsmethoden keinen wesentlichen Vorteil brächten. Laveran riet im wesentlichen nur dafür zu sorgen, daß die Borkenkruste erhalten bliebe und daß — nach der Methode der Araber — nur eine Schutzsalbe anzuwenden sei. Die Narbe würde dann oft weniger entstellend als nach Behandlung. Wenn die Kruste abfällt, empfiehlt Laveran daher einen Salbenverband. Vor allem betont auch Laveran, daß eine vollkommene Immunität bei Behandlung in der Frühperiode nicht zustande kommt.

Von den lokalen Behandlungen seien im folgenden die wichtigsten genannt:

Chirurgische Behandlung: Eine völlige Entfernung der Beulen durch Ausschneiden oder Ausbrennen ist früher vielfach angewandt worden. Sie kommt natürlich nur für einzelne oder kleinere Geschwüre in Betracht. Es hat sich aber gezeigt, daß eine vollständige Entfernung sich bis in das gesunde Gewebe erstrecken muß. Jeanselme und Marzinowsky sahen nach Excision gute Narbenbildung; ebenso Bussière u. Nattan-Larrier. Ferguson u. Richards empfahlen sie vor allem für die von ihnen in Ägypten beobachteten keloiden Formen.

Von der *Kauterisation* mit dem Brenneisen haben die meisten Autoren keine guten Erfolge gesehen. *Kaustische Mittel* anderer Art sind vielfach angewandt worden, so soll Argentum nitricum mit 4—5tägigen Pausen angewandt werden, derart, daß ein feiner Höllensteinstift im Geschwür hin- und herbewegt wird. Gesättigte Carbolsäurelösung ist vor allem wieder von Gray viel während des Kriegs in Mesopotamien angewendet worden; bei über 200 Fällen will er im Durchschnitt in 17 Tagen Heilung erhalten und selten Rezidive gesehen haben. Behandlung mit Milchsäure hat de Rezende bei südamerikanischer Hautleishmaniose vorgenommen, er benutzte eine 80%ige Lösung bei einmaliger Behandlung in der Woche, er curettierte vorher und wiederholte das Curettement manchmal 2—3mal. Chlorkalk (1 : 15—20 Teilen Borsäure) empfahl Boigey. Mangin sah von Mischungen von Eau de Javel und Glycerin, die er in verschiedener Stärke anwandte, gute Erfolge.

Von *desinfizierenden Mitteln* wurde Kalium hypermanganicum als Salbe (1 : 20) oder in Pulver- oder Krystallform empfohlen (BENOIT-GONIN, DUCK-WORTH); auch Farbstoffe, wie Methylenblau, Methylviolett wurden angewandt. CARDAMATIS u. MELISSIDIS verwandten eine Salbe von Methylenblau, Lanolin und Vaseline zu gleichen Teilen.

Phosphor empfahl CASTELLANI in Form eines Phosphoröls; er spritzte 0,2 bis 0,3 g des Öls an mehreren Stellen der Knoten und unter die Haut der Peripherie ein.

Antimonsalbe wurde vielfach empfohlen; so von Low 1915. Am geeignetsten erscheinen nicht zu starke, etwa $2^0/_0$ige Salben, doch sind auch diese oft recht schmerzhaft (sie ließen sich vielleicht durch Zusatz anästhesierender Mittel verbessern). SHARP legte einmal eine $10^0/_0$ige Antimonsalbe $1/_2$ Stunde auf und entfernte sie dann mit Ricinusöl; der Schmerz war sehr stark, aber der Erfolg recht gut. D'UTRA E SILVA empfahl bei Schleimhautleishmaniose neben allgemeiner Behandlung auch lokale Spülung mit einprozentiger Lösung von Brechweinstein; LINDENBERG verwandte eine $10^0/_0$ige Stibosansalbe.

Emetininjektionen in das Geschwür und dessen Umgebung wandte zuerst PHOTINOS (1920) an. Er verwendete 0,04—0,06 g zur Injektion und unterspritzte damit das Geschwür und die Umgebung. SINDERSON bediente sich auch mit Erfolg dieser Methode (1924 und 1925); er verwendete zuerst eine $5^0/_0$ige, später eine $2^c/_0$ige Lösung und spritzte nie mehr als 1,2 g auf einmal, eine Menge, die für 3 Beulen genügte. HIGOUMENAKIS modifizierte die PHOTINOSsche Methode, indem er die Lösung auch „intraepidermal" spritzte bei nichtulcerierten Beulen. Er fügte Novocain gegen die Schmerzhaftigkeit zu und verwendete eine Lösung von 0,01 Emetinum hydrochloricum auf 1 ccm dest. Wasser. Für ulcerierte Beulen empfahl er eine Emetinsalbe von der Zusammensetzung Emetinum hydrochloricum 0,025 g, Schweineschmalz und Lanolin aa 12,5 g. Die umgebende Haut muß stets geschützt werden, damit keine Dermatitis entsteht. Es sind stets eine größere Anzahl von Einspritzungen, 14 und mehr zur Heilung nötig.

Berberinum sulfuricum. VARMA (1927), der gehört hatte, daß ein trockener Extrakt von Berberis indica (= Rasout) in Indien zur Behandlung vom Volke angewandt wurde, versuchte Berberinsulfat in $1^0/_0$iger Lösung. Er machte 2 Injektionen mit Abstand von 1 Woche in die Beulen. GUPTA u. DIKSHIT konnten es bald bestätigen, sie verwendeten zur Infiltration des Gewebes 1 bis 2 ccm einer $1^0/_0$igen oder 1 ccm einer $2^0/_0$igen Lösung des sauren Sulfats je nach der Größe des Geschwürs; nach 1 Woche, nötigenfalls auch mehrmals, wiederholten sie die Injektion. Neuerdings empfiehlt GUPTA 2—3 ccm der $2^0/_0$igen Lösung; WARMA hält es auf Grund seiner Erfahrungen in Lahore für das beste Mittel, ebenso BAYLEY DE CASTRO (Hyderabad); er zieht $1^0/_0$ige Lösung vor. HAMILTON-BROWNE, DEVI konnte die guten Erfolge bestätigen, ebenso KARAMCHANDANI, der über 50 Fälle berichtete, die Heilung dauerte dabei im Mittel 17 Tage. NAPIER fand das Mittel sehr brauchbar; nach ihm setzt die Heilung der behandelten Beulen unmittelbar nach der Infiltration mit 1—1,5 ccm der $2^0/_0$igen Lösung ein. Häufig genügten 2 Injektionen, einmal benötigte er 6; mehr als 2 Beulen gleichzeitig behandelt er nicht, weil das Mittel ziemlich toxisch wirkt. MÜHLENS berichtete über einen antimonresistenten Fall, der dann in $8^1/_2$ Wochen im ganzen 21 Injektionen einer $1^0/_0$igen Berberinlösung in jede größere Beule mit gutem Erfolg erhielt. (Das Präparat wird in Indien unter dem Namen Orisol in den Handel gebracht.)

Ätherbehandlung hat zuerst SCHULGIN zur Kongelation verwendet (1904); KANINOPÉTROS (nach HIGOUMENAKIS) hat die Methode mit recht befriedigendem Erfolge wieder aufgenommen. Er machte lokale Ätherinjektionen von einigen Tropfen, bis eine blasse Verfärbung eintrat.

Kohlensäureschnee hat Broome (1911) scheinbar zuerst angewandt, die Behandlung dauerte ungefähr 3 Wochen, später hat Pospelow die Methode wieder sehr empfohlen; Mitchell hat 300 Fälle damit behandelt; er behandelte in Pausen von 10—14 Tagen und jedesmal 5—30 Sekunden je nach der Größe der Geschwüre. Warma erhielt gleichfalls sehr gute Resultate mit CO_2-Schnee, er zieht aber 3—4malige Behandlung eines jeden Geschwürs für 10 Sekunden einer einmaligen von 30 Minuten vor.

Auch Heißluft (Vignat 1914), Ionisation (Evans 1918) wurde empfohlen.

Mit *Diathermie (Diathermokoagulation)* hat Behdjet (1923) bei 3 Fällen gute Erfolge erzielt; Higemounakis hat diese Methode in Griechenland sehr ausgearbeitet und damit kosmetisch die allerbesten Heilergebnisse erhalten. Der Kontakt mit der Beule dauerte je nach ihrer Größe Sekunden bis zu 5 Minuten. In solchen Fällen macht er vorher mit Novocain eine Lokalanästhesie. In der Regel genügt eine Sitzung.

Röntgenstrahlen sind schon seit längerer Zeit angewandt und haben sich in vielen Fällen wirkungsvoll gezeigt. Ormerod hat sie (1920) in Mesopotamien im großen Maßstab verwendet und erhielt bei 136 behandelten Beulen (bei 86 Patienten) im Mittel in 27 Tagen Heilung. Er lobt die Kürze, Schmerzlosigkeit und vorzügliche Narbenbildung. Auch Mitchell sah in Basra mit X-Strahlen mit einer vollen Dosis im Durchschnitt in 10 Tagen Heilung. Dostrowsky hat (1929) diese Methode mit anderen bei Orientbeulen in Palästina verglichen und räumte daraufhin der Röntgentherapie den ersten Platz ein. Die Ergebnisse waren ziemlich schnell und fast immer gut, die Anwendung für die Patienten mit wenig Zeitverlust verbunden und fast schmerzlos. Als Nachteile gibt er an die hohen Kosten der Behandlung und die Notwendigkeit eines Röntgeninstituts an dem betreffenden Orte. Bei Kindern hält er die Methode vielleicht für kontraindiziert, weil eine Schädigung der unter der Haut liegenden, noch wachsenden Organe durch penetrierende Strahlen möglich wäre. Er empfiehlt zu Beginn des Verfahrens kleinere Dosen und gab schließlich 1 HED in 2 Sitzungn in Abständen von einer Woche. Die Dauer der Behandlung schwankte zwischen 30—120 Tagen. Napier gibt zur Technik folgendes zum Teil nach Ormerod an: Tiefentherapieröhre und Induktorium mit 40 cm Funkenlänge, Abdeckung der umgebenden Haut mit Bleikautschuk, direkte Bestrahlung der Haut durch Bleiglaszylinder, Filterung durch ein 3 mm Aluminiumfilter. Eine Applikation einer kräftigen Sabouraddosis soll oft zur Heilung genügen.

Allgemeinbehandlung mit verschiedenen Mitteln ist gleichfalls seit geraumer Zeit üblich.

Jodobismutat des Chinins wandte zuerst Raetz bei argentinischer Leishmaniose mit Erfolg an. Er gab intramuskulär 0,15 g täglich während eines Monats; Vigne u. Fournier gaben 15—20 Injektionen von 3 ccm zweimal wöchentlich intravenös; Escomel sah ebenfalls gute Erfolge. Die Methode ist scheinbar sonst nicht weiter angewandt worden.

Organische Arsenpräparate wurden vielfach empfohlen. So wurden bereits 1911 von Nicolle u. Manceaux intramuskuläre Injektionen von *Salvarsan* bei 2 Fällen gegeben, von denen einer nach einer Dosis von 0,6 g in 20 Tagen heilte, einer nur vorübergehend gebessert wurde. Intravenös hat es v. Petersen (1912) bei 36 Fällen, mit gutem Erfolg bei 31, angewandt und seitdem zahlreiche Ärzte, insbesondere Neosalvarsan. Während in vielen Fällen damit günstige Erfolge erreicht wurden, gab es dennoch zahlreiche Versager; Jeanselme hielt es infolgedessen nicht für ein Specificum. Auch andere organische Arsenpräparate (z. B. Stovarsol) sind zum Teil intravenös, innerlich und intramuskulär mit wechselndem Erfolg angewandt worden. Innerlich können

Arsenpräparate danach bei hartnäckigen, auf Antimon nicht reagierenden Fällen versucht werden.

Germanin („BAYER 205") hat sich nicht bewährt, wenn auch vereinzelt über gute Erfolge berichtet wurde (MAZZA u. BERNASCONI).

Antimon: VIANNA hat 1913 zuerst Antimon in Form des Kaliumantimonyltartrats (Brechweinstein) zu intravenöser Behandlung der Leishmaniosen überhaupt, und zwar der südamerikanischen Schleimhautleishmaniose, angewandt. Seine Erfolge sowie diejenigen seiner Mitarbeiter und zahlreicher späterer Untersucher waren so hervorragend, daß die intravenöse Antimonbehandlung heute bei allen Fällen der südamerikanischen Leishmaniose angewendet werden muß, und zwar möglichst frühzeitig. Bald wurde die Methode auch bei der

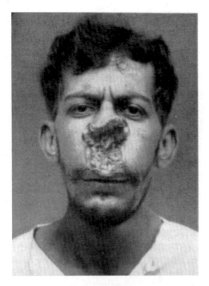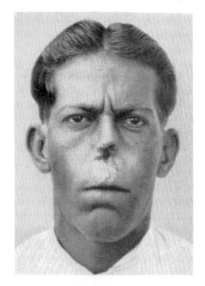

Abb. 38.   Abb. 39.
Abb. 38 und 39. Südamerikanische Hautleishmaniose vor und nach Behandlung mit Brechweinstein.
(Nach D'UTRA e SILVA.)
(Aus M. MAYER: Exotische Krankheiten. 2. Aufl.)

Orientbeule der alten Welt versucht und auch hier über recht gute Erfolge berichtet. Jedoch waren diese nicht immer einheitlich und es gab eine Reihe von Fällen, die nicht auf Brechweinsteininjektionen reagierten, auch bei der südamerikanischen Form wurden solche beobachtet.

Der Brechweinstein, Kaliumantimonyltartrat, oder das von manchen bevorzugte Natriumantimonyltartrat wird am besten in 1%iger Lösung angewendet. Die Lösungen müssen steril sein (kurzes Aufkochen), im Dunkeln aufbewahrt werden und nicht zu alt sein. Man beginnt meist mit 5 ccm (= 0,05 g), steigert rasch bis 10 ccm (= 0,1 g) und bleibt bei dieser Dosis. Die ersten Dosen können an aufeinanderfolgenden Tagen gegeben werden, bei schlechter Verträglichkeit jeden zweiten Tag. Nach ungefähr 12 Injektionen macht man eine 8tägige Pause und gibt je nach Bedarf weitere Serien. Die nötige Menge schwankt von 0,5 bis zu 2 g im ganzen. Nebenerscheinungen sind manchmal Brechreiz, ziehende Schmerzen in Muskeln mit gewisser Steifigkeit; andere Erscheinungen in Form schwerer Vergiftung kommen bei vorsichtiger Dosierung und reinen Präparaten kaum vor. Es empfiehlt sich stets, bei stärkerer Nebenwirkung sofort größere Pausen einzuschalten.

Eine Verbesserung der Antimontherapie wurde erreicht durch die Synthese organischer Antimonpräparate durch H. Schmidt, die zuerst von ihm gemeinsam mit Kuhn u. Uhlenhuth bei Trypanosomen und Spirochäten erprobt waren. Von diesen Präparaten sind die wichtigsten:

Stibenyl (p-acetyl-amino-phenyl-stibinsaures Natrium). Dieses Präparat kann auch intramuskulär gegeben werden. Mit ihm erhielten Torrademé, Plessier, Ziemann u. a. bei Orientbeule gute Erfolge. Man gibt Erwachsenen intravenös am besten anfangs 0,08—0,1.

Stibosan (m-chlor-p-acetylamino-phenyl-stibinsaures Natrium), eine fünf-wertige Antimonverbindung, wurde ebenfalls mit Erfolg angewendet (Wilson u. Shrewsbury, Talaat, Napier). Man gibt zuerst 0,1—0,2 g, dann 0,3 g in 5%iger Lösung intravenös und macht jeden zweiten Tag eine Injektion. Etwa 10 Injektionen sind erforderlich, nötigenfalls beginnt man nach ein-wöchentlicher Pause eine neue Serie.

Neo-Stibosan (p-Aminophenyl-stibinsaures Diäthylamin), ein verbessertes Präparat des Stibosans, das sich bei Kala-Azar hervorragend bewährt hat, wird vor allem auch intramuskulär ausgezeichnet vertragen. Es wird in 5%iger Lösung wie Stibosan verabfolgt. In 25%iger Lösung hat es Napier auch intra-muskulär gegeben. Man scheint dabei mit geringeren Mengen (im ganzen 2 bis 2,5 g) auszukommen. Joannides hat es bereits bei einem Fall mit Erfolg verwendet.

Antimosan, ein Komplexsalz des dreiwertigen Antimonoxyds mit einem Brenzcatechinderivat, hat Lindenberg bei amerikanischer Hautleishmaniose recht wirksam befunden, er heilte 9 von 10 Fällen damit; auch Talaat fand es wirksam, Dostrowsky, der es allerdings nur intramuskulär verabfolgte, bekam weniger günstige Resultate. Lindenberg gab es in 5%iger Lösung in Dosen von 4—8 ccm 2—3mal wöchentlich.

Fuadin (Neo-Antimosan) = Antimon-III-brenzcatechindisulfosaures Natrium wird bedeutend besser als Antimosan vertragen und ist vor allem intramuskulär völlig schmerzlos. Man beginnt bei intramuskulärer Anwendung mit 1—1,5 ccm, gibt am zweiten Tag 2—3,5, dann jeden zweiten Tag 4—5 ccm etwa siebenmal, wenn nötig, nach Pausen nochmals.

Mazza u. Aranda erhielten mit Fuadin bei 3 Fällen in Argentinien aus-gezeichnete Erfolge.

Die Allgemeinbehandlung mit organischen Antimonpräparaten ist also vor allem bei der südamerikanischen Form anzuwenden, bei der Orientbeule der alten Welt in hartnäckigen Fällen und besonders solchen, die sehr viele Beulen aufweisen, gegebenenfalls neben einer lokalen Therapie.

Spezifische Therapie mit *Leishmaniavaccinen* aus Kulturen hat zuerst Row (1912) versucht, später hat sie Jessner empfohlen; Dostrowsky hat sie (1926) in 6 Fällen versucht und erhielt in 2 Fällen nach 4 Injektionen guten Erfolg, bei den anderen war die Therapie nicht bis zum Schluß durchführbar; es gab mehrfach schmerzhafte, sterile Abscesse; Dostrowsky hält die Methode aber bei technischer Verbesserung für aussichtsreich.

Prophylaxe.

Nachdem es so gut wie sicher ist, daß Phlebotomen die Überträger der Haut-leishmaniose der alten und neuen Welt sind, werden sich prophylaktische Maß-nahmen gegen diese zu richten haben. Man kennt die Biologie dieser Mücken jetzt sehr genau, weiß, wo sie ihre Eier ablegen (Schutt, alte Gemäuer, Ge-wölbe usw.) und kann in günstigen Fällen den Kampf gegen die Brut richten. Die erwachsenen Mücken stechen mit Vorliebe nachts, daher ist ein gutes, engmaschiges Moskitonetz (Maschenweite höchstens 1,5 mm) an Endemieplätzen zu empfehlen. Ferner kann man die Mücken in den Räumen durch Verstäuben entsprechender Flüssigkeiten bekämpfen (Formalin, Flit).

Eine spezifische Prophylaxe ist — wie oben erwähnt — durch Schutzimpfung schon oft versucht worden. Die Vaccinierung mit Beulensaft an Stellen, wo die Narben nicht entstellen, wurde auch von Laien vielfach geübt.

Eine Vaccinierung zu Schutzimpfungszwecken mit abgetöteten Kulturen — und Nachimpfung mit lebenden Kulturen — ist zuerst von NICOLLE u. MANCEAUX versucht worden, ROW, JESSNER u. AMSTER versuchten es gleichfalls. MARZINOWSKY berichtete über 26 Impfungen mit abgetöteter Kultur (aber bisher nichts über den Erfolg). Neuerdings hat PARROT mit Leishmania an Mäusen nach Abtötung bei 54⁰ und mit alten avirulent gewordenen, aber lebenden Kulturen Versuche gemacht, ohne wesentliche Erfolge. PARROT glaubt, daß eine „Leishmaniasation" nur möglich sein dürfte, wenn es gelänge, durch die Impfung eine abortiv-verlaufende Orientbeule zu erzeugen.

Zum prophylaktischen Schutz gehört auch die Verhinderung der Neuinfektion der Mücken durch rechtzeitige Behandlung der Beulen und lokalen Schutz dieser durch Salben oder Verbände.

Literatur.

Vorbemerkungen: Im **Tropical diseases bulletin**, London, seit 1911 bestehend, wird fortlaufend über alle wichtigen Arbeiten in eingehenden Referaten berichtet. Das folgende Literaturverzeichnis macht keinen Anspruch auf Vollständigkeit. Namentlich sind zahlreiche rein kasuistische Beiträge nicht angeführt.

ABBLART: Contributions à l'étude des ulcères des pays chauds. Arch. Méd. nav. **42,** 374—382 (1884). — ABIMÉLECH, R.: Un cas autochtone de Leishmaniose cutanée à Constantinople. Ann. de Dermat., VI. s. **9,** 168 (1928). — ADAMI, D. M.: Un caso di Bottone d'Oriente. Ann. Med. nav. e colon. **162,** 41—44 (1910). — ADAMSON, H. G.: The Leishman-Donovan Body in Delhi Boil. Brit. med. J. **2,** 42—43 (1904). — ADIE, H.: Prelim. note of the Leishman Donovan parasite in spleen juice and in the alementary tract of Cimex lectularius. Indian J. med. Res. **9,** S. 255 (1921). — ADLER, S.: A note on the transmission of Leishmania tropica directly from Sandfly (Phlebotomus papatasii) to Sandfly. Trans. roy. Soc. trop. Med. Lond. **22,** 177 (1928). — ADLER, S. and O. THEODORE: (a) The experimental transmission of cutaneous Leishmaniasis to men from Phlebotomus papatasii. Ann. trop. Med. **19,** 365 (1925). (b) Further observations on the transmission. Ann. trop. Med. **20,** 175 (1926). (c) The transmission of Leishmania tropica to men from artificially infected Sandflies. Ann. trop. Med. **21,** 89 (1927). (d) The identity of Leishmania tropica and Herpetomonas papatasii. Ann. trop. Med. **20,** 355 (1926). (f) Attempts to transmit Leishmania tropica by bite; the transmission of Leishmania tropica by Phlebotomus sergenti. Ann. trop. Med. **23,** 1 (1929). (g) Additional Evidence on the occurrence of Leishmania tropica in wild Phlebotomus papatasii. Ann. trop. Med. **23,** 19 (1929). (e) The exit of Leishmania tropica through the proboscis of Phlebotomus. Nature (Lond.) **121,** 282 (1928). (h) The distribution of sandflys and Leishmaniasis in Palestine, Syria and Mesopotamia. Ann. trop. Med. **23,** 269 (1929). — AGRONICK, M. A.: (a) On the propagation, pathogenesis and treatment of oriental sore. Russk. Ž. trop. Med. **1926,** 74. (b) Beiträge zur Epidemiologie und Kasuistik der Orientbeule. Dermat. Wschr. **84,** 261 (1927). (c) Die Hautleishmaniosis in Rußland. Arch. f. Dermat. **160,** 126 (1930). — MANGABEIRA ALBERNAZ, P: O Polypo da laichimaniose. Brazil méd. **42,** 729 (1928). — ALCOCK, N.: On the cause of the Mooltan and frontier sores. (Sulphureted hydrogen.) Med. Tim. a. Gazz. **1,** 384 bis 385 (1870). — ALIBERT: (a) Note sur la pyrophlyctide endémique ou pustule d'Alep. Rev. Méd. franç. et Étrangère **3,** 62—68 (1829). (b) Note sur la Pustule d'Alep (pyrophlyctis endemica). Gaz. méd. Paris **3,** 560 (1832). — ALTOUNYAN, A. A.: Aleppo button. J. of cutan. a. vener. Dis. **3,** 161—173 (1885). — ARAGÃO, H. DE BEAUREPAIRE: (a) Transmission da Leishmaniose no Brazil pelo Phlebotomus intermedius. Brazil méd. **36** I, 129 (1922). (b) Leishmaniose tegumentar e sua transmissão pelos phlebotomos. Mem. Inst. Cruz **20,** 177 (1927). (c) Transmissão de Leishmaniose pelos phlebotonaos. Folha med. **9,** 13 (1928). — ARCHIBALD, R. G.: Case of parasitic granuloma in which development forms of Leishmania tropica were present. 4 Rep. Wellcome trop. Res. Labor. A **1911,** 207. — ARIAS, ARANDA C.: (a) Un caso auctono de Leishmaniosis cutanea en la ciudad de Salta.

Bol. Inst. Clín. quir. Univ. Buenos Aires 2, 322 (1927). (b) Foco familiar de Leishmaniosis tegumentaria americana. 5a, Reun. Soc. argent. Pat. Regional del Norte 5 I, 590 (1929). — ARNDT, G. u. ZÜRN: Kurzer klinischer Beitrag zur Kenntnis der Orientbeule. Arch. f. Dermat. 113, 45 (1912). — ARTAMONOW, A. S.: Ein Fall von Hautleishmaniose nach einer überstandenen inneren Leishmaniose. Russk. ž. trop. Med. 7, 1 (1929). — ATA BEY, GOLDBERG, OMAR BEY: Experimentelles über die Jerichobeule. Zbl. Bakter. 79, H. 1 (1917). — ATKINS, J.: J. Army med. Corps 14, 213. — AUCHÉ et LE DANTEC: Note sur le Clou de Biskra. Arch. clin. Bordeaux 3, 468—473 (1894). — AVARI, C. R. and F. P. MACKIE: Canine Leishmaniasis in Bombay. Indian med. Gaz. 59, 604 (1924). — AVISS, W. G.: The treatment of oriental sore. J. Army med. Corps 15, 93—94 (1910). — AXELOS: Etudes expérimentales sur la propagation du Bouton d'Orient (Clou de Biskra). Bull. Sic. méd. Grand. 1901.
    BACQUÉ, B.: A. propos d'un cas de Bouton d'Orient observé dans le pays de Dunes (Oued Souf, Sahara Constantinois). Arch. Inst. Pasteur Afric. du Nord. 1921, No 1, 82. — BALFOUR, ANDREW: Supplement to the third Report of the Wellcome Research Laboratories, Khartoum, Vol. 251, p. 4. 1908. Oriental sore, p. 140—142. — BALFOUR, J.: Account of the Aurungzebe, or Delhi sore. Edinburgh med. J. 5, 1035. — BALFOUR and THOMSON: Two cases of Non ulcerating „Oriental sore", better termed Leishman Nodules. Report of the Wellcome tropical research Laboratories etc. Vol. A. Medical, 1911. — BANDI, J.: Prelim. notes on the identity of certain Leishmanioses based on biological reaction. J. trop. Med. 16, 50 (1913). — BASILE, C.: Sulla Leishmaniosi e sul suo modo di transmissione. Rendiconti della r. Academ. dei Lincei, Vol. 20, ser. 5a, Fasc. 12, 18. Juni 1911. — BATES: Leishmaniasis in the nasal mucosa. J. amer. med. Assoc. 60, H. 12, 899 (1913). — BATES, L. B.: Leishmaniosis (Oriental Sore) of the nasal mucosa. Proc. med. Assoc. Isthmian Canal Zone 5, 83 (1915). — BAYLEY DE CASTRO, A.: Oriental sore. Indian med. Gaz. 66, 391 (1931). — BECHTINGER: Die Yemengeschwüre. Wien. med. Presse 1869, Nr 51/52. BÉDIÉH: Essai de topographie médicale de Biskra. Thèse de Paris 1849. — BEHDJET, HOULOUSSI: (a) Le traitement des boutons d'orient par la diathermie. Ann. de dermat. 4, No 6, 374 (1923). (b) Die Behandlung der Orientbeule mit Diathermie. Dermat. Wschr. 84, 619 (1927). — BENJAMINS, C. E.: Over een geval van Espundia van Paraguay. Nederl. Tijdschr. Geneesk. 2, 911 (1917). — BENOIT, M.: (a) Traitement du Bouton d'Orient. Presse méd. 15, 541 (1907). (b) Huit observations de Bouton d'Orient (Clou de Gafsa). Arch. Inst. Pasteur Tunis 1907, 130 (1907). (c) Traitement du Clou de Gafsa. Arch. Inst. Pasteur Tunis. 1907, 219. — BENOIT, M. et GONIN: Note sur le traitement du Bouton d'Orient. Bull. Soc. Path. exot. Paris 4, 182 (1911). — BERNASCONI, V.: (a) Casos de leishmaniosis tegumentario americana etc. 4. Reun. Soc. argent. Pat. Regional del Norte. Buenos Aires 1928, 334. (b) Consideraciones sobre el Censo del Leishmaniosis. 5. Reun. Soc. argent. Pat. Regional del Norte 1, 561 (1929). (c) Leishmaniosis y sifilis. 5. Reun. Soc. argent. Pat. Regional del Norte 1929, 598. — BERNASCONI, V. E. et G. C. PATERSON: Observaciones ilustrativas de las formas de espundia en el norte de la República. Bol. Inst. Clin. quir. Univ. Buenos Aires 2, 327 (1926). — BERTHERAND, E. L.: (a) Notice sur le chancre de Sahara. Gaz. Hôp. 27, 293, 301 (1854). (b) Du Bouton de Biskra. Gaz. méd. Algèrie 2, 17—21 (1857). — BETTMANN: Über die Orientbeule. Münch. med. Wschr. 1907, Nr 6. — BETTMANN u. v. WASIELEWSKI: Zur Kenntnis der Orientbeule und ihres Erregers. Arch. Schiffs- u. Tropenhyg. 13, Beih. 5 (1909). — BEURMANN, DE: (a) Leishmaniosis ulcerosa cutis: un cas de bouton des pays chauds contracté à Jericho. Rev. Méd. 7, 265—271 (1910). (b) Le traitement du bouton des pays chauds ou Leishmaniose ulcereuse. Rev. Méd. 8, 98—100 (1911). — BEURNIER et CLAPIER: (a) Traitement du pian par le 189 administré par la voie buccale. (Laborat. et hôp. indig., Libreville.) Bull. Soc. Path. exot. Paris 15, 582—533 (1922). (b) Premiers essais du 189 au Gabon. (Pian, syphilis, ulcères phagédéniques.) Bull. Soc. Path. exot. Paris 15, 607 bis 613. — BIDAULT, R.: Le Bouton d'Orient au pays des dunes (Oued Souf, Sahara Constantinois). Bull. Soc. Path. exot. Paris 16, 92 (1923). — BILLET, A.: (a) Protozoaires dans le Bouton du Nil. C. r. Soc. Biol. Paris 60, 1149 (1906). (b) Sur un cas de Clou de Biskra. Bull. Soc. Path. exot. Paris 2, 88 (1909). — BLANC, G. et J. CAMINOPETROS: Enquête sur le Bouton d'Orient en Crète. Réflexions qu'elle suggère sur l'Etiologie et le Mode de Dispersion de cette Maladie. Ann. Inst. Pasteur 35, 151 (1921). (b) Nouvelle enquete sur la repartition du Bouton d'Orient en Grèce. Ann. Inst. Pasteur 41, 1002 (1927). (c) Sur quelques cas de boutons d'orient observées à Athènes. Grèce méd. 30, 9 (1928). — BOGROFF, S. L.: Protozoen als Erreger des PENDINSCHEN Geschwürs. Trav. 9. Réun. et mémoire Pirogoff Petersburg 3, 250—251 (1905). — BOGROW and GRINSHAR: Hectine in the Treatment of Oriental Sore. Russki J. Kojinikh et Vener. Bolengnei. 30, Nr 7/9, 22 (1915). — BOIGEY: Le Bouton d'Orient. Arch. gén. Méd. 198, 609—622 (1907). — BOINET, E.: Clou de Gafsa chez les chiens. Mémoires et comptes rendus de la Soc. des Sciences médicales de Lyon 24 II, 64 (1885). — BOINET, E. et C. DEPÉRET: Du Bouton de Gafsa au camp de Sathonay. Arch. Méd. mil. 3, 296—302, 321—329 (1884). — BONNE, C.: La leishmaniose cutanée dans la Guyane hollandaise. Bull. Soc. Path. exot. Paris 17, 293 (1924). — BONNE, E.:

A few notes on „Bosch-Yaws" the dermal Leishmaniasis of Dutch Guyana. J. trop. Med. **1919**, Nr 13, 122. — BORDIER, A.: Le Bouton de Biskra et la Véruga. Arch. Méd. nav. **33**, 382 (1880). — BOROWSKY: Über das Sartengeschwür. Wojenno med. ž. **1898**, 925. — BORZONE, R. A.: (a) Leishmaniosis tegumentaria americana vegetante con localizaciones viscerales. 4. Reun. Soc. argent. Pat. Regional del Norte. Buenos Ayres 1928. (b) Caso estacionario de Leishmaniosis tegumentaria americana observado en Santa Fe. 5. Reun. Soc. argent. Pat. Regional del Norte **1**, 600 (1929). — BOUILLIEZ: Contribution à l'étude et à la repartition de quelques affections parasitaires au Moyen-Chari (Afrique Centrale). Bull. Soc. Path. exot. Paris **9**, 143 (1916). — BOUILLIEZ, M.: (a) Auto-observation d'un cas d'inoculation accidentale de Bouton d'Orient sur la conjunctive. Bull. Soc. Path. exot. Paris **10**, 1 (1917). (b) Recherches expérimentales sur Leishmania tropica. Bull. Soc. Path. exot. Paris **10**, 66 (1917). — BOUQUET: Le Bouton de Biskra. Thèse de Paris **1887**. — BRAHMACHARI, U. N.: A new form of cutaneous leishmaniasis — dermal leishmanoid. Indian med. Gaz. **57**, Nr 4, 125 (1922). — BRAS DE SA: L'Ulcère d'Orient existe à Diu. Med. comtempor. **1919**, 1. — BRAULT, J.: (a) Observations de bouton des pays chauds à Alger. Ann. de Dermat., III. s. **10**, 85 (1899). (b) Hygiène et prophylaxie des maladies dans les pays chauds, p. 87. Paris 1900. — BREDA, A.: Giorn. ital. Mal. vener. Pelle **1899**—**1912** (zahlreiche Arbeiten). — BREDA (Padua): La boubas brasiliana e una Leishmaniasi guaribile mediante il tartaro stibiato. Giorn. ital. Mal. vener. Pelle **1920**. — BRÉMOND: Le pian-bois à la Guyane. Sitzgsb. Soc. Méd. trop., 25. März 1920. Presse méd. **1920**, No 24, 237. — BROCQ, L.: Observations de Bouton de Biskra. Ann. de Dermat., II. s. **4**, 527—530 (1883). — BROCQ und VEILLON: Note sur un Bouton d'Alep. Ann. de Dermat., III. s. **8**, 553 (1897). — BROOME, H. H.: (a) The treatment of oriental sore. Indian med. Gaz. **46**, 156 (1911). (b) The treatment of oriental sore by CO$_2$ snow. Indian med. Gaz. **47**, 107 (1912). — BRUMPT, E. et A. PEDROSO: Recherches epidemiol. sur la Leishmaniose forestière dans l'etat de São-Paulo. Bull. Soc. Path. exot. Paris **6**, 752 (1913). — BURGA, B.: Distribución geografica de las leishmaniasis en el departamento de Amazonas. Crón. méd. Lima **62**, 169 (1926). — BUSS, G.: (a) Psoriasis und Hautleishmaniose. Arch. Schiffs- u. Tropenhyg. **32**, 391 (1928). (b) Untersuchungen mit Leishmaniavaccine. Arch. Schiffs- u. Tropenhyg. **33**, 65 (1929). — BUSS, G.: Die amerikanische Hautleishmaniose. Arch. f. Dermat. **158**, 202—223 (1929); **159**, 555 (1930). — BUSSIÈRE, A. et L. NATTAN-LARRIER: Essais de traitement du Bouton d'Orient. Bull. Soc. Path. exot. Paris **2**, 301 bis 304 (1909).

CAMBILLET: Un cas de Bouton d'Orient à Flatters (Alger). Bull. Soc. Path. exot. Paris **1909**, No 5. — CANAAN, T.: (a) Die Jerichobeule. Arch. Schiffs- u. Tropenhyg. **20**, 109 (1916). (b) The oriental boil.: an epidemiological study in Palestine. Trans. roy. Soc. trop. Med. Lond. **23**, 89 (1929). (c) Zur Epidemiologie der Orientbeule in Palästina. Dermat. Wschr. **91**, 1779 (1930). — CARDAMATIS, J.: (a) Leishmanioses en Grèce. (Bouton d'Orient.) Bull. Soc. Path. exot. Paris **2**, 257 (1909). (b) Observations microscopiques sur un Bouton d'Orient non ulcéré. Bull. Soc. Path. exot. Paris **2**, 391 (1909). (c) De quelques microsporidies chez la mouche domestique. Avec 1 planche. Zbl. Bakter. **65**, H. 1/3 (1912). (d) Des flagellaires dans la mouche domestique. Zbl. Bakter. **65**, H. 1/3 (1912). — CARDAMATIS, J. P. et A. MELISSIDIS: Deux cas de Bouton d'Orient, dont le premier très rare, antagonisme probable entre le Bouton d'Orient et le Kála-azar. Bull. Soc. Path. exot. Paris **4**, 454 (1911). (b) Traitement du Bouton d'Orient. Bull. Soc. Path. exot. Paris **4**, 667 (1911). (c) Du rôle probable de la mouche domestique dans la transmission des „Leishmania". Bull. Soc. Path. exot. Paris **4**, 459 (1911). — CARINI: (a) Leishmaniose de la muqueuse rhino-bucco-pharyngée. Bull. Soc. Path. exot. Paris **4**, 289 (1911). (b) L'emétique dans le traitement de la Leishmaniose cutanée et muqueuse. Bull. Soc. Path. exot. Paris **7**, 279 (1914). — CARINI, A. u. U. PARANHOS: (a) Identificação das ulceras de Bauru ao Botão do Oriente. Rev. Med. de S. Paulo **1909**, 6. Ref. Arch. Schiffs- u. Tropenhyg. **1909**, 162. (b) Identification de „l'Ulcère de Baurú" avec le Bouton d'Orient. Bull. Soc. Path. exot. Paris **2**, 255 (1909). — CARTER, H. V.: (a) Notes on the Bouton de Biskra (Myocosis cutis chronica, Auctoris). Brit. med. J. **1**, 192 (1876). (b) Note on the Delhi boil (Furunculus Delhinus). Med.-chir. Trans., II. s. **60**, 265—272 (1877). CARTER, R. M.: (a) Oriental sore of Northern India a protozoal Infection etc. Brit. med. J. 11. Sept. **1909**, 647. (b) Non-ulcerating oriental sore. Ann. trop. Med. **5**, 15—35 (1911). — CARVALHO, O. DE: Contribução ao estudo da Leishmaniose tegumentar. Parà-Med. **1920**, 181. — CASTAING: Du Clou de Biskra. Rec. Méd. et Pharmac. mil., III. s. **8**, 343—352 (1862). — CASTELLANI: Indian oro-pharyngeal Leishmaniasis. J. trop. Med. **16**, 49 (1913). — CASTELLANI, A.: (a) Anwendung des Brechweinsteins bei Frambösia, Kala-azar, Orientbeule und Recurrens. Brit. med. J. **2**, 552 (1916). (b) Treatment of oriental sore by phosphorated oil. Brit. med. J. **1923**, Nr 3242, 283; J. trop. Med. **1923**, Nr 11, 194. (c) The treatment of oriental sore by means of phosphorus. Proc. internat. Conf. on Health Problem in Trop. Amer. **1924**, 4800. — CERQUEIRA, A. DE CASTRO: (a) Da Leishmaniose tegumentar. These de Doctorat Bahia **1914**. (b) Contribução estudo da patogenia da Leishmaniose americana. Papel do Phlebotomos como transmissor. Saude, Rio de Janeiro 2, 22 (1919). Ref. Trop. Dis. Bullet. 17, 366 (1921). — Cervera, E.: Cutaneous Leishmaniosis in Chichet Workers. Escuela Med. mil., 1917 Juli, Nr 2, 9. — Chacon, Arnoldo Lachner: (a) Cutaneous Leishmaniasis. 17. Rep. Med. Dept. United Fruit Comp. Boston 1928, 183. (b) Leishmania tropica. A case Report. 18. Report. Ann. Rep. Med. Dept. United Fruit Comp. 1929, 175. — Chadwick, C. R. and C. McHattie: Notes on cutaneous Leishmaniasis of dogs in Irak. Trans. roy. Soc. trop. Med. 20, 422 (1927). — Chantemesse: Note sur le Bouton du Nil. Ann. Inst. Pasteur 477 (1887). — Chatton, E.: Le Bouton d'Orient dans le Djerid. Ses relations avec le facies rupestre du sol. Bull. Soc. Path. exot. Paris 1914, No 1, 30. — Chatton, E. et Blanc: Inoculations positives de cultures de Leishmania tropica aux Geckos. Bull. Soc. Path. exot. Paris 12, 316 (1919). — Chodukin, N. J.: Über die Kinder- und Hundeleishmaniosis. Arch. Schiffsu. Tropenhyg. 34, 423 (1930). — Chodukin, N. J. u. F. J. Schewtschenko: Die Hauterscheinungen bei Leishmaniose der Hunde. Pensée med. d'Usbekistane, Tome 1, p. 29. 1928. — Chodukin, N. J. u. M. S. Sofieff: Zur Frage der Identität der Leishmania Donovani und Leishmania canis. Med. Mitt. v. Usbekistan (Taschkent) 1928, 55. — Chodukin, N. J., M. S. Sofieff, F. J. Schewtschenko u. G. L. Radsivilovskij: Phlebotomus als Überträger von Hundeleishmaniose. Arch. Schiffs- u. Tropenhyg. 35, 424 (1931). — Christopherson, S. B.: (a) On a case of naso-oral Leishmaniasis (corresp. to espundia) in the Anglo-Egyptian Sudan. Ann. trop. Med. 8, 485 (1914). (b) Bericht über Erfolge mit der intravenösen Injektion von Antimoniumtartrat bei einem Fall von Espundia und drei Fällen von Kala-azar. J. trop. Med. 20, Nr 20 (1917). (c) The „blue bodies" in Leishmaniasis. Proc. roy. Soc. Med. 15, Nr 6, sect. trop. dis. a., 24 (1922). (d) Lupus Leishmaniasis: a Leishmaniasis of the Skin resembling Lupus vulgaris; hitherto unclassified. Brit. J. Dermat. 1923, 123. — Cipolla, M.: Ein Fall von Orientbeule in der Provinz Palermo. Zbl. Bakter. Orig. 67, H. 7 (1913). — Coppin: Note sur un nouveau traitement du Bouton d'Alepp ou Salek en Persi. Ann. Hyg. et Méd. colon. 8, 521—524 (1905). — Cornwall, J. W.: Note on the histo-pathology of a non-ulcerated oriental sore. J. trop. Med. 25, Nr 10, 134 (1922); Indian J. med. Res. 9, 545 (1921/22). — Cornwall, J. W. and H. M. La Frenais: A contribution to the study of Kala azar (V). Indian J. med. Res. 9, 533 (1922). — Coullaud: Du Traitement du Clou de Biskra (bouton d'Orient) les pommades arsenicales. Rev. Méd. trop. 8, 100—115 (1911). — Coustan: Note relative au traitement du Clou de Biscra. Arch. Méd. mil. 1884, No 13. — Cox, W. H.: The Bagdad Boil. Indian med. Gaz. 39, 56—58 (1904). — da Cunha Motta, A.: Diagnostico da Leishmaniose tegumentar pelo desvio do complemento e intra-dermo reaccãe. Rev. med.-cir. Brasil. 39, 37 (1936). — Cunningham, D. D.: On the presence of a peculiar parasitic organism in the Delhi boil. Scient. mem. of med. offic. of the army of India, Part. I, p. 21. 1885.

Danlos: Clous de Biskra. Ann. de Dermat. 4, 69—64 (1903). — Darier, A., de Christmas: Un cas de pian bois de la Guyane. Ann. de Dermat. 1901, 308. — Darling, S. T.: (a) Autochtonous oriental sore in Panama. Trans. Soc. trop. Med. 4 II, 60—63 (1910). (b) Oriental Sore. J. of cutan. Dis. 29. Dezember 1911. (c) Oriental sore in Panama. Arch. int. Med. 7, 581 (1911). — Darling, S. T. and R. C. Connor: A case of oriental sore (Dermal Leishmaniosis) in a native Colombian. J. amer. med. Assoc. 56, 1257—1258 (1911). — Depéret, Ch. et W. Boinet: (a) Du Bouton de Gafsa au camp de Santhonay. Arch. Méd. mil. 3, 296, 321 (1884). (b) Nouveaux faits relatifs à l'histoire du Bouton de Gafsa. Arch. Méd. mil. 4, 425 (1884). — Devi, A. L.: Berberine Sulphate in Oriental Sore. Indian med. Gaz. 64, 139 (1929). — Djelaleddin-Mouktar: Mikrobe du Bouton des pays chauds. Ann. de Dermat., III. s. 8, 218 (1897). — Donovan, C.: Treatment of local Leishmaniasis. Brit. med. J. 1921 I, 302. — Dostrowsky, A.: (a) A study of cutaneous Leishmaniasis in Palestine. Ann. trop. Med. 20, 385 (1926). (b) Zur Behandlung der Leishmaniosis cutanea. Arch. Schiffs- u. Tropenhyg. 33, 417 (1929). — Doucas, Chr.: Cent deux Boutons d'Orient sur un même malade. Bull. Soc. franç. Dermat. 1929, No 5, 469. — Douglas, B., Thomson and A. Balfour: Two cases of non ulcerating „oriental sore", better termed Leishman nodules. Bull. Soc. Path. exot. 1909, Nr 9. — Dschunkowsky u. J. Luhs: Leishmania beim Hunde in Transkaukasien. 9. Congr. internat. Méd. Veter. La Haye, Sept. 1909. — Duclaux, E.: Étude d'un microbe rencontré sur un malade atteint de Clou de Biskra. Ann. de Dermat. 5, 377 (1884). — Duclaux et Heydenreich: Étude d'un microbe rencontré sur un malade atteint de l'affection appelée Clou de Biskra. Arch. de Physiol. norm. et Path., III. s. 4, 106 (1884). — Duckworth, G. F.: Oriental Sore. Practitioner 1921, No 5. — v. Dühring: „Orientbeule", Realenzyklopädie der gesamten Heilkunde, Bd. 8, S. 82. 1898. — Dupont, A.: Un cas de Bouton d'Orient à structure de sarcoide de Boeck. Ann. de Dermat. 1, 453 (1930).

Eder: Die Beule von Aleppo. Z. Ges. Ärzte Wien 1, 241—245 (1853). — Emily, J.: Sur le traitement du craw-craw. Arch. Méd. nav. 1899, Nr 1, 54. — Escomel, E.: (a) La Espundia. Bull. Soc. Path. exot. Paris 4, 489 (1911). (b) Leishmania flagelada en el Peru. Crón. méd. Lima 31, 224 (1914). (c) Leishmaniose américaine des sinus frontaux. Traitement favorable par l'iodure de quinine et bismuth. Bull. Soc. Path. exot. Paris 18, 634 (1925). (d) Contribution à l'étude de la Leishmaniose américaine Formes et variétés cliniques. Bull. Soc. Path. exot. Paris 9, 215 (1916). (e) Le traitement actuel de la Leishmaniose américaine. Bull. Soc. Path. exot. Paris 9, 699 (1916). (f) Le traitement de la Leishmaniose américaine par l'oxyde d'antimoine. Bull. Soc. Path. exot. Paris 10, 381 (1917). (g) Quatre nouveaux cas de Leishmaniose américaine guéris par l'oxyde d'antimoine. Bull. Soc. Path. exot. Paris 11, 372 (1918). (h) La Leishmaniose américaine et les Leishmanioses en Amérique. Bull. Soc. Path. exot. Paris 22, 35 (1929). — EVANS, W. S.: Treatment of Oriental Sore. Brit. med. J. 1918 I, 645.

FABER, H. K. and H. SCHÜSSLER: Leishmaniasis in the United States. Report of the third Americain case of Kala-azar and of a case of oriental sore. J. amer. med. Assoc. 80, Nr 2, 93 (1923). — FAVRE, A.: Du Bouton de Biskara. Mém. Soc. Sci. méd. Lyon 1, 127—130 (1862). — FELKE, H.: Über einen Fall von Orientbeule; zugleich ein Beitrag zur Histologie derselben. Dermat. Z. 29, 280 (1920). — FERGUSON, A. R.: Sur les caractères du granulome parasitique appelé „Ulcère d'Orient". Rev. méd. Eg., Mai 1919, 112. — FERGUSON, A. and O. RICHARDS: Parasitic Granuloma. A condition allied to Oriental sore, occuring in Egypt. Ann. trop. Med. 4, 151 (1910). — FERRADAS, M. G. u. J. M. TOSCANS: Un caso de leishmaniosis cutánea y visceral. Med. Pais. cálid. 4, 327 (1931). — FILHO, A.: Tres interessantes casos de Leishmaniose. Parà-Med. 1920, 169. — FINK, H. C.: Oriental sore. Brit. med. J. 1909, 822. — FINKELSTEIN: „Das Pendhegeschwür". Prot. Kawk. Ob., Tiflis 1855. S. 22—351. — FINKELSTEIN, J. M.: Etiology of the Oriental ulcer. Vrač. Gaz. (russ.) 15, 208—210 (1908). — FIRTH, R. H.: Notes on the appearance of certain sporozoöid bodys in the protoplasm of an „Oriental sore". Brit. med. J. 1, 60—62 (1891). — FLEMING, J.: On Delhi boils. Indian med. Gaz. Calcutta 4, 233 (1869). — FLU, P. C.: Die Ätiologie der in Surinam vorkommenden „Boschyaws", einer der Aleppobeule analogen Erkrankung. Zbl. Bakter. 60, H. 7, 624 (1911). — FOLEY, H. VIALATTE, C. et R. ADDE: Existence dans le Süd-Marocain (Haut-Guir) du Bouton d'Orient à l'état endémique. Bull. Soc. Path. exot. Paris 7, 114 (1914). — FRANCHINI: (a) On the presence of Leishmania in the digestive tract of Anopheles maculipennis. Ann. trop. Med. 6, 41 (1912). (b) Sur un cas de Leishmaniose américaine (le premier cas en Italie avec la constatation du parasite). Bull. Soc. Path. exot. Paris 6, 219 (1913). — FRANCO, E. E.: Contribuzione alla conocenza dell' anatomia patologica della Leishmaniosi cutaneo-mucosa o americana. Arch. Sci. med. 44, 246 (1921). — FRASER, A. H.: On the Delhi boil or Aurungzebe. Indian Lancet 2, 211 (1860).

GABBI, U.: (a) Photographies de Bouton d'Orient en Calabre. Bull. Soc. Path. exot. Paris 3, 288 (1910). (b) Il primo esempio di Bottone d'Oriente molteplice. Pathologica (Genova) 3, 90 (1911). (c) Über Tropenkrankheiten in Süditalien. Zbl. Bakter. 1912, H. 7, 586. (d) Tropical diseases in Tripoli. J. trop. Med. 1913, 68. — GABBI, U. et F. LA CAVA: (a) Il primo caso di Bottone d'Oriente in Italia. Atti Accad. naz. Lincei 19, 301—302 (1910). (b) Nuovi essempi clinici di Bottone d'Oriente. Studi intorno la alcune malattie trop. della Calabria e della Sicilia, Vol. 2, p. 55—59. 1910. (c) Studie istologico del Bottone d'Oriente e dell'adenite sintomatica. Accad. naz. Lincei. Vol. 2, p. 60—62 (1910). — GACHET: Therapeutique spécifique et prophylaxie du Bouton d'Orient. Bull. Acad. Méd. Paris, III. s. 73, 475 (1915). — GANS: Histologie der Hautkrankheiten, Bd. 2. 1928. — GASPERINI, C. G.: Allergia nell Bottone d'Oriente. Ann. Igiene 40, 432 (1930). — GAUCHER, E. u. H. BARNARD: (a) Ulcère gabonais; son identité avec le Clou de Biskra. Ann. de Dermat. 1898, 989. (b) „Ulcère gabonais". Ann. de Dermat., März 1901, 271. — GAUCHER et BLOCH: Un cas de Clou de Biskra avec réaction de WASSERMANN positive. Presse méd. 1914, No 5, 50. — GEBER, E.: Erfahrungen aus meiner Orientreise. Über das Wesen der Aleppobeule. Vjschr. Dermat. Wien 6, 445—490 (1874). — GERSCHENOWITSCH, R. S.: Kombinierte Erkrankung an Hautleishmaniose, verbunden mit Kinderleishmaniose. Arch. Schiffs- u. Tropenhyg. 32, 25 (1928). — GIUGNI, F.: Note ematologiche su 4 casi di Leishmaniosi esterna. Malaria e Malat. d. Paesi Caldi 5, 98 (1914). — GOLDBERG: Experimentelles über Jerichobeule. Zbl. Bakter. 78, H. 1 (1916). — GONDER, R.: Experimentelle Übertragung von Orientbeule auf Mäuse. Arch. Schiffs- u. Tropenhyg. 17, 397 (1913). — GONZALES, H. E. y L. E. ONTANEDA y M. VIDAURRETA: Leishmaniosis cutanea no ulcerada. 5. Reun. Soc. argent. Path. Regional del Norte. 1, 605 (1929). — GONZALEZ, RINCONES: La esponja y la picada de piso (Una o dos Leishmaniosis?). Gaz. med. Caracas 1917, No 19, 176. — GORGA, J.: Leishmaniose das mucosas. Rev. Med. S. Paulo 1915, No 3. — GRAY, J.: Treatment of local Leishmaniasis. Brit. med. J. 1921 I, 382. — GREIG, E. D. W.: Summary report of the results of the Observations on the Treatment of Oriental sore by antimonium tartaratum. Indian J. med. Res. 5, Nr 2 394 (1917, Okt.). — GRÖSCHEL: Beule von Aleppo. Wien. med. Wschr. 3, Nr 19/20, 296 bis 313 (1853). — GROS, H.: L'ulcère à Leishmania (Bouton d'Orient) sur le littoral algérien. Bull. Soc. Path. exot. Paris 2, 298—300 (1909). — GUERREIRO, C.: Da Reacção de Bordet e Gengou na Leishmaniose. Brazil méd. 28, 11 (1914). — GUERRICCHIO, A.: Il bottone d'oriente in provincia di Matera (Brasilicata). Arch. ital. Sci. med. colon 11, 197 (1930). —

GUEYTAT: Note sur le traitement du Clou de Biskra. Bull. Soc. Path. exot. Paris 2, 548 bis 549 (1909). — GUILHON, P. J. B.: Essai sur le Bouton d'Alepp, suivi de quelques propositions sur l'origine de la Peste, p. 40. Paris 1833. — GUPTA, BIRAJ MOHAN DAS: (a) A note on some cultural phases of Leishmania Donovani. Indian J. med. Res. 9, Nr 4, 809—813 (1922). (b) The treatment of Oriental sore with Berberine acid Sulphate. Indian med. Gaz. 65, 683 (1930). (c) On the Differentiation of Leishmania tropica from the Parasite of Dermal Leishmanoid. Indian J. med. Res. 18, 105 (1930b). — GUPTA, B. M. DAS and B. B. DIKSHIT: Berberine in the treatment of oriental sore. Indian med. Gaz. 64, 67 (1929). — GUYON: Voyage d'Algérie aux Ziban. Paris 1852 (zit. in HIRSCHS Handbuch der historisch-geographischen Pathologie).

HAMILTON-BROWNE, E.: Oriental sore. J. Assoc. med. women in India 17, 8 (1929). Ref. Trop. Dis. Bull. 26 (1929). — HASSAN: Mahmud Pascha, Beobachtungen über die ägyptische Beule. Verh. 10. internat. med. Kongr. Paris 1891, 203. — HASSELQUIST, F.: A description of a particular distemper at Aleppo transmitted from Smyrna. Med. Chir. and Anatomical cases, Vol. 8, p. 189—192. 1758. — HECKENROTH: Deux nouveaux cas de Leishmaniose canine à Dakar. Bull. Soc. Path. exot. Paris 9 (1916). — HEIMANN: „Die Sartenkrankheit". Gaz. lek. 1882, Nr 39; übersetzt in Dtsch. med. Wschr. 1883, Nr 3. — HENYER et C. CORNET: Un cas de Leishmaniose cutanée. Bull. Soc. Path. exot. Paris 11, 57 (1918, Febr.). — HERRICK: Oriental sore on the Isthmus of Panama. Proceedings of the Canal Zone Med. Assoc. for the half year. Oct. 1910 bis March 1911, Vol. 3, Part. 2, I. — HERXHEIMER u. BORNEMANN: Über Orientbeule. 5. internat. Dermat.-Kongr. 1904, S. 521. — HEYDENREICH: Das PENDESCHE Geschwür (Tropengeschwür). Beil. 3, Voyenno-meditsinske Journ. Virchows Arch. 178, 112—123 (1888). — HIGEMOUNAKIS, GEORGES: Le Bouton d'Orient, Leishmaniose cutanée et son traitement moderne. Paris: Masson & Cie. 1930. — HIRSCH: Handbuch der historisch-geographischen Pathologie, 2. Aufl., 1886. — HODARA, v. u. FUAD BEY: Zwei Fälle von Orientbeule. Dermat. Wschr. 54, 16 (1911). — HOEPPLI, R.: Neuere pathologische Befunde bei experimenteller Trypanosomiasis und Leishmaniasis. Arch. Schiffs- u. Tropenhyg. 23, 101 (1929). — HOLLANDE: Observations sur le natrum, sur la culture de riz, et sur une maladie particulière aux habitants d'Alepp. Hist. Soc. roy. Méd. 2, 313 (1780). — HUNTEMÜLLER: Neuartige Parasiten bei der Jerichobeule. Zbl. Bakter. Orig. 73 (1914). — HUTTON, A.: An imported Indian case of Oriental sore in West Afrika. J. trop. Med., 1. Jan. 1912.

INCHAUSTEGUI, A.: De la Leishmaniosis americana y de la ulcera de los chieloros en Mexico. Thèse de Mexico 1918, 100. — ITURBE, J. and E. GONZALEZ: First case of Leishmaniosis cutanea in Venezuela. J. of Parasitol. 1917, Nr 1, 44.

JAMES, S. P.: Oriental or Delhi sore, Scient. Mem. by Officers of the Medical Departments of India, N. s., Vol. 13, p. 1—16. 1905. — JEANSELME, E.: (a) Sur le pian-bois. Ann. de Dermat. 1901, 422. (b) Cours de dermat. exotique. Paris 1904. (c) Leishmaniose cutanée à foyers multiples et à marche extensive très améliorée par le salvarsan. Bull. Soc. Path. exot. Paris 7, 37 (1914). (d) Leishmaniose cutanée et réaction de WASSERMANN. Presse méd. 1914, No 33. — JEANSELME, L. HUET et HOROWITZ: Un cas de bouton d'Orient, accompagnée de lymphangite scléreuse réticulée de l'avant-bras . . . Bull. Soc. franç. Dermat. 1928, No 3, 221. — JEANSELME et RIST: Précis de pathologie exotique. Paris 1909. — JEMMA, R.: Behandlung der Leishmaniosis mit Brechweinstein. J. trop. med. Hyg. 21, 1 (1918). — JESSNER, M.: (a) Beitrag zur Kenntnis der Hautleishmaniose. Arch. f. Dermat. 1921. (b) Untersuchungen über die Wirkung von Leishmaniavaccine bei experimenteller Hautleishmaniose. Arch. f. Dermat. 153, 237 (1927). (c) Wie sind die Aussichten einer Immunisierung gegen Hautleishmaniose und einer Therapie der Erkrankung mit Leishmaniavaccine? Arch. Schiffs- u. Tropenhyg. 31, 73 (1927). — JESSNER, M. u. S. AMSTER: Leishmania Vaccine-Leishmaniin Reaktion. Dtsch. med. Wschr. 19, 784 (1925). — JOANNIDÈS, N. J.: Neostibosan bei Leishmaniosis. Dermat. Wschr. 92, 280 (1931). — JULIANO: Du bouton endemique, observé à Bahia. Brésil. J. Mal. cutan., Okt. 1895. — KAPOSI, M.: (a) Demonstration eines Falles von Bouton d'Alep. Wien. med. Bl. 1884, Nr 46. (b) Fall von Bouton d'Alep. Anz. Ges. Wien. Ärzte, 1885, Nr 6. (c) Fünfte Auflage seines Lehrbuches, 1899.

KARAMCHANDANI, P.V.: (a) An Analysis of 337 Cases of Oriental sore treated by various methods. Indian med. Gaz. 62, 558 (1927). (b) Oriental sore treated by Berberine Sulphate. The Analysis of 50 Cases. Lancet, 11. Jan. 1930, 78. — KLIGLER, I. J.: (a) On the cultivation and biological characters of Leishmania tropica. Amer. J. trop. Med. 4, 69 (1924). (b) The cultural and serological relationship of Leishmania. Trans. roy. Soc. trop. Med. London 19, 330 (1925). — KLOTZ, O. and H. LINDENBERG: The pathologie of Leishmaniosis of the nose. Amer. J. trop. Med. 1923, Nr 2, 117. — KUHN, JOHANNA: Ein Beitrag zur Kenntnis der Histologie der endemischen Beule. Virchows Arch. 40, H. 2, 372 (1897). — KYRLE, JOSEF: Vorlesungen über Histobiologie der menschlichen Haut und ihrer Erkrankungen, Bd. 1, S. 2. Berlin 1925/27. — KYRLE, G. et G. REENSTIERNA: Étude anatomo-expérimentelles sur le bouton d'Alep. Acta dermato-Vénereol. (Stockh.) 1, 9 (1920).

La Cava: (a) Sulla Leishmaniosi delle mucose e del primo reperto di Leishmania tropica flagellata nel corpo umano. Malaria et Malattie paesi caldi. 11, 310 (1917). (b) De la Leishmaniose des muqueuses et de la première découverte de la Leishmania tropica flagellée dans le corps humain. Bull. Soc. Path. exot. Paris 5, No 10 (1912). (c) Über Häufigkeit. Verbreitung und Symptome der Leishmaniose der Haut usw. Zbl. Bakter. Orig. 74, 494 (1914). — Lacava, Francesco: (a) Nuovi casi clinici di Bottone d'Oriente, Malaria e malattie dei paesi caldi, Vol. 1, p. 166. 1910. (b) Nuovi casi clinici di Bottone d'Oriente. Studi intorno al alcune malattie tropicali della Calabria e della Sicilia, Vol. 3, p. 59—64. 1910. — Lambert, R. A.: Oriental sore in the United States. J. amer. med. Assoc. 1923, Nr 14, 986. — Laveran, A.: (a) Contribution à l'étude du Bouton de Biskra. Ann. de Dermat., II. s. 1880, 173—197. (b) Leishmaniose américaine de la peau et des muqueuses. Bull. Soc. Path. exot. Paris 8, 284 (1915). (c) Leishmanioses. Paris: Masson & Co. 1917. (d) Boutons d'Orient expérimentaux chez un Cercopithecus mona et chez un Cercocebus fuliginosus. Bull. Soc. Path. exot. Paris 1917, No 4. (e) Sur les Leishmanioses experimentales, et en particulier sur la Leishmaniose canine, chez la souris blanche. Bull. Soc. Path. exot. Paris 11, 205—216 (1918). — Laveran et Nattan-Larrier: Contribution à l'étude de la espundia. Bull. Soc. Path. exot. Paris 5, 176 (1912). — Law: Antimony in the treatment of americain Leishmaniasis of the skin. Brit. med. J. 1919, Nr 3042. — Leão, A. E. de Arêa: The Wassermann test in Leishmaniosis. Mem. Inst. Cruz. (port.) 15, 116 (1922). — Ledermann, R. u. C. Hirschmann: Über einen Fall von Aleppobeule. Z. ärztl. Fortbildg 15, 545 (1918). — Lefas et Paraskeropoulos: Un cas de Leishmaniose cutanée. Bull. Soc. Path. exot. Paris 11, 59—60 (1918, Febr.). — Legrain: Notes sur le Clou de Biskra. La distribution géographique dans la Sahara. Ann. de Dermat. 1896, 1091. — Lehmann, B.: Ein Fall von Orientbeulen. Münch. med. Wschr. 65, H. 9, 243 (1918). — Leloir et Vidal: (a) Le Clou de Biskra. Thèse de Lille 1886. (b) Bouton des pays chauds. Atlas 1890. — Lemansky: Le Bouton d'Orient. Rev. internat. Méd. et Chir. Tunis, März 1897. — Lewis, T. R. and D. D. Cunningham: The Oriental sore as observed in India, 12. Annual Report of the Sanitary Commissioner with the Government of India, 1875. p. 135—173. Calcutta 1877. — Lindenberg, A.: (a) L'ulcère de Bauru ou le Bouton d'Orient au Brésil. Communication préliminaire. Bull. Soc. Path. exot. Paris 2, 252—254 (1909). (b) A ulcera de Baurú e o seu microbio. Rev. Méd. S. Paulo 1909, No 6. Ref. Arch. Schiffs- u. Tropenhyg. 1909, 162. (c) Über die Behandlung der brasilianischen Hautleishmaniase mit „Bayer 205". Arch. Schiffs- u. Tropenhyg. 27, H. 2 (1923). (d) Novos tratamentos antimonaes da Leishmaniose cutanea. Ann. Paulist. Med. e Cir. 17, 59 (1926). — Ljubecki: Über das Pendhe-Geschwür. Wratsch (russ.) 1886, Nr 18. — Llambias et Mosto: Étude histo-pathologique de la Leishmaniose améric. C. r. Soc. Biol. Paris 95, 823 (1926). — Löwenhardt: Über die Orientbeule. Zbl. Chir. 1899, Nr 27. — Lombardo, C.: Über einen in Sardinien beobachteten Fall von Orientbeule. Giorn. ital. Mal. vener. Pelle 1921, H. 1. — Low, G. C.: (a) A case of Oriental sore treated by Antimonium tartaratum (Tartar Emeticus) locally. J. trop. Med. 18, 258 (1915). (b) A case of Oriental sore cured by intravenous injections and inunctions of Antimonium tartaratum. J. State Med. 28, 354 (1920). — Low, G. C. u. H. B. Newham: Anwendung des Brechweinsteins bei amerikanischer Leishmaniosis, indischer Kala-azar, Orientbeule und ulcerierendem Granulom. Brit. med. J. 2, 387 (1916). — Lubimoff, P. D.: Vergleichende Übersicht zwischen der Pendhebeule und anderen endemischen Geschwüren. Med. Sammelwerk der Kaukas. med. Ges., 1898. Nr. 61, S. 179 (russ.). Zitiert bei Scheube: Krankheiten der warmen Länder. — Lyster, C. R. C. and W. H. McKinstry: Oriental sore. Lancet 23. Febr. 1918; J. trop. Med. 1918, Nr 11, 119.

Macadam: On the histolog. resemblances of orient. sore to epitelioma. Brit. J. Surg. 1919. — Machado, R. et A. Aleixo: Un caso di Leishmaniose mutilante. Brazil. méd. 1918, No 2, 9—11. — MacHattie, C. and J. R. Chadwick: Naturally occurring Oriental sore of the Curdistan bear. Trans. roy. Soc. trop. Med. London 21, 3 (1927/28). — MacHattie, C. and E. D. Mills: Naturally occurring Oriental sore of domestic cat in Iraq. Trans. roy. Soc. trop. Med. London 25, 103 (1931). — Madden, F. C.: Nile Boils. J. trop. Med. 9, 293 (1906). — Mahmud, H.: Beobachtungen über die ägyptische Beule. Verh. 10. internat. Kongr. 1890, 2/5, 203—205. Berlin 1891. — Mangin: Au sujet du traitement du Bouton d'Alep. Bull. Soc. Path. exot. Paris 17, 361 (1924). — Manoha et Arnould: Le Bouton de Biskra à Laghouat. Gaz. méd. Algérie 5, 41—60 (1860). — Manson, J. H.: Brit. J. Dermat., April 1898. — Manson, P.: (a) Oriental sore with specific orchitis. J. trop. Med. 6, 69 (1903). (b) Oriental sore and its parasite. (Demonstr. Soc. of trop. Med. and Hyg., 1907.) J. trop. Med. 10, 380 (1907). (c) Oriental sores, Leishman bodies, Incubation period of five Months. J. trop. Med. 10, 17 (1907). — Manson, Law, Duncan, Sambon, Hartigan, MacDonald: Discussion on Oriental sore in the Society of Tropic. Med. and Hyg. J. trop. Med., 2. Dez. 1907. — Mantovani: La Leishmaniosi cutanea a Ravenna. Pathologica (Genova) 1915. — Mariani: Contributo alla conoscenza anatomo-pathologica della Leishmaniosi cutanea mediterranea. Malaria e Malattie dei paesi caldi, Vol. 5, p. 321.

174   M. MAYER und E. G. NAUCK: Leishmaniosen der Haut und Schleimhäute.

1914. — MARTINEZ, SANTA MARIA: Some notes on tropical diseases observed in the Republic of Columbia. J. trop. Med. 1913, 100. — MARTY, L.: Craw-craw et Leishmania. Bull. Soc. Path. exot. Paris 10, 806 (1917). — MARZINOWSKY, E. J.: (a) Über einen positiven Impfversuch von Bouton d'Alepp. Zbl. Bakter. Ref. 1—3, 32, 26. Juni 1907. (b) Die Orientbeule und ihre Ätiologie. Z. Hyg. 58, 327 (1908). (c) Cultures de Leishmania tropica, parasite du Bouton d'Orient. Bull. Soc. Path. exot. Paris 2, 591 (1909). (d) L'immunité dans le Bouton d'Orient. Bull. Soc. Path. exot. Paris 21, 638 (1928). — MARZINOWSKY, E. J. u. S. L. BOGROFF (Moskau): Zur Ätiologie der Orientbeule (Bouton d'Orient). Virchows Arch. 178, 112 (1904). — MARZINOWSKY, E. I. and A. J. SCHOURENKOFF: Immunity in Oriental sore. Russ. J. trop. Med. 2, 17 (1924). — MASNOU: Du Clou de Biskra ou Bouton de Ziban. Gaz. méd. Algérie 4, 2—9 (1859). — DA MATTA: (a) Etiologie du Bouton d'Orient. Thèse de Moscou 1909 (en russe). Ref. Bull. Inst. Pasteur 1910, 159. (b) Leishmania tropica. Rev. méd. S. Paolo, 30. Nov. 1910. Ref. Bull. Inst. Pasteur 1911, 401. (c) Subsidio para o estudo da physionomica clinica, classifição e synonimias das Leishmanioses na America do Sul. Brazil méd. 1915, No 34. (d) Sur les Leishmanioses tegumentaires. Classification générale des Leishmanioses. Bull. Soc. Path. exot. Paris 1916, No 7, 494. (e) Cuadro sinoptico de la classificación de las Leishmaniosis. Semaine méd. 1916, 506. (f) Emeticotherapie dans la Leishmaniase tégumentaire. Bull. Soc. Path. exot. Paris 11, 34 (1918). — MAYER, M.: (a) Leishmaniosen. Handbuch der pathologischen Mikroorganismen (KOLLE-WASSERMANN), Bd. 7, S. 419. 1909. (b) Tierversuche mit Leishmania tropica (Orientbeule). Dermat. Wschr. 88, 286 (1929). (c) Neuere Ergebnisse von Kultur- und Tierversuchen mit Leishmanien. Arch. Schiffs- u. Tropenhyg. 33, Beil. 3, 94 (1929). — MAYER, M. u. IYOTIS CHANDRA RAY: Züchtung und Differentialdiagnose verschiedener Leishmanien (Kala-azar, Orientbeule und brasilianische Leishmaniose) auf festen Nährböden. Arch. Schiffs- u. Tropenhyg. 32, 277 (1928). — MAZUMDAR, D. C.: Notes on the treatment of oriental sore by intravenous injections of antimony. Indian med. Gaz. 59, 238 (1924). — MAZZA, S.: (a) Leishmaniosis tegumentaria y visceral. Bol. Inst. Clín. quir. Univ. Buenos Aires 2, 209 (1926). (b) Leishmaniasis cutanea en el caballo y nueva observación de la misma en el perro. 3. Reun. Soc. argent. Path. Regional del Norte. Buenos Aires 1927. — MAZZA, S. u. C. A. ARANDA: Fuadinversuche bei der amerikanischen Leishmaniose. Arch. Schiffs- u. Tropenhyg. 35, 583 (1931). — MAZZA, S. e V. BERNASCONI: (a) Leishmaniosis de tratamiento de la leishmaniosis tegumentaria americana por el ,Bayer 205' (Nota preliminar). Ensayos de tratamiento de la Leishmaniosis tegumentaria americana por el Stovarsol sodico por via intravenosa (Nota preliminar). Bol. Inst. Clin. quir. Univ. Buenos Aires 2, 96, 112 (1926). (b) Contribución anátomopatologica al estudio de las Leishmaniosis laringeas. 4. Reun. Soc. argent. Pat. Regional del Norte Buenos Aires 1928, 301. — MAZZA, S. e FLAVIO NIÑO: Notas hematológicas y serológicas sobre Leishmaniosis tegumentaria americana. Prensa méd. argent., 10. Juni 1929. — MAZZA, S. and J. D. LUNA: Sobra una forma furunculosa no comun de Leishmaniosis cutanea en dos niños. 5. Reun. Soc. argent. Pat. Regional del Norte 1, 595 (1929). — McKINSTRY: A serological investigation of Oriental sore. J. Army med. Corps 38, 216 (1922). — McLEOD, J. H.: Demonstr. of Mr. Morris's case of Delhi boil. Brit. J. Dermat. 14, 128 (1902). — MEDINI: Le Bouton de Nil; son traitement par le permanganate de potasse. Presse méd. 15, 595—596 (1907). — MEHRDORF, ROBERT: Über Espundia. Arch. Schiffs- u. Tropenhyg. 26, Nr 1, 1—5 (1922). — MENDELSOHN, RALPH W.: Some cutaneous manifestations as observed in Siam. Urologic Rev. 26, Nr 5, 269—275 (1922). — MESNARD, J.: Un cas de Leishmaniose cutanée (Bouton d'Orient). Incubation particulièrement longue. Auto-Observation. Bull. Soc. Path. exot. Paris 21, 761 (1928). — MESNIL: Le rotozoaire du Bouton d'Orient. Congr. internat. Zool. Bern 1904, p. 384. — MESNIL, F., M. NICOLLE et P. REMLINGER: (a) Sur le protozoaire du Bouton d'Alepp. C. r. Soc. Biol. Paris 57, 167—169 (1904). (b) Recherche du protozoaire de J. H. WRIGHT dans 16 cas de Bouton d'Alepp. Bull. Soc. Path. exot. Paris 1, 41 (1908). — MESSIK, K. E.: Zur Frage über normale Thrombocytobarine in bezug auf Leishmanien. Arch. Schiffs- u. Tropenhyg. 35, 334 (1931). — MIGONE, L. E.: La buba du Paraguay, Leishmaniose americaine. Bull. Soc. Path. exot. Paris 6, 210 (1913). — MILLS, E. A., C. MacHATTIE and C. R. CHADWICK: (a) A preliminaire note on the relationship of the parasits of human and canine Dermal Leishmaniasis. Trans. roy. Soc. trop. Med. 23, 413 (1930). (b) The Histopathologie of Oriental sore with special Reference to its natural occurrence in the Dog. Trans. roy. Soc. trop. Med. 24, 67 (1930). — MINCHIN, E. A.: The development of the parasits of Oriental sore in cultures. Brit. med. J. 1, 842 (1909). — MITCHELL, G. F.: Treatment of local Leishmaniasis. Brit. med. J. 1921 I, 528. — MITCHELL, T. J.: Carbon Dioxide Snow with special reference to the treatment of Oriental sores. J. Army med. Corps 23, 440 (1914). — MONGE, M. C.: La Leishmaniasis del Dermis en el Peru. Espundia, Uta. Crón. méd. Lima 31, 231, 251, 288, 385 (1914). — MONTENEGRO, J.: (a) Leishmaniose en Caës. Ann. Paulista Med. e Cir. 14, 156 (1923). (b) Anatoma-pathologia da Leishmaniose cutanea (Ulc. de Bauru). Bol. Soc. Med. e Cir. São Paulo, III. s., 6, No 2, 132 (1924). (c) The inoculability of Leishmania. Amer. J. trop. Med. 4, 331 (1924). (d) Cutaneous

Reaction in Leishmaniasis. Brit. Dermat. **13**, 187 (1926). — MOREIRA, JULIANO: (a) Existe na Bahia o Botão de Biskra? Estudo clinico. Ann. Soc. Med. e Chir. Bahia **1**, 6 (1895). (b) Die Biskrabeule in Bahia. Ref. Mh. Dermat. **22**, 592 (1896). — MOTTA, C.: A reacção giganto-cellular na Leishmaniose tegumentar cutanea. Brazil méd. **42**, 1034 (1928). — MOTY: Clous de Biskra. Ann. de Dermat. **4**, 41 (1893). — MÜHLENS, P.: Ein hartnäckiger, anscheinend gegen Antimon resistenter Fall von Hautleishmaniose. Arch. Schiffs- u. Tropenhyg. **33**, Beih. 3, 79 (1929). — MUIR, E.: The differential diagnosis of Leprosy and Dermal Leishmaniasis. Indian. med. Gaz. **65**, 257 (1930). — MURRAY, J.: On the Delhi and Oriental sore. Trans. Epidemiol. Soc. Lond., N. s. **2**, 90—98 (1883). — MYSCHKIN: Über Pascha-Churda, eine epidemische Krankheit in Turkestan. (Russisch.) Meditsinskii Sbornik. Angeführt in Vjschr. Dermat. **19**, 554 (1886).
NAAB, J. P.: Etwas über die Jahresbeule. Münch. med. Wschr. **1905**, 1281. — NAPIER, L. E.: Leishmania. Kolle-Kraus-Uhlenhuths Handbuch der pathogenen Mikroorganismen, 3. Aufl., Bd. 8, S. 1492. 1931. — NATTAN-LARRIER: Le Bouton d'orient et son parasite. Presse méd. **15**, 442, 13. Juli 1907. — NATTAN-LARRIER et BUSSIÈRE, A.: (a) Examen microbiologique de 10 cas de Bouton d'Orient (Bouton de Bouchir). Bull. Soc. Path. exot. Paris **1**, 48 (1908). (b) Formule leucocytaire des sujets atteints de Bouton d'Orient. Rev. Med. trop. **1**, 48 (1908). (c) Repartition des Leishmania dans le Bouton d'Orient. Bull. Soc. Path. exot. Paris **2**, 26 (1909). (d) Essais de traitement du Bouton d'Orient. Bull. Soc. Path. exot. Paris **2**, 301 (1909). — NATTAN-LARRIER et NICOLAIDIS: (a) Diagnostic du Bouton d'Orient par la recherche du piroplasme. Soc. méd. Hôp., Tome 23, p. 1196, 23. Nov. 1906. Ref. Arch. Schiffs- u. Tropenhyg. **1907**, 567. (b) Le piroplasme du bouton d'Orient. Rev. Méd. trop. **4**, 61 (1906). — NATTAN-LARRIER, L., TOUIN et F. HECKENROTH: Sur un cas de pian-bois de la Guiane; Ulcère à Leishmania de la Guyana. Bull. Soc. Path. exot. Paris **2**, 587 (1909). — NEIVA, A. and R. BARBARA: Leishmaniasis tegumentaria americana. Numeros casos autoctonos en la República Argentina. Rev. Inst. bacter. Buenos Aires **2**, No 2, 219 (1919). — NELIGAN, A. R.: (a) Oriental sore in dogs in Teheran (Annotation). J. trop. Med. **16**, 156 (1913). (b) A case of Leishmania tropica with a fatal termination. J. trop. Med. **17**, 322 (1914). — NEUMANN, R. O.: Leishmania tropica im peripheren Blute bei der Delhibeule. Zbl. Bakter. **52**, 469 (1909). — NICOLAS, CH.: Trois observations de Bouton d'Orient en Nouvell-Calédonie. Bull. Soc. Path. exot. Paris **3**, 323—326 (1910). — NICOLLE, CH.: (a) Étude microscopique de cinq cas de Bouton d'Orient. Arch. Inst. Pasteur Tunis **1907**, 142. (b) Culture du parasite du Bouton d'Orient. C. r. Acad. Sci. Paris **146**, 842 (1908). (c) La question du réservoir de virus du Bouton d'Orient. Hypothèse du gecko, Hypothèse du chameau. Bull. Soc. Path. exot. Paris **13**, 511 (1920). (d) Quelques considérations sur la Leishmaniose tegumentaire américaine. C. r. Soc. Biol. Paris **94**, 476 (1926). — NICOLLE, CH. et G. BLANC: Extension de la région à Bouton d'Orient tunisienne. Bull. Soc. Path. exot. Paris **10** (1917, Mai). — NICOLLE, C. et CATHOIRE: Caducée, 20. Mai **1905**. — NICOLLE, C. et E. CHATTON: Longue conservations de la virulence pour l'homme de la Leishmania tropica en culture. Bull. Soc. Path. exot. Paris **7**, 700 (1914). — NICOLLE, C. et L. MANCEAUX: (a) Résistance conférée par le virus du Bouton d'Orient contre le Kala-azar expérimental du singe. Arch. Inst. Pasteur Tunis, 4. Nov. **1909**, 174—201. (b) Réproduction expérimentale du Bouton d'Orient chez les chiens. Origine canine possible de cette infection. C. r. Acad. Sci. Paris **150**, 889—891 (1910). (c) Culture de Leishmania tropica sur milieu solide. C. r. Soc. Biol. Paris **70**, 712—713 (1911). (d) Recherches sur le Bouton d'Orient. Ann. Inst. Pasteur **24**, 673 (1910). (e) Données expérimentales nouvelles sur le Bouton d'Orient (premier note). Bull. Soc. Path. exot. Paris **4**, 134 (1911). (f) Applikation de l'Arsénobenzol au traitement du Bouton d'Orient. Bull. Soc. Path. exot. Paris **4**, 185 (1911). — NICOLLE et NOURRY-BEY: Recherches sur le Bouton d'Alepp. Ann. Inst. Pasteur **11**, No 10, 777 (1897). — NICOLLE, C. et A. SICRE: (a) Reproduction experimentale du Bouton d'Orient chez le singe (macacus sinicus). C. r. Soc. Biol. **64**, 1096—1098. (b) Recherches sur le Bouton d'Orient. Arch. Inst. Pasteur Tunis, 3. Juli **1908**, 117—125. (c) Faibles virulence des cultures de Leishmania tropica pour le singe (bonnet chinois). C. r. Soc. Biol. Paris **65**, 143—144 (1908). — NOGUCHI: Action of certain Biolog. Chem. and Physical Agents upon cultures of Leishmania etc. Proc. internat. Conf. on Health Problems trop. Amer. Kingston (Jamaika) **1924**, 455. — NOVY: Sur la Leishmania infantum. Bull. Soc. Path. exot. Paris **1909**, No 7. — NUDELMAN, M.: Distribución de algunos casos de Leishmaniosis tegumentaria en el Chaco. 5. Reun. Soc. argent. Pat. Regional del Norte **1**, 574 (1929). — NUTTER, R. B.: Oriental sore. 17. Rep. Med. Dept. United Fruit Comp. Boston 1928. p. 191.
ORMEROD, F. C.: On the treatment of Oriental sore by X-Rays. Lancet, 30. Okt. **1920**, 893. — OWEN, C. W.: Brief notes on the so-called „Penjdeh sore". Indian med. Gaz. **21**, 296 (1886). — OWEN, D. U.: (a) A case of Oriental sore. Ann. trop. Med. **21**, 277 (1927). (b) A case of Oriental sore of seventeen years duration. Ann. trop. Med. **22**, 43 (1928).
PANAYOTATOU, L.: Sur un cas de Leishmaniose cutanée de la face. Rev. Med. trop. **20**, 114 (1928). — PARANHOS, ULISSES e E. MARQUES: Histologia pathologica do Leish-

maniose cutanea (ulcera de Bauru). Rev. med. São Paulo 2 (1910). — PARROT, L.: (a) Three Cases of Oriental sore, with Remarks concerning the Method of Contamination. Bull. Soc. Path. exot. Paris 12 (1919). (b) Recherches sur l'étiologie du bouton d'Orient. Etudes sur la biologie des phlcbotomes en milieu endémique. Bull. Soc. Path. exot. Paris 15, 80 (1922). (c) De la virulence des cultures de Leishmania tropica pour la souris blanc. C. r. Soc. Biol. Paris 100, 238 (1929). (d) Sur la conservation du virus du Bouton d'Orient chez la souris blanc. C. r. Soc. Biol. Paris 100, 239 (1929). (e) Sur la vaccination contre le Bouton d'Orient. C. r. Soc. Biol. Paris 100, 411 (1929). (f) Sur la contagion directe du Bouton d'Orient. C. r. Soc. Biol. Paris 100, 467 (1929). — PARROT, L. et A. DONATIEN: (a) Un nouveau cas sporadique de Bouton d'Orient sur le littoral algérien. Bull. Soc. Path. exot. Paris 15, 410 (1922). (b) Infection naturelle et experimentale de Phlebotomus papatasii par le parasit du Bouton d'Orient. Bull. Soc. Path. exot. Paris 19, 694 (1926); Ann. Inst. Pasteur Algérie 5, 9 (1927). — PARROT, L., A. DONATIEN et F. LESTOQUARD: Notes experimentales sur le Bouton d'Orient et sur la Leishmaniose canine viscerale. Ann. Inst. Pasteur Algérie 5, 120 (1927). — PARROT, L. et H. FOLEY: Remarques epidémiol. sur le bouton d'orient en Algérie. Bull. Soc. Path. exot. Paris 18, 485 (1925). — PATTON, W. S.: (a) Preliminaire Report on an Investigation into the etiology of Oriental sore in Cambay. Scient. Mem. by officers of the Med. a San. Dept. of India, Calcutta, 1912, No 50. (b) Note on the Etiology of Oriental Sore in Mesopotamia. Bull. Soc. Path. exot. Paris 1919, No 8, 500. (c) Some reflections on the Kala-azar and Oriental sore problems. Indian J. med. Res. 9, Nr 3, 496. — PATTON, LAFRENAIS and ROA SUNDARA: Note on the behaviour of Herpetomonas donovani LAVERAN and MESNIL in the bedbug, Cimex hemiptera FABRICIUS. Indian J. med. Res. 9, 255 (1921). — PAVONI, G.: La Deviazione del Complemento nella Leishmaniosi cutanea. Pathologica (Genova) 6, 264 (1914). — PAWLOTZKI, A.: Persische Geschwüre. Wratsch (russ.) 1885, Nr 49. — PAWLOWSKY, E. N.: (a) Zur Geschichte der Entdeckung der Parasiten der Hautleishmaniose. Pensée Med. d'Usbékistane, Taschkent 2, 16, 130 (1927). (b) Zur Entdeckungsgeschichte der Leishmaniaparasiten. Zbl. Bakter. I Orig. 123, 14 (1931). — PEDROSO, A.: Cultura de Leishmania tropica. Arch. Soc. Med. e Cir. S. Paulo 1, 6 (1910). — PEDROSO, A. M.: Leishmaniose local do Cão. Ann. Paulistas Med. e Cir. 1, 33 (1913). — PEDROSO, A. et P. DIAS DA SILVA: Botão do Oriente (Leishmaniose ulcera) Cultura de Leishmania tropica. Arch. Soc. Med. e Cir. S. Paulo 1, 8 (1911). Ref. Bull. Inst. Pasteur 1911, 400. — PÉTERFI, T. u. SCH. MOSCHKOWSKI: Mikrurgische Versuche an Leishmania. Arch. Protistenkde 60, 492 (1928). — PETERSEN, O. v.: (a) Ein Fall von Orientbeule mit FINSENscher Phototherapie behandelt. Petersburg. med. Wschr. 27, 49 (1902). (b) Behandlung der Orientbeule (Leishmaniose) mit Salvarsan. Russki Wratsch 1912, Nr 43. Ref. Arch. Schiffs- u. Tropenhyg. 17, 419 (1912). (c) Die Salvarsanbehandlung der Orientbeule (Leishmaniose). Münch. med. Wschr. 1912, Nr 96. — PHOTINOS, G. TH.: (a) Un nouveau traitement du Bouton d'Orient (de Crète) par les injections locales de chlorhydrate d'émétine. Arch. Méd. et Biol. Athènes, März 1919. (b) Die Behandlung der Orientbeule durch lokale Injektionen mit Emetinum hydrochloricum. Dermat. Wschr. 91, 1219 (1930). — PHOTINOS, P. B.: Formes atypiques infiltrées en nappes de Leishmaniose cutanée (Bouton d'Orient). Ann. Dermat., VII. s. 1, 1184 (1930). — PLEHN, H. u. K. MENSE jr.: Die tropischen Hautkrankheiten. Menses Handbuch der Tropenkrankheiten, 3. Aufl., Bd. 2, S. 524. — PLESSIER: Observation d'un cas de leishmaniose cutanée (Bouton d'Orient). Guérison par le stibényl. Bull. Soc. méd. Hôp. Paris 38, No 34, 1609 (1922). — POLAK, J. E.: Die Delhibeule. Wien. med. Presse 9, 378 (1868). — PONCET, A.: Note sur le Clou de Gafsa (Tunise). Ann. Inst. Pasteur Paris 1, 518—524 (1887). — PORTUGAL, H.: Contribución al estudio de la histopatologia de la Leishmaniosis tegumentaria cutanea. 5. Reun. Soc. argent. Pat. Regional del Norte 1, 549 (1929). — POSPELOW, W. A.: Beitrag zur Therapie der Leishmania cutanea. Arch. Schiffs- u. Tropenhyg. 26, H. 7, 202 (1922). — PRESSAT: Paludisme et les Moustiques. Paris: Masson & Co. 1905. — PRUNER: Die Krankheiten des Orients, S. 144. Erlangen 1847. — PULVIRENTI, G.: (a) Sulla presenza del Bottone d'Oriente a Catania. Pathologica 3, 27 (1911). (b) La Leishmaniosi cutanea nelle provincie di Catania e Caltanissetta. Malaria e Mallatie dei paesi caldi 4, 32 (1912). — PUPO, J. DE AGUILAR: Tratamiento de la Leishmaniose la mucosa pelo Eparseno (Amino-arseno-phenol de Pomaret). Brazil méd. 1, 201 (1926).
    RABELLO: Contribuições ào estudo da Leishmaniose tegumentar no Brasil. Ann. brasil. Dermat. 1, No 1/2 (1925). — RAETZ, E.: Tratamiento de la Leishmaniosis por el yodobismutato de quinina. Bol. Inst. Clin. quir. Univ. Buenos Aires 2, 150 (1926). — RAO: A Leishmaniose ulcerosa. São Paulo 1911. — RAVAUT, P.: (a) Deux cas de Bouton d'Orient contractés en Espagne et en France. Premier cas de contagion en France. Bull. Soc. Path. exot. Paris 1920, No 3, 235. (b) Le premier cas de contagion du Bouton d'Orient en France. Presse méd., 27. März 1920, Nr 17. — RAY, J. CH.: Serologische Untersuchungen bei Leishmanien. Arch. Schiffs- u. Tropenhyg. 33, 598 (1924). — RAYNAUD. L.: Bouton d'Orient: La Prat. dermat. Paris 1, 484 (1900). — REBAGLIATI, R.: Etiologia de la Uta. Crón. méd. Lima 31, 169 (1914). — RECKITT, J. D.: Oriental sore. J. Army med. Corps 8, 50 (1907). —

REINHARDT, A.: (a) Der Erreger der Aleppobeule (Orientbeule). Leishmania tropica (WRIGHT). Histologie der Aleppobeule. Z. Hyg. **62**, 49 (1908). (b) Die endemische Beulenkrankheit oder Orientbeule. Dtsch. med. Wschr. **1911**, Nr 34. — REYNAUD, G.: Bouton du Nil ou boutons d'Orient. Ann. Hyg. et Méd. colon. **10**, 44—47 (1907). — REZENDE, M. O. DE: Cura da leishmaniose das mucosas. Ann. Paulistas Med. e Cir. **16**, 135 (1925). — RIEHL, G.: Zur Anatomie und Ätiologie der Orientbeule. Vjschr. Dermat. **18**, 805 (1886). — RIGHI, I.: Per la Leishmaniosi in Sardegna. (Istit. di patol. gen., univ., Sassari.) Sperimentale. **76**, H. 1/3, 87—98 (1922). — RIGLER: Beitrag zur Lehre von der sog. Aleppobeule. Wien. med. Wschr. **4**, 433—439 (1854). — RISA, R. u. MUSTAFA: Der Erreger der Aleppobeule und seine Kultur. Zbl. Bakter. Orig. **62**, 126 (1912). — RISK, E. J. ERSKINE: Treatment of local Leishmaniasis. Brit. med. J. **1921** I, 267. — ROSKIN, GR. u. K. ROMANOWA: Die Kernteilung bei Leishmania tropica. Arch. Protistenkde **60**, 482 (1928). — ROST: (a) Salvarsan bei Framboesia, Lepra und Granuloma venereum. Münch. med. Wschr. **1911**, Nr 21. (b) Further Observation of Leishmania tropica of Oriental sore of Cambay (India). Brit. med. J., 24. Sept. **1910**. — ROUX: Traité pratique des maladies des pays chauds, Tome 3, p. 263. — Row, M. R.: (a) Observations on the development of flagellated organism from the parasite of Oriental sore. Indian med. Gaz., März **1909**, Suppl., 18. (b) Further observations on Leishmania tropica of Oriental sore of Cambay, India. Brit. med. J. **1910**, 2, 867—868; **1911**, 2, 828. — Row, R.: (a) The development of the Parasite of Oriental sore in culture. Quart. J. microsc. Sci. **53**, 747 (1909). (b) Leishmania tropica and the Oriental sore of Cambay. Brit. med. J. **1911** II, 828. (c) Leishmania Donovani and Leishmania tropica. Brit. med. J. **1912** I, 717. (d) The curative value of Leishmania culture ,,vaccine" in Oriental sore. Prelim. note. Brit. med. J. **1912** I, 540. (e) Generalised Leishmaniasis induced in a mouse with the culture of Leishmania tropica of Oriental sore. Bull. Soc. Path exot. Paris **7**, 272 (1914). (f) On some patological observations in experimental Leishmaniasis in mice . . . . . Indian J. med. Res. **12**, 435 (1924). (g) Canine Leishmaniasis in Bombay. Indian med. Gaz. **60**, 317 (1925). — RUSSELL, A.: The natural history of Aleppo and parts. London, ch. 4, Mal of Alep (Cited by Geber), 1756.

SANDWITH, F. M.: ,,Jedda Ulcer" and the non identity of Nile-boils with Oriental sore. Trans. Soc. trop. Med. **1909** II, 142. — SARKAR, S. L.: A case of dermal Leishmaniasis mistaken for Leprosy. Indian med. Gaz. **65**, 572 (1930). — SCANLON, R. W.: A case of naso-pharyngeal Leishmaniasis. Ref. Trop. Dis. Bull. **24**, 644 (1927). — SCHEUBE, B.: (a) ,,Sartenbeule", EULENBURGS Realenzyklopädie der ges. Heilkunde, 3. Aufl., S. 394. 1898. (b) ,,Die Krankheiten der warmen Länder", 3. Aufl., S. 421. Jena 1903. — SCHILLING, V.: Zur Frage der Einschlußkörper. II. Schollenleukocyten im entzündlichen Gewebe der Orientbeule. Arch. Schiffs- u. Tropenhyg. **29**, Beih. 1, 322 (1925). — SCHLIMMER, J.: Die Aleppobeule. Wien. med. Wschr. **1875**, Nr 25, 52, 1140. — SCHMIDT, HANS: Antimon in der neueren Medizin. Arch. Schiffs- u. Tropenhyg. **26**, Nr 1, Beih., 7—68 (1922). — SCHRÖTTER, HERMANN V.: Zur Kenntnis der sog. Orientbeule, Leishmaniasis cutanea. Ges. Ärzte Wien, Sitzg 3. Febr. 1922. Wien. klin. Wschr. **35**, Nr 7, 165—167 (1922); Arch. Schiffs- u. Tropenhyg. **1923**, H. 7, 234. — SCHULGIN, K. J.: Zur Ätiologie des Pendjehgeschwürs. Russki Wratsch **1902**, Nr 32 u. 33 (1902). Ref. Zbl. Chir. **1902**, Nr 41. 1062. (b) Treatment of oriental ulcer. Voyenno med. J. St. Petersburg 11 med. spec. pt., **1904**, Nr 8, 736. — SCHWENNINGER, E. u. F. BUZZI: Über endemische Beulen. Charité-Ann. **14**, 718 (1889). — SERGENT, ED. et ET. SERGENT: Sur un culicide nouveau très commun à Biskra (Grabhamia subtilis). C. r. Soc. Biol. Paris **58**, 673 (1905). — SERGENT, ED. et ET., G. LEMAIRE et G. SENEVET: Insecte transmetteur et réservoir de virus de Clou de Biskra. Hypothèse et expériences préliminaires. Bull. Soc. Path. exot. Paris **1914**, No 7, 577. — SERGENT, ED. et ET., L. PARROT, A. DONATIEN et M. BÉGUET: Transmission du Clou de Biskra par le phlébotome. (Phlebotomus papatasi Scop.) C. r. Acad. Sci. Paris **173**, No 21, 1030—1032 (1921). — SERGENT, ED., E. GUEIDON, A. BOUGUET et A. CATANEI: Existence de la Leishmaniose cutanée chez le chien dans une localitée du Tell algérien . . . Bull. Soc. Path. exot. Paris **17**, 360 (1924). — SERIZIAT: Etude sur l'oasis de Biskara, 2. édit., p. 112. Paris 1875. — SERROTTI (Neapel): Un nuov. cas d. boubas brasiliano mal. d. Breda con localizzazione al labbro sup., alla narice destra ed al cavo orale. Giorn. ital. Mal. vener. Pelle **1920**. — SHARP, N. A. D.: Oriental sore in Nigeria. Trans. roy. Soc. trop. Med. **18**, 108 (1924). — SILVA, F. e E. ARAUJO, DE: Leishmaniose experimental. Brasil méd. **44**, 997 (1930). DA SILVA, PIRAJÀ: La Leishmaniose cutanée à Bahia. Rev. méd. São Paulo **1913**, No 14. Ref. Arch. Schiffs- u. Tropenhyg. **17**, 190 (1913). — DA SILVAIRA, R.: Frequencia e distribução da Leishmaniose em São Paulo. Brazil méd. **1920**, 200. — SINDERSON, H. C.: (a) Emetine hydrochloride in the treatment of Oriental sore. Trans. roy. Soc. trop. Med. **18**, 108 (1924). (b) Emetine hydrochl. in the treatment of Oriental sore. Trans. roy. Soc. trop. Med. **19**, 232 (1925). — SINTON, J.: (a) The treatment of cutaneous Leishmaniasis with intravenous injections of Tartar Emeticus. Indian med. Gaz. **1917**, 239. (b) Notes on Oriental sore in Russian Turkestan and the results of treatment with injections of Tartar emetic solution. Ann. trop. Med. **1921**, Nr 2. (c) Notes on some species on the genus phlebotomus. Part. XII.

Indian J. med. Res. 12, 789 (1925). — SIVIA, F.: Leishmanioses des organes génitaux. Ann. Dermat. 10, 965 (1929). — SMITH: Edinburgh med. J. 1840. — SMITH, D. KING: Oriental sore. Report of 4 cases. Arch. of Dermat. 5, 69—72 (1922). — SMITH, HENRY: Oriental sore. Indian med. Gaz. 36, 338 (1901). — SOURIER: Du Bouton de Biskara ou des Zibans. Gaz. med. Algérie 4, 39 (1857). — SOUZA DE ARAUJO, J.: (a) Consideraçòes sobre o Botão endemico dos paizes quentes, particularmente na Bahia. Thesis Fac. Med. a. Pharm. Bahia 1895, 152. (b) Betrachtungen über die endemischen Beulen in den heißen Ländern, speziell in Bahia. Ref. Mh. Dermat. 12, 592 (1896). — SPLEN-DORE, A.: (a) Buba-Blastomicosi-Leishmaniosi (Nota sopra alcune affecioni framboesiche osservate nel Brasile). Policlinico 118 (1911). (b) Arch. Schiffs- u. Tropenhyg. 15, 105 (1911). (c) Leishmaniosi con localizzatione nella cavità mucosa (una forma clinica). Bull. Soc. Path. exot. Paris 5, 411 (1912). — SSUSKI: Kurze Bemerkungen über Pendhe-geschwüre. Wratsch (russ.) 1885, Nr 9. — STANCANELLI, P.: Un caso di triplice bottone di oriente al volte, de cui due dovuti probabilmente a metastasi per via limfatica. Giorn. ital. Mal. vener. Pelle 1923, H. 1, 37. — STÉVENEL: Les cro-cro de la région de Zinder et leur identification avec l'ulcère phagédénique des pays chauds et le Bouton d'Orient. Bull. Soc. Path. exot. Paris 4, 180 (1911). — STÉVENEL, LÉON: Présence à la Martinique d'ulcé-rations de la peau dues à Leishmania americana. Bull. Soc. Path. exot. Paris 10, 379 (1917). — STRONG, R. P.: (a) A Study of some tropical ulcerations of the skin with parti-cular reference to their etiology. Philippine J. Sci. 1, Nr 1 (1906). (b) Investigations upon flagellate infections. Amer. J. trop. Med. 4, 345 (1924). — STRONG, R. P., E. E. TYZZER, C. T. BRUES, A. W. SELLARDS and GASTIABURU: Verruga peruviana, Oroya fever and Uta. J. amer. med. Assoc. 61, 1713 (1913). — SUSU, B. J.: Espundia in the Anglo-Egyptian Sudan. J. trop. Med. 20, 146 (1917).

TALAAT, A.: Die Behandlung der Orientbeule mit 661 und 471. Dermat. Wschr. 86, 262 (1928). — TAMAYO: La Uta en el Peru. Lima 1908 y Panameric. Congr. Santiago de Chile 1908. — TEJERA, E.: La Leishmaniose américaine en Venezuela. Bull. Soc. Path. exot. Paris 1920, 238. — THEODORE, J. H.: Note on a case of Dermal-Leishmanoid from Madras . . . Indian med. Gaz. 65, 508 (1930). — THOLOZAN: Bull. Acad. Méd. 31, 333 (1886). — THOMSON, D. B. et A. BALFOUR: (a) Leishmaniose cutanée en Egypte. Bull. Soc. Path. exot. Paris 1909, 8. (b) Two cases of on-ulcerating Oriental sore better termed Leishman Nodules. Trans. roy. Soc. trop. Med. Lond. 3, 107—128 (1909/10). — TIMPANO, P.: Casi di Bottone d'Oriente a Bova Marittima (Reggio Calabria). Malaria e Malattie dei paesi caldi 2, No 1, 15 (1911). — TKESCHELASCHWILI, K. u. TSCHILINGAROFF: Leishmaniosis cutanea in Georgien. Nachr. trop. Med. Georgien 2, 327 (1929). — TORRADEMÉ: Vorkommen der Aleppobeule im Distrikt von Tordosa. Ref. Arch. Schiffs- u. Tropenhyg. 31, 297 (1927). — TORRES, O.: (a) Observação de un caso de Leishmaniose destruidora. Brazil méd. 1917, No 18, 151. (b) A case of multiple lesions in Leishmaniasis. New Orleans med. J. 73, 64 (1920). — TOWNSEND, CH. T.: The insect vector of Utah, a Peruvian disease. J. of Parasitol. 2, 67 (1915). — TRABAUD, J., A. PANAYOTATOU, CHEVALIER et EL KHANI: Le bouton d'Orient. Rev. Méd. trop. 22, 209 (1930). — TSCHEREPNIN: Die Hautkrankheiten der Sarten. Petersburg. med. Wschr. 2 1876. — TSCHUDI: Österr. med. Wschr. 1846, 509

UNDIURMINSKIJ, A. I.: Penjdeh button and its treatment by BIERs method. Vrač. Gaz. (russ.) 14, 725—729 (1907). — UNNA, P. G.: Histopathologie der Hautkrankheiten, S. 472. Berlin 1894. — D'UTRA et SILVA: Sobre a Leishmaniose tegumentar e seu trata-mento. Mem. Inst. Cruz 7, 489 (1915).

VARMA, R. L.: Berberine sulphate in oriental sore. Indian med. Gaz. 62, 84 (1927). — VELEZ: Uta et Espundia. Bull. Soc. Path. exot. Paris 6, 545 (1913). — VERROTTI: Histo-logische, bakteriologische und experimentelle Untersuchungen bei 3 Fällen von Boubas brasiliana. Gazz. internaz. Sci. med. 1911, H. 7. — VIANNA: Leishmania brasiliense als Parasit glatter Muskelfasern. Mem. Inst. Cruz (port.) 6, H. 1 (1914). — VIANNA, C.: Über durch Leishmania verursachte Hautgeschwüre. Ann. Paulistas Med. e Cir. 1914, No 6. — VIANNA, C. and MACHADO: Report of two cases of muco-cutaneous Leishmaniosis treated with intravenous Tartar emetic. Biol. Soc. braz. Dermat. 2, 17 (1913). — VIDAL: Du Bouton de Briska. Semaine méd., 6. April 1888. — VIGNAT: Bouton de Biskra ulcéré guéri par une seule cautérisation à l'air chaud. Presse méd. 1914, No 33. — VIGNE, P.: Leishmaniose cutanée. Marseille méd. 60, 795 (1923). — VIGNE, P. et A. FOURNIER: Le traitement du Bouton d'Orient. Rev. prat. Mal. Pays chauds 8, 412 (1928). — VIGNE, P. et E. PRINGAULT: (a) Gomme sous-cutanée à Leishmaniasis. Bull. Soc. franç. Dermat. 1923, 99. (b) Traite-ment de la Leishmaniose cutanée par l'iodobismutate de quinine. Marseille méd. 10, 788 (1923). (c) Étude histologique et localisation des parasites. Bouton d'orient. Ann. de Dermat. 5, 212 (1924). — VISENTINI, A.: Una carta geografica della distribuzione della Leishmaniose in Italia (Kala-azar e Bottone d'Oriente). Malaria e Malattie dei paesi caldi Anno 2, p. 2. 1911. — VOLNEY: Voyage en Syrie et en Egypte, Tome 2, p. 140. Paris 1787.—VORTISCH, VAN VLOTEN, H., HOYÜN (Kantonprovinz): Vgl. ärztliche Erfahrungen in West-afrika und China. Arch. Schiffs- u. Tropenhyg. 13, 5153—5157 (1909).

WAGENER, E. H.: A skin reaction of Leishmania tropica and Leishmania infantum. Univ. California Publ. Zool. **20**, Nr 22, 477 (1923). — WAGENER, E. H. and D. A. KOCH: The biological relationship of Leishmania and certain Herpetomonads. Univ. California Publ. Zool. **28**, 365 (1926). — WALZBERG: Zur chirurgischen Behandlung der Aleppobeule. Arch. klin. Chir. **66**, 730 (1902). — WARMA, I. D.: Oriental sore. Indian med. Gaz. **66**, 383 (1931). — WEBER, M.: Etudes sur le Clou de Biskra. Rec. Mil. méd., Jan., Febr. **1896.** — WEISS: Die Espundia. Arch. Schiffs- u. Tropenhyg. **31**, 311 (1927). — WELITSCHKIN, P.: „Pendhegeschwüre". Wratsch (russ.) **1886**, Nr 96. — WENYON, C. M.: (a) Report on six-monthswork of the expedition to Bagdad on the subject of Oriental sore. J. trop. Med. **14**, 103 (1911). (b) Oriental sore in Bagdad etc. Parasitology **4**, 273 (1911). (c) A supposed peculiarity to the structure of the Leishmania from skin lesions in South America. J. trop. Med., 1. Juli **1912**, 193. (d) Dermal Leishmaniasis from South America. J. trop. Med. **1912**, 284 und J. Lond. School trop. Med. **1** (Juli). (e) Note on the occurrence of Herpetomonas in the Phlebotomus of Aleppo. J. Lond. School trop. Med. **1**, 98 (1912). (f) Demonstration on a simple culture medium for leptospira and protozoa. Trans. roy. Soc. trop. Med. Lond. **15**, 153 (1921). — WERNER, H.: Über Orientbeule aus Rio de Janeiro mit ungewöhnlicher Beteiligung des Lymphgefäßsystems. Arch. Schiffs- u. Tropenhyg. **15**, 581 (1911). — WERNICH: „Sartenkrankheit". EULENBURGS Realenzyklopädie d. ges. Heilkunde, 2. Aufl., Bd. 17, S. 326. 1899. — WILLEMIN, A.: Mémoire sur le Bouton d'Alep. Gaz. med. Paris, III. s. **1854**, 200, 228, 252. — WILSON, F. P. and J. F. D. SHREWSBURY: A report on a case of Espundia. Brit. J. Dermat. **38**, 231 (1926). — WRIGHT: Protozoa in a case of tropical ulcer (Delhi sore). J. med. Res. **10**, 472 (1903). — WRIGHT, J. H.: Protozoa in case of Tropical ulcer (Aleppo boil). J. of cutan. vener. Dis., **22**. Jan. 1904, 1—9.

YAKIMOFF, W. L. et N. F. SCHOCKOW: Leishmaniose cutanée en Turkestan russe. Sitzber. Reunion biol. de Petrograd. Presse méd., Jan. **1915**, No 11, 88 u. C. r. Soc. biol. (Paris) **78**, 107 (1915).

ZACHARIADIS: Sur le Bouton de Crète. Congr. Méd. Grecs 1882. Constantinopel **1883** I, 106. — ZIEMANN, H. u. A. WAEGNER: Über einen bemerkenswerten Fall von Hautleishmaniosis aus Ostafrika. Arch. Schiffs- u. Tropenhyg. **34**, 345 (1930). — ZIMPEL, F.: Die Beule von Aleppo. Jena. Ann. Physiol. u. Med. **1849**, 8. — ZUBOFF, A. M.: Experimental treatment of the PENDINSKI ulcer with methylviolet. Vrač. (russ.) **13**, 980—983 (1892).

Exantheme und andere Hauterscheinungen bei exotischen Krankheiten.

Von

MARTIN MAYER-Hamburg.

Mit 19 Abbildungen.

Bei einer Reihe exotischer, insbesondere tropischer Erkrankungen kommt es auch zu krankhaften Erscheinungen seitens der Haut, die oft zu differential-diagnostischen Schwierigkeiten führen.

Bei manchen dieser Krankheiten bilden diese Hauterscheinungen ganz typische, zum Krankheitsbild gehörige Formen.

Im folgenden sollen die Krankheiten nach den Erregern gruppiert besprochen werden.

A. Durch Protozoen verursachte exotische Krankheiten.

I. Hauterscheinungen bei afrikanischer Schlafkrankheit (Trypanosomiasis des Menschen).

Definition und Verbreitung. Die afrikanische Schlafkrankheit ist eine durch Flagellaten, Trypanosoma gambiense und rhodesiense verursachte Infektionskrankheit.

Die Krankheit ist in ihrem Vorkommen auf tropische Gebiete Afrikas beschränkt. Sie zieht sich von der Westküste her, den großen Flußläufen und ihren Nebenflüssen folgend über die großen Seengebiete bis nach Ostafrika. Im Norden bilden etwa der Senegal und obere Nil die Grenze, im Süden Nordrhodesia und das Gebiet des Rovuma. Im Golf von Guinea sind auch Inseln betroffen, insbesondere Fernando Po.

Klinisch äußert sich die Krankheit als fieberhafte Erkrankung, wobei anfangs oft nur vorübergehend, später konstant Fieber besteht. Drüsenschwellungen, flüchtige Erytheme und Ödeme, später Kachexie und Störungen des Nervensystems, insbesondere Paresen, Somnolenz, Psychosen sind charakteristische Erscheinungen. Der Verlauf schwankt zwischen mehreren Monaten, bis Jahren. Fast alle Fälle enden, wenn unbehandelt, tödlich. Es werden nicht nur Eingeborene, sondern auch alle anderen Rassen befallen.

Die **Erreger,** Trypanosoma gambiense und rhodesiense — letzterer der Erreger der virulenteren Form —, sind zweikernige Flagellaten. Sie schmarotzen in Blut, Drüsensaft, serösen Ergüssen, später auch in der Lumbalflüssigkeit.

Die **Übertragung** geschieht durch Tsetsefliegen. Diese kommen nur im tropischen Afrika vor. Der Hauptüberträger, Glossina palpalis, hält sich nur in der Nähe von Gewässern (Fluß- und Seeufer) auf; so deckt sich das

Verbreitungsgebiet der Krankheit streng mit demjenigen dieser Fliege. Die virulentere Form, verursacht durch Trypanosoma rhodesiense, wird durch eine weniger anspruchsvolle Tsetsefliege, Glossina morsitans, übertragen, die auch ein Hauptüberträger tierpathogener, afrikanischer Trypanosomen ist.

Hauterscheinungen

bei der afrikanischen Schlafkrankheit sind: Primäraffekt, Exantheme und Ödeme.

1. **Der Primäraffekt.** Während lange Zeit angenommen wurde, daß die Eintrittspforte des Erregers, nämlich die Stichstelle der Glossina reaktionslos bliebe, sind doch jetzt bei Europäern wiederholt Beobachtungen gemacht, die für das Entstehen eines „Primäraffekts" eines „*Trypanosomenschankers*" sprechen.

Bereits 1903 hatte MANSON bei dem ersten Fall eines Europäers angegeben, daß die Stichstelle sich entzündet habe, später wurden wiederholt solche Beobachtungen gemacht, so von MANSON u. DANIELS, MARTIN u. LEBOEUF, HECKENROTH, RINGENBACH, GRAF, HANSCHELL, NEWHAM, MANSON-BAHR.

Bei Farbigen wird die Eintrittsstelle der Erreger zumeist übersehen, so daß eben dies die spärlichen Beobachtungen erklärt.

MARTIN u. LEBOEUF beobachteten Primärerscheinungen bei mehreren Fällen und beschrieben sie als Pseudofurunkel ohne Kopf, oder kleine Geschwülste oder rotviolette erhabene Flecken. Sie waren von Fieber begleitet und oft schmerzhaft. Sie saßen an den Stichstellen in Nacken, Knie, Hüfte, Hals.

RINGENBACH fand einen ähnlichen Primäraffekt und wandte (1913) zum erstenmal die Bezeichnung „Trypanosomenschanker" an. Er sah noch nach seinem Verschwinden 3 Wochen lang einen rötlichen Flecken bestehen.

GRAF beschrieb folgendes: Er wurde wegen eines Furunkels im Gesicht zu einem Europäer in Kamerun berufen. Es handelte sich um eine runde, entzündete Stelle, etwa 3 cm im Durchmesser, in der Mitte war ein roter Fleck (etwa 1 cm im Durchmesser), um diesen herum ein wachsfarbener, etwa $^3/_4$ cm breiter Kranz, der den Eindruck von ineinandergelaufenen Bläschen gab, und um diesen herum war wiederum ein roter Kranz. Die umliegenden Gewebe waren geschwollen. Die Stelle selbst fühlte sich hart an, wie etwa ein in den Geweben liegender Knopf. Zwei Tage vorher hatte die Stelle als kleiner Pickel begonnen.

Ein zweiter Fall von GRAF zeigte 3 Tage nach dem Glossinastich eine ähnliche Geschwulst, die dann langsam zurückging. Im ersteren Fall wurden zahlreiche Trypanosomen in der entzündeten Stelle festgestellt.

Dr. DAVID beobachtete bei sich selbst als erstes Zeichen einen roten indurierten Knoten am Hals, dem bald Schwellung der regionären Lymphdrüsen folgte.

Mir selbst gab erst kürzlich ein Europäer, bei dem ich frische Schlafkrankheit feststellte, an, daß er drei Wochen vorher am Vorderarm eine etwa fünfmarkstückgroße Rötung und Schwellung beobachtet habe, die er auf einen Insektenstich zurückführte; damals trat auch für 2 Tage Fieber auf.

Experimentell konnten derartige Trypanosomenschanker zuerst von STARGARDT und STÜHMER erzeugt werden bei der Infektion des Kaninchens mit Trypanosoma brucei (Naganakrankheit). REICHENOW glaubt, daß diese Schanker dadurch entstehen, daß beim Stich der Tsetsefliege Trypanosomen in die Lymphspalten der Gewebe gelangen; in diesen Fällen träte wohl auch die von SCHUBERG u. BÖING beobachtete primäre Lymphinfektion und zunächst also solche der benachbarten Lymphdrüsen auf.

2. **Exantheme.** Schon in den ersten Wochen nach der Infektion treten als charakteristisches Zeichen der menschlichen Trypanosomiasis nach Beobachtungen bei weißer Rasse Exantheme in Form flüchtiger *Erytheme* auf.

Es handelt sich um circinäre Erytheme von rundlicher, bogenförmiger oder guirlandenförmiger Form. Ihr Lieblingssitz sind Brust, Rücken, Gesäß, Oberarme und Unterschenkel, seltener das Gesicht. Bei Abkühlung treten die Flecken deutlicher zutage; Ringenbach sah dies auch nach Erwärmen und Schwitzen.

Das Charakteristische dieser Erytheme, für die Martin u. Leboeuf zuerst die Bezeichnung als *Trypanide* vorgeschlagen haben, ist ihre flüchtige Natur.

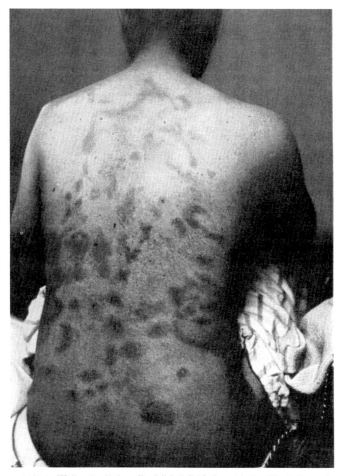

Abb. 1. Weitverbreiteter „Rash" bei Schlafkrankheit. (Nach Owen.)

Sie können wenige Tage, bis zu 2—3 Wochen, an der gleichen Stelle bestehen bleiben, um dann völlig zu verschwinden, oder an anderen Stellen wieder auf-zutreten. Namentlich bei Frühfällen sah ich sie oft nur 2—3 Tage an der gleichen Stelle. Kurz vor dem Verschwinden wird meist das Zentrum blasser, während ein geröteter Ring es noch umgibt.

Gewöhnlich sind die Erytheme auch leicht über die Hautoberfläche erhaben, infiltriert.

Die Erytheme gehören der Frühperiode an; so sah Graf solche schon 8 Tage nach dem Stich auftreten. Sie können aber auch noch bei vorgeschrittenen

Fällen — unabhängig von Ödemen — immer wieder erscheinen. Selbst im Endstadium mit schwerer Schlafsucht sah ich solche flüchtige Ödeme an Bein und Brust auftreten.

OWEN sah in einem Fall einen weitverbreiteten „Rash", der während viermonatiger Beobachtung häufig verschwand und wiederkehrte. Er bestand aus kompletten oder inkompletten Ringen und infiltrierten Flecken (s. Abb. 1). Auch BLACKLOCK u. YORKE bilden ein ausgedehntes circinäres Exanthem auf Brust und Bauch ab (in BYAM-ARCHIBALD: The Practice of Medicine in the Tropics).

Im Bereich der Flecken besteht oft ein heftiger Juckreiz, in anderen Fällen bleiben sie fast unbemerkt. MASTERS sah auch sehr starke Hyperästhesie bei Berühren mit der Nadelspitze.

Im Bereich solcher Flecken entnommenes Blut enthielt in einem Fall von NATTAN-LARRIER u. TANON mehr Trypanosomen als das Fingerblut.

Bei Farbigen sahen THIROUX und zahlreiche andere Beobachter niemals solche Flecken.

Bei Weißen beschrieb MASTERS außer diesen Erythemen noch eine *blaue, gemaserte* Verfärbung des Abdomens, die später auch auf Nacken, Gesäß. Schenkel und Oberarme übergehen könne. Durch Druck mit dem Daumen sollen diese Flecken erst deutlich werden; sie bleiben persistierend. MASTERS betont ausdrücklich, daß sie mit dem Erythem nichts gemein hätten.

Außer diesen Erkrankungen beschrieben THIROUX u. D'ANFREVILLE bei Farbigen noch *kleinpapulöse Läsionen*, Papeln in Plaqueform und ulcerierte Papeln. Auch Blaseneruptionen, bald lokalisiert, bald generalisiert, wollen sie gesehen haben.

Auch bei Europäern ist manchmal, außer Pruritus, ein kleinpapulöses Exanthem beschrieben worden.

Ob diese letztbeschriebenen Erscheinungen überhaupt zum Bilde der Schlafkrankheit gehören, ist sehr fraglich.

Therapie der Exantheme. Alle Mittel, die imstande sind, spezifisch heilend auf die Trypanosomiasis des Menschen zu wirken, bringen auch die Hauterytheme stets rasch zum Verschwinden. Genannt seien von solchen Atoxyl, Germanin, Antimonpräparate. Die Wirkung ist oft eine sehr schnelle. DARRÉ wies darauf hin, daß man sogar von dem Einfluß auf die Exantheme auf die Wirksamkeit des betreffenden Präparats im einzelnen Falle schließen könne. Wenn z. B. Atoxyl sie nicht rasch zum Verschwinden bringe, sei es in dem betreffenden Fall wirkungslos und durch andere Mittel zu ersetzen.

Pathologie und pathologische Anatomie der Erytheme.

MOTT hat die Hypothese aufgestellt, daß die Erytheme durch eine Reizung der neurotrophischen Zentren in den Spinalganglien zustande kommen. Ein rein anatomischer Beweis hierfür wurde nicht erbracht. MOTT nahm ferner an, daß die kleinzellige perivasculäre Infiltration in jedem Bindegewebe auftreten könne und nicht nur auf das Gehirn beschränkt sei. DARRÉ glaubte, daß sie durch direkte Wirkung der Trypanosomen auf die Haut entstehen und eine entzündliche Hautreaktion durch die Gegenwart der Trypanosomen selbst oder giftige Produkte dieser darstellen. Er begründet dies damit, daß die Erytheme bereits zu Beginn der Erkrankung auftreten und daß sie auf Behandlung verschwinden, auch wenn die nervösen Symptome fortschreiten, daß man ferner bisweilen in den Erythemen Parasiten finden könne, an anderen Stellen der Haut aber nicht. Er sah in einem Fall nach einer Brechweinsteininjektion zugleich mit Fieber ein Stärkerwerden der vorhandenen Erytheme und Schwinden dieser Lokalreaktion mit dem Fieber nach 12 Stunden. Da man aber das Fieber allgemein auf eine Trypanolyse zurückführe, müsse dies bei den Ödemen gleichfalls der Fall sein.

Mikroskopisch wurde nach Biopsie von Hautstücken und nach dem Tode von DARRÉ u. GÉRY die pathologische Anatomie genauer studiert.

Bei der histologischen Untersuchung von Fällen von Trypanosomiasis mit erythemartigen Hauterscheinungen fand DARRÉ Veränderungen in der Cutis,

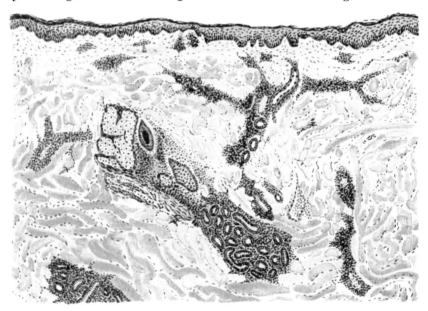

Abb. 2. Schnitt durch Erythem bei Schlafkrankheit. (Nach GÉRY.)

die eine gewisse Ähnlichkeit mit Syphiliden aufwiesen: Ödem und Gefäßerweiterung, besonders in den tieferen Schichten, Zellinfiltration in perivasculärer Anordnung und um die Hautdrüsen, bestehend aus lymphocytären Zellen, mononucleären Leukocyten, wenig Plasmazellen, zuweilen Eosinophilen (keine Makrophagen). Im Gegensatz zu syphilitischen Prozessen ist keine ausgesprochene Endovascularitis mit Neigung zu Gefäßobliteration zu beobachten. Auch die Reaktion von seiten des Bindegewebes ist verhältnismäßig gering und das Zellinfiltrat unterscheidet sich von dem bei syphilitischen Prozessen durch die geringere Anzahl von Plasmazellen und häufigeres Auftreten von polymorphkernigen Zellen. Die entzündlichen Vorgänge sind infolge der Unterschiede in der Art der Toxinwirkung beider Erreger bei syphilitischen Läsionen von schwererem Charakter und unterscheiden sich trotz gewisser Übereinstimmungen durch bestimmte Merkmale.

Literatur.

Die afrikanische Schlafkrankheit (Trypanosomiasis des Menschen).

DARRÉ, H. et L. GÉRY: Etude anatomo-pathologique des érythèmes trypanosomiasiques. Bull. Soc. Path. exot. Paris 3, 728 (1910). — DAVID, J.: Observation de Trypanose humaine. Ann. Soc. belge Méd. trop. 2, 227 (1922). — GÉRY, L. R.: Les Phénomènes cutanés au cours de la Trypanosomiase humaine en partic. dans la race blanche. Diss. Paris 1910. — GRAF: Beitrag zur Pathologie des Glossina palpalis-Stichs und der Inkubationszeit bei Schlafkrankheit. Arch. Schiffs- u. Tropenhyg. 33, 219 (1929).

HANSCHELL, H. M. and H. B. NEWHAM: The initial lesion of sleeping sickness. Lancet 1929, 1170. — HECKENROTH, F.: Réactions locales de debut dans un nouveau cas de trypanosomiase humaine chez l'Européen. Bull. Soc. Path. exot. Paris 6, 267 (1913).
LAVERAN, A. et F. MESNIL: Trypanosomes et Trypanosomiases, 2. Aufl. Paris: Masson & Co. 1912.
MANSON, P.: (a) A case of trypanosoma in a European. J. trop. Med. 6, 388 (1903). (b) Trypanosomiasis on the Congo. Brit. med. J. 1903 I, 720. — MANTEUFEL, P. u. M. TAUTE: Trypanosen des Menschen. Kolle-Kraus-Uhlenhuths Handbuch der pathogenen Mikroorganismen, Bd. 7, S. 1139. 1930. — MARTIN, G. u. LEBOEUF: Periode d'incubation dans la maladie du sommeil. Inflamations locales à la suite de piqûres de Glossines infectées. Bull. Soc. Path. exot. Paris 1, 402 (1908). — MARTIN, G., LEBOEUF u. ROUBEAUD: La Maladie du sommeil au Congo français. Paris: Masson & Co. 1909. — MARTIN, L. et DARRÉ: Trypanosomiase chez les blancs. Bull. Soc. Path. exot. Paris 1, 574 (1908). — MASTERS, W. E.: The symptomatology and treatment of humain Trypanosomiasis in the Lusanga Area. J. trop. Med. 21, 13 (1918). — MOTT, FR. W.: Histological observations on sleeping sickness. Rep. sleeping sickness commission 1906, Nr 7.
NATTAN-LARIER, L. et TANON: Valeur des exanthemes dans la fièvre trypanosomiasique. C. r. Soc. Biol. Paris 1906, 1065.
OWEN, D. V.: Clinical Notes I. Trypanosomiasis. Ann. trop. Med. 22, 47 (1928).
REICHENOW, E.: Untersuchungen über das Verhalten von Trypanosoma gambiense im menschlichen Körper. Z. Hyg. 94, 266 (1921). — RINGENBACH, J.: Sur un cas de Maladie du sommeil chez l'Européen avec phénomènes cutanés particuliers. Bull. Soc. Path. exot. Paris 6, 628 (1913).
SCHUBERG, H. u. W. BÖING: Über den Weg der Infektion bei Trypanosomenerkrankungen. Arb. ksl. Gesdh.amt 57, 785 (1926). — STARGARDT, K.: Syphilis und Trypanosomiasis. Dermat. Wschr. 58, 112 (1914). — STÜHMER, A.: Über lokale (primäre) Krankheitserscheinungen bei der Naganaerkrankung des Kaninchens. Z. Immun.forschg 24, 315 (1916).
THIROUX, A.: Les lésions cutanées dans la trypanosomiasc humaine. Bull Soc. Path. exot. Paris 2, 532 (1909). — THIROUX, A. et D'ANFREVILLE, L. DE LA SALLE: Sleeping sickness in Senegal. Ref. Sleeping sickness. Bull. Lond. 3, 202 (1911). Paris: Baillière & Fils 1911.

II. Hauterscheinungen bei Kala-Azar
(tropische Splenomegalie, Leishmaniasis interna).

Definition. Kala-Azar ist eine akut oder chronisch verlaufende fieberhafte Erkrankung, deren Charakteristica ein starker Milztumor, ferner Leberschwellung, Blutungen der Haut und Schleimhäute, sowie gangränöse und dysenterische Prozesse sind.

Verbreitung. Die Krankheit hat einen Hauptherd in Britisch-Indien, besonders in den Gebieten von Assam, Bengalen, Madras, wo sie vornehmlich Erwachsene befällt. In Asien kommt sie ferner u. a. im Kaukasus, Transkaukasien, Turkestan, Mesopotamien, Arabien, Kleinasien vor. Ein weiterer Herd, der vor allem Erkrankungen bei Kindern betrifft, herrscht im Mittelmeergebiet, wo die Küstenländer und Inseln betroffen werden —, so Spanien, Portugal, Südfrankreich, Italien, Balkanhalbinsel, zahlreiche Mittelmeerinseln, Nordafrika.

Klinik. Die Krankheit verursacht ein chronisches Fieber von remittierendem Charakter, später kommt es zu enormer Milzschwellung unter zunehmender Kachexie. Dabei besteht Neigung zu Blutungen der Haut und Schleimhäute. Das Blut zeigt eine ganz erhebliche Leukopenie. Ohne Behandlung endet ein großer Teil der Fälle tödlich, wobei kurz vor dem Tode schwere gangränöse Prozesse auftreten können.

Ätiologie. Der Erreger Leishmania donovani (Synonym: Leishmania infantum für die Mittelmeerform) gleicht morphologisch fast völlig dem Erreger der Orientbeule, Leishmania tropica. Es sind kleine, 2—4 μ große, rundlich bis ovale Parasiten, die zweikernig sind und in Kulturen zu Flagellaten vom Typus Leptomonas auswachsen (Näheres s. unter Hautleishmaniose S. 132).

Die **Übertragung** geschieht nach neueren Befunden in Indien fast sicher durch *Phlebotomen*, und zwar durch Phlebotomus argentipes.

Die *Hauterscheinungen* bei Kala-Azar betreffen: eine Verfärbung der Haut, Hämorrhagien und Gangrän, und ein charakteristisches Exanthem, das Post-Kala-Azar-Hautleishmanoid.

A. Die Hautverfärbung bei Kala-Azar.

Der Name Kala-Azar bedeutet schwarzes Fieber und soll von einer schwärzlichen Pigmentierung der Haut seinen Namen haben. Nach Napier nimmt die natürliche Pigmentierung der Haut der Stirn, Schläfen und Umgebung des Mundes bei der Erkrankung von Dunkelhäutigen zu. Besonders deutlich wird dies bei der Blutlosigkeit der weniger pigmentierten Teile des Gesichts. Nach Brahmachari ist es besonders im letzten Krankheitstadium deutlich. Er schildert das Aussehen der Haut im allgemeinen als gespanntes, glänzendes, erdfarbenes Aussehen. Napier gibt an, daß bei reinblütigen Europäern die Pseudopigmentierung nicht sichtbar sei, wohl aber bei dunklen Anglo-Indern. Ich selbst kann die Veränderung der Haut sowohl bei dunkelfarbigen, wie bei Europäern bestätigen. Bei 2 Deutschen im vorgeschrittenen Stadium hatte sie ein fahles graues, tonfarbenes Aussehen und war trocken und glanzlos; bei Kindern in Transkaukasien war das gleiche zu sehen; bei fortschreitender Genesung kehrte der natürliche Glanz bald wieder.

Napier nimmt an, daß diese Hautveränderung durch gesteigerte Aktivität der Melanoblasten möglicherweise verursacht sein könne, daß aber bestimmt ein stärkeres Hervortreten des natürlichen Pigments, verursacht durch die Trockenheit der Haut, eine Hauptrolle spiele.

B. Hämorrhagien.

Im Verlauf der Kala-Azar kommt es bei vielen Fällen zu Hämorrhagien der Haut und Schleimhäute; insbesondere bei vorgeschrittenen Fällen sind solche zu erwarten.

Auf der *Haut* handelt es sich bald um feine punktförmige Blutungen, in Gestalt einer Purpura, bald um größere Blutextravasate. Besonders am Rumpf sind sie oft deutlich. Sowohl bei Kala-Azar der Erwachsenen wie der Kinder kommen diese Blutungen vor, doch scheint die Neigung dazu regionär sehr verschieden. So sah ich in Aserbeidschan bei einer Reihe von Kindern solche, und es wurde dort als allgemein auftretendes Symptom bezeichnet. In einem nur wenige Eisenbahnstunden entfernten Kala-Azar-Herd Georgiens fehlten sie und sollen gewöhnlich nicht beobachtet werden.

Die *Schleimhautblutungen* können alle Schleimhäute betreffen; so sind solche der Nase, des Mundes und der Genitalien nicht selten.

C. Andere Hautausschläge.

Ulcerationen sind bei vorgeschrittenen Fällen nicht selten. Christophers sah sie besonders häufig in der Nähe von Knien und Ellbogen; sie maßen 2 bis 10 mm im Durchmesser und zeigten verdickte Ränder. Sie schienen durch Ulceration von Papeln zu entstehen. Christophers fand Leishmanien in ihnen. Auch größere Ulcerationen, besonders an den Beinen, kommen vor.

Eine *papulöse* Eruption sah Christophers gleichfalls nicht selten, besonders an Oberschenkeln und Scrotum, seltener an Rumpf, Armen und Nacken. Einzelne Papeln ulcerierten später. Christophers selbst nahm nicht sicher an, daß diese Eruption spezifisch sei, obwohl er Parasiten in solchen Papeln fand. (Neuerdings sind auch an unveränderten Hautstellen häufig Parasiten gefunden worden.)

Gangränöse Geschwüre kommen auch im Endstadium häufig vor. Am häufigsten ist Gangrän der Mundschleimhaut, das Cancrum oris der Engländer, das klinisch völlig dem Hospitalbrand (Noma) gleicht, doch werden auch hierbei manchmal Leishmanien gefunden (GABBI). Auch Gangrän des Anus und der Vulva sind beobachtet. Ausgedehntes Hautgangrän ist wohl meist sekundärer Natur.

D. Das Post-Kala-Azar-Hautleishmanoid.
(Synonym: Post-Kala-Azar-Dermal-Leishmaniasis.)

Im Jahre 1922 berichtete BRAHMACHARI aus Indien über einen Fall, der über den ganzen Körper zerstreute Hautknoten aufwies, in denen Leishmanien nachgewiesen werden konnten. Es stellte sich heraus, daß der Betroffene 1918 Kala-Azar gehabt hatte und mit Antimon geheilt worden war. BRAHMACHARI wandte die Bezeichnung Post-Kala-Azar-Hautleishmanoid dafür an.

Inzwischen haben die Untersuchungen von ACTON, NAPIER, KNOWLES, DAS GUPTA ergeben, daß das Krankheitsbild in Bengalen gar nicht so sehr selten ist. NAPIER, dem Kala-Azar-Spezialisten der Kalkuttaer Tropenschule, verdanken wir ausgezeichnete Schilderungen der Erkrankung und ihm folge ich daher auch im wesentlichen hier[1]. 1930 konnte er bereits über mehr als 200 Fälle berichten.

Verbreitung und Epidemiologie. Die Krankheit ist bisher nur in endemischen Kala-Azar-Gebieten beobachtet. Die meisten Fälle wurden in Bengalen, und zwar in Kalkutta gesehen und stammten aus dieser Gegend. Einige Fälle stammten aus Assam, einer aus Madras. Aus allen anderen endemischen Kala-Azargebieten sind auffallenderweise bisher keine Fälle gemeldet. Befallen werden ohne Unterschied alle Lebensalter und Geschlechter; von den betroffenen Rassen werden Inder, Anglo-Inder, Armenier und Europäer von NAPIER genannt.

Klinik. Die Krankheit tritt — nach bisherigen Beobachtungen — nur bei Leuten auf, die vorher an Kala-Azar gelitten haben. Der größte Teil der Betroffenen (80% nach NAPIER) hat vorher eine Behandlung mit Antimonpräparaten durchgemacht; bei anderen aber hat offenbar eine spontan ausgeheilte Kala-Azar bestanden, da sie angeben konnten, Fieber mit Milzschwellung früher gehabt zu haben. Manche wiederum konnten keine derartige Angaben machen. NAPIER nimmt an, daß wahrscheinlich auch letztere eine leichte Kala-Azar-Infektion überstanden haben, daß sie sie „vergessen" oder nicht bemerkt haben.

Die ersten Erscheinungen treten in vereinzelten Fällen einige Monate, in den meisten aber erst 1—2 Jahre nach Heilung der behandelten Kala-Azar auf (im Mittel 1,88 Jahre nachher, nach NAPIER). In einem Fall von BRAHMACHARI u. DUTT trat das Hautleishmanoid noch während der Behandlung eines Kala-Azarfalls mit Urea-Stibamin auf. Ferner beobachteten BRAHMACHARI u. A. K. BANERJEE einen Fall, der 2 Jahre nach Heilung seiner Kala-Azar Hautleishmanoid zeigte, das refraktär gegen Antimon blieb, er zeigte später wieder Fieber- und Kala-Azar-Erscheinungen mit Milztumor und positivem Blutbefund. Während die Kala-Azar auf Urea-Stibamin heilte, waren die Hauterscheinungen sehr hartnäckig dagegen, heilten aber schließlich. DAS GUPTA sah Hautleishmanoid bei einer seit 8 Monaten fiebernden Frau; Blutkultur ergab Leishmanien. Von den verschiedenen Formen, die beobachtet sind, sind wohl die frühesten *depigmentierte Flecken und lokalisierte Erytheme.*

---

[1] Herr Dr. NAPIER hat mir liebenswürdigerweise bisher nicht veröffentlichte Abbildungen zur Verfügung gestellt, wofür ich ihm sehr zu Dank verpflichtet bin.

Die *Erytheme*, die auch nach einer Beobachtung von Brahmachari u. C. Banerjee die früheste Erscheinung darzustellen scheinen, sitzen im Gesicht in der Umgebung der Nase und am Kinn (nach einer Abbildung Napiers). Wenn sie verschwinden, bleiben zerstreute Knötchen oder depigmentierte Flecken zurück, oft beides zugleich.

Depigmentierte Flecke erscheinen zuerst im Gesicht, an den Ohren, dem Rumpf und den Gliedern. Sie werden häufig als erste Erscheinungen beobachtet,

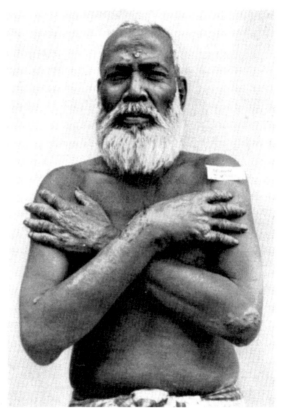

Abb. 3. Post-Kala-Azar-Hautleishmanoid. Stadium der Depigmentierung und beginnende Knotenbildung. (Orig. Dr. Napier, phot.)

ohne daß vorher Erytheme aufgetreten sind. Die Flecken, die auf der dunklen Haut hell, gelblich bis fast weiß erscheinen, nehmen an Größe zu und werden häufig durch Knoten ersetzt. An bestimmten Körperstellen, wie Nacken, Rücken, Armen, Schenkeln, entstehen äußerst selten Knoten; hier sollen nach Napier die Flecken ohne Umbildung in solche beträchtliche Zeit bestehen bleiben können.

Die *Knoten* erscheinen im Mittel ungefähr zwei Jahre — manchmal aber auch schon mehrere Monate — nach dem Kala-Azaranfall. Es gehen ihnen meistens Erytheme und depigmentierte Flecke voraus, häufig aber läßt sich dies nicht feststellen, so daß auch Knoten die primäre Erscheinungsform sein können.

Als Endstadium wird eine *xanthom*artige Eruption beschrieben, die relativ selten ist und scheinbar 10—30 Jahre bestehen könne.

Bei allen Stadien besteht in der Regel *kein Fieber*.

Im einzelnen werden die Hauptsymptome von ACTON u. NAPIER ungefähr folgendermaßen beschrieben:

1. *Das Stadium der Erytheme.* Sie wechseln sehr nach Intensität und werden

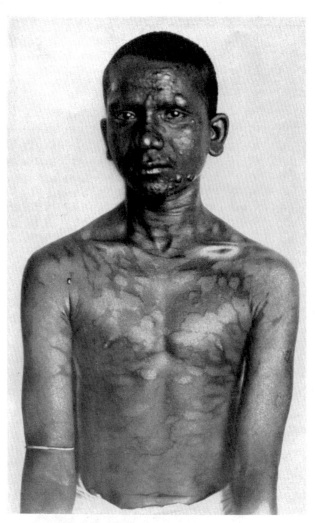

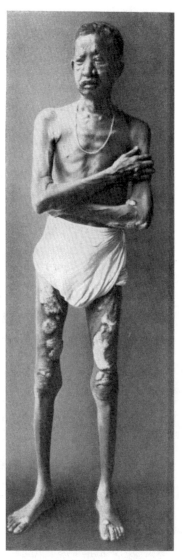

Abb. 4. Post-Kala-Azar-Hautleishmanoid. Ausgedehnte Depigmentierungen und Knoten im Gesicht. (Orig. Dr. NAPIER, phot.)

Abb. 5. Post-Kala-Azar-Hautleishmanoid. Knotenstadium. (Orig. Dr. NAPIER, phot.)

daher oft kaum bemerkt. Wenn das Gesicht lange der Sonne ausgesetzt war, sollen sie manchmal deutlicher werden. Sie sitzen an Wangen, der Haut der Ober- und Unterlippen und dem äußeren Rand der Nasenflügel. Gelegentlich nehmen sie auch größere Ausdehnung an und es entsteht die bekannte Schmetterlingsform.

2. *Das Stadium der Depigmentierungen.* Zuerst sind es meist zerstreute stecknadelkopfgroße helle Fleckchen, die an Größe bis etwa 1 cm im Durchmesser zunehmen. Sie sitzen zunächst im Gesicht, besonders an Kinn, Lippen, Nacken, Streckseiten der Vorderarme, Beugeseiten der Oberschenkel und manchmal über den ganzen Körper zerstreut. In vereinzelten Fällen entstanden durch Konfluation ganze depigmentierte Zonen an den Beugeseiten der Arme. Die Depigmentierung wird nie so hell wie bei Leukoderma.

Später werden die erst maculösen Eruptionen mehr erhaben und es entwickelt sich aus vielen von ihnen das zweite Stadium der Knoten.

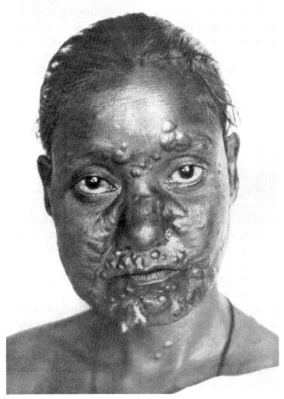

Abb. 6. Post-Kala-Azar-Hautleishmanoid. Knotenstadium. (Orig. Dr. NAPIER, phot.)

3. *Das Knotenstadium.* Die Knoten bevorzugen bei der ersten Entwicklung folgende Stellen: Kinn, Wangen, Nase, Rücken, Beine, Oberschenkel, Hände und Füße.

Sie haben gewöhnlich etwa Erbsengröße, können aber auch größer werden, insbesondere durch Konfluation und dann granulomatöse, gelbliche Tumoren bilden. Die Haut über den Knoten ist dünn und glänzend, neigt aber nicht zu Zerreißungen und heilt bei Entfernung kleiner Stückchen leicht. Sie sind schmerzlos, aber nicht anästhetisch.

Die Zahl der Knoten kann sehr wechseln, die meisten sitzen stets im Gesicht.

Neben den typischen Formen wurden *verruköse* und *papillomatöse* Eruptionen beobachtet und als *hypertrophische Form* eine solche beschrieben, bei der Lippen, Augenlider und Nasenflügel große, derbe Schwellungen zeigten. Bei letzterer Form sind Parasiten in der Schleimhaut der Lippe und der Nase gefunden worden.

Während ausdrücklich betont wird, daß die Knoten in der Regel nicht ulcerieren, beschrieben BRAHMACHARI u. BANERJEE, daß bei dem ersten

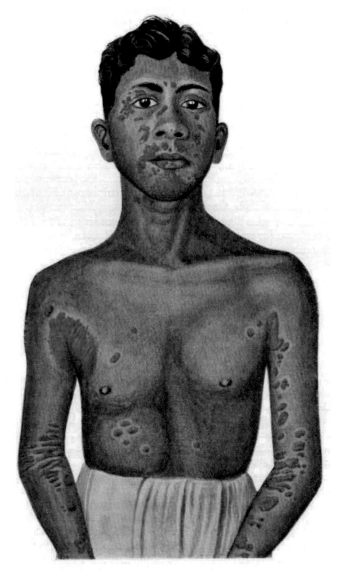

Abb. 7. Post-Kala-Azar-Hautleishmanoid. Xanthomstadium. (Nach ACTON und NAPIER.)

beobachteten Fall die Knoten — nachdem er sich der Behandlung entzogen hatte — später ulcerierten, dann aber an Zahl abnahmen und heilten.

4. *Das Xanthomstadium.* Die Erscheinungen entsprechen fast völlig dem Xanthoma tuberosum multiplex. Es sind erhabene orangefarbene Eruptionen an den verschiedensten Körperstellen. Sie sind am ausgeprägtesten an Ellbogenbeuge, Achselhöhle, Beugeseite der Oberschenkel, äußeren Augenwinkeln,

Kinn und Mundwinkel. Bei manchen hierhergehörigen Fällen sollen an den verschiedensten Körperstellen erhabene vollkommen depigmentierte Flecken entstehen, die nicht die xanthomatöse Färbung annehmen.

Differentialdiagnostisch ist am wichtigsten die Verwechslung der Flecken und Knoten mit *Lepra* (Muir). So sind denn auch die ersten Fälle zunächst für solche gehalten worden. 3 Fälle von Mischinfektion mit Lepra beschrieben Napier u. Henderson. Bei ausgedehnten, besonders konfluierten Flecken ist auch Verwechslung mit Leukoderma möglich.

Gegen Lepra spricht das Fehlen von Leprabacillen, von Sensibilitätsstörungen und von Nervenverdickungen.

Die *Diagnose* wird gestellt durch Nachweis der Parasiten. In den Flecken werden diese direkt nach Napier nur selten gefunden, es muß daher aseptisch ein Stückchen Haut mit krummer Schere entnommen und in Kulturröhrchen mit N.N.N.-Agar (siehe in Abschnitt Orientbeule) eingebracht werden. In der Regel soll die Kultur gelingen. Aus Knoten läßt sich meist der direkte Nachweis erbringen; ein Stückchen wird zerzupft, auf Objektträgern zerquetscht und nach Romanowsky-Giemsa gefärbt. Im peripheren Blut sind die Parasiten einigemal durch Kultur nachgewiesen; in der Milz einmal.

Die Parasiten bei dem Hautleishmanoid unterscheiden sich nicht von Leishmania donovani, weder im Gewebe, noch in der Kultur, noch in der Entwicklung in Versuchstieren und in Phlebotomus argentipes (Shortt und Brahmachari, Das Gupta).

Eine lokale Verimpfung von Knotenmaterial auf Macacus rhesus ergab Knotenbildung an der Impfstelle und durch Autoinokulation einen weiteren Knoten; irgendwelche Generalisation trat nicht ein (Knowles, Napier, Das Gupta).

Das *Blutbild* zeigt nicht die für Kala-Azar charakteristische Leukopenie, es besteht aber eine relative, oft beträchtliche Eosinophilie; die Aldehydreaktion und die Wa.R. sind negativ.

Zur *Ätiologie* ist ein Zusammenhang mit früherer Antimonbehandlung zunächst angenommen worden, aber Napier steht auf Grund der bisher beobachteten Fälle auf dem Standpunkt, daß ein solcher Zusammenhang nicht nachweisbar ist und lediglich eine vorhergegangene Kala-Azar eine Rolle spielt. Wir müssen dabei ja auch bedenken, daß bis vor wenigen Jahren fast alle Kala-Azarkranke starben und vielleicht erst durch die Behandlung sich die Ausbildung dieses Krankheitsbildes entwickelte.

Acton u. Napier nehmen an, daß vielleicht nach Überstehen einer Kala-Azar die Parasiten in bestimmten Zellen der Haut ihre Zuflucht nähmen und sich unter gewissen Umständen dann wieder vermehrten und die Erkrankung verursachten. Als zweite Hypothese stellen sie die Möglichkeit auf, daß es sich um eine zweite Infektion handle und daß durch die erste geheilte eine Generalisation nicht zustande käme und nur eine Infektion der Haut; dafür spräche, daß alle bisherigen Kranken weiter im Endemiegebiet gelebt hätten.

Prognose. Die Prognose scheint nach den bisherigen (erst 9 Jahre längstens zurückliegenden) Beobachtungen nicht ungünstig. Die Krankheitserscheinungen sind an sich, abgesehen von der Entstellung, kaum lästig. Es scheint, daß sie auch unbehandelt nach vielen Jahren spontan ausheilen können. Rückfälle in allgemeine Kala-Azar sind bisher nicht beobachtet mit Ausnahme eines Falles (Brahmachari u. A. K. Banerjee).

Pathologische Anatomie. Napier beschreibt die histologischen Befunde folgendermaßen:

a) Pigmentfreies Frühstadium. Das Epithel ist wenig verändert, aber die Zellen der Basalschicht enthalten beim selben Individuum in den leukodermalen Stellen weniger Pigment als in den Stellen normaler Haut. Das subpapilläre Gewebe ist ödematös, die Gefäße dieser Schicht sind vermehrt und erweitert. Darunter ist die Region der subpapillären Plexus etwas mit Makrophagen infiltriert; die weißen und elastischen Fasern sind zugrunde gegangen, wobei wahrscheinlich die Melanoblasten eine Rolle gespielt haben. Parasiten wurden in diesem Stadium in Gewebsschnitten nicht nachgewiesen, doch konnten Leishmanien herausgezüchtet werden.

b) Knötchenform. Das Epithel ist abgeplattet und dünn; es besteht aus einer Basalschicht mit sehr wenig Pigment, einigen Schichten Stachelzellen und einer dünnen Deckschicht von verhornten Zellen. Die Subpapillarschicht ist ödematös, das Binde- und elastische Gewebe atrophisch. Melanoblasten sind reichlich vorhanden. Unter diesem ödematösen Bezirk liegt eine körnig aussehende Masse, die großenteils aus proliferierenden Makrophagen und Fibroblasten besteht. Im Zentrum dieser Masse liegen zerstreut vielkernige, mit Parasiten vollgepfropfte Zellen. Abseits vom Zentrum des Knötchens enthalten die Makrophagen weniger Parasiten und die peripher gelegenen scheinen gar keine zu enthalten.

SHORTT beobachtete in seinem Fall in dem oberflächlich, unmittelbar unter der Epidermis gelegenen Teil des Knötchens reichlicher Parasiten.

c) Xanthomatöse Form. Während beim Knötchentypus die Ausbreitung zentripetal, unter Abhebung und Abplattung der Epidermis geschieht, zeigt der xanthomatöse Typ in manchen Gegenden, so der Ellbogen- und Achselgegend, Neigung zu zentrifugaler Ausbreitung und bildet hier große Plaques. Histologisch ähnelt er dem Knötchentyp; nur besteht eine Tendenz zu fibröser Degeneration und Verengerung der kleinen Venen mit nachfolgender Erweiterung. Daher sehen die xanthomatösen Plaques tief orangerot aus, während die Farbe der Knötchen ein viel matteres Orangegelb ist.

Therapie. Alle Autoren stimmen überein, daß diese Leishmanioseform besonders hartnäckig gegen Antimonpräparate ist. Aber mit sehr intensiver Behandlung mit den neueren organischen Präparaten sind doch stets — auch bei zunächst scheinbar resistenten Fällen — Heilungen erreicht worden. Immerhin scheinen Fälle, die bereits vorher wegen Kala-Azar mit Antimon behandelt waren, hartnäckiger zu sein, als früher unbehandelte.

NAPIER u. HALDAR konnten zeigen, daß die fünfwertigen Antimonpräparate die wirksamsten sind.

Das geeignetste Präparat dürfte auch hier jetzt Neostibosan sein. Die Dosierung ist die gleiche wie bei Orientbeule, nur muß intensiver und länger behandelt werden.

Literatur.

Hauterscheinungen bei Kala-Azar.

ACTON, H. W. and L. E. NAPIER: Post-Kala-Azar dermal leishmaniasis. Indian J. med. Res. **15**, 97 (1927).
BRAHMACHARI, U. N.: (a) A new form of cutaneous Leishmaniosis. Dermal Leishmanoid. Indian med. Gaz. **57**, 125 (1922). (b) Dermal Leishmanoid. J. trop. Med., 1. Juni **1923**; Indian J. med. Res. **10**, 943 (1923). (c) Kala-Azar. Menses Handbuch der Tropenkrankheiten, 3. Aufl., Bd. 4. 1926. — BRAHMACHARI, U. N. and A. K. BANERJEE: Studies in Kala-Azar and Chemotherapy of Antimony. I. Subsequent History of the first recorded case of Dermal Leishmanoid. II. Subsequent History of a case of Dermal Leishmanoid originally considered to have been refractory to treatment. Trans. roy. Soc. trop. Med. Lond. **23**, 301 (1929). — BRAHMACHARI, U. N. and S. C. BANERJEE: A rare case of Dermal Leishmanoid. Indian med. Gaz. **63**, 389 (1928). — BRAHMACHARI, U. N. and A. M. DUTT: Chemotherapie of antimonial compounds in Kala-Azarinfection. Dermal Leishmanoid

with positive flagellate culture from peripheral blorol. Part. III (New series) Calcutta med. J. **21**, 401 (1927).

CASH, J. R. and C. H. HU: Kala-Azar Demonstration of Leishmania Donovani in the skin and subcutaneous tissue of patients. J. amer. med. Assoc. **89**, 1576 (1927). — CHRISTOPHERS, S. R.: On a parasite found in persons suffering from enlargment of the spleen in India, second Rep. Scient. Mem. by officers of the Med. Dept. and Government of India, Calcutta N. s. **1904**, Nr 11.

DAS GUPTA, B. M. D.: (a) A note on the Parasits of "Dermal Leishmanoid". Indian med. Gaz. **62**, 11 (1927). (b) Further observations upon "Dermal Leishmanoid". Indian med. Gaz. **62**, 199 (1927).

GABBI, U.: Reporto di Leishmania nell'Exsudato di una stomatite ulcerosa complicante un caso di Kala-Azaro. Mal. e Malattie dei paesi caldi **3**, 78 (1912).

KNOWLES, R., L. E. NAPIER and B. M. DAS GUPTA: The Kala-Azar Transmission problem. Indian med. Gaz. **58**, 321 (1923).

MEGAW, J. W. D.: A note on a new disease "Dermal Leishmaniasis" (BRAHMACHARI). Indian med. Gaz. **57**, 128 (1922). — MUIR, E.: The differential Diagnosis of Leprosy and Dermal Leishmaniasis. Indian med. Gaz. **65**, 257 (1930).

NAPIER, E. L.: (a) Analysis of the Clinical Picture in Kala-Azar. Indian med. Gaz. **57**, 406 u. 446 (1922). (b) Kala-Azar, A Handbook for students and Practitioners. 2. Aufl. Oxford, Univ. Preß. London, Bombay, Calcutta 1927. — NAPIER, E. L. and C. R. DAS GUPTA: A clinical study of Post-Kala-Azar Dermal Leishmaniasis. Indian med. Gaz. **65**, 249 (1930). — NAPIER, L. E. and K. C. HALDAR: The treatment of Post-Kala-Azar Dermal Leishmaniasis. Indian med. Gaz. **65**, 371 (1930). — NAPIER, L. E. and J. M. HENDERSON: Three cases of combined Leprosy and Dermal Leishmaniasis. Indian med. Gaz. **64**, 446 (1929).

SHORTT, H. E. and U. N. BRAHMACHARI: Chemotherapy of antimonial compounds in Kala-Azar-Infection. XIII. Further observation on Dermal Leishmanoid. Indian J. med. Res. **12**, 462 (1924/25). — SHORTT, H. E., H. A. H. D'SILVA and C. G. SWAMINATH: Note on Dermal Leishmanoid. Indian J. med. Res. **16**, 239 (1928). — SHORTT, H. E. and C. E. SWAMINATH: Note on Dermal Leishmanoid. Indian J. med. Res. **16**, 239 (1928/29).

III. Hauterscheinungen bei Malaria.

Definition. Bei der Malaria handelt es sich um eine durch Protozoen, und zwar *Plasmodien* verursachte Infektionskrankheit. Drei Arten der Plasmodien kommen in Frage: a) Plasmodium immaculatum, der Erreger der Malaria tropica; b) Plasmodium vivax, der Erreger der Malaria tertiana und c) Plasmodium malariae, der Erreger der Malaria quartana. Das schwerste Krankheitsbild von diesen verursacht die Malaria tropica.

Die Parasiten schmarotzen in der Blutbahn innerhalb der roten Blutkörper, ihre ungeschlechtlichen Formen sind durch ihre Vermehrung für die Anfälle verantwortlich, während ihre Geschlechtsformen sich im Menschen nur bis zur Geschlechtsreife weiterentwickeln können.

Der Malariaanfall ist gekennzeichnet durch ein Stadium des Schüttelfrostes, des hohen Fiebers und des Temperaturabfalls unter Schweißausbruch. Später kann sich ein chronisches Stadium — bei fehlender oder ungenügender Behandlung — entwickeln, das zu Milzschwellung, Blutarmut und evtl. Kachexie führt.

Hauterscheinungen bei Malaria sind wiederholt beschrieben worden. Trotzdem besteht noch keine Übereinstimmung darüber, ob es wirklich für Malaria spezifische Hautexantheme gibt. Man muß bedenken, daß die Malaria oft Leute befällt, die unter ungünstigen Lebensbedingungen stehen und daß Nährschäden, Mischinfektionen, Schäden durch Insektenstiche, Hautausschläge aus anderer Ursache daher sehr wohl auch beim Malariker vorkommen können. Spezifische Hauterscheinungen bei Malaria müßten ja eigentlich auch viel häufiger bei dieser klinisch so genau beobachteten Erkrankung gesehen werden, als es tatsächlich der Fall ist.

Beachtet muß auch werden, daß häufig Hauterscheinungen (Blutungen,

Exantheme) bei Malaria nicht durch diese selbst, sondern durch Chinin bedingt sind und irrtümlich ersterer zugeschrieben werden.

Immerhin sind doch eine Reihe Erscheinungen seitens des Haut bei Malaria beschrieben worden, die hier besprochen werden müssen.

1. Das Verhalten der Hautfarbe bei Malaria.

Die Hautfarbe während der akuten Malaria wird beeinflußt einerseits durch die Anämie, andererseits durch den bestehenden Ikterus. Es entsteht dadurch oft ein schmutzig gelblichbrauner, fahler, wächserner Farbton. JONA, der sich mit der Frage befaßte, hält die Verfärbung nicht für spezifisch; nach seinen histologischen Untersuchungen wird das Malariapigment nicht in der Haut fixiert und Melanoderma durch Malaria sei, wenn auch möglich, so doch sicher recht selten. Demgegenüber betont GIANFRANCO, daß die eigenartige Malariafarbe wohl durch eine Herabsetzung der Funktion der Nebenniere bedingt sei, die schon ASCOLI u. a. bei Malaria annähmen. Dies würde auch erklären, warum wiederholt bei Malaria eine bräunliche Verfärbung beobachtet wurde, die direkt an ADDISONsche Erkrankung erinnert. So schreiben DE LANGEN u. LICHTENSTEIN: „Manchmal kann sie an Addison erinnern, um so mehr, als auch in der Mundschleimhaut kleine Pigmentflecken nachgewiesen werden können." FAZIO erwähnt einen solchen von CANDARELLI beobachteten Fall, bei dem eine enorme Menge von Melanin im Blutkreislauf die Ursache gewesen sein soll. Ein als Melanodermie beschriebener Fall FAZIOs zeigte schwarzbraune disseminierte Flecke, die lange Zeit bestehen blieben und nach Chiningaben sich rötlich verfärbten. (Nach der Originalarbeit lassen FAZIOs Erörterungen durchaus nicht ausschließen, daß Chinin die primäre Ursache war.)

2. Herpes und Herpes zoster bei Malaria.

Eine sehr häufige Begleiterscheinung des Malariaanfalls ist ein *Herpes*. Er kann wie jeder sog. Herpes febrilis sich auf die Lippen beschränken, oder die ganze Mundgegend, die Wangen, Ohren befallen. Oft konfluieren die Blasen dann und bilden schließlich mit Borken besetzte Geschwüre. Wir selbst (siehe NOCHT-MAYER) sahen ihn besonders häufig als Begleiterscheinung der Malaria tertiana, viel seltener bei Quartana und Tropica.

Aber auch Herpes zoster ist wiederholt bei Malaria beobachtet worden. DE LANGEN u. LICHTENSTEIN schrieben sogar: „Herpes zoster kann, wenn auch recht selten, verursacht werden durch Malaria und kann während des Anfalls als dominierende Erscheinung auftreten"; auch MACFARLANE fand in 50% seiner Herpes zoster-Fälle gleichzeitig Malaria und glaubt, daß auch diese eine der vielen verschiedenen Ursachen desselben sein könne; auch DEADERICK sah ihn 8mal bei Malaria. COGLIEVINA nimmt auf Grund einer Beobachtung an, daß latente Malaria zu Herpes zoster disponieren könne. Auch ich sah vereinzelt Herpes zoster bei Malaria und bin der Ansicht, daß durch die Malaria eine Bereitschaft zur Infektion mit dem Herpes-Virus bzw. eine Aktivierung desselben geschaffen werden kann.

3. Erytheme und Exantheme.

Von charakteristischen Erythemen bis zu verschiedenartigen Exanthemen liegen eine Reihe von Beobachtungen vor. So nimmt DE BRUN auf Grund der Beobachtung an 160 Fällen an, daß bei Malaria ein charakteristisches Erythem von verschiedener Ausdehnung und Intensität bestehe. Nach ihm kann dieses rasch bei jeder Form der Erkrankung auftreten. ZUELZER beschreibt als regelmäßig im Anfall vorkommend ein bläulichrotes, annuläres, roseolaähnliches

Exanthem mit Prädilektionsstellen an Rippenbogen, Leistenbeuge, Innenseite der Oberschenkel, obere Hälfte der Nates. Er sieht es als Analogon der exanthematischen Hautveränderungen bei Fleckfieber und Scharlach an. Wir konnten uns seinerzeit bei Demonstration dieses Exanthems durch ZUELZER an unseren Fällen nicht hiervon überzeugen und hielten die Erscheinung nur für verstärkte Hautmarmorierung der durch die Entblößung abgekühlten Haut des fiebernden Kranken.

BILLET beschrieb masernähnliche und scharlachähnliche Eantheme, die während der Fieberanfälle intermittierten; auch WALTERHÖFER sah masernartiges Exanthem, das nach einigen Tagen in eine kontinuierliche Schuppung des ganzen Körpers mit Rhagadenbildung in den tieferen Hautfalten überging. WALKER beschreibt eine rotbraune Roseola des ganzen Körpers, die auf Chinin verschwand. CHIMISSO sah sogar ein Ekzem, das auf Chinin zurückging.

4. Hautblutungen (Purpura, Petechien usw.).

Gerade bei diesen Zuständen ist Vorsicht bei ihrer Zuteilung geboten, da sie sehr häufig durch Chinin verursacht werden, und da ferner Malaria recht oft mit skorbutischen Erscheinungen Hand in Hand geht.

So beschreiben BRAUER u. FRAENKEL ein petechiales Exanthem bei einer Malaria aus Polen, die zunächst für Flecktyphus gehalten wurde; im Gegensatz zu MÜHLENS, der jeden Beweis von „Malaria-Exanthem" vermißt, halten sie es für spezifisch, um so mehr, als BRAUER ähnliche Beobachtungen während des Krieges auf dem Balkan gemacht hat. Auch DEADERICK, DEMJANOW, JO GEN KAN, CASTELLANI; RATHERY u. LEVY beschreiben Purpura und Petechien, zum Teil auch mit Schleimhautblutungen. ARMAND-DEVILLE, ABRAMI, PAISSEAU u. LEMAIRE halten die Neigung zu Hämorrhagien bei Malaria sehr oft für vorliegend, die sich nicht selten bis zu Purpura und Ekchymosen steigern könne.

5. Urticaria und Ödeme.

Urticaria ist nicht selten beobachtet. GARIN u. PASQUIER halten sie für ein bestimmtes Kennzeichen eines Rückfalles von chronischer Malaria und wollen sie in 30% ihrer Fälle beobachtet haben, im Blut von 25 Urticariafällen waren im Intervall die segmentkernigen Leukocyten vermindert, die Monocyten vermehrt. Bei einem Fall von DUMITRESCO-MANTE war jeder Anfall von Urticaria begleitet; Anfälle, Parasiten und Urticaria verschwanden nach Chinin. Bei einem Fall von FERRAO trat Urticaria, die je 8 Stunden anhielt, bei einer Tertiana alternierend 4mal hintereinander auf; Methylenblau und Chinin, 4 Stunden vor dem erwarteten Wiederauftreten gegeben, wirkten heilend. EYERMANN u. STRAUSS sahen Urticaria mit Fieber und erst am 8. Tage einen Tertianaanfall mit Parasiten. Sie hielten die Urticaria für ein allergisches Phänomen, das durch die Malaria bedingt war.

Circumscripte Ödeme sind gleichfalls mehrfach der Malaria zugeschrieben worden. Nach CASTELLANI kommen, wenn auch selten, Ödeme in Form des QUINCKEschen Ödems vor; BINDI sah auch solche circumscripte Ödeme und GÜNTHER beschreibt einen Fall mit Erythema nodosum-ähnlicher Hautaffektion, die auf Chinin heilten; er fand aber keine Malariaparasiten (außer einem zarten blauen Ring (!); der Fall ist höchst zweifelhaft).

6. Gangräne der Haut.

Auch hierüber liegen eine Reihe von Beobachtungen vor, die sich sowohl auf akute, wie chronische Malaria beziehen und die verschiedensten Stellen, meist Beine und Arme, betreffen.

Vor allem ist der RAYNAUDsche *Symptomenkomplex* wiederholt in verschiedenen Graden beobachtet worden (BLANC, GROSDEMANGE, LEGER; MATSUSHIMA und Mitarbeiter [nach letzteren hat MULSAU den ersten Fall beobachtet]). Andere Fälle von Gangrän beschrieben HAMMOND; PAISSEAU u. LEMAIRE, SLAUGHTER, ALAMARTINE, MOREAU, OSLER. Wiederholt war Amputation notwendig.

Als Ursache wird von den meisten Autoren eine durch die Malaria bedingte Endarteriitis angenommen.

7. Erkrankung der Nägel.

MOLLOW beobachtete bei einem schweren Falle chronischer Malaria quartana folgendes: Die Nägel der Finger, weniger der Zehen, waren dadurch ausgezeichnet, daß sie durch 3—4 konzentrisch verlaufende, dunkelbraune, mit der Konvexität nach oben gerichtete bogenförmige Linien durchsetzt waren. Die Oberfläche der Nägel war nicht ganz glatt, sondern etwas längsgefurcht. MOLLOW führte die Ursache auf die zeitweise auftretenden Ernährungsstörungen infolge der Malaria zurück.

Literatur.

Hauterscheinnngen bei Malaria.

ALAMARTINE, H.: Les gangrenès palustres des membres. Presse méd. 21, 459 (1919). — ARMAND-DELILLE, P., P. ABRAMI, G. PAISSEAU et H. LEMAIRE: Le Paludisme macédonien, p. 33, 46. Paris: Masson & Co. 1917.

BILLET, A.: (a) Erythème scarlatiniforme intermittent d'origine paludéence. Bull. Soc. méd. Hôp. Paris 1902. (b) Erythème rubéoliforme de nature paludéenne. Bull. Soc. méd. Hôp. Paris, 17. Febr. 1905. (Nach ZIEMAN in Menses Handbuch der Tropenkrankheiten.) — BINDI, F.: Edema acuto circoscritto in Malarico. Gazz. Osp. 1905, No 19. (Nach ZIEMAN in Menses Handbuch der Tropenkrankheiten.) — BLANC: Contrib. à l'étude de la gangrène palustre. Arch. Méd. nav. 5 (1885). — BRAUER, L. u. E. FRAENKEL: Das Malariaexanthem im klinischen und pathologisch-anatomischen Bilde. Arch. Schiffs- u. Tropenhyg. 25, 355 (1921). — BRUN, H. DE: L'érythème paludéen. Paris méd. 7, 129 (1917). Nach Trop. dis. Bull. 11, 17 (1918).

CASTELLANI, A.: Malaria simulating various other diseases including certain surgical conditions. J. trop. Med. 38, 357 (1930). — CASTELLANI, A. and A. J. CHALMERS: Manual of Tropical Medicine. III. Edit., p. 1181. London 1919. — CHIMISSO, L.: Contributo alle manifestazioni cutanee della malaria con particolare riguardo a una forma di Ectima. Riforma med. 30, 345 u. 373 (1914). Ref. Trop. dis. Bull. 4, 89 (1914). — COGLIEVINA, B.: Herpes zoster und latente Malaria. Wien. klin. Wschr. 38, 1034 (1925).

DEADERICK: (a) Malaria as a cause of Purpura haemorrhagica. Bull. Soc. Pathol. exot. Paris 1, 478 (1908). (b) Herpes zoster and Malaria. Med. Rec. 86, Nr 10 (1914). — DEMJANOW, G. G.: Über den Malariaausschlag. Arch. Schiffs- u. Tropenhyg. 31, 89 (1927). — DUMITRESCO-MANTE: Sur un cas d'urticaire palustre. Crise hémoclasique précédant l'accès febrile urticaria. Bull. Soc. méd. Hôp. Paris, III. s. 49, 200 (1925).

EYERMANN, CH. H. and A. E. STRAUSS: Malarial Urticaria and Allergy. J. Allergy 1, 130 (1930).

FAZIO, G.: A strange case of Malarial melanodermia. J. trop. Med. 1, 335 (1898/99). — FERRÃO, P.: De un caso anomalo de urticaria palustre. Arch. brasil. Med. 19, 435 (1929).

GARIN, CH. et CH. PASQUIER: (a) L'Image d'Arneth et l'indice nucléaire neutrophile chez les paludéence. C. r. Soc. Biol. Paris 80, 915 (1917). (b) Urticaire et Paludisme. Lyon méd. 126, 499 (1917). — GIANFRANCO, C.: A proposito della tinta dei malarici. Policlinico, sez. prat., 28, 1205 (1921). — GROSDEMANGE: Paludisme et maladie de Raynaud avec gangrène limitée des orteils. La Propaganda Antimalaria, 1914, Nr 4, p. 117. (Nach ZIEMAN in Menses Handbuch der Tropenkrankheiten.) — GÜNTHER, B.: Malaria mit einer dem Erythema nodosum ähnlichen Hautaffektion. Med. Klin. 1922, Nr 46.

HAMMOND, F. A. L.: Malarial Gangrene. Indian med. Gaz. 48, Nr 6 (1913).

JONA, GIUSEPPE: La tinta dei Malarics. Policlinico, sez. prat. 28, 971 (1921).

DE LANGEN, C. D. u. A. LICHTENSTEIN: Leerboek der tropische Geneeskunde. Batavia-Weltevreden-Leiden: Kolff & Co. — LEGER, A.: Maladie de Raynaud palustre avec éosinophilie locale. Bull. Soc. Path. exot. Paris 5, 342 (1912).

MACFARLANE, W. J.: Further observations regarding the malarial origin of zoster N. Y. med. J., 2. Aug. 1902. — MATSUSHIMA, R., S. TAGUCHI, D. SUENAGA and O. OHIJA:

A case of Raynaud's disease causes by Malaria Taiwan Igakkai Jasshi (jap.), J. Med. Assoc. Formosa, Febr. 1928, Nr 287. Ref. Jap. Med. World 9, 193 (1929). — MOLLOW, W.: Ein Fall von eigenartigen Nagelveränderungen bei Malaria quartana chronica. Arch. Schiffs- u. Tropenhyg. 29, 186 (1925). — MOREAU: Sur deux cas de gangrène du pied et de la jambe, ayant pour cause une artérité d'origine palustre. Bull. Soc. Path. exot. Paris 11, 28 (1918).

NOCHT, B. u. M. MAYER: Die Malaria, S. 13. Berlin 1918.

OSLER, W.: A case of multiple gangrene in malarial fever. Bull. Hopkins Hosp. 1900.

PAISSEAU et LEMAIRE: (a) Syndrome hémorrhagique dans le paludisme. Bull. Soc. méd. Hôp. Paris, 20. Okt. 1916. (b) Deux cas de gangrène des membres d'origine palustre. Bull. Soc. méd. Hôp. Paris 33, 219 (1917).

RATHERY, F. et F. LÉVY: Eruption purpurique généralisée à très larges éléments chez un paludéen. Bull. Soc. méd. Hôp. Paris, III. s. 32, 1095 (1916). Ref. Trop. Dis. Bull. 9, 71 (1917).

SLAUGHTER: Symmetrical Gangrene of Malarial Origin. J. amer. med. Assoc. 86, 1607 (1926).

WALKER: Ein Beitrag zur Kasuistik des Malariaexanthems. Arch. Schiffs- u. Tropenhyg. 28, 165 (1924). — WALTERHÖFER: Über Malaria und deren Komplikationen bei Kriegsteilnehmern. Berl. klin. Wschr. 17 (1917).

YO GEN KAN: On two cases of Purpura arising during the progress of Malaria. Taiwan Jgakkai Iasshi (J. med. Assoc. Formosa) 1924, Nr 232, 4.

ZIEMANN, H.: Malaria. Menses Handbuch der Tropenkrankheiten, 3. Aufl., Bd. 3, S. 237. Leipzig 1924. — ZUELZER, G.: Klinisches über Malaria. Die Leberperkussion. Dtsch. med. Wschr. 43, 1502 (1917).

IV. Hauterscheinungen bei Amoebiasis.

Definition. Die Amöbenerkrankungen des Menschen werden — nach unseren jetzigen Kenntnissen — ausschließlich von Entamoeba histolytica verursacht. (Näheres über diese siehe unter „Protozoen und Haut" in Bd. II.)

Die Amoebiasis beschränkt sich hauptsächlich auf den Darmkanal. Sie erscheint klinisch als Amöbenruhr („Tropenruhr"), charakterisiert im akuten Stadium durch blutig-schleimige Durchfälle. Später kann sie chronisch werden und zu jahrelangen Darmstörungen mit gelegentlichen akuten Rezidiven führen.

Durch Keimverschleppung kommt es — meist erst nach längerem Bestehen — zu Metastasen. Von diesen ist die häufigste und klinisch wichtigste der *Leberabsceß*, während Abscesse anderer Organe (Lunge, Gehirn usw.) seltener sind. Vereinzelte Befunde von Ruhramöben im Urin liegen auch vor.

Hauterscheinungen durch Ruhramöben. Die meisten der durch Ruhramöben verursachten Hauterscheinungen sind phagedänische Prozesse, die sich entweder im Anschluß an Amöbenruhr von der Afteröffnung aus, oder nach Durchbruch bzw. Operation von Leberabscessen entwickeln. Die letzteren sind die häufigeren.

1. Hautamoebiasis durch Leberabsceß.

Leberabscesse, die nicht operiert werden, können, wenn sie oberflächlich liegen, in seltenen Fällen zu Perforationen führen, und es bilden sich dann Fistelgänge durch die äußere Haut. In vereinzelten Fällen ist dabei von der Fistel aus eine fortschreitende Nekrose der Muskulatur und Gangrän der Haut beobachtet, die rasch fortschreiten kann.

Viel häufiger ist aber die gleiche Beobachtung *nach Operation* von Leberabscessen gemacht worden. Nach CARINI, der eine Reihe von Fällen beschrieb, ist die erste Erscheinung ein kleiner roter Fleck der Haut an irgendeiner Stelle der Wunde oder Narbe. Nach 2 Tagen ist die Stelle schwarzgrau verfärbt, die Haut ist nekrotisch geworden, die umgebende Zone ist entzündet. Bei allen beobachteten Fällen breitet sich die Gangrän sehr rasch aus und ist sehr hartnäckig gegen lokale Behandlung.

Der Vorgang setzt gewöhnlich mehrere Tage bis zu etwa einer Woche nach der Operation ein. Meist handelt es sich um große Abscesse, bei deren

Entleerung viel Eiter die Wundränder bespült und diese durch den weiteren
Eiterabfluß noch längere Zeit betroffen werden. In einer Anzahl von Fällen
handelt es sich um bereits sehr kachektische Individuen, die zum Teil gleichzeitig noch Darmamoebiasis hatten und zu Tode kamen.

2. Hautamoebiasis im Anschluß an Darmamoebiasis.

Auch hier handelt es sich zunächst meist um Fisteln in der Umgebung des
Anus, die zu Infektion der Haut und zu Gangrän in seiner Umgebung führen;
auch nach Coecostomie sind solche beobachtet.

Das Aussehen kann sehr variieren, je nachdem der Prozeß mehr oberflächlich verläuft, oder mehr vom Anus aus sich direkt flächenhaft verbreitet. TIXIER,
FAVRE, MORENAS u. PETOURAUD sahen solche perianale Ulcerationen von
sechsjähriger Dauer. Ihre histologischen Untersuchungen ergaben getrennt
von den großen Geschwüren in der Epidermis liegende winzig kleine Ulcerationen voll von Amöben, für die sie die Bezeichnung ,,Porodermia amibienne"
vorschlugen. Außerdem fanden sie noch tief in der Dermis entfernt von den
oberflächlichen Geschwüren kleine Amöbenherde. Jüngst beschrieben MARWITS
u. VAN STEENIS einen Fall, bei dem offenbar ein perforierendes Geschwür
des Coecums einen pericöcalen Absceß verursacht hatte, der zu einer Fistel
in dem Musculus rectus führte und sich in ihm zu einem Absceß entwickelte.
Nach dessen Eröffnung kam es zu einem ausgedehnten Hautgangrän am
unteren Bauch.

3. Amoebiasis penis.

Daß die Ruhramöben sich auch unabhängig von ihren normalen Krankheitsherden in der Haut ansiedeln können, beweist ein eigenartiger von STRAUB
bei einem Chinesen beobachteter Fall. Er wurde mit Fieber aufgenommen.
Der Urin enthielt Eiweiß, und es fanden sich im Sediment Amöben vom Typus
der Entamoeba histolytica. Bei
näherer Untersuchung fand sich unter
dem Praeputium an der Glans penis
ein großes Geschwür. Im Geschwürsgrund fanden sich die gleichenAmöben.
Der Kranke gab dann an, 4 Jahre vorher nach einem Coitus per anum

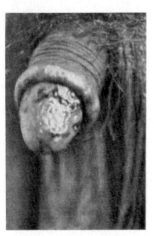

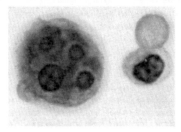

Abb. 8. Amoebiasis des Penis. (Nach STRAUB.)   Abb. 9. Entamoeba histolytica aus dem Geschwür
von Amoebiasis des Penis. (Nach STRAUB.)

geschlechtskrank geworden zu sein; zeitweise habe sich das Geschwür am
Penis für Monate gebessert, aber stets nach einiger Zeit wieder geöffnet.
Heilung durch Emetin (Abb. 8—10).

Die Ätiologie dieser Hautamoebiasis, für die MÉNÉTRIER u. TOURAINE die
prägnante Bezeichnung ,,Phagédénisme cutané amibien" vorschlugen, ist heute

ganz sicher auf die Ruhramöbe Entamoeba histolytica zurückzuführen. Die Einwände DOBELLs, daß in den meisten, wenn nicht in allen Fällen, es sich um falsche Diagnosen handelt, treffen sicher nicht zu. Mikroskopische Untersuchungen guter Kenner der Amöben haben ihre Identität mit der Ruhramöbe einwandfrei bewiesen.

Anders liegt die Frage, ob nicht eine Mischinfektion mit Bakterien zum Hervorbringen des Krankheitsbildes noch erforderlich ist. In dieser Hinsicht ist die Annahme GAUDUCHEAUS bemerkenswert. Dieser untersuchte den Fall von DAGORN u. HEIJMANN genauer; er nimmt an, daß in den betreffenden Fällen die Amöben — wie manchmal in Kulturen — eine zu ihrer Fortentwicklung besonders günstige Symbiose mit bestimmten Bakterien gefunden hätten. Er glaubt daher nicht, daß es sich um bestimmte Spezies von Amöben handeln müsse.

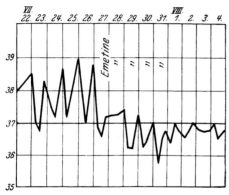

Abb. 10. Fieberkurve bei Amoebiasis des Penis, Heilung durch Emetin. (Nach STRAUB.)

Ein Moment spielt aber nach wiederholten Beobachtungen eine ätiologische Rolle, das ist die Schwächung der Widerstandskraft der Betroffenen. Stets handelte es sich bei schweren, bösartig verlaufenden Fällen mit rascher Ausbreitung der Gangrän um sehr kachektische Individuen.

Die Therapie der Hautamoebiasis ist eine sehr einfache. Lokale Behandlung hat in den meisten Fällen versagt, auch Spülung mit 2%iger Rivanollösung im Falle MARWITS u. VAN STEENIS[1]. Dagegen ist durch intravenöse Behandlung mit Emetinum hydrochloricum eine rasche Heilung zu erreichen. Seit Einführung dieser Methode sind fast alle Fälle — außer einigen in Extremis — glatt in kurzer Zeit geheilt worden. Man gibt es in 5—10%iger Lösung subcutan in Dosen von 0,06—0,1 g Emetin. Die ersten Tage kann täglich, später mit 1—2 tägigen Pausen gespritzt werden, bis eine Serie von etwa 6—12 Spritzen erreicht ist. Nötigenfalls muß nach 1—2 wöchiger Pause bis zu völliger Heilung noch eine Anzahl von Spritzen verabfolgt werden; meist scheinen aber bereits 5—6 Spritzen zu genügen. So ist auch der Fall von Amoebiasis penis mit 5 Injektionen geheilt worden.

Literatur.

Hauterscheinungen bei Amoebiasis.

BASSÈRES: Abcès amibien du foie et phagédénisme cutané amibien post. opératoire; association staphylococcique secondaire. Arch. Méd. mil. **57**, 256—271 (1911).

CARINI: (a) Phagedenismo cutaneo amebico. Rev. med. S. Paulo **15**, 315—316 (1912). (b) Un autro case de phagedenismo cutaneo amebico. Rev. med. S. Paulo **15**, 316—317 (1912). (c) Phagedenisme cutané amibien. Bull. Soc. Path. exot. Paris **5**, 216—218 (1912). (d) Un autre cas de phagédénisme cutané amibien. Bull. Soc. Path. exot. Paris **5**, 799—800 (1912).

DAGORN et HEYMANN: Abcès amibien du foie suivi de phagédénisme de la plaie operatoire et d'abcès cutané amibien. Bull. Soc. méd. Chir. Indo-Chine **3**, 518—524 (1912). — DOBELL, CL.: Protozoal Diseases. In Byam and Archibald: Practice of Medic. in the Tropics, Vol. 2, p. 1355.

ENGMAN and HEITHAUS: Studies, Reports and Observations from the Dermatological Departments etc., 1. Amebiasis cutis. J. of cutan. Dis. incl. Syph. **37**, 715—739 (1919).

---

[1] Lokale Behandlung mit Yatren scheint noch nicht versucht.

GAUDUCHEAU, A.: (a) Observations sur quelques Entamibes. Bull. Soc. med. Chir. Indo-Chine **3**, 525 (1912). (b) A propos de l'ulcère phagédénique amibien. Bull. Soc. med. Chir. Indo-Chine **7**. 118—121 (1916).

HEIJMANN et RICOU: Un cas de phagésénisme cutané amibien. Bull. Soc. med. Chir. Indo-Chine **7**, 64—83 (1916). — HEIMBURGER, L. F.: Amebiasis cutis. With a survey of the medical literature to date. Arch. of Dermat. **11**, 49 (1925). — HOOF, VAN: Abcès, fistules et ulcères d'origine amibienne. Ann. Soc. belge Méd. trop. **6**, 45 (1926).

KOFOID, CH. A., L. BOYERS and O. SWEZY: Systematic infections by entamoeba dysenteriae. Proc. internat. Conf. on Health Problem Kingston **1924**, 381.

LE ROY de BARRES: Complications chirurgicales des Dysenteries. Trans. Forth Congr. F. E. a. T. M. **1921 I**, 28.

MARWITS and VAN STEENIS: A case of amoebiasis cutis after incision of a pericecal absces. (Phagédénisme cutané Amibienne.) Urologic Rev. **35**, Nr 5 (1931). — MÉNÉTRIER et TOURAINE: Abcès amibien du foie. Phagédénisme cutané. Bull. Soc. méd. Hôp. Paris **25**, 905—913 (1908).

NASSE: Über einen Amöbenbefund bei Leberabscessen, Dysenterie und Nosocomialgangrän. Arb. chir. Klin. Berlin **5**, 95—109 (1891).

RUNYAN, R. W. and A. B. HERRICK: Surgical complications and treatment of intestinal amebiasis. Proc. internat. Conf. on Health Probleme Kingstone **1924**, 336.

SELENEW: Dermatitis desquamative-pustulosa-amoebica. Hyg. Rdsch. **19**, 549 (1909). — STRAUB, M.: Amoebiasis penis (venerica!). Geneesk. Tijdschr. Nederl.-Indië **64**, 989 (1924).

TIXIER, L., M. FAVRE, E. MORENAS et CH. PETOURAUD: Amibe dysenterique et ulcèrations cutanés. Etude histologique, paracitologique et clinique etc. Ann. de Dermat., VI. s. **8**, 521 (1927).

WRIGHT, H. W. S.: Extra Hepatical surgical Amoebiasis. Clin. med. J. **41**, 438 (1927).

B. Durch Spirochäten und Spirillen verursachte Krankheiten.

In dieser Gruppe sollen die Erkrankungen an Rückfallfieber, die Leptospirosen und Verwandte, sowie die durch Spirillen verursachte Rattenbißkrankheit genauer betrachtet werden.

I. Hauterscheinungen bei Rückfallfieber (Recurrens).

Definition. Das Rückfallfieber wird durch Spirochäten, gewundene, flexible Kleinlebewesen mit beiderseits zugespitzten Enden verursacht, die im Blut schmarotzen und zu intermittierenden Fieberanfällen infolge periodischer Vermehrung führen. Übertragen werden die Rückfallfieber teils durch Läuse, teils durch verschiedene Zeckenarten der Familie der Argasiden.

Spezifische Exantheme gibt es bei Recurrens nicht, doch ist bei der Neigung zu Haemorrhagien bei dieser Krankheit auch die Haut oft beteiligt.

Hauterscheinungen sind:

1. *Herpes labialis* wird bei der Krankheit, namentlich zu Beginn, häufig beobachtet.

2. *Hautblutungen* in Form einer feinen Purpura bis zu größeren Petechien und ausgedehnte Blutungen der Haut sind durchaus nicht selten. Ich habe selbst wiederholt solche beobachten können. In manchen Fällen gehen diese Blutungen mit Schleimhautblutungen einher.

3. *Roseola.* Eine Roseola ist wiederholt beschrieben worden, so von LÖWENTHAL bei 1—2% seiner Fälle, von FORSCHBACH bei 3 von 209 Fällen. CASTELLANI u. CHALMERS beschrieben gleichfalls rotfleckige Exantheme.

OETTINGER u. HALBREICH sahen bei einigen Kranken eine Roseola, die 20—50 Minuten lang gegen Ende des Anfalls auftrat. Sie schildern sie als flach, stecknadelkopfgroß, rötlich-rosa, verschwommen. Der Sitz war meist Brust, Bauch und Streckseiten der Ellbogen; Gesicht und Schenkel waren stets frei. Auch MATHIAS und ROSENOW beschrieben eine Roseola.

4. *Ödeme* sind wiederholt beschrieben. Daß solche in schweren Fällen durch Kreislaufstörungen entstehen können, ist natürlich möglich. Bei den meisten anderen Fällen handelt es sich um sekundäre Ursachen, namentlich um Nährschäden, wie z. B. bei den von RUMPEL beschriebenen Fällen.

II. Hauterscheinungen bei Leptospirosen.

Definition. Leptospiren sind den echten Spirochäten verwandte Formen, die sich von ihnen dadurch unterscheiden, daß um einen feinen Achsenstab enge Windungen gelagert sind. Die Formen sind nicht so flexibel wie echte Spirochäten, zeigen daher meist nur 1—2 flache Windungen und die freien Enden des Achsenstabes hakenförmig umgebogen.

Diese Parasiten sind als Erreger der WEILschen Krankheit, des Icterus haemorrhagicus und anderer Erkrankungen heute sichergestellt. Der größte *Teil dieser, meist exotischen Erkrankungen, kann heute als nahe verwandt — wenn nicht identisch — mit der echten WEILschen Krankheit* angesehen werden. (Daß der Befund von Leptospiren durch NOGUCHI bei Gelbfieber auf Verwechslung mit WEILscher Krankheit beruhte, sei hier erwähnt.) Klinisch sind die Erkrankungen durch ein- bis mehrwöchiges hohes Fieber, mehr oder weniger stark ausgeprägten Ikterus und zum Teil durch Exantheme gekennzeichnet.

1. WEILsche Krankheit.

Die WEILsche Krankheit ist eine akute, oft gehäuft auftretende fieberhafte Erkrankung mit Ikterus, Milztumor, Albuminurie und Hämorrhagien verlaufend. Die Dauer des fieberhaften Stadiums ist durchschnittlich eine Woche, ein Rezidivieren nach Abfall der Temperatur ist nicht selten.

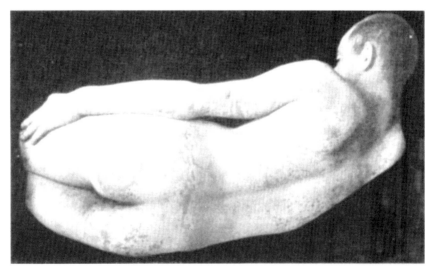

Abb. 11. Exanthem bei WEILscher Krankheit. (Nach UHLENHUTH u. FROMME.)

Der von INADA u. IDO, sowie UHLENHUTH u. FROMME 1915 entdeckte Erreger heißt Leptospira icterohaemorrhagiae s. icterogenes.

Eine *Herpes febrilis* ist häufig. *Hämorrhagien* der Haut können in Form von Petechien und Ekchymosen von Stecknadelkopf- bis Linsengröße auftreten; auch größere Blutextravasate kommen vor. Ferner sind wiederholt *masern-, scharlach-* und *urticariaartige Exantheme* beschrieben worden, die meist Brust, Bauch und Rücken befallen und das Gesicht freilassen. HECKER u. OTTO sahen unter 20 Fällen 7 mal solche; STRASBURGER unter 26 Fällen 9 mal. Nur die Urticariaform juckt. Beim Verschwinden der Exantheme kann es zu kleienförmiger Abschuppung kommen.

Häufig wird auch eine *charakteristische Injektion der Conjunctiva bulbi und Sclerae* beobachtet, die unter 3 genauer beschrieben wird.

2. Japanisches Siebentagefieber (Nanukayami).

Diese etwa eine Woche dauernde fieberhafte Infektionskrankheit wurde in Japan von ITO u. WANI als Leptospirose erkannt; der Erreger heißt *Leptospira hebdomadis.*

Bei dieser Form sind diffuse Drüsenschwellungen beobachtet, dagegen nur sehr selten Exantheme zur Zeit des Absinkens des Fiebers als masern- oder urticariaähnliche Ausschläge.

3. Spirochaetosis febrilis (KOUWENAAR) von Sumatra.

Wiederholt sind in Niederländisch-Indien kurzfristige Fieber beobachtet worden, deren Ätiologie lange unklar war, sie verliefen bald mit, bald ohne Ikterus. Schließlich wurden auch hier Leptospiren als Ursache entdeckt (BAERMANN, KOUWENAAR, VAN DER VELDE, VERWOORT), die VERWOORT *Leptospira pyrogenes* benannte.

KOUWENAAR beschrieb bei einer Epidemie von 57 Fällen ein *Exanthem* von folgendem Charakter: Er konnte 5 Typen unterscheiden: a) ein sich diffus über fast den ganzen Körper ausbreitender, fleckiger roseolaartiger Ausschlag vom Charakter des Masernexanthems. Am stärksten war er an Beugeseite der Arme, Brust, Bauch, Oberschenkel, Rücken. b) Ein mehr scharlachartiges Exanthem in Form kleiner hellroter Punkte, leicht erhaben auf einer diffus roten, schwach infiltrierten Haut. Es hat die gleiche Lokalisation wie die erste Form, und befällt auch das Gesicht stärker. c) Selten wurde eine diffus rote, geschwollene Haut ohne die scharlachartigen Punkte gefunden. Manchmal blieben hier und dort blasse Flecken, so daß der Ausschlag aus sehr großen roten, etwas erhabenen Feldern bestand. d) Einige Male nahm das Exanthem den Charakter von urticariaähnlichen Quaddeln an. e) Ein deutlich papulöser Ausschlag.

Die Eruption trat zwischen dem 4.—6. Tag bei etwa 9% der Fälle auf; KOUWENAAR glaubt aber, daß sie häufig übersehen wird, da sie oft nur einige Stunden dauert.

Eine *charakteristische Injektion der Augenbindehaut, nämlich der Conjunctiva bulbi und Sclerae,* ist bei dieser Form, sowie dem Siebentagefieber und anderen WEILschen Formen häufig beobachtet worden. Nach BAERMANN ist sie überaus eigenartig und diagnostisch sehr wertvoll. Er schildert sie als „eine von der Umschlagfalte der Conjunctiva ausgehende, über den Bulbus gegen die Cornea gewöhnlich an Intensität abnehmende Injektion, die nicht wie bei Conjunctivitis eine akute, heftige Rötung zeigt, sondern durch ein zartes, netzartiges Gespinst der erweiterten kleinen und kleinsten, jedoch noch distinkten Gefäße der Conjunctiva und Sclera gebildet wird".

III. Hauterscheinungen bei Rattenbißkrankheit (Sodoku).

Definition. Eine durch den Biß von Ratten — seltener anderer Tiere — übertragene Infektionskrankheit, die mit rekurrierendem Fieber und eigenartigem Exanthem verläuft.

Als Erreger wurde 1915 von Futaki, Takaki, Taniguchi u. Osumi eine Spirochäte entdeckt, die sie *Spirochaeta morsus-muris* benannten. Es hat sich später gezeigt, daß der Parasit ein *Spirillum*, d. h. ein unbewegliches, zu den Bakterien gerechnetes Kleinlebewesen ist, das mehrere starre Windungen und fein zugespitzte Enden besitzt.

Nach einer Inkubation von 1—3 und mehr Wochen setzt meist mit Schüttelfrost hohes Fieber ein; die Bißstelle entzündet sich und kann zu einem gangränösen Geschwür werden (Abb. 12); es kann dabei sogar zu Nekrose des ganzen befallenen Gliedes kommen.

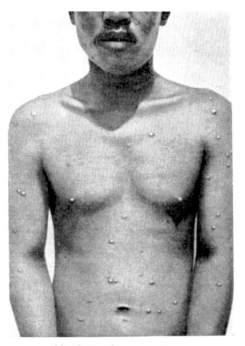

Das Fieber fällt nach einigen Tagen ab, um rekurrierend mehrere Wochen, ja Monate immer wieder zu erscheinen.

Das **Exanthem** der Rattenbißkrankheit tritt gewöhnlich während des ersten Anfalls auf, kann sich jedoch auch bei späteren Anfällen wiederholen, um jeweils mit Abfall des Fieberanstiegs wieder zu verschwinden.

Das Exanthem hat erythematösen, papulösen Charakter. Die

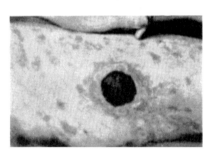

Abb. 12. Gangränöses Geschwür und Exanthem bei Rattenbißkrankheit. (Nach Bayne-Jones.)

Abb. 13. Papulöser Ausschlag bei Rattenbißkrankheit. (Nach E. W. Walch.)

Flecken sind bald flach bläulich, rötlich und pfennig- bis handtellergroß; bald sind es leicht erhabene erbsengroße Knötchen (Abb. 12 u. 13). Gewöhnlich beginnt das Exanthem in der Nähe der Bißstelle, um sich dann weiter auszudehnen auf Rumpf und Gesicht. Die Dauer des Exanthems kann eine sehr wechselnde sein.

Bei Rattenbißkrankheit beobachtete hämorrhagische Exantheme scheinen auf Mischinfektion zu beruhen. Dagegen ist wiederholt gegen Ende der Krankheit auch ein masernartiges Exanthem beobachtet worden.

Bei Abheilung des typischen Exanthems, das von Juckreiz begleitet sein kann, ist wiederholt Abschuppung gesehen worden.

Gegen Rattenbißkrankheit besitzen wir im *Salvarsan* ein spezifisches Heilmittel; bei seiner Anwendung ist manchmal eine starke Herxheimersche Reaktion beobachtet worden.

Literatur.

Durch Spirochäten und Spirillen verursachte Krankheiten.

Baermann, G.: (a) Klinische und experimentelle Untersuchungen über Spirochätenerkrankungen und Spirochäten (in Deli, Sumatras Ostküste). Geneesk. Tijdschr. Nederl.

Indië **63**, 885 (1923). (b) Die kurzfristigen Spirochätenfieber. Kolle-Kraus-Uhlenhuths Handbuch der pathogenen Mikroorganismen, 3. Aufl., Bd. 7, S. 660. 1930. — BAER-MANN, G. u. E. SMITS: Diagnose, Klinik, Epidemiologie und Therapie der kurzfristigen WEILschen Erkrankung. Z. Bakter. I Orig. **105**, 368 (1927/28). — BAYNE-JONES: Rat-bite fever in the United States. Internat. Clin., III. s. **41**, 235 (1931).

CASTELLANI u. CHALMERS: Manual of tropic. Medicine. 3. Aufl. 1919.

FORSCHBACH: Rückfallfieber. In Menses Handbuch der Tropenkrankheiten, 2. Aufl.. Bd. **4** (1923). — FUTAKI, K., J. TAKAKI, T. TANIGUCHI u. H. OSUMI: (a) Über den Erreger der Rattenbißkrankheit. Verh. japan. path. Ges. **6**, 58 (1916). (b) The cause of rate-bite-fever. J. of exper. Med. **23**, 249 (1916).

HECKER u. OTTO: Beiträge zur Lehre der sog. WEILschen Krankheit. Veröff. Mil.san.wes. 1911, H. 46; Dtsch. med. Wschr. 1911, 820.

IDO, J., K. ITO u. H. WANI: Spirochaeta hebdomadis, the causative of seven days fever (Nanukayami). J. of exper. Med. **28**, 435; **29**, 199 (1918). — IDO, J., K. ITO, OKUDA u. R. HOKI: Mitteilungen über die Ätiologie, Epidemiologie und Pathologie der ,,Nanu-kayami". Mitt. med. Fak. Kyushu **5**, 81 (1920).

KOUWENAAR, W.: Spirochaetosis febrilis. Diss. Amsterdam 1924.

LOEVENTHAL: Die Recurrensepidemie zu Moskau im Jahre 1894. Dtsch. Arch. klin. Med. **57**, 407 (1896).

MATHIAS: Die Rückfallfieberepidemie im Generalgouvernement Warschau im Jahre 1917/18. Z. Med.beamte **31**, 489 (1918). — MAYER, MARTIN: Exotische Krankheiten, 2. Aufl. Berlin 1929.

OETTINGER u. HALBREICH: Über das Vorkommen einer ephemeren Roseola beim Rück-fallfieber. Münch. med. Wschr. **69**, 778 (1922).

RUGE, H.: (a) Rückfallfieber. (b) Rattenbißfieber. Menses Handbuch der Tropen-krankheiten, 3. Aufl., Bd. 5. 1929.

STRASBURGER, J.: Zur Klinik der WEILschen Krankheit. Dtsch. Arch. klin. Med. **125** 108 (1918).

UHLENHUTH, P. u. W. FROMME: WEILsche Krankheit. Kolle-Kraus-Uhlenhuths Hand-buch der pathogenen Mikroorganismen, 3. Aufl., Bd. 71, S. 527. 1930.

WALCH, E. W.: Twee gevallen van Rattebeetziekte. Geneesk. Tijdschr. Nederl.-Indië **63**, 239 (1923).

C. Durch Bakterien verursachte Krankheiten.

I. Hauterscheinungen bei Pest.

Definition. Die Pest ist eine meist epidemisch auftretende Infektionskrank-heit, die in 2 klinisch verschiedenen Formen aufzutreten pflegt. Die erste Form, sog. Bubonenpest, verläuft als septische Fiebererkrankung, begleitet von Lymph-drüsenschwellungen. Die zweite Form, Lungenpest, verläuft als schwere Pneu-monie oder akute Septicämie. Erreger sind die Pestbacillen, die zur Gruppe der sog. Pasteurellosen, Erreger der hämorrhagischen Septicämie, gehören. Überträger der ersten Form sind Rattenflöhe; die zweite wird direkt von Mensch zu Mensch übertragen.

Die *Hauterscheinungen* bei Pest sind äußerst wechselnd; namentlich bei der Bubonenpest werden solche häufig beobachtet.

Die Bubonen[1] können, wenn sie in der Inguinalgegend sitzen, mit anderen Bubonen (weicher Schanker, Lues, Sepsis, sog. klimatischer Bubo) verwechselt werden. Bakteriologische Untersuchung bringt hier leicht die Entscheidung.

Wenn Pestbubonen spontan zur Eröffnung gelangen, kann es zu ausgedehnter *Gangrän* der Haut und des Unterhautzellgewebes kommen. Namentlich bei Halsbubonen ist solches beobachtet.

Der *Primäraffekt* der Bubonenpest entspricht in der Regel der Bißstelle des infizierenden Flohes. Häufig bleibt die Stelle unbemerkt, oft aber entsteht dort eine *primäre* Pustel, einem kleinen Furunkel gleich, die leicht ulceriert und Reinkultur der Pestbacillen enthält. In manchen Fällen wird der Primär-affekt zu einem größeren Geschwür, ja zu einem *Pestkarbunkel*.

---

[1] Auf die hier nicht näher eingegangen werden kann.

Hautblutungen können dem hämorrhagischen Charakter der Pest entsprechend auftreten. Sie sind meist geringgradig und erscheinen als Petechien namentlich an Vorderarmen und Händen manchmal deutlich. So ausgedehnte Haut-

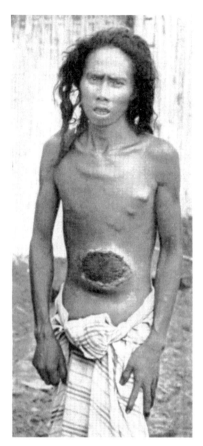

blutungen, wie sie angeblich im Mittelalter zur Bezeichnung „schwarzer Tod" führten, sieht man jetzt selten.

Als *Hautpest* bezeichnet man Formen, bei denen es entweder zu sekundären *Pest-pusteln* kommt, die manchmal den Körper mit pemphigus- oder variolaartigen Blasen und Pusteln bedecken können, oder zu *Pestkarbunkeln.* Dabei kommt es auch bisweilen zu großen gangränösen Prozessen der Haut (siehe Abb. 14).

Die variolaartigen Pusteln haben wiederholt zu Verwechslung mit Variola geführt.

II. Hauterscheinungen bei Maltafieber, undulierendem Fieber.

Definition. Maltafieber oder undulierendes Fieber ist eine Infektionskrankheit von sehr chronischem Verlauf. Das Fieber ist gekennzeichnet durch einen häufig wellenförmigen Ablauf mit fieberfreie Intervalle. Weitere Erscheinungen sind nervöse Störungen, Gelenkschmerzen und öfters Gelenkentzündungen. Der Erreger Microbacillus melitensis ist dem Bacillus abortus nahe verwandt und wird hauptsächlich durch Milch und Milchprodukte infizierter Ziegen und anderer Tiere übertragen.

Die *Hauterscheinungen* bei Maltafieber bestehen zunächst in *Hämorrhagien* der Haut und Schleimhäute; erstere stellen meist Petechien dar, am deutlichsten an den Extremitäten, aber auch Fälle von intensiver Purpura sind beschrieben (Basset-

Abb. 14. Hautpest. (Orig. nach Photo des Instituts für Tropenhygiene, Amsterdam.)

Smith, Roziès). MacLeod sah sogar eine in der Rekonvaleszenz auftretende Purpura haemorrhagica mit tödlichem Ausgang. Auch verschiedene Exantheme wurden beobachtet, so solche, die bald papulös, bald pustulös, bald scharlachartig waren und stark abschuppten. Eine Roseola beschrieb Gatto auf Brust und Bauch.

Eine *Orchitis,* die evtl. mit einer geschlechtlichen Infektion verwechselt werden könnte, ist eine häufige Komplikation dieser Erkrankung.

III. Hauterscheinungen bei Tularämie.

Definition. Bakterielle Infektionskrankheit, die durch Kontakt mit Fleisch und Fellen von Kaninchen und anderen Nagetieren oder durch Insekten (Zecken und Pferdebremsen) auf Menschen übertragen wird und eine schwere fieberhafte Erkrankung mit Drüsenschwellungen verursacht.

Die *Hauterscheinungen* bei Tularämie sind zunächst solche an der Infektionsstelle. Es bildet sich hier eine Pustel, die sich zu einem Geschwür weiterent-

wickelt, das unter Narbenbildung allmählich abheilt. Es schwellen ferner die regionären Lymphdrüsen an und kommen bei vielen Fällen zur Vereiterung (ulceroglandulärer Typus) (Abb. 15). Bei dieser Form wurden in 15 Fällen von FRANCIS an Sporotrichose er-
innernde Knötchen an Vorderarm und Oberarm festgestellt. Sie waren nicht nur längs der Blut-gefäße an der vorderen, sondern auch an der hinteren Oberfläche des Vorder- und Oberarms ver-streut und erstreckten sich von dem an den Fingern befindlichen Geschwür bis zu den vergrößerten Achseldrüsen. Später vereiterten die anfänglich harten Knötchen zum Teil. Ihre Größe schwankte von Erbsengröße bis 1 cm im Durchmesser, ihre Zahl von 2—30.

Eine charakteristische, ge-schwürige Conjunctivitis (okulo-glandulärer Typus) wird gleich-falls häufig gesehen; hier ist die Conjunctiva der primäre Sitz der Infektion. Es entstehen kleine zerstreute Geschwüre.

Ein *Exanthem* wurde von FRANCIS 12mal, von SIMPSON 32mal (5% aller beobachteten Fälle) angegeben. SIMPSON be-schreibt es als makulös, vesiculär,

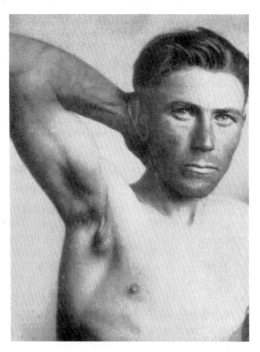

Abb. 15. Bubonen in der Achselhöhle bei russischer Tularämie. (Nach ZEISS.)

papulös-pustulös oder eine Mi-schung solcher Formen. In den meisten Fällen war das Exanthem schmerzlos, in wenigen schmerzhaft, entzündlich. Einige Male kam es zur Abschuppung, manchmal blieben pigmentierte Stellen zurück. Einmal ähnelte es Erythema nodosum. Ausgedehnte acneiforme Läsionen wurden zweimal beobachtet, einmal gleiche am Scrotum, Oberschenkel und Bauch. Das Exanthem kann jederzeit während der Erkrankung während der ersten 4 Wochen auftreten.

IV. Pemphigus tropicus contagiosus (Pyosis mansoni).

Definition. Hauterkrankung, die mit Blasen- und Pustelbildung, meist in Achsel- und Inguinalgegend beginnt und zu allgemeiner Eruption und Bildung flacher Geschwüre führt. Besonders zur feuchtwarmen Jahreszeit ist die Krankheit in Ostasien, aber auch in Westafrika beobachtet worden und gilt als sehr kontagiös.

Die *Hauterscheinungen* sind zunächst kleine Bläschen oder Punkte in der Axillar- oder Inguinalgegend, die rasch wachsen und sich mit einem entzünd-lichen Hof umgeben. Sie verbreiten sich dann oft über den ganzen Körper und können auch Conjunctiva und Mundschleimhaut befallen. Anfangs besteht oft leichtes Fieber, später nicht mehr. Der Blaseninhalt ist anfangs oft klar, später trüb. Das Leiden kann sich wochenlang hinziehen und das Allgemein-befinden erheblich stören.

Ätiologisch werden fast allgemein Staphylokokken als Erreger angenommen; doch fand LEBER die Blasen anfangs steril.

Literatur.

Durch Bakterien verursachte Krankheiten.

AGOTE, L. et A. J. MEDINA: La Peste bubonique dans la République argentine et au Paraguay. Buenos Aires 1901.
FLU, P. C.: Die Pest. Menses Handbuch der Tropenkrankheiten, 3. Aufl., Bd. 2, S. 323. 1924. — FRANCIS, E.: Tularämie. KOLLE-KRAUS-UHLENHUTH, 3. Aufl., Bd. 61, S. 227. 1929.
GATTO: Sulla febre di Malta . . . a Scilla (Calabria). Malaria e. Malat di Paesi Caldi, Vol. 5, p. 121. 1911.
LEBER, A.: Über den Pemphigus tropicus contagiosus. Arch. Schiffs- u. Tropenhyg. 29, Beih. 1, 203 (1925).
MACLECOD, J. E.: Purpura after Malta fever. Lancet 1897, 1410. — MAYER, M.: (a) Malta- oder Mittelmeerfieber. Menses Handbuch der Tropenkrankheiten, 3. Aufl.. Bd. 2, S. 130. 1924. (b) Exotische Krankheiten, 2. Aufl., S. 125 u. 168. Berlin 1929.
ROZIÈS: Les formes graves de la fièvre de Malte. Progrès Med. 1920, 563.
SIMPSON, W. M.: Tularämie. New York: P. B. Hoeber 1929.

D. Hauterscheinungen bei Krankheiten, die durch ultravisible bzw. noch unbekannte Erreger verursacht werden.

Unter dieser Gruppe sollen eine Reihe von Krankheiten zusammengefaßt werden, deren Ätiologie zum Teil noch nicht völlig geklärt ist und die gewisse verwandtschaftliche Beziehungen zeigen, nämlich Dengue- und Pappatacifieber, Kedanifiebergruppe (Kedani- oder Tsutsugamushikrankheit, Pseudotyphus, Scharabeule); ferner die Gruppe des Flecktyphus, Fünftagefieber, Spotted fever.

I. Hauterscheinungen bei Denguefieber.

Definition. Bei dem Denguefieber handelt es sich um eine epidemisch auftretende Infektionskrankheit von kurzer Dauer, die mit charakteristischem Fieber, Gelenk- und Muskelschmerzen, Hämorrhagien und Exanthemen einhergeht. Der Verlauf ist meist gutartig.

Das Denguefieber tritt saisonweise oft in ausgedehnten Epidemien in warmen Ländern auf. Das Vorkommen deckt sich mit der Verbreitung einer Stechmücke, Stegomyia fasciata, jetzt Aedes calopus benannt, die auch der Überträger des scheinbar nahe verwandten Gelbfiebers ist.

Nach kurzer Inkubation beginnt die Erkrankung meist mit plötzlich auftretenden sehr heftigen Gelenkschmerzen, Kreuzschmerzen, Muskelschmerzen. Zugleich steigt die Temperatur bis 40⁰ und mehr. Sie fällt oft nach 24 bis 36 Stunden kritisch ab, um am 3. oder 4. Tag nochmals anzusteigen und am 6. oder 7. Tage endgültig abzufallen. In anderen Fällen bleibt das Fieber für 3—5 Tage hoch; man spricht daher auch von 3-, 5-, 7-Tagefieber (nicht zu verwechseln mit der Febris quintana, dem Wolhynischen Fieber).

Die *Hauterscheinungen bei Denguefieber* sind folgende:

1. *Ein initiales Erythem* findet sich gleich am ersten Tage in vielen Fällen. Es ist mindestens in 50% aller Fälle vorhanden und recht vielgestaltig. Oft erscheint es als gleichmäßiges, über den ganzen Körper verbreitetes Erythem von intensiver, karmesinroter Farbe; besonders im Gesicht ist es oft deutlich. Es erinnert an die intensive Röte bei Scharlach. In anderen Fällen ist es mehr disseminiert und befällt zunächst nur die unbedeckten Körperstellen, später können die Flecken konfluieren. Die Haut ist aber auch oft ödematös. Es kann dann direkt an Erythema exsudativum multiforme erinnern. Manchmal erscheint es auch mehr blasenförmig oder urticariaähnlich. Es kann jucken oder brennen.

Dieses initiale Exanthem bleibt oft nur wenige Stunden bestehen, längstens dauert es während des ersten Fieberanfalls an.

2. *Das eigentliche Dengueexanthem* (terminal rash) tritt meist am 2.—5. Krankheitstag, bei gesattelter Kurve meist kurz vor oder mit dem zweiten Fieberanstieg auf. Es ist charakterisiert durch seine große Vielgestaltigkeit. Das Dengueexanthem kann Masern, Urticaria, Röteln, Scharlach, Erysipel, Variola und Scharlach gleichen.

Es beginnt mit Vorliebe an den Handflächen, Handrücken, geht dann auf Vorderarme, Brust, Rücken und übrigen Körper über. Es bleibt meist 24 bis 48 Stunden bestehen und verschwindet mit dem endgültigen Fieberabfall gänzlich. Dabei beginnt die Abblassung an den Stellen, an denen es zuerst aufgetreten ist, auch zuerst.

Das Exanthem verschwindet auf Fingerdruck; es ist, besonders am Anfang, oft von heftigem Juckreiz begleitet. Auch beim Verschwinden juckt es oft stark. Eine *Abschuppung* der Haut tritt in einem größeren Teil der Fälle auf. Dabei schilfert diese meist in kleinen kleienförmigen Schuppen, nicht in den großen Fetzen, wie bei Scharlach, ab; auch ganz feine mehlstaubähnliche Schuppung kommt vor.

Kommt es zu Denguerückfällen mit neuen Fieberanstiegen, so kann auch ein neues Exanthem auftreten.

3. Außer diesen beiden Exanthemen sind *Hämorrhagien* der Haut bei Dengue nicht selten, bald sind es feine purpuraähnliche Blutungen, bald ausgedehnte Hautblutungen, meist gleichzeitig mit solchen der Schleimhäute. In manchen Epidemien sind solche hämorrhagische Formen sehr häufig und stets prognostisch ungünstig.

II. Hauterscheinungen bei Pappatacifieber.

Definition. Das Pappatacifieber ist ein dem Denguefieber klinisch ähnliches, gleichfalls epidemisch auftretendes kurzfristiges Fieber. Es verläuft mit ungefähr dreitägigem Fieber, oft unter heftigen katarrhalischen und nervösen Begleiterscheinungen. Überträger ist Phlebotomus papatasii.

Die *Hauterscheinungen* bei Pappatacifieber sind niemals so ausgeprägt, wie bei Denguefieber, so daß stärkere Exantheme differentialdiagnostisch verwertet werden können.

Namentlich in der Umgebung der Hand- und Fußgelenke, den Schienbeinen und Ellbogenbeugen findet man zunächst — oft ganz dicht — die Stichstellen der Phlebotomen (siehe im betreffenden Abschnitt).

Erytheme können auch bestehen und sitzen besonders an Gesicht, Rumpf und Streckseiten der Gliedmaßen.

In selteneren Fällen sind Petechien, vereinzelte roseolaähnliche Flecken und makulöse oder papulöse Exantheme beobachtet worden.

III. Hauterscheinungen bei Kedani (Tsutsugamushikrankheit) oder Pseudotyphus[1].

Definition. Eine zuerst in bestimmten Distrikten Japans beobachtete Infektionskrankheit, die mit Fieber und Exanthem einhergeht. Sie wurde später auch in China, Formosa, Niederländisch-Indien (Pseudotyphus) und anderen Gebieten angetroffen.

Überträger des Virus — für das neuerdings Rickettsien gehalten werden — sind bestimmte *Milben*, die Larven von Trombidienarten, insbesondere die rote Milbe = Kedani oder Akamushi.

---

[1] Auch das *Mossmanfever* Nordqueensland gehört wahrscheinlich in diese Gruppe.

Die *Hauterscheinungen* sind:

1. *Die Infektionsstelle.* Die Bißstelle der Milbe zeigt charakteristische Veränderungen. Ihr Lieblingssitz sind Achselhöhle, Scrotum, Leistengegend, aber auch an beliebigen anderen Körperstellen sind sie zu finden.

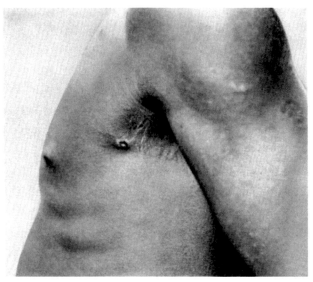

Abb. 16. Kedani (Pseudotyphus) von Sumatra. Nekrotische Bißstelle (Primäraffekt).
(Nach SCHÜFFNER.)

Auch der Biß nichtinfizierter Milben verursacht eine kleine lokale Entzündung, da sie tief mit ihren Mundwerkzeugen in die Haut eindringen und vielleicht giftige Substanzen im Speichelsekret enthalten. Die kleine gerötete Stelle blaßt nach wenigen Tagen ab.

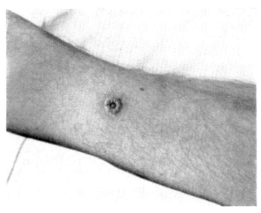

Abb. 17. Kedani (Pseudotyphus) von Sumatra.
Nekrotische Bißstelle am Bein. (Orig. SCHÜFFNER, phot.)

Wenn die Milbe infiziert war, entsteht zunächst eine kleine Pustel mit entzündeter Umgebung, sie ist meist schmerzlos. Die Pustel trocknet nach einigen Tagen ein, und es bildet sich eine kleine Kruste, diese fällt nach 1—2 Tagen ab und es zeigt sich eine kleine *nekrotische* Stelle. Die Haut kann sich zu einem kleinen kraterförmigen Geschwür umwandeln. Diese sind scharfrandig und heilen sehr langsam ab. Die Lymphdrüsen in der Nachbarschaft sind oft schmerzhaft geschwollen.

2. *Das Kedaniexanthem.* Zwischen dem 2.—5. Krankheitstage (KAWAMURA, SCHÜFFNER u. a.; nach MIYAJIMA erst zwischen dem 15.—19. Tage, was wohl ein Irrtum ist) tritt ein Exanthem auf, das bei typischen Fällen nie fehlt. Das Kedaniexanthem besteht aus kleinen rötlichen oder bräunlichroten Flecken

oder kleinen Papeln. Es beginnt meist im Gesicht oder am Rumpf und breiten sich rasch über den Rumpf und die Extremitäten aus. Es kann aber syphilitischer Roseola ähnlich sein. Am Rumpf ist es stets am stärksten. Am Ende

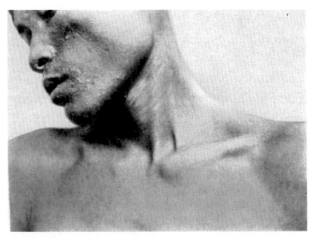

Abb. 18. Kedani (Pseudotyphus) von Sumatra. Makulo-papulöses Exanthem. (Nach SCHÜFFNER.)

einer Woche erreicht es seine Höhe, um dann nach wenigen Tagen unter Abblassen wieder zu verschwinden. Das Exanthem juckt nicht und schuppt nicht beim Abheilen.

IV. Hauterscheinungen bei Scharabeule.

Definition. Eine klinisch der Kedanikrankheit sehr ähnliche, im russischen, westlichen Grenzgebiet (Scharafluß) beobachtete, epidemisch auftretende fieberhafte Erkrankung. RISSOM beobachtete sie bei 72 Soldaten 1917.

Hauterscheinungen waren: 1. Im Bereich schmerzhaft geschwollener Lymphdrüsengruppen, namentlich der Halsseite und der Achselhöhle fanden sich umschriebene *Hautnekrosen*. Diese waren am häufigsten am unbehaarten Kopf, Hals, seltener an Händen, Unterarmen, Knöcheln. Die Stellen waren meist etwas länglich, es bildete sich ein kleiner Schorf und nach dessen Abstoßung ein kraterförmiges Geschwür von 2—3 mm Tiefe und 6—8 mm Durchmesser mit verdickten Rändern. In seiner Umgebung schossen vereinzelte kleine Papeln auf (Abb. 19). Heilung erfolgte sehr langsam innerhalb von 4—5 Wochen unter Narbenbildung.

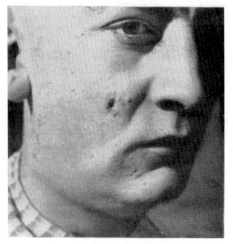

Abb. 19. Scharabeule. (Nach RISSOM.)

2. Ein charakteristisches Exanthem trat in den meisten Fällen am 8. bis 12. Krankheitstage dazu. Es tritt zuerst an Handrücken, Streckseiten der

Unterarme, Gesicht und Nacken auf und besteht aus dichtstehenden, derben, stark erhabenen bis zu Erbsengröße heranwachsenden Papeln von blaßrötlicher, bis blauroter Verfärbung. Anfangs besteht leichter Juckreiz. Am Rumpf trat der Ausschlag, rötelnartig, seltener auf und verschwand sehr rasch. Der andere Ausschlag entwickelte sich innerhalb 2—4 Tagen und bildete sich in 6—8 Tagen zurück.

Obwohl Milben in den nekrotischen Herden nicht gefunden wurden, ist es fast zweifellos, daß es sich auch hier um eine Krankheit der Kedanigruppe handelt.

V. Hauterscheinungen bei der Flecktyphusgruppe.

1. Rocky Mountain Spotted fever (Fleckfieber der amerikanischen Felsengebirge).

Definition. Eine in mehreren Staaten Nordamerikas endemisch vorkommende Infektionskrankheit, die von einem hämorrhagischen Exanthem begleitet wird und von Zecken übertragen wird. Als Erreger wurden nach Entdeckung der Ursache des Flecktyphus auch bei dieser Erkrankung Rickettsien gefunden, die von WOLBACH Dermacentroxenus rickettsii benannt wurden. Überträger ist eine Zecke Dermacentor venustus. Das Fieber dauert etwa 2 Wochen und fällt dann lytisch ab oder endet tödlich. Die ganze Krankheit ähnelt sehr dem *Typhus exanthematicus.*

Das *Exanthem* bei Spotted fever beginnt zwischen dem 3. und 5. Tage zuerst an Handgelenken und Knöcheln, dann befällt es Rücken, Arme, Beine und Stirn, zuletzt erst den Bauch. Es beginnt mit einem kleinfleckigen Ausschlag. Die dicht zusammenstehenden Eruptionen von 1—5 mm Durchmesser verschwinden zuerst auf Druck, später werden sie größer, purpurrot und konfluieren, so daß die Haut wie marmoriert erscheinen kann. Vom 6.—10. Tag an werden die Flecken petechial und verschwinden nicht mehr auf Druck. In schwereren Fällen kommt es zu stärkeren Hämorrhagien der Haut und Unterhaut. Mit Abfall des Fiebers schwindet das Exanthem langsam und läßt noch längere Zeit bräunlich pigmentierte Flecken zurück.

In schwereren Fällen treten auch *Hautnekrosen an Scrotum, Penis, Fingern, Zehen und Ohrläppchen auf.*

2. Andere durch Zecken übertragene Flecktyphuserkrankungen.

(Indisches Zeckenfieber; Fièvre exanthematique de Marseille; Fièvre boutonneuse de Tunisie.)

Bereits 1921 beschrieb MEGAW aus Indien eine Epidemie aus Britisch-Indien, die dem Spotted fever und Fleckfieber in ihren Erscheinungen völlig glich und bei der er Übertragung durch Zecken annahm.

Seit 1922 wurde dann häufig über eine fleckfieberartige Erkrankung in Marseille als „fièvre exanthematique de Marseille" berichtet. Die Identität dieser Erkrankung mit dem 1910 in Tunis beobachteten „fièvre boutonneuse de Tunisie" stellte CONSEIL 1929 fest.

Das *Exanthem* bei der im Mittelmeergebiet beobachteten Form beginnt 3—5 Tage nach dem Auftreten des Fiebers. Die ersten Flecke entstehen am Bauch in Gestalt etwa erbsengroßer, rosagefärbter Flecken. Sie sind leicht erhaben. Es breitet sich in 24—48 Stunden über den ganzen Körper aus und wird am dichtesten am Rücken und an den Extremitäten, besonders den Beugeseiten. Die Flecken sollen nie konfluieren, sondern immer in gewissem Abstand voneinander stehen, so daß die Haut „getigert" erscheint. Auch Handflächen und Fußsohlen, manchmal auch das Gesicht werden befallen.

Die Flecke sind rund bis oval und werden später oft deutlich papulös. Das Exanthem bleibt während des etwa 2—3 Wochen dauernden Fiebers bestehen und blaßt dann allmählich ab.

Außer den Exanthemen wurden auch vereinzelte kleine nekrotische Stellen (Taches noires) gefunden, die an Insektenstiche denken ließen.

Die Übertragung der Krankheit durch Zecken wurde durch DURAND u. CONSEIL und BRUMPT erwiesen. Der Überträger ist Rhipicephalus sanguineus.

3. Durch Läuse und Flöhe übertragener Flecktyphus[1].

(Typhus exanthematicus, Brills disease, Tarbadillo.)

Der ubiquitäre Flecktyphus wird durch *Läuse* übertragen.

Am 4.—6. Tage entsteht bei ihm ein *Exanthem*. Es bilden sich unregelmäßige stecknadelkopfgroße bis linsengroße Flecke von blaßroter Farbe, zunächst auf Fingerdruck verschwindend. Zuerst treten sie an Bauch, Brust, Schulter auf und verbreiten sich dann über den ganzen Körper; Gesicht und Hals bleiben meist frei. Nach 2—3 Tagen werden die Flecken hämorrhagisch und können auch zu größeren Herden konfluieren. Am Ende der 2. Woche bilden sie sich zurück, wobei zunächst noch bräunliche Flecken zurückbleiben.

Bei einem leichten Fleckfieber in den Südstaaten Nordamerikas ist kürzlich erwiesen worden, daß nicht Läuse, sondern der tropische Rattenfloh Xenopsylla cheopis (der auch die Bubonenpest überträgt) der Überträger und Ratten-Virusträger sind.

VI. Hauterscheinungen bei Febris quintana (Wolhynisches Fieber, Trench fever).

Definition. Durch Läuse übertragene Infektionskrankheit charakterisiert durch ein intermittierendes, oft in 5tägigem Turnus wiederkehrendes Fieber, begleitet insbesondere von Muskel- und Knochenschmerzen.

Diese an der polnisch-russischen Grenze 1917 gehäuft beobachtete Erkrankung ist dann auch in Westeuropa ((Trench fever) unter den Truppen beobachtet worden. Der Erreger Rickettsia wolhynica steht demjenigen des Fleckfiebers nahe.

Ein *Exanthem* ist dabei wiederholt (in 5% der Fälle) beobachtet worden, fehlt aber in vielen Fällen.

Es erscheint nach JUNGMANN zum Teil schon beim ersten Fieberanfall, meist aber erst bei späteren und kann jeweils im Fieber rezidivieren. Es hat in der Regel den Charakter einer *Roseola*. Die nicht sehr zahlreichen Flecken sitzen an den Seiten des Brustkorbs, seltener am Bauch und sind rosa, scharf umschrieben und 1—2 mm im Durchmesser groß. Sie sollen einem aufschießenden Masern- oder Fleckfieberexanthem ähneln. Nach 1—3 Tagen verschwinden sie. Seltener sind scharlachähnliche Ausschläge oder Petechien beobachtet worden. Zweimal sah JUNGMANN auch Vitiligo entstehen. LUDWIG sah bei zahlreichen Fällen Querrillen an den Nägeln auftreten, die der Anzahl der Anfälle entsprach und die er als Ernährungsstörung auffaßte.

Literatur.

Hauterscheinungen bei Krankheiten, die durch ultravisible bzw. noch unbekannte Erreger verursacht werden.

ANDERSON, J. F.: Spotted fever (Tick fever of the Rocky Mountains). U. S. Publ. Health a. Mar. Hosp. Service Hyg. Labor. Bull. **14** (1903).

---

[1] Als nicht „exotisch" nur kurz besprochen.

BÉROS, G. et L. BALOZET: Fièvre exanthématique d'été en Maroc. Bull. Soc. Path. exot. Paris 22, 712 (1929). — BOINET et PIERI: Epidémié d'exanthème infectieux de nature indéterminée observées sur le littoral Méditerraneen. Bull. Acad. Méd. 1928, No 31.

CONOR, A. et A. BRUCH: Une fièvre éruptive observéc un Tunisie. Bull. Soc. Path. exot. Paris 3, 492 (1910).

DURAND, P. et E. CONSEIL: Transmission exp. de la fièvre boutonneuse par Rhipicephalus sanguineus. Arch. Inst. Pasteur Tunis 20, 56 (1931).

JUNGMANN, P.: Das Wolhynische Fieber. Berlin 1919.

KAWAMURA, R.: Studies on Tsutsugamushi Disease. College of Medicine of the Univers. Cincinnati, 1926.

MEGAW, J. W. D.: A Typhus-like Fever in India, possibly transmitted by ticks. Indian med. Gaz. 56, 361 (1921).

REGENDANZ, P.: Das exanthematische Zeckenfieber. Dermat. Wschr. 93, 1765 (1931). RISSOM: Die Scharabeule. Arch. Schiffs- u. Tropenhyg. 15, 274 (1918).

SCHÜFFNER, W.: Over Pseudo-typhus in Deli. Geneesk. Tijdschr. Nederl.-Indië 11, 1141 (1913). — SCHÜFFNER, W. u. M. WACHSMUTH: Über eine typhusartige Erkrankung (Pseudotyphus von Deli). Z. klin. Med. 71, 133 (1910). — STICKER, GEORG: Die Dengue. Menses Handbuch der Tropenkrankheiten, 3. Aufl., Bd. 4, S. 450. 1926.

WOLBACH, S. B.: (a) Studies on Rocky Mountains spotted fever. J. of Med. Res. 41, Nr 1 (1920). (b) Rocky Mountains spotted fever. BYAM and ARCHIBALD: The Practice of Medic. i. the tropics, Vol. 3. 1923.

Verruga peruviana
oder CARRIONsche Krankheit.
(Oroya-Fieber.)

Von

H. DA ROCHA LIMA - S. Paulo (Brasilien).

Mit 15 Abbildungen.

Allgemeines.

Als „Verruga peruviana" wird eine seit der Eroberung der Westküste Südamerikas durch die Spanier bekannte, nur in den hochgelegenen Tälern der
peruanischen Anden vorkommende, eigenartige, knotige Hautefflorescenz
bezeichnet, die im Zusammenhang mit einer ihr vorausgehenden, Oroyafieber
genannten Allgemeinerkrankung in Erscheinung tritt.

Außerhalb Perus ist die Krankheit noch nicht mit Sicherheit nachgewiesen
worden. Ähnliche, vielleicht verwandte Hauterkrankungen sind in Südbrasilien
(*Angioma cutis contagiosum* [v. BASSEWITZ]), in Nordbrasilien und Honduras
(*Pseudoverrugas* [MATTA, ROCHA LIMA]) beobachtet worden.

„*Verruga*" ist das spanische Wort für Warze, das aber von Laien für alle
hervortretenden Hautknötchen gebraucht wird und infolgedessen nicht dem
medizinischen Begriff der Warze entspricht. Deshalb empfiehlt es sich, die
spanische Bezeichnung einer in keiner Weise als Warze zu bezeichnenden
Efflorescenz nicht zu übersetzen, sondern beizubehalten.

Der Bildung dieser Hautverrugas gehen zuweilen sehr leichte, manchmal
sehr schwere, durch Fieber und Blutzerstörung gekennzeichnete allgemeine
Erscheinungen voraus. Da die Hauterscheinungen in der Gestalt dieser Verrugas
zwar die auffallendste und charakteristischste der Krankheit ist, aber nur einen
Teil des Krankheitsbildes darstellt, und weil das allgemeine fieberhafte Stadium,
das der Eruption vorausgeht, nicht selten als schweres, zum Tode führendes
Fieber (Oroyafieber) das Krankheitsbild beherrscht, empfiehlt es sich für die
Gesamtheit der Erscheinungen die nichts präjudizierende Bezeichnung „*CARRION-
sche Krankheit*" zu gebrauchen, während die Hauterscheinung als „*Verrugas*"
und das Fieber als „*Oroyafieber*" am prägnantesten bezeichnet werden können.

Die Bezeichnung der Verruga peruviana als CARRIONsche Krankheit wurde
ihr zu Ehren des sein Leben für die Erforschung der Krankheit opfernden
peruanischen Studenten DANIEL CARRION gegeben. Im Jahre 1885 impfte
CARRION sich selbst mit dem Saft einer Verruga und starb bald darauf an
schwerem Oroyafieber. Damit wurde zum ersten Male der experimentelle Beweis
der Zusammengehörigkeit der beiden Stadien oder Erscheinungsformen der
Krankheit geliefert.

Trotz dieses Versuches und der von fast allen peruanischen Beobachtern vertretenen unitarischen Auffassung der Krankheit wurden immer wieder Stimmen laut, welche die Verrugas und das Oroyafieber als zwei zwar sehr häufig gleichzeitig dasselbe Individuum befallende, aber ätiologisch verschiedene Infektionskrankheiten aufgefaßt wissen wollten. Der dualistische Standpunkt wurde am lautesten 1915 durch den auf nur wenige Beobachtungen und Versuche sich stützenden, aber sehr ausführlich und großartig ausgestatteten Bericht der unter STRONG 1913 nach Peru entsandten Kommission der Harvard-Schule vertreten und fand in der Literatur der englisch sprechenden Welt sogar in Handbüchern eine unumschränkte Aufnahme. Doch konnte diese Auffassung weder der scharfen Kritik der peruanischen Autoren (ARCE) und weniger noch den dagegen sprechenden Ergebnissen der späteren Untersuchungen, besonders von NOGUCHI, MAYER u. a. standhalten, so daß wir heute die Hauterkrankung und die allgemeinen mit Blutzerstörung einhergehenden, fieberhaften Erscheinungen als zwei Ausdrucksformen derselben Infektion, die meistens als zwei aufeinander folgende Stadien der Krankheit auftreten, auffassen. Nicht selten sind jedoch die beiden Stadien verschieden in der Ausprägung oder weniger getrennt in der Zeit. Oft überwiegen die Erscheinungen einer derselben derart, daß die andere fast oder ganz unbemerkt bleibt.

In diesen Fällen kann man von zwei Formen der Krankheit sprechen: Die gutartige Verrugaform (Verruga benigna) und die schwere Oroyafieberform (Verruga maligna) oder schweres CARRION-Fieber.

Von ARCE werden die beiden Formen der Krankheit folgendermaßen gekennzeichnet: *I. Gutartige eruptive Verruga:* Einfache Anämie, Fieber von unbeständiger Form und Dauer, verbunden mit Gelenk- und Muskelschmerzen, schmerzlose Pluriadenitis, deutlicher und reichlicher Verrugaausschlag, lokales Ödem, gutartiger Verlauf und nicht selten, wenn auch spärliche, Bartonellen im Blute.

II. Bösartige Verruga (Oroyafieber, schweres CARRION-Fieber): Schwere akute, perniziöse Anämie von megaloblastischem Typus und erhöhtem Hämoglobinindex mit Bartonellen in den Erythrocyten, deutliche schmerzlose Pluriadenitis, Fieber von unbeständigem Typus mit Gelenk- und Muskelschmerzen, Ohnmachtsanfälle, Erbrechen, spärliches verruköses Exanthem, bösartiger Verlauf.

Bei beiden Formen kommt sehr häufig eine sekundäre oder Mischinfektion mit Malaria oder Bakterien der Typhusgruppe, besonders mit Paratyphus vor, wodurch der Verlauf und die Symptome der Krankheit beeinflußt werden.

Klinik der Hauterkrankung.

Das Verrugaexanthem. Die Hauterkrankung bei dieser eigenartigen Infektionskrankheit besteht in der Bildung von scharf abgegrenzten, kleinen oder größeren Knötchen an der Oberfläche oder in der Tiefe des Hautgewebes, das sonst, selbst in der Umgebung dieser noduli, unverändert bleibt. Die Knötchen können die Größe einer kleinen Citrone oder darüber hinaus bis zu der eines Apfels erreichen. Sie sind in diesen Fällen meistens vereinzelt oder in nur geringer Anzahl. Da in Peru geglaubt wird, daß die Krankheit auch bei Mauleseln und dann in der Gestalt dieser größeren Tumoren vorkommt, werden diese Fälle als *„forme mulaire"* der Hauterkrankung von den peruanischen Ärzten bezeichnet.

Die Fälle mit nur kleineren als einem kleinen Hühnerei oder einer kleinen Citrone, aber größeren Knötchen als die der bekannten papulösen Exantheme anderer Krankheiten, sind häufiger und zahlreicher und werden *„forme nodulaire"* genannt. Vielfach werden aber beide der genannten Erscheinungsformen des Hautausschlages, bei welchem sich deutliche oberflächliche Knötchen bilden, als noduläre Form bezeichnet, während die kleineren, meistens in sehr großer Zahl auftretenden, „*miliäre Verrugas*" genannt werden.

Über die *Inkubationszeit* der Verrugaerkrankung wissen wir nichts Genaueres. Nach ODRIOZOLA schwankt die Inkubationszeit bis zur fieberhaften Erkrankung, die dem Verrugaexanthem vorausgeht, zwischen 15 und 40 Tagen. Bei der experimentellen Infektion des Studenten CARRION erkrankte er am 21. Tag. Das Knötchenexanthem kann sich schon während des akuten Fieberstadiums entwickeln, aber auch mehrere Wochen, oder sogar Monate bis fast zu einem Jahre später in Erscheinung treten. Wenn das Exanthem nicht mit dem Fieber-stadium zusammenfällt, kann der Ausbruch desselben ganz allmählich mit Unwohlsein, unbestimmten Schmerzen, besonders an den Gelenken, Appetitmangel und Verdauungsstörungen als Begleit-erscheinungen vor sich gehen. Dazu gesellen sich vielfach leichte Temperatursteigerungen nachmit-tags oder abends und mehr oder weniger bemerkbare Anämie. Nicht selten fällt der Ausbruch des Ex-anthems mit einer Erleichterung dieser Beschwerden zusammen.

Die die Krankheit charakteri-sierende Bildung von zahlreichen Hautknötchen kann entweder in der Gestalt eines von aus ober-flächlich sich bildenden, aus der Haut hervorragenden, roten, ziem-lich festen Efflorescenzen beste-henden Exanthems oder als un-sichtbare, unterhalb der Oberhaut liegende, aber durch Palpation fühlbare und oft druckempfind-liche Knötchen in Erscheinung treten.

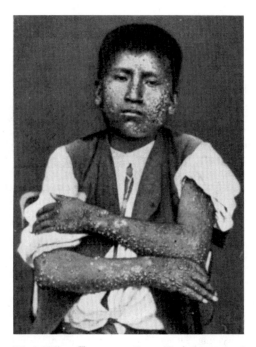

Abb. 1. Miliares Verrugaexanthem. (Nach ODRIOZOLA.)

Bei zwei aus Peru kommenden Kranken hatten wir in Hamburg Gelegenheit bei einem oberflächliche und tiefe Knoten, bei dem anderen nur subcutane Knotenbildung zu beobachten.

Miliäre Verrugas. Bei der Entwicklung des Verrugaexanthems können wir ein Wachstumsstadium und ein Stadium der Rückbildung unterscheiden. Die oberflächlichen Verrugas beginnen in der Regel als kleine rötliche Flecken mit oder ohne sichtbare subepidermale Blutung, die sich ausdehnen, verdunkeln, verhärten und zu kleinen runden Papeln von dunkelroter, glatter Oberfläche wölben. Die miliären Verrugas im Anfangsstadium werden auch als kleine, rosafarbige, transparente Tröpfchen, zuweilen wie eine Variolapapel leicht gedellt, oder auch als weiße Knötchen, wie winzige Warzen, beschrieben. In welcher Gestalt sie auch zuerst erscheinen mögen, bei ihrer weiteren Entwicklung bilden sie rote, leicht blutende, durchscheinende, hemispherische Efflorescenzen von ziemlich fester Konsistenz. Ihre Größe schwankt zwischen der eines Steck-nadelkopfes und der einer kleinen Erbse. Größere Knötchen gehören nicht mehr der miliären, sondern der nodulären Form an. Die Haut zwischen den

Papeln bleibt unverändert. Während die kleinsten dunkelrote Papeln bleiben, neigen die größeren dazu gestielt zu werden und nehmen einen helleren Farbton an. Nicht selten sind die Knötchen infolge Blutung mit dunklem Schorf bedeckt. Auch können sie, besonders wenn ulceriert, mit einer gelblichen oder braunen, aus dem eitrig-serösen Exsudat sich bildenden Kruste bedeckt sein. Die Rückbildung kündigt sich durch ein Verblassen der Papeln an, die dabei oft einen violetten Farbton annehmen. Sie nehmen an Größe ab, die Oberfläche verliert den *Glanz*, die Glätte und die Transparenz, die zusammengeschrumpfte Papel verschwindet durch Abschuppung oder mit der abfallenden Kruste. Bei den kleinsten Papeln bleibt kaum eine Veränderung der Hautfarbe, bei den größeren dagegen noch ein dunkler Fleck, der dann allmählich verschwindet.

Das Exanthem tritt in der Regel nicht gleichzeitig in seiner vollen Ausdehnung auf. Während des Invasionsstadiums bilden sich zunächst ganz vereinzelte Verrugas. Während des Fiebers treten dann in der Zeit einer Remission kleine Papeln, fast immer gleichzeitig, in größerer Zahl auf. Diese Nachschübe wiederholen sich dann oft und an verschiedenen Körperteilen. Die Kranken empfinden kleine Stiche an den Stellen, wo sich die Papeln zu bilden anfangen. Meistens ruft das Exanthem keinerlei Beschwerden hervor. Oft, aber meistens erst bei der Rückbildung derselben, stellt sich ein unangenehmer Juckreiz ein. Das miliäre Exanthem ist in der Regel symmetrisch verteilt, kann spärlich oder konfluierend auftreten, auf einzelne Körpergegenden beschränkt bleiben oder sich verallgemeinern. In diesem Falle bleiben jedoch bestimmte Stellen verschont.

Wenn das Exanthem üppig entwickelt ist, werden einige Stellen besonders stark befallen, so an den Unterschenkeln die vorderen Partien, an den Oberschenkeln die vorderen und äußeren Bezirke, an den Unterarmen die hinteren Flächen, an den Armen die vorderen und äußeren Teile, am Gesicht die Stirn, die Wangen, die Ohren und die Nase. Nach den Gliedern sind Gesicht und Hals die bevorzugtesten Stellen. Der Rumpf bleibt meistens, aber nicht immer, verschont. Die Handflächen und Fußsohlen werden selten befallen. An Stelle von Verrugas bilden sich hier oft rötliche Flecken, die wahrscheinlich von tief liegenden, nicht zum Durchbruch kommenden Knötchen herrühren.

Auch an den Schleimhäuten wird das Exanthem beobachtet. In den Konjunktiven, sowohl der Lider wie des Auges, bilden sich selten mehr als eine Verruga. Diese ruft um sich herum eine partielle Conjunctivitis hervor. Nach ODRIOZOLA können auch andere Schichten des Auges, besonders die Gefäßhaut, Sitz der Verrugas sein. Sie sitzen auch oft an der Schleimhaut der Lippen, des Zahnfleisches, der Gaumen, der Zunge, des Rachens und der Tonsillen, wo sie Schluckbeschwerden hervorrufen, und der Nase, wo sie die Ursache von hartnäckigem Nasenbluten werden können. Auch auf der Schleimhaut des Magens, Darmes und Rectums werden sie nach Angabe der peruanischen Autoren gefunden.

Ebenso sollen sich auch am Bauchfell, in der Pleura und in den verschiedensten Organen manchmal zahlreiche Verrugaknötchen bilden. Was über diese Verrugaknötchen der inneren Organe bekannt ist, läßt jedoch ihre Zugehörigkeit zur Verrugakrankheit zweifelhaft erscheinen. So nehmen STRONG und seine Mitarbeiter an, daß es sich bei den beschriebenen Fällen um Mischinfektionen, meistens mit miliärer Tuberkulose, gehandelt haben dürfte. In diesem Sinne sprechen auch die wenigen bekannten histologischen Untersuchungen.

Noduläre Verrugas. Als sehr kleine, derbe Knötchen, die schnell zu verschieden großen Verrugas heranwachsen können, beginnt die muläre oder noduläre Form. Die in der Subcutis liegenden sind zunächst verschieblich und etwas druckempfindlich. Man fühlt sie, sieht sie aber nicht. Sie können so bleiben und sich dann zurückbilden, oder wachsen, in die Haut eindringen und dann als kleine Erhebungen sichtbar werden. Die Haut an diesen Stellen kann unverändert bleiben, wird aber zuweilen etwas blasser oder auch rötlich. Die in der Cutis sich entwickelnden Knötchen sind etwas derber, wenig verschieblich und ragen erheblich über das Niveau der Haut empor. Sie bilden sich hauptsächlich an den Oberschenkeln, Unterschenkeln, Knien, Unterarmen, Ellbogen, und zwar stets mit Vorliebe an den Streckseiten, sowie am Gesicht. Die großen mulären Formen werden vorwiegend am Gesicht und an den Extremitäten, hauptsächlich am Knie, beobachtet.

Bei Erreichung einer gewissen Größe wird die Haut über den Knötchen gespannt, dunkelrot bzw. rotviolett. Es besteht dann meistens eine deutliche Druckempfindlichkeit. Diese Tumoren bieten in diesem Stadium das Aussehen und die Konsistenz eines Furunkels. Sie durchbrechen dann die Haut und erscheinen als halbkugelige, kirschrote Tumoren mit glatter, glänzender, zuweilen feuchter Oberfläche. Sie besitzen eine gewisse Ähnlichkeit mit der Glans penis, im Moment wo sie den präputialen Ring etwas überragt.

Ein oberflächlicher Verrugaknoten der nodulären Form der Krankheit auf der Höhe seiner Entwicklung kann als Typus der durch den Erreger der CARRIONschen Krankheit hervorgerufenen Hauterkrankung aufgefaßt werden. Dementsprechend bezieht sich die Mehrzahl der Abbildungen (2, 3, 4, 5, 9) auf diese für die Krankheit typische Erscheinung, die durch die dieser entsprechenden, aber von ihr leicht abweichenden, in den Abbildungen

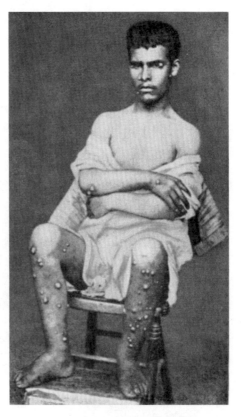

Abb. 2. Noduläres Verrugaexanthem.
(Nach ODRIOZOLA.)

10, 11, 12 dargestellten charakteristischen, subcutanen Verruga ergänzt werden.

Die Hautveränderung der Verruga peruviana in ihrer charakteristischen Gestalt wird also durch einen sitzenden oder gestielten kleinen, mehr oder weniger intensiv roten, glänzenden und leicht blutenden, wenn oberflächlichen, unsichtbaren aber fühlbaren, wenn subcutanen, derben, elastischen, von unverändertem Hautgewebe umgebenen Knoten dargestellt.

Die großen mulären Verrugas nehmen häufig eine ganz unregelmäßige Gestalt an, die sich durch Ulceration und sekundäre Infektion noch mehr von der typischen Verruga entfernt. Dementsprechend ist die Diagnose in diesen Fällen sehr schwierig. Mit Sicherheit kann sie nur nach der histologischen Untersuchung gestellt werden. Die Wahrscheinlichkeitsdiagnose nur auf Grund der epidemiologischen Daten, d. h. des Aufenthaltes des Patienten in einer Verrugagegend, muß mit Vorsicht aufgenommen werden. Zu diesen gehören aber die meisten im Schrifttum beschriebenen Fälle, so daß eine Revision dieser, sowie der mit Knötchen in den inneren Organen, und auch der bei Tieren beschriebenen Formen auf Grund von sachkundigen histologischen Untersuchungen erforderlich erscheint.

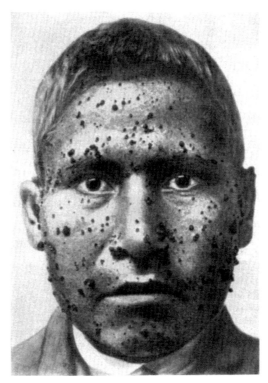

Abb. 3. Verrugaknötchen verschiedener Größen. (Nach ODRIOZOLA.)

An und für sich sind die Verrugas nicht schmerzhaft, sie jucken jedoch mehr oder weniger, so daß sie infolgedessen durch Kratzen verletzt werden und

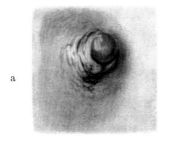

a

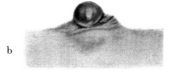

b

Abb. 4a. Erbsengroße, oberflächliche Verruga.   Abb. 4b. Seitenansicht einer oberflächlichen
Von oben gesehen.   Verruga.
Fall des Tropeninstituts Hamburg (nach WERNER).

bluten. Die häufig vorkommenden Hämorrhagien können einen bedrohlichen Charakter annehmen. An der Stelle der Blutung bildet sich eine Kruste. Manchmal treten auch ohne Blutung, besonders bei gestielten Tumoren, einige gelbliche oder bräunliche Stellen an der Spitze der Verrugas als Beginn eines gangränösen Zerfalls auf, der auch oft zu starken Blutungen Anlaß gibt. Sekundäre Infektionen und Vereiterungen sind dann häufige Komplikationen. Manche Verrugas fallen infolge Atrophie des Stieles ab. Die nicht gestielten bilden sich sonst zurück, indem ihre Farbe zunächst verblaßt und die Oberfläche runzelig wird, dann schrumpft der Tumor zu einer harten Kruste

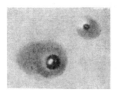

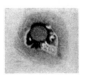

Abb. 5. Zwei miliäre Verrugas im Entstehen.   Abb. 6. Abgeblaßte, schrumpfende Verruga in
                                                                  Rückbildung.

zusammen, die später abfällt. An ihrer Stelle bleibt ein kleines Geschwür, das schnell vernarbt oder den Ausgangspunkt von neuen Verrugas bildet.

ODRIOZOLA beschreibt außer diesen gewöhnlichen Formen der Verrugas eine vesiculöse und eine pustulöse Form, die jedoch selten zu sein scheinen.

Die **Diagnose** der Verruga peruviana ist nicht schwer, sobald die eigentümlichen Efflorescenzen bei einer Person auftreten, welche sich in den bekannten Verrugagebieten aufgehalten hat. Besonders die glatte, glänzende, rote Oberfläche der typischen Hautknötchen unterscheidet sich scharf von anderen ähnlichen Hauterkrankungen wie Warzen, Frambösie usw. Der hervorragende Dermatologe JADASSOHN hat bei der Betrachtung der Verrugaknötchen, als ihm von dem Aufenthalt eines Patienten in Peru noch nichts bekannt war, an multiple Angiome, hämorrhagische Sarkome oder teleangiektatische Granulome gedacht. Letztere, die, wie von ROCHA LIMA gezeigt wurde, auch histologisch viele Berührungspunkte mit der Verruga haben, werden bei Individuen, die im Verrugaland gewesen sind, nicht leicht zu unterscheiden sein. Der Verlauf der Krankheit und die

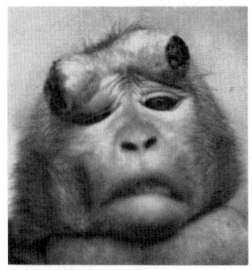

Abb. 7. Experimentelle Übertragung der Verruga auf einen Affen. (Nach M. MAYER und KIKUTH.)

Verbreitung des Exanthems werden jedoch meistens eine Aufklärung des Falles ermöglichen, da die Granulome, im Gegensatz zum Verrugaexanthem, in der Regel vereinzelt in Erscheinung treten. Hierzu käme noch die Excision eines gut entwickelten Knötchens zwecks histologischer Untersuchung (s. Pathologische Anatomie).

Zur Annahme einer Identität der so streng lokalisierten, gehäuft auftretenden Verrugakrankheit mit den seltenen überall vorkommenden teleangiektatischen Granulomen, wie es von STRONG und seinen Mitarbeitern vermutet wird, bestehen weder klinisch noch epidemiologisch noch histologisch genügende Anhaltspunkte.

Nach Odriozola soll bei aus Verrugaorten stammenden Patienten bei jeder scheinbar unmotivierten Blutung aus dem Darm, den Lungen, der Vagina an Verruga gedacht werden, selbst wenn Hautknötchen zur Zeit fehlen.

Es sei hier noch besonders darauf hingewiesen, daß bei der Verruga, wie bei allen auf ein Gebiet beschränkten, nicht immer deutlich ausgeprägt auftretenden Krankheiten, die Diagnose oft ohne genügende Begründung, lediglich weil der Patient aus der verdächtigen Gegend kommt, gestellt wird. So werden zweifellos in Peru vielfach Hautknötchen oder Warzen verschiedenster Art ohne weiteres als Verruga bezeichnet. Auch allerlei Krankheitszustände werden nicht selten ohne Grund als Folgen der Verruga aufgefaßt.

Allgemeine Erscheinungen.

Oroyafieber. Das dem Verrugaexanthem vorausgehende *Fieberstadium* der *Carrionschen Krankheit* kann entweder als *schweres Carrionfieber*, auch *Oroyafieber* genannte, akute, schwere, von hohem Fieber, hochgradiger Anämie und bedrohlichen, allgemeinen Symptomen begleitete Erkrankung oder als leichte, unbestimmte, prodromale Störung des Wohlbefindens mit oder ohne merkliche fieberhafte Erscheinungen auftreten. Letztere Form, die sehr mannigfaltig sein, unbemerkt bleiben oder für Grippe, Malaria, Erkältung gehalten werden kann, stellt das häufigere Vorstadium der ausgesprochenen Hauterkrankung, welche die Patienten zum Dermatologen führt, dar, während das schwere Oroyafieber mehr zum Tätigkeitsfeld der inneren Medizin gehört. Dementsprechend fassen wir uns hier über diese Erscheinungsform kürzer und verweisen für weitere Einzelheiten auf das entsprechende Kapitel in Menses Handbuch der Tropenkrankheiten.

Klinik. Im Gegensatz zu der gutartigen Verrugaform, bei welcher nach den bereits erwähnten, langsam und unbestimmt sich entwickelnden, prodromalen Erscheinungen mit Muskel- und Gelenkschmerzen, Unwohlsein, Mattigkeit, Kopfweh und mehr oder weniger deutlichen, meistens unregelmäßigen Temperaturschwankungen gleich oder nach kurzer Zeit die Hauterscheinungen auftreten, beginnt meistens das schwere Oroyafieber plötzlich und heftig mit Schüttelfrost, Unwohlsein und hohem Fieber, dem sich bald Kopfweh, Gelenk-, Muskel- und Rückenschmerzen zugesellen. Das Fieber bleibt zunächst zwischen 39—40⁰ während einer Woche mit nur leichten Remissionen, die dann häufiger und deutlicher werden, so daß der Fiebertypus einen remittierenden und zuweilen sogar intermittierenden Charakter annimmt, bei welchem die Temperatur zwischen 37,5⁰ und 39⁰ schwankt. Die Dauer des Fieberstadiums beträgt durchschnittlich 25 bis 30 Tage.

Bedeutend auffallender und charakteristischer als die unregelmäßige Fieberkurve sind die sich schnell einstellenden Blutveränderungen. Diese sind sowohl diagnostisch wie prognostisch die wichtigsten Erscheinungen. Das Oroyafieber gehört zu den am schnellsten und am schwersten anämisierenden Krankheiten. Trotz des hohen Fiebers sind die Kranken blaß, häufig wachsbleich wie nach einer schweren Blutung. Die Zahl der Erythrocyten kann innerhalb weniger (3 bis 4) Tage auf 1 000 000 oder weniger sinken (500 000). Meistens geschieht es aber in 8—14 Tagen. Gleichzeitig tritt eine lebhafte Blutregeneration in Erscheinung. Neben dem Sinken des allgemeinen Hämoglobintiters steigt der Index über 1. Normoblasten und regelmäßig auch Megaloblasten erscheinen in großer Anzahl im peripheren Blut. Nach Mayer findet man durchschnittlich 2000 Normoblasten und 200 Megaloblasten pro Kubikmillimeter Blut.

Nach Arce stellt das hyperchromatische, megaloblastische Blutbild eines der Hauptsymptome des Oroyafiebers dar. Nach diesem Autor ist eine dauernde

Zunahme der Megaloblasten im Vergleich zu den Normoblasten ein schlechtes prognostisches Zeichen. Bei günstiger Wendung des Krankheitsverlaufes nehmen die Megaloblasten wieder ab. Daher die hohe prognostische Bedeutung des erythroblastischen Blutbildes.

Außer der Anwesenheit der kernhaltigen roten Blutzellen besteht beim Oroyafieber ein buntes Blutbild, wie bei der BIERMERschen Anämie: Poikilocytose, Anisocytose (bald überwiegen die Mikrocyten, bald die Megalocyten, was prognostisch ungünstiger ist [ARCE]), Hyperchromatose, Anisochromhämie, Polychromatophilie, basophile Punktierung, JOLLY-Körper, Kernreste aller Art, CABOTsche Reifen, Halbmondkörper.

Besonders charakteristisch für das Oroyafieber ist die Anwesenheit von kleinen bacillenförmigen, sich nach Giemsa rot färbenden Gebilden innerhalb der roten Blutkörperchen (Abb. 8). Bei dem leichten, dem gutartigen Verrugaexanthem vorausgehenden Fieberstadium werden diese Gebilde gefunden, jedoch in sehr geringer Anzahl. Oft muß bis zu ihrer Feststellung lange gesucht werden.

Diese Gebilde wurden 1905 von dem peruanischen Forscher BARTON entdeckt und als X-Körper beschrieben, dann von allen Nachprüfern bestätigt und, nachdem sie jahrelang von den meisten Autoren als Degenerationsprodukte der Erythrocyten aufgefaßt wurden, schließlich im Sinne der Vermutung ihres Entdeckers als Erreger der Krankheit aufgefaßt und allgemein anerkannt. Der in den Erythrocyten nachweisbare Parasit wurde von STRONG und seinen Mitarbeitern *Bartonella bacilliformis* genannt. Im Abschnitt über die Ätiologie wird eingehend darüber berichtet.

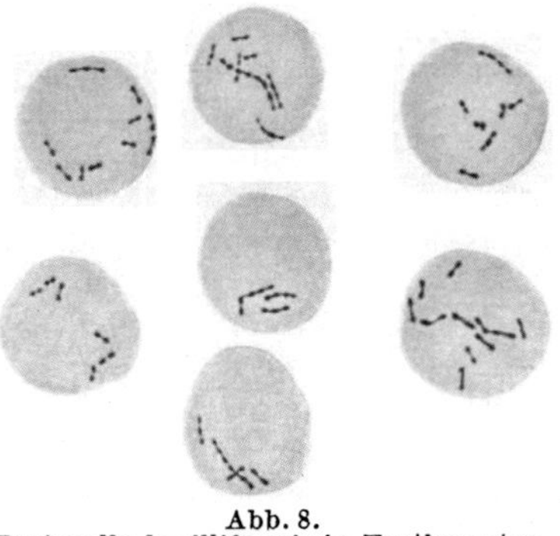

Abb. 8.
Bartonella bacilliformis in Erythrocyten.

Die Zahl der weißen Blutzellen ist zu Beginn der Erkrankung auf etwa 20 000 per Kubikmillimeter erhöht. Sie steigt in der Regel parallel mit der Schwere der Krankheit.

Die Neutrophilen weisen eine deutliche, aber mäßige Vermehrung auf mit ausgesprochener regenerativer (ARNETHs Hufeisenkerne) Verschiebung (MONGE, SCHILLING), die Eosinophilen verschwinden fast oder ganz, die großen Mononucleären sind zunächst vermindert. Auch Myelocyten (0,5 °/₀ MONGE) und Myeloblasten (ARCE) erscheinen oft im peripheren Blute. Bei günstigem Verlauf tritt ein völliger Umschlag des Blutbildes in der Gestalt einer Leukopenie mit Mononucleose und dann Lymphocytose auf; die Eosinophilen steigen wieder bis oder über die normalen Zahlen.

Beim schweren Oroyafieber sind Blutungen keine Seltenheit. Am häufigsten treten sie in der Gestalt von Epistaxis und Petechien auf. Nach ODRIOZOLA entwickeln sich manchmal Verrugas aus den Petechien.

Auf Seiten des Nervensystems werden nur die Schmerzen an den Gelenken und Muskeln und bei fortschreitender Anämie Neigung zu Ohnmachtsanfällen beobachtet.

Der Urin kann Eiweiß enthalten und weist meistens einen beträchtlichen Indican- und Urobilingehalt auf.

Die **Diagnose** des *Oroyafiebers* gründet sich auf die Blutveränderungen (Anämie, normoblastisches, megaloblastisches Blutbild) und das Vorhandensein der Parasiten *(Bartonellen)* in den roten Blutkörperchen.

Bei so streng lokalisiertem Infektionsherde kommt der Frage nach einer Berührung dieser Gegenden eine hohe Bedeutung für die Diagnosestellung zu. Schon nach einer schnellen Reise durch Verrugatäler ist jedes mit Anämie, Kopfschmerzen, Leber- und Drüsenschwellung einhergehende Fieber auf Oroya-fieber verdächtig. Die Wahrscheinlichkeit steigt, wenn durch Untersuchung des Blutes Malaria ausgeschlossen oder nach Chininbehandlung beseitigt wird.

Die **Prognose** der CARRIONschen Krankheit ist sehr verschieden, je nachdem es sich um die Hauterkrankung nach leichtem Fieber oder ob es sich um das Oroyafieber handelt. Während in letzterem Falle die Mortalität durchschnitt-lich 75% beträgt und bis zu 98% steigen kann, verläuft die Verrugaerkrankung der Haut durchweg gutartig. Das Verrugaexanthem während eines ausge-sprochenen, obwohl nicht schweren Fieberstadiums kann sowohl als gutartige Verruga verlaufen, wie sich nach der Richtung des schweren Oroyafiebers entwickeln. Deshalb ist die Prognose bei solchen Fällen sehr unsicher. Die Untersuchung des Blutes auf Zeichen einer sich entwickelnden schweren Anämie gibt einen brauchbaren Fingerzeig. Eine schnelle Entfieberung gilt als ein gutes Zeichen.

Therapie.

Die Behandlung der Verruga peruviana in der gutartigen, dem Dermatologen häufiger zu Gesicht kommenden Form, bietet keine Schwierigkeiten, da die Krankheit von selbst zurückgeht. Dementsprechend gibt es viele im Verruga-gebiet gepriesene Kräuter wie Quisuar (Budleja incana), Uña de gato (Buttneria cordata), Molle (Schinus molle), Dekokte von Mais usw., die aber nach ODRIO-ZOLA und ARCE höchstens diaphoretische oder anregende Eigenschaften besitzen. PLEHN empfiehlt die kleineren, stark blutenden Verrugas mit dem Paquelin zu verschorfen oder mit Eisenchlorid zu betupfen und die größeren Geschwülste mit Schere oder Messer abzutragen, bzw. wenn sie gestielt sind durch eine Ligatur zu umschnüren, bis sie abfallen. Damit sollen auch Eingangspforten für bakterielle sekundäre Infektionen beseitigt werden. Nach MULLER und TYLER hemmen Röntgenstrahlen die Entwicklung der bei Affen experimentell erzeugten Verrugaknötchen. Vielleicht können durch Bestrahlung auch die Verrugas des Menschen in gleicher Weise beeinflußt werden.

Die Behandlung des Oroyafiebers ist in der Hauptsache eine symptomatische. ARCE hat Salvarsan (0,2—0,3 g alle 4 bis 5 Tage) empfohlen, wodurch Barto-nellen und Megaloblasten verschwinden und unter allgemeiner Besserung die Erythrocyten zunehmen. Doch scheint dies mehr eine Arsenwirkung auf die hämatopoischen Organe als eine spezifische Wirkung auf die Erreger zu sein.

Pathologische Anatomie.

Die typischen Knötchen und Geschwülste der als Verruga peruviana bekannten Hauterkrankung bei der CARRIONschen Krankheit sind in der Regel auf der Schnittfläche blut- und saftreich. Zu der allgemeinen roten Farbe gesellen sich graugelbe Streifen und Inseln. Außer in und unter der Haut werden die gleichen Knötchen an den mit der Außenwelt in Berührung kommenden Schleimhäuten des Auges, Mundes, Rachens, Pharynx, Larynx, Penis beobachtet.

Über die von verschiedenen älteren Autoren beschriebenen Knötchen der inneren Organe liegen noch keine die augenblicklichen Kenntnisse über den histologischen Bau des Verrugagewebes berücksichtigenden histologischen Untersuchungen vor. Die vorliegenden älteren, von NICOLLE, LETULLE, GALLI-VALERIO, BINDO DE VECCHI stammenden Mitteilungen, die über Riesenzellen und säurefeste Bacillen berichten, sprechen gegen die Auffassung der genannten

Befunde als Verrugaknoten und für die tuberkulöse Natur des ihnen aus Peru zur Untersuchung geschickten Materials. Dagegen sprach auch die nachträgliche Untersuchung derartigen Materials durch die nordamerikanische Verrugakommission (TYZZER), so daß wir einstweilen nur die Haut und die Schleimhäute als sicheren Sitz der Verrugaerkrankung anerkennen können.

Vor, neben oder unabhängig von der Hauterkrankung können schwere Organveränderungen während der allgemeinen fieberhaften Erscheinungen (Oroyafieber) der CARRIONschen Krankheit auftreten, doch besitzen diese einen mehr allgemein entzündlich-degenerativen Charakter und stehen in keinerlei Beziehungen zu der herdförmigen Hauterkrankung.

So werden bei Todesfällen an Oroyafieber die Organe durchweg in hochgradig anämischen Zustand, die oberflächlichen und auch die mesenterialen Lymphdrüsen meistens geschwollen, die Milz vergrößert und fest oder erweicht, oft mit Infarkten, die Leber geschwollen und schlaff, zuweilen Darmgeschwüre gefunden. Histologisch stellt eine oft ausgedehnte Nekrose der Leberzellen um die Zentralvenen der Leberläppchen die auffallendste Erscheinung dar.

Diese zentrale Nekrose wird von einer mehr oder weniger verfetteten intermediären Zone umgeben, in welcher die Leberzellen ein stark gekörntes Protoplasma aufweisen. Zwischen diesen Zellen findet man auch einzelne von homogenem, hyalinem Aussehen, die sich intensiv mit Eosin färben. Auch vorwiegend in dieser Zone liegen in den Capillaren zahlreiche geschwollene Endothelzellen zum Teil als abgestoßene Makrophagen, die in ihrem Protoplasma Erythrocyten, Erythroblasten und polymorphkernige Leukocyten enthalten. In den Leberzellen sind auch zuweilen kleine Pigmentkörnchen vorhanden. Die Mehrzahl der Pigmentkörner und -massen geben die Eisenreaktion nicht. Sie sind gelb oder braun, aber nicht schwarz. Hämatoidinkrystalle werden auch gefunden.

An der Peripherie einiger Milzknötchen befinden sich nekrotische Herde mit Fibrinablagerung. In der Milz findet man sowohl frei wie innerhalb der Zellen sehr viel Pigment, bald als feine Körnchen, bald als kleinere oder größere Massen. Das Pigment ist nicht so dunkel wie das Malariapigment. Wie in der Leber sind auch in den Gefäßen der Milz zahlreiche geschwollene Endothelien, bald frei, bald noch an den Wänden hängend, vorhanden. Diese Zellen enthalten zuweilen rundliche und stäbchenförmige Gebilde wie die der Lymphdrüsenendothelien und oft auch Erythrocyten. Auch im Knochenmark ist eine lebhafte Erythrophagocytose, sowie eine lebhafte Bildung von Normoblasten erkennbar.

Hochgradiger Sinuskatarrh der Lymphdrüsen. In verschiedenen Stadien der Entartung befinden sich die Sinusendothelien, die vielfach die merkwürdigen rundlichen und stäbchenförmigen Gebilde enthalten, welche von STRONG und seinen Mitarbeitern als Entwicklungsphasen der Bartonella bacilliformis aufgefaßt werden.

Die nordamerikanische Kommission betrachtet den Befund von solchen geschwollenen Zellen mit den genannten Gebilden, die sie für Parasiten hält, als pathognomonisch für das Oroyafieber.

Histologie und Histogenese.

Unsere Kenntnisse über den *histologischen Bau* der Verrugaknoten sind durch die Arbeiten von ROCHA LIMA zu einem gewissen Abschluß gekommen. Vorher gingen die Ansichten der verschiedenen Autoren weit auseinander. Während einige über Bakterienfunde berichteten, hielt MALO eine Tumoren bildende Entwicklung von Arterienästen für das Wesen der Verruga; CORNIL und RENAUT sowie DOUNON und IZQUIERDO sprachen die Verrugas als kleine

Fibrosarkome an; LETULLE hielt die Verrugas für eine Hyperplasie des konjunktiv-vasculären Gewebes; nach HERCELLES entstehen die Verrugaknoten durch periarteriitische Prozesse, die zur Bildung eines sich mit Zellen füllenden Gerüstes führt; ESCOMEL sieht in den „Verrugazellen" die charakteristischen,

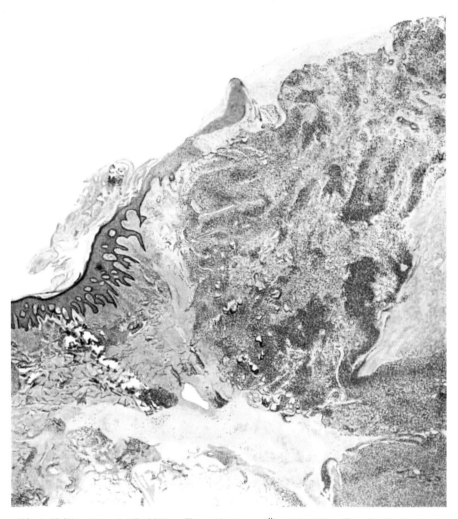

Abb. 9. Hälfte eines oberflächlichen Verrugaknotens. Übersichtsbild. Hämatoxylin-Eosin. Die dunklen Stellen entsprechen dem geschwulstartigen Wachstum der endothelialen Zellen, die hellen Partien dem ödematös und entzündlich infiltrierten Bindegewebe. An der Oberfläche führt die Endothelienwucherung zur Bildung einer schmalen angiomatösen Schicht. Orig. C. KRÜGER pinx.

durch reaktive Bindegewebswucherung entstehenden Elemente der Neubildung und BINDO DE VECCHI, der auch diese Zellen in den Vordergrund der Erscheinungen stellt, faßt sie als Fibroblasten auf; COLE betrachtet die Verrugas als Granulome, die durch Dilatation von Lymphgefäßen entstehen.

ROCHA LIMA erkannte bei seinen 1914 gemeinsam mit MAYER und WERNER unternommenen Untersuchungen auch in den „Verrugazellen" von ESCOMEL den wesentlichsten Bestandteil des Verrugaknotens, doch im Gegensatz zu den früheren Untersuchern erklärte er sie für Gefäßwandzellen (Angioblasten) und faßte die Histogenese der Verrugas in diesem Satz zusammen: „Der Grundvorgang bei der Bildung der Verrugatumoren ist eine Wucherung von Gefäßelementen." Dieser Auffassung haben sich alle nach ihm kommenden Untersucher angeschlossen, darunter auch TYZZER, Mitglied der Harvardkommission und neuerdings MACKEHENIE und WEISS bei ihren Untersuchungen mit der Isaminvitalfärbung.

Die allerkleinsten, makroskopisch wie winzige Papeln aussehenden Verrugas (Abb. 5) bestehen aus ödematös infiltriertem Bindegewebe, in welchem zunächst wenige, dann zahlreiche, neugebildete, durch ihre großen protoplasmareichen

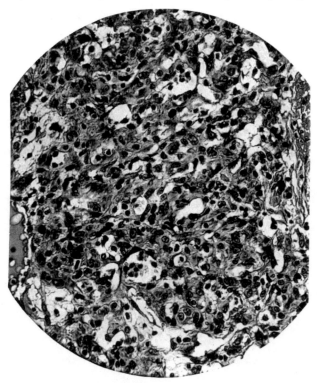

Abb. 10. Kompaktes Wachstum der gewucherten endothelialen Zellen, zwischen welchen sich stellenweise Gefäßlumina gebildet haben. Orig.

Wandzellen und ihr verhältnismäßig dünnes Kaliber charakterisierten Gefäße eingebettet sind. Zu diesem Wucherungsprozeß der Capillargefäße gesellen sich stets in verschiedenen Graden Entzündungserscheinungen aller Art, besonders aber in der Gestalt einer lymphocytären Infiltration. Diese kann so stark sein, daß die Vorgänge in den Gefäßen wenig in die Augen fallen und übersehen werden können. Dagegen läßt sich bei anderen Papeln, die nur geringfügige zellige Infiltrationen aufweisen, die Entwicklung der Gefäßvorgänge auf das deutlichste erkennen.

Bei anderen ebenso kleinen oder etwas größeren Verrugas findet man außer den bereits erwähnten Elementen Sprossungen der Endothelien, die nicht zur Gefäßbildung führen, sondern als im Gewebe verstreute, aber miteinander durch ihre Fortsätze verbundene Spindelzellen erscheinen. Ihre Beziehungen zu den Gefäßwandzellen ist am besten in nicht übermäßig stark infiltrierten

Verrugas nach Sublimatfixierung und ROMANOWSKY-GIEMSA-Färbung zu erkennen; denn hierbei tritt die Gleichheit der Struktur und Färbung beider Elemente besonders deutlich hervor. Alle Zwischenstufen zwischen den als Gefäßendothelien dienenden Zellen und den erwähnten Spindelzellen, sowie die protoplasmatischen Verbindungen, die sie miteinander und mit den Gefäßwandzellen aufweisen, können dann mit Leichtigkeit beobachtet werden.

Durch verschiedene Umstände können diese Beziehungen undeutlich erscheinen; zunächst bei hochgradiger zelliger Infiltration, die dem Verrugagewebe ein unspezifisches Aussehen verleihen kann, weil dadurch die Gefäßneubildung verdeckt wird. Auch können die neugebildeten Gefäße bzw. Gefäßwandzellen

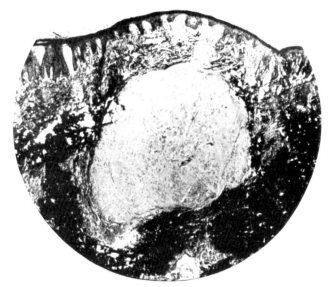

Abb. 11. Subcutaner Verrugaknoten.   Orig.

bei stark schrumpfenden Fixierungen als solche unkenntlich gemacht werden, so daß das Ganze als eine fibromatöse Geschwulst mit nur spärlichen oder keinen Gefäßen erscheinen kann.

Durch die Wucherung von Gefäßwandzellen, teils in der Gestalt von erkennbaren Gefäßen, vornehmlich aber als regellos angeordnete und dicht beieinander bleibende Spindelzellen entstehen die für Verruga charakteristischen mikroskopischen Bilder (Abb. 9, 10, 12). Besonders diese dichten Anhäufungen von großen spindeligen Zellen, wie in einer kompakten Geschwulstmasse, schaffen äußerst typische Strukturen, die an Sarkome erinnern. Diese können schon in sehr kleinen Papeln erkennbar sein und selbst ihren Hauptbestandteil bilden, doch besser noch sind sie in größeren Verrugas ausgebildet. Sie stellen jedoch meistens nur einen Teil des gesamten Verrugagewebes dar. Zwischen den Bezirken, die aus solchen kompakten Zellnestern zusammengesetzt sind (dunkle Stellen in Abb. 9), findet man solche mit wenigen Spindelzellen, die in der Hauptsache aus ödematös, hämorrhagisch oder zellig infiltriertem, feinfaserigem Bindegewebe bestehen (Abb. 12).

Diese *Verrugazellen* genannten angioblastischen Spindelzellen bestehen aus einem hellen, umfangreichen, länglichen Protoplasmaleib und einem großen,

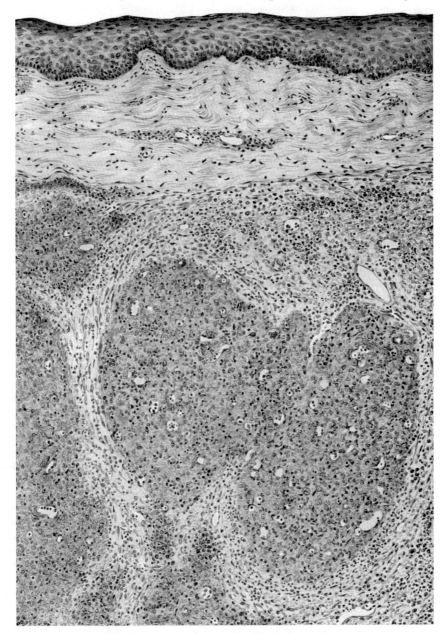

Abb. 12. Subcutaner Verrugaknoten. Randpartie eines aus kleineren Knötchen zusammengesetzten, walnußgroßen Knotens. Original (WEIGERT-VAN GIESON [alt]).

bläschenförmigen, nur mäßig chromatinreichen Kern. Sie werden oft im Zustand der Karyokinese angetroffen, doch schwankt die Zahl dieser Mitosen je nach den Verrugaknoten sehr. Bei den schnell wachsenden sind sie sehr zahlreich.

Im hellblauen Protoplasma einiger dieser Zellen findet man in guten GIEMSA-ROMANOWSKY-Präparaten eigenartige Haufen chromatinroter Körnchen, die an die intracellulären Krankheitserreger der Chlamydozoen-Strongyloplasmengruppe erinnern (Abb. 13 u. 14). Es sind die sogenannten Einschlußkörperchen von MAYER, ROCHA LIMA und WERNER, die eine der Gestalten, in welcher der Erreger in Erscheinung tritt, darzustellen scheinen.

Die Gestalt der Verrugazellen ist nicht streng spindelig, sie besitzen oft mehrere Spitzen oder Fortsätze, die vielfach nicht in einem und demselben Schnitt verfolgt werden können, welche aber die Gesamtheit der gleichartigen Zellen zu einem syncytialen Gebilde mesenchymatösen Ursprunges miteinander verbinden. Auch liegen die Zellen weder in Bündeln noch sind sie irgendwie gleich oder parallel gerichtet, sondern durcheinander nach allen Richtungen, vielfach wie in einem dichten, unregelmäßigen Knäuel verschlungen, so daß ihre Größe und Gestalt in den Schnittpräparaten ungleichmäßiger erscheint, als sie in Wirklichkeit ist (Abb. 12 u. 14). Zwischen den so geflochtenen und gewundenen Zellverbänden findet man immer ein zartes Gerüst aus feinen Kollagenfasern. Diese stehen in Verbindung mit den stärkeren Bindegewebszügen der übrigen Teile der Verrugaknoten. Elastische Fasern sind hier meistens nur spärlich vertreten.

Die übrigen Zellen der Verrugaknötchen bestehen in der Hauptsache aus einkernigen Elementen von lymphocytärem Charakter, die in den ödematösen Bezirken zwischen Bindegewebszügen und Gefäßen verstreut sind. Die ödematösen Partien sind bei größeren, saftreichen Verrugas ziemlich umfangreich und verhältnismäßig zellarm. Deshalb treten sie als helle Bezirke zwischen den dunklen kompakten Angioblastennestern hervor (Abb. 9). Manchmal findet man in einigen Gefäßen und deren Umgebung polymorphkernige Leukocyten, meistens aber nur Blut von normaler Zusammensetzung. Innerhalb des Verrugagewebes sind Mast- und Plasmazellen sehr spärlich, in der Umgebung dagegen zahlreicher, die letzteren sogar nicht selten zu kleinen Plasmomen angehäuft. Mit dem aus der Umgebung in die Verruga eindringenden Bindegewebe dringen zuweilen auch diese Zellen ein. Mit Erythrocyten und Zelltrümmern beladene Phagocyten, wie sie von anderen Autoren, besonders von BINDO DE VECCHI als charakteristisch für Verruga beschrieben wurden, sind weder konstante noch irgendwie auffallende Bestandteile des Verrugagewebes. Die wiederholt von verschiedenen Autoren gefundenen und erwähnten Riesenzellen der Verruga konnten weder von ROCHA LIMA noch von den nordamerikanischen Forschern bestätigt werden. Es dürfte sich hier in der Hauptsache um irrtümlich für Verruga gehaltene tuberkulöse Erscheinungen handeln.

Außer den kompakten geschwulstartigen, den ödematösen, hämorrhagischen und entzündlichen Bezirken verdient eine an der Oberfläche des Hautknoten gelegene Zone eine besondere Bedeutung; denn sie erklärt einerseits die Farbe der Verrugas und andererseits die bestehende Neigung zu Blutungen. Diese Zone ist vorwiegend aus weiten, dünnwandigen, strotzend mit Blut gefüllten Gefäßen gebildet, zwischen welchen in ödematösem Gewebe zahlreiche Blutkörperchen gefunden werden. Die kompakten Bezirke gehen vielfach allmählich in diese angiomatöse Zone über, und zwar so, daß in den ersten nach der Oberfläche zu immer mehr gefäßlumenähnliche Räume mit Erythrocyten und dann vollkommen ausgebildete dünnwandige Gefäße zwischen den Verrugazellen in Erscheinung treten (Abb. 10).

Die nordamerikanischen Forscher äußern sich auch im Sinne ROCHA LIMAs, daß das Verrugagewebe bald ein sarkomatöses, bald ein myxomatöses und bald ein angiomatöses bzw. kavernöses Aussehen bieten kann. Aus diesen Vergleichen erkennt man, daß es verschiedene histologische Typen von Verrugas geben kann: 1. Nur mäßig ödematöses und mehr oder weniger stark zellig infiltriertes Bindegewebe mit in verschiedensten Richtungen verlaufenden neugebildeten Gefäßen, 2. geschwulstartige Wucherung von Spindelzellen mit weniger deutlichen Beziehungen zu den Gefäßen, 3. die voll ausgebildete Verruga mit abwechselnden, kompakten, geschwulstartigen Zellnestern, ödematösen Zwischenräumen und angiomatösen Bezirken (Abb. 9), 4. die subcutane Verruga, bei welcher die Gefäßbildung nur rudimentär bleibt und anstatt von großen ödematösen Bezirken die Angioblastennester durch straffes Bindegewebe getrennt und umgeben sind (Abb. 12).

Durch ihre Histogenese und die Neigung massive Zellkomplexe und angiomatöse Gewebe zu bilden, nimmt die Verruga die Stellung eines weiteren Zwischengliedes zwischen Granulomen und echten Geschwülsten ein.

Histologische Diagnose. Die Ähnlichkeit der Verrugas mit den teleangiektatischen Granulomen, besonders mit dem von v. BASSEWITZ in Südbrasilien beschriebenen *Angiofibroma cutis circumscriptum contagiosum* und den von KONJETZNY beschriebenen Fällen von *Botriomykose* aus Europa wird von STRONG und seinen Mitarbeitern für so auffallend gehalten, daß sie die Identität dieser Krankheit für wahrscheinlich hielten. ROCHA LIMA dagegen vertritt die Ansicht, daß selbst, wenn die epidemiologischen Momente außer acht gelassen würden, eine Unterscheidung durch Abweichungen im Bau möglich wäre, denn bei den teleangiektatischen Granulomen ist die Bildung von Gefäßen, bei der Verruga die Wucherung von Endothelzellen der für den Prozeß charakteristische Vorgang. Es gibt aber Fälle, bei welchen beide Vorgänge so deutlich ausgeprägt sind, daß eine rein histologische Diagnose äußerst schwer sein kann.

In solchen Fällen kommen die klinischen und epidemiologischen Momente und auch bis zu einem gewissen Grade die Zahl und Verbreitung der Knötchen der Diagnose zu Hilfe. Eine Knäuel und Blutäume bildende Wucherung von Gefäßwandzellen, wie sie in Abb. 12 und 10 dargestellt sind, sollen immer an Verruga denken lassen. So ist auch ein nichts als einige subcutane Knötchen aufweisender Matrose im Tropeninstitut erst durch die histologische Untersuchung derselben als verrugaverdächtig betrachtet worden. Es wurde dann auch festgestellt, daß er vor nicht langer Zeit im Verrugagebiet geweilt hatte. Weitere histologische Untersuchungen (Abb. 12) ließen keinen Zweifel an der Verruganatur der Erkrankung, die auch durch Übertragung auf Rhesusaffen bestätigt wurde.

Ätiologie.

Drei sich ergänzende Forschungsrichtungen haben zur Klärung der Ätiologie dieser Krankheit viel beigetragen: die *experimentelle Übertragung der Verruga* vom Menschen auf Versuchstiere (Cercopithecus-Affen) zuerst von JADASSOHN u. SEIFFERT (1910) in Bern, dann von MAYER, ROCHA LIMA u. WERNER (1913) in Hamburg und später von anderen Forschern; die *mikroskopische Untersuchung des Blutes und der Gewebe*, die zur Entdeckung der Bartonellen in den Erythrocyten durch BARTON (1905) und der Einschlußkörperchen in den wuchernden Endothelzellen durch MAYER, ROCHA LIMA u. WERNER (1913) führte und die *bakteriologische Untersuchung* des Blutes, die zuerst bei allen Forschern negativ ausfiel oder nur den Nachweis von Mischinfektionskeimen brachte, aber in den Händen von NOGUCHI u. BATTISTINI zur Züchtung des Erregers (1926) führte.

So wird heute als Erreger der CARRIONschen Krankheit die *Bartonella bacilliformis* aufgefaßt, die in dieser Gestalt in den Blutkörperchen der Oroyafieberkranken regelmäßig gefunden wird und bei den Verrugaknötchen auch in der

Gestalt der Einschlußkörperchen von MAYER, ROCHA LIMA und WERNER aller Wahrscheinlichkeit nach auftreten kann.

Die **experimentelle Übertragung** vom Menschen auf Affen wurde von JADASSOHN u. SEIFFERT auf Cercopithecus und von MAYER, ROCHA LIMA u. WERNER auf Cercopithecus und Macacus erzielt, indem kleinste Stücke der Verrugagewebes in Hauttaschen an den Augenbrauen eingebracht wurden. Es entwickelte sich an diesen Stellen zuerst eine Schwellung, die sich dann immer deutlicher zu einer kleinen, gut abgegrenzten Geschwulst entwickelte, deren histologische Struktur der des eingeimpften Materials entsprach. Es wurden in dieser Weise drei Passagen erzielt, später gelangen weitere Passagen (siehe Abb. 8). Auch mit Cebusaffen haben später MACKEHENIE, RIBEYRO und ARCE erfolgreiche Impfversuche verzeichnen können. STRONG, TYZZER, BRUES, SELLARDS u. GASTIABURU konnten, auch vom Menschen ausgehend, bis zu 12 Affenpassagen erreichen.

Bartonellen. Bezüglich des mikroskopischen Befundes hatten schon vor BARTON BIFFI 1903 und unabhängig von ihm GASTIABURU in den roten Blutkörperchen bacillenförmige Gebilde bei einem Oroyafieberfall nachgewiesen, die höchstwahrscheinlich mit den Bartonellen identisch sind. Doch erst durch die Mitteilung von BARTON über die von ihm X-Körper genannten und für Protozoen und Erreger der Krankheit gehaltenen Gebilde wurde der Eindruck erweckt, daß man es mit einer für die Krankheit spezifischen Erscheinung zu tun hätte. Zahlreiche Autoren haben dann den Befund bestätigt, doch hielt die Mehrzahl derselben die Gebilde für Degenerationserscheinungen der Erythrocyten.

Eine von der Harvard-Tropenmedizin-Schule nach Peru entsandte Forschungskommission bestätigte nicht nur den Befund, sondern auch die Auffassung von BARTON und schlug für den Parasiten, der mit den Grahamellen eine neue Ordnung zwischen Protozoen und Schizomyceten bilden sollte, den Namen *Bartonella bacilliformis* vor. Zu weitgehende Schlußfolgerungen der amerikanischen Forscher aus einzelnen Beobachtungen bezüglich der in Endothelzellen der Milz und Lymphdrüsen vorkommenden körnigen Massen, die sie für Gametocyten eines geschlechtlichen Entwicklungszyklus hielten, haben sich nicht bestätigt.

Im frischen Blutpräparat sind die Bartonellen sehr schwer erkennbar. Über eine gewisse Beweglichkeit innerhalb der Blutzellen wurde von den Harvardforschern berichtet. Am besten eignet sich für die Untersuchung und den Nachweis dieser Parasiten die Giemsafärbung oder ähnliche Färbungsmethoden. Die Bartonella in ihrer zarten stäbchenförmigen Gestalt erscheint dann dunkelrot, etwas gebogen, 1—2 μ lang und 0,2—0,5 μ dick, einzeln liegend oder paarweise Ende an Ende oder auch in Ketten von 3 bis 5 Elementen angeordnet. Manchmal bilden sie ein V oder ein Y, zuweilen liegen sie nebeneinander parallel oder kreuzen sich. Am häufigsten wird die V-Form angetroffen. Die Kreuzformen sind selten und wahrscheinlich auf Überlagerung zweier Körperchen zurückzuführen. Auch die Y-Formen sind spärlich. In der Regel sind die beiden Enden der Stäbchen intensiver gefärbt. Die runden Formen haben etwa 0,3—1,0 Durchmesser. Die größeren sind bedeutend dicker als die längeren Stäbchen. In ihrer Mehrzahl sind sie leicht oval oder birnenförmig und besitzen vielfach eine ungefärbte vakuolenartige Zone sowie intensiv gefärbte Körnchen oder Pole. Andere erscheinen als kompakte, gleichmäßig gefärbte kleine Kugeln (s. Abb. 8).

Als eine wertvolle Ergänzung dieser Betrachtungsweise empfiehlt ROCHA LIMA die Untersuchung der gefärbten Präparate im Dunkelfeld nach der sog. Leuchtbildmethode. Die Umrisse der Parasiten erscheinen dann als scharfe, leuchtend gelbgrünliche Linien, entweder einen dunklen bzw. weniger leuchtenden Innenteil umgebend, oder bilden mit dem gleich stark lichtbrechenden

Parasitenleib einen gleichmäßig leuchtenden Körper. Auch im Leuchtbild ist die Ähnlichkeit der Bartonellen mit den Rickettsien eine auffallende.

Die *Bartonella bacilliformis* wird ausschließlich innerhalb von roten Blutkörperchen gefunden. Die Erythrocyten können eine bis über dreißig Bartonellen enthalten. Diese werden auch in kernhaltigen roten Blutzellen angetroffen.

Die Züchtung dieser Mikroorganismen ist 1926 NOGUCHI u. BATTISTINI auf Leptospiranährböden gelungen, und zwar in New York aus von Peru im Kühlraum eines Dampfers übersandten Blut eines Oroyafieberkranken. In ähnlicher Weise sind die ersten 10 Bartonellenstämme gewonnen. Dann wurden sie auch von BATTISTINI unmittelbar aus dem Krankenblut auf halberstarrtem Serumagar (p_H 7,4—7,6) in zugeschmolzenen Röhrchen bei 28° gezüchtet. Die Kolonien werden am 5.—6. Tage sichtbar. Die Kulturen halten sich bei Zimmertemperatur bis zu 60 Tagen und bei 4° bis zu 4 Monaten.

Auch die Kulturbartonellen werden am besten mit der Giemsafärbung dargestellt. Sie sind gramnegativ, bewegen sich durch 1—4 Geißeln, die ausschließlich an einem Ende des Stäbchens ihren Ansatz haben. Die Bartonellen werden von den Bakterienfiltern zurückgehalten.

Infektionsversuche mit Bartonellenkulturen an verschiedenen Tieren (Mäusen, Ratten, Meerschweinchen, Kaninchen, Hunden und Affen) ergaben nur bei Rhesusaffen befriedigende, eindeutige Resultate. Schimpansen und Orang-Utans haben auch sowohl eine lokale wie allgemeine Reaktion mit Bartonellen im Blut ergeben, aber sie war erheblich geringer als beim *Macacus rhesus*, der sich nach NOGUCHI für die experimentelle Prüfung seiner Kulturen, wie bereits früher JADASSOHN u. SEIFFERT; MAYER, ROCHA LIMA u. WERNER für die direkte Übertragung des Verrugavirus als das geeignetste Versuchstier erwiesen hat. MACKEHENIE u. WEISS haben jedoch auch mit einer *Cebusart* und CUNHA u. MUNIZ mit einem *Pseudocebus*, GALLIARD und ROBLES mit *Cynomolgus fascicularis* positive Impfergebnisse mit Kulturen erzielt.

Obwohl die vielfach im Schrifttum enthaltenen Angaben über das Vorkommen von Verrugas bei Haustieren, besonders bei Hunden und Eseln (daher die Bezeichnung der großen Verrugas als „muläre" von Mula = Maultier) keine Bestätigung von seiten der neuzeitlichen Autoren erfuhren, wurden diese Tiere wiederholt auf ihre Empfänglichkeit gegenüber der experimentellen Infektion geprüft. So haben TOWNSEND beim Hund mit Phlebotomus, RIBEYRO, MACKEHENIE und ARCE beim Esel mit Verrugabrei und NOGUCHI, MULLER, TILDEN u. TYLER beim Hund und Esel mit Bartonellenkulturen Knötchen an den Impfstellen hervorgerufen, die sowohl infolge ihrer wenn auch nicht ganz typischen, so doch verrugaähnlichen Struktur, als auch wegen der gelungenen Übertragung des darin noch nach $1\frac{1}{2}$ Monaten enthaltenen Virus auf Rhesusaffen (Hautverrugas und Bartonellen im Blut) als Verrugaknötchen aufgefaßt werden müssen. Diese Impferfolge dürfen jedoch an und für sich nicht als ausreichende Beweise für das spontane Vorkommen der Verruga bei diesen Tieren betrachtet werden.

Aus den umfangreichen Versuchen von NOGUCHI ist einerseits eine auffallende Regelmäßigkeit der Empfänglichkeit der Rhesusaffen, die kaum jemals vollkommen versagt haben, und andererseits eine deutliche Ungleichmäßigkeit in der Intensität der hervorgerufenen Reaktion zu entnehmen. Diese hängt offenbar von dem Grad der Empfindlichkeit des Tieres und der Virulenz des Materials ab.

Fast alle mit Kulturen infizierten Affen erhielten Aufschwemmungen gleichzeitig intravenös und intradermal, vielfach auch auf einer scarifizierten Hautstelle verrieben, ausnahmsweise auch intraperitoneal.

In der großen Mehrzahl der Fälle reagieren die Rhesusaffen nach einer kurzen Inkubationszeit mit einer nur mäßigen Temperaturerhöhung, welche sich dann als ein unregelmäßig remittierendes Fieber mit einer oder mehreren Exacerbationen entwickelt. Der Nachweis einer erfolgreichen Infektion wird am besten durch die Züchtung der Bartonellen aus dem Blut geliefert, die regelmäßig gelingt. Außerdem entwickeln sich auch regelmäßig an den intradermal geimpften Stellen kleine oder größere rote Knötchen, deren histologische Struktur dem endothelialen Aufbau (Rocha Lima) der Verrugaknötchen entspricht. Auch aus diesen Knötchen gelingt die Züchtung der Bartonellen fast regelmäßig.

Gelegentlich, aber nicht immer, entwickeln sich an den mit Kulturaufschwemmung benetzten scarifizierten Hautstellen typische Knötchen. Zuweilen tritt nur eine sich bald zurückbildende Verdickung der Haut ein. Nur ausnahmsweise führt die experimentelle Erkrankung der Rhesusaffen zum Tode.

Das Auftreten von Knötchen auch an von den geimpften Hautstellen weit entfernten Körpergegenden wurde nur ein einziges Mal von Noguchi beobachtet, und zwar bei einem Rhesusaffen, der nur einen kurzen, aber heftigen Fieberanstieg zeigte, aber auch der einzige Affe war, bei dem die Infektion durch Kultur eine ausgesprochene, akute Anämie zur Folge hatte. Die bereits früher von Mayer u. Kikuth erzielte schwere, oroyafieberähnliche Anämie bei Affen wurde bei lokaler Infektion am Auge mit Verrugasaft hervorgerufen. Dadurch wurde der Carrionsche Versuch bestätigt und ein weiterer Beweis der Einheitlichkeit der Krankheit erbracht. Die gewöhnlich 39,5—40,5⁰ nicht übersteigende, nur ausnahmsweise 41⁰ erreichende Temperaturerhöhung kann nur 1 Tag dauern oder als kontinuierliches Fieber mit einigen Remissionen 2 oder 3 Monate anhalten, doch nimmt dieses meistens einen unregelmäßigen Verlauf. Das normale Blutbild wird mit wenigen Ausnahmen nicht wesentlich verändert. Die Zahl der in den Erythrocyten nachweisbaren Bartonellen ist meist bedeutend geringer als bei den Oroyafieberkranken.

Kulturen können nicht nur von Blut und von den Hautknötchen, sondern auch von Lymphdrüsen, Milz, Knochenmark gewonnen werden.

Versuche, den Verlauf der Bartonelleninfektion durch Entmilzung zu beeinflussen, führten zu negativen Ergebnissen. Auch konnten dadurch weder Rezidive noch Verminderung der erworbenen Immunität nach Ablauf der Erkrankung festgestellt werden. Ebensowenig übten Entmilzung und Malariainfektion zusammen auf die Bartonelleninfektion irgendeinen Einfluß aus. Die Carrionsche Krankheit hinterläßt sowohl beim Menschen wie beim Rhesusaffen eine feste Immunität.

Chemotherapeutische Versuche an Affen mit Salvarsan, Neosalvarsan, Wismutlactat, Chaulmoograölester, Natriumgynokardat, Neutroflavin und Urotropin führten zwar zu einer beschleunigten Heilung bzw. Involution der Knötchen am Anfang des spontanen Heilungsvorganges, jedoch zu keinem Erfolg, wenn sie vorher, während der Entwicklung des Prozesses, verabreicht wurden.

Einschlußkörperchen von Mayer, Rocha Lima u. Werner. Außer den Bartonellen bieten hauptsächlich für den Dermatologen die von Mayer, Rocha Lima u. Werner beschriebenen Zelleinschlüsse ein besonderes Interesse, weil sie zu dem histologischen Befund der excidierten Verrugas gehören. Die genannten Autoren haben im Jahre 1913 und später Rocha Lima auch bei anderen Fällen der Sammlung des Hamburgischen Tropeninstituts eigenartige Gebilde im Protoplasma der Verrugazellen (Angioblasten) entdeckt. Dieser Befund beim Menschen wurde von Mackehenie u. Weiss bestätigt. Bei den experimentell infizierten Affen haben Mayer u. Kikuth, Noguchi und Mitarbeiter, Cunha u. Muniz durchaus denselben Einschlüssen entsprechende Gebilde in den Verrugazellen gefunden.

Es handelt sich um kleine, sich nach Romanowsky-Giemsa rot färbende kugelige, in der Nähe des Kernes größere oder kleinere Haufen bildende Gebilde, die bezüglich der Größe, Färbbarkeit, Lage und Gestalt dem Aussehen der bekannten Chlamydozoen entsprechen. Da diese Chlamydozoen-Strongyloplasmen, wenn sie nicht eine besondere Gruppe von zwischen Bakterien und Protozoen stehenden Mikroorganismen bilden, eher zu den Bakterien als zu den Protozoen gerechnet werden dürften, besteht kein Grund, aus der nicht sehr glücklich gewählten Bezeichnung Chlamydozoen die oft gezogene Folgerung zu ziehen, daß es sich um tierische Organismen handeln muß. Die Ähnlichkeit mit den Chlamydozoen schließt deshalb die Möglichkeit, daß es sich um Bartonellen in einer solchen Gestalt handelt, nicht aus.

Zwar hat NOGUCHI bei seinen mit Bartonellenkulturen infizierten Affen sehr ähnliche, ebenfalls intracelluläre Einschlüsse in den Verrugaknoten gefunden, eingehend beschrieben und abgebildet. Er fand aber außer diesen noch andere Einschlüsse, die aus extracellulär liegenden Anhäufungen von größeren stäbchenförmigen Gebilden bestehen. Derartige extracelluläre Gebilde haben wir bei unseren direkt mit Verrugasaft des Menschen erzeugten Affenverrugas nie finden können. Wir haben uns auch an von NOGUCHI freundlichst übersandten Präparaten von der Verschiedenheit des Befundes überzeugen können. Daß es sich bei den Affen von NOGUCHI um eine Mischinfektion mit dem von ihm beschriebenen *Bact. peruvianum* der Verrugaknoten handeln dürfte, wie CUNHA u. MUNIZ, die zwar unsere Einschlüsse, dagegen nicht die extracellulären Haufen von NOGUCHI bei mit Kulturen geimpften Affen festgestellt haben, annehmen möchten, scheint uns sehr wahrscheinlich.

Ein deutlicher Nachweis der Bartonellen in ihrer charakteristischen Stäbchen- oder Hantelform, wie wir die Rickettsien in den infizierten Zellen anzutreffen pflegen, ist uns nicht gelungen. Die Annahme aber, daß die von uns entdeckten Einschlüsse aus einer intracellulären Anhäufung von Bartonellen bestehen, ist auch deshalb nicht unwahrscheinlich;

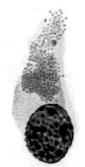

Abb. 13. Zelleinschlüsse bei Verruga peruviana in Angioblast liegend. Giemsafärbung (Nach MAYER, ROCHA LIMA und WERNER.)

denn die Einschlüsse könnten nur aus den kleinen, runden, kokkenähnlichen Formen, dagegen nicht aus deutlich stäbchenförmigen Bartonellen bestehen. Aber auch die anderen Formen können, wenn sie in einem Haufen zusammengepreßt sind, wie bei den Rickettsien: R. Prowazeki, R. Rocha Limae, R. ruminantium und R. Rickettsi, körnige Einschlüsse bilden, bei welchen die einzelnen Elemente nicht erkennbar sind.

Diese Einschlüsse lassen sich in Schnittpräparaten nur mit der GIEMSA-Methode und nur bei wirklich gelungener ROMANOWSKY-Färbung, sowie mit der Versilberung nach LEVADITI nachweisen. Die Schnitte müssen intensiv gefärbt (Kerne dunkelrot) sein. Als Fixierung ist eine 6%ige wässerige Sublimatlösung zu empfehlen. In Alkohol fixiertes Material läßt nicht immer eine genügend deutliche Darstellung zu. Formalinmaterial eignet sich nur für die LEVADITI-Methode.

Die Größe und das Aussehen der Elementarkörperchen ist aus den farbigen Abb. 13 u. 14 zu ersehen. Sie liegen manchmal (nicht häufig) in einer sich auch nach Giemsarot, jedoch mehr ziegelrot färbenden Masse eingebettet, welche dem Einschluß ein homogenes Aussehen verleiht. Nur am Rande, oder wenn in Stücke zerfallen, kann man dann zwischen diesen die einzelnen kleinen Körnchen erkennen. Diese homogene Masse scheint sich nach LEVADITI nicht zu färben, denn sie wird bei dieser Methode stets vermißt. Dagegen lassen sich die Elementarkörperchen selbst in LEVADITI-Präparaten am schärfsten darstellen.

Doch scheint diese Methode manchmal zu versagen. In gelungenen Präparaten haben die Körperchen eine dunkelbraune Farbe und sind die einzigen gefärbten Elemente im völlig gleichmäßig gelben Schnitt ohne körnigen Silberniederschlag.

Die den großen Einschluß bildenden Haufen von Elementarkörperchen weisen durchaus nicht immer rundliche Gestalt und annähernd die Größe eines

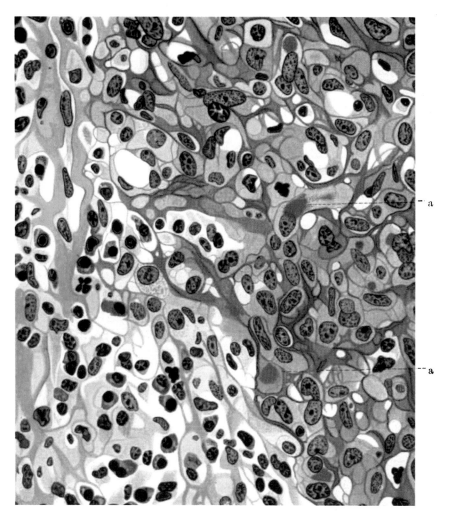

Abb. 14. Rand eines Verrugaknotens mit Einschlüssen von MAYER, ROCHA-LIMA und WERNER. Rechts: die gewucherten endothelialen Zellen, mehrere davon mit Einschlüssen (= a). Links: entzündlich infiltriertes Bindegewebe. Giemsafärbung. SIKORA pinx.

Zellkernes auf. Sonst könnte man an degenerierte Kerne denken, obwohl sie neben den intakten Kernen liegen. Sie sind häufig unregelmäßig und dann meistens länglich gestaltet, setzen sich in die Zellfortsätze fort, erreichen eine Größe, welche das doppelte und mehr derjenigen eines großen Kernes beträgt, können aber auch so klein wie ein Nucleolus sein. In Schnitten werden sie in den geschwulstartig gewucherten Gefäßwandzellen häufig als Streifen vorgefunden, die dem Ungeübten als interstitiell gelegen erscheinen können; es sind jedoch nur die langen Fortsätze von im Schnitt nicht aufgenommenen Zellen. Die Abgrenzung der Einschlüsse ist in der Regel wenig scharf, man sieht am Rande eine große oder kleine Anzahl isolierter Körnchen liegen. Nur die homogenen sind meistens scharf konturiert.

In diesen Einschlüssen findet man nicht selten ein oder zwei größere, ziemlich homogene Gebilde von sehr wechselnder Form und Größe, die wahrscheinlich als Reste der obenerwähnten homogenen Substanz zu deuten sind. Mittelgroße Einschlüsse mit solchen Restkörpern können den Eindruck erwecken, daß es sich um phagocytierte Leukocyten handle, wobei die Restkörper als degenerierte Kerne und die Körnchen als Leukocytengranula zu deuten wären. Dagegen spricht aber auch der Umfang und die Gestaltung der großen Einschlüsse, die mehr Körnchen enthalten als etwa 3 oder 4 Leukocyten zusammen, dann der Umstand, daß sonst nirgends ein Zeichen von Phagocytose von seiten der Spindelzellen zu bemerken ist und daß Leukocyten an diesen Stellen überhaupt fehlen können. Außerdem färben sich die neutrophilen Granula überhaupt nicht. Die Eosinophilengranula sind viel größer als die fraglichen Gebilde. Die Mastzellengranula nehmen zwar nach GIEMSA einen ähnlichen Farbton wie die uns beschäftigenden Körnchen an, aber diese lassen sich im Gegensatz zu jenen nicht durch metachromatisch färbende Anilinfarben darstellen.

Die Auffassung der Einschlüsse von MAYER, ROCHA LIMA u. WERNER als das Virus der Verruga in einer besonderen, dem intracellulären Leben angepaßten Gestalt hat viel Wahrscheinlichkeit für sich; MAYER u. KIKUTH halten ihre Erregernatur für bewiesen.

Übertragung.

Daß die Hautverrugas das Virus enthalten können, hat CARRION mit seiner tödlichen Infektion durch Selbst-Einimpfung von Verrugasaft eines Verruga-kranken gezeigt. Auch die Übertragungsversuche auf Affen und die Züchtungsergebnisse beweisen es. Doch ist von einer natürlichen Übertragung der Krankheit durch Kontakt nichts bekannt.

Die Gesamtheit der vorliegenden Erfahrungen auf dem Gebiete der Epidemiologie der CARRIONschen Krankheit, besonders die Beschränkung der Infektionsquelle auf gewisse hochgelegene Täler der peruanischen Anden, die Unabhängigkeit der Ansteckung von der direkten oder indirekten Berührung mit Kranken, die besondere Gefährlichkeit der Übernachtung in solchen Tälern, sowie die stets ausbleibende Verbreitung der Krankheit durch Kranke außerhalb der genannten Gebiete sprechen so zwingend für die ausschließliche Übertragung durch einen Zwischenwirt, daß schon vor der Feststellung des letzteren die Frage gelöst zu sein schien. Doch erst die entomologischen Beobachtungen und Versuche von TOWNSEND (1913), später von SHANNON (1928) und dann von NOGUCHI und seinen Mitarbeitern (1928) haben die ersten positiven Feststellungen auf diesem Gebiet erbracht, und zwar in der Gestalt einer nur in dieser Gegend vorkommenden, von TOWNSEND entdeckten und *Phlebotomus verrucarum* benannten Insektenart. Durch subcutane Einspritzung dieser Sandfliegen konnte TOWNSEND beim Hund Hautknötchen erzeugen, die wir histologisch untersucht haben, und SHANNON Bartonelleninfektion beim Affen hervorrufen. Außer dieser Phlebotomusart wurden von SHANNON noch zwei andere im Verrugagebiet gefunden: *Ph. noguchii* und *Ph. peruensis*.

Mit Zecken, Milben, Läusen, Flöhen, Wanzen, Mücken und anderen Fliegen, die zerrieben und subcutan eingespritzt wurden, fielen alle Versuche negativ aus. Experimentell konnte jedoch NOGUCHI die Bartonelleninfektion von Affe zu Affe durch den Stich einer Zecke (Dermacentor andersoni) übertragen.

Prophylaxe.

Die übereinstimmenden Erfahrungen im Sinne des miasmatischen Charakters der nur in bestimmten Gegenden vorkommenden Ansteckung mit dem Virus der Verruga peruviana, was zu der berechtigten Annahme führt, daß die Übertragung ausschließlich durch Vermittlung eines nur dort vorkommenden blutsaugenden Insektes zustande kommt, gibt uns die Grundlage für die Prophylaxe.

Da eine Verschleppung nach anderen Orten nie beobachtet worden ist, kommen in der Hauptsache nur zwei praktische Probleme in Frage: Der Schutz der das Verrugagebiet betretenden Menschen und die Bekämpfung der Krankheit in solchen Gegenden.

Der persönliche Schutz besteht in der Vermeidung von Insektenstichen, besonders während des Übernachtens, wenn es nicht möglich ist, die Übernachtung in einem Verrugaort überhaupt zu vermeiden. Mindestens die Zeit von Sonnenuntergang bis zum Sonnenaufgang muß versucht werden unter dichtem, richtig angebrachten Moskitonetz zu verbringen. Die Einrichtung von Gasthöfen mit sachgemäßen mit Drahtnetz geschützten Gast- und Schlafzimmern und Veranden dürfte jedoch erst den mechanischen Schutz praktisch durchführbar und erfolgreich gestalten. Doch keine hygienische Maßnahme ist ohne Belehrung der Bevölkerung wirksam. Ein Mittel die persönliche Widerstandsfähigkeit zu erhöhen, kennen wir nicht.

Die Vermutung von TOWNSEND, nach welcher sich die Phlebotomen mit Eidechsenblut ernähren und als Virusreservoir dienen, hat noch keine Bestätigung erfahren. Die Lösung der Frage nach der Erhaltung des Virus in der Natur gehört aber zu den wichtigsten Aufgaben der künftigen Verrugaforschung.

Pseudoverrugas.

Diese von A. DA MOTTA in einer Privatmitteilung an ROCHA LIMA vorgeschlagene und von diesem gebrauchte Bezeichnung soll die Erkrankungen umfassen, die klinisch oder histologisch der Verrugakrankheit nahe zu stehen scheinen.

Vor allen steht das von v. BASSEWITZ 1905 in Südbrasilien beobachtete und bereits erwähnte Angiofibroma cutis contagiosum, das gehäuft aufgetreten ist und als ansteckend betrachtet wurde. Merkwürdigerweise hat man seit jener Zeit nichts mehr von dieser Krankheit gehört. Auch gewisse Fälle von *teleangiektatischen Granulomen*, wie die von KONJETZNY beschriebenen, scheinen dem Verrugaprozeß sehr nahe zu stehen. Es handelt sich bei beiden Erkrankungen offenbar um eine infektiöse, aber lokale Erkrankung der Haut.

Aber erst das Vorkommen von multiplen Tumoren an verschiedenen Körperstellen spricht für eine allgemeine Infektion und somit für eine nähere Verwandtschaft mit dem Verrugaexanthem.

Der erste diesen Bedingungen entsprechende Fall scheint der von WEISS in Honduras (Puerto Castillo) beobachtete zu sein, der von ROCHA LIMA histologisch untersucht und veröffentlicht wurde. Hier hatten wir es in der Tat mit einer klinisch, makroskopisch und mikroskopisch von dem Verrugaexanthem kaum zu unterscheidenden Hauterkrankung zu tun. Es sind also durchaus verrugaähnliche glatte, rote Papeln und auch einige subcutane Knötchen. Angaben über eine vorhergehende allgemeine Erkrankung fehlten allerdings, aber auch beim Verrugaexanthem kann das erste Stadium unbemerkt bleiben. Da aber epidemiologisch die Auffassung des Falles als echte Verruga peruviana nicht zu rechtfertigen wäre und einige Abweichungen von dem typischen Bau der Verruga festgestellt wurden, konnte der Fall nur als eine verrugaähnliche Erkrankung bezeichnet werden (Abb. 15).

Das Tumorgewebe ist teils aus kompakten Zellmassen, teils aus weiten, äußerst dünnwandigen Bluträumen gebildet. Diese angiomatösen Bezirke nehmen einen viel größeren Raum als die scheinbar vorwiegend basal liegenden kompakten Teile ein. Diese weisen eine frappante Ähnlichkeit mit den entsprechenden Bezirken der Verruga peruviana auf. Man kann sie in keiner Weise voneinander unterscheiden. Sie bestehen auch aus denselben großen, saftigen,

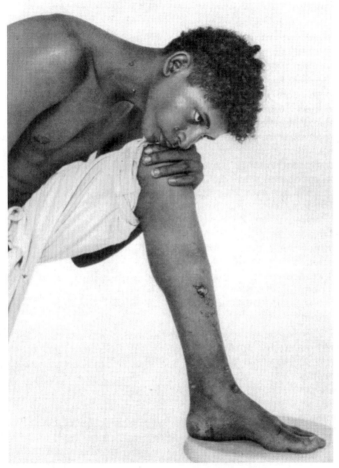

Abb. 15. Pseudoverrugas aus Honduras.

durcheinander in verschiedensten Richtungen dicht liegenden, vielfach Mitosen aufweisenden Spindelzellen, die von der Oberfläche dieser Massen in die Gefäßwandzellen übergehen. Die endotheliale Natur der Geschwulstbildung ist auch hier mit unverkennbarer Deutlichkeit ausgeprägt.

Von besonderem Interesse ist außerdem der Befund von Zelleinschlüssen im Protoplasma dieser geschwulstartig wuchernden Angioblasten, die mit den von MAYER, ROCHA LIMA u. WERNER beschriebenen Verrugaeinschlüssen eine auffallende Ähnlichkeit aufweisen.

Ein zweiter, auch von ROCHA LIMA histologisch untersuchter und veröffentlichter Fall wurde von A. DA MATTA im Amazonasgebiet beobachtet.

Es handelt sich um aus dem kleinen, im oberen Amazonasgebiet gelegenen Ort Manacapurú (Brasilien) stammendes Individuum mit multiplen Tumoren an verschiedenen Körperstellen inklusive der Kopfhaut. Der Bildung dieser Pseudoverrugas geht eine lokale, sich pastös anfühlende, unscharf begrenzte, druckempfindliche Verhärtung der Haut voraus, die nach dem Emporragen der Knötchen verschwindet. Diese in der Regel gestielt werdenden Knötchen sind verschieden groß und außerordentlich reich an Gefäßen, was häufig starke Blutungen zur Folge hat. Sie werden von MATTA mit dem Aussehen eines Frambösieknötchens verglichen. Der Entstehung der Knötchen ging außer einer mit Kopfschmerzen und leichtem Fieber verbundenen Verdauungsstörung, die sich nach Abführen und Diät bald legte, keine ausgesprochene allgemeine Erkrankung unmittelbar voraus.

Histologisches Bild. Die etwas unregelmäßige Oberfläche des nahezu taubeneigroßen, gestielten Tumors ist mit einer unverletzten, mittelkräftigen, abgeflachten und zum Teil aufgelockerten Epidermisschicht bedeckt, der meistens eine erkennbare Hornschicht fehlt. Auch die Papillen fehlen vollkommen. Unterhalb der Epidermis ist das faserige, nur stellenweise lymphocytär infiltrierte Bindegewebe aufgelockert und stark mit einer sich mit Eosin rosa färbenden Flüssigkeit durchtränkt. Stellenweise gesellen sich zu dieser hochgradigen ödematösen Durchtränkung kleinere Blutungen. Unterhalb dieser breiten Schicht, aber auch teilweise dicht unter der Epidermis bemerkt man tumorartige Ansammlungen von länglichen, nach verschiedenen Richtungen sich durchflechtenden Zellen mit großem, hellem, chromatinarmen elliptischen Kern. Das Aussehen der Zellen, die Art der Verbindung und Durchkreuzung derselben und ihre Beziehungen zu den Gefäßwandzellen, die in der Entstehung von Gefäßlumina und kleinen Gefäßen innerhalb der Zellennester zum Ausdruck kommen, lassen auf eine enge histologische Verwandtschaft mit der Verruga schließen, obwohl eine solche Übereinstimmung wie mit dem typischen Verrugabild des ersten, aus Honduras stammenden Pseudoverrugafalles nicht festzustellen war. Zelleinschlüsse konnten schon wegen der Formolfixierung nicht gefunden werden.

Von JANTZEN wurde ein weiterer Fall Fall aus Honduras mitgeteilt, der nach seiner Ansicht ebenfalls zu den verrugaartigen Erkrankungen zu rechnen ist. Es handelte sich um einen walnußgroßen Tumor am Oberschenkel, in dessen Umgebung weitere kleine Knoten auftraten. Ebensolche Knoten von verrugaartigem Aussehen fanden sich im Gesicht, am linken Unterarm und Mittelfinger. Die von NAUCK ausgeführte histologische Untersuchung ergab, daß ebenso wie beim ersten Fall aus Honduras das mikroskopische Bild des Tumorgewebes dem der echten Verruga und der experimentell erzeugten Affen-Verruga weitgehend ähnelte. Im Gegensatz zu dem ersten von ROCHA LIMA untersuchten Fall ließen sich keine Zelleinschlüsse nachweisen. Klinisch bestanden auch in diesem Falle keinerlei Krankheitssymptome.

Das Kapitel der Pseudoverrugas kann einstweilen weiter nichts als eine Anregung zur dringend notwendigen Weiterforschung auf diesem noch dunklen Gebiet bedeuten.

Literatur.

ARCE J.: (a) Algunas consideraciones sobre la nueva teoria dualista de la enfermedade de Carrion. Crón. méd. Lima **33**, No 641, 377 (1916). (b) Algunas consideraciones acerca de la Etiologia de la verruga peruana o enfermedad de Carrion. Gaceta Med. Peruana **1**, No 1, 2 (1922). (d) Contribución al estudio de la pathologia americana. Profilaxis de la verruga peruana basada en los caracteres etiológicos y epidemiológicos proprios de esa enfermedad. Homenaje al VI. Congr. Med. Latino. Americano. Lima. Ann. Fac. de Med. Lima **5**, 58 (1922).

BARTON: (a) El germen patogeno de la Enfermedad de Carrion. Lima 1901. (b) Estudio comparat. entre el germen especifico de la Enfermedad de Carrion y el bac. col. com. Crón. méd. Lima 1902, No 334. (c) Descripcion de elementos endoglobulares hallados en los enfermos de fiebre verrucosa. Crón. méd. Lima 1909, No 481, 7. — BASSEWITZ, E. v.: Das Angiofibroma cutis circumscriptum contagiosum. Arch. Schiffs- u. Tropenhyg. 10 (1906). — BASSETT-SMITH, P. W.: (a) The pathology of the blood in ,,Verruga". Brit. med. J. 1909, 783. (b) Blood changes in Verruga and Oroya fever. Trans. roy. Soc. trop. Med. Lond. 1914, 158. — BATTISTINI, T. S.: Contribución al estudio de la verruga peruana. II. Cultivo de la Bartonella bacilliformis. An. Fac. Méd. Lima 82, 10, No 4/6, 243—252 (1927). — BIFFI, U.: (a) Sobre las hemaglutininas de la sangre humana y hematologia de la enfermedad de Carrion. Boll. Acad. Nac. Med. Lima 3, No 2 (1903). (b) Verruga peruviana und ,,schweres Fieber Carrions". 14. internat. Kongr. Hyg. Demogr. Berlin. Arch. Schiffs- u. Tropenhyg. 12, 1 (1908).

CARRION: La verruga peruana y Daniel A, Carrión. Medina, Mesotange, Arce etc. Lima. 1886. — COLE, H. N.: Verruga peruana and its comparative study in men and the ape. Arch. int. Med. 1912, 668. J. of cutan. Dis. New York 1913. — DA CUNHA, ARISTIDES MARQUEZ: Verruga del Peru. Prensa méd. argent. 16, No 3, 166—175 (1929). — DA CUNHA. A. M. et J. MUNIZ: (a) Sur la Bartonella ranarum Cunha et Muniz 1926. C. r. Soc. Biol. Paris 97, No 31, 1091 (1927). (b) Recherches sur la verruga peruana expérimentale. C. r. Soc. Biol. Paris 97, No 31, 1368—1372 (1927). — CURASSON, G. et L. DELPY: La ,,Heart Water" au Soudan. Bull. Acad. vét. France 1928, 231—244.

DARLING, S. T.: (a) Verruca peruana. J. amer. med. Assoc. 57, 2071 (1911). (b) Verruga peruviana. J. trop. Med. 1912, 15. — DELBANCO, E.: Zur Frage des teleangiektatischen Granuloms. Wien. med. Wschr. 1926, Nr 28. — DOUNON: Étude s. l. Verruga, malad. endém. dans les Andes Péruv. Arch. Méd. nav. 1871, 255.

ESCOMEL, E.: (a) Anatomia pathologica del verrucoma de Carrion. Inaug.-Diss. Lima 1901. (b) Anat. pathol. du verrucome de Carrion. Ann. de Dermat. 3, 961 (1902).

GALLI-VALERIO: Observations microscopiques sur la ,,Verruga peruviana" ou Maladie de Carrion. Zbl. Bakter. Orig. 58, 228 (1911). — GASTIBURU and REBAGLIATI: Sobre la hermatologic y etiologia de la Enfermedad de Carrion. Córn. méd. Lima 1909, 378; 1912, 644, 651.

HERCELLES: Histologia pathologica del noduloma verrucoso. Inaug.-Diss. Lima 1900. — HERCELLES, O.: (a) Acerca de la ,,Fiebre Grave de Carrion". An. Fac. Méd. Lima 9, 94 (1926). (b) El germen de la verruga peruana. An. Fac. Méd. Lima 9, 231—264 (1926). — IZQUIERDO, V.: Spaltpilze bei der ,,Verruga peruana". Virchows Arch. 99, 411 (1885). JADASSOHN u. SEIFFERT: Über einen Fall von Verruga peruviana. Übertragung auf Affen. Z. Hyg. 66, 245 (1910). — JANTZEN, W.: Multiple Verruga-like Nodules on the Skin. Case Report. United fruit Comp. Medic. Dept. 19. Annual Report (New York) 1930.

KONJETZNY: Zur Pathologie und Ätiologie der sogenannten teleangiektatischen Granulome (Botriomykose). Münch. med. Wschr. 1912.

MACKEHENIE u. BATTISTINI: Vorläufige Mitteilung. Bolet. Soc. Peruana p. el Progr. de la Ciencia. — MACKEHENIE et WEISS: Contribución al Estudio de la Verruga peruana. Arch. Schiffs- u. Tropenhyg. 29, Beih., 211 (1925). — MALO, U.: Voyages au Pérou., 1843. — MAYER, M.: (a) Über Verruga peruviana. Ärztl. Verein Hamburg. Münch. med. Wschr. 1909, 1757. (b) Über Einschlüsse der Erythrocyten bei Verruga peruviana. Zbl. Bakter. I Orig. 1910, 309. (c) Die Krankheitserreger der Verruga peruviana, des Oroyafiebers und der Rattenanämie. Klin. Wschr. 6, Nr 9, 426 (1927). — MAYER, M. u. W. KIKUTH: Zur Ätiologie und Einheit der Verruga peruviana und des Oroyafiebers. Abh. Auslandskde Hamb. Univ. 26, 319 (1927). — MAYER, M., H. ROCHA LIMA u. H. WERNER: Untersuchungen über Verruga peruviana. Münch. med. Wschr. 1913, Nr 14, 739.

NICOLLE, CH.: Note sur la bactériologie de la Verruga du Pérou. Ann. Inst Pasteur 1898, 591. — NOGUCHI, H.: (a) Etiology of Oroya fever. II. Viability of Bartonella bacilliformis in cultures and in the preserved blood and an exised nodule of Macacus rhesus. J. of exper. Med. 44, 533—538 (1926). (b) III. The behavior of Bartonella bacilliformos in Macacus rhesus. J. of exper. Med. 44, Nr 5, 697—713 (1926). (c) IV. The effect of inoculation of anthropoid apes with Bartonella bacilliformis. (d) V. The experimental transmission of Bartonella bacilliformis by ticks (Dermacentor andersoni). J. of exper. Med. 44, 715—728, 729—734 (1926). (e) The etiology of verruga peruana. J. of exper. Med. 45, 175—189 (1927). (f) VI. Pathological changes observed in animals experimentally infected with Bartonella bacilliformis. The distribution of the parasites in the tissues. J. of exper. Med. 45, 437 (1927). (g) VII. The response of the skin of Macacus rhesus and anthropoid apes to inoculation with Bartonella bacilliformis. J. of exper. Med. 45, 455—463 (1927). (h) VIII. Experiments on cross-immunity between Oroya Fever and Verruga peruana. J. of exper. Med. 45, 781 (1927). (i) IX. Bact. peruvianum, n. sp., a secondary in vader of the lesions of Verruga peruana. J. of exper. Med. 47, 165—170 (1928). (k) X. Comparative studies of different strains of Bartonella bacilliformis, with special reference to the relationship between the clinical types of Carrion's Disease an the virulence of the infecting organism. J. of exper. Med. 47, 219 (1928). (l) XI. Comparison of Bartonella bacilliformis and B. muris. Cultivation of Bact. murium, n. sp. J. of exper. Med. 47, 235 (1928). (m) XII. Influence of malarial infection (plasmodium inui?), splenectomy, or both, upon experimental Carrion's Disease in monkeys. J. of exper. Med. 47, 821—827 (1928). (n) XIII. Chemotherapy in experimental Bartonella bacilliformis infection. J. of exper. Med. 48, Nr 5, 619—625 (1928). — NOGUCHI and BATTISTINI: (a) Cultivation of Bartonella bacilliformis from a case of Oroya Fever. Trans. Assoc. amer. Physicians 41, 178—180 (1926). (b) Etiology of Oroya Fever. I. Cultivation of Bartonella bacilliformis. J. of exper. Med. 43, 851 (1929). — NOGUCHI, H., H. R. MULLER, E. TILDEN and J. TYLER: (a) Etiology of Oroya Fever. XV. Effect of immun serum on the course of Bartonella bacilliformis infection in Macacus rhesus. J. of exper. Med. 50, 355—364 (1929). (b) XVI. Verruga in the dog and the donkey. J. of exper. Med. 50, 455—461 (1929). — NOGUCHI, H., R. SHANNON, E. TILDEN and J. TYLER: Etiology of Oroya Fever. XIV. The insect vectors of Carrions disease. J. of exper. Med. 49, 993—1008 (1929).

ODRIOZOLA, E.: La Maladie de Carrion ou la Verruga Péruvienne. Paris: Carré & Naud 1898.

REBAGLIATI, R.: Enfermedad de Carrion; inclusiones celulares en los organos hemopoieticos y en los elementos cutaneos de la verruga. Crón. méd. Lima 32, 36 (1915). — RIBEYRO, R. E.: Sur la verruga peruana. Unicité ou dualité? Bull. Soc. Path. exot. Paris 20, 790—800 (1927). — RIBEYRO, R., D. MACKEHENIE et J. ARCE: Inoculabilidad de la verruga peruana a los animales. 5. Congr. Med. lat.-amer. Lima 1913. — ROCHA LIMA, H.: (a) Demonstration über Chlamydozoen. Verh. dtsch. path. Ges. 16. Tagg Marburg 1913, 198. (b) Zur Histologie der Verruga peruviana. Verh. dtsch. path. Ges. 16. Tagg Marburg 1913, 409. (c) Pathologisch-anatomische Beobachtungen bei einigen Tropenkrankheiten. 17. internat. Congr. Med. London 1913, sect. 21, 2. Teil, p. 61. (d) Verruga peruviana. Prowazeks Handbuch der pathogenen Protozoen, Bd. 2, S. 973. 1920. (e) Verruga peruviana und teleangiektatische Granulome. Arch. Schiffs- u. Tropenhyg. 29, H. 10, 525—538 (1925). (f) Verruga peruviana. Menses Handbuch der Tropenkrankheiten, 2. Aufl., Bd. 3, S. 597. 1914; 3. Aufl., Bd. 4, S. 355. 1926. (g) Über verrugaähnliche Erkrankungen (Pseudoverrugas). Abh. Auslandskde Hamb. Univ. (Festschr. Nocht) 26, 462—466 (1927). (h) Die Probleme der Verruga peruviana und des Oroyafiebers. Klin. Wschr. 6, Nr 9, 426 (1927). (i) Verruga peruviana — Oroyafieber — Bartonellen. KOLLE, KRAUS, UHLENHUT, Handbuch der pathogenen Mikroorganismen, 3. Aufl., Bd. 8, S. 1049. 1931.

SHANNON, R. C.: Entomological investigations in connection with Carrion's Disease. Amer. J. Hyg. 10, 78—111 (1929). — STRONG, R. P., E. E. TYZZER, CH. BRUES, A. W. SELLARDS and J. C. GASTIABURU: (a) Verruga peruviana, Oroya Fever and Uta. J. amer. med. Assoc. 61, 1713 (1913). (b) Report of first expedition to South America, 1913. Harvard School of Trop. Med. 1915, Cambridge, Harv. Univ. Press.

TOWNSEND, CH.: (a) The transmission of Verruga by Phlebotomus. J. amer. med. Assoc. 61, 1717 (1913). (b) A Phlebotomus the pratically certain carrier of Verruga. Science (N. Y.) 38, 194 (1913). (c) The vector of Verruga, Phlebotomus verrucarum, sp. n. Insecutor Inscitiae Membruus, p. 107. Washington 1913. (d) Human Case of Verruga directly translated to Phlebotomus verrucarum. Entomol. News 25, 40 (1914). (e) On the identity of Verruga and Carrions Fever. Science (N. Y.) 39, 99 (1914). (f) Two years investigation in Peru of Verruga and its insect transmission. Amer. J. trop. Dis. 3, 16 (1915).

VECCHI, B. DE: (a) Beitrag zur pathologischen Anatomie der Verruga peruviana. Virchows Arch. 194, Beih., 1 (1908). (b) Über die „Verruga Peruviana". Arch. Schiffs- u. Tropenhyg. 1909, Beih. 143.

WEISS, P.: Hacia una concepcion de la verruga peruana. An. Fac. Méd. Lima 9, No 4/6, 279—299 (1928). — WERNER, H.: Über Verruga peruviana. Dermat. Wschr. 58, Erg.-H. 144, (1914).

Die Dermatomykosen in den Tropen.

Von

Ernst G. Nauck - Hamburg.

Mit 125 Abbildungen.

Allgemeines.

Die durch Pilze verursachten Hautleiden spielen unter den in tropischen Gebieten auftretenden Dermatosen eine besonders wichtige Rolle. Unter dem Einfluß der in den Tropen herrschenden klimatischen Bedingungen, infolge der besonderen Lebensgewohnheiten der Eingeborenen, vielleicht auch im Zusammenhang mit einer besonderen Disposition bestimmter Rassen oder aus anderen uns nicht näher bekannten Ursachen, sind die Dermatomykosen in Tropenländern wesentlich stärker verbreitet als dies in gemäßigten Zonen der Fall ist. Wie KAYSER in seinen „Vorträgen über tropische Hautkrankheiten" hervorhebt, gilt für die tropischen Mykosen in besonderem Maße, was auch von anderen Tropenkrankheiten gesagt werden kann, zumal von solchen, die durch tierische Parasiten hervorgerufen werden: nicht nur die kosmopolitisch verbreiteten Parasiten werden in den Tropen besonders häufig als Krankheitserreger gefunden, sondern man beobachtet in den heißen Zonen eine ganze Reihe von Arten, die in Europa entweder nur selten vorkommen oder überhaupt nicht angetroffen werden. Fast jedes Land besitzt seine eigene Flora pathogener Pilze und wir sind, besonders was die tropischen Formen anbelangt, trotz zahlreicher Untersuchungen noch weit davon entfernt, alle verschiedenen Erregerarten und die durch sie verursachten Krankheitsbilder genau zu kennen. Die Erforschung der tropischen Mykosen, bei denen es sich meist um Erkrankungen der oberflächlichsten Epidermisschichten handelt, unter denen aber auch Erkrankungen der tieferen Hautschichten und der inneren Organe angetroffen werden, wird durch die große Variabilität der gefundenen Organismen erschwert und bietet hinsichtlich der Systematik und der Klassifizierung der Erreger fast unüberwindliche Schwierigkeiten. Bei einer großen Anzahl von Krankheitsbildern ist selbst die Entscheidung, ob es sich bei den in den Läsionen nachweisbaren Pilzen tatsächlich um den Erreger oder nur um eine sekundäre oder zufällige Ansiedlung von Pilzen handelt, geradezu unmöglich. Die mit unzureichenden Mitteln und ohne genügende Spezialkenntnisse vorgenommenen Klassifikationsversuche tragen dazu bei, die in der botanischen Nomenklatur herrschende hoffnungslose Verwirrung zu vergrößern, besonders da die Deutung der Züchtungsergebnisse oder des Nachweises von Pilzelementen im Gewebe bei mangelnden Vergleichsmöglichkeiten an größerem Material sehr leicht zu Irrtümern führen kann. Gerade das Arbeiten in den Tropen und unter primitiveren Laboratoriumsbedingungen als in unseren Kulturzentren schließt die

16*

Gefahr von Fehlerquellen durch Verunreinigung der Haut oder der Nährböden mit allen möglichen Keimen in sich, und es kann nicht genügend betont werden, daß das Wachstum eines Pilzes in der Kultur oder sein Nachweis im Gewebe noch lange nicht als Beweis für seine pathogenen Eigenschaften angesehen werden können. Es kommen in den Tropen auf der Haut der Eingeborenen häufig genug Pilze vor, die nichts weiter sind als zufällige Verunreinigungen oder harmlose Saprophyten. Man sollte sich also gerade bei mykologischen Arbeiten in den Tropen in besonderem Maße der alten Kochschen Postulate erinnern und die pathogene Bedeutung eines Pilzes so lange in Zweifel stellen, als nicht der Beweis einer sicheren Übertragbarkeit bei Entstehen des gleichen klinischen Krankheitsbildes erbracht ist.

Angesichts der Schwierigkeit, die gefundenen Erreger nach ihrer botanischen Stellung genau einzuordnen, ähnliche Parasiten durch Vergleich der Kulturen zu trennen oder zu identifizieren, ihre Pathogenität auf experimentellem Wege zu erweisen usw., wird sich die Pilzforschung in den Tropen vorläufig darauf beschränken müssen, die klinischen Formen und den Krankheitsverlauf zur Grundlage ihrer Betrachtungsweise zu machen und die Einteilung der Haut-affektionen auf Grund gegeneinander scharf abgrenzbarer Krankheitsbilder vorzunehmen. Im allgemeinen hat das Interesse für Pilzerkrankungen der Haut, die Kenntnis der tropischen Dermatomykosen und das Verständnis für die Bedeutung der Pilze als Krankheitserreger im Laufe der letzten Jahrzehnte ständig zugenommen, und es ist zu erwarten, daß durch weiteres Sammeln aller klinischen Daten, genaue Beschreibung des Aussehens der Läsionen und systematische Verarbeitung des gesammelten Materials durch erfahrene Pilz-fachleute mit der Zeit dieses Spezialgebiet aus dem augenblicklichen Chaos herausgelangen wird.

Bei der Darstellung der Pilzaffektionen der Haut sollen in diesem Kapitel nur diejenigen durch Hyphomyceten erzeugten Krankheiten berücksichtigt werden, die entweder nur in den Tropen auftreten oder die besonders charakterisierte tropische Formen der europäischen Pilzerkrankungen darstellen. Im übrigen verweise ich auf die Darstellung der Dermatomykosen in Bd. XI dieses Handbuches, in dem sich auch die Schilderung der geographischen Verbreitung der verschiedenen Pilzarten und das Vorkommen jeder einzelnen von ihnen in den verschiedenen Ländern findet. Ebenso sei bezüglich der Untersuchungstechnik und der Züchtungsmethoden auf die einschlägigen Kapitel in Bd. XI verwiesen.

Trichophytie, Mikrosporie und Favus in den Tropen.

Die Verbreitung der *Trichophytien*, die entweder als Affektionen des behaarten Kopfes auftreten *(Tinea capitis)* oder eine Erkrankung der Körperhaut verursachen *(Tinea corporis)*, ist auch in tropischen Gebieten eine sehr starke. Im allgemeinen wechselt aber die Verbreitung sowohl in bezug auf Häufigkeit des Auftretens, als auch bezüglich der dabei gefundenen Trichophytonarten je nach den verschiedenen Ländern in sehr beträchtlichem Maße.

Die *Tinea capitis* soll z. B. in Java bei den Eingeborenen wenig oder gar nicht angetroffen werden, dagegen ist sie besonders häufig unter den indo-europäischen Kindern zu beobachten (Kayser) und tritt auch auf Java in Waisenhäusern epidemisch auf. In anderen tropischen Gebieten findet man sie dagegen außerordentlich häufig sowohl bei Kindern als auch bei Erwachsenen. In manchen Ländern erfährt die Krankheit durch die Gewohnheit, den Kopf zu rasieren, eine sehr starke Verbreitung, da die Krankheit mit infizierten Rasiermessern leicht übertragen wird (China, Senegal).

Die Trichophytonpilze sind sicherlich in der ganzen Welt sehr verbreitet, aber es scheint, als wären manche Arten an bestimmte Landstriche gebunden. Manche Trichophytonarten findet man nur an ganz bestimmten Plätzen, während sie an anderen nicht vorkommen oder äußerst selten sind. Im allgemeinen sind die Trichophytien des behaarten Kopfes in Indien, Ceylon und dem tropischen Afrika weniger stark verbreitet als in Europa und Amerika. Ob diese Verschiedenheiten zufälliger Natur sind, oder andere Faktoren dabei eine Rolle spielen, wie Temperatur, Feuchtigkeit, Klima, Lichtverhältnisse, ist noch zu wenig untersucht. Es kann aber wohl als feststehend angenommen werden, daß es in den Tropen außer den Arten, die in den gemäßigten Zonen angetroffen werden, auch solche gibt, die für die Tropen spezifisch sind und mit Recht als *tropische Formen* bezeichnet werden können. Gerade diese letzteren sind aber noch wenig bekannt und nicht näher klassifiziert.

Bezüglich der Pilzkasuistik und der Beschreibung der Trichophytonarten verweisen wir auf Band XI dieses Handbuches. Im folgenden Abschnitt beschränken wir uns darauf, ohne auf Systematik und Nomenklatur einzugehen, einen kurzen Überblick über die wichtigsten in den Tropen gefundenen Trichophyton-, Mikrosporon- und Favusarten zu geben.

Eine der wichtigsten und auch in den Tropen am weitesten verbreiteten Art ist das *Tr. crateriforme* (Tr. tonsurans).

Auch das *Tr. acuminatum*, dessen Kulturen durch die Bildung eines zentralen stumpfen Kegels besonders charakteristisch und von anderen Kulturen leicht zu unterscheiden sind, wird häufig in den Tropen angetroffen (Algier, Lybien).

Aus dem *Sudan* und *Dahome* wurde das *Tr. circumvolutum* (SABOURAUD 1909) zuerst beschrieben, das sich in der Kultur durch eine stark gerunzelte Oberfläche auszeichnet.

Das in *Argentinien* gefundene *Tr. exsiccatum* (URIBURU 1909) zeigt ein langsames Wachstum und deutliche Kraterbildung mit besonders trockenen aufgeplatzten Rändern und strahlenförmig verlaufenden Furchen am Kraterrand.

Ebenfalls aus *Argentinien* stammt die Kultur des *Tr. polygonum* (URIBURU 1909). Auch diese besitzt einen deutlichen Krater und ist durch ihre unregelmäßige Form gekennzeichnet. Die Oberfläche ist weiß, im Beginn flaumig, später mit Pulver bedeckt und zeigt große dicke Falten.

Aus *Brasilien* wurde das *Tr. griseum* (HORTA) beschrieben, das mit *Tr. gypseum* (SABOURAUD) verwandt zu sein scheint.

Das *Tr. sudanense* (JOYEUX 1912) verursacht in Guinea (Afrika) 80% der Haarerkrankungen unter den Kindern. Die Kultur beginnt als leicht gelbes Knöpfchen, das größer wird und sich faltet. Später bildet sich ein weißer Rand mit strahlenförmigen Streifen.

Tr. violaceum (BODIN 1902) ist in verschiedenen tropischen Gegenden (Afrika, China, Südamerika) häufig gefunden worden. Die Kulturen erscheinen scheibenförmig mit einer kleinen Erhabenheit in der Mitte. Die Oberfläche ist glatt und feucht und im Anfang hellbraun. Später treten zahlreiche radiäre Furchen auf und nach 3 Wochen wird die Farbe violett. CHALMERS und MacDONALD (1902) sahen in einer Anzahl von Fällen eine Abart dieses Pilzes, den sie *Tr. violaceum var. khartoumense* nannten, CASTELLANI fand (1905) ein *Tr. violaceum var. decalvans* auf *Ceylon* und ACTON und MACGUIRE beschrieben das *Tr. violaceum var. indica* bei einer purulenten Follikulitis in *Indien*.

Als verwandte Art sind zu nennen das *Tr. glabrum* und das im ägyptischen Sudan festgestellte *Tr. currii*. (Von OTA Ateleothylax genannt.)

Eine Trichophytonart, die ebenfalls von CHALMERS und MacDONALD im ägyptischen Sudan gefunden wurde, ist das *Tr. discoides*, das wahrscheinlich vom Pferde stammt. RICOMO beschrieb 1916 einen Pilz, den er *Tr. bovinum* nannte und der dem *Tr. equinum* nahestehen soll.

Eine aus *Algier* beschriebene Art ist das *Tr. granulosum* (BRAULT und VIGUIER). In *Senegal* wurde von COURMONT ein Tr. sp. isoliert, das nicht näher klassifiziert ist (Endothrix mit polymorphen und polychromatischen Kulturen). Aus Brasilien wurden von VEIGA noch eine Anzahl Trichophytonarten beschrieben, die dieser Verfasser *Tr. bicolor, Tr. flavivirens, Tr. cineraceum, Tr. acutulum* nennt.

In *Nordchina* (Mandschurei) wurde bei Fußaffektionen eine besondere, als Tr. „A" und „B" bezeichnete Art gefunden. Neben *Tr. violaceum* und *Tr. glabrum* ist auch in Peking ein nicht näher bestimmtes Tr. „A" häufig zu finden (FRAZIER, KUROTSCHKIN und JUI-WU MU).

Als *exotische Art* wäre noch das von CASTELLANI beschriebene *Tr. balcaneum* und das von demselben Autor in New Orleans gefundene *Tr. louisianicum* (1927) zu nennen.

Dieselben Pilze, welche die Haare befallen, können auch zu Erkrankungen der Haut führen. Die *Trichophytia corporis* ist bei Erwachsenen häufiger als bei Kindern und wird in manchen Tropenländern bei Europäern häufiger angetroffen als bei Eingeborenen (Niederländisch-Indien). In Fällen, bei denen sich klinisch Ringformen zeigen, wird in den Tropen häufig die Bezeichnung *Ringwurm* oder *Tinea circinata* gebraucht. Gleichzeitig werden aber darunter auch Fälle gerechnet, die nicht durch Trichophytonpilze, sondern durch Epidermophyton verursacht werden.

Die Hauttrichophytien können auch in den Tropen die verschiedenartigsten Bilder erzeugen, wobei, ebenso wie bei der Tinea capitis, an bestimmten Plätzen Pilzarten gefunden werden, die an anderen Orten fehlen. Auch für diese gilt, daß die in den Tropen gefundenen Erreger noch zu wenig bekannt sind. Bei Kindern sieht man häufig ein Übergreifen der Tinea capitis auf die Haut des Halses, Gesicht, Handrücken (meist verursacht durch *Tr. crateriforme*). Außer dem *Tr. crateriforme* werden als Ursache der Hauttrichophytien *Tr. acuminatum* und *violaceum* gefunden. Eine große Zahl der als Tinea corporis bezeichneten Trichophytien wird durch Pilze verursacht, die von Tieren stammen (Hund, Katze, Rind, Pferd); daher sind sie stets unter der Landbevölkerung stärker verbreitet.

Bei den *tiefen Trichophytien* des Bartes und der Kopfhaare, die auch unter dem Namen *Kerion celsi* bekannt sind, werden meist angetroffen: *Tr. asteroides*, *Tr. lacticolor. Tr. farinidentum*, *Tr. radiolatum* und *Tr. equinum*. Auch *Tr. violaceum* und *Tr. cerebriforme* führen zu der Bildung von tiefen aus Granulationsgewebe bestehenden Knötchen an den Follikelmündungen (Granuloma trichophyticum). BRAULT und VIGUIER beschrieben aus Algier Fälle von Kerion celsi, bei denen ein Pilz mit faviformen Kulturen gezüchtet wurde, der mit dem Namen *Tr. luxurians* bezeichnet wurde.

Auch *Pilzerkrankungen der Nägel* sind in den Tropen nicht selten und werden vornehmlich durch Pilze verursacht, die von Tieren stammen, aber auch durch *Tr. acuminatum*, *Tr. violaceum* und andere Trichophytonarten. Auch die Epidermophytonpilze können in manchen Fällen die Nägel angreifen.

Die *Mikrosporie* tritt ebenfalls verstreut in allen Weltteilen auf, ist an einigen Plätzen überaus häufig, während sie an anderen nur selten angetroffen wird. COURMONT sah sie häufig bei jugendlichen Eingeborenen von *Senegal*, BRUMPT im *Kongo* und an der *Elfenbeinküste*, MONTPELLIER und LACROIX in *Algier*. Nach JOYEUX ist die Mikrosporie in *Guinea* außerordentlich stark verbreitet. JEANSELME beobachtete zahlreiche Fälle in *Asien*, RABELLO in *Südamerika*. In *Niederländisch-Indien* sah KAYSER dagegen nur einen einzigen Fall bei einem Chinesenjungen. Später ist durch DIJKE noch ein Fall von Mikrosporie mitgeteilt worden, ebenso einige weitere Fälle von R. SAETOMO und v. D. ZIJL. Auch in Nordchina, in der Mandschurei und in Japan ist die Mikrosporie keineswegs selten.

Ebenso wie in den gemäßigten Zonen werden auch in den Tropen meist Kinder befallen (3—15 Jahre). Am häufigsten wird dabei als Erreger das *M. audouini* gefunden.

An besonderen tropischen Formen des Mikrosporonpilzes sind zu nennen:

M. fulvum (URIBURU 1909), aus *Argentinien* beschrieben, von einem Kinde, das die gleichen Symptome zeigte, wie bei einer Infektion mit M. audouini. Es bildet sich in der Kultur ein zentrales Knöpfchen, das sich mit braunem Puder bedeckt. Vielleicht ist dieser Pilz identisch mit *M. scroteum*, das durch PRIESTLEY in Queensland gefunden worden ist.

M. flavescens wurde durch HORTA aus *Brasilien* beschrieben. Die Kulturen zeichneten sich durch ihre gelbliche Färbung aus.

De Magãlhaes beschrieb ein *M. circulus centrum* von einem Kinde aus *Rio Grande do Sul*. In 2 Fällen wurde in Brasilien ein *M. ramos* (Horta 1924) gefunden.

In Nordchina und Japan findet man häufig das *M. ferrugineum* (Ota 1921). Nach Beobachtungen von Kurotschkin und Cheng gibt es in Peking sogar 2 Varianten des *M. ferrugineum*.

Mikrosporon lanosum wurde von Montpellier und Lacroix auch in Algier festgestellt, wo Mikrosporie selten sein soll. Auch in Brasilien wurde durch Rabello *M. lanosum* und von Horta. Nevesu. Gomes das *M. felineum* gefunden.

Favus kommt außer in Europa, dem Orient, dem Fernen Osten auch in tropischen Gebieten mehr oder weniger häufig vor, doch ist die Verbreitung ebenfalls äußerst wechselnd. Kayser beobachtete auf Java keinen einzigen Fall. R. Saetomo sah in Niederländisch-Indien einige Fälle bei Chinesen, während durch De Vrieze 3 Fälle mitgeteilt wurden, bei einer Familie, die ihre Krankheit aus Europa mitgebracht hatte. Es scheint demnach, daß die Krankheit trotz der Möglichkeit einer Einschleppung unter den Eingeborenen von Niederländisch-Indien nicht Fuß fassen kann. Vielleicht bestätigt sich damit auch die Tatsache, daß bestimmte Rassen vorzugsweise von Favus befallen werden (in Polen — die Juden, in Algier — die Araber). Auch in den Tropen ist Favus besonders häufig unter der Landbevölkerung und befällt fast ausschließlich die ärmsten Schichten.

Die in den Tropen am häufigsten gefundenen Favusarten sind ebenso wie in Europa *Achorion (Grubiella) schönleini* und das *A. quinckeanum*.

A. gallinae wurde in einem Falle aus den französischen Kolonien beschrieben (A. Sartory, R. Sartory und Peteges). Fälle von Mäusefavus wurden speziell aus Australien mitgeteilt (Buchanan, Lawrence und Paul). In der *Mongolei* wurde in einer Anzahl von Fällen eine Abart des Favuspilzes gefunden, die Ota als *Grubiella schönleini var. mongolica* bezeichnete.

Fraser wies auf häufiges Zusammentreffen von favusartigen Affektionen mit Syphilis, hauptsächlich bei hereditär syphilitischen Kindern in Südafrika, hin.

Diese kurze Übersicht zeigt wohl zur Genüge, daß eine ganze Anzahl von tropischen Formen oder Abarten der kosmopolitisch verbreiteten pathogenen Pilze existiert. Es muß aber weiteren genaueren Untersuchungen vorbehalten bleiben, über ihre botanische Stellung und die durch sie erzeugten klinischen Krankheitsbilder Klarheit zu schaffen. Grundsätzliche Unterschiede zwischen der Trichophytie, der Mikrosporie und dem Favus in den Tropen und in Europa sind weder bezüglich der klinischen Erscheinungsformen, noch des Pilznachweises oder der Behandlung vorhanden. Eine besondere Besprechung der Symptomatologie und Therapie erübrigt sich infolgedessen, da alle Einzelheiten im Band XI dieses Handbuches zu finden sind.

(Im Literaturverzeichnis ist die Mehrzahl der neueren Arbeiten über das Vorkommen dieser Erkrankung in den Tropen aufgenommen.)

Tropische Formen des Eczema marginatum: Tinea cruris (Dhobi itch) und verwandte Epidermophytien.

In den Tropen kommen sehr häufig Pilzaffektionen der Haut vor, die in vieler Hinsicht mit der als *Eczema marginatum (Hebra)* oder *Trichophytia eczematosa* beschriebenen Dermatose übereinstimmen. Es handelt sich dabei um eine trichophytieähnliche Erkrankung, die an besonders prädisponierten Stellen auftritt und bei der zu der Pilzaffektion *ekzemartige Erscheinungen* hinzutreten.

Geschichte, Synonyme, Verbreitung. Daß es sich bei der in den Tropen unter dem Bilde des Eczema marginatum verlaufenden Erkrankung um eine Pilzaffektion vom Charakter der Trichophytie handelt, ist seit langer Zeit bekannt. Es wurde aber schon 1905 von Castellani darauf hingewiesen, daß man diese Krankheit von den gewöhnlichen Arten der Tinea corporis unterscheiden müßte, und daß der Erreger von den europäischen Tricho-phytonarten verschieden sei. Castellani nannte den Pilz zunächst *Trichophyton cruris.* 1907 wurde derselbe Pilz von Sabouraud in Europa gefunden und unter dem Namen *Epidermophyton inguinale* beschrieben. Sabouraud bestätigte, daß die von Castellani auf Ceylon gefundenen Pilze mit dem in Frankreich gezüchteten E. inguinale identisch waren. Castellani glaubt aber, daß die Krankheit zum mindesten in den Tropen durch verschiedene Pilze hervorgerufen wird, die nach seiner Ansicht sogar klinisch unterscheidbare Varietäten des Krankheitsbildes hervorbringen.

Es ist nicht zu verwundern, daß bei der Diagnose und Benennung der Haut-krankheiten, die zu dieser Gruppe der Pilzaffektionen gehören, häufig Irrtümer unterlaufen, da je nach dem Aussehen der Läsion und ihrer Lokalisation (Schenkelgegend, Scrotum, Achsel-höhle usw.) die verschiedensten Be-zeichnungen in Gebrauch sind: *Tinea cruris, Tinea inguinalis, Tinea tropi-calis, Trichophytia corporis tropicalis. Tinea axillaris.* Zeigen die Läsionen Ringform, so wird das Leiden ganz allgemein als *Ringwurm* bzw. *tropi-scher Ringwurm* oder *Tinea circinata* bezeichnet. Die Eingeborenen von Java brauchen für alle derartige Haut-affektionen die Bezeichnung „Koerab". In Indien wird der Name „Dhobi Itch" gebraucht (Dhobi = Wäscher), da früher angenommen wurde, daß dort die Krankheit vor allem durch Wäsche. die von den einheimischen Wäschern in stagnierenden Gewässern gewaschen wird, übertragen werden kann. Aller-dings wird der Name Dhobi Itch in den Tropen für alle möglichen jucken-den Hautkrankheiten gebraucht und es wäre daher wohl besser, diesen ganz fallen zu lassen. Es besteht wohl kein Zweifel, daß das zuerst von Hebra als *Eczema marginatum* beschriebene Krankheitsbild mit der *Tinea cruris Castellanis* und der *Dhobi Itch* mancher Autoren identisch ist und man sollte sich lieber auf die Bezeichnung *Tinea cruris* oder noch besser *Epidermophytia eczematosa* einigen.

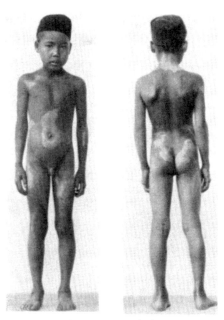

Abb. 1 a und b. Epidermophytia corporis (Niederländisch-Indien). (Nach Kayser.)

Die Verwirrung wird dadurch noch größer, daß, abgesehen von dem wechsel-vollen Aussehen der Läsionen, auch die Lokalisation bei den Eingeborenen keineswegs typisch zu sein braucht, so daß Verwechslungen mit anderen zu der Gruppe der Trichophytien gehörenden Pilzaffektionen der Haut möglich sind. Andererseits können durch Streptokokken verursachte Dermatitiden oder intertriginöse Ekzeme mit ähnlicher Lokalisation vorkommen oder sich vorausgegangenen Pilzaffektionen anschließen.

Erst in relativ später Zeit erkannte man, daß die früher sämtlich für dyshidrotische Ekzeme gehaltenen oder mit diesen verwechselten *interdigitalen Affektionen,* die unter dem Namen „Mango Toe" (Ceylon), „Hongkong-Foot" (China), „Dermatitis interdigitalis", „Dermatitis bullosa plantaris", „Foot-Teter", „Dermatitis rimosa of the Toes", „Koetoe ayer" (Java), „Freira" (Brasilien) usw. bekannt und in tropischen Ländern, sowohl bei Eingeborenen, als auch bei Europäern weit verbreitet sind, auf mykotischem Ursprung beruhen.

Die ersten Beschreibungen eines Falles von „Ringwurm" der Handflächen stammen aus dem Jahre 1870 von TILBURY FOX. Im Jahre 1888 gab PELLIZARI eine Beschreibung der Krankheit mit der typischen Lokalisation an der Seitenfläche der Finger, und MOUKHTAR gelang es zum ersten Male (1891), in Paris den Erreger zu züchten. WITHFIELD teilt bereits die Krankheit in 3 Hauptgruppen ein: 1. akute vesikuläre Form, 2. chronisch-intertriginöse Form, 3. hypertrophisch verhornende Form. KAUFMANN-WOLFF konnte nachweisen, daß es sich bei der sog. Dyshidrosis oder Cheiropompholyx in 30⁰/₀ um eine durch Pilze hervorgerufene Krankheit handelt. DARIER bestätigte diese Befunde und gelangte zu der Auffassung, daß alle mit Bläschenbildung einhergehenden Erkrankungen der Handflächen

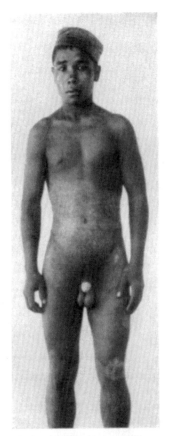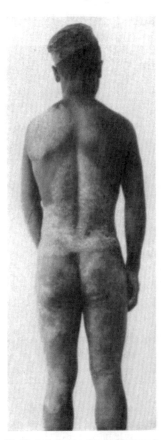

Abb. 2a und b. Epidermophytia corporis (Niederländisch-Indien). (Nach KAYSER.)

und Fußsohlen auf Pilzinfektionen beruhen. Ebenso wurde von SABOURAUD auf die pathogene Rolle von Pilzen beim Zustandekommen dieser Erkrankung nachdrücklichst hingewiesen. MONTGOMERY und CULVER lenkten 1914 die Aufmerksamkeit auf das Vorhandensein dieser Krankheit in Amerika und verschiedene amerikanische Autoren (ORMSBY und MITCHELL, WHITE, WILLIAMS, HAZEN) gaben Beschreibungen des Leidens und des Erregers. 1919 berichtete DOLD über die in China als *Hongkongfuß* bekannte Krankheit an Hand von 98 Fällen, bei denen 31mal der Nachweis des *E. inguinale* gelungen war. Er konnte feststellen, daß sie mit der von CASTELLANI als *Dermatitis rimosa* (Ceylon) und von CANTRIE als *Dermatitis plantaris bullosa* aus Hongkong beschriebenen Krankheit identisch ist.

Ätiologie. Ein wesentliches Merkmal der Erkrankung ist die Lokalisation an Körperpartien, die durch eine Steigerung der Sekretion und mechanische Reizung in besonderem Grade anfällig sind. Dabei kommt es entweder als Folge oberflächlicher Läsionen oder ekzematöser Reizung zur Ansiedlung des Pilzes, oder aber die Pilzinfektion ist das primäre Moment und es treten infolge der besonderen Bedingungen ekzemartige Erscheinungen hinzu. Jedenfalls erscheint das Krankheitsbild infolge der *Addition von Epidermophytie + Eczem* so charakteristisch, daß es zweifellos berechtigt erscheint, die *Tinea cruris* und verwandte Abarten dieser Krankheit von anderen Formen der *Trichophytie* abzugrenzen. Von den *Trichophytien* unterscheidet sie sich außerdem dadurch, daß die Haarfollikel verschont bleiben und man die Pilze nur in der Epidermis angesiedelt findet.

Trotz der starken Infektiosität der Tinea cruris bedarf es für eine Übertragung der Krankheit bestimmter Voraussetzungen, wie sie besonders im

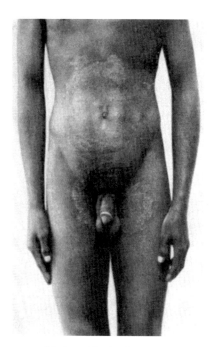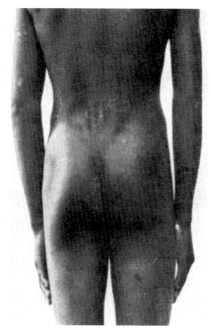

Abb. 3 a und b. Epidermophytia corporis (Niederländisch-Indien). (Nach KAYSER.)

warmen und feuchten Klima der Küstenniederungen tropischer Gebiete vorherrschen. Offenbar findet eine direkte Übertragung der Krankheit statt, indem die Pilzsporen durch Kleidung, Wäsche, Matten von einem Menschen zum anderen gelangen. Ob, wie früher in Indien allgemein angenommen wurde, die Dhobies (Wäscher) für die Verbreitung der Krankheit in erster Linie verantwortlich sind, ist nicht sicher erwiesen. Da die Krankheit außerordentlich verbreitet ist, sind auch andere Infektionsmöglichkeiten gegeben. Experimentelle Untersuchungen an Wäschestücken, die frisch von den Dhobies kamen, zeigten, daß es nicht ohne weiteres gelingt, in ihnen den Erreger durch Anlegen von Kulturen nachzuweisen. Vielleicht handelt es sich tatsächlich nur um das Vorhandensein vereinzelter Sporen. Zugunsten der Übertragung durch die Dhobies führt CASTELLANI Beobachtungen an, die sich auf mehrfach reinfizierte Personen beziehen, bei denen die Krankheit verschwand, sobald die Wäsche, die vorher zu eingeborenen Wäschern gebracht worden war, im Hause gewaschen wurde. Es scheint sich die Annahme zu bestätigen, daß der als Erreger angesehene Pilz auch in der Natur, besonders in feuchtem Boden, anzutreffen ist, und es dadurch bei den barfuß laufenden Eingeborenen sehr leicht zu Infektionen an den Füßen kommt. In China spielen vielleicht die von der einheimischen Bevölkerung getragenen Strohsandalen bei der Übertragung eine Rolle. Für

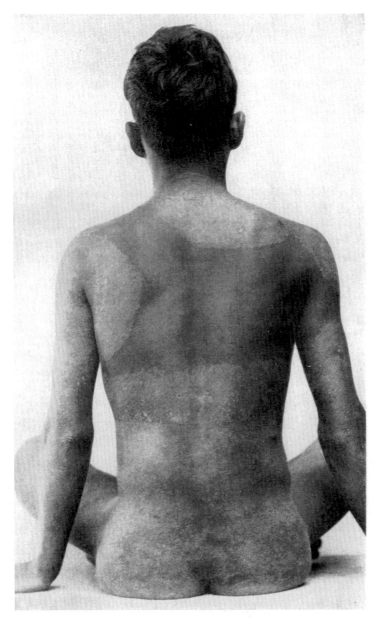

Abb. 4. Epidermophytia corporis (Niederländisch-Indien). (Nach Kayser.)

eine leichte direkte Übertragbarkeit und starke Kontagiosität, die vermutlich durch die große Widerstandsfähigkeit der Sporen zu erklären ist, sprechen die Beobachtungen regelrechter Epidemien in Familien, Schulen, Kasernen und auf Schiffen.

Bei seiner Ansiedlung auf der menschlichen Haut bevorzugt der Pilz Stellen, an denen die Epidermis dünn ist und die Oberfläche durch reichlichere Schweiß-

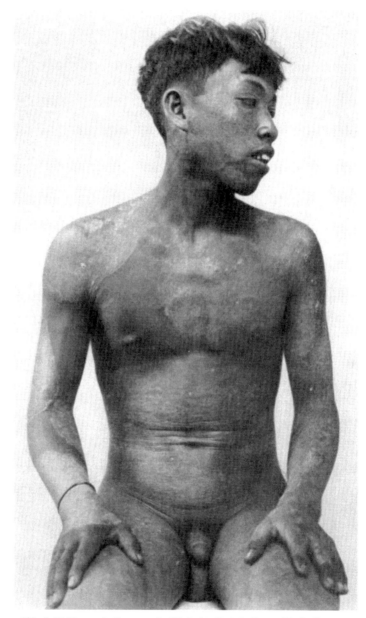

Abb. 5. Epidermophytia corporis (Niederländisch-Indien). (Nach KAYSER.)

absonderung feucht bleibt. Solche Stellen finden sich vor allem an der Innen-fläche des Oberschenkels, dort wo das Scrotum an der Oberschenkelhaut anliegt, zwischen den Fingern und Fußzehen, Innenfläche des Handgelenks, Achsel-höhle. Von manchen Autoren wird behauptet, daß Kinder nur selten erkranken

und diese Resistenz der Haut mit der Funktion der Thymusdrüse in Zusammenhang gebracht werden müsse. Umso merkwürdiger erscheint es, daß bei der

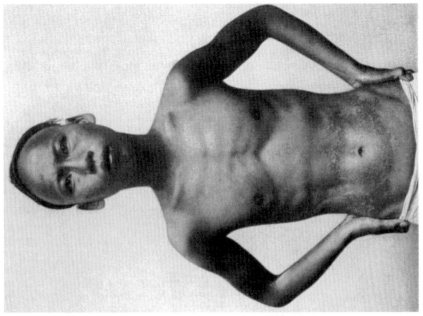

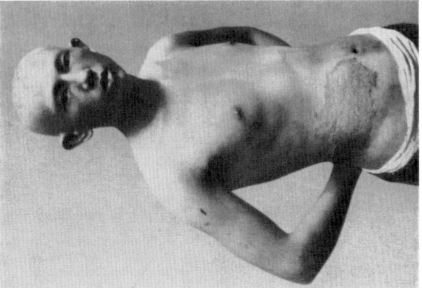

Abb. 6 und 7. Epidermophytia corporis (Niederländisch-Indien). (Nach KAYSER.)

Mikrosporie umgekehrt Kinder besonders häufig befallen werden, während
Erwachsene eine relative Immunität besitzen. Im übrigen scheinen keine besonderen Unterschiede im Befallensein von Geschlecht und Rasse vorhanden zu sein.

Als begünstigendes Moment für eine Ansiedlung der Pilze tritt meist hohe Außentemperatur, verstärkte Schweißabsonderung und mechanische Reizung der

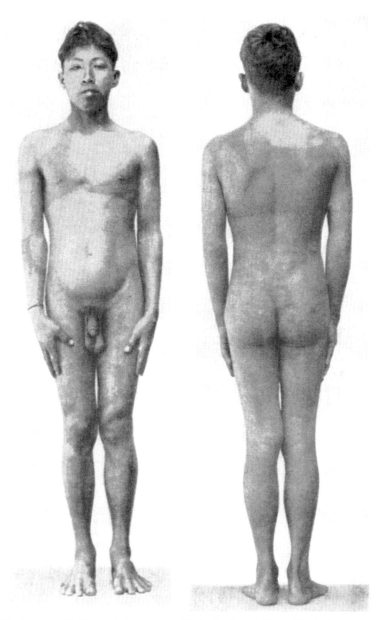

Abb. 8a und b. Epidermophytia corporis (Niederländisch-Indien). (Nach Kayser.)

Haut durch Druck oder Reibung hinzu. Die Lokalisation in der Genitocruralfalte wird vor allem bei korpulenten Personen und zwar besonders häufig bei Männern beobachtet. Durch Druck und Reibung der aneinander liegenden Hautflächen oder durch an die Haut anliegende Kleidungsstücke, verbunden mit der Macerierung der oberflächlichsten Schichten der Haut durch Feuchtigkeit und Wärme, werden die obersten Epidermislagen zerstört. An den Füßen wird die Ansiedlung der Pilze, die besonders häufig zwischen der 4. und 5. Zehe erfolgt, besonders begünstigt einerseits durch das Barfußgehen auf feuchtem infiziertem Boden, wodurch die Haut aufgeweicht und besonders empfänglich wird, oder aber durch das Tragen von dicken Socken und schlecht passenden, schweren und schlecht ventilierten Stiefeln. An den Sohlen kommt es leichter zur Entwicklung von Hautveränderungen, wenn eine Anlage zum Plattfuß vorhanden ist.

Während die Entwicklung der Krankheit durch heißes, feuchtes Klima begünstigt wird, gehen bei kühler Witterung, in den Wintermonaten oder bei

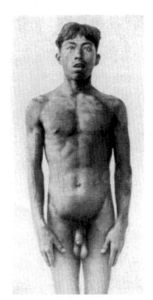 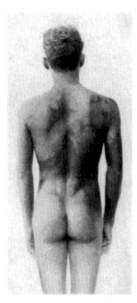

Abb. 9a und b. Epidermophytia corporis (Niederländisch-Indien). (Nach KAYSER.)

der Rückkehr in gemäßigte Zonen alle Erscheinungen zurück, bis auf eine geringe Abschuppung an den vordem befallenen Stellen. Beim Auftreten wärmerer Witterung oder der Rückkehr in die Tropen bleiben aber trotz längerer Intervalle und scheinbarer Heilung die Rezidive meist nicht aus. Besonders häufig scheint sich ein letzter Rest der Krankheit zwischen der 4. und 5. Zehe zu halten, um sich von hier aus bei Eintritt günstiger Bedingungen sofort wieder auf die Nachbarschaft oder durch Verstreuung von Sporen auch auf die entfernt liegenden Hautstellen auszubreiten.

Mykologie. Die bei der Tinea cruris gefundenen Pilze wurden früher zur Gattung *Trichophyton* gerechnet und erst von SABOURAUD unter dem Gattungsnamen *Epidermophyton* beschrieben und vom Genus *Trichophyton* getrennt. SABOURAUD wies dabei besonders auf das von *Trichophyton* abweichende Aussehen, die schnellere Degeneration der Kulturen und die Tatsache hin, daß dieser Pilz nur die Haut, niemals die Haarfollikel befällt, selbst wenn er an behaarten Stellen vorkommt. Nach Angaben von OTA und LANGERON steht dieses Genus dem von *Blastotrichum* nahe.

Der *Nachweis der Pilzelemente* in den Läsionen ist nicht immer ganz einfach. Die zu untersuchenden Schuppen entnimmt man am besten von frischen, noch

nicht sekundär infizierten Regionen, und zwar indem man sie von den im Fortschreiten begriffenen Randpartien abschabt. Handelt es sich um die Bildung
von Bläschen, so soll man diejenigen wählen, die klare seröse Flüssigkeit ent-

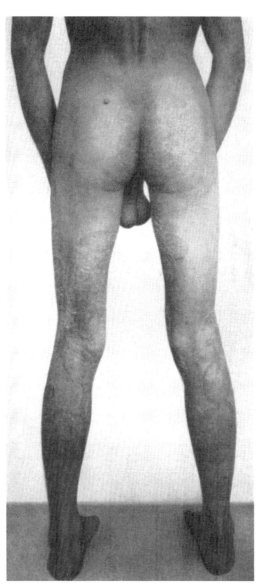

halten. Man schneidet mit
einem Messer den obersten Teil
des Bläschens ab und legt ihn
mit der Unterfläche nach oben
auf einen Objektträger. Es folgt
die Behandlung der Schuppen
oder Bläschenwand mit 30-
bis 40%iger Kalilauge und
Untersuchung im ungefärbten
Präparat. Je nach der Dicke
der Hautschuppen ist es notwendig, die Kalilauge 2 bis
24 Stunden einwirken zu lassen,
ehe eine genügende Auflösung
der verhornten Schuppen erfolgt (das Erhitzen des Ob-
jektträgers soll nach Ansicht
mancher Autoren vermieden
werden, da durch diese Prozedur häufig auch die Mycelfäden zerstört werden sollen).
Auch das Entfetten der Schuppen mit Chloroform, Alkohol-
äther und nachträglichem Färben mit MANSONs Borax-
Methylenblau ist von manchen
Autoren empfohlen worden,
scheint aber nicht so gute
Dienste zu leisten, wie bei
Tinea versicolor.

Die in den Schuppen vor-
handenen Mycelien sind besonders in chronischen Fällen
manchmal so spärlich, daß man
lange nach ihnen suchen muß.
In anderen frischeren Fällen
sind sie zahlreich, besonders
wenn es sich um im Fort-
schreiten begriffene Läsionen
handelt. Man erkennt sie als
gerade, teils unsegmentierte,
teils segmentierte, doppelt kon-

Abb. 10. Epidermophytie bei einem Chinesen. Orig.-Phot.

turierte und gelegentlich verzweigte 3—4 μ breite Fäden
von grünlich-grauer Farbe, die
ein mehr oder weniger dichtes, netzartiges Geflecht bilden. Ältere Mycelfäden
bestehen aus kurzen rechteckigen oder quadratischen, mit ihren Enden aneinander gelagerten Segmenten und zerfallen durch Abschnürung leicht in
viele einzelne Abschnitte. Auch bananenähnliche Mycelien werden als Degene-
rationsformen bei chronischen Fällen beschrieben. Neben Mycelien findet man

ziemlich große, rundliche Sporen, die nicht in Trauben zusammenliegen, sondern einzeln angetroffen werden.

Die *Züchtung* des Pilzes ist meist recht schwierig wegen der großen Zahl der sekundär angesiedelten Keime, die die angelegten Kulturen verunreinigen und den ganzen Nährboden überwuchern. Es ist deshalb notwendig, eine größere Anzahl von Röhrchen zu beimpfen, wobei man am besten den SABOURAUDschen Maltoseagar verwendet. Dabei gelingt es dann, in einigen von den beimpften Röhrchen das Wachstum der in den Schuppen enthaltenen Pilze zu erzielen. Auch die Versuche, die Schuppen vor dem Anlegen der Kultur zu trocknen oder der Sonnenbelichtung auszusetzen, führen zu keinem zufriedenstellenden Resultat, da wohl die Mehrzahl der Kokken und Hefen, nicht aber die sporenformenden Keime abgetötet werden. Eine Methode, die unter Umständen schnell zur Isolierung des Pilzes führt, ist die des Einbringens von Schuppen in eine feuchte Kammer. Nach 3—5 Tagen sieht man den Pilz aus den Schuppen herauswachsen, während die anderen Keime nicht genügend Nährstoff finden, um sich weiter zu entwickeln. Von den

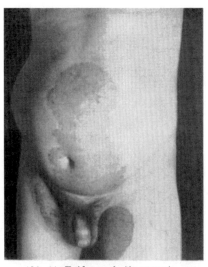

Abb. 11. Epidermophytia corporis.
(Nach MAYER: Exot. Krankheiten, 2. Aufl.)

Ausgangskulturen auf SABOURAUDschem Nährboden oder von der feuchten Kammer gelingt es den Pilz in Reinkultur zu erhalten und weiter zu züchten.

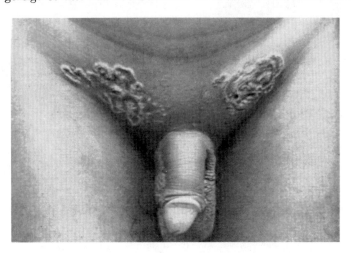

Abb. 12. Epidermophytie. (Nach MAYER: Exotische Krankheiten, 2. Aufl.)
(Photo des Instituts O. Cruz in Rio de Janeiro.)

MacGuire gibt an, daß durch Zusatz von 0,004 % Gentianaviolett zu dem Nährboden die sekundären Keime an ihrem Wachstum verhindert werden; die Epidermophytonpilze wachsen bei dieser Methode, werden aber sofort pleomorph. Am besten behandelt man wohl die Schuppen 10 Minuten lang in absolutem Alkohol und legt sie dann direkt auf SABOURAUDschem Maltoseagar aus, wobei man mindestens 7 Röhrchen mit je 5 Schüppchen beimpfen muß.

Die *Kultur* beginnt als kleine mit weißem Flaum bedeckte Erhabenheit, die sich ganz allmählich peripherwärts ausbreitet. Später treten an der Oberfläche strahlenförmige Falten auf, während das Zentrum knopfförmig erhaben bleibt. Die Oberfläche ist zunächst weißlich gepudert und nimmt allmählich eine zitronengelbe, orange oder rötliche Färbung an. Das Wachstum ist ein überaus langsames und es tritt verhältnismäßig leicht Pleomorphie auf, wobei sich an verschiedenen Stellen kleine weiße, aus sterilem Flaum bestehende Erhabenheiten bilden.

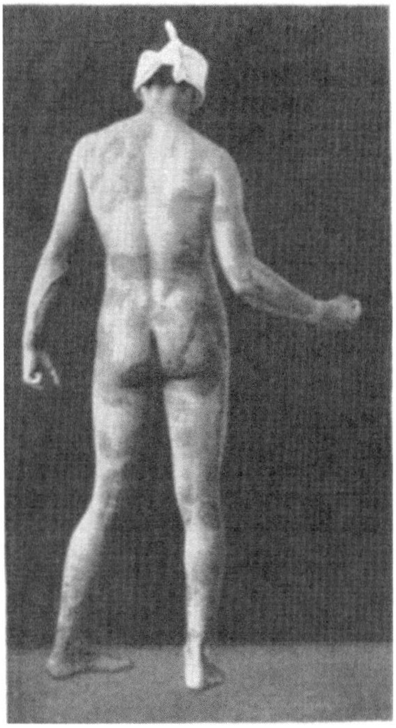

Abb. 13. Epidermophytia corporis.
(Nach MAYER: Exot. Krankheiten, 2. Aufl.)
(Dr. WEBER, phot.)

In den Kulturen findet man bei mikroskopischer Untersuchung sehr charakteristische, endständige, mehrkammerige, segmentierte Spindeln („fuseaux" der französischen Autoren) und rundliche oder ovale Sporen im Verlauf der Hyphen, die in größeren Haufen oder einzeln seitlich an den Hyphen angeheftet gefunden werden. Außerdem werden noch besondere Rankenbildungen, Einrollungen und knotenförmige Verschlingungen an den Mycelien beschrieben.

Auf Grund seiner auf Ceylon ausgeführten Untersuchungen gelangte CASTELLANI zu der Überzeugung, daß mehr als eine Pilzart die gleiche Krankheit hervorzurufen vermag. Die auf Ceylon gefundenen Arten wurden unter folgenden Namen beschrieben:

E p i d e r m o p h y t o n   c r u r i s CASTELLANI 1905.

(*Syn nym:* Trichophyton cruris CASTELLANI 1905, Trichophyton inguinale SABOURAUD 1907, Epidermophyton inguinale SABOURAUD 1907, Trichophyton CASTELLANI-BRUG 1908).

E p i d e r m o p h y t o n   p e r n e t i CASTELLANI 1907.

E p i d e r m o p h y t o n   r u b r u m CASTELLANI 1907.

(*Synonym:* Epidermophyton purpureum BANG 1911.)

T r i c h o p h y t o n   n o d o f o r m a n s CASTELLANI 1911.

Aus Portugiesisch-Indien wurde durch MELLO 1921 ein *Epidermophyton salmoneum* und *Epidermophyton viannae* beschrieben. Ferner beschrieb MACCARTIE 1925 eine von einer Dyshidrosis gezüchtete, dem Epidermophyton cruris verwandte Art, die er als *Epidermophyton clypteiforme* bezeichnete.

Die Unterscheidung der verschiedenen Pilze gründet sich vor allem auf gewisse kulturelle Unterschiede: Schnelligkeit des Wachstums und Pigmentbildung. So soll das von CASTELLANI auf Ceylon und gleichzeitig von BANG und SABOURAUD in Europa gefundene *Epidermophyton rubrum* sich durch die auf Glucosenährboden und SABOURAUDschem Agar besonders starke tiefrote Pigmentation unterscheiden. Klinisch soll in diesen Fällen die Krankheit die Tendenz zeigen, sich von den typischen Sitzen weiter auszubreiten und größere Ähnlichkeit mit Ekzem aufweisen. Das *Trichophyton nodoformans,* das ebenfalls durch CASTELLANI auf Ceylon gefunden wurde, zeigt eine ziegelrote Farbe, die in Unterkulturen verschwindet und soll durch die Bildung charakteristischer, tief liegender Knötchen an den Rändern zu besonderen klinischen Erscheinungen führen. Da der Pilz außerdem in Barthaaren gefunden wurde, konnte er nicht zu den Epidermophytonpilzen gerechnet werden, sondern wurde zur Gattung Trichophyton gestellt. Der zuerst von PERNET beschriebene Pilz *Epidermophyton perneti* bietet klinisch keine besonderen Merkmale und zeigt in Kulturen eine zartrosa Färbung, die ebenfalls in Unterkulturen zum Verschwinden neigt. Das Wachstum erfolgt verhältnismäßig schnell. Diese Pilzart soll nach CASTELLANI in etwa 2% der Fälle gefunden werden.

Morphologisch waren bei mikroskopischen Untersuchungen der Kulturen aller dieser Pilze keine rechten Unterschiede herauszufinden und MACGUIRE gelangte auf Grund seiner in Indien ausgeführten Untersuchungen zu der Überzeugung, daß es sich nur um Varietäten desselben Pilzes handelt, besonders, da die Farbtönungen bei ein und derselben

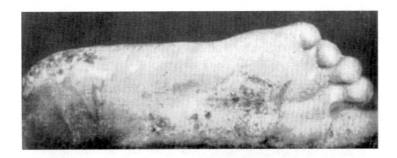

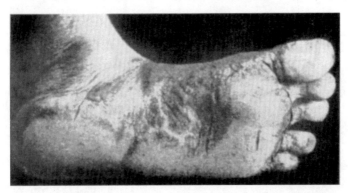

Abb. 14 und 15. „Mangoe toe" mit Ausbreitung auf die Fußsohle, starke Hyperkeratose, Pustelbildung und Fissuren. (Nach ACTON und MCGUIRE.)

Kultur durch Verwendung verschiedener Nährböden beeinflußt werden konnte. Er konnte nachweisen, daß sämtliche von ihm untersuchten Stämme auf einem von ACTON angegebenen Nährboden aus Saccharose, Aminosäuren, Argininnitrat und Tryptophan völlig gleich-artiges Wachstum zeigen. Die Neigung zu pleomorphem Wachstum und die Inkonstanz der Pigmentbildung bei den Epidermophytonpilzen läßt die Vermutung, es handelte sich bei vielen der beschriebenen Pilze nur um Variationen des Epidermophyton cruris, in der Tat gerechtfertigt erscheinen.

Die *Erzeugung der Krankheit durch Verimpfung der Kultur* auf normale Menschenhaut oder auf Versuchstiere scheint meist nicht möglich zu sein. CUL-PEPPER berichtete 1914 über positiven Erfolg bei der experimentellen Verimpfung von frisch isolierten Kulturen von *E. cruris* auf die normale Haut. Ebenso konnte DA SILVA 1921 mit einem frisch isolierten Stamm von *E. rubrum* die Krankheit auf die vorher scarifizierte Haut des Armes verimpfen. Aus der Läsion, die das für die Krankheit typische Aussehen zeigte, konnte wiederum *E. rubrum* gezüchtet werden. Außerdem ist es DOLD gelungen, durch das Ein-legen von in Kulturen getränkten Gazestückchen zwischen die Zehen exze-matöse Epidermophytien experimentell zu erzeugen.

Histologie. Die Ansiedlung der Pilzelemente erfolgt in der Epidermis der Hautstellen, wo diese besonders dünn ist und nur aus einigen wenigen Lagen von Zellen besteht. Die Mycelien breiten sich im wesentlichen in den oberflächlichsten Epidermisschichten horizontal aus, wachsen aber auch zum Teil in die tieferen Schichten bis zu den Basalzellen und in die Papillen hinein. Die Epithelien sehen häufig gequollen aus, werden zerstört oder verflüssigt, so daß sich dort, wo die Mycelien vordringen, durch Ansammlung seröser Flüssigkeit Bläschen bilden. Wenn diese aufplatzen, liegen die Papillen zutage und beim weiteren Fortschreiten des Prozesses kommt es zu Veränderungen, die denen des Ekzems entsprechen. Im weiteren Verlauf kann es zu Wucherungsvorgängen in der Stachelzellschicht und zu übermäßiger Hornbildung kommen. An den

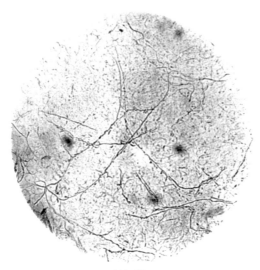

Abb. 16.
Epidermophytie. Mycelgeflecht in Hautschuppen.
Frischpräparat mit Kalilauge. Etwa 120fach.
(Nach MAYER: Exotische Krankheiten, 2. Aufl.)

Bläschen kommt es häufig zu sekundärer Infektion mit Staphylokokken und Streptokokken und damit zu einer Vereiterung des Inhaltes. Bei den Läsionen, die besonders unter dem Einfluß sekundärer Infektion mehr den Charakter eines Ekzems annehmen, sieht man auch im Corium exsudative Entzündungen, Ödem, zellige Infiltration und Fibroplastenwucherung. MACGUIRE gibt in seiner ausführlichen Arbeit über *Tinea cruris* an, daß eine große Zahl der als Ekzem imponierenden Hautaffektionen als Folge einer *Tinea cruris* mit sekundärer Streptokokkeninfektion aufzufassen sind.

Symptomatologie. Ebenso wie beim in Europa auftretenden Eczema marginatum, sieht man auch bei den tropischen Formen dieses Hautleidens im Bereiche der Genitalien, am Scrotum und an den anliegenden Partien des Oberschenkels, an stark entwickelten Mammae, in den Achselhöhlen, also überall dort, wo stark sezernierende Hautflächen aneinander reiben und der macerierenden Wirkung von feuchter Wärme

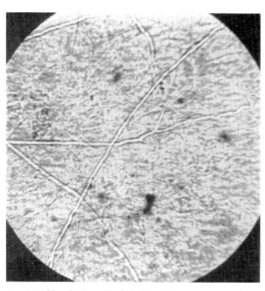

Abb. 17. Mycelfäden in den Hautschuppen von einer Epidermophytie. (Nach KAYSER.)

ausgesetzt sind, die Bildung schuppender rötlicher Flecken oder Gruppen von Knötchen, die sehr stark jucken. Im Beginn ist meist nur ein kleiner, hyperämischer, etwas erhabener Fleck zu sehen, in dem die Epidermis sich in der Mitte abhebt und der allmählich an Größe zunimmt. Die Flecken sind zunächst kreisförmig und gegen die gesunde Haut durch einen wallartig erhobenen Saum scharf abgesetzt. Die Grenzzone ist lebhaft gerötet, infiltriert, häufig mit feinen Knötchen und Bläschen besetzt, während die Mitte abzublassen beginnt und sich mit feinen Schuppen bedeckt. Dazwischen sieht man Blutkrusten und Borken als Kratzeffekte infolge des nächtlichen Juckens. Bei älteren Läsionen werden die Ränder unregelmäßig, wenn auch stets scharf begrenzt, polycyclisch oder guirlandenartig, während die zentralen Partien ein glattes Aussehen bekommen und eine mehr oder weniger bräunliche und blassere Färbung annehmen. Schließlich nimmt das Zentrum wieder ganz normale Beschaffenheit an, neue Schübe gehen von diesen abgeheilten zentralen Partien nicht mehr aus.

Meist ist die Krankheit auch bei den tropischen Formen in der Leistengegend lokalisiert, breitet sich aber

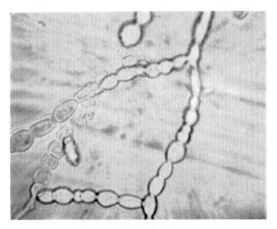

Abb. 18.   Abb. 19.
Abb. 18. Epidermophyton inguinale (Hongkong-Fuß). Kultur auf Maltose-Agar (25 Tage alt). (Phot. Kurotschkin, Peking.)
Abb. 19. Epidermophyton inguinale (Hongkong-Fuß). Aus einer Kultur in 2% Glukose-Bouillon. Vergr. 1:1000. (Phot. Kurotschkin, Peking.)

häufiger als in Europa auf Unterbauch, Innenfläche des Oberschenkels, Perineum, Nates aus, während der Penis freibleibt. Manchmal beobachtet man eine auffallende Symmetrie in der Anordnung der Läsionen. Von den Achselhöhlen geht der Prozeß auch auf die Brust, Gesicht, Hals, Schulter und Rücken über. Manchmal treten sogar isolierte Herde an verschiedenen Körperstellen auf. In einigen Fällen wird fast die ganze Körperoberfläche befallen.

Beim Auftreten der Krankheit zwischen den Fingern oder Fußzehen ist der Verlauf ein ähnlicher. Diese Lokalisation der Erkrankung kann mit den typischen Erscheinungen einer Tinea cruris in der Leistengegend gepaart sein oder auch ganz unabhängig vorkommen. Als erstes Symptom tritt ein überaus heftiges, während des ganzen Verlaufs der Krankheit anhaltendes Jucken auf, und es bilden sich zwischen den Zehen, besonders zwischen der 3., 4. und 5. Zehe und an der Fußsohle, in der Nähe der Zehen kleine Bläschen, die mit Serum gefüllt sind. Die Decke der Bläschen wird dünner, schließlich platzen sie auf, und nach Austritt der serösen Flüssigkeit kommt es zu schneller Eintrocknung und Exfoliation. Es folgen meist neue Schübe von Bläschen, sodaß die Epidermis völlig zerstört werden kann. Beim Hinzutreten von sekundären Infektionen werden die Bläschen purulent. Es treten Entzündungserscheinungen und Schmerzen auf, oberflächliche Geschwürbildung mit seropurulenter Sekretion, Fissuren und Einrisse der Haut. Gelegentlich entwickeln sich im Anschluß daran schwere Hautentzündungen, intertriginöse Ekzeme und sogar akute Lymphangitiden. DOLD unterscheidet: 1. eine vesiculäre Form, 2. eine chronisch intertriginöse Form, 3. eine chronisch hyperkeratotische Form, die sich besonders auf die

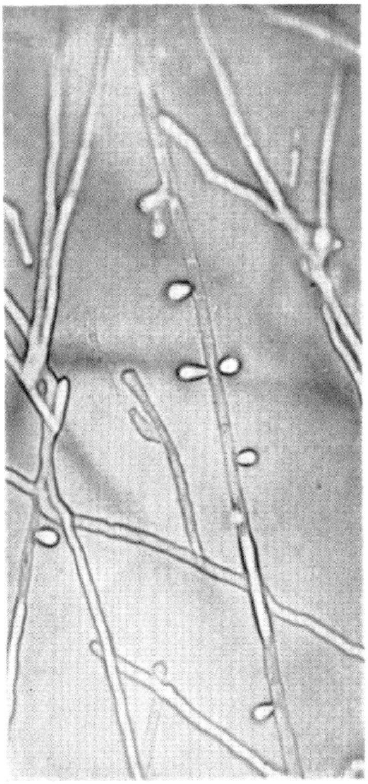

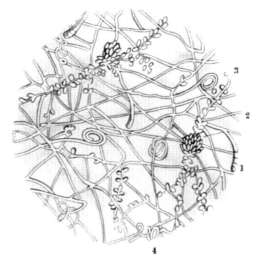

Abb. 20. Trichophyton pedis var. α (Hongkong-Fuß). Von einer Agar-Kultur (5 Tage alt). Vergr. 1:1000. (Phot. KUROTSCHKIN, Peking.)

Abb. 21. Epidermophyton. Kultur im hängenden Tropfen. (Nach ACTON und McGUIRE.) 1 Segmentierte Spindeln (fuseaux). 2 Gruppenförmig zusammenliegende Conidien. 3, 4 Knoten.

Fußsohle ausbreitet, 4. Poydermien durch sekundäre Infektionen. In manchen Fällen greift der Prozeß auch auf die Nägel über.

Der Verlauf der Krankheit ist ein überaus chronischer, so daß sich das Leiden über viele Jahre und sogar Jahrzehnte ausdehnen kann. Eine vorübergehende Besserung ist durch geeignete Behandlung meist leicht zu erzielen, und tritt häufig einfach durch Klimawechsel oder bei kühlerer Witterung ein. Eine definitive Heilung ist dabei meist nicht erreicht, besonders da die auftretende Besserung oder scheinbare Heilung die Kranken veranlaßt, die Behandlung nicht weiter fortzusetzen. Rückfälle sind daher besonders häufig, teils weil Residuen der Krankheit bestehen bleiben und sich die Erreger noch an einzelnen Hautstellen vorfinden, ohne Krankheitserscheinungen zu verursachen, teils auch weil die Kleider, Wäsche, Schuhe usw. Sporen enthalten, wenn sie nicht nach Überstehen der Krankheit einer gründlichen Desinfektion unterzogen werden.

Differentialdiagnose. Das gleichfalls in der Genitocruralfalte lokalisierte *Erythrasma* läßt sich von der Tinea cruris leicht unterscheiden. Die bei diesem auftretenden Flecke sind bräunlich oder dunkelrot und zeigen eine sehr feine pityriasisartige Abschuppung. Die Lä-

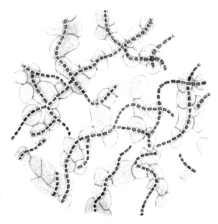

sionen, die sich außerordentlich langsam entwickeln, unterscheiden sich außerdem durch das Fehlen von Bläschen und verursachen nur sehr wenig subjektive Beschwerden. Bei mikroskopischer Untersuchung der Schuppen ist das *Mikrosporon minutissimum*, das zu den Streptotricheen gezählt wird, und ein überaus feines Mycel und sehr charakteristische Sporenhaufen besitzt, kaum mit dem *Epidermophyton cruris* zu verwechseln.

Die auf mechanische Reizung und unter dem Einfluß starker Sekretion zustandekommenden *intertriginösen Prozesse*, die in den Tropen sehr häufig auftreten und besonders bei korpulenten Personen beobachtet werden, besitzen allerdings eine gewisse Ähnlichkeit mit manchen Formen der Tinea cruris, zumal da sie die gleiche

Abb. 22. Epidermophyton.
In Segmente zerfallende ältere Mycelfäden.
(Nach ACTON und MCGUIRE.)

Lokalisation in der Schenkelbeuge, Achselhöhle, Genitocruralfalte usw. besitzt. Meist handelt es sich aber um recht oberflächliche Läsionen, die keine deutlichen scharf abgesetzten oder guirlandenartigen Konturen besitzen. Auch

zeigen die Ränder keine wallartige Erhabenheit und bei mikroskopischer Untersuchung sind keine Pilzelemente nachzuweisen. Bei manchen intertriginösen Prozessen werden Hefepilze gefunden.

Schwieriger ist es, die Tinea cruris von *intertriginösen Ekzemen* zu unterscheiden, die gleichfalls in den Tropen sehr häufig sind, besonders, da sich in den chronischen, sekundär infizierten Fällen von Infektionen mit Epidermophytonpilzen fast regelmäßig ekzemartige Dermatitiden entwickeln. Meist handelt es sich um feuchte exsudative Ekzeme, bei denen die für Tinea cruris charakteristischen guirlandenartigen, polycyclischen, leicht erhabenen Ränder fehlen. Bei an den Fußzehen lokalisierten Prozessen ist ebenfalls die Ver

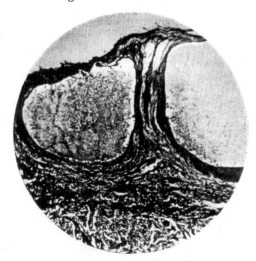

Abb. 23. Schnitt durch ein mit Serum gefülltes
Bläschen von der Hand bei Epidermophytie.
(Nach ACTON und MCGUIRE.)

wechselung mit dyshidrotischem Ekzem möglich, das zu ganz ähnlichen Erscheinungen führen kann, ohne von Pilzen verursacht zu sein. In manchen Fällen käme wohl bei der Lokalisation an Füßen und Händen *Spätsyphilis* und *Frambösie* differentialdiagnostisch in Betracht.

Behandlung. In leichten Fällen genügt im allgemeinen eine Behandlung

mit 2—3% Resorcin-Salicylsalbe, Umschläge mit 1—2% Resorcinlösung oder
10% Salicylspiritus, Pinselungen mit 10% Jodtinktur. Nach WITHFIELD leistet
folgendes Rezept recht gute Dienste:

> Acid. salic.   1,0
> Acid. benz.   2,0
> Lanolin   15,0
> Vaseline   15,0.

CASTELLANI empfiehlt: Tinctura benz. 30,0, Resorcin 3,0.

(Bei der Behandlung mit Salicyl ist zu berücksichtigen, daß dieses keine
stark parasitizide Wirkung hat, die Pilzelemente also nicht mit Sicherheit abzutöten vermag. Der Heilerfolg beruht bei Anwendung dieses Mittels mehr auf
der Erweichung der Hornschichten. Gleichzeitig verwendete parasitizide Mittel
werden deshalb in kombinierter Behandlung mit Salicyl in ihrer Wirksamkeit
gesteigert.)

In schweren Fällen und bei Hinzutreten von ekzematösen Streptokokken-
dermatitiden empfiehlt sich die Anwendung von Chrysarobinsalben 1—5%,
Pyrogallussalbe 5%, Quecksilber-Ammoniumsalbe. Auch Sapo viridis mit 2%
Naphthol und 5—10%ige β-Naphtholsalbe wird empfohlen. In manchen
Fällen, besonders bei Neigung zu Hornbildung, sind Seifenbäder von Nutzen.
MACLEOD empfiehlt tägliche Salzwasserbäder, während andere Autoren gerade
das Salzwasser für besonders schädlich halten und angeben, daß dieses die Entwicklung der Krankheit begünstigt. Auftretende Fissuren werden am besten
mit Silbernitrat geätzt. Die im Beginn sehr schmerzhafte Argentum nitricum-
Behandlung bringt das Jucken und die Schmerzen bald zum Verschwinden.
Gegen starken Juckreiz wird verdünnte Carbolsäurelösung oder Aqua lauracaei
empfohlen. Bei stärkeren Entzündungserscheinungen ist es vorteilhaft, zunächst
einfach Borsalbe anzuwenden und erst beim Abklingen akuter Erscheinungen
zu energischeren Maßnahmen überzugehen. In manchen Fällen werden die besten
Erfolge mit antiseptischem Puder erzielt. Auch die Behandlung mit Terpentin
ist empfohlen worden, besonders abwechselnd mit Salbenbehandlung, doch
verursacht diese recht heftiges Brennen und wird von manchen Patienten schlecht
vertragen. Die Behandlung mit Trichophytin und autogenen Vaccinen blieb
erfolglos. In besonders hartnäckigen Fällen führt manchmal Röntgenbehandlung
zum Ziel. Nach MÜLLER konnte ein veralteter sehr chronischer Fall durch Bestrahlung mit künstlicher Höhensonne geheilt werden.

Von besonders günstigem Heilerfolg, zumal bei der Behandlung der Epidermophytien der Zehen, wird bei Verwendung von *Fuchsin* berichtet, und zwar
sowohl bei chronischen als auch bei akuten Fällen und auch bei gleichzeitig
bestehenden sekundären Infektionen. Das von CASTELLANI empfohlene Rezept
lautet folgendermaßen:

> Gesättigte alkoholische Lösung von basischem Fuchsin 10,0
> 5% Acid. carbol. 100,0
> Nach Filtrieren: Acid. boric. 1,0
> Nach 2 Stunden Aceton 5 ccm. Nach weiteren 2 Stunden Resorcin 10,0.

Die guten Resultate dieser Behandlungsmethode wurden auch von MAXWELL
und anderen Autoren bestätigt.

KAYSER berichtet, daß die Eingeborenen auf Java eine pulverförmige Masse gebrauchen,
die „Pahdi Bahia" heißt und aus dem Stamm von Andira araroba bereitet wird. Sehr
wirksam sollen Blätter von Cassia alata (Daoen kaopang) sein. Auch Rhinocantus communis wird in der Eingeborenenmedizin verwendet.

Aus den verschiedenen angeführten Behandlungsmethoden, deren es in der
Literatur noch weit mehr gibt, geht zur Genüge hervor, daß es eine einheitliche
Behandlung dieser manchmal überaus hartnäckigen und jedem Heilmittel
trotzenden Krankheit nicht gibt. In vielen Fällen ist wegen der immerfort

wiederkehrenden Rezidive eine Heilung geradezu unmöglich. Es empfiehlt sich
also je nach Verlauf und Erscheinungen, die Behandlung des Einzelfalles zu
modifizieren und vor allen Dingen so lange fortzusetzen, bis nicht nur alle Symptome zum Verschwinden gebracht sind, sondern bis man mit einiger Sicherheit
annehmen kann, daß keine Rückfälle erfolgen. Wie bereits erwähnt, bleibt
die Krankheit an manchen Körperstellen, besonders bei interdigitaler Lokalisation zwischen dem 4. und 5. Finger, in latentem Zustand bestehen, um bei
günstiger Gelegenheit zu einem Rezidiv Veranlassung zu geben. Manchmal
ist eine sichere Heilung erst bei Klimawechsel und gleichzeitiger energischer
und langdauernder Behandlung möglich. Personen, die zu einer Infektion neigen,
müssen besonders sorgfältige Prophylaxe treiben, um Reinfektionen zu verhüten
und vor allem nach Überstehen der Krankheit eine gründliche Desinfektion der
Wäsche, Kleidungsstücke, Schuhe, Socken vornehmen. Es empfiehlt sich außerdem, die gefährdeten Hautstellen und ebenso die Wäsche mit antiseptischem
Puder zu bestreuen, um etwa vorhandene Sporen zu vernichten und gleichzeitig die Haut trocken zu halten. (Schwefelhaltige Puder sind sehr wirksam,
führen aber bei längerem Gebrauch zu Reizungen und sollten zum mindesten
abwechselnd mit Salicylpuder oder Vasenol usw. gebraucht werden.) Häufiges
Baden, besonders tägliche Fußbäder und eventuell Pinselungen mit Formaldehyd,
Salicylspiritus (Formaldehyd 3,0—6,0, Salicyl 3,0—6,0, Alkohol 30,0, Wasser
30,0), sind ebenfalls zu prophylaktischen Zwecken zu empfehlen.

Tinea imbricata. (Tokelau.)

Mit dem Namen *Tinea imbricata* wird eine parasitäre tropische Hautkrankheit bezeichnet, bei welcher ausgedehnte, konzentrisch angeordnete schuppende Ringe auftreten. Die Schuppen haften an ihrer Außenkante fest und
legen sich mit ihren freien, nach innen gerichteten Rändern in charakteristischer
Weise dachziegelförmig übereinander.

Synonyma. Trotzdem die von SIR PATRICK MANSON eingeführte Bezeichnung
„Tinea imbricata" (Imbrex = Dachziegel) sich allgemein eingebürgert hat,
gibt es in der Literatur eine ganze Reihe von Synonymen. Von den französischen
Autoren wird meist der Name *Tokelau* gebraucht (nach der Inselgruppe im
Stillen Ozean). Andere nach geographischen Plätzen gegebene Namen der
Krankheit sind: *Tokelau Ringworm, Bowditch Ringworm* usw. Auf den Tokelau-
Inseln selbst wird die Krankheit mit dem Namen *Pita* bezeichnet, nach einem
Manne namens Peter, der sie nach Angaben von TURNER zuerst auf der zu den
Tokelau-Inseln gehörenden Insel Bowditch bekommen haben soll (1850). Von
TAMSON stammt der Name *Dermatomycosis chronica figurata exfoliativa* und
TURNER nannte die Krankheit *Herpes desquamans*. *Dermatomycosis koerab,
Tropical Ichthyosis, MANSON Herpes, DAJAKsche Krätze* sind andere Syno-
nyma. Außerdem werden eine Reihe von Namen angeführt, die aus den Ein-
geborenensprachen stammen oder unbekannten Ursprungs sind: *Gugo* (Marschall-
inseln), *Cascado* (Molukken, auch auf Java), *Koerab Bessie* (Malayen-Staaten),
Loesoeng (Borneo), *Buckwar, Gune* (Gilbert-Inseln) u. a.

Geschichte. Die erste Beschreibung dieser am längsten bekannten tropischen Pilzerkrankung der Haut stammt aus dem Jahre 1789 und findet sich in dem Buche „Voyage
autour du monde" von WILLIAM DAMPIER, der sie auf den Marianen und Ladronen
beobachtete. Auch andere Entdeckungsreisende des 18. und Anfang des 19. Jahrhunderts
berichteten über die gleiche Krankheit und bezeichneten die Kranken wegen ihres eigenartigen Aussehens als „Fischmenschen". DENTRES CARTEAUX beschrieb sie aus *Tonga,*
MARSDEN beobachtete sie auf *Sumatra,* FOX, der im Jahre 1844 an einer amerikanischen
Expedition teilnahm, fand auf den *Gilbert-Inseln* und den benachbarten Inselgruppen
eine Krankheit, deren Beschreibung ebenfalls mit dem Bilde der Tinea imbricata übereinstimmt. Eine Abbildung der Krankheit findet sich bereits in dem im Jahre 1832

erschienenen Atlas von Alibert. Aus dem Jahre 1869 stammt eine gute Beschreibung des Leidens von Turner, der sie „Herpes desquamans" nannte. Tilbury Fox, der die Krankheit im Jahre 1874 eingehend unter dem Namen „Tokelau Ringworm" beschrieben hat, erwähnt zuerst das Vorhandensein eines Pilzes in den von ihm untersuchten Hautschuppen, den er mit dem Erreger des europäischen Ringwurmes für identisch hielt. Königer (1878), der dasselbe Leiden auf den Samoa-Inseln beobachtete und ebenfalls Mycelfäden in den obersten Epidermisschichten nachwies, meint, die Krankheit wäre erst um das Jahr 1860 nach den Samoa-Inseln eingeschleppt worden. Auf den Fidschi-Inseln

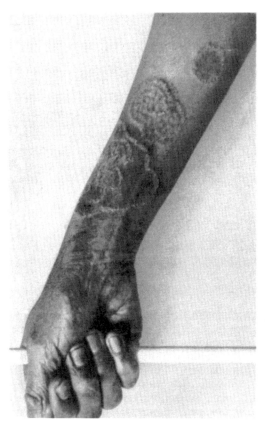

wurde sie 1870 durch McGregor gefunden, doch ausschließlich bei Personen, die von den Salomon-Inseln und von den Neuen Hebriden kamen. Während die älteren Autoren meist die Krankheit mit der gewöhnlichen Form des Ringwurmes, der „Tinea circinata", für identisch hielten, war es Manson, der sie auf Grund seiner Beobachtungen in China und dem Malayischen Archipel als ein besonderes Leiden auffaßte und eine vollständige klinische Beschreibung der Krankheit gab. Auch in Afrika wurde die Tinea imbricata und zwar zuerst von Corre gefunden, während sie im Jahre 1906 durch Paranhos und später durch Fonseca in Brasilien festgestellt wurde. 1904 wurde sie von Castellani auf Ceylon gefunden.

Geographie. Die ursprüngliche Heimat der Tinea imbricata scheint die Malayische Halbinsel gewesen zu sein, von wo sich die Krankheit in östlicher Richtung nach dem Pazifischen Ozean, nördlich nach China bis Fuchow und Formosa, sogar bis zur Provinz Honan und westwärts nach Burma und Ceylon ausgebreitet hat. Gegenwärtig tritt sie in den Malayen-Staaten, in den südöstlichen Küstenstädten von China und in Yünnan, in Indochina, Annam, Tonkin, auf Borneo, Samoa,

Abb. 24. Tinea imbricata. (Nach Kayser.)

Java, Marquesas- und Sandwich-Inseln, Salomon-Inseln, Neu-Guinea, Sumatra, Fidschi-Inseln auf. Auf manchen Südsee-Inseln ist ein Drittel bis die Hälfte der Gesamtbevölkerung von der Krankheit befallen und in vielen Gebieten scheint sie auch jetzt noch in der Zunahme begriffen zu sein. In Indien soll die Krankheit nur im Süden zu beobachten sein. Aus Afrika und aus dem tropischen Amerika (Brasilien) liegen Beschreibungen von Fällen vor, die mit größter Wahrscheinlichkeit als Tinea imbricata anzusprechen sind. Ob es sich bei den in Amerika gerade unter den gänzlich abgeschlossen lebenden indianischen Stämmen beobachteten Formen der Tinea imbricata um die gleiche Erkrankung handelt und ob diese, wie von einigen brasilianischen Autoren vermutet wird, in vorcolumbischer Zeit ebenfalls vom Stillen Ozean oder dem asiatischen Festland her eingeschleppt wurde, läßt sich nicht mit Sicherheit entscheiden.

Aus der Eigenart der geographischen Verbreitung der Krankheit geht hervor, daß die Entwicklung an die klimatischen Bedingungen der Tropen — an warmes und feuchtes Klima — gebunden ist. Schon MANSON weist darauf hin, daß die Krankheit nur dort zu finden ist „wo Kokospalmen gedeihen“. Im kälteren Klima, in Gegenden, wo trotz heißen Klimas eine kühlere Jahreszeit auftritt, kann sich die Krankheit offenbar nicht entwickeln.

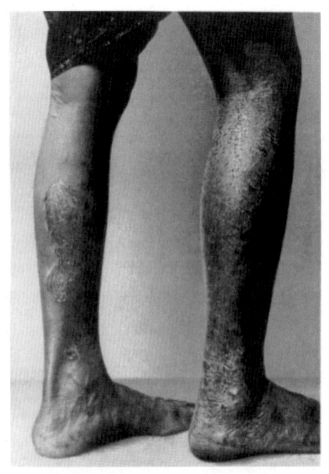

Abb. 25. Tinea imbricata. (Nach KAYSER.)

Ätiologie. Tinea imbricata ist eine infektiöse Pilzaffektion der Haut. Die Ansteckung erfolgt durch Kontakt von Mensch zu Mensch oder Gebrauchsgegenstände, Kleider, Matten usw. Die Tatsache, daß in den endemischen Gebieten fast ausschließlich die Eingeborenen befallen werden, hängt wohl kaum mit einer besonderen, häufig diskutierten Rassendisposition zusammen, sondern steht im Zusammenhang mit den Gebräuchen und Lebensgewohnheiten, dem Mangel an Sauberkeit und Körperpflege und den damit verbundenen größeren Infektionsmöglichkeiten. Unter den Fidschi-Insulanern ist die Krankheit z. B. stark verbreitet, während die zugewanderten indischen Kulis freibleiben sollen. Auch die *Tonga* bleiben verschont, wahrscheinlich weil sie die

Gewohnheit haben, ihren Körper mit Öl einzureiben. Im allgemeinen tritt
die Krankheit bei Kindern häufiger auf als bei Erwachsenen und in Gegenden,
wo die Krankheit heimisch ist, herrscht unter der Bevölkerung die natürlich

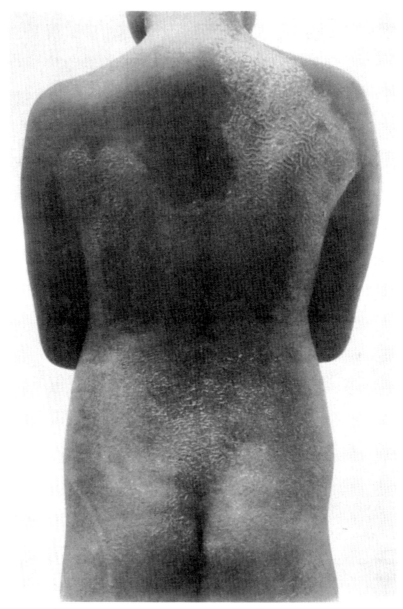

Abb. 26. Tinea imbricata. (Nach KAYSER.)

irrige Auffassung, die Krankheit wäre vererbbar. Nach den Angaben von CASTEL-
LANI fehlt die Krankheit in Ceylon bei Kindern und ist bei jugendlichen Individuen am stärksten vertreten. Vorzugsweise wird die Landbevölkerung
befallen, wobei Männer häufiger erkranken sollen als Frauen.

Die Krankheit wird durch einen Pilz verursacht, dessen Mycelien in den Hautschuppen leicht nachzuweisen sind. Nach BONNAFFY behandelt man die Schuppen am besten 24 Stunden mit 2%iger Kalilauge. Dabei lösen sich die

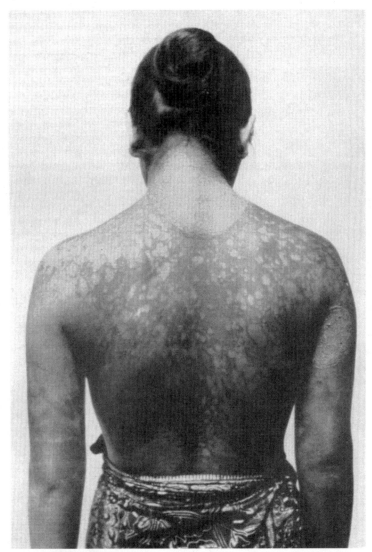

Abb. 27. Tinea imbricata und Pityriasis versicolor. (Nach KAYSER.)

Epidermisschuppen auf, man wäscht die Mischung mehrfach mit destilliertem Wasser aus und findet die Mycelien leicht im Bodensatz. Ein Tropfen vom Bodensatz kann entweder frisch untersucht werden oder wird auf einem Objektträger getrocknet, mit Alkohol und Äther fixiert und mit den üblichen Methoden gefärbt. JEANSELME empfiehlt, die Pilze mit Toluidinblau zu färben, nach Vorbehandlung der Schuppen mit Eosinorange und Differenzieren in Alkohol.

Ebenso kann Eosin-Alkohol (Besson), Vesuvin (Tribondeau) oder Safranin (F. Noe) verwendet werden.

Die Mycelfäden finden sich im Bereiche der Läsionen in den oberflächlichsten Lagen der Epidermis und reichen bis an die Grenze des Malpighischen Schicht. In der Cutis werden dagegen keine Pilzfäden gefunden und auch die Haarfollikel bleiben frei. Das Mycel besteht aus einem äußerst dichten Netzwerk von ineinander verflochtenen, septierten und dichotomisch verzweigten, gelegentlich T- und V-Formen bildenden Fäden, die ein gelbliches Pigment enthalten.

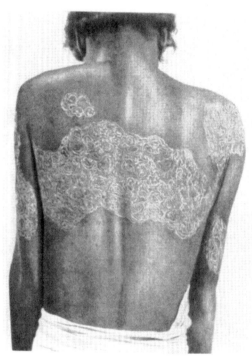

Abb. 28. Tinea imbricata bei einem Singhalesen.
(Nach Byam und Archibald.)

Über die Zugehörigkeit des Erregers zu der einen oder anderen Gruppe der pathogenen Pilze herrschen seit der Zeit der ersten Beschreibung der Krankheit erhebliche Meinungsverschiedenheiten und Kontroversen. Es finden sich in älteren Abhandlungen recht sorgfältige Beschreibungen des Pilzes, trotz der damals noch sehr rückständigen Untersuchungstechnik. Man glaubte zunächst, es handelte sich einfach um eine Abart des beim gewöhnlichen „Ringwurm" gefundenen Pilzes, die vielleicht unter dem Einfluß der Tropen etwas modifiziert wäre. Manson beschrieb den Pilz als ein Trichophyton mit Sporen von ovaler Gestalt und zahlreichen Fäden in den Läsionen, bei geringer Anzahl der sonst charakteristischen Schwellungen und Einschnürungen. Blanchard, der den Pilz nicht für züchtbar hielt, bezeichnete ihn als *Trichophyton concentricum*.

Nieuwenhuis glückte es im Jahre 1898, aus Hautschuppen von Tinea imbricata nach der *Kralschen Methode* einen Pilz auf Sabouraudschen Maltose-Peptonagar zu züchten[1]. Die gewonnenen Kulturen hatten eine faltige Oberfläche, waren im Beginn weiß, nahmen später eine schmutzig-bräunliche Farbe an und glichen, ebenso wie die von Castellani beschriebenen Endodermophytons, den *Achorionkulturen*. Bei mikroskopischer Untersuchung zeigte sich ein dichtes Geflecht von 5—6 μ dicken Mycelfäden mit zahlreichen Septen und großen rundlichen oder ovalen endständigen Sporen von 18—21 μ Durchmesser. Es gelang, mit den gewonnenen Kulturen die Krankheit beim Menschen experimentell zu erzeugen. Die Läsionen traten nach einer Inkubationszeit von 14 Tagen auf. Tribondeau beschrieb dagegen einen von ihm bei Tinea imbricata gefundenen *aspergillusartigen Pilz*, den er weder zur Gattung *Aspergillus* noch zum Genus *Trichophyton* rechnen zu können glaubte und den er als *Lepidophyton* bezeichnete, während Wehmer den von ihm

---

[1] Das Material wird nach dieser Methode mit sterilem Kieselgur zerrieben und mit Agar in Platten gegossen.

untersuchten Pilz für einen echten Aspergillus hielt, den er *Aspergillus Tokelau* nannte. Auch von anderen Autoren wurden mehrfach aspergillusähnliche Pilze gezüchtet und auch in den Hautschuppen Aspergillus-Fruktifikationen festgestellt, so z. B. von MONZELS (Tonkin), JEANSELME und anderen französischen Autoren. Auch KAYSER fand in Schuppen aus Indien einen Aspergillus.

CASTELLANI, der alle diese zur Gruppe der Aspergillus gehörenden Organismen für saprophytische Verunreinigungen hält, fand einen trichophyton-

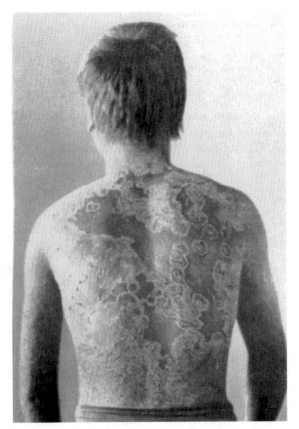

Abb. 29. Tinea imbricata. (Nach MANSON-BAHR.)

artigen Pilz mit Mycelien und Sporen, aber ohne Conidien, der vielleicht mit dem BLANCHARDschen Trichophyton identisch ist, und den er zuerst als *Endodermophyton tropicale* beschrieb. Auf Grund bestimmter Merkmale glaubte CASTELLANI eine neue Gattung „*Endodermophyton*" aufstellen zu müssen, zu der er einige andere verwandte Pilzarten rechnet, die ebenfalls bei Fällen von Tinea imbricata und bei Tinea intersecta gefunden wurden. Ob die Merkmale ausreichen, um ein neues Genus aufzustellen und dieses von dem Genus Epidermophyton zu trennen, wird allerdings von manchen Autoren bezweifelt (KAYSER). CASTELLANI unterscheidet im ganzen 4 verschiedene Arten, die bei der Tinea imbricata angetroffen werden:

Endodermophyton tropicale CASTELLANI, 1914
Endodermophyton concentricum BLANCHARD, 1901

Endodermophyton mansoni Castellani, 1914
Endodermophyton indicum Castellani, 1911.

Aus Brasilien wurde von da Fonseca eine in bestimmten Distrikten unter den dort
ansässigen Indianern herrschende Hautkrankheit entdeckt, die in der Eingeborenensprache
„Chimbere" bezeichnet wird und die ebenfalls durch das Auftreten schuppender, juckender,
ringförmig angeordneter Flecken charakterisiert ist. In den 1,0 mm bis 0,5 cm großen,
leicht zu entfernenden Schuppen wurden segmentierte, bräunliches Pigment enthaltende
Mycelien gefunden. Kulturell verhielt sich der Pilz wie die von Castellani beschriebenen
Endodermophytonarten und wurde vom Autor als *Endodermophyton roquetti* beschrieben.

Die *Kulturen* der Castellanischen
Pilze, die sich vom Genus Epidermophyton vor allem dadurch unter-

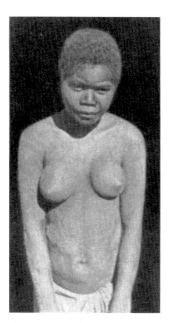

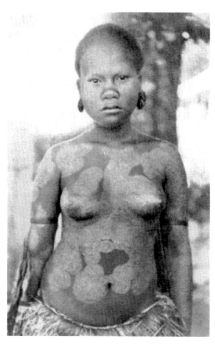

Abb. 30. Tinea imbricata (Neu-Pommern).
(Nach R. Koch.)

Abb. 31. Papuamädchen mit Tinea imbricata.
(Reg.-Med.-Rat Dr. Bauderia phot. et ded.)

scheiden sollen, daß sie die tieferen Schichten der Epidermis befallen, wurden auch
von Sabouraud und Pinoy untersucht, die bemerkten, daß der Pilz dem Achorion
verwandt wäre. Am besten wächst der Pilz nach Angaben Castellanis auf 4%igem
Glucoseagar, besser als auf dem Sabouraudschen Maltoseagar. Castellani empfiehlt,
die Schuppen zunächst 5—10 Minuten lang mit Alkohol zu behandeln und dann in Glucosebouillon zu kultivieren. Nach einigen Tagen sieht man unter vielen verunreinigten Kulturen
in einigen Röhrchen das Wachstum des Pilzes in Form kleiner, aus Fäden bestehender
Massen mit dunklerem Zentrum. Nach 3 Wochen können diese Kulturen leicht auf zuckerhaltige feste Nährböden überimpft werden. Die Oberfläche der Kolonien ist cerebriform
gefaltet, die Farbe ist anfangs weißlich bis bernsteingelb und wird später dunkler. Pleomorphie tritt bei Verwendung des Glucosenährbodens weniger schnell auf als bei den
Trichophytonarten. Auf Maltoseagar entstehen weiße Kolonien mit einem zentralen Knopf,
aber meist ist das Wachstum nur gering. Die Kulturen von *E. concentricum* sind im Beginn
ebenso wie die von *E. tropicale* gelblich gefärbt, werden später schwarz und bedecken sich
mit Flaum. In *E. mansoni*-Kulturen treten schwarze Flecken auf, sie decken sich nur
mit sehr wenig Flaum. *E. indicum* ist in den Schuppen mit den anderen Pilzen identisch,
scheint aber oberflächlicher zu wachsen und zeigt in den Kulturen eine mehr orange oder
rote Färbung und leichte Flaumbildung. Auf Maltoseagar ist das Wachstum auch bei diesen
Arten nur sehr gering.

Übertragung der Castellanischen Kultur auf den Menschen ergaben nach 20tägiger
Inkubation positives Ergebnis, wobei die Veränderungen der Haut sich genau so verhielten

wie bei natürlicher Infektion. Die Übertragung gelang nur bei Verwendung von frischen Kulturen, während ältere Kulturen nicht mehr infektionsfähig waren. Die Möglichkeit einer Übertragung der Krankheit von Mensch zu Mensch durch Hautschuppen wurde bereits von MANSON erwiesen. Die Inkubationszeit betrug dabei 8—10 Tage.

Trotz der scheinbar beweisenden Ergebnisse der CASTELLANIschen Untersuchungen wird von manchen Autoren, besonders von französischer Seite, noch an der Ansicht festgehalten, daß die zuerst von TRI-BONDEAU und von WEHMER beschriebenen Aspergillus-arten die Ursache der Krankheit sind (NEVEU-LEMAIRE, VERDUN, GUIANT, GRIMBERT). CASTELLANI, dem sich BRUMPT und andere Untersucher an-schließen, glaubt dagegen be-wiesen zu haben, daß die be-schriebenen Aspergillusarten nichts weiter als Saprophyten sind, gibt aber zu, daß es verschiedene Abarten der Krankheit gibt und daß mehr als eine Species als Erreger der Tinea imbricata in Be-tracht kommt. Es wäre des-halb wünschenswert, die ver-gleichenden Untersuchungen an verschiedenen, bei Tinea imbricata gezüchteten Pilzen fortzusetzen, um endgültig entscheiden zu können, ob die Aspergillusarten zu den Saprophyten zu rechnen sind und ob die von CASTELLANI beschriebenen Pilze die alleini-gen für das Zustandekommen der Krankheit in Frage kom-menden Organismen sind. PLAUT untersuchte Gewebs-schnitte von Tinea imbricata aus der Sammlung von UNNA, die massenhaft Fäden mit

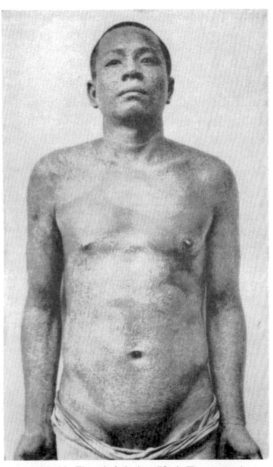

Abb. 32. Tinea imbricata. (Nach HEUFFELER.)

Zerfall in rechteckige Sporen zeigten. Ebenso ließen Schnitte durch Agarkulturen desselben Ursprungs Pilzelemente erkennen, die, den Ektrosporen nach zu urteilen, zu den großsporigen Trichophytons gehören. Fruktifikationen, die den von TRIBONDEAU beschriebenen Pilzen entsprochen hätten, konnten in diesem Material nicht nachgewiesen werden. Die Annahme einer Verunreinigung der dicken Schuppenauflagerung durch banale Schimmelpilze ist ja, wie PLAUT bemerkt, in tropischen Ländern, in denen Schimmelpilze die denkbar besten Wachstumsbedingungen haben und infolgedessen alles schimmelt, besonders naheliegend.

Symptomatologie. Im Beginn der Krankheit sieht man kleine, rundlich-ovale, braunrote Flecke auftreten, die stark jucken. Der Fleck breitet sich an der

Peripherie aus. Im Zentrum löst sich die Epidermis ab, springt auf, wodurch sich ein Ring von breiten Hornschichtlamellen abhebt. Diese Schuppen haften an ihren

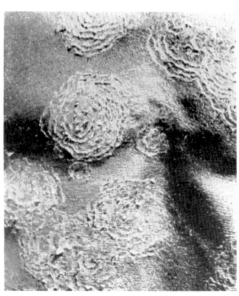

peripheren Kanten an der Unterlage fest. Der auf diese Weise entstandene schuppende Ring breitet sich weiter nach der Peripherie aus, die zentrale Partie bleibt aber jetzt nicht immun, wie beim gewöhnlichen Ringwurm, sondern es entsteht genau an derselben Stelle ein neuer zentraler Herd, der denselben Entwicklungsprozeß durchmacht. So bildet sich innerhalb des sich inzwischen weiter ausdehnenden ersten Ringes ein zweiter Ring und diesem folgen dann 3 und 4 bis zu 8 und 10 ineinander liegende Ringe. Die konzentrisch angeordneten Ringe werden immer größer, indem sie sich peripher weiter ausdehnen. MANSON verglich das Fortschreiten des Krankheitsprozesses in der Haut mit Wellen, die an der Wasseroberfläche erzeugt werden, wenn man einen Stein ins Wasser wirft. Die Vergrößerung der Ringe

Abb. 33. Tinea imbricata.
(Nach MAYER: Exotische Krankheiten, 2. Aufl.)

schreitet ziemlich schnell fort; sie können pro Woche um 1—2 cm größer werden. Infolge des fortwährenden Kratzens entwickeln sich zahlreiche neue

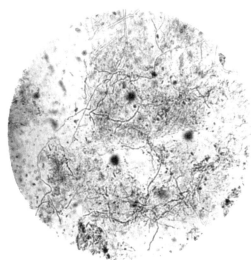

Autoinfektionsherde, ja es kann fast die ganze Körperoberfläche von derartigen ineinander fließenden, die mannigfaltigsten Figuren bildenden Systemen konzentrisch angeordneter schuppender Ringe bedeckt sein, so daß schließlich nur noch kleine Inseln gesunder Haut übrig bleiben. Nach NIEUWENHUIS ist häufig eine symmetrische Ausbreitung der Läsionen zu beobachten.

Die Schuppen, welche sich an ihrer nach dem Zentrum zugekehrten Seite abgelöst haben, haften peripherwärts fest an ihrer Unterlage und liegen infolgedessen wie „Dachziegel" übereinander. Die konvexen Grenzen der

Abb. 34. Tinea imbricata. Pilzgeflecht in abgelösten Hautschuppen. Etwa 120mal.
(Nach MAYER: Exotische Krankheiten, 2. Aufl.)

Flecken, an denen man die stärkste Schuppenbildung beobachtet, sind scharf gegen die gesunde Haut abgesetzt. In der Mitte wird dagegen die Schuppung bei längerem Bestehen geringer und die ringförmige Anordnung ist nicht mehr so deutlich. Die Schuppen sind im allgemeinen recht groß bis zu $^1/_2$—2 cm lang (am größten auf dem Rücken), trocken, von grauer oder schmutzigbrauner Farbe und leicht gewellt wie Seidenpapier. Nach Entfernung der Schuppen erkennt man die konzentrischen Kreise an zurückbleibenden dunklen Linien.

Meist bleibt der behaarte Kopf frei, ebenso Handflächen und Fußsohlen, Beugeseiten der großen Gelenke und die Genitalregion. In einigen seltenen Fällen werden aber auch die Handflächen und Fußsohlen befallen. Vielleicht handelt es sich in diesen Fällen auch um Kombinationen mit Tinea albigena. Manchmal erkranken auch die Nägel. Diese werden grau, verlieren ihren Glanz, verdicken sich, werden rissig und rauh und schließlich durch ein sich unter dem Nagel bildendes Hornlager aus dem Nagelbett herausgehoben.

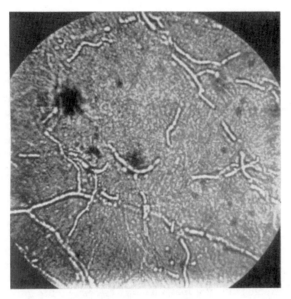

Abb. 35. Hautschuppen mit Mycelfäden von Tinea imbricata. (Nach KAYSER.)

Manchmal kann die Krankheit mehr diffus auftreten statt in typischen konzentrischen Ringen, wobei aber die Art und Größe der Schuppen die gleiche bleibt. CASTELLANI meint, daß in den Fällen, bei denen *E. indicum* gezüchtet wird, der Prozeß oberflächlicher verläuft, obgleich im ganzen die Veränderungen sich bei den einzelnen Pilzarten nicht grundsätzlich von einander unterscheiden sollen und andererseits ein und derselbe Pilz verschiedene klinische Typen der Krankheit hervorrufen kann.

Das Allgemeinbefinden der Kranken ist meist nicht gestört und außer dem starken Juckreiz, der bei bestimmter Nahrung, z. B. bei reichlichem Fischgenuß, und bei warmer Außentemperatur noch zunehmen soll, bestehen keinerlei Beschwerden. In fortgeschrittenen Fällen beobachtete CASTELLANI das Auftreten einer Anämie und einer Bluteosinophilie (6—16%), auch bei Abwesenheit von parasitischen Eingeweidewürmern. Bei der von DA FONSECA aus Brasilien beschriebenen und dort „Chimbere" genannten Krankheit, die nach Auffassung dieses Autors zu der Tinea imbricata zu rechnen ist, finden sich die Läsionen im Gesicht, an Hals, Brust und Rücken. Die zu achromischen Veränderungen führenden Flecken unterscheiden sich von der asiatischen Tinea imbricata durch das Fehlen der charakteristischen Anordnung zu konzentrischen Ringen.

Die Zugehörigkeit zu der Tinea imbricata wird vom Autor vor allem auf Grund des kulturellen und morphologischen Verhaltens des zur Gattung Endodermophyton gerechneten Pilzes behauptet (*E. roquet!i*).

Diagnose. Im allgemeinen ist die Diagnose der Tinea imbricata nicht schwierig, besonders beim Vorhandensein frischer Läsionen, da die konzentrische Ringbildung und die charakteristische Anordnung der Schuppen im Anfangsstadium besonders leicht zu erkennen ist. Ältere Läsionen sind nicht so typisch, und es empfiehlt sich in solchen Fällen, kurze Zeit zu behandeln, worauf die charakteristischen Ringe wieder erscheinen (JOUVEAU-DUBREUILH). In manchen Fällen kann das typische Bild auch durch ausgedehnte Kratzeffekte gestört sein. Von anderen Pilzerkrankungen, besonders der *Tinea circinata* und der *Tinea cruris,* mit denen am ehesten eine Verwechslung möglich ist, unterscheidet sich die Tinea imbricata dadurch, daß die Hautschuppen bei letzterer besonders groß sind und sich die Pilzelemente in diesen in meist größeren Mengen finden. Auch breiten sich die anderen Epidermophytien selten über so große Körperflächen aus wie die Tinea imbricata. Die Anordnung in konzentrischen Ringen ist wohl bei keinem anderen Leiden so ausgeprägt. Im Gegensatz zu den Epidermophytien fehlen bei der Tinea imbricata jegliche Entzündungserscheinungen. *Tinea intersecta* ist im Beginn der Tinea imbricata ähnlich, es fehlt aber die charakteristische Ringbildung, die Schuppen sind nicht festhaftend und die Krankheit ist leicht therapeutisch zu beeinflussen. In fortgeschrittenen Fällen kann eine Ähnlichkeit mit *Ichthyosis* bestehen, aber schon durch die mikroskopische Untersuchung sind beide Krankheiten leicht von einander zu unterscheiden.

Prognose. Die Krankheit ist, wenn nicht therapeutisch eingegriffen wird, von unbeschränkter Dauer und neigt nicht zu spontaner Heilung. Trotzdem eine allgemeine Schädigung des Organismus wohl meist nicht auftritt, besitzt die Krankheit wegen der starken Beeinträchtigung des Wohlbefindens und der Arbeitskraft infolge des ständigen Juckens und wegen der starken Entstellung des Kranken ernsten Charakter. In manchen Fällen scheinen nach der Abheilung Pigmentveränderungen zurückzubleiben. SCHEUBE spricht von einer teils pigmentierten, teils pigmentlosen Haut, und JEANSELME bezeichnet die auftretenden Störungen als vorübergehende *Achromie,* infolge Zerstörung des Pigments in den Retezellen. Im allgemeinen nimmt die Haut nach eingetretener Heilung wieder die normale Färbung an, und man kann wohl NIEUWENHUIS und KAYSER recht geben, wenn diese sagen, daß, solange die Haut nicht ganz normal gefärbt erscheint, die Krankheit wohl noch nicht zum Stillstand gekommen ist und Rezidive erwartet werden können. In den Fällen, bei denen man Beteiligung der Hände beobachtet, liegt der Grund für häufige Rückfälle darin, daß die Pilze in den verdickten und verhärteten Hautpartien der Hände und in den Nägeln schwer zu beseitigen sind und dadurch immer wieder frische Autoinfektionen zustande kommen.

Behandlung. Außer heißen Seifen- und Sublimatbädern (20—30 g auf ein Bad) wird wie bei anderen Dermatomykosen vor allem die Anwendung von Jodtinktur, Resorcin, Chrysorabin, Chrysorabin-Traumaticin usw. empfohlen.

KAYSER führt folgendes Rezept an, das die Schuppen besonders schnell ablöst und die Haut glatt werden läßt:

Spiritus sapon. kal.	300,0	als Kompressen mit undurch-
Acidum salicyl.	10,0	lässigem Stoff.

JEANSELME verwendet:

Acid. chrysophan.	10,0
Guttapercha	10,0
Chloroform	80 0.

Nach KUHN ist folgendes Rezept besonders wirksam:

Acid. sal. 1 Teil
Acid. acet. glac. 1 Teil
Sp. v. meth. 9 Teile.

Auch einige Eingeborenenmittel z. B. Wurzeln von Cassia alata (Borneo) und Oculia perdiceps (Brasilien) sollen sich als sehr wirksam erwiesen haben.

Prophylaktisch scheint außer häufigem Baden auch das Einreiben der Haut mit Öl vor einer Infektion zu schützen, da die Krankheit unter Eingeborenenstämmen, die die Gewohnheit haben, ihre Haut zu ölen, seltener aufzutreten scheint. Eine Isolierung der Kranken ist in den endemischen Gebieten, in denen ein großer Teil der Bevölkerung befallen ist, nicht durchführbar. Die Ausbreitung der Krankheit könnte nur dadurch eingeschränkt werden, daß die Patienten einer möglichst frühzeitigen energischen Behandlung zugeführt werden. In tropischen Gebieten, die bisher von der Krankheit verschont geblieben sind, wäre vor allem eine Einschleppung aus endemischen Gegenden zu verhindern.

Tinea intersecta.

Diese Hautkrankheit wurde erst im Jahre 1907 durch CASTELLANI bekannt, der sie auf Ceylon und im Süden des indischen Festlandes beobachtete und in einer Mitteilung auf dem internationalen Dermatologenkongreß, September 1907, in New York erstmalig beschrieb.

Ätiologie. Ebenso wie die Tinea imbricata wird die Tinea intersecta durch einen zu dem Genus Endodermophyton gehörenden, trichophytonartigen Pilz verursacht, der als *Endodermophyton castellanii Perry* 1908 bezeichnet wird.

Die Pilzelemente sind in den Schuppen leicht zu sehen, wenn man diese durch Behandlung mit Kalilauge durchscheinend macht, und bilden ein dichtes Netzwerk von segmentierten Fäden. Charakteristisch für diesen Parasiten ist das Wachstum zwischen den oberflächlichen und tieferen Schichten der Epidermis. Man findet die Mycelfäden infolgedessen nur an der Innenfläche der Schuppen, während die Außenseite frei ist. Die langgliedrigen, geraden, zuweilen dichotomisch verzweigten Fäden sind 3—$3^1/_2$ μ dick und doppelt konturiert. Jedes Segment besitzt zwei kleine, stark lichtbrechende Körnchen, je eines an beiden Enden des Segmentes. Fruktifikationsorgane und freie Sporen fehlen ganz oder es sind nur ganz vereinzelt Sporen zu entdecken. Im Vergleich zu der Tinea imbricata findet man bei Tinea intersecta weniger zahlreiche Mycelfäden in den Läsionen.

Die Kultur des Pilzes ist in einzelnen Fällen gelungen. Die Kolonien besitzen durch die Beschaffenheit ihrer Oberfläche und ihre rötliche Färbung eine große Ähnlichkeit mit dem *Endodermophyton indicum*, das von CASTELLANI in manchen Fällen von Tinea imbricata gefunden worden ist. Impfversuche scheinen mit den Kulturen nicht gemacht worden zu sein. Dagegen konnte CASTELLANI die Übertragbarkeit der Krankheit auf experimentellem Wege nachweisen. Er veranlaßte einen Kranken durch Kratzen am eigenen Arm Schuppenmaterial mit den Fingernägeln auf die Haut eines gesunden Eingeborenen zu verimpfen, worauf sich bei diesem die gleichen Hautveränderungen zeigten.

Symptomatologie. Die Krankheit beginnt mit dem Auftreten von kleinen, etwas erhabenen, stark juckenden Flecken von rundlicher oder ovaler Gestalt und bräunlicher bis dunkelbrauner Farbe. Die Oberfläche ist zunächst glatt, die Ränder sind etwas verdickt und von der helleren Umgebung der normalen Haut deutlich abgesetzt. Vorzugsweise werden Arme, Beine, Brust und Rücken befallen. Die Flecken vergrößern sich durch langsames Wachstum, bleiben getrennt oder fließen allmählich zu größeren Flecken und unregelmäßig konturierten Figuren zusammen. Die zuerst glatte Oberfläche wird nach einiger

Zeit trocken, runzelig und so hart, daß oberflächliche Sprünge entstehen, welche als weiße Streifen an der braunen Oberfläche der Flecken sichtbar werden und den Anschein erwecken, als wäre die Epidermis zerschnitten (von dieser für das Leiden charakteristischen Erscheinung rührt auch der Name Tinea „intersecta"). Die die Flecken durchziehenden Risse werden tiefer und durchsetzen die ganze Epidermis, die sich in fleckigen Schuppen abzuheben beginnt. Die sich aufrollenden, ziemlich großen Schuppen, welche an ihrer Unterfläche weiß und an der Oberseite braun erscheinen, lassen sich ziemlich leicht durch einfaches Reiben entfernen und es entstehen dann weiße runde Flecken oder Ringe, wie bei der Tinea imbricata. Im Gegensatz zu dieser beobachtet man aber niemals die charakteristische konzentrische Anordnung ineinander gefügter Ringe. Häufig verschwinden die Flecken nach einiger Zeit spontan. Das Allgemeinbefinden der Kranken ist, abgesehen von lästigem Jucken, nicht gestört. Auch bei der Tinea intersecta wird das Auftreten einer Bluteosinophilie erwähnt, die aber wohl mit größerer Wahrscheinlichkeit auf parasitische Eingeweidewürmer zurückzuführen wäre.

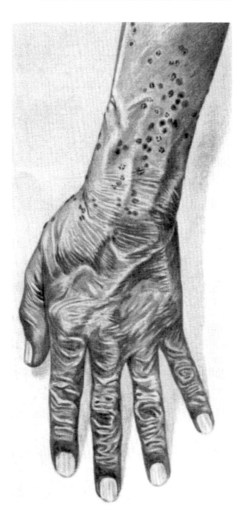

Abb. 36. Tinea intersecta.
(Nach Byam und Archibald.)

Diagnose. Im Beginn der Erkrankung ist eine Verwechslung mit *Pityriasis versicolor* möglich. Bei dieser splittert aber die Epidermis nicht in der gleichen Weise auf, und infolgedessen ist die Pityriasis schon durch ihre viel feinere Schuppung von der Tinea intersecta leicht zu unterscheiden. Abgesehen davon sind auch die morphologischen Eigenschaften der Erreger beider Krankheiten verschieden. Für die *Tinea intersecta* ist es charakteristisch, daß die Pilzelemente nicht an der Oberfläche zu finden sind, sondern zwischen oberflächlichen und tieferen Epidermisschichten wachsen. Im Gegensatz zu der *Tinea imbricata*, die anfangs ähnliche bräunliche Flecken aufweist, ist bei *Tinea intersecta* hervorzuheben, daß diese niemals die konzentrische Ringbildung zeigt und wesentlich leichter, manchmal sogar ohne jede Behandlung, heilt.

Therapie. Als Behandlung dieses verhältnismäßig harmlosen Leidens wird die Anwendung von Tinctura jodi oder Chrysorabinsalbe empfohlen. Nach kurzer Behandlungsdauer tritt vollkommene Heilung der Krankheit ein. Sie hinterläßt keinerlei bleibende Veränderungen der Haut.

Tinea albigena.

Diese im Gegensatz zu anderen Dermatomykosen fast ausschließlich an Handflächen und Fußsohlen lokalisierte Krankheit wurde zuerst von NIEUWENHUIS auf Java, Lambok, Sumatra und Neuguinea gefunden, wo sie unter den Eingeborenen häufig angetroffen wird. Wahrscheinlich ist die Krankheit in ganz

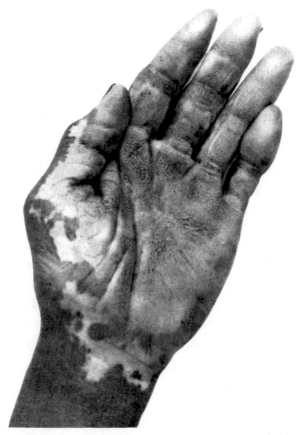

Abb. 37. Tinea albigena. Depigmentierung nach langem Bestand der Krankheit. (Nach NIEUWENHUIS.)

Südostasien ziemlich stark verbreitet. Eine ganz ähnliche, in der Eingeborenensprache „Khi Huen" genannte Krankheit wurde von JEANSELME aus Siam beschrieben, und auch in Annam, Laos, auf dem ganzen malayischen Archipel und auf Ceylon sollen Fälle zu beobachten sein, die nach ihrer Beschreibung der Tinea albigena vollkommen gleichen. Vielleicht gehören auch die von PLEHN aus Afrika beschriebenen, von ihm als „Albinismus partialis" bezeichneten Fälle zu dieser Krankheitsgruppe. v. BASSEWITZ berichtete aus Brasilien über eine sehr ähnliche Affektion der Fußsohlen, welche „Calõr de figo" (wörtlich Feigenfieber) genannt wird und unter den Eingeborenen des Staates Rio Grande do Sul stark verbreitet sein soll. (Der Name rührt offenbar von den brennenden Schmerzen, die diese durch Pilze hervorgerufene Affektion verursacht und von dem Aussehen der von zahlreichen Rissen durchzogenen hyperkeratotischen Fußsohlen, die dem einer reifen Feige ähneln soll.)

Die sehr chronisch verlaufende Krankheit gibt Veranlassung zu schwieligen Veränderungen der Epidermis, verbunden mit starkem Jucken, Aufplatzen der oberflächlichen verdickten Schichten mit der Bildung von Rissen und Rhagaden. Im Verlaufe der Krankheit verschwindet das Pigment, so daß die Haut der befallenen Partien ein ganz weißes Aussehen bekommt. Meist bleibt die Krankheit auf Fußsohlen und Handflächen beschränkt, doch kann sie nach jahrelangem Bestehen sich gelegentlich auf Fuß- und Handrücken, Unterschenkel und Unterarm ausbreiten und die Nägel befallen.

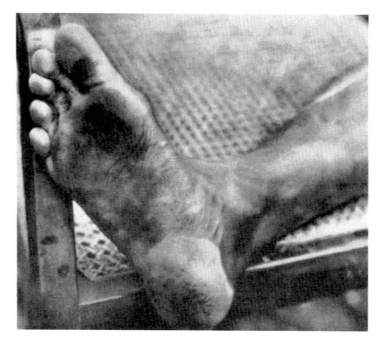

Abb. 38. Tinea albigena. (Nach NIEUWENHUIS.) Pigmentlose Flecken an der Fußsohle.

Ätiologie. In den im Bereiche der Läsionen entfernten Schuppen stellte NIEUWENHUIS zuerst das Vorhandensein von Pilzfäden fest. Auch in den Nägeln fand er nach Auflösung der Nagelsubstanz Mycelien und seitenständige sporenartige Zellen (Conidien), während diese letzteren in den Hautschuppen fehlten. Die in wechselnder Zahl nachweisbaren verzweigten und doppeltkonturierten Pilzfäden, die den bei Tinea circinata oder Tinea imbricata gefundenen durchaus ähneln, findet man vorzugsweise in den oberflächlichen Schichten der Epidermis. Über das Vorkommen von Pilzelementen in den tieferen Schichten der Haut scheint nichts bekannt zu sein, vielleicht, weil gründliche histologische Untersuchungen fehlen. Die geraden, meist deutlich gegliederten Fäden sind 2,5—4,5 μ dick und 7—35 μ, also sehr verschieden lang. An einzelnen Stellen erkennt man dickere chlamydosporenartige Auftreibungen von 7 μ Breite und 10 μ Länge, die von körnigem Inhalt erfüllt sind. In den Fäden erkennt man mehr oder weniger starke Granulabildung und leichte bräunliche Pigmentierung. Die Sporen sind rundlich, oval und dunkelbraun, 1—1,5 μ im Durchmesser und bilden kurze Ketten am Ende der Hyphen oder im Mycelschaft.

In *Reinkulturen* des Pilzes, den NIEUWENHUIS wegen der Eigenschaft, das Hautpigment dauernd zu zerstören, *Trichophyton albiscicans* genannt hat, sieht man auf Maltoseagar oder Bierwürze unregelmäßige runde scheibenförmige Kulturen wachsen, die in 6 Wochen zu Kolonien von 4—6 cm Durchmesser heranwachsen. Die Farbe ist hellbraun, die Oberfläche erscheint in älteren Kulturen samtartig oder gepudert und von weißem Flaum bedeckt. Die Kulturen neigen zu starker Pleomorphie und verhalten sich auf verschiedenen Nährboden sehr variabel.

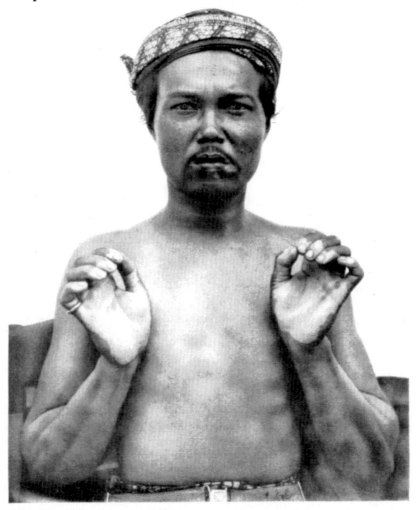

Abb. 39. Tinea albigena. (Nach NIEUWENHUIS.)

Mikroskopisch erkennt man in den Kulturen doppeltkonturierte gerade Mycel-fäden, die durch Septen in kleinere und größere Abschnitte getrennt werden und ein körniges Aussehen besitzen. In älteren Kulturen treten reichlich in Büscheln und Trauben angeordnete Sporen und chlamydosporenartige Gebilde auf. Mit den erhaltenen Kulturen gelang es NIEUWENHUIS, eine Nagelinfektion zu erzeugen, aus der er denselben Pilz wieder züchten konnte. Dagegen gelang es nicht, die charakteristischen Veränderungen an Händen und Füßen hervorzurufen. Ob es sich also bei dem NIEUWENHUISschen Pilz um den tatsächlichen Erreger oder um eine Verunreinigung handelt, kann nicht mit voller Sicherheit entschieden werden.

Die Einordnung des von Nieuwenhuis entdeckten keineswegs leicht züchtbaren Pilzes ins System ist wegen seiner Variabilität nicht ganz einfach. Während Nieuwenhuis selbst ihn zum Genus Trichophyton rechnete, gelangte Ota, der die Kulturen von Nieuwenhuis im Jahre 1925 untersuchte, zu der Auffassung, daß der Pilz zu der Gattung *Glenospora* gehört und dem *Glenospora graphii* verwandt wäre. Er schlug deshalb vor, den Pilz *Glenospora albiscicans (Nieuwenhuis 1903) Ota emend.* zu nennen.

Über das Zustandekommen der Infektion ist kaum etwas bekannt. Wahrscheinlich ist der Erreger auch in der belebten Natur vorhanden, wo er als

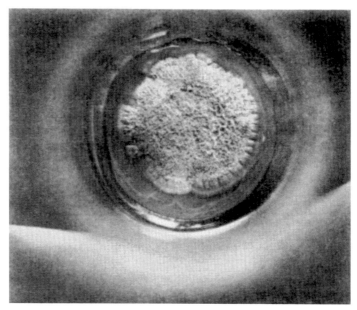

Abb. 40. Glenospora albiscicans. Kultur. (Nach Nieuwenhuis.)

Saprophyt auf Pflanzen, Gräsern oder Sträuchern vorkommt und durch die unbedeckte Haut der Füße und Hände ins Gewebe eindringt. Eine Übertragung von Mensch zu Mensch ist jedenfalls nicht sicher erwiesen.

Symptomatologie. Die bevorzugten Sitze der Erkrankung sind überall, wo die Krankheit auftritt, die schwielig veränderten Fußsohlen der barfußgehenden Eingeborenenbevölkerung und die Handflächen. Das Leiden beginnt mit dem Auftreten einer juckenden Papel, die sich in ein Bläschen von 3—4 mm Durchmesser verwandelt. Dieses Bläschen ist zunächst von einer klaren serösen Flüssigkeit erfüllt. Nach einiger Zeit wird der Inhalt purulent oder aber das Bläschen trocknet ein. In der Umgebung der zuerst aufgetretenen Bläschen entstehen neue, die die gleiche Entwicklung durchmachen und allmählich bedeckt sich die Haut mit einer größeren Anzahl von derartigen, unregelmäßig verstreuten Hauteffloreszenzen. Die Neigung zum Eintrocknen verhindert es, daß sich aus den aufschießenden Bläschen Geschwüre bilden, aber die Bläschen werden infolge des heftigen Juckreizes häufig abgekratzt, so daß die Epidermis bis zum Rete Malpighi oder sogar bis ins Corium hinein zerstört wird oder zum mindesten stark verdünnt und wenig widerstandsfähig erscheint. Die Folge davon ist, daß solche Stellen außerordentlich empfindlich sind und beim Gehen sehr heftige Schmerzen auftreten.

In anderen Fällen, besonders wenn die Krankheit beginnt, einen chronischen Verlauf zu nehmen, verliert die Epidermis ihre Elastizität, wird stark verdickt und schwielig verändert und bedeckt sich schließlich mit derben Borken und und dicken Hornplatten. In diesem chronischen Stadium ist das Gehen weniger behindert. Das anfangs sehr lästige, besonders bei trockener und heißer Witterung quälende Jucken läßt allmählich nach, trotzdem es in der Regel, wenn auch in geringem Maße, während des ganzen Krankheitsverlaufes bestehen bleibt. Gelegentlich entstehen tiefe Einrisse und Sprünge, die durch Schmutz und Fremdkörper zu sekundären Entzündungen Veranlassung geben.

Bei längerer Dauer und allmählichem Fortschreiten des Prozesses in die Tiefe kommt es in den betroffenen Partien zu einer *völligen Zerstörung des normalen Hautpigments*. Meist vergehen aber Jahre, ehe die Depigmentierung einen stärkeren Grad erreicht. Oft ist sie nur unvollkommen oder tritt bei frühzeitiger Heilung durch geeignete Behandlung gar nicht auf. Ist die Pigmentatrophie vorhanden, so ist sie bleibend, auch wenn bei fortschreitender Heilung alle anderen Krankheitserscheinungen verschwinden und die Epithelschicht wieder ihre sonstige normale Beschaffenheit annimmt.

An den Handflächen verläuft der Krankheitsprozeß in ganz ähnlicher Form, doch meist treten die Veränderungen an diesen in geringerem Ausmaße auf.

Erst nach jahrelangem Bestehen breitet sich die Affektion manchmal auch auf Handgelenke, Unterarme, Fuß- und Handrücken, Unterschenkel aus. Es kommt dabei zu ähnlichen Veränderungen der Haut, die runzelig, verdickt und schuppend wird. Das Bild kann an das eines chronischen Ekzems erinnern. In späteren Stadien treten auch an diesen Hautstellen Pigmentverluste ein. Auch die Nägel können betroffen sein. Sie werden brüchig und dünn, undurchsichtig und blättern ab. Auch das Nagelbett wird ergriffen und die neuwachsenden Nägel können mißgestaltet sein.

Das auffallende symmetrische Auftreten der Krankheit an Händen und Füßen ist, wie NIEUWENHUIS bereits hervorgehoben hat, nicht die Folge von nervösen Einflüssen im Sinne trophoneurotischer Störungen. Die Haut der Prädilektionsstellen besitzt die gleiche Struktur, die gleichen physiologischen und chemischen Eigenschaften und ist den gleichen Einflüssen ausgesetzt. Daraus erklärt es sich wohl, daß diese Hautstellen gleichzeitig und in der gleichen Weise erkranken.

Bei der von JEANSELME beobachteten, in Siam ,,*Khi Huen*'' genannten Hautkrankheit, die häufig mit Gelenkrheumatismus vergesellschaftet sein soll, handelt es sich mit größter Wahrscheinlichkeit um dasselbe oder ein gleichartiges Leiden. Die Lokalisation an Handtellern und Fußsohlen, die Verdickung und Starrheit der Hornschicht, die Bildung von Rhagaden, der chronische Verlauf, das gelegentliche Fortschreiten auf Fuß- und Handrücken und der schließlich auftretende Pigmentschwund — alles stimmt völlig mit dem Bilde der Tinea albigena überein. Besonders hervorgehoben werden scheibenförmige, mäßig festsitzende Auflagerungen der Epidermis an den erweiterten Schweißdrüsenausgängen. Auch bei der ,,Khi Huen'' genannten Krankheit können die Nägel befallen sein. Trotzdem der Pilznachweis den ersten Untersuchern nicht gelang, handelt es sich bei dieser Affektion um eine mit der Tinea albigena identische Mykose.

Auch die von v. BASSEWITZ beschriebene brasilianische Krankheit ,,Calör de figo'' geht mit Schmerzen und Jucken, Hyperkeratose, Fissuren, Depigmentation und Nagelveränderungen einher und hat die gleiche charakteristische Lokalisation an Händen und Füßen. In Brasilien konnte ein Pilz nachgewiesen werden, den der Verfasser zum Genus Trichophyton rechnete.

Differentialdiagnose. Dank der eigenartigen Lokalisation ist die Tinea albigena von anderen Hautkrankheiten leicht zu unterscheiden. Die anderen Mykosen wie z. B. *Tinea circinata* und *Tinea imbricata*, kommen selten in derselben ausschließlichen Lokalisation an Händen und Füßen vor und sind aus der Anordnung der Flecken in schuppenden Ringen leicht zu erkennen. *Carate-Flecken,* die zu einer ähnlichen Depigmentation der Haut führen, sind in früheren Stadien meist deutlich gefärbt und lassen gerade Handflächen und Fußsohlen frei. Ebensowenig sieht man die *Pityriasis versicolor* dort auftreten, abgesehen davon, daß bei dieser niemals Bläschen zu bemerken sind und in den Schuppen massenhaft Mycelfäden gefunden werden. Im Beginn können die Bläschen an *Frambösie* denken lassen, die ebenfalls mit schmerzhaften juckenden Schwellungen beginnt und an den Fußsohlen lokalisiert sein kann. Wenn keine anderen Merkmale vorhanden sind, wird man die Entscheidung vom weiteren Verlauf und dem Nachweis von Pilzen abhängig machen müssen. Bei der *Syphilis* sieht man meist circinäre, serpiginöse und circumscripte, viel seltener diffuse Verdickungen der Hornschicht, wobei ringförmige, braunrote Ränder mit unregelmäßiger lamellöser Abschuppung vorhanden sein können. In zweifelhaften Fällen ist es unerläßlich auch auf andere Zeichen einer bestehenden Syphilis zu achten. Bei dem sog. *Keratoma palmare et plantare* handelt es sich gewöhnlich um angeborene familiäre Veränderungen, die nicht zu Pigmentveränderungen der betroffenen Hautstellen führen. Auch die *Arsenkeratose* ist an der gelblichen Färbung der Epidermisverdickungen mit blaurotem peripherem Saum, durch das Fehlen von Pigmentstörungen und durch die Anamnese kenntlich. Zu Verwechselungen könnte eventuell das *Eczema chronic. palmare et plantare keratoides* Veranlassung geben, das aber nicht gleichzeitig an Händen und Fußsohlen zugleich vorkommt. Die Hyperkeratose ist bei dieser Art von Ekzem weniger ausgesprochen, an den Rändern der Schwielen erkennt man stärkere Rötung, in der Tiefe auch Bläschen. Schwierig ist die Diagnose allerdings bei sekundärer Infektion einer Tinea albigena mit chronischem Ekzem. *Psoriasis* beginnt mit verdickten, erhabenen, braunen Flecken, die später abschuppen. Von der *Tinea albigena* unterscheidet sie schon die ringförmige Abschuppung und typische Lokalisation.

Prognose. Spontane Heilung der Krankheit tritt manchmal auf, aber nur nach Jahren, meist bleibt die Haut dauernd verdickt oder wird dünn, atrophisch, wenig widerstandsfähig. Die weiße Verfärbung infolge des Pigmentschwundes ist bleibend, ebenso auch die gelegentliche Mißgestaltung der Nägel.

Therapie. Die bei anderen Dermatomykosen üblichen Methoden erweisen sich auch bei der Tinea albigena, besonders bei Anwendung in frühen Stadien der Krankheit, als wirksam. NIEUWENHUIS empfiehlt besonders Chrysorabin 1 Teil auf 10 Teile Alkohl-Äther āā, als abschließenden Verband über Nacht, öfter wiederholt. Die Behandlung ist zwar ziemlich schmerzhaft und umständlich, beseitigt aber das Jucken und heilt die Krankheit meist in wenigen Wochen. Auch die Behandlung mit Jodtinktur, 14 Tage lang dick aufgeschmiert, ist sehr wirksam, wenn auch ebenso schmerzhaft. Derbe Schwielen und Hornplatten müssen durch heiße Bäder, eventuell mit Kaliseife, erweicht und abgetragen werden. Bei starker Rhagadenbildung und dem Freiliegen des Coriums empfiehlt es sich zunächst, mit Schwefelsalbe zu behandeln.

Tinea sabouraudi tropicalis.

Dieses zu den Trichophytie-artigen Hauterkrankungen gerechnete Leiden ist zuerst von SABOURAUD bei Patienten in *Indochina, Japan* und *Tonkin* beobachtet worden. Die Krankheit wurde auch auf *Ceylon* gefunden und von CASTELLANI beschrieben.

Ätiologie. In den durchscheinend gemachten Hautschuppen lassen sich wie bei anderen Dermatomykosen Pilzfäden nachweisen, die aus besonders geformten bananenförmig gebogenen Elementen ohne Doppelkontur bestehen und aus besonders kurzen, voneinander getrennten Segmenten zusammengesetzt sind. Zwischen den Fäden verstreut sieht man rundliche Sporen von verschiedener Größe. Dieser Pilz wurde von CASTELLANI als *Trichophyton blanchardi* beschrieben. Eine Züchtung ist auf keinem der gebräuchlichen Nährböden gelungen und infolgedessen ist auch die botanische Klassifizierung des mutmaßlichen Erregers nicht möglich. Ebensowenig ist über die Art der Übertragung etwas bekannt.

Symptomatologie. Die Krankheit beginnt an unbedeckten Hautstellen, besonders häufig an den Beinen. Die Kranken geben selbst häufig an, daß das Auftreten der Krankheitserscheinungen die Folge von langem Waten in stagnierenden Gewässern sei. Man sieht im Beginn rötliche Flecken von runder Gestalt, an denen eine feine, pityriasisartige Abschuppung zu erkennen ist. Die Flecken nehmen allmählich an Größe zu und werden, sobald sie die Größe von 1—2 cm im Durchmesser überschritten haben, ringförmig. Die dabei entstehenden Formen sind aber nicht immer deutlich als Ringe zu erkennen, da die Konturen meist durch Aussparungen unterbrochen sind. Man sieht manchmal nur die Hälfte oder ein Drittel des Ringes oder es bilden sich hufeisenförmige Segmente und unregelmäßige polycyclische Figuren. Es besteht ein sehr heftiger Juckreiz, so daß durch das Kratzen Excoriationen entstehen, die das Bild noch weiter verändern können. Das Zentrum der Läsion wird glatt, verfärbt sich und nimmt einen dunkelbraunen Farbton an, während an den Rändern deutliche feine Schuppung fortbesteht und sich auch kleine Papeln und Bläschen bilden können.

Der Verlauf kann recht chronisch sein und gerade in den chronischen Fällen führt die Erkrankung allmählich zu Verdickungen der betroffenen Hautstellen mit Lichenifikation der Ränder.

Behandlung. In den tropischen Gebieten, in denen die Krankheit heimisch ist, läßt sie sich nur schwer durch Medikamente beeinflußen. Dagegen wirkt Klimawechsel oder Übersiedelung nach Europa so günstig, daß die Krankheit fast regelmäßig spontan verschwindet. Es wird die Anwendung von Chrysorabinsalbe 1—4 % empfohlen. Auch andere parasitizide Mittel, vor allem Jodtinktur, sind zu versuchen.

Tinea nigro-circinata.

Diese zuerst von CASTELLANI auf Ceylon bei Singhalesen festgestellte Krankheit hat wegen ihrer Gutartigkeit kaum praktische Bedeutung. CASTELLANI beobachtete ihr Auftreten am Hals und am Scrotum und konnte bei mikroskopischer Untersuchung von Schuppen, die von erkrankten Hautstellen stammten, das Vorhandensein eines Trichophyton-artigen Pilzes nachweisen. Er beschrieb in den Schuppen vorhandene gerade, etwa 3,5 μ breite Mycelfäden und spärliche 4 μ große, doppelt konturierte, rundliche Sporen. Der Pilz wurde von ihm *Trichophyton ceylonense* genannt, da aber die Kultur bis jetzt noch nicht geglückt ist, kann man den Beweis nicht als erbracht ansehen, daß die in den Läsionen gesehenen Pilzfäden die tatsächlichen Erreger sind. Wahrscheinlich ist der Pilz mit dem bei der Tinea sabouraudi tropicalis gefundenen Tr. blanchardi nahe verwandt wenn nicht identisch.

Die Läsionen präsentieren sich als schwärzliche Ringe mit verdickten, zuweilen mit Krusten besetzten, erhabenen Rändern. Die von dem Ring eingefaßte Hautzone ist dunkel verfärbt, erscheint aber sonst ohne Veränderung. Es besteht eine gewisse Ähnlichkeit mit der Tinea sabouraudi mit dem Unterschied, daß letztere meist sehr chronisch verläuft, größere Strecken der Körperoberfläche befallen kann und aus unvollständigen segmentierten Ringen mit wenig erhabenen Rändern besteht. Die Tinea nigro-circinata ist dagegen nur am Hals und am Scrotum beobachtet worden und scheint die ausgesprochene Tendenz zu haben, von selbst abzuheilen. Die Ringe können unter Umständen auch einer ring- förmigen Frambösieeruption („Ringworm Yaws") gleichen, wobei die Diffe- rentialdiagnose durch Pilz bzw. Spirochaetennachweis und auf Grund des weiteren Verlaufes gestellt wird. Medikamentös ist die Tinea nigro-circinata überaus leicht zu beeinflußen. Pinselungen mit Jodtinktur führen zu rascher und dauern- der Heilung.

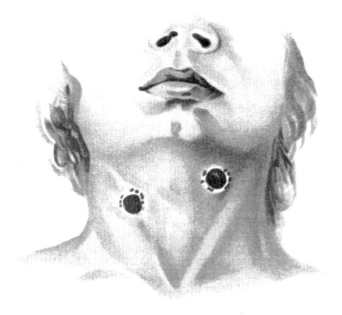

Abb. 41. Tinea nigro-circinata. (Nach CASTELLANI und CHALMERS.)

Die tropischen Formen der Pityriasis versicolor.
(Achromie parasitaire, Tinea flava, Hody-Potsy, Panoe, Tinea nigra.)

Auch in tropischen Gebieten wird die in gemäßigten Zonen weit verbreitete „Pityriasis versicolor" genannte Hautaffektion häufig angetroffen. Die in den Tropen beobachteten Pityriasisformen unterscheiden sich aber in mancher Hin- sicht von der europäischen Pityriasis versicolor, so daß aus verschiedenen Ländern Hautleiden beschrieben wurden, die zwar mit der echten Pityriasis nahe ver- wandt sind, aber von vielen Autoren als besondere Krankheiten aufgefaßt werden. Auch die bei diesen Affektionen angetroffenen Pilze sollen mit dem Erreger der europäischen Pityriasis versicolor — *Melassezia s. Microsporon furfur* — identisch sein.

Die tropischen Formen stimmen mit der echten Pityriasis versicolor, deren eingehende Abhandlung sich in Band 11 dieses Handbuches findet, insofern überein, als es sich auch in den Tropen um Hautaffektionen handelt, bei denen verschiedenartig gefärbte Flecken auftreten, welche in ihrer Färbung von hellrosa bis gelb und braunschwarz variieren können und in denen sich die in der Haut angesiedelten Pilze in enormen Mengen in den oberflächlichsten Hornzellagern und den abgestoßenen Epidermisschuppen finden, während die tieferen Schichten der Epidermis völlig freibleiben. Es handelt sich also um Saprophyten, die nicht tiefer als bis zur basalen Hornschicht vordringen und nicht zu stärkeren pathologischen Veränderungen der Haut führen. Das einzige hervorstechende Symptom ist das Auftreten von charakteristischen, wenig erhabenen farbigen Flecken, die bei stärkerer Ausbreitung ineinander fließen und besonders beim Kratzen leicht schuppen (Symptom des „coup de l'ongle").

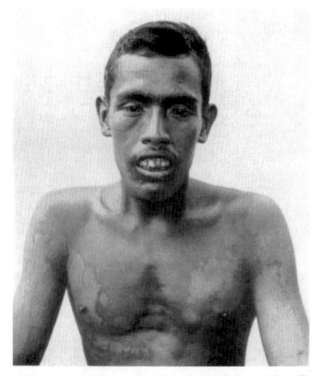

Abb. 42. Pityriasis versicolor (panoe). (Niederländisch-Indien.) (Nach Kayser.)

Ein Unterschied gegenüber der in Europa beobachteten Pityriasis besteht bei den tropischen Formen im wesentlichen in der Lokalisation und in der Ausbreitung der Krankheitsherde. Außer den gewöhnlichen Stellen an Brust und Rücken wird besonders häufig auch das Gesicht befallen, wo die Krankheit in Europa nur selten angetroffen wird. Nicht so selten breitet sich die Krankheit über viel größere Strecken des Rumpfes, der Arme und Beine aus, als man es in Europa zu sehen gewohnt ist. Die Flecken fließen in vielen Fällen zu großen Bezirken zusammen, können aber mitunter auch klein (wenige Zentimeter im Durchmesser) und von einander getrennt bleiben. Diese Besonderheiten der Lokalisation hängen vielleicht in den Tropen weniger von biologischen Eigenschaften der Erreger ab, sondern sind die Folge von mangelnder Körperhygiene, geringem Waschbedürfnis und des Fehlens von Seife. Die Ausbreitung der Krankheit wird wahrscheinlich auch durch das feuchtwarme tropische Klima begünstigt, da ja bekanntlich auch von der europäischen Pityriasis versicolor vorwiegend Personen befallen werden, die zu starkem Schwitzen neigen (z. B. Tuberkulöse). Auffallend ist die Tatsache, daß auch in den Tropen ältere Leute verschont bleiben, vielleicht weil die senile Haut nicht so günstige Ansiedlungsbedingungen für den Pilz bietet. Es werden meist Männer in mittlerem Lebensalter betroffen, wobei wahrscheinlich die Männer deshalb mehr zur Erkrankung neigen als Frauen, weil sie schwere Arbeit zu verrichten haben und stärker transpirieren.

Die Verschiedenartigkeit der Färbung allein ist wohl kein ausreichendes Kriterium, für die Unterscheidung der Pityriasisformen, da das wechselnde

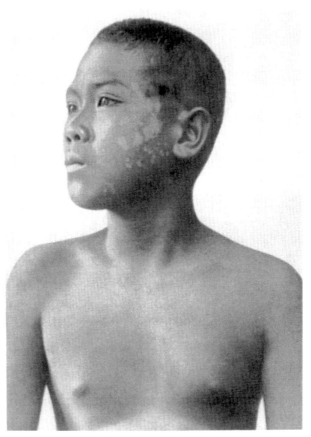

Abb. 43. Pityriasis versicolor (panoe). (Niederländisch-Indien.) (Nach KAYSER.)

Aussehen der Krankheitsherde auch in unseren Breiten schon aus dem Namen Pityriasis „*versicolor*" hervorgeht. Es muß deshalb dahingestellt bleiben, ob die aus tropischen Ländern beschriebenen pityriasisartigen Erkrankungen besondere Formen der echten Pityriasis versicolor sind oder ob sie Krankheitsbilder besonderer Art darstellen, die eine Trennung von der echten Pityriasis rechtfertigen.

JEANSELME beschrieb 1900 aus *Indochina* eine pityriasisartige Krankheit, die er aber auf Grund der besonderen Lokalisation der Krankheitsherde und des Aussehens der parasitären Elemente in den Schuppen von der europäischen Pityriasis versicolor unterschied und der er den Namen „*Achromie parasitaire*" gegeben hat. Die in den Läsionen nachweisbaren Pilze zeichneten sich durch das Vorkommen von bacillenartigen Formen aus, die an UNNAS Flaschenbacillen erinnerten, und durch knotige Anschwellungen an den besonders kurzen Mycelien.

CASTELLANI betrachtet ebenfalls eine in den Tropen heimische Pityriasisform als eine von unserer Pityriasis verschiedene Krankheit, die er „*Tinea flava*“ oder „*Pityriasis versicolor flava*“ nannte. Die Flecken der Tinea flava, die aus Südindien, Ceylon, Malayen-Staaten, Java, Indochina, China und Afrika beschrieben worden ist, zeichnen sich durch ihre helle Farbe aus und sind

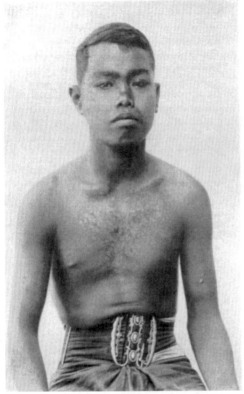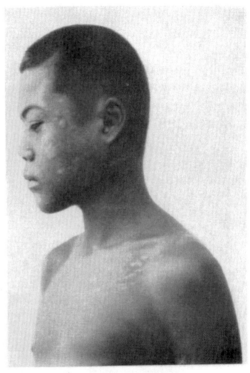

Abb. 44a und b. Pityriasis versicolor (panoe). (Niederländisch-Indien.) (Nach KAYSER.)

vornehmlich im Gesicht, an Hals, Brust, Bauch und Extremitäten lokalisiert. Den in den Schuppen nachweisbaren Pilz bezeichnet CASTELLANI als *Melassezia tropica,* obwohl die morphologischen Merkmale dieses Pilzes nach Auffassung anderer Autoren nicht charakteristisch genug sind, um diesen von der Melassezia versicolor mit Sicherheit zu trennen. Die Flecken sind perifollikulär angeordnet, so daß bei dem Zusammenfließen zu größeren Bezirken eine mosaikartige Zusammensetzung zustande kommt. Von E. C. SMITH (Lagos) wurde darauf hingewiesen, daß die Pilzelemente in der Umgebung der Haarfollikel etwas tiefer eindringen, während sie sonst überall auf die Hornschicht beschränkt bleiben. Dieser Umstand bietet vielleicht eine Erklärung für die Hartnäckigkeit der Tinea flava und die Schwierigkeit der Behandlung. Außer geringem Juckreiz macht die Infektion keine unangenehmen subjektiven Beschwerden. Die tieferen Hautpartien bleiben verschont, histologisch ist im Corium keinerlei Reaktion zu erkennen. Die Krankheit ist von langer Dauer und neigt nicht zu spontaner

Abheilung. Die Versuche einer künstlichen Übertragung auf Eingeborene und Weiße schlugen fehl. Als Unterschied gegen die Pityriasis versicolor der gemäßigten Zone führt CASTELLANI die hellere Färbung, das Befallensein des Gesichtes und die besonders schlechte Beeinflußbarkeit durch die üblichen Behandlungsmethoden an. Die Krankheit tritt fast ausschließlich bei Eingeborenen auf, doch sind auch einzelne Erkrankungsfälle bei Europäern beschrieben worden, bei denen die Flecke auf der weißen Haut rosa gefärbt sind (Tinea rosea). Vielleicht handelte es sich allerdings in diesen Fällen einfach um etwas abweichende Stämme des Erregers.

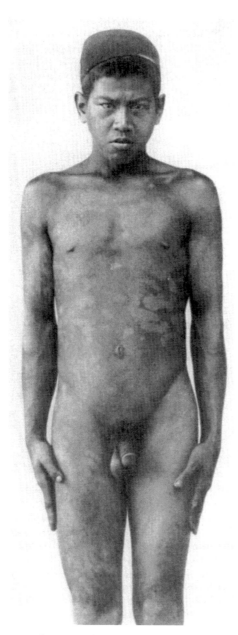

Abb. 45. Pityriasis versicolor (panoe). (Niederländisch-Indien.) (Nach KAYSER.)

Die in den Fällen von Tinea flava gefundenen Pilze besitzen nach der Beschreibung von CASTELLANI Mycelien, die aus dicken, 3—5 μ breiten Fäden mit zahlreichen unregelmäßigen Anschwellungen und Einschnürungen bestehen. Die rundlichen Sporen sind 3,5 bis 4,5 μ groß, und doppelt konturiert. In frischen Fällen sind die Pilzelemente, Mycelien und Sporen, in großer Menge vorhanden. In alten chronischen Fällen findet man sie nur spärlich. Während zuerst keine positiven Kulturen erzielt werden konnten, berichteten ACTON und PANJA 1927 aus Indien von positiven Ergebnissen bei Melassezia ovale, das für den Erreger einer „Pityriasis capitis" gilt, auf PETROFFs Eiernährboden und anderen Nährböden. Ebenso gelang es MACLEOD und DOWLING in England, Kulturen von Tinea flava-Fällen zu erhalten, indem sie die Hautschuppen mehrfach in destilliertem Wasser wuschen und auf PETROFFs Nährboden und zwar auf den oberen trockenen Partien eines Schrägagarröhrchens auslegten. Nach 4 Tagen waren weißliche Kolonien zu sehen, welche sich nach unten zu ausbreiteten. Nach 30 Tagen bedeckten sie den ganzen Nährboden als weißlichgraue Schicht mit leichten Erhabenheiten in Form sehr trockener und konsistenter Kolonien. Die Kulturen nahmen mit zunehmendem Alter einen bräunlichen Farbton an und waren weder auf Glucoseagar, noch auf Peptonbouillon zu überimpfen. Dagegen sahen diese Autoren Wachstum in Oleinsäure-, Glucose-Peptonbouillon. Auf PETROFFs Nährboden erschienen die Pilze mikroskopisch als hefeähnliche grampositive Körper. In älteren Kulturen, die auf festen Nährböden wuchsen, konnten erst nach 60 Tagen hyphenartige Gebilde beobachtet werden, während die Hyphenbildung in flüssigen Nährböden sehr viel deutlicher war. Übertragungsversuche auf normale Haut verliefen negativ. SCHMITTEN, der angibt, Kulturen von Tinea versicolor und Tinea flava erhalten zu haben, teilt mit, daß er die von CASTELLANI angeführten morphologischen Unterschiede der Pilze in den Hautschuppen nicht erkennen konnte, dagegen zeigten sich kulturelle Unterschiede zwischen diesen beiden Pilzen.

Von CASTELLANI und TEJERA wurde aus Venezuela eine Krankheit beschrieben, die sie als „Cute" bezeichneten und von der sie annehmen, daß sie mit der auf Ceylon und Ostindien beobachteten Tinea flava identisch sei. (Mit dem Namen „Cute" wird in Venezuela sonst nur die Carate oder Pinta bezeichnet). Die mikroskopische Untersuchung ergab das Vorhandensein eines Pilzes, der mit dem bei Tinea flava beschriebenen identisch oder ihm zum mindesten sehr ähnlich ist, sich aber nicht züchten läßt.

Durch FONTOYNONT und CO-ROUGEAU ist eine auf *Madagaskar* vorkommende, dort „*Hody-potsy*" (weiße Haut) genannte Krankheit beschrieben worden, die in ihrem klinischen Verhalten mit der *Achromie parasitaire* von JEANSELME und der *Tinea flava* von CASTELLANI übereinstimmt. Auch bei dieser Krankheit fanden sich in den Hautschuppen kurze Mycelfäden und Sporenhaufen in großer Anzahl. In den Kulturen wächst der Pilz bei Zimmertemperatur recht schnell. Die Kulturen, die wenig widerstandsfähig sind und leicht absterben, sind anfangs weiß, flaumig und nehmen später einen grünlichen Farbton an. Man sieht sterile, bräunliche, septierte Fäden von sehr verschiedener Dicke und gut entwickelte Sporenträger mit endständigen Sporenketten und

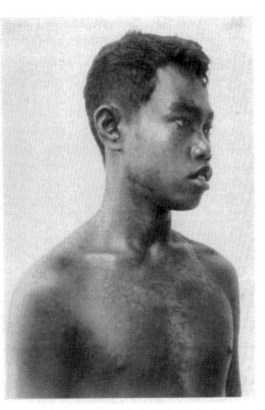

Abb. 46. Pityriasis versicolor (panoe). (Niederländisch-Indien.) (Nach KAYSER.)

Sporen, die in Massen zusammenliegen. Der von FONTOYNONT und COROUGEAU gezüchtete und von LANGERON näher untersuchte Pilz wird von diesen Autoren zum Genus *Hormodendron* (BONORDEN 1851) gerechnet, dessen Vertreter gewöhnlich ∘als pflanzliche Parasiten gefunden werden. Die auf Madagaskar bei Hody-potsy beschriebene und als *Hormodendron fontoynonti* (LANGERON 1913) bezeichnete Art ist die einzige Species dieses Pilzes, die beim Menschen gefunden wurde. CASTELLANI bezweifelte die ätiologische Bedeutung dieses Pilzes, trotzdem die französischen Autoren angeben, bei der Verimpfung der Kulturen auf den Menschen positive Ergebnisse erzielt zu haben. Klinisch handelt es sich bei der als „Hody-potsy" bezeichneten Krankheit ebenso wie bei den anderen Pityriasisformen um eine chronische Mykose der Haut, die je nach der Jahreszeit Schwankungen unterworfen ist und sich bei Hitze und Feuchtigkeit verschlimmert. Durch direkten Kontakt ist sie leicht zu übertragen und befällt häufig alle Mitglieder der gleichen Familie. Die

19*

Erscheinungen beginnen ohne besondere Vorboten und sind von keinen Allgemein-symptomen begleitet. Die nichtjuckenden Flecken befallen vorzugsweise das Gesicht und den Hals, während die behaarte Kopfhaut nicht ergriffen wird. Die Haut wird an den befallenen Stellen nicht depigmentiert, sondern ändert nur infolge der Ansiedelung der Pilzelemente ihren Farbton.

Auch in *Niederländisch-Indien* sind die pityriasisartigen Erkrankungen bekannt, die von KAYSER in seinen Vorträgen über tropische Hautkrankheiten erwähnt werden. Der allgemeine Name für diese Krankheit ist in Ostindien „*Panoe"*, wobei auch hier wiederum verschiedene Formen unterschieden werden sollen. Eine vorwiegend im Gesicht auftretende Form, bei der es zur Bildung von

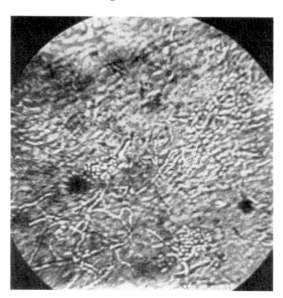

Abb. 47. Mycelfäden in Hautschuppen. Pityriasis versicolor.
(Nach KAYSER.)

größeren runden und poly-cyclischen Flecken kommt, die gelblich gefärbt sind und kleinere dunklere Partien aufweisen, nennt man „*Pa-noekembang"* oder„*Bientang"*. Es ist möglich, daß diese Formen durch verschiedene Pilzarten hervorgerufen wer-den, die bis jetzt aber noch nicht näher studiert worden sind. Die Flecken stimmen in Aussehen und Beschaffen-heit, besonders auch in der Gleichmäßigkeit der Ober-fläche, mit denen der Pityri-asis versicolor der gemäßigten Zonen überein, jedoch er-scheint ihre Farbe auf der dunkleren Haut der Einge-borenen grauweiß und heller als die normale Haut, ver-mutlich weil das dunkle Haut-pigment durch das dichte Pilzgeflecht nicht hindurchschimmert. Außerdem bilden ja die in den ober-flächlichen Schichten eingelagerten Pilze eine Art Filter, durch welches Sonnen-strahlen zurückgehalten werden, so daß die Pityriasisflecken auch aus diesem Grunde heller bleiben. Bei den Eingeborenen wird dank der Eigenfarbe der Haut eine größere Anzahl von Farbübergängen und Schattierungen der Flecken zu beobachten sein, die sich scharf gegen die dunkle Haut absetzen, wenn sie hellere Farbtöne aufweist, bis zu den kaum sichtbaren dunklen, beinahe schwarzen Flecken, die auch als *Pityriasis nigra* beschrieben worden sind. Pigmentstörungen der Haut, wie sie z. B. auch von CASTELLANI bei Tinea flava erwähnt werden, sind stets nur vorübergehender Natur. Nach Abheilen der Flecke kehrt die normale Hautfarbe zurück.

Die in China, Indien, Ceylon, Java, Malayen-Staaten vorkommende *Tinea nigra* oder *Pityriasis nigra* soll vorwiegend Eingeborene befallen und am Hals und der oberen Brusthälfte lokalisiert sein. Die ersten Beschreibungen dieser oder einer sehr ähnlichen Krankheit stammen von MANSON (1872) aus China. Aus den Hautschuppen konnte CASTELLANI auf *Ceylon* auf Maltoseagar einen Pilz züchten, den er *Cladosporium mansoni* genannt hat. Die in den Haut-schuppen sehr reichlichen Pilzelemente sind etwas größer als die von *Melassezia furfur*, die Mycelien sind 18—20 μ lang, die in Haufen zusammenliegenden

Sporen messen 5—8 μ. Die Übertragung der Krankheit durch die Kulturen scheint nicht zu gelingen. Es sollen auch Mischinfektionen von Tinea flava und Tinea nigra beobachtet worden sein.

Auch in *Brasilien* wurden zuerst von RAMOS und SILVA, JOSÉ TORRES und PARREIROS HORTA in *Rio de Janeiro,* später auch von SILVA in *Bahia,* Fälle beobachtet, welche als *Tinea nigra* aufgefaßt wurden. Als Erreger wurde außer dem *Cladosporium mansoni* ein Pilz isoliert, der als *Cladosporium wernecki* bezeichnet wurde (PARREIROS HORTA 1921). Im Gegensatz zu *Melassezia furfur* sind die Pilze auf SABOURAUDschen Agar leicht zu züchten. Das *Cladosporium wernecki* unterscheidet sich vom *Cladosporium mansoni* durch das Aussehen der Pilzelemente in den Hautschuppen und durch das Erscheinen von hefeartigen Formen in den Kulturen. In Brasilien wurden außer am Rumpfe und im Gesicht auch auf den Handflächen und an den Fingern Läsionen beobachtet, während bei den anderen Formen der Pityriasis versicolor gerade die Handfläche und Fußsohlen freibleiben, so daß man geradezu von einer Immunität dieser Hautpartien gesprochen hat.

Von RIETMANN wurde ebenfalls aus Bahia eine verwandte Epidermykose beschrieben, bei der es zur Bildung von schwarzen Flecken auf der Haut der Handflächen kommt, während die übrige Körperhaut vollständig verschont bleibt. Die in den Schuppen nachgewiesenen Pilze, die eine gewise Ähnlichkeit mit *Melassezia furfur* besaßen, konnten leicht auf SABOURAUDschen Nährboden gezüchtet werden und wurden von RIETMANN und in einer anderen Publikation von SARTORY, SARTORY, RIETMANN und MEYER auch zum Genus *Cladosporium* gestellt. Nach der Beschreibung von RIETMANN unterscheidet sich die Affektion sowohl von der in mancher Hinsicht ähnlichen Pityriasis versicolor als auch von der CASTELLANIschen Tinea nigra und der Tinea nigro-circinata durch klinischen Verlauf, Aussehen und Lokalisation der Herde ebenso wie durch das Verhalten in der Kultur. Die besondere Lokalisation der Pilze wird durch eine auch in den Kulturen nachweisbare,, Lipoidophilie" erklärt, die den Pilz befähigen soll, sich an Hautstellen anzusiedeln, an denen sich eine verstärkte Exsudation von fettigen Substanzen findet. Nach anfangs vergeblichen Versuchen gelang es schließlich, die Haut der Inguinalfalte von Meerschweinchen nach vorausgegangener Scarification zu infizieren, wobei sich nach 5—7 Wochen schwärzlich gefärbte Hautflecke zeigten. Die Übertragung auf den Menschen gelang nur bei Beimpfung der Handflächen oder der Inguinalgegend.

Aus Japan wurde eine besondere Form der Pityriasis beschrieben, die den Namen *Pityriasis circinata* (TOYAMA) bzw. *rotunda* (MATSUURA) führt. Es handelt sich um eine Dermatose, die durch das Auftreten von kreisrunden, oberflächlich schuppenden Herden von grauer Farbe charakterisiert ist. Die sehr regelmäßigen Flecken treten zuweilen in großer Zahl an Rumpf und Extremitäten, auch im Gesicht auf und werden bis handtellergroß. Die Untersuchung der Schuppen ergab Mikroorganismen von $8:2,5 \mu$ mit abgerundeten Ecken (HASEGAWA). KISHIMOTO züchtete einen der Torula-Gruppe nahestehenden Pilz, mit dessen Kulturen er die Krankheit an Menschen hervorrufen konnte[1].

(Eine andere Cladosporiumart — *Cladosporium penicilloides* [= Cl. madagascariensis] wurde durch GUÉGUEN bei einer geschwürigknotigen Hautaffektion am Beine in Madagaskar gefunden.)

---

[1] ABE: Ein Fall von Pityriasis rotunda Matsuura. Acta dermat. (Kioto) **1**, 200 (1923). Ref. Zbl. Hautkrkh. **10**, 279. — HASEGAWA, M.: A case of pityriasis circinata Toyama. Jap. Z. Dermat. **27**, 15 (1927). Ref. Zbl. Hautkrkh. **25**, 329. — KISHIMOTO, Y.: Über Pityriasis rotunda Matsuura. Jap. Z. Dermat. **21**, 26 (1921). Ref. Zbl. Hautkrkh. **4**, 360. — TAKAHASHI, K.: Ein Fall von Pityriasis circinata Toyama und ein atypischer von Pityriasis versicola, welcher der Pityriasis circinata sehr ähnlich ist. Jap. Z. Dermat. **28**, 13 (1928). Ref. Zbl. Hautkrkh. **30**, 758.

Bezüglich der *Differentialdiagnose* der pityriasisartigen Erkrankungen gegenüber anderen Hautaffektionen wie Leucoderma syphiliticum, Eczema seborrhoicum, Vitiligo, lepröse Flecken usw., die unter Umständen zu Verwechslungen führen könnten, sei auf das einschlägige Kapitel in Band XI dieses Handbuches verwiesen. Von den anderen in diesem Kapitel abgehandelten tropischen Hautaffektionen sind die in den Tropen vorkommenden pityriasisartigen Erkrankungen stets leicht zu unterscheiden.

Die *Therapie* besteht auch bei den tropischen Formen in Pinselungen mit Jodtinktur, Acidum salicylicum, $1^0/_0$iges Sublimat in Spiritus dilutus, $10^0/_0$iges Formalin. Als gutes Mittel wird auch grüne Seife mit $2^0/_0$ Naphthol oder 10—20 $^0/_0$ Schwefel angegeben (Kayser). Zur Behandlung der Tinea flava empfiehlt Castellani Terpentineinreibungen mit nachfolgender Naphthol- und Epicarinsalbenbehandlung (2—5 $^0/_0$), Salicylresorcin- und Chrysorabinsalben.

Piedra.

Unter *Piedra* (Piedra columbiana, Piedra nostras, Trichosporie, Tinea nodosa) versteht man eine eigenartige Erkrankung der Kopf- oder Baarthaare, in vereinzelten Fällen auch der Schamhaare, bei welcher man als Folge der Ansiedlung von Pilzen kleine harte Knötchen auftreten sieht, die in unregelmäßigen Abständen voneinander am Haarschaft festsitzen. Wegen der Härte der Knötchen die besonders deutlich zu fühlen sind, wenn man die Haare durch die Finger zieht, ist die in Columbien auftretende Form als „Piedra" (span. = Stein) bezeichnet worden. Da die Krankheit nicht nur in den Tropen, sondern auch in gemäßigten Zonen auftritt, unterscheidet man einheimische und tropische Formen.

Geschichte und Geographie. Diese eigentümliche Haaraffektion wurde zuerst im Jahre 1876 von Nicolas Osorio und Posado Arango aus *Columbien* beschrieben, wo sie auch bis jetzt noch in den Provinzen Cauco und Antioquia häufig auftritt, und man glaubte zunächst, es handelte sich um eine Haaranomalie, die sich auf ganz bestimmte tropische Gebiete beschränkte.

Weit früher waren allerdings schon in Europa ähnliche Beobachtungen an abgeschnittenen Haaren gemacht worden. An Chignonhaaren und in Perrücken wurden Knötchen nachgewiesen, in denen Lindemann (1866) Gebilde fand, die er für Gregarinen hielt, während Beigel (1865) nachweisen konnte, daß es sich um einen Pilz handelte. Dieser Beigelsche „*Chignonfungus*" wurde wegen seines grünlichen Farbstoffes zuerst zu den Algen gerechnet und Pleurococcus beigeli genannt. Erst später erwies es sich, daß man ihn zu den Fadenpilzen stellen mußte (Synonyme: Pleurococcus beigeli Rabenhorst, 1867. — Sclerotium beigelianum Hallier, 1860. — Hyalococcus beigeli Schröter, 1886. — Chlamydostomus beigeli, Trevisan 1889. — Micrococcus beigeli Migula, 1900. — Trichosporum beigeli Vuillemin 1901).

Die ersten Untersuchungen an den aus *Columbien* stammenden Haaren wurden 1878 von E. Desenne in Paris und von Malcolm Morris u. a. (A. C. Malley, W. B. Cheadle, Samuel Wilks, Pye Smith, Tilbury Fox, James Startin und George Hoggau) ausgeführt und festgestellt, daß die columbianische Piedra von der einheimischen Trichorhexis nodosa verschieden sei und bei ihr Fadenpilze bzw. sporenartige Gebilde zu finden wären. In späteren Jahren wurden durch Behrendt (1885) und Juhel-Rénoy (1888) genauere mikroskopische Untersuchungen an aus Columbien stammenden Haaren vorgenommen, welche den Beweis lieferten, daß es sich um eine parasitäre Pilzerkrankung handelte.

Bald stellte es sich heraus, daß diese Affektion der Haare in anderen tropischen Ländern, aber auch in Europa vorhanden sei. Im Jahre 1890 wurde von Behrendt ein Fall aus *Berlin* beschrieben. Es gelang auch die Züchtung eines Pilzes aus Schnurrbarthaaren, für den Behrendt den Namen *Trichosporon ovoides* vorschlug. Der Gattungsname *Trichosporon* hat sich gegenüber verschiedenen anderen Namen (Zoogloea Eberth 1873, Hyalococcus Schröter 1866, Chlamydostomus Trevisan 1889, Micrococcus Migula 1900) bis heute erhalten. Auch der 1902 von Vuillemin vorgeschlagene Gattungsname *Trichosporum* muß abgelehnt werden, da *Trichosporon* im Einklang mit den botanischen Nomenklaturregeln sowohl als der ältere Name, als auch wegen der Analogie mit anderen ähnlich gebildeten Gattungsnamen (Mikrosporon) vorzuziehen ist.

Weitere Beobachtungen der Krankheit wurden von UNNA und seiner Mitarbeiterin B. TRACHSLER gemacht (1894—1896) und führten zu der Bezeichnung *Trichosporon ovale* für eine der *europäischen* und *Trichosporon giganteum* für die *columbianische* Varietät. VUILLEMIN konnte 1902 die ersten Fälle in *Paris* nachweisen. Weitere den von BEHRENDT, UNNA und VUILLEMIN mehr oder weniger ähnelnde Fälle wurden von LOMBARDO aus *Modena* (1904), CARO aus *Breslau*, WOSLSCH aus *Prag*, FREUND aus *Triest* (1905), G. GIRO und A. SABBÉ aus *Frankreich* (1907) beschrieben. OGATA und UNO (1896), DOHI (1899), DOHI und OHNO (1911), MIOSCHI, KAMBAYASHI und OTA konnten das Vorkommen der Krankheit in *Japan* nachweisen und die dort gezüchteten Pilze näher untersuchen. Die in Japan gefundenen Pilze erhielten auf Vorschlag von MIOSHI den Namen *Oospora trichosporon*.

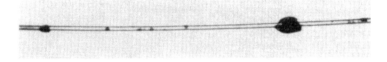

Abb. 48. Argentinische Piedra. Vergr. 12 mal. (Nach PARODI und OROL ARÍAZ.)

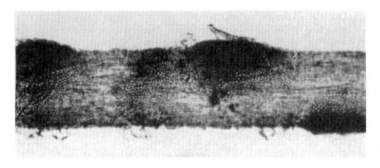

Abb. 49. Argentinische Piedra. Pilzknötchen am Haarschaft. Vergr. 210 mal.
(Nach PARODI und OROL ARÍAZ.)

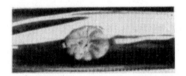

Abb. 50. Argentinische Piedra. Kultur. (Nach PARODI und OROL ARÍAZ.)

PEDRO SERILIANO MAGAETHÃES (1901) entdeckte das Vorhandensein einer piedraartigen Krankheit in *Rio de Janeiro* und eine ganze Reihe von brasilianischen Autoren (EDUARDO RABELLO, PARREIRAS HORTA, BRUNO LOBO, FERNANDO TERRA und A. MOSES in Rio de Janeiro; GONZALO MUNIZ und PARADO VALLADARES, OCTAVIO TORRES in Bahia; VICTOR GODINHO in São Paulo) beschäftigen sich nach ihm mit der brasilianischen Form der Piedra. OROL ARÍAZ (1925) und SILVIO PARODI (1929) beobachteten Piedrafälle in Argentinien, DELAMARE und GATTI (1929) in Paraguay. Bei der brasilianischen, argentinischen und paraguayanischen Form handelt es sich bei den gefundenen Pilzen nicht um die Gattung *Trichosporon*, sondern um Ascomyceten, für die von DA FONSECA und AREA LEÃO der Name *Piedraia* vorgeschlagen wurde.

CASTELLANI beschrieb eine piedraähnliche Erkrankung an Bart- und Schnurrbart-haaren aus *Ceylon* und *Indien*.

1925 wurde durch FAMBACH auf das Vorkommen einer piedraartigen Erkrankung bei *Equiden* hingewiesen.

Ätiologie. Die zu den *Arthrosporacäen* gehörenden Pilze der Gattung *Trichosporon* BEHRENDT 1890 zeichnen sich dadurch aus, daß sie um die Haarschäfte Knoten bilden, welche aus größeren oder kleineren, ovalen, rundlichen oder durch gegenseitigen Druck polyedrisch geformten Elementen bestehen, während in der Kultur längliche Hyphen und Sporen gebildet werden.

Auf welche Weise die Haare durch Pilze infiziert werden, ist vollkommen unbekannt. In Columbien wird angenommen, daß das Waschen der Haare mit Wasser aus bestimmten Flüssen und die Anwendung von Kosmetica die Krankheit hervorruft. Künstliche Infektion des Menschen und die Übertragung auf Tiere ist nicht geglückt.

Man unterscheidet die folgenden *Pilzvarietäten:*

Trichosporon giganteum Unna 1896.
Trichosporon beigeli Ravenhorst 1897, Vuillemin 1902.
Trichosporon ovoides Behrendt 1890.
Trichosporon ovale Unna 1896.
Trichosporon glycophile du Bois 1910.
Trichosporon foxi Castellani 1908.
Trichosporon krusi Castellani 1908.
Trichosporon equinum Fambach 1925.

Für die als *Trichosporon hortai* Brumpt 1913 bezeichnete in *Brasilien* gefundene Varietät wird neuerdings von da Fonseca und Area Leão der Name *Piedraia* in Vorschlag gebracht.

Die von Dohi und Ohno in *Japan* kultivierten, wahrscheinlich mit *Trichosporon ovoides* identischen Pilze wurden von Dohi auf Vorschlag des japanischen Botanikers Mioshi als *Oospora trichosporon* bezeichnet. Kambayashi sammelte 10 Fälle von Piedra in Tokio und teilte die gezüchteten Pilze in 2 neue Abarten:

Oospora trichosporium granulosa Kambayashi 1923.
Oospora trichosporium cerebriforme Kambayashi 1923.

Der japanische Pilzforscher M. Ota schlug in einer im Jahre 1926 erschienenen Arbeit vor, der Gattung *Trichosporon* noch folgende parasitische Pilze zuzurechnen: *Mycoderma cutaneum, Parendomyces asteroides, Parendomyces balceri* und *Hemispora rugosa*.

Symptomatologie, mikroskopischer Befund und Kultur.

Trichosporon giganteum. Diese Varietät, die zuerst im Jahre 1878 durch Desenne beschrieben und durch Juhel-Rénoy, Behrendt, Posada Arango näher untersucht wurde, ist die Ursache der *columbianischen* Piedra und ist verstreut in verschiedenen Gebieten Columbiens gefunden worden. Man beobachtet die Krankheit vorwiegend an dem Kopfhaar von jungen Frauen, seltener in Kopf- und Schnurrbarthaaren bei Männern. Dieselbe Art wurde durch MacLeod 1922 bei der durch Minett bei Indianern an der Grenze von Brasilien und Britisch-Guayana (Atavy-Stämme) gefundenen Krankheit festgestellt.

Es entstehen in unregelmäßigen Abständen von $1/_2$—$1^1/_2$ cm knötchenförmige Verdickungen, die, viel kleiner als Nissen, von grauer oder bräunlicher Farbe und steinharter Konsistenz sind. Nur der freie Haarschaft wird befallen, während der in der Epidermis steckende Teil gesund ist. Die Knötchen sitzen nicht tiefer als 1 mm über der Haut, und sind sehr wechselnd in ihrer Anzahl. Manchmal findet man 10—20 dieser Knötchen an einem Haar. Die Form ist die einer kleinen Spindel, welche den Haarschaft auf einer Strecke umgibt, die dem Bruchteil eines Millimeters entspricht.

Die Haare selbst bleiben normal und man erkennt keinerlei Anzeichen von Aufsplittern oder Abbrechen der Haare oder eines Eindringens der Krankheitserreger in den Haarschaft. Manchmal sieht man an den Haaren stärkere Kräuselung und Verfilzung, die auch als „*Plica columbiensis*" bezeichnet worden ist. An der Kopfhaut sind keinerlei krankhafte Veränderungen zu bemerken.

Betrachtet man die erkrankten Haare unter dem Mikroskop, so sieht man, daß die Oberfläche des den Haarschaft ganz oder teilweise scheidenförmig umgebenden Knötchens aus einem Mosaik von rundlichen und ovalen sporenartigen Zellen besteht. Man erkennt eine dazwischen gelagerte, gallertartige oder

schleimige Substanz, welche die Sporen zusammenhält und wahrscheinlich durch die Zellmembran der Pilzelemente ausgeschieden wird. Diese Masse hat einen grünlich-gelben Farbton, und läßt sich durch Behandlung mit $10^0/_0$ Kalilauge auflösen. An den isolierten Zellen erkennt man das Vorhandensein einer gut entwickelten Zellmembran, deutliches Protoplasma, und einen blasenförmigen Kern. Die Größe der Pilzelemente beträgt bei der columbianischen Varietät 12—15 μ. Die rundlichen Sporen nehmen besonders in den tieferen Schichten infolge des gegenseitigen Druckes eine polyedrische oder unregelmäßig abgeplattete Form an. Man erkennt aber deutlich, daß sie in Ketten oder Schnüren zusammen liegen und aus Mycelfäden entstanden sein müssen, die durch Segmentierung in einzelne Körper zerfallen sind. Gelegentlich sieht man sogar deutlich verzweigte Fäden, die durch Septen in vierkantige Zellen geteilt werden und zuweilen auch chlamydosporenartige Gebilde. Im allgemeinen sind die Pilzelemente in der Nähe der Haarcuticula etwas kleiner, während sie in der äußeren Zone der Scheide größer und rundlicher werden. Auf Durchschnitten in der Längsrichtung des Haares sieht man, daß die den Knötchen entsprechende Partie des Haares nicht immer ganz intakt ist. Hier und da wird die Cuticula in Lamellen abgehoben, so daß man den Eindruck hat, als wären diese zwischen Sporen eingeklemmt und bildeten Häkchen, durch welche die Pilzmasse festgehalten wird. An

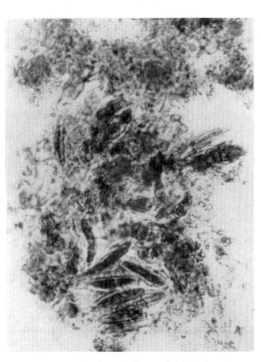

Abb. 51. Piedraia hortai. Spindelsporen.
(Nach DA FONSECA und AREA LEÃO).

den Polen der Knötchen sind Sporen vorhanden, die eine besondere Kittsubstanz liefern, durch welche die ganze Pilzmasse ans Haar festgeklebt ist. Ebenso findet man, daß in den tieferen Schichten sich ein Teil des Protoplasmas aus den tiefer gelegenen Keimen ergießt und die Flüssigkeit bildet, welche die Zwischenräume zwischen den Sporen ausfüllt und die tieferen Schichten an dem Haarschaft befestigt. Die Haarsubstanz selbst bleibt intakt und frei von Sporen.

Der Pilz wächst auf den verschiedenen gebräuchlichen Nährböden in kleinen sternförmigen Kolonien, die in Plattenkulturen schon nach 24 Stunden sichtbar werden. Zunächst erscheinen sie als knopfartige Buckel von gelblicher Farbe und nehmen später eine weißliche, wie mit Pulver bestreute Oberfläche an. Bei jüngeren Kolonien sieht man eine feucht glänzende glatte Oberfläche, später entstehen zahlreiche unregelmäßige Windungen und die Kulturen bekommen ein gehirnförmiges Aussehen. Diese unregelmäßige Furchenbildung an der Oberfläche sieht man besonders deutlich auf saurem Brotbrei und auf Kartoffeln. Gelatine wird in 10—12 Tagen verflüssigt.

Mikrospokisch erkennt man in der Kultur Pilzfäden, die bis 60 μ lang und
1—4 μ breit werden und durch deutliche Septen gegliedert sind. Die Sporen
sind endständig und liegen in Ketten oder Haufen zusammen. Sie sind von
verschiedener Größe, rund oder länglich oval, manchmal von polyedrischer
Form. In älteren Kulturen sieht man das Auftreten von großen chlamydo-
sporenartigen Gebilden (8—12 μ). Man kann auch hefeartige Sprossung beobachten, die der von Mycoderma (Oidium lactis) ähnlich ist. In flüssigen Nährböden bilden sich nur Fäden, welche an der Oberfläche Ektosporen abscheiden.

Trichosporon beigeli. Diese zuerst an Chignonhaaren gefundene Art wurde von BEIGEL,
in London beschrieben und ist wohl die gleiche, die LINDEMANN in Rußland gefunden

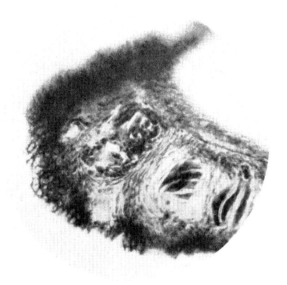

Abb. 52. Piedraia hortai. Asken mit spindelförmigen Sporen. (Nach DA FONSECA und AREA LEÃO.)

hatte. Um dieselbe Art handelt es sich auch in den Fällen, die in Frankreich von VUILLEMIN
(1901), in Italien von ASTOLFO PAOLI (1913), in Sardinien durch LUIGI PAIS (1921) entdeckt
wurde. Besonders sorgfältig wurde diese Art von VUILLEMIN untersucht, dessen Beobachtungen wichtige Tatsachen über die botanische Natur der Piedrapilze aufdeckten.
    Diese Fälle unterscheiden sich von den übrigen dadurch, daß die befallenen Haare
selbst angegriffen werden, wie dies auch bei der Trichorhexis nodosa der Fall zu sein
pflegt. Die histologische Untersuchung ergibt, daß die Haarcuticula durch die Pilzmassen aufgerissen wird. Der Haarschaft selbst wird brüchig und trocken und zerreißt
schließlich. Die mosaikartig angeordneten Sporen sind 3—4 μ lang, zwischen ihnen ist
wie bei allen anderen Varietäten eine klebrige Zwischensubstanz sichtbar. Die Kulturen
des Pilzes gleichen in vieler Beziehung den anderen Varietäten. Hervorzuheben ist die
Bildung von *Chlamydosporen* von verschiedener Größe und wechselnder Anordnung in
der Läsion und den älteren Kulturen. Eine Verflüssigung der *Gelatine* tritt auch bei längerem
Wachstum nicht ein.
    Trichosporon ovoides. Diese bei europäischen Formen der Trichosporie gefundene und
zuerst durch BEHRENDT aus den Knötchen von Bart- und Schnurrbarthaaren eines jungen
Mannes gezüchtete Varietät zeigt sowohl im Aussehen der Knoten als auch kulturell gewisse
Abweichungen von den anderen Pilzen. Die durch den Pilz erzeugten grünlich-gelben
Knoten sind umfangreicher als bei den exotischen Formen, während die in den Knoten
nachweisbaren Pilzelemente kleiner sind (4 μ lang, 2—3 μ breit). Manchmal umgeben
die Knoten das Haar als längere kontinuierliche Scheiden oder bilden unregelmäßige
spindelförmige Auflagerungen. Ein weiterer Unterschied gegen die columbianische Form
liegt darin, daß die Knötchen nicht so hart sind, und nicht so fest am Haarschaft haften.
Im Wasser werden sie leicht aufgeweicht und lösen sich vom Haar ab. Das Haar zeigt

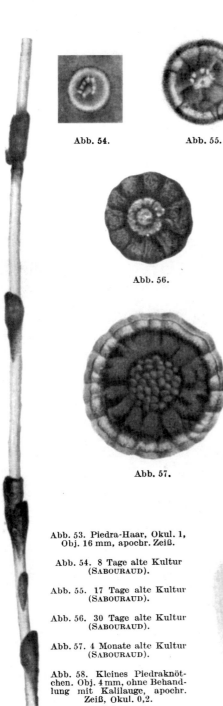

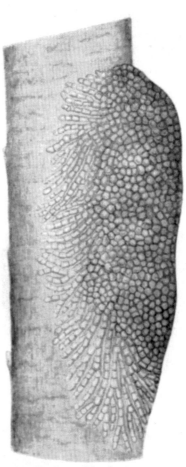

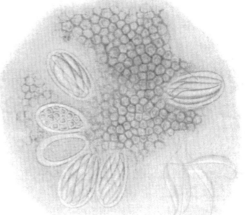

Abb. 54.   Abb. 55.

Abb. 56.

Abb. 57.   Abb. 58.

Abb. 53. Piedra-Haar, Okul. 1,
Obj. 16 mm, apochr. Zeiß.

Abb. 54. 8 Tage alte Kultur
(SABOURAUD).

Abb. 55. 17 Tage alte Kultur
(SABOURAUD).

Abb. 56. 30 Tage alte Kultur
(SABOURAUD).

Abb. 57. 4 Monate alte Kultur
(SABOURAUD).

Abb. 58. Kleines Piedraknötchen. Obj. 4 mm, ohne Behandlung mit Kalilauge, apochr.
Zeiß, Okul. 0,2.

Abb. 59. Piedraknötchen nach
Behandlung mit Kalilauge.
Piedra. Gonzalo Muniz. Obj.
4 mm, apochr. Zeiß, Okul. 3.

Abb. 53.

Abb. 59.

gelegentlich Längsspaltung, bleibt aber sonst intakt. Dort, wo die Auflagerungen beträchtlich sind, zeigen sich Querrisse in der Sporenscheide, in deren Tiefe man den normalen Haarschaft erblickt.

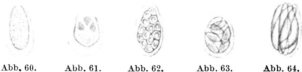

Abb. 60.   Abb. 61.   Abb. 62.   Abb. 63.   Abb. 64.

Abb. 60—64. Entwicklung der Cysten im Inneren des Piedraknötchens.
Obj. 4 mm, apochr. Zeiß, Okul. 3.

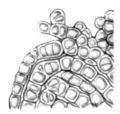

Abb. 65. Fragment einer Kultur. Okul. 5 comp. Obj. 4 mm, apochr. Zeiß.

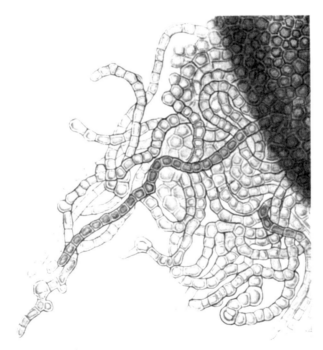

Abb. 66. 12 Tage alte Kultur (Sabouraud). Obj. 4 mm, apochr. Zeiß, Okul. 3.

Bei mikroskopischer Untersuchung sind die Knoten durchscheinend, gelblich, von körniger Beschaffenheit und lassen längliche, rundliche und unregelmäßig geformte Sporen erkennen. Die Kulturen sind leicht zu erhalten. Während Behrendt diese und die columbianische Art für identisch hielt, machten Unna und Trachsler zuerst auf einige morphologische und kulturelle Unterschiede aufmerksam. Die rundlichen Kolonien besitzen zuerst ebenfalls eine glänzende glatte Oberfläche, die sich später mit einer dünnen, weißen pulverigen Schicht überzieht. Im hängenden Tropfen kann man beobachten, daß aus den

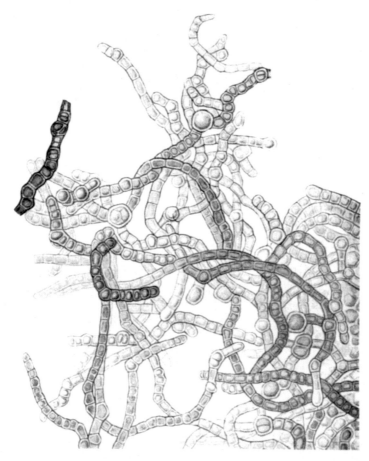

Abb. 67. Stück einer Kultur, mit Kalilauge behandelt. Obj. 4 mm, apochr. Okul. comp. 3.

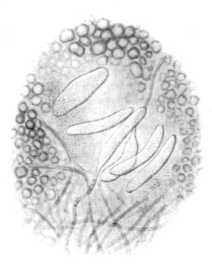

Abb. 68. Entwicklung von cystischem Gebilde auf Sabouraudschem Nährboden. Obj. 4 mm, apochr. Okul. comp. 3.

Sporen Conidien auswachsen oder aber Fäden, die an ihren Enden eine Anzahl zylindrischer oder ovoiden Körper besitzen, die den Conidienketten von Mycoderma sehr ähnlich sind.

Trichosporon ovale. Diese Varietät wurde durch Unna ebenfalls bei einer europäischen Trichosporie der Barthaare gefunden und unterschied sich von Trichosporon ovoides durch weniger dicke Auflagerung an den Haaren und durch gewisse Abweichungen der kulturellen Eigenschaften. Im Gegensatz zu dem Trichosporon ovoides wird keine Längsspaltung der Haare beobachtet. Die Kolonien sind im ganzen denen von Trichosporon giganteum und Trichosporon ovoides ähnlich. Es zeigt sich aber keine oder nur sehr geringe und verzögerte Verflüssigung der Gelatine. Manchmal sind die Pilzfäden in der Kultur deutlich gewunden und zeigen ein korkzieherartiges Aussehen.

Trichosporon glycophile. Diese Art wurde durch du Bois in Genf an den Schamhaaren einer Patientin beobachtet, die an Diabetes litt. Der Pilz war nur an den Haaren nachzuweisen, welche durch Urin verunreinigt wurden. An diesen war die Bildung von Knoten und Scheiben zu erkennen, sowie Abbrechen des Haarschaftes und pinselförmige Aufsplitterung der Haarstümpfe, ähnlich wie bei Trichorhexis nodosa. Die Sporenlager waren trocken, hart, festsitzend und von dunkelbrauner, fast schwarzer Farbe.

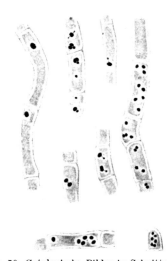

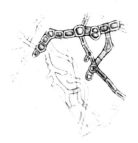

Abb. 69. Pektenartige Formationen in Piedra-Kultur. Okul. 4 comp. Obj. 4 mm, apochr.

Abb. 70. Cytologische Bilder in Schnitten von einer Piedrakultur, nach Giemsa gefärbt. Okul. 5 comp. Obj. 2 mm, Zeiß.

In der Läsion findet man die Pilzelemente als rundliche und ovale Körper von 3—4 μ Durchmesser, in jüngeren Knötchen auch als kurze und gewundene Fäden zusammen mit Bakterien. Der Pilz war zusammen mit den Begleitbakterien auf zuckerhaltigen Nährböden zu kultivieren.

Trichosporon crusi und Trichosporon foxi. In Indien und auf Ceylon wurden von Castellani Trichosporiefälle beobachtet, bei denen die Infektion aber im ganzen sehr gering war, und sich nur wenige Bart- und Schnurrbarthaare befallen zeigten. Die gefundenen Pilze sollen nach Angaben von Castellani von den bei den anderen Piedraarten gefundenen verschieden sein.

Piedraia (Trichosporon hortai). Diese Form wurde zuerst durch Horta und durch Rabello in *Brasilien* angetroffen und von Brumpt näher untersucht. Sie stimmt weder mit der columbianischen noch mit der europäischen Form überein. Die Krankheit betrifft in Brasilien fast ausschließlich die Schnurrbarthaare von jungen Leuten und wurde häufig bei Studenten in Rio de Janeiro gefunden. Es handelt sich um dunkle, an den Haaren festsitzende Knötchen, in denen in Gegensatz zu den anderen Formen askenähnliche Gebilde zu finden sind, die 8 schlanke, spindelförmige Sporen enthalten. Dieser Pilz gehört demnach zu den *Ascomyceten.* Die von Delamare und Gatti in *Paraguay* beobachteten Piedraformen stimmen mit den von Horta in Brasilien beschriebenen in allen wesentlichen Punkten überein. Es fanden sich auch in Paraguay die charakteristischen Asken, die hier aber eine wechselnde Anzahl von Ascosporen (6—12)

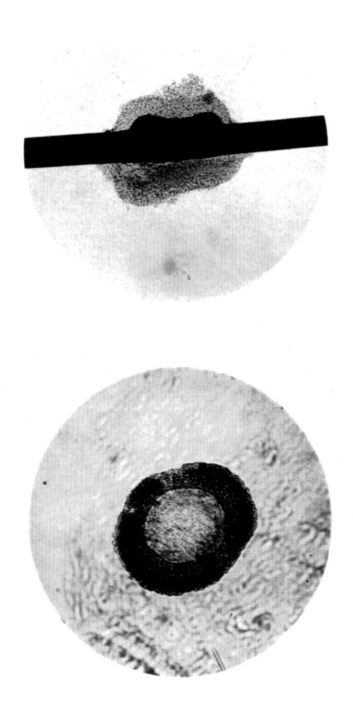

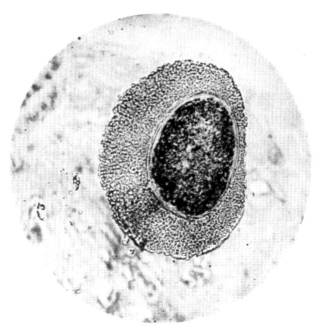

Abb. 73. Oospora trichosporium granulosum, Sporenscheide am Haarschaft im Querschnitt.
(Apochrom. Obj. 8 mm, Comp. Okul. 6.)

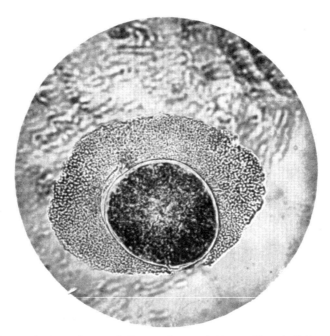

Abb. 74. Oospora trichosporium cerebriforme. Sporenscheide am Haarschaft im Querschnitt.
(Apochr. Obj. 8 mm, Comp. Okul. 6.)

enthielten. Die wechselnde Zahl der Sporen genügt aber wohl nicht, um die in Paraguay gezüchteten Pilzformen von den brasilianischen zu trennen.

Die Kolonien sind bei diesen Piedraformen denen von *Trichophyton acuminatum* ähnlich, von dunkler Färbung und von den bei anderen Piedraformen gezüchteten Pilzen makroskopisch verschieden. Das Pilzmycel verhält sich in bezug auf die Färbung, Segmentierung und Sporenbildung in den Kolonien ebenso wie in den am Haare sitzenden Knoten. An den Endverzweigungen der Mycelien erkennt man Conidien und in älteren Kulturen chlamydosporenartige Gebilde, dagegen keine Asken. Die Entwicklung der Kolonien schreitet sehr langsam fort. Ihre Form ist rund, mit regelmäßigen Rändern, umgeben von einer schmalen Zone von sprossenden Mycelien. Das Zentrum ist leicht erhaben. Die Farbe ist abhängig vom Alter der Kultur und von der Belich-

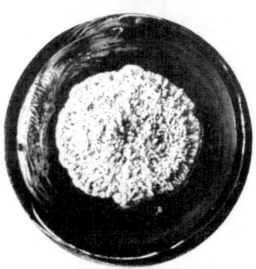

Abb. 75. Oospora trichosporium granulosum, auf Maltoseagar. 46 Tage alt.

tung und wird allmählich dunkler, besonders, wenn die Kulturen vor Licht geschützt werden. Mit dem Alter der Kolonien nimmt auch die Konsistenz zu, so daß schließlich nur von der Oberfläche etwas Substanz abgekratzt werden kann, da sich sonst die ganze Kolonie aus dem Nährboden löst.

Die Asken sind in den Knötchen als ovale Cysten von bis zu 60 μ Durchmesser zu erkennen, die sich in den inneren Partien der Pilzscheide finden und in denen sich fusiforme, leicht gekrümmte Sporen entwickeln. Die Zahl dieser Cysten ist sehr groß. In der ersten Phase der Entwicklung sieht man eine von einer Membran eingeschlossene Zelle, in deren Protoplasma man eine beginnende Segmentierung erkennt. Bei fortschreitender Entwicklung differenziert sich diese zentrale Partie des Protoplasmas zu Teilungsformen, die an eine Morula erinnern. Schließlich entstehen längliche, ungegliederte Körper, die nach dem Einreißen der äußeren Membran

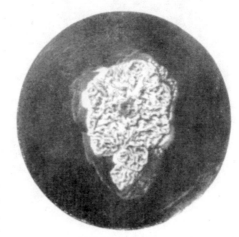

Abb. 76. Oospora trichosporium granulosum auf Maltoseagar, 43 Tage alt.

austreten. Diese Gebilde besitzen deutlich gekörntes Protoplasma, aber keinen Kern und fadenförmige Fortsätze an den Polen, die als rudimentäres Mycel aufgefaßt werden.

Durch ARIAZ wurde aus *Argentinien* eine Form der Piedra beschrieben, die wahrscheinlich ebenfalls durch Ascomyceten hervorgerufen wird. Diese trat in einer Schule in Form einer wahrscheinlich durch Mützen übertragenen Epidemie auf. In den 0,5—2 mm großen, schwarzen, Knötchen fanden sich 2—3 μ große, polygonale, doppelt konturierte Sporen, keine Mycelien, nur arthrosporenartige kurze Gebilde. In den Kulturen, die am besten auf Gelatine wuchsen, beobachtete man graue, bis goldgelbe prominente Kolonien, mit feuchter glatter Oberfläche, die askenähnliche Fruktifikationsformen mit 2–10 runden Körnern enthielten.

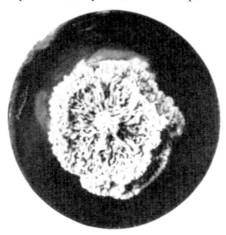

Abb. 77. Oospora trichosporium granulosum auf Maltoseagar, 43 Tage alt.

Die japanische Piedra. Bei den in Japan gefundenen Erregern der Piedra handelt es sich um Pilze, welche an den Haaren jüngerer Frauen in *Tokyo* und *Kyoto* gefunden wurden und besonders von KAMBAYASHI und anderen japanischen Autoren näher studiert worden sind. Die befallenen Haare zeigen keine besondere Veränderung, weder Krümmungen noch Aufsplitterungen. Die Knötchen sind von verschiedener Größe, manchmal in großer Zahl vorhanden, von gelblicher Färbung und leicht durchscheinend. Die dicht aneinander gedrängten Sporen sind von rundlicher oder ovaler Gestalt, in den tieferen Schichten abgeplattet und ohne stärkeren Größenunterschied.

Die nachgewiesenen Pilze werden von den japanischen Forschern auf Grund ihrer Untersuchungen zur Gattung *Oospora* gerechnet. KAMBAYASHI erhielt in allen Fällen Reinkulturen und beschreibt zwei verschiedene Typen des Pilzes, von denen der eine dem *Trichosporon ovale* UNNA, der andere dem *Trichosporon ovoides* BEHRENDT sehr nahe steht. Sie werden als „*Oospora trichosporium granulosum*" und „*Oospora trichosporium cerebriforme*" bezeichnet. Bei beiden Arten fanden sich auch die von DOHI und OHNO zuerst nachgewiesenen Auftreibungen der Mycelien, die als *Apressoriumbildung* gedeutet wurde.

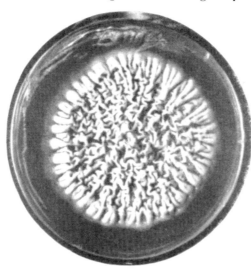

Abb. 78. Oospora trichosporium cerebriforme auf Maltoseagar, 64 Tage.

Oospora trichosp. granulosum. Die Oberfläche der Kolonien auf Maltoseagar besteht bei dieser Pilzvarietät aus unregelmäßigen feinen Fältchen, und hat ein trockenes grauweißliches Aussehen. Gelatineverflüssigung tritt nach 10 Tagen auf. In den Kulturen wurde Pepsin, Trypsin, Urease, Amylase, Invertase, Inulinase, Maltase und Lipase nachgewiesen.

Querdurchmesser der vegetativen Hyphen 4,5—5 μ;
Durchmesser der Conidien 5—7,6 μ lang; 4—5,8 μ breit;
Durchmesser der Appresorien 33—53 μ lang; 30—39 μ breit.

Oospora trichosp. cerebriforme. Die Größenunterschiede der Sporen sind in den Knötchen auffallend, während die Größe bei der vorigen Art kaum wechselt. Die Form der Sporen ist regelmäßig, eiförmig oder rundlich. In den Kulturen erscheinen die Kolonien etwas lockerer, die Oberfläche zeigt gröbere radiär angeordnete Falten und ein feuchteres Aussehen; auf Maltoseagar haben die Kolonien einen gelblich-braunen Farbton. Gelatineverflüssigung ist nach 3 Tagen deutlich vorhanden und nach 10 Tagen stark. Es wurden in der Kultur nachgewiesen: Pepsin spurenweise, Trypsin, Peptolytische Fermente, Hippursäure, Glykokoll und Aspargin, wenig Urease, Amylase und Inulinase. Invertase deutlich positiv, Maltase negativ, Lipase schwach positiv.

Querdurchmesser der vegetativen Hyphen 2,5—5 μ;

Durchmesser der Conidien 5 bis 6,5 μ lang, 4—5 μ breit;

Querdurchmesser der Apressorien 23—30 μ lang, 13—23 μ breit.

Diagnose. Die Diagnose der Trichosporie ist leicht zu stellen, wenn man die mikroskopische Untersuchung der Knötchen vornimmt. Es gibt aber Haarkrankheiten, die makroskopisch einige Ähnlichkeit mit der Trichosporie besitzen. Dazu gehört vor allem die *Trichomycosis palmellina s. lepothrix,* die gewöhnlich bei stark schwitzenden Individuen vorkommt, und sich an den Achsel- und Schamhaaren lokalisiert. Man findet isolierte Granula und scheidenartige Auflagerung, die ein größeres Stück des Haarschaftes überziehen können und von

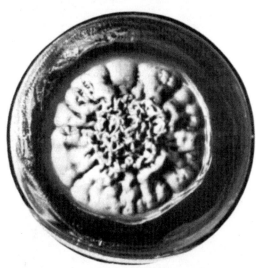

Abb. 79. Oospora trichosporium cerebriforme auf Maltoseagar, 64 Tage alt.

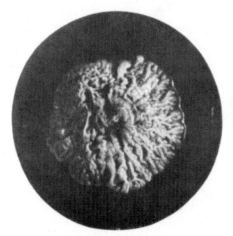

Abb. 80. Oosporatrichosporium cerebriforme auf Maltoseagar, 43 Tage.

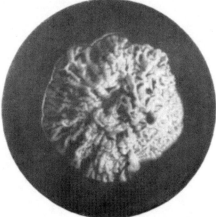

Abb. 81. Oospora trichosporium cerebriforme auf Maltoseagar, 52 Tage.

rotbrauner Farbe und weicher Konsistenz sind. Auch der abgesonderte Schweiß bekommt eine rötliche Farbe. CASTELLANI fand in den Tropen drei verschiedene Arten dieser Krankheit, die er als *Trichomycosis flava, nigra* und *rubra* bezeichnet. Sie werden verursacht durch einen zu den Mikrosiphoneae gehörenden Pilz mit dünnem bacillenähnlichem Mycel *(Cohnistreptothrix tenuis),* der in den

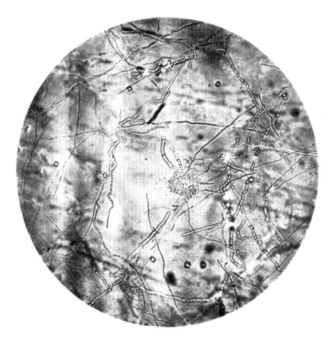

Abb. 82. Oospora trichosporium granulosum; Apressorium (*A*) und Konidienketten (*K*)-Bildung
am 10. Tage.

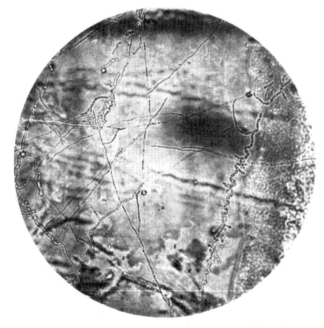

Abb. 83. Oospora trichosporium granulosum; Apressorium (*A*) und Konidienketten (*K*)-Bildung
am 10. Tage.

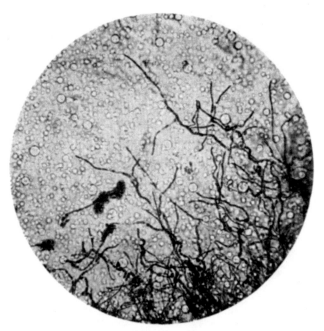

Abb. 84. Oospora trichosporium cerebriforme. Vegetative Hyphen und Apressorium (*A*)-Bildung nach 96 Std.

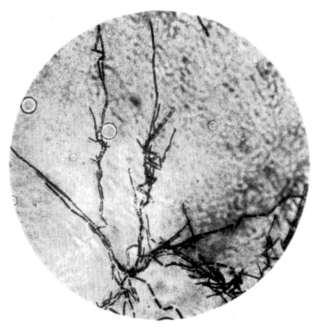

Abb. 85. Oospora trichosporium granulosum; verzweigte Hyphen, deutliche Segmentation der Hyphen. Andeutung der Conidienträger nach 29 Std. 30 Min.

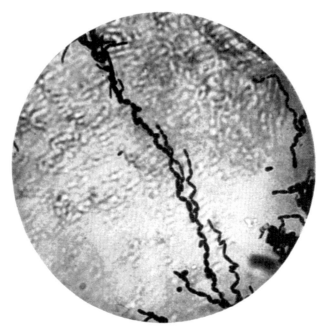

Abb. 86. Oospora trichosporium granulosum; Conidienketten nach 147 Std. 30 Min.

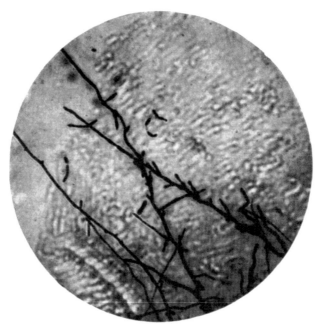

Abb. 87. Oospora trichosporium granulosum; Conidienkette, daraus neugebildete Hyphengruppe
nach 3 Std. 30 Min.

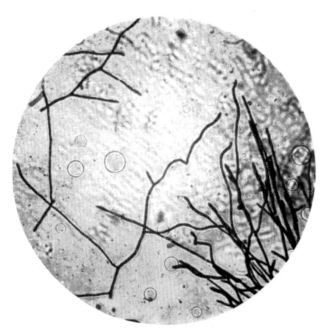

Abb. 88. Oospora trichosporium cerebriforme; anfängliche Hyphenbildung, ihre deutliche Verzweigung nach 27 Std. 30 Min.

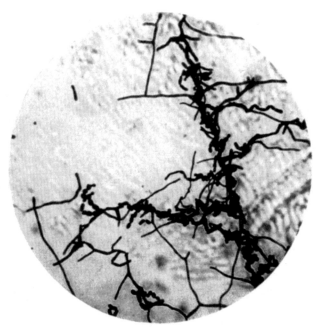

Abb. 89. Oospora trichosporium cerebriforme; deutliche Conidienträger. Ast schon in Conidienketten zerfallend, während der Hauptstamm noch nicht septiert, nach 148 Std.

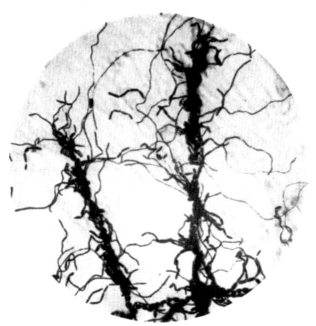

Abb. 90. Oospora trichosporium cerebriforme. Hauptstamm in Conidienketten zerfallen und aus deren Kettensystem neue Hyphengruppe gebildet; nach 148 Std.

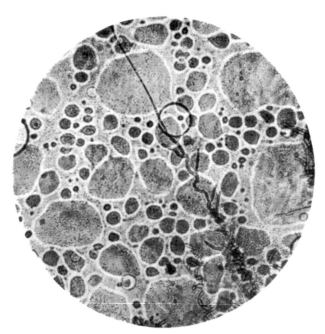

Abb. 91. Oospora trichosporium granulosum. Conidienkette und Andeutung der Conidienträger, nach 72 Std.

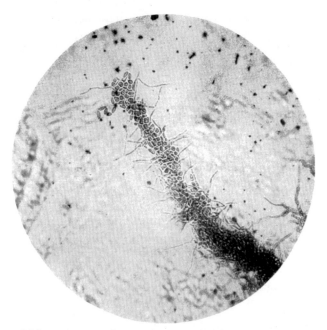

Abb. 92. Oospora trichosporium granulosum. Neu auswachsende junge Hyphen aus einem Sporen-
kettensystem; nach 98 Std.

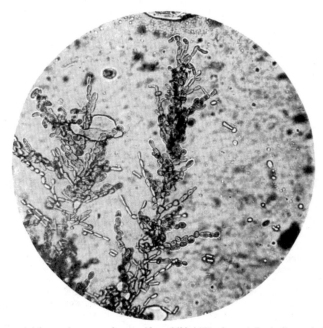

Abb. 93. Oospora trichosporium granulosum. Neugebildete Hyphen wieder in Sporenketten zerfallend;
nach 148 Std.

Auflagerungen in der Form von Stäbchen erscheint. Bei der roten und gelben Varietät wurden außerdem Kokken gefunden, die einen roten bzw. schwarzen Farbstoff produzieren *(Micrococcus nigrescens* Castellani*)*.

Bei der als *Monilithrix* (pili moniliformes) bezeichneten *angeborenen Haaranomalie* findet man in regelmäßigen Abständen Schwellungen und Einschnürungen der Haare. Die Haare brechen leicht ab und es bilden sich kahle Stellen.

Ebenso findet man im Gegensatz zu der Trichosporie bei *Trichorhexis nodosa* die Haare in dünne Fasern aufgesplittert, so daß sie leicht einknicken und abbrechen. Das abgebrochene Ende ist pinselartig aufgefasert. Dieses Leiden betrifft meist die *Barthaare, Augenbrauen* oder *Schamhaare* und wird durch *Bakterien* verursacht.

Mit *Pediculosis* ist die Trichosporie auch makroskopisch kaum zu verwechseln, da die Nissen gewöhnlich größer sind als die Pilzknötchen und seitlich am Haar sitzen, mit dem sie durch einen Chitinring verbunden sind.

Prognose und *Therapie*. Die Prognose ist insofern günstig, als die Haare bei dieser Krankheit nicht erkranken und weiterwachsen. Unbehandelt bleibt sie aber lange Zeit bestehen und neigt nicht zu spontanem Verschwinden. Zur Behandlung werden Waschungen mit antiseptischen Mitteln empfohlen, warme Seifen- oder Sublimatumschläge (1 : 1000), $5^0/_0$ige Salicyl-Alkohol, Benzin und Terpentin und ständiges Auskämmen der Haare mit einem feinen Kamm, um die Knötchen mechanisch zu entfernen. Beim Versagen dieser Mittel empfiehlt es sich, die Haare kurz abzuschneiden oder noch besser abzurasieren, wodurch die Krankheitsursache am radikalsten entfernt wird.

Carate oder Pinta.

Carate ist die Bezeichnung für ein chronisches Hautleiden, das in einigen süd- und mittelamerikanischen Ländern, sowie an einigen Plätzen der Westküste Afrikas endemisch auftritt und durch die Bildung verschiedenfarbig pigmentierter, juckender Flecke auf der Haut gekennzeichnet ist. Bisher war man gewohnt, die Carate ohne weiteres zu den tropischen Pilzerkrankungen der Haut zu rechnen. Auf Grund neuerer Untersuchungen haben sich aber Zweifel erhoben, ob den von vielen Autoren beschriebenen Pilzen überhaupt eine ätiologische Rolle zugeschrieben werden kann und ob die Carate zu den Dermatomykosen zu rechnen ist. Da bis jetzt noch nicht genügend Stützen für diese Auffassung geliefert sind, halten wir uns trotzdem für berechtigt, diese Krankheit vorläufig noch im Rahmen des Abschnittes über Dermatomykosen zu behandeln und die bisherigen Pilzbefunde eingehend zu berücksichtigen.

Synonyme. Die Krankheit wird vielfach auch als *Pinta* oder *Mal del Pinto* bezeichnet, ein Name, der besonders in *Mexiko* üblich ist. In *Columbien* heißt sie allgemein *Carate*, während sie in der benachbarten Republik Venezuela *Cute, Carate* oder *Carare* genannt wird. In *Peru* ist ebenso wie in *Mexiko Pinta* gebräuchlich, doch findet man in der peruanischen Literatur auch die Bezeichnung *Ccara* und *Caharate*. In Guatemala und Honduras nennt man sie *Cativi*, in Panama *Quirica*, in Santo Domingo *Gusarola*, in Haïti *Busarola*, und in Guadalupe *Picuiti*. Außer diesen Namen sind noch andere in Umlauf, die nur lokale Bedeutung haben und in verschiedenen Distrikten von Mexiko und Columbien — den Hauptverbreitungsgebieten der Krankheit — gebräuchlich sind. Diese Bezeichnungen sind wohl zum größten Teil indianischen Ursprungs. An der *afrikanischen* Küste soll die gleiche Krankheit als *Tungere* bezeichnet werden.

Auch in der europäischen Literatur erscheint diese Hautaffektion meist unter dem Namen *Carate*, besonders in der französischen Literatur, während die Engländer häufig die mexikanische Bezeichnung *Pinta* brauchen oder auch von der „Spotted Disease of Central America" sprechen. Auch die Einführung einiger verunglückter Lateinisierungen ist versucht worden (Pannus carateus, Dermatophilia spilorica americana usw.).

Da es sich bei der Mehrzahl der Namen um Bezeichnungen handelt, die im Volke gebräuchlich sind, ist es anzunehmen, daß außer der echten Carate auch manche andere

Hautaffektionen mit dem gleichen Namen bezeichnet werden. So wird z. B. der Name *Cute* in *Venezuela* nicht nur für die echte Carate gebraucht, sondern auch für eine fieberhafte Erkrankung mit Hautmanifestationen, die von CASTELLANI und TEJERA als *Tinea flava* aufgefaßt wurde.

Geschichte und geographische Verbreitung. Man hat immer wieder die Vermutung ausgesprochen, daß die Carate durch Neger nach dem amerikanischen Kontinent eingeschleppt

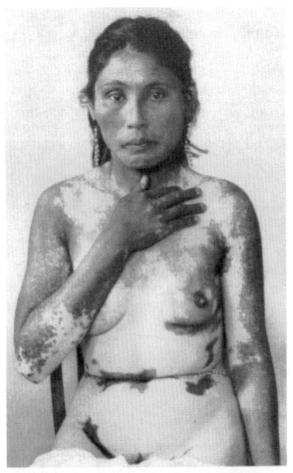

Abb. 94. Mal del Pinto (Mexiko). Ausgedehnte, vollständig depigmentierte Bezirke.
Blaue und weiße Varietät. Dauer 25 Jahre. Alter der Patientin 30 Jahre. (Nach H. FOX.)

worden wäre, die Anfang des 16. Jahrhunderts als Sklaven von den afrikanischen Küsten, besonders von Angola, nach Amerika gebracht wurden. Verschiedene Tatsachen sprechen dagegen. Unter den in Amerika ansässigen westindischen Negern tritt die Krankheit ganz vereinzelt auf, und auch an der Westküste von Afrika ist das Verbreitungsgebiet ein sehr beschränktes. Es könnte also eher angenommen werden, daß die Krankheit durch befreite Negersklaven, die von Amerika nach Afrika zurückkehrten, dorthin gebracht wurde (vielleicht handelt es sich in Afrika sogar nicht einmal um die gleiche Krankheit, sondern nur um ähnliche Hautaffektionen, die mit Pigmentanomalien einhergehen). Dagegen scheint sich aus älteren Schriften und Chroniken zu ergeben, daß die Krankheit schon zur Zeit der Eroberung und der ersten Einwanderung unter den indianischen Stämmen vorhanden war (besonders unter den Azteken und Cariben) und sich auch später noch unter Stämmen vorgefunden hat, die vollkommen abgeschlossen lebten und niemals mit Negern in Berührung gekommen sind. In der europäischen Literatur finden sich eingehendere

Beschreibungen der Krankheit aus dem 18. Jahrhundert und seit dem 19. Jahrhundert machten ALIBERT u. a. auf ihre starke Verbreitung im tropischen Amerika aufmerksam.

Das *Hauptverbreitungsgebiet* der Carate erstreckt sich auf *Mexiko, Mittelamerika,* das *tropische Südamerika,* und einige *Inseln des Caribischen Meeres.* An erster Stelle in bezug auf die Häufigkeit der Krankheit steht *Columbien.* Nach neueren Schätzungen soll sich

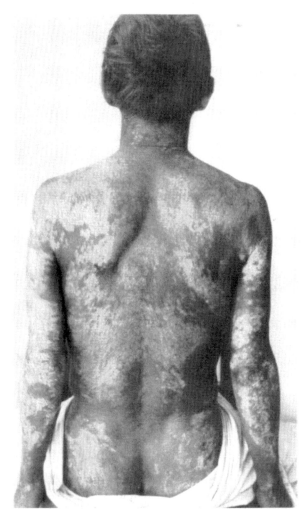

Abb. 95. Mal del Pinto (Mexiko). Ausgedehnte diffuse und fleckförmige Pigmentierung und Schuppung. Dauer der Krankheit 30 Jahre. Alter d. Pat. 55 Jahre. (Nach H. FOX.)

die Zahl der an Carate Erkrankten in *Columbien* auf etwa 400 000 belaufen (PEÑA CHAVARRÍA und SHIPLEY). Unter 500 Patienten wurden von MENK in Sta. Marta (Columbien) über 10% Caratekranke festgestellt. An zweiter Stelle folgt *Mexiko.* Nach den Feststellungen einer besonderen Kommission, die zum Studium der Verbreitung des „Mal del Pinto" eingesetzt wurde, sind in *Mexiko* etwa 200 000 Erkrankungsfälle nachgewiesen. Ferner ist die Krankheit bekannt in *Venezuela, Ecuador, Bolivien, Peru, Guayana.* Einzelne Fälle sind in den an Columbien angrenzenden Gebieten von *Panama* und in *Honduras* und *Nicaragua* bekannt geworden. Ebenso auf *Haïti, Martinique* und *Santo Domingo.* In *Costa-Rica* sind nur Fälle zur Beobachtung gelangt, die aus Columbien stammten. Ebenso in *Cuba* solche aus Mexiko. Aus *Salvador* fehlen genauere Beobachtungen. Aus *Porto Rico* sind keine Fälle bekannt. Die aus *Brasilien* beschriebene, als Purú-Purú bezeichnete Krankheit ist vielleicht ebenfalls eine Abart der Carate.

Außerdem ist die Krankheit nur noch aus Afrika beschrieben worden und zwar durch LEGRAIN aus *Algier*, durch BROWNE und WOOLEY von der *Goldküste*, MADDEN, GOODMAN und SANDWITH aus *Tripolis* und *Ägypten*, WELLMANN aus *Angola*. Vielleicht sind auch

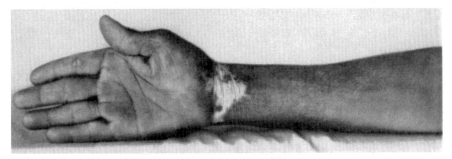

Abb. 96. Mal del Pinto (Mexiko). Blaue Pigmentierung. Am Handgelenk ein vollständig pigmentloser Fleck. Dauer der Krankheit 3 Jahre. Alter d. Pat. 32 Jahre. (Nach H. Fox.)

einzelne Fälle, die von EDGAR in *Perak* und *Malakka* (Straits Settlements) sowie WOOLEY auf den *Philippinen* beobachtet wurden, mit der Carate verwandt.

Ätiologie. Als Ursache der Carate sind die *verschiedenartigsten Pilze* beschrieben worden. Als erster entdeckte GASTAMBIDE im Jahre 1881 einen Pilz in den Hautschuppen von Caratefällen, der nach seinen Fruktifikationen zu

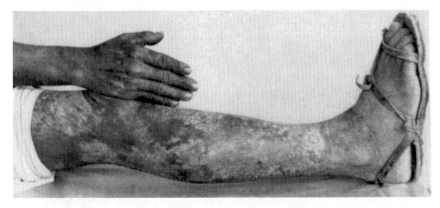

Abb. 97. Mal del Pinto (Mexiko). Blaue Pigmentierung und starke Schuppenbildung. (Nach H. Fox.)

den Aspergillusarten gehörte. In Mexico war es RUIZ SANDOVAL, der zuerst die parasitäre Ätiologie der Krankheit nachgewiesen zu haben glaubte. Im Laufe der Jahre wurden von den verschiedenen Autoren eine ganze Reihe anderer Pilze gefunden (Penicillium, Monilia, Montoyella), die den verschiedenen Carateformen entsprechen sollten. Man nahm an, daß es die verschiedenen Pilze sein müßten, welche die wechselnden Färbungen der Hautfläche hervorrufen. Eine genauere Klassifizierung der vielen bei Carate beschriebenen Pilzarten ist bis jetzt kaum möglich gewesen.

Untersuchung von frischen Präparaten. Bei der Untersuchung von Hautschuppen, die mit Kalilauge vorbehandelt werden müssen, um sie durchscheinend zu machen, sieht man in manchen Fällen zwischen den Epithelzellen lange,

ziemlich dünne, verzweigte Mycelfäden. An den Enden der Mycelfäden bemerkt
man gelegentlich des Vorhandenseins von Fruktifikationsorganen, an denen
man schon die Zugehörigkeit des Pilzes zu der einen oder anderen Gruppe erkennen

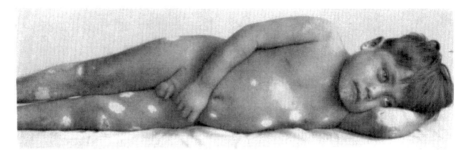

Abb. 98. Mal del Pinto bei einem 3jährigen Knaben (Mexiko). Blaue pigmentierte und weiße
vollständig pigmentlose Flecke. Letztere von schwach pigmentierten Zonen umgeben. Dauer 3 Jahre.
(Nach H. Fox.)

kann (z. B. Aspergillus oder Penicillium). In anderen, nicht so seltenen Fällen
sieht man nur Mycelfäden und verstreut liegende Sporen, während Fruktifikationsorgane fehlen. In zahlreichen Fällen gelingt es trotz sorgfältiger

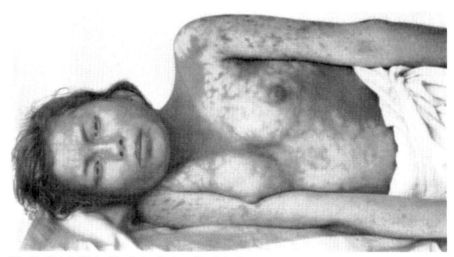

Abb. 99. Mal de Pinto (Mexiko). Geringe bläuliche Pigmentierung im Gesicht und auf den Armen.
Symmetrische Bezirke mit teilweiser Depigmentierung im Gesicht, an den Armen und am Rumpf.
Dauer der Krankheit 10 Jahre. Alter d. Pat. 16 Jahre. (Nach H. Fox.)

Untersuchung *nicht,* in den von erkrankten Stellen stammenden Schuppen Pilzelemente nachzuweisen. Wie Menk erwähnt, findet man sogar in angrenzenden,
scheinbar gesunden Partien Mycelien, während sie an den Stellen der Hautläsionen fehlen. Bei der schwarzen Varietät soll es im allgemeinen leichter sein,
Pilze nachzuweisen, während bei den anderen Varietäten der Nachweis von
Pilzen vollkommen mißlingen kann.
    Histologie. In histologischen Schnitten der Hautläsionen kann man in vielen
Fällen bei Anwendung der gewöhnlichen Färbemethoden das Vorhandensein
der Mycelien in den oberflächlichen Hautlagern erkennen. Besonders geeignet

zur Darstellung der Mycelfäden soll das Cresyl-Violett sein, welches die Pilz-elemente intensiv färbt. Man sieht in den Schnitten, daß *Epidermis, Cutis und sogar ein Teil der Subcutis von einem dichten Geflecht von Mycelfäden durchsetzt wird,* die zwischen den Zellen hindurchziehen, ohne in sie einzudringen. Die Pilzelemente dringen nicht in die Haare ein, ebensowenig in die Haarfollikel und in die Talg- und Schweißdrüsen der Haut. Man sieht aber gelegentlich, wie die Haarfollikel und Drüsen von allen Seiten von Pilzmassen einge-schlossen sind. Die entzündliche Reaktion von seiten des Gewebes ist auffallend gering. Nur gelegentlich sieht man kleine Anhäufungen von Mononukleären und Plasmazellen. Fox erwähnt Vacuolenbildung im Rete malphigi, Schwund der elastischen Fasern und perivasculäre Infiltrate in der subpapillären Schicht. Das *Stratum corneum* ist deutlich verdickt und enthält im Gegensatz zu anderen Dermatomykosen *keine Mycelfäden.* Gelegentlich sieht man einzelne Pilz-fragmente oder Sporen an der Oberfläche der Haut. Das *Stratum corneum selbst bleibt aber frei,* und daraus erklärt es sich vielleicht auch, daß es nicht immer gelingen will, in den Hautschuppen von Caratefällen die Mycelien und Sporen nachzuweisen. Andererseits gibt diese eigenartige Lokalisation des Pilzes viel-leicht auch eine Erklärung dafür, daß die Krankheit nicht ohne weiteres von einem Individuum auf das andere übergeht, wie dies z. B. bei den gewöhn-lichen Trichophytien der Fall ist und daß sie infolge des Befallenseins der tieferen Schichten auch bei Behandlung mit Desinfizientien besonders hart-näckig ist.

Die Infektion erstreckt sich nach manchen Autoren auf das Stratum granu-losum, und die darunter liegenden Schichten können so stark befallen sein, daß man nur noch ein dichtes Geflecht von Pilzfäden sieht. Das Corium enthält dann meist Mycelien in großer Zahl, und es erscheint nicht ausgeschlossen, daß die Infektion gerade in dieser Schicht beginnt, und zwar in der Umgebung der Hautgefäße. Peña Chavarría und Shipley fanden bei der Sektion Pilzfäden in den tieferen Lagen der Haut eines Individuums, das klinisch noch keine An-zeichen einer bestehenden Infektion darbot, und sehen das als Beweis dafür an, daß die Übertragung durch stechende Insekten geschieht, welche die Pilzelemente durch ihren Stechapparat in die tieferen Hautschichten hineinbringen. Während die Mehrzahl der Hautpilze in den Läsionen keine Fruktifikationsorgane er-kennen lassen, findet man sie bei Carate gelegentlich in der Haut eingeschlossen. Während aber Mycelien überall gefunden werden können, sowohl in der Epidermis als auch in der Cutis und Subcutis, sieht man Fruktifikationen nur in den obersten Schichten, also im Stratum granulosum, offenbar weil Fruktifikationen nur bei Zutritt von Sauerstoff gebildet werden.

Während der ersten Zeit neigt das Stratum corneum zu einer Hypertrophie. Auch an den Gefäßwänden der papillären und subpapillären Gefäße sieht man deutliche Verdickungen. Im späteren Verlauf entwickeln sich atrophische Prozesse, welche die Hautoberfläche betreffen und die Papillen zum Verschwinden bringen. Diese atrophischen Prozesse erkennt man besonders deutlich an den Stellen, wo das Hautpigment der Basalzellen verschwindet und diese selbst deutlich atrophisch werden. An den pigmentarmen oder achromischen Stellen sieht man in der Regel keine Mycelien mehr. Allerdings kommt es andererseits vor, daß an manchen Stellen auch während der aktiven Periode keine Pilzelemente gefunden werden. Untersucht man Hautpartien von der Grenze von gesundem und krankem Gewebe oder zwischen pigmentlosen und normalen Hautstellen, so kann man feststellen, daß diese Übergänge plötzlich eintreten. Besondere Reaktionen an der Grenzfläche zwischen normalem und erkranktem Gewebe fehlen. Trotzdem die Haare selbst nicht befallen werden, kommt es zum Ab-stoßen der Haare infolge der Bildung von fibrösem Gewebe um die Haarfollikel.

An der Stelle des Haarfollikels erkennt man eine aus hyperkeratotischem Gewebe bestehende Erhabenheit. Die Nägel zeigen niemals Veränderungen.

Die von der mexikanischen Kommission, speziell die von J. OCHOTERENA, erhobenen histologischen Befunde sprechen dafür, daß die Verschiedenfarbigkeit der Hautläsion nicht ohne weiteres aus dem Vorhandensein chromogener Pilze erklärt werden könne. Wie bereits erwähnt, findet man in manchen Läsionen auch bei histologischer Untersuchung *keine Pilzelemente*. Nach Angabe dieser Autoren spielen bei der roten Varietät Veränderungen der Gefäße, die zu einer Dilatation und Hyperämie führen, eine wesentliche Rolle. Das Vorhandensein von roten Flecken, die auf Druck nicht zum Verschwinden gebracht werden könnten, wird bestritten. In den dunkel gefärbten Flecken handelt es sich nach ihren Angaben um eine Vermehrung des normalen Hautpigments (Melanin) in den basalen Zellen der Epidermis, während bei der blauen Varietät dieses außer in der Epidermis auch in großen Mengen im Corium gefunden werden soll. Die Verschiedenheit der Färbung soll von der Intensität der Pigmentierung und von der Dicke der darüberliegenden Hautschichten abhängen, wobei besonders eine Anhäufung von Pigment um die Gefäße zu beobachten wäre. Bei der weißen Pinta handelte es sich dagegen lediglich um eine Verminderung des Hautpigmentes. Das Wesen der Krankheit beruht also nach Auffassung dieser Autoren auf einer Dystrophie des Pigments oder auf einer pathologischen Pigmentbildung, während die ätiologische Bedeutung der in der Haut angesiedelten Pilze in Frage gestellt erscheint. Neben klinischen Daten (Topographie der Läsionen, häufig symmetrische Anordnung und Besonderheiten in der Verteilung der Flecke usw.) weisen auch die Ergebnisse der histologischen Untersuchungen darauf hin, daß gewisse Einflüsse des vegetativen Nervensystems beim Zustandekommen der Krankheit eine Rolle spielen müssen, so daß die Autoren zu der Annahme gelangen, es könnte sich vielleicht um Schädigungen oder funktionelle Störungen des sympathischen Nervensystems handeln, wenn auch nicht

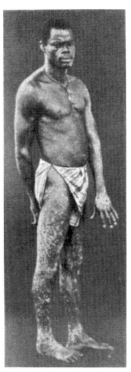

Abb. 100. Carate.
(Nach MANSON-BAHR.)

mit Sicherheit zu beweisen ist, daß eine äußere Krankheitsursache fehlt. Die eigentliche Krankheitsursache bleibt aber nach Ansicht dieser Autoren vorläufig unbekannt.

Auch FOX steht auf dem Standpunkt, es handele sich bei der Carate um eine *nicht* kontagiöse Krankheit, deren Entstehung durch klimatische Einflüsse und mangelnde Sauberkeit und Hygiene begünstigt wird.

Kulturen der Pilze. Die verschiedenen bei Carate gefundenen Pilze lassen sich leicht kultivieren und wachsen gut auf dem SABOURAUDschen Maltoseagar.

Nach CASTELLANI kann man die folgenden Gruppen unterscheiden:

1. *Aspergillus.*

2. *Penicillium* (an ihren typischen Fruktifikationsorganen leicht zu erkennen).

3. Formen, die nach ihren Fruktifikationsorganen *zwischen Aspergillus und Penicillium* stehen.

4. *Monilia.* Einfache Fruktifikationen in Form von Mycelfäden, die in einzelnen Schnüren oder Bündeln von rundlichen Sporen enden.

5. *Montoyella*, höher entwickelte Fruktifikationsorgane fehlen, die Fortpflanzung erfolgt durch Conidien und endständig segmentierte und unsegmentierte Spindeln.

Näher beschrieben sind folgende Arten:

Aspergillus pictor BLANCHARD 1895. Gefunden bei der violetten Varietät. Verschiedene andere Aspergillusarten wurden bei der blauen, schwarzen und roten Varietät gefunden.

Penicillium montoyai CASTELLANI 1907 (grau-violette Varietät).

Monilia montoyai CASTELLANI 1907 (weiße Varietät).

Montoyella nigra CASTELLANI 1907 (schwarze Varietät).

Montoyella bodini CASTELLANI 1907 (rote Varietät).

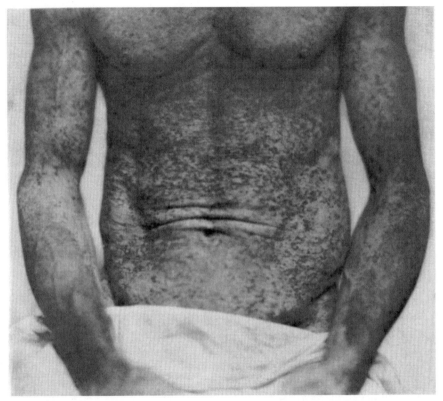

Abb. 101. Carate (Columbien). (Nach MENK.)

Aspergillus pictor.

Dieser bei der violetten Form gefundene Pilz besitzt alle charakteristischen Eigenschaften des Genus Aspergillus und ist auf zuckerhaltigen Nährböden leicht zu züchten. Auf Maltoseagar hat die Kultur anfangs eine weißliche Farbe, die später grünlich wird, bei älteren Kulturen mit einem violetten Ton. Die jungen Kolonien sind von glatter, flaumiger Oberfläche, ältere Kulturen bekommen eine gefurchte Oberfläche; die Farbe der Kultur ändert sich je nach der Verwendung verschiedener Nährböden. Die Conidienträger sind relativ dick, die Conidien kugelig, von glatter Oberfläche. In der Haut vermehrt sich dieser Pilz besonders stark und läßt in den oberflächlichen Hautschichten bei geeigneter Färbetechnik auch Fruktifikationen erkennen.

Außer diesem Aspergillus werden bei Carate häufig verwandte aspergillusähnliche, nicht näher klassifizierte Arten gefunden.

Penicillium montoyai.

Dieser von MONTOYA bei den grau-violett gefärbten Carateformen gefundene Pilz wächst ebenfalls leicht auf Maltoseagar und gewöhnlichem Agar in Form dunkelgrauer Kolonien unter Bildung der typischen pinselförmigen Fruktifikationen. Die Conidien sind rundlich oder leicht oval, glatt und $3—4^1/_2$ µ im Durchmesser groß. Ähnliche nicht genau bestimmte Arten wurden auch bei anderen Carateformen beobachtet.

Monilia montoyai.

Bei der weißen Carateform findet man eine zuerst von MONTOYA beschriebene, zu den Monilien gehörende Pilzart mit starker Verdickung der sporentragenden Hyphen und großen kugeligen Sporen (5—7 μ), die einen großen Kern enthalten. Dieser Pilz wächst gut auf zuckerhaltigem Nährboden in Form milchig weißer Kolonien, die bald zusammenfließen.

(Bei der weißen Varietät wurden auch trichophytonartige Pilze beschrieben, die zu den Arthrosporazaeen gerechnet werden.)

Montoyella nigra.

Der bei schwarzer Carate von MONTOYA isolierte Pilz wächst auf Maltose in Form von schwarzen Kolonien. Bei Verwendung von Glycerinagar wird auch der Nährboden schwärzlich gefärbt. Die Mycelfäden und Sporen sind trichophytonähnlich, schmal, verzweigt und septiert. Andere dickere Mycelfäden lassen Chlamydosporen erkennen. Am Ende der dickeren Fäden sieht man zarte Hyphen, welche in birnförmige oder kugelige Conidien ausmünden, die von schwarzem Pigment beladen sind. In älteren Kulturen nimmt auch das Mycel eine dunkle Farbe an.

Montoyella bodini.

Dieser Pilz unterscheidet sich von der vorhergehenden Art durch die weißliche oder graue Farbe der Kolonien. Diese, wie die vorhergehende Art wächst sehr schnell auf allen zuckerhaltigen Nährböden.

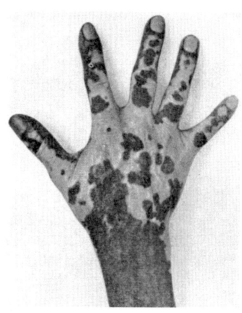

Abb. 102. Carate (Columbien). (Nach MENK.)

Die Verschiedenheit dieser und anderer bei Carate gefundener Pilze läßt bereits vermuten, daß die Ansiedlung der Pilze in der Haut nicht der allein wichtige Faktor für das Zustandekommen der Erkrankung ist. Es war deshalb von besonderer Wichtigkeit, bei der Beurteilung der Krankheitsursache auch andere ätiologische Momente in Rechnung zu ziehen.

Die Statistiken scheinen anzuzeigen, daß die *Rasse* keinen besonderen Einfluß als prädisponierender Faktor besitzt. Während früher angenommen wurde, daß Indianer und Mestizen häufiger befallen werden als Weiße, Neger und Mulatten besonders empfänglich und Albinos immun wären, hat es sich neuerdings ergeben, daß tatsächlich alle in den Verbreitungsgebieten der Krankheit lebenden Personen in gleichem Maße empfänglich sind. Die höheren Erkrankungsziffern für die Neger ergeben sich aus der Tatsache, daß diese wegen ihrer größeren Widerstandsfähigkeit in den Tropen besonders in dem Gebiete arbeiten, in denen die Krankheit vorherrscht und damit der Möglichkeit, sich diese zuzuziehen, in stärkerem Maße ausgesetzt sind, als die Angehörigen der weißen Rasse und die körperlich weniger widerstandsfähigen Mischlinge.

Das *Geschlecht* hat wahrscheinlich ebensowenig Einfluß. Wenn die Statistiken eine größere Anzahl Männer als Frauen aufweisen, so erklärt sich dieser Unterschied daraus, daß die Frauen dank der Art ihrer Beschäftigung der Gefahr, die Krankheit zu erwerben, weniger ausgesetzt sind, als die mit den Arbeiten in den Plantagen beschäftigten Männer. PEÑA CHAVARRÍA und SHIPLEY erwähnen, daß in Columbien die Frauen, die sich innerhalb des endemischen Gebietes fast den ganzen Tag draußen aufhalten und an den Ufern der Flüsse Wäsche waschen, besonders häufig erkranken.

Bezüglich des *Alters* ist zu bemerken, daß fast alle Autoren die Krankheit bei Erwachsenen beschrieben haben. Die Mehrzahl der Erkrankten findet sich in der Altersgruppe zwischen 20 und 30. Es muß aber, wie PEÑA CHAVARRÍA und SHIPLEY richtig bemerken, berücksichtigt werden, daß die Krankheit bis zu ihrer vollen Entwicklung lange Zeit braucht. In stärker befallenen Gebieten scheint die Krankheit häufig schon während der Kindheit zu beginnen, eine Tatsache, die auch von RUÍZ SANDOVAL für Mexiko erwähnt wird. Es werden in der Literatur zahlreiche Fälle bei Kindern beschrieben, sogar Fälle, bei denen es sich um Kinder von 2—4 Jahren handelte. In der Regel tritt die Krankheit

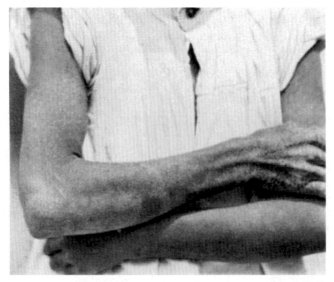

Abb. 103. Carate mit violetter Färbung (Columbien). (PEÑA CHAVARRÍA phot.)

allerdings erst in einem Alter auf, wo die Kinder sich vom Hause entfernen und sich vielleicht in Wäldern oder an den Flüssen einer größeren Infektionsgefahr aussetzen.

Die *Beschäftigung* spielt im Gegensatz zu Alter und Geschlecht eine größere Rolle. Wie erwähnt, erkranken besonders diejenigen Personen, die dank ihrer Beschäftigung gezwungen sind, sich im Freien aufzuhalten, in der Sonne, an Flüssen und Gewässern und im heißen feuchten Klima des tropischen Küstengebietes. Bei den Erkrankten handelt es sich also vorwiegend um Plantagenarbeiter, Bergleute, Fischer, Goldwäscher usw. GÓMEZ erwähnte bereits 1879, daß die Krankheit besonders häufig bei den Fischern eines bestimmten Gebietes in Columbien zu finden sei.

Die *Ernährung* spielt wohl keine Rolle bei dem Zustandekommen der Carate; die Krankheit herrscht in gleicher Stärke in Gebieten, die sich in bezug auf Eßgebräuche erheblich voneinander unterscheiden.

Betrachtet man die *Verbreitungsgebiete* innerhalb eines von der Krankheit betroffenen Landes, so erkennt man, daß sie *geographisch an bestimmte Gegenden gebunden* ist, ebenso wie dies bei zahlreichen anderen Tropenkrankheiten der Fall ist. Sie herrscht in den Gebieten, die eine mittlere Temperatur von 20—30° C haben und zwischen dem Meeresspiegel und 1400—1500 m liegen. In Regionen, die höher als 1500 m liegen, werden autochthone Fälle offenbar nicht mehr beobachtet. Die befallenen Gebiete zeichnen sich durch starke Feuchtigkeit aus, die im Verein mit reichlichen Regenmengen und Wärme eine Vegetation und ein Klima schafft, welches für die tropischen Küstengebiete charakteristisch ist. Die gleichen Bedingungen findet man besonders auch im Verlauf der größeren Flüsse, die gleichzeitig die Hauptverkehrsadern bilden und an denen die Krankheit besonders starke Verbreitung findet.

Von MENK wurde zuerst darauf hingewiesen, daß im Gegensatz zu früheren Angaben die *Wassermannsche Reaktion* bei einem großen Prozentsatz der Caratekranken *positiv ausfällt.* Von 67 von ihm untersuchten Fällen waren 69,5% stark positiv. REGISTER bestätigte diese Angaben und fand die Wa.R. in 80,6%, KAHN in 81% und MEINICKE (MTR) in 74,4% stark positiv. In *Mexiko* fand man bei 130 Fällen die Wa.R. 125mal stark positiv und nur 3mal negativ, KAHN: 127mal stark positiv, 1mal zweifelhaft und 2mal negativ. E. THONNARD-NEUMANN, CAMACHO MOYA und BREWSTER fanden in einer Serie von 75 Caratekranken in Columbien die Wassermann- und Kahnreaktion in 90% der Fälle positiv, während gleichzeitig der allgemeine Durchschnitt der syphilisverdächtigen caratefreien Patienten im gleichen Hospital 40% positiver Reaktionen zeigte. Nur 15% der Caratepatienten gaben anamnestisch eine Schankerinfektion zu.

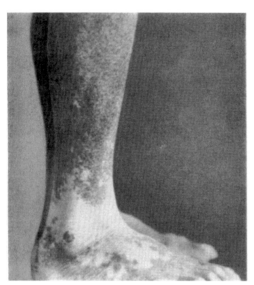

Abb. 104. Carate. Pigmentlose Flecke und violette Zonen (Columbien). (PEÑA CHAVARRÍA phot.)

Wenn der Ausfall dieser Reaktionen auch nicht als absolut spezifisch für Syphilis angesehen wird, ließ die Tatsache des häufigen positiven Ausfalles daran denken, daß vielleicht irgendwelche ätiologischen Zusammenhänge zwischen einer Spirochaeteninfektion und Carate bestehen könnten, etwa im Sinne einer Mykose bei gleichzeitiger oder vorausgegangener Syphilis oder Frambösie. Daß es sich lediglich um eine Manifestation der Syphilis handelte, bei der es zu einer sekundären Ansiedlung von verschiedenen Pilzen kommt, ist nicht anzunehmen, da die Carate sich nur in ganz bestimmten Gebieten des tropischen Amerika findet, während andere Gebiete der Caribischen Zone fast vollkommen verschont sind, trotz der gleichen Verbreitung der Syphilis in allen Teilen. Bemerkenswert ist, daß in Mexiko Fälle beobachtet wurden, bei denen außer einer bestehenden Carate Hautmanifestationen vom Charakter einer tertiären Lues festgestellt wurden. Es ist zwar bekannt, daß durch Quecksilberbehandlung bei Carate günstige Erfolge erzielt wurden, und daß auch Salvarsan und andere Arsenikalien günstig wirken. Aber auch diese therapeutischen Erfolge brauchen nicht unbedingt im Sinne einer Syphilisätiologie zu sprechen. Die Häufigkeit eines positiven Ausfalls der Syphilisreaktion bei Carate ist immerhin auffallend und läßt sich nicht ohne weiteres durch die Ansiedlung von Hautpilzen erklären, besonders da es sich um sehr verschiedenartige Pilze handelt und keine sicheren epidemiologischen und experimentellen Anhaltspunkte für eine einheitliche Ätiologie vorhanden sind. Trotzdem keine inneren Organveränderungen mit der

Krankheit assoziiert sind, ist die Auffassung nicht ohne weiteres abzulehnen, es handelte sich bei der Carate um eine Allgemeinerkrankung mit auf die Haut projizierten Teilerscheinungen, während die Pilze sekundär angesiedelte Saprophyten sind und keine ätiologische Bedeutung besitzen.

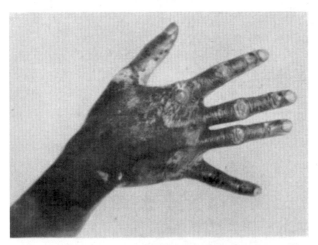

Abb. 105. Purú-Purú. Carate-ähnliche Erkrankung aus Brasilien. (Aus der Sammlung des Hamburger Tropeninstitutes.)

Übertragung. Es ist immer wieder die Beobachtung gemacht worden, daß es bei Carate nicht ohne weiteres zu einer direkten Übertragung von Mensch zu Mensch kommt, trotzdem bis jetzt im allgemeinen an der infektiösen Ätiologie der Krankheit nicht gezweifelt wurde. Selbst bei innigem Kontakt und bei

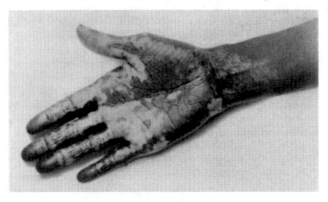

Abb. 106. Purú-Purú (Brasilien). (Aus der Sammlung des Hamburger Tropeninstitutes.)

Angehörigen derselben Familie geht die Krankheit nicht so leicht von einem Individuum zum anderen über, wie dies bei anderen zur Tineagruppe gehörenden Pilzerkrankungen der Fall ist.

Einzelne Beobachtungen sprechen trotzdem dafür, daß auch direkte Übertragung möglich ist.

Im Zusammenhang mit dem Auftreten der Krankheit im Verlauf von Flüssen und in wasserreichen Niederungen glaubte man schon in älteren Zeiten, daß die

Krankheit durch das Wasser übertragen würde. GÓMEZ und RUÍZ SANDOVAL nehmen an, daß die chemische Beschaffenheit des Wassers einen Einfluß auf die Carateverbreitung ausübte (Gehalt an Kochsalz, Kalk usw.). Auch die Beimengung von Schwefel wurde als Ursache des Entstehens der Krankheit angesprochen. MONTOYA gelang es sogar, Pilze aus Wasser zu züchten, das aus Bergwerken stammte, und nahm an, daß durch die in diesem Wasser vorhandenen Salze, besonders die Sulfate, die Haut geschädigt würde und dadurch eine Ansiedlung der Pilze möglich gemacht wäre. MONTOYA glaubte auch sonst in der Natur Pilze gefunden zu haben, die den von Caratekranken gezüchteten nahestünden, z. B. von Pflanzen und sah diese als die ursprünglichen Wirte und das Reservoir der Krankheitserreger an.

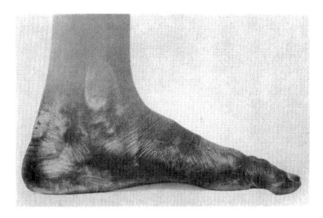

Abb. 107. Purú-Purú. Carate-ähnliche Erkrankung aus Brasilien.
(Aus der Sammlung des Hamburger Tropeninstitutes.)

Der Verdacht, es könnten bei der Übertragung der Carate *blutsaugende Insekten* eine Rolle spielen, ist bereits seit langer Zeit in der Bevölkerung der Carateländer vorhanden gewesen. In Columbien wird vor allem von den Eingeborenen eine Stechmückenart beschuldigt, die man dort als „Gegen" bezeichnet. Durch diese im Volke vorhandenen Vorstellungen gelangte wohl auch MONTOYA FLORES zu der Überzeugung, es müßte sich um eine Übertragung der Krankheit durch Insekten handeln, ein Gedanke, der auch von anderen Forschern wiederholt ausgesprochen wurde, ohne daß aber bisher der sichere experimentelle Beweis einer derartigen Übertragung erbracht werden konnte.

CIFERRI stellte Untersuchungen an einem Pilze an, der nach der Klassifikation von LANGERON und OTA zur Gattung Grubyella gehörte und aus Simuliden in Mexiko gezüchtet worden war. Die Versuche, verschiedene Dipteren mit Kulturen dieses Pilzes zu infizieren, fielen positiv aus und werden von diesem Autor im Sinne einer möglichen Übertragung der Hautpilze durch Insekten gedeutet.

Die Biologie der zu den Pilzen gehörenden mußmaßlichen Erreger, die Art ihrer Fortpflanzung durch Sporen lassen es von vornherein ausgeschlossen erscheinen, daß es sich bei der Übertragung durch Insekten um einen Entwicklungszyklus handeln könnte, wie er bei tierischen Parasiten beobachtet wird. Es wäre also höchstens eine direkte mechanische Übertragung der Pilzelemente durch den Stich von Insekten denkbar, wobei diese in die tieferen Hautschichten hineingebracht würden, in denen sie geeignete Ansiedlungsund Fortpflanzungsmöglichkeit finden. Auch eine Anzahl epidemiologischer

Beobachtungen spricht im Sinne einer Insektenübertragung. Die Krankheit
findet man nur in den heißen tropischen Gebieten, in denen es an blutsaugenden
Insekten nicht fehlt. Im kalten Klima und in Gegenden, in denen die Krankheit
nicht verbreitet ist, können Caratekranke viele Jahre hindurch leben, ohne
daß eine Übertragung auf ihre nächste Umgebung zu beobachten wäre. Wie
erwähnt, kann man auch den histologischen Befund in dem Sinne deuten, daß
die Pilze durch den Stechapparat der Insekten in die Haut gelangen, da sich
die ersten Anzeichen der Erkrankung meist in den tieferen
Schichten der Epidermis finden (s. S. 319).

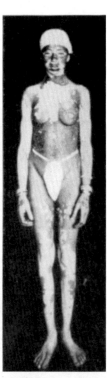

Da es sich um direkte mechanische Übertragung der
pathogenen Pilzelemente handeln muß, wäre es möglich,
daß in den endemischen Gebieten eine ganze Reihe verschiedener Insekten (Wanzen, Zecken, Stechmücken, Milben) befähigt wäre, die Krankheit zu übertragen. Trotzdem wird angenommen, daß vor allem den Dipteren des
Genus Simulium eine entscheidende Rolle bei der Übertragung zufällt. Diese sind in tropischen Gegenden besonders in der Nähe von Flüssen und Tümpeln in ungeheuren Mengen vorhanden und haben die Gewohnheit,
am Tage und gerade während der heißesten Stunden und
bei grellem Sonnenlicht zu stechen. Die Stechgewohn-
heiten und das Verbreitungsgebiet dieser Mücken lassen
sich mit den in verschiedenen Gebieten gemachten epidemiologischen Erfahrungen und der Verbreitung der
Carate gut in Einklang bringen. Dagegen steht der
exakte Beweis einer Übertragung der Carate durch Insekten noch aus.

Die *experimentelle Übertragung* der Krankheit auf
Menschen ist URIBE gelungen. Außerdem gelang es durch
intracutane Impfung mit Kulturen bei Kaninchen Haarausfall und die Bildung von pigmentierten Flecken in der
Haut zu erzeugen (PEÑA CHAVARRÍA und SHIPLEY, MON-
TOYA). Da diese Untersuchungen aber nicht in Serien fort-
geführt wurden und für die Mehrzahl der bei Carate gezüchteten Pilze eine Übertragung auf Tiere oder Menschen
nicht gelingt, sind diese Versuche nicht als beweiskräftig
für die ätiologische Rolle der Caratepilze anzusehen.

Abb. 108. Leukodermie.
(Phot. Dr. SANDWITH
[Cairo].) (Sammlung
Tropeninst. Hamburg.)

Symptomatologie. Die typischen, durch Jucken und
Verfärbung der Haut charakterisierten Carateflecke treten
meist zuerst auf den unbedeckten Körperteilen auf: Gesicht, Hals, oberer Teil
der Brust, Handrücken, Unterarme, Beine. Zu Beginn bemerkt man bestimmte
Prädilektionsstellen, z. B. Nasenrücken, Stirn und Wangen, Nacken, Fußrücken. Der Beginn der Krankheit ist meist langsam, ohne Fieber oder
Allgemeinerscheinungen. Bei den beobachteten fieberhaften Caratefällen handelt
es sich aber wahrscheinlich um Kombinationen mit anderen Krankheiten
(Malaria usw.).

Es entstehen im Anfang kleine, juckende, sich langsam ausbreitende
Flecke. Gelegentlich ist das Aussehen der Flecke rötlich, erythemartig,
später grauweiß. Die Verfärbung ist anfangs kaum erkennbar und ist nur
bei weißer Haut und der dunklen Varietät gleich zu sehen. Die Verfärbung
nimmt allmählich zu, während in der Umgebung neue Flecken auftreten, die
später mit den zuerst erschienenen zusammenfließen können. In dieser Krankheitsperiode können die Flecken $1/2$—1 cm im Durchmesser groß werden. Die

Ränder sind von der gesunden Haut nicht sehr deutlich abgesetzt und unregelmäßig gestaltet. Mit der Größenzunahme der Flecke nimmt der Juckreiz zu und die zentralen Partien nehmen gegenüber den Randpartien einen dunkleren Farbton an. Erst wenn die Flecken im Zentrum ihre typische Farbe bekommen haben, breitet sich die Verfärbung allmählich über den ganzen Fleck aus. Die Oberfläche beginnt zu schuppen und wird rauh und uneben. Die weitere Ausdehnung der Flecken erfolgt unter Beibehaltung einer rundlichen oder ovalen Form, doch wird die Form bei größeren Flecken häufig unregelmäßig und landkartenartig. *Zahl und Größe* der einzelnen Flecken kann im weiteren Verlaufe sehr verschieden sein, manche bleiben klein, etwa hirsekorngroß, andere erstrecken sich schließlich über große Flächen; manchmal bleiben es einige wenige Flecken, oder es ist der ganze Körper übersät. Die *Verfärbung* nimmt sehr langsam zu und erreicht ihr Maximum erst nach 2—3 Jahren. Man beobachtet im allgemeinen, daß an den Stellen der Haut, die der Sonnenbelichtung ausgesetzt sind, die Pigmentation schneller auftritt und intensiver ist als an bedeckten Teilen. Daraus erklärt es sich, daß in einigen Fällen bei ein und derselben Person sehr verschiedene Tönungen der Flecke zu beobachten sind, trotzdem die Grundfarbe bei derselben Carateform die gleiche ist. Die *Abschuppung* ist besonders am Anfang feinschuppig oder mehlig, aber nicht gleichmäßig verteilt und in der Stärke wechselnd. Die Schuppung nimmt bei Trockenheit der Haut stark zu und ist bei älteren Läsionen regelmäßig vorhanden, wobei die einzelnen Schuppen allmählich größer werden als zu Anfang, 2—3 mm Durchmesser haben können, eine schmutziggraue Färbung und ungleichmäßige Ränder besitzen. Man erkennt auch gewisse Unterschiede in der Art der Schuppenbildung, je nach der betroffenen Körpergegend. So werden an den unteren Extremitäten besonders reichlich Schuppen gebildet, vor allem bei den Angehörigen der schwarzen Rasse. Stärkere Schuppenbildung ist meist verbunden mit unerträglichem Juckreiz, der besonders in den Abendstunden zuzunehmen pflegt, wenn der Kranke nach beendeter Tagesarbeit nicht mehr schwitzt. Die ständige Irritation der Haut durch die Krankheit selbst wird durch die Insulte des Kratzens noch gesteigert und führt zu einem chronischen Reizzustand der Haut mit Keratinisation (besonders wiederum an den unteren Extremitäten), der im Volke als „empeines" (= Flechten) bezeichnet wird. Wegen ihres Aussehens und des durch manche dieser Kranken verbreiteten Geruches werden die „Caratejos" von ihrer Umgebung gemieden. (Der Geruch ist nach Ansicht mancher Autoren nicht konstant. Der ranzige Geruch, der gelegentlich beobachtet wird, ist nach Peña Chavarría und Shipley die Folge der Ansiedlung von Hefen in den Talgdrüsen.) Durch den Juckreiz werden die Kranken in ihrer Nachtruhe gestört und bekommen ein reizbares und heftiges oder stumpfes und mürrisches Wesen.

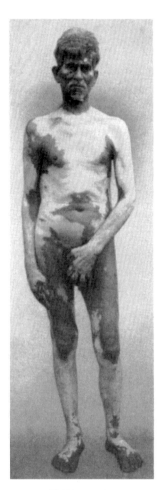

Abb. 109. Vitiligo aus Corta-Rica. (Orig. Phot. Nauck.)

An den betroffenen Stellen verschwinden mit der Zeit die Lanugohaare, nicht weil die Haare selbst erkranken, sondern infolge der Veränderungen der Haarfollikel. Die Kopfhaut und die Nägel, ebenso der Bart bleiben frei. Man sieht sogar, daß Carateflecken des Gesichtes die Haargrenzen nicht überschreiten. Die Carateflecken können die gesamte Hautoberfläche überdecken, so daß nur vereinzelte gesunde Hautinseln bestehen bleiben. Sogar die Fußsohlen und Handflächen können betroffen werden; an den Fußsohlen können sich unangenehme Verdickungen der Epidermis bilden bei gleichzeitigem Verlust der Hautelastizität, so daß das Laufen stark behindert wird. Bei einigen Kranken werden sogar die Schleimhäute in Mitleidenschaft gezogen und man beobachtet Läsionen am Munde, an den Augen, gelegentlich auch an der Genitalschleimhaut. An den Schleimhäuten erkennt man zuweilen auch eine Verfärbung und das Auftreten von Rhagaden.

Allgemeine Störungen des Stoffwechsels werden nicht beobachtet. Der Urin ist stes von normaler Beschaffenheit. Von manchen Autoren wurde eine deutliche Eosinophilie beobachtet, die allerdings bei der großen Verbreitung von parasitischen Würmern in den Carateländern von nicht allzu großer Bedeutung sein dürfte. Liquoruntersuchungen ergaben keine besondere Veränderung der Cerebrospinalflüssigkeit.

Nach einer langen Periode der Krankheit, die mit der Bildung der pigmentierten und schuppenden Flecke einhergeht und bis zu 10 Jahren und länger dauert, tritt schließlich insofern eine Änderung ein, als sich nunmehr eine *spontane Heilung mit dem Auftreten von weißen Flecken* einstellt. Es tritt eine allmähliche Entfärbung der Carateflecken ein, die in der Mitte beginnt, so daß in diesem Stadium das Zentrum weiß wird und von einem farbigen Rand umgeben ist. Auf diese Weise werden allmählich alle pigmentierten Flecke in weiße pigmentlose Hautstellen verwandelt. Da diese Veränderungen nicht an allen Flecken zugleich auftreten, sieht man bei manchen Patienten in dieser Krankheitsperiode sowohl farbige, als auch weiße Flecke. Klinisch klingen alle Symptome allmählich ab, so daß der in Columbien im Volksmunde gebräuchliche Ausdruck „Carate muerto" für dieses Stadium sehr treffend erscheint. Der Juckreiz läßt vollkommen nach, die Schuppung hört auf, und es bleibt eine glatte, pigmentlose Hautstelle zurück, die in ihrer Beschaffenheit an die Haut von Albinos erinnert. Die Form und Verteilung der achromischen Flecke entspricht der der pigmentierten Flecke des vorausgegangenen Stadiums. Die Entfärbung schreitet bei den einzelnen Individuen mit wechselnder Geschwindigkeit fort und ist bei Negern besonders ausgeprägt. Auffallend ist, daß die Entfärbung vor allem an den Gelenken (Knie, Handgelenk, Ellenbogen) auftritt, also dort, wo die befallenen Hautpartien ohne dazwischen gelagertes Fett- oder Muskelgewebe direkt dem Knochen aufliegen. Auch die ständige Berührung mit Wasser, wie sie bei der Arbeiterbevölkerung der Tropen, die an Flüssen und in Plantagen arbeitet, häufig ist, scheint die Entpigmentierung zu fördern. Klinisch ist die Hautatrophie an den pigmentlosen Stellen nicht so ausgesprochen wie z. B. bei den Xerodermien. Eine Veränderung der bestehenden weißen Carateflecken tritt nicht mehr ein, auch nicht durch die Einwirkung der Sonnenbestrahlung. Die Sensibilität der Haut ist im ganzen Verlauf der Carate nicht gestört außer an Stellen, bei denen es zu starker Hyperkeratose gekommen ist. (Dieses Zeichen kann unter Umständen im Beginn für eine Differentialdiagnose gegen Lepra wichtig sein.)

Varietäten. Nach den Angaben von mexikanischen Autoren soll die dort auftretende Form von der columbianischen insofern verschieden sein, als sie mit Fieber beginnt und schneller verläuft. Die Hautläsionen sollen manchmal zu Eiterungen und Geschwürsbildungen neigen, außerdem wird angegeben, daß die Fußsohlen und die Handteller sowie die Schleimhäute freibleiben und die direkte Übertragbarkeit größer sei als bei der columbianischen Form. Die in Yucatan beobachteten Fälle zeichneten sich klinisch durch das Fehlen des Juckreizes und der Schuppenbildung aus und erinnern in vieler Hinsicht an gewöhnlichen Vitiligo.

In allen wesentlichen Punkten stimmen aber die Beschreibungen der mexikanischen Autoren LEÓN, RUÍZ SANDOVAL u. a. mit denen aus Venezuela von MEDINA JIMÉNEZ, VARGAS, aus Columbien von PEÑA CHAVARRÍA und SHIPLEY u. a. überein, so daß mit größter Wahrscheinlichkeit angenommen werden kann, daß es sich in allen Ländern, aus denen Beschreibungen der Carate bzw. der Pinta stammen, um ein und dieselbe Krankheit handelt. Ebenso ungerechtfertigt erscheint die Einteilung in verschiedene klinische Formen je nach der Lokalisation der Läsionen oder die Unterscheidung einer trockenen und feuchten Form. Das einzige hervorstechende Merkmal sind die verschiedenen Färbungen der Hautläsionen, die es gestatten, von „Varietäten" der Carate zu sprechen, die nach ihrer Farbe bezeichnet werden, sich aber im übrigen klinisch nicht mit Sicherheit voneinander abgrenzen lassen.

Man unterscheidet eine *weiße, schwarze, violette, blaue* und *rote Varietät*. Vielleicht spielen bei dem Zustandekommen der Färbung auch noch andere Faktoren mit, besondere Dispositionen, Belichtung usw., die für die Intensität und Art der Pigmentbildung innerhalb der befallenen Hautpartie verantwortlich zu machen wären. (Siehe auch die histologischen Befunde von OCHOTERENA, S. 320.)

Nach PEÑA CHAVARRÍA und SHIPLEY verteilen sich die verschiedenen Varietäten unter den in Columbien beobachteten Fällen folgendermaßen:

weiße Varietät   37,1%
violette Varietät   30,5%
schwarze Varietät   17,5%
blaue Varietät   8,7%
rote Varietät   6,2%

Die *weiße Varietät* verläuft — verglichen mit den anderen Arten — mit relativ geringer Abschuppung, wobei die Schuppen klein bleiben. Diese Art kann wohl am leichtesten mit der terminalen Achromie oder mit vitiliogoartigen Flecken verwechselt werden. Bei der *schwarzen Varietät* gibt es alle mögliche Übergänge vom Schwarz der chinesischen Tusche bis zu hellem Grau. Die dunklen Flecken verleihen dem erkrankten Patienten ein abstoßendes Aussehen; da die Flecken häufig klein bleiben, sehen sie besonders bei Lokalisation im Gesicht manchmal so aus wie in die Haut eingelagerte Pulverkörner. Es tritt Schuppung in großen Lamellen auf und der Übergang zu Depigmentierung der befallenen Hautstelle wird regelmäßig beobachtet. Dasselbe gilt für die *violette Varietät*, die angeblich besonders häufig bei Mestizen auftreten soll, und je nach der normalen Hautfärbung des Individuums alle möglichen Schattierungen und Übergänge aufweist. Bei dieser Form tritt die Abschuppung zugunsten einer stärkeren Keratinisation etwas zurück. Dieses soll auch die Varietät sein, die am häufigsten auf die Schleimhäute übergreift. Dabei werden gerade bei der violetten Art die besten Behandlungserfolge erzielt. Bei der *roten Art* tritt eine unvollkommene Depigmentierung ein, die meist auch sehr spät beginnt. Diese Varietät zeichnet sich durch geringen Juckreiz und wenig Schuppung aus. Die rote Varietät ist ebenso wie die violette auf der Negerhaut kaum erkennbar, während sie bei Weißen sehr deutlich ist. Sie verläuft besonders langsam und ist — wie aus der angeführten Statistik hervorgeht — die am wenigsten verbreitete. Die Behandlung dieser Form soll besonders schwierig sein; besonders häufig werden Fußsohlen und Handflächen befallen. Bei Kombination verschiedener Varietäten, ebenso bei Assoziation mit anderen Hautleiden, z. B. Ekzem, entstehen klinische Erscheinungsformen, die mehr oder weniger atypisch wirken können.

Als eine Varietät der Carate ist wahrscheinlich die von SILVA aus *Brasilien* beschriebene, mit dem Namen Purú-purú bezeichnete Krankheit aufzufassen. Zum mindesten steht sie der Carate sehr nahe oder ist sogar mit ihr identisch. Im Gegensatz zur Carate werden auch entzündliche Vorgänge und Pustelbildungen beobachtet. Die Hautaffektionen sind vorwiegend an Händen und Füßen lokalisiert. Aus den Schuppen wurde eine Aspergillusart gezüchtet.

Diagnose. Die Diagnose ist bei allen Varietäten der Carate dank der eigenartigen Färbung der Flecken und der Pigmentatrophie des Spätstadiums leicht zu stellen. In Gegenden, wo Carate endemisch vorkommt, wird aber vermutlich diese Diagnose bei allen Hautkrankheiten gestellt, bei welchen bleibende oder vorübergehende Änderungen der Hautpigmentation auftreten (Vitiligo, Albinismus, Chloasma, ADDISSONsche Krankheit, pigmentierte Syphilis usw.).

Am ehesten ist vielleicht eine Verwechslung der Carate mit anderen Pilzerkrankungen möglich, wie z. B. der *Pityriasis versicolor*, die bei dunklen Personen grau oder hellgelb erscheint und bei der feine Schuppenbildung zu beobachten ist. Bei der mikroskopischen Untersuchung ergeben sich aber ohne weiteres Unterschiede zwischen den bei beiden Krankheiten gefundenen Pilzarten, die sowohl in bezug auf Häufigkeit des Pilzbefundes und Pilzmorphologie als auch bezüglich der Lokalisation in den Schichten der Haut verschieden sind. Von anderen Pilzerkrankungen sind die Hautläsionen der *Trichophytie*-gruppe differentialdiagnostisch wichtig, welche meist eine ausgesprochene zirzinäre Anordnung der Hautläsionen zeigen, und Haare und Nägel befallen können. *Psoriasis, Lupus erythematosus, Lichen planus, Ekzeme* können in ihren klinischen Erscheinungenformen unter Umständen gewisse Ähnlichkeiten mit Carate aufweisen. Auch bei *Sclerodermie en plaques (Morphea)* findet man eine weiße Verfärbung der Haut. In vielen Fällen sind die Sclerodermieherde im Beginn von einem eigentümlichen bläulichen Ring umgeben, im weiteren Verlauf sinkt das anfangs deutlich erhabene Zentrum der Herde, die sich mit Vorliebe im Gesicht, am Hals und den Streckseiten der Arme lokalisieren, unter diffuser oder fleckartiger Pigmentierung ein, wobei sich trophische und Sensibilitätsstörungen einstellen, die bei Carate fehlen.

An gewisse Formen der *Lepra maculosa* wäre differentialdiagnostisch noch zu denken, die mit Herden der roten Carate verwechselt werden könnten. Bei der Lepra haben die Flecke aber meist gleich zu Anfang größere Ausdehnung, und auf Druck verschwindet die rötliche Farbe, während sie bei der roten Varietät der Carate bestehen bleiben soll. (Nach Angaben der mexikanischen Autoren verschwinden auch die Carateflecke.) Im übrigen wird durch die anderen, die Lepra begleitenden Symptome, Störungen der Sensibilität, trophische Störungen usw., eventuell auch durch bakteriologische Untersuchungen stets eine Unterscheidung möglich sein. Zu erwähnen wäre noch die *Pellagra,* bei der an den Körperteilen, die der Sonnenbestrahlung ausgesetzt sind, ebenfalls dunkle Pigmentierungen entstehen. Doch sind auch bei dieser Krankheit schon durch das Vorhandensein der allgemeinen Erscheinungen (Durchfall, nervöse Symptome, Kachexie usw.) die Unterscheidungsmöglichkeiten gegeben.

Prognose. Da sich im Verlaufe der Carate niemals allgemeine Erscheinungen einstellen und die Krankheit scheinbar auf die Haut beschränkt bleibt, besteht keine Gefahr für das Leben des Patienten. Die sozialen und psychischen Nachteile dieser entstellenden Krankheit verleihen ihr aber einen ernsten Charakter. Sich selbst überlassen, heilt die Krankheit nicht oder erst nach vielen Jahren, wobei die Pigmentanomalien für den Rest des Lebens bestehen bleiben. Die vernachlässigten Fälle, bei denen es sich um ein Befallensein von ausgedehnten Hautflächen handelt, sind sehr hartnäckig und schwer zu behandeln, während Fälle, die im Beginn der Krankheit einer geeigneten Therapie unterzogen werden, nach kürzerer Zeit und unter Vermeidung der entstellenden Depigmentierungen ausheilen können. Eine Immunität scheint durch das Überstehen der Krankheit nicht verliehen zu werden, so daß nach Abheilung der Krankheit Rückfälle erfolgen können.

Behandlung. Schon in früheren Zeiten wurde die Beobachtung gemacht, daß mit Quecksilber innerlich und Jodpinselungen gute Behandlungserfolge zu erzielen waren. Für die fortgeschrittenen Fälle wurde bereits von MONTOYA FLORES die Anwendung von *Chrysarobin* empfohlen. Von guten Erfolgen bei manchen Fällen berichteten Peña Chavarría und Shipley bei oraler Behandlung mit *Arsenpräparaten.* Auch Injektionen von kleinen Dosen Salvarsan sollen sich bewährt haben. Von Darier wurde folgendes Rezept zu äußerer Behandlung angegeben:

Chrysarobin	60,0
Acid. salicyl.	10,0
Talcum	150,0
Adeps benzoat.	50,0
Vaseline	100,0

Peña Chavarría und Shipley verwendeten als Salben:

Calomel	1,0
Acid. salicyl.	0,5
Lanolin	50,4

Es wird empfohlen, vor der Applikation der Salben die Haut mit warmem Wasser und Seife vorzubereiten und anschließend die Salbe kräftig einzureiben und eventuell über Nacht einwirken zu lassen.

Während in einigen Fällen mit den angewandten Mitteln überraschend gute Erfolge erzielt wurden, erwiesen sich andere Fälle als besonders hartnäckig und trotzten jeder Behandlung. Oder aber der Behandlungserfolg zeigte sich erst nach vielen Monaten fortgesetzter Behandlung. Besonders gilt dieses für die Anwendung von Arsenikalien, die sich erst nach langer Behandlungszeit in der Haut sammeln und dann erst in genügendem Maße auf den Krankheitsprozeß einwirken können.

Die Behandlungsversuche mit Wismut ergaben weniger gute Resultate.

Mycetom (Madurafuß).

Unter ,,Mycetom" oder ,,Maduromykose" versteht man eine durch verschiedene Pilze verursachte, sehr chronische Hautaffektion, die meist an den Füßen lokalisiert ist und im Gegensatz zu vielen anderen durch Fadenpilze erzeugte Erkrankungen auch auf tiefere Hautschichten, Muskel, Sehnen und sogar Knochen übergreift. Ein besonderes Kennzeichen dieser Krankheit ist das Auftreten von größeren und kleineren Herden von Granulationsgewebe, in denen sich pflanzliche Organismen finden, die in Form kleiner, mit bloßem Auge erkennbarer Körner sichtbar werden. Es kommt zu erheblicher in die Tiefe fortschreitender entzündlicher Wucherung und Erweichung des befallenen Gewebes, die mit der Bildung von Hohlräumen und in die Haut mündenden Fisteln verbunden ist.

Viele Formen dieser Erkrankung zeigen sowohl klinisch, als auch in bezug auf den Parasitenbefund eine große Übereinstimmung mit der Actinomykose. Das Mycetom unterscheidet sich aber grundsätzlich von der Strahlenpilzerkrankung dadurch, daß der Prozeß lokal bleibt und eine Ausbreitung auf die inneren Organe nicht oder nur höchst selten vorkommt.

Die Krankheit wurde zuerst in *Madura* (Britisch-Indien)[1] beobachtet. Da sie fast ausschließlich die Füße befiel, bürgerte sich der Name ,,Madurafuß" ein, der insofern nicht ganz zutreffend ist, als die gleichen Veränderungen, durch die gleichen Pilze hervorgerufen, auch an anderen Körperstellen auftreten können. ,,Madurafuß" oder ,,Mycetoma pedis" ist also nur als besondere und häufig vorkommende Lokalisation der Krankheit aufzufassen.

Die Krankheit ist seit langer Zeit bekannt und auch in der älteren Literatur unter verschiedenen Namen eingehend beschrieben worden. So stammt von englischer Seite

---

[1] In manchen Handbüchern wird der Name ,,Madurafuß" fälschlicherweise auf die Insel Madura gegenüber Java bezogen.

der Name „Fungus-foot disease of India" (CARTER) und „Madura-disease", auch „Tuber-cula-disease" (GODFREY und EYRE), von den Franzosen wurde die Krankheit „Maladie de Ballingall" oder „Pied de Cochin" genannt, andere Namen lauten: „Morbus tuberculosus pedis", „Ulcus grave", „Podelkoma", „Morbus pedis entophyticus", und es werden auch Be-zeichnungen aus den Eingeborenensprachen in der Literatur angeführt, die: „Großer Fuß", „Elephantenfuß", „Wohnung der Würmer", „Eierfuß" (gemeint sind Insekteneier) und ähnliches bedeuten und „Perikal" oder „Anaikal" (Tamil), „Slipada" (Bengali), „Hatty-Ka-pung" (Dekkan), „Gutlu, Madhe" (Madras), „Padawalmikum" (Sanskrit) lauten.

Geschichte und geographische Ver-breitung. Die erste Beschreibung, die sich offenbar nur auf die sogenannte gelbe Varietät bezog, stammt von KÄMPFER aus dem Jahre 1712. In den folgenden Jahren scheint die Krankheit häufig mit Tuberkulose, Geschwülsten und anderen an den Füßen lokalisierten Erkrankungen verwechselt worden zu sein.

Genauere Beobachtungen stammen von GILL (1842), GODFREY und BELLARY (1845), BAZONIJ RASTOMIJ (1858) und EYRE (1860). Erst in der 2. Hälfte des vorigen Jahr-hunderts gab VANDYKE CARTER eine voll-ständige klinische und anatomische Be-schreibung des Krankheitsbildes (1860 bis 1874), die als Ausgangspunkt aller späteren Untersuchungen gelten kann. Arbeiten von COLLAS (1861), H. I. CARTER (1862), HOLM-STED (1870), BRISTOWE (1870), HOGG (1872), LEWIS und CUNNINGHAM (1875), FOX und FARQUAR (1876), CORRE (1883), CANTHAK (1893), BOICE und SURVEJOR (1894), BO-CARRO (1894) erweiterten die gewonnenen Kenntnisse des Krankheitsbildes.

Die Maduromykosen werden haupt-sächlich bei Eingeborenen der tropi-schen Gebiete gefunden, aber wie neuere Beobachtungen gezeigt haben, kommen sie auch in den gemäßigten Zonen vor. In Indien ist die Krank-heit in vielen Distrikten endemisch und stark verbreitet, während ganze Provinzen, z. B. Bengalen, fast völlig frei sind. Besonders stark betroffen

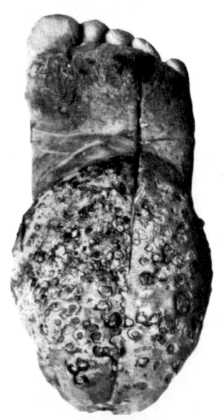

Abb. 110. Madurafuß.
(Nach einer Photographie der Sammlung des Tropeninstituts Hamburg.)

sind Madura, Delhi, verschiedene Plätze in Punjab, Kaschmir, Rajputana. In Afrika ist die Krankheit im anglo-ägyptischen Sudan (zuerst von BALFOUR, 1904 beschrieben), in Algier, Tunis, Somaliland, Madagaskar, Senegal, Fran-zösisch-Sudan, Abessinien, Ostafrika (Mombassa, Tanga, Sansibar) Südwestafrika gefunden worden. Auch von Ceylon, Cochinchina, den Philippinen, aus Japan wurde von Mycetomfällen berichtet. In Niederländisch-Indien scheint die Krank-heit dagegen selten zu sein. KAYSER und GRIJNS beschrieben einen klinisch dem Madurafuß vollkommen ähnlichen Fall, bei dem es aber nicht gelang, Pilze nach-zuweisen. Weitere Beobachtungen stammen von Cuba, aus Nicaragua, Costa-Rica, Britisch-Guiana, Argentinien, Chile, Mexiko, Brasilien, von den Antillen. In den Vereinigten Staaten sind einzelne Fälle bekannt geworden und auch in Europa sind autochthone Mycetomfälle zur Beobachtung gelangt, so z. B. in Italien (BASSINI), Griechenland (CARATSAS), Türkei, Bulgarien (BERON), selbst ein Fall in Paris (BRUMPT und REYNIER). Gerade im Laufe der letzten Jahre sind aus den verschiedensten Ländern Mycetomfälle beschrieben, die darauf hindeuten, daß die Krankheit so gut wie in allen Weltteilen und in allen Ländern mit warmem Klima auftritt, wobei sie in manchen Gebieten sogar stark verbreitet

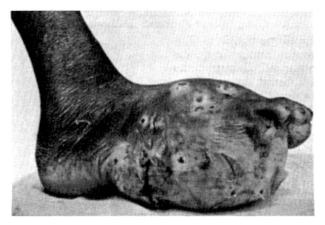

Abb. 111. Madurafuß. (Nach einer Photographie der Sammlung des Tropeninstituts, Hamburg.)

ist. Vorwiegend befallen erscheint in allen Ländern die Landbevölkerung und zwar besonders jugendliche Männer (zwischen 20 und 45), während Frauen und Kinder nur selten erkranken und die Städte verschont bleiben.

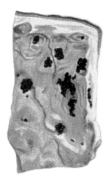

Abb. 112.
Schwarzer Madurafuß aus Indien. Pigmenthaltige Pilzmassen im Gewebe. Hautstück von der Rückseite. Nat. Größe. (Orig. nach Präp. des Tropeninstituts, Hamburg.)

Ätiologie. Wie schon der Name „Mycetom" besagt, wird die Krankheit durch Pilze hervorgerufen, welche sich in den befallenen Geweben entwickeln. Die Vermutung, daß es sich bei dieser Krankheit um eine Pilzaffektion handelte, wurde zuerst von BALLINGALL ausgesprochen. VANDYKE CARTER glückte es zuerst, in den schwarzen Körnern eines Madurafußes Mycelfäden nachzuweisen, doch welcher Art die Parasiten waren, blieb lange Zeit unbekannt.

Eine direkte *Übertragung* von Mensch zu Mensch findet nicht statt, sondern die Pilze, die in den warmen Ländern offenbar in der Natur weit verbreitet sind, dringen bei Personen, die barfuß gehen, durch kleine Verletzungen in die Hautdecke ein, oder sie gelangen mit Dornen, Splittern, Granen, Schilfgras usw. in die Haut. In welcher Form sich die Pilzelemente in der Natur vorfinden, ob sie im Boden oder auf Pflanzen vegetieren und in welcher Weise die Infektion vor sich geht, ist noch ungenügend bekannt. Sporen und Conidien aller möglichen Pilzarten sind auf Pflanzen in großen Mengen vorhanden, so daß, wenn dies die einzige Vorbedingung zur Erzeugung der Krankheit wäre, das Leiden weit häufiger auftreten müßte. Madurellapilze sollen besonders auf Dornen von Mimosa angetroffen worden sein, BOCCARO fand Dornen von Acacia arabica in Madurafüßen und auch sonst wird anamnestisch häufig angegeben, die Krankheit sei von Dornen und Splitterverletzungen ausgegangen. PINOY konnte bei 20 Tauben, die er mit mit Sporen bedeckten Splittern und Dornen zu infizieren versuchte, nur ein positives Impfresultat erzielen. Es wurde deshalb angenommen, die Infektion käme durch Chlamydosporen zustande.

Die ersten *Züchtungsversuche* wurden bei Mycetomfällen von VINCENT unternommen, dem es 1894 glückte, aus der weißen Varietät einen Pilz zu züchten, den er *Streptothrix madurae* nannte. Der Pilz wurde später *Discomyces* benannt, und es wurde festgestellt, daß er im Gegensatz zu dem gewöhnlichen

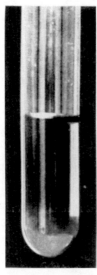

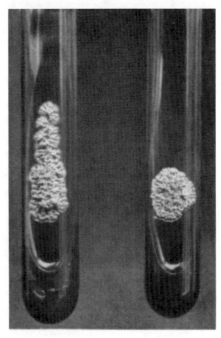

Abb. 113. Bouillon-Kultur.   Abb. 114. Kultur auf Glycerin-Agar.
Abb. 113 u. 114. Actinomyces sp. von einem Madurafuß aus Bulgarien (BERON). Orig.-Phot.

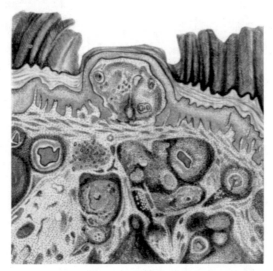

Abb. 115. Pilzdrusen im Mycetomgewebe. (Nach FÜLLEBORN.)

Strahlenpilz *(Discomyces* oder *Actinomyces bovis)* bei 37⁰ leichter zu züchten war und selbst auf Heuinfus, Kartoffeln, Glykoseagar Wachstum zeigte. Bald

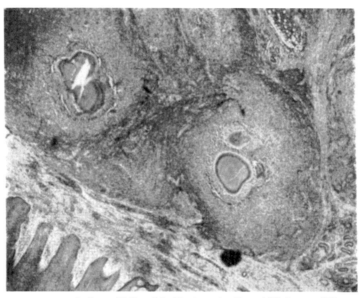

Abb. 116. Madurafuß aus Südwest-Afrika. Schnittpräparat mit zwei Pilzdrusen. (FÜLLEBORN phot.)

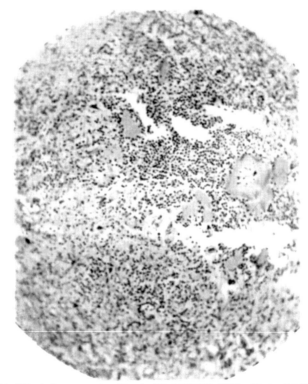

Abb. 117. Actinomyces brasiliensis (LINDENBERG 1909). Vergr. 1 : 160.
(Orig.-Phot. nach einem Präparat von BRUMPT.)

stellte sich heraus, daß die Mycetome durch sehr verschiedenartige Pilze verursacht wurden, von welchen viele mit *Actinomyces bovis* verwandt waren, während andere ganz anderen Familien und Gattungen angehörten.

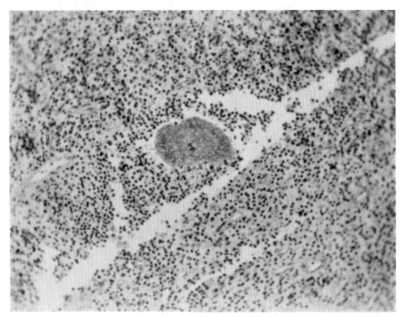

Abb. 119. Indiella mansoni (BRUMPT 1906). Vergr. 1:160. (Orig.-Phot. nach einem Präparat von BRUMPT.)

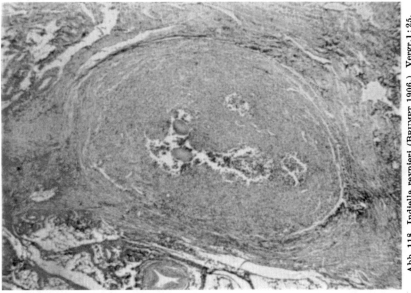

Abb. 118. Indiella reynieri (BRUMPT 1906.) Vergr.1:25. (Orig.-Phot. nach einem Präparat von BRUMPT.)

Die Zahl der bei dem klinisch unter dem Namen Mycetom, Madurafuß oder Maduramykose zusammengefaßten Krankheitsbild gefundenen Pilze ist im Laufe der Jahre eine überraschend große geworden. Die verwirrende Menge von botanisch vollkommen verschiedenen, zum Teil nicht klassifizierbaren oder nicht einmal züchtbaren Pilzen, die das gleiche Krankheitsbild verursachen sollen, gestattet selbst dem Pilzfachmann kaum eine einigermaßen befriedigende

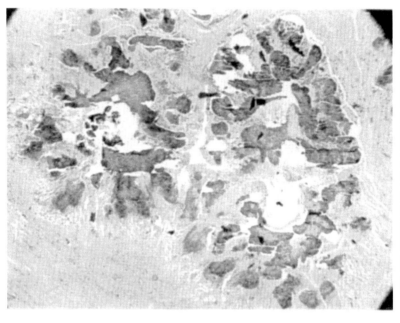

Abb. 121. Madurella mycetomi (CARTER 1902). Vergr. 1:20. (Orig.-Phot. nach einem Präparat von BRUMPT.)

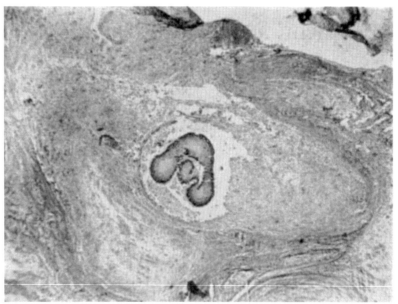

Abb. 120. Aspergillus bouffardi (BRUMPT 1906). Vergr. 1:25. (Orig.-Phot. nach einem Präparat von BRUMPT.)

Übersicht. Die Zahl der beschriebenen Madurapilze nimmt auch weiterhin zu, trotzdem vielfach der Beweis für die Erregernatur der entweder nur im Gewebe oder auch in der Kultur gefundenen Pilze in der Mehrzahl der Fälle im

Tierexperiment nicht zu erbringen ist. Es ist vor allem auch zu berücksichtigen, daß der Befund von Pilzen in ulcerierenden Fußgeschwülsten allein nicht genügt, um die Pilzätiologie der Erkrankung zu beweisen, sondern dieser Beweis muß erst auf Grund von Kulturversuchen, womöglich verbunden mit Tierimpfungen,

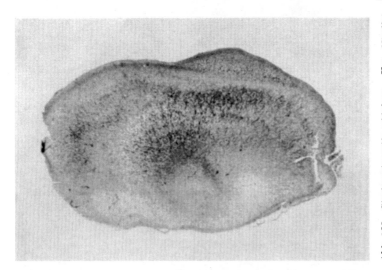

Abb. 123. Sterigmatocystis nidulans. Var. Nicollei (PINOY 1902). Vergr. 1:20. (Orig.-Phot. nach einem Präparat von BRUMPT.)

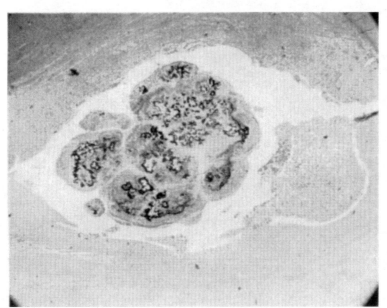

Abb. 122. Actinomyces madurae (VINCENT 1894). Vergr. 1:20. (Orig.-Phot. nach einem Präparat von BRUMPT.)

erbracht werden. Ferner ist es möglich, daß zu den ursprünglichen Erregern sekundär andere Pilzarten hinzutreten, die fälschlicherweise für den Erreger gehalten werden oder daß durch eine derartige Symbiose von Pilzen sich ihr biologischer Charakter ändert. Bei der Schwierigkeit einer botanischen Einteilung der Madurapilze half man sich zunächst, indem man die Färbung der charakteristischen im Gewebe vorhandenen Pilzkörner zur Grundlage einer recht unvollkommenen Einteilung nahm und von einer *weißen, schwarzen* und *roten* Varietät sprach, trotzdem botanisch zusammengehörende Pilze häufig in den Körnern durchaus verschiedenartiges Pigment bilden und umgekehrt botanisch

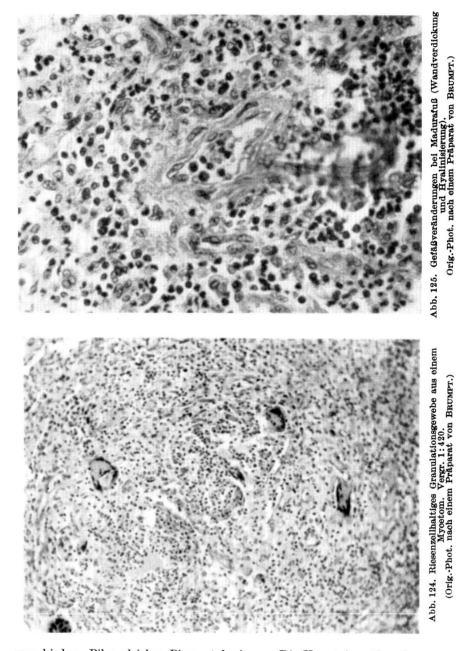

Abb. 125. Gefäßveränderungen bei Madurafuß (Wandverdickung und Hyalinisierung). Orig.-Phot. nach einem Präparat von BRUMPT.)

Abb. 124. Riesenzellhaltiges Granulationsgewebe aus einem Mycetom. Vergr. 1:420. (Orig.-Phot. nach einem Präparat von BRUMPT.)

verschiedene Pilze gleiches Pigment besitzen. Die Kenntnisse über das ganze Gebiet sind auch heute noch so unvollständig, daß eine Klassifizierung und Namengebung praktisch auf größte Schwierigkeiten stößt, trotzdem zugegeben werden muß, daß eine *mykologische Einteilung* der verschiedenen Mycetom-formen anzustreben ist.

Dem Vorschlag von CHALMERS und ARCHIBALD folgend scheint es vorläufig am zweckmäßigsten zu sein, die Mycetome in zwei Hauptgruppen einzuteilen:

1. die Aktinomykosen,
2. die Maduromykosen.

Bei der *ersten* Gruppe handelt es sich um Pilze, die zu den *Actinomyces* bzw. *Discomycesarten* zu rechnen sind und dem Erreger der Strahlenpilzkrankheit *Actinomyces bovis* nahestehen. Sie sind gekennzeichnet durch ein sehr dünnes, unverzweigtes Mycelgeflecht und besitzen keine Chlamydosporen. Bei der *zweiten* Gruppe handelt es sich um höhere, den Schimmelpilzen verwandte Arten mit dickeren, gegliederten Mycelfäden und häufiger Chlamydosporenbildung.

Im folgenden beschränken wir uns darauf, eine Übersicht der wichtigsten bei Mycetomen gefundenen Pilzarten zu geben, in der wir im wesentlichen der Darstellung von BRUMPT folgen. Dabei muß nochmals betont werden, daß es sich bei der mangelhaften Kenntnis dieser Pilze nur um eine provisorische Einteilung handeln kann.

Aktinomykosen.

Genus Actinomyces (HARZ) Discomyces (RIVOLTA) Nocardia (TREVISAN)	A. bovis (HARZ 1877)	
	A. mexicanus (BOYD und CRUTCHFIELD 1921) — Nord-Amerika	
	A. madurae (VINCENT 1894) — Indien, Afrika	gelbe und weiße Körner
	A. indicus (KANTHAK 1893) — Indien	
	A. asteroides (EPPINGER 1890) — Europa, Asien, Afrika	
	A. brasiliensis (LINDENBERG 1909)	
	A. streptothrix freeri (MUSGRAVE u. CLEGG 1907)	
	A. somaliensis (BRUMPT 1906) — Ostafrika	
	A. bahiensis (P. DA SILVA 1919) — Brasilien	
	A. convulutus (CHALMERS u. CHRISTOPHERSON 1916)	
	A. pelletieri (LAVERAN 1906) — Indien, Afrika Ägypten	rote Körner
	A. pretorianus (PIJPER und PULLINGER 1927) — Süd-afrika	gelbe Körner
	A. transvalensis (PIJPER und PULLINGER 1927) — Süd-afrika	
	A. africanus (PIJPER und PULLINGER 1927) — Süd-afrika	rote Körner
	A. nicollei (DELANOE 1928) — Tunis	gelbe Körner
	A. sp. (YAZBEK 1920) — Brasilien (A. somaliensis?)	
	A. genesii (HEITOR FRÓES 1930) — Brasilien	

Maduromykosen.

Genus Indiella (BRUMPT)	I. mansoni (BRUMPT 1906) — Indien, China	weiße Körner
	I. reynieri (BRUMPT 1906) — Frankreich, Griechenland	
	I. brumpti (P. DA SILVA 1922) — Brasilien	
	I. americana (DELAMARE und GATTI 1929) — Amerika	
Genus Madurella BRUMPT-(PINOYemend)	M. mycetomi (LAVERAN 1902) — Indien, Afrika, Europa, Brasilien	schwarze Körner
	M. tozeuri (NICOLLE und PINOY 1908) — Tunis	
	M. bovoi (BRUMPT 1910) — Italien	
	M. oswaldoi (PARREIROS HORTA 1919) — Brasilien	
	M. ramiroi (P. DA SILVA 1919) — Brasilien	
	M. tabarkae (BLANC et BRUN 1919) — Tunis	
	M. M. americana (GAMMEL, MISKDJIAN u. THATCHER 1926)	
	M. ikedai (GAMMEL) — Nordamerika	
Genus Torula (PERSOON)	T. jeanselmi (LANGERON 1928) — Frankreich (Marti-nique)	schwarze Körner
Saccardo emend, Genus Scedo-sporium (SACCARDO)	Sc. apiospermum (SACCARDO 1911) — Italien	weiße Körner
	Sc. sclerotiale (PEPERE 1914)	
	Sc. magal haesi (HEITOR FRÓES 1917) — Brasilien	

Genus Glenospora (Berkley und Curtis)	Gl. khartoumensis (Chalmers und Archibald 1917) · Sudan Gl. semoni (Chalmers und Archibald 1917) Gl. clapieri (Catanei 1927) — Algier	schwarze Körner
Genus Allescheria (Saccardo)	Al. boydii (Shear 1921) — Nordamerika	
Genus Aspergillus (Micheli)	Asp. bouffardi (Brumpt 1906) — Somaliland Asp. Amstelodami (Mangin) Varietät des Asp. repens (de Bary) — Brasilien Asp. mycetomi villabruzii (Gelonesi 1927) — Somaliland	gelbe Körner
Genus Sterigmato- cystitis (Cramer)	St. nidulans (Eidam 1883) — Tunis	schwarze Körner
Genus Penicillium (Link)	P. mycetomagenum (Montelli u. Negri 1915) — Italien	
Genus Mucor (Micheli)	M. mycetomi (Gelonesi 1927) — Somali	

Actinomyces.

Die zu den *Mikrosiphoneae* gehörenden *Actinomycespilze*, die sich von der Cohnistreptothrixgruppe dadurch unterscheiden, daß sie Sporen bilden, werden in 3 Gruppen eingeteilt: *Mayora*, *Minora* und *Breviora*. Das Mycel bildet keine besonderen Fruktifikationsorgane, sondern zerfällt einfach in sog. „Fragmentationssporen".

Die *Mayora* sind in der Natur sehr weit verbreitet und werden nicht nur in der Luft, sondern auch im Boden, auf faulenden organischen Stoffen und in vielen Pflanzen gefunden. Die bekannteste pathogene Art unter diesen ist *A. bovis*, das bei dem sog. aktinomykotischen Mycetom gefunden wird. Die schwefelgelben Körner sind etwa 0,75 mm groß, weich, und bestehen aus einem sehr dichten Geflecht von Mycelien. In den Körnern sind die Fäden radiär angeordnet, die Enden erweitern sich zu kolbigen Anschwellungen (2—4 μ dick und 4—12 μ lang). Dieser Pilz ist wohl in der ganzen Welt weit verbreitet und kommt scheinbar überall dort vor, wo Rinder gehalten werden. Über die Häufigkeit der Strahlenpilzerkrankung in den Tropen fehlen genauere Angaben; jedenfalls wird sie auch in den Tropen angetroffen und kann zu Verwechslungen mit tropischen Mycetomen führen.

Zu den Mayora gehört auch *A. mexicanus*. Dieser Pilz wurde im nördlichen Amerika gefunden (Mexiko, Kalifornien) und bildet Körner von sehr verschiedener Größe. Der Durchmesser der Mycelien beträgt 0,5 μ. Die Kulturen wachsen aerob und bei 37°. Zucker wird nicht vergärt, Gelatine verflüssigt, während koaguliertes Serum unverändert bleibt. Auf Peptonagar sind die Kolonien dick gelblich, crateriform, auf Kartoffeln dünn und weißlich. Die Oberfläche ist gerunzelt, und es entwickelt sich ein Geruch nach Fäkalien. Das Mycel ist in der Kultur gewunden, reichlich verzweigt oder zerfällt in bacilloide Elemente. Man findet Arthrosporen und Chlamydosporen. Der Pilz ist grampositiv, aber nicht säurefest. Im Tierexperiment zeigte er sich nicht pathogen.

Die Mehrzahl der Actinomycespilze, die bei Mycetoma pedis gefunden sind, gehören zu der Gruppe der *Minora*, die sich durch dünnes Mycel auszeichnen, im allgemeinen gut züchtbar sind und in Form trockener, bepuderter, tuberkelbacillenähnlicher Kulturen wachsen.

A. madurae scheint weit verbreitet zu sein und wurde in Algier, Abessinien, Somaliland, auf Cypern, Argentinien, auf Cuba festgestellt. Die Pilzkörner sind weiß oder hellgelb, mehr oder weniger umfangreich und von weicher Konsistenz. Die Körner bestehen aus einem Geflecht sehr dünner verzweigter, nicht septierter Fäden von etwa 1 μ Durchmesser. Bei mikroskopischer Untersuchung erkennt man an der Peripherie eine Strahlenkrone aus amorphen Fäden ohne kolbige Anschwellungen. Der zuerst von Vincent gezüchtete Pilz wächst ausschließlich aerob bei 37°, besonders gut auf leicht saurem Heuinfus. Auf Kartoffeln nehmen die Kulturen rötliche Farbe an. Während Vincent und andere Untersucher keine positiven Impfungen bei Versuchstieren erzielten, glückte es Reenstierna (1926), den Pilz auf Kaninchen zu übertragen, durch Einpflanzung eines mit Pilzkulturen getränkten Fadens in einen Hoden. Von manchen anderen Mycetompilzen unterscheidet sich A. madurae dadurch, daß die Knochen nicht angegriffen werden. In einem Falle von A. madurae (Burnet 1925) wurden Lymphdrüsenveränderungen festgestellt, die sonst bei Madurafuß außer bei sekundären Infektionen außerordentlich selten sind.

A. indicus (= Nocardia indica var. flava Kanthak 1893) verursacht ein Mycetom mit gelblichen Körnern und ist von A. madurae nicht zu unterscheiden.

A. bahiensis wurde bei einem aktinomykotischen Mycetom in Brasilien gefunden (P. da Silva) und unterscheidet sich von A. madurae nur durch das langsamere Wachstum, durch das Aussehen der Kultur auf Kartoffelnährböden und durch negatives Kulturergebnis auf SABOURAUDschem Agar. Manche Autoren halten auch diesen Pilz für identisch mit A. madurae.

A. *asteroides* wurde von EPPINGER zuerst in einem Hirnabsceß gefunden. Der gleiche Pilz oder biologisch nahe verwandte Rassen wurden in Mycetomen auf den Philippinen, in Brasilien, Argentinien und in Europa gefunden. LINDENBERG sah in Brasilien 7 Fälle, bei denen gelbliche Körner vorhanden waren, die aus einem sich in allen Richtungen durchkreuzenden Geflecht von Fäden bestanden. Die Fäden sind 0,5—1 μ breit, geradlinig oder leicht gebogen, dichotomisch geteilt, manchmal in Ketten dissoziiert, so daß bacillen- und kokkenähnliche Elemente auftreten. Die Fäden sind grampositiv und säurefest. In Kulturen wurden bei dem von EPPINGER gezüchteten Pilz endständige Conidien beobachtet, die 1 μ Durchmesser besaßen. Aerobe Kulturen gelingen leicht. Auf Bouillon entstehen weiße scheibenförmige Flocken, die anfangs an der Oberfläche schwimmen und dann unter- sinken. Gelatine wird nicht verflüssigt. Auf Kartoffeln entstehen erst weiße, später bräunliche zusammenfließende Höcker, die ein brüchiges Aussehen bekommen und sich von der Peripherie zum Zentrum mit weißem Pulver bedecken. Auch der brasilianische Pilz wächst ausgesprochen aerob, gedeiht aber bei Zimmertemperatur besser als bei 37°. Der von EPPINGER isolierte Pilz ist für Meerschweinchen und Kaninchen pathogen, für Mäuse nicht. MUSGRAVE und CLEGG konnten mit aus Manila stammenden Pilzen in 3 Fällen Affen an den Füßen infizieren. Intraperitoneale Impfung ergab ebenfalls positives Resultat bei Affen, Hunden, Meerschweinchen, wobei der Tod am Ende der 2. Woche eintrat. Subcutane Einspritzungen riefen keine Generalisation hervor. Tauben und Kaninchen verhielten sich refraktär. LINDENBERG konnte dagegen in Brasilien weder mit Kultur noch mit Eiter von einem Mycetomfall den Pilz auf Kaninchen, Meerschweinchen oder Tauben übertragen.

A. *brasiliensis* soll nach HEITOR FRÓES kein Synonym für A. asteroides sein. A. brasi- liensis wächst besser bei Zimmer- als bei Brutschranktemperatur und ist auf Versuchstiere nicht zu übertragen.

Die durch A. *convulutus* hervorgerufenen Fälle zeichnen sich durch starke fibröse Wucherung im Unterhautzellgewebe und das Fehlen von Fistelgängen aus. Die Körner sind klein, 0,5 mm groß, weich, glatt, gelblich-orange und in fibröses Gewebe eingebettet. Die sehr feinen Mycelfäden sind grampositiv, aber nicht säurefest. Serum wird in Kulturen verflüssigt, Gelatine dagegen nicht. Die Kulturen sind rötlich gefärbt, an der Oberfläche cerebriform gefurcht, geruchlos und verfärben den Nährboden nicht. Der Pilz ist nicht tierpathogen.

A. *somaliensis* trägt auch den Namen *Indiella somaliensis* und *Nocardia somaliensis* und bildet harte Körner, die weder durch Kalilauge noch durch Eau de Javelle aufgelöst werden. Der Pilz wurde von BRUMPT in Fällen von der Somaliküste gefunden und zuerst für einen Schimmelpilz gehalten, der in Symbiose mit einer Nocardiaart lebte, und den BRUMPT zunächst Indiella nannte. Später ist er auf Grund von Präparaten von FÜLLEBORN davon zurückgekommen und hat den Pilz zum Genus *Actinomyces* gestellt. Die Mycelien sind sehr dünn, die Fäden bekommen später ein unregelmäßigeres Aussehen und chlamydo- sporenartige Anschwellungen von 1$^1/_2$ bis 2$^1/_2$ μ Dicke. Die Körner sind 1 mm groß, von glatter Oberfläche, rundlich oder oval, gelblich gefärbt und sehr hart. Kulturen gelingen auf Heuinfus, ebenso auf Kartoffeln, wobei die Kolonien erst weiß, und später nach 5 bis 6 Tagen nicht rötlich wie A. *madurae*, sondern gelblich erscheinen. Der Pilz wurde außer an der Somaliküste (BOUFFARD) auch im Sudan (BALFOUR) und in Zentralafrika (FÜLLEBORN) gefunden. Er verursacht schwere Zerstörungen des Gewebes und greift Muskeln, Sehnen und Knochen an, die durch sklerosierendes, fibröses Gewebe ersetzt werden. Es bilden sich knotige Schwellungen und Hohlräume, die gelbliche Körner in großen Mengen enthalten. Von YAZBEK wurden 1920 bei Mycetomen in Brasilien Pilze gefunden, die mit A. somaliensis und A. asteroides nahe verwandt zu sein scheinen.

Zu den *Breviora* gehört schließlich A. *pelletieri* (auch Nocardia oder Micrococcus pelletieri, Mycoderma grievanki genannt), ein Pilz, der auf SABOURAUDschem Agar gut wächst. Die Kulturen sind rot gefärbt und wachsen am besten bei 25—28°. Der Pilz ist grampositiv. Die durch ihn verursachten Mycetome enthalten rote Körner und sind mehr- fach in Indien und Ägypten gefunden worden. Verhältnismäßig häufig scheint dieser Pilz in Senegal angetroffen zu werden (PELLETIER und THIROUX).

A. *pretorianus* wurde von PIJPER und PULLINGER in Südafrika in einem Falle gefunden, bei dem Arm und Brust durch die Krankheit ergriffen waren. Das Mycetom enthielt gelbliche Körner, aus denen Kulturen auf Blutagar gezüchtet wurden. Auch auf Heuinfus zeigte sich gutes Wachstum. In den Kolonien wird ein orangefarbenes Pigment gebildet, das auf verschiedenen Nährböden in der Färbung variiert. Intraperitoneale Impfung mit den aerob wachsenden Kulturen ergab bei Meerschweinchen positives Resultat.

A. *transvalensis* wurde von den gleichen Autoren in Südafrika bei einem Madurafuß mit weißlichen Körnern gefunden. Die aeroben Kulturen unterscheiden sich von der vorigen Art durch ihr weißes kalkartiges Aussehen. Auch diese Art erwies sich im Tier- versuch als pathogen.

A. *africanus*, eine Pilzart, die ebenfalls bei einem Madurafuß in Südafrika gefunden wurde, zeichnet sich durch das Vorhandensein von roten, sehr harten Pilzgranula aus. Die Kulturen zeigten schlechtes und langsames Wachstum auf Blutagar. Auf gewöhnlichen Nährböden war kein Wachstum zu erzielen. Auf Lackmusmilch, die koaguliert wurde, bekamen die an der Oberfläche wachsenden Kolonien eine rötliche Färbung. In bezug auf Tierpathogenität verhält sich diese Art wie die beiden vorigen.

A. *nicollei* wurde bei einem Araber gefunden, der ein seit 11 Jahren bestehendes Mycetom des Beines (Hüfte) hatte. Die sehr weichen gelblichen Körner dieses Mycetoms besaßen eine sehr unregelmäßige Oberfläche und sahen so aus, als wären sie aus fadenförmigen zusammengerollten Massen zusammengesetzt. Diese Art soll mit A. *dassonvillei* verwandt sein mit dem Unterschied, daß erstere fakultativ aerob ist und gelbes Pigment auf Kartoffelnährböden bildet. Für Tauben, Kaninchen, Meerschweinchen erwies sich der Pilz als nicht pathogen. Bei Jodbehandlung zeigte sich in diesem Falle eine gewisse Besserung.

Die von HEITOR FRÓES beschriebene neue Art *(A. genesii)* bildet 150—300 μ große, rote Körner, die sehr hart sind und in außerordentlich großer Zahl im Gewebe gefunden werden. Auf SABOURAUDschem Agar und Kartoffel langsames und schlechtes Wachstum.

Maduro-Mykosen.

Von der von BRUMPT unter dem Namen *Indiella* aufgestellten Gattung sind 3 verschiedene Arten als Erreger von Mycetomen beschrieben worden. Diese Pilze, deren Kultur bis jetzt nicht geglückt ist und die man nur als im Gewebe lebende Parasiten des Menschen kennt, besitzen ein farbloses, septiertes und verzweigtes Mycel von 1—5 μ Dicke, in den vom Mycel gebildeten Körnern trifft man meist endständig angeordnete Chlamydosporen.

I. *mansoni* bildet ein farbloses Mycel von 1—1,5 μ Dicke, das durch Septen in Stücke von 5—10 μ Länge geteilt wird. Chlamydosporen werden meist endständig, selten intrakalär gebildet. Die Körner sind sehr klein, lentikulär, abgeflacht, hart, von weißer Farbe und in großer Zahl im Gewebe vorhanden. Von den einzigen bis jetzt bekannten Fällen stammt der eine aus der Sammlung der Tropenschule in London, ist indischer Herkunft und wurde von BRUMPT (1906) näher untersucht. Der andere wurde von JOUVEAU-DUBREUIL in Mittelchina festgestellt.

I. *reynieri* gleicht in allen Beziehungen der vorigen Art, unterscheidet sich aber von ihr dadurch, daß die endständigen Chlamydosporen größer erscheinen und in 2—3 Abteilungen geteilt sind. Die weiß gefärbten Körner sind sehr klein, nicht größer als 1 mm, von sehr weicher Konsistenz und zeigen, wenn sie älter sind, eine sehr charakteristische Gestalt, die mit dem Aussehen der Exkremente von Erdwürmern verglichen wird. Der erste durch diesen Pilz verursache Fall, der in Paris bei einem Franzosen zur Beobachtung kam, wurde durch REYNIER beschrieben. Ein zweiter Fall wurde in Griechenland bei einem Bauern entdeckt, der sein Land nie verlassen hatte, und von CATSARAS beschrieben (1922). Beide Fälle wurden mykologisch von BRUMPT untersucht.

Der 3. zu dieser Gruppe gehörende Pilz, I. *brumpti*, wurde im Jahre 1922 von P. DA SILVA in Brasilien gefunden, wo er als Erreger einer Maduromykose mit weißen Körnern angesprochen wurde. Die 0,6—0,8 mm großen Körner unterscheiden sich von der I. reynieri durch ihre glatte kugelige Oberfläche, während sie sich von I. mansoni durch ihre weiche Konsistenz unterscheiden.

I. *americana* steht I. mansoni sehr nahe. Die Körner sind 0,25 mm bis 0,5 mm groß, milchig, weiß und opak, hart und brüchig. Die Granula sind meist reniform, manchmal ovoid und multilocular und bestehen aus verzweigten septierten Mycelien (6—23 : 0,5—4 μ) mit ovoiden oder piriformen Zellen (3—8 : 7—11 μ) und einer farblosen interstitiellen Substanz. Positives Wachstum auf verschiedenen Nährböden. Inokulationsversuche an Tauben verliefen negativ.

Die Pilze der Gattung *Madurella*, die im Jahre 1905 durch BRUMPT aufgestellt wurden, werden bei Menschen als Erreger des Mycetoms mit schwarzen Körnern gefunden. Sie besitzen ein mit Septen versehenes verzweigtes Mycel und bilden Arthrosporen (Oidien) durch Teilung von fragmentierten Fäden. Im Gegensatz zu den Arten der Gattung Indiella wachsen sie gut bei 37°.

Die besonders häufig gefundene M. *mycetomi* genannte Art zeigt ein weißlich-graues Mycel, das mit der Zeit gelblich wird und in der Kultur zuckerhaltige Nährböden schwärzt. Die Oidien sind von verschiedener Größe (2—5 μ). Der Pilz bildet im Gewebe schwarze oder dunkelbraune Körner von 1,0—2,0 mm Größe. Die Körner sind hart, von rundlicher Gestalt, an der Oberfläche etwas unregelmäßig und sollen von den großen und glatten Körnern von Aspergillus bouffardi leicht zu unterscheiden sein. Die Kultur gelingt nicht immer ganz leicht. Sie wurde von BRAULT in einem Falle in Algier erhalten (1911). YAZBEK berichtete über gute Züchtungsresultate aus Brasilien. Versuche, die Pilzkörner direkt auf Tiere zu übertragen, verliefen stets negativ (BRUMPT, BOUFFARD). YAZBEK hatte dagegen positiven Erfolg bei Verimpfung von Kulturen auf Kaninchen, bei denen 40 Tage nach intraperitonealer Injektion sich schwärzliche Körner entwickelten, aus denen der Pilz wiederum gezüchtet werden konnte. Das durch diesen Pilz hervorgerufene „CARTERsche Mycetom" ist eine der am weitesten verbreiteten Formen des Madurafußes. Der Pilz wird nicht nur häufig in Indien angetroffen, sondern ist auch in Afrika (Algier, Somali, Senegal, Madagaskar) vielfach gefunden worden. BASSINI konnte einen Fall in Italien feststellen, während I. H. WRIGHT einen Fall in den Vereinigten Staaten fand, der aber ebenfalls aus Italien stammte. Ein Fall mit 11jähriger Dauer wurde von YAZBEK aus Sao Paulo mitgeteilt. Die durch M. mycetomi erzeugten Veränderungen gelten als besonders schwer und einer Behandlung schlecht zugänglich. Meist wird eine vorausgegangene Verletzung als Ursache der Krankheit angesehen.

Eine andere Art, das *M. tozeuri*, wurde von NICOLLE und PINOY in Tunis gefunden. Das anfangs weiße Mycel wird ebenso wie bei M. mycetomi mit der Zeit dunkel und schwärzt Zuckernährböden. Die Oidien sind klein, das septierte Mycel ist 1—4 μ breit und besitzt interkaläre Chlamydosporen. Die starke Pigmentbildung des Pilzes führt dazu, daß auch das in der Läsion den Pilz umgebende Gewebe und alle darin enthaltenen Gewebselemente schwarz gefärbt erscheinen. Die Pilzkörner enthalten in ihrem Innern degenerierte Zellelemente, die sich gleichfalls schwarz färben, sind etwa 1 mm groß, hart, unregelmäßig gestaltet und unterscheiden sich durch ihr besonderes Verhalten deutlich vom M. mycetomi. Der von NICOLLE und PINOY beobachtete Fall (Oase Tozeur in Südtunis) hatte eine Dauer von 18 Jahren. Die Knochen schienen vollkommen intakt zu bleiben. Experimentelle Verimpfung auf Tauben ergab positives Resultat (NICOLLE und PINOY).

M. bovoi wurde von PAOLO BOVO (1906) in einem in Italien beobachteten Falle gefunden. Der Pilz, den Bovo selbst wegen seiner schwarzen Färbung für einen Aspergillus fumigatus oder einen Aspergillus niger hielt, von dem aber keine Kulturen zu erhalten waren, wird von BRUMPT zum Genus Madurella gerechnet. Bei mikroskopischer Untersuchung konnten fadenförmige Mycelien und *Sporen* nachgewiesen werden.

M. ramiroi (P. DA SILVA) wurde in Bahia (Brasilien) gefunden und unterscheidet sich von M. mycetomae durch sein besonders reichlich gebildetes Pigment, von M. tozeuri durch das Aussehen der Kulturen. Tierversuche verliefen negativ.

Durch OSWALDO CRUZ wurde bei einer Maduromykose mit schwarzen Körnern ein Pilz gefunden, der von HORTA als *M. oswaldoi* beschrieben worden ist. Er erwies sich tierexperimentell als nicht pathogen.

In einem in Tunis beobachteten Falle, der sich im Anschluß an eine Verletzung entwickelt hatte, wurde ein Pilz isoliert, der sich auf den gewöhnlichen Nährböden als züchtbar erwies und sich von M. tozeuri durch die Eigenschaft, Gelatine nicht zu verflüssigen, unterschied. Der als *M. tabarkae* bezeichnete Pilz erscheint im Gewebe in Form von schwarzen sehr harten und unregelmäßig geformten Körnern. Die Mycelien besitzen einen Durchmesser von 1—4 μ. Man erkennt endständige und intrakaläre Chlamydosporenbildung.

M. americana wurde bei einem Amerikaner aus Texas gefunden. Die schwarzen Körner von 1 mm Durchmesser liegen bei diesem Pilz in Massen zusammen. Bei Behandlung mit Kalilauge zeigen sich Chlamydosporen, die eine Größe von 27 μ im Durchmesser erreichen. In Kulturen entwickeln sich bei 37° grünlich-weiße Mycelien, die später bräunliche Färbung annehmen. Tierversuche verliefen negativ.

Torula jeanselmi wurde bei einer Frau gefunden, die lange Zeit in Martinique gelebt hatte und bei der sich nach der Übersiedlung nach Frankreich ein Madurafuß mit schwarzen Körnern gebildet hatte. Die schwarzen Körner sind sehr klein, weich und wie aus zusammengerollten Fäden bestehend mit unregelmäßiger Oberfläche und ohne interstitielle Substanz. Sie bestehen aus sehr kurzen Mycelien und runden oder eckigen Zellen. Kulturen gelangen bei 20—24°. Schon nach 24 Stunden erkennt man einen schwarzen Flaum mit grünlichem Schimmer. In der Kultur keine Sklerotien oder Chlamydosporen. Die Farbe des Nährbodens wird nicht verändert. Die Hyphen sind in der Kultur septiert, dunkel gefärbt, gewöhnlich koremiumartig angeordnet und erzeugen massenhaft Blastosporen. Auf Grund der morphologischen und kulturellen Eigenschaften rechnet LANGERON diesen Pilz der Terminologie von Ciferri folgend zum Genus Torula Persoon 1796 SACCARDO emend. 1880.

Das *Scedosporium apiospermum* (Aleurisma apiospermum) wurde durch TAROZZI und RADAELI in Italien bei einer Maduromykose mit weißen Körnern gefunden. Auf Kartoffelnährböden wuchsen weißliche, später schwärzlich gefärbte Kolonien. Der Pilz besteht aus Hyphen und liegenden Conidienträgern von 2,5—3 μ Durchmesser mit einer einzigen Spore. Tierimpfungen gelingen nicht, auch bei Beimpfung von Gelenken. In Brasilien wurde die gleiche Art durch MAGALHAES, in Algier durch MONTPELLIER und GANTHOU gefunden.

Das nahe verwandte *S. sclerotiale* (Monosporium sclerotiale) wurde in einem Falle von maduromykose mit schwarzen Körnern durch PEPERE auf Sardinien gefunden. Es gelang, mit den Kulturen die Augenvorderkammer von Meerschweinchen zu beimpfen.

Zu der Gattung *Glenospora* gehören sehr polymorphe Pilze mit septierten verzweigten Hyphen, bei denen das Entstehen von Aleurien auf rudimentären unregelmäßigen Sporenträgern zu beobachten ist. Von der vorherigen Gattung unterscheiden sie sich durch Bildung von Verticellen, die bei dem Genus Scedopsorium nicht vorkommt.

G. karthoumensis, durch CHALMERS und ARCHIBALD im ägyptischen Sudan als Ursache einer schwarzen Maduromykose gefunden, wächst bei 30—37⁰ auf Maltoseagar. Die Mycelfäden sind anfangs ungefärbt und werden später dunkel.

G. semoni wurde bei einem Hindu-Soldaten in Frankreich gefunden. Die Krankheit hatte sich im Anschluß an eine Verletzung innerhalb von 6 Monaten entwickelt. Der Pilz zeigte auf Maltose- und Glucoseagar gutes Wachstum.

Gl. clapieri bildet im Gewebe schwarze Körper von verschiedener Form, die aus verflochtenen Hyphen von 2,5 μ Durchmesser bestehen und in denen man terminal oder interkalär 8,5 : 6,5 μ messende rundliche Körper findet. Auf Glucoseagar wuchsen bei 37⁰ schwärzlich gefärbte Kolonien, die sich mit einem grauen Flaum bedecken. In der Kultur sieht man Aleurien von ovoider Form und gelegentlich Chlamydosporen. Tierimpfungen negativ.

Die folgenden bei Maduromykosen gefundenen Schimmelpilze gehören den Gattungen *Allescheria, Aspergillus, Sterigmatocystis, Penicillium* und *Mucor* an.

Die Gattung *Allescheria* ist durch kugelrunde Perithecien gekennzeichnet, in denen sich ovale Askosporen finden und durch Conidien, die endständig an den einfachen Sporenträgern gebildet werden.

A. boydii wurde von BOYD und CRUTCHFIELD bei einem Madurafuß mit gelben Körnern gefunden (1921). Ein zweiter Fall ist 1922 von SHEAR aus Texas beschrieben. Die etwa 2 mm großen Körner sind weich und bestehen aus einem homogenen Geflecht von Mycelien. Die Kulturen sind nicht sehr üppig. Der Pilz wächst nur auf zuckerhaltigen Nährböden. Die Kolonien bestehen aus 2—4 μ dicken, grauen septierten und verzweigten Fäden und typischen, schwarzen Coremiummassen. Die Conidien entstehen am Endteile der Sporenträger, messen 7,5 : 3 μ und sind dunkel gefärbt. Auf Zuckernährböden werden Perithecien gebildet, die schwarz aussehen und mit Sporen gefüllt sind. Die Kulturen sind aerob, Zucker wird nicht vergärt, Serum und Gelatine verflüssigt, Milch peptonisiert. Tierversuche verliefen negativ.

Unter den durch ihre Conidienform wohl charakterisierten *Aspergillusarten* wird dem *A. bouffardi* (BRUMPT 1906) eine pathogene Rolle beigemessen. Der durch BOUFFARD in Djibouti, Somaliland, gefundene Pilz erscheint in Form von schwarzen, glatten Körnern von wechselnder Größe. In Schnitten erkennt man, daß die Körner aus dicht verflochtenen Mycelmassen bestehen, die im Zentrum eine weißliche Färbung besitzen, während die periphere Zone von unregelmäßigen moniliformen Fäden mit endständigen durch eine dunkelbraune dazwischen liegende Substanz zusammengehaltener Sporen gebildet wird. Die Untersuchung der Körner wird durch Maceration in Wasser erheblich erleichtert. Es gelingt weder die Züchtung noch die Übertragung auf Tiere. Es scheint, daß die durch diesen Pilz erzeugte Form einer Behandlung leichter zugänglich wäre, als die anderen Madurafußformen.

DA FONSECA beschrieb einen zu der Gruppe des Aspergillus glaucus gehörenden Pilz, der von einem Fall von Mycetoma pedis mit gelblichen Körnern isoliert wurde. VUILLEMIN, der diesen Pilz untersuchte, klassifizierte ihn als *Aspergillus Amstelodami* (MANGIN) und hält ihn für eine Varietät des *Aspergillus repens* (DE BARY).

Aspergillus mycetomi villabruzii besitzt ein Mycel aus dünnen septierten und verzweigten Elementen mit Chlamydosporen. Man erkennt endständige Asken, die 4—6 Sporen mit schwarzem Pigment enthielten. Der Pilz wurde von GELONESI (1927) in Somali gefunden.

Die Gattung *Sterigmatocystis* unterscheidet sich von Aspergillus dadurch, daß die Conidien nicht direkt auf den Phialiden stehen, sondern auf sekundär angesetzten Phialiden gebildet werden. *St. nidulans* bei einem Madurafuß in Tunis gefunden, besitzt aufrecht stehende Conidienträger, die 0,5—0,6 μ lang sind. Die Conidien sind klein und ebenso wie die Mycelfäden grünlich gefärbt. Der Pilz ist in der Natur weit verbreitet. Kulturen konnten auf Kaninchen und Ratten übertragen werden. Die bei dieser Form gefundenen weißlichen Körner können die Größe einer Erbse erreichen und besitzen eine glatte Oberfläche. Auf Schnitten erkennt man eine zentrale pigmentierte Partie.

Ein dem *Penicillium crustaceum* nahestehender *P. mycetomagenum* genannter Pilz wurde bei einem schwarzen Madurafuß gefunden.

Mucor mycetomi besteht aus verzweigten septierten Hyphen mit deutlich konturierten Wandungen. Die endständigen Sporangien, ohne Columella, enthalten sehr reichlich schwarzes Pigment. Der Pilz wurde von GELONESI 1927 bei einem Mycetom mit schwarzen Körnern in Somali gefunden, und ist die einzige zur Gattung Mucor gehörende Pilzart. die bis jetzt bei Mycetom gefunden worden ist.

Symptomatologie. Die ersten Krankheitserscheinungen treten nach einer unbestimmten Inkubationszeit meist an der Fußsohle auf. Im Beginn bildet sich eine umschriebene, harte, etwas verfärbte Schwellung, die keine wesentlichen Schmerzen verursacht und nach einem oder mehreren Monaten erweicht und durch die Haut nach außen durchbricht. Der Inhalt besteht aus einem dünnflüssigen Syrup oder einem ölartigen, eitrig oder blutig gefärbten, meist übelriechenden Sekret, in dem sich die charakteristischen kleinen Körner finden, die gelb, braun, schwarz oder rot gefärbt sein können und zuweilen zu großen Klumpen vereinigt sind. Die Größe der Körner, die Beschaffenheit der Oberfläche, ihre Konsistenz und Färbung können je nach dem Erreger sehr verschieden sein. Meist sind sie von einer Eiterschicht umgeben, und um sie näher zu untersuchen muß man sie erst in Kalilauge oder Salpetersäure auflösen.

Im Verlauf der langsam fortschreitenden Krankheit bilden sich in der Umgebung des ersten Knotens neue Schwellungen, welche die gleiche Entwicklung durchmachen. Die sich durch den Durchbruch der erweichten Gewebsmassen bildenden Fistelgänge zeigen keine Tendenz zur Heilung und führen in mehr oder weniger weite Hohlräume. Der Fuß verändert seine Form und erscheint stark geschwollen. Die Fußsohle wird durch knotige Massen vorgebuchtet. Die Zehen sind nach oben gerichtet, so daß sie den Fußboden beim Aufsetzen der Sohle nicht mehr berühren. Auch am Fußrücken bilden sich Anschwellungen, knotige Verdickungen und Fistelgänge, in welche die Sonde, ohne Widerstand zu finden, tief eindringt. Das ganze stark verdickte Gewebe fühlt sich derbelastisch an. Der Prozeß, der immer weiter fortschreitet, geht auch auf das distale Ende des Unterschenkels über und verwandelt schließlich den ganzen Fuß in eine von Fisteln und von Hohlräumen durchsetzte unförmige Masse. Die Beweglichkeit ist gestört, das Gehen wird stark behindert, und die Muskulatur des Unterschenkels schwindet durch Inaktivitätsatrophie.

In manchen Fällen beschränkt sich die Zerstörung nicht nur auf die Weichteile, die Muskulatur, Sehnen und Aponeurosen, sondern auch die Fußknochen werden in Mitleidenschaft gezogen und weitgehend zerstört. Die im Verlaufe der Krankheit auftretenden Schmerzen sind manchmal nur gering oder fehlen vollkommen. Dabei ist die Sensibilität der Haut trotz ausgedehnter Zerstörungen der tieferen Schichten und des Fußskelets erhalten.

Der Verlauf der Krankheit ist ein außerordentlich chronischer und kann sich auf 10—20 Jahre erstrecken. Dabei bleibt der Krankheitsprozeß im Gegensatz zu der Strahlenpilzerkrankung lokal beschränkt, der Allgemeinzustand leidet nicht, aber infolge der starken Behinderung und wegen der Unmöglichkeit ausreichenden Erwerbs kommen die Kranken, die zumeist den untersten Volksschichten angehören, körperlich stark herunter und sterben an interkurrenten Krankheiten, septischen Sekundärinfektionen oder an einer fortschreitenden Kachexie.

In der überwiegenden Mehrzahl der Fälle treten die Mycetome an den Füßen auf, doch kommt es gelegentlich auch zu einer Lokalisation an anderen Körperstellen: Bein, Knie, Hüfte, Vorderarm, Hand. Oder aber der Prozeß beschränkt sich auf eine Zehe oder einen Finger. In ganz seltenen Fällen wurde ein Übergreifen auf die Lymphwege beobachtet. Meist bleiben die regionären Lymphdrüsen aber verschont oder werden nur durch sekundäre Infektionen in Mitleidenschaft gezogen.

Durch hinzutretende sekundäre Infektionen kann der Prozeß mehr oder weniger stark verändert werden. Manche Autoren haben sogar die Vermutung ausgesprochen, daß die in der Regel zu beobachtende Eiterung und Fistelbildung nicht zu dem eigentlichen Bilde des Mycetoms gehört, sondern daß diese erst durch bakterielle Infektionen verursacht werden. Umgekehrt konnte z. B. bei

Geschwülsten eine sekundäre Ansiedlung von streptotrichäenartigen Pilzen
beobachtet werden (ARCHIBALD und CHALMERS). Diese sekundären Infektionen
wurden auch als „*Paramycetome*" bezeichnet, während klinisch und anatomisch
dem Madurafuß ähnelnde Prozesse, bei denen der Pilznachweis nicht gelang,
„*Pseudomycetome*" genannt werden.

Im allgemeinen lassen sich wohl klinisch Formen unterscheiden, die zur
Erweichung, Einschmelzung und Hohlraumbildung neigen und solche, bei denen
sklerosierende Veränderungen und fibröse Knotenbildung im Vordergrunde
stehen. Die Pilzmassen finden sich einmal frei in cystisch abgekapselten oder
durch Fisteln mit der Hautoberfläche in Verbindung stehenden Höhlen. Oder
sie sind von Bindegewebe oder Granulationsgewebe umschlossen, ohne daß es
zur Erweichung des Gewebes kommt. Wie weit diese Verschiedenheit in den
Erscheinungsformen und dem Verlauf mit der Ansiedelung bestimmter Erregerarten in Zusammenhang gebracht werden kann, muß durch weitere Untersuchungen klargestellt werden. Eine Einteilung nach klinischen Gesichtspunkten
ist wohl deshalb vorläufig ebensowenig durchführbar, wie ein Auseinanderhalten
der verschiedenen Mycetomformen nach der Färbung der Körner oder nach
rein botanischen Gesichtspunkten. Wenn auch theoretisch eine Einteilung
nach ätiologischen Gesichtspunkten erstrebenswert erscheint, so ist diese bei
der Unsicherheit der mykologischen Grundlagen und angesichts der in den
wesentlichen Punkten bei allen Formen übereinstimmenden Symptomatologie
praktisch von untergeordneter Bedeutung.

Pathologische Anatomie. Der Verschiedenheit der klinischen Erscheinungsformen entsprechend sind die pathologisch-anatomischen Veränderungen sehr
wechselnd. Im Vordergrunde steht einerseits die Zerstörung und eitrige Einschmelzung des Gewebes, andererseits die Neigung zur Neubildung von Granulationsgeweben und von fibrösen Bindegewebsmassen.

Beim Durchschneiden eines erkrankten Fußes erkennt man makroskopisch,
daß das Gewebe, dessen anatomische Elemente nicht voneinander zu unterscheiden sind, in eine graugelbe oder blaßrote Masse verwandelt ist, deren Schnittfläche eine ölige oder serös-gelatinöse Beschaffenheit zeigt. Bei manchen Formen
sind auch die Knochen so stark zerstört oder durch neugebildetes Gewebe ersetzt, daß das Messer ohne Schwierigkeit durch alle Teile des deformierten Fußes
hindurchschneidet. Man erkennt stellenweise noch Fascien, Sehnen und Aponeurosen, die den Zerstörungsprozeß am längsten Widerstand leisten oder, wenn
der Knochen befallen ist, Reste von brüchiger, von öligen Massen durchsetzter
Knochensubstanz. Das ganze Gewebe ist von zum Teil miteinander kommuni-
zierenden, cystenartigen, verschieden großen, mit Eiter gefüllten Hohlräumen
durchsetzt, deren Inhalt durch die Anwesenheit der grau-gelben, braun-schwarzen
oder roten Pilzdrusen eine charakteristische Beschaffenheit besitzt und deren
Wände durch Granulationsgewebe gebildet werden.

Die *mikroskopischen* Veränderungen, die durch GEMY, VINCENT, UNNA und
DELBANCO, KANTHAK, MUSGRAVE und CLEGG und zahlreiche andere Untersucher eingehend studiert sind, werden vor allem durch das Vorhandensein von
Pilzelementen in dem durch chronisch entzündliche Vorgänge umgebauten
Gewebe charakterisiert. Die Parasiten sind von Zelldetritus und dichten Massen
von polymorphkernigen Leukocyten, Rund- und Plasmazellen, roten Blutkörperchen umgeben, die in ein neugebildetes zell- und gefäßreiches zuweilen
riesenzellhaltiges Granulationsgewebe übergehen. Man kann dabei zwischen
einer zentralen vorwiegend aus gelapptkernigen Leukocyten bestehenden Schicht
und einer peripheren Schicht, die aus typischem Granulationsgewebe besteht,
unterscheiden. Im Zentrum liegt das deutlich konturierte, meist intensiv gefärbte
Pilzkörperchen. Nach der Peripherie hin wird das gefäßreiche Granulations-

gewebe ärmer an Leukocyten und enthält eine große Anzahl von Plasmazellen. In manchen Fällen sind auffallend zahlreiche eosinophile Kugeln (RUSSEL-Körper) vorhanden. Allmählich geht das Granulationsgewebe in faserreiches und kernarmes narbiges Gewebe über. Der zentrale eitrige Teil ist an manchen Stellen von erheblicher Ausdehnung oder es kommt durch das Zusammenfließen eitrig eingeschmolzener Herde zu der Bildung der Eiterhöhlen, die nach der Epidermis zu durchbrechen und Eiter mit Pilzdrusen entleeren. An vielen Stellen sieht man Übergänge zu fibrösen Bindegewebspartien, an denen häufig eine hyaline Degeneration der Bindegewebsfasern zu erkennen ist. Das elastische Gewebe ist weitgehend zerstört. Sehr häufig sind ausgesprochene entzündliche Veränderungen an den Gefäßen (Endo- und Periarteriitis) mit ausgedehnten proliferativen Wucherungen der Endothelien, Wandverdickungen und Zerstörung der Elastica, perivasculäre Infiltrate, Obliterationen der Lumina. An den Knochen erkennt man Anzeichen einer Periostitis mit Verdickung der Corticalis, Vermehrung der Osteophyten, oder Einschmelzung und Resorption des Knochengewebes. In den Pilzkörnern sieht man im Schnitt bei geeigneter Färbung die Zusammensetzung aus fädigen Elementen, je nach der Art der angetroffenen Parasiten, vermischt mit amorphen detritusartigen Massen, Pigment und Sporen. Meist färben sich die Pilzkörner mit Hämatoxylin dunkelblau-violett, während sich bei manchen Arten ein perpherischer oxyphiler Kranz zuweilen leuchtend rot färbt. Die aus unzähligen, vielfach gekrümmten und verschlungenen Fäden bestehenden Massen schließen abgestorbene Pilzelemente und zugrundegegangene Zellen in sich ein und können in den Schnitten die verschiedenartigsten Formen aufweisen (Nieren-, Halbmond-, Kreis-, Streifenformen). An der Oberfläche sieht man, besonders bei jüngeren Drusen, sich verzweigende, unregelmäßig verlaufende Fäden hervordringen, die von einem Wall oft palisadenartig angeordneter Leukocyten umgeben sind.

Die Hoffnung, histologisch aus dem morphologischen Aussehen der Pilze Rückschlüsse auf ihre mykologischen Eigenschaften zu erhalten, hat sich nicht erfüllt. Wenn auch eine Trennung von Aktinomykose und Maduromykose häufig durchführbar ist, so ist eine Bestimmung der vielen zu Mycetomen führenden Pilze nur unter gleichzeitiger Anwendung des Kulturverfahrens möglich.

Diagnose. Die Diagnose ist meist auf Grund des klinischen Bildes leicht zu stellen, sobald die Krankheit fortgeschritten ist. Die unförmige Schwellung des Fußes, die knotigen Verdickungen und Vorwölbungen, die besonders typischen zahlreichen Fistelöffnungen und die im Sekret vorhandenen Pilzkörner sind so charakteristisch, daß eine Verwechslung mit anderen Krankheitsbildern kaum in Frage kommt. Wenn das Sekret frei von Körnern ist, gelingt es meist durch Druck oder durch eine Incision Sekret zu gewinnen, in dem sie dann nachzuweisen sind. Durch mikroskopische Untersuchung der im eitrigen Sekret vorhandenen Körner eventuell nach vorheriger Behandlung mit Kalilauge oder Salpetersäure läßt sich der Nachweis der Pilzelemente leicht erbringen.

Von der *Aktinomykose* unterscheidet sich das Mycetom durch sein vorwiegendes Auftreten in tropischen Gegenden und durch die fehlende Neigung, sich auf die inneren Organe auszubreiten. Eine gewisse Ähnlichkeit kann mit *tuberkulösen Prozessen* vorhanden sein. Der bei tuberkulösen Erkrankungen aus den Fisteln entleerte Eiter ist meist dünnflüssig, mit käsigen Flöckchen, die sich aber auf Grund mikroskopischer Untersuchung leicht von Pilzkörnern unterscheiden lassen. Bei *Lepra* mit fortgeschrittenen Veränderungen besteht außer anderen Verschiedenheiten eine mehr oder weniger ausgesprochene Störung der Sensibilität und es fehlen die Pilzelemente. Auch mit *Syphilis* und *Frambösie* ist, außer im Beginn der Erkrankung, kaum eine Verwechselung möglich. *Elephantiastische Veränderungen* werden meist an beiden Füßen beobachtet, dabei ist das Gewebe hart, infiltriert und es fehlen Fistelgänge und Hohlraumbildungen. Auch die als *Mossy-Foot* beschriebene, an den Füßen auftretenden Veränderungen, ebenso wie die unter den Namen *Dermatitis verrucosa* bekannte an den Füßen lokalisierte Pilzaffektion zeigen gegenüber den Mycetomen sowohl klinisch, als auch anatomisch deutliche Unterschiede. Gegen Verwechslung mit Tumoren, z. B. Fibrosarkomen, schützt die histologische Untersuchung.

Behandlung. Da keine spontane Heilung der ständig fortschreitenden Krankheit eintritt, und die medikamentöse Behandlung, speziell die bei manchen anderen Pilzaffektionen wirksame Jodtherapie, meist versagt und auch die Vaccinebehandlung erfolglos ist, bleibt nur die radikale chirurgische Behandlung. Bei Frühfällen und bei Beschränkung auf einen Teil der Hand oder des Fußes kann eine ausgedehnte Excision des befallenen Gewebes und Auskratzung eventuell mit nachfolgender Röntgenbestrahlung Erfolg haben. In den meisten Fällen gelingt es, die Krankheit nur durch Amputation im Gesunden radikal zu beseitigen.

In den letzten Jahren wurde allerdings von einzelnen Autoren über Behandlungserfolge mit einigen Medikamenten berichtet. So berichtete PALMERS über Erfolge mit intravenösen Injektionen von Bismuttartarat bei gleichzeitiger peroraler Verabreichung von Kupfercitrat. VOIZARD und LEROY sahen in einem Falle, bei dem die Kultur einer Madurella gelungen war, klinische Heilung mit intravenösen Injektionen von LUGOLscher Lösung. Beginnend mit 1 ccm. steigerten sie die Dosis bis 10 ccm., so daß in 18 Injektionen im ganzen 87 ccm. verabfolgt wurden. AUDRAIN behandelte in Mexiko einen Fall mit 1%iger Lösung von Mercurochrom und 0,6—0,75 Neoarsphenamin. Nach 28 Injektionen trat in etwa $^1/_2$ Jahre Heilung ein.

Literatur.

Allgemeines.

ALLISON, J. RICHARD: Fungus Disease of the Skin. South. med. J. **25**, 697 (1928). ASHFORD, BAILEY K.: (a) The present status of mycology in medical science. Porto Rico J. publ. Health **5**, 33 (1929). (b) Significance of mycology in Tropical Medicine. Arch. of Dermat. **22**, 7 (1930).

BEURMANN, DE u. GOUGEROT: L'état actuel de la question des Mycoses. Supplement à la Biologie Médicale. 7. Congr. internat. Dermat. Roma, April **1912**. — BRUMPT: Précis de Parasitologie, 1922. — BYAM and ARCHIBALD: The Practice of Medicine in the Tropics, Vol. 3. 1923.

CASTELLANI, ALDO: (a) Observations on some tropical dermatomycoses. Proc. roy. Soc. Med. (Dermatological Section) **6**, Nr 2 (1912). (b) The higher fungi in relation to human pathology. Lancet **1920**, 943. (c) Tropical Dermatology. Proc. internat. Confer. Health Problems trop. Amer. **1924**, 485. (d) Observations on some diseases of Central America. J. trop. Med. **28**, 1 (1925). (e) Fungi and fungous diseases . . . . . I—III. Arch. of Dermat. **16**, 383, 571, 714 (1927); **17**, 61 (1928). (f) I miceti e la medicina tropicale. Riforma med. **44**, 1377, 1383 (1928). — CASTELLANI and CHALMERS: Manual of Tropical Medicine, 3. Aufl., 1919.

Discussions on Tropical Mycoses. Proc. roy. Soc. Med. **21**, 1285 (1918). — DONG-NGOC-DIEU et P. L. E. MILLANS: Traitement des Trichophyties dans les pays chauds par les injections intraveineuses de liquor iodo-iodurée. Paris méd. **13**, 88 (1923). — DUBREUIL, W.: Dermatomycoses tropicales. J. Méd. Bordeaux **105**, 519 (1928)

FONSECA, DA: Algunos consideraçãos de ordem geral sobre as dermatomycoses. Sci. med. **6**, 565 (1928). — FOX, HOWARD: (a) Dermatology in Brazil. Arch. of Dermat. **20**, 621 (1929). (b) Dermatology in Mexico. Arch. of Dermat. **22**, 620 (1930).

GABBI, U. and SABELLA: Malattie cutanee. Commission Governm. p. l. Studio d. Malattie Tropicali nella Libia. Messina 1912. — GOLDMAN, HERMANN: Skin diseases among the Porto Rican Troops. New Orleans med. J. **72**, 343 (1919). — GUPTA, A.: My experience about dermatology in the tropics. Far-east. Assoc. trop. Med., Trans. 7. Congr. British India **1**, 129 (1927).

HASEGAWA, M.: Über die Dermatomykosen in Formosa mit besonderer Berücksichtigung ihrer Erreger. Jap. J. of Dermat. **27**, 1 (7) (1927).

KAYSER, J. D.: (a) Cosmopolitische huidaandeningen in de tropen. Herinneringsbunde Inst. v. trop. Geneeskunde, S. 92. Leiden 1924. (b) Voordrachten over tropische Huidziekten. Leiden 1927. — KERSTEN, B. M.: Observations on Skin Diseases in Porto Rico. Porto Rico J. publ. Health. trop. Med. 5, 185 (1929). — KING, W. W.: Some Observations upon the Skin Diseases of Porto Rico. J. cutan. Dis. Suppl. 35, 459 (1927). — KIRBY-SMITH, J. L.: Trichophytosis, a dermatological problem in the Southern States. South. med. J. 20, 606 (1927).

LANGERON, M.: Travaux récents sur la classification des dermatophytes. Ann. de Parasitol. 4, 193 (1926). — LINDBERG, K.: Apercus dermatologiques dans le nord de l'Inde anglaise. Rev. Méd. trop. 19, 129 (1927).

MAGALHAES, OCTAVIO DE: Essaios de mycologia. Mem. Inst. Cruz (port.) 21, 173 (1928). MAGALHAES, OCTAVIO DE and HIVEIRA NEVES: Essaios de mycologia. Mem. Inst. Cruz (port.) 19, 245 (1926). — MANSON-BAHR, PH. H.: MANSONs tropical diseases, 9. Aufl., 1929. — MEDEIROS, MAURICIO: Contribution brésilienne à la connaissance de certaines mycoses tropicales. Bull. Soc. Path. exot. Paris 21, 419 (1928). — MEDINA JIMÉNEZ, RAFAEL: Las afecciones micosicas en Venezuela. Gaz. méd. Caracas 33, 69 (1926).

NANNIZZI, A.: Ricerche sui rapporti morfologici e biologici tra Gymnoascacee e Dermatomiceti. Ann. Mycologici 24, 85 (1926).

OHO, O.: Über die Hautkrankheiten in Nordformosa und einige therapeutische Bemerkungen über dieselben. Trans. 4. Congr. far-east. Assoc. trop. Med. 2, 149 (1921). — OTA u. LANGERON: Nouvelle classification des dermatophytes, Tomes 1, p. 305. 1923.

PAES, SANTANA: Nouvelle contribution à l'étude des dermatomycoses d'Angola. Rev. Méd. Angola 4, 499 (1923). — PERALTA, L., SALVADOR: Contribucion al estudio de las micosis en el Salvador. 6. Congr. Méd. Habana 1922. — PLAUT, H. C.: Dermatomykosen. Handbuch der Hautkrankheiten von MRAČEK, 1905. — PLAUT, H. C. u. O. GRÜTZ: Handbuch der pathogenen Mikroorganismen, 2. Aufl., Bd. 5, S. 1. 1928. — PLEHN, A. u. K. MENSE jr.: Die tropischen Hautkrankheiten. MENSEs Handbuch der Tropenkrankheiten, 3. Aufl., Bd. 2. 1924.

SABOURAUD: Les Teignes, 1910. — SCHAMBERG, L., FRANK and JOHN A. KOLENES: Studies in the chemotherapy of fungus infections T. The fungistatic and fungicidal activity of various serums and medicaments. Arch. of Dermat. 6, 746 (1922). — SCHEUBE: Krankheiten der warmen Länder. Jena 1910. — SKIN DISEASES: Medical Missions in India, Vol. 23, p. 14. 1917. — STEIN, OTTO: Die Fadenpilzerkrankungen des Menschen, 1914.

TYAU, E. S.: The incidence of skin diseases in Shanghai. Nat. Med. J. China 10, 75 (1924).

ZIEMANN, HANS: Die ubiquitären Hauterkrankungen bei den farbigen Rassen. Arch. Schiffs- u. Tropenhyg. 33, Beih., Nr 3, 68 (1929).

Trichophytie, Mikrosporie, Favus.

ACTON, HUGH W. and C. MacGUIRE: „Cooly Itch", a folliculitis due to the Trichophyton violaceum variety indicum. Indian med. Gaz. 64, 241 (1929).

BRAULT, J. et A. VIGUIER: (a) Les champignons des teignes à Alger. Bull. Soc. Path. exot. Paris 7, 554 (1914). (b) Kérion du au Trichophyton granulosum observé à Alger. Bull. Soc. franç. Dermat. 25, 207 (1914). (c) Deux cas de Kerion Celsi observés à Alger et dus à une nouvelle espèce de Trichophyton à culture feviforme. Bull. Soc. franç. Dermat. 25, 401 (1914). (d) Trichophytie de l'aiselle observé à Alger due au Trichophyton acuminatum. Bull. Soc. franç. Dermat. 25, 402 (1914). (e) Note sur une nouvelle espèce de Trichophyton à culture faviforme. C. r. Soc. Biol. Paris 77, 342 (1914). (f) Les champignons des teignes rencontrées à Alger. Ann. de Dermat. 6, 169 (1916). — BUCHANAN, G. R.: Favus herpeticus or mouse favus. Possibility of production of favus in man from Australian wheat. J. amer. med. Assoc. 72, 97 (1919). — BUTLER, C. S., J. E. HOUGHTON and G. F. COOPER: Mycosis of the hands and feet. U. S. nav. med. Bull. 21, 615 (1924).

CARNEIRO, A. LIMA: Una epidemia de Fiebre produzida pelo „Trichophyton crateriforme", Sab. 1893. Med. Contemporanea 1922, 6. — CASTELLANI, ALDO: (a) Brief Note on the cultural characters of Trichophyton balcaneum. Cast. J. trop. Med. 22, 173 (1919). (b) Note on the occurrence of various tineae in New Orleans. With remarks on trichophyton lousianicum. New Orleans med. J. 79, 896 (1927). — CATANEI, A.: (a) Les teignes dans le Sud Oranais: considérations générales, formes cliniques et parasitologie. Arch. Inst. Pasteur Algérie 6, 435 (1928). (b) Etude expérimentale des souches algériennes de Tr. violaceum. Arch. Inst. Pasteur Algérie 6, 446 (1928). (c) Etude des teignes dans le Sud Oranais (Algérie). Bull. Soc. Path. exot. Paris 21, 729 (1928). (d) Trichophytie expérimentale, à trichophyton violaceum du singe d'Algérie. C. r. Soc. Biol. Paris 99, 292 (1928). (e) Les teignes du cuir chevelu chez les indigènes des environs d'Alger. Bull. Soc. Path. exot. Paris 22, 60 (1929). (f) Observations statistiques et parasitologiques sur les teignes chez les indigènes du Sud Constantinois (Algérie). Bull. Soc. Path. exot. Paris 22, 299 (1929). (g) Sur le pouvoir pathogène des Tr. violaceum et glabrum pour les animaux. C. r. Soc. Biol. Paris 100, 1108

(1929). (h) Etude des teignes dans la Grande Kabylie. Bull. Soc. Path. exot. Paris **23**, 170 (1930). (i) Etude des teignes dans des agglomérations européennes d'Algérie. Bull. Soc. Path. exot. Paris **23**, 363 (1930). — CHALMERS, J. L. and NORMAN MACDONALD: (a) Animal Inoculations of Trichophyton discoides SABOURAUD 1909. J. trop. Med. **18**, 121 (1915). (b) Trichophyton violaceum var. Khartoumense. J. trop. Med. **18**, 145 (1915). — CHALMERS, A. L. and ALEXANDER MARSHALL: (a) The systematic position of the Genus Trichophyton, Malmsten 1845. J. trop. Med. **17**, 189 (1914). (b) Tinea capitis tropicalis in the Angolo-Egyptian Sudan. J. trop. Med. **17**, 259, 289 (1914). (c) Tinea capitis tropicalis in an Egyptian soldier caused by Trichophyton discoides SABOURAUD 1909. J. trop. Med. **18**, 5 (1915). (d) Notes on minor cutaneoes affections seen in the Angola-Egyptian Sudan. J. trop. Med. **21**, 197 (1918). (e) Trichophyton currii. J. trop. Med. **1919**, 83. — CHIEFFI, ALEXANDRO: La tigne nella provinzia di Napoli. Giorn. ital. Mal. vener. Pelle **57**, 140 (1916). — COURMONT, P.: Etude clinique et expérimentale sur quelques types nouveaux de teignes exotiques. Arch. internat. Méd. expér. **1896**, 6, 700. — CURASSON: Transmission à l'homme de la teigne du dromadaire. Bull. Soc. méd. franç. Ouest-Afric. **2**, 70 (1920).

DONG-NGOC-DIEU and P. L. E. MILLONS: Traitement des trichophyties dans les pays schaud par les injections intraveineuses de liqueur iodo-ioduré. Paris méd. **13**, 88 (1923).

ESCOMEL, E.: (a) Contribucion à l'étude de quelques mycoses au Pérou. Bull. Soc. Path. exot. Paris **13**, 663 (1920). (b) Contribución al estudio de algunas micosis en el Perú. An. Fac. Med. Lima **17**, 95 (1920).

FONSECA, O. da y LEVY, A. SIMAO: Uma epidemia de tinea tonsurante infantil causada por Trichophyton violaceum en Rio de Janeiro. V. Reunion de la Soc. Argent. de Pathol. regional del Norte, celebrada en Jujuy del 7 al 10. Oct. 1929. Buenos Aires 1930, p. 190. Rev. Med.-Cir. Brasil. **1930**, 38, 136. — FRASER, A. REITH: A spezialized favoid scalp condition peculiar to the syphilitic native of South Africa. Brit. J. Dermat. **34**, 267 (1922). — FRAZIER, CHARTER N., T. J. KUROTSCHKIN and JUI-WU WEN: Types of Dermatomycosis isolated from scalp infections in Peiping. Nat. med. J. China **16**, 168 (1930).

GOMES, JOSÉ MARIA: Dermatophytosis: Trichophyton rosaceum, Trichophyton equinum. Ann. Paulist. Med. e Cir. **12**, 39 (1921). — GONZALEZ URUEÑA, J.: Ringworm of the soles in Mexico. Clinical Stydy. Arch. of Dermat. **21**, 909 (1930). — GONZALEZ URUEÑA, J. and OCHOTERNA, J.: Epidemias familiares de tousmante de Trichophyton pilosum. An. Inst. Biol. Mexico **2**, 97 (1931).

HASHIMOTO, T., T. ISHIBOSHI, H. IWATAKE and M. OTA: Le favus en Mongolie et son champignon causal. Grubyella Schönleini var. mongolica n. var. HASHIMOTO et OTA. Jap. J. of Dermat. **5**, 386 (33) (1927).

IN, KEIDEN: A Study of Dermatophytes along the Shores of the lower course of the Yang tse Kiang. Jap. J. of Dermat. **30**, 81 (1930).

JOYEUX, C.: (a) Sur le trichophyton soudanense. C. r. Soc. Biol. Paris **72**, 15 (1912). (b) Contribution à l'étude des Teignes Africaines. Arch. de Parasitol. **16**, 449 (1914).

KATO, YUTAKA: Note sommaire sur les Trichophyties dans la province de Kiushiu et dans les îles de Liukiu et sur deux espèces nouvelles de Dermatophytes: Trichophyton coccineum et Badinia spadix n. sp. Jap. J. of Dermat. **26**, 11 (1926). — KAMBAYASHI, T.: Ein Beitrag zum Studium der Pilzarten bei Trichophytieerkrankungen in Japan. Jap. J. of Dermat. **19**, 491 (1919). — KUROTSCHKIN, T. J. and H. L. CHUNG: Mycological examination of Peiping orphanages. Nat. med. J. China **16**, 168 (1930). — KUSUNUKI, F.: Studie über Trichophytien in Japan. Ref. Dermat. Z., Mai **1915**.

LAWRENCE, HERMAN: Dermatomycosis in mice and man. Med. J. Austral. **1**, 146 (1918). LINDENBERG: Dermatomycoses brazilianas. Brazil méd. **1909**. — LYNCH, KENNETH M.: Aspergillus in scalp lesions following Red-Bug (Leptus) bites. Arch. of Dermat. **7**, 599 (1923).

MAGALHAES, OCTAVIO DE and AROFIRA NEVES: (a) Contribuição no estudo das Tiñhas Trichophyton multicolor n. sp. Mem. Inst. Cruz (port.) **20**, 271 (1917). (b) Contribution à l'étude des teignes au Brésil (Trichophyton multicolor n. sp.). C. r. Soc. Biol. Paris **89**, 769 (1923). — MARTINS, CÉSAR: Microsporum lanosum et trois espèces cryptogamiques satellites isolées dans un cas de teigne tondante. C. r. Soc. Biol. Paris **98**, 1164 (1928). — MEDINA JIMÉNEZ, R.: Nota sobre algunas afecciones micosicas. Gaz. méd. Caracas **21**, 113 (1914). — MELLO, FROILANO DE and SANTANA PAES: Sur un trichophyton à culture faviforme agent d'une teigne du cuir chevelu. Rev. Méd. Angola **4**, 505 (1923). — MONTPELLIER, JEAN: (a) Les trichophyties à Alger. Bull. Soc. Path. exot. Paris **11**, 350 (1918). (b) Efflorescences cutanées chez les vieux faviques. La question des „favides". Bruxelles méd. **5**, 48 (1924). — MONTPELLIER, JEAN and ADRIAN LACROIX: Un cas de teigne tondante, due au Microsporon lanosum rencontré à Alger. Bull. Soc. franç. Dermat. **1919**, 202.

NAPOLI, F. DE: Le Tigne nell'Oasi di Tripoli, la cura dei Tignosi in Libia. Giorn. Med. mil. **62**, 611 (1914). — NETO, VILAS BOÃS: Tinha da barba. Trichophyton crateriforme Sab. 1893. Med. moderna **1923**, 353. — NEWES, AROFIRA: (a) Contribuiçòa ao estudo dos dermato-mycoses en Bello Horizonte. Observações sobre casos provocados pelo Microsporon felineum etc. Brazil méd. 1, 144 (1923). (b) Onychomykose (?) por Acrotheca Pedrosoi (BRUMPT). Brazil méd. 43, 69 (1929). — NIÑO, E. L. y JORGE HARVEY SILVA: Favus recidivante del cuero cabelludo. Estudio micológico. V. Reun. de la Soc. Argent. Jujuy, 7. Oct. 1929, I. p. 192.

OTA, M.: Sur deux espèces nouvelles de Dermatophytes en Mandchurie: Microsporon ferrugineum et Trichophyton pedis n. sp. Bull. Soc. Path. exot. Paris 15, 588 (1922).

PAUL, C. NORMAN: A Ringworm epidemic presenting a new type of fungus. Med. J. Austral. 2, 426 (1917); 1918, 184. — PICADO, T. C.: Primera contribución al cono imiento de las Mycosis en Costa Rica. An. Hosp. San José 1, 1 (1915). — PRISTLEY, HENRY: (a) Microsporon scorteum (n. sp.) from a case of Ringworm in Man. Ann. trop. Med. 8, 113 (1914). (b) Ringworm and allied parisitic skin diseases in Australia. Med. J. Austral. 2, 471 (1917).

REISS, FRIEDRICH: Eine eigenartige Nagelmykose in China (Oncholepis trichophytica). Dermat. Wschr. 77, 891 (1923). — RICOMO, M.: Tinea bovina — Litsua (Basuto) Mesa (Kaffir). S. afric. med. Rec. 14, 212 (1916).

SAETOMO: (a) Favus in Indië. Geneesk. Tijdschr. Nederl.-Indië 64, 346 (1924). (b) Microsporie bij Javaansche Kinderen en hare epidemiologie. Geneesk. Tijdschr. Nederl.-Indië 64, 720 (1924). — SARTORY, A.: Ony homycoses provoquées par un champignon du genre Scopulariopsis. C. r. Soc. Biol. Paris 82, 808 (1919). — SARTORY, A. et R. SARTORY: Les teignes exotiques. Rev. prat. Mal. Pays chauds 6, 265—276 (1926). — SRIVASTAVA, A. N.: Pathology of ringworm and allied skin diseases. Indian med. Gaz. 56, 213 (1921).

TATE, P.: The Dermatophytes or ringworm fungi. Biol. Rev. 4, 41 (1929).

VASCONCELLOS: Contribution à l'étude des dermatomycoses du Brésil, Trichophyton griseum. Mem. Inst. Cruz (port.) 6, 11 (1914). — DA VEIGA: Americo: Algunas especies novas de cogumelos causadores de tinhas. Brazil med. 43, 830 (1929). — DE VRIEZE, T. J.: Favus in Indië. Geneesk. Tij lschr. Nederl -Indië 64, 726 (1924).

WEIL, P. EMILE et GAUDIN: Recherches sur les Onychomykoses. C. r. Soc. Biol. Paris 82, 121 (1929).

ZIJL, V. D.: Correspondentie. C. r. Soc. Biol. Paris 64, 1002 (1924).

Tinea cruris (Dhobie Itch) und verwandte Epidermophytien.

ACTON, HUGH W. and C. MACGUIRE: Tinea cruris: its Manifestation, Diagnosis and Treatment. Indian med. Gaz. 62, 419 (1927).

CARRIÓN, ARTURO L.: (a) Algunas observaciones sobre las dermatomicosis. Bull. Porto Rico med. Assoc. 16, 204 (1922). (b) Preliminary report on the fungus causing epidermophytosis of the general surface of the skin in Porto Rico. Porto Rico J. publ. Health 5, 40 (1929). — CASTELLANI, A.: (a) Observations on „Dhobie itch" and other tropical trichophytie diseases. Brit. med. J., 11. Nov. 1905, 1277. (b) Tropical Dermatomycosis. J. trop. Med. 11, 261 (1908). (c) Untersuchungen über tropische Trichophytosis. Arch. f. Dermat. 93, 23 (1908). (d) Observations on a new species of epidermophyton found in Tinea cruris. Philippine J. Sci. 5, 197 (1910). (e) Note on the importance of hyphomycetes and other fungi in tropical pathology. Brit. med. J. 2, 1208 (1912). (f) The higher fungi in relation to human Pathology. Lancet 1920, 943. (g) Carbol-fuchsin paints in the treatment of certain cases of Epidermophytosis Ann. of Med., N. S. 23, Nr 5 (1928). (h) The treatment of Epidermophytosis of the toes (mangotoe) and certain forms of epidermophytosis by a fuchsin paint. Lancet 1928, 595. (i) Further observations on the treatment of epidermophytosis of toes (mango-toe) and certain forms of epidermophytosis by a fuchsin paint. J. prevent Med. 2, 483 (1928). — DE CASTRO, ABILIO MARTIN: Epidermophyton rubrum CASTELLANI. Contribuição para seu estudo clinico, experimental e parasitologico. Ann. Fac. Med. S. Paulo 2, 441 (1927). — CONYERS, J. H.: A case of Tinea cruris in British Guiana. Brit. Guiana med. Annual. for 1911, 16. — CULPEPPER, WM. LOUIS: (a) A case of Dhobi Itch (Tinea cruris), with notes on the cultivation of the causal Fungus (Epidermophyton rubrum). Amer. J. trop. Dis. a. prevent. Med. 1, 397 (1913). (b) A case of Dhobi Itch (Tinea cruris) with notes on the thermal deathpoint, Gross and Microscopical. Drawings of the causal Fungus (Epidermophyton rubrum). Amer. J. trop. Dis. a. prevent Med. 1, 584 (1914).

DELAND, C. M.: Interdigital Ringworm. Brit. med. J. 1928, 822. — DOLD, H.: (a) Über die Ursache des sog. Hongkongfußes. Arch. Schiffs- u. Tropenhyg. 23, 19, 469 (1919). (b) Ekzematoid Epidermophytoninfection in China. China med. J. 33, 133 (1919) (c) On the viability of Epidermophyton. China med. J. 34, 34 (1920).

FRAZIER, CHE TER N.: Hongkong Foot. China med. J. 39, 705 (1925).

HOOLBOOM, L. E.: (a) Dhobie itch en verwante epidermophytien. Bijdrage tot de Kennis der epidermophytons. Academisch proefschr. Leiden 1927. (b) Dhobie itch and other Epidermophytoses. Acta Leidensia (Scholae med. trop.) 3, 263 (1928).

KUROTSCHKIN, T. J. u. F. K. CHEN: A study on the etiology of Hong-kong Foot. Nat. med. J. China 16, 556 (1930).

LITTLE, E. GRAHAM: Case of very extensive tinea ciricinata of tropical origin. Proc. roy. Soc. Med. **9**, 55 (1916).
MACGUIRE, C.: Variations in the fungus of Dhobies's Itch (Epidermophyton cruris). Far-east. Assoc. trop. med. 7. Congr. Brit. India **2**, 438 (1927). — MACLEOD, J. M. H.: Ringworm and its treatment. Brit. med. J. **1928 I**, 656. — MATTA, ALFREDO DA: Epidermophytoses e su tratamento. Brazil méd. **41**, 344 (1927). — MAXWELL, T. A.: Treatment of Epidermophytosis (Dhobie Itch) with CASTELLANIs Fuchsin paint. J. trop. M d. **1929**. — MELLO, FROILANO DE: (a) Trichophyton viannai n. sp. the infecting agent in a case of dermatomycosis. Indian J. med. Res. **5**, Nr 1, 222. (b) Epidermophyton salmoneum n. sp. agent d'une epidermophytie inguinale dans l'Inde portugaise. C. r. Soc. Biol. Paris **84**, 239 (1921).
MITCHELL, JAMES HERBERT: Need for research in the treatment of Epidermophytoses. J. amer. med. Assoc. **89**, 421 (1927). — MONTGOMERY, DOUGLAS and GEORGE D. CULVER: Eczema marginatum of the toes. J. amer. med. Assoc. **62**, 10 6 (1914). — MÜLLER, O.: Die Behandlung des tropischen Ringwurms mit künstlicher Höhensonne (Quarzlampe). Arch. Schiffs- u. Tropenhyg. **21**, 101 (1917).
OTA, M.: Brief Notes on Epidermophyton rubrum, CASTELLANI 1909 (Trichophyton purpureum, BANG 1910) and Trichophyton violaceum var. decalvans, CASTELLANI 1913 with remarks on Eczema marginatum in Japan etc. Brit. J. Dermat. **34**, 120 (1922).
PAUL, C. N.: Ringworm Epidemic presenting a new type of fungus. Med. J. Austral. **24**, 496 (1917).
RIVANS, JAMES L.: Epidermophyton Infection. Mil. Surgeon **45**, 514 (1919). — ROSS, ANDREW O.: „Toe Rot", a rapid method of cure. J. roy. nav. Med. Surv. **5**, 432 (1919).
SABOURAUD: (a) The treatment of ringworm. Lancet **1906**, 1700. (b) Sur l'existence fréquente d'un soi-disant eczéma des doigts et des orteils, due à l'Epidermophyton inguinale. Ann. de Dermat. **1910**, 289. — SABOURAUD, R.: Diagnostic et traitement des intertrigos mocysiques. Presse méd. **26**, 276 (1918). — SHARP, WILLIAM and EVELYN K. TAYLOR: Interdigital Ringworm control among students. J. prevent. Med. **2**, 483 (1928). — SILVA, R. DE: Dhobie Itch produced by inoculating of a culture of Epidermophyton rubrum (CASTELLANI 1909). J. trop. Med. **24**, 303 (1921). — SRIRASTVA, A. H.: Pathology of ringworm and allied skin diseases. Indian med. Gaz. **56**, 213 (1921, Juni).
TAYLOR, K. P. A.: Treatment of Ringworm infection of the feet with the Ethyl Chloride Spray. South. med. J. **23**, 1128 (1930).
VAKASUGI, S. u. K. DOHI: Tropische Krankheiten der Südseeinseln. Ref. Arch. Schiffs- u. Tropenhyg. **26**, Nr 5 (1919).
WEISS, PEDRO: Sur un trichophyton isolé de trois cas de dyhydrose des extremités. Rev. S. Amer. Méd. et Chir. **1**, 277 (1930). — WELFE, W. B.: Epidermophytosis. U. S. nav. med. Bull. **22**, 562 (1925). — WENDE, G. W. and KATHARINE R. COLLINS: A contribution to the study of Epidermophyton inguinale etc. Arch. of Dermat. **3**, 1 (1921). — WHITE, CHARLES J.: The Question of epidermophyton infection etc. J. cutan. Dis. **37**, 501 (1919). — WHITE, CLEVELAND: Mycotic inguinal lymphadenitis associated with superficial fungus dermatitis of the feet. II: Studies in mycotic dermatitis. Arch. of Dermat. **18**, 271 (1928). — WIRE, K. S. and E. P. MINETT: Report of Tropical Diseases Research in the Government Bacteriological Laboratory, British Guiana, for the six months October 1912, to March 1913.

Tinea imbricata.

AOKI, D.: Über Tinea imbricata. Jap. Z. Dermat. u. Urolog. **1904**.
BARTELS: Bericht über das Vorkommen des Frambösie und des Ringwurms auf den Marschall-Inseln und auf Nauru. Arb. ksl. Gesdh.amt **1901**, Nr 1. — BONNAFY: Le tokelau et son parasite. Arch. Méd. nav. **1893**.
CASTELLANI, A.: (a) Tropical dermatomycosis. J. trop. Med. **11**, Nr 17, 261 (1908). (b) The growth of the fungus of Tinea imbricata (Endodermophyton concentricum) on artificial media. J. trop. Med. **13**, 370 (1910). (c) Further researches on the hyphomycetes of tinea imbricata. J. trop Med. **14**, 81 (1911). (d) Remarks in some cultural characters of fungi of tinea imbricata. J. trop. Med. **14**, 146 (1911). (e) Note on the importance of hyphomycetes and other fungi in tropical pathology. Brit. med. J. **1912 II**, 1208. (f) Tinea imbricata (Tokelau). Brit. J. Dermat. **25**, 377 (1913). (g) Tokelau (Tinea imbricata). Far east. Assoc. trop. Med. C. r. 3. Congr. Biennal, Saigon **1913, 1914**, 271—283. Ref. Trop. Dis. Bull. **5**, 135 (1915). (h) L'étiologie du Tokelau. Bull. Soc. Path. exot. Paris **16**, 111 (1923).
DUBREUILH, W.: Un cas de Tokelau. Bull. Soc. franç. Dermat. **1919**, 192. Ref. Trop. Dis. Bull. **17**, 262 (1921).
FONSECA, OLYMPIO DA: (a) Sobre a etiologia do chimbéré. Dermatose endemica dos Indios do rio São Miguel. Sciencia med. **2**, 615 (1924). (b) Sur l'étiologie du chimbéré, nouveau type de dermatose endemique des Indiens du fleuve S. Miguel. Endodermophyton rockettii n. sp. C. r. Soc. Biol. Paris **92**, 305 (1925). (c) Las endodermoticeas y su existencia entre los indigenos del continente americano. El Tokelau y el Chimbere. Reunion de la Soc. Argentina de Patología Regional del Norte. Jujuy, 7.—10. Okt. 1912, Buenos Aires

1930, p. 309. (d) Affinidades parasitologicas e clinicos entre o tokelau da Asia e da Oceania e o chimbéré dos indigenas de Matto Grosso. Rev. Med. Cir. Brasile 38, 292 (1930). — Fox, T.: On Tokelau ringworm and its fungus. Lancet 1874, 304.

JEANSELME, E.: (a) Le Tokelau dans l'Indo-Chine française. Semaine méd. 1901, No 6. (b) Cours de dermatologie exotique. Paris 1904. — JOUVEAU-DUBREUIL, H.: Tokelau (Tinea imbricata) in Szechuan. Chin med. J. 33, 223 (1919). Ref. Trop. Dis. Bull 15, 179 (1920).

KIEWIET DE JONGE: Tinea imbricata. Geneesk. Tijdschr. Nederl.-Indië 42, 310 (1902). KOCH, R.: Framboesia tropica und Tinea imbricata. Arch. f. Dermat. 9, H. 1 (1902). — KÖNIGER: Le tokelau et son parasite. Union méd. 1893, No 32.

LEBER u. v. PROWAZEK: Medizinische Beobachtungen auf Sawai und Manono. Arch. Schiffs- u. Tropenhyg. 15, 423 (1911). — LUHN, O, G. F.: Brief note on the treatment of tinea imbricata. J. trop. Med. 24, 206 (1921).

MACGREGOR: On a new form of pa asitic skin disease prevalent in Fiji. Glasgow med. J. 1876, 343. — McGUSTY, V. W. T.: Tinea imbricata in Fiji-with suggestions for its treatment and prevention. Fiji Ann. Med. San. Rep. for 1929, p. 67. — MANSON, P.: (a) Tinea imbricata. Med. Tim. a. Gaz. 1879. China Imp. Mar. lust. Med. Reports, 1879. (b) Tinea imbricata. DAVIDSONs Hygiene and diseases of warm climates, 1893, p. 932. NIEUWENHUIS, A. W.: (a) Tinea imbricata. Geneesk. Tijdschr. Nederl.-Indië 1898, 38. (b) Tinea imbricata (MANSON). Arch. f. Dermat. 46, 164 (1898).

PARANHOS, U. u. C. P. LEME: ( ) A new process for the microscopic diagnosis of the tinea imbricata. J. trop. Med. 8, 341 (1905). (b) Note on the Tinea imbricata in Brazil. J. trop. Med. 9, 129 (1926). — PIJPER, A.: (a) Some unusual infections. III. Tinea imbricata. Med. J. S. Africa 12, 176 (1917). Ref. Trop. Dis. Bull. 1918 II, 388. (b) Tinea imbricata in South Africa. J. trop. Med. 21, 45 (1918). — PLEHN, A. u. K. MENSE, jun.: Die tropischen Hautkrankheiten. MENSEs Handbuch der Tropenkrankheiten, 3. Aufl., Bd. 2. 1924.

RAYMOND DE: Traitement du tokelau par la pommade salicylique. Bull. Soc. méd.-chir. Indochine 7, 225 (1929).

SALANONE-JPIN: Maladies exotiques de la peau. Traité pratique de Pathologie exotique, de GRALL et CLARAC, Tome 7, p. 69. 1919.

TAKASAKI, S.: Contribution to the etiology of tinea imbricata. Acta dermat. (Kioto) 10, 512 (1927). — TAMSON, J. A.: Bijdrage tot de kennis von koerab besie etc. Geneesk. Tijdschr. Nederl.-Indië 38, 103 (1898). — TRIBONDEAU, M.: (a) Le tokelau dans les possessions françaises du pacifique oriental. Arch. Méd. nav. 1899, 5. (b) Le lepidophyton champignon parasite du Tokelau. C. r. Soc. Biol. Paris 1901, No 3, 53. (c) Note complémentaire sur le lepidophyton, champignon parasite du Tokelau. C. r. Soc. Biol. Paris, 13. Jan. 1903.

UNNA, P. G.: Die Histopathologie der Hautkrankheiten, S. 1205. Berlin 1894.

VILLAIN, G.: Le tokelau (tinea imbricata) dans la province chinoise du Honan. Bull. Soc. Path. exot. Paris 18, ‹18 (1925)

WEHMER: Der Aspergillus des Tokelau. Zbl. Bakter. 35, Nr 2 (1904).

Tinea albigena.

NIEUWENHUIS, A. W.: (a) Tinea albigena. Geneesk. Tijdschr. Nederl.-Indie 44, 1 (1904). (b) Tinea albigena und die Züchtung ihres Pilzes. Arch. f. Dermat. Dermat. 89, 1 (1908). (c) Individuality und heredity in a lower mould fungus Trichophyton albiscicans. Akad. Wetensch. Amsterd., Sitzg 22. Dez. 1910, p. 550.

Pityriasis versicolor.

ACTON, HUGH, H. and PANJA, GANAPATI: Seborrhoic dermatitis or Pityriasis capitis: a lesion caused by the melassez a orale. Indian med. Gaz. 9 42, Nr 11, 603 (1927).

BONNIN, HENRI: Les dyschromies tropicales. Rev. prat. Mal. P. chauds 10, 367 (1930). CASTELLANI, ALDO, Tropical forms of Pityriasis versicolor. Brit. med. J., 11. Nov. 1905, 1271. — CASTELLANI, A. u. HENRI TEJERA: Note on the etiology of „cute". J. trop. Med. 26, 183 (1923).

FONTOYNONT et CARROUGEAU: Etude sur le Hodi-potsy, dermatomycose malgache. Bull. Soc. Path. exot. Paris 15, 424 (1922). — FONSÆCA, OLYMPIC DA e A FERRFIRA DA ROSA: Sobre a Keratomycosis nigricans po'maris. Rev. Med. Cir. Brasil 38, 337 (1930). — FRAGA, ANNINIO: Sobre une caso de dermatits ulcero-nodular causada pelo Hormodendron langeroni. Rev. Med. Cir. Brasil, 38 321 (1930).

HORTA, PARREIROS: (a) Sobre um caso de tinha preta e um noro cogumelo (Cladosporium Wernecki). Ber. med. cirurg. de Brazil 19, 269 (1921). (b) L'achromie parasitaire au Brèsil. Rev. S. Amér. Méd. et Chir. 1, 152 (1930).

LANGERON: Hermodendron Fontoynonti LANGERON 1913, agent de l'Achromie parasitaire malgache. Bull. Soc. Path. exot. Paris 15, 436 (1922). — LANGERON u. HORTA: Note complémentaire sur le Cladosporium Wernecki Horta. Bull. Soc. Path. exot. Paris 15, 381 (1922).

MACLEOD, J. M. H. and G. B. DARLING: An experimental study of the Pityrosporon of Melassez: its merphology, cultivation and pathogenity. Brit. J. Dermat. 11, Nr 474, 139 (1928). — MARTIUS, CESAR: Melassezia furfur observé dans un cas de pityriasis versicolor. C. r. Soc. Biol. Paris 98, 1166 (1928).

PANJA, GANAPATI: The Melassezia of the skin, their cultivation, morphology and species. Far-east. Assoc. trop. Med. 7. Congr. Brit. Indien 2, 442 (1927).

RAMOS e SILVA: (a) Sobre o pityriasis versicolor tropical. A questão das achromias parasitarias; a achromia residual. Ann. brasil. Dermat. 3, 1 (1927). (b) Sobre um novo caso de Tinea nigra. Brasil med. 44, No 28, 755 (1930). — RIETMANN, B.: Note préliminaire sur une epidermomycose palmaire noire observée dans l'état de Bahia au Brésil. Bull. Soc. franç. Dermat. 37, No 2, 202 (1930).

SARTORY, A., R. SARTORY, B. RIETMANN, J. MEYER: Contribution à l'étude d'une epidermomycose brésilienne palmaire noire, provoquée par un Cladosporium nouveau. C. r. Soc. Biol. Paris 104, 878 (1930). — SCHMITTER, FERD.: The aetiological fungi of tinae versicolor and tinea flava. J. trop. Med. 26, 190 (1923). — SILVA, FLAVIANO: (a) Tinea nigra (Cladosporose epidemica). Brasil. med. 43, 924 (1929); Ann. brasil. Dermat. 5, No 3/4, 9 (1929). (b) A proposito di tinea nigra (Keratomycosis nigricans palmaris). Brazil méd. 1930, No 43, 1201. — SMITH: (a) Tinea flava (CASTELLANI). J. trop. Med. 31, 169 (1928). (b) Two cases of dermatitis due to a species of Hormodendrum. Trans. roy. Soc. trop. Med. 24, 461 (1931).

Piedra.

AARS, CH. G.: (a) Over het voorkomen van piedra in Suriname. Nederl. Tijdschr Geneesk. 73, 3903 (1929). (b) Piedra. Arch. of Dermat. 22, 407 (1930). — ALMEIDA, HENRIQUE M. DE: Um foco epidemico de Piedra. Brazil méd. 30, 360 (1916).

BEHREND: (a) Über Knotenbildung am Haarschaft. Virchows Arch. 103, 151 (1886). (b) Über Trichomycosis nodosa. Piedra. Berl klin. Wschr. 1890, Nr 21, 464. — BEIGEL: (a) Sitzgsber. Akad. Wiss. Wien, Math.-naturwiss. Kl. 1865, 17 (nach VUILLEMIN). (b) The human hairs. London 1869. — BESNIER: Piedra. — BOIS, CHARLES DU: Etude d'un cas de Trichosporie. Ann. de Dermat. 1910, No 8/9.

CREADLE and MALCOLM-MORRIS: Trichorhexis nodosa, piedra, tinea nodosa. Lancet 1879.

DELAMARE, G. u. C. GATTI: (a) Sur la piedra de Paraguay. Bull. Acad. Méd. 99, 500 (1928). (b) L'évolution des kystes de la piedra paraguayenne. C. r. Acad. Sci. Paris 186, 1771 (1928). (c) La piedra del Paraguay. Anal. Fac. Ciencias Méd. 2, 10 (1928). (d) Caractère néoendothrix de la piédra paraguayenne. C. r. Soc. Biol. Paris 100, 122 (1929). — DESENNE: Sur la piédra, nouvelle espèce d'affection, parasitaire des cheveux. C. r. Acad. Sci. Paris, 1. Juli 1878. — DOHI, K.: Lehrbuch der Dermatologie, Bd. 3, S, 458. 1906. — DOHI et OHNO: Résumé d'observations cliniques et botaniques faites sur des cas de Piedra observés au Japon. Société de dermatolog. et syphil. Sitzg 2. März 1911. Bull. Soc. franç. Dermat. No 3, 113.

FONSECA, OLYMPIO DA: O genero Trichosporon. Trichosporoses ou trichomycoses nodosas, piedra européa, piedra asiatica e piedra americana. Rev. Méd. Cir. Brazil 38, 251 (1930). — FONSECA, O. DA y AREA LEÃO: (a) Sobre os cogumelos da piedra brazileira. Mem. Inst. Cruz. (port.) Suppl. 1928, 124. (b) Sur les champignons de la piédra brésillienne. C. r. Soc. Biol. Paris 100, 935 (1929). (c) Sobre Piedra hortai. V. Reunión de la Soc. Argentina de Pathol. regional del Norte celebrada en Jujuy del 7 al 10 de octubre 1929. p, 172, Buenos Aires 1930. — FREUND: Sulla piedra nostras. Rev. sanit., April 1922; Giorn. ital. Mal. vener. Pelle 64, 117 (1923).

GODINHO, VICTOR: Un caso de Piedra. Rev. Med. São Paulo 1906, No 8.

HORTA: Sur une nouvelle forme de Piédra. Mem Inst. Cruz. (port.) 3, 86 (1911).

JUHEL-RÉNOY: (a) De la piedra. C. r. Soc. Biol. Paris, 1. Dez. 1888. (b) De la trichomycose nodulaire. Ann. de Dermat.. 25. Dez. 1888, 9.

KOMORITA, N.: Bakteriologische Untersuchung über Piedra columbica. Jap. Z. Dermat. 1906, 458.

LANGERON, M.: Les astérinées parasites de l'homme. La Piedra. Ann. de Parasitol. 7, 309 (1929). — LINDEMANN: Österr. Z. prakt. Heilk. 1867, 13.

MAGELHAES, P. S. DE: (a) Le microphyte de la Piedra. C. r. Acad. Sci. Paris 1901. (b) Um novo caso autochthono de Piedra. Rev. Med. São Paulo 1906, No 6, 105. — MIGULA: Cysten der Bakterien, 1900. — MORES, ARTHUR: Piedra. Brazil med. 31, 150 (1917). — MUNIZ, G. u. P. A. VILLADORES: Piedra na Bahia. Rev. Med. São Paulo 12, 604 (1907). Communicação ao 6⁰ Congresso Brasileiro de Medicina e Cirurgia de São Paulo, 1907.

NAKANC, H. u. K. MIYAZAKI: Über Piedra, besonders über ihre Enzymwirkung. Jap. Z. Dermat. 1910, 479.

OHNO, N. u. K. DOHI: Über Piedra. Mitgeteilt von DOHI im 4. dermat. Kongr. Kioto 1904.

OROL-ARIAS, C.: (a) La pierre de l'argentine. Giorn. ital. Dermat. 66, 1025 (1925). (b) La Piedra ou pierre de l'Argentine. J. Méd. Bordeaux 102, 7 (1925). — OTA, M.: Sur quelques champignons pathogènes du type Trichosporum beigeli Vuillemin. Ann. de Parasitol. **1**, 4 (1926).

PAIS, L.: Due casi di „Piedra nostras". Riforma med. **37**, 266 (1921). — PAOLI, ADOLFO: Trichosporia? Giorn. ital. Mal. vener. Pelle **54**, H. 5 (1913). — PARODI, SILVIO E. y OBOL. ARÍAZ, ČEFERINO: La piedra en Argentina. V. Reunión de la Soc. Argent na de Patol. regional del Norte, celebrada en Jujuy del 7 al 10 de octubre 1929, p, 178. Buenos Aires 1930. — PATTERSON, R.: Trichomycosis nodosa. Brit. J. Dermat., April 1890. — PEREIRA, FILHO: Culturas de Piedra brasileira. Rev. Méd. Cir. Brazil **1930**, 49. — POSADA, ARAUJO: La trichomycosis nodular. An. Acad. Med. Medellin 1888.

RABELLO, EDUARDO: Estado actual dos nossos conhecimentos sobre as dermatomycosis. Rel torio ao 4º congresso Medico Latino Americano. Rio de Janeiro 1909. — RABENHORST: Zwei Parasiten in den Haaren der Chignons. Hedwigia (Dresden) 1867. SCHAECHTER: De la trichosporie (piedra nostras e piedra columbica). Thèse de Méd. Nancy 1901. — SCHROETER: Kryptogamenflora von Schesien 1886. — SETO, K.: Drei Fälle von Piedra columbica. Jap. Z. Dermat. **1913**, 41, 906.

TAKAYI, Y.: Über zwei Fälle von Piedra. Chu-gai-yi (jap.) **1918**, Nr 910. — TRACHSLER, W.: Über die feineren Unterschiede zweier Fälle von Piedra nostras. Mh. Dermat. **22**, Nr 1 (1896). — TREVISAN: Sylloge fungorum de Saccareto, 1889.

UMO, R.: Über Haarkrankheiten. Mitt. med Ges. Tokyo 8, Nr 12 (1894). — UNNA: (a) Über Piedra nostras. Dtsch. med. Z. 1895. (b) Zwei Fälle von Piedra nostras. Naturforsch.verslg. Lübeck 1895, LEVINS Festschrift, 1896.

VUILLEMIN:(a) Trichosporum et Trichospories. Arch. de Parasitol. **5**, 38 (1902). (b) Un cas de trichosporie (piedra nostras) observé en France. Ann. de Dermat. **140**, 665 (1902). — C. r. Acad. Sci. Paris 1901.

YANAGIWARA, H.: Über die Piedrapilze. Jap. Z. Dermat. **1915**, 478.

Carate.

ALIBERT: Tratado completo de los enfermedades de la piel, p. 344. Paris 1833.

BARBE: Un cas de caraté. Soc. de Dermat., Nov. 1898. — BODIN: Note sur un cas de mycose, présenté par M. DARIER. Soc. de Dermat. **1903**. — BRAULT: Les aspergilloses cutanées dans les pays chauds etc. J. Méd. franç. 15 Febr. **1908**. — BRAVO HOLLIS, HELIA: Bibliografía del mal del pinto y de algunas dermatosis cromagenos fines. Rev. mexic. Biol. **10**, No 3 (1930). — BROWNE, O.: The prevalence of pinta on the Gold Coast. J. trop. Med. **1901**, 200. — BUCHANAN, W. J.: Pinta or leucodermia. J. trop. Med. **1901**, 134.

CASTELLANI, A.: Observations on some diseases of Central America. J. trop. Med. **1925**, Nr 18, 1; Ann. of Dermat. **1928**, Nr 17, 354. — CASTELLANI, A. and TE ERA: Note on the etiology of „Cute". J. trop. Med. **26**, 183 (1923). — CHASSIN, T.: El Pinto. Mexico 1868. CHAVEZ, G. J.: Nociones de topografía y estadistica de Taxco. Observator Médico, Vol. 6, p. 282. México 1882. — CIFERRI, R.: Sur un Acrothecium isolé du „mal de pinto" mexicain. Acrothecium nigrum n. sp. Ann. de Parasitol. **7**, 24 (1929). — CRAN, JAMES: Pinta. J. trop. Med. **3**, 10 (1900).

DARIER: Sur un cas de caraté ou de dermatomycose analogue d'origine méd. américaine. Soc. franç. Dermat. **1903**. Semaine méd. **1903**, No 16, 128. — DIAZ ARROYO S.: El carate en el Ecuador. An. Acad. Med. Medellin **11**, 38 (1913).

EDGAR, P. G.: Pinta. J. trop. Med. **1901**, 53. — EDGAR et BOCHDAERT: Contribution a l'histoire de la Pinta. Ann. Soc. Méd. Gand. **1901**. — ESCOMEL, E.: Contribution à l'étude de quelques mycoses au Perou. Bull. Soc Path. exot. Paris **13**, 663 (1920). — ESPINOLA, F.: El mal de Pinto. Tesis, Escuela N. de Medicina, Mexico 1887.

FLORES, F. A.: Historia de la Medicina en México, p. 157. Mexico 1886. — FOX, HOWARD: Carate (Pinto) as observed in Colombia, South America. An. of Dermat. **18**, 673 (1928).

GAVIÑO, A.: (a) Maladies des tâches, Congr. Madrid 1898. (b) Estudio de la patogenia del Mal del Pinto. Bol. Inst. Pat. 1904 II. — GASTAMBIDE, J.: Mal de Pinto. Presse méd. Belge 1881, No 33, 35, 39, 41. — GIARDANO, M.: Di un caso di dermatomicosi da Penicillium crustaceum. Arch. ital. Sci. med. colon **9**, 397 (1928). — GOMEZ, JOSÉ: Caratés ou tâche endémique de Cordillères. Thèse de Paris 1879. — GONZALEZ GUZMAN I: Algunas ideas acerca de la Fisiología del mal del Pinto. Rev. mexic. Biol. **7**, No 3 (1927). — GONZALEZ, H. SALVADOR: (a) Nuevas orientaciones para el estudio del mal del pinto. Hosp. gen. (Mexico) **2**, No 2/3 (1927). (b) M l del Pinto y vitiligo. „Medicina", Rev. cient **9**, No 2 (1927). GONZALEZ, M. PALLARES, F. LATAGNI, L. GUTIERREZ, J. OCHOTERENA, A. DAMPF y H. BRAVO HALLIS: Investigaciones sobre el Mal de Pinto. Hosp. gen. (Revista Mexicana de Ciencias med.) **1930**, No 6, 267.

HEROELLES, P.: La Pinta o Cara. Tésis. Lima, Peru 1903. HIRSCH, A.: Handbuch der historisch-geographischen Pathologie, 2. Aufl. S. 263. 1886.

IRIARTE, DAVID R.: Observaciones sobre et carate en et Distrito Perigá del Estado Zulia. Caracas 1931. — IRYZ: Mal de pinto. Brit. med. J. **1882**. — ITURBIDE, FRANCISCO: Descripción del Mal del Pinto „El Porvenir" II. Mexico 1870.

JEANSELME: Cours de Dermatologie exotique. Paris 1904.
LARUMBE, JOSÉ E.: Algunos apuntes sobre el Mal del Pinto. Mem. 6° Congr. méd. nacional (Mexico). 1920 I. — LASSO, MENESES S.: La enfermedad az∶ l de los indios en chillos. Bull. Hosp. liv. San Juan de Dios, Ecuador, Quito 2, No 13—15 (1927). — LATAPI, FERNANDO: (a) El Mal del Pinto en Mexico. Medicine 11, 763 (1931). (b) Pinto y Carate. Medicine 11, 773 (1931). — LATAPIA, F.: Los Hemipintos. Hosp. Gen. 1929, No 4, 167. — LEGRAIN: (a) Arch. de Dermat, 1894. (b) Arch. de Parasit. 1898. — LEÓN, JUAN J.: La tiña endémica de Tabasco, Chiapas y el sur de Mexico. Bol. Soc. mexic. Geografía y Estadistica 8 (1862). — LEÓN, NICOLAS: Algunas noticias sobre el Mal del Pinto. Crón. méd. mexic. 13, (1909).
MANRIQUE, J. E.: El carate. Rev. ilustrada de Bogotá, p. 145, Bogotá 1899. — MANSON, SIR P.: „Pinta" in: DAVIDSONS Hygiene and Diseases of warm climates, p. 663. London 1900. MEDINA JIMÉNEZ, R.: (a) Afecciones micosicas de Venezuela. Caracas 1916. (b) Segunda nota sobre afecciones micosicas. Gaz. méd. Ca acas 23, 49 (1913). (c) Tercera nota etc. Gaz. méd. Caracas 23, 57 (1916). — MENK, WALTER: (a) Carate in Columbia 15 ʰ Ann. Rep. Med. Dept. United Fruit Comp. Boston, Mass. 1926, 123. (b) The percentage of positive Wassermann Reaction found associated with various diseasesee. Ann. Rep. Med. Dept. United Fruit Comp. Boston, Mass. 1926, p. 168. — MONTOYA y FLORES, J. B.: (a) Notes sur les Caratés. Ann. de Dermat. 1897, 464. (b) Recherches sur les Caratés de Colombie. Thèse de Paris 1898. — MUELLER, W.: El mal de la Pinta. Diario Official. Mexico 1874.
NANDIN, RICARDO: Estudio sobre el Mal del Pinto, 1880. — NEVEU-LEMAIRE: Caraté et Pinta. La Géographie. Juli/August 1920. Zit. nach Presse méd. 1920, No 75, 1376. OCHOTERNA, ISAAC: Estudios histológicos y micologicos acerca del mal de linto. Dept. de Salubridad Pₗ bl. Mexico 1929.
PALLARES, M. y H. SALVADOR GONZALEZ: La doparreacción en el mal de pinto. Rev. mexic. Biol. 9, No 1 (1929). — PARDO, C.: Arch. f. Dermat., Febr. 1924. — PEÑA CHAVARRÍA, A. u. PAUL G. SHIPLEY: Contribución al estudio de los caratés de América tropical. Rev. méd. lat. amer. 10, 114 (1925). — PEREZ RODRIGUEZ, J,: Reacción de Wassermann en el mal del Pinto. Thesis Mexice 1928. — PINO, ENRIQUE DEL: El Mal del Pinto. Crón. méd. mexic. 1912.
ᴸEGISTER, J. C.: Wassermann, Kahn and M. T. R. Meinicke-Reactions in Carate. 16ᵗʰ Ann. Re. Med. Dept., Unit. Fruit Comp., Boston, Mass, 1927, p. 262. — RENDÓN ALCOCER, VICTOR: El Mal del Pinto. La Escuela de Medicina 1883, 5. — REYES, ALICIA E.: Bibliografía del mal del pinto y de algunas dermatosis cromógenas afines. Rev. mexic. Biol. 7, No 2 (1927). — RODRIGUEZ ARJONA, VICENTE (a): Contribución al estudio de las enfermedades tropicales. El mal del pinto de la peninsula de Yucatán. Rev. Méd. trop. 16, 142 (1924). (b) Beitrag zur Kenntnis des „Pinta" (Mal de Pinto) auf der Halbinsel Yucatán. Arch. Schiffs- u. Tropenhyg. 31, 472 (1927). — RUIZ, L. E.: Enfermedades endémicas de la República Mexicana. Gaz. méd. Mexico 26, 832 (1891). — RUIZ SANDOVAL, GUSTAVO: Memoria sobre el mal del pinto. Gaz. méd. Mexico 16, 36 (1881).
SALAZAR y T. ROBOLLEDO: Enfermedades endémicas. Tesis Nacional 1892. — SANDWITH, F. M.: Pinta. Brit. med. J. 1905 II, 11. — SANTAMARIA, J. MARTINEZ: Some notes on tropical diseases observed in the Republic of Colombia. J. trop. Med. 16, 100 (1913). — SILVA, FLAVIANO: Consideraco s em torno de um caso de Purú-Purú. Brazil med. 2, 113 (1926). SILVA, M. XIMO: Algo sobre el mal del pinto. La Escuela de Med. 5 (1883). — SMITH, J. E.: A note on Pinta. J. trop. Dis. 1913 I, 402.
TONNHARD-NEUMANN, E., J. CAMACHO MOYA u. K. C. BREWSTER: Klinische Beobachtungen bei Pinta (Carate) in Kolumbien. Arch. Schiffs- u. Tropenhyg. 35, 48 (1931). TOUSSAINT, MANUEL: Histopatología del mal del pi to. Bol. Inst. pat. 6 (1908/09). — TRIANA, M.: Bol. Soc. Colombiana Cienc. Nat. 1923, No 73.
URIBE, A.: Observaciones sobre el Caraté. El Indice. Medellin 18. — URUETA, EDUARDO: „Pinta" or „Carate". Proc. internat. Confer. Health Problems trop. Amer. 1924, 524, United Fruit Comp., Boston, Mass.,
VEGAS, M.: Rev. del Centro de Estudiantes, Vol. 1, p. 7. Caracas 1918. — VIRAMONTES, LEOPOLDO: Algunas observaciones sobre el mal del pinto. Mem. 2. Congr. med. Mexicano 1897 I.
WELLMANN, C.: Brief conspectus of the tropical diseases common in the highlands of West Central-Africa. J. trop. Med., 15. Febr. 1904. — WISE, FRED: The United States of Colombia, a fertile field of research for the dermatologist (Correspondence). J. cutan. Dis. 32, 857 (1914). — WOOLLEY, P. G.: Pinto. Bull of the Govern. Laborat. Manila 1905.

Mycetom (Madurafuß).

AARS, CHARLES G.: Madura foot: its histology and mycology. Arch. of Dermat. 21, 570 (1930). — ACTON, HUGH W. and C. MacGUIRE: Keratolysis plantare sulcatum a lesion due to an actinomycotic fungus. Indian med. Gaz. 65, 61 (1930). — ADAMI, J. G. and B. A. KIRKPATRICK: (a) Notes upon a case of Madura Foot occurring in Canada. Trans.

Assoc. amer. Physicians 1895. (b) Tropical and sub-tropical diseases in Canada: ... Mycetoma pedis. Brit. med. J. 1900 I, 1545. — AFFANASIEW: (a) Arch. f. exper. Path. 26 (1889). (b) Quel nom doit porter le champignon, que produit l actinomycose? Arch. de Parasitol. 1900, 193. ALBERTONI, ANTONIO DIAZ e CARLOS M. DESVERINE: Nota preliminar sobre dos casos de Pié de Madura. Rev. Méd. trop. Habana, Mai 1901. — ALLISON, H.: Texas-State J. Med. 8, 166 (1912). — ANDERSON, CH.: (a) Sur un douzième cas du pied de Madura observé en Tunisie. Arch. Inst. Pasteur Tunis 13, 68 (1924). (b) Four new cases of Mycetoma in Tunis. Arch. Inst. Pasteur Tunis 14, H. 1 (1925). (c) Sur quatre nouvelles observations tunisiennes de mycetome. Arch. Inst. Pasteur Tunis 14, 10 (1925). — ANDERSON, CH. u. R. BROC: 20. cas de pied de Madura observé en Tunisie. Arch. Inst. Pasteur Tunis 19, 323 (1930). — ANDERSON, CH., R. BROC u. COSSAR: Deux nouvelles observations tunisiennes de mycetome. Arch. Inst. Pasteur Tunis 15, 332 (1926). — ARAUJO, H. C. DE SOUZA: Un caso „Mycetoma de Lindenberg". Arch. brasil. de Med. 7, 100 (1917). — ARCHIBALD: Fourth Report of the Wellcome Tropical Research Laboratories. Arch. med. Lond. 1911, 337. — ARLO, J.: Pied de Madura avec envahissement du triangle de Scarpa et de la partie i férieure de la paroi abdominale. Bull. Soc. Path. Paris 1913, No 6, 485; Ann. d'Hyg. 16, 440 (1913). — ARTOM, MARIO: Micetoma actinomicosico del piede (piede di Madura). Giorn. ital Dermat. 71, 1516 (1930). — ARWINE, J. T. u. D. S. LAMB: Amer. J. med. Sci. 118, 393 (1899). — AUDRAIN, L. C.: A case of mycetome. J. amer. med. Assoc. 83, 1165 (1924).

BABES u. MIRONESCU: Zbl. Bakter. I Orig. 55, 108 (1910). — BALFOUR: (a) First Report of the Wellcome Tropical Research Laboratories, p. 54. London 1904. (b) Fourth Report of the Wellcome Tropical Research Laboratories. Vol. A. Medical, Mis ellaneuous Notes, p. 365. 1911. — BARALDI, ALBERTO: Micetoma. Rev. méd. del Rosario 21, 145 (1931). BASKIN, M. J.: Primary Actinomycosis of the skin. J. amer. med. Assoc. 78, 1367 (1922). — BASSINI, E.: Un caso di micetoma del piede, o piede di Madura. Arch. Sci. med. 12, 15 (1888). — BELÁK, A.: Studien an zwei von v. VEREBÉLY aus Madurafüßen gezüchteten Pilzstämmen. Zbl. Bakter. I Orig. 1919, 528. — BERESTNEV: Zur Actinomycesfrage. Prag. med. Wschr. 1899, Nr 49. — BERKELEY: (a) Intellectual Observer 1862, 291 u. November J. Linnean Soc. 1865. — BERON, B.: (a) Mycetoma (bulgarisch). Clin. bulgara 3, 193 (1930). (b) Zwei autochthone Fälle von Mycetoma mit schwarzen Körnern. Dermat. Wschr. 92, 265 (1931). — BIRT and LEISHMAN: J. of Hyg. 2, 120 (1922). — BLANC, GEORGE et HENRY BOUQUET: Un cas de Mycétome à Nocardia madurae, observé en Tunisie. Bull. Soc. Path. exot. Paris 1917, No 10, 431. — BLANK, G. et G. BRUN: Nouveau cas de mycétome à grains noirs observé en Tunisie. Bull. Soc. Path. exot. Paris 1919, No 10, 741. — BLANC, G. et L. CAILLON: Sur une mycose aspergillaire observée en Tunisie. Bull. Soc. Path. exot. Paris 1924, 343. — BLANC, G., G. JOANNIDÈS et A. POPAIOANNU: Sur un cas de pied de Madura à grains blancs causé par Actinomyces Madurae. Arch. Inst. Pastéur Hellénique 2, 335 (1930). — BLANCHARD: (a) Quel nom doit porter le champignon, qui produit l actinomycose? Arch. de Parasitol 1900, 193. (b) Sur le champignon du Mycétome à grai s noirs. Bull. Acad. Méd. 1902, 75. — BLOCH, BR.: Über einen Fall von Mycetoma pedis, verursacht durch eine bis jetzt nicht beschriebene Streptothrixart. C. f. S. A. 1916, 193. — BLOOMFIELD and BAYNE-JONES: Bull. Hopkins Hosp. 1915, 230. — BOEHM, W.: Mycetoma. Eulenburgs Realenzyklopadie der gesamten Heilkunde. Wien u. Berlin: Urban & Schwarzenberg 1910. S. 84. — BOLLINGER: Über primäre Aktinomykose der Fußwurzelknochen. Münch. med. Wschr. 1903, Nr 1. — BONRE EAUX: Un cas de mycétome à grains noirs. Bull. Soc. Méd.-Chir. franç. Ouest-Afric. 3, 57 (1921). — BOSTROEM: Untersuchungen über die Aktinomykose des Menschen. Beitr. path. Anat. 1890, 9. — BOUFFARD: (a) Pieds de Madura observés à Djibouti. Ann. Hyg. et M d. colon. 1902, 636. (b) Du Mycétome à grains noirs en Afrique. Ann. Hyg. et Méd. colon. 8, 579 (1905). — BOVO: Micosi del piede da Aspergillo. Policlinico 1906, 13. — BOYCE, R. W.: Eine neue Streptothrixart, gefunden bei der weißen Varietät des Mudurafußes. Hyg. Rdsch. 4, Nr 12 (1894). — BOYCE ard N. F. SURVEYOR: (a) Upon the existence of more than one fungus in Madura disease (Mycetoma). Proc. roy. Soc. 53 (1893, Febr.). (b) Phil. Trans. roy. Soc. Lond. 1, 185 (1894). (c) The fungus-foot disease of India. Brit. med. J. 1894. (33. (d) Zbl. Bakter. 1894. — BOYD, MARK and EARL D. CRUTSCHFIELD: (a) A Contribution to the strdv of Mycetoma in North America. Amer. J. trop. Med 1, 215 (1921). (b) A Contribution to the study of Mycetoma in North America. Amer. J. trop. Med. 1921, N) 4. — BRADFIELD, E. W. C. and A. VASUDEVAN: Mycetoma Indian. med. Gaz. 62, 633 (1927). — BRAULT: (a) Les tumeures chez les indigènes musulmans algériens. Arch. Schiffs- u. Tropenhyg. 1906, 565. (b) Mycétome à forme néoplasique simulant un fibrisarcome de la face dorsale du pied. Bull. Soc. Path. exot. Paris 1906, No 23. (c) Etude anatomo-pathologique et bactériologique d'une maladie dite de Madura à forme néoplasique. Arch. Méd. expér. et Anat. path. 1907, No 2, 145. (d) Les Aspergilloses cutanées dans les pays chauds, leur distribution géographique. J. Méd. franç., 15. Febr. 1908. (e) Les formes cliniques de la maladie dite de Madura. Gaz. Hôp. 1908, No 97. (f) Bull. Soc.

Chir. Paris, 12. April 1911 u. 14. Juni **1914**. (g) Bull. Soc. Chir. Paris, 28. Febr. **1912**. (h) Ann. de Dermat., V. s. **8**, 333 (1912). (i) Notes sur les cultures de Madurella mycetomi. Bull. Soc. Path. exot. Paris **1913**, No 6, 407. — BRETT: Surgery of India. Calcutta 1840. — BRISTOWE: Trans. path. Soc. Lond. 1871, 22, 320. — BRUAS: Pied de Madura à grains noirs observé à Madagascar. Ann. Hyg. et Méd. colon. **6**, 602 (1903). — BRUMPT: (a) Notes et observations sur les maladies parasitaires: Mycétome à grains noirs. Arch. de Parasitol. **5**, 151 (1902). (b) Arch. de Parasitol. **10**, 489 (1905). (c) Sur le mycétome à grains noirs, maladie produite par une mucidinée du genre Madurella n. g. C. r. Soc. Biol. Paris **58**, 997 (1905). (d) Les Mycétomes. Thèse de Paris **1906**. (e) Mycétome à grains noirs observé en Algérie; isolément de la Madurella mycétomi. Note de Pinoy. Ann. de Dermat., Juni **1912**. (f) Précis de Parasitologie. Paris 1913. (g) Sur un travail de M. le professeur de Magalhães intitulé: Un cas d'Hyphomycétome. Bull. Acad. Méd. **83** 1920, No 7, 137. — BREED and COHN: J. Bacter. **1920**. — BRUN, BROC, BURNET, ANDERSON et SOLOVI FF: Trois nouveaux cas de mycétome (pied de Madura) observés en Tunisie. Arch. Inst. Pasteur Tunis **12**, 199 (1923). — BURNET, ET. et G. BRUN: XVIII. observation tunisienne de mycétome. Arch. Inst. Pasteur Tunis **15**, 151 (1926). — BURNET, BROC, BRUN u. JAMIN: XIII. observation tunisienne de mycétome. Extension de l'infection aux ganglions cruraux, inguinaux et iliaques. Arch. Inst. Pasteur Tunis **13**, 306 (1924). — BURRES, W. T.: Amer. J. trop. Dis. a. prevent. Med. **3**, 610 (1916). — BUTTERFIELD: J. inf. Dis. **2**, 421 (1905). — BUVRES, W. T.: Madura foot in Western Panama. Amer. J. trop. Dis. a. prevent. Med. **1916**, 611. — BYAM and ARCHIBALD: The practice of Medicine in the Tropics, Vol. 3, p. 2353. **1923**.

CAFFREY, P. J.: Mycetoma in the Bornu Puriuce of Northern Nigeria. W. Afric. med. J. **8**, 22 (1929). — CAMINITI: Über die allgemeinen Streptothrixinfektionen unter besonderer Betrachtung der Streptothrixpyämie. Zbl. Bakter. Orig. **1912**, 65. — CARINI, A.: Sopra un caso di Micetoma della Guancia. Giorn. ital. Mal. vener. Pelle **1913**, No 2, 2. — CARROLL: J. Army med. Corps **4**, 555 (1905). — CARTER (VANDYKE): (a) On the nature of mycetoma, or the fungus disease of India. Lancet 1874, 113. (b) On mycetome or the fungus disease of India. London 1874. (c) Bombay Medic. and Physic. Society, p. 86 (zit. bei JEANSELME, Cours de Dermat. exotique, 1904). — CARTER, H. J.: Intellectual Observer, 1862. — CASABO RUIZ: Description de un Cladothrix cromogeno: Crón. méd.-quir. Habana. 1889, No 13. Ref. Zbl. Bakter. **17**. — CASTELLANI, ALDO: (a) The higher fungi in relation to human pathology (the Milroy lectures). J. trop. Med. **1** (1920). (b) Observations on the importance of Symbiosis or close association of different species of organisms in the production of certain biochemical Phenomena and in the causation of certain diseases and certain symptoms of disease. J. trop. Med. **29**, 217 (1926). — CASTELLANI and CHALMERS: (a) Manual of Tropical Diseases, 1903. (b) Manual of Tropical Medicine, 4. Aufl., p. 2112 (1919). — CATANEI, A., L. GROSDEMANGE et CH. LFGROUX: Sur un cas de mycétome du pied observé en Algérie. Bull. Soc. Path. exot. **1927**, No 20, 11. — CATSARAS, J.: (a) Zwei Fälle von Madurafuß (Mycetoma pedis) in Griechenland. Arch. Schiffs- u. Tropenhyg. **16** (1912). (b) Bemerkungen über neue Fälle von griechischem Mycetom. Arch. Schiffs- u. Tropenhyg. **19**, 617 (1915). (c) Über einem Fall von indischem M duraarm (Mycetoma brachii). Virchows Arch. **250**, 244 (1924). — CHABANEIX u. BOUFFARD: Pieds de Madura, observés à Djibauti. Ann. d'Hyg. 1901, No 3, 452. — CHALMERS u. ARCHIBALD: (a) Fungi imperfecti. J. of trop. Med. **1915**; Ann. trop. Med. **1916**, Nr 10, 170. (b) Soudanese Maduromycosis. Ann. trop. Med. **1916**, Nr 2, 170. (c) Mycetoma and Pseudomycetomatous Formations. New Orleans med. J. **1917**, Nr 5, 455. (d) A classification of the Mycetomas. J. trop Med. **1918**, Nr 12, 121. (e) Paramycetoma. J. trop. Med. **1918**, Nr 17, 177. — CHALMERS and CHRISTOPHERSON: A Soudanese Actinomycosis. Ann. trop. Med. **1916**, Nr 2, 233. — CHARFENTIER, J.: Zur alt- und mittelindischen Wortkunde. Monde oriental, 13. Jan. **1919**. Mitt. Gesch. Med. u. Naturwiss. **1921**, 228. — CHATTERJEE: Indian med. Gaz. **46**, 376 (1911). — CHIAROLANZA: (a) Zbl. Bakter. **53**, 1 (1900). (b) Experimenteller Beitrag zur Biologie einer Streptothrix- und Actinomycesart. Zbl. Bakter. Orig. **53**, 1 (1910). — CHMIELEWSKI, P.: Contribution à l'étude des mycétomes de l Afrique du nord et du diagnostic général des mycétomes. Thèse Médecine Alger. Juli. Nach Arch. Inst. Pasteur Afrique du Nord., **1922**, No 1, 145. — CHRISTOPHERSON, J. B.: On the treatment of actinomycosis type of Mycetoma. Proc. roy. Soc. Med. **21**, 471 (1918). — CICERO, R. E.: Gaz. méd. Mexico **7**, 291 (1912). — CLAYPOLE, EDITH: On the classification of the Streptothrix. J. of e per. Med. **17** (1913). — CLEGG, M. T. and W. C. HOBDY: A case of mycetoma in Hawaii, its etiology. Amer. J. trop. Dis. **3**, 534 (1916). CLEMENTS, F. E.: The Genera of Fungi, Minneapolis 1909. — CLEMOW: Brit. med. J. **1926 I**, 918. — CLEMOY, FRANK G.: Mycetoma (Madura foot) in the Yemen. Brit. med. J., 2. Juni **1906**. — CLEVELAND, R. A.: A case of Mycetoma in Cyprus. J. trop. Med, **1907**, 233. — CONNL, H. J.: Tech. Bull. 60, N. Y. Agricultural Exper. Station. Final Report of the Committee of the Society of American Bacteriologists in Characteristization and Classification of Bacterial Types. J. of Bacter. **5**, 191 (117). — COQUEREL: Pérical, Pied de Madura. C. r. Soc. Biol., IV. s. **1866 II**, 191. — CORNWALL, J. W.: Notes on the Cultivation of

Streptothrix Madurae. Indian med. Gaz. **39**, 208 (1904). — CORNWALL, J. W. and H. M. LAFRENAIS: A new variety of streptothrix cultivated from mycetome of the leg. Indian J. med. Res. **10**, 239 (1922). — CORRE: (a) Arch. Méd. nav. 1883, 81, 204. (b) Maladie des Pays Chauds, p. 535, Paris 1887. — CRANWELL, BACHMANN y DEL PONT: Libro de Oro ofrecido al prof. Dr. ROBERTO WERNICKE, 1909. p. 209. — CRAWFORD, D. G.: (a) Imambarah Hospital Hughli; Notes on some surgical cases. Indian. med. Gaz. **38**, 171 (1903). (b) Notes from the Hughli Hospitals 1903—1909. Indian med. Gaz. **44**, 338 (1909). — CROOKSHANK, EDGAR M.: Actinomycosis and Madura disease. Lancet 1897. 11. — CUNNINGHAM: Scientif. Mem. by the Med. Officer with the Army in India, 1895, Nr 9.

DELAMARE, G. et C. GATTI: (a) Mycétome du pied à grains blancs. Bull. Acad. Méd. **101**, 273 (1929). (b) Hyphomycète cultivable à grains blancs réniformes et durs (Indiella americana). C. r. Acad. Sci. Paris **188**, 1264 (1929). — DELANOE, P.: (a) Mycétoma de la cuisse observé chez un marocain adulte du à une microsiphonée, Nocardia nicollei, n. sp. Arch. Inst. Pasteur Tunis **17**, 257 (1928). (b) Au sujet de l'historique de l'étude de mycétome observé aux Maroc. Arch. Inst. Pasteur Tunis is **17**, 257 (1928). — DELBANCO, ERNST: (a) Eine neue Strahlenpilzart nebst Bemerkungen über Verfettung und hyaline Degeneration. Münch. med. Wschr. 1896, 48, 82. (b) Ein amerikanischer Fall von Mycetoma pedis. Dtsch. med. Z. 1897, Nr 48. (c) Ein amerikanischer Fall von Mycetoma pedis. Eine neue Strahlenpilzart. Beitr. Dermat. **1**, 118 (1900). — DESVER INE, C. M. and ALBERTINI, A. DIAZ, CALNEK, THOMAS N., DEBAYLE and MORENA: Madura Foot. Pan amer. Congr. Med. Rec., 25. Febr. 1901. Ref. J. trop. Med. **4**, 106 (1901). — DOHI, K., TAKAHASHI, SH. u. S. SUZUKI: Über den vierten Fall von Mycetoma pedis in Japan. Jap. J. of Dermat. **25**, 97 (1925). — DOMEC: Contribution à l'étude de la morphologie de l'actinomyces. Arch. internat. Méd. expér. **4** 1892); Jber. pathog. Migroorgan. 1882, 385. — DRESEL: Zur Kenntnis der Aktinomykose. Beitr. path. Anat. **60** (1914). — DUBENDÖRFER, E.: Ein Beitrag zur Histologie und Bakteriologie des Madurafußes. Arch. f. Dermat. 88, 3 (1907). — DUERING, v.: Madurafuß. Eulenburgs Realenzyklopädie der gesamten Heilkunde, 3. Aufl., S. 14, 203. 1910. — DYKE, A. W. and N. M. MARFARLANE: A case of Madura Foot. S. afric. med. Rec. **1922**, Nr 14, 270.

EBELING, ERICH: Arch. Gesch. Med. u. Naturwiss. **13**, 14. — EDENIQUE, LOZADA: Micetoma actinomicosico de la cara. V. Reunión de la Soc. Argent. de Pat. regional del Norte. Jujuy, p. 375. 1929. — EPPINGER: Über eine neue pathogene Cladothrix usw. Beitr. path. Anat. **9** (1890). — ESCOMEL, E.: (a) Sur l'actinomycose humaine au Pérou. Bull. Soc. Path. exot. Paris **1915**, No 5, 380. (b) Sur un nouveau cas d'Actinomycose au Pérou. Bull. Soc. Path. exot. Paris **1915**, No 8, 571.

FLU, P. C.: (a) Een atypisch geval van Mycetoma pedis, gecompliceird met een blastomykotische infectie. Geneesk. Tijdschr. Nederl.-Indië **52**, 703 (1912). (b) Ein atypischer Fall von Mycetoma pedis, kompliziert mit einer blastomykotischen Infektion. Med. Burgerl. Geneesk. Dienst v. Nederl.-Indië **3**, 41 (1914). — FONSECA, DA et AREA LEÃO: Scledosporium apiospermum, champignon producteur de mycétomes en Italie et au Brésil. C. r. Soc. Biol. Paris **97**, 1347 (1927). — FONSECA, O. DA y A. E. DE AREA LEÃO: Sobre o „Scedosporium apiospermum" cogumelo productor de Mycetomas na Italia e no Brazil. Bol. Inst. brasil. Sci. **3**, 24 (1927). — FONSECA, OLYMPIO DA: (a) Contribución al estudio de la acción patógena de los hongos del grupo Aspergillus glaucus. 5. Reunión de la Soc. Argent. de Patol. regional del Norte **1929**, 86. (b) O genero Madurella. Rev. med.-cir. Brasil. **38**, 262 (1930). — FOULERTON: (a) Lancet **1905** I, 200; **1906** I, 970. (b) Albutt and Rollestons System of Medicine, Bd. 2, S. 302. 1926. (c) Streptotrichoses and Tuberkulosis (Milroy Lectures), 1910. (d) Brit. med. J. **1912**, 300. (e) Mycetoma por „Aspergillus Amstelodami". Rev. med. chir. Brasil **38**, 415 (1930). — FOULERTON u. PRICES JONES: On the general characteristic and pathogenic action of the genus streptothrix. Trans. path. Soc. Lond. **1902**, 81. FROÉS, HEITOR P.: (a) Do „Mycetoma pedis" no Brasil. Bahia 1930. (b) Mycetoma pedis (madura foot) and its incidence in Brazil. J. trop. Med. **44**, 376 (1931). — Fox u. FARQUAR: Certain endemic skin and other diseases of India and hot climates, p. 42, 215. London 1876. — FUCHS: Über Färbbarkeit der Streptotricheen nach Methoden der Tuberkelbacillenfärbung. Zbl. Bakter. I Orig. **33**, (1902/03). — FÜLLEBORN, F.: Madurafuß aus Deutsch-Südwestafrika. Arch. Schiffs- u. Tropenhyg. **15**, 131 (1911). — FÜLLEBORN, F. u. MARTIN MAYER: Aus den Berichten über eine tropenmedizinische Studienreise nach Ägypten, Ceylon, Vorderindien und Ostafrika. Arch. Schiffs- u. Tropenhyg. **1907**, 411. — FULCONIS: Forme éléphantiasique gummeuse du pied de Madura sporotrichosique. Soc. méd. Hôp. **1913**, 535.

GAMBIER, A.: Mycetome probable du pied. Bull. Soc. Méd.-chir. Indochine **8**, 753 (1930). GAMMEL, JOHN A.: Der Madurafuß. Zbl. Hautkrkh. **29**, 393 (1929). (Ältere Literaturangaben.) GAMMEL, JOHN M.: The etiology of maduromycosis with a mycologic report of two new species observed in the United States. Arch. of Dermat. **15**, 241 (1927). — GAMMEL, MISKDIJAN ard THATCHER: Madura foot (Mycetoma). The black variety in a native American. Arch. of Dermat. Juni **1926**. — GARTEN: Dtsch. Z. Chir. 1895, 257. — GASPERINI: (a) Nuove

ricerche sull'actinomicosis sperimentale. Soc. toscana Sci natur. 1896. (b) Sul potere patogeno dell'actinomyces albus e sui rapporti tra actinomycosi e tuberculosi. Soc. toscana Sci. natur. 1898. (c) Ricerche morfologiche et biologiche sui genere Act.-HARZ usw. Ann. Ist. Igiene sper. R. Univ. Roma 1902. — GASTAMINZA, UBALDO: Un caso de maduromicosis en el Rif. Med. País. cálid. 2, 445 (1929). — GAY, D. M. and J. B. BIGELOW: Madura foot due to Monosporium apiospermum in a native American. Amer. J. path. 6, 325 (1930). — GELONESI, GREGORIO: Due nuovi parassiti del Piede di Madura. Studio sui micetomi della Somalia Meridionale. Ann. Med. nav. e colon. 1927, 1, 282. — GEMY u. VINCENT, H.: (a) Sur une affection parasitaire du pied non encore décrite (variété du pied de Madura). Ann. de Dermat. 1892, No 5. (b) Sur une affection parasitaire du pied analogue, si non identique à la maladie dite „de Madura". Ann. de Dermat. April 1892. (c) Sur un nouveau cas de pied de Madura. Ann. de Dermat. 1896, 1253. — GILBERT: Z. Hyg. 47, 383 (1904). — GOADBY: Mycology of the mouth, p. 200. London 1903. — GODFREY: Lancet 1846 I, 593. — GOMES, J. M.: Nocardiose de localização rara. Ann. Paulist. Med. e Cir. 14, 150 (1923). — GOUGEROT: Oosporoses ou Nocardioses. Gaz. Hôp. 1913, No 10, 13. — GRIEWANK, H. et M. LAVEAU: Sur un cas de mycétome à grains rouges. Bull. Soc. Path. exot. Paris 1919, No 8, 478. — GRIFFITH: J. of Hyg. 15, 195 (1916). — ·GUERRA, A. R.: Mycétome actinomycosique à grains jaunes à San Salvador. Ann. d. Parasitol. 5, 344 (1927). — GUIART, J.: Considérations sur le mycétome, à propos d'un cas nouveau. C. r. Soc. Biol. Paris 83, 277 (1920). — GUICHARD, F. et H. JANSION: Un cas de pied de Madura observé à Marrakech. Arch. Inst. Pasteur Algérie 1, 641 (1923).
HAAS: Beitrag zur Kenntnis der Aktinomykose. Inaug.-Diss. Zürich 1905. — HALLORAN, C. R.: Mycetoma in an American Negro. Report of a case. Arch. of Dermat. 16, 611 (1927). — HARBITZ u. GRÖNDAHL: Die Strahlenpilzkrankheit in Norwegen. Beitr. path. Anat. 50 (1911). — HARROLD, CHARLES C.: Madura foot in a Georgia Negro. South. med. J. 20, 654 (1927). — HARZ: Jahresbericht der Kgl. Zentral-Tierarzneischule München 1877/78. — HATCH, KEITH and CHILDE: A remarkable case of mycetoma. Lancet 1895, 1271. — HECKENROTH, F.: Au sujet des grains rouges d'un mycétome. Bull. Soc. Path. exot. Paris 1915, No 7, 128. — HECKENROTH, F. u. NGGUE: Nouvelle observation d'un mycétome à grains rouges et traitement par la ïodure de potas ium des pieds de Madura. Bull Soc méd.-chir. franç. Ouest-Afric. 1920, No 6, 226. — HENRY: J. of Path. 14, 164 (1910). HESSE: Dtsch. Z. Chir. 1892, 274. — HEWLETT, R. T.: (a) Trans. path. Soc. Lond. 1893, 172. (b) On actinomycoses of the foot, commonly known as madura foot. Lancet 1894, 1271. — HIRSCH, A.: A Handbook of geographical and historical Pathology. London 1886. HOOF, VAN L.: Un cas d'actinomycose à grains blancs au Congo Belge. Ann. Soc. belge Méd. trop. 6, 225 (1926). — HORTA, P. de PARREIRAS: Um novo mycetoma de graos negros produzido pela „Madurella Oswaldoi" n. sp. A pathologia geral. Rio de Janeiro 1919. — HOUTON, A.: Some clinical aspects of Mycetome, an unusual form of callosity complicating it. Philippine J. Sci. 5, 217 (1901). — HUNTLY. W.: Case of madura foot in its initialstage. Glasgow med. J., Nov. u. Mai 1890. — HYDE, NERINS JAMES and NICHOLAS SENN: A contribution to the study of mycetoma of the foot as it occurs in America. J. of cutan. a. genito-urin Dis. Jan. 1896.
ISRAËL, O.: Virchows Arch. 95 (1884).
JEANSELME, E.: Cours de dermat. exotique. Paris 1904. — JEANSELME, H. et LOTTE: Nouveau type de mycétome à grains noirs, du à une torula encore non décrite. Bull. Soc. franç. Dermat. 1928, 369. — JONES, J. W. und H. S. ALDEN: (a) Maduromycotic mycetoma (Madura foot). Report of a case ocurring in au American negro. J. amer. med. Assoc. 96, 256 (1931). (b) Actinomycis (mycetoma). Report of six cases in Georgia. South. med. J., Okt. 1930. — JOUENNE: (a) Un cas de mycétome à grains rouges. Bull. Soc. Path. exot. Paris 1915, No 9, 623. (b) Un cas de mycétome à grains noirs Bull. Soc. méd.-chir. franç. Ouest-Afric. Dakar. 1921, No 3, 16. (c) Nouveau cas de mycétome à grains noirs. Bull. Soc. méd.-chir. franç. Ouest-Afric. Dakar 1921, No 13. 36. (d) Un cas de mycétome à grains noirs. Bull. Soc. méd.-ch r. franç. Ouest-Afric. Dakar 1921, No 15, 94.
KANTHAK, A. A.: (a) Madura disease of hand and foot. Lancet 23. Jan. 1892. (b) On actinomycosis of the foot, Juli 1892. (c) Madura disease (Mycetoma) and Actinomycosis. J. of Path. Okt. 1892. (d) J. of Path. 1893 I, 140. (e) St. Barthol. Hosp. Rep. 1896. — KAYSER en DE GRIJAS: Een geval van Botryomykose, zeer veel gelykende Maduravoet. Geneesk. Tijdschr. Nederl.-Indie 47, 2, 3 (1907). — KEMPER, G. W. H. and A. JAMESON: A case of Podelkoma. Amer. pract. 1876, 577. — KIRKHAM, H. L. D.: Mycetoma. Report of a case. Surg. etc. 33, 687 (1921). — KÖBNER: Pilzpräparat von Madurafuß. Berl. klin. Wschr. 1891, Nr 5, 132. — KOCH u. STUTZER: Zur Morphologie und Biologie der Streptothrix madurae. Z. Hyg. 69 (1911). — KRAINSKY: Zbl. Bakter. II. 41, 649 (1914). — KRUSE: Systematik der Streptotricheen. In „Die Mikroorganismen" von FLÜGGE, 3. Aufl. KYRIASIDES, K. N.: (a) Die in Griechenland bei Madurafuß (Mycetoma pedis) gefundenen Pilzarten. Arch. Schiffs- u. Tropenhyg. 33, 656 (1929). (b) Champignons des mycetomes observés en Grèce. Ann. de Parasitol. 8, 194 (1930).

LACHNER-SANDOVAL: Über Strahlenpilze. Bonn: Carl Georgi 1898. — LANDRIE: Les Mycoses Oc ilaires. Thèse de Paris 1912, 92. — LANGERON, M.: (a) Un Sterigmatocyste nouveau, parasite de l'homme en Tunésie: St. tunetana n. sp. Bull. Soc. Path. exot. Paris 1924, 345. (b) Mycetoma à Torula jeanselmi Langeron 1928. Nouveau type de mycétome à grains noirs. Ann. de Parasitol. 6, 385 (1928). (c) Les mycétomes à grains vermiculaires. V. Reunión de la Soc. argent. de Patol. regional del Norte, Jujuy 1929, p. 72. — LAVERAN, A.: Sur un cas de Mycétome à grains noirs. Bull. Acad. Méd., 29. Juni 1902. LEBORAUX: Thèse de Bordeaux 1887. — LECOMTE, A. et F. HECKENROTH: Traitement et évolution d un mycétome à grains rouges. Bull. Soc. Path. exot. Paris 9, 346 (1916). LE DANTEC: (a) Etude bactériologique sur le pied de Madura du Senegal. Arch. Méd. nav. 1894, 447. (b) Précis Path. exot. 2, 576 (1911). — LEGER: Culture du Champion. Bull. Soc. méd.-chir. franç. Ouest-Afric. 1921, No, 19, 144. — LEGRAIN, E.: Sur quelque affections parasitaires observés en Algérie. Arch. de Parasitol. 1, 158 (1898). — LEHERT: Atlas d`anatomie pathologique, 1857. — LEHMANN u. NEUMANN: Bakteriologische Diagnostik, 5. Aufl., 1912. — LEWIS and CUNNINGHAM: Eleventh Annual Report of the San. Comm. with the Governm. of India. Also Physiological and Pathological Researches (In Memorian), p. 337. London 1888. (b) The fungus disease of India. Calcutta 1875; zit. nach SCHEUBE, Krankheiten der warmen Länder. Jena 1903. — LIGNIÈRE u. SPITZ: (a) Actinobacillose. Rev. Asoc. méd. argent. Buenes Aires 1902. (b) Contribution à l'étude, à la classification et à la nomenclature des affections connu sous le nom d'Actinomycose. Zbl. Bakter. Orig. 35, (1904). — LIGUERIS, M. DES: A Note on cases of mycetoma in natives from the northern Transval. J. med. Assoc. S. Africa 2, 10 (1928). — LINDENBERG, A.: (a) Un nouveau Mycétome. Rev. med. São Paulo 1909, No 18; Arch. de Parasitol. 13, No 2 (1909). (b) Dermatomycoses brazileiras. Brazil. med. 34 (1909). — LOVEGNY, E. D., R. W. HAMMACK: Mycetome. Report of four cases. Arch. of Dermat. 11, 71 (1925). — LOSSO, MICHELE: Intorno a du 3 casi di micetoma bianco a pieda di Madura. Morgagni 1910, No 1, 21. — LUSENA: Presentazione di piede di Madura. Sperimentale 77, 255 (1923).

MACÉ: (a) Sur les caractères de culture de Cladothrix dichotoma. C. r. Soc. Biol. Paris 106 (1888). (b) Traité de Bacteriologie, 2, 720 (1913). — McGEE, H. S.: Report of a case of Madura foot. South. med. J. 6, 107 (1922). — MACKENZIE: Indian med. Gaz. 46, 378 (1911). — McMURTRIE, K.: A case of Mycetoma (Madura Foot). S. afric. med. Rec. 12, 164 (1914). — McQUESTIN, C.: Pacific med. J. 1874, 7, 552. — MADDEN, FRANZ COLE: Two cases of the pink varieties of mycetoma. J. trop. Med. 1902, 243. — MAGALHAES, P. S. DE: A propos des mycoses. Rev. Méd. trop. 13, 17 (1921). — MAITLAND, J.: Case of mycetoma of de abdominal wall. Indian med. Gaz. 1898, 57. — MANSON-BAHR, PH.: MANSONs Tropical Diseases, 9. Aufl., p. 635. 1929. — MANTELLI, C. e G. NEGRI: Ricerche sperimentali sull`agente etiologico di un micetoma a grani neri (Penicillium mycetogenum n. f.) Nota preventiva. Giorn. roy. Acad. med. Torino 1915, No 5/6, 161. — MARCHAND: Demonstration eines Falles von Madurafuß. Münch. med. Wschr. 1911, Nr 10. — MARTIN, N. et A. LAUREHT: Tumeur éléphantiasique du pied, présentant l'aspect d'un pied de Madura chez un indigène algérien. Bull. Soc. Path. exot. Paris 1912, No 2. — MERRIE and WADE: Philippine J. Sci. 1908, 485. — MERTENS: Z. Hyg. 42, 45 (1903). — MEYEN: Linnaea 1827 II, 433. MILIAN: Actinomycose de la plante du pied. Ann. de Dermat. 1905. — MONTORO, W. OCTAVIO: Madura Foot in Cuba. J. amer. med. Assoc. 72, 817 (1919). — MONTPELLIER, J.: (a) Les mycoses du pied en Algérie. Thèse de Bordeaux 1914. (b) Note biologique au sujet des Mycétomes. Essais de vaccinothérapie. Bull. Soc. Path. exot. Paris 1922, No 1, 7. (c) Deuxième cas algérien de mycétome du pied (type „Pied de Madura") du à l'Aleurisma apiospermum. Bull. Soc Path. exot. Paris 1924, 755. (d) Les mycétomes algériens. Rev. prat. Mal. Pays chauds 8, 595, 599, 605 (1928). — MONTPELLIER, J. et A. CATANEI: Formes cliniques, histologie pathologique, parasitologie et diagnostic des mycétomes observés en Algérie. Arch. Inst. Pasteur Algérie 5, 489 (1927). — MONTPELLIER, J. et A. CATANEI et P. CLAPIER: Etude d`un mycétome à grains noirs du à Glenospora clapieri Catanei. 1927. Bull. Soc. Path. exot. Paris 1927, No 20, 502. — MONTPELLIER, J. et P. GOUILLON: Mycétome du pied (type pied de Madura) dù à l'Aleurisma apiospermum. Bull. Soc. Path. exot. Paris 1921, No 14, 285. — MONTPELLIER, J. et A. LACROIX: Encore un mycétome du pied, type „Pied de Madura" observé en Algérie, et du au Nocardia madurae. Bull. Soc. Path. exot. Paris 1921, 357. — MOUNIER: Au sujet d'un pied de Madura observé à Fort Dauphin Madagascar. Bull. Soc. Path. exot. Paris 1918, No 11, 407. — MÜLLER, REINER: Die Sagalla- und die Kabatrukrankheit der Keilschriften. Mitt. Gesch. Med. u. Naturwiss. 18, H. 2 (1926). — MÜNTER: Zbl. Bakter. 36 II, 365 (1913). — MUSGRAVE and CLEGG: (a) The etiology of mycetoma. Philippine J. Sci. 2, 477 (1908). (b) Medizinalberichte über die deutschen Schutzgebiete, 1909/10.

NAKAYAMA: Impfversuche mit Actinomyces asteroides. Arch. Hyg. 58 (1906). — NAVARRO, H.: Madura foot: report of a case. J. amer. med. Assoc. 71, 967 (1918). — NEUKIRCH: Über Aktinomyceten. Straßburg: Ludolf Beust 1902. — NEVEU-LEMAIRE et ROTON: Sur deux cas de mycétome observés au Sénégal. Soc. Méd. trop. 22. Dez. 1911. — NICOLLE:

Ann. Inst. Pasteur 1895. — Nicolle, Ch. et G. Blanc: Sur les divers cas de Mycétome observés jusqu'à ce jours en Tunisie. Ann. Inst. Pasteur Tunis 1920, No 4, 183. — Nicolle, Ch. et E. Pinoy: Sur un cas de mycétome d'origine aspergillaire observé en Tunisie. Arch. de Parasitol. 1906, 437. — Nicolle, Ch. et E. Pinoy et Brunswic le Bihan: Sur un cas de mycétome d'origine aspergillaire, observé en Tunisie. Rapp. présenté par M. E. Blanchard à l Acad. de méd. Paris. 1906; zit. bei Jeanselme und Rist, sowie bei Scheube, Krankheiten der warmen Länder, 4. Aufl. — Noc, F. et Joueane: Les mycétomes à grains noirs du Senegal. Ann. Inst. Pasteur 36, 365 (1922). — Nogue: Un cas de mycétome à grains rouges des régiones sternocostales et abdominales supérieures. Bull. Soc. Méd. Chir. Ouest-Afric. 1921, 14. — Nogue et Lhuerre, H.: Un cas de mycétome à grains rouges. Bull. Soc. Path. exot. Paris 1922, No 15, 862. — Novy, J. A. de: Een geval van autochthone infectie met actinomyces. Medel v. d. Burgerlijk. Dienst in Nederl.-Indië 1920, 146.

Ocaranza, F.: Bol. Ciencias Méd. 4, 433 (1914). — Oñorato, Raffaele: I micetomi in Tripolitania. Arch. ital. Sci. med. colon. 7, 1, 33, 65, 137 (1926). — Oppenheim: Die pathologische Anatomie des indischen Madurafußes. Arch. f. Derm. 71, 209 (1905).

Pagenstecher, Gustav A.: (a) Madura foot, more properly called mycetoma. J. amer. med. Assoc. 78, 1363 (1922). (b) Third case of mycetoma. J. amer. med. Assoc. 82, 1692 (1924). — Palmer, F. J.: (a) A case of madura foot treated by chemotherapy. Apparent cure. Indian med. Gaz. 61, 74 (1926). (b) A second case of madura foot treated by chemotherapy with apparent cure. Indian med. Gaz. 63, 530 (1928). — Paltauf: Über Madurafuß. Internat. klin. Rdsch. 1894, Nr 26. — Pasquini Lopez, C.: (a) Semana méd. 30, No 14, 629. (b) Un caso de pie de madura. Bol. Inst. Clín. quir. Univ. Buenos Aires 3, 829 (1927). Patton, W. S.: Mycetoma (Madurafoot) in the Yemen. Brit. med. J. 1906, 1401. — Peklo: Zbl. Bakter. 27 II, 451 (1910). — Pelletier: Mycétome à grains rouges observé à Saint-Louis (Sénégal). Ann. Hyg. et Méd. colon. 9, 578 (1906). — Peña, Raul: A propos d'un cas de mycétome à grains blancs observé à Assomption (a Paraguay) et produit par le Scedosporium apiospermum. C. r. Soc. Biol. Paris 104, 689 (1930). — Pepere, A.: Sul fungo parassita di un „Micetoma a Grani Neri" del piede (Carter) nostrano (Monosporium apiospermum Sacc. [M. sclerotiale]) etc. Sperimentale 68, 531 (1914). — Pijper, A. u. B. Pullinger: South african Nocardiases. J. trop. Med. 30, 153 (1927). — Pinoy: (a) Actinomyces et Mycétomes. Bull. Pasteur 11, 929, 977 (1913). (b) Un traitement des Mycétomes. Bull. Soc. Path. exot. Paris 1913, No 6, 710. — Plehn, F.: (a) Die Kamerunküste. Berlin: August Hirschwald 1896. (b) Madurafuß (Mycetoma pedis). Handbuch der pathogenen Mikroorganismen, Bd. 5, S. 113. 1927. — Plehn u. K. Mense jun.: Die tropischen Hautkrankheiten. Menses Handbuch der Tropenkrankheiten, Bd. 2, S. 662. 1924. — Polverini, G.: Ricerche e osservazioni sulpiede di Madura. — Sperimentale: Arch. de Biol. norm. e Pat. 57, 639 (1903). Ref. J. trop. Med. 8, 63 (1905). — Poncet et Bérard: (a) L'Actinomycose Humaine, Paris 1898. (b) Münch. med. Wschr. 1900, 815. — Pope, B. F. and D. S. Lamb: N. Y. med. J. 64, 386 (1896). — Prasad, K.: Notes on a case of Fungusdisease of India (Mycetoma or Madura foot). Indian med. Gaz. 1906, 139. — Puestow, K. L.: Maduromycosis. A contribution to the study of maduromycosis, with a report of a case of infection with Aspergillus nidulans. Arch. of Dermat. 20, 642 (1929). — Putzu, F.: Mycetoma of the foot in Europe. Arch. ital. Chir. 1924, 585. — Puyhaubert et R. Jolly: Note sur un cas de mycétome à grains noirs. Bull. Soc. Path. exot. Paris 1919, No 12, 57.

Rao, M. G. Ramachandra: A case of mycetoma of the hand and foot. Indian med. Gaz. 63, 329 (1928). — Ravant, A. et Pinoy: Sur une nouvelle forme de Discomycose cutanée. Ann. de Dermat. 10 (1909). — Raynaud: Pied de Madura. Traité pratique derm. Paris 1902. — Raynaud et J. Montpellier, et A. Lacroix: Un cas de mycétome du pied à Nocardia madurae chez un indigène algérien. Bull. Soc. Path. exoth. Paris 1922, No 15, 379. — Reenstierna, J.: Reproduction expérimentale du mycétome, chez le lapin. Arch. Inst. Pasteur Tunis 15, 101 (1926). — Reynier, P. et Brumpt: Observation parisienne de pied de Madura. Bull. Acad. Méd. 55, 19. Juni 1906, 709. — Remlinger, P.: (a) Un cas de pied de Madura observé au Maroc. Bull. Soc. Path. exot. Paris 1912, 707. (b) Etiologie du pied de Madura. C. r. Soc. Biol. Paris, 8. März 1913. — Rivolta: (a) Del cosi detto farcino et moccio del bovini etc. Giorn. Anat. Fisiol. et Path. animali 7 (1875). (b) Dtsch. Z. Tiermed. 1879. — Rochffort: Du pied de madura ou mycétome de Vandyke Carter. Arch. Méd. nav. 26, 25 (1876). — Römer, L. S. A. M. v.: Historische Schetsen: Een inleiding tot het 4. Congr. far-east. Assoc. trop. Med. Batavia 1921. — Roger: Les Oospores. Presse méd. 1909. — Roger et Bory: Les Oospores, I. étude clinique. Arch. internat. Méd. expér. 21 (1909). — Roger et Sartory: Les Oospores, II. étude mykologique. — Roux: Traité pratique des maladies des pays chauds, Vol. 3, p. 353. 1888. — Ruelle, E.: Contribution à l'étude de mycetoma. Thèse de Bordeaux 1893. — Rustonji: Trans. med. a. phys. Soc. Bombay, N. S. 5 (1858).

Saccardo: Sylloge fungorum, Bd. 4 u. 8. — Sanfelice: (a) Über die pathogene Wirkung einiger Streptothrixarten. Zbl. Bakter. Orig. 21, 394 (1896). (b) Zbl. Bakter. Orig. I 36, 355 (1904). — Santillon, Pr. y G. Palacios: Discomicosis de la pierna. Bol. Inst. Clin.

quir. Univ. Buenos Aires **8**, 825 (1927). — SARTORY, A.: Sur les caractéristiques du genre Oospora et son extension dans l'état actuel de nos connaissances. Presse méd. **1910**. — SARTORY, A. et R. MARCEL et J. MAYER: Contribution à l'étude des mycétomes: un nouveau cas d'actinomycoses à grains jaunes. C. r. Acad. Sci. Paris **188**, 745 (1929). — SAUVAGEAU et RADAIS: Sur le genre Oospora. Ann. Inst. Pasteur **6** (1892). — SCHEUBE, B.: Madurafuß. Eulenburgs Realenzyklop., Jahrbuch 7, S. 243. 1897. — SCHEULT, R.: Madura foot in Trinidad. J. trop. Med. **19**, 91 (1916). — SCHIOFA: Beiträge zur Kenntnis der menschlichen Aktinomykose. Z. Chir. **101**, (1909). — SCHLEGEL: Aktinomykose. Handbuch der pathogenen Mikroorganismen, 2. Aufl., Bd. 5. 1913. — SCHMINCKE: Demonstration einer unter dem Bilde des sog. Madurafußes verlaufenden Fußerkrankung. Verh. dtsch. path. Ges. **1910**, 202. — SCHMITTER, FERD.: Actinomyces asteroides (EPPINGER) isolated from a Madurafoot. J. trop. Med. **24**, 79 (1921). — SCHWILINSKY: Les mycétomes dans l'Afrique du nord. Thèse d'Algérie, Juli **1921**. — SEMON, H. C.: (a) Case of Madura foot. Brit. J. Dermat. **27**, 240 (1915). (b) Proc. roy. Soc. Med. Lond., Mai **1915**. — SHATTOCK, S. G.: Mycetoma papillomatosum Pathol. Soc. of London. Brit. med. J. **1898 I**, 622. — SHEAR, C. L.: Life history of an undescribed ascomycete isolated from a granular mycetoma of man. Mycologia 14, 239 (1922). — SILBERSCHMIDT: Über Aktinomykose. Z. Hyg. **37** (1901), — SILVA, FLAVIANO: Contribuiçào para o estudo do mycetoma podal na Bahia. Sciencia Med. 7, 153 (1929). — SILVA, P. DA: (a) Contribuição à micologia parentania do Brasil (duos novas especies de de fungos productons de maduro mycosis). Mem. Inst. de Butantan São Paulo 1, 187 (1918). (b) Duas novas especies de fungos productores de maduramycose no Brazil. Brazil Med. **1919**, No 11, 81. — SILVESTRO, L.: Su due cosi di mycetoma in Tripolitania. Arch. ital. Sci. med. colon. 9, 281 (1929). — SMITH, J.: Mycetoma of neck. Trans. South Ind. Branch Brit. med. Assoc. 7, 47 (1896). — SURVEYOR: Madura foot of India Rep. a. Proc. roy. Soc. **1893**. Ref. Zbl. Bakter. **16**, 798 (1894). — SUTTON, RICHARD L.: Mycetoma in America. J. amer. med. Assoc. **60**, 1339 (1913).

TARAKANATH, S.: Observations on three cases of actinomycosis hominis. Indian. med. Gaz. **53**, 5 (1918). — TAROZZI: Ein Fall von Aktinomykose des Fußes. Arch. Sci med. **33** (1909). — THIROUX, A., PELLETIER: Mycétome à grains rouges de la paroi thoracique. Isolément et culture d'une nouvelle Oospora pathogène. Bull. Soc. Path. exot. Paris **1912**, No 8, 585. — TOOLE, H.: Die Madurafußerkrankung in Griechenland. Dtsch. Z. Chir. 78, H. 1/7 (1931). — TRUJILLO, P. y MORAL: Maduromicosis. An. Soc. med.-quir. Cuayas **1928**, No 8. — TUSINI: Behandlung der Aktinomykose. Münch. med. Wschr. **1900**.

UNNA, C. E.: (a) Aktinomykose und Madurafuß. Dtsch. med. Ztg **1891**, No 6, 49. (b) Histopathologie der Hautkrankheiten, in ORTHS Lehrbuch der pathologischen Anatomie. Berlin 1894. — UNNA, C. E. u. DELBANCO: Beiträge zur Anatomie des indischen Madurafußes (Mycetoma; fungus disease of India). Mh. Dermat. **31**, H. 12 (1900).

VINCENT, H.: Etude sur le parasite du pied de madura. Ann. Inst. Pasteur 1, 8 (1894). — VOIZARD, F. et LEROY: Un cas de pied de Madura traité avec succès par des injections intraveineuses de Lugol. Bull. Soc. Path. exot. Paris **1928**, No 21, 511. — VASUDEVAN, A. and SESHADRINATHAN, N.: (a) A few observations on mycetoma, a preliminary communication. J. Indian med. Res. **17**, 170 (1929). (b) A feer atypical cases of mycetoma. Indian J. med. Res. 18, 477 (1930). — VUILLEMIN: Les Aleuriospores. Extrait du Bulletin d. Séances de la Soc. des Sci. de Nancy.

WAKSMAN, S. A. et CURTIS: (a) Soil Sci. 1, 99 (1916). (b) J. inf. Dis. **23**, 547 (1918). — WELCHMAN, W. and J. H. HARVEY PIRIE: A south african case of Mycetoma (,,Madura foot") caus d by Nocardia indica (Discomyces Madurae). Med. J. S. Africa **17**, 6 (1921). — WENYON: Third Report of the Wellcome Tropical Research Laboratories 1908, p. 130. — WILLIAMSON, G. A.: Interesting case of mycetoma in Cyprus. J. trop. Med. **1905**, 81. — WINSLOW: Madura foot in America. Ann. Surg. **66**, 496 (1917). — WOOLRABE, FREDERICK: Curability of Madura Foot. J. trop. Med. **21**, 146 (1918). — WRIGHT: The histology of the microorganism of actinom. Publ. Massachusetts gen. Hosp. Boston 1 (1905). — WRIGHT, J. H.: (a) J. exper. Med. **3**, 421 (1928). (b) J. med. Res., N. S. **13**, 349 (1904).

YASBEK, A.: (a) Um novo mycetoma. Bol. Soc. med. e cir. São Paulo **1919**, 125. (b) Dos mycetomas. Subsidios para o seu estudo. Thèse Fac. med. São Paulo **1920**, 164.

Exotische Blastomykosen.

Von

H. DA ROCHA LIMA - S. Paulo (Brasilien).

Mit 27 Abbildungen.

Unter dem Namen „Blastomykosen" versteht man lokale oder allgemeine
Erkrankungen, die durch Pilze hervorgerufen werden, welche im Gewebe, wo
sie sich ansiedeln, eine hefeähnliche Gestalt aufweisen. Die Erreger der Blastomykosen werden „Blastomyceten" genannt, doch bilden die so benannten
Mikroorganismen keine bestimmte Art, Gattung oder Familie unter den Pilzen,
sondern können sowohl zu den wirklichen Sproßpilzen wie zu irgendeiner anderen
Pilzgattung gehören. Im System der Pilze gibt es daher keine Blastomyceten.

Es empfiehlt sich, diese bewußt die botanische Systematik beiseite lassende
Begriffsbestimmung von den Bemühungen der Mykologen um die systematische
Stellung der in Frage kommenden Mikroorganismen scharf getrennt zu halten.
Die Erforschung der aus rein praktischen Gründen entstandenen medizinischen
Gruppe der Blastomykosen, deren Zweckmäßigkeit für die Verständigung
allgemein anerkannt wird, darf nicht durch eine verfrühte Einstellung auf Grund
ungenügender botanischer Kenntnisse zu einem Hindernis für die Pilzforschung
werden, sondern sie muß derselben den Weg ebnen.

Die Bedingung des Auftretens in Sproßform im Gewebe als Merkmal der
Hefeähnlichkeit bzw. Berechtigung der Zugehörigkeit zu den Blastomyceten
darf nicht streng verlangt werden, da sie bei einigen zu dieser Gruppe gezählten
Mikroorganismen nicht beobachtet wird. Die Ähnlichkeit der Erreger der
Chromoblastomykose und Rhinosporidiose mit sprossenden Hefen ist in der
Tat eine ziemlich weit entfernte.

Wir müssen die Gruppe der Blastomykosen und ihre Einteilung als eine einstweilen noch sehr zweckmäßige, aber vorübergehende Erscheinung betrachten,
die, sobald unsere Kenntnisse über die betreffenden Mikroorganismen genügend
fortgeschritten sein werden, durch eine auf botanischer Grundlage aufgebaute
Einteilung ersetzt werden muß. Als Sammelbegriff kann die Blastomykose
ohne Schaden auf eine zu strenge Abgrenzung verzichten.

Von der Überlegung ausgehend, daß einstweilen das Aussehen des Erregers
im Gewebe für die Erkennung und Bestimmung einer Blastomykose maß-
gebend, und daß infolgedessen die histologische Untersuchung der sicherste Weg
zur Feststellung der Gestalt des Parasiten und seiner Beziehungen zum erkrankten
Gewebe ist, hat ROCHA LIMA die Histologie der Blastomykosen zur Grundlage
einer Einteilung derselben genommen, welche Anerkennung fand, weil sie den
beabsichtigten praktischen Zweck erfüllte.

Die von ROCHA LIMA 1925 vorgeschlagene Einteilung der Blastomykosen
in 5 Gruppen: 1. Hefetumoren, 2. BUSSE-BUSCHKE-Gruppe, 3. Histoplasma-
Lymphangitis, 4. GILCHRIST-Gruppe, 5. Coccidioides und 6. Chromoblastomykose

hat inzwischen einige Ergänzungen erfahren, bzw. ist von einigen Autoren etwas modifiziert worden, doch bleibt sie als einstweilen zweckmäßigste Grundlage für eine Erleichterung der Verständigung auf diesem Gebiet bestehen. Die Anregungen von F. ALMEIDA, O. FONSECA und A. BUSCHKE in Betracht ziehend und die von ersterem vorgeschlagene Modifikation der Einteilung ROCHA LIMAS unwesentlich ändernd, ist letzterer zu folgendem, augenblicklich den praktischen Bedürfnissen wohl am besten entsprechenden Einteilungsschema gelangt:

Blastomykosen.

Hauptgruppen	Subgruppen oder Typen	Einzige oder typische Arten
1. Moniliosen	Oidium-Monilia	Endomyces albicans
2. Hefemykosen.	Typus CURTIS	Saccharomyces tumefaciens
	Typus BUSSE-BUSCHKE	Cryptococcus hominis
	Typus Histoplasma-Lymphangitis	Histoplasma capsulatum Cryptococcus farciminosus
	Typus GILCHRIST	Mycoderma dermatitidis
3. Coccidioidosen	durch Coccidioides	Coccidioides immitis
	„ Paracoccidioides	Paracoccidioides brasiliensis
	„ Pseudococcidioides	Pseudococcidioides mazzai
	„ Rhinosporidium	Rhinosporidium seeberi
4. Chromoblastomykosen .	durch Trichosporium	Trichosporium pedrosoi
	„ Phialophora	Phialophora verrucosa

Da im Kapitel über die Blastomykose im XI. Band dieses Handbuches A. BUSCHKE und A. JOSEPH die verschiedensten, auch exotischen Blastomykosen einer mehr oder weniger ausführlichen Besprechung unterzogen haben, können wir uns auf eine eingehende Beschäftigung mit zwei, in Europa nicht oder selten vorkommende, dagegen in anderen Erdteilen öfters auftretende Krankheiten dieser Gruppe — *Coccidioides*-Blastomykose und *Dermatitis verrucosa* — beschränken, obwohl auch sie bereits in der genannten Abhandlung kurz besprochen werden. Eine kurze Besprechung der *Histoplasmose* scheint uns am Platze, obwohl der Parasit die Haut nicht zu befallen scheint. Sie stellt aber eine interessante Gruppe der Blastomykosen dar. Auch einige Worte über die *Pseudococcidioidosen* und *Rhinosporidiosen* scheinen uns notwendig, um das Kapitel zu vervollständigen.

Paracoccidioidose oder Brasilianische Blastomykose.

Einleitung.

Unter dem Einfluß der nordamerikanischen Literatur ist die in Brasilien ziemlich oft vorkommende, zuerst lokalisierte und sich dann verallgemeinernde Blastomykose unter den gleichen Bezeichnungen wie die in Nordamerika beobachtete, durch Coccidioides immitis hervorgerufene Haut- und Allgemeinerkrankung, mit welcher sie bis vor kurzem identifiziert wurde, vielfach beschrieben worden. So bezieht sich die ganze Literatur über die in Brasilien beobachteten Fälle auf die Coccidioides-Blastomykose. Die Berechtigung der Trennung der auch in Südamerika in ganz vereinzelten Fällen beobachteten nordamerikanischen, durch *Coccidioides immitis* hervorgerufenen Erkrankung von der in Brasilien beobachteten, durch *Paracoccidioides brasiliensis* verursachten, hat noch keine allgemeine Anerkennung gefunden, sie ist aber auch von keiner sachkundigen Seite entschieden bestritten worden. Die hauptsächlich von F. Almeida angeführten, für die Trennung sprechenden Tatsachen in Verbindung mit der von verschiedenen Forschern der brasilianischen Krankheit vielfach erwähnten Schwierigkeit oder Unmöglichkeit, die von den Nordamerikanern beschriebene endogene Vermehrungsform der Parasiten wieder zu finden, lassen die Trennung berechtigt erscheinen.

Während der erste Fall von Coccidioides-Blastomykose als eine Protozoeninfektion unter der Bezeichnung „Psorospermiose" in Argentinien (1890) von Posadas und Wernicke, der zweite, auch für eine Protozoenkrankheit (protozoic [coccidioidale] Infektion) in Nordamerika von Gilchrist u. Rixford (1894) gehaltene Fall und im gleichen Jahre der dritte Fall von Thorne u. Rixford, wie auch alle folgenden (bis jetzt etwa 80—90 an der Zahl in Nordamerika [Kalifornien]) von nordamerikanischen Autoren veröffentlicht wurden, stammt die erste Mitteilung über die brasilianische Blastomykose von A. Lutz (1908), der die Krankheit „Hyphoblastomykosis americana" nannte. Diesem Falle folgten die von Splendore, der die Bezeichnung „Zymonematose" vorschlug, bald darauf der von Carini und später viele andere, so daß die brasilianische Literatur schon eine bedeutend größere Anzahl von Fällen (etwa 250) als die nordamerikanische aufweist.

Bezeichnungen der nordamerikanischen Blastomykose: *Coccidioidal Granuloma, Sporospermose infectante generalisée, Dermatitis protozoica, Oidiomycosis, Posadas-Wernickesche Krankheit, Californische Krankheit, Posadassche Mykose.*

Bezeichnungen der brasilianischen Blastomykose: *Hyphoblastomykose (Lutz), Zymonematose (Splendore), bösartiges malignes Lymphdrüsengranulom (Haberfeld), Lymphdrüsengranulom blastomykotischen Ursprungs (Haberfeld), malignes Lymphogranulom durch Coccidioides (Arantes), hepatosplenolymphoglanduläre Blastomykose (P. Dias u. S. Campos), papillomatöse Coccidioidose (P. S. Magalhaes).*

Die weitaus größere Mehrzahl der 249 in Brasilien bis jetzt beschriebenen Fälle wurde in S. Paulo festgestellt. Ob die Krankheit tatsächlich häufiger in S. Paulo vorkommt, oder ob in S. Paulo die ätiologische Untersuchung häufiger und genauer durchgeführt und veröffentlicht wird als in anderen brasilianischen bzw. südamerikanischen Staaten, bleibt dahingestellt.

Einige brasilianische Autoren, von der angenommenen Identität der Krankheit mit der nordamerikanischen ausgehend, versuchten den Befund der Nordamerikaner zu bestätigen. Sie bemühten sich, die intracelluläre Sporenbildung der nordamerikanischen Mykose zu finden, verschiedene Befunde in dieser Weise deutend, obwohl eine unzweifelhafte Ansammlung von großen, gleichmäßigen, selbständigen Gebilden innerhalb der Parasiten scheinbar nicht festzustellen war. Daher faßten sie die um die Mutterzellen liegenden Sprößlinge als gewesene Endosporen auf und paßten so nach Möglichkeit ihre Befunde dem amerikanischen Typus der Krankheit an. Doch finden wir häufig gleichzeitig bei denselben Autoren richtig beobachtete Beweise für das abweichende Verhalten des Parasiten bezüglich seiner Vermehrung.

Anders die ersten Untersucher der Krankheit. In der ersten brasilianischen Mitteilung des ausgezeichneten Beobachters A. Lutz (1908) finden wir folgende Bemerkung: „Nie habe ich die endogene Sporenbildung beobachten können und es fällt mir schwer daran zu glauben, um so mehr als die Vakuolen innerhalb der Parasiten sie leicht vortäuschen kann", und weiter unten: „In der Regel findet man einen größeren (Parasiten) umgeben von kleineren, was mir stets den Eindruck eines Sprossungsprozesses machte". Auch Splendore stellte bei dem zweiten, in Brasilien erkannten Fall das eigenartige Verhalten der großen Parasiten fest: „Una forma maggiore circondata da numerose altre minori, derivanti indubiamente, da gemmazione della precedente", trat für die Trennung derselben von dem zuerst von POSADAS und WERNICKE beschriebenen Coccidioides ein und schlug die Stellung derselben in eine neue Gattung mit dem Namen *Zymonema brasiliensis* vor.

Erst nach diesen Forschern macht sich der erwähnte Einfluß der nordamerikanischen Autoren fühlbar. Man findet dann deshalb bei den Mitteilungen einen merkwürdigen Kontrast zwischen der Behauptung, daß der Parasit sich ausschließlich durch Bildung von Endosporen vermehrte und einem auffallenden Mangel an aus eigenen Beobachtungen stammenden Beweisen hierfür. Nirgends ein Bild von echter, unzweifelhafter Endosporenbildung, sondern stets die typische Trabantenstellung der die Mutterzellen umgebenden jungen Sprößlinge. Einige Autoren fassen diese jungen Elemente als Sporen auf, die zuerst in den großen Parasiten liegen, aus welchen sie dann durch viele unsichtbare Öffnungen der Kapsel gleichzeitig nach allen Richtungen hinaustreten (W. HABERFELD; O. FONSECA u. A. LEÃO).

In dieser Zeit konnte einer von uns (ROCHA LIMA) ein größeres Material von brasilianischen Fällen untersuchen und schon 1925 den Zweifel ausdrücken, „ob es sich stets um eine und dieselbe Krankheit handelt oder ob mehrere nahestehende Pilze als Erreger in verschiedenen Gegenden auftreten und durch Mangel an vergleichenden Untersuchungen noch nicht voneinander haben getrennt werden können".

Es fehlte uns der Vergleich mit dem nordamerikanischen Material, der später F. ALMEIDA in S. Paulo und dann uns zu der Überzeugung brachte, daß es sich um zwei, obwohl nahestehende, jedoch verschiedene Parasiten bzw. Krankheiten handeln muß. F. ALMEIDA schlug für den Erreger der brasilianischen Blastomykosis den Namen „*Paracoccidioides brasiliensis*" vor, was den Titel dieses Kapitels rechtfertigt.

Klinisches Bild.

Die Erkrankung beginnt mit einem Primäraffekt, in der Regel an der Mund- oder Rachenschleimhaut. Die Tonsillen sind ein häufiger Sitz dieser initialen Ansiedlung. Weniger häufig ist die Nasenschleimhaut der Ausgangspunkt. Die Krankheit kann aber auch, obwohl selten, zuerst an der der Mund-, Nasen-, Ohren- oder Augenöffnung anliegenden äußeren Haut in Erscheinung treten, doch ist es nicht ausgeschlossen, daß auch in diesen Fällen die Schleimhaut der Nachbargebiete die Eintrittspforte war. Selten werden andere Hautstellen oder die Schleimhaut tiefer gelegener Abschnitte des Verdauungstractus zuerst befallen. In letzterem Falle, wie auch am Rachen, kann die Infektionsstelle übersehen werden und nur das zweite Stadium der Krankheit, die Infektion des lymphatischen Apparates, zur Beobachtung kommen.

Der Erreger siedelt sich zuerst in der Schleimhaut (oder ausnahmsweise in der Haut) an, dringt durch die Lymphwege in die Lymphdrüsen ein und erreicht von dort durch die Blutbahn die verschiedensten Organe. Diese generalisierte Blastomykose führt regelmäßig zum Tode.

Der Primäraffekt tritt meistens als papelähnliche Erhebung oder flaches Geschwür an Tonsillen, Gaumen, Zunge, Zahnfleisch, Lippen oder Nasenflügeln auf. Die Geschwüre sind seicht, haben scharfe Ränder und körnigen Grund mit gelben oder roten Punkten. Frühzeitig reagieren schon die Cervicaldrüsen mit Schwellung und festem Ödem des umgebenden Gewebes, was oft die Öffnung des Mundes erschwert. Bei längerer Dauer der Erkrankung wird durch

Ausdehnung derselben auf das ganze Gewebe um die Mundöffnung eine rüssel-
ansatzähnliche Entstellung des Mundes bewirkt (Abb. 3 und 4).

Die Geschwüre breiten sich dann langsam bald nach innen bis zur Epiglottis
und den Stimmbändern, die zerstört werden können, bald nach außen über die
Gesichts- und Kopfhaut (Abb. 2) aus. Diese Monate oder sogar Jahre dauernde
Ausbreitung der Krankheit ist von oft an Intensität zunehmenden Schmerzen,
Abmagerung und allge-
meiner Schwäche begleitet.

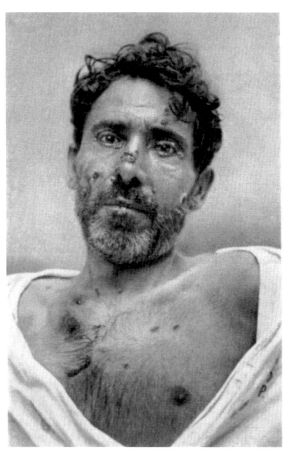

Abb. 1. Multiple blastomykotische Geschwüre.
Phot. O. da Fonseca-Rio de Janeiro.

Die Hauterscheinungen,
die im Gegensatz zu der
Coccidioides - Blastomykose
selten primär sind, können
als kleine Knoten mit rauher
Oberfläche oder als eine
Papel in Erscheinung treten,
die sich im ersten Fall durch
Verlust der äußeren Schicht,
im zweiten nach Blasen-
bildung zu Geschwüren mit
harten Rändern entwickeln.
Die Knoten sind nicht immer
echte, primitive Hautläsionen, sondern oft zuerst
subcutane Herde, die nachträglich erweichen und die
Haut durchbrechen. Sie
nehmen dann in kleinen
subcutanen Lymphdrüsen
ihren Ausgang.

Die geschwollenen Cer-
vicaldrüsen, wie alle befallenen Lymphdrüsen, neigen
zu eitriger Erweichung. Der
Eiter bahnt sich oft einen
Weg nach außen, wodurch
sich kleinere Fistelgänge
oder größere Geschwüre bilden (Abb. 3), die sich nicht
mehr schließen, und aus
welchen dünnflüssiger, gelber Eiter fließt. Die Eiterbildung geht oft so schnell
vor sich, daß man mit Leichtigkeit den tropfenden Eiter im Reagensröhrchen
in größeren Mengen auffangen kann. Der Eiter, der — wenn nicht durch
Bakterien beeinflußt — an und für sich nicht übelriechend ist, enthält stets
viele Parasiten. Auch an anderen Körperstellen können sich Lymphdrüsenschwellung und Eiterung bilden, die zur Entstehung von Hautgeschwüren
führen. Im Fall der Abb. 5 bestand die Krankheit nur aus zahlreichen Fistelgängen am nur wenig geschwollenen Unterschenkel. Nicht selten findet man
auch an entfernten Stellen des Körpers (Kopf, Gesicht, Rumpf, Füße usw.)
kleinere oder größere Geschwüre, die durch mechanische Infektion mit para-
sitenhaltigem Eiter zustande kommen, oder durch nach außen brechende Eiter-
herde im subcutanen lymphatischen Apparat entstehen können. Diese Herde

können sich auch am Brustbein und an den Rippen entwickeln und sich auf den Knochen ausdehnen. In diesem Falle ist der Eiter schokoladenbraun.

Bei den brasilianischen Fällen, die vorwiegend Mundgeschwüre aufweisen, empfindet der Patient außer den Schmerzen und der großen Schwäche den beständigen hochgradigen Speichelfluß als besonders unangenehm. Nicht selten wird der Tod durch sekundäre Infektionen bzw. interkurrierende Krankheiten herbeigeführt.

Fälle von Blastomykose der inneren Organe ohne sichtbare Eintrittspforte, die bis jetzt hauptsächlich im brasilianischen Staat S. Paulo zur Beobachtung kamen, verlaufen in der Regel unter dem klinischen Bild einer HODGKINschen Krankheit mit Schwellung der Lymphdrüsen, Leber und Milz; daher die von HABERFELD vorgeschlagene Be-
zeichnung dieses Krankheitsbildes als Lymphogranuloma malignum. Sie sind nicht übermäßig selten. HABERFELD allein hat über 8 von 10 solchen innerhalb 3 Jahren beobachteten Fällen berichtet. Nach einer zusammenfassenden Darstellung dieses Forschers beginnt diese Abart der Krankheit gewöhnlich mit Unlust zur Arbeit, Schwächegefühl und starker Anschwellung der Halslymphdrüsen, welche große konfluierende Pakete bilden wie bei der Lymphogranulomatose PALTAUF-STERNBERG. Die Lymphknoten sind hart, manchmal sehr hart, später können sie teilweise erweichen und nach außen durchbrechen (in einem kleinen Prozentsatz der Fälle).

Allmählich werden fast alle Lymphknoten ergriffen. Leber und Milz sind oft deutlich vergrößert, in einzelnen Fällen kann die Milz bis zum Nabel reichen.

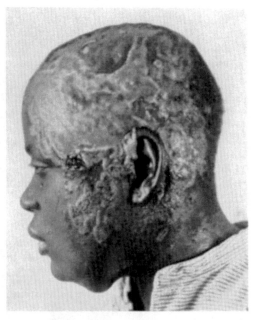

Abb. 2. Über fast die ganze Kopfhaut ausgebreitete blastomykotische Infektion. Drüsenschwellung. Fall J. M. GOMES-S. Paulo (Brasilien).

Die Krankheit ist von intermittierendem Fieber begleitet, dessen Tagesschwankungen 2—2,5⁰ betragen. Jeder Fieberabfall wird von starken Schweißausbrüchen begleitet. Unter immer zunehmender Schwäche, Apathie und Inanition gehen die Patienten zugrunde.

Die Blutuntersuchung ergibt gewöhnlich leichte Zunahme der weißen Blutkörperchen (15 000), mehr oder weniger ausgesprochene Anämie, Neutrocytose und starke Lymphopenie (bis 5⁰/₀). Die Monocyten sind nicht vermehrt.

J. MONTENEGRO hat bei einem Fall die Parasiten im kreisenden Blut gefunden.

Die Untersuchung der Mund-Rachenhöhle läßt deutliche Entzündungserscheinungen an den Tonsillen erkennen, mit Bildung von kleinen gelben Knötchen, die konfluieren, erweichen, so daß es zur vollständigen, ulcerösen Zerstörung der Tonsillen kommt. Diese Erscheinungen sind gewöhnlich mit nur sehr geringen subjektiven Empfindungen, zuweilen nur mit Halsschmerzen verbunden.

P. N. DA SILVA konnte bei einer seit einem Jahr bestehenden ulcerösen Rectitis durch histologische Untersuchung einer Probeexcision der Schleimhaut die Diagnose stellen.

In der Regel sind es die Drüsenschwellungen am Halse, welche den Patienten zum Arzte führen. In einzelnen Fällen sind diese in der Bauchhöhle am stärksten ausgesprochen (mesenteriale Drüsen, die zu tumorähnlichen Paketen anschwellen können), so daß abdominelle Beschwerden in den Vordergrund treten. Im Gegensatz zu der nordamerikanischen Blastomykose bleiben die Knochen und die Lunge bei der brasilianischen Blastomykose meistens verschont.

Die Erkrankung hat fast in allen Symptomen viel Ähnlichkeit mit der echten Lymphogranulomatose, von welcher sie im Beginn klinisch kaum zu

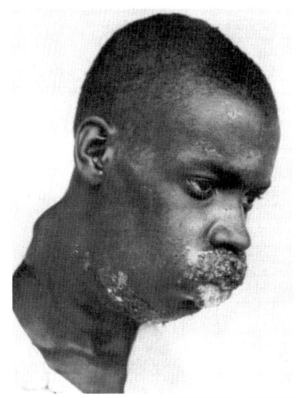

Abb. 3. Blastomykose der Haut und Schleimhaut des Mundes. Hochgradige, vereiterte Drüsenschwellung. Aus Rio de Janeiro.

unterscheiden ist. Später spricht der rasche maligne Verlauf gegen Lymphogranulomatose, die nur in seltenen Fällen so rasch zum Tode führt. Der rasche tödliche Verlauf läßt auch Granulome anderer Genese ausschließen.

Die Diagnose

der Blastomykose wird mit dem Mikroskop gestellt, am einfachsten durch die Untersuchung des tropfenden Eiters oder des die Geschwüre deckenden eitrigen Belages. Bei den Fällen ohne äußere Läsionen kann die Untersuchung von Tonsillenabstrichen zum Ziel führen, doch leichter und sicherer ist der Erreger im Punktat bzw. Abstrich der geschwollenen, besonders der erweichten Lymphdrüsen zu finden. Die Untersuchung geschieht am frischen Präparat zwischen Deckglas und Objektträger bei mäßiger Abblendung. Schon

bei schwacher Vergrößerung sind die lichtbrechenden Kreise in verschiedenen
Größen bald einzeln, bald in Gruppen von 4—6 oder mehr Elementen zu erkennen.
Bei stärkerer Vergrößerung fällt die dicke, stark lichtbrechende, doppeltkonturierte Membran und der blasige bzw. tropfige Inhalt der Zellen am meisten auf,
bei welchen kein Kern zu erkennen ist (Abb. 6).

Wenn kein Eiter gewonnen werden kann, schreitet man zur Probeexcision
einer Lymphdrüse zwecks histologischer Untersuchung, welche bei Blastomykosen, und zwar sowohl in positivem wie in negativem Sinne, die am sichersten
zu einer genauen, zuverlässigen Beurteilung führende Untersuchungsmethode ist.

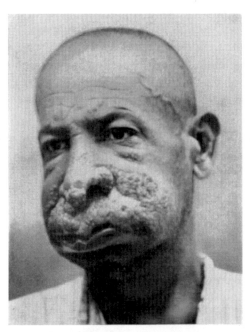

Abb. 4. Langsam verlaufende Blastomykose des
Gesichts (Rüsselbildung). Phot. O. DA FONSECA.

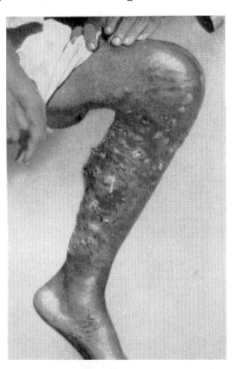

Abb. 5. Fistelgänge bei Blastomykose des Beines.
S. Paulo (Brasilien).

Natürlich wird der erfahrene Kliniker vielfach schon vor der mikroskopischen
Untersuchung die richtige Diagnose gestellt haben, doch kann diese erst nach
der die meisten Fehlerquellen ausschaltenden mikroskopischen Untersuchung
als sichergestellt betrachtet werden. Dabei ist aber besonders darauf zu achten,
daß die Laboratoriumsmethoden keine neuen Fehlerquellen in die Diagnose
bringen. Diese sind besonders bei der Untersuchung von oberflächlichen Geschwüren auf Sproßpilze zu befürchten, da vielfach harmlose Arten dieser
Pilzgattung in solchen Geschwüren einen günstigen Nährboden zur üppigen
Wucherung finden. Besonders die Züchtungsergebnisse aus solchen Haut-
und Schleimhautläsionen verdienen berechtigtes Mißtrauen. Entweder muß
eine größere Erfahrung die Erkennung eines als pathogen bekannten Pilzes
ermöglichen oder muß die histologische Feststellung der Parasiten im befallenen Gewebe gefordert werden, bevor ein Sproßpilz als Erreger der Erkrankung, bei welcher er mikroskopisch oder kulturell nachgewiesen wurde,
betrachtet werden darf.

Der Erreger der uns beschäftigenden Blastomykose bietet dem erfahrenen Untersucher keine Schwierigkeit ihn schon im frischen Präparat zu erkennen. Im Zweifelsfalle muß aber die histologische Untersuchung gefordert werden.

Differentialdiagnostisch sind hauptsächlich die Schleimhautgeschwüre schwer von anderen, besonders von der in denselben Gegenden vorkommenden Leishmaniose zu unterscheiden. Die zunehmende Lymphdrüsenschwellung spricht für Blastomykose; Behandlungserfolge mit Antimonpräparaten für Leishmaniose. An der Haut wird, im Gegensatz zu der Blastomykose, die Sporotrichose von lymphangitischen Erscheinungen, die Lues von Veränderungen des Blutplasmas und die Tuberkulose von allergischen Erscheinungen dem Tuberkulin gegenüber begleitet.

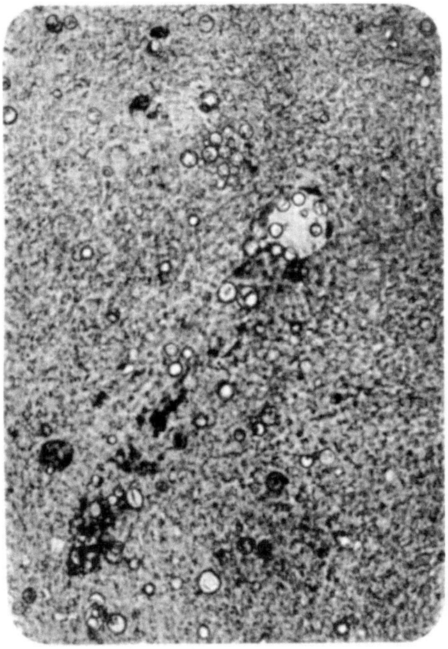

Bei den Fällen ohne äußere Erscheinungen kommt vor allem, wie bereits hervorgehoben wurde, die HODGKINsche Krankheit für die Differentialdiagnose in Frage. Diese, wie auch die Leukämie, verläuft bedeutend langsamer, die Drüsen bleiben hart und schmerzlos. Auch andere Granulome haben einen längeren Verlauf. Mit bösartigem Abdominalgeschwulst (Pankreascarcinom) kann unter Umständen eine Verwechslung in Frage kommen, die nur durch die mikroskopische Untersuchung beseitigt werden kann. Auch kann die Lokalisation der Schmerzen eine Appendicitis vortäuschen. Bei Darmerscheinungen kann die operative Gewinnung von Darmwandstückchen (HABERFELD, P. N. SILVA) die Diagnose ermöglichen.

Abb. 6. Parasiten im Eiter. Frisches Präparat.

Über *serologische* und *allergische* Reaktionen mit Blastomykosenantigen liegen Versuche von O. FONSECA u. A. LEÃO; COOKE; DAVIS; CUMMINS u. SANDERS vor, die nur die Komplementbindungs- und Allergiereaktion als aussichtsreich, obwohl noch nicht genügend praktisch erprobt, erscheinen lassen.

Prognose.

Die Prognose ist in der Regel eine sehr ernste. Die Krankheit führt fast ausnahmslos zum Tode. Die stationär bleibenden bzw. zur Heilung neigenden Fälle sind außerordentlich selten. Manchmal verläuft die Krankheit stürmisch und rasch in wenigen Monaten, bei anderen Fällen aber langsam ohne wesentliche Störung des Allgemeinbefindens während eines Jahres oder sogar darüber hinaus. Obwohl der individuelle Faktor zur Erklärung dieser Unterschiede ausreichen würde, glauben einige Autoren, daß ein experimentell festgestellter Unterschied in der Virulenz der Parasitenstämme die Verschiedenheit des Verlaufes zu erklären vermag (J. M. GOMES u. ASSUMPÇÃO; P. N. SILVA).

Behandlung.

In der Regel versagen alle therapeutischen Versuche; und die Krankheit schreitet mehr oder weniger schnell zum sicheren Tode. Die verschiedensten chemischen Mittel sind versucht worden. Bei einigen Fällen wurde bald mit einer, bald mit einer anderen dieser Arzneien eine Besserung festgestellt, die eine Hoffnung brachte, um sich bei der nächsten Gelegenheit in eine Enttäuschung zu verwandeln. So wurden bei der brasilianischen wie bei der nordamerikanischen Blastomykose unter anderem Mercurochrom (P. N. SILVA), Kupfersalze (BEVAN, JACOBSON), Röntgenstrahlen und Diathermie (DESJARDIN), Methylenblau (CARINI), Proteintherapie (EPSTEIN), Neosilbersalvarsan (O. FONSECA, A. MACHADO), Gentianaviolett (SANDERSON und SMITH), Trypaflavin (RABELLO, PUPO), Antimon (TOMLISON, G. VIANNA), Jodkali (WOLBACH; J. M. GOMES u. L. ASSUMPÇÃO; O. PORTUGAL) Natrium salicylicum angewandt, ohne daß von irgendeiner dieser Behandlungsweisen gesagt werden kann, daß sie den übrigen bedeutend überlegen sei. So versucht man eine Methode nach der andern, ob der Fall darauf reagiert, die dann versuchsweise verlängert oder verstärkt wird. In letzter Zeit wurden auch Goldverbindungen (Chrysolgan und Sanochrysin) empfohlen, womit nach O. FONSECA ein stationärer Zustand mit Besserung des allgemeinen Befindens erzielt wird.

Der einzige, wirklich aussichtsreich erscheinende therapeutische Eingriff dürfte die rechtzeitige chirurgische Exstirpation der primären Läsion und der derselben entsprechenden Lymphdrüsen sein, bevor die Infektion sich weiter ausgebreitet hat. Doch scheint kein Fall so frühzeitig diagnostiziert worden zu sein, daß ein solcher Eingriff noch unternommen werden konnte.

Übertragungsweise und Immunität.

Durch die Tatsache, daß die Initialgeschwüre der brasilianischen Blastomykose in der großen Mehrzahl der Fälle in der Schleimhaut des Mundes und in fast allen anderen Fällen in der Schleimhaut der Nase und des Darmes bzw. in deren unmittelbaren Nähe entstehen, verbunden mit der Beobachtung, daß die Fälle vereinzelt vorkommen, so daß eine direkte Ansteckung praktisch nicht in Frage zu kommen scheint, wird die Vermutung erweckt, daß der Erreger in der Außenwelt verbreitet ist bzw. dort ein saprophytisches Leben führt und nur zufälligerweise, hauptsächlich durch den Mund, in den menschlichen Organismus eingeführt wird.

Da hauptsächlich die Landbevölkerung befallen wird und diese die Gewohnheit hat, dünne Pflanzenäste als Zahnstocher zu benutzen sowie Blattstücke zu kauen, liegt die Vermutung nahe, daß auf diese Weise die auf solchen Pflanzen befindlichen Pilze, am häufigsten in die Schleimhaut des Mundes, gelegentlich aber auch in andere Haut- oder Schleimhautstellen, eingeimpft werden können. Die sogenannte innere Blastomykose hat offenbar den Verdauungstraktus als Eingangspforte, in dem ein unbemerkt bleibender primärer Affekt der Tonsillen oder des Darmes zu einer Verbreitung der Infektion, in der Regel zunächst auf dem Lymphweg und dann auch durch die Blutbahn, führt. Ob vielleicht auch eßbare Früchte eine Rolle bei der Blastomykoseinfektion spielen, ist noch nicht bekannt. Jedenfalls empfiehlt sich als einziger begründeter prophylaktischer Ratschlag das Vermeiden der vielfach vorkommenden Gewohnheit, bei Wanderungen junge Pflanzentriebe abzureißen und zu kauen und besonders die Benutzung von Pflanzenästchen als Zahnstocher.

Über die Inkubationszeit der Blastomykose ist nichts bekannt. Sie befällt mit Vorliebe das männliche Geschlecht. Offenbar gibt die Beschäftigung dieses Geschlechts als Landarbeiter eine genügende Erklärung für den Unterschied.

Nach einer Zusammenstellung von F. ALMEIDA ist bei 232 der in Brasilien veröffentlichten Fälle der brasilianische Staat bekannt, in welchem sich die Erkrankung ereignete: S. Paulo 131, Rio de Janeiro 31, Minas Geraes 17, Bahia 7, andere Staaten 6. Von 237 Kranken waren 134 Brasilianer, 30 Spanier, 18 Portugiesen, 28 Japaner, 15 Italiener, 4 Syrier, 2 Ungarn und 6 aus verschiedenen anderen Ländern. Die Japaner gelten in S. Paulo als besonders empfindlich. Bezüglich des Geschlechts waren von 240 Kranken 219 männlichen und nur 21 weiblichen Geschlechts. Dem Alter nach standen 223 mit bekanntem Alter 1 zwischen dem 0—10, 32 zwischen dem 10.—20., 57 zwischen dem 20.—30., 37 zwischen dem 30.—40., 50 zwischen dem 40.—50., 35 zwischen dem 50—60. und 11 über dem 60. Jahre. Unter 170 Kranken waren 70 ledig, 93 verheiratet und 7 Witwen. Dem Beruf nach waren von 148 Kranken 83 Landarbeiter, 30 Arbeiter, 19 Angestellte, 16 gehörten anderen Berufen an.

Ob es eine natürliche **Immunität** gegen die Blastomykose gibt, wissen wir nicht. Auch liegt die Frage nach einer erworbenen Immunität völlig im Dunkeln.

Nach den negativen Ergebnissen von COOKE; CUMMINS u. SANDERS und von DAVIS bei den Agglutinationsversuchen und nur einigen positiven Resultaten von COOKE mit der Präcipitinreaktion, die von CUMMINS u. SANDERS; O. FONSECA u. A. LEÃO nicht bestätigt werden konnten, haben letztere, im Gegensatz zu COOKE; CUMMINS u. SANDERS positive Komplementbindung mit stark verdünntem Antigen aus zerriebenen Agarkulturen und filtrierten Bouillonkulturen erhalten. Mit konzentriertem Antigen aus Parasiten der Chromoblastomykose, Sporotrichose und anderen Epidermomykosen fand auch eine Komplementbindung mit dem Serum von Blastomykosekranken statt.

Die intradermale Einführung von Antigen ergab bei den Versuchen von COOKE, CUMMINS u. SANDERS; DAVIS; O. FONSECA u. A. LEÃO einen hohen Prozentsatz von positiven Reaktionen, wobei lokal eine Rötung mit zuweilen papulöser Erhebung und an den Krankheitsherden Reizerscheinungen (Schmerz, Brennen, Hyperämie, Ödem) entstehen.

Pathologische Anatomie.

Die äußeren anatomischen Veränderungen wurden bereits im klinischen Abschnitt besprochen, so daß nur noch über den pathologisch-anatomischen Befund der inneren Organe berichtet werden muß. Unter den sachkundigen, diesbezüglichen Untersuchungen über die brasilianische Blastomykose treten die auf den zahlreichsten Fällen beruhenden Mitteilungen von HABERFELD besonders hervor. Dieser Forscher fand die Lymphdrüsen bis zu Hühnereigröße und darüber hinaus vergrößert und oft konfluierend (bis Mannskopfgröße) in der Bauchhöhle. Im Anfangsstadium der Schwellung sind sie sehr hart und erweichen dann eitrig. Auf der Schnittfläche von gleichmäßiger grauweißer Farbe entstehen später gelbliche, durch Konfluenz größer werdende Flecken von gelblicher Farbe, geringerer Konsistenz, welche schließlich die ganzen Lymphknoten ersetzen können. Durch Erweichung wandeln sie sich in eine cremeartige Flüssigkeit um, die nur aus massenhaften Keimen und Detritus (Verkäsung) besteht.

Histologisch handelt es sich um ein an Plasmazellen und Riesenzellen reiches, gefäßarmes Granulationsgewebe mit rascher Verkäsung. Sowohl in den Riesenzellen wie auch frei werden die Erreger in enormer Anzahl gefunden.

Die Milz behält ihre Form und kann wenig oder bis zum Gewicht von zwei Kilogramm vergrößert sein. Das anatomische Bild ist dem einer generalisierten, submiliären Tuberkulose ähnlich, wobei die hämatogene Ausbreitung an dem follikulären Sitz der jüngsten Entzündungsherde zu erkennen ist.

Auch an der fast immer befallenen Leber findet man als Hauptveränderung zahlreiche, kleine, miliäre und submiliäre Herde, die den fibrösen Tuberkeln sehr ähnlich sind und selten Neigung zur Verkäsung zeigen. HABERFELD hat jedoch bei einem Fall eine taubeneigroße Erweichungskaverne gefunden.

Im Dickdarm findet man bei einigen Fällen kleinere oder größere Geschwüre, die auch sehr an Tuberkulose erinnern. Im Appendix fand HABERFELD die stärksten Zerstörungserscheinungen.

Den feineren histologischen Befund bei seinen Untersuchungen von aus Brasilien stammendem Material von Paracoccidioidose in seinen Hauptlinien zusammenfassend, berichtete ROCHA LIMA 1925, daß die Krankheitsherde in den inneren Organen fast nur in der Gestalt von Knötchen, seltener als diffuse, obwohl umschränkte, entzündliche Infiltration des Bindegewebes auftraten. Diese im Bericht der Würzburger Tagung der Deutschen Pathologischen Gesellschaft abgebildeten Knötchen, die, obwohl vorwiegend in Lymphdrüsen, Milz, Leber und Darm, auch in den verschiedensten anderen Organen gefunden werden können, bestehen entweder vorwiegend aus Riesenzellen oder aus fibrösem Gewebe. Danach haben wir es hauptsächlich mit zwei Typen von Veränderungen zu tun: 1. *Riesenzellenknötchen* oder Riesenzellengebiete, welche sich hauptsächlich aus dicht nebeneinander liegenden Riesenzellen, meistens von LANGHANSschem

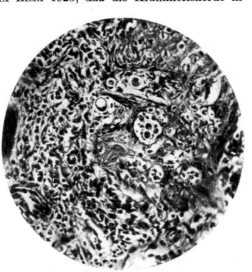

Abb. 7. Parasiten im unterminierten Rand eines Hautgeschwüres.

Typus zusammensetzen, die in ihrem Protoplasma Parasiten in allen Stadien der Entwicklung und Entartung aufweisen. Am häufigsten findet man schlechte oder nicht mehr färbbare Pilzelemente, die wie leere Vakuolen aussehen. Zwischen den Riesenzellen findet man in wechselnder Menge Plasmazellen und Eosinophile, vielfach liegen diese ziemlich dicht zusammen. Das Riesenzellengebiet ist häufig durch Bindegewebe in knötchenartige Gruppen eingeteilt, die nach Zerstörung dieser Grenzen zusammenschmelzen können.

2. *Fibröse Knötchen*, welche am häufigsten in den inneren Organen sind. Sie bestehen keineswegs nur aus Fasergewebe, sondern enthalten neben Lymphocyten viele Plasmazellen, oft auch einige Eosinophile und fast regelmäßig eine oder mehrere kleinere Riesenzellen. Die Knötchen entstehen offenbar aus der Adventitia der kleinen Gefäße. Sie liegen regelmäßig dicht an einem Gefäß, doch selten diese seitwärts umfassend. Nur wenn mehrere Knötchen das Gefäß umgeben, erscheint dieses in der Mitte des Knötchens. In der Milz findet man die kleinsten Knötchen in der Regel innerhalb eines Follikels. Das faserreiche,

zellarme Gewebe des Knötchens bietet einen scharfen Kontrast zum lymphoiden Gewebe des Milzknotens.

Die Haut- und Schleimhautgeschwüre besitzen in der Regel einen unterminierten Rand (Abb. 7), in welchem, wie im Geschwürsgrund, histologisch ganz uncharakteristische Gewebsnekrose und Entzündungswall vorherrschen. Sie weisen als typischen Befund nur die Anwesenheit von zahlreichen Parasiten, über das ganze erkrankte Gewebe verstreut, auf.

Die Parasiten werden in allen Stadien der Entwicklung gefunden. Die Zahl der degenerierten Parasiten ist kleiner als im Riesenzellengewebe. Hier sind dagegen die sich lebhaft fortpflanzenden Blastomyceten viel zahlreicher als in den Riesenzellen.

Der Erreger.

Bei dieser wie bei allen Blastomykosen stellt der Erreger einen wichtigen Bestandteil des histologischen Befundes dar. Diente doch das Gesamtbild der aus Gewebsveränderungen und morphologischen Eigenschaften des Erregers im Gewebe zusammengesetzten histologischen Befunde ROCHA LIMA als Grundlage für seine ursprünglich hier etwas modifiziert übernommene Einteilung der Blastomykosen.

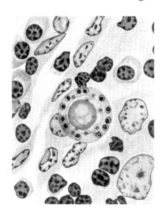

Abb. 8.
Parasit von seinen Tochterzellen umgeben. Hämat.-Eosin.

Der Erreger der Krankheit — *Paracoccidioides brasiliensis* — erscheint im histologischen Präparat als kugeliges, in der Regel schlecht oder ungleichmäßig färbbares Gebilde mit einer deutlichen farblosen, durch ihre Lichtbrechung leicht erkennbaren dicken doppeltkonturierten Membran. Die meisten Parasiten übersteigen etwas in der Größe den Umfang einer Gewebszelle, finden aber im Protoplasma auch der kleineren Riesenzellen noch genügend Platz. Außer den intracellulär liegenden Pilzen kommen vorwiegend kleinere Parasiten frei zwischen den Gewebselementen vor. Auch die kleinsten, jüngsten Parasiten, selbst wenn sie die Größe derjenigen der Histoplasma-Lymphangitisgruppe nicht übersteigen, werden in der Regel nicht wie jene im Protoplasma von Histiocyten, sondern entweder in Riesenzellen oder frei im Gewebe verstreut gefunden. Das Protoplasma der größeren Parasiten, in welchen vielfach Vakuolen, Fetttröpfchen, Glykogen und siderophile Granulationen erkennbar sind, färbt sich entweder überhaupt nicht oder nur an der Peripherie, so daß die Zentralpartie ungefärbt, oft wie eine große Vakuole erscheint. Nur wenige Exemplare und viele der jüngeren Parasiten nehmen eine gleichmäßigere Färbung an. Letztere färben sich oft, aber nicht immer nach GRAM, während die größeren meist gramnegativ sind.

Charakteristisch für diese Parasiten ist die Vermehrung durch die *gleichzeitige Ausstoßung von zahlreichen Tochterzellen aus einer reifen Mutterzelle*, was im histologischen Präparat vielfach beobachtet werden kann und pathognomonisch für die brasilianische Blastomykose ist. Wie ein Stern mit zahlreichen Trabanten (Abb. 8) oder wie ausstrahlende Keulen aus einer fast farblosen Kugel (Abb. 9) sieht Paracoccidioides brasiliensis in seiner charakteristischen Gestalt aus. Daß dieses, in seiner Bedeutung umstrittene Bild auf einer für diese Pilzart charakteristischen Vermehrung durch multiple Sprossung beruht, hat ROCHA LIMA auf Grund seiner Befunde (Abb. 10) gezeigt. Dieser

Vorgang, der schon, wie oben erwähnt wurde, im wesentlichen von LUTZ und SPLENDORE erkannt worden ist, wurde später unter dem Einfluß einer forcierten Anpassung an den nordamerikanischen Befund bei Coccidioides immitis, Gegenstand anderer weniger wahrscheinlich erscheinender Auslegungsversuche.

Die multiple Sprossung, die auch, obwohl in anderer einfacher und weniger charakteristischer Gestalt, im Eiter und in Kulturen beobachtet werden kann, ist im Gewebe, wenn die Tochterzellen noch mit der alten verbunden sind, unverkennbar (Abb. 8, 9, 10). Irgendeinen cytomorphologischen Vorgang, wodurch die Bildung der Spößlinge von dem bekannten Sprossungsvorgang der Hefezellen unterschieden werden könnte, habe ich nie beobachtet. Die Vorstellung einiger Autoren, daß die Tochterelemente sich vorher in sichtbarer Form (Endosporen) bilden und nachträglich ausgestoßen werden, entbehrt

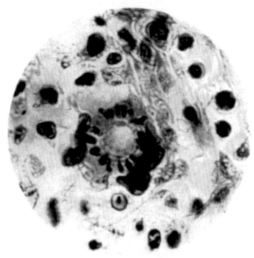

Abb. 9. Paracoccidioidosis brasiliensis. Radiär aus der Mutterzelle ausstrahlende junge Parasiten.

meiner Erfahrung nach eines überzeugenden Beweises. Nicht nur fehlt in der Literatur ein untrügliches Dokument einer mit sicheren Sporen beladenen Zelle,

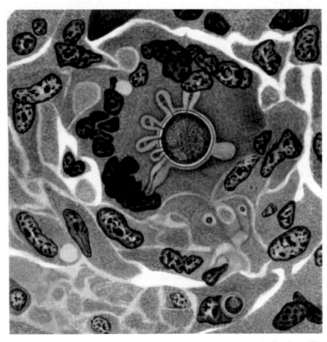

Abb. 10. Paracoccidioidosis brasiliensis. Multiple Sprossung innerhalb einer Riesenzelle.

obwohl die von Sporen umgebenen sehr leicht in großer Anzahl gefunden werden; wie auch für den Austritt von Sporen gleichzeitig nach allen Richtungen ohne Zerreißung der sie umgebenden Kapsel eine Analogie bei ähnlichen cytologischen

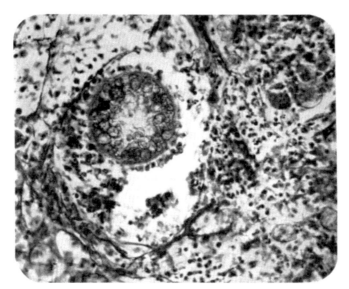

Abb. 11. Endogene Sporenbildung bei Coccidioides immitis aus Nordamerika. Phot. F. Almeida.

Vorgängen fehlt. Grobe Unregelmäßigkeiten des Inhaltes der Parasiten, die eine Endosporenbildung vortäuschen könnten, kommen selten vor. Noch seltener findet man in einer ganz oder teilweise zerrissenen Kapsel einige ziemlich

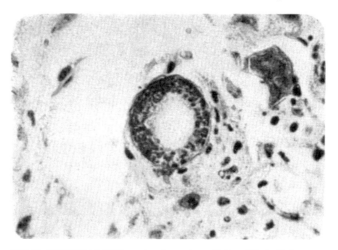

Abb. 12. Pseudococcidioides mazzai aus Argentinien. Phot. F. Almeida.

regelmäßige Körner, die als Sporen dieser Elemente aufgefaßt werden könnten. Sie sind aber so außerordentlich selten, daß eine Beziehung derselben zum normalen Vermehrungsvorgang der Parasiten kaum in Frage kommen dürfte. Jedenfalls haben diese auch von uns einmal und von O. Fonseca

u. A. LEÃO offenbar öfters gesehenen und abgebildeten Gebilde mit der endogenen Sporenbildung des Coccidioides immitis eine sehr geringe Ähnlichkeit.

Beim *Coccidioides immitis* werden zahlreiche Parasiten im Stadium der Endosporenbildung gefunden; die Sporen sind deutlich von einer immer dicker und lichtbrechender werdenden Kapsel umgeben (Abb. 11) und als kleine, den großen Parasiten durchaus ähnliche Gebilde innerhalb der Mutterzelle, die wie eine Cyste aussieht, erkennbar. Dagegen handelt es sich bei den unter hunderten von Präparaten vereinzelt vorkommenden, angeblich entsprechenden Gebilden der brasilianischen Blastomykose, nur um unbestimmte granuläre Gebilde, die einen kleinen Bruchteil der Größe der Endosporen des Coccidioides aufweisen. Daß bei Coccidioides die für Paracoccidioides typische Trabantenstellung der Tochterzellen nie gefunden wird, ist ein weiteres Unterscheidungsmerkmal.

Außer dem scharfen, unverkennbaren Unterschied des Vermehrungsvorganges beider Blastomykoseerreger unterscheiden sie sich auch nach der Größe und bis zu einem gewissen Grade auch im Aussehen. Im entsprechenden Entwicklungsstadium ist der Coccidioides (3—80 μ) ungefähr zweimal größer als der Paracoccidioides (1—40 μ); die fertigen Sporen des ersteren dürften sogar das Drei- bis Vierfache des Umfanges der Paracoccidioidessprößlinge besitzen.

Viel häufiger als beim Paracoccidioides findet man die Kapsel des Coccidioides im Gewebe geschrumpft bzw. unregelmäßig. Dieser Parasit, meistens bedeutend größer als die Gewebszellen, erinnert vielmehr an Wurmeier als der andere. Auch fanden wir beim Paracoccidioides niemals das stachlige Aussehen der Kapsel wie bei dem sporentragenden Coccidioides.

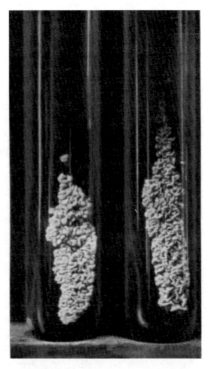

Abb. 13. Kulturen des Paracoccidioides brasiliensis.

Auch bei der Züchtung unterscheiden sich beide Parasiten, indem Paracoccidioides schwerer und langsamer (Beginn am 20. Tag) wächst als Coccidioides (Beginn am 2. Tag). Nicht wie dieser leicht auf jedem Nährboden, wächst Paracoccidioides bedeutend besser auf SABOURAUD-Agar, und zwar wie weißer Daun; in ärmeren Nährböden (Agar oder Bouillon p_H 7,4) dagegen cerebriform oder wie eine gelbliche faltige Haut ohne Luftmycelien (Abb. 13). Bei diesen sind, nach F. ALMEIDA, die runden Formen sehr zahlreich, während auf Sabouraud die septierten, langen Fadenmycelien überwiegen.

Die nach 20 Tagen bis 1 Monat erscheinenden und auch beim Temperaturoptimum von 25—30⁰ langsam wachsenden Kulturen bieten also je nach dem Nährboden und auch nach dem Alter ein verschiedenes Aussehen. Bald erscheinen sie (wie auf zuckerhaltigen Nährböden) dank der zahlreichen Luftmycelien als ein weißer Flaum über einer zuerst auftretenden grauen Schicht, bald als cerebriformer, faltiger, graugelblicher Überzug bei weniger reichem Nährboden, wie auf Agar (p$_H$ 7,4), wobei die Ähnlichkeit mit Kulturen von Tuberkelbacillen oder mit Achorion Schoenleinii eine weitgehende ist.

Während der ersten Tage sind die runden Pilze vorhanden, sie verschwinden dann, sobald die Kolonie aus septierten Fadenmycelien gebildet wird. Die glatten, faltigen Überzüge bestehen dagegen in der Hauptsache aus runden Elementen.

In Bouillon, die nicht getrübt wird, entwickelt sich der Paracoccidioides brasiliensis bald als weiße Flocken, bald als Körnchen und, wenn mit einer Paraffinschicht überzogen, als ein Schleier zwischen beiden Flüssigkeiten. Mikroskopisch findet man neben vielen Mycelien zahlreiche runde Pilzformen.

Diese runden Formen, sowohl aus Kultur wie aus dem Eiter, können nach verschiedenen Richtungen Sproßmycelien bilden, was wohl dem Vorgang der multiplen Sprossung im Gewebe entsprechen dürfte.

Auf einen wesentlichen Unterschied beider Parasiten im *Tierversuch* hat auch F. Almeida hingewiesen. Während es sehr schwer ist Versuchstiere mit Paracoccidioides zu infizieren, was nur bei Meerschweinchen, und zwar lokal bei intratestikulärer Einführung einwandfrei gelingt, kann man diese Versuchstiere mit Coccidioides immitis in jeder Weise infizieren, wobei sich die Infektion dann verallgemeinert.

Zu der Verschiedenheit der morphologischen und biologischen Eigenschaften der Parasiten kommt der Unterschied in der primären Lokalisierung der Erkrankung beim Menschen, die bei der brasilianischen Blastomykose die Schleimhaut des Verdauungstractus, selten die anliegende Haut, bei der nordamerikanischen die Lungen und häufig auch die äußere Haut zu sein pflegen. Ferner wird im Gegensatz zu jener der Darm so gut wie nie vom Coccidioides und im Gegensatz zu dieser die Knochen und Lungen fast nie von Paracoccidioides befallen.

Der Paracoccidioides brasiliensis konnte noch nicht frei in der Natur nachgewiesen werden. Nach O. Fonseca gehört dieser Pilz zur Familie der Protomycetaceen, die mit den Ascoidiaceen und Monasceen die Ordnung der Hemiasceen bilden. Die Familie der Protomycetaceen zerfällt nach F. Almeida in folgende Gattungen: Protomyces, Endogene, Coccidioides, Paracoccidioides, Pseudococcidioides, Rhinosporidium, Blastocystis.

Der Name *Paracoccidioides brasiliensis* (Splendore) wurde von F. Almeida nach der Begründung der Bildung einer neuen Gattung „Paracoccidioides" vorgeschlagen an Stelle der Einreihung des Parasiten in die von de Beurmann u. Gougerot geschaffene Gattung Zymonema, wie es durch Splendore, welcher der erste war, der für eine Sonderstellung des Erregers der brasilianischen Blastomykose eintrat, geschehen ist. Die Artbezeichnung „brasiliensis" dieses Autors wurde von F. Almeida beibehalten. Die von Haberfeld seinerzeit vorgeschlagene Benennung „Zymonema histosporocellularis" hat auch ihre Berechtigung verloren.

Dermatitis verrucosa (Chromoblastomykose).

Den ersten Fall dieser Krankheit hat Pedroso 1911 in Brasilien (S. Paulo) beobachtet, aber erst 8 Jahre später veröffentlicht. Der erste veröffentlichte Fall wurde, allerdings als Madurafuß, von J. Maciel 1915 ebenfalls in S. Paulo beschrieben. Ziemlich gleichzeitig wurde von Lane und Medlar der erste Fall in Nordamerika veröffentlicht, von welchen der bereits von Pedroso und Maciel in Brasilien gezüchtete Erreger genauer mykologisch untersucht und „Phialophora verrucosa" genannt wurde. Spätere Untersuchungen von O. Fonseca

u. A. Leào überzeugten diese Autoren, daß die in Brasilien beobachteten Fälle nicht durch Phialophora verrucosa, sondern durch eine andere Dematiacee

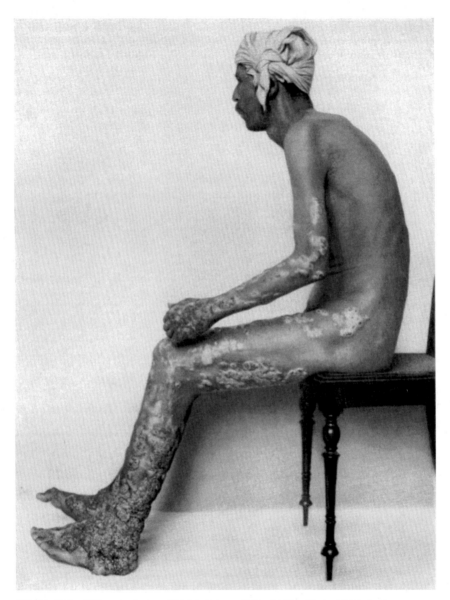

Abb. 14. Dermatitis verrucosa am Bein und Arm. S. Paulo (Brasilien). Phot. J. M. Gomes.

hervorgerufen wird, die sie *Acrotheca pedrosoi* nannten, und die später von Langeron in *Trichosporium pedrosoi* umgetauft wurde.

Die Krankheit kommt überall verhältnismäßig selten zur Beobachtung; die Literatur darüber ist hauptsächlich eine kasuistische. Die weitaus meisten Fälle sind in Brasilien beobachtet worden, doch liegen außer dem scheinbar einzigen nordamerikanischen Fall Meldungen über Fälle in Rhodesien (Mouchet

u. VAN NITSEN), Ostafrika (O. FISCHER, NAUCK), Cuba (HOFFMANN), französisch Guyana (FOUGÈRE), Costa Rica (NAUCK). Sumatra (BONNE) und Rußland [Leningrad] (PODWYSSOTZKAYA) vor.

Die Dermatitis verrucosa ist bis jetzt nur bei Männern, und zwar bei barfuß-laufenden Landarbeitern beobachtet worden, und zwar fast immer nur am Fuße, seltener auch an den Händen, Beinen und Armen (Abb. 14, 15).

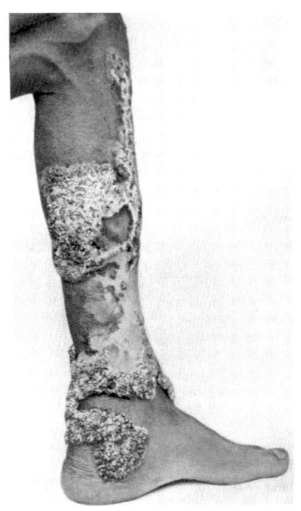

Abb. 15. Dermatitis verrucosa aus Sumatra. (Nach C. BONNE.)

Die Infektion geschieht offenbar durch eine Verletzung am Fuß, durch welche der saprophytisch in der Natur in einer noch nicht bekannten Gestalt frei lebende Parasit in die Haut eindringt.

Klinik. Die außerordentlich chronisch und ohne Störung des Allgemein-befindens verlaufende Krankheit beginnt mit der Bildung von kleinen erhabenen festen Knötchen, die zuweilen erweichen und zur Bildung eines flachen Geschwüres führen können. Sowohl aus dem Geschwür wie in seiner Umgebung bilden sich dann neue Efflorescenzen, die sich mehr oder weniger ausbreiten und auch je nach dem Fall mehr oder weniger in die Höhe wuchern. Diese können sich deshalb aus kleinen rauhen, unregelmäßigen Knötchen zusammensetzen; aus mittelgroßen Efflorescenzen (Abb. 15), flachen, verrukösen Plaques, oder aus hohen, blumenkohlähnlichen Vegetationen (Abb. 16) bestehen. Außer dieser häufigsten Form kommen auch Fälle mit kleineren oder größeren, glatten, an RECKLINGHAUSENsche Krankheit erinnernden Hautknoten vor. Während sich bei dieser Form die Hautoberfläche glatt und weich anfühlt, ist sie bei den anderen Efflorescenzen hart, rauh, wie verhornt mit einem inneren weicheren Kern.

Der ganze Fuß erscheint etwas oder, bei ausgebreiteten Läsionen, stark geschwollen, ja zuweilen elephantiastisch vergrößert, so daß eine Verwechslung

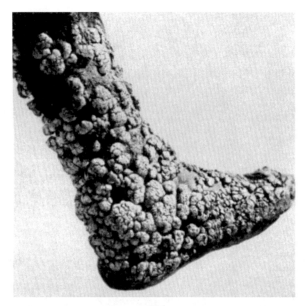

Abb. 16. Dermatitis verrucosa. S. Paulo (Brasilien). Blumenkohlähnliche Efflorescenzen.

mit Pachydermia papillaris seu verrucosa oder mit Madurafuß durchaus möglich ist.

Subjektive Beschwerden außer der durch Schwere und Empfindlichkeit bedingten Bewegungsstörung sind Schmerzen und Juckreiz.

Die Krankheit befällt ausschließlich die Haut und verbreitet sich nie auf die Schleimhäute, Lymphdrüsen oder inneren Organe. Ihr Verlauf ist durchweg chronisch. Sie ist allem Anschein nach unheilbar, aber in der Regel bezüglich des allgemeinen Befindens gutartig.

Die **Differentialdiagnose,** hauptsächlich gegen andere Mykosen, verruköse Tuberkulose, Elephantiasis und RECKLINGHAUSENsche Krankheit gründet sich stets auf den mikroskopischen Befund, und zwar am sichersten auf die histologische Untersuchung auf Grund des für diese Krankheit ganz charakteristischen Bildes.

Zur **Behandlung** der Dermatitis verrucosa wurde hauptsächlich Jodkali versucht, ohne wesentlichen Erfolg, obwohl zuweilen eine vorübergehende Besserung beobachtet wird. Andere Mittel haben auch versagt. Am besten bewährt sich die chirurgische Entfernung der Efflorescenzen, wodurch, wenn

auch keine Heilung, so doch eine Besserung und Erleichterung erzielt werden
kann.

Histologisch besteht die Erkrankung aus einer eigenartigen zelligen Infiltration des Cutisgewebes ohne wesentliche Veränderungen der Epidermis, außer
Hyperkeratose, stellenweise Acanthose und Kompressionserscheinungen. Die
Epidermis erscheint über der glatten oder unregelmäßigen Oberfläche der Geschwulstmasse gespannt.

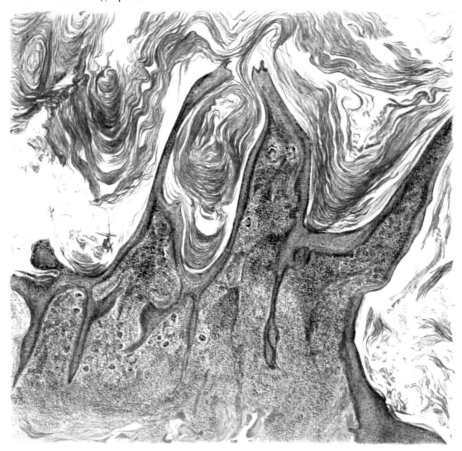

Abb. 17. Schnittpräparat einer Efflorescenz des Falles der Abb. 16.   Dicht unterhalb der kaum
verdickten, mit hochgradiger Hyperkeratose bedeckten Epidermis sind die im stark verdickten und
infiltrierten Corium eingebetteten Riesenzellen erkennbar. Hämat.-Eosin.
C. KRÜGER pinx.

Den zwei klinischen Bildern der Efflorescenzen entsprechend können wir
zwei Typen von histologischen Bildern unterscheiden.

Bei der einen findet man eine massive zellige Infiltration mit starker Verbreitung der Cutis, die die Epidermis in der Gestalt von feinen Spitzen in die
Höhe treibt und das zackige Aussehen der Oberfläche bedingt (Abb. 17). Hier
findet man vielfach auf der Oberfläche eine mehr oder weniger starke Hyperkeratose. Die kompakte Zellmasse des Coriums besteht in der Hauptsache
aus einem Plasmom mit vielen Blutgefäßen. Doch typisch für die Krankheit
sind die dicht unter der Epidermis liegenden Riesenzellennester (Abb. 18).
Diese bestehen aus einer in der Regel rundlichen Ansammlung von Lympho-

cyten, Plasmazellen und Eosinophilen in wechselnder Menge und Anordnung, die etwas heller erscheint als das sie umgebende Plasmom, weil die Zellen nicht so dicht gedrängt liegen. Zwischen diesen Zellen befinden sich in der Regel mehrere große Riesenzellen, meistens von LANGHANSschem Typus, in deren Protoplasma mehrere dunkel- oder hellbraune Parasiten schon bei schwacher Vergrößerung leicht erkennbar sind.

Die andere glatte Form der Hauttumoren ist von dieser histologisch vollkommen verschieden. Die Epidermis wird nicht zackig in die Höhe getrieben,

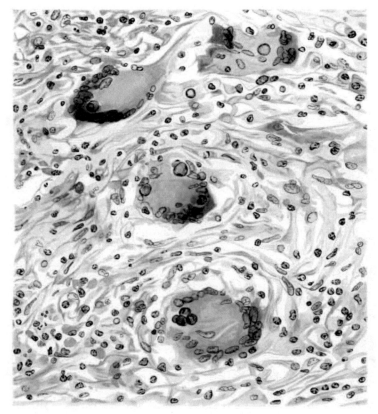

Abb. 18. Subepitheliale Riesenzellen mit runden, braunpigmentierten Parasiten. Hämat.-Eosin.
C. KRÜGER pinx.

sondern liegt über den breiten Geschwülsten gespannt (Abb. 19). Die Cutis ist nicht in ein gleichmäßig dichtes Plasmom mit subepidermalen Riesenzellenknötchen umgewandelt, sondern die Geschwülste bestehen aus gleichmäßig bis in die Tiefe verteilten eigenartigen Zellnestern ohne Riesenzellen (Abb. 20). Diese bestehen aus einem von fast konzentrisch, zwiebelschalenartig angeordneten Epitheloidzellen gebildeten Kranz (Schale) und einem zentral gelegenen Haufen von in der Mehrzahl eosinophilen Leukocyten, in deren Mitte sich die braunen Parasiten befinden.

Zwischen den Zellnestern findet man viele keine Gefäße, aus deren Adventitia die Epitheloidzellen offenbar entstehen und im ödematösen Grundgewebe viele verstreute Eosinophilen und Plasmazellen. Nirgends bilden diese Zellen aber kompakte Massen.

Es ist nicht ausgeschlossen, daß es sich um zwei nahestehende, aber verschiedene Erreger handelt, doch kann der von ROCHA LIMA auf der Würzburger Pathologentagung 1925 angegebene Zusammenhang der einen Form mit der Phialophora verrucosa und der anderen mit der Acrotheca pedrosoi in dieser Weise nicht aufrechterhalten werden, da die bisherigen mykologischen Untersuchungen der brasilianischen Fälle für die Auffassung des Erregers beider Formen als Acrotheca (Trichosporium) sprechen.

Zu dem histologischen Bild beider Formen gehört vor allem der Erreger, der die besondere Eigenschaft besitzt eine eigene braune Farbe aufzuweisen, die zwar durch Färbungen verdunkelt, aber nicht wesentlich verändert werden kann.

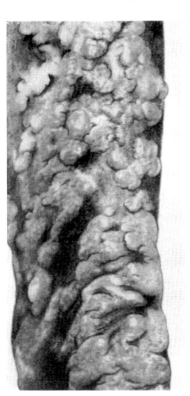

Abb. 19. Dermatitis verrucosa aus S. Paulo (Brasilien). Efflorescenzen mit glatter Oberfläche.

Diese eigene braune Farbe kann im Schnittpräparat je nach dem Fall und je nach dem Parasiten von dunkelbraun bis hellgelbbraun schwanken. Vielleicht entstehen, wie PEDROZO u. GOMES es vermuten, die helleren in einem jüngeren, die dunkleren in einem älteren Entwicklungsstadium des Pilzes. Die eigene Farbe des Pilzes veranlaßte brasilianische Autoren (TERRA u. a.) für die Dermatitis verrucosa die Bezeichnung *Chromoblastomykose* vorzuschlagen.

Das Pigment liegt hauptsächlich an der Peripherie der Parasiten, vornehmlich an der Membran, der Inhalt der Zelle ist bedeutend heller, vielleicht sogar farblos.

Im Schnittpräparat erscheinen die Parasiten als kleine, die Größe eines mittelgroßen Zellkernes nicht wesentlich übersteigende, fast kugelige Gebilde, die bald eine glatte, bald eine deutlich facettierte Oberfläche aufweisen. Sie werden oft in kleineren oder größeren Haufen innerhalb einer Riesenzelle oder eines der Epitheloidzellennester gefunden (Abb. 21). Vielfach erwecken sie den Eindruck, aneinander festgeklebt zu sein. In der Regel sind alle Pilzelemente im Schnittpräparat ungefähr gleich groß und bieten ein ziemlich gleiches Aussehen. Wachstums- bzw. Vermehrungsformen sind meistens nicht erkennbar.

Nach PEDROSO stellen die beschriebenen, zusammenhängenden Parasitenhaufen Sklerotien dar, die sich teilen und Conidien bilden.

Außer den einzeln liegenden, rundlichen und den Sklerotien bildenden Haufen zusammenhängender, facettierter Elemente findet man zuweilen nach TERRA, TORRES, FONSECA u. LEÃO kleine Mycelien, auch innerhalb der Riesenzellen. Auch diese Mycelien weisen eine braune Farbe auf.

Diese Parasiten sind leicht auf allen Nährböden züchtbar. Das Wachstum beginnt bei 37° schon am 3. Tag, bei Zimmertemperatur etwas später, als kleine, schwarze Flecke, die bald größer und wulstig werden und ein sammtartiges Aussehen annehmen. Die Kolonien können zusammenschmelzen und einen üppigen, erhabenen, matten, dunkelgrauen Belag bilden. Unter Umständen

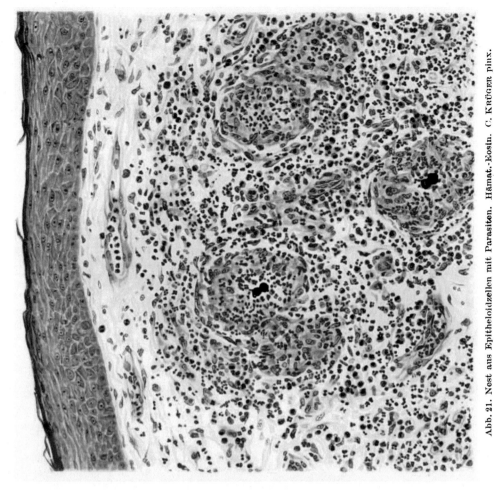

Abb. 21. Nest aus Epitheloidzellen mit Parasiten. Hämat.-Eosin. C. Krüger pinx.

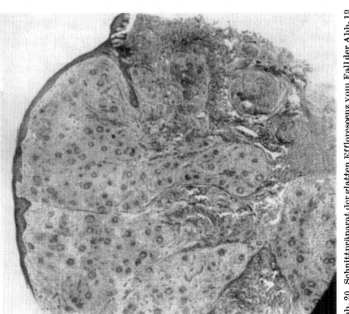

Abb. 20. Schnittpräparat der glatten Effloreszenz vom Fall der Abb. 19 mit Bildung von Zellnestern anstatt Riesenzellen, in welchen sich die Parasiten befinden.

bilden sich keine Lufthyphen und der Belag ist dann glänzend und schwarz (Abb. 22).

Mikroskopisch findet man ein Geflecht von septierten Mycelien, die sich durch die Fruchtbildungen (Abb. 23) kennzeichnen, die als birnförmige Conidien auf einem mit vorragenden Ansatzstellen versehenen und deshalb rauh erscheinenden Conniophoren entstehen.

Pseudococcidioidose.

Es handelt sich hier um einen einzigen Fall einer 1927 von Mazza u. Parodi in Argentinien beschriebenen Kehlkopfmykose, deren Erreger von den Entdeckern mit dem Coccidioides immitis zwar nicht mit Bestimmtheit identifiziert, aber als ein dem Coccidioides außerordentlich ähnlicher Pilz beschrieben wurde. O. da Fonseca hat 1928, nach Untersuchung des Materials von Mazza u. Parodi diesen Pilz als verschieden von dem Coccidioides erklärt und die Bezeichnung „*Pseudococcidioides mazzai*" vorgeschlagen. Ob diese Trennung zu Recht besteht oder ob es sich um einen atypischen Fall von Coccidioides gehandelt hat, wird man erst in der Zukunft entscheiden können.

Bei einem wegen eines Laryngealabscesses operierten Patienten, bei welchem eine Fistel bestehen blieb, die Erkrankung als tuberkulöser Natur aufgefaßt wurde und zum Tode führte, haben Mazza u. Parodi einen walnußgroßen, in der Kehlkopfwand post mortem gefundenen Tumor untersucht und den Befund erhoben, der die nicht allzu feste

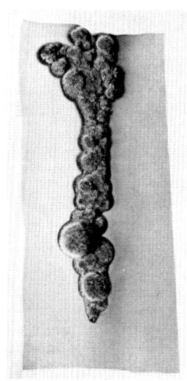

Abb. 22. Kultur der Acrotheca pedrosoi auf Agar. Phot. A. Martins de Castro.

Grundlage dieser neuen Krankheit bilden sollte, worüber weder klinisch noch pathologisch-anatomisch Genaueres bekannt ist.

Die Parasiten sind 3—80 μ große, rundliche, wie Coccidioides immitis aus-

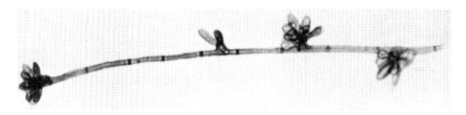

Abb. 23. Acrotheca pedrosoi aus einer Kultur. Phot. A. Martins de Castro.

sehende Gebilde mit doppeltkonturierter, sich für den Austritt der fertigen, sich endogen bildenden Sporen zerreißender Membran. Das alveolär strukturierte Protoplasma läßt kleinere oder größere Vakuolen erkennen, welche es zuweilen halbmondförmig gegen die Membran verdrängen (Abb. 12).

Während einige Pilze eine ziemlich homogen sich färbende Protoplasma-masse besitzen, lassen die meisten peripherisch liegende, sich stark färbende Körnchen und auch zuerst peripherisch, senkrecht zur Membran gerichtete Spalten im Protoplasma in Erscheinung treten, die schließlich zur Teilung der ganzen Masse in kleinere, meistens kegelförmige, die genannten chromophilen Körnchen enthaltende Stücke führt, die später auch von anderen parallel der Membran laufenden Spalten abgegrenzt werden. Diese zuerst polyedrischen Gebilde runden sich dann ab und bilden die Sporen.

Auf die Art der Sporenbildung gründet sich die Stellung des Parasiten in einer neuen Gattung „Pseudococcidioides". Die Artbezeichnung wurde einem der Entdecker (S. MAZZA) zu Ehren gegeben.

Rhinosporidiose.

Auch diese Krankheit wurde zuerst in Südamerika beschrieben, und zwar in Argentinien von MALBRAN im Jahre 1892, der in einem Nasenpolyp eigen-

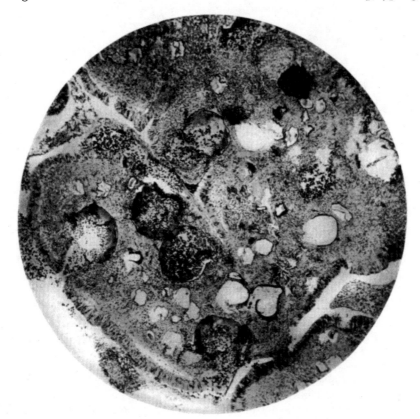

Abb. 24. Rhinosporidium aus S. Paulo. Phot. F. ALMEIDA.

artige, große, runde, von einer Kapsel umgebene, und Sporen in ihrem Innern aufweisende, Parasiten gefunden hat, die er für Protozoen hielt. Von SEEBER genauer untersucht, wurden sie 1900 von WERNICKE unter die Coccidien gestellt und *Coccidium seeberi* genannt. Als später MINCHIN u. FANTHAM eine neue Gattung unter den Haplosporidien aufstellten und einen gleich aussehenden, von O'KINEALY in Kalkutta 1894, ebenfalls in einem Nasenpolypen festgestellten Parasiten Rhinosporidium kinealyi nannten, mußte der Parasit von MALBRAN *Rhinosporidum seeberi* umbenannt werden.

Fälle von Rhinosporidiose sind dann in verschiedenen Erdteilen und auch bei einem Pferd aus Südafrika (ZSCHOKKE, 1913) und beim Rind in Paraguay (WOLLFHÜGEL u. VOGELSANG) beschrieben worden, bei Menschen weitere Fälle insbesondere in Indien (BEATTI, WRIGHT u. a.), Cochin, Philippinen (MANALANG), Ceylon (CASTELLANI u. CHALMERS), Paraguay (MIGONE), Brasilien (MONTENEGRO), Argentinien (PARODI) und in Italien (ORLANDI).

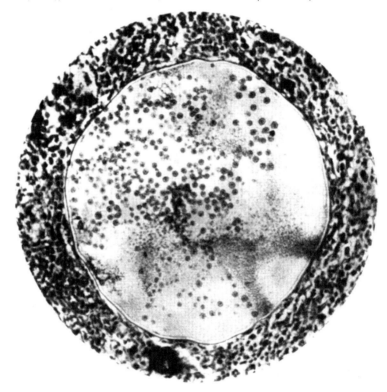

Abb. 25. Rhinosporidium aus S. Paulo. Phot. F. ALMEIDA.

Klinisch handelt es sich in der Regel um kleine polypöse Wucherungen der Nasenschleimhaut, doch wurde die Krankheit auch am Augenlid beobachtet. Die *Therapie* ist eine chirurgische Entfernung des erkrankten Gewebes.

Histologisch findet man eine an Epitheliom erinnernde Wucherung des Epithels um eine stellenweise myxomatös aussehende fibromatöse Wucherung des Bindegewebes. In diesem Gewebe findet man die cystenartigen Parasiten von wechselnder Größe eingebettet. Um sie herum findet man vielfach zellige Infiltration oder Blutungen.

Die *Parasiten*, die seit den Arbeiten von ASHWORTH nicht mehr für Protozoen, sondern für Pilze gehalten werden, stellen runde oder eiförmige, von einer doppeltkonturierten Membran umgebene Gebilde dar. Man kann an der Membran zwei Schichten unterscheiden: die äußere, scheinbar ein Reaktionsprodukt des befallenen Organismus, die innere, bedeutend dicker, homogen oder gestreift.

Der Inhalt ist bei kleinen Parasiten zunächst homogen, dann zerfällt er in Körnchen und durch Teilung des Protoplasmas in rundliche Gebilde mit deutlich differenzierter Membran. Die so mit Sporen ausgefüllten Parasiten entsprechen den von den Autoren als Pansporoblasten beschriebenen Formen. Durch Zerreißen der Membran werden die Sporen befreit.

Histoplasmosis.

Dieser Name wurde von DARLING 1908 einer allgemein zum Tode führenden, durch einen von ihm entdeckten und „*Histoplasma capsulatum*" genannten

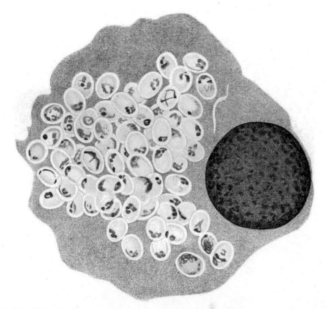

Abb. 26. Histoplasma capsulatum aus Panama im Ausstrich. Giemsafärbung.

Parasiten hervorgerufenen Infektionskrankheit gegeben, die nur dreimal innerhalb von $2^1/_2$ Jahren am Panamakanal unter 33 000 untersuchten Fällen zur Beobachtung kam. Später wurde noch ein Fall von RILEY u. WATSON in Minnesota U. S. A. und einer von CRUMRINE u. KESSEL in Los Angelos mitgeteilt.

Genaue klinische Daten liegen nicht vor. Es ist nur bekannt, daß die Krankheit chronisch mit remittierendem Fieber, Anämie, Leukopenie und Leberschwellung sowie meist auch Milzschwellung, wie Kala-Azar, verläuft und pathologisch-anatomisch makroskopisch den Eindruck einer miliären Tuberkulose erweckt, aber histologisch weder in bezug auf den Bau der Knötchen, noch ätiologisch mit der Tuberkulose übereinstimmt.

Die Knötchen, die hauptsächlich in Leber, Milz, Lunge und Lymphdrüsen, wo sie Nekroseherde bilden können, Dünn- und Dickdarm, wo sie zur Geschwürsbildung führen können, vorkommen, bestehen hauptsächlich aus fibrösem Gewebe mit spärlichen Zellen und Gefäßen und ohne Riesenzellen. Zwischen den faserigen Elementen findet man in großen und kleinen Haufen, bald intracellulär, bald eine solche frühere Lage verratend, die kleinen sehr intensiv nach GRAM darstellbaren Parasiten (Abb. 27). In der Umgebung der

Knötchen werden die Blastomyceten stets nur innerhalb von Makrophagen (Reticuloendothelien von Leber und Milz) gefunden, so daß sie auch hier an Leishmaniaparasiten erinnern (Abb. 26). Durch die große Ähnlichkeit mit diesem Protozoon, besonders in nach GIEMSA gefärbten Ausstrichpräparaten, erklärt sich die irrtümliche Auffassung dieses Parasiten als Protozoon der Leishmaniagruppe und seine Benennung als Histoplasma capsulatum.

ROCHA LIMA hat 1912, nach Untersuchung des Materials von DARLING, den Beweis erbracht, daß es sich nicht um Protozoen, sondern um Blastomykosenpilze handelt.

Bei der mikroskopischen Diagnose dieser Krankheit ist hauptsächlich auf die kleine Dimension des Parasiten und seine Färbbarkeit nach GRAM zu achten.

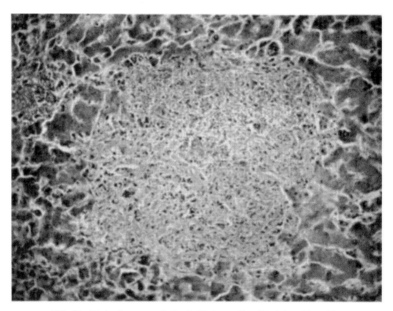

Abb. 27. Histoplasmose. Leberknötchen mit zahlreichen Parasiten.

Man findet ihn, wie auch den Erreger der Lymphangitis epizootica, in großer Anzahl im Protoplasma von großen Histiocyten. Ihre Größe, Lage und Aussehen im Giemsapräparat erinnern an Leishmanien, von welchen sie durch die Anwesenheit der Kapsel und Fehlen einer deutlichen Differenzierung des Kernes bzw. von Makro- und Mikronucleus unterschieden werden.

Über Therapie und Prophylaxe dieser Krankheit ist nichts bekannt. Vielleicht hilft das bei Lymphangitis epizootica wirksame Salvarsan.

Literatur.

(Weitere Literaturangaben über Blastomykosen finden sich bei BUSCHKE u. JOSEPH; dieses Handbuch XI. 825 (1928).

ABERASTURY, M.: Blastomycosis (estudio histopathologico). Bol. Inst. Med. exper. Cánc. Buenos Aires 1926, No 14. — ALMEIDA, F.: (a) Lesões cutaneas da blastomycose em cobayas infectadas experimentalmente. Ann. Fac. Med. Sao Paulo 1928, 111. .(b) Estudo comparativo do granuloma coccidioidico nos Est. Unidos e no Brasil. Ann. Fac. Med. São Paulo 1929, IV. (c) Blastomycose experimental. Boll. Biol. 1929, H. 15, 20. (d) Incidencia da blastomycose no Brasil. Boll. Biol. 1930, H. 15. — ALMEIDA, F. e E. SOUZA CAMPOS:

Contribuição para o estudo das blastomycoses (Granulomas coccidioides) observadas em S. Paulo. Ann. Fac. Med. Sao Paulo **1927**, 11. — ALMEIDA, F. e L. SANTOS: Sobre um caso de blastomycose pulmonar. Ann. Fac. Med. São Paulo **1927**, 11. — ARANTES, A. A.: Lymphogranuloma maligno de origem coccidioide. Inaug.-Diss. Sao Paulo 1921.

BASSOE, P.: Disseminated Blastomycosis. J. inf. Dis. **3**, 91 (1906). — BECHTEE, R. E. and E. R. LE COUNT: A case of systemic blastomycosis with necropsy. Arch. int. Med. **13**, 609 (1914). — BELFORT, F.: Um caso de blastomycose conjunctival. Sao Paulo med., April **1930**. — BEURMANN, L. DE and H. GOUGEROT: Les nouvelles mycoses: exascoses, exblastomycoses, oidiomycoses, sporotrichoses, botritimycoses, oosporoses, hemisporose. Paris 1912. — BEVAN, A. D.: Treatment of actinomycosis and blastomycosis with copper salts. J. amer. med. Assoc. **45**, 1492 (1905). — BIDRÉ: Traitement des blastomycoses. Presse méd. **1916**, 212. — BONNE, C.: Over blastomycosen, met beschrijving van een geval van chromoblastomycosis uit Sumatra. Geneesk. Tijdschr. Nederl.-Indië **5**, 68 (1928). — BORZONE, R. A. y A. FURNO: Contribucion al conocimiento de las blastomicosis americanas. La observacion de dermatitis verrucosa en la Argentina. 5. Verslg Soc. argent. Pat. Regional Norte, Okt. **1929**, 351. — BOWEN, J. T. and S. B. WOLBACH: A case of blastomycosis: the results of culture and inoculation experiments. J. med. Res. **15**, 167 (1906). — BOWLES, F. H.: Coccidiodal granuloma. J. amer. med. Assoc. **59**, 2253 (1912). — BROCON, P. K.: (a) Coccidiodal granuloma. Report of seventeen and eigtheen cases. California State Med., Dez. **1906**. (b) Coccidiodal granuloma. J. amer. med. Assoc. **48**, 743 (1907). — BROWN, P. K.: A fatal case of cocidioidal granuloma. J. amer. med. Assoc. **61**, 770 (1913). — BROWN, P. K. and W. T. CUMMINS: A differential study of coccidioidal granuloma and blastomycosis. Arch. int. Med. **15**, 608 (1915). — BUSCHKE, A.: Die Sproßpilze. KOLLE u. WASSERMANN, Handbuch der pathogenen Mikroorganismen, 3. Aufl., Bd. 5, S. 321. 1928. — BUSCHKE, A. u. A. JOSEPH: (a) Blastomykose. Handbuch der Haut- und Geschlechtskrankheiten, Bd. 11, S. 825. 1928. (b) Echte und falsche Blastomykosen. Bemerk. zur Arb. von W. TREUHERZ in Nr. 27. Dermat. Wschr. **1929**, 2039. — BUSSE, O.: (a) Über parasitäre Zelleinschlüsse und ihre Züchtung. Zbl. Bakter. **16**, 175 (1894). (b) Über Saccharomycis hominis. Virchows Arch. **140**, 23 (1895). (c) Experimentelle Untersuchungen über Saccharomykosis. Virchows Arch. **144**, 360 (1896). (d) Über pathogene Hefen. Ref. Erg. Path. Wiesbaden 1900.

CARINI, A.: (a) Um caso de blastomycose com localisação primitiva na mucosa da bocca. Rev. S. Sci. São Paulo **3** (1908). (b) Un cas de blastomycose peritoniale a coccidioides immitis. Bull. Soc. Path. exot. (8 Paris 1915). (c) Casos de blastomycose. Soc. Med. e Cir. São Paulo, 1. Juli 1912; 15. Jan. 1914; 15. Febr. 1916. (d) Apresentação de um doente de blastomycose da mucosa da bocca curado com applicações locaes de azul de methyleno. Soc. Med. e Cir. Sao Paulo, 1. April 1918. (e) Sur la dermatite verruceuse. Bull. Soc. Path. exot. Paris **17**, 227 (1924). — CARSON, C. R. and W. I. CUMMINS: A case of coccidioidal granuloma California disease. J. amer. med. Assoc. **61**, 191 (1913). — CHAVARRIA, PENA A.: Algunas consid. clin. sobre la blastomycosis de la mucosas nasobucco-faringeas. Rev. méd. lat.-amer. **13**, 151 (1928). — CHIPMAN, E. D.: The newer cutaneous mycosis. J. amer. med. Assoc. **61**, 407 (1913). — CHIPMAN, E. D. u. H. J. TEMPLETON: Coccidioidal granuloma. Arch. f. Dermat. **1930**, Nr 2. — CHRISTENSEN, C. and L. ITEKTOEN: Two cases of generalized blastomycosis. J. amer. med. Assoc. **47**, 247 (1906). — COOKE, J.: Immunity tests in coccidioidal granuloma. Arch. int. Med. **15**, (1925). — COSTA, A. F. jr. DA: Granuloma coccidioidico. Ensayos terapeuticos com sales de oro (supragol). 5. Verslg Soc. argent. Pat. Regional Norte, Okt. **1929**, 289. — CRUMBINE, R. M. u. J. F. KESSEL: Histoplasmosis (DARLING) without Splenomegaly amer. J. trop. med. 11. 435 (1931). — CUMMINS, W. T. and J. SANDERS: The pathology, bacteriology and serology of coccidiodal granuloma with report of two additional cases. J. med. Res. **35**, 243. — CURTIS, F.: Contribution al'etude de la Saccharomycose humain. Ann. Inst. Pasteur **10**, 449 (1896).

DARLING, S. I.: (a) Maryland med. J. **1**, 125 (1907). (b) Histoplasmosis: a fatal infections Disease reseonbling Kala-azar found among nativs of tropical America. Arch. int. Med. **2**, 107 (1908). (c) The morphology of the parasite — Histoplasma capsulatum — and the lesions of histoplasmosis a fatal disease of tropical America. J. of exper. Med. **11**, 515 (1909). — DECKERSON: Oidiomycosis in California with especial reference to granuloma coccidioidal. J. cutan. Dis. **1916**, 483. — DIAS DA SILVA, P.: Sobre um caso de blastomycose. Inaug.-Diss. Rio de Janeiro 1912. — DIAS DA SILVA, P. e SOUZA CAMPOS: (a) Sobre 2 casos de blastomycose hepato-espleno-ganglionar. Rev. Med. Centro Acad. Cruz. (port.) **1**, 5/6, 305. (b) Nota preliminar sobre 6 casos de blastomycose. Rev. Med. Centro Acad. Cruz (port.) **2**, 9, 10. (c) Blastomycose hepatosplenoganglionar. Bol. Soc. Med., Mai **1918**. — DICKSEN, E. C.: Oidiomycosis in California with especial reference to Coccidioidal Granuloma. Arch. int. Med. **16**, 1028. — DONATI, A. e L. MANGINELLI: Ricerche batteriologiche sullo „Zymonema brasiliense". Atti Ars Med. São Paulo **1**, 97 (1924). — DUVAL et LAEDERICH: Notes sur les lesions histologiques de blastomycose subcutanée et humaine. Presse méd. **1907**, 492.

ESCOMEL, E.: (a) Sur la Blastomycose humaine en Perou et en Bolivie. Bull. Soc. Path. exot. Paris 8, 90 (1915). (b) La blastomycosis en America. Soc. amer. Hig. 1917, p. 609. — EVANS, N.: Coccidiodal granuloma and blastomycosis in the central nervous system. J. inf. Dis. 6, 523 (1909).

FARIA, L. e P. VEIGA: Blastomykose. Bras. med. 24, No 23. — FERRAZ, R. K.: Blasto-mycose. Inaug.-Diss. Rio de Janeiro 1915. — FONSECA, O. DA: (a) Ensayo de revesion de las blastomycosis sudamericanas. 4. Reun. Soc. argent. Santiago del Estero, Mai 1928, 469. (b) Estudo clinico e pathologico do Granuloma coccidioidico. Rev. Med. e Cir., April 1929. — FONSECA, O. DA e A. E. AREA LEÃO: (a) Diagnostico differential entre as formas brasileiras de blastomycose. Sci. Med. 5, No 11 (1927). (b) Desvio do complemento no granuloma coccidioide. Sci. Med., Dez. 1927. (c) Reacçào cutanea especifica do filtrado de cultura de C. immitis. C. r. Soc. Biol. Paris, Jan. 1928. (d) Las cromoblastomicosis. 5. Verslg Soc. argent. Pat. Regional Norte, Okt. 1929, 329. — FOWLER, Blastomycosis, a report of two cases. Long Island Med. J. 3, 423 (1909).

GASTON et BOGOLEPOFF: Sur la necessité des cultures pour le diagnostic des mycoses cutanées et en particulier des Blastomycoses. Presse méd. 1907, 447. — GILCHRIST, T. C.: A case of blastomycosis dermatic in man. Rep. J. Hopkins Hosp. 1, 269 (1896). — GIL-CHRIST, F. C. and RIXFORD: Two cases of protozoic (coccidiodal) infection of the skin and other organs. Hopkins Hosp. Rep. 1, 209 (1896). — GILCHRIST, F. C. and W. R. STOKES: A case of pseudo-lupus vulgaris caused by a blastomyces. J. of exper. Med. 3, 53 (1898). — GOMES, J. M.: (a) Um novo caso de dermatite verrucosa. Ann. São Paulo Med. e Cir. 2, No 9, 210. (b) Dermatite verrucosa. Um novo caso Bol. Soc. Med. e Cir. Sao Paulo 4, No 1/2, 26. — GOMES, J. M. e L. ASSUMPÇÃO: Em torno do genero coccidioides. Ann. São Paulo Med. e Cir. 12, 49 (1924). — GOUGEROT: Les questions des blastomycoses. Paris méd. 1911, 459.

HABERFELD, W.: (a) Granuloma ganglionar maligno de origem blastomycetica, 1919. (b) Nova contribuição ao estudo da blastomycose interna. Rev. Med. Centro Acad. Cruz (port.) 1920). — HABERFELD, W. et C. LORDY: Forma visceral primitiva de blastomycose, 1917. — HAMBURGER, W. M.: A comparative study of tour strains of organisms isolated from four cases of generalized blastomycosis. J. inf. Dis. 4, 201 (1907). — HEKTOEN, L.: Systemic blastomycosis e coccidoidal granuloma. J. amer. med. Assoc. 49, 1071 (1907). — HERRICK, J. B.: Generalised blastomycosis. Report of a case with recovery. J. amer. med. Assoc. 49, 328 (1907). — HERTZ, R.: Granulome maligne. Arch. Méd. expér. 24 (1912). — HOFFMANN, W. H.: Lacromoblastomycosis en Cuba y la enfermedad de Guiteras o „Chappa". Rev. Med. cob. 39, 420 (1928). — HUDELO, RUBENS, DUVAL et LAEDERICH: Blastomycose á foyer multiples. Arch. gén. Méd. 1906, 1720. — HYDE, J. M.: Correspondence respecting blastomycosis. J. cutan. Dis. 25, 34 (1907).

IRONS, E. E. and E. A. GRAHAM: Generalized blastomycosis. J. inf. Dis. 3, 666 (1906).

JACOBSON, H. P.: Granuloma coccidioides, apparently sucessfully treated with col-loidal copper. California Med. 27, 360 (1927).

KENNET, M. Lynch: Coccidioidal granuloma. South. med. J. 13, Nr 4 (1920).

LANE, C. G.: A cutaneous disease caused by a new fungus (Phialophora verrucosa). J. cutan. Dis. 33, 840 (1915). — LANGERON, M.: Le trichosporium pedrosoi (BRUMPT, 1921) agent de la dermatite verruqueuse bresilienne. Ann. de Parasitol. 7, 145 (1929). — LINDEN-BERG, A. e PEDRO DIAS: Uma nova saccharamycose, 1912. — LIPSIG, S. LAWSON and FESSEND: Cases of coccidioidal granuloma. J. amer. med. Assoc. 66, 1365 (1916). — LLAMBIAS, J., J. W. TOBIAS e F. L. NINO: Blastomicosis cutaneomucosa de la bocca ter-minada por uma forma granulica pulmonar. 5. Verslg Soc. argent. Pat. Regional Norte. Okt. 1929, 240. — LUTZ, A.: Uma mycosepseudococcidica localisada na bocca e observada no Brasil. Bras. med. 1908.

MACGOWAN: Case Report of blastomycosis. South. Californis Pract. 21, 148 (1906). — MACIEL, J.: Contribuiçao á historia das chromoblastomycoses brasileiras. Rev. med.-cir. Brasil 38, No 11 (1930). — MACLANE, C. C.: Cases of generalized fatal blastomycosis inclu-ding one in a dog. J. inf. Dis. 29, 194. — MACNEAL, W. J. and C. E. HJELM: Note on a mold, coccidioides immitis. Found in a case of generalized infection in man. J. amer. med. Assoc. 61, 2044 (1913). — MACNEAL, W. J. and R. M. TAYLOR: Coccidioides immitis and coccidioidal granuloma. J. med. Res. 30, 261 (1914). — MAGALHÃES, P. S.: Coccidioidose papillomatosa, 1920. — MAZZA, S. e F. CANEVARI: Ulceras blastomicosicas de la lengua. 5. Verslg Soc. argent. Pat. Regional Norte, Okt. 1929, 226. — MAZZA, S., NIÑO, F. L. y R. NICOLINI: Blastomycosis de la mucosa labiogeniana. 5. Verslg Soc. argent. Pat. Regional Norte, Okt. 1929, 226. — MAZZA, S., L. STABILE DE NUCCI y E. J. CANAL FEIJOO: Blasto-micosis cutanea de forma lenta por criptococo (n. sp.). 5. Ver lg Soc. argent. Pat. Regional Norte, Okt. 1929, 293. — MEDLAR, E. M.: (a) A cutaneous infection caused by a new fungus, Phialophora verrucosa, with a study of the fungus. J. med. Res. 32, 507 (1915). (b) A new fungus, Phialophora verrucosa, pathogenic for man. Mycologia (N. Y.) 7, 200 (1915). — MONTENEGRO, B. e A. PEDROSO: Sobre um caso de blastomycose generalisada. Ann. São Paulo Med. e Cir. 1913. — MONTENEGRO, J.: (a) Septicemia por Coccidioides immitis. Brasil med. 1925, 6. (b) Acerca da inoculobilidade da blastomycose no Brasil. Brasil med. 1927. — MONTGOMERY et MORROW: Reasons for considering dermatitis coccidioides an independant disease. J. cutan. Dis. 22, 368 (1904). — MOUCHET, R. et R. VAN NITSEN: Sur une dermatite verruqueuse des noirs de la Rhodesie du Nord-Est. Ann. Soc. belge Med. trop. 1921 I, 235.

NAUCK, E. G : Histologische Untersuchungen über Dermatitis verrucosa und Mossy-Foot. Arch. Schiffs- u. Tropenhyg. 35, 394 (1931). — NIÑO, F. L.: Ulceracion blasto-micetica cutaneo mucosa del labio inferior. 5. Verslg Soc. argent, Pat. Regional Norte, Okt. 1929, 213.

OPHÜLS, W.: (a) Further observations on a pathogenic mould formerly described as a protzoon. J. of exper. Med. 6, 443 (1901—1905). (b) Coccidioidal granuloma. J. amer. med. Assoc. 45, 1291 (1905). — OPHÜLS, W. and H. C. MOFFIT: A new pathogenic mould. Philad. med. J. 5, 1471 (1900). — ORMSBY: Cases of blastomycosis. J. cutan. Dis. 1909. — OTA, MASO: Essai de classification des blastomycetes path. Ann. de Parasitol. 2, 34 (1924). — OULMANN: Blastomycosis. J. cutan. Dis. 1914, 43.

PARODI, S. E.: La rinosporidiosis en Sudamerica. 5. Verslg Soc. argent. Pat. Regional Norte, Okt. 1929, 362. — PEDROSO, A.: Algumas considersçoes sobre a Coccidioidis immitis. Ann. Sao Paulo Med. e Cir. 1919, No 9, 193. — PEDROSO, A. e J. M. GOMES: Sobre quatro casos de dermatite verrucosa produzida pela phialophora verrucosa. Ann. São Paulo Med. e Cir. 8, 53 (1920). — PEREIRA, M.: Doença de Posadas e Wernicke nas lesões appendiculares, 1910, p. 147. — PEREIRA, M. e G. VIANNA: A proposito de um caso de blastomycose. (Pyohemia blastomycotyca.) Arch. brasil. Med. — PIRAJÁ DA SILVA: Duas observaçôes de „exascose" (exblastomycose) na Bahia. Rev. Med. Centro Acad. Cruz (port.) 3, 13/14, 34. — PORTUGAL, O.: Blastomykose. Inaug.-Diss. Rio de Janeiro 1914. — POSADAS: Psorospermiose infectante generalisee. Rev. de Chir. 21, 277 (1900). — POTLER, H. E.: Radiographic appearence of pulmonary and osseous blastomycosis. Ann. Quart. of Roentgenol., Mai 1910. — PUPO, A.: (a) Dois casos de blastomycose. Ann. Sao Paulo Med. e Cir. 1915, 5. (b) Um caso de blastomycose. Ann. Sao Paulo Med. e Cir. 7 (1916). (c) Das blastomycoses e seu tratamento pelas materias corantes antisepticas. Rev. Ther., Dez. 1928.

RICKETTS, H. F.: (a) Oidiomycosis (Blastomycosis) of the skin and its fungi. J. med. Res. 6, 377 (1901). (b) Organism from cutaneous Oidiomycosis (Blastomycosis). Fr. Chicago Path. Soc. 6, 113 (1903—1906). — RILEY, WM. A. and C. J. WATSON Histoplasmosis of DARLING. With report of a case originating in Minnesota Amer. J. trop. Med. 6, 271 (1926). — ROBLEE: Report of a case of oidiomycosis. California State J. Med. 12, 390 (1914). — ROCHA LIMA, H. DA: (a) Beitrag zur Kenntnis der Blastomykosen. Lymphangitis epizootica und Histoplasmosis. Zbl. Bakter. I Orig. 67, 233 (1912). (b) Über die exotischen Hautkrankheiten: Granuloma venereum, Ulcus tropicum, Frambösie, Verruga peruviana, Dermatitis verrucosa, Blastomykose, Leishmaniose. Karlsbad. ärztl. Vortr. 5, 354 (1923). (c) Über Blastomykose, venerisches Granulom und klimatische Bubonen. Arch. f. Dermat. 145, 312 (1924). (d) Histopathologie der exotischen Blastomykosen. Verh. dtsch. path. Ges. 20. Tagg Würzburg 1925. — RUIZ, F. R. e T. OCAÑA: Nueva observacion sobre Rhinosporidium seeberi. 5. Verslg Soc. argent. Pat. Regional Norte, Okt. 1929, 370. — RUSK, G. Y.: A case of pulmonary, cerebral and meningeal blastomycosis. Prod. N. Y. path. Soc. 10, 48 (1910). — RYFKOGEL, H. A. L.: Coccidioidal Meningitis with secondary internal hydrocephalus and death (anaphylactic ?) following a injection of Flexners Serum. J. amer. med. Assoc. 55, 1730 (1910).

SHERWELL: Blastomycosis. J. cutan. Dis. 1909, 123. — SILVA, P. N.: Algumas notas para o estudo da blastomycose. Inaug.-Diss. Rio de Janeiro 1931. — SPERONI, D., J. LLAMBIAS, S. E. PARODI e F. L. NIÑO: Blastomicosis humana generalisada por criptococo (n. sp.) Estudio parasitologico, anatomopatologico, clinico e experimental. 5. Verslg Soc. argent. Pat. Regional Norte, Okt. 1929, 94. — SPLENDORE, A.: (a) Sobre um novo caso de blastomycose generalizada. Rev. Soc. sci. Sao Paulo 1909: (b) Blastomicosi americaine. Boll. Soc. Med. e Ig. colon. 1910 II. (c) Buba-Blastomicosi-Leishmaniosi. Arch. Schiffs- u. Tropenhyg. 1911; Policlinico 1911. (d) Un'áffezione micotica con localizzazione nella mucosa della bocca, osservata in Brasile, determinata da funghi appartenenti alla tribu degli Exoascei. (Zymonemo brasiliense n. sp.) Rom 1912. (e) Blastomicosi, sporotricosi e rapporti con processi affini. „Il Tommasi". Giorn. Biol. Med. e Cir. 7 (1912). (f) Zymonematosi con localizzazione nella cavita della bocca, osservata in Brasile. Bull. Soc. Path. exot. Paris 5, 5, 313 (1912). — STEIN, R. O.: (a) Die GILCHRISTsche Krankheit (Blastomycosis americana) und ihre Beziehung zu den in Europa beobachteten Hefeinfektionen. Arch. f. Dermat. 1914. (b) Gilchrist Disease (blastomycose americana) and its relation to the yeast infectious of Europe. J. cutan. Dis. **1915**, 775. — STOKE, J. H. and E. J. STRICK: A case of suspected pulmonary blastomycosis. J. amer. med. Assoc. **69**, 2056 (1912).

TERRA, F. e BARROS BARRETO: Blastomycose cutaneo-mucosa. Ann. Fac. Med. Rio de Janeiro **3** (1919). — TERRA, F., M. TORRES, O. DA FONSECA, y A. E. AREA LEÃO: Novo typo de dermatite verrucosa, mycose por acrotheca, com associaçao de leishmaniosa. Brasil med. **2**, 363 (1922). — THORNE, W. S.: A case of protozoic skin disease. Occ. Med. Tim. 8, 703 (1894). — TREUHERZ, W.: Echte und falsche Blastomykosen. Dermat. Wschr. 89, 984 (1929).

VIANNA, G.: Molestia de POSADAS-WERNICK. Desoes appendiculares, 1913. — VILLAZON, N. M.: La blastomycose en L. Paz. Rev. Med. Hig. de la Paz, März u. Juni **1916**.

WADE, H. W.: A variation of gemmation of blastomyces dermatitidis in the tissue lesion. J. inf. Dis. 18, 618. — WERNICK, R.: Über einen Protozoenbefund bei Mycosis fungoides. Zbl. Bakter. **12**, 859 (1892). — WHITMAN, R. C.: A contribution to the botany of the organism of blastomycosis. J. inf. Dis. **13**, 85 (1913). — WOLBACH, S. B.: (a) The lyfe cicle of the organism of „Dermatitis Coccidioides". J. med. Res. **13**, 53 (1904). (b) A new type of cell inclusion, not parasitic, associated with disseminated granulomatous lesions. J. med. Res. **24**, 243 (1911). (c) Oidiomycosis. in OSLER, W. and T. McGRAE, Modern Medicine, Philadelphia and New York, 2. Aufl. 1913, I, p. 1050. (d) Blastomycosis ibidem p. 1054. (e) Recovery from coccidioidal granuloma. Boston med. J. **172**, 94 (1915).

Die Rattenbißkrankheit.

Von

F. BREINL - Prag.

Mit 4 Abbildungen.

Die Rattenbißkrankheit ist eine durch den Biß von Ratten (seltener von anderen Tieren) übertragene Infektionskrankheit, die in Japan seit den ältesten Zeiten unter den Namen *Sodoku, Tokoshu* oder *Shokoshio* bekannt ist. Auch in Indien soll sie nach ROW seit vielen Jahrhunderten bekannt und sogar schon in Sanskrit beschrieben sein. In der europäischen Literatur wurde sie zum ersten Mal von MIYAKE ausführlich beschrieben (1900). Allerdings findet man im älteren europäischen und amerikanischen Schrifttum Beschreibungen von Krankheitsbildern, die ohne Zweifel als Rattenbißkrankheit gedeutet werden müssen (WILCOX 1840, WATSON, GILLIAN, PACKARD 1872, MILLOT-CARPENTIER, PENA Y MAYA, DELAMARE). Aus jüngerer Zeit stammen Beschreibungen von HORDER, MIDDLETON und von FRUGONI 1911, zusammenfassende Darstellungen gaben in letzter Zeit RUGE (1929), MÜHLENS (1930) und WORMS (1931).

Durch die während des Krieges weit verbreitete Rattenplage erfuhr die Krankheit eine deutliche Zunahme (FIÉVEZ, ROGER, STOKES, CAVINA, RYLE und TYLER). Das dadurch neubelebte Interesse führte zur Entdeckung des Erregers durch japanische Forscher.

Nach den vorliegenden Berichten kommt die Krankheit in allen Erdteilen vor, es ist daher nicht berechtigt sie als exotische Krankheit zu bezeichnen.

Europa: Schweden (PETERSEN und OVERGAARD), England (HORDER, HEWLETT und RODMAN, DICK und RUTHERFORD u. a.), Deutschland (SCHOTTMÜLLER, VORPAHL, BAHL), Österreich (WINKELBAUER), Schweiz (FULGHIERI), Rußland (MARZINOVSKY und PIROGEW), Italien (FRUGONI, PERUGIA und CARCHIDIO, FRANCHINI, BURBI u. a.), Spanien (SALARICH, SABATER, MORAGAS und GARCIA), Frankreich (TROISIER und CLEMENT, APERT, KERMOGANT und GARCIN).

Asien: Außer in Indien und Japan wurde die Rattenbißkrankheit in China (GALT, CURTIS, CADBURY), Siam, Niederländisch-Indien (WALCH, SOESILO) und in der Türkei (MOUCHET und GUILLERMIN) beobachtet.

Afrika: Vereinzelte Fälle wurden von REMLINGER, WEISS, ONORATO, GELSOMINI beschrieben.

Amerika: REDDY, STEWART (Kanada), GUNDRUM (Kalifornien), LANFORD und LAWSON, SHATTUCK und THEILER, BAYNE-JONES, MATIENZO, MOOSER (Mexiko), CHAGAS (Brasilien).

Australien und Ozeanien: CLELAND, MÜLLER, CILENTO, MORGAN.

Das Krankheitsbild.

Die Krankheit ist charakterisiert durch einen Primäraffekt an der Eintrittsstelle des Erregers in den Körper, durch anfallsweises Fieber und Exanthem.

Die Infektion erfolgt nur dann, wenn durch den Biß oder eine andere Verwundung (Kratzen) die Hautcapillaren eröffnet werden.

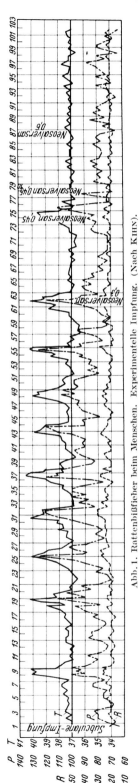

Abb. 1. Rattenbißfieber beim Menschen. Experimentelle Impfung. (Nach Kihn).

Die ersten Krankheitszeichen setzen beim Menschen in der Regel 1—3 Wochen, zumeist 10 bis 14 Tage nach dem infizierenden Bisse ein. Knowles und das Gupta geben als Durchschnitt 13,5 Tage an. Ausnahmsweise kann aber die *Inkubationszeit* bis auf 3 Tage verkürzt (Miyake, Sato, Costa und Trosier), oder auch bis auf 2 Monate verlängert sein (Hardy und Savery). Berichte über noch längere Inkubationszeiten (bis zu 6 Jahren [Hirajama]) beruhen wohl, ebenso wie über extrem kurze (5—6 Stunden [Nishimura]) auf Beobachtungsfehlern.

Nach Ablauf der *Inkubationszeit*, während der die Bißwunde reaktionslos verheilt, treten *Prodromalerscheinungen* von 1—2 tägiger Dauer, bestehend in Inappetenz, Schwächegefühl, Kopf- und Muskelschmerzen, in schweren Fällen Delirium und Coma in wechselnder Intensität auf. In seltenen Fällen fehlen die Prodromalerscheinungen. Gleichzeitig setzen Entzündungserscheinungen an der Bißstelle ein. Die Bißwunde selbst verheilt, wenn nicht Sekundärinfektionen hinzutreten, im Laufe weniger Tage. Nunmehr beginnt die Bißstelle sich blaurot zu verfärben und anzuschwellen, sie ist heiß und sehr schmerzhaft. Bald wird die Färbung im Zentrum des *Primäraffektes* blauschwarz, die Haut stirbt ab und wird abgestossen, es entwickelt sich ein scharf begrenztes Geschwür mit steil abfallenden Rändern und schmierigem Belage, das in schweren Fällen bis zur Aponeurose des Muskels reichen kann. In anderen Fällen schießen an der indurierten Bißstelle Blasen auf, die entweder abtrocknen oder ebenfalls zur Ulceration führen. Oft besteht der Primäraffekt nur in einer Rötung und Induration der Bißstelle. Die Lymphgefäße in der Umgebung sind gerötet und lassen sich mitunter bis zu den regionären Lymphknoten verfolgen, die geschwollen und nicht selten mit ihrer Umgebung verwachsen sind.

Gleichzeitig mit der Entwicklung des Primäraffektes setzt das *Fieber* unter Schüttelfrösten ein. Es kann extreme Grade erreichen (41° C und darüber), in anderen Fällen geht es nicht über 38,5° C hinaus. Die Fieberkurve läßt deutliche Anfälle erkennen. Der erste Anfall dauert 3—5 Tage, darnach sinkt die Temperatur kritisch unter profusem Schweißausbruch und Euphorie. Nach einem fieberfreien Intervall von 3—7 Tagen setzt der nächste Anfall wiederum unter Schüttelfrösten ein. Die Zahl der Anfälle schwankt mit der Virulenz des Erregers und der Widerstandskraft des Patienten. In der Regel sind es, (wenn keine Behandlung erfolgt) 6—10, doch sind bis zu 26 Anfälle beschrieben worden (Low und Cockin). Die Dauer der späteren Anfälle beträgt zumeist 2—3 Tage, wobei das Fieber nur mäßige Grade erreicht. Die Intervalle werden allmählich länger und können schließlich Wochen oder auch Monate betragen. In seltenen Fällen tritt spontane Heilung schon nach dem ersten Anfalle ein (Lagriffe und Loup. Forni). Mit dem Abklingen des Fiebers

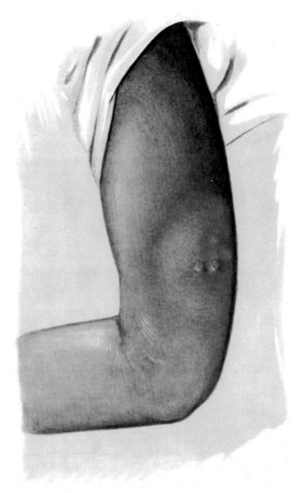

Abb. 2. Rattenbißkrankheit. Primäraffekt.
(Nach Knowles and das Gupta.)

geht der Primäraffekt regelmäßig zurück, ohne jedoch vollständig zu verschwinden. Bei jedem neuen Anfalle kommt es wieder zu schmerzhafter Schwellung der Bißstelle und der regionären Lymphknoten, doch wird dieses Aufflammen bei den späteren Anfällen allmählich schwächer. Die Stelle des Primärherdes bleibt auch nach noch vollständiger Heilung lange Zeit (bis zu einem Jahr) blaurot verfärbt. Vollständiges Fehlen der lokalen Erscheinungen gehört zu den seltenen Ausnahmen (Kuipers). Bei multiplen Bissen entwickelt sich nach Reuben und Steffen nur *ein* Primäraffekt.

Bei fehlender Behandlung geht die Krankheit mitunter in ein chronisches Stadium über: dann können sich Anfälle von wechselnder Stärke und Dauer, getrennt durch monatelange Intervalle über viele Jahre hinaus ereignen (Kitagawa und Mukoyama). van Lookeren berichtet über einen Fall, der mehr als 20 Jahre dauerte. Unregelmäßiger Fieberverlauf, wie er beim afrikanischen Zeckenfieber beobachtet wird, ist selten (Kihn).

Das *Exanthem* tritt zumeist während des ersten Anfalles auf, oft erscheint es aber erst während des zweiten oder dritten Anfalles. In seltenen Fällen bleibt es vollständig aus. Es zeigt sich zuerst am Gesicht, am Hals und an der Brust, dann an den übrigen Körperteilen mit Ausnahme der behaarten Kopfhaut, mitunter ist auch die Mundschleimhaut ergriffen. Das Exanthem besteht aus rotblauen oder blaßpurpurroten Flecken, die rund oder oval scharf begrenzt sind und meist einen Durchmesser von 0,1 bis 0,5 cm haben, doch sind auch großfleckige Exantheme nicht selten. Die Efflorescenzen sind vereinzelt oder so zahlreich, daß sie ein Rubeolaexanthem vortäuschen können. Das Exanthem verschwindet auf Druck, es schuppt in der Regel nicht und ist auch nicht juckend. Mitunter sind die Efflorescenzen induriert, druckempfindlich, und erheben sich deutlich über das Niveau der Haut, das Zentrum ist in diesen Fällen oft etwas heller und leicht eingedellt. Namentlich in der Nähe der Bißstelle sieht man nicht selten blaurote elevierte Hautbezirke, die Münzen- bis Handtellergröße erreichen können. Atypische Erscheinungen sind vesiculöses (Gelsomini) oder knotiges Exanthem, Blutungen oder Exulcerationen innerhalb der Efflorescenzen. Burbi beschreibt ein papulöses Exanthem, das mit Ödem der Schleimhäute und der Subcutis einherging. Mijake sah in einigen Fällen eine stark

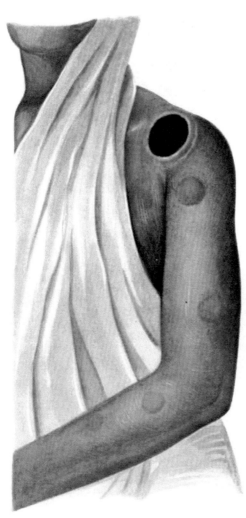

Abb. 3. Rattenbißkrankheit, großfleckiges Exanthem. (Der Primäraffekt ist mit Salpetersäure kauterisiert.) (Nach Knowles and das Gupta.)

juckende Urticaria am Ende der Krankheit auftreten. Taniguchi beschreibt eine nach der Heilung rezidivierend auftretende Dermatitis herpetiformis Duhring. Einen Fall ohne Lokalerscheinungen und ohne Exanthem beschreibt Kuipers.

Symptome, die sich von Seite des *Nervensystems* einstellen können, sind: Kopfschmerzen, Ohrensausen, Schwindel, Delirien und sogar Bewußtlosigkeit. Besonders peinigend sind die Schmerzen in den Gelenken und in den Muskeln, namentlich der unteren Extremitäten. Die Schmerzen sind nicht immer am gleichen Orte lokalisiert, sondern sie können sich heute an dem, morgen an jenem Körperteile geltend machen. Oft sind sie auch an den fieberfreien Tagen während der Anfälle noch vorhanden. Seltener sind Anästhesie, Parästhesie (Ameisenlaufen) oder Paresen der unteren Extremitäten. Der Kniereflex ist häufig am Anfang der Krankheit gesteigert, später abgeschwächt oder ganz erloschen. EBERTH und HESSE beschreiben eine Fall von Erblindung und Ertaubung während der Krankheit, der nach spezifischer Behandlung in Heilung überging. Lichtscheu besteht in der Regel.

Der *Puls* ist weich und entsprechend der Temperatur beschleunigt. In schweren Fällen können Herzgeräusche hörbar werden, oder es kann eine akut einsetzende Myokarditis zum Tode führen (KANEKO und OKUDA). Im *Blutbilde* sind die Anzeichen einer Anämie vorhanden; die Zahl der roten Blutkörperchen sinkt mit jedem Anfall und kann in chronischen Fällen extreme Grade erreichen. O'CARROL beobachtete in einem chronischen Falle 1 390 000 Erythrocyten im ccm. Die während des Anfalles bestehende Urobilinämie erklärt sich aus dem massenhaften Zerfall roter Blutkörperchen. Die weißen Blutkörperchen sind während des Anfalles auf 12 000—20 000 vermehrt und zwar besteht anfangs Polynukleose, später Lymphocytose. Zwischen den Anfällen kommt es zu einer teilweisen Regeneration des roten Blutbildes, die sich im Auftreten von Normoblasten, Myelocyten, Anisocytose und Polychromasie geltend macht, daneben zeigen sich vermehrte eosinophile Zellen (FRUGONI, ZAMORANI, PELLEGRINI, BERGAMINI), die VAN LOOKEREN-CAMPAGNE als prognostisch günstiges Symptom ansieht. Die Zahl der Blutplättchen ist nach KITAGAWA und HATTORI während der Anfälle verringert.

Eine regelmäßige Erscheinung ist Durchfall, der durch *Katarrh des Dünndarmes* verursacht ist. *Milz und Leber sind nicht geschwollen* (Ausnahmsfälle beschreiben D'APERT, KERMOGANT und GARCIN, ebenso POGGI), auch *Ikterus* wurde bisher nicht beobachtet. Häufig besteht leichte *Bronchitis,* die sich bis zu bronchopneumonischen Verdichtungen steigern kann (SCHOCKAERT). Vereinzelt wurde auch Pharyngitis, Conjunctivitis (UTSUNOMIYA), Hemimakroglossie (LAIGNEL-LAVASTINE), exsudative oder eitrige Pleuritis (O'CARROL), Spondilitis (EBERTH und HESSE), Myositis (GREUET und LEHUCHER) gesehen. Anzeichen einer leichten *Nierenreizung,* Eiweiß, Erythrocyten, Zylinder im Harn gehören zu den regelmäßigen Krankheitszeichen. Zur Ausbildung einer Nephritis kommt es in etwa 10% der Fälle (ARKIN). Nach mehreren Anfällen erleiden die Patienten einen erheblichen *Gewichtsverlust,* der in chronischen Fällen bis zu schwerster Kachexie fortschreiten kann. Während der Anfälle besteht starkes Krankheitsgefühl. Das Gesicht des Patienten ist gedunsen, die Haut fahlblaß und ohne Turgor. Die Augen sind tief haloniert, an den Augenlidern, Händen und Füßen treten nicht selten leichte *Ödeme* auf. In den späteren Stadien ist *Haarausfall* beobachtet worden (O'LEARY). Die Rekonvalescenz kann je nach der Verfassung des Patienten wenige Tage, aber auch Wochen und Monate in Anspruch nehmen.

Die Symptome sind nicht immer vollzählig vorhanden, so daß sich mitunter recht atypische Krankheitsbilder darbieten. Es wurde wiederholt der Versuch gemacht aus der Fülle der Erscheinungen bestimmte Krankheitstypen herauszuheben. So unterscheidet MIYAKE: 1. Die typisch fieberhafte, mit Exanthem einhergehende Form. 2. Schwere Formen, bei denen nervöse Symptome im Vordergrund stehen, starke Schmerzhaftigkeit der Bißstelle mit Lähmung des gebissenen Gliedes, Kopfschmerz, Delirium, Kollaps, Formen die „stürmisch wie die schlimmsten Formen von Leichenvergiftung oder Schlangenbiß verlaufen". 3. Abortive Formen mit geringem Fieber und flüchtigem Exanthem. Ähnliche Einteilungen haben MISOGUKI und AGATA getroffen.

Die *Letalität* der Krankheit war nach dem Zeugnis älterer japanischer Autoren vor der Einführung der Arsentherapie sehr hoch. Bei sachgemäßer Behandlung kann nunmehr die Prognose durchaus günstig gestellt werden, wenn nicht Sekundärinfektion oder andere Erkrankungen den Verlauf komplizieren. Baker fand in der neueren Literatur nur einen Todesfall, der mit einiger Sicherheit auf Rattenbißkrankheit zurückgeführt werden konnte. Arkin, Reuben und Steffen geben dagegen die Letalität mit 10% an. Nephritis, schwere Anämie oder rasch einsetzende nervöse Störungen verschlechtern die Prognose, namentlich bei sehr jungen oder alten Patienten wesentlich. Pellegrini sah ein Kind nach multiplem Rattenbiß sterben. Der Tod kann schon während der ersten Anfälle infolge von Toxämie eintreten, oder bei chronischen Fällen durch die fortschreitende Kachexie bedingt sein.

Die *Wassermannsche Reaktion* wird während des Fiebers häufig positiv gefunden (Masci, Zamorani, Bergamini, Rietti und Gerbasi), nach Blum und Clement in etwa der Hälfte der Fälle (Costa und Troisier, Arkin, Mauriac, Bahl). Diagnostisch verwertbar ist sie natürlich nur dann, wenn Syphilis mit Sicherheit ausgeschlossen werden kann (McDermott, Knowles und das Gupta, Taoka, Bruni). Kitagawa und Mukoyama, Row hatten immer negative Befunde. Taoka beobachtete außer der Wa.R. noch das Auftreten von heterophilen Hämolysinen. Die Diazoreaktion wird von Torijama als positiv, von Gerbasi bei einer allerdings geringen Zahl von Fällen als negativ angegeben.

Die Rattenbißkrankheit ist in letzter Zeit wiederholt an Stelle der Malaria und des Rückfallfiebers zur *Behandlung der progressiven Paralyse* herangezogen worden. (Zuerst von Mooser über Anregung von Plaut, dann von Solomon, Beck, Theiler und Clay, von Schockaert, Grabow und Krey, Kihn, Bayne-Jones, Herzfeld u. a.). Zur Impfung werden einige Tropfen virushaltigen Mäuse- oder Meerschweinchenblutes in physiologischer Kochsalzlösung dem Patienten intravenös injiziert. Das Krankheitsbild stimmt im wesentlichen mit dem der natürlichen Infektion überein, der lästige Primäraffekt kann durch peinlich genaue intravenöse Injektion vermieden werden. Kihn findet den Verlauf der experimentellen Krankheit im allgemeinen leichter als den der natürlichen und von der einverleibten Virusdosis abhängig. Hershfield beobachtete wiederholt entzündliche Gelenksschwellungen und Myositis. Die Infektion läßt sich durch 3—4 Injektionen von Neosalvarsan (0,4—0,6 g) oder verwandten Präparaten leicht beherrschen.

Pathologische Anatomie.

Die pathologisch-anatomischen Veränderungen, welche das Rattenbiß-fieber beim Menschen verursacht, sind infolge der geringen Anzahl von Obduktionen noch wenig bekannt. Die vorhandenen Befunde bieten wenig Charakteristisches. Miura und Torijama fanden bei einem 70 Tage nach dem Biß verstorbenen Falle Vermehrung des Liquor cerebrospinalis, Hyperämie der Hirnhäute und geringes Lungenödem. Blake sah in einem, durch Streptotricheen verursachten Falle, der ein Jahr nach dem Beginn der Krankheit zur Obduktion kam, ulceröse Endokarditis, Myokarditis, hämorrhagische Infarkte der Milz, interstizielle und glomeruläre Nephritis, Ödem der Niere, der Nebenniere und der Lunge. Kaneko und Okuda führten zwei Obduktionen nach etwa dreimonatiger Krankheitsdauer durch, sie fanden einmal starke Kachexie, Hyperämie der Eingeweide, Degeneration im Zentrum der Leberlappen, in den Muskeln und Nervenfasern, Zylinder in der Niere, Katarrh des Magens, der Blase und des Darms. Die Schwellung der Lymphknoten ist durch Hyperplasie bedingt.

Histologische Analysen des Exanthems und des Primäraffektes, der aus einer Exsudation von Leukocyten, Histiocyten, Plasmazellen und Fibroblasten besteht, geben PROESCHER, MATSUMOTO, MARTINOTTI u. a.

Der Erreger.

Die ätiologischen Untersuchungen, die vor der Entdeckung der Spirille durchgeführt wurden, haben heute nurmehr historisches Interesse. OGATA beschrieb 1908 ein Sporozoon muris (das später auch von SHIKAMI gesehen wurde), bezeichnete aber nach neuerlichem Studium der Frage einen Aspergillus als den Erreger. (An der Bedeutung des Sporozoon scheint bisher nur BURBI festzuhalten, da er noch 1928 die dadurch hervorgerufenen Fälle unter dem Namen Pseudosodoku zusammengefaßt wissen will.) PROESCHER züchtete aus dem Blute rattenbißkranker Menschen einen Bacillus septicomuris, MIDDLETON, OFENHEIM, DOUGLAS, COLEBROOK und FLEMING fanden im Blute Kokken.

SCHOTTMÜLLER züchtete in einem Falle von fieberhafter Erkrankung nach Rattenbiß aus dem Blute des Patienten eine Streptothrixart, die er Streptothrix muris ratti nannte. Bei einem zweiten Falle im Anschlusse an einen Eichhörnchenbiß fand er im Eiter der Metastasen ebenfalls eine Streptothrix, die er mit dem Namen Streptothrix taraxeri cepapi belegte. Mit der Reinkultur konnte beim Affen ein analoges Krankheitsbild erzeugt werden. Schon die Tatsache, daß in diesem letzteren Falle eitrige Metastasen bei der natürlichen und experimentellen Krankheit zur Beobachtung kamen, beweist wohl zur Genüge, daß hier nicht die klassische Rattenbißkrankheit, wenigstens nicht in reiner Form, vorlag. SCHOTTMÜLLER selbst äußerte auch die Vermutung, daß es neben den gefundenen Streptothricheen noch andere Erreger der Bißkrankheit geben könnte. Streptothrixarten sind später noch von zahlreichen Autoren bei fieberhaften Erkrankungen im Gefolge von Bißwunden gefunden worden (TUNICLIFF und MEYER, THORPE, EBERTH und HESSE, BLAKE, TILESTON, LITTERER, ROSE). BLAKE sah in seinem Falle auch Agglutination des Streptothrix durch das Patientenserum. In diesen Fällen lag offenbar Sekundärinfektion durch Streptothricheen vor, oder es war durch diese Keime eine rattenbißähnliche Erkrankung erzeugt worden. Die infizierenden Streptothricheen gelangen vermutlich mit dem Speichel des beißenden Tieres in die Wunde. Bei Ratten sollen diese Mikroorganismen häufige Erreger einer Bronchopneumonie sein. MCDERMOTT glaubt, daß jene Fälle, die mit starker Eiterung des Primäraffektes einhergehen und auf Salvarsan schlecht oder gar nicht reagieren, durch Streptothricheen verursacht seien. In den Tropen werden nach KNOWLES und DAS GUPTA nicht selten Wunden aus der Luft mit Streptothricheen infiziert. Diese Forscher beobachteten in einem Falle neben dem typischen Spirillum minus Streptothricheen im Blute des Patienten. Nach einer Mauspassage war nur mehr das Spirillum vorhanden, es lag also eine deutliche Sekundärinfektion vor.

Auf Grund des Erfolges der Salvarsantherapie sprach HATA bereits 1912 die Vermutung aus, daß der Erreger der Rattenbißkrankheit eine Spirochäte sein könnte. Ihm schlossen sich SURVEYOR, ODA, CROHN-BURILL an.

Eine entscheidende Wendung erfuhr die Sodokuforschung durch die Entdeckung des Keimes der heute als Erreger allseits anerkannt ist. FUTAKI, TAKAKI, TANIGUCHI und OSUMI fanden 1915 im Drüsenpunktat, im Blute und im Exanthem einen Mikroorganismus, den sie *Spirochaeta morsus muris* nannten. Schon wenige Monate später sahen ISHIWARA, OTHAWARA und TAMURA den gleichen Mikroorganismus in den Geweben experimentell infizierter Tiere und erzeugten beim Affen eine der menschlichen ähnliche Krankheit.

Die Erregernatur dieses Keimes ist über allen Zweifel sicher gestellt: 1. durch die leichte Nachweisbarkeit der Spirochäten in den erkrankten Geweben, auch im Blute des Patienten; 2. durch die Möglichkeit beim Versuchstiere eine der menschlichen ähnliche Krankheit zu erzeugen und sie vom Tier auf den Menschen rückzuübertragen, 3. durch serologische Reaktionen; 4. durch das Verschwinden des Keimes bei der Heilung.

Der Erreger ist ein beiderseits begeißeltes, kurzes Spirillum, das plumper erscheint als die anderen Keime dieser Gruppe. Die Länge wechselt zwischen 1—9 μ (ohne Geißel) und beträgt in der Regel 2—4 μ. Die Dicke beträgt ungefähr 0,1 μ. Die Zahl der Windungen wechselt zwischen 2 und 6, kann sich aber ausnahmsweise auch auf 10 erhöhen. Die einzelne Windung hat eine Weite von 1—2 μ und eine Tiefe von 0,7—0,8 μ.

Die Entdecker des Keimes unterscheiden zwei Formtypen, und zwar eine längere, dünne, stark flexible und eine kurze, plumpe, starre Type. Es wäre unberechtigt allein auf Grund der wechselnden Länge eine Artentrennung vorzunehmen, zumal Robertson ein Wechseln der Körperlänge von 1,5—10 μ (ohne Geißeln) an aufeinanderfolgenden Tagen beobachtet hat. Viel schwerer fiele ein Unterschied im Bewegungstypus ins Gewicht: wenn im Versuchstiere zarte, flexible Keime neben kurzen dicken gefunden werden, die sich durch Geißeln fortbewegen, dann liegt die Vermutung nahe, daß es sich um eine Mischinfektion mit zwei verschiedenen Arten handelt (Zuelzer). Der Vergleich mehrerer Rattenbißstämme verschiedener Herkunft hat jedenfalls durchgreifende Unterschiede nicht erkennen lassen (Worms), auch histologische Untersuchungen (Kaneko und Okuda) sprechen für die Zugehörigkeit beider Typen zur gleichen Art. Nach Ruys ist der Keim nicht korkzieherartig geformt, sondern seine Windungen liegen in einer Ebene. Von taurocholsaurem Natrium wird die Spirille aufgelöst, während Saponin ohne Wirkung ist (Soesilo).

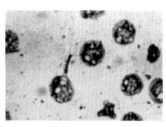

Abb. 4. Rattenbißspirille im Blute des Meerschweinchens. (Geißelfärbung nach Löffler.)

Die Rattenbißspirille färbt sich am besten mit Giemsa- und Leishmann-Farbstoff, oder mit einer der üblichen Versilberungsmethoden. Sie kann aber auch mit den gebräuchlichen Anilinfarbstoffen dargestellt werden, sie ist grampositiv. Nach Sawada bewähren sich vornehmlich basische, Triphenylmethanfarbstoffe (Himmelblau VR), saure Farbstoffe sind wenig brauchbar.

Die Bewegungen des Keimes sind außerordentlich rasch und stoßartig, ähnlich denen eines Vibrio. Seine Beweglichkeit verdankt er seiner Begeißelung. Über die Zahl der Geißeln sind die Meinungen der Autoren geteilt: Futaki, van Lookeren, Mooser, Parmanand sahen nur eine Geißel jederseits, Zuelzer, Adachi, Ruys, Mackie und McDermott dagegen mehrere. Die Länge der einzelnen Geißel beträgt 3—4 μ, sie können nur mit Hilfe der bekannten Geißelfärbungsmethoden (Fontana, Löffler) dargestellt werden. Nach Zuelzer sind die Geißeln nicht nur an den Enden des Keimes, sondern oft auch an seiner Mitte zu finden, was vermutlich als beginnende Querteilung aufzufassen ist.

Da der Leib des Mikroorganismus keine Eigenbewegung erkennen läßt, sondern auch bei stärkerer Bewegung starr gehalten wird, und die Ortsveränderung ausschließlich durch die Bewegung der Geißel zustandekommt, muß man den Keim nach der derzeit geltenden Nomenklatur zu den *Spirillen* zählen.

Die Bezeichnung Spirochaeta besteht demnach zu Unrecht (ZUELZER, ADACHI, RUYS, ROBERTSON).

MANSON-BAHR dagegen zählt den Keim ebenso wie FUTAKI zu den Spironemen, STITT zu den Leptospiren. MOOSER beobachtete allerdings Bewegungen des Leibes und hält den Erreger demnach für eine Spirochäte, ihm schließen sich SANGIORGI, POGGI, ZUCCOLA und GELONESI an.

Dieser Mikroorganismus, Spirillum morsus muris, der von den japanischen Forschern als der Erreger der Rattenbißkrankheit erkannt wurde, ist zweifellos schon viel früher von mehreren Autoren gesehen worden. Als älteste Beobachtung muß die von VANDYKE CARTER angesprochen werden, der im Jahre 1887 in Bombay eine Spirille im Blute der Ratte (Mus decumanus) sah, die er Spirillum minor nannte. 1889 fand LINGAARD im Pundjab einen ähnlichen Organismus bei Mus giganteus, den er auf Meerschweinchen und Kaninchen übertragen konnte. Ähnliche Mikroorganismen beschrieben später noch McNEAL (Spir. muris. var. Virginiana), DEETJEN, BORREL, WENYON (1906) unter dem Namen Spirochaeta muris, MEZINESCU (Spir. muris, var. Galatziana) und BREINL und KINGHORN unter dem Namen Spirochaeta laverani.

Das Vorkommen einer *filtrablen Form* ist von SALIMBENI, KERMOGANT und GARCIN behauptet worden. Diese Autoren konnten Mäuse mit dem Filtrat einer Mäusemilz (Chamberland L 3) infizieren. VAN LOOCKEREN, McDERMOTT u. a. hatten stets negative Resultate.

Die *Kultur* der Rattenbißspirille auf künstlichen Nährboden ist noch nicht mit Sicherheit gelungen: FUTAKI und seine Mitarbeiter erzielten Vermehrung des Keimes in den SHIMAMINEschen Nährboden und einige Subkulturen in 1% Glucosebouillon mit Rattenblutzusatz, auch bewährte sich eine Mischung von SHIMAMINE- und VERVOORT-Nährboden. Die gezüchteten spirillenähnlichen Gebilde zeigten im Tierversuch allerdings keine Virulenz. Über analoge Befunde berichtet ONORATO, die von BRUMPT jedoch nicht bestätigt werden konnten. Ebenso harren die positiven Ergebnisse von MANTOVANI (REITER-RAMM-Nährboden mit Meerschweinchenherzblut), TEJERA (NOGUCHI-Nährboden), JOEKES der Bestätigung. SCHOCKAERT, ROBERTSON, FASIANI, McDERMOTT u. a. Untersucher hatten nur negative Ergebnisse zu verzeichnen.

Übertragung des Virus.

Die Krankheit wird in der Regel durch die Ratte (Mus rattus v. decumanus, v. giganteus), gelegentlich auch durch andere Tiere, Frettchen (ATKINSON, NIXON), Wiesel (MANSON-BAHR, SCHEUBE, ASHANO), Eichhörnchen (SCHOTT-MÜLLER), Hund (CAZAMIAN), Katze (MOSER, DOHI, NEJROTTI, MANSON-BAHR, KITAGAWA, NICOLAYSON), Schwein (SMALLWOOD) übertragen. Die Maus, die das Virus häufig beherbergt (Mus domesticus, microtus montebelli) ist für den Menschen weniger gefährlich, da sie selten so tief beißt, daß Capillaren eröffnet werden.

Die Häufigkeit der natürlichen Infektion bei den Ratten scheint in den einzelnen Ländern sehr verschieden zu sein (s. Tabelle auf S. 408).

Unter den weißen Mäusen des Laboratoriums fand WORMS ebenfalls 1% infiziert. Untersuchungen über die Häufigkeit spontaninfizierter, wilder Mäuse liegen nicht vor. Die in Ratten parasitierenden Stämme sind in der Regel virulenter als die aus Mäusen stammenden, ohne daß diese Differenz eine Artentrennung rechtfertigen würde (WORMS).

Die Spirillen verlassen den Körper der Ratte allem Anscheine nach nicht durch die Speicheldrüse, da Infektionsversuche mit reinem, blutfrei gewonnenem Speichel stets negativ verlaufen (WORMS). Allerdings haben KUSAMA, KOBAYASHI und KUZUNSHI Spirillen im Ausführungsgang und in den Tubuli der Speicheldrüse histologisch nachgewiesen. Wenn Spirillen im Speichel der Tiere vorkommen (POGGI fand 1%), dann sind sie offenbar durch Spuren von Blut beigemischt, die infolge von Zahnfleischverletzungen während des Bisses — (es wurden sogar abgebrochene Schneidezähne der Ratten in Bißwunden gefunden,

Frugoni, Borelli) — oder von pyrrhoeartigen Erkrankungen der Gingiva ausgetreten sind (Mackie und McDermott). Auch besteht sie Möglichkeit, daß die Wunde durch spirillenhaltiges Conjunctivalsekret der Ratten infiziert wird (Mooser). Die Verbreitung des Virus unter den wilden Ratten geschieht wohl hauptsächlich durch Biß, wofür auch Experimente von Kusama, Ishiwara, Ruys, Soesilo sprechen.

Ruge hat aus der Literatur folgende Tabelle zusammengestellt.

Untersucher	Ort der Untersuchung	Art der Ratten	Zahl der untersuchten Ratten	infiziert %
Ido, Ito, Wani, Okuda, Ishiwara, Ohtawara	Japan	Microt. montebelli	150	2,6
und Tamura	,,	Ratten	73	8,2
		Mus alexandr.	3	100,0
Matsusaki	,,	Ratten	84	5,9
Tsuneoka	,,	,,	58	13,8
Kusama	,,	,,	24	8,2
Kobayashi, Kodama	,,	Microt. montebelli	83	37,3
Parmanand	Bombay	Mus. rattus		
,,	,,	Mus. alexandr.	100	13,0
,,		M. bengal.		
Soesilo	Weltevreden	Mus. decum.	10	0,0
		Mus. rattus	20	5,0
Basile	ital. Somaliland	Ratten	15	9,0
Coles	England	,,	100	1,0
Joekes	,,	,,	Anzahl fehlt	25,0
Takaki	Wien	,,	8	12,5
Charlotte Ruys	Amsterdam	Mus. rattus	15	6,7
,,	,,	Mus. decum.	235	0,8
Tejera	Caracas	Ratten	Anzahl fehlt	10,0
Bayne-Jones	Baltimore	,,	25	0,0

Daneben kommt die Möglichkeit der Fütterungsinfektion in Betracht. Boyd beschreibt einen Fall von Infektion eines Menschen durch Verzehren einer rohen Ratte. Kusama, Kobayashi und Kasai erzielten durch Verfütterung von spirillenhaltigem Material an 24 Mäuse in 4 Fällen Infektion, wobei allerdings die Möglichkeit einer Übertragung durch Biß nicht mit voller Sicherheit ausgeschlossen werden konnte. Schockaert hatte stets negative Fütterungsresultate. Unter natürlichen Verhältnissen können sich wohl gesunde Tiere beim Verzehren kranker infizieren, wenn sie Verletzungen an der äußeren Haut oder an den Schleimhäuten tragen (Arkin).

Mooser konnte im Selbstversuch durch Verschlucken einer kleinen Menge spirillenhaltigen Mäuseblutes keine Infektion auslösen.

Der Harn kranker Menschen und Tiere enthält das Virus in der Regel nicht, wo dies doch der Fall ist, dürften ebenso wie beim Speichel geringe Blutspuren infolge von Schleimhautverletzungen die Infektion bedingen. Die positiven Befunde von Tsuneoka, Onorato, konnte Worms nicht bestätigen. Der Darminhalt ist immer virusfrei. Im Liquor cerebrospinalis fand Onorato einmal den Erreger, der wohl auch hier durch Öffnen von Blutcapillaren hereingeraten war.

Die unverletzte Haut kann der Erreger allem Anscheine nach nicht durchdringen: Mooser erzielte durch Antrocknenlassen von virushaltigem Blut an die unverletzte Haut keine Infektion. Dagegen scheint die Schleimhaut nicht ganz impermeabel zu sein: HONDA beobachtete nach Eintropfen von virushaltigem Blut in den Bindehautsack gesunder Mäuse in 27%, nach Eintropfen in die Mundhöhle in 22% Infektionen.

Für die Verbreitung des Virus unter den Ratten kommen nach den bisherigen Befunden *Ektoparasiten* nicht in Betracht. Stallinfektionen wurden niemals beobachtet. SCHOCKAERT und WENYON injizierten Mäusen zerriebene Meerschweinchenläuse, die an infizierten Meerschweinchen gesammelt worden waren, ohne Erfolg. BASU fütterte Rattenflöhe an infizierten Tieren, die Spirillen lebten 24 Stunden lang in den Faeces der Flöhe, wanderten jedoch nicht in die Cölomhöhle ein.

Für die Verbreitung der Spirillen unter den Nagetieren dürften demnach in erster Linie Infektionen durch Biß oder Fütterungsinfektionen bei gleichzeitig bestehenden Schleimhautverletzungen verantwortlich sein. Daneben besteht die Möglichkeit einer genitalen Übertragung durch Kohabitation, wie sie MOOSER beim Kaninchen beobachtet hat.

Intrauterine Infektion des Embryos auf transplazentarem Wege wird von SALIMBENI, KERMOGANT und GARCIN behauptet: aus der Kopulation zweier infizierter Meerschweinchen gingen zwei Junge hervor, von denen eines normal gestaltet war, das andere starke Deformationen aufwies. Drei Tage nach der Geburt waren im Blute beider Tiere Spirillen vorhanden. Die Spirillen sollen von dem kranken Muttertier auf die Jungen übergehen, während ein kranker Bock die Krankheit nicht zu übertragen vermag. Im Gegensatz zu diesen Befunden konnten WORMS, ABE, SCHOCKAERT, McDERMOTT bei Mäusen niemals intrauterine Infektion erzielen. LOUSTE und THIBAUT erwähnen einen Fall von chronischem Sodoku bei einem Arzte, dessen nach der Infektion gezeugte Kinder an anfallsweisem Fieber litten. Die Autoren glauben hier eine paterne Übertragung des Virus annehmen zu können.

Die experimentelle Krankheit der Laboratoriumstiere.

Die gebräuchlichen Laboratoriumstiere sind für das Rattenbißvirus ausnahmslos empfänglich, wenngleich die von ihnen dargebotenen Symptome von dem Krankheitsbilde des Menschen mehr oder weniger stark abweichen.

Alle Autoren, die Gelegenheit hatten, an *Affen* zu experimentieren, berichten übereinstimmend die Ähnlichkeit der experimentellen mit der menschlichen Krankheit: die Tiere reagieren mit Primäraffekt, unregelmäßigem Fieber (während dessen die Wa.R. positiv ist) und Exanthem. Spirillen sind im Blute während des Fiebers spärlich vorhanden. Unter Bildung reichlicher Immunstoffe tritt spontane Heilung ein (FUTAKI und Mitarbeiter, ISHIWRA und Mitarbeiter, KOBAYASHI und KODAMA, vanLOOKEREN, RUYS).

Das feinste Reagens auf das Vorhandensein der Rattenbißspirille ist die *weiße Maus*, die für alle Stämme empfänglich ist. Die Inkubationszeit, d. h. die Zeit zwischen der Infektion und dem Auftreten der Keime im Blute schwankt in der Regel zwischen 4 und 10 Tagen, doch sind Spirillen nicht allzu selten schon nach 24 Stunden im Blute sichtbar. Andererseits kann sich die Inkubationszeit bei besonders schwach virulenten Stämmen oder bei geringer Infektionsdose bis auf 15 Tage ausdehnen. Die Zahl der Spirillen im Blute steigt bis zur dritten Woche auf etwa 4—15 Exemplare im Gesichtsfelde an. Nach einer Acme, die 4—8 Tage dauert, sinkt die Zahl allmählich ab, doch sind auch nach Wochen noch vereinzelte Keime im Blute vorhanden. In den Geweben läßt sich der Erreger durch Übertragung auf frische Mäuse während der ganzen Lebenszeit des Tieres nachweisen. Krankheitssymptome wurden bei der Maus niemals beobachtet, auch scheint es, daß das Wohlbefinden und die Lebensdauer des Tieres durch die Infektion in keiner Weise beeinträchtigt wird.

WORMS fand unter 70 weißen Mäusen 2 refraktäre, die vermutlich eine natürliche Infektion überstanden hatten.

Nach experimenteller Infektion *der Ratte* erscheinen die Spirillen entsprechend der Virulenz und der Zahl der eingeimpften Keime nach 4—30 Tagen im Blute. Sie vermehren sich in den nächsten Tagen, ohne jemals so zahlreich zu werden wie bei der weißen Maus. Nach 1—2 Wochen verschwinden sie aus dem Blute, bleiben aber in den parenchymatösen Organen, sowie im Bindegewebe der Augenlider, der Schnauze und der Geschlechtsorgane noch monatelang nachweisbar. Die Tiere überstehen die Infektion in allen Fällen zumeist ohne äußere Krankheitszeichen darzubieten. Primäraffekte werden nach HONDA bei Ratten und Mäusen niemals beobachtet. MATSUMOTO und ADACHI dagegen beschreiben diffuse Orchitis bei direkter Verimpfung in den Rattenhoden. MOOSER beobachtete Keratitis, Iritis mit Synechien und Conjunctivitis mit infektiösem Sekret. VAN LOOKEREN behauptet, daß die Infektion das Leben der Tiere verkürze. Die natürlich infizierten wilden Ratten sollen besonders aggressiv (MIYAKE), nach anderen Autoren dagegen krank und leicht zu fangen sein (MOOSER, VAN LOOKEREN).

Bei der Obduktion fand FUTAKI die Milz der Ratte mitunter leicht vergrößert. Deutliche Symptome treten offenbar nur nach Infektion mit stark virulenten Stämmen auf. Mit schwach virulenten Stämmen, solchen die aus natürlich infizierten Mäusen stammen, lassen sich nur junge Ratten, oder erwachsene, denen zuvor die Milz exstirpiert wurde, infizieren (KUSAMA, WENYON, KASAI, ROBERTSON, RUYS, SCHOCKAERT). WORMS fand in dieser Hinsicht allerdings keinen durchgreifenden Unterschied. Nicht selten — namentlich bei alten Tieren — bleibt der Spirillenbefund im Blute aus und die stattgehabte Infektion läßt sich nur aus dem Auftreten von Immunstoffen im Blute erkennen. Schwach virulente Infektionen heilen bei wilden Ratten mitunter spontan nach kurzer Zeit aus.

Das Meerschweinchen reagiert auf die Infektion mit charakteristischen Krankheitszeichen, die ebenfalls je nach der Virulenz des Stammes, der Resistenz des Tieres und der Größe der Infektionsdose mehr oder weniger deutlich ausgeprägt sind. Nach subcutaner oder intracutaner Infektion mit einem virulenten Stamme entwickelt sich im Verlaufe von 5—15 Tagen ein Primäraffekt, bestehend in einer teigigen Schwellung der Impfstelle, in der Spirochäten mikroskopisch meist nicht nachweisbar sind. Die regionären Lymphknoten schwellen an. Gleichzeitig steigt auch die Temperatur des Tieres über die Norm. Das Fieber verläuft unregelmäßig und hält sich bei hochvirulenten Stämmen während der ersten drei Wochen auf etwa 40° C mit starken Remissionen. Später sinkt es dann bis zum Tode des Tieres allmählich ab. Während des Fiebers sind im Blute des Meerschweinchens der Erreger mikroskopisch in wechselnder Zahl nachweisbar. Bei längerer Krankheitsdauer nimmt ihre Zahl ab, es stellen sich dann charakteristische Ödeme der Haut an den Augenlidern, der Nase, den Lippen, den Ohrwurzeln und den Genitalien ein. An den ödematösen Stellen fallen die Haare aus und zwar zuerst an der Oberlippe, am Augenlid und an der Nase, weiterhin können die Brust, die Innenfläche der Beine und schließlich der ganze Körper befallen sein. Die haarlosen Stellen sind mit gelblichen Schuppen bedeckt und können stellenweise exulcerieren. Besonders deutlich ist der durch Ansiedlung der Spirillen in der Haut bedingte Haarausfall bei jungen Meerschweinchen. Überstehen die Tiere die Krankheit, so wachsen die Haare wieder nach. Während des Fiebers erleiden die Tiere einen erheblichen Gewichtsverlust, der schließlich zu schwerster Kachexie führen kann. Daneben beobachtet man in schweren Fällen häufig Keratitis und Conjunctivitis. Im Blute vermehren sich die polynukleären Leukocyten vom dritten Tage nach der Infektion bis zum Tode allmählich, während die Lymphocyten in gleichem Maße abnehmen (ISHIZU). MEDI beschreibt dagegen Leukopenie und Überwiegen der lymphocytären Elemente. Die Monocyten sind vermehrt. Die Zahl der roten Blutkörperchen sinkt, während das Bild der Poikilocytose, Anisocytose und Polychromasie immer deutlicher hervortritt (ISHIZU). Die Krankheit des Meerschweinchens verläuft bei Verwendung virulenter Stämme immer tödlich. Der Tod tritt in der Regel nach 2—4 Monaten ein, kann aber, — namentlich bei jungen Tieren — auch schon nach 2 Wochen erfolgen. Nach Infektion mit schwach virulenten Stämmen ist der Krankheitsverlauf im allgemeinen milder: die charakteristischen Symptome, Primäraffekt, Fieber, Haarausfall, Gewichtsverlust sind weniger deutlich ausgeprägt, oder können vollkommen fehlen (ABE). Mit einem solchen Stamme hatte WORMS eine Sterblichkeit von nur 30% zu verzeichnen. Die Resistenz des Meerschweinchens nimmt mit dem Alter zu (FUTAKI, VAN LOOKEREN, SALIMBENI). Stämme ,die junge Meerschweinchen regelmäßig töten, können bei erwachsenen Tieren völlig symptomlose Infektion erzeugen, die sich erst später am Immunkörpergehalt des Tieres erkennen lassen. Auch scheint es, daß schwache Stämme nicht während der ganzen Lebenszeit des Tieres durch den Übertragungsversuch auf Mäuse nachgewiesen werden können (WORMS).

SALIMBENI, KERMOGANT und GARCIN unterscheiden zwei verschiedene Arten des Krankheitsverlaufes beim Meerschweinchen: eine viscerale mit auffallend starker Milzvergrößerung und eine cutane, bei der Ödeme der Haut im Vordergrunde stehen. Diese letztere, die mit Vergrößerung der Nebennieren einhergeht, soll namentlich bei Albinos vorkommen.

Der Obduktionsbefund der verendeten Tiere ergibt Hyperämie und hämorrhagisch-pneumonische Herde in der Lunge, Kongestion der Leber, Schwellung der Niere mit kleinen Blutungen in der Rinde und Vergrößerung der Nebenniere. In der Bauchhöhle findet man oft spärliches hämorrhagisches Exsudat und eine prall gefüllte Gallenblase (ISHIWARA, OTHAWARA und TAMURA, WORMS).

HEITZMANN fand nach Infektion mit Rattenspirillen beim Meerschweinchen die gleichen histologischen Veränderungen wie nach Infektion mit Mäusespirillen und schließt daraus auf die Zugehörigkeit beider Stämme zu derselben Art.

Zum Nachweis des Erregers bei der menschlichen Erkrankung kommt beim Versagen der mikroskopischen Untersuchung der Übertragungsversuch auf die weiße Maus oder auf das junge Meerschweinchen in Betracht. In diesen Tieren reichern sich wenige Spirillen im Laufe einiger Tage soweit an, daß sie im Blute leicht mikroskopisch nachgewiesen werden können. Man injiziert zu diesem Zwecke 0,1—0,5 ccm Patientenblut, oder nach dem Vorgange von HERZFELD und MACKIE die Emulsion eines geschwollenen Lymphknotens. Mit gleichem Erfolge läßt sich auch Reizserum aus dem Primäraffekte, oder Preßsaft aus excidierten Hautefflorescenzen verwenden (BAYNE-IONES). Das Meerschweinchen eignet sich allerdings nur dann, wenn der Stamm einen entsprechenden Grad von Virulenz besitzt (MUZZARELLI).

Die Rattenbißkrankheit *des Kaninchens* verläuft wesentlich symptomärmer als die des Meerschweinchens: die ersten Untersucher hielten es für refräktär. Nach subcutaner, intraperitonealer und intravenöser Impfung bleibt die Infektion in der Regel vollständig symptomlos und übt keinerlei lebensverkürzenden Einfluß auf das Tier aus. Nur SCHOCKAERT sah 2 Tiere nach 3 bzw. nach 8 Wochen kachektisch sterben. MOOSER sah 8 Tage nach der subcutanen Infektion ödematöse Schwellungen an der Kopfhaut und am Genitale auftreten. Nach intratestaler Impfung entsteht diffuse Orchitis, die sich häufig mit ödematöser Periorchitis und Schwellung der Leistendrüsen vergesellschaftet (MATSUMOTO

und ADACHI, GRABOW und STRUWE). Die Orchitis geht nach der Angabe
von TAKENAKA in Atrophie des Hodenparenchyms über, eine Erscheinung, die
von der Eigenart des Stammes abzuhängen scheint, da sie WORMS auch mit einem
stark virulenten Stamm nicht hervorrufen konnte. Bei percutaner Impfung in
die scarifizierte Scrotalhaut entwickelt sich nach einer Woche ein lokales Ödem,
das anfangs weich ist, später derber wird und — bei Anschwellen der regionären
Lymphknoten — später exulzeriert. Nach 3—4 Wochen verschwindet der
Schanker zumeist ohne eine Narbe zu hinterlassen. Im Reizserum sind die
Spirochäten mikroskopisch nur ausnahmsweise, durch Tierversuch jedoch immer
nachweisbar (MATSUMOTO, SHIN-ICHI und ADACHI). Aus dem Primäraffekt
gehen die Erreger in den Kreislauf über und sind hier nach 1—2 Wochen immer
durch Übertragung auf die Maus, selten im mikroskopischen Präparate nachweisbar. Mit dem Auftreten der Immunstoffe im Serum verschwinden die
Spirillen allmählich aus dem Blute, sind aber in den Geweben — sofern es sich
um einen hinlänglich virulenten Stamm handelt — lebenslänglich vorhanden.
Schwächer virulente Stämme führen nach intratestaler Impfung zu Allgemeininfektion, ohne Schankerbildung hervorzurufen (THEILER). Mit sehr schwach
virulenten Stämmen konnte SCHOCKAERT weder Infektion noch Immunkörper-
bildung im Blute der Kaninchen erzielen.

In das Gehirn der Tiere dringen die Spirillen nicht ein. Auch Schädigungen
des Zentralnervensystems, wie suboccipitale Einspritzung von artfremdem Serum
kann dem Erreger den Weg dahin nicht bahnen (GRABOW).

In Japan scheint die Übertragung der Krankheit durch infizierte Katzen
nicht selten zu sein (Katzenbißkrankheit) (SANO, YAMADA, FUJIDA und SATO,
FUTAKI und Mitarbeiter, ISHIWARA und Mitarbeiter, IZUMI und KATO, KITA-
GAWA, TANOKA, NEJROTTI, ANNECCHINO). Nach experimenteller Infektion
junger *Katzen* beobachtete MOOSER das Auftreten einer haselnußgroßen, teigigen
Schwellung an der Einstichstelle, die rasch verschwand, Spirillen waren im
Blute spärlich vorhanden. Nach einigen Wochen stellten sich bei einem Tiere
Ödeme der Augenlider, sichelförmige Keratitis und Injektion der episcleralen
Gefäße ein. Ähnliche Symptome wies auch ein experimentell infizierter 6 Wochen
alter *Hund* auf. Im Serum des Hundes, wie auch der Katzen, erschienen reich-
liche Immunkörper.

Vollständig symptomlos verläuft nach SCHOCKAERT die Infektion des *Huhnes.*
Auch das Blut dieser Tiere soll nach 6 Wochen spirillolytische Eigenschaften
annehmen.

Immunität.

Der Organismus erwirbt im Laufe der Infektion aktive Immunität, die sich
in dem allmählichen Schwächerwerden der Anfälle, dem Verschwinden der Erreger aus dem Blute und in dem Auftreten von spezifischen Antikörpern geltend
macht. Im Experimente kann auch die Möglichkeit der Reinfektion als Ausdruck bestehender Immunität geprüft werden. ABE fand, daß infizierte Kaninchen eine Superinfektion mit erneuter Schankerbildung nur dann beantworten.
wenn sie spätestens 16—20 Tage nach der ersten Infektion gesetzt wurde.
Dementsprechend fand WORMS Kaninchen 2 und 4 Monate nach scrotaler Infektion für eine Neuimpfung mit homologem und heterologem Virus unempfänglich. War in den Versuchen von ABE der erste Primäraffekt besonders
groß, so trat die Immunität schon einige Tage früher ein. Sterilisierung der
Tiere mit Salvarsan scheint die Immunität abzuschwächen oder zu vernichten,
denn alle Tiere, die vor dem 130. Tage nach der Erstinfektion sterilisiert wurden.
erwiesen sich als reinfizierbar. Erst eine besonders stark entwickelte Immunität
(281—432 Tage nach der Erstinfektion) bleibt auch nach der Sterilisierung

bestehen. Ebenso sah auch MOOSER, daß Kaninchen einige Monate nach der Sterilisierung für eine neue Infektion wieder empfänglich werden und schließt daraus, daß die erworbene Immunität nur durch eine latente Infektion aufrecht erhalten wird. Allerdings erscheint die Immunität auch in dem von Erregern befreiten Organismus einige Zeit lang bestehen zu bleiben.

Meerschweinchen sind nach dem Erscheinen des Primäraffektes für eine zweite Hautinfektion unempfänglich (MOOSER). Nach WORMS reagieren sie nach dem Überstehen einer milden Infektion auf Nachimpfung mit einem hochvirulenten Rattenstamm mit einer nur wenige Tage dauernden, fieberlosen Infektion. Ratten sind dagegen nach dem Verschwinden der Erreger aus dem Blute wieder infizierbar.

TAKATSU glaubt eine lokale Immunität der Haut nach wiederholter Impfung an der gleichen Stelle beim Kaninchen feststellen zu können.

Die gegen den Erreger gerichteten *humoralen Immunstoffe* wurden zuerst von KUSAMA im Serum infizierter Affen gefunden. Die Immunreaktion in vitro besteht in einer Immobilisierung der Spirille, die bei stärker wirksamen Seren bis zur Auflösung des Keimes führt. Zunächst werden die Geißelbewegungen immer langsamer, die Windungen strecken sich, der Leib des Erregers wird durchsichtig und zart, zerfällt in Körnchen und verschwindet schließlich ganz. Die Reaktion tritt je nach der Stärke des Serums momentan, oder nach einiger Zeit ein und kann entweder mikroskopisch oder nach Injektion des Gemisches nach dem Ausfall des Tierversuches beurteilt werden (PFEIFFERscher Versuch). Schwache Immunsera vom Meerschweinchen oder Kaninchen, am Meerschweinchen ausgewertet, verhindern nur die Entstehung des Primäraffektes, während stärkere die Infektion vollständig unterdrücken (MOOSER). Wird eine Mischung von 50 Tropfen Immunserum und 3 Tropfen Virusblut nach einstündiger Bebrütung einer Maus injiziert, so bleibt die Infektion aus, oder tritt erst nach langer Inkubationszeit in Erscheinung. YAMADA fand beim Kaninchen auch Agglutinine bis zur Verdünnung 1:20.

Im Serum des Menschen sind Immunstoffe oft schon nach dem ersten Anfalle nachweisbar und lassen sich auch diagnostisch verwerten. Nach KNOWLES und DAS GUPTA werden gleiche Teile von Menschenserum (in der Verdünnung 1:5) und spirillenhaltigem Mäuseblut gemischt und 15 Minuten später mikroskopisch untersucht. Tritt Immobilisierung des Erregers nach dieser Zeit ein, so beweist dies, daß der Patient an Rattenbißfieber leidet, vorausgesetzt, daß Kontrollen mit normalem Menschenserum den Spirillenstamm unbeeinflußt lassen. Ein negativer Ausfall der Reaktion schließt die Krankheit nicht unbedingt aus, da die Antikörper im Blut infizierter Menschen mitunter fehlen. Unter den Laboratoriumstieren ist das Kaninchen der beste Antikörperbildner. SCHOCKAERT findet reichliche Immunstoffe, allerdings nur nach Infektion mit Rattenstämmen, keine dagegen auch Infektion mit Mäusestämmen. Ähnliche Befunde erhob auch RUYS. Dagegen läßt WORMS einen scharfen Gegensatz zwischen beiden Stämmen nicht gelten: er fand das mit dem Rattenstamm erzeugte Serum gegen beide Stämme, das mit dem Mäusestamm hergestellte nur gegen diesen selbst wirksam.

Im Blute des Kaninchens erscheinen nach MOOSER die Immunstoffe ungefähr zu dem Zeitpunkte, da die darin enthaltenen Spirillen verschwinden. Der Antikörpergehalt steigt rasch bis zur Verdünnung 1:100 und sinkt dann im Laufe der nächsten Monate, ohne jedoch ganz zu verschwinden. Noch ein Jahr nach der Infektion kann das Kaninchenserum in der Verdünnung 1:5 bis 1:10 wirksam sein. Trotz dieses Antikörpergehaltes persistieren die Spirillen lebenslänglich in den Lymphknoten des Kaninchens. Werden diese aber im Eigenserum des Tieres verrieben, so sterben die Erreger in kurzer Zeit ab. Daraus geht hervor, daß die Immunstoffe die intakten Gefäßwände nicht passieren können (Mooser).

Nach Grabow sind beim Kaninchen mit lange sich hinziehenden Hauterscheinungen Blut und innere Organe immer parasitenfrei, nur in der Haut sind die Keime dauernd nachweisbar. Antikörper sind allerdings immer nur im Blute, niemals in der Haut vorhanden.

Das Meerschweinchen bildet weit geringere Mengen von Antikörpern, ein Umstand, der in der hohen Letalität der Infektion zum Ausdrucke kommt. Erst 3 Monate nach der Infektion sah Schockaert Immunstoffe bei reichlichem Spirillengehalt des Blutes auftreten. Zweifellos sind die Immunkörper in diesen Fällen die Ursache des chronischen Krankheitsverlaufes, da die Tiere sonst früher erliegen. Nach dem gleichen Autor sollen auch schwach virulente Mäusestämme, die mikroskopisch im Blute niemals nachweisbar sind, gegen sich selbst gerichtete Antikörper im Meerschweinchen erzeugen. Andere Autoren fanden beim Meerschweinchen überhaupt keine Immunstoffe.

Ratten und Mäuse bilden keine humoralen Schutzstoffe (Schockaert), dagegen treten sie nach experimenteller Infektion bei Hühnern auf, trotzdem eine Vermehrung der Spirillen bei dieser Tierart nicht wahrnehmbar ist.

Die Immunitätsreaktion ist auch zur Entscheidung der Frage nach Unität oder Dualität des Virus herangezogen worden. Ruys hat auf Grund der Tatsache, daß ein mit einem schwach virulenten Mäusestamm hergestelltes Kaninchenserum Ratten- und Menschenstämme nicht beeinflußt, nach dem Vorgange von Kasai ein wenig virulentes Spirillum minus, variatio muris von dem pathogenen Spirillum minus, variatio morsus muris, abgetrennt. Die Notwendigkeit einer solchen Teilung besteht jedoch nicht, da durch den umgekehrten Versuch, die Lösung beider Stämme in einem mit der virulenten Art hergestellten Serum die antigene Verwandtschaft hinlänglich bewiesen ist. Die schwache Immunkörperproduktion des Mäusestammes ist aus seiner geringen Virulenz leicht erklärlich (Robertson, Worms).

Nach Schockaert sollen Spirillen aus chronisch kranken Tieren gegen die Wirkung des Immunserums resistenter sein als Spirillen des gleichen Stammes aus frisch infizierten Tieren, was im Sinne einer Serumfestigkeit zu deuten wäre.

Auch im bereits erkrankten Organismus läßt sich auf passivem Wege eine, wenn auch geringe Wirksamkeit des Immunserums nachweisen. Schockaert injizierte einem Meerschweinchen am 10. Tage anch der Infektion 1,8 ccm menschlichen Rekonvalescentenserums und sah die Spirillen eine Stunde später aus dem Blute verschwinden. Das Tier starb kurz darauf, vermutlich an Endotoxinvergiftung. Auch aus dem Blute der Maus verschwinden die Erreger nach Einverleibung einer entsprechenden Dosis von Immunserum sehr rasch, um nach einigen Tagen wieder zu erscheinen. Eine transplazentare Übertragung der Immunstoffe vom Muttertier auf die Jungen findet nicht statt.

Die Therapie.

Die Therapie besteht in der Verabreichung von Arsenpräparaten. Franchini, Ruggiero sahen nach der Verabreichung von Natriumkakodylat und Fowlerscher Lösung, Horder, Frugoni nach Atoxyl, Proescher nach Arsazetin Rückgang der Erscheinungen. Am besten hat sich das Salvarsan und die von ihm abgeleiteten Präparate bewährt, die oft schon nach einmaliger Injektion rasche und vollständige Heilung herbeiführen (Low und Cockin, Sakurane, Oda, Adams, Herzfeld und Mackie, Row, Briggs, Cilento, Hata, Futaki und Mitarbeiter, Ishiwara, Othawara und Tamura, Surveyor, Dalal u. a.).

Immerhin sind nach einmaliger Verabreichung Rezidive nicht selten, es werden daher von vielen Autoren 3—5 Dosen zu 0,3—0,6 g intravenös empfohlen (POWELL und BANA, WINKELBAUER, DUJARRIC DE LA RIVIÉRE, BURTON-FANNING, KIHN u. a.). KIHN stellte eine Abhängigkeit der Dosis therapeutica von der Stärke der Infektion und vom Zeitpunkt der Injektion fest. In späteren Krankheitsstadien sind geringere Dosen erforderlich, da der steigende Antikörpergehalt des Blutes die Sterilisierung des Organismus unterstützt. Nach der Injektion wird mitunter das Auftreten der HERXHEIMERschen Reaktion beobachtet. Jedenfalls muß vor zu geringen Dosen gewarnt werden, die nach D'APERT, KERMONGANT und GARCIN, MUZZARELLI das Krankheitsbild verschlimmern können.

Neben dem Salvarsan sind auch verwandte Arsenobenzole wirksam (LOW, RISAENER und NICHOLLS, DE LANGE und WOLFF, GUILLARD, COMBY, WORMS). SHIMADA fand Salvarsannatrium in 50% Traubenzuckerlösung besonders wirksam.

Von anderen chemotherapeutischen Präparaten wurden Antimon von SCHOCKAERT, Platin von UMEMOTO, Gold in Form von Colobiase von GREUYET und LEHUCHER, als Sanocrysin von KIHN, als Lopion und Solganal von FISCHL, Silber in Form von Elektrargol von ZANZINI und von ZAMURANI, Quecksilber in Form von Inunktionen oder intravenösen Sublimatinjektionen von OGATA und von BORELLI, endlich das Wismut — allerdings ohne Erfolg — von D'APERT versucht. Im Experiment bewährt sich dagegen Trepol nach Versuchen von YAMADA gut.

Alle diese Präparate können in wechselndem Maße den Infektionsverlauf beeinflussen, doch stehen sie durchwegs dem Salvarsan an Wirksamkeit nach.

Chinin hat ebenso wie Acridinfarbstoffe und Germanin keinerlei therapeutischen Effekt (SCHOCKAERT). Eine Zusammenfassung über die chemotherapeutische Behandlung experimentell infizierter Laboratoriumstiere gibt SCHLOSSBERGER.

Durch intracutane Salvarsaninjektion vor oder nach der Infektion kann das Auftreten des Primäraffektes für längere Zeit hinausgeschoben werden (TAKATSU).

OKAWA konnte durch fortgesetzte Behandlung mit steigenden, sehr geringen Mengen von Saviolnatrium eine teilweise Festigung der Spirillen gegen dieses Präparat erzielen. Deutlichere Resultate hatte AKAGAWA bei der Festigung gegen Neotropol und Germanin. Durch wiederholte Behandlung mit Neosalvarsan konnte die Wismutfestigkeit zum Verschwinden gebracht werden. Nach GRABOW verliert der Erreger unter länger dauernder Behandlung mit subtherapeutischen Salvarsandosen die Fähigkeit, Hauterscheinungen hervorzurufen. Blockierung des reticuloendothelialen Systems setzt den Erfolg chemotherapeutischer Eingriffe herab.

MIYAKE, ebenso DEMBO, empfehlen bei Fällen von Rattenbiß die Wunde prophylaktisch mit Carbolsäure zu desinfizieren und zu kauterisieren, ARKIN empfiehlt rauchende Salpetersäure. Im Kaninchenversuch erwies sich die lokale Applikation von Calomelvasoline unmittelbar nach der percutanen Impfung als erfolglos. Dagegen konnte durch Chininvaseline die Ausbildung des Primäraffektes unterdrückt werden (FUJITA).

Eine serotherapeutische Behandlung kommt wegen der geringen Wirksamkeit des Immunserums und der Schwierigkeit seiner Beschaffung nicht in Frage (ITO).

Literatur.

ABE, M.: Acta dermat. (Kioto) **3**, 237 (1924). — ABE, M. u. T. SHIMADA: Acta dermat. (Kioto) **10**, 335 (1927). — ADACHI: J. of exper. Med. **33**, 647 (1921). — ADAMS, W. B.: Arch. of Dermat. **11**, 654 (1925). — AKAZAWA, S.: J. jap. Soc. vet. Sci. **8**, 95 (1929). — ANNECHINO, F. P.: Atti Congr. ital. Pédiatr. **1928**, 194. — D'APERT, E., KERMOGANT Y. u. GARCIN, R.: Soc. méd. Hôp. Paris **1925**, 1080; Bull. Soc. Pédiatr. Paris **24**, 154 (1926). — ARKIN, A.: Wien. Arch. inn. Med. **11**, 133 (1925). — ATKIN: Arch. int. Med. **1920**, 94. — ATKINSON: Med. Chron. **1913**, 1.

BAHL, E.: Klin. Wschr. **8**, 314 (1929). — BAKER, H. M.: J. Indiana State med. Assoc. **19**, 261 (1926). — BASU: Zit. nach KNOWLES und DAS GUPTA. — BAYNE-JONES: N. Y. State J. Med. **27**, 1113 (1927). — BERGAMINI: Policlinico, sez. prat., **1915**, 1925; **1919**, No 42. — BERCKEL, VAN: Nederl. Tijdschr. Geneesk. **1**, 607 (1920). — BIENTOT: J. of exper. Med. **25**, 33 (1917). — BIGGS, N.: Brit. med. J. **1**, 185 (1922). — BLAKE: J. of exper. Med. **23**, 39 (1916). — BLUM, P. u. R. CLÉMENT: Progrès méd. **53**, 390 (1925). — BORREL: C. r. Soc. Biol. Paris **58**, 770 (1905). — BORELLI: Policlinico **25**, 25 (1918). — BOYD: Bull. Soc. méd. Hôp. Paris **46**, 542 (1922). — BREINL u. KINGHORN: Mem. of the Liverp. school, 1906. p. 55; Lancet **1906** I, 651. — BRUMPT: Traité de Parasit. Paris 1922. — BRUNI, G.: Clin. med. ital. **59**, 1 (1928). — BURBI: Clin. med. ital. **59**, 450 (1928). — BURTON u. F. W. FANNIN: Brit. med. J. **1921**, Nr 3155, 886.

CADBURY, W. W.: China med. J. **40**, 1204 (1926). Ref. Trop. Dis. Bull. **24**, 702 (1927). — CALKINS: J. inf. Dis. **1905** I, 55. — O'CARROL: Lancet **1910**, 1618; Dublin J. med. Sci. **1912**, 6. Ref. Berl. med. Wschr. **1917**. — CAVINA, G.: Morgagni **59**, 288 (1917). — CAZAMIAN: Soc. méd. Hôp. Paris **7**, 263 (1921). — CHAGAS, C.: Brazil méd. **5**, 196 (1915). — CILENTO, R.W.: Med. J. Austral. **2**, 191 (1927). — CLEARKIN, P. A.: Kenya a. East Afr. med. J. **5**, 196 (1928). — CLELAND, I. B.: J. a. Proc. roy. Soc. New South. Wales **52**, 54 (1918/19). — COMBY: Soc. méd. Hôp. Paris **12**, 549 (1922). — COSTA u. TROISIER: Soc. méd. Hop. Paris **21**, 610 (1918). — CROHN-BURRIL, B.: Arch. int. Med. **16**, 1014 (1915). — CURTIS, E. E.: China med. J. **40**, 158 (1926).

DALAL: Practitioner **92**, 449 (1914). — DEETJEN: Münch. med. Wschr. **22**, 167 (1908). — DEMBO, L. H., O. H. RUH, W. C. FARGO u. G. R. TAYLOR: Amer. J. Dis. Childr. **29**, 182 (1925). — DERMOTT, MC: Quart. J. Med. **21**, 433 (1927). — DICK, M. I. u. W. I. RUTHERFORD: Brit. med. J. **1913**, 1580. — DOHI, S.: Jap. J. of Dermat. **25**, 24 (1925). — DOUGLAS, COLEBROOK u. FLEMING: Lancet **1918**, 253. — DUJARRIC DE LA RIVIÉRE, R.: Ann. Méd. **5**, 184 (1918).

EBERTH u. HESSE: Münch. med. Wschr. **1912**, 854; Arch. klin. Chir. **69**, 136 (1925).

FASIANI, G. M.: Riforma med. **38**, 293 (1922); Minerva med. **13**, 3 (1922). — FIEVÉZ, I.: Paris méd. **1912**, 388; **6**, 388 (1916). — FISCHL, V.: Z. Hyg. **110**, 499 (1929). — FORNI: Bull. Sci. med. Soc. Med.-chir. Bologna **1921**, 266. — FRANCHINI, G.: Riforma med. **42**, 243 (1926). — FRANCHINI, G. u. G. GHETTI: Pathologica (Genova) **17**, 295 (1925). — FROÉS, HEITO u. PRAGUER: Brazil méd. **2**, 339 (1923). — FRUGONI: Riforma med. Napoli **1911**, 1928; Berl. klin. Wschr. **6**, 253 (1912). — FUJITA, K.: Acta dermat. (Kioto) **8**, 597 (1926). — FULGHIERI, U.: Schweiz. med. Wschr. **55**, 558 (1925). — FUTAKI, TAKAKI, TANIGUCHI u. OSUMI: J. of exper. Med. **23**, 249 (1915); **24**, 33 (1917). — FUTAKI, K., I. TAKAKI, T. TANIGUSHI, S. OSHUMI, K. ISHIWARA u. T. OTHAWARA: Trans. 6. Congr. far-east. Assoc. trop. Med. Tokyo **2**, 133 (1925).

GAILLARD: Presse méd. **2**, 25 (1925). — GALT, C. M.: China med. J. **39**, 1029 (1925). — GELSOMINI, G.: Arch. ital. Sci. med. colon. **8**, 571 (1927). — GERBASI: Pediatria **3**, 139 (1927). — GILLIAN: Cincin. Lancet a. Observ. 1868. — GRABOW, C.: Z. Neur. **57**, 128 (1930). — GRABOW, C.: Z. Neur. **57**, 128 (1930). — GRABOW, C. u. I. KREY: Z. Neur. **121**, 621 (1929). — GRABOW, C. u. F. STRUWE: S. 556. — GREUET u. LEHUCHER: Soc. méd. Hôp. Paris **1918**, 373. — GUERRERO, M. S.: Rev. filip. Med. y Pharmac. **8**, 269 (1917). — GUSSEW: Dtsch. med. Wschr. **1925**, 140.

HARDY, T. L. u. H. M. SAVERY: Lancet **212**, 703 (1927). — HATA: Münch. med. Wschr. **1912**, 854. — HEITZMANN, O.: Arch. f. Dermat. **153**, 399 (1927). — HERZFELD, G. u. T. J. MACKIE: Edinburgh med. J. **33**, 606 (1926). — HEWLETT, R. T. u. G. H. RODMAN: Practitioner **91**, 86 (1913). — HIRAJAMA: Zit. nach MIJAKE. — HONDA, M.: Acta dermat. (Kioto) **11**, 267 (1928). — HORDER: Quart. J. Med. **31**, 21 (1910).

IDO, ITO, WANI u. OKUDA: J. of exper. Med. **26**, 377 (1917). — ISHITZU, Y.: Sci. Rep. gov. Inst. inf. Dis. **6**, 267 (1928). — ISHIWARA, OTHAWARA u. TAMURA: J. of exper. Med. **25**, 45 (1917). — ITO: J. of exper. Med. **36**, 337 (1927). — IZUMI, G. u. M. KATO: Tokyo Iji Shinshi **1917**, Nr 2021, 1.

JOEKES: Lancet **1915**, 1225.

KANEKO u. OKUDA: Mitt. med. Fak. Kyushiu **1917**; J. of exper. Med. **26**, 39 (1917). — KASAI: Chuwo Jui Kwai Zasshi (jap.) **34**, 7 (1921). Ref. Trop. Dis. Bull. **19**, 559 (1922). — KIHN, B.: Z. Neur. **113**, 479 (1928). — KITAGAWA, J.: Zachingaku Zasshi **260**, 422 (1917). —

Kitagawa u. H. Hattori: Jap. J. of Dermat. 25, 47 (1925). — Kitagawa u. Mukoyama: Arch. int. Med. 1917, 317. — Knowles u. Das Gupta: Indian med. Gaz. 63, 493 (1928). — Kobayashi u. Kodama: J. inf. Dis. 3, 199 (1919). — Kuipers, F. C.: Nederl. Tijdschr. Geneesk. 1, 1207 (1929). — Kusama, Kobayashi u. Kasai: J. inf. Dis. 24, 366 (1919). — Kusama, I., R. Kobayashi u. K. Kuzunshi: Saikingaku Zasshi (jap.) 1918 I, 271.

Lagriffe u. Loupe: Presse méd. 1914, 31. — Laignel-Lavastine, Boulet, Gerrant u. Arbeit: Bull. Sôc. méd. Hôp. Paris 40, 105 (1924). — Lanford, J. A. u. Lawson E. H.: New Orléans med. J. 77, 349 (1925). — Lange, C. de u. L. K. Wolff: Nederl. Tijdschr. Geneesk. 65, 938 (1921). — Lawson: J. med. Res. 44, 679 (1924). — O'Leary, P. A.: Arch. of Dermat. 9, 293 (1924). — Lingaard: Zit. nach Futaki. — Literer: J. amer. med. Assoc. 68, 1287 (1916). — Loewenthal: Berl. klin. Wschr. 43, 283 (1906). — Lookeren, J. van: Nederl. Mschr. Geneesk., N. F. 11, 573. — Lookeren, van Campagne: Thèse de Leyde 1922. — Louste u. Thibaut: Bull. Soc. franç. Dermat. 6, 668 (1931). — Low, G. C. u. R. P. Cockin: Brit. med. J. 1, 203 (1918).

Mackie, T. J. u. E. N. McDermott: J. of Path. 29, 493 (1926). — Mantovani, M.: Pathologica (Genova) 15, 197 (1923). — Martinotti: Giorn. ital. Mal. vener. Pelle 1917, No 2. — Marzinowsky, E. J., Pirojew, A. W. u. Moschkowski, Sch. D.: Russ. Z. trop. Med. 1926. Nr 1, 27. — Masci: Riforma Osp. 1922, 13; Ann. med. nov. colon. 1927 I, 342. — Matienzo, A. Rev. med. chir. Prat. 118, 353 (1918). — Matsumoto, Shin-Ishinu, Adachi: Acta dermat. (Kioto) 1, 403 (1923). — Matta, A. da: Brazil méd. 2, 233 (1926). — Mauriac, P. J. Méd. Bordeaux 89, 93 (1918). — Medi, J.: Arch. f. Biol. 1, 277 (1924). — Mezincescu, D.: C. r. Soc. Biol. Paris 66, 58 (1909). — Middleton: Lancet 1910, 1618. — Millot-Carpentier: Union méd. Paris 38, 1069 (1884). — Miura u. Toriyama: Tokyo med. Z. 11, 23 (1897). — Miyake: Mitt. Grenzgeb. Med. u. Chir. 6, 479 (1900). — Mooser, H.: J. of exper. Med. 39, 589 (1924); 42, 539 (1925); Schweiz. med. Wschr. 57, 1154 (1927); Arch. Schiffs- u. Tropenhyg. 29, 253 (1925). — Moragas u. R. Garcia: Arch. Schiffs- u. Tropenhyg. 1925, 29. Beih., 1, 261. — Mouchet u. Guillermin: Etude et note du chaire de méd. éxotique de la fac. de Constantinople, 1924. — Mühlens, P.: Handbuch der pathogenen Mikroorganismen, herausgeg. von Kolle, Kraus, Uhlenhuth, 3. Aufl., Bd. 7, S. 800. 1930. — Müller, O. R. P.: Med. J. Austral. 1, 531 (1918). — Mukoyama: Arch. int. Med. 1917, 317. — Mukoyama, T. u. Kitagawa, I.: Verh. jap. path. Ges. 8, 123, 125 (1918). — Muzarelli, G.: Arch. ital. Sci. med. colon. 12, 34 (1931).

Neal, Mc: Proc. Soc. exper. Biol. a. Med. 1906/07, 125. — Nejrotti, G. M.: Policlinico, sez. prat. 33, 724 (1926). — Nicolaysen: Münch. med. Wschr. 1920, 1423. — Nishimura: Zit. nach Miyake. — Nixon, J. H.: Brit. med. J. 2, 629 (1916).

Oda: Sei-i-Kwai med. J. (jap.) 34, 52 (1915). — Ofenheim: Proc. roy. Soc. Med., April 1909. — Ogata: Dtsch. med. Wschr. 34, 1099 (1908); Mitt. med. Fak. Tokyo 8, 287 (1909); 9, 343 (1911); 11, 175 (1913). — Okawa, S.: Acta dermat. (Kioto) 14, 325 (1929). — Onorato, R.: Arch. ital. Sci. med. colon 4, 456 (1923).

Packard: Zit. nach Asthurst. Encycl. intern. Chir., 1883. — Parmanand, M. J.: Indian J. med. Res. 2, 181 (1923); 12, 609 (1925); Indian med. Gaz. 64, 190 (1929). — Pellegrini: Riforma med. 1923, No 17. — Pena y Maja: Siglo méd. 1885, 11. — Perugia, H. u. U. Carchidio: Riforma med. 30, 229, 256 (1915). — Petersen u. Overgaard: Hosp.tid. (dän.) 70, 1061 (1927). — Poggi, Igino: Arch. ital. Sci. med. colon. 8, 533, 559 (1927). — Powell u. Bana: Indian med. Gaz. 59, 376 (1918). — Proescher: Berl. klin. Wschr. 1912, 841.

Reasoner u. Nichols: J. amer. med. Assoc. 45, 645 (1920). — Reddy, H. L.: Canad. med. Assoc. J. 14, 741 (1924). — Remlinger, E.: Bull. Soc. Path. exot. Paris 10, 120 (1917). — Reuben, M. S. u. W. C. Steffen: Arch. of Pediatr. 41, 499 (1924). — Rietti: Giorn. Clin. med. 1923. — Robertson: Ann. of trop. Med. 18, 157 (1924). — Roger: Presse méd. 1917, 201; Marseille méd. 53, 231 (1916). — Rose, W.: Bull. Buffalo gen. Hosp. 7, 520 (1929). — Row: Indian J. med. Res. 5, 386 (1917); Bull. Soc. Path. exot. Paris 11, 188 (1918). — Ruge, H.: Menses Handbuch der Tropenkrankheiten, 3. Aufl., Bd. 5, S. 619. 1929. — Ruggiero: Policlinico, sez. prat., 1921, No 26; 1922, No 24. — Ruys, Ch., Zuelzer u. Soesilo: (a) Med. Dienst. Volksgez. Nederl. Indië 4, 503 (1924). Ref. Trop. Bull. 24, 9 (1927). (b) Thèse d'Amsterdam 1925; Arch. Schiffs- u. Tropenhyg. 30, 112 (1926); Zbl. Bakter. I Orig. 103, 268 (1927). 113, 418 (1929).

Sakurane: Mitt. med. Ges. zu Osaka 11 (1912). — Salimbeni, Kermogant u. Garcin: C. r. Soc. Biol. Paris 93, 229, 335, 337 (1925). — Salomon, Beck, Theiler u. Clay: Arch. int. Med. 38, 391 (1926). — Sangiorgi, G.: Pathologica (Genova) 17, 274 (1925). — Sano, T.: Iji Shimbun. Med. News 1917, Nr 981, 1153. — Sawada, H.: Lues, Vol. 5, p. 12—22. Kioto 1930. — Scheube: Zit. nach Thibaut: Nouv. Traité Méd. 5, 64 (1924). — Schlossberger, H. Z. Hyg. 108, 627 (1928). — Schockaert, J.: Arch. internat. Méd. expér. 4, 133 (1928). — Schottmüller, H.: Dermat. Wschr. 1914, 73. — Shattuck, G. Ch. u. M. Theiler: Amer. J. trop. Med. 4, 453 (1924). — Shikami: Dtsch. med. Wschr. 35, 376 (1909). — Shimada, H.: Acta dermat. (Kioto) 8, 329 (1926). — Shimamine: Zbl. Bakter. I Orig. 65, 311 (1912). —

418   F. Breinl: Die Rattenbißkrankheit.

Smallwood, R. P.: Brit. med. J. **1929**, Nr 3573, 1159. — Soesilo, R.: Geneesk. Tijdschr. Nederl.-Indië **66**, 522 (1926). — Stewart, R. C.: Canad. med. Assoc. J. **19**, 575 (1928). — Stokes, A., Ryle, J. A. u. Tyler, W. H.: Lancet 1, 142 (1917). — Surveyor: Lancet **91**, 1764 (1913). Takatsu, F.: Lues, Vol. 4, p. 245 u. 325. Kioto 1930. — Takenake, S.: Acta dermat. (Kioto) 4, 271 (1924). — Taniguchi, S.: Jap. J. of Dermat. **24**, 57 (1924.) — Taoka, K.: Jap. med. World. 4, 111 (1924). — Tejera, É.: Gaz. med. Caracas **31**, 65 (1927); Ref. Trop. Dis. Bull. **22**, 180 (1925). — Theiler, M.: Amer. J. trop. Med. **6**, 131 (1926). — Thompson: J. of trop. Med. **26**, 251 (1923). — Thorpe: Brit. med. J. **1925** II, 255. — Tileston: J. amer. med. Assoc. **66**, 995 (1916). — Toriyama: Z. med. Ges. Tokyo. 11, 1059 (1897). — Tsuneoka, R.: Kioto Igaku Zasshi (jap.) 14, 76 (1917). — Tunicliff u. Mayer: J. inf. Dis. 16, 555 (1918). — Tunicliff, R.: J. amer. med. Assoc. **66**, 1606.

Umemoto: Tok. Iji Shinji, Nr 2189, p. 1479, zit. nach Robertson l. c. — Utsunomiya, S.: Jap. Z. Dermat. **22**, 1023 (1922).

Vandijke-Carter: Scient. Mem. by med. Office of the Army of India, 1887. p. 45. — Vervoort: Geneesk. Tijdschr. Nederl.-Indië **63**, 800 (1923). — Vorpahl: Münch. med. Wschr. 9, 275 (1921).

Walch, E. W.: Geneesk. Tijdschr. Nederl.-Indië **63**, 239 (1923). — Watanabe, S. u. Abe, M.: Acta dermat. (Kioto) 9, 321 (1927). — Watson, N.: J. of Med. **1840**, 363. — Weiss: Arch. Schiffs- u. Tropenhyg. **29**, 244 (1925). — Wenyon: J. of Hyg. 4, 580 (1906). — Wilcox, W.: Amer. J. med. Sci. **26**, 245 (1840). — Winkelbauer: Wien. klin. Wschr. **37**, 1003 (1926). — Worms: Zbl. Bakter. I Orig. **98**, 195 (1926); Anatomie und Pathologie der Spontanerkrankungen der Laboratoriumstiere, S. 5671. Berlin: Julius Springer 1930.

Yamada: Tokyo Iji Shinji **1917**, Nr 2054, 2577. Ref. Trop. Dis. Bull. **13**, 338 (1919). Isaku Zasshi (jap.) **1922**, Nr 324; Ref. Jap. med. World 3, 54 (1923).

Zamorani: Riv. Clin. pediatr. **1921**, 352. — Zanzini: Gazz. Osp. **1914**. — Zuccola: Rinasc. med. 4, 403 (1927); Ref. Zbl. Hautkrkh. **27**, 414 (1928). — Zuelzer: Zbl. Bakter. I Orig. **85**, 154 (1921).

Juxtaartikuläre Knoten.

Von

HEINRICH HOFFMANN - Stuttgart.

Mit 32 Abbildungen.

Synonyma: Nodosités juxta-articulaires (JEANSELME, 1900). — Multiple, subcutane, harte, fibröse Geschwülste bei den Malayen (STEINER, 1904). — Tumor fibrosus syphiliticus (SELLEI, 1918). — Multiple, juxtaarticuläre, fibrös-gummöse Knoten (DE QUERVAIN, 1920).— Fibroid subcutaneous syphiloma (WEBER, 1920). — LUTZ-JEANSELMEsche knötchenförmige Krankheit (DA MATTA, 1921). — Chronic fibroid subcutaneous syphilomata (GOODMAN, 1921). — Nodosités juxta-articulaires syphilitiques (CANGE und ARGAUD, 1922). — Subcutaneous fibroid syphilomas (FOX, 1922). — Subcutane skleröse Gummiknötchen (JERSILD, 1922). — Syphilitic fibrous nodules of the forearms (MALONEY, 1922). — Le „Narindé", fibromatose souscutanée (NEVEUX, bzw. VAN DIJKE und OUDENDAL, 1922). — Syphilitic bursitis (Olecranon). [PAROUNAGIAN und RULISON, 1922]. — Periartikuläre Schwellung nach LUTZ-JEANSELME (ALEIXO, 1923). — Nodosités médio-frontales (DEKESTER und MARTIN, 1923). — Nodositas juxtaarticularis (M. JESSNER, 1923). — Gommes médio-frontales (LACAPÈRE, 1923). — Xanthoma tropicum (juxtaarticular nodules) (MENDELSON, 1923). — Bursitis of syphilitic origin (SCHWARTZ, 1924). — Noduli sifilitici multipli sottocutanei a tipo fibromatoso (TRUFFI, 1924). — Fibroid gumma (GREENBAUM, 1925). — Subcutaneous syphilomas (multilocular) (IRVINE und TURNACLIFF, 1925). —Fibröses Gumma (OLESSOW, 1925). — Syphilitisches Fibrom (Fibroma syphiliticum) (SMITH, 1925). — Nodosités para-articulaires (CROUZON und CHRISTOPHE, 1926). — Subcutaneous nodular syphiloderm (PAROUNAGIAN und MASON, 1926). — Nodosités fibreuses juxta-articulaires (SPARACIO, 1926). — Nodosités des saillies osseuses (BRUMPT, LE DANTEC bzw. BERNARD, 1927). — Multiple luische Schwellungen in der Nähe der Gelenke (FEX, 1927). — Nodosités souscutanées (STEINER, 1927). — Nodosités framboesiennes (STEINER, 1927). — Fibröses Syphilom (Rossow, 1929). — Subcutaneous nodules of juxta-articular type (HOPKINS, 1931).

Geschichte.

Der brasilianische Arzt ADOLF LUTZ beschrieb im Jahre 1891 in einem an die Monatshefte für praktische Dermatologie gerichteten „Brief aus Honolulu" eine eigentümliche knotenförmige Erkrankung der Unterhaut und Haut, die er dort bei Eingeborenen und Fremden beobachtet hatte. *Er ist zweifellos der erste, welcher dieses Krankheitsbild im Schrifttum niedergelegt hat.* JEANSELME betont, es wäre merkwürdig, daß die Knoten trotz ihrer auffallenden Lage und Gestalt erst so spät beschrieben worden seien. Das ist in der Tat eigenartig. Es findet sich aber in der Literatur *vor* 1891 nichts über dieses Krankheitsbild. Da sich später, worüber ich noch berichten werde, Streitigkeiten um das zeitliche Vorrecht ergaben, setze ich das Wesentliche des LUTZschen Briefes, soweit er die erwähnte Krankheit betrifft, gekürzt hierher:

„Im Anschluß an Syphilis und Lepra will ich noch eine Erkrankung erwähnen, die ich hier wiederholt bei Eingeborenen und Fremden beobachtet habe; das mitgesandte Lichtbild gibt einen sehr ausgeprägten Fall wieder. Die Träger waren zum Teil leprös, zum Teil nicht, aber alle der Syphilis mehr oder weniger verdächtig. Es handelt sich um Tumoren, die stets nahe an einem Knochen und meist in der Gegend eines Gelenkes gefunden wurden. Ihre Konsistenz ist derart, daß man an Chondrome denken kann, während sie sieh von Exostosen dadurch unterscheiden, daß sie nicht ununterbrochen mit dem Knochen zusammenhängen. Diese Tumoren bilden sich durch Behandlung mit Jodkali zuweilen vollkommen, häufiger nur größtenteils zurück, übrigens nicht ganz mit der Geschwindigkeit eines gewöhnlichen Gummas. Bei dem auf dem Bilde dargestellten Kranken entfernte ich, nachdem sich die Jodkaliwirkung erschöpft hatte, die zurückgebliebenen Reste der Geschwülste an den Ellenbogen und fand weiße, sehnige, mit der Umgebung fest verwachsene Bindegewebstumoren. Dasselbe fand ich bei dem Kinde des Kranken. Hier war ein ähnlicher Tumor an einer Rippe durch geschwürigen Zerfall der darüberliegenden Weichteile bloßgelegt. Daneben bestand bei dem Kinde ein kachektischer Zustand mit Zeichen angeborener Syphilis, während der Vater einen unverkennbar leprösen Erythemfleck hatte. Andere Personen, bei denen zweifellos dieselbe Erkrankung vorlag, hatten die Tumoren an Hüfte, Handteller, Vorderarm und Fingern; die Geschwülste waren hier aber meist kleiner und jünger."

Lutz hatte dem von ihm gefundenen Krankheitsbild keinen besonderen Namen gegeben. Seine Mitteilung blieb viele Jahre hindurch unbeachtet. Auf einer Forschungsreise sah Jeanselme dann 1899 das von Lutz in Honolulu entdeckte Krankheitsbild auch in Indo-China. Er beschrieb es, ohne die von Lutz gemachten Beobachtungen zu kennen und hielt sich für den Entdecker der Erkrankung. Ebenso erging es MacGregor und später Steiner. Beide erhoben, ebenso wie Jeanselme, ihre Befunde unabhängig von Lutz und von einander. MacGregor konnte die Knotenkrankheit 1901 auf den Inseln bei Australien (Neu-Guinea, Caledonische Inselgruppe), Steiner 1904 bei den Malayen feststellen. Steiner nannte sie ,,multiple, subcutane, harte, fibröse Geschwülste der Malayen" und glaubte zunächst, die Knoten kämen nur bei der malayischen Rasse vor. Inzwischen hatte Jeanselme Gelegenheit gehabt, sich eingehend mit der Histologie dieser Gebilde zu befassen. Er wies 1903 an Knotenstücken, die ihm Fontoynont aus Tananarive übersandt hatte, die Gleichheit der von ihm und Fontoynont erhobenen Befunde nach, betonte die Übereinstimmung der Steinerschen ,,Malayenfibrome" mit den von ihm in Indo-China gemachten Beobachtungen und hatte schon 1900 mit erschöpfender Beschreibung für das Krankheitsbild den Namen ,,*Nodosités juxta-articulaires*" geprägt. Dieser Jeanselmesche Name gibt die klinischen Eigentümlichkeiten gut wieder. Er hat sich seither, besonders im Tropenschrifttum, eingebürgert. Allmählich mehrten sich die einschlägigen Beobachtungen, blieben aber auf tropische und subtropische Gegenden beschränkt. Deswegen hielt man daran fest, die ,,juxtaartikulären Knoten" zu den Tropenkrankheiten zu rechnen. Das änderte sich, als de Quervain das Krankheitsbild 1920 in Bern bei einem *Schweizer* beobachtete, *der seine Heimat niemals verlassen hatte*. De Quervain war sich der grundsätzlichen Wichtigkeit des von ihm untersuchten Krankheitsfalles wohl bewußt und hat sich unter Berücksichtigung des bereits vorliegenden Schrifttums sehr eingehend mit ihm beschäftigt. Sellei hatte zwar schon 1918, allerdings in ungarischer Sprache, über einige derartige Kranke aus Bosnien berichtet, kannte aber im Gegensatz zu de Quervain damals die Beziehungen zu der von Lutz entdeckten Erkrankung nicht. Sellei ist aber tatsächlich der erste, welcher den Zusammenhang der Knoten mit *Syphilis* betont und nachgewiesen hat. Nach de Quervains Arbeit finden sich in der Literatur eine ganze Anzahl einschlägiger Beobachtungen in Europa, Nordamerika usw. verzeichnet, welche Personen betreffen, die sich niemals weder kurze noch längere Zeit in den Tropen aufgehalten hatten. Die klinischen Bilder der tropischen und außertropischen Krankheitsfälle stimmten im allgemeinen derartig überein, daß ein Zweifel an der Gleichheit nicht bestehen konnte. Deswegen mußte man davon abgehen, die ,,juxtaartikulären Knoten" als eigentliche Tropenkrankheit zu bezeichnen.

Die Ursache der eigentümlichen Erkrankung war zunächst völlig unklar. Lutz wies in seinem Briefe darauf hin, die von ihm beobachteten Knotenträger seien alle der Lues mehr oder weniger verdächtig, einer sei höchstwahrscheinlich gleichzeitig leprös gewesen. STEINER nahm zuerst an, die Knoten seien harmlos und stellten überhaupt nichts Krankhaftes dar. Später äußerte er die Ansicht, beim Baden der Eingeborenen dringe an den befallenen Stellen vielleicht ein Erreger ein. JEANSELME sprach sich von vornherein mehr für den Zusammenhang mit Framboesie aus. Als man aber die Knoten auch in Gegenden beobachtet hatte, wo Framboesie nicht vorkommt, machte er neben der Framboesie auch die Lues ursächlich verantwortlich. VAN DIJKE und OUDENDAL gebührt das Verdienst, zuerst in einer größeren Anzahl derartiger Knotenbildungen bei Eingeborenen in Batavia Spirochäten einwandfrei nachgewiesen zu haben, wobei die Forscher allerdings nicht feststellen konnten, ob es sich um den Erreger der Syphilis oder der Framboesie handelte. Damit gewann die Auffassung sehr an Boden, die Knoten würden durch Spirochäten hervorgerufen. Bei den außertropischen Krankheitsfällen ist jedoch der Treponemennachweis bisher weder im Dunkelfeld noch im Schnitt geglückt. *Allerdings ist es neuerdings M. JESSNER auf der von ihm geleiteten deutsch-russischen Forschungsreise nach der Burjato-Mongolei gelungen, durch Impfung derartiger Knotenbestandteile ein Kaninchen luetisch zu machen,* und in allerjüngster Zeit haben ARAVIJSKIJ und BULVACHTER mitgeteilt, sie hätten bei einem sibirischen Bauern in Knotenschnitten mikroskopisch *massenhaft Spirillen und Spirochäten* gefunden.

Die amerikanischen Forscher hielten ebenso wie SELLEI und DE QUERVAIN die Knoten von Anfang an für eigentümliche luetische Späterscheinungen. Sie brachten das in der Benennung zum Ausdruck. Erst später wurden sie sich über den Zusammenhang mit der von LUTZ entdeckten Erkrankung klar.

JEANSELME hat sich in Frankreich um die Erforschung des Krankheitsbildes, besonders in histologischer Beziehung, sehr verdient gemacht. In Deutschland war es hauptsächlich M. JESSNER, der unsere Kenntnisse durch eigene Untersuchungen und zusammenfassende Darstellung mit eingehender Literaturübersicht bereichert hat. Seine Arbeiten haben das Krankheitsbild im deutschen Schrifttum erst richtig bekannt gemacht[1].

Klinisches Bild.

LUTZ beschreibt in seinem oben mitgeteilten Briefe das klinische Bild der Knotenkrankheit nur kurz. Trotzdem enthält diese Beschreibung doch die Hauptzüge, welche man bei allen späteren Beobachtungen immer wieder antrifft. Eine fast erschöpfende Darstellung stammt von JEANSELME. Diese hat man besonders im französischen Schrifttum allenthalben zum Muster genommen und als klassisch bezeichnet. Grundsätzliche Unterschiede im klinischen Bilde zwischen den in den Tropen und Subtropen — mag es sich um Farbige oder Weiße handeln — und den außerhalb davon erhobenen Befunden bestehen nicht. Deswegen halte ich es für unnötig, das klinische Bild nach tropischen und außertropischen Krankheitsfällen getrennt zu besprechen.

Sitz. LUTZ erwähnt, *die Knoten fänden sich stets nahe an einem Knochen und meist in der Gegend eines Gelenkes.* Deshalb hat sie JEANSELME auch als „Nodosités juxta-articulaires" bezeichnet. Dieser Befund trifft für alle später mitgeteilten Beobachtungen im allgemeinen durchaus zu. STEINER gibt bei seinen etwa 100 Kranken den Sitz der Knoten absteigend nach der Häufigkeit folgendermaßen an: 1. Gegend der Ellenbogengelenke nahe dem Olekranon; 2. Hüftgelenkgegend; 3. Umgebung der Kniegelenke; 4. Knöchelgegend; 5. äußeres Ende der Afterfalte (Kreuzbeingegend); 6. Gesäß. Bei Betrachtung

---

[1] Siehe auch die Zusammenfassungen von DEL FAVERO, von GUSZMAN und von CASTRO-NUOVO.

des gesamten Schrifttums erweist sich diese Feststellung, welche sich nur auf die malayische Rasse erstreckt, als im großen und ganzen zutreffend auch für alle sonstigen Beobachtungen. Wenn einzelne Forscher (Jeanselme, Noël u. a.) eine von der eben angeführten abweichende Häufigkeitsreihe des Knotensitzes mitteilen, so kann das mit der im Gegensatz zu Steiners Kranken verhältnismäßig kleinen Zahl ihrer Beobachtungen zusammenhängen, wird aber wohl hauptsächlich daran liegen, daß der Sitz der knotigen Gebilde mit allergrößter Wahrscheinlichkeit von *örtlichen Einwirkungen* abhängt, die in verschiedenen Erdgegenden und bei verschiedenen Menschenrassen verschieden sind (s. S. 460).

Soweit ich bei den ausführlich veröffentlichten Krankheitsfällen den Sitz feststellen konnte, ergibt sich beim Überblick über die Gesamtliteratur, absteigend nach der Häufigkeit geordnet, folgendes[1]:

Gegend der Ellenbogengelenke: Lutz (mehrfach beobachtet); Steiner (sehr häufig beobachtet); Jeanselme (6mal beobachtet); Gros (2mal beobachtet); Joyeux (3mal beobachtet); Jojot bzw. Commes (mehrfach beobachtet); Poupelain (1mal beobachtet); de Quervain (1mal beobachtet); da Matta (1mal beobachtet); Goodman (2mal beobachtet); Mayer und Rocha Lima (1mal beobachtet); Cange und Argaud (1mal beobachtet); van Dijke und Oudendal (27mal beobachtet); Fox (2mal beobachtet); Fordyce (1mal beobachtet); Maloney (1mal beobachtet); Parounagian und Rulison (2mal beobachtet); Schamberg (1mal beobachtet); M. Jessner (4mal beobachtet); Jordan (2mal beobachtet); Levin (1mal beobachtet); Noël (häufig beobachtet); Picout-Laforest (1mal beobachtet); Truffi (1mal beobachtet); Schwartz (1mal beobachtet); Moncarey (14mal beobachtet); Greenbaum (1mal beobachtet); Irvine und Turnacliff (1mal beobachtet); Werther (1mal beobachtet); Jamin (3mal beobachtet); Montpellier (1mal beobachtet); Olessow (2mal beobachtet); Patané (2mal beobachtet); Borsčevskij (1mal beobachtet); Crouzon und Christophe (1mal beobachtet); Parounagian und Mason (1mal beobachtet); Silbermann (1mal beobachtet); Sparacio (1mal beobachtet); Worster-Drought (1mal beobachtet); Bernard (1mal beobachtet); Lane (1mal beobachtet); Pick (1mal beobachtet); Sannicandro (1mal beobachtet); Aramaki (1mal beobachtet); Jeanselme, Burnier und Eliascheff (1mal beobachtet); Kadaner (1mal beobachtet); Martin (1mal beobachtet): Rossow (1mal beobachtet); Gougerot, Burnier und Eliascheff (2mal beobachtet); Delanoé (1mal beobachtet); Smeloff (1mal beobachtet); Kreiner (1mal beobachtet); Veneroni (1mal beobachtet); Oleynick (1mal beobachtet); Prokopčuk (3mal beobachtet); Quero[2] (1mal beobachtet); Strauss (1mal beobachtet)[3]; Fuss (1mal beobachtet); Stern (2mal beobachtet); Sellei (1mal beobachtet); Bezecny (1mal beobachtet); Brunsting (2mal beobachtet); Fröhlich (1mal beobachtet); Hopkins (12mal beobachtet); Matras (1mal beobachtet); Castello und Mestre (1mal beobachtet); Joffe (1mal beobachtet); Rostenberg (1mal beobachtet); Komarov (1mal beobachtet); Cole und Driver (1mal beobachtet); Michelson (1mal beobachtet); Rousset und Gonthier (1mal beobachtet); Baliña, Basombrio und Aubrun (2mal beobachtet); Aravijskij und Bulvachter (1mal beobachtet).

Kniegelenkgegend: Steiner (häufig beobachtet); Jeanselme (10mal beobachtet); Joyeux (2mal beobachtet); Commes bzw. Jojot (mehrfach beobachtet); Poupelain (1mal beobachtet); de Quervain (1mal beobachtet); da Matta (2mal beobachtet); Goodman (2mal beobachtet); Mayer und Rocha Lima (1mal beobachtet); van Dijke und Oudendal (9mal beobachtet); Fox (2mal beobachtet); Jersild (1mal beobachtet); Maloney (1mal beobachtet); M. Jessner (1mal beobachtet); Levin (1mal beobachtet); Noël (häufig beobachtet); Picout-Laforest (1mal beobachtet); Gougerot und Le Coniat (1mal beobachtet); Truffi (1mal beobachtet); Greenbaum (1mal beobachtet); Crouzon und Christophe (1mal beobachtet); Sannicandro (1mal beobachtet); Delanoé (1mal beobachtet); Smeloff (1mal beobachtet); Kreiner (1mal beobachtet); Veneroni (1mal beobachtet); Oleynick (1mal beobachtet); Sellei (1mal beobachtet); Bezecny (1mal beobachtet); Fröhlich (1mal beobachtet); Hopkins (4mal beobachtet); Theodorescou

---

[1] Über die Gesamtzahl der überhaupt in der Weltliteratur vorliegenden Beobachtungen gibt diese Zusammenstellung kein klares Bild; denn ich habe hier, wie schon betont, nur diejenigen Krankheitsfälle ausgewählt, bei denen der *Sitz* einigermaßen deutlich verzeichnet ist. (Über die Gesamtzahl s. S. 481.)

[2] Pardo-Castello denkt bei Queros Knotenkranker eher an Fibrome der Sehnenscheiden.

[3] Strauss rechnet diese Beobachtung allerdings zur „Nodosis rheumatica". Sie gehört aber höchstwahrscheinlich hierher.

(1mal beobachtet); CASTELLO und MESTRE (1mal beobachtet); ARAVIJSKIJ und BULVACHTER (1mal beobachtet).

Gegend der Fußgelenke: STEINER (ziemlich häufig beobachtet); JEANSELME (8mal beobachtet); SELLEI (2mal beobachtet); POUPELAIN (1mal beobachtet); VAN DIJKE und OUDENDAL (13mal beobachtet); NOËL (mehrfach beobachtet); TRUFFI (1mal beobachtet); GENNER (häufig beobachtet); M. JESSNER (1mal beobachtet); ARAMAKI (1mal beobachtet); VENERONI (1mal beobachtet); H. HOFFMANN (1mal beobachtet).

Hüftgelenkgegend: LUTZ (häufig beobachtet); STEINER (häufig beobachtet); JEANSELME (1mal beobachtet); GROS (2mal beobachtet); JOYEUX (3mal beobachtet); SELLEI (2mal beobachtet); POUPELAIN (1mal beobachtet); DE QUERVAIN (1mal beobachtet); NOËL (sehr häufig beobachtet); JAMIN (1mal beobachtet); MONTPELLIER (1mal beobachtet); SILBERMANN (1mal beobachtet); FELDMANN, BRAZLAVSKIJ und FAINGOLD (1mal beobachtet); BUBERMANN (1mal beobachtet); WILKENS (1mal beobachtet); ROSSOW (1mal beobachtet); PROKOPČUK (2mal beobachtet); PETRUŠKIN (1mal beobachtet); FUSS (1mal beobachtet); KOMAROV (1mal beobachtet).

Stirngegend: DEKESTER und MARTIN (16mal beobachtet); LACAPÈRE (mehrfach beobachtet).

Unterarm[1]: LUTZ (mehrfach beobachtet); GOODMAN (2mal beobachtet); VAN DIJKE und OUDENDAL (1mal beobachtet); PAROUNAGIAN und RULISON (1mal beobachtet); LEVIN (1mal beobachtet); PAROUNAGIAN und MASON (1mal beobachtet); ALIEVA (1mal beobachtet).

Steißbeingegend: STEINER (mehrfach beobachtet); SELLEI (1mal beobachtet); POUPELAIN (1mal beobachtet); DA MATTA (1mal beobachtet); NOËL (gelegentlich beobachtet); JAMIN (1mal beobachtet); FUSS (1mal beobachtet); ARARVIJSKIJ und BULVACHTER (1mal beobachtet).

Gegend der Schultergelenke: JOYEUX (1mal beobachtet); VAN DIJKE und OUDENDAL (1mal beobachtet); NOËL (1mal beobachtet); SANNICANDRO (1mal beobachtet); ALIEVA (1mal beobachtet).

Gesäßgegend: STEINER (1mal beobachtet); VAN DIJKE und OUDENDAL (3mal beobachtet); TRUFFI (1mal beobachtet); FUSS (1mal beobachtet).

Handgelenkgegend: NOËL (gelegentlich beobachtet); BORSČEVSKIJ (1mal beobachtet); PAROUNAGIAN und MASON (1mal beobachtet); WORSTER-DROUGHT (1mal beobachtet); OLEYNICK (1mal beobachtet); QUERO (1mal beobachtet); STRAUSS (1mal beobachtet); BALIÑA, BASOMBRIO und AUBRUN (1mal beobachtet).

Gegend der Fingergelenke: LUTZ (1mal beobachtet); GOODMAN (1mal beobachtet); PAROUNAGIAN und RULISON (1mal beobachtet); SCHWARTZ (1mal beobachtet); KREINER (1mal beobachtet); STRAUSS (1mal beobachtet); BRUNSTING (2mal beobachtet); FRÖHLICH (1mal beobachtet); ROUSSET und GONTHIER (1mal beobachtet).

Handteller: LUTZ (1mal beobachtet); SCHWARTZ (1mal beobachtet); GREENBAUM (1mal beobachtet); BRUNSTING (2mal beobachtet); COLE und DRIVER (1mal beobachtet).

Rippengegend: LUTZ (1mal beobachtet); NOËL (mehrfach beobachtet); ROSSOW (1mal beobachtet).

Oberschenkel: PROKOPČUK (1mal beobachtet).

Unterschenkel: WEBER (1mal beobachtet); BORSČEVSKIJ (1mal beobachtet); PETRUŠKIN (1mal beobachtet).

Hinter dem Ohr: NOËL (2mal beobachtet).

Aus dieser Zusammenstellung geht unzweifelhaft hervor, daß die Knoten *am häufigsten in der Gegend der Ellenbogengelenke* sitzen. Etwa halb so oft finden sie sich in der Umgebung der *Kniegelenke.* Es folgen die *Fuß-* und *Hüftgelenkgegenden,* die etwa gleich häufig befallen werden, und dann schließen sich seltenere Sitze an: *Unterarme, Steißbeingegend, Umgebung der Schultergelenke, Gesäßgegend, Hand-* und *Fingergelenke, Handteller, Rippengegend, Unterschenkel, Umgebung des Ohres, Oberschenkel.* Ziemlich oft sitzen die Knoten in der *Stirngegend.* Man war längere Zeit im Zweifel, ob diese Beobachtungen dem von LUTZ beschriebenen Krankheitsbilde zuzuzählen seien, zumal da STEINER betont hatte, die Knoten kämen niemals am Kopf vor. Heute kann man aber meines Erachtens nicht mehr gut daran zweifeln. Deswegen habe ich diese Krankheitsfälle nicht für sich allein, sondern mit in obiger Häufigkeitsreihe am entsprechenden Platze angeführt.

---

[1] Wahrscheinlich gehören hierher noch Beobachtungen von MOSS und BIGELOW, die besonders Unterarme und Beine betreffen.

Die *Beziehung zur Gelenkgegend* ist bei der weitaus überwiegenden Mehrzahl der Beobachtungen sehr deutlich, jedoch finden sich die Knoten vielfach nicht unmittelbar über dem Gelenk, sondern nur in dessen meist näherer Umgebung, selten oberhalb, sehr häufig unterhalb davon, und zwar hauptsächlich auf der *Streckseite der Gliedmaßen.* So sitzen die knotigen Gebilde am *Ellenbogengelenk* bald unmittelbar am Olekranon (Jeanselme u. a.), bald auf den Epikondylen (Gros u. a.), bald liegen sie abwärts der Ulnaleiste auf (M. Jessner u. a.)

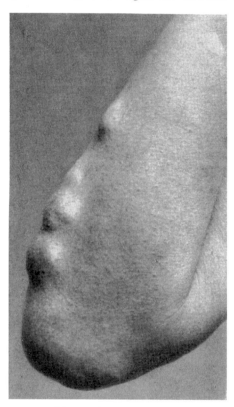

und ziehen manchmal auf Elle und Speiche bis zum Handgelenk hinab (Levin u. a.). Am *Kniegelenk* finden sie sich entweder unmittelbar auf der Kniescheibe (van Dijke und Oudendal u. a.) oder viel häufiger dicht unterhalb davon an dem oberen Teil der Schienbeinvorderfläche (Fox, Goodman, M. Jessner u. a.), wobei meist die Außenseite der Gelenkgegend bevorzugt ist (Jeanselme, Steiner u. a.). Die Knoten kommen aber auch, allerdings selten, an der Innenseite der Gelenke vor (Jersild u. a.). Nur ausnahmsweise sieht man sie oberhalb des Kniegelenks am Oberschenkel (Silbermann u. a.). Auch an den *Fußgelenken* sitzen die Knoten im allgemeinen häufiger in der Gegend des äußeren Knöchels (Jeanselme, Genner u. a.) als des inneren (Truffi u. a.), wobei sie auch hier bald unmittelbar am Knöchel selbst (van Dijke und Oudendal, Genner u. a.), bald nach oben (Noël u. a.), bald nach unten davon (Steiner u. a.) sitzen und sich manchmal bis auf den äußeren Fußrand erstrecken. Am *Hüftgelenk* finden sie sich meist am oder in der Nähe des großen Rollhügels (Brault, Gros, van Dijke und Oudendal u. a.) oder an der Spina iliaca ant. sup. (Jeanselme u. a.). In der *Schultergelenkgegend* sitzen sie meist am oder in unmittelbarer Nachbarschaft des Akromions (Joyeux, van Dijke und

Abb. 1. 60 jähriger Kranker. Vom rechten Ellenbogen an bis etwa zur Mitte der Ulna 5 Knoten, der größte etwa taubeneigroß, 3 Finger breit unterhalb des Ellenbogens. Es folgen — distalwärts auf der Knochenkante liegend — 2 etwa walnußgroße Knoten, dicht zusammenliegend und nicht voneinander zu trennen, 1 haselnußgroßer und etwa in der Mitte der Ulna 1 kirschgroßer. (Nach M. Jessner [h].)

Oudendal u. a.). Auch bei den oben angeführten selteneren Sitzen, mag es sich um Steißbein-, Stirn-, Rippen-, Fingergegend usw. handeln, finden sich die Knoten fast ausnahmslos entweder in unmittel- oder mittelbarer Nachbarschaft eines Gelenks (Finger) oder an Knochenvorsprüngen, jedenfalls so gut wie immer dort, *wo zwischen Haut und Knochen nur eine verhältnismäßig dünne Gewebsschicht vorhanden ist.* Darauf hat Lutz schon deutlich hingewiesen; denn er schreibt, *die Knoten lägen stets an einem Knochen und meist in der Gegend eines Gelenks.* Der von Borščevskij erhobene Befund an der Wade stellt eine Ausnahme dar[1].

---

[1] Dieser Knoten verhielt sich auch insofern eigentümlich, als sich aus ihm später ein regelrechtes Gumma entwickelte.

Größe. Die Größe, welche die knotigen Gebilde erreichen, ist verschiedenartig. Bei der Mehrzahl der Beobachtungen findet sich jedoch etwa *Walnußgröße* verzeichnet (SELLEI, POUPELAIN, CANGE und ARGAUD, FOX, MORIN, JAMIN, ZUR VERTH, BORŠČEVSKIJ, BUBERMANN, CROUZON und CHRISTOPHE,

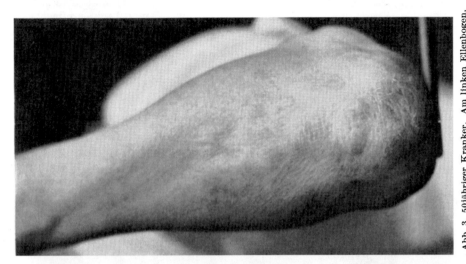

Abb. 3. 50jähriger Kranker. Am linken Ellenbogen, etwas unterhalb des Gelenkspaltes, mehrere bis kirschgroße, steinharte Knoten im Unterhautgewebe, gegen Unterlage und Epidermis frei beweglich. (Nach FRÖHLICH.)

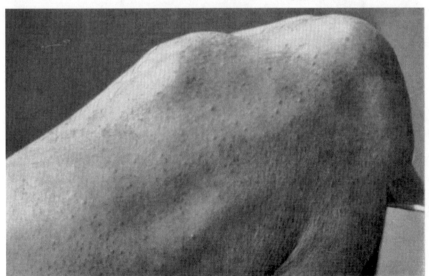

Abb. 2. 60jähriger Kranker. Etwa 5 cm abwärts vom linken Ellenbogen ein fast hühnereigroßer, höckeriger Knoten, auf der Ulnakante gelegen. (Nach M. JESSNER [h].)

OLESSOW, LANE, PICK u. a.). Nicht selten werden die Knoten aber erheblich größer. So haben GREENBAUM, M. JESSNER, ARAMAKI, COLE und DRIVER, ARAVIJSKIJ und BULVACHTER u. a. etwa taubeneigroße, SELLEI, IRVINE und TURNACLIFF u. a. bis hühnereigroße, JAMIN etwa billardkugelgroße und JEANSELME, STEINER u. a. sogar noch größere Knoten beobachtet, die teilweise sehr verunstaltend wirkten. Haselnußgroße Gebilde sahen M. JESSNER, JORDAN, WORSTER-DROUGHT, BERNARD, JEANSELME, BURNIER und ELIASCHEFF u. a. Sehr kleine bis kleinste Knoten von etwa Reiskorn- bis Stecknadelkopfgröße haben GROS, VAN DIJKE und OUDENDAL u. a. beobachtet. Bei einigen Kranken

STEINERS und bei einem von BRUNSTING beobachteten Kranken fanden sich
so winzig kleine Knötchen, daß man sie nicht sehen, sondern nur fühlen konnte.

Eine Beziehung zwischen Größe und Sitz in dem Sinne, daß sich etwa an
bestimmten Körpergegenden regelmäßig kleine, an andern immer nur große
Knoten fänden, besteht nur insofern, als man die großen und größten Knoten
an den Lieblingssitzen, den Ellenbogen- und Kniegelenken, zu beobachten pflegt.

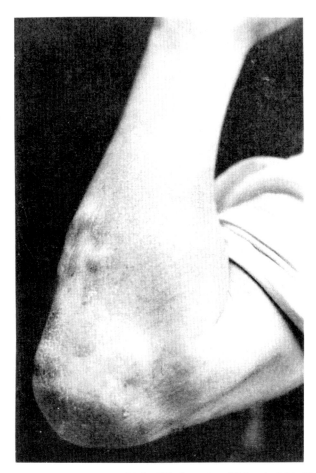

Abb. 4. Derselbe Kranke wie in Abb. 3 u. 21. Linker Ellenbogen in seitlicher Ansicht. (Nach FRÖHLICH.)

Finden sich in der Umgebung eines Gelenkes, von innen nach außen angeordnet, mehrere Knoten, so ist meist der nach der Gelenkmitte zu gelegene
‹der größte, während die anderen, der Entfernung entsprechend, an Umfang
abnehmen (WORSTER-DOUGHT u. a.).

An den rechten und linken Gliedmaßen und an der rechten und linken
Körperhälfte sitzen die Knoten etwa gleich häufig. Man kann jedenfalls aus
dem vorliegenden Schrifttum nicht feststellen, daß sich die Gebilde z. B. etwa
am rechten Ellenbogen- oder Kniegelenk regelmäßig häufiger fänden als links
oder umgekehrt.

Gestalt. Die Knoten sind meist *rundlich*, manchmal richtig kugelförmig
(BORSČEVSKIJ u. a.), manchmal nur halbkuglig (GOODMAN u. a.). Nicht selten

haben sie Eiform (SCHWARTZ, ALIEVA u. a.). Kegelförmige Knoten beschreiben KADANER und unregelmäßig geformte SELLEI und WEBER. Manchmal setzt sich ein Knoten aus zwei (M. JESSNER, BERNARD u. a.), drei (NOËL, BRUNSTING) oder noch mehr Einzelgebilden zusammen, die teils gut, teils undeutlich gegeneinander abzugrenzen sind, so daß mitunter gelappte (JEANSELME, GROS u. a.), höckrige (PICK) oder selbst maulbeerartige Bildungen entstehen (STEINER, NOËL u. a.). Bei einem Kranken JEANSELMES, BURNIERS und ELIASCHEFFS wies ein Knoten in der Ellenbogengegend einen leistenförmigen Fortsatz bis zum Olekranon auf, der allerdings deutlicher zu fühlen als zu sehen war.

Konsistenz. Im allgemeinen werden die Knoten als *hart* oder sogar *sehr hart* beschrieben, wobei man die Härte verschieden bezeichnet: als knorplig (LUTZ, SELLEI, SCHAMBERG, C. R. LANE, BERNARD u. a.), fibromartig (SELLEI, CANGE und ARGAUD u. a.), hart wie Holz (MANSON u. a.), hart wie Knochen (LEVIN u. a.), hart wie Stein (BORSČEVSKIJ u. a.).

Einige Forscher, welche Gelegenheit hatten, die Knoten bei ein und demselben Kranken längere Zeit hindurch zu beobachten, konnten manchmal feststellen, daß die Gebilde zunächst weich, teils schwammig, teils sogar fluktuierend waren und erst später fester, derb-elastisch oder ganz hart wurden (GROS, FONTOYNONT und CAROUGEAU u. a.). Junge, erst frisch entstandene Knoten scheinen im allgemeinen zuerst ziemlich weich zu sein. Sie werden dann später in bald kürzerer, bald längerer Zeit härter, manchmal steinhart. Es kann aber auch vorkommen, daß harte, schon geraume Zeit bestehende Knoten allmählich oder auch ziemlich plötzlich wieder elastischer werden, erweichen, fluktuieren und schließlich die deckende Haut durchbrechen (JEANSELME, GOUGEROT und LE CONIAT u. a.). Ich gehe weiter unten näher darauf ein.

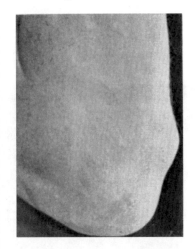

Abb. 5. 35jähriger Kranker. Taubenci-großer, derber Knoten unterhalb des Ellenbogens, gegen Haut und Unterlage gut verschieblich, Oberfläche glatt. Deckende Haut gespannt, gerötet, glänzend, schuppend. (Nach STERN.)

Finden sich bei einem Kranken mehrere, ja zahlreiche Knoten, wie es sehr häufig, fast regelmäßig vorkommt, so ist die Konsistenz aller Bildungen nicht immer gleichartig. Neben sehr harten Knoten kann man bei ein und demselben Kranken auch weichere und elastischere beobachten (SCHWARTZ u. a.). Auch hier stellen die weicheren wohl meist die jüngeren Herde dar. Es kann sich allerdings dabei, wie eben erwähnt, auch um ältere, bereits hart gewesene Knoten handeln, die wieder elastischer geworden sind und schließlich ganz erweichen (JEANSELME, GOUGEROT und LE CONIAT u. a.). Ob überhaupt alle Knoten, die steinharten, bleibenden und die später wieder weicher werdenden, im Beginn regelmäßig weich oder ziemlich weich sind, ist nicht ohne weiteres zu entscheiden, aber wohl möglich. Manche Mitteilungen (GROS, SCHWARTZ u. a.) sprechen dafür. Man hat jedoch auch verhältnismäßig frische Herde — WORSTER-DROUGHT (seit 3 Monaten bestehend), GOODMAN (seit etwa 8 Monaten bestehend) — beobachtet, die schon ziemlich derb waren. Der allererste Anfang der Knotenbildung wird ja wegen der fast immer fehlenden Beschwerden, worauf ich noch zu sprechen komme, wohl niemals vom Arzt, meist sogar vom Kranken selber nicht beobachtet.

Eine Beziehung zwischen Sitz und Konsistenz der Knoten dürfte nicht

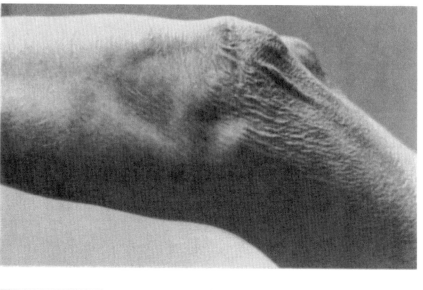

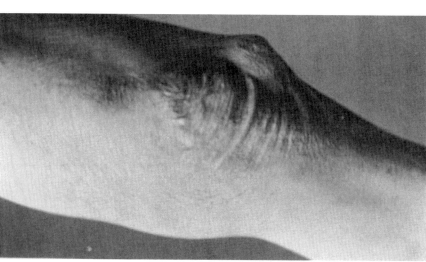

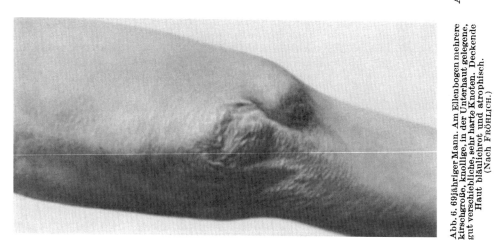

Abb. 6. 69jähriger Mann. Am Ellenbogen mehrere kirschgroße, knollige, in der Unterhaut gelegene, gut verschiebliche, sehr harte Knoten. Deckende Haut bläulichrot und atrophisch. (Nach FRÖHLICH.)

Abb. 7. Derselbe Kranke wie in Abb. 6 und 8. Mehrere Knoten am Ellenbogengelenk. (Nach FRÖHLICH.)

Abb. 8. Derselbe Kranke wie in Abb. 6 und 7. Mehrere Knoten am Ellenbogengelenk. (Nach FRÖHLICH.)

bestehen. Sie ist jedenfalls auf Grund der vorliegenden Literatur nicht nachzuweisen; d. h. man hat weichere, ja selbst ganz erweichte und durchbrechende
Knoten nicht etwa nur in einer *bestimmten* Körpergegend, sondern am Ellen-
bogen-, Kniegelenk und auch anderwärts gefunden.

Lage (Beziehung zur Haut). Obwohl die Knoten hauptsächlich in der Unterhaut liegen, bestehen doch nicht selten Beziehungen zur Cutis und Epi-
dermis. Die *Epidermis* ist zwar
bei der Mehrzahl der Beobach-
tungen unverändert (JEAN-
SELME, STEINER, GOODMAN,
LEVIN, WIKENS, ALIEVA und
viele andere), sie kann aber
auch bräunlich (GROS, VAN
DIJKE und OUDENDAL, GU-
TIERREZ u. a.), weißlich (GROS,
BERNARD u. a.), rötlich (BER-
NARD u. a.) oder blaurot (FOX
u. a.) aussehen. Manchmal ist
sie nur leicht gespannt (JEAN-
SELME u. a.), etwas vorgewölbt
(PICK u. a.), mit deutlicher Fol-
likelzeichnung versehen (BER-
NARD). BERNARD sah fleckige
Schuppung, STEINER u. a. beobachteten hühneraugenartige
Verdickungen und MONTEL
konnte papillomatöse Wucherungen daselbst feststellen.
Narbige Veränderungen über
den Knoten sind selten. Es
kann sich dabei um deut-
lich eingezogene (MONTPELLIER
u. a.) oder auch um unbedeu-
tendere feine Narben handeln
(NOËL u. a.). Diese Narben
rühren wohl ausschließlich von
erweichten und durch die Haut
gebrochenen Knoten her. NOËL
meint allerdings, sie kämen
nur durch die leichte Verletzlichkeit der hervorstehenden
Knoten zustande, hätten also
mit den Gebilden unmittelbar

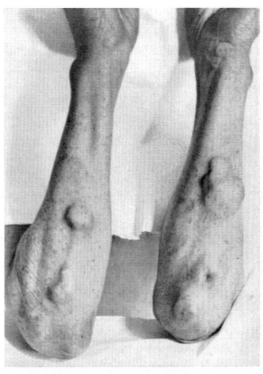

Abb. 9. 70jähriger Kranker. Am linken Ellenbogen nuß-
großer, derber Knoten, wenig verschieblich auf der Unterlage, mit der Haut verwachsen. Auf der Ulna, mit ihr durch
einen Wulst in Verbindung gleichgroßer, etwas flacherer,
knochenharter Knoten. Haut darüber zeigt erbsengroße
Einziehung, mit Kruste bedeckt (Durchbruchstelle). Etwa
5 cm distalwärts pflaumengroßer, zweihöckriger, etwas
weicherer Knoten; anschließend daran noch einer in Haselnußgröße. Am rechten Ellenbogen 5 cm unter dem Olecranon auf Ulna etwa walnußgroßer, vielhöckriger, nur
mit Periost verwachsener Knoten; 6 cm distalwärts rundlicher, ebenso mit der Unterlage verwachsener Knoten
(nach WELTI).

nichts zu tun. Das trifft für die überwiegende Mehrzahl der beobachteten
Narben unter keinen Umständen zu.

Ist die Epidermis in der eben beschriebenen Weise verändert, dann findet
sich meistens auch ein *Zusammenhang der Knoten mit der Cutis.* Es kommen
aber auch leichte Verfärbungen der Epidermis vor, ohne daß eine derartige Verbindung klinisch nachweisbar wäre (VAN DIJKE und OUDENDAL u. a.). Ist ein
solcher Zusammenhang vorhanden, dann besteht er in einer mehr oder minder
ausgedehnten Verlötung der oberen Knotenbezirke mit der Cutis, so daß die
Haut über den Knoten gar nicht mehr oder nicht mehr ganz verschoben werden
kann. Diese Verwachsung kann sehr unbedeutend, nur angedeutet sein

(Jeanselme, M. Jessner, Patané u. a.), sie kann aber auch zu einer völligen
Verbindung von Knotenoberfläche und Cutis führen. Das ist besonders bei ganz
erweichenden und nach oben zu durchbrechenden Knoten der Fall. Bei älteren,
schon längere Zeit bestehenden Gebilden dürfte eine Verwachsung mit der
Cutis häufiger sein als bei jüngeren. Wird die Haut bei mäßiger Verlötung an
nur kleiner Stelle durch den erweichenden und durchbrechenden Knoten zerstört,
dann kann es zu manchmal länger dauernder Fistelbildung kommen, wobei
das Fehlen merkbarer Entzündung auffällt (de Quervain, Mayer und Rocha
Lima). Wird die Haut auf größerem Bezirk durchbrochen, so können sich
Geschwüre bilden, die meist sehr scharfrandig, wie ausgestanzt aussehen (Levin
u. a.) und manchmal bis tief in die Unterhaut reichen (Jeanselme u. a.). Mendelsons Ansicht, Geschwürsbildung trete nur bei Sekundärinfektion auf, ist
gewiß nicht allgemein zutreffend.

Beziehung zur Unterhaut. Bei der Mehrzahl der Kranken liegen die Knoten,
wie schon erwähnt, so im subcutanen Gewebe, daß die meist unveränderte Haut
darüber frei verschieblich ist (Goodman, van Dijke und Oudendal, Dekester
und Martin, Gutierrez, Montpellier, Jordan, J. E. Lane und viele andere).
Sie sind dabei meist unmittelbar unter der Haut (Steiner u. a.), manchmal
etwas tiefer im Unterhautgewebe zu fühlen.

Beziehung zum Knochen, zur Knochenhaut und den Sehnen. Meist sind die
Knoten auch in der Subcutis frei beweglich und lassen sich auf dem darunter-
liegenden Gewebe teils leicht, teils etwas weniger gut hin- und herschieben
(Parounagian und Rulison, Noël, Montpellier, Borščevskij, Aramaki
und viele andere). Hin und wieder bestehen aber Verwachsungen mit der
Knochenhaut in bald größerem (Jeanselme u. a.), bald kleinerem Bezirk
(Crouzon und Christophe u. a.). Manchmal ist der Knoten unten ganz fest
mit der Knochenhaut verlötet[1], liegt offenbar auf periostitischer Platte, so daß
er auf der Unterlage kaum bewegt werden kann (M. Jessner, Worster-
Drought), manchmal ziehen von ihm nach dem Knochen zu derbe Stränge
in die Tiefe, welche seine Beweglichkeit erheblich beeinträchtigen (Pick). Bei
einem Kranken Levins fanden sich neben den steinharten Knoten am Unterarm und Handgelenk wurstförmige, derbe Auftreibungen der Beugesehnen
daselbst, welche die Hand- und Fingerbewegungen sehr störten. Bei der Verwachsung mit Knochenhaut und Knochen kann sich gleichzeitig auch eine
Verlötung mit der Cutis finden. Dabei kann diese Verbindung knochen- und
cutiswärts in annähernd gleicher Weise fest und ausgedehnt sein (Crouzon
und Christophe). Es kann aber auch nur eine Verlötung mit der Cutis vorliegen,
wobei der Knoten auf der Unterlage gut verschieblich ist (Fox u. a.) und umgekehrt (Worster-Drought u. a.). Jeanselme sah Kranke, bei denen die
Knoten zuerst frei in der Unterhaut lagen und erst später zunächst mit der
Knochenhaut und dann mit der Cutis verwuchsen.

Beziehung zu den Schleimbeuteln. Die Mehrzahl der Beobachter hebt ausdrücklich hervor, ein Zusammenhang der Knoten mit den Schleimbeuteln sei
nicht feststellbar (Gros, Fox, M. Jessner, Bernard u. a.). Man weist dabei
darauf hin, die Gelenke spielten für den Sitz der Knoten überhaupt nur eine
nebengeordnete Rolle; dieser sei nicht an die Gelenke, sondern an knöcherne
Vorsprünge gebunden. Die Knoten fänden sich überdies nicht selten an Stellen,

---

[1] Fuss sah dabei im Röntgenbild in der Gegend der Knoten auf der Streckseite der
Ulna flache, oberflächliche Eindellungen der Corticalis. Außerdem waren im mittleren
Abschnitt der Unterarmknochendiaphysen die der Membrana interossea zugewandten
Flächen verdickt und zeigten periostale Auflagerungen und unregelmäßige Grenzen. Rousset
und Gonthier beobachteten im Röntgenbild in Knotengegend Rarefikation des Oberarm-
knochens und stellenweise Diaphysenverdickung.

wo gar keine Schleimbeutel lägen. Trotzdem hat man eine Anzahl Kranker beobachtet, bei denen eine gewisse Beziehung der Knoten zu den Schleimbeuteln vorhanden ist. Das ist aber nicht in der Weise zu verstehen, als ob sich etwa die Knoten regelmäßig aus entzündeten Schleimbeuteln entwickelten oder nur eigentümliche Veränderungen davon darstellten. Zusammenhänge liegen aber, wie gesagt, manchmal vor. So fanden GOODMAN und PAROUNAGIAN und RULISON die Knoten innerhalb von entzündeten, deutlich geschwollenen

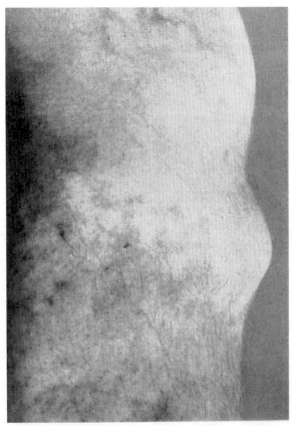

Abb. 10. 54jähriger Kranker. Etwa 3 Finger breit unterhalb der linken Kniescheibe auf der Tuberositas tibiae gelegener kleinapfelgroßer, harter, subcutaner Knoten. Auf der Unterlage gut verschieblich, anscheinend an kleiner Stelle mit der Haut verwachsen. (Nach M. JESSNER [h].)

Schleimbeuteln und auch außerhalb davon[1]. IRVINE und TURNACLIFF sahen grade dort, wo die Knoten saßen, örtliche Schleimbeutelentzündungen, CROUZON und CHRISTOPHE konnten die Gebilde unmittelbar an den Bursae feststellen, LEVIN fand — allerdings nur histologisch — eine zugehörige Bursitis und EGYEDI u. a. glauben, auf ähnliche Beobachtungen gestützt, die Knoten seien überhaupt nichts anderes als Bursitiden. Diese letzte Ansicht trifft für die überwiegende Mehrzahl der Beobachtungen gewiß nicht zu (s. S. 467).

Regelmäßige Zusammenhänge zwischen Sitz und Lage der Knoten, was die Verlötung mit Haut, Unterhaut, Knochenhaut, Knochen und die Beziehung zum Schleimbeutel angeht, sind nicht vorhanden. Den Lieblingssitzen

---

[1] Wahrscheinlich gehört auch eine Beobachtung DELANOÉs hierher.

(Ellenbogen- und Kniegelenke) entsprechend findet man natürlich die eben geschilderten Verhältnisse dort am häufigsten. Verwachsungen mit Haut und Knochen, Erweichungen und Durchbrüche kommen aber auch außerhalb der Lieblingsstellen vor. Beziehungen zum Schleimbeutel können sich selbstverständlich überhaupt nur dort finden, wo Bursae liegen.

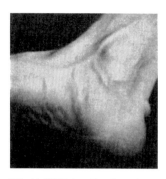

Abb. 11. 60jähriger Kranker. Oberhalb der Ferse über der Achillessehne haselnußgroßer, harter, auf der Unterlage verschieblicher Knoten, seit 15 Jahren bestehend. (Eigene Beobachtung.)

Sind bei einem Kranken mehrere oder viele Knoten vorhanden, was sehr häufig vorkommt, wie ich schon betont habe, so ist das Verhältnis der einzelnen Knoten zum umliegenden Gewebe etwa keineswegs gleichartig. Ebenso wie sich weiche, elastischere und harte Knoten bei ein und demselben Kranken nebeneinander finden, so kann auch die Verwachsung mit Haut, Knochen usw. bei den einzelnen Knoten sehr verschieden sein (ZUR VERTH, M. JESSNER, PICK u. a.). Selbst mehrere in der Nachbarschaft eines Gelenkes ziemlich dicht beieinander liegende Gebilde brauchen sich hierbei nicht gleichsinnig zu verhalten.

Anzahl. Die Zahl der vorhandenen Knoten ist in bezug auf den *einzelnen Menschen* und auf die *Gelenkgegend* verschieden. Die Kranken mit nur *einem einzigen Knoten* gehören zu den Seltenheiten (M. JESSNER [2 Kranke], CANGE und ARGAUD, BUBERMANN, ALIEVA, JEANSELME, BURNIER und ELIASCHEFF, H. HOFFMANN). Eine bestimmte Gelenkgegend ist hierbei nicht bevorzugt. Bei dieser seltenen Knoteneinzahl ist zu bedenken, daß man niemals sicher wissen kann, ob nicht später doch noch weitere Gebilde aufgetreten wären, wenn man nicht behandelt hätte; denn man hat z. B. beobachtet, daß sich neue Knoten erst fast 20 Jahre nach dem Erscheinen der ersten zeigten (C. R. LANE). Die Einzahl kann übrigens auch dadurch entstehen, daß sich einer von zwei Knoten von selbst oder nach Durchbruch durch die Haut zurückbildet (CANGE und ARGAUD). *Zwei Knoten im ganzen* finden sich schon weniger selten (M. JESSNER, JORDAN, BORŠČEVSKIJ, KADANER u. a.).

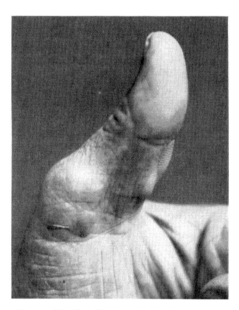

Abb. 12. Derselbe Kranke wie in Abb. 3 und 4. Bohnengroßer Knoten auf Beugeseite des linken Daumens im Unterhautgewebe. Steinhart, gegen Unterlage und Epidermis frei beweglich. (Nach FRÖHLICH.)

Hierbei scheint die Ellenbogengegend besonders beteiligt zu sein. *Drei Knoten im ganzen* beobachteten GREENBAUM, LEVIN u. a., *vier Knoten* MONTPELLIER, OLESSOW, ZUR VERTH, CROUZON und CHRISTOPHE, SPARACIO, BERNARD, ARAMAKI u. a. Bei zahlreichen Kranken hat man sogar noch mehr Knoten festgestellt. So berichten M. JESSNER von 8, JAMIN von 10, MORIN von 20 und SCHWARTZ sogar von etwa 50 Knoten. Manche Forscher (JEANSELME, HOPKINS u. a.) geben mitunter die Gesamtzahl nicht genauer an, sondern sprechen nur von „sehr vielen (generalisierten) Knoten".

Sind mehrere Knoten vorhanden, so können sich diese der Zahl nach gleichmäßig oder ziemlich gleichmäßig über die Nachbarschaft der Gelenke verteilt vorfinden (JORDAN, OLESSOW, KADANER u. a.). Nicht selten sitzen sie aber in kleineren oder größeren Gruppen um das Gelenk herum. Hierbei sind Knie- und Ellenbogengelenke bevorzugt. Knotengruppen hat man aber auch am Hand- (LEVIN u. a.), Fuß- (GENNER u. a.), Hüftgelenk (WILKENS u. a.) usw. beobachtet.

Wie ich schon bei der Besprechung des Sitzes betont habe, finden sich Knoten und Knotengruppen an den rechten und linken Gliedmaßen und an der rechten und linken Körperhälfte etwa gleichmäßig oft. Ein merkbares Überwiegen etwa der rechten über die linke Seite ist nicht festzustellen.

Symmetrie. Bei der überwiegenden Mehrzahl der Beobachtungen ist eine teils mehr, teils minder deutliche Symmetrie bemerkbar. Sehr viele Forscher heben das besonders hervor (JEANSELME, STEINER und viele andere). Ganz reine Symmetrie in dem Sinne, daß die Knoten an genau entsprechenden Körperstellen rechts und links in der Ein- oder ganz gleicher Zahl und etwa gleicher Größe sitzen, ist nicht sehr häufig, kommt aber vor. Dabei können die Ellenbogengelenke allein (GROS u. a.) oder nur beide Kniegelenke (JEANSELME u. a.) usw. betroffen sein, häufiger sind aber mehrere Gelenkgegenden

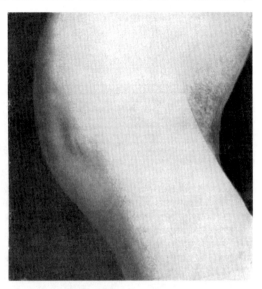

Abb. 13. 30jähriger Kranker. In der Gegend des rechten großen Rollhügels kinderfaustgroßer, halbkugliger, unempfindlicher, knorpelharter, in der Unterhaut frei beweglicher Knoten, die deckende Haut emporhebend. (Nach ROSSOW.)

(Ellenbogen, Knie, Knöchel, Rollhügel) gleichzeitig befallen (VAN DIJKE und OUDENDAL u. a.). Meist ist die Symmetrie nicht ganz ausgesprochen. Es finden sich dann z. B. neben symmetrischen Knoten an den Ellenbogen nur Knoten an *einem* Knie (GOODMAN u. a.) usw., oder es sind zwar beide Ellenbogen befallen, aber auf der einen Seite sitzen mehrere, auf der anderen nur *ein* Knoten. Ausgesprochen asymmetrische Gebilde kommen auch vor, z. B.: nur linker Ellenbogen (JEANSELME, BURNIER und ELIASCHEFF); nur rechtes Knie (JERSILD); nur *ein* Rollhügel (BUBERMANN, WILKENS). Dabei ist aber, wie ich oben schon betont habe, zu bedenken, daß die Asymmetrie nur vorgetäuscht sein kann, weil sich entweder ein Knoten auf der einen Seite von selbst zurückgebildet hat (CANGE und ARGAUD), oder später, wenn keine Behandlung stattgefunden hätte, noch weitere Gebilde an entsprechender Körperstelle entstanden wären (GROS u. a.).

Die Symmetrie der Knoten ist jedenfalls sehr häufig feststellbar und auffällig und bemerkenswert, wie JEANSELME *sagt.*

Entwicklungszeit und Dauer des Bestehens. Die Entstehung der Knoten wird so gut wie niemals vom Arzt, sondern höchstens vom Kranken selber und auch von diesem oft ungenau beobachtet, da fast regelmäßig keine Beschwerden damit verbunden sind. Diese Angaben der Kranken sind also nur bedingt verwertbar. Trotzdem dürfte es sicher sein, daß sich die Knoten zu der Größe, welche sie dann dauernd beibehalten, sehr langsam entwickeln. Sie brauchen dazu meist Monate oder Jahre (SELLEI, MALONEY, FOX u. a.). Sind bei einem Kranken mehrere Knoten (symmetrisch und unsymmetrisch) vorhanden, wie es fast regelmäßig der Fall ist, so brauchen sich diese nicht etwa gleichzeitig entwickelt zu haben. Sie treten nicht selten nacheinander auf, wobei der zeitliche Abstand Monate, ja selbst manchmal viele Jahre beträgt. Das gilt

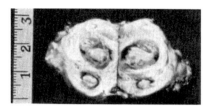

Abb. 14. Chirurgisch entfernter, auf Abb. 5 dargestellter Knoten auf dem Durchschnitt. Gut ausschälbar. Oberfläche mit kleinen Buckeln besetzt. In der Mitte zwei gelbbraune, gallertartige Erweichungsherde, durch schmale Bindegewebsbrücke voneinander getrennt. Erweichungsherde von Kapsel umgeben, die am Rande aus grauweißem, homogenem Bindegewebe besteht und mitten schalenförmig geschichtet ist. (Nach STERN.)

für symmetrische rechte und linke Gelenkgegenden und auch für unsymmetrische Knoten an andern Körperstellen. So war bei einem Kranken von GROS der erste Knoten am rechten Ellenbogen vor 8 Jahren, der entsprechende andere am linken Ellenbogen erst 7 Jahre danach aufgetreten. Ein Kranker C. R. LANES hatte seit 20 Jahren symmetrische Knoten an beiden Ellenbogen. Erst 19 Jahre später kam noch ein dritter Knoten am linken Unterarm dazu.

Die Entwicklung der knotigen Gebilde geht immer ziemlich langsam vor sich. Über sehr rasche, etwa exanthemartige Entstehung ist nirgends etwas mitgeteilt. Wenn die Knoten von den Beobachtern — oft ganz zufällig — entdeckt werden, haben sie meist schon jahrelang bestanden. So berichten M. JESSNER über 36jähriges, DE QUERVAIN über 25jähriges, OLESSOW über 21jähriges, C. R. LANE über 20jähriges, MONTPELLIER über 18jähriges, ARAVIJSKIJ und BULVACHTER über 16jähriges, JEANSELME über 15jähriges, FOX über 13jähriges, JERSILD, SANNICANDRO, M. JESSNER über 10jähriges, GROS, MALONEY,

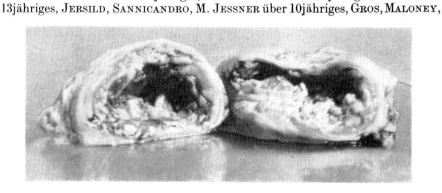

Abb. 15. Auf Abb. 10 dargestellter Knoten, unterhalb der Kniescheibe gelegen, chirurgisch entfernt. Hühnereigroß, gut ausschälbar, nur an kleiner Stelle mit der Haut verwachsen. Auf dem Durchschnitt cystisches Gebilde mit harter, fibröser Kapsel von wechselnder Dicke. (Nach M. JESSNER [h].)

GOODMAN, GREENBAUM über etwa 8jähriges Bestehen. WORSTER-DROUGHT ist wohl der einzige, welcher bei seinem Kranken die Knoten schon etwa 3 Monate nach ihrem Auftreten beobachten konnte. Auch BRUNSTING sah bei einem seiner Kranken einen Knoten schon 6 Monate nach dem Entstehen.

Zwischen der Entwicklungszeit bzw. der Dauer des Bestehens und der Größe der Knoten liegt ein gewisser Zusammenhang insofern vor, als das Erreichen der durchschnittlichen Nußgröße im allgemeinen an eine Wachstumszeit von meist mehreren Jahren gebunden ist. Es verhält sich aber nicht etwa regelmäßig so, daß die sehr großen Gebilde (taubeneigroß, hühnereigroß und darüber) immer auch sehr lange Zeit bestehen und die verhältnismäßig kleinen erst vor kurzem aufgetreten sind. Selbst ganz große Knoten können erst ein paar Jahre vorhanden sein (LEVIN u. a.), während walnuß- (LANE) und haselnußgroße (MONTPELLIER) sich Jahrzehnte in diesem Zustand halten können, ohne ihre Größe zu verändern.

Beschwerden. Das häufig ganz zufällige Auffinden der Knoten durch den Arzt spricht schon dafür, daß die Kranken im allgemeinen keine Beschwerden davon haben. So betont die überwiegende Mehrzahl der Beobachter, die knotigen Gebilde seien *schmerzlos* und *nicht druckempfindlich*. GROS stellt dazu fest, die Eingeborenen in Algier beachteten die Knoten überhaupt nicht und hätten auch keinen besonderen Namen dafür. Trotzdem kommen aber, wenn auch selten, gewisse Beschwerden vor, die in den Knoten selber oder durch diese entstehen. COMMES bzw. JOJOT und FOX berichten von leicht stechenden Schmerzen, MONTEL von dauerndem Druckgefühl in den Knoten. Ganz vereinzelt sind die Beobachtungen von M. JESSNER und von PICK. Bei JESSNERs Krankem bestanden nämlich nach dem Auftreten drei Jahre hindurch starke Schmerzen in den Knoten, die dann von selbst aufhörten. Gleichzeitig damit stand auch das Wachstum still. Auch bei der Kranken PICKS waren die Gebilde im Beginn sehr schmerzhaft, wurden dann aber ganz unempfindlich[1].

Werden die Knoten sehr groß oder liegen sie besonders ungünstig, so können sie *mittelbar* Beschwerden verursachen: durch Behinderung der Gelenkbewegung bei der Arbeit stören (STEINER, M. JESSNER), ja zu fast völliger Gelenkversteifung führen (CROUZON und CHRISTOPHE), mit den Beugesehnen des Unterarms verwachsen und die Hand- und Fingerbewegung beeinträchtigen (LEVIN), auf Nerven drücken (WORSTER-DROUGHT) und manchmal Empfindlichkeit des ganzen Armes hervorrufen (GOODMAN).

Makroskopische Befunde bei der Excision. Entfernt man zur histologischen Untersuchung, auf die ich im Anschluß hieran eingehe, einen oder mehrere Knoten, so sind die dabei erhobenen makroskopischen Befunde nicht ganz gleichartig. Das ist auch nicht anders zu erwarten, da ja die bei ein und demselben und bei verschiedenen Kranken beobachteten Gebilde, besonders bezüglich ihrer Konsistenz, erheblich verschieden sein können. Bald sind die Knoten mit der Umgebung fest verwachsen (LUTZ u. a.), bald von einer bindegewebigen Kapsel umgeben (DE QUERVAIN u. a.), bald sind sie kapsellos (WEBER u. a.), lassen sich aber gut umschneiden und herausheben (M. JESSNER, TRUFFI u. a.). Manchmal setzt sich ein Knoten aus einer Anzahl mehr oder minder gut voneinander abgrenzbarer kleinerer Knötchen zusammen, was man durch Betasten von außen vorher nicht hatte feststellen können (STEINER, M. JESSNER). Gelegentlich sind die Gebilde gelappt oder unregelmäßig gestaltet (WEBER, M. JESSNER). Auf dem Durchschnitt bestehen sie bald aus hartem, sehnenartigem, weißlichem, fibrösem Gewebe (LUTZ, WEBER, TRUFFI), bald sind sie mitten erweicht, mit krümeligem, gelblich-weißlichem (DE QUERVAINS, M. JESSNER), gallertartigem (STERN) oder auch käsig-eitrigem Inhalt[2] gefüllt (FONTOYNONT und CAROUGEAU); manchmal sind sie auch cystisch verändert (M. JESSNER).

---

[1] STERN hat jüngst ebenfalls über einen Knotenkranken berichtet, bei dem zuerst in beiden Armen heftige Schmerzen bestanden, die bis zur Bewegungsunmöglichkeit beider Ellenbogengelenke führten. Mit abnehmenden Schmerzen traten an beiden Unterarmen unterhalb der Ellenbogen kleine, wenig schmerzhafte Knötchen auf, die im ersten halben Jahr größer wurden und dann im Wachstum still standen.

[2] In diesem käsig-eitrigen Inhalt fanden FONTOYNONT und CAROUGEAU mit bloßem Auge sichtbare Körnchen, die sich bei mikroskopischer Betrachtung als Pilze erwiesen (s. S. 442).

Histologisches Bild.

Während man das klinische Bild der von Lutz zuerst beschriebenen Knotenkrankheit als im großen und ganzen durchaus einheitlich bezeichnen muß, ist das bei den histologischen Untersuchungen nicht oder wenigstens nicht in annähernd gleichem Maße der Fall. Es liegt aber nicht etwa so, daß sich diese Unterschiede in ziemlich scharfer Grenze zwischen tropischen und außertropischen Krankheitsfällen fänden. Auch die z. B. in Europa gemachten Beobachtungen verhalten sich histologisch keineswegs gleichartig. Es erübrigt sich deswegen meines Erachtens in diesem Abschnitt ebenfalls, die in den Tropen und außerhalb davon erzielten histologischen Ergebnisse getrennt zu beschreiben. Übrigens hat man mit der wachsenden Zahl der mikroskopisch verarbeiteten Beobachtungen doch mehr und mehr gewisse einheitliche Befunde erheben können, die ziemlich regelmäßig wiederkehren. So sind sich alle Untersucher im allgemeinen darüber einig, daß *die Knoten in der Hauptsache aus mehr oder minder entartetem, fibrösem Gewebe bestehen.*

Jeanselme hat sich, wie schon erwähnt, besonders eingehend mit der Histologie der Knoten beschäftigt. Er konnte bei seinen Beobachtungen mit ziemlich großer Regelmäßigkeit drei Bezirke feststellen: 1. *einen äußeren „entzündlichen"*, 2. *einen inneren „entarteten"* und 3. *einen mittleren „Übergangsbezirk"*. In der *äußeren Schicht* fand er außer fibrösen Stellen meist ein weitmaschiges, zellreiches, junges Bindegewebe, in dessen Zwischenräumen sehr reichliche Lymph- und Blutcapillaren lagen mit verschieden dichten Ansammlungen von Riesen-, Plasma-, eosinophilen Zellen und Leukocyten. Die Wände der Gefäße wurden nach der Mitte des Knotens zu meist dicker. Nicht selten wucherte das Endothel erheblich, wobei die Gefäßwand stark verbreitert war. Der *innere Bezirk* war nach außen vielfach durch festes, fibröses Gewebe begrenzt und wies hyalin entartetes, grobscholliges Bindegewebe auf, in dem stellenweise Leukocyten eingelagert waren. Manchmal fanden sich nach der Mitte zu vollständig homogenisierte, durch Eosin rot gefärbte, nekrotische Massen mit gelegentlicher Vakuolenbildung[1]. In der *Übergangsschicht* sah Jeanselme meist breitscholliges, zellarmes Bindegewebe, das mehr oder minder deutlich homogenisiert, nach innen zu hyalin entartet, nach außen mit entzündlichen Infiltraten durchsetzt war.

Jeanselme fand, wie gesagt, diese eben beschriebenen drei Bezirke bei so gut wie sämtlichen von ihm histologisch untersuchten Knoten — bei tropischen und außertropischen Krankheitsfällen — meist ziemlich ausgeprägt. Steiners Befunde weichen von den seinigen nicht unerheblich ab. Während nämlich Jeanselme regelmäßig entzündliche Veränderungen in der Umgebung der Knoten feststellen konnte, sah Steiner kaum jemals etwas davon und weist ausdrücklich darauf hin. Sonst stimmen seine Ergebnisse mit denen Jeanselmes in manchem überein, wenn Steiner auch die eigentümliche dreiteilige Schichtung und den stellenweise beobachteten Reichtum an Capillaren nirgends feststellen konnte. Aber auch er sah mehr oder minder entartetes fibröses Gewebe und in der Mitte der Knoten grobe, unregelmäßige, schollige Massen, die keine Kernfärbung und keine deutliche Gliederung zeigten. Bei Knoten, die offenbar verhältnismäßig frisch waren, konnte er in deren Umgebung Zellanhäufungen feststellen, die sich bis ins Unterhaut- und Fettgewebe erstreckten. Steiner meint, diese Zellhaufen stellten wohl den Beginn der Knotenentwicklung dar und bildeten sich allmählich in einen chronisch-entzündlichen Herd um. Er faßt sein Urteil über die von ihm angestellten zahlreichen histologischen

---

[1] Manchmal konnte man hier fast vollständig obliterierte Gefäße feststellen (Jeanselme und Eliascheff).

Untersuchungen folgendermaßen zusammen: es handelt sich um harte, zell-
und gefäßarme, fibröse Geschwülste, die so gut wie immer ohne Kapsel im
Unterhautgewebe liegen und im Innern manchmal schollig entarten, wobei

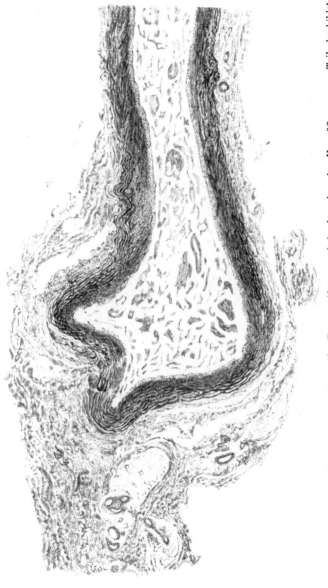

Abb. 16. Auf dieser Zeichnung ist eine cystenartige Degenerationszone bei sehr schwacher Vergrößerung zum Teil abgebildet:
lockeres Bindegewebe mit Fettinseln, festes, zum Teil homogenisiertes Bindegewebe nach dem Lumen zu, scholliger, krümeliger
Inhalt. (Nach M. JESSNER (h).)

die Zellkerne verschwinden. Gelegentlich besteht ein einzelner Knoten aus
einer Gruppe kleinerer Knötchen, die von einander getrennt erscheinen.

VAN DIJKE und OUDENDAL, die ebenso wie JEANSELME und STEINER viele
Knoten histologisch untersucht haben, schließen sich im allgemeinen den JEAN-
SELMESCHEN Befunden an und bestätigen diese. Sie betonen jedoch, die von

JEANSELME beschriebenen drei Bezirke seien keineswegs immer sehr deutlich. Oft fänden sich Übergänge zwischen ihnen. In der Mitte der Knoten seien nicht selten außer hyalinem Gewebe kleinere Gefäße vorhanden, umgeben von Lymphocyten- und Plasmazellanhäufungen, die manchmal junges Bindegewebe, epithelioide und Riesenzellen aufwiesen. Als ständigen Befund heben sie Fettgewebsinseln hervor, die in die äußeren Knotenbezirke eingelagert seien. M. JESSNER

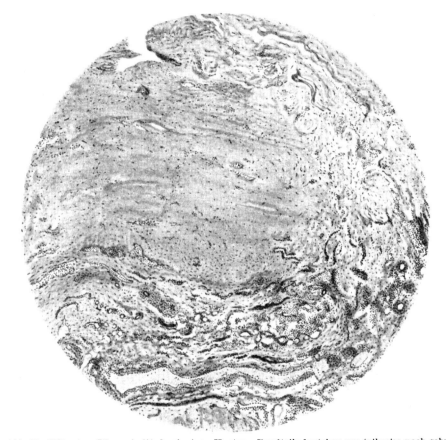

Abb. 17. Eiförmiger Längsschnitt durch einen Knoten. Randteile bestehen aus teilweise noch sehr gut fibrillärem Bindegewebe, das nach der Mitte zu immer mehr homogenisiert und kernarm wird. Dargestellt ist der Übergang zum homogenisierten Mittelbezirk an einem Knotenpol bei sehr schwacher Vergrößerung. (Nach M. JESSNER [h].)

bestätigt diese Beobachtung und betont, die Herkunft dieser Inseln aus dem subcutanen Fettgewebe sei ohne weiteres klar.

Die sonstigen ziemlich zahlreich vorliegenden histologischen Ergebnisse der übrigen Untersucher weichen teils mehr, teils minder von den eben wiedergegebenen Beschreibungen ab. *In der Hauptsache handelt es sich bei diesen Abweichungen aber kaum um grundsätzliche Unterschiede, sondern nur um den Grad der Entartung des Bindegewebes, um die Stärke der Gefäßveränderungen, die Zusammensetzung der Zellanhäufungen und die Verbindungsart der Knoten mit dem umgebenden Unterhautgewebe.*

Die *Entartung des Bindegewebes* kann verschieden hochgradig sein. Bald ist sie gering, so daß das Gewebe, besonders in den Randbezirken, noch einen

ziemlich normalen Eindruck macht (TAKASAKI u. a.), bald sind die Bindegewebsfasern aber deutlich verdickt und zusammengepreßt (STEINER u. a.),
bald handelt es sich um mehr oder minder dichte hyaline Bänder (C. R. LANE
u. a.), schließlich um völlige Homogenisierung ohne jegliche Gliederung des
Gewebes (SPARACIO u. a.). *Im allgemeinen stimmen die Beobachter darin überein,
das fibröse Gewebe sei meist in den äußeren, nach dem Fettgewebe zu nicht abgekapselten Bezirken lockerer, nach der Mitte zu homogenisierter, hyalin entartet
und sehr kernarm, ja sehe manchmal fast wie Knorpelgewebe[1] („fibrokartilaginöse
Struktur") aus* (CANGE und ARGAUD, CANGE und NÉNON, MONTPELLIER u. a.).

Bei den *Gefäßen*, die man vielfach als sehr reichlich befunden hat (JEAN-
SELME, GOODMAN, TRUFFI,
SANNICANDRO, TAKASAKI u. a.),
wird immer wieder eine Intima-
verdickung, die bis zum völligen
Gefäßverschluß führen kann,
und eine Verbreiterung der
Media beschrieben (GOODMAN,
CANGE und ARGAUD. SPARA-
CIO u. a.). Die kleinen und
mittleren Venen sind dabei
hauptsächlich betroffen. Diese
Gefäßveränderungen findet
man bald mehr, bald weniger
deutlich. Ganz vermißt werden
sie aber nur sehr selten (COMMES
bzw. JOJOT, WEBER u. a.).

Die *Zellanhäufungen*, die
zwischen dem lockeren kollagenen Gewebe liegen, besonders
aber die Gefäße, manchmal
auch die Schweißdrüsen (GEN-
NER u. a.) umgeben, sind in
ihrem Grade ebenfalls verschiedenartig. Man sieht hier
alle Übergänge von geringfügiger Infiltration (JOYEUX
u. a.), die dann meist nur
die Gefäße umkleidet, bis zu

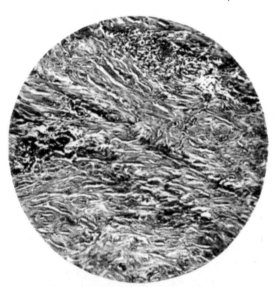

Abb. 18. Übersichtsbild. Hämatoxylin-Eosinschnitt. Hya-
lines Gewebe, in Form bandartiger, verschieden breiter,
miteinander stellenweise verschmelzender und mit Eosin
deutlich rot sich färbender Züge und Schollen. Zwischen
Balkenwerk alleinstehende Kerne oder pyknotische Reste
davon. Herdförmig zerstreut hyaline, wandverdickte Ge-
fäßchen; in deren Umgebung teilweise jüngere Binde-
gewebsbestandteile, Plasmazellen und Lymphocyten. Zwischen diesen Zellen schmale hyaline Bindegewebsstreifen.
(Nach WELTI.)

dichten, über große Teile des Gewebes sich erstreckenden Zellmassen
(ALIEVA u. a.). Diese Anhäufungen bestehen manchmal nur aus Lymphocyten (JORDAN u. a.) oder lymphocytenähnlichen Gebilden (ALIEVA u. a.),
meist aber daneben aus Plasmazellen (DA SILVA, GENNER, OLESSOW, C. R. LANE
u. a.). Epithelioide Zellen kommen vor, sind aber nicht sehr häufig (FOX, DE
QUERVAIN, SPARACIO u. a.); dasselbe gilt von den Riesenzellen (BRAULT, MONT-
PELLIER, JORDAN, SPARACIO u. a.). TRUFFI fand zahlreiche Spindelzellen,
besonders um die Gefäße herum gelegen; BRAULT, GOODMAN, TAKASAKI u. a.
sahen verstreute polynucleäre Leukocyten. DE QUERVAIN und M. JESSNER
fanden teils in den Zellanhäufungen um die Gefäße, teils frei im Bindegewebe
liegende eisenpigmentführende Zellen, die verzweigt und stellenweise sehr
reichlich vorhanden waren[2].

---

[1] PEYROT hält die Knoten histologisch tatsächlich für echte Chondrofibrome.

[2] Dieser Befund stellt nichts Besonderes dar; denn die Knoten liegen ja an Stellen,
die häufig Traumata ausgesetzt sind, so daß kleine Blutungen in das Knotengewebe vorkommen können, wie sie ALIEVA auch beobachtet hat.

Die *elastischen Fasern* sind in den lockeren Knotenteilen im allgemeinen noch ganz gut erhalten und kaum wesentlich verändert (Genner u. a.). Je weiter man sich aber der Knotenmitte nähert, desto mehr nehmen sie an Zahl ab (Truffi u. a.) und verschwinden schließlich im homogenisierten Bindegewebe meist ganz (Jordan, Olessow u. a.). — Welti fand bei seinem Kranken

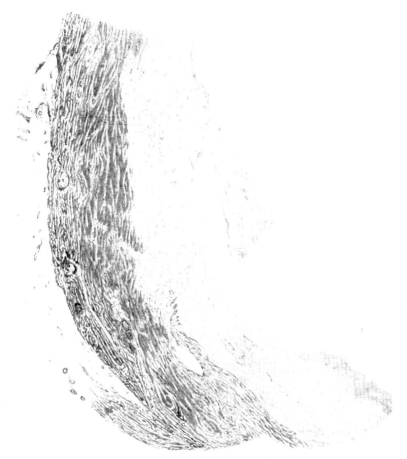

Abb. 19. Stück aus Knotenwand: außen nach dem Fettgewebe zu guter fibrillärer Bau. Hauptmasse der Wand breites, im allgemeinen sehr kernarmes, homogenisiertes, bei van Gieson-Färbung zum Teil normal, zum Teil gelbrot gefärbte, durch schmale Streifen getrennte Bindegewebsbündel, nach dem Lumen zu allmählich degenerierend, hier stellenweise mit fibroblastischen Bestandteilen und Rundzellen infiltriert, in das Lumen selbst als gelbe Massen unregelmäßig hineinragend. (Nach M. Jessner [h].)

einen Reichtum an *Gitterfasern*, der im Bereich der hyalinen Umwandlung besonders ausgesprochen war. Fuss konnte ganz ähnliche Befunde erheben.

Der *Zusammenhang der Knoten mit dem umgebenden Gewebe* — die Knoten liegen oft etwa in Höhe der Schweißdrüsenknäuel (Takasaki u. a.) — ist bald locker, bald eng. Manchmal setzt sich das knotige Gebilde ziemlich scharf gegen die Umgebung ab, so daß man den Eindruck einer regelrechten Kapselbildung hat (M. Jessner u. a.), häufiger ist aber die Knotengrenze nicht scharf abgesetzt, sondern der Übergang von normalem zu krankhaftem Gewebe vollzieht sich allmählich (Steiner, Joyeux u. a.). Liegt der Knoten ziemlich dicht unter der Haut, so kann der Papillarkörper stark verdünnt sein (Genner u. a.).

Damit hätte ich gewissermaßen das *klassische histologische Bild* der Knoten geschildert, wie man es am häufigsten beobachtet hat: *fibröses, teils deutlich abgekapseltes, teils allmählich in die Umgebung übergehendes Gewebe, nach außen zu lockerer, gegen die Knotenmitte mehr homogenisiert, hyalin entartet und sehr kernarm, manchmal dort fast wie Knorpelgewebe aussehend. Die Gefäße sind so gut wie regelmäßig verändert, gelegentlich ganz verschlossen. Um sie herum häufen sich Zellen an, die aus Lymphocyten, Plasma-, epithelioiden mit stellenweise eingelagerten Riesenzellen bestehen.*

Einzelne Untersucher haben in dem festeren fibrösen Gewebe der Knoten *nekrotische Stellen* beobachtet (BRAULT, GOODMAN, M. JESSNER, MONTPELLIER[1], JORDAN, HOPKINS, ARAVIJSKIJ und BULVACHTER u. a.). Diese fanden sich gewöhnlich in dem mittleren Bezirk, waren klein, manchmal sehr scharf begrenzt und lagen meist zu mehreren beieinander (M. JESSNER, VAN HOOF, SPARACIO u.a.). Gelegentlich erfüllten sie aber auch die ganze Mitte des Knotens (M. JESSNER, DE QUERVAIN u. a.). Sie bestanden aus lose eingebetteten, amorphen, halbflüssigen (BRAULT), kolloiden (VAN HOOF), klaren und zähflüssigen (ARAVIJSKIJ und BULVACHTER) Massen, die in ihrer Umgebung im allgemeinen keine entzündlichen Erscheinungen aufwiesen. Nur M. JESSNER sah um einige dieser Degenerationsbezirke einen Gürtel dichter Zellmassen, die einem Demarkationswall glichen. Vielleicht sind die von GOODMAN in der Nähe der nekrotischen Stellen gehäuft beobachteten Rundzellen in demselben Sinne

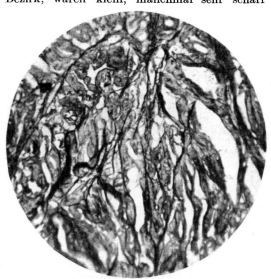

Abb. 20. Imprägnation nach BIELSCHOWSKY-MARESCH, mit Säurefuchsinpikrat nachbehandelt. Starke Vergrößerung. Hyaline Grundsubstanz und dichtes Gitterfasernetz. (Nach WELTI.)

zu deuten. MONTPELLIER fand mitten an einigen Stellen auch polynucleäre Leukocyten.

Bemerkenswert ist noch die von MENDELSON beobachtete „fettige" Degeneration des Knoteninhalts, wobei es sich mit größter Wahrscheinlichkeit um *Cholestearin* gehandelt hat[2]. M. JESSNER konnte sichere *xanthomatöse Entartung* feststellen mit einwandfreiem Cholestearinnachweis, mikroskopisch (auch bei Polarisation) und chemisch[3]. Auch JEANSELME fand einmal xanthomatoide Degeneration, ohne aber Cholestearin mit Sicherheit nachweisen zu können. HOPKINS berichtet ferner über einwandfreie Befunde von Xanthomzellen bei zwei Knoten von verschiedenen Kranken. Ein Knoten stellte ein „*reines Xanthom*" dar. Möglicherweise hat es sich bei DE QUERVAINs Befund von großen am Rande der Nekrose gelegenen „vakuolisierten" Zellen ebenfalls um beginnende

---

[1] MONTPELLIER hält diese nekrotischen Stellen für eine Folge der obliterierenden Gefäßveränderungen.

[2] MENDELSON hält daher die Knoten für eigenartige Xanthome und schlägt die Bezeichnung „Xanthoma tropicum" vor.

[3] Der Cholestearingehalt im Blutserum des Kranken war normal.

xanthomatöse Entartung gehandelt. MENDELSON konnte neben „fettiger"
Degeneration auch *amyloide Entartung*, STEINER, VAN DIJKE und OUDENDAL und
SILBERMANN Verkalkung[1] des Knoteninhalts beobachten, Befunde, die zu den
großen Seltenheiten gehören. STEINER fand einmal *Urate*. Es handelte sich
dabei um einen Kranken mit hochgradiger Gicht, dessen subcutane „Gicht-
tophi" sich nur an den Stellen fanden, wo sonst die von LUTZ beschriebenen
Knoten zu sitzen pflegen. STEINER vermutet, der Kranke habe zuerst LUTZ-
sche Knoten gehabt, in denen sich bei der später aufgetretenen Gicht Harnsäure
abgelagert habe (s. „Differentialdiagnose", S. 469).

Das histologische Bild der von LUTZ zuerst beschriebenen Knotenkrankheit
ist also in der Tat nicht so einheitlich wie das klinische. *Überblickt man die
Gesamtheit der mikroskopischen Untersuchungen, so muß man jedoch als gemeinsamen Befund überall feststellen, daß die Knoten aus fibrösem Gewebe bestehen,
welches teils mehr, teils weniger entartet ist.* Die Abweichungen der histologischen
Bilder voneinander bezüglich der besprochenen Einzelheiten erklären sich zum
allergrößten Teil gewiß dadurch, daß die Beobachter verschiedene Stadien
der Knotenentwicklung untersucht haben. Bei einer Erkrankung, die sich
oft über Jahrzehnte erstreckt, kann das nicht wundernehmen, wie besonders
JEANSELME betont. Jedenfalls geht man allmählich davon ab, gewisse histologische Unterschiede mit Verschiedenheiten in der Ätiologie zusammen-
zubringen (M. JESSNER u. a.). Es dürfte wohl so sein, daß sich der junge
Knoten mit leichter Bindegewebswucherung und Gefäßneubildung, begleitet von
Zellanhäufung, zu entwickeln beginnt. Allmählich wird die Bindegewebswucherung stärker und stärker und führt schließlich zu einer Homogenisierung der
mittleren Bezirke, die dann von einer fibrösen Schale umgeben werden. Ob
sich dabei letzten Endes im entarteten Mittelteil immer eine Nekrose entwickeln
muß, wie DE QUERVAIN meint, ist fraglich. Sie wird jedenfalls bei Knoten,
die sehr lange bestehen, verhältnismäßig häufig beobachtet (DE QUERVAIN,
M. JESSNER u. a.).

Bakteriologie.

Zwischen den in den Tropen und außerhalb davon beobachteten Knoten
bestehen im bakteriologischen Befunde Unterschiede sowohl mikroskopisch
als auch kulturell. Während nämlich die Untersucher der „außertropischen"
Knoten so gut wie niemals irgendwelche einwandfreie[2] bakteriologische Ergebnisse erzielen konnten, haben die Beobachter der in den Tropen Erkrankten
zum Teil mit großer Regelmäßigkeit verschiedentlich Mikroorganismen in den
knotigen Gebilden nachweisen können.

Mikroskopisch sahen zunächst FONTOYNONT und CAROUGEAU im käsig-
eitrigen Inhalt frischer, erst verhältnismäßig geringe Zeit bestehender Knoten
Pilzfäden, die kurz und ziemlich dick waren. Im Schnitt fanden sich dabei
massenhaft Pilzkörner, die sich durch Silberfärbung am besten darstellen ließen.
GOUGEROT, der nur die „Schatten" dieser Pilze in FONTOYNONTs und CAROUGEAUs
Präparaten feststellen konnte, nannte den gefundenen Pilz „Discomyces CAROU-
GEAUI". Die Züchtung gelang nicht (s. S. 444). Dieser schon 1909/10 erhobene

---

[1] Ob ein von SAMAJA beobachteter Tabiker hierher gehört, kann ich nicht entscheiden.
Bei dem Kranken handelte es sich um symmetrische, subcutane, harte, knotige Gebilde
an der Vorderseite beider Oberschenkel. Die Knoten waren 7 Jahre nach der Ansteckung
aufgetreten. Das histologische Bild ergab eine Endarteriitis obliterans mit eingekapselten
Ablagerungen von phosphor- und kohlensaurem *Kalk*.

[2] Eine Ausnahme sind die erst jüngst angestellten Tierimpfungen M. JESSNERs und die
kürzlich erhobenen Befunde ARAVIJSKIJS und BULVACHTERS, auf die ich unten eingehe
(s. S. 456).

und im einschlägigen Schrifttum nicht etwa unbekannt gebliebene Befund ist niemals bestätigt worden [1].

Von einschneidender und grundlegender Bedeutung dagegen waren die bakteriologischen Ergebnisse VAN DIJKES und OUDENDALS. Diese Forscher fanden bei allen 11 von ihnen histologisch untersuchten Knoten in Schnitten, welche nach LEVADITI behandelt worden waren, *einwandfreie Spirochäten*, die auf der Grenze zwischen „Übergangs-" und „entartetem" Knotenbezirk, besonders um die Gefäße herum, lagen. VAN DIJKE und OUDENDAL vermochten, auch bei Dunkelfeldprüfung, nicht zu entscheiden, ob es sich dabei um Spirochaetae pallidae oder pertenues handelte. Bald darauf konnte VAN LOON bei einem Kranken, der außer den Knotenbildungen noch eindeutige Erscheinungen tertiärer Framboesie darbot, im Schnittpräparat ebenfalls Spirochäten feststellen, die er als „pertenues" ansprach. Kurz danach gelang CLAPIER der Nachweis zahlreicher Treponemen im Punktionssaft der Knoten. Auch er hielt diese Spirochäten für „pertenues", und zwar hauptsächlich deswegen, „weil in Erscheinungen tertiärer Lues Spirochaetae pallidae durch Punktion kaum jemals festgestellt werden könnten, jedenfalls aber niemals in der hier gesehenen Menge."

Diese Spirochätenbefunde, insbesondere die VAN DIJKES und OUDENDALS, bestritt GALLI-VALERIO zunächst. Er hatte nämlich eine Anzahl Schnitte der von STEINER beobachteten Knoten nach LEVADITI gefärbt und untersucht. Die spärlichen spirochätenähnlichen Gebilde, die er dabei fand, hielt er nicht für Spirochäten, sondern für Bindegewebsfibrillen oder elastische Fasern und glaubte, VAN DIJKE und OUDENDAL hätten sich getäuscht. Demgegenüber trat SOBERNHEIM auf Grund von eigenen Untersuchungen an Präparaten, die ihm VAN DIJKE und OUDENDAL übersandt hatten, unbedingt für die Spirochätennatur der gefundenen Gebilde ein und konnte durch Mikrophotogramme die Richtigkeit der erhobenen Befunde überzeugend beweisen. Als GALLI-VALERIO dann später Gelegenheit hatte, einen Schnitt OUDENDALS zu untersuchen, fand auch er ein Gebilde, das „ohne Zweifel die Merkmale einer Spirochäte aufwies". Er schrieb seinen Mißerfolg bei den von STEINER beobachteten Knoten der langen Aufbewahrung der Präparate zu.

Das Vorkommen von Spirochäten in den „tropischen" Knoten mußte somit als einwandfrei bewiesen gelten.

Es konnte daher nicht überraschen, als VAN HOOF gelegentlich einer vom Bruxelles-Médical bei den Ärzten des Belgischen Kongos veranstalteten Umfrage über die Ätiologie der Knotenbildungen 1926 bekannt gab, er habe häufig Spirochäten festgestellt, die sich meist im „entarteten" Knotenbezirk in einer „kolloiden" Flüssigkeit fanden, und als TAKASAKI und IKEGAMI 1927 mitteilten, auch sie hätten bei fast $3/4$ unter 48 Erkrankten in Knotenschnitten, die nach LEVADITI behandelt worden waren, Spirochäten von eigentümlicher Form nachweisen können, die sich hauptsächlich dort fanden, wo man keine Entartung des Gewebes beobachten konnte. Die Zahl war nach TAKASAKIs und IKEGAMIs Untersuchungen zuweilen gering, manchmal fanden sie sich aber in jedem Gesichtsfeld. Die Spirochäten sahen im allgemeinen gleichartig aus und hatten gleichmäßig dünne und regelmäßige Windungen. Ihre durchschnittliche Länge betrug 8—20 μ, die Zahl der Windungen 8—18, ihre Höhe 0,6—1,2 μ. Wie die beiden Forscher selbst hervorheben, stimmen ihre Befunde mit den von VAN DIJKE und OUDENDAL und GALLI-VALERIO gegebenen Spirochätenbeschreibungen überein. TAKASAKI und IKEGAMI sind aber trotzdem der Ansicht, es handle sich um eine besondere Treponemenart, die weder mit den

---

[1] STEINER ist der Ansicht, bei dem von FONTOYNONT und CAROUGEAU erhobenen Pilzbefund handele es sich um eine Verwechslung mit der Madurafußerkrankung.

Syphilis- noch Framboesiespirochäten gleichbedeutend sei, weil sie sich von diesen durch ihre Länge und Dicke deutlich unterscheiden lasse. Übrigens fänden sich die gefundenen Treponemen im Gegensatz zu luetischen und framboetischen Erscheinungen der tertiären Periode, in die man die Knotenbildungen gegebenenfalls wohl einreihen müßte, überaus reichlich. VAN HOOF meint dagegen, die von ihm beobachteten Spirochäten gehörten dem „Framboesie-Syphilis-Typus" an [1].

Erst in allerjüngster Zeit haben ARAVIJSKIJ und BULVACHTER mitgeteilt, sie hätten bei einem sibirischen Bauern in Schnitten eines in der Mitte erweichten Knotens mit normaler Hautdecke an der Grenze der nekrotischen Bezirke *massenhaft Spirillen und Spirochäten* mit nicht sehr steilen Windungen gefunden, und zwar bei Färbung nach BOGOLJEPOW. Wenn es sich hier um keinen Fehler in der Beobachtung oder Deutung handelt — die russisch geschriebene Arbeit war mir bisher nur im kurzen deutschen Bericht zugänglich —, so ist dieser Befund von *grundsätzlicher* Bedeutung; *denn es wären dann hier zum erstenmal bei einem außertropischen Knotenkranken in den Erscheinungen Spirochäten unmittelbar mikroskopisch nachgewiesen worden.* Nach dem ebenso grundsätzlich wichtigen Impfergebnis M. JESSNERs (s. S. 445) war der unmittelbare Spirochätennachweis auch bei den außertropischen Knoten zu erwarten. Trotzdem erscheint mir vorerst dem Befund ARAVIJSKIJs und BULVACHTERs gegenüber noch eine gewisse Zurückhaltung geboten hauptsächlich deswegen, weil die festgestellten Spirochäten *massenhaft* vorhanden waren, während man doch bei tertiären luetischen Erscheinungen, bei denen diese Knotenbildungen sicherlich einzureihen sind, massenhafte Spirochäten niemals findet. Zudem haben ARAVIJSKIJ und BULVACHTER außer den Spirochäten noch kokkenähnliche Gebilde und Pilzfäden in dem Knoten mikroskopisch nachgewiesen, Befunde, die seit FONTOYNONT und CAROUGEAU von keinem Forscher mehr erhoben worden sind.

Bezüglich der *kulturellen Untersuchungen* habe ich schon erwähnt, daß die Züchtung des „Discomyces Carougeaui" (FONTOYNONT und CAROUGEAU) nicht gelungen ist. Pilze hat man aber sonst einige Male aus den Knoten kultiviert. So berichten CURIE und HOLLMANN über eine Aspergillusart, GOUGEROT, BURNIER und BONNIN ebenfalls über einen Schimmelpilz, ARAVIJSKIJ und BULVACHTER über eine Streptothrixform. Dabei dürfte es sich mit größter Wahrscheinlichkeit um zufällige Verunreinigungen gehandelt haben. Dasselbe gilt wohl von dem Coccus, den SOBERNHEIM aus einem Knoten des von DE QUERVAIN in der Schweiz beobachteten Kranken züchten konnte, und ebenso von den durch ARAVIJSKIJ und BULVACHTER kultivierten groben Stäbchen. Die von zahlreichen Forschern zum Teil auf verschiedensten Nährböden sonst angestellten kulturellen Prüfungen waren alle — bei „außertropischen" *und* „tropischen" Knoten — ergebnislos (MAYER und ROCHA LIMA, MORIN, M. JESSNER u. a.). Auch der Eiter aus durchgebrochenen Knoten erwies sich als steril (JEANSELME u. a.).

Die bisher vorliegenden *Tierimpfungen* sind sehr spärlich. Übertragungsversuche der gezüchteten Pilze mißlangen (FONTOYNONT und CAROUGEAU, CURIE und HOLLMANN, GOUGEROT, BURNIER und BONNIN). Nur ARAVIJSKIJ und BULVACHTER konnten nach wiederholter Überimpfung der gezüchteten Streptothrixkultur beim Meerschweinchen eine Pseudotuberkulose hervorrufen. Das spricht weiterhin dafür, daß es sich nur um zufällig vorhandene Keime gehandelt hat, die mit der Erkrankung an sich nichts zu tun gehabt haben. Auch Impfungen mit krümeligem Knoteninhalt bei Meerschweinchen (M. JESSNER)

---

[1] Kürzlich hat VENERONI bei Knotenkranken in Somaliland ebenfalls Spirochäten im Schnitt nachweisen können, die er am ehesten für pertenues hält.

und Hodeninokulationen mit Knotenstückchen bei Kaninchen (DE QUERVAIN, MENDELSON) verliefen ergebnislos. VAN DIJKE und OUDENDAL wollten Tierimpfungen ausführen, haben aber über das Ergebnis bisher nichts mitgeteilt. M. JESSNER *ist es nun erst kürzlich gelungen, bei einem von ihm in der Burjato-Mongolei beobachteten Kranken durch Verimpfung eines Knotens auf Kaninchen in der zweiten Generation (inokuliert mit Poplitealdrüsen der ersten Generation) einen luetischen Primäraffekt hervorzurufen.*

Neuerdings berichtet VENERONI über eine gelungene Impfung beim Mähnenaffen. Er verwandte zur Impfung in der Supraorbitalgegend Knotenbestandteile eines Eingeborenen aus Somaliland. Über den weiteren Verlauf der erzeugten Erkrankung teilt er nichts mit.

Überblickt man die bakteriologischen Untersuchungen in ihrer Gesamtheit, so muß man feststellen, *daß in den Knoten der mikroskopische Spirochäten-befund am häufigsten und regelmäßigsten erhoben worden ist und als unbedingt sichergestellt gelten muß.* Allerdings hat man bisher nur bei den in den Tropen beobachteten Kranken Treponemen mikroskopisch auffinden können, wenn man von dem in allerletzter Zeit mitgeteilten Spirochätennachweis ARAVIJSKIJs und BULVACHTERs absieht, den man meines Erachtens zunächst noch mit Vorsicht aufnehmen muß. Das kürzlich gelungene, eben erwähnte Impfergebnis M. JESSNERs dürfte aber dafür sprechen, daß sich auch bei den „außertropischen" Knoten mit anderer Methodik Spirochäten nachweisen lassen. Wie häufig das gelingt, müssen weitere Untersuchungen lehren[1]. Ob es sich bei den in den Tropen erhobenen Befunden um Framboesie- oder Syphilisspirochäten oder um eine besondere, davon unabhängige Treponemenart handelt, ist noch nicht geklärt. Ich bespreche diese Frage eingehend in dem Abschnitt „Ätiologie und Pathogenese" (s. S. 448 u. 449).

Geschlecht und Alter der Kranken.

Die Forscher, welche eine größere Anzahl von Kranken beobachten konnten, sind im allgemeinen der Ansicht, *die Knoten kämen beim männlichen und weiblichen Geschlecht annähernd gleich häufig vor* (STEINER, VAN DIJKE und OUDENDAL u. a.). GROS glaubt allerdings, einwandfreie Krankheitsbilder habe er nur bei Männern beobachten können. Überblickt man das gesamte Schrifttum, so trifft die Ansicht GROS' nicht zu. Nimmt man nämlich alle Mitteilungen zusammen, die eine Angabe über das Geschlecht enthalten, so stellen die Männer etwa 55, die Frauen etwa 45% der Erkrankten dar. Der Unterschied von 10% hat wahrscheinlich keine wesentliche Bedeutung; denn er verschwindet bei den in den Tropen beobachteten Kranken ganz und tritt nur bei den „außertropischen" Knotenkranken wieder hervor[2].

Das *Lebensalter* der Kranken, in dem die Knoten beobachtet werden, liegt im allgemeinen mindestens in der Lebensmitte, eher noch etwas darüber. Als *Durchschnittsalter* habe ich beim Zusammenfassen aller hierzu verwertbaren Mitteilungen für das männliche Geschlecht etwa 45, für das weibliche etwa

---

[1] HOPKINS konnte auch bei der von M. JESSNER angegebenen Versuchsanordnung ein Impfergebnis nicht erzielen.

[2] Vielleicht hängt der Unterschied von 10% zwischen männlichem und weiblichem Geschlecht bei den außertropischen Krankheitsfällen mit der Ätiologie der knotigen Gebilde zusammen. Wie ich unten zeigen werde, sind die außerhalb tropischer Gegenden beobachteten Knoten als luetische Späterscheinungen anzusprechen. Da nun die Syphilis mit Ausnahme der Länder, wo außergeschlechtliche Ansteckungen sehr oft vorkommen — dazu gehören in der Regel auch alle tropischen Landstriche! —, das männliche Geschlecht häufiger befällt als das weibliche, so ließe sich der geringfügige Unterschied von 10% damit zwanglos erklären.

41 Jahre errechnet. Betrachtet man die „tropischen" und „außertropischen" Kranken gesondert, so kommt man zu etwa demselben Ergebnis. Es ist bei dieser Zusammenstellung allerdings zu bedenken, daß die Knoten manchmal viele Jahre bestehen können, ehe sie vom Arzt, ja selbst vom Kranken bemerkt werden. Deswegen gibt meine obige Berechnung nur das Durchschnittsalter der Kranken zu der Zeit an, wo man auf die Knoten wirklich aufmerksam geworden ist. Das tatsächliche Durchschnittsalter der Kranken beim allerersten Entstehen der knotigen Gebilde ist aus den eben erwähnten Gründen nur ungenau zu ermitteln. Immerhin ist aber soviel sicher, daß die Knoten sowohl in den Tropen als auch außerhalb davon am häufigsten zwischen dem 30. und 50. Lebensjahre aufzutreten pflegen. Erheblichere Abweichungen über diese Grenzen kommen nach oben zu häufiger vor als nach unten. So war ein Kranker Gottrons 79 Jahre, ein Kranker Jamins 70 Jahre, eine Kranke Irvines und Turnacliffs 67 Jahre alt[1]. Wohl die älteste Knotenkranke haben Crouzon und Christophe beobachtet; ihr Alter betrug 80 Jahre. Die Knoten bestanden hier allerdings angeblich schon seit 18 Jahren. Daß die Befallenen jünger als 30 Jahre sind, ist nicht häufig, wie ich schon betont habe. Ein von Goodman untersuchter Kranker und ein Kranker Kadaners waren 29 Jahre, die Kranken Truffis und Picks 28 Jahre alt. Bei den Beobachtungen von Worster-Drought betrug das Alter 27, von Jamin 25 und von van Dijke und Oudendal einmal 22 Jahre. Bei Kindern hat man die Knoten nur außerordentlich selten gesehen, und zwar ausschließlich in den Tropen, nicht außerhalb davon. So beobachtete sie Lutz auch bei dem Kinde des Kranken, den er in seinem Brief beschreibt, und van Dijke und Oudendal sahen sie bei einem 8jährigen Knaben.

Es ergibt sich also, daß die knotigen Gebilde bei beiden Geschlechtern im allgemeinen etwa gleich häufig, und zwar vorwiegend im mittleren, aber nicht selten auch in höherem Alter beobachtet werden.

Beruf und Beschäftigung.

Über den Beruf und die Beschäftigung der von den Knotenbildungen befallenen Kranken sind die Angaben sehr dürftig. Wenn es sich um Eingeborene der tropischen und subtropischen Länder handelt, ist die Beschäftigung überhaupt kaum jemals erwähnt; anders bei Europäern oder Bewohnern außertropischer Landstriche, die gelegentlich ihres Tropenaufenthaltes oder auch danach die Knoten erst in ihrer Heimat bemerken. Hier handelt es sich naturgemäß um Personen, die durch ihren Beruf in tropische Gegenden geführt werden: Seeleute (Fex), Marinesoldaten (Zur Verth, Jeanselme, Burnier und Eliascheff), Kolonialagenten (Bernard), Kaufleute (Aramaki). Die Beschäftigung der außerhalb der Tropen Erkrankten, die niemals in ihrem Leben tropische Landstriche besucht haben, ist sehr wechselnd: Soldaten (Sellei), Verkäufer (Greenbaum), Ackerkutscher (M. Jessner), Kraftwagenführer (C. R. Lane), Fabrikarbeiter (Pick) u. a. m. Es handelt sich jedenfalls nicht um Beschäftigungsarten, denen eine bestimmte gleichartige Schädlichkeit eigen wäre.

Ätiologie und Pathogenese.

Über die Ätiologie der von Lutz zuerst beschriebenen Knotenbildungen hat man lange gestritten. Heute ist sie so gut wie restlos aufgeklärt. Die ersten Untersucher waren völlig uneinig. Lutz wies in seinem Briefe beiläufig darauf hin, die von ihm beobachteten Kranken seien alle der Lues mehr oder weniger verdächtig gewesen, sprach sich aber sonst über die Ätiologie nicht aus. Steiner

---

[1] Der Knoten bestand hier angeblich seit 7 Jahren.

konnte keine Ursache ermitteln, hielt die Knoten zunächst für harmlos und bestritt die Ansicht Jeanselmes, der in seinen ersten Veröffentlichungen zum Ausdruck gebracht hatte, dauernde Traumata spielten ätiologisch wohl eine Rolle, weil die Gebilde besonders gern grade an den „Beschäftigungsstellen" aufträten. Später vermutete Steiner, beim Baden der Eingeborenen dringe an den befallenen Bezirken vielleicht ein Erreger ein. Auch Jeanselme hielt eine parasitäre Ätiologie für wahrscheinlich, konnte aber niemals irgendeinen Keim nachweisen. Es folgten dann die oben (s. S. 442) erwähnten Pilzbefunde von Fontoynont und Carougeau („Discomyces Carougeaui"), von Curie und Hollmann (Aspergillus), von Gougerot, Burnier und Bonnin (Schimmelpilz). Ich habe schon betont, daß es sich hierbei mit größter Wahrscheinlichkeit um zufällige Ergebnisse oder um Verunreinigungen der Kultur gehandelt hat. Die weitaus überwiegende Mehrzahl der Forscher legt diesen Pilzzüchtungen in ätiologischer Hinsicht jedenfalls keinerlei Bedeutung bei. Steiner meint, bei Fontoynonts und Carougeaus Beobachtung habe es sich um eine Verwechslung mit der Madurafußerkrankung gehandelt.

Framboetische Ätiologie.

Schon lange und immer von neuem hat man erörtert, ob die Knoten nicht mit der Framboesie zusammenhängen. Hierfür kamen selbstverständlich nur solche Kranke in Betracht, die in Framboesiegegenden lebten oder sich dort aufgehalten hatten. So berichtete Steiner bereits in seiner ersten Mitteilung, daß die Malayen die Knotenkrankheit „Patek kring" (trockene Framboesie) nennen. Er selbst glaubte aber nicht an eine derartige Beziehung. Mouchet und Dubois dagegen waren die ersten, welche, ebenfalls gestützt auf Äußerungen von Eingeborenen im Belgischen Kongo, die framboetische Ätiologie der Knoten für wahrscheinlich hielten. Sie konnten das um so eher, als sie beobachtet hatten, daß bei Framboesiekranken, welche neben eindeutigen framboetischen Hauterscheinungen auch derartige Knoten aufwiesen, durch Salvarsanbehandlung nicht nur die Framboesie heilte, sondern auch die Knoten kleiner wurden. Bald mehrten sich die Stimmen, welche das Zusammenvorkommen von Framboesie und der von Lutz beschriebenen Knotenkrankheit hervorhoben und für deren Ursache mehr oder weniger bestimmt die Framboesie hielten. So berichtete Davey, 79 unter 80 von ihm untersuchter Knotenkranker hätten Framboesie gehabt. Clapier, van Loon, Genner u. a. teilten ähnliche Beobachtungen mit. Auch Noël konnte bei seinen Kranken immer Reste oder Narben framboetischer Erscheinungen nachweisen[1]. So versucht Bernard, gestützt auf frühere Mitteilungen Jeanselmes, die framboetische Ätiologie der Knoten *geographisch* zu begründen.

Die Knotenbildungen seien eine *tropische Krankheit*, die nicht über den 30. Grad nördlicher und südlicher Breite hinausgehe[2]. In diesem Gradbezirk gebe es 5 große Krankheitsherde: 1. die Halbinsel Indochina, die Inseln in der Meerenge, Neu-Guinea und Hawai; 2. Madagaskar, Komoren, Mascareigne; 3. West- und Äquatorialafrika; 4. Nordafrika; 5. Brasilien. *Diese Gegenden entsprächen genau der Framboesieausbreitung.* In Marokko und Algerien, wo die Syphilis sehr verbreitet sei, wären die Knotenbildungen selten. Daß sie dort überhaupt vorkämen, könne möglicherweise an der Durchsetzung dieser Gegenden mit Senegalnegern liegen, die mit Framboesie angesteckt sein könnten. In den entsprechenden Breiten des Orients (Palästina, Syrien, Jordangebiet), wo keine Negereinwanderung stattgefunden habe, fänden sich die Knoten nicht.

---

[1] Bei einem Kranken Noëls bestanden allerdings die Knoten schon 2 Jahre, ehe framboetische Erscheinungen auftraten.

[2] Das trifft nicht zu; denn man hat zahlreiche Kranke außerhalb tropischer und subtropischer Gegenden beobachtet (Siehe dazu auch „Differentialdiagnose" S. 463).

Diese geographische Begründung der framboetischen Knotenätiologie steht auf sehr schwachen Füßen; denn Knotenkranke hat man auch außerhalb tropischer und subtropischer Gebiete nicht selten beobachtet. Zudem wird allgemein anerkannt, in Framboesiegegenden sei die Syphilis ebenfalls sehr häufig (MANTEUFEL, JEANSELME, BURNIER und ELIASCHEFF u. a.), deren Abgrenzung gegen Framboesie äußerst schwierig, manchmal unmöglich sein könne (MANTEUFEL u. a.). Ich bespreche diese letzte Frage eingehend im Abschnitt „Differentialdiagnose" (S. 463).

Gesichert erschien die framboetische Ätiologie durch die einwandfreien Spirochätenbefunde VAN DIJKES und OUDENDALS. Auch diesen beiden Forschern war aufgefallen, wie oft die Knoten grade bei Framboesiekranken vorkommen (unter 741 Kranken 36mal). Sie untersuchten daraufhin 11 Knoten histologisch und fanden bei Levaditifärbung in allen derartigen Gebilden Spirochäten vom Typus der pertenues bzw. pallidae. Es folgten dann die ebenfalls oben eingehend besprochenen weiteren Spirochätenbefunde VAN LOONS, CLAPIERS, VAN HOOFS und TAKASAKIS und IKEGAMIS [1] (siehe „Bakteriologie" S. 443). Damit war aber die framboetische Ätiologie nicht ohne jeden Zweifel bewiesen, sondern streng genommen nur festgestellt, daß sich in Knoten, welche man in Framboesieländern beobachten konnte, ziemlich oft, teilweise sogar regelmäßig, Spirochäten nachweisen ließen, die wohl am ehesten mit der Spirochaeta pertenuis übereinstimmten. Da die knotigen Gebilde sich jedoch in der Tat recht häufig bei Framboesiekranken, manchmal gleichzeitig neben eindeutigen framboetischen Hautherden fanden, ja sich sogar manchmal durch die bei Framboesie üblichen Behandlungsmaßnahmen zurückbildeten, war der Schluß sehr wohl berechtigt, die gefundenen Spirochäten hätten ätiologische Bedeutung, die Knoten stellten somit nichts anderes dar als klinisch und histologisch ungewöhnliche framboetische Erscheinungen [2]. Diese Auffassung hat in der Tat viel für sich. Zu einem als lückenlos anzusehenden Beweis fehlt allerdings bei den „tropischen" Knoten bisher die Tierimpfung, welche die Pathogenität der gefundenen Spirochäten für das Tier dartun und den für die Framboesieinokulation üblichen Verlauf nehmen müßte [3]. Allerdings wäre es auch möglich, daß grade die aus diesen sehr eigentümlichen Erscheinungen des Menschen stammenden Spirochäten — im Gegensatz zu den Treponemen aus gewöhnlichen Framboesieherden — für das Tier nicht oder nicht mehr krankmachende Eigenschaften besäßen. Wenn auch derartige Tierimpfungen bisher fehlen, so sprechen doch für eine erhebliche Anzahl von Forschern die oben angeführten Tatsachen so sehr für einen ätiologischen Zusammenhang der Knoten mit der Framboesie bzw. den dabei gefundenen und für pertenues gehaltenen Spirochäten, daß sie trotz des klinisch und histologisch außergewöhnlichen Bildes die *alleinige framboetische Ätiologie für sehr wahrscheinlich oder sicher halten,* die Knotenbildungen somit zu den Tropenkrankheiten [4] rechnen (MOUCHET und DUBOIS, DAVEY, HOUSSIAN, EGYEDI, GUTIERREZ, VAN LOON, GENNER, BITTNER, CALLANAN, VAN HOOF u. a.).

---

[1] TAKASAKI und IKEGAMI sind aber der Ansicht, die von ihnen gefundenen Spirochäten seien weder pertenues noch pallidae, sondern stellten eine besondere Art dar.

[2] EGYEDI hält die Knoten für *framboetische Bursitiden.* Dazu betonen GOODMAN und VAN HOOF, bei Eingeborenen in Framboesiegegenden seien Gelenkerscheinungen und Schleimbeutelentzündungen sehr häufig.

[3] Neuerdings ist VENERONI die Impfung mit einem „tropischen" Knoten (von Eingeborenem aus Somaliland) beim Mähnenaffen gelungen. VENERONI teilt aber über den Verlauf der Impfkrankheit nichts mit.

[4] Über den Begriff „Tropenkrankheit" siehe „Differentialdiagnose" (S. 483).

Luetische Ätiologie.

Die Auffassung von der alleinigen framboetischen Ätiologie der Knoten wurde erschüttert, als DE QUERVAIN das LUTZsche Krankheitsbild in Bern bei einem Schweizer beobachten und eingehend erforschen konnte, der seine Heimat niemals verlassen hatte, bei dem man also eine framboetische Ansteckung mit Sicherheit ausschließen konnte. Schon vor DE QUERVAIN hatte SELLEI die Knoten bei bosnischen Soldaten festgestellt, die sich ebenfalls niemals in Framboesiegegenden aufgehalten hatten. Seine kurze Mitteilung blieb wohl hauptsächlich deswegen zunächst unbeachtet, weil sie nur in ungarischer Sprache erschienen war und im Gegensatz zu DE QUERVAINs Arbeit die Beziehungen zur LUTZschen Knotenkrankheit nicht betonte. Als erst einmal grundsätzlich festgestellt und bekannt geworden war, die Knoten könnten auch außerhalb tropischer Landstriche auftreten, mehrten sich bald die Beobachtungen in Europa, Nordamerika usw. bei Personen, die sich niemals einer Ansteckung mit Framboesie ausgesetzt hatten. Da die tropischen und außertropischen Krankheitsbilder im allgemeinen durchaus übereinstimmten, schwanden allmählich alle Zweifel an der grundsätzlichen Gleichheit, zumal da DE QUERVAIN in eingehenden Untersuchungen dartun konnte, daß bei seinem Kranken die Knoten zwar keine framboetische Ätiologie haben könnten, aber *höchstwahrscheinlich ebenfalls durch Spirochäten hervorgerufen, und zwar luetischen Ursprungs seien.* Auch SELLEI hatte dieselbe Ansicht ausgesprochen, die von amerikanischen Forschern von vornherein vertreten wurde. Heute zweifelt man an der Tatsache der luetischen Ätiologie kaum mehr. Es herrscht nur noch keine Klarheit, ob die *Syphilis allein* ursächlich verantwortlich zu machen ist, ob und in welchem Zahlenverhältnis Lues *und* Framboesie ätiologisch eine Rolle spielen, und ob die Knotenkrankheit auch *anderweitig* entstehen könne.

Es ist heute unzweifelhaft, daß die Syphilis ein Krankheitsbild hervorrufen kann, welches den von LUTZ beschriebenen Knoten völlig gleicht. Allerdings war man bis vor kurzem zum Beweis der luetischen Ätiologie nur auf mittelbare Schlüsse angewiesen — das bedeutungsvolle Impfergebnis M. JESSNERs (s. S. 445) verändert die Sachlage und schafft unbedingte Sicherheit — im Gegensatz zu den in den Tropen beobachteten Knoten, deren framboetische Ursache durch den unmittelbaren Nachweis von Spirochäten in den Krankheitserscheinungen selbst als völlig gesichert erschien. Trotzdem waren aber die mittelbaren Schlüsse auf die syphilitische Ätiologie — *das Zusammenvorkommen der Knoten mit anderen luetischen Erscheinungen, die positive Wa.R., der Erfolg der antiluetischen Behandlung* — schon so zwingend, daß sie als beweisend gelten konnten.

Zusammenvorkommen mit anderen luetischen Erscheinungen.

Manifeste Erscheinungen der Syphilis, zugleich mit den Knoten oder ihnen vorangehend, hat man bei einer ganzen Reihe von Kranken auch in tropischen Gegenden beobachtet, und zwar vorwiegend *Erscheinungen der Spätperiode.* Dabei handelt es sich meist um *tuberoserpiginöse Syphilide* (GOODMAN, CANGE und ARGAUD, FOX, LEVIN, NOGUE, JAMIN, METSCHERSKY, OLESSOW, PATANÉ, ROSSOW, MONTREL und OLESSOW, PROKOPČUK, WELTI, FUSS, STERN, FRÖHLICH, MATRAS, GRAU und PELAEZ, ARAVIJSKIJ und BULVACHTER u. a.), die sich an verschiedenen Stellen des Körpers finden, manchmal aber auch die Knoten überlagern (CANGE und ARGAUD, SMELOFF, STERN) oder in unmittelbarer Nähe von ihnen auftreten können (NOGUE). Typische *Gummata* an verschiedenen Körperstellen (Gaumen, Arm, Schienbein, Wade und anderwärts) neben vorhandenen

Knoten haben Poupelain, Schamberg, Nogue, Borščevskij, Komarov, Aravijskij und Bulvachter u. a. beobachtet. M. Jessner sah bei einem seiner Kranken außer den Knoten Unterschenkelgeschwüre, die sicherlich luetisch und auf Salvarsan gut geheilt waren[1]. Werthers Kranker hatte gleichzeitig eine Lues cerebri. Nogue berichtet bei seinen Knotenkranken über syphilitische Exostosen, Komarov über luetische Osteoperiostitis und Cavernitis penis,

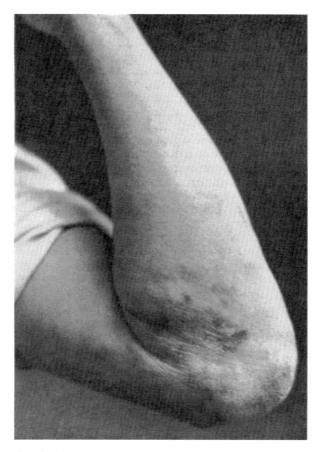

Abb. 21. Derselbe Kranke wie in Abb. 3. Linker Ellenbogen in Seitenansicht. Außer den Knoten tertiäres Syphilid, seit 15 Jahren unbehandelt bestehend. (Nach Fröhlich.)

Prokopčuk und Brunsting über eine typische Tabes, Petruškin sah eine Periostitis luetica und Brunsting zweimal eine sichere luetische Aortitis. Auch der Kranke H. Hoffmanns hatte eine einwandfreie Aortitis luetica, ebenso wie ein kranker Komarovs.

Sekundär-tertiäre Übergangserscheinungen außer den Knoten haben Dekester und Martin, Jamin, Delanoé u. a. beobachtet. Auch der von zur Verth erhobene Befund psoriasisähnlicher luetischer Herde gehört wohl hierher.

---

[1] Dieser Kranke M. Jessners hatte außerdem eine zur Gangrän führende Geschwürsbildung am Fuße, über die man ätiologisch keine Klarheit erzielen konnte. Es blieb fraglich, ob es sich um eine arteriosklerotische (luetische?) oder um eine durch Nikotinmißbrauch bedingte Gangrän handelte.

Sekundäre Syphilide bei ausgebildeten Knoten sind selten. CANGE und ARGAUD sahen ungemein schwere Sekundärerscheinungen der Haut und Schleimhaut mit Augenbeteiligung gleichzeitig mit den Knoten, POUPELAIN beobachtete ein palmares und plantares Syphilid, NOGUE breite Condylome am After bei einem Kranken, bei einem andern ebenfalls breite Condylome am Hodensack und ein impetiginöses Syphilid an der Nase. VAN DIJKE und OUDENDAL berichten

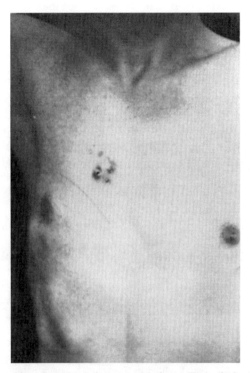

Abb. 22. 33jähriger Kranker. An Vorder-, Seiten- und teilweise Hinterfläche des Brustkorbs rechts, von der Höhe der Brustwarze bis zum Rande der falschen Rippen im Unterhautgewebe 15 Knoten, walnuß- bis taubeneigroß, rundlich oder strangartig, stellenweise knotige Massen bildend, knorpel- bis knochenhart. Über 3. Rippe rechts tuberoserpiginöses Syphilid. (Nach ROSSOW.)

über eine gleichzeitig bestehende Roseola luetica, JORDAN, DELANOÉ und PRO-KOPČUK über ein papulöses syphilitisches Exanthem.

Primäre syphilitische Erscheinungen bei bereits vorhandenen Knoten sind, soweit ich sehe, im Schrifttum nicht verzeichnet.

DEKESTER und MARTIN teilen mit, von ihren 16 Knotenkranken hätten 10 eine alte Lues gehabt. Dasselbe berichtet DA SILVA-ARAUJO über 56 von 58 seiner Kranken. LUTZ hielt alle seine Knotenkranken für luesverdächtig und MONTEL und NOGUE sahen außer den Knoten immer noch Zeichen von Syphilis.

Außerdem haben eine Anzahl Forscher Befunde erhoben, die mit mehr oder minder großer Wahrscheinlichkeit auf Lues hindeuten. So hatte der Kranke WEBERs eine Chorioretinitis mit Sehstörungen, die Kranken MONT-PELLIERs und GOUGEROTs, BURNIERs und ELIASCHEFFs eine Leukoplakie der Zunge und Wangenschleimhaut. M. JESSNER und SANNICANDRO konnten eine Verbreiterung der Aorta bzw. eine Aortitis und PICK eine Iritis feststellen, die höchstwahrscheinlich luetischer Natur waren. Bei einem Kranken JEANSELMEs bestand ein schweres Herzleiden und eine (luetische?) Lebercirrhose. IRVINE und TURNACLIFF fanden fehlende Pupillenreaktion und C. R. LANE erloschene Kniesehnenreflexe. JEANSELME, BURNIER und ELIASCHEFF sahen bei einem Kranken 7—8 vollständige „Krisen" mit Gedächtnisverlust, die nach einer Quecksilberkur verschwanden, wobei Schwindelgefühl und Gedächtnisschwäche zurückblieben. Der Kranke DE QUERVAINs erlitt im Alter von 45 Jahren — 15 Jahre nach Auftreten der Knoten — einen Schlaganfall. PATANÉ, CROUZON und CHRISTOPHE u. a. berichten über Fehl- und Totgeburten in der Vorgeschichte Knotenkranker.

Bei den *arthritischen* und *rheumatischen Beschwerden*, die zugleich mit den Knoten auftreten oder ihnen vorausgehen können, ist die luetische Ätiologie

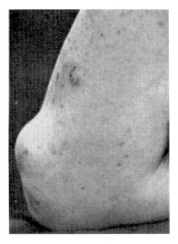
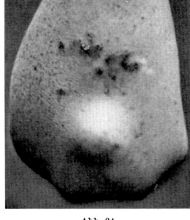

Abb. 23.   Abb. 24.

Abb. 23. 53jährige Kranke. Pflaumengroßer, derber, glatter, nicht druckempfindlicher Knoten unterhalb des rechten Olecranon. Deckende Haut mit der in Unterhaut liegenden Geschwulst verwachsen. Knoten gegen Unterlage verschieblich. Außerdem gruppiertes, tuberöses und tuberoser-piginöses Syphilid in Knotennähe. (Nach STERN.)

Abb. 24. Der in Abb. 5 dargestellte Knoten mit Syphiliden in Knotennähe von vorn. (Nach STERN.)

teils sehr wahrscheinlich, teils fraglich[1]. So gut wie ausschließlich handelt es sich dabei um Krankheitserscheinungen, die sich an den Gelenken selber oder in deren unmittelbarer Umgebung, nicht im Muskel abspielen und somit in das Gebiet der *Arthrolues* gehören, die erst seit den letzten Jahren Gegenstand eingehender Forschung ist (PAILLARD, DONINI, SCHLESINGER, TODD, E. und R. SOREL u. a.). Bei der Knotenkrankheit ist der Zusammenhang mit der Arthrolues nicht immer ganz leicht zu beurteilen, da man oft auf manchmal jahrelang zurückliegende Selbstbeobachtungen der Kranken angewiesen ist. Es handelt sich hierbei, da ja die Knoten als spätluetische Erscheinungen aufgefaßt werden müssen, vorwiegend um Gelenkerkrankungen, die man in neuester Zeit unter der Bezeichnung „*Arthrolues tardiva*" zusammengefaßt hat.

Diese können mono- oder oligo- oder polyarticulär, nicht selten auch symmetrisch sein; am häufigsten ist das Knie-, dann Sprung-, Ellenbogen- und Handgelenk befallen; eine besondere Vorliebe scheint die Arthrolues tardiva für die

---

[1] Bemerkenswert ist die Mitteilung GOODMANs, bei etwa 20% der Framboesiekranken bestünden Gelenkerscheinungen.

Sternocostal- und besonders für die Sternoclaviculargelenke zu haben. Aber
kein Gelenk bleibt grundsätzlich verschont. Die Erscheinungen können akut,
mit Fieber und Hautrötung einsetzen; das Fieber kann sich sehr lange hinziehen,
kann kontinuierlich, remittierend oder sehr unregelmäßig und recht hoch sein.
Die Schmerzen sind sehr verschieden, manchmal sehr groß, besonders in der
Nacht. Auch die Störung der Bewegungsfähigkeit wechselt, ist aber besonders
bei längerem Bestand sehr hochgradig. Die Bewegungen sind schmerzhaft;
umschriebene Druckschmerzen sind öfters vorhanden. Die Formen der Gelenk-
veränderung sind außerordentlich mannigfaltig: starker Hydrops, Kapsel-
verdickung, periartikuläre Ergüsse, knorpelharte Schwellung des ganzen Gelenks,
muskuläre Fixation, Reiben und Krachen, aber auch schwere Verunstaltungen,
Subluxationen. All das hat Veranlassung gegeben, neben der Arthralgie und
den akuten und subakuten fieberhaften Formen eine Arthritis sicca, eine solche
vom Typus der Arthritis deformans, tuberkulose-, tumorähnliche und endlich
auch noch Mischformen aufzustellen. Muskel- und Knochenatrophien fehlen
oder sind unbedeutend. Der *Verlauf* ist außerordentlich mannigfaltig, bei den
fieberhaften Krankheitsfällen sehr chronisch. Die *Diagnose* hat mit großen
Schwierigkeiten zu kämpfen. Am sichersten ist wohl immer noch die „Diagnose
ex juvantibus" durch energische und lange fortgesetzte antiluetische Behandlung
(EISLER u. a.). Die *Prognose* hängt in erster Linie von der frühzeitigen Diagnose
ab, doch selbst spät erkannte Veränderungen können sich manchmal auffallend
gut zurückbilden.

Über den Zusammenhang der Knotenkrankheit mit Gelenkbeschwerden
hat zunächst JEANSELME berichtet. Dem Erscheinen der Knoten ging ein
atypischer, drei Wochen dauernder Gelenkrheumatismus voraus, wobei Schmerzen
in allen Gelenken der oberen Gliedmaßen mit Rötung und Schwellung bestanden.
M. JESSNER teilt mit, bei einem seiner Kranken seien Schmerzen in Schulter-,
Hand- und später auch anderen Gelenken aufgetreten. Dabei habe der Kranke
an beiden Ellenbogen harte Knoten unter der Haut bemerkt. Bei SPARACIOS
Beobachtung gingen der Knotenentwicklung an den Ellenbogen Schmerzen
und Schwellung des rechten Kniegelenks, Beschwerden im linken Knie-, in
einem Handgelenk und in den Fußgelenken um etwa ein Jahr voraus. JORDANS
Kranker hatte seit 5 Jahren eine Polyarthritis. Etwa gleichzeitig damit
waren die Knoten aufgetreten. PICK berichtet, seine Kranke habe drei Monate
hindurch an Rheumatismus in den Ellenbogen-, Hand- und Kniegelenken gelitten.
Im Anschluß daran seien die Knoten in der Ellenbogengegend erschienen. STERN
teilt mit, bei einem seiner Kranken seien der Knotenentwicklung heftige Beschwerden in beiden Armen voraufgegangen, die bis zur Bewegungsunmöglichkeit
in beiden Ellenbogengelenken führten. Mit abnehmenden Schmerzen seien dann
unterhalb beider Ellenbogen die Knoten aufgetreten. Bei einer Kranken HOPKINS'
bestand außer den Knoten eine akute Polyarthritis, die auf antiluetische
Behandlung rasch verschwand.

JEANSELME, JORDAN und SPARACIO halten die von ihnen beobachteten
polyarthritischen Beschwerden für luetisch bedingt („luetischer Pseudo-Rheuma-
tismus"), M. JESSNER weist nur auf diese Möglichkeit hin. Es ist in der Tat
sehr wahrscheinlich, daß es sich hierbei um Erscheinungen der „Arthrolues
tardiva" gehandelt hat; denn JORDAN konnte bei seinem Kranken, ebenso
wie HOPKINS bei der seinigen, die luetische Natur sogar dadurch beweisen,
daß Wismut- und Jod- bzw. Wismut- und Salvarsanbehandlung die Arthritis
rasch sehr günstig beeinflußte. Auch STERN sah bedeutende Besserung der
Gelenkbeschwerden nach Verabreichung von Jodkali.

Schwer zu beurteilen sind die „Schmerzen im Arm", über die ein Knotenkranker GOODMANs klagte, die „unbestimmten Beschwerden in den Beinen"

der Kranken NOËLS, gegen die sie mit gutem Erfolg Jod einnahm, der sieben Jahre vor Auftreten der Knoten überstandene „Rheumatismus" des Kranken von JEANSELME, BURNIER und ELIASCHEFF und die „rheumatischen Beschwerden" der 80jährigen Kranken CROUZONS und CHRISTOPHES, die seit dem 44. Lebensjahre — 18 Jahre vor Erscheinen der Knoten — bestanden und allmählich zu schweren Ankylosen an Hand-, Fuß- und Ellenbogengelenk geführt hatten. Möglicherweise hat es sich aber auch hier um Erscheinungen gehandelt, die in das Gebiet der „Arthrolues tardiva" gehören.

Ebenfalls bezüglich ihrer luetischen Natur nicht leicht beurteilbar sind die *Schleimbeutelentzündungen*[1], die man zusammen mit den Knoten beobachtet hat. Ich habe sie oben (s. S. 430) schon erwähnt.

Bursitiden können in der Früh- und Spätperiode der Syphilis auftreten; meist fluktuieren sie. Bei den gummösen Formen kommt es nach Verwachsung mit der Haut gewöhnlich zum Durchbruch nach außen, zu Fisteln und Geschwüren (VERNEUIL, HARTTUNG, J. E LANE u. a.). Seit HARTTUNGS Sammelbericht scheinen die Mitteilungen über solche Krankheitsfälle spärlich zu sein. Die neueren Beobachtungen von CHURCHMAN, COUES, APPEL, KARCHER, GATÉ, BOSONNET und MICHEL u. a. decken sich aber im allgemeinen mit den von HARTTUNG zusammengestellten Befunden[2].

So dürfte die luetische Natur der doppelseitigen Bursitiden, welche IRVINE und TURNACLIFF gerade dort beobachteten, wo die Knoten saßen, wahrscheinlich sein. Dasselbe gilt für die Mitteilung von PAROUNAGIAN und RULISON[3]. Manche Forscher glauben sogar, die für syphilitisch bedingt gehaltenen Knoten seien überhaupt nichts anderes als eigentümlich veränderte luetische Bursitiden (GOODMAN, SCHWARTZ u. a.)[4]. Diese Ansicht trifft für die weitaus überwiegende Mehrzahl der Beobachtungen gewiß nicht zu (s. auch „Differentialdiagnose" S. 467).

Zeichen *angeborener Syphilis* bei Knotenkranken scheinen, falls sie überhaupt vorkommen, außerordentlich selten zu sein. Nur LUTZ, NOGUE, ROSSOW, PINARD, VERNIER und ABRICOSSOF und SMELOFF teilen derartige Beobachtungen mit, die aber nicht als unbedingt beweiskräftig gelten können. LUTZ und NOGUE machen keine näheren Angaben über die Art der angeboren-syphilitischen Zeichen. ROSSOW gibt die Vorgeschichte eines seiner Kranken genau wieder und stützt darauf mit einer gewissen Wahrscheinlichkeit die angeborene Syphilis: die Mutter des 33jährigen Knotenkranken hatte nämlich (luetische?) Unterschenkelgeschwüre, der Kranke selber mit 11—12 Jahren Schmerzen in den Beinen (luetische Periostitis?). SMELOFF hält die Beobachtungen ROSSOWS und der anderen Forscher nicht für beweiskräftig und ist der Ansicht, seine Mitteilung sei die erste wirklich stichhaltige dieser Art. Er stützt sich dabei auf die Lues des Vaters seiner Kranken, die sichere Lues congenita einer Schwester, die positive Wa.R. der anderen Schwester (wobei die Wa.R. ihres Ehemannes negativ ist) und die tuberösen Syphilide im 17. Lebensjahr.

Man muß also feststellen, daß bei einer ganzen Reihe von Personen sowohl in den Tropen als auch außerhalb davon neben der Knotenkrankheit eindeutige luetische Erscheinungen vorhanden sind, die meist dem tertiären Stadium angehören.

---

[1] Erwähnenswert ist eine Bemerkung VAN HOOFS, wonach bei Eingeborenen in Framboesiegegenden Schleimbeutelentzündungen häufig seien.

[2] Siehe dazu V. HOFFMANN.

[3] LAPOWSKI und POLLITZER bezweifeln die luetische Natur der von PAROUNAGIAN und RULISON vorgestellten Bursitis.

[4] Auch EGYEDI, der allerdings nur an die framboetische Grundlage der Knoten glaubt, hält sie für Schleimbeutelentzündungen.

WASSERMANNsche Reaktion und Knoten.

Die WASSERMANNsche Reakion ist bei der weitaus überwiegenden Mehrzahl aller Knotenkranken, bei denen man sie überhaupt angestellt hat, *einwandfrei positiv* ausgefallen, unabhängig davon, ob es sich um Beobachtungen in den Tropen oder außerhalb davon handelt (SELLEI, DE QUERVAIN, WEBER, JERSILD, M. JESSNER, GOODMAN, MALONEY, GOUGEROT und LE CONIAT, MORIN, NOGUE, JAMIN, MONTPELLIER, JEANSELME, HOPKINS und viele andere). Mindestens 100 derartiger positiver Untersuchungsergebnisse liegen bisher vor. Wo man die SACHS-GEORGISCHE oder MEINICKEsche Reaktion neben der WASSERMANN-schen ausgeführt hat, war auch diese einwandfrei positiv (SILBERMANN, BEZECNY u. a.). Über negativen Ausfall haben SELLEI (1 Kranker mit negativer, 3 Kranke mit positiver Reaktion), MENDELSON, OLESSOW, IRVINE und TURNACLIFF, GUTIERREZ (5 Kranke mit negativer, 15 Kranke mit positiver Reaktion), KADANER, ARAMAKI, HOPKINS u. a. berichtet. Hierbei verschwanden aber, worauf ich später eingehe, trotz negativer Wa.R. die Knoten bei einem Teil der Kranken durch antiluetische Behandlung (IRVINE und TURNACLIFF, HOPKINS u. a.). Diese negativen Ergebnisse bei dem kleinen Teil der Kranken beweisen natürlich gar nichts gegen die luetische Ätiologie der Knoten.

Erfolg der antiluetischen Behandlung.

Während das häufige Vorhandensein luetischer Erscheinungen und die oft positive Wa.R. nur beweisen, daß die Träger der Knoten lueskrank sind, stützt der Einfluß der antisyphilitischen Behandlung die Auffassung von der luetischen Knotenätiologie entscheidend. Selbstverständlich kommen dabei nur Beobachtungen *außerhalb der Tropen* in Betracht, bei denen man die Framboesie mit Sicherheit ausschließen kann; denn diese spricht ja auf antiluetische Mittel im allgemeinen auch gut an, so daß man durch den antisyphilitischen Behandlungserfolg in den Tropen natürlich keine einwandfreie „Diagnose ex juvantibus" im Sinne der Lues stellen kann.

Auf die Ergebnisse der Syphilistherapie bei den Knoten gehe ich im Abschnitt „Behandlung" ein. Hier sei nur so viel gesagt: *man kann bei dem allergrößten Teil der Knoten mit jedem als antisyphilitisch wirksamem Mittel (Salvarsan, Wismuth, Quecksilber, Jod) die Gebilde verkleinern, oft auch restlos beseitigen.* Salvarsan leistet, wie sonst in der Luesbehandlung, auch hier das beste. Einer sehr großen Zahl ausgezeichneter Erfolge stehen nur verschwindend wenige Versager gegenüber. Soweit ich sehe, war die antiluetische Behandlung nur bei den Kranken SELLEIs, DE QUERVAINs, WEBERs, NOGUEs und SPARACIOs, BEZECNYs und HOPKINS' erfolglos. Bei SELLEI, SPARACIO, NOGUE und HOPKINS ist das Behandlungsmaß nicht vermerkt; DE QUERVAIN, bei dessen Kranken sich nur die Fistel des einen Knotens schloß, hat wohl bis zu den Excisionen zu wenig Salvarsan verabreicht; ebenso BEZECNY. WEBERs Kranker erhielt nur 2—3 Wochen hindurch Jodkali.

Über die *Zeit*, welche vergeht *von der luetischen Ansteckung bis zum Auftreten der Knoten*, müssen die Angaben im allgemeinen ungenau sein; denn ich habe ja schon betont, daß die Gebilde meist keine Beschwerden verursachen, deswegen häufig vom Kranken gar nicht beachtet, sondern oft zufällig erst vom Arzt entdeckt werden. Somit ist über den Zeitpunkt des ersten Erscheinens meist wenig Sicheres zu sagen. Hinzu kommt nun, daß die Kranken vielfach von ihrer luetischen Ansteckung nichts wissen, also auch der Infektionszeitpunkt oft unsicher ist. Trotzdem liegen ,aber eine Anzahl verwertbarer Angaben vor, aus denen man entnehmen kann daß *die Knoten im allgemeinen*

*erst geraume Zeit, meist eine Reihe von Jahren nach der luetischen Ansteckung
auftreten.* Als Durchschnitt habe ich dafür etwa 7 Jahre errechnet, jedoch
kommen Abweichungen vor, und zwar nach oben zu wohl häufiger als nach
unten. So traten z. B. die Knoten bei dem Kranken Martins etwa 11 Jahre
nach der Ansteckung, bei dem zur Verths etwa 15 Jahre danach auf;
Feldmann, Brazlavskij und Faingold berichten über mindestens 20 und
Jeanselme sogar über 30 Jahre. Truffi, M. Jessner u. a. sahen dagegen
die Knoten schon 2 Jahre nach der Ansteckung, Parounagian und Rulison
bereits 14 Monate, Goodman 13 Monate und Poupelain gar schon 10 Monate
danach entstehen.

Man muß die knotigen Gebilde deswegen wohl zu den luetischen Späterscheinungen rechnen, mit denen sie sich ja auch verhältnismäßig häufig
zusammen vorfinden. Die Eingliederung der Knoten in unser Lues-„Schema"
bespreche ich unten S. 480.

Wie ich bereits betont habe, waren die mittelbaren Schlüsse auf die luetische
Ätiologie der außerhalb der Tropen beobachteten Knoten — das Zusammenvorkommen mit anderen syphilitischen Erscheinungen, die dabei positive
Wa.R. und besonders die erfolgreiche antiluetische Behandlung — schon so
zwingend, daß sie als beweisend gelten konnten. Der eindeutige experimentelle
Beweis stand aber bisher noch aus. Diese Lücke hat kürzlich M. Jessner
geschlossen.

Experimenteller Beweis für die luetische Ätiologie.

Während die bisherigen Hodenimpfungen bei Kaninchen mit Knotenbestand-
teilen (de Quervain, Mendelson) ergebnislos verlaufen waren, ist es M. Jessner
auf der deutsch-russischen Forschungsreise nach der Burjato-Mongolei gelungen,
mit einem Knotenstückchen von einem in der Mongolei beobachteten Kranken
bei Kanincheninokulation einen *luetischen Primäraffekt zu erzeugen.* Dieser
trat allerdings erst in der zweiten Generation auf, die mit Poplitealdrüsen der
ersten geimpft worden war. Das scheint darauf hinzudeuten, daß die in den
Knoten vorhandenen Spirochäten wenig zahlreich sind und erst nach Tierpassage die üblichen Erscheinungen hervorrufen. Möglicherweise hätten auch
de Quervain und Mendelson positive Ergebnisse erzielt, wenn sie Passagen-
impfungen mit Poplitealdrüsen vorgenommen hätten. Es bleibt abzuwarten,
wie oft man in Zukunft mit der von M. Jessner angewandten Methodik die
luetische Ätiologie der Knoten in jedem einzelnen Krankheitsfalle sicherstellen
kann. Grundsätzlich ist aber durch das Jessnersche Ergebnis der Beweis
dafür erbracht, daß sich auch bei den außerhalb von Framboesiegebieten beobachteten Kranken Spirochäten in den Knoten nachweisen lassen, wenn auch
bisher nicht im Dunkelfeld- und Schnittpräparat, so doch durch die Kaninchenimpfung. Mögen diese Spirochäten auch beim Menschen eigentümliche, bisher
unbekannte Erscheinungen hervorrufen, sie verhalten sich doch sonst ganz
wie Spirochaetae pallidae. Deshalb liegt kein hinreichender Grund vor, an
ihrer Syphilisnatur zu zweifeln. Der erst in allerjüngster Zeit von Aravijskij
und Bulvachter mitgeteilte mikroskopische Spirochätenbefund im Schnittpräparat bei einem „außertropischen" Knoten (s. S. 444) sei hier nur kurz
erwähnt, da er mir vorerst noch nicht über jeden Zweifel erhaben erscheint,
was ich oben begründet habe.

De Quervain und später Martin nehmen an, die Spirochäten, welche
die Knotenbildungen hervorriefen, seien wenig virulent. Das kann durchaus
zutreffen; denn M. Jessner konnte ja bei seiner erfolgreichen Kaninchenimpfung erst in der zweiten Generation einen luetischen Primäraffekt erzielen.

DE QUERVAIN denkt noch an einen besonderen „Fibrotropismus" dieser Spirochäten (s. S. 461).

Die oben besprochene Ansicht TAKASAKIs und IKEGAMIs, es handle sich bei ihren in den Tropen erhobenen Befunden um eine *besondere Treponemenart*, die weder mit der Framboesie- noch Syphilisspirochäte gleichbedeutend sei, ist mit großer Vorsicht aufzunehmen. *Die Forscher stehen mit dieser Anschauung ganz allein da.* Zudem stimmen ihre Befunde mit den Spirochätenbeschreibungen VAN DIJKEs und OUDENDALs ganz überein. VAN DIJKE und OUDENDAL können zwar nicht mit Sicherheit sagen, ob Syphilis- oder Framboesiespirochäten vorliegen, sie sprechen sich aber auf Grund eingehender Untersuchungen gegen eine besondere Treponemenart aus. Auch JEANSELME tritt mit großer Entschiedenheit gegen die Auffassung einer besonderen Spirochätenart auf. Für diese Annahme sei keinerlei Beweis vorhanden.

Auf die großen Abgrenzungsschwierigkeiten der einzelnen Treponemenarten voneinander gehe ich im Abschnitt „Differentialdiagnose" ein (s. S. 463).

Andere Ursachen neben und außer Lues und Framboesie.

JEANSELME, der sich seit 1899 immer wieder mit diesem Gegenstand eingehend beschäftigt hat, ursprünglich keine sichere Ursache ermitteln konnte und schließlich der alleinigen framboetischen Ätiologie sehr zuneigte, betont 1926: Die überwiegende Mehrzahl der Forscher hat allmählich immer mehr und mehr erkannt, daß die Knoten durch Spirochäten hervorgerufen werden. Dabei spielen die Syphilisspirochäten eine sehr wesentliche Rolle. Allerdings bleibt die Möglichkeit offen, auch die Framboesie bringe derartige Gebilde hervor.

Eine Anzahl Untersucher teilt diese Meinung JEANSELMEs nicht. TAKASAKIs und IKEGAMIs Ansicht, die von ihnen gefundenen Spirochäten stellten eine besondere, von Lues und Framboesie verschiedene Treponemenart dar, habe ich schon erwähnt und sie als sehr zweifelhaft hingestellt. ARAVIJSKIJ und BULVACHTER sind von der luetischen Knotenätiologie zwar überzeugt, legen aber offenbar daneben noch einer gleichzeitigen Ansteckung mit Pilzen und kokkenähnlichen Gebilden („symbiotische Infektion") einen gewissen Wert bei. FOLEY und PARROT, BERNARD, ZUR VERTH, SPARACIO u. a. halten die luetische oder framboetische Ätiologie zwar für wesentlich, glauben aber doch, es kämen auch andere Ursachen in Frage. So meint z. B. ZUR VERTH, eine konstitutionell oder hormonal gegebene Anlage genüge, damit derartige Knotenbildungen nach Einwirken verschiedenartiger Schädlichkeiten auftreten könnten. LE DANTEC, BRAULT, PEYROT, MORIN u. a. halten Lues und Framboesie ursächlich nicht für überragend bedeutungsvoll, sondern stellen beide Krankheiten ätiologisch neben Filariaerkrankungen, Mykosen u. ä. und sehen in den Knoten nur ein Syndrom. Ähnlich denkt JORDAN. Er setzt die knotigen Gebilde den subcutanen Sarkoiden an die Seite und meint, sie würden ebenso wie diese bald durch ein Trauma, bald durch Tuberkulose, bald durch Lues oder Framboesie hervorgerufen. GOUGEROT, BURNIER und ELIASCHEFF sehen in der Knotenkrankheit ein Syndrom mit verschiedenartiger Ätiologie. Fibrome, Hygrome, Filariose, Mykosen (Nocardia oder Discomyces CAROUGEAUI), Verruga peruviana, Framboesie und schließlich Syphilis kämen ursächlich in Frage. In den nichtexotischen Ländern sei die Syphilis die Hauptursache. HOPKINS bewegt sich in ähnlichen Gedankengängen. Die rein rheumatische Ätiologie (fieberhafter Rheumatismus und Arthritis rheumatica) erscheint ihm aber besonders wichtig und gilt ihm als bewiesen. SELLEI faßt die Knoten auf als Erscheinungen einer lupoiden, leproiden, frambösoiden, syphiloiden usw. allergischen Reaktion und weist dazu auf die seines Erachtens falsch benannten „Sarkoide" tuberkulösen Ursprungs (BOECK, DARIER-ROUSSY, Granuloma annulare, Granulomatosis subcutanea) hin, die als allergische Erscheinungen der Tuberkulose gelten müßten. Auch MONCAREY ist wohl von der Verschiedenartigkeit der Ätiologie überzeugt, denkt aber am ehesten an Mikrofilariosis. FONTOYNONT und CAROUGEAU und CASTELLANI und CHALMERS sehen in dem oben besprochenen „Discomyces Carougeaui" (GOUGEROT) den Erreger der Knoten. TAGASAKI hält die knotigen Gebilde für eigentümliche Fibrome, denen entzündliche Veränderungen voraufgegangen seien. Er glaubt, Lues und Framboesie mit Sicherheit ausschließen zu können. MENDELSON sieht in den Knoten Xanthome, die in der jungen Form das histologische Bild des Fibroms darböten. Für MANSON dagegen kann von Xanthombildungen keine Rede sein; ebensowenig von Beziehungen der Knoten zur Lues oder Tuberkulose. JOYEUX glaubt nicht an eine parasitäre Ätiologie. KADANER findet nichts, was ätiologisch auf Lues oder Framboesie hindeute. CAROUGEAU denkt bei manchen Knoten ursächlich an alte Tuberkulose. GROS findet keinerlei befriedigende ätiologische Erklärung. Chondrome, Hygrome, Lues seien abzulehnen.

Hierzu muß ich betonen, daß die meisten Forscher, welche eine framboetische oder luetische Ätiologie der Knoten nicht anerkennen, ihre Ansicht zu einer Zeit ausgesprochen haben, als die einwandfreien Spirochätenbefunde (VAN DIJKE und OUDENDAL u. a.) und die positive Kaninchenimpfung (M. JESSNER) noch nicht vorlagen.

Die Pilzätiologie muß als widerlegt gelten, da die entsprechenden Befunde niemals bestätigt worden sind (s. S. 442). Für eine tuberkulöse Ätiologie haben sich greifbare Anhaltspunkte nicht ergeben, ganz abgesehen von den ergebnislosen Tierimpfungen (M. JESSNER u. a.). Wieweit Filarien ursächlich in Frage kommen, darauf gehe ich im Abschnitt „Differentialdiagnose" ein (s. S. 466). Auch die „rheumatische Ätiologie" bespreche ich dort (s. S. 470). Die Auffassung von der Fibrom- oder Xanthomnatur der Knoten erklärt sich aus dem histologischen Bilde, das für Lues oder Framboesie in der Tat höchst ungewöhnlich ist, aber eben gerade durch seinen fibrösen Bau auffällt, wobei xanthomatöse Entartung vorkommt (M. JESSNER u. a.). Hierzu erscheint mir eine Beobachtung von HOPKINS besonders wichtig, der einen histologisch als reines Xanthom sichergestellten Knoten auf Wismut und Salvarsan vollständig verschwinden sah. Die Befunde TAGASAKIs und MENDELSONs sprechen also keineswegs gegen die Spirochätenätiologie, sondern gliedern sich den sonstigen histologischen Ergebnissen gut an. Da das mikroskopische Bild[1] manchmal sehr uncharakteristisch sein kann und Zeichen von Lues oder Framboesie sonst nicht vorhanden zu sein brauchen, ist es verständlich, daß einige Forscher überhaupt zu keinem ätiologischen Schluß gekommen sind.

Die ursächliche Rolle des Traumas bespreche ich im folgenden Abschnitt. Das Trauma ist ätiologisch wohl nicht von Bedeutung, hängt aber mit der Pathogenese der Knotenkrankheit höchstwahrscheinlich eng zusammen.

Pathogenese.

Man hat immer mehr und mehr erkannt, daß traumatische Einwirkungen in der Pathogenese der Knotenkrankheit eine erhebliche Bedeutung haben. Da bei den Beobachtungen außerhalb der Tropen nur Syphilisspirochäten

---

[1] Nach WELTIs Ansicht unterstützt der oben (s. S. 440) erwähnte Reichtum an Gitterfasern die luetische Genese der Knoten erheblich; denn nach Untersuchungen ZURHELLEs sei ihre Vermehrung bei syphilitischen Erscheinungen aller Stadien auffällig.

ätiologisch eine Rolle spielen, wird hier der Zusammenhang zwischen Syphilis und Trauma, die sogenannte „traumatische Syphilis" berührt. Diese Frage ist etwa seit der Mitte des vorigen Jahrhunderts viel besprochen und durch einschlägige Beobachtungen zu ergründen versucht worden (VERNEUIL u. a.), völlige Klarheit herrscht aber auch heute noch nicht.

Daß sich Tabes und Paralyse durch ein Trauma verschlimmern und beschleunigt ablaufen können, wird ziemlich allgemein zugegeben. Trotzdem ist aber die Frage des Traumas bei Metalues noch nicht endgültig beantwortet, wie M. MICHAEL[1] in seinem Handbuchbeitrag schreibt. Die Behauptung VERNEUILs, beim Lueskranken veränderten sich Wunden spezifisch und heilten schlecht, ist nicht mehr haltbar. Die großen Erfahrungen, welche so viele sachverständige Ärzte im letzten Kriege sammeln konnten, wo Lueskranke aller Stadien den verschiedenartigsten Verletzungen ausgesetzt waren, sprechen unbedingt dagegen (THIBIERGE u. a.). In einer umfassenden Untersuchung über diesen Gegenstand hat SIMON aus der großen Zahl der Beobachtungen, die durch den Weltkrieg besonders reichhaltig geworden sind, 57 ausgesondert, die einer strengen Kritik standhalten. Er bildet eine Anzahl Gruppen, teilt ein in *einmalige* und *wiederholte kleine Traumata* vor und nach der luetischen Ansteckung und kommt zu dem Schluß, zwischen Syphilis und Trauma seien zweifellos Beziehungen vorhanden. Liege die Ansteckung lange vor dem Trauma, so handle es sich meist um tertiäre Erscheinungen. KLAUDER weist zu dieser Frage mit sorgfältiger Verwertung des Schrifttums auf die Plaques muqueuses und die luetische Glossitis bei starken Rauchern hin, führt Condylomata lata infolge von Reizung an, luetische Erscheinungen auf Tätowierungs- (DOHI, SPILLMANN, DROUET und DIOT u. a.) und Schröpfstellen (MILIAN u. a.), Handtellersyphilide bei manchen Berufen (TOVARU und MA RODIN u. a.) usw. Weitere einschlägige Beobachtungen teilen mit DUPONT, PASINI, TUMPEER, BLOEMEN, LENGYEL, GOUGEROT, HALBRON und BARTHÉLEMY, LANGER, SEDLÁK, BONAVIA, NYSSEN und VAN BOGAERT, PAGE, TOMMASI, GOUGEROT und FILLIOL, MILIAN und LOTTE, NIJKERK, PETRAČEK, SIROTA und KHIGER, URBACH u. a. *Nach all dem kann in der Tat kein Zweifel bestehen, daß Beziehungen zwischen Syphilis und Trauma vorhanden sind*[2]. Die Mehrzahl der vorliegenden Beobachtungen über „traumatische Syphilis" erstreckt sich auf tertiäre Erscheinungen, hauptsächlich Gummibildungen, wobei sowohl einmalige, als auch *wiederholte, kleine Traumata* eine Rolle spielen. Dieser letzte Punkt ist für die Pathogenese der LUTZschen Knotenkrankheit wichtig.

Die Ansicht, *Traumata* seien für die *Art der Entstehung* und den *Sitz der Knoten* von Bedeutung, hat man bei den in den Tropen beobachteten Kranken vielfach geäußert. Dabei scheinen grobe Gewalteinwirkungen sehr selten zu sein. Nur die Mitteilungen CANGEs und ARGAUDs und WELTIs deuten darauf hin[3]. Hier traten nämlich die Knotenbildungen im Anschluß an einen Sturz auf die Arme auf. In diesem Sinne scheint auch eine Beobachtung GOODMANs zu sprechen, der an der Stelle einer Venenpunktion 8 Knoten auftreten sah. *Viel häufiger handelt es sich jedoch um schwächere, aber immer wiederkehrende Traumata*, die vom Kranken gar nicht besonders wahrgenommen zu werden brauchen. So hat JEANSELME schon sehr früh betont, die Knoten könnten an jeder beliebigen Körperstelle entstehen, welche beständigem Druck, Reibung usw. ausgesetzt sei. Er war wohl zunächst sogar der Ansicht, derartige Traumata hätten gewisse ätiologische Bedeutung, eine Vermutung, die GROS schon damals (1907) mit Recht abgelehnt hat unter der Begründung, das Trauma schaffe wahrscheinlich nur einen Locus minoris resistentiae, rufe aber die Knoten selbst nicht hervor. Dieser Ansicht ist auch NOËL. Wenn er aber weiterhin

---

[1] M. MICHAEL meint, nicht Traumata lösten die Metalues aus, sondern konstitutionelle Beschaffenheiten, über die wir heute noch nichts aussagen könnten.

[2] E. MICHAEL weist demgegenüber auf Untersuchungen von CLAUSEN, IGERSHEIMER und TUMPEER hin, die folgendes ergeben haben: Bei luetischen Kaninchen gelingt es nicht, durch grobe mechanische Hornhautverletzungen eine Keratitis parenchymatosa interstitialis hervorzurufen. Auch die Seltenheit spezifischer Erscheinungen im Anschluß an Kriegsverletzungen mahne seines Erachtens zu großer Vorsicht gegenüber der Häufigkeit traumatischer Auslösung luetischer Äußerungen.

[3] Bei einem erst kürzlich von FUSS beobachteten Kranken waren ebenfalls Knotenbildungen in der linken oberen Steißbein-Gesäßgegend im Anschluß an ein Trauma aufgetreten.

meint, die Hautveränderungen über den Knoten entstünden sekundär durch die leichte Verletzlichkeit der hervorstehenden Gebilde, so trifft das sicherlich im allgemeinen nicht zu. Es handelt sich dabei gewiß vorwiegend um Erscheinungen, die primär von den Knoten ausgehen. De Quervain, Goodman, Moncarey, van Hoof, Olessow, Feldmann, Brazlavskij und Faingold, Abramowitz u. a. weisen ebenfalls auf die pathogenetisch wichtige Rolle kleiner, sich immer wiederholender Traumata hin. Besonders erwähnenswert ist eine Angabe Genners, der seine Knotenkranken hauptsächlich auf der Insel Nias in Holländisch-Indien beobachtet hat. Framboesie sei dort stark verbreitet, Lues und Gonorrhoe gebe es überhaupt nicht und 5—10% aller Kranken hätten die von Lutz beschriebenen Knoten. Diese säßen fast ausschließlich an den Fußgelenken, an denen die Eingeborenen schwere silberne oder goldene Ringe trügen. Hierher gehören auch die Mitteilungen Lacapères und Dekesters und Martins. Diese Forscher fanden bei Muselmanen in Marokko nicht selten Knotenbildungen an der Stirn, die mit den von Lutz beschriebenen durchaus übereinstimmten. Das Auftreten an der Stirn wird höchstwahrscheinlich hervorgerufen durch das häufige Berühren der Erde mit der Stirn bei den Gebetsübungen, welche dem Islam eigentümlich sind. Auch Onorato ist der Ansicht, die häufig eingenommene Hockstellung vieler Eingeborener, wobei bestimmte Körperstellen einem sich regelmäßig wiederholenden Druck ausgesetzt wären, sei für den Sitz der Knoten bedeutungsvoll. Bernard hat sich ebenfalls dahin ausgesprochen, die mechanische Reizung (Druck, Reibung usw.) spiele in der Pathogenese der Knoten die Hauptrolle[1]. Besonders einleuchtende Beobachtungen hat M. Jessner aus der Burjato-Mongolei beigebracht. Er konnte eindeutig zeigen, daß die Knoten so gut wie immer grade an den Körperstellen auftraten, die, den Lebensgewohnheiten der dortigen Bevölkerung entsprechend, besonderen mechanischen Reizungen ausgesetzt sind.

Wie ich gezeigt habe, ist es unzweifelhaft, daß Traumata — bald größere, bald kleinere, die sich immer wiederholen — auf luetische Erscheinungen auslösend wirken können. *Da nun bei zahlreichen Knotenkranken die luetische Ätiologie sichergestellt ist, kann es auf Grund der eben mitgeteilten Beobachtungen ebensowenig zweifelhaft sein, daß hier traumatische Einwirkungen beim Sitz und für die Art der Entstehung die Hauptrolle spielen, wenn nicht überhaupt allein ausschlaggebend sind*[2].

Dasselbe gilt höchstwahrscheinlich ebenso für die Knoten, welche offenbar eine framboetische Ätiologie haben. Auch hier gibt es eine Fülle einschlägiger Beobachtungen, welche für die maßgebende Bedeutung des Traumas sprechen, was den Knotensitz und die Art ihrer Entstehung angeht. Die engen Beziehungen zwischen Syphilis und Framboesie, die von keiner Seite geleugnet werden, ließen ohne weiteres darauf schließen. Deswegen haben diese pathogenetischen Betrachtungen eigentlich für die gesamte Knotenkrankheit grundsätzliche Geltung ohne Rücksicht darauf, ob es sich jeweils um luetische oder offenbar framboetische Ätiologie, also um Syphilis- oder Framboesiespirochäten handelt.

Herb stellt nicht nur die Beziehung zwischen Trauma und Syphilis fest, sondern versucht folgende zwei Fragen zu beantworten: 1. Woher kommen bei einem Lueskranken die Spirochäten, welche an einem Orte des Traumas syphilitische Erscheinungen hervorrufen ?

---

[1] Bernard meint allerdings, grade die pathogenetische Wichtigkeit von kleinen, sich immer wiederholenden Traumata spreche gegen die luetische Ätiologie; denn er habe die Knoten niemals bei syphilitischen Soldaten an der Schulter gesehen, die dem Gewehrdruck regelmäßig ausgesetzt sei.

[2] Die gegenteilige Ansicht Foleys und Parrots und Highmans kann daran nichts ändern.

2. Warum können die Spirochäten gerade dort wirksam werden? — Die erste Frage sei leicht zu beantworten: Überbleibsel der Frühperiode verursachten die Formen der späteren Syphilis, wobei Spirochäten sogar an Stellen zurückblieben, an denen man luetische Erscheinungen habe vorher niemals nachweisen können. Die Antwort auf die zweite Frage sei schwieriger. Sie berühre unsere Vorstellung vom Locus minoris resistentiae an der Stelle des Traumas. Es handle sich hierbei um gewisse Beziehungen zwischen Infektion und Immunität. Wenn wir wüßten, Spirochäten könnten sich an dem Orte des Traumas festsetzen und vermehren, so daß spezifische Veränderungen zustande kämen, dann fehle entweder das spezifische Ferment oder das Komplement. Nach Untersuchungen EBERSONs sei das Ferment vorhanden, das Komplement dagegen werde in der durch das Trauma geschaffenen Durchtränkungszone festgehalten. Deswegen könnten die Antikörper hier auf die Spirochäten nicht wirken.

Als wichtig für die Pathogenese der Knotenkrankheit nimmt DE QUERVAIN neben dem Trauma noch eine besondere „Tropie" der Spirochäten für das Bindegewebe an („Histotropisme particulier pour le tissu conjonctif, des bourses muqueuses surtout"). Es seien also „fibrotrope" Spirochätenstämme wirksam, die, schwach virulent, an Orten oft wiederholter Traumata das Entstehen der Knotenbildungen bedingten. DE QUERVAIN schlägt damit eine Brücke zu den Framboesiespirochäten, die nach weit verbreiteter Ansicht das Bindegewebe bevorzugen sollen.

GREENBAUM und MARTIN denken außer an wiederholte Traumata noch an eine besondere „fibrotische Neigung"[1] des Körpers der Knotenträger, ohne dafür Beweise beibringen zu können. WEBERs Kranker hatte allerdings außer den Knoten noch eine Induratio penis plastica. M. JESSNER erwägt, ob nicht die Gegend der Gelenkstreckseiten eine besondere „örtliche Disposition" für die Bildung fibröser Knoten habe, ähnlich wie die Brustbeingegend für Keloide. Er weist dazu auf die subcutanen harten Knoten hin, die er bei der Acrodermatitis atrophicans beschrieben hat (siehe „Differentialdiagnose" S. 469). ZUR VERTH, der ebenfalls für solche „lokalisierte fibroblastische Bildungen" eine traumatische Auslösung annimmt, hält bei einem Teil der Kranken zwar die Lues für die Ursache, glaubt aber, daß auch eine „konstitutionell oder hormonal gegebene Anlage zu mesenchymalen Hyperplasien" als Vorbedingung genüge.

MARTIN betont, es sei auffällig, wie oft bei den Kranken bis zum Auftreten der Knoten jegliche Behandlung mit antiluetischen Mitteln fehle. Das sei gewiß für das Entstehen der Knoten nicht bedeutungslos. In der Tat sind die allermeisten Knotenkranken in den Tropen und außerhalb davon überhaupt nicht (SELLEI, DE QUERVAIN, GOODMAN, MALONEY, MORIN, MONTPELLIER und viele andere) oder vereinzelt nur ganz ungenügend antiluetisch vorbehandelt (TRUFFI, M. JESSNER, JEANSELME, BURNIER und ELIASCHEFF u. a.). Nur SCHWARTZ berichtet bei seinem Kranken über zwei gemischte Kuren, die offenbar vor dem Erscheinen der Knoten lagen. Die Menge der verabreichten Mittel gibt SCHWARTZ aber nicht an. STERN betont allerdings, einer seiner Knotenkranken habe im 1. Stadium der Lues eine kräftige Quecksilbersalvarsankur durchgemacht und sei dann ohne Behandlung geblieben. Diese eine Quecksilbersalvarsankur kann man aber meines Erachtens nicht als ausreichend bezeichnen, auch wenn sie kräftig gewesen sein mag.

Die fehlende Behandlung mit antiluetischen Mitteln kann sowohl bei den Kranken in den Tropen als auch bei den außerhalb davon beobachteten nicht

---

[1] Diese „fibrotische Neigung", für die ROSSER den Namen „fibroplastische Diathese" vorschlägt, soll bei der Negerrasse besonders ausgesprochen sein und sich in Elephantiasis, Keloiden, Fibrombildungen usw. äußern. Ob diese Diathese aus einer rasseneigentümlichen Störung des Gleichgewichts im Zellwachstum entstehe, oder ob es sich um eine übermäßige örtliche Reaktionserscheinung immunisatorischer Art handle, sei noch nicht geklärt.

wundernehmen; denn in tropischen Gegenden führt man bei den Eingeborenen,
um die es sich dort fast ausschließlich handelt, die Framboesie- und Luesbehandlung erst seit den letzten Jahren einigermaßen planvoll durch, und die Knotenkranken der außertropischen Länder wissen von ihrer luetischen Ansteckung
meist nichts oder haben sie nicht beachtet.

Martins Hinweis besteht somit zu Recht. Es ist sehr wohl möglich, daß
die fehlende Behandlung mit antiluetischen Mitteln gerade bei der Entwicklung
der knotigen Gebilde eine Rolle spielt.

*Sitz und Art der Entstehung der Knoten werden also sicherlich in den Tropen
und außerhalb davon durch traumatische Einflüsse bedingt, wobei durch Wechselwirkung von Spirochäten und Trauma eigentümliche fibröse Gebilde auftreten.*
Diese erscheinen zwar fürs erste mit ihrer Spirochätenätiologie sehr sonderbar.
Sie werden aber verständlicher, wenn man bedenkt, daß gerade fibröse Bildungen
(Keloide, Noduli cutanei, subcutane harte Knoten bei Acrodermatitis atrophicans) als Folge von Traumata auch sonst auftreten[1]. Vielleicht ist aber hierzu
eine gewisse „fibrotische Neigung" des Körpers notwendig (Greenbaum,
M. Jessner, Martin).

Ob außerdem noch „fibrotrope" Spirochätenstämme wirksam sind, ist bisher
unentschieden[2]. Dagegen dürfte die fehlende Vorbehandlung mit antiluetischen
Mitteln bei der Knotenentwicklung eine Rolle spielen.

Beim Überblick über das gesamte Schrifttum läßt sich also hinsichtlich
der Ätiologie und Pathogenese der von Lutz zuerst beschriebenen Knotenkrankheit heute folgendes mit Sicherheit sagen:

*Die Knoten werden in den Tropen und außerhalb davon so gut wie ausschließlich
durch Spirochäten hervorgerufen. Diese können in tropischen Landstrichen entweder pallidae oder pertenues, also Syphilis- oder Framboesiespirochäten sein.
Außerhalb der Tropen und Subtropen kommen ätiologisch nur Syphilisspirochäten
in Frage, die wahrscheinlich wenig virulent sind. Ob in den Tropen und Subtropen
die luetische neben der framboetischen Ätiologie eine wesentliche Rolle spielt, ob
vielleicht auch dort die Knoten nur durch die Syphilis allein hervorgerufen werden,
ist noch nicht geklärt. Bei dem Sitz, der Art der Entstehung und dem eigentümlichen Bau der Knoten sind Einflüsse wirksam, die meist in kleinen, sich immer
wiederholenden Traumata bestehen.*

Wieweit die bisher übliche scharfe Trennung zwischen Syphilis- und Framboesiespirochäten und den durch beide hervorgerufenen Krankheitserscheinungen heute noch aufrechterhalten werden kann, wieweit also überhaupt
ein grundsätzlicher Unterschied zwischen framboetischer und luetischer Knotenätiologie besteht, darauf gebe ich im folgenden Abschnitt ein. Dort bespreche
ich auch ausführlich die Stellungnahme der einzelnen Forscher zur Framboesie-
und Syphilisätiologie der Knoten[3].

Differentialdiagnose.

Ehe ich die allgemeine Differentialdiagnose in scharfer Trennung zwischen
Klinik und Histologie bespreche, will ich zunächst untersuchen, *ob es möglich*

---

[1] Nach Ansicht v. Gazas, Ritters u. a. ruft das Trauma eine Bindegewebshyperplasie
auf gegebener Grundlage hervor.
[2] Eine Mitteilung Oleynicks könnte im Sinne „fibrotroper" Spirochätenstämme
sprechen: Ehemann und Ehefrau, die offenbar miteinander nicht blutsverwandt waren,
bekamen beide luetische fibröse Knoten an Ellenbogen, Knien und Händen.
[3] Barrett betont, es sei auffällig, daß die Knoten beim Lutzschen Krankheitsbild
alle im Gebiet des Nervus ulnaris beobachtet würden. Das trifft aber in der Tat gar nicht zu.
Schon allein deswegen kann der Nervus ulnaris als solcher mit der Knotenentstehung nichts
zu tun haben.

ist, die offenbar framboetischen und sicher luetischen Knoten voneinander zu unterscheiden. Praktisch ist diese Abgrenzung zwar für unsere Gegenden nicht wichtig, dagegen aber erheblich für tropische und subtropische Landstriche und auch bei uns für solche Knotenkranke, die früher in den Tropen gelebt haben. Damit wird die Frage der *Beziehung zwischen Syphilis und Framboesie* berührt, auf die ich kurz eingehe[1].

Die Unterschiede der beiden Krankheiten, die für eine Abgrenzung gegeneinander in Frage kommen, gehen aus der folgenden, dem Lehrbuch: „Krankheiten und Hygiene der warmen Länder" von RUGE, MÜHLENS und ZUR VERTH entnommenen Gegenüberstellung hervor:

Framboesie.	Syphilis.
1. Vorkommen nur in den Tropen und unter Umständen Subtropen.	1. Über die ganze Erde verbreitet.
2. Nicht kongenital.	2. Nicht selten kongenital.
3. Nur ausnahmsweise durch Geschlechtsverkehr erworben.	3. Meist beim Geschlechtsverkehr erworben.
4. Befallen sind besonders oft Kinder.	4. Meist geschlechtsreife Personen befallen.
5. Primäraffekt weich.	5. Harter Schanker.
6. Urbild der Sekundärerscheinung ist die granulierende Papel.	6. Im Sekundärstadium meist makulöse Exantheme.
7. Die Papeln jucken.	7. Kein Jucken.
8. Schleimhauterscheinungen und Iritis selten.	8. Beides ziemlich häufig.
9. Keine Nerven- und Gehirnsymptome; keine Erkrankungen der inneren Organe.	9. Beides nicht selten.
10. Histologisch: Keine Wucherungen an den kleinen Gefäßen; Riesenzellen fehlen meist; Epidermis proliferiert stark.	10. Wucherungen an den Gefäßwänden ausgeprägt; Riesenzellen vorhanden; Epidermis ist nur beim breiten Condylom deutlich beteiligt.
11. Treponemen liegen in der Epidermis.	11. Treponemen liegen im Bindegewebe, in Lymphspalten und Blutgefäßen.

Nimmt man diese Unterscheidungsmerkmale, wie MANTEUFEL sagt, genauer unter die Lupe, so erscheinen sie lange nicht so ausschlaggebend, wie es auf den ersten Blick den Eindruck erweckt. MANTEUFEL setzt sich Punkt für Punkt damit auseinander, worauf ich hier nicht eingehen kann, und kommt zu dem Schluß, man könne heute ganz gut die alte Annahme HUTCHINSONS wieder erörtern: *Die Framboesie stelle nichts anderes dar als eine modifizierte Erscheinungsform der endemischen Syphilis;* und zwar hauptsächlich deswegen, weil heute der von CHARLOUIS u. a. ausgeführte experimentelle Hauptbeweis für die Artverschiedenheit beider Erkrankungen erschüttert sei, der besage: Framboesiekranke antworten auf Syphilisansteckung mit einem typischen Primäraffekt und umgekehrt. Dieser experimentelle Beweis durch die Immunitätsprüfung „über Kreuz" ist durch KOLLE und SCHLOSSBERGER ins Wanken gebracht worden; denn diese beiden Forscher haben festgestellt, daß auch verschiedenes *sicheres* Pallidavirus den Tieren in der Regel nur eine Immunität gegen Zweitimpfung mit homologem Pallidavirus (d. h. dem gleichen Virus, mit dem auch die Erstimpfung ausgeführt wurde), nicht aber auch gegen jedes andere heterologe Pallidavirus verleiht. Es ist daher nicht möglich, auf eine Artverschiedenheit der Krankheitserreger von Syphilis und Framboesie zu schließen, wenn die Impfung mit dem einen Syphilisvirus auch keine Immunität gegen ein anderes Syphilisvirus hinterläßt. Bei Untersuchungen von JAHNEL und LANGE hat sich ferner gezeigt, daß Paralytiker gegen Framboesieinfektion widerstandsfähig sind. Die Beweiskraft des Immunisierungsversuches „über Kreuz" als Artdifferenzierungsmittel für verwandte Krankheitserreger dürfte somit beschränkt und für die Abgrenzung der Framboesie gegen die Syphilis nicht ausschlaggebend sein. Die älteren in der Literatur niedergelegten Untersuchungen von MATSUMOTO, IKEGAMI und TAKASAKI, die abgeheilte Pallidakaninchen sehr leicht mit Treponema pertenue superinfizieren konnten, scheinen daher als Beweis für die Artdifferenzierung von Syphilis- und Framboesiespirochäten nicht stichhaltig zu sein.

Ein Überblick über die Framboesieliteratur ergibt heute folgendes: Framboesie und Syphilis gleichen einander nicht selten *klinisch* — besonders in den Spätstadien — völlig

---

[1] Ich folge hier der ausgezeichneten Darstellung MANTEUFELS: „Syphilis in den Tropen" in diesem Handbuch, Bd. 17, Teil 3, S. 351.

(Hallenberger, Kuijer, Salm, Butler und Peterson, Martin, Manteufel u. a.);
die früher hervorgehobenen histologischen Unterschiede sind häufig sehr unsicher (Ikegami,
Sellards und Goodpasture, Plehn, Takasugi u. a.); die Erreger beider Krankheiten
sind sehr oft weder im Dunkelfeld, noch im gefärbten Ausstrich, noch im Schnitt von einander
zu unterscheiden (Schamberg und Klauder, van Dijke und Oudendal, Genner, Takasaki u. a.); die Beweiskraft des Immunisierungsversuches ,,über Kreuz" als Artdifferenzierungsmittel zwischen Syphilis und Framboesie erscheint fraglich; die serodiagnostischen
Untersuchungen (Wa.R., Flockungs- und Trübungsreaktionen) gestatten keine Unterscheidung beider Krankheiten (Heinemann, Gutierrez u. a.).

Deswegen meint Manteufel, man könne heute ganz gut die alte Annahme Hutchinsons
wieder erörtern: *die Framboesie stelle nichts anderes dar als eine geänderte Erscheinungsform
der endemischen Syphilis* (Parham, Bory, Jahnel und Lange, Hauer u. a.), *die zwar
im Klima der tropischen Ebenen sehr in den Vordergrund trete, aber viel weniger an die klimatische Tropenzone gebunden sei, als man allgemein annehme.*

Aus einer ergiebigen Aussprache, die neuerdings im Anschluß an Berichte von Manson-
Bahr und Stannus über die Beziehungen zwischen Syphilis und Framboesie stattgefunden
hat, ergibt sich, daß man gegenwärtig auch in England von der Artverschiedenheit beider
Krankheiten viel weniger überzeugt ist, als es vor 20 Jahren der Fall war[1].

Hält man die Framboesie für endemische Syphilis, so hat die Abgrenzung
der offenbar framboetischen von den sicher luetischen Knoten keine grundsätzliche Bedeutung mehr; anders dagegen, wenn man glaubt, beide Erkrankungen seien artverschieden.

*Klinisch sind Unterschiede zwischen framboetischen und luetischen Knoten
nicht vorhanden.* Darauf hat M. Jessner schon hingewiesen und ausgeführt,
man könne geradezu von einer Identität der Knotenbildungen bei beiden
Krankheiten sprechen. M. Jessner schien es, als ob die luetischen Knoten
häufiger an der Ellenbogengegend säßen als die framboetischen. Das trifft
beim Überblick über das gesamte Schrifttum insofern zu, als tatsächlich bei den
in den Tropen untersuchten Kranken die Knoten häufiger an den unteren
Gliedmaßen sitzen — wobei aber meist auch die Ellenbogengegend gleichzeitig befallen ist — als bei den außertropischen Beobachtungen. Das liegt
wohl sicherlich daran, daß es sich bei den Knotenkranken in den Tropen vorwiegend um Eingeborene handelt, bei denen infolge ihrer Beschäftigung oder
Lebensgewohnheiten grade die Knochenvorsprünge der unteren Gliedmaßen
besonders häufig dauernden oder oft wiederkehrenden Traumata ausgesetzt
sind (Tragen von Ringen, Hockstellung usw.). Differentialdiagnostisch läßt
sich dieser Unterschied jedenfalls nicht verwerten.

*Auch die Histologie der Knoten bei Lues und Framboesie ist nahezu gleich,
wenn man die Hauptmerkmale betrachtet.* Übergänge und Abweichungen finden
sich sowohl bei den Knoten mit sicher luetischer als auch offenbar framboetischer Ätiologie. Während M. Jessner ursprünglich glaubte, die histologischen Bilder der Knoten könnten die Differentialdiagnose zwischen Lues
und Framboesie ermöglichen, ist er später davon abgekommen. Er weist nur
darauf hin, möglicherweise seien bei den luetischen Knoten Degenerationen
häufiger als bei den framboetischen. Diese letzte Frage kann man meines

---

[1] Hermans kann nicht anerkennen, daß die Framboesie endemische Syphilis sei, die
in manchen Tropenländern noch vorkomme und dort nur einige Eigenheiten aufweise.
Beide Krankheiten seien vielmehr vollkommen voneinander zu trennen: Syphilis und
Framboesie könnten, deutlich voneinander abgrenzbar, bei ein und demselben Menschen
gleichzeitig bestehen. Beim Einschleppen von Syphilis in ein Land mit endemischer Framboesie behielten beide Krankheiten ihre Eigentümlichkeiten und gingen nie ineinander
über. Framboesie komme nur in den Tropen vor. Kongenitale Framboesie gebe es nicht,
kongenitale Syphilis werde dagegen auch in den Tropen beobachtet. Framboesie der inneren
Organe sei völlig unbekannt. Die aus Tierversuchen gezogenen Schlüsse bezüglich der
Gleichheit beider Krankheiten hätten sich als hinfällig erwiesen. Sicher gebe es framboesie-
ähnliche Syphilis. Es sei aber für den Kenner nicht schwer, diese von der echten Framboesie
zu unterscheiden. — Hasselmann ist im großen und ganzen derselben Ansicht wie Hermans.

Erachtens erst entscheiden, wenn noch zahlreichere histologische Prüfungen vorliegen.

Daß weder Beobachtungsort (ausgesprochene Framboesiegegenden!), noch Vorgeschichte, noch Seroreaktionen eine Unterscheidung ermöglichen, habe ich schon betont. Dasselbe gilt auch für den Erfolg der angewandten Behandlung, die „Diagnose ex juvantibus".

Nur einen zuerst von M. JESSNER betonten Unterschied gibt es, der auffällig ist: die *Spirochätenbefunde*. Während man nämlich, wie ich oben (s. S. 443) ausgeführt habe, bei den in den Tropen beobachteten Knotenkranken nicht selten, teilweise sogar sehr zahlreich und regelmäßig Spirochäten mikroskopisch hat auffinden können (VAN DIJKE und OUDENDAL), ist dieser Nachweis bei den außerhalb der Tropen untersuchten Kranken *mikroskopisch* bisher nicht geglückt, mit Ausnahme des erst kürzlich von ARAVIJSKIJ und BULVACHTER mitgeteilten Befundes, der mir vorerst noch nicht unbedingt sicher zu sein scheint. Bemerkenswert dabei ist, daß VAN DIJKE und OUDENDAL bei dem einzigen ihrer Kranken, dessen Knoten sie für luetisch bedingt halten, Spirochäten nicht finden konnten, während diese bei den Knoten mit offenbar framboetischer Ätiologie von den beiden Forschern sehr zahlreich und regelmäßig nachgewiesen wurden. *Da man bei tertiär-luetischen Erscheinungen in Schnitten Spirochäten meistens auch bei langem Suchen nicht findet, ist es vielleicht möglich, daß der Spirochätennachweis in den Knoten eine Unterscheidung zwischen framboetischer und luetischer Ätiologie gestattet.* Erst weitere Untersuchungen können diese Frage klären.

Über den Spirochätengehalt sonstiger tertiär-framboetischer Herde[1] findet man im einschlägigen Schrifttum, worauf M. JESSNER schon hinweist, nur spärliche und zum Teil einander widersprechende Angaben. So haben z. B. bei der „Rhinopharyngitis mutilans" („Gangosa"), welche die meisten Forscher zur tertiären Framboesie rechnen[2] (VAN DIEL, KERR, WAAR, DUPUY, BITTNER, CALLANAN, KOPSTEIN, LICHTENSTEIN, MANSON, SCHÖBL u. a.), SCHMITTER, KERR und ROSSITTER Spirochäten nachgewiesen; ZIEMANN, AYUYAO u. a. fanden dagegen niemals Treponemen. Auch CASTELLANI konnte in den Späterscheinungen der Framboesie, welche der tertiären Lues ähnlich sind, Spirochäten nicht feststellen. Wie schon betont, fanden sie sich dagegen in den Knoten der in den Tropen beobachteten Kranken nicht selten, obwohl man diese Gebilde doch nach übereinstimmender Ansicht unbedingt für späte Erkrankungsformen halten muß, unabhängig davon, ob man von der framboetischen Ätiologie überzeugt ist oder nicht. Hier liegen also noch Unstimmigkeiten und Unklarheiten vor, die erst weitere Untersuchungen beseitigen können.

Deswegen kann es nicht verwundern, daß die Forscher bei ihrer Stellungnahme zur framboetischen *oder* luetischen Knotenätiologie etwas zurückhaltend sind. Das gilt natürlich nur für Beobachtungen aus den Gegenden, wo die Framboesie überhaupt vorkommt. Im allgemeinen kann man aber feststellen,

---

[1] Die meisten Forscher sind ebenso wie bei der Syphilis auch bei der Framboesie von einem tertiären Stadium überzeugt (VAN DRIEL, KERR, WAAR, DUPUY und viele andere). GOODMAN, DA SILVA-ARAUJO u. a. halten die Annahme eines Tertiärstadiums bei der Framboesie nicht für berechtigt.

[2] NOGUE hält die „Gangosa" für luetisch bedingt. Bei 29 seiner Kranken kam 6mal angeborene Syphilis ätiologisch in Frage. ZIEMANN bestreitet die syphilitische Ätiologie der „Gangosa" insofern, als sie mindestens nicht auf alle Kranken zutreffe. GENNER hält die „Rhinopharyngitis mutilans" für eine selbständige Krankheit, deren Ursache bisher ungeklärt sei. — Über den Spirochätennachweis bei einer als „Gundu" oder „Anakré" beschriebenen meist symmetrischen Auftreibung des Nasenbeines, die man teils für tertiär-framboetisch (MANSON), teils für tertiär-syphilitisch hält (CARROLL), habe ich in dem mir zugänglichen Schrifttum nichts finden können. ZIEMANN bezweifelt neuerdings den Zusammenhang mit Framboesie stark.

daß man heute, nachdem erst einmal die luetische Knotenätiologie unbedingt sichergestellt ist, viel eher dazu neigt, sie auch für die Framboesiegegenden zu berücksichtigen, ja ihr sogar auch dort eine *große* Bedeutung beizumessen. So trat z. B. Jeanselme früher sehr für die alleinige framboetische Ätiologie der Knoten ein. Heute ist er vom luetischen Ursprung überzeugt und läßt nur noch die *Möglichkeit* der framboetischen Ätiologie bestehen. Montel, Cange und Argaud, da Matta, Argaud und Nénon, Dekester und Martin, Nogue, Truffi, Patané, Jamin, Sannicandro, Fex, da Silva-Araujo u. a. sind der Ansicht, *auch für die tropischen Gegenden komme nur die Syphilis ätiologisch in Betracht.* Houssian, Mouchet und Dubois, Davey, van Loon, Gutierrez, Egyedi, van Hoof, Bittner, Callanan u. a. meinen dagegen, *in den Tropen rufe nur die Framboesie die Knoten hervor.* Clapier, Spittel, van Nitsen, Genner, Steiner u. a. geben die luetische Knotenätiologie zwar auch für Framboesiegegenden zu, glauben aber, *die Framboesie spiele dort ätiologisch eine überragende Rolle.* Poupelain, van Dijke und Oudendal, Noel, Onorato, Montpellier, Wilkens, Castro u. a. lassen die Frage nach der luetischen oder framboetischen Ätiologie der Beobachtungen in den tropischen Landstrichen offen.

Man muß also feststellen: *Die Abgrenzung der luetischen von den framboetischen Knoten ist in Tropengegenden sehr schwierig, wenn nicht zur Zeit überhaupt unmöglich. Die Frage, ob man in den offenbar framboetischen Knoten in unbedingtem Gegensatz zu den luetischen Gebilden Spirochäten regelmäßig und leicht nachweisen kann, ist noch nicht geklärt.* Hält man die Framboesie für endemische Syphilis, dann hat die Abgrenzung der framboetischen von den luetischen Knoten keine grundsätzliche Bedeutung mehr.

Klinische Differentialdiagnose. Wie ich oben ausgeführt habe, stellen die von Lutz zuerst beschriebenen Knoten eine Krankheit mit so bestimmten klinischen Eigentümlichkeiten dar, daß sie im allgemeinen nicht schwer erkannt werden dürfte, sofern einem das Bild überhaupt geläufig ist. Handelt es sich um tropische Landstriche, in denen die Framboesie verbreitet ist, und sind den Knoten keine eindeutigen Zeichen von Syphilis oder Framboesie vorhanden, so dürfte, wie ich eben auseinandergesetzt habe, die Entscheidung darüber zur Zeit unmöglich sein, ob framboetische oder luetische Knoten vorliegen.

Auch die Abgrenzung gegen *Mikrofilariaknoten* scheint in den Tropen Schwierigkeiten zu begegnen; denn nach Dubois, Ouzilleau, Sharp, van Hoof, Fülleborn, *Harvard-Expedition* u. a. können die durch Onchocerca volvulus Leuckart hervorgerufenen Knotenbildungen den von Lutz beschriebenen *klinisch* manchmal so außerordentlich ähnlich, daß fürs erste Verwechslungen leicht möglich sind. Der Nachweis von Mikrofilarien im Knotenpunktat schafft hier unbedingte Klarheit (van Hoof). Auch die Komplementbindung mit Auszügen aus Mikrofilariacysten als Antigenen (Montpellier und Béraud u. a.) und den Mikrofilariennachweis in der Haut (Corson u. a.) wird man zur Differentialdiagnose heranziehen. Ob tatsächlich, wie Gougerot, Burnier und Eliascheff meinen, auch die *Verruga peruviana* Bildungen hervorrufen kann, welche den von Lutz beschriebenen Knoten ähneln, vermag ich nicht zu entscheiden.

Subcutane Leprome[1] dürften differentialdiagnostisch ebenfalls klinisch manchmal eine Rolle spielen. Sie sind aber im Gegensatz zu den Lutzschen Knoten meist sehr klein, oft nur durch Tasten nachweisbar. Außerdem finden sich daneben ziemlich regelmäßig noch cutane lepröse Tubera.

---

[1] Die Träger der Knoten können aber zuweilen außerdem noch leprakrank sein (Lutz, Curie und Hollmann).

Für unsere Breiten kommen weder Framboesie noch Mikrofilariosis differentialdiagnostisch in Frage. Auch die Lepra spielt nur eine ganz untergeordnete Rolle. Bei uns sind es zunächst *andere subcutane knotenförmige Erscheinungen der Syphilis*, gegen die man die LUTZschen Knoten abzugrenzen hat. Liegen derartige Gebilde nicht in der Nähe der Gelenke oder an Knochenvorsprüngen (DARIER [1], KERL, ARNDT u. a.), so ist die Abgrenzung im allgemeinen nicht schwierig; anders wenn auch der Sitz derartiger Bildungen den LUTZschen Knoten entspricht. So dürften die Beobachtungen von BURNIER und BLOCH, CONRAD (Schultergegend), von LANGER, BROCKELMANN [2], NÉKÁM (Kniegegend), GRUSS (Handgelenk) und FISCHER [3] (Handteller, Ellenbogen, Kniegegend) den LUTZschen Knoten vielleicht anzureihen sein.

Auch die Differentialdiagnose gegen *subcutane Sarkoide auf luetischer Grundlage* (BURNIER und BLOCH, KISSMEYER, LAPLANE, PAUTRIER und ZIMMERLIN, FUSS, STILLIANS, HEDGE, NIELSEN, ANDREWS, FLAMM, VERCELLINO, SCHWARTZ, RAMEL, PINTÉR, GATÉ und ROUSSET, MICHELSON, ROUSSET u. a.) kann klinisch manchmal Schwierigkeiten machen. JORDAN geht sogar soweit, unter Hinweis auf CHÉNELOT, PAUTRIER und ZIMMERLIN, LAPLANE, BURNIER und BLOCH die von LUTZ beschriebenen Knoten überhaupt für subcutane Sarkoide zu halten, die bald durch ein Trauma, bald durch Framboesie, bald durch Syphilis, bald durch Tuberkulose hervorgerufen würden. Auch SELLEI spricht sich ähnlich aus. Diese Sarkoide liegen aber meist nicht in der Nähe der Gelenke und sind auch nicht knoten-, sondern fast ausnahmslos mehr plattenförmig oder unregelmäßig gestaltet. Im Zweifelsfalle wird die histologische Untersuchung wohl Klarheit bringen können.

Erwähnen will ich hier noch die von GOUGEROT beschriebenen „*gommes syphilitiques lipomateuses*" — Lipombildungen um luetische Gummata herum —, die aber differentialdiagnostisch kaum in Betracht kommen, da sie sich verhältnismäßig weich anfühlen.

Von sonstigen luetischen Erscheinungen sind nur noch *syphilitische Tendovaginitiden* und *Bursitiden* differentialdiagnostisch heranzuziehen (s. auch S. 454 und dieses Handbuch 17/3 (1928): v. HOFFMANN: Syphilis der Gelenke, Muskeln, Sehnenscheiden und Schleimbeutel) [4]. Die ersten treten im Gegensatz zu den von LUTZ beschriebenen Knoten meist in der Frühperiode der Lues auf und stellen klinisch nicht knoten-, sondern *wurstförmige* subcutane Infiltrationen dar, deren Verbindung mit den Sehnen ohne weiteres festzustellen ist. Vornehmlich befallen sie die Finger- und Zehenstrecker und den Musculus biceps. *Luetische Bursitiden* können in der Früh- und Spätperiode der Syphilis vorkommen; meist fluktuieren sie, was bei den LUTZschen Knoten ganz außergewöhnlich ist. Die gummöse Bursitis führt nach Verwachsung mit der Haut gewöhnlich zum Durchbruch, zu Fisteln und Geschwüren. Die LUTZschen Knoten dagegen finden sich, wie man immer wieder betont, grade an Stellen, wo Schleimbeutel überhaupt nicht sitzen. Die Differentialdiagnose wird deswegen im allgemeinen unschwer zu stellen sein. Nur dort dürfte sie schwieriger, aber wohl meist möglich sein, wo *außer* den Knoten noch Bursitiden vorhanden sind (GOODMAN, PAROUNAGIAN und RULISON, IRVINE und TURNACLIFF, CROUZON

---

[1] Die *nodösen subcutanen sekundären Syphilide* DARIERS entwickeln sich in der Wandung der subcutanen Venen und sind fast immer als subcutane, frei bewegliche Knötchen *nur tastbar*.

[2] TOBIAS hält diese Knoten für multiple, subcutane, luetische Gummata.

[3] SAALFELD rechnet diese Knoten zu dem LUTZschen Krankheitsbild. BUSCHKE will hier ohne histologische Untersuchung keine einwandfreie Diagnose stellen.

[4] NEUBERGER beschreibt eine *luetische Myositis*, die als glatte Geschwulst auf dem linken Hüftbein aufsaß, HEUSER, STANOJEVIĆ u. a. *syphilitische Exostosen* an den Iliacalknochen, die besonders im Röntgenbilde deutlich waren.

und Christophe) oder einzelne der Knoten als solche aufgefaßt werden (Levin, Egyedi) [S. auch S. 454].

Von *nichtluetischen Knotenbildungen* kommen differentialdiagnostisch zunächst die *subcutanen Sarkoide vom Typus* Darier-Roussy in Frage [1]. Im Gegensatz zu den von Lutz beschriebenen Knoten sitzen diese Sarkoide aber vorzugsweise am Rumpf in der Rippengegend (Darier), nur ausnahmsweise in Gelenknähe (Little, Schwartz, Nicolau, Steinmetz [2] u. a.), und kommen vornehmlich bei Frauen vor. Außerdem fließen sie häufig zu höckrigen oder knotigen Strängen zusammen (s. oben auch die subcutanen Sarkoide auf luetischer Grundlage).

Beginnende, erweichte und durch die Haut gebrochene Knoten können zu Verwechslungen mit der *subcutanen kolliquativen Tuberkulose* („Gommes tuberculeuses", „multiple kalte Abzesse der Unterhaut" [Milian und Marceron u. a.]) führen [3]. Die Lutzschen Knoten fühlen sich aber meist grade sehr hart an, erweichen nur selten und durchbrechen ganz ausnahmsweise die deckende Haut. Während sich beim tuberkulösen Gumma die Hautdecke sehr bald lila, violett oder livid färbt, bleibt sie bei den Lutzschen Knoten meist unverändert. Außerdem werden von kolliquativer Tuberkulose grade Kinder und jugendliche Personen im Gegensatz zur Knotenkrankheit am häufigsten befallen. Meist ist auch der Allgemeinzustand entgegen den Befunden bei der Knotenkrankheit schlecht und eine Visceral- oder vor allem eine Knochen- oder Drüsentuberkulose nachweisbar. Differentialdiagnostisch gehört hierher auch das von Gougerot beschriebene „*Tuberculome hypodermique fibreux massif et fistuleusé.*" Abgesehen von der Fistelbildung handelt es sich aber hierbei um mehr flächenhafte Infiltrationen, welche Haut, Unterhaut und Muskel durchsetzen und meist nicht in Gelenknähe liegen. Die tuberkulöse Natur der Erkrankung läßt sich durch Meerschweinchenimpfung sicherstellen.

Daß die Abgrenzung gegen *Hygrome* gelegentlich eine Rolle spielen kann, geht schon daraus hervor, daß man die Knoten teilweise mit Schleimbeutelveränderungen in Zusammenhang gebracht hat oder sie überhaupt für Bursitiden hält. Da sich aber die durch chronisch-entzündliche Flüssigkeitsansammlungen in den Schleimbeuteln bedingten Hygrome meist ziemlich weich anfühlen (Günther u. a.), während die Knoten gerade durch große Härte ausgezeichnet sind, wird eine Unterscheidung schon klinisch möglich sein. Zudem pflegen Hygrome nicht symmetrisch und gruppenweise aufzutreten (Gros u. a.). Die knotigen Gebilde liegen übrigens auch, wie bereits betont, grade meist nicht in Gegenden, wo sich Schleimbeutel finden (s. auch S. 432).

Auch „*Öltumoren*" („Huilomes", „Vaselinomes", „Paraffinomes" [Gougerot und Desaux, Marique u. a.]), die nach Gougerots Ansicht bei Menschen mit „diathèse conjonctive ou fibro-conjonctive" nach Einspritzung obiger Stoffe auftreten und subcutane und cutane Sarkoide darstellen, können

---

[1] Ob ein von Milian und Rivalier als „Sclérose dermo-hypodermique des cuisses" beschriebenes, offenbar sehr seltenes Krankheitsbild hierher gehört, vermag ich nicht zu entscheiden. — Brünauer (Volk und Brünauer) beschreibt eine Kranke, die an Tuberkulose der Haut, der Knochen und der inneren Organe litt. Es entwickelten sich bei ihr an der Streckseite namentlich der großen, aber auch mancher kleinen Gelenke Gebilde, die klinisch den Lutzschen Knoten sehr ähnlich waren. Daraus gehe hervor, daß trotz Verschiedenheit der Schädlichkeiten übereinstimmende Gewebsveränderungen entstehen könnten.

[2] Möglicherweise handelt es sich bei der Steinmetzschen Beobachtung um das Lutzsche Krankheitsbild; denn sie betrifft eine Mulattin, die bis zu ihrem 7. Lebensjahr in Senegal aufgehalten hat.

[3] Ob ein von Venturi beschriebener Krankheitsfall („dermatosi a piccoli noduli iuxtaarticolari") zur Tuberkulose oder zu den Lutzschen Knoten gehört, kann ich nicht entscheiden.

gelegentlich differentialdiagnostisch in Frage kommen. Die Vorgeschichte wird hier Klarheit bringen. Übrigens werden die „Öltumoren" meist nicht in der Nähe von Gelenken oder Knochenvorsprüngen liegen.

Harnsaure Ablagerungen bei *Gicht (Tophi)* können den LUTZschen Knoten klinisch manchmal wohl ziemlich ähnlich sehen; denn sie haben etwa dieselbe Größe, oft annähernd die gleiche Konsistenz (STRÜMPELL u. a.) und bevorzugen ebenfalls Knie- und Ellenbogengegend, sitzen dort allerdings, abgesehen von den Oberflächen des Gelenkknorpels usw., *nur* an den Schleimbeuteln (RICHTER u. a.). Während die LUTZschen Knoten aber meist auffallend symmetrisch angeordnet sind, fehlt diese Symmetrie bei den Tophi der Gicht, auch wenn sie zu mehreren auftreten. Sie finden sich außerdem neben Knie- und Ellenbogengegend nicht selten gleichzeitig auch anderwärts an Stellen (Ohren, Augenlidern), welche die Knotenkrankheit stets verschont. Meist wird die Vorgeschichte (Gichtanfälle!) die Differentialdiagnose ermöglichen. Unbedingte Klarheit bringt die histologische Untersuchung durch den Nachweis von Mononatriumkrystallen im Gichtknoten.

Auch die sogenannten *HEBERDENschen Knoten*, die man früher zur Gicht gerechnet hat, heute aber nicht mehr als gichtische Erscheinungen anerkennt, sondern den durch Vererbung bedingten Exostosen angliedert (ULLMANN, RICHTER, UMBER, GUDZENT, SZANDICZ u. a.), können bei der Differentialdiagnose in Betracht kommen. Sie haben manchmal dieselbe Konsistenz wie die LUTZschen Knoten, erweichen auch bisweilen (kolloid-degeneratives Stadium?), sitzen aber nur an den Endgelenken der dreigliedrigen Finger und nicht in der Nähe der großen Gelenke. Außerdem ist ihr Zusammenhang mit dem Knochen meist schon klinisch, ganz einwandfrei allerdings erst im Röntgenbilde festzustellen [1].

Die bei der *Acrodermatitis chronica atrophicans* von M. JESSNER eingehend untersuchten und auch von NOBL erwähnten *subcutanen fibrösen Knotenbildungen* [2] können den LUTZschen Knoten klinisch manchmal ähnlich sehen (FUSS). Sie liegen in der Unterhaut unmittelbar am oder in der Nähe des Olekranons, sind sehr hart, auf der Unterlage meist wenig verschieblich und mit der deckenden Haut nicht verwachsen. Hier wird das Bestehen einer Acrodermatitis, in deren atrophischem Stadium die Gebilde zumeist auftreten, die Abgrenzung von den LUTZschen Knoten wohl ermöglichen [3].

Verwechslungen mit *subcutanen Verkalkungen* sind klinisch besonders dann möglich, wenn diese sich in der Nähe von Gelenken vorfinden (PATRASSI u. a.); denn auch die LUTZschen Knoten können sich, wie oben betont, manchmal steinhart anfühlen. Derartige Verkalkungen hat man bei Krankheitsfällen beobachtet, die man im allgemeinen in das Gebiet der „Kalkgicht" („Calcinosis") einreicht (THIBIERGE und WEISSENBACH, POSPELOW, H. HOFFMANN, MEMMESHEIMER, CRAMER, STEGEMANN, DUCASSE, MAC LEOD und WIGLEY, BIGNAMI, MASUDA, FOCK, FIOCCO und MINASSIAN, FÜLLSACK, STEINITZ u. a.). Man findet dabei nicht selten sklerodermatische [4] Veränderungen (THIBIERGE und WEISSENBACH, PONTOPPIDAN, H. HOFFMANN, MERKLEN, WOLF und VALLETTE, WEIL und WEISSMANN-NETTER, VALLETTE, WERTHER u. a.), manchmal auch poikilodermatische (H. HOFFMANN, MASUDA u. a.), myxödematöse (PONTOPPIDAN), lipodystrophische (KUZ-

---

[1] Ob ein von KREIBICH beobachtetes Krankheitsbild — zahlreiche harte Knoten um die Finger herum — zu den HEBERDENschen oder LUTZschen Knoten gehört, kann ich nicht entscheiden.

[2] FÜRST beschreibt derartige Fibrome am Ellenbogen *ohne* Acrodermatitis atrophicans.

[3] Die *cutanen* Knotenbildungen bei Acrodermatitis atrophicans, die offenbar nicht selten und von OPPENHEIMER, NOBL, HERXHEIMER und HARTMANN, M. JESSNER und LOEWENSTAMM, HERCZEG, NATHAN, DÉR, SIEMENS, E. HOFFMANN, ROTHMAN, HEYMANN u. a. beobachtet worden sind, kommen differentialdiagnostisch kaum in Betracht.

[4] GRAY u. a. beschreiben bei der Sklerodermie auch nicht verkalkte subcutane Knötchen.

NITZKY und MELCHIOR bezw. GUHRAUER) und Erscheinungen der RAYNAUDschen Krankheit (LEVY, LEHRNBECHER u. a.). Auch bei pluriglandulärer Insuffizienz hat man sie beobachtet (PONTOPPIDAN)[1]; ebenso bei Neurofibromatose (MEIROWSKY). — Erwähnen will ich hier noch die subcutanen, häufig *verkalkten Granulome*, die manchmal in der Nähe der Gelenke gelegen sein können (BLOCH u. a.). Sie beginnen aber nach Art eines kalten Abscesses mit krümeligem oder grießartigem Inhalt und enthalten oft Kalk (DARIER u. a.). Was die Abgrenzung derartiger Verkalkungen von den LUTZschen Knoten angeht, so sind diese Kalkherde meist nicht knoten-, sondern plattenförmig. Finden sich einzelne in der

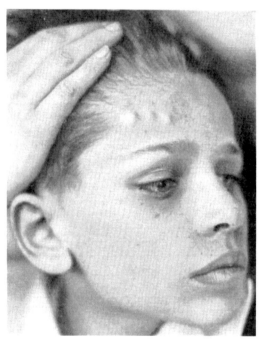

Abb. 25. Symmetrische Knoten auf Stirn und behaartem Kopf bei Rheumatismus nodosus (11jähriger Knabe). (Nach B. LEICHTENTRITT.)

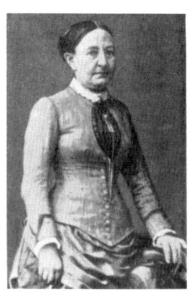

Abb. 26. Urgroßmutter des auf Abb. 25 dargestellten Knaben. Unretuschierte Photo, auf der die Knoten ebenfalls bei Rheumatismus nodosus an der Stirn zu sehen sind. (Nach B. LEICHTENTRITT.)

Nähe der Gelenke, dann sind doch sehr oft gleichzeitig auch noch andere Körpergegenden befallen, die für den Sitz der von LUTZ beschriebenen Knotenbildungen nur ganz ausnahmsweise in Betracht kommen. Zudem sind, wie erwähnt, häufig sklerodermatische oder andre Hauterscheinungen vorhanden, die niemals zum Bilde der LUTZschen Knoten gehören. Im Zweifelsfalle wird die histologische Untersuchung durch den Kalknachweis die einwandfreie Diagnose gestatten; das um so eher, weil der Befund von Kalk in den LUTZschen Knoten offenbar zu den allergrößten Seltenheiten gehört (s. S. 442).

Gelegentlich dürfte die Abgrenzung der LUTZschen Knotenkrankheit von den Knötchen des *Rheumatismus nodosus*[2] (EWIG, GRÄFF, LEICHTENTRITT,

---

[1] Die von SCHOLTZ und später von SCHÜTZE beschriebenen *körnerartigen* Kalkablagerungen in der Haut kommen differentialdiagnostisch hier kaum in Betracht. Dasselbe gilt wohl von einer Beobachtung KAISERS, die eine primäre Hautgicht betrifft, welche ausnahmsweise das Bild der „Kalkgicht" nachahmte. (Siehe dazu auch J. JADASSOHN).

[2] Literatur bei GRÄFF, bei FAHR und H. STRAUSS („Nodosis rheumatica"). Außerdem bei FOWLER, FUTCHER, SWIFT, COATES und COOMBES, CLAWSON, DAWSON und BOOTS.

FAHR, FREUND u. a.) in Frage kommen. Auch beim Rheumatismus nodosus („Rheumatismus infectiosus" [GRÄFF], „Rheumatische Granulomatose" [FAHR] „Nodosis rheumatica" [H. STRAUSS]) handelt es sich um subcutane, meist linsengroße, ziemlich derbe, schmerzlose, unter nicht veränderter Haut liegende Knötchen, die mit Vorliebe symmetrisch in der Ellenbogen- und Kniegegend sitzen. Sie finden sich aber auch an Handflächen und Handrücken (EWIG u. a.), am Hinterkopf (LEICHTENTRITT) und anderwärts. Polyarthritische Beschwerden sind meist gleichzeitig vorhanden oder dem Auftreten der Knötchen

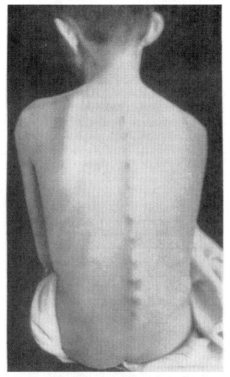

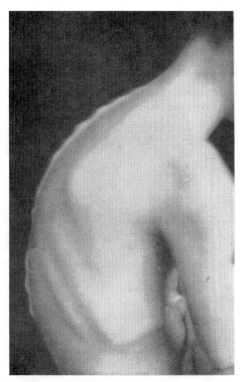

Abb. 27. Rheumatische Knötchen längs der Wirbeldornen bei 13jährigem Knaben. (Nach B. LEICHTENTRITT.)

Abb. 28. Rheumatische Knötchen längs der Wirbeldornen bei 13jährigem Knaben in Seitenansicht. (Nach B. LEICHTENTRITT.)

vorausgegangen. Da Arthritiden auch bei der Knotenkrankheit vorkommen (s. S. 451), liegt eine Verwechslung nahe. *Klinisch* dürfte daher die Differentialdiagnose vereinzelt wohl gewisse Schwierigkeiten machen. Die Abgrenzung wird aber meist möglich sein, da die Knötchen beim Rheumatismus nodosus wohl nur selten Linsengröße überschreiten und sich im allgemeinen niemals so hart anfühlen wie die LUTZschen Knoten [1]. HOPKINS ist allerdings der Ansicht, die „rheumatischen Knoten" seien von den LUTZschen Knoten zunächst nicht zu unterscheiden. Er stützt sich dabei auf zwei von ihm beobachtete Knotenkranke mit polyarthritischen Beschwerden, wobei er die luetische Ätiologie der Knoten hier mit Sicherheit ausschließen zu können glaubt. Mir ist das aber keineswegs so sicher; denn bei der einen Kranken mit negativer Wa.R. bildeten sich nach einigen Silbersalvarsaneinspritzungen die Knoten auf die

---

[1] Ob ein von TOMMASI als „Cellulite a piastroni simmetrici (nodosità reumatiche?) beschriebenes Krankheitsbild hierher gehört, kann ich nicht entscheiden.

Hälfte zurück, bei dem anderen war die Wa.R. positiv und ein Schanker in der Vorgeschichte nachweisbar. Wie dem auch sei, so bleibt es aber immerhin sehr bemerkenswert, daß es einerseits beim Rheumatismus nodosus den LUTZschen Knoten ähnliche Bildungen gibt, und daß anderseits bei dem Auftreten der LUTZschen Knoten rheumatische Erscheinungen nicht selten sind.

Das *Xanthoma tuberosum multiplex* hat mit den LUTZschen Knoten klinisch nur den Sitz, aber sonst nichts gemeinsam. Das betont besonders GOODMAN, während CLARK, WILLIAMS, GUY, WEBER u. a. bei den ersten in Nordamerika beschriebenen luetischen Knotenbildungen auch die Möglichkeit eines Xanthoms erwogen haben. Das generalisierte Xanthom sitzt zwar mit Vorliebe an den Ellenbogen, den Knien, den Schultern, den Fingergelenken und der Glutaealgegend. Es kommt aber auch im Gegensatz zu den LUTZschen Knoten häufig am behaarten Kopf vor. Oft finden sich daneben noch Herde an den Augenlidern und mattgelbe Streifen an den Beugefalten und besonders an den Hand-

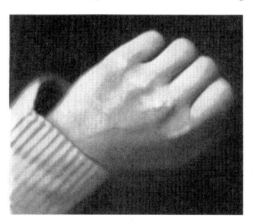

tellern und Fußsohlen. Abgesehen von dem gelblichen Farbton der Xanthome sind diese Gebilde aber auch durchgängig weicher als die von LUTZ beschriebenen Knoten. (Über xanthomatöse Entartung der LUTZschen Knoten s. S. 441 u. S. 458).

Was die *Fibroxanthosarkome der Sehnenscheiden und Gelenke* differentialdiagnostisch angeht, so stehen diese mit der Sehnenscheide oder dem Gelenk (M. JESSNER u. a.) in engstem Zusammenhang. Das ist aber grade bei den von LUTZ beschriebenen Gebilden, wie ich schon mehrfach hervorgehoben habe, nicht der Fall.

Abb. 29. Rheumatische Knötchen am Handrücken bei 9jährigem Mädchen. (Nach B. LEICHTENTRITT.)

Schwieriger kann die Abgrenzung gegen *periartikuläre Fibrome*[1] *der Fingergelenke* sein, die neuerdings wieder SAKURANE, SAVATARD, MAC LEOD und WIGLEY, HAUCK, ARNDT, THOREK, SONNTAG u. a. beschrieben haben. Diese sitzen mit Vorliebe an der Rückenseite der Fingermittelgelenke, fühlen sich meist knorpelhart an und sind etwa linsengroß. Später werden sie länglich und sitzen quer über dem Gelenkrücken. Die Haut über ihnen ist frei verschieblich, während sich die Gebilde auf der Unterlage wenig bewegen lassen. Beziehungen zum Gelenk, zur Gelenkkapsel oder zur Dorsalaponeurose bestehen nicht. Verwechslungen dieser Fibrome mit den von LUTZ beschriebenen Knoten sind klinisch gewiß möglich. Sie sind aber ausschließlich auf die Hände beschränkt; die LUTZschen Knoten finden sich dagegen in allererster Linie an den Ellenbogen- und Kniegelenken. Im Zweifelsfall werden histologische Untersuchung, Wa.R. usw. Klarheit bringen[2]. Dasselbe gilt von den kürzlich

---

[1] KREINER beschreibt einen Krankheitsfall als „symmetrische Fibromatose", der wahrscheinlich den LUTZschen Knoten zuzurechnen ist. (Siehe dazu E. SAALFELD.)

[2] Die von BARRÉ und MASSON, PRODANOFF, BONNET, GREIG u. a. beschriebenen „tumeurs du glomus neuro-myo-artériel des extremités", die sich wohl aus arteriellen Gefäßknäueln entwickeln, kommen differentialdiagnostisch kaum in Betracht, da sie sehr schmerzhaft sind. Ebensowenig die von DARIER, WILLIS, SCHILLER und SCHLEGELMILCH u. a. als „Dermatofibromes progressifs et récidivants ou fibrosarcomes de la peau" bezeichneten Tumoren; denn die Haut über diesen sieht meist purpurrot aus.

von BRÜNAUER beschriebenen ,,multiplen fibromatösen, cutan-subcutanen Knötchenbildungen über und in der Nähe von größeren und kleineren Gelenken". Diese Gebilde sind aber offenbar nicht auf die Unterhaut beschränkt.

Lipome werden, auch wenn sie sich symmetrisch entwickeln, wohl kaum jemals Anlaß zu Verwechslungen mit den LUTZschen Knoten geben[1]; denn sie fühlen sich weich an und sind gelappt. FOERSTER hält allerdings bei einer Kranken von STILLIANS, deren Knoten vielleicht luetisch bedingt waren, den einen für ein Lipom, die andern für Sarkoide.

Die seltenen *Chondrome (Ekchondrosen)* kommen differentialdiagnostisch schon eher in Betracht. Sie sind aber nicht symmetrisch. Dasselbe gilt von den *Exostosen*, die zuerst aus Knorpelgewebe bestehen, das sich allmählich verknöchert. Hier ermöglicht der feste Zusammenhang mit dem Knochen die Abgrenzung, die durch das Röntgenbild gesichert werden kann. Zu erwähnen sind in diesem Zusammenhang noch sehr eigentümliche, paraartikuläre, knorpligfibröse, oft verknöchernde Bildungen (,,néoformations osseuses para-articulaires et periostales juxta-musculaires et intra-fasciculaires"), die im französischen nervenärztlichen Schrifttum von DEJERINE und CEILLIER an gelähmten Gliedmaßen beschrieben worden sind. Diese Knoten hängen weder mit dem Knochen noch mit dem Gelenk zusammen und sind gewöhnlich symmetrisch. Sie kommen aber nur an *gelähmten* Gliedmaßen vor. Man faßt sie auf als Metaplasie des Bindegewebes, hervorgerufen durch alle möglichen Einflüsse, denen gelähmte Glieder ausgesetzt sind.

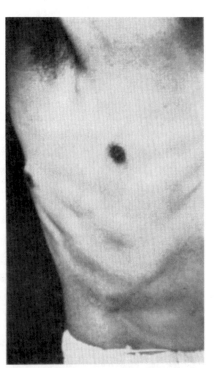

Abb. 30. 44jähriger Kranker. Knoten über 7. Rippe rechts und über beiden Schlüsselbeinen. Hart, unempfindlich, in der Unterhaut beweglich. Wa.R. positiv. Keine LUTZschen Knoten, sondern histologisch sichergestelltes Adenocarcinom, mit Kachexie rasch zum Tode führend. (Nach ROSSOW.)

Selbstverständlich kommen differentialdiagnostisch auch *Neoplasmen* in Betracht, und zwar hauptsächlich wohl *Sarkome,* die ja vielfach in der Unterhaut beginnen (DARIER, WERTHER, REINER u. a.). Aber auch sekundäre, metastatische *Carcinome* können eine Rolle spielen. So beschreibt ROSSOW einen Kranken, bei dem sich an der rechten Crista iliaca, über beiden Schlüsselbeinen, über der 7. Rippe usw. Knoten fanden, die den LUTZschen Gebilden klinisch außerordentlich ähnlich waren. Es handelte sich aber um subcutane Krebsmetastasen, die allerdings selten vorkommen. Nur die histologische Untersuchung wird hier die Diagnose einwandfrei ermöglichen.

Histologisch. Die Erkennung der Knotenkrankheit aus dem histologischen Bild allein ist schwierig; denn wie ich oben schon hervorgehoben habe, ist dieses nicht so einheitlich wie das klinische. Das klassische histologische Bild (s. S. 441)

---

[1] Die ,,Lipogranulomatosis subcutanea" (MAKAI, ALEXANDER u. a.) dürfte dagegen differentialdiagnostisch wichtig sein. Die dabei vorhandenen Knötchen sitzen aber so gut wie niemals in Gelenknähe. (Histologisch ähnlen sie den Paraffinomen).

dürfte dabei noch die wenigsten Schwierigkeiten bereiten, wenn man von dem fürs erste als ganz eigenartig [1] erscheinenden fibrösen Gewebe absieht und nur die Veränderungen ins Auge faßt, welche im großen und ganzen einem luetischen Gumma entsprechen: Zellanhäufungen aus Lymphocyten, Plasma-, epithelioiden mit stellenweise eingelagerten Riesenzellen, zunächst vorwiegend um die Gefäße herum liegend; Veränderungen der Gefäße in allen ihren Schichten bis zum völligen Verschluß; nekrotische Stellen von verschiedener Größe. Trotzdem wird sich aber die Knotenkrankheit vom *Gumma* dadurch abgrenzen lassen, daß bei diesem das ausgesprochen fibröse, homogenisierte Gewebe fehlt [2] und die Nekrosen regelmäßig vorhanden sind, was bei der Knotenkrankheit keineswegs immer der Fall zu sein braucht. Hier gibt es gewiß histo-logisch fließende Übergangs-formen vom regelrechten lue-tischen Gumma bis zum ein-wandfreien luetischen fibrösen Knoten, wenn man diese Übergänge bisher auch noch nicht in fortlaufender Reihe gefunden hat. Das kommt eben daher, daß noch nicht ge-nügend histologische Befunde vorliegen und die Knotenkrank-heit sich unter Umständen über Jahrzehnte erstreckt, so daß bisher naturgemäß Knoten ganz verschiedener Entwick-lungsstadien — meist wohl schon ziemlich lange be-stehende Gebilde — mikro-skopisch untersucht worden sind.

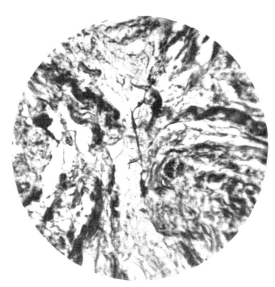

Abb. 31. Keloid. Imprägnation nach Bielschowsky-Maresch, mit Säurefuchsinpikrat nachbehandelt. Gitter-fasern sind hier im Gegensatz zu Abb. 20 sehr spärlich, bilden kein zusammenhängendes Netzwerk, sind aufge-splittert, unterbrochen, dünn, unansehnlich, stellenweise nur als Bröckelchen nachweisbar. (Nach Welti.)

Das hier bezüglich der *Abgrenzung* vom Gumma Ge-sagte gilt sowohl für die *sicher luetischen* als auch für die *offenbar framboetischen Knoten;* denn ebensowenig wie sich diese *klinisch* von einander trennen lassen, ist dies *histologisch* möglich. Greifbare Unterschiede im mikroskopischen Bau lassen sich jedenfalls nicht finden, sofern man die klassischen Bilder beider betrachtet. Vielleicht sind bei den luetischen Knoten Degenerationen häufiger als bei den offenbar framboetischen (M. Jessner). Das können erst weitere Untersuchungen lehren. Die *Knötchen beim Rheumatismus nodosus* können den Lutzschen Knoten histo-logisch manchmal außerordentlich ähneln (Crouzon und Bertrand, Leichten-tritt u. a.). Sie weisen aber wohl nur sehr selten deutliche Degenerationen und so hochgradige Gefäßveränderungen auf wie das Lutzsche Krankheitsbild. Erwähnt sei hier zur Differentialdiagnose der Nachweis des Streptococcus viridans in den „rheumatischen Knötchen", der bisher allerdings selten und, soweit ich sehe, nur durch Züchtung gelungen ist (Leichtentritt).

---

[1] J. Jadassohn führt dazu aus, das histologische Bild der Knoten ließe auf eine ganz eigenartige luetische Reaktionsform schließen, ähnlich dem Lupusfibrom Unnas. Die Lutzschen Knoten seien aber im Gegensatz zum Lupusfibrom mikrobisch, da sie auf Sal-varsan heilten.

[2] Vgl. dazu die „Sklerogummata" (Oksionow u. a.).

Die histologische Verwechslung der Knotenkrankheit mit *Fibromen* dürfte schon allein wegen der eigentümlichen Gefäßveränderungen kaum in Frage kommen [1]. Trotzdem denkt PEYROT an echte Chondrofibrome und TAKASAKI an „entzündliche" Fibrome, Anschauungen, die sicherlich abzulehnen sind. Dasselbe gilt von der Ansicht MENDELSONS, der wegen des gelegentlichen Befundes xanthomatöser Entartung in den Knoten diese für eigenartige Xanthome hält. Die Knotenbildungen bei der *Acrodermatitis chronica atrophicans* sollen nach KETRON histologisch von den LUTZschen Knoten kaum abgrenzbar sein. Nach den Erfahrungen M. JESSNERs jedoch bestehen sie zwar aus kernarmem, scholligem, zum Teil eigentümlich degeneriertem Bindegewebe mit Infiltraten und stellenweise sehr reichlichen Plasmazellen, lassen aber die bei den LUTZschen Knoten regelmäßig meist sehr hochgradigen Gefäßveränderungen vermissen.

Der *Gichttophus* hat im Gegensatz zum LUTZschen Knoten eine durch nadelförmige Harnsäurekrystalle eingeschlossene Mitte, die von einem bindegewebigen oder fibroblastischen Saum umgeben ist. Entzündliche Erscheinungen fehlen fast völlig. Riesenzellen sind sehr reichlich vorhanden (CHAUFFARD und WOLF, GRÜN, POMMER u. a.).

Weit schwieriger dürfte manchmal die histologische Differentialdiagnose den *Sarkoiden* — besonders denen vom Typus DARIER-ROUSSY — oder selbst *Sarkomen* (FAVRE u. a.) gegenüber sein. Irrtümer können hier auch erfahrenen Untersuchern unterlaufen. Bei der Knotenkrankheit ist doch aber die fibröse Gewebsbildung, die manchmal kapsel- oder schalenartig sein kann, meist sehr ausgesprochen, während bei den Sarkoiden die scharf abgesetzten Epithelioidzellenherde im Vordergrund zu stehen pflegen. Was die Sarkome angeht, mit deren Abgrenzung gegen Syphilome sich besonders FAVRE beschäftigt hat, so wird wohl manchmal erst der weitere Krankheitsverlauf eine einwandfreie Diagnose ermöglichen.

Serologisch. Selbstverständlich wird man zur Differentialdiagnose regelmäßig die Wa.R. heranziehen, die bei der überwiegenden Mehrzahl aller Knotenkranken positiv auszufallen pflegt (s. auch S. 455). Wenn das positive Ergebnis zunächst auch nur beweist, daß die Träger der Knoten luetisch sind, so wird doch damit die syphilitische Ätiologie der zu untersuchenden Knotenbildung in hohem Maße wahrscheinlich gemacht.

Diagnose ex juvantibus. Sehr maßgeblich für die Diagnose dürfte der Erfolg der antiluetischen Behandlung sein. Wie ich oben schon kurz ausgeführt habe und im folgenden Abschnitt eingehend besprechen werde, hat sich gezeigt, daß selbst sehr lange bestehende Knoten auf kräftige antisyphilitische Behandlung meist noch gut ansprechen und verschwinden.

Der Behandlungserfolg mit den üblichen antiluetischen Mitteln gestattet aber nicht etwa die Abgrenzung der luetischen von den offenbar framboetischen Knoten; denn alle Erscheinungen der Framboesie werden ja durch antisyphilitische Maßnahmen im allgemeinen mindestens ebenso gut beeinflußt wie die der Lues.

Vorgeschichte (luetische Ansteckung!), *allgemeine Untersuchung* (andere syphilitische Erscheinungen!) *Krankheitsverlauf* usw. wird man natürlich zur Differentialdiagnose regelmäßig mit heranziehen [2].

---

[1] BRÜNAUER fand zwar bei den von ihm beschriebenen cutan-subcutanen Knötchenbildungen histologisch gewisse Gefäßveränderungen, aber keinen knotigen Aufbau, keine Zonenbildung und keine Vermehrung der Gitterfasern.

[2] Der Vollständigkeit halber will ich hier eigentümliche Knotenbildungen erwähnen, die BROCHET bei mageren Pferden in Teheran beobachtet hat. Die Gebilde fanden sich meist in der Schultergegend. Es handelt sich dabei aber nicht um eine Neubildung im engeren Sinne, sondern um Hypertrophie einer dort liegenden Sehne, die normalerweise nur fingerstark ist. Ob hier eine parasitäre Ätiologie vorliegt, ist sehr fraglich.

Behandlung.

Die Träger der LUTZschen Knotenkrankheit werden am besten kräftig antiluetisch behandelt, unabhängig davon, ob die Knoten syphilitische Erscheinungen darstellen, oder ob man sie für framboetisch bedingt hält; denn die Durchsicht des einschlägigen Schrifttums zeigt, daß die bei der Luesbehandlung üblichen Mittel im großen und ganzen in derselben gradweisen Abstufung auch bei der Framboesie wirksam sind. Deswegen sollte man eine gründliche und längere Zeit fortgesetzte antiluetische Behandlung in keinem Fall unterlassen. Bei dieser Sachlage erübrigt

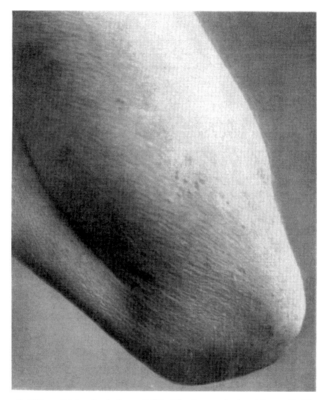

Abb. 32. Der auf Abb. 2 (siehe S. 7) dargestellte Knoten auf eine Kur mit Neosalvarsan und Bismogenol nach der Kurpause beim Beginn der zweiten antiluetischen Kur. Alle Knoten sind fast völlig verschwunden. (Nach M. JESSNER [h].)

es sich, die Behandlungserfolge bei den tropischen und außertropischen Krankheitsfällen getrennt zu besprechen.

Salvarsan wirkt, wie von vornherein zu erwarten, am besten auf die Rückbildung der Knoten ein. So berichten POUPELAIN, MALONEY, CLAPIER, GOUGEROT und LE CONIAT, GREENBAUM, GENNER, JAMIN, VAN HOOF u. a. über völliges Verschwinden bei reiner Salvarsanbehandlung. Die Rückbildung erfolgt meist langsam (MOUCHET und DUBOIS, FOLEY und PARROT, JEANSELME, GUTIERREZ, EGYEDI, BITTNER, DA SILVA-ARAUJO, MARTIN, V. BASSEWITZ u. a.), dauert oft Monate (JAMIN, GREENBAUM u. a.), kann aber auch sehr rasch erfolgen. Bei der Kranken GOUGEROTS und LE CONIATS waren die Knoten z. B. schon in 20 Tagen verschwunden. BERNARD sah schon nach einer einzigen Salvarsaneinspritzung deutliche Rückbildung, POUPELAIN sogar völliges Verschwinden nach 2, NOËL nach 4 Salvarsanspritzen.

Wismut leistet ebenfalls sehr Gutes, wenn es auch offenbar nicht so schnell wirkt wie Salvarsan. ALEIXO sah die Knoten nach reiner Wismutbehandlung völlig verschwinden, ebenso FELDMANN, BRAZLAVSKIJ und FAINGOLD. GREEN-BAUM beobachtete restlose Rückbildung nach einer Wismutkur, die als „zweite Kur" einer Salvarsanbehandlung angeschlossen wurde, durch die sich die Knoten zunächst nur auf $^3/_4$ ihrer ursprünglichen Größe verkleinert hatten.

Auch mit alleiniger *Quecksilberbehandlung* lassen sich die Knoten günstig beeinflussen. CANGE und ARGAUD konnten sie damit völlig beseitigen. PAROU-NAGIAN und MASON sahen schon nach einer einzigen Hg-Einspritzung merkbare Verkleinerung. Bei der Kranken IRVINEs und TURNACLIFFs gingen die Knoten nach Quecksilbereinreibungen zurück. Allerdings wurde hier daneben noch Jodkali verabreicht.

Über den Erfolg der reinen *Jod*behandlung berichtet schon LUTZ, der Entdecker der Knotenkrankheit. Er und später JOYEUX sahen danach zuweilen völlige, häufiger aber nur teilweise Rückbildung.

Die überwiegende Mehrzahl aller Knotenkranken hat man *kombiniert anti-luetisch* (mit Salvarsan und Wismut oder Quecksilber, manchmal noch mit Jod) behandelt. Hierbei ist natürlich der Anteil, den das einzelne Mittel am Erfolg gehabt hat, nicht sicher zu bestimmen. Das ist aber auch gleichgültig, da ja jedes dieser Medikamente für sich allein die Knoten beseitigen kann. Die Beobachter schreiben im allgemeinen auch bei kombinierter Behandlung dem Salvarsan den Hauptanteil an der Wirkung zu (MONTEL, GOUGEROT, BURNIER und BONNIN, JERSILD, VAN DIJKE und OUDENDAL, CLAPIER, LEVIN, TRUFFI, BORŠČEVSKIJ, OLESSOW, ALIEVA u. a.).

Die *Schnelligkeit des Knotenrückgangs* durch die Behandlung hängt im allgemeinen von der *Größe*, dem *Alter* und dem *Sitz* der Gebilde ab: die größeren Knoten, welche meist auch die älteren sind, verschwinden langsam, die kleineren schneller. Es können aber auch sehr große Knoten unverhältnismäßig rasch zurückgehen (JAMIN u. a.). Bei ein und demselben Träger mehrerer Knoten bilden sich die größten meist am langsamsten zurück, haben sich durch die Behandlung oft nur verkleinert, während die weniger großen schon verschwunden sind (JOYEUX, IRVINE und TURNACLIFF, GREENBAUM, M. JESSNER, ALIEVA u. a.). Kleine Knoten an den Ellenbogen gehen durch die Behandlung manchmal wesentlich langsamer zurück als gleichzeitig an den Knien oder anderwärts bestehende größere (M. JESSNER u. a.). Das liegt aber nicht etwa daran, daß die Knoten an bestimmten Körperstellen, z. B. etwa an den Knien, regelmäßig rascher zu verschwinden pflegen als an andern Sitzen, sondern hängt wohl damit zusammen, daß diese Gebilde, auch wenn sie klein sind, trotzdem z. B. gerade an den Ellenbogen, länger bestanden haben als die größeren anderwärts. Zusammenhänge zwischen Alter und Rückgang der knotigen Gebilde liegen nämlich insofern vor, als tatsächlich die älteren, länger bestehenden im allgemeinen langsamer durch Behandlung verschwinden als die jüngeren (NOËL, GREENBAUM u. a.). Es trifft aber nicht zu, daß etwa alte oder sehr lange vorhandene Knoten durch antiluetische Behandlung nicht mehr zu beeinflussen wären oder nicht ganz verschwinden könnten wegen ihres ausgeprägt fibrösen, als „Narbengewebe" aufzufassenden Baues, wie FONTOYNONT und CAROUGEAU, NOËL, SILBERMANN, SPARACIO, DELANOÉ u. a. meinen. M. JESSNER lehnt diese Ansicht mit vollem Recht ab: die weitaus überwiegende Mehrzahl aller Beobachtungen beweise, daß die Knoten trotz ihres fibrösen Baues, trotz jahre- und jahrzehntelangem Bestehen auf die Behandlung oft in verblüffend kurzer Zeit ansprächen. Diese Tatsache sei ganz besonderer Beachtung wert. Wenn man die histologischen Befunde in Betracht ziehe, sollte man es für ganz unmöglich halten, daß ein solches Gewebe durch spezifische Behandlung überhaupt beeinflußt werden könne.

Bestehen außer der Knotenkrankheit luetische Erscheinungen (s. S. 449)
oder Veränderungen, die man als framboetisch aufgefaßt hat (s. S. 447), so
bilden sich diese auf spezifische Behandlung meist rascher zurück als die Knoten.
Das ist bei sekundär-luetischen Herden verständlich (Cange und Argaud,
Nogue, van Dijke und Oudendal u. a.), gilt aber auch besonders für tuberoserpiginöse Syphilide (Fox, Fuss u. a.). Bei dem Kranken de Quervains schloß
sich die Knotenfistel auf spezifische Behandlung, der Knoten bildete sich aber
zunächst nicht zurück. Jordan beobachtete außer den Knoten offenbar syphilitische Gelenkveränderungen, die durch antiluetische Behandlung mit den
Knoten zugleich günstig beeinflußt wurden. Mouchet und Dubois berichten,
daß durch Salvarsan framboetische Erscheinungen heilten und die außerdem
bestehenden Knoten kleiner wurden. Van Hoof sah Knoten und als framboetisch
angesprochene Synovitiden gleichzeitig durch spezifische Behandlung verschwinden.

Versagt hat die antiluetische Behandlung nur bei verschwindend wenig
Knotenkranken (Sellei, de Quervain, Weber, Sparacio, Bezecny). Bei
Sellei, Sparacio und Nogue ist das Behandlungsmaß nicht vermerkt; de Quervain, bei dessen Krankem sich nur die Fistel des einen Knotens schloß, hat
wohl bis zu den Excisionen zu wenig Salvarsan (nur 1,6 g) verabreicht. Webers
Kranker erhielt nur 2—3 Wochen hindurch Jodkali. Bei dieser Art von „Versagern" kann man natürlich niemals sagen, wie sich die Knoten bei weiterer
und kräftigerer spezifischer Behandlung verhalten hätten.

Für derartige „Versager" haben Fontoynont und Carougeau, da Silva,
Bittner u. a. die *chirurgische Entfernung*, Noël die *Röntgenbestrahlung* der
Knoten empfohlen. Da die Gebilde nur ganz selten Beschwerden verursachen,
werden sich die Kranken wohl nur dann zur Operation entschließen, wenn
tatsächlich eine erhebliche Bewegungsbehinderung besteht, wie da Silva
berichtet hat. Die chirurgische Entfernung ist übrigens im allgemeinen nicht
schwierig.

Spontane Rückgänge sind sehr selten, und zwar bilden sich meist, wenn
mehrere Knoten vorhanden sind, nicht alle zurück. Teils brechen die Gebilde
nach außen durch und heilen mit Narbenbildung (Bernard u. a.), teils können
sie verschwinden, ohne eine Spur zu hinterlassen (Cange und Argaud, Nogue,
Brunsting, Rousset und Gonthier).

Prognose.

Die *Heilungsaussicht* der Knoten an sich ist günstig, sofern man gründlich
antiluetisch behandelt. Das habe ich im vorhergehenden Abschnitt eingehend
besprochen und dabei gezeigt, daß tatsächlich bei der überwiegenden Mehrzahl
aller Knotenkranken die Gebilde auf gründliche spezifische Behandlung gut
ansprechen, oft ganz verschwinden, selbst wenn sie jahre- oder jahrzehntelang
bestanden haben. Da aber die Knoten entweder luetische oder framboetische
Erscheinungen darstellen, ist ihre *Prognose aufs engste mit der gleichzeitig
bestehenden Syphilis oder Framboesie verbunden*, und zwar mit der Prognose
der luetischen oder framboetischen Spätherde, zu denen man die Gebilde rechnen
muß.

Für unsere Breiten kommt dabei ausschließlich die *Prognose der tertiären
Syphilis* in Frage, die ich hier nur streifen kann. Daß die tertiäre Syphilis an
sich schon eine besonders ungünstige Prognose bedeutet, ist gewiß nicht richtig;
denn wir sehen außerordentlich oft, daß Kranke mit tertiären Haut- und

Schleimhautsyphiliden nach deren Beseitigung jahre- und jahrzehntelang, ja bis an ihr spätes Lebensende von allen weiteren Syphiliszeichen freibleiben. Man hat sogar gemeint, Menschen mit solchen gutartigen Tertiärherden blieben vor schwereren und ungünstiger gelegenen, besonders vor Tabes und Paralyse geschützt. Allerdings sind Aortitiden bei Späterscheinungen an der Haut usw. recht häufig. Wie oft sich bei den Knotenkranken andere luetische Zeichen finden, habe ich oben (s. S. 449) ausgeführt. Deren Prognose ist natürlich gesondert zu betrachten nach Sitz, Ansprechen auf die Behandlung usw. Über die Häufigkeit neben den Knoten bestehender, prognostisch ernst zu bewertender Aortitis kann man kaum urteilen, weil man überhaupt nur wenige Kranke eingehend darauf untersucht hat (JEANSELME, M. JESSNER u. a.). Ferner ist bei Abwägung der Prognose folgendes zu bedenken: *fast alle Knotenkranken haben eine ganz unbehandelte Lues*[1] *mit positiver Blutreaktion.* Spirochäten sind also im Körper noch vorhanden. Solange das aber der Fall ist, können immerfort andere Erscheinungen auftreten, falls der unter Umständen nur vorübergehende oder teilweise Immunitätszustand erlischt, oder die Spirochäten wieder zu neuer Pathogenität oder stärkerer Virulenz kommen; denn „Rückfälle" können ja zeitlich so gut wie unbegrenzt auftreten, wenn sie auch mehr als zwei Jahrzehnte nach der Ansteckung ziemlich selten sind.

Was die *Ansteckungsgefährlichkeit der luetischen Knotenkranken* durch die Knoten selber angeht, so ist diese sicherlich sehr gering, praktisch wohl kaum vorhanden, da man in den Gebilden unmittelbar Spirochäten überhaupt hat noch nicht nachweisen können. Es ist aber dabei zu bedenken, daß die Knoten vereinzelt auch als *frühe Tertiärerscheinungen* auftreten. Diese letzten können sich zuweilen mit ansteckenden sekundären Veränderungen vergesellschaften oder in solche übergehen oder selbst von ihnen gefolgt sein. Außerdem besteht bei knotenkranken Frauen die Gefahr, daß sie *kongenital-syphilitische Kinder* zur Welt bringen; denn selbst viele Jahre (wohl bis 20) nach der Ansteckung *kann* die Syphilis noch auf den Fetus übertragen werden, wenn das auch nicht häufig der Fall sein dürfte.

Auch für die in den Tropen beobachteten Kranken, deren Knoten *sichere* luetische Erscheinungen sind, gilt prognostisch das eben Gesagte; denn Rassenunterschiede und klimatische Bedingungen scheinen für den Syphilisablauf wohl nur eine untergeordnete Rolle zu spielen[2]. Allerdings ist hier der „endemischen Syphilis" (s. S. 463) zu gedenken, bei der nach vielen Berichten Tabes und Paralyse und vielfach auch die gewöhnliche kongenitale Lues fehlen, während schwerste tertiäre Erscheinungen im Vordergrund stehen (SELMANOVIČ, MANSON, KOOPMANN u. a.). An diesen Berichten muß man aber doch jetzt auf Grund der Ergebnisse der deutsch-russischen Syphilisforschungsreise nach der Burjato-Mongolei unter Leitung M. JESSNERs sehr zweifeln. Die „endemische Syphilis" wird von manchen Forschern wegen sehr vieler Berührungspunkte der Framboesie gleichgesetzt (s. S. 463). Auch bei der Framboesie scheinen Tabes und Paralyse und kongenitale Ansteckung zu fehlen, obwohl das vereinzelt bestritten wird (PARHAM, BANDYOPADHYAY u. a.). Wie dem auch sei: *Im allgemeinen trifft das, was ich über die Prognose der luetischen Knoten ausgeführt habe, auch für die als framboetisch angesprochenen Gebilde zu* mit den Einschränkungen,

---

[1] Die Mehrzahl der luetischen Knotenkranken hat man also in die Gruppe der „unvermittelten Spätsyphilis", „Syphilis occulta", „Syphilis ignorée" einzuordnen, d. h. Kranke, welche Späterscheinungen aller Art aufweisen, ohne daß in der Vorgeschichte irgend etwas von Früherscheinungen zu ermitteln ist, wobei außerdem meist jede spezifische Behandlung fehlt. Ob bei einigen von diesen Kranken die gesamte Frühsyphilis wirklich *latent* verlaufen ist, bleibt ungewiß und muß noch geklärt werden.

[2] Literatur bei ZIMMERMANN, LACAPÈRE, RUGE, CANTIERO.

die für die „endemische Syphilis" gelten. Allerdings dürfte die *Ansteckungs-gefahr durch framboetische Knoten* erheblich größer sein, da man in ihnen teilweise sehr reichlich und regelmäßig Spirochäten unmittelbar hat nachweisen können (s. S. 443).

Benennung.

Lutz hat dem Krankheitsbild, das er als erster beschrieben hat, keinen besonderen Namen gegeben. Das tat erst Jeanselme, der unabhängig von Lutz die knotigen Gebilde ebenfalls beobachtet hatte. Er nannte sie „*Nodosités juxta-articulaires*". Dieser Name gibt die klinischen Eigentümlichkeiten der Erkrankung sehr gut wieder. Er hat sich deswegen auch durchgesetzt, besonders im Tropenschrifttum. Bernard bemängelt ihn, weil sich die Knoten nicht ausschließlich in der Nähe der Gelenke fänden und mit diesen gar nichts zu tun hätten, sondern in ihrem Sitz an Knochenvorsprünge gebunden seien. Er tritt deswegen, zurückgreifend auf Brumpt und le Dantec, für „Nodosités des saillies osseuses" ein. Die Knoten finden sich aber in der Tat so häufig in Gelenknähe, daß der Jeanselmesche Name sehr wohl berechtigt ist. Dieser wird besonders im Tropenschrifttum und in der französischen Literatur viel angewandt und häufig noch in Klammern mit dem Namen Jeanselmes oder dem von Lutz versehen. Als die Ätiologie sich immer mehr klärte, gab man dem Jeanselmeschen Namen die Zusätze „syphilitiques" (Cange und Argaud u. a.) oder „framboesiennes" (Steiner u. a.), je nachdem man die Knoten im einzelnen Falle oder auch allgemein entweder für luetisch oder framboetisch bedingt hielt. Auch M. Jessner spricht von „syphilitischen" und „framboeti-schen juxtaartikulären Knoten" oder „Nodositates juxtaarticulares". Crouzon und Christophe haben die Gebilde als „Nodosités *para*-articulaires, Aleixo als „*peri*artikuläre Knötchen" bezeichnet. Sellei und die nordamerikanischen Forscher Weber, Goodman u. a.[1], welche die Knotenkrankheit sahen, ohne sich zunächst des Zusammenhanges mit den Beobachtungen von Lutz, Jean-selme, Steiner u. a. bewußt zu sein, haben bei ihrer Benennung im Gegensatz zu Jeanselmes klinischem Ausdruck das *histologische Bild* betont, das sie von vornherein für luetisch hielten, da ja die Framboesie für ihre Länder gar nicht in Frage kam. So prägte Sellei den Namen „Tumor fibrosus syphiliticus" und die amerikanischen Forscher sprachen teils von „fibroid subcutaneous syphiloma" (Weber), „chronic fibroid subcutaneous syphiloma" (Goodman), „fibroid gumma" (Greenbaum), „subcutaneous nodular syphiloderm" (Parou-nagian und Mason), teils von „syphilitic bursitis" (Parounagian und Rulison) oder „bursitis of syphilitic origin" (Schwartz), wenn sie zunächst an einen Zusammenhang mit den Schleimbeuteln dachten. Die beiden letzten Namen sind abzulehnen, weil die Knoten im allgemeinen mit den Schleimbeuteln nichts zu tun haben; ebenso der Ausdruck „fibroid gumma" oder „fibröses Gumma" (Olessow), da ja tatsächlich die für die Gummigeschwulst eigentümliche Er-weichung nicht vorhanden oder mindestens nicht feststellbar, nicht sehr aus-gesprochen ist.

Nach *deutschem hautärztlichem Sprachgebrauch* müßte man meines Erachtens die *luetischen* Knoten am besten als „*subcutane fibroide Syphilide*" bezeichnen oder kurzweg von „*fibroider Syphilis*" sprechen. Dieser stünde dann die „*fibroide Framboesie*" so lange gegenüber, bis sich nicht etwa erweist, daß auch in den Tropen die Knoten *ausschließlich* durch die Syphilis hervorgerufen werden. oder eines Tages die Framboesie in der Syphilis überhaupt aufgeht. Rossow

---

[1] Fox meint allerdings, die chronischen fibrösen Syphilome seien sklerotische Gummata und den Lutzschen Knoten nicht gleichzusetzen. Dem widerspricht aber Oleynick mit der Begründung, daß *wesentliche* Unterschiede niemals gefunden worden seien.

schlägt „fibröses Syphilom" vor; „*fibroides* Syphilom" wäre vorzuziehen, wobei „Syphilom" zweifellos besser ist als „Syphilid", das sich zwar eingebürgert hat, aber in einer wissenschaftlichen Kunstsprache ganz unlogisch neben Tuberkulid und Trichophytid steht.

Ob der JEANSELMEsche Ausdruck „Nodosités juxta-articulaires" noch zu verdrängen ist oder ob er dazu schon zu fest wurzelt, ist nicht abzusehen. Meines Erachtens kann er mit dem jeweiligen Zusatz „luetica" oder „framboetica" ruhig beibehalten werden, bis die Ätiologie der Knoten ganz einwandfrei geklärt ist.

Die sonst noch angewandten Benennungen finden sich am Anfang der Abhandlung. Sie sind wohl ohne weiteres verständlich; auch das „Xanthoma tropicum" MENDELSONs, der in den Knoten eigentümliche Xanthome sieht.

Häufigkeit und geographische Verbreitung.

Die *genaue Zahl* der in den tropischen und subtropischen Gegenden beobachteten Knotenkranken läßt sich nicht feststellen, da die Forscher öfters nur von starker, sehr starker oder endemischer Verbreitung sprechen, ohne einwandfreie Angaben zu machen. Nimmt man aber die verwertbaren Zahlen zusammen und schätzt die sonst vorliegenden Mitteilungen ab, so ergibt sich, daß *in den Tropen und Subtropen bis Mitte 1930*[1] *mindestens 1000 Knotenkranke ärztlich beobachtet worden sind.* Um wieviel luetische oder framboetische juxtaartikuläre Knoten es sich dabei handelt, ist natürlich nicht zu sagen, da ja tatsächlich, wie ich oben ausgeführt habe, in ausgesprochenen Framboesiegegenden im allgemeinen auch die Syphilis sehr stark verbreitet ist[2].

Die *Zahl der außerhalb tropischer und subtropischer Landstriche* beobachteten Knotenkranken, über die man im medizinischen Schrifttum berichtet hat, läßt sich zuverlässiger ermitteln, da die Zahlenangaben im allgemeinen genauer sind. *Es handelt sich hier um rund 135 Kranke,* wobei ich diejenigen nicht mitgezählt habe, bei denen ein Aufenthalt in den Tropen oder Subtropen zu ermitteln war. Die Zahl der außertropischen Beobachtungen beträgt also etwa nur den zehnten Teil der tropischen. *In den Tropen und Subtropen sind demnach die juxtaartikulären Knoten außerordentlich viel häufiger festgestellt worden als anderwärts.* Trotzdem wird man mit der Annahme nicht fehlgehen, sie kämen auch außerhalb tropischer und subtropischer Gegenden nicht so selten vor, wie man sie veröffentlicht hat; denn man bringt ohne Zweifel erst in den letzten Jahren dem Krankheitsbild außerhalb der Tropen wirkliche Aufmerksamkeit entgegen.

---

[1] Bei der Korrektur habe ich alle mir erreichbaren Beobachtungen bis etwa Ende 1931 nachgetragen und mit verarbeitet.

[2] Literatur zu dieser Frage für *Afrika:* CANGE und ARGAUD (Nordafrika), FOLEY und PARROT (Algerien), FUSCO (Algerien), ESCOBAR (Span.-Marokko), PROTEUS (Marokko), JAMIN (Tunis), MOUCHET und DUBOIS (Belg.-Kongo), DUPUY (Katanga [Belg.-Kongo]), NÄGELSBACH (Abessinien), FUSCO (Niederägypten), CANTLIE (Mongalla [Südägypten]), ENGELSEN (Sudan), CLAPIER (Nieder-Onbanghi), CALLANAN (Kenia [Brit.-Ostafrika]), DAVEY, DYE (Njassaland [Ostafrika]), MAAS (Liberia), NOËL (Kamerun), NOGUE (Senegal); für *Asien:* GUTIERREZ, SELLARDS und GOODPASTURE, LOPEZ-RIZAL, GUTIERREZ und FERNANDEZ, AYUYAO (Philippinen), KUIJER, GENNER, WAAR, PENRIS, WINCKEL, KOPSTEIN (Niederl.-Indien), DA COSTA (Timor), POWELL, BELL, GULATI, JOLLY, RAMSAY, MEGAW und GUPTA (Brit.-Indien), CASTELLANI, SPITTEL (Ceylon), MONTEL (Cochinchina), KEIM, LAI und LAI (China), HASEGAWA (Japan); für *Australien* (Mikronesien): IKEGAMI, TAKASUGI (Marianen, Karolinen, Palauinseln), PARHAM, RITCHIE (Samoa); für *Amerika:* FOX, SELLARDS und GOODPASTURE, MOSS, BUTLER und PETERSON (Westindien); *Südamerika:* GAVIÃO, DE ALMEIDA und DE OLIVEIRA, DA SILVA-ARAUJO (Brasilien), NUNEZ, FALLAS und v. BÜLOW, v. BÜLOW (Costa-Rica), MÜHLENS, DIOS, PETROCCHI und ZUCCARINI (Argentinien, Paraguay). — *Übersichten:* JEANSELME, LEGER, BERNARD, MANSON, MANTEUFEL.

Das lehrt die steigende Zahl der einschlägigen Mitteilungen. Die juxtaartikulären Knoten dürften daher auch in nichttropischen Ländern nicht ganz so selten sein, wie es zuerst den Anschein haben konnte.

Die *geographische Verbreitung* der juxtaartikulären Knoten *in tropischen und subtropischen Landstrichen* stellt sich, nach Erdteilen geordnet, etwa folgendermaßen dar, wobei ich aus den oben erwähnten Gründen auf Zahlenangaben verzichte: In *Afrika* werden sie sehr häufig bei den Eingeborenen des *Belgisch-Kongos* (MOUCHET und DUBOIS, LEJEUNE und DUREN, MONCAREY, VAN HOOF u. a.) und im *Njassaland* (DAVEY u. a.) beobachtet, sind endemisch auf der Inselgruppe der *Comoren* (Kanal von Mosambique an der Ostküste Südafrikas [SUDLEY u. a.]), kommen häufig in *Kamerun* (ZIEMANN[1], NOËL u. a.) und *Senegal* (NEVEUX, NOGUE u. a.) vor und finden sich nicht selten in *Somaliland* (VENERONI) und auf *Madagaskar* (FONTOYNONT und CAROUGEAU, GOUGEROT, BURNIER und BONNIN u. a.). In Nordafrika hat man sie verhältnismäßig häufig in *Algier* (GROS, BRAULT, FOLEY, FOLEY und PARROT, CANGE und ARGAUD, ARGAUD und NENON, BROUARD, MONTPELLIER u. a.), etwas spärlicher in *Marokko* (DECROP und CRAMBES, DEKESTER und MARTIN, LACAPÈRE, REMLINGER, DELANOÉ u. a.), selten in *Tripolis* (ONORATO u. a.), *Tunis* (JAMIN u. a.) und *Cyrenaica* (PATANÉ u. a.) gesehen.

Was die tropischen und subtropischen Gegenden *Asiens* und *Australiens* (vorgelagerte Inseln) angeht, so sind die juxtaartikulären Knoten in *Niederländisch-Indien* teilweise endemisch (STEINER [Java], VAN DIJKE und OUDENDAL, VAN LOON [Batavia], GENNER [Insel Nias], EGYEDI, KOPSTEIN [Molukken] u. a.), finden sich auf den *Philippinen* häufig (GUTIERREZ u. a.), ebenso auf den *Marianen* und *Karolinen* (TAKASAKI und IKEGAMI u. a.) und werden in *Neu-Guinea* (Kaledonischer Archipel) außerordentlich oft beobachtet (MAC GREGOR, GIBLIN, LEBOEUF, BREINL, JOJOT, COMMES, ZIEMANN u. a.). Weiterhin kommen sie häufig vor in *Indochina* (JEANSELME, MONTEL, POLIDORI u. a.), in *Siam* (MENDELSON u. a.), auf *Mauritius* im Indischen Ozean und auf den *Hawai-Inseln* (LUTZ [Honolulu]).

In den Tropen und Subtropen *Südamerikas* hat man die juxtaartikulären Knoten ziemlich häufig festgestellt. So konnte DA SILVA-ARAUJO in *Brasilien* bis 1927 im ganzen 58 Krankheitsfälle ermitteln (RABELLO, DA MATTA, DA SILVA, MONTENEGRO, ALEIXO, OITICICA, TEIVE, TERRA, CASTRO u. a.). Neuerdings haben aus *Argentinien* BALIÑA, BASOMBRIO und AUBRUN die ersten zwei dort beobachteten Krankheitsfälle mitgeteilt.

Von den *außertropischen Erdgegenden* steht *Europa* mit rund 80 Beobachtungen[2] voran, wobei sich die Zahl der Knotenkranken auf die einzelnen Länder etwa folgendermaßen verteilt: im *europäischen Rußland* einige 30 (JORDAN, WASSILJOWA, OLESSOW, SILBERMANN, BORŠČEVSKIJ, FELDMANN, BRAZLAVSKIJ und FAINGOLD, BUBERMANN, ALIEWA, MONTREL und OLESSOW, PROKOPČUK, PETRUŠKIN, NANUM, ROSSOW, JOFFE, SMELOFF, KOMAROV); im *Deutschen Reich* etwa 16 (M. JESSNER, WERTHER, MARTIN, FISCHER [?], STRAUSS [?], STERN, H. HOFFMANN, FRÖHLICH); in *Frankreich* 9 (CANGE und ARGAUD, GOUGEROT und LE CONIAT, JEANSELME, JEANSELME und ELIASCHEFF, CROUZON und CHRISTOPHE, GOUGEROT, BURNIER und ELIASCHEFF); in *Italien* 4 (TRUFFI, SPARACIO, SANNICANDRO); in *Bosnien* 4 (SELLEI); in *Österreich*[3] 3 (WELTI, FUSS, MATRAS); in der *Schweiz* 3 (DE QUERVAIN, TIÈCHE); in *Dänemark* 3

---

[1] ZIEMANN beobachtete die Knoten in Kamerun und Ober-Guinea recht häufig, aber nur bei Eingeborenen, nie bei Europäern.

[2] Die Kranken, bei denen ein Tropenaufenthalt zu ermitteln war, sind nicht mitgezählt.

[3] Siehe den Fall KREINERs, der sehr wahrscheinlich zu den juxtaartikulären Knoten gehört.

(JERSILD, NIELSEN, KISSMEYER); in der *Tschechoslowakei* 2 (PICK, BEZECNY); in *England* 2 (WORSTER-DROUGHT, C. R. LANE); in *Ungarn* 2 (SELLEI); in *Schweden* 1 (FEX).

In den *Vereinigten Staaten von Nordamerika* liegen rund 40 Beobachtungen vor (WEBER, GOODMAN, FOX, FORDYCE, MALONEY, PAROUNAGIAN und RULISON, SCHAMBERG, LEVIN, GREENBAUM, IRVINE und TURNACLIFF, PAROUNAGIAN und MASON, OLEYNICK, HIGHMAN, ROSTENBERG, MICHELSON, COLE und DRIVER, HOPKINS, BRUNSTING) [1].

Im *nichttropischen Asien* sahen M. JESSNER in der *Burjato-Mongolei* einige 40, ARAVIJSKIJ und BULVACHTER in *Sibirien* 5, KOOPMANN bei den *Kirgisen*, AKOWBJAN bei den *Tataren* je 1 und POUPELAIN im Herzen *Chinas* (Provinz Sze-Tschouen) 12 Knotenkranke. ARAMAKI teilt eine Beobachtung aus *Japan* mit. Der Kranke war allerdings öfters in tropischen Gegenden gewesen.

Eine *besondere Neigung zur Knotenkrankheit bei bestimmten Menschenrassen*, wie sie STEINER zunächst für die Malayen angenommen hat (s. S. 461 [Fußnote]), *dürfte nicht bestehen*, ist jedenfalls bisher mit Sicherheit nicht nachzuweisen gewesen; denn die Knoten kommen eben nicht nur bei den Malayen, sondern auch z. B. bei den Eingeborenen des Belgischen Kongos sehr häufig vor. Außerhalb der Tropen sind sie, wie M. JESSNER gezeigt hat, auch bei den Burjato-Mongolen sehr verbreitet. Diese Beobachtung M. JESSNERS deutet darauf hin, daß auch klimatischen Einflüssen (Tropenklima [2]) für das Auftreten der Knotenkrankheit keine sehr wesentliche Bedeutung beizumessen ist. Vor allem der *Kulturzustand* eines Volkes, die damit zwangsläufig verknüpften *hygienischen Verhältnisse*, besonders aber Maß und Art der *ärztlichen Behandlung* sind es, welche die größere oder geringere Häufigkeit der juxtaartikulären Knoten — unabhängig von der luetischen oder framboetischen Ätiologie — bei den einzelnen Völkern und in verschiedenen Erdgegenden bedingen dürften.

Literatur [3].

ABRAMOWITZ: Aussprache zu OLEYNICK. — AKOWBJAN, A.: Zur Frage der Nodosités juxta-articulaires. Med. Mysl (russ.) Usbekistana **1926**, Nr 8. (Nach ROSSOW.) — ALEIXO, A.: Beobachtungen über Behandlung einiger Hautkrankheiten mit Wismut. Brazil méd. 1, No 8, 107 (1923). Ref. Zbl. Hautkrkh. **13**, 247 (1924). — ALEXANDER, A.: Zur Frage der Lipogranulomatosis subcutanea (MAKAI). Klin. Wschr. 8, 2138 (1929). — ALIEVA, T. KH.: Juxtaartikuläre Knoten. Venerol. (russ.) 5, 740 u. französische Zusammenfassung, 1928, S. 746. Ref. Zbl. Hautkrkh. **29**, 190 (1929). — ALMEIDA, E. DE u. O. DE OLIVEIRA: Bemerkung zum Vorkommen der Buba in Parahyba. Behandlung mit Treparsol. Brazil méd. 1, No 13, 172 (1926). Ref. Zbl. Hautkrkh. **25**, 816 (1928). — ANDREWS: Sarcoid in tertiary syphilis. Arch. of Dermat. **11**, Nr 6, 842 (1925). Ref. Zbl. Hautkrkh. **18**, 700 (1926).— APPEL, B.: Syphilitic bursitis. Arch. of Dermat. **12**, Nr 1, 133 (1925). Ref. Zbl. Hautkrkh. **18**, 610 (1926). — ARAMAKI, Y.: Ein Fall von Nodosités juxta-articulaires (JEANSELME), beobachtet bei einem Japaner. Jap. J. of Dermat. **28**, 816 u. deutsche Zusammenfassung 1928, S. 58. Ref. Zbl. Hautkrkh. **29**, 829 (1929). — ARAVIJSKIJ, A. u. A. BULVACHTER: Zur Frage der symbiotischen Infektion bei syphilitischen juxtaartikulären Verhärtungen. Sovet. Vestn. Dermat. (russ.) **9**, 241 u. dtsch. Zusammenfassung 256 (1931). Ref. Zbl. Hautkrkh. **39**, 443 (1931). — ARGAUD u. NENON: Étude histologique d'un cas de nodosités juxta-articulaires. Arch. Inst. Pasteur Algérie **2**, 465 (1922). (Nach GUTIERREZ [b].) — ARNDT: (a) Subcutane Lues. Berl. dermat. Ges., 9. Juni 1925. Ref. Dermat. Wschr. **1925**, Nr 46, 1684; Zbl. Hautkrkh. **18**, 650 (1926). (b) Fibrome über den Metacarpophalangeal-

[1] Hinzu kommen noch 3 Beobachtungen in Kuba (QUERO, CASTELLO und MESTRE, GRAU und PELAEZ).

[2] Literatur dazu bei ZIMMERMANN, LACAPÈRE, CANTIERO, RUGE, MANTEUFEL, KESTNER und BORCHARDT.

[3] Herr Prof. M. JESSNER (Breslau) hat mich bei der teilweise recht schwierigen Erlangung des einschlägigen Schrifttums tatkräftig unterstützt, wofür ich ihm auf beste danke. — Auch Herrn Dr. A. W. ROSSOW (Krasnodar) gebührt mein besonderer Dank. Er hat mich bei Beschaffung der russischen Literatur hilfreich unterstützt.

und den Phalangealgelenken. Berl. dermat. Ges., 5. Dez. 1926. Ref. Zbl. Hautkrkh. **22**, 306 (1927). — AYUYAO, C. D.: Tertiary manifestations of yaws in the nose and throat in the Philippine Islands. J. Philippine Islands med Assoc. 7, Nr 11, 411 (1927). Ref. Zbl. Hautkrkh. **26**, 404 (1928).

BAERMANN u. SCHÜFFNER: Die Framboesie-Syphilisgruppe. Arch. Schiffs- u. Tropenhyg. **16**, Beih. 4, 41 (1912). — BALIÑA, P. L., G. BASOMBRIO u. E. A. AUBRUN: Über 2 Fälle von juxtaartikularen Knotenbildungen. Rev. argent. Dermato-Sifilol. (span.) **13**, 54 (1930). Ref. Zbl. Hautkrkh. **39**, 443 (1931). — BANDYOPADHYAY, B. N.: Congenital yaws. Indian med. Gaz. **61**, Nr 3, 120 (1926). Ref. Zbl. Hautkrkh. **21**, 458 (1927). — BARRÉ, J. A. u. P. MASSON: Etude anatomo-clinique de certaines tumeurs sousunguéales douloureuses (tumeurs du glomus neuro-myo-artériel des extrémités. Bull. Soc. franç. Dermat. **1924**, No 7, 148 (1924). Ref. Zbl. Hautkrkh. **15**, 345 (1925). — BARRETT: Aussprache zu COLE und DRIVER. — BASSEWITZ, v.: Dermatologische Beobachtungen und Erinnerungen aus Brasilien. (Beiträge zur Kenntnis der exotischen Haut- und Geschlechtskrankheiten.) Münch. dermat. Ges., 24. Dez. 1928. Ref. Zbl. Hautkrkh. **28**, 756 (1928). — BELL, P.: Yaws (framboesia) in the chin hills. Indian med. Gaz. **60**, Nr 6, 259 (1925). Ref. Zbl. Hautkrkh. **19**, 253 (1926). — BERNARD, R.: (a) Nodosités juxta-articulaires. Soc. belge Dermat., Juni 1924. (Nach BERNARD [d].) (b) Nodosités juxta-articulaires. Médecine Paris, Nov. **1925**. (Nach BERNARD [d].) (c) Nodosités juxta-articulaires. Les actualités médicales, Tome 1. Bruxelles 1926. (Nach BERNARD [d].) (d) Juxta-articular nodules or osseous prominencies. Urologic Rev. **31**, Nr 10, 643 (1927). Ref. Zbl. Hautkrkh. **29**, 334 (1929). — BERNARD, R. u. A. BRODEN: Un cas de nodosités juxta-articulaires asymétriques chez un européen au Congo Belge. Ann. Soc. belge Méd. trop. 5, No 1, 25 (1925)[1]. — BEZECNY, R.: Juxtaartikuläre Fibrome. Dtsch. Derm. Ges. i. d. tschechoslow. Rep. 26. 10. 1930. Ref. Zbl. Hautkrkh. **36**, 706 (1931). — BIGNAMJ, G.: Sopra un caso raro di cosi detta gotta calcica. Boll. Soc. med.-chir. Pavia 37, H. 3, 229 (1925). Ref. Zbl. Hautkrkh. **18**, 572 (1926). — BITTNER, L. H.: Some observations on the tertiary lesions of framboesia tropica, or yaws. Amer. J. trop. Med. 6, Nr 2, 123 (1926). Ref. Zbl. Hautkrkh. **20**, 699 (1926). — BLOCH, B.: Aussprache zu VOLLMER. — BLOEMEN, J. J.: Syphilis und Trauma. Niederl. dermat. Ver. 67. Generalverslg. 9. Dez. 1923. Ref. Zbl. Hautkrkh. **12**, 472 (1924). — BONAVIA, V. J.: A case of syphilitic basal meningitis. J. Army med. Corps 44, Nr 2, 113 (1925). Ref. Zbl. Hautkrkh. **17**, 679 (1925). — BONNET, P.: Tumeur sous-unguéale douloureuse. Tumeur du glomus neuro-myo-artériel. Lyon chir. **24**, No 6, 718 (1927). Ref. Zbl. Hautkrkh. **27**, 280 (1928). — BORŠČEVSKIJ, V.: Ein Fall von Nodosités juxta-articulaires JEANSELME. Demonstr. Russk. Vestn. Dermat. **1926**, 483 (nach ROSSOW); Venerol. (russ.) **1926**, Nr 4, 545 (1926). Ref. Zbl. Hautkrkh. **21**, 749 (1927). — BORY, L.: Le pian, affection parasyphilitique ou syphilis primitive. Progrès méd. **52**, No 26, 393 (1924). Ref. Zbl. Hautkrkh. **14**, 353 (1924). — BRAULT, J.: (a) Sur les nodosités juxta-articulaires chez les indigènes. Janus (Harlem) **15**, 531 (1910, Aug.). (b) Note au sujet des nodosités juxta-articulaires chez les indigènes. Bull. Soc. Path. exot. Paris **9**, 341 (1916). Ref. Arch. Schiffs- u. Tropenhyg. **20**, 470. — BREINL, A.: On the occurence and prevalence of diseases in British New-Guinea. Ann. trop. Med. **9**, 285 (1915). (Nach VAN DIJKE und OUDENDAL.) — BROCHET, L.: Nodosités juxta-articulaires chez le cheval. Rev. gén. de méd. vétérin. **37**, No 437, 264 (1928). Ref. Zbl. Hautkrkh. **28**, 429 (1928). — BROCKELMANN, E.: A case for diagnosis. Arch. of Dermat. **16**, Nr 2, 214 (1927). Ref. Zbl. Hautkrkh. **25**, 727 (1928). — BRODEN u. BERNARD: Deux cas de nodosités juxta-articulaires chez le blanc. Le Scalpel **77**, No 31, 873 (1924). Ref. Zbl. Hautkrkh. **15**, 383 (1925). — BROUARD: Un cas de nodosités juxta-articulaires de JEANSELME. Arch. Inst. Pasteur Algérie **1923**, No 4. — BRÜNAUER, ST.: Über multiple fibromatöse, cutan-subcutane Knötchenbildungen über und in der Nähe von größeren und kleineren Gelenken. 8. Internat. Kongr. f. Dermat. u. Syph., Kopenhagen, 5. bis 9. 8. 1930. Ref. Zbl. Hautkrkh. **37**, 696 (1931). — BRUMPT: Nodosités des saillies osseuses in „Traité de pathologie exotique". (Nach BERNARD [d].) — BRUNSTING, L. A.: Syphilitic juxta-articular nodes. Amer. J. Syph. **15**, 42 (1931). Ref. Zbl. Hautkrkh. **37**, 842 (1931). — BUBERMANN: (a) Nodosités juxta-articularis. Odessa dermat. u. venerol. Ges., 3. Nov. 1926. Ref. Dermat. Wschr. **1927**, Nr 35, 1204. (b) Ein Fall von Nodosités juxta-articulaires LUTZ-JEANSELME. Demonstr. Russk. Vestn. Dermat. 5, 662 (1927). (Nach ROSSOW.) — BÜLOW, T. v.: Le contrôle du pian au Costa-Rica. Bull. Soc. Path. exot. Paris **21**, 667 (1928). Ref. Zbl. Hautkrkh. **29**, 827 (1929). — BURNIER u. BLOCH: (a) Infiltration sclérogommeuse syphilitique à type de sarcoïde hypodermique. Bull. Soc. franç. Dermat. **1921**, No 4, 136 (10. März 1921). (b) Nouveau cas d'infiltration nodulaire syphilitique à type de sarcoïde hypodermique. Bull. Soc. franç. Dermat. **1921**, No 8, 403 (1921). Ref. Zbl. Hautkrkh. **4**, 68 (1922). — BUSCHKE, A.: Aussprache zu W. FISCHER. — BUTLER, C. S.: Aussprache zu PARHAM. — BUTLER, C. S. u. E. PETERSON: Treponematosis as seen in the rural population of Haiti. J. Labor. a. clin. Med. **12**, Nr 7, 670 (1927). Ref. Zbl. Hautkrkh. **25**, 227 (1928).

---

[1] Siehe auch Ref. Zbl. Hautkrkh. **15**, 383 (1925).

CALLANAN, J. C.: Some observations on framboesia tropica, made in a district of Kikuyu province, Kenya colony. Trans. roy. Soc. trop. Med. **19**, Nr 5/6, 312 (1926). Ref. Zbl. Hautkrkh. **20**, 699 (1926). — CANGE, A. u. R. ARGAUD: (a) Nodosités juxta-articulaires et syphilis. Paris méd. **11**, No 53, 509 (1921). Ref. Zbl. Hautkrkh. **5**, 169 (1922). (b) Les „nodosités juxta-articulaires" syphilitiques. Gaz. Hôp. **95**, No 46, 741 (1922). Ref. Zbl. Hautkrkh. **6**, 195 (1923). — CANGE u. NÉNON: Etude histologique d'un nouveau cas de nodosités juxta-articulaires. Arch. Inst. Pasteur Algérie **1922**, 465. — CANTHÉ, EL BIM-BASCHI, N.: Description of the diseases of Mongalla. J. trop. Med. **26**, Nr 3, 35 (1923). Ref. Zbl. Hautkrkh. **8**, 408 (1923). — CAROUGEAU: Nodosités juxta-articulaires. (Nach BERNARD [d].) — CARROLL, R. L.: Report of a case diagnosed as goundou. Annual Rep. unit. Fruit Comp., Med. Dep. **16**, 165 (1927). Ref. Zbl. Hautkrkh. **29**, 179 (1929). — CASONI: Framboesia in Libia. (Nach FUSCO.) — CASTELLANI, A.: Yaws in Ceylon. J. trop. Med. **25**, Nr 22, 362 (1922). Ref. Zbl. Hautkrkh. **8**, 46 (1923). — CASTELLO, P. und MESTRE: Lichen planus, Prurigo, juxtaartikuläre Fibrome. Bol. Soc. cub. Dermat. (span.) **1**, 172 (1929). Ref. Zbl. Hautkrkh. **34**, 449 (1930). — CASTRO: (a) Ein Fall von juxtaartikulären Knoten-bildungen (Portugies.). Nach GOUGEROT, BURNIER und ELIASCHEFF [b]. (b) Aussprache zu QUERO [a]. — CASTELLANI u. CHALMERS: Juxta-articular nodules. Manual of trop. med. 3. Aufl. 1919. (Nach BERNARD [d].) — CASTRONUOVO, G.: Nodosità iuxta-articolari. Giorn. ital. Mal. esot. **2**, 351 (1929). Ref. Zbl. Hautkrkh. **32**, 363 (1930). — CAUTIERO, G.: Considera-zioni sulla sifilida esotica e sul pian. Giorn. ital. Mal. esot. **1**, 89 (1928). Ref. Zbl. Hautkrkh. **29**, 108 (1929). — CHAUFFARD, A. u. M. WOLF: Structure et évolution des tophus goutteux. Presse méd. **31**, No 97, 1013 (1923). Ref. Zbl. Hautkrkh. **13**, 265 (1924). — CHÉNELOT: Notes sur les sarcoïdes syphilitiques. Thèse de Lyon **1910**. (Nach JORDAN.) — CHURCH-MAN, J. W.: Luetic bursotherapie of Verneuil. Amer. J. med Sci. **138** (1909). (Nach FOX.) — CIVATTE: „Subakute nicht gummöse Knoten" in „DARIERs Grundriß der Dermatologie", S. 188. Berlin: Julius Springer 1913. — CLAPIER, P.: (a) Les porteurs des kystes filarieuses. (Onchocerca volvulus et des nodosités juxta-articulaires etc.) Bull. Soc. Path. exot. Paris **1917**, 151. Ref. Arch. Schiffs- u. Tropenhyg. **22**, 44 (1918). (b) L'endémie pianique sur les Bas-Onbanghi. Ann. Méd. et Pharmacol. col. **1921**, No 3. (Nach NOËL.) (c) Nodosités juxta-articulaires et tréponèmes. Soc. méd.-chir. O. afric., 17. Juli 1923. Bull. Soc. Path. exot. Paris **16**, No 7, 553 (1923). Ref. Zbl. Hautkrkh. **10**, 449 (1924). — CLARK: Aussprache zu SCHWARTZ. — CLAWSON, B. J.: The ASCHOFF nodule. Arch. Path. 8, 664 (1929). [Nach HOPKINS]. — COATES, V. u. C. F. COOMBES: Observations on the rheumatic nodule. Arch. dis. in childhood, 1, 183 (1926). [Nach HOPKINS]. — COMMES: Nodosités juxta-articulaires. Examen histologique. Bull. Soc. Path. exot. Paris **9**, No 4, 212 (1916). Ref. Arch. Schiffs-u. Tropenhyg. **20**, 343 (1916). (Siehe dazu JOJOT.) — COLE u. DRIVER: Syphilitic sub-cutaneous fibroid nodules. Arch. of Dermat. **22**, 597 (1930). Ref. Zbl. Hautkrkh. **36**, 651 (1931). — CONRAD, A. H.: A case of late nodular syphilid. Arch. of Dermat. **9**, Nr 6, 797 (1924). Ref. Zbl. Hautkrkh. **14**, 367 (1924). — CORSON, J. F.: The occurence of the larvae of Onchocerca volvulus (LEUCKART), 1893, in the skin of natives of the Gold Coast. Ann. of trop. Med. **16**, Nr 4, 407 (1922). Ref. Zbl. Hautkrkh. **12**, 182 (1924). — COSTA, P. DA: Yaws in Timor. Trans. 6. Congr. far-east. Assoc. trop. Med. Tokyo **2**, 183 (1926). Ref. Zbl. Hautkrkh. **24**, 666 (1927). — COUES, W. P.: Some manifestations of syphilis of interest to surgeons. Amer. J. Surg. **35**, Nr 6, 193 (1921). Ref. Zbl. Hautkrkh. **4**, 55 (1922). — CRAMER, A.: Les concrétions calcaires sous cutanées. Rev. méd. Suisse rom. **42**, No 2, 111 (1922). Ref. Zbl. Hautkrkh. **5**, 476 (1922). — CROUZON, O. u. BERTRAND: Examen histolo-gique de deux cas de nodosités para-articulaires au cours du rhumatisme chronique. Bull. Soc. méd. Hôp. Paris **28**, 1401 (1926). — CROUZON, O. u. J. CHRISTOPHE: Luxations métacarpo-phalangiennes généralisées des deux mains avec nodosités para-articulaires au cours d'un rhumatisme chronique. Bull. Soc. méd. Hôp. Paris **42**, No 7, 255 (1926). Ref. Zbl. Hautkrkh. **23**, 831 (1927). — CURIE u. HOLLMANN: Juxta-articular nodules in the Tropics, Hawai Islands. New Orleans med. J. **71**, 384 (1919). (Nach VAN DIJKE u. OUDENDAL.)

DANTEC, LE: Nodosités juxta-articulaires ou nodosités des saillies osseuses in „Traité de pathologie exotique". (Nach BERNARD [d].) — DARIER, J.: (a) Subakute nicht gummöse Knoten im „Grundriß der Dermatologie", S. 187. Berlin: Julius Springer 1913. (b) Dermato-fibromes progressifs et récidivants ou fibrosarcomes de la peau. Ann. de Dermat. 5, 545 (1924). Ref. Zbl. Hautkrkh. **16**, 338 (1925). — DAVEY, J. B.: Juxta-articular subcutaneous nodules. Ann. trop. Med. **9**, 421 (1915). (Nach VAN DIJKE u. OUDENDAL.) — DAWSON, M. H. u. R. H. BOOTS: Subcutaneous nodules in rheumatoid arthritis. Journ. A. M. A. **95**, 1894 (1930). (Nach HOPKINS). — DECROP u. CRAMBES: Nodosités juxtra-articulaires en Maroc. (Nach JAMIN.) — DEJERINE u. CEILLIER: (a) Trois cas d'ostéomes-ossifications peri-ostés juxta-musculaires et intrafasciculaires chez des paraplégiques par lésions trau-matiques de la moelle épinière. Revue neur. **1918**, No 3/4, 159. (b) Néoformations osseuses para-articulaires et periostales chez un paraplégique par lésion haute de la queue de cheval. Revue neur. **1918**, No 3/4, 207. (c) Paraarthropathies du genou chez les paraplégiques. Revue neur. 1918, No 11/12, 348. — Dejerine, Ceillier u. Dejerine: Paraostéoarthropathies des paraplégiques par lésion médullaire. Revue neur. 1919, 399. — Dekester u. Martin: Seize cas de nodosités juxta-articulaires chez des Marocains. La nodosité médio-frontale. Maroc. méd. 1923, No 19, 15. Juli 1923. (Nach Bernard [d].) — Delanoé, P.: Un cas de nodosités juxta-articulaires sensibles au traitement antisyphilitique. Arch. Inst. Pasteur algérie 7, 202 (1929). Ref. Zbl. Hautkrkh. 35, 166 (1931). — Dér: Aussprache zu Herczeg. — Dijke, M. J. van u. F. Oudendal: Vorkommen, Bau und Ursache der Nodosités juxta-articulaires (Jeanselme) bei Eingeborenen (holländisch). Geneesk. Tijdschr. Nederl. Indië 62, H. 4, 413 (1922). Ref. Zbl. Hautkrkh. 9, 331 (1924). — Dijke, M. J. van, C. Bakker u. H. W. Hoesen: Contribution to the knowledge of rhino-pharyngitis mutilans. Meded. Dienst Volksgezh. in Nederl. Indië 1925, Nr 2, 148 (1925). Ref. Zbl. Hautkrkh. 18, 597 (1926). — Dohi, Sh: (a) Tätowierung und Syphilis. 14. Kongr. dtsch. dermat. Ges., Dresden 13.—16. Sept. 1925. Ref. Zbl. Hautkrkh. 18, 496 (1926). (b) Tätowierung und Syphilis. Arch. f. Dermat. 150, H. 1, 38 (1926). Ref. Zbl. Hautkrkh. 20, 842 (1926). — Donini, G.: Di una eventualità articolare di sifilide tardiva. Giorn. Clin. med. 3, H. 14, 527 (1922). Ref. Zbl. Hautkrkh. 8, 60 (1923). — Driel, B. M. van: Rhino-Pharyngitis mutilans. Nederl. Tijdschr. Geneesk. 66 I, Nr 16, 1604 (1922). Ref. Zbl. Hautkrkh. 7, 50 (1923). — Dubois, A.: (a) A propos de nodosités juxta-articulaires. Bull. Soc. Path. exot. Paris, 11. April 1917. (b) A propos de nodosités juxta-articulaires. Brux. méd. 5, No 49 (1925). — Dubois u. Moncarcey: A propos de nodosités juxta-articulaires. Brux. méd. 5, No 49 (1925). (Nach Bernard [d].) — Ducasse, R. R.: Calcification of the skin, with unusual findings. Arch. of Dermat. 7, Nr 3, 373 (1923). Ref. Zbl. Hautkrkh. 9, 396 (1924). — Dupont, J.: Sur quelques formes de la syphilis articulaire. Rev. de Chir. 40, Nr 4, 264 (1921). Ref. Zbl. Hautkrkh. 3, 74 (1922). — Dupuy, L.: Contribution à l'étude clinique et au traitement du pian. Ann. Soc. belge Méd. trop. 5, No 1, 69 (1925). — Dye, W. H.: Comparative results in the treatment of framboesia tropica in the northern Nyasaland. J. Army med. Corps 42, Nr 4, 280 (1924). Ref. Zbl. Hautkrkh. 16, 84 (1925).

Eberson, F.: Immunity studies in experimental syphilis. II. Spirocheticidal properties of serums in latent and experimental syphilis with some observations on immunity. Arch. of Dermat. 4, Nr 4, 490 (1921). Ref. Zbl. Hautkrkh. 4, 56 (1922). — Egyedi, H.: Changes in joints, tendonsheats and bursae due to framboesia. Meded. Dienst Volksgezdh. Nederl. Indië 1925, Nr 2, 175 (1925). Ref. Zbl. Hautkrkh. 18, 597 (1926). — Eisler, F.: Röntgenologische Beiträge zur Diagnose der Gelenklues. Med. Klin. 20, Nr 17, 565 (1924). Ref. Zbl. Hautkrkh. 13, 471 (1924). — Engelsen, H.: Krankheiten im Sudan (norwegisch). Norsk. Mag. Laegevidensk. 82, Nr 7, 501 (1921). Ref. Zbl. Hautkrkh. 3, 14 (1922). — Esoobar, J.: Die Syphilis bei den Eingeborenen von Yebala (Marokko). Progr. Clin. 10, Nr 121, 1 (1922). Ref. Zbl. Hautkrkh. 5, 157 (1922). — Ewig: Rheumatismus nodosus. Ver. wiss. Heilk. Königsberg, 19. Jan. 1926. Ref. Dtsch. med. Wschr. 1926, Nr 13, 555.

Fahr, Th.: Beitrag zur Frage der rheumatischen Granulomatose (Polyarthritis rheumatica, Rheumatismus infectiosus [Gräff]). Klin. Wschr. 8, Nr 43, 1995 (1929). — Fallas, S. u. T. v. Bülow: Le pian au Costa Rica. Bull. Soc. Path. exot. Paris 18, No 6, 450 (1925). Ref. Zbl. Hautkrkh. 19, 765 (1926). — Favero, E. del: Le nodosità juxta-articolari. I. moderna, 21, No 3, 68 (1928). Ref. Zbl. Hautkrkh. 28, 195 (1928). — Favre: Sarcomes vrais et faux sarcomes. Syphilomes et sarcomes. Lyon méd. 140, No 34, 177 (1927). Ref. Zbl. Hautkrkh. 25, 822 (1928). — Feldmann, A., J. Brazlavskij u. L. Faingold: Zur Frage der Ätiologie und Pathogenese juxtaartikulärer Knotenbildungen. Russk. Vestn. Dermat. 4, Nr 10, 902 u. französische Zusammenfassung 1926. S. 910. — Fex, J.: Multiple luische Schwellungen in der Nähe der Gelenke. Sv. Läkartidn. 24, Nr 37, 1069 (1927). Ref. Zbl. Hautkrkh. 25, 834 (1928). — Fiocco u. Minassian: Tumori calcarei della pelle. Arch. ital. Dermat. 1, H. 6, 601 (1926). Ref. Zbl. Hautkrkh. 22, 806 (1927). — Fischer, W.: (a) Die Behandlung der Framboesie mit Novasurol. Arch. Schiffs- u. Tropenhyg. 29, H. 7, 339 (1925). Ref. Zbl. Hautkrkh. 19, 254 (1926). (b) Fall zur Diagnose. Berl. dermat. Ges., 12. März 1929. Ref. Zbl. Hautkrkh. 31, 20 (1929). — Flamm, J.: Sarkoid Darier-Roussy. Demonstr. dermat. Abt. israelit. Hospital Budapest, 22. März 1925. Ref. Zbl. Hautkrkh. 20, 266 (1926). — Fleger, J.: Allgemeine Gründe klinischer Eigentümlichkeiten der endemischen Syphilis in Bosnien und Herzegowina. Serb. Arch. ges. Med. 30, Nr 5, 371 (1928). Ref. Zbl. Hautkrkh. 28, 313 (1929). — Fontaine, H.: Ein Fall von Kalkablagerungen unter der Haut oder sogenannter „Kalkgicht". Acta med. scand. (Stockh.) 65, H. 1/2, 169 (1926). Ref. Zbl. Hautkrkh. 24, 88 (1927). — Foerster: Aussprache zu Stillians. — Foley, H.: Nodosités juxta-articulaires chez les indigènes d'Algérie. Bull. Soc. Path. exot. Paris 1916, 214. — Foley, H. u. L. Parrot: (a) Nodosités juxta-articulaires chez les indigènes d'Algérie. Bull. Soc. Path. exot. Paris 13, 758 (1920). (b) Vingt et un cas de nodosités juxta-articulaires observés en Algérie. Arch. Inst. Pasteur Algérie 1921. No 1, 64. Ref. Arch. Schiffs- u. Tropenhyg. 26, 28 (1922). — Fønss, A. L.: Sarcoid auf syphilitischer Basis. Dän. dermat. Ges. 1920/21, 66. Hospitid. (dän.) 64, Nr 33 (1921).

Ref. Zbl. Hautkrkh. 3, 388 (1922). — FONTOYNONT u. CAROUGEAU: Nodosités juxta-articulaires; mycose due au discomyces Carougeaui. Arch. de Parasitol. 13, No 4, 583 (1910). Ref. Arch. Schiffs- u. Tropenhyg. 15, 26 (1911). — FORDYCE: (a) DARIER-ROUSSY sarcoid. Arch. of Dermat. 3, Nr 3, 314 (1921). Ref. Zbl. Hautkrkh. 1, 296 (1921). (b) Aussprache zu FOX [a]. — FOWLER, J. K.: Subcutaneous nodules in rheumatism. Brit. med. Journ. 1, 107 (1884). — FOX, H.: (a) Subcutaneous fibroid syphilomas of elbows and knees. A rare manifestation of syphilis. Arch. of Dermat. 5, Nr 2, 198 (1922). Ref. Zbl. Hautkrkh. 4, 453 (1922). (b) The prevalence of yaws (frambesia tropica) in the United States. Arch. of Dermat. 6, Nr 6, 657 (1922). Ref. Zbl. Hautkrkh. 7, 500 (1923). (c) Aussprache zu SCHWARTZ [a]. (d) Yaws. Arch. of Dermat. 9, Nr 6, 778 (1924). Ref. Zbl. Hautkrkh. 14, 359 (1924). (e) Aussprache zu IRVINE u. TURNACLIFF. (f) Aussprache zu SCHWARTZ [c]. (g) Aussprache zu OLEYNICK. — FOX, H. u. B. F. OCHS: Framboesiform syphilis (?). Arch. of Dermat. 5, Nr 3, 411 (1922). Ref. Zbl. Hautkrkh. 5, 168 (1922). — FREUND, E.: Rheumatische Knoten. Wien. dermat. Ges., 25. April 1929. Ref. Zbl. Hautkrkh. 31, 684 (1929). — FRÖHLICH: Luetische juxtaartikuläre Knoten. Med. Sekt. d. Schles. Ges. f. vaterl. Kultur, 1. 5. 1931. Ref. Zbl. Hautkrkh. 39, 100 (1931). — FÜLLEBORN, F.: Filariosen des Menschen. Handbuch der pathogenen Mikroorganismen Bd. 6, Lief. 28, S. 1043 (1929). Ref. Zbl. Hautkrkh. 31, 832 (1929). — FÜLLSACK, H.: Ein Fall von multipler, vorwiegend paraartikulärer Knotenbildung mit Kalkablagerung. Fortschr. Röntgenstr. 37, H. 3, 340 (1928). Ref. Zbl. Hautkrkh. 28, 727 (1929). — FÜRST: Fibrome am Ellenbogen. Südwestdtsch. dermat. Ges. Frankfurt, 13.—14. Nov. 1926. Ref. Zbl. Hautkrkh. 22, 31 (1927). — FUSCO, P.: Considerazioni sulle malattie cutanee in Libia. Sifilide — Lepra — Pian. Arch. ital. Sci. med. colon. 3, H. 8, 165 (1922). Ref. Zbl. Hautkrkh. 7, 500 (1923). — FUSS: (a) Nodositas juxta-articularis neben tuberoserpiginösem Syphilid. Wien. Dermat. Ges. 21. Nov. 1929. Ref. Zbl. Hautkrkh. 33, 54 (1930). (b) Atrophia cutis idiopathica mit Akrofibromatose. Wien. dermat. Ges. 8. Mai 1930. Ref. Zbl. Hautkrkh. 35, 346 (1931). — FUTCHER: Subcutaneous nodules in rheumatism. (Nach HOPKINS.)

GALLI-VALERIO, B.: (a) Haben die multiplen subcutanen harten fibrösen Geschwülste der Malaien einen Framboesia-Ursprung? Arch. Schiffs- u. Tropenhyg. 27, H. 10, 365 (1923). Ref. Zbl. Hautkrkh. 11, 439 (1924). (b) Zur Ätiologie der multiplen subcutanen harten fibrösen Geschwülste der Malaien. Arch. Schiffs- u. Tropenhyg. 28, H. 4, 167 (1924). Ref. Zbl. Hautkrkh. 14, 354 (1924). — GASTOU, P.: La syphilis ostéo-articulaire. Arthrites et arthropathies. Paris méd. 13, No 9, 200 (1923). Ref. Zbl. Hautkrkh. 9, 236 (1924). — GATÉ, J., G. BOSONNET u. P. MICHEL: Hygroma retro-o!écranien bilatéral au cours d'une syphilis secondaire. Bull. Soc. franç. Dermat. 36, 222 (1929). Ref. Zbl. Hautkrkh. 31, 500 (1929). — GATÉ, J. u. J. ROUSSET: Contribution à l'étude des sarcoïdes à propos d'un cas de syphilome tertiaire nodulaire à forme de sarcoïde. Ann. Mal. vénér. 24, 321 (1929). Ref. Zbl. Hautkrkh. 31, 654 (1929). — GAVIÃO, G.: Beitrag zur Kenntnis der „Bouba" (Framboesie) in Brasilien. Brazil med. 1, No 18, 248 (1923). Ref. Zbl. Hautkrkh. 11, 233 (1924). — GAZA, v.: Hyperplasie mesenchymaler Gewebe als chirurgische Erkrankung. Zbl. Chir. 52, Nr 49, 2784 (1925). Ref. Zbl. Hautkrkh. 19, 559 (1926). — GENNER, V.: (a) Über einige tropische Hautkrankheiten und ihre Behandlung. Ugeskr. Laeg. (dän.) 86, Nr 19, 385 (1924). Ref. Zbl. Hautkrkh. 16, 587 (1925). (b) Sur l'étiologie des nodosités juxta-articulaires. Ann. de Dermat. 6, Nr 11, 675 (1925). Ref. Zbl. Hautkrkh. 19, 523 (1926). (c) Etiology of juxta-articular nodules. Arch. of Dermat. 13, Nr 4, 595 (1926). — GIBLIN: Juxta-articular nodules in British New-Guinea. (Nach BREINL.) — GLÜCK: Über die klinischen Eigentümlichkeiten der endemischen Syphilis in Bosnien. Arch. f. Dermat. 138, 214 (1922). (Kongreßbericht.) Ref. Zbl. Hautkrkh. 6, 105 (1923). — GOODMAN, H.: (a) Chronic fibroid subcutaneous syphilomata. Brit. J. Dermat. 33, Nr 10, 535 (1921). Ref. Zbl. Hautkrkh. 3, 389 (1922). (b) Frambezia tropica (Yaws). Ann. Mal. vénér. 16, No 8, 510 (1921). Ref. Zbl. Hautkrkh. 3, 178 (1922) (c) Aussprache zu Fox und OCHS. (d) Aussprache zu PAROUNAGIAN u. RULISON. (e) Fibroid subcutaneous syphilomata. Amer. J. Syph. 6, Nr 4, 687 (1922). Ref. Zbl. Hautkrkh. 8, 60 (1923). (f) Aussprache zu FOX [d]. (g) Generalized cutaneous syphilis; clinical differentiation. III. Frambesia tropica and syphilis. A comparison with especial reference to the treatment of paresis with malaria. Amer. J. Syph. 10, Nr 1, 64 (1926). Ref. Zbl. Hautkrkh. 20, 474 (1926). — GOODMAN, H. u. E. F. TRAUB: Frambesiform syphilid. With report of a case. Arch. of Dermat. 7, Nr 5, 619 (1923). Ref. Zbl. Hautkrkh. 9, 467 (1924). — GOODMAN, H. u. W. J. YOUNG: A clinical pathological study of unusual syphilitic manifestation, resembling juxta-articular nodules. Amer. J. med. Sci. 159, 231 (1920). — GOTTRON, H.: Luetische juxtaartikuläre Knoten. Berl. dermat. Ges., 11. Juni 1929. Ref. Zbl. Hautkrkh. 32, 169 (1930). — GOUGEROT, H.: (a) De l'utilité de reconnaître, à leur „ombre" les parasites dépourvus d'électivité colorante. C. r. Soc. Biol. Paris 27. Nov. 1909, 67, 578 (1909). (b) Discomycose de CAROUGEAU, nodosités juxta-articulaires. 7. Internat. Kongr. f. Dermat. u. Syph., Rom, 8. 4. 1921, S. 1141. (c) Gommes syphilitiques lipomateuses. Ann. Mal. vénér. 18, No 9, 692 (1923). Ref. Zbl. Hautkrkh. 12, 192 (1924). (d) Syphilides gommeuses ulcéreuses consécutives à des injections médicamenteuses. Contribution à l'étude des syphilis post-traumatiques. Anns Mal. vénér. 18, No 10, 784 (1923). Ref. Zbl. Hautkrkh. 17, 209 (1925). (e) Gomme. syphilitiques lipomateuses (2e note). Résorption complète de la lipomatose périgommeuse. Ann. Malad. vénér. 20, No 5, 349 (1925). Ref. Zbl. Hautkrkh. 18, 414 (1926). (f) Tuberculome hypodermique fibreux massif et fistulisé. Bull. Soc. franç. Dermat. 33, No 1, 8 (1926). Ref. Zbl. Hautkrkh. 20, 197 (1926). (g) Sarcoïde hypodermique massive fibreuse, ou fibro-conjonctive. Bull. Soc. franç. Dermat. 33, Nr 1, 10 (1926). Ref. Zbl. Hautkrkh. 20, 197 (1926). — Gougerot, Burnier u. Bonnin: Nodosités juxta-articulaires et syphilis. Ann. Mal. vénér., März 1920, 313. (Nach van Dijke u. Oudendal). — Gougerot, Burnier u. Eliascheff: (a) Un cas de nodosité juxta-articulaire syphilitique. Bull. Soc. franç. Dermat. 35, 907 (1928). Ref. Zbl. Hautkrkh. 31, 113 (1929). — (b) „Nodosités juxta-articulaires" syphilitiques. Observation nouvelle et revue générale. Arch. dermato-syphiligr. Hôp. St. Louis 2, 690 (1930). Ref. Zbl. Hautkrkh. 37, 843 (1931). — Gougerot u. Le Coniat: Nodosités juxta-articulaires syphilitiques des deux genoux chez une Française, n'ayant jamais quittée la France. Brux. méd., 26. Juni 1924. S. 59. (Nach Bernard [d].) — Gougerot u. Desaux: Nombre de „huilomes", vaselinomes, paraffinomes sont des sarcoïdes hypodermiques et dermiques par corps étrangers. J. des Prat. 35, No 30, 481 (1921). Ref. Zbl. Hautkrkh. 5, 305 (1922). — Gougerot u. Filliol: (a) Syphilis gommeuse post-traumatique après morsure de chien. Bull. Soc. franç. Dermat. 33, No 9, 688 (1926). Ref. Zbl. Hautkrkh. 23, 255 (1927). (b) Syphilis gommeuse post-traumatique après une injection souscutanée de caféine. Bull. Soc. franç. Dermat. 33, No 9, 689 (1926). Ref. Zbl. Hautkrkh. 23, 255 (1927). — Gräff, S.: (a) Zur pathologischen Anatomie und Pathogenese der Rheumatismus infectiosus. Dtsch. med. Wschr. 1927, Nr 17, 708. (b) Das Rheumaproblem. Leipzig: Georg Thieme 1929. — Grau, J. u. A. Pelaez: Zur Ätiologie der Jeanselme-Lutzschen juxtaartikulären Knötchen. Bol. Soc. cub. Dermat. (span.) 1, 305 (1929). Ref. Zbl. Hautkrkh. 35, 166 (1931). — Gray, A. M. H.: Generalized sclerodermia with subcutaneous nodules. Proc. roy. Soc. Med. 16, Nr 12, sect. dermat. 107 (1923). Ref. Zbl. Hautkrkh. 11, 124 (1924). — Greenbaum, S. S.: Fibroid gumma (juxta-articular nodules of Lutz-Jeanselme). J. Labor. a. clin. Med. 10, Nr 6, 476 (1925). Ref. Zbl. Hautkrkh. 17, 898 (1925).; 25, 488 (1928). — Greig, D. M.: Subcutaneous glomal tumours: Painful subcutaneous nodule. Edinburgh med. 35, 565 (1928). Ref. Zbl. Hautkrkh. 29, 669 (1929). — Gros, H.: (a) Nodosités juxta-articulaires de Jeanselme chez les indigènes musulmans d'Algérie. Bull. méd. Algérie 1907, No 5. (b) Nodosités juxta-articulaires de Jeanselme chez les indigènes musulmans d'Algérie. Arch. Schiffs- u. Tropenhyg. 11, 252 (1907). — Grün, E.: Zur Histologie der Gichtknoten. Arch. f. Dermat. 152, H. 1, 3 (1926). Ref. Zbl. Hautkrkh. 22, 750 (1927). — Gruss: Gummata subcutanea. Wien. dermat. Ges., 23. Juni 1927. Ref. Zbl. Hautkrkh. 24, 754 (1927). — Gudzent, F.: Das Wesen des Rheumatismus. Med. Mitt. der Schering-Kahlbaum A. G. 1, H. 1, 3 (1929). — Günther, H.: Über Hygromatosis rheumatica und verwandte Affektionen der Sehnenscheiden und Schleimbeutel. Dtsch. med. Wschr. 1931, 1362. — Guhrauer, H.: Beitrag zur Frage der Kalkansammlungen in der Haut. Dermat. Wschr. 80, Nr 4, 113 (1925). Ref. Zbl. Hautkrkh. 16, 802 (1925). — Gulati, D. D.: Yaws in the chin hills (Burma). Indian med. Gaz. 61, Nr 5, 228 (1926). Ref. Zbl. Hautkrkh. 21, 458 (1927). — Guszman, J.: Juxtaartikuläre Knoten in „Syphilis" von J. Guszman u. K. Engel (ungarisch.). Budapest: Franklin-Tarsulat 1928. Ref. Zbl. Hautkrkh. 29, 852 (1929). — Gutierrez, P. D.: (a) Yaws: Its manifestations and treatment by neo-arsphenamin. Arch. Dermat. 6, Nr 3, 265 (1922). Ref. Zbl. Hautkrkh. 7, 395 (1923). (b) Nodosités juxta-articulaires. Arch. of Dermat. 12, Nr 2, 159 (1925). Ref. Zbl. Hautkrkh. 20, 700 (1926). (c) Late or tertiary manifestations of yaws. Arch. of Dermat. 12, 465 (1925). — Gutierrez, P. D. u. P. N. Villaseñor: The duality of yaws and syphilis. J. Philippine Islands med. Assoc. 6, Nr 1, 5 (1926). Ref. Zbl. Hautkrkh. 23, 815 (1927). — Guy: Aussprache zu Schwartz.

Halbron u. Barthélemy: Traumatisme — point d'appel et localisation des syphilides. Ann. Mal. vénér. 18, No 7, 256 (1923). Ref. Zbl. Hautkrkh. 10, 92 (1924). — Hallenberger: Die Framboesia tropica in Kamerun. Arch. Schiffs- u. Tropenhyg. 20, Beih. 3, 153 (1916). — Harttung: Luetische Tendovaginitiden und Bursitiden. Finger-Jadassohn: Handbuch der Geschlechtskrankheiten, Bd. 3, Teil 1, S. 590. 1913. — Harvard-Expedition: The African Republic of Liberia and the Belgian Congo. Harvard University Press. 1, 258 (1930). (Nach Hopkins.) — Hasegawa, M.: Framboesia tropica auf der Insel Formosa und experimentelle Versuche an Affen. Jap. J. Dermat. 27, Nr 6, 469 u. deutsche Zusammenfassung 1927. S. 37. Ref. Zbl. Hautkrkh. 25, 474 (1928). — Hashiguchi, M.: Dactylitis framboesica multiplex. Acta dermat. (Kioto) 10, H. 6, 605 u. englische Zusammenfassung 1927. S. 616. Ref. Zbl. Hautkrkh. 27, 179 (1928). — Hesselmann, C. H.: Framboesie und Syphilis. Ref. Zbl. Hautkrkh. 33, 273 (1930). — Hauck, G.: Über subcutane Fibrome an der Dorsalseite der Fingermittelgelenke. Med. Klin. 20, Nr 45, 1569 (1924). Ref. Zbl. Hautkrkh. 17, 177 (1925). — Hauer, A.: Die Verbreitung der Geschlechtskrankheiten unter den Eingeborenen im ehemaligen Deutsch-Ostafrika. Arch. Schiffs- u. Tropenhyg. **31**, H. 6, 258 (1927). Ref. Zbl. Hautkrkh. **25**, 228 (1928). — HEDGE: Aussprache zu STILLIANS. — HEINEMANN, H.: (a) Vergleichende Blutuntersuchungen mit den Methoden von WASSERMANN, SACHS-GEORGI und MEINICKE (DM). 1. Mitt. Arch. Schiffs- u. Tropenhyg. **25**, H. 3, 80 (1921). Ref. Zbl. Hautkrkh. **2**, 366 (1921). (b) Untersuchungen über den Liquor cerebrospinalis. Arch. Schiffs- u. Tropenhyg. **32**, 500 (1928). Ref. Zbl. Hautkrkh. **29**, 840 (1929). — HERB, F.: Trauma and syphilis, as viewed in the light of complement fixation. Urologic Rev. **26**, Nr 9, 545 (1922). Ref. Zbl. Hautkrkh. **6**, 524 (1923). — HERCZEG, A.: Dermatitis atrophicans und Nodositas juxta-articularis. Ung. Dermat. Ges., 4. Mai 1928. Ref. Zbl. Hautkrkh. **28**, 23 (1928). — HERMANS, E. H.: (a) Geschichte der Framboesia tropica. Nederl. Tijdschr. Geneesk. **70 II**, Nr 17, 1957 (1926). Ref. Zbl. Hautkrkh. **22**, 805 (1927). (b) Framboesie und Syphilis. Gem. Tagg niederl. Ver.igg Dermat. rhein.-westfäl. Dermat. Köln, 25. u. 26. Mai 1929. Ref. Zbl. Hautkrkh. **32**, 21 (1929). — HERXHEIMER, K.: (a) Aussprache zu VOLLMER. (b) Aussprache zu H. HOFFMANN. — HEUSER, C.: Die Exostosen an den Iliacalknochen als Lueszeichen. Rev. Especial. méd. **1**, No 3, 537 (1926). Ref. Zbl. Hautkrkh. **24**, 411 (1927). — HEYMANN: Acrodermatitis chronica atrophicans. Schles. dermat. Ges., 17. Nov. 1928. Ref. Zbl. Hautkrkh. **30**, 550 (1929). — HIGHMAN: Aussprache zu OLEYNICK. — HOFFMANN, E.: Aussprache zu VOLLMER. — HOFFMANN, V.: Syphilis der Gelenke, Muskeln, Sehnenscheiden und Schleimbeutel. Handbuch der Haut- und Geschlechtskrankheiten, Bd. 17, 3. 1928. — HOFFMANN, H.: Luetischer juxtaartikulärer Knoten (Fibroides Syphilid)? Südwestdtsch. dermat. Ges. Stuttgart, 9. bis 10. Mai 1931. Ref. Zbl. Hautkrkh. **38**, 738 (1931). — HOLLAND, H. T.: A case of gangosa in Beluchistan. Indian med. Gaz. **59**, Nr 8, 406 (1924). Ref. Zbl. Hautkrkh. **18**, 597 (1926). — HOOF, L. VAN: A propos des nodosités juxta-articulaires. Ann. Soc. belge Méd. trop. **6**, No 1, 53 (1926). Ref. Zbl. Hautkrkh. **22**, 540 (1927). — HOPKINS, H.: Subcutaneous nodules of the juxta-articular type. Bull. Hopkins Hosp. **49**, 5 (1931). Ref. Zbl. Hautkrkh. **39**, 100 (1931). — HOUSSIAN: Nodosités juxta-articulaires. (Nach BERNARD [d].) — HUMME: siehe STEINER (b). — HUTCHINSON: zit. nach MANTEUFEL.

IKEGAMI, Y.: (a) A clinical and histopathologic study of framboesia tropica. Mit englischer Zusammenfassung. Acta dermat. (Kioto) **1**, H. 3, 255 (1923). Ref. Zbl. Hautkrkh. **11**, 144 (1924). (b) A few cases of framboesia with miliary papules. Jap. J. of Dermat. **25**, Nr 7, 47 (1925). Ref. Zbl. Hautkrkh. **18**, 597 (1926). (c) The immunological study of framboesia. Superinfection. Acta dermat. (Kioto) **8**, H. 6, 789 u. englische Zusammenfassung 1926. S. 816. Ref. Zbl. Hautkrkh. **23**, 568 (1927). (d) The immunological study of framboesia. „Reinfection". Acta dermat. (Kioto) **9**, H. 3, 253 u. englische Zusammenfassung 1927. S. 269. Ref. Zbl. Hautkrkh. **24**, 459 (1927). (e) The clinical and histological features of experimental framboesia in rabbits. Monogr. acta dermat. (Kioto) B. Ser. syph. Nr 1, S. 1 u. englische Zusammenfassung 1927. S. 93. Ref. Zbl. Hautkrkh. **24**, 510 (1927). (f) Spirochaeta pallidula in the lymphatic glands in the earlier stage of framboesia. Acta dermat. (Kioto) **9**, H. 6, 551 u. englische Zusammenfassung 1927. S. 558. Ref. Zbl. Hautkrkh. **25**, 650 (1928). — IRVINE u. TURNACLIFF: Subcutaneous syphilomas (multilocular). Arch. of Dermat. **11**, 132 (1925). Ref. Zbl. Hautkrkh. **16**, 716 (1925).

JADASSOHN, J.: (a) Subakute nicht gummöse Knoten. Grundriß der Dermatologie von J. DARIER. (Kursiv gedruckte Bemerkungen.) Berlin: Julius Springer 1913. (b) Aussprache zu KAISER. [c] Aussprache zu JEANSELME (m). — JAHNEL, F.: Die Schwester der Syphilis (die tropische Framboesie) und ihre Beziehungen zur Lues-Paralysefrage. Naturwiss. **14**, H. 50/51, 1194 (1926). Ref. Zbl. Hautkrkh. **23**, 697 (1927). — JAHNEL, F. u. J. LANGE: (a) Ein Beitrag zu den Beziehungen zwischen Framboesie und Syphilis: Die Framboesieimmunität von Paralytikern. Münch. med. Wschr. **72**, Nr 35, 1452 (1925). Ref. Zbl. Hautkrkh. **18**, 859 (1926). (b) Zur Kenntnis der Framboesie-Immunität der Paralytiker. Klin. Wschr. **5**, Nr 45, 2118 (1926). Ref. Zbl. Hautkrkh. **23**, 259 (1927). (c) Framboesie, Syphilis, Paralyse. Z. Neur. **106**, H. 3, 416 (1926). Ref. Zbl. Hautkrkh. **23**, 259 (1927). (d) Syphilis und Framboesie im Lichte neuerer experimenteller Untersuchungen. Klin. Wschr. **7**, Nr 45, 2133 (1928). — JAMIN, H.: Trois cas de nodosités juxta-articulaires. Arch. Inst. Pasteur Tunis **14**, Nr 1, 130 (1925). Ref. Zbl. Hautkrkh. **21**, 459 (1927). — JAUSION, H.: (a) Aussprache zu JEANSELME, BURNIER u. ELIASCHEFF. (b) Les spirochétoses. Généralités et spirochétoses ectomésodermiques. Paris méd. **1928 II**, 301. Ref. Zbl. Hautkrkh. **29**, 623 (1929). — JEANSELME, E.: (a) Nodosités juxta-articulaires. Cambodge. Siam. Laos, 1899. (Nach VAN DIJKE u. OUDENDAL.) (b) La syphilis dans la péninsule indo-chinoise. Ann. de Dermat. **2**, 833 (1901). (Nach HOPKINS.) (c) Sur la structure des nodosités juxta-articulaires. Congr. col. Paris, 31. Mai 1904. C. r. Méd. et Hyg. col. Paris **1904**, 15. (d) Les nodosités juxta-articulaires, observées sur les indigènes de la presqu'île Indo-Chinoise. Soc. Méd. et Hyg. trop. Paris, 22. Febr. 1905. (e) Les nodosités juxta-articulaires, observées sur les indigines de la presqu'île Indo-Chinoise. Arch. Schiffs- u. Tropenhyg. **10**, 5 (1906). (f) Distribution géographique des nodosités juxta-articulaires.

Rev. Méd. et Hyg. trop. 1911. (Nach DE QUERVAIN.) (g) Sur la structure des nodosités juxta-articulaires. Bull. Soc. Path. exot. Paris 9, 287 (1916). (Nach VAN DIJKE u. OUDENDAL.) (h) Des nodosités juxta-articulaires, leur répartition géographique, leur natura, leur traitement. Paris méd. 14, No 11, 242 (1924). Ref. Zbl. Hautkrkh. 14, 353 (1924). (i) Sur la nature des nodosités juxta-articulaires. J. Méd. et Chir. prât. 10. Aug. 1925. (k) Privatbrief an M. JESSNER vom 19. Okt. 1925. (l) Aussprache zu CROUZON u. CHRISTOPHE. (m) Contribution à l'étude de la structure des nodosités juxta-articulaires. 10. schweiz. dermat. Kongr. Bern, 10. April 1926. Schweiz. med. Wschr. 57, Nr 2, 40 (1927). Ref. Zbl. Hautkrkh. 23, 633 (1927). (n) Des nodosités juxta-articulaires. Leur répartition géographique. Leur structure. Leur étiologie. Rev. de Dermat. 11, Sonder-Nr 73 (1926). Ref. Zbl. Hautkrkh. 23, 831 (1927). (o) Réponse à la note de M. STEINER. Schweiz. med. Wschr. 57, Nr 17, 396 (1927). Ref. Zbl. Hautkrkh. 84, 255 (1927). — JEANSELME, BURNIER u. ELIASCHEFF: Considérations sur un cas de nodosité juxta-articulaire chez un syphilitique. Bull. Soc. franç. Dermat. 35, No 6, 450 (1928). Ref. Zbl. Hautkrkh. 29, 190 (1929). — JEANSELME, É. u. O. ELIASCHEFF: (a) Examen histologique de deux nodosités juxta-articulaires. Bull. Soc. méd. Hôp. Paris 42, No 28, 1404 (1926). Ref. Zbl. Hautkrkh. 23, 832 (1927). (b) Contribution à l'étude de la structure des nodosités juxta-articulaires. Schweiz. med. Wschr. 57, Nr 2, 25 (1927). Ref. Zbl. Hautkrkh. 23, 832 (1927). — JERSILD: Subcutane skleröse Gummiknötchen. Dän. dermat. Ges., 1. Febr. 1922. Ref. Dermat. Z. 40, 45 (1924). — JESSNER, M.: (a) Zur Kenntnis der Acrodermatitis chronica atrophicans. Arch. Dermat. 134, 478 (1921). Ref. Zbl. Hautkrkh. 3, 34 (1922). (b) Weitere Beiträge zur Kenntnis der Acrodermatitis chronica atrophicans. Arch. f. Dermat. 139, 294 (1922). (c) Nodositas juxta-articularis (Nodosité juxta-articulaire). Schles. Ges. vaterländ. Kultur Breslau, 16. Febr. 1923. Ref. Klin. Wschr. 1923, Nr 20, 952. (d) Xanthome. Schles. dermat. Ges., 2. Febr. 1924. Ref. Zbl. Hautkrkh. 12, 132 (1924). (e) Über juxtaartikuläre Knotenbildungen. Klin. Wschr. 3, Nr 33, 1499 (1924). Ref. Zbl. Hautkrkh. 15, 383 (1925). (f) Juxtaartikuläre syphilitische Knotenbildungen. Schles. dermat. Ges., 20. Juni 1925. Ref. Zbl. Hautkrkh. 18, 751 (1926). Siehe auch Arch. f. Dermat. 151, Kongreßber. 257 (1926). Ref. Zbl. Hautkrkh. 23, 830 (1927). (g) Juxtaartikuläre syphilitische Knotenbildungen. 14. Kongr. dtsch. dermat. Ges. Dresden, 13.—16. Sept. 1925. Arch. f. Dermat. 151, Kongreßber., 257 (1926). Ref. Zbl. Hautkrkh. 23, 830 (1927). (h) Über syphilitische juxtaartikuläre Knotenbildungen. Arch. f. Dermat. 152, H. 1, 132 (1926). Ref. Zbl. Hautkrkh. 23, 830 (1927). (i) Aussprache zu JEANSELME [l]. (k) Die deutschrussische Syphilisexpedition 1928, 1. Teil: Reisebericht; 2. Teil: Wissenschaftliches. Med. Sekt. schles. Ges. vaterländ. Kultur Breslau, 17. u. 24. Mai 1929. Ref. klin. Wschr. 8, Nr 32, 1515 (1929). (l) Luetische juxtaartikuläre Knotenbildungen. Schles. dermat. Ges. 16.Nov.1929. Ref. Zbl. Hautkrkh. 38, 433 (1931). — JESSNER, M. u. A. LOEWENSTAMM: Bericht über 66 Fälle von Acrodermatitis chronica atrophicans. Dermat. Wschr. 79, 1169 (1924). — JESSNER, M. u. N. ROSSIANSKY: Die Ergebnisse der deutsch-russischen Syphilisexpedition, 1928. Arch. f. Dermat. 160, Kongreßber., 224 (1930). — JOFFE, M.: Ein Fall von Nodositas juxta-articularis. Med. Mysl' (russ.) 5, 105 (1929). Ref. Zbl. Hautkrkh. 34, 637 (1930). — JOJOT, C.: Observation de nodosités juxta-articulaires. Bull. Soc. Path. exot. Paris 9, Nr 4, 211 (1916). Ref. Arch. Schiffs- u. Tropenhyg. 20, 343 (1916). — JOLLY, G. G.: The occurence and distribution of yaws in Burma. Indian med. Gaz. 61, Nr 12, 581 (1926). Ref. Zbl. Hautkrkh. 23, 816 (1927). — JORDAN, A.: (a) Gelenkerkrankung und juxtaartikuläre Knoten infolge von unerkannter Syphilis. Moskau. Dermat. vener. Ges., 4. Nov. 1923. Siehe Dermat. Z. 45, H. 5/6, 263 (1925). Fall 2. (b) Gelenkerkrankung und juxtaartikuläre Knoten infolge von unerkannter Syphilis. Dermat. Z. 45, H. 5/6, 263 (1925). Ref. Zbl. Hautkrkh. 19, 253 (1926). (c) Aussprache zu OLESSOW (a). JOYEUX: Contribution à l'étude des nodosités juxta-articulaires. Bull. Soc. Path. exot. Paris 6, 711, 10. Dez. 1913.

KADANER, M.: Un cas de nodosités juxta-articulaires chez un blanc. Ann. Soc. belge Méd. trop. 8, Nr 1, 57 (1928). Ref. Zbl. Hautkrkh. 28, 579 (1928). — KAISER, S.: Primäre Hautgicht. Multiple kleinste bis hirsekorngroße Hauttophi der Volarseite der Finger. 14. Kongr. dtsch. dermat. Ges. Dresden, 13.—16. Sept. 1925. Arch. f. Dermat. 151, 386 (1926). Ref. Zbl. Hautkrkh. 18, 526 (1926). — KARCHER: Congenital syphilis: Prepatellar gumma. Arch. of Dermat. 8, Nr 4, 537 (1923). Ref. Zbl. Hautkrkh. 11, 165 (1924). — KEIM, H. L.: Impressions of dermatology in North China. Arch. of Dermat. 17, Nr 5, 619 (1928). Ref. Zbl. Hautkrkh. 29, 59 (1929). — KERL: Subcutane Knoten. Wien. dermat. Ges., 27. Jan. 1921. Ref. Zbl. Hautkrkh. 1, 20 (1921). — KERR, W. M.: Should gangosa be removed from the nomenclature of tropical medicine? Amer. J. trop. Med. 2, Nr 4, 353 (1922). Ref. Zbl. Hautkrkh. 7, 49 (1923). — KESTNER, O. u. W. BORCHARDT: Klimauntersuchungen in den Tropen. Klin. Wschr. 8, 1796 (1929). — KETRON, L. W.: Dermatitis atrophicans. With reports of a case showing a fibroid formation. Urol. a. cutan. Rev. 1, Nr 3 (1913). (Nach HOPKINS.) — KISSMEYER, A.: (a) Cas de „sarcoide souscutanée (DARIER)" à base syphilitique. Forh. v. nord. dermat. forening Kopenhagen, 4. Sitzg 10.—12. Juni **1919**, 57 (1921). Ref. Zbl. Hautkrkh. **2**, 91 (1921). (b) Aussprache zu JERSILD. (c) Referat über FEX. — KLAUDER, J. V.: (a) Syphilis and Trauma: The workmen's compensation act, the industrial physician and the syphilitic employee. J. amer. med. Assoc. **78**, Nr 14, 1029 (1922). Ref. Zbl. Hautkrkh. **5**, 315 (1922). (b) Aussprache zu Fox [d]. — KOLLE: Experimentelle Untersuchungen über Syphilis- und Recurrensspirochätose. Dtsch. med. Wschr. **1926**, Nr 1, 11. — KOMAROV, M.: Zwei Fälle von Noduli juxtaarticulares infolge von Syphilis. Russk. Vestn. Dermat. **8**, 639 u. dtsch. Zusammenfassung 642 (1930). Ref. Zbl. Hautkrkh. **36**, 831 (1931). — KOOPMANN, W.: Die Ausbreitung der Tuberkulose in den Steppen der Kirgisen. (Eine Studienreise im Auftrage der Deutschen Forschungsanstalt für Tuberkulose.) Beitr. Klin. Tbk. **68**, H. 6, 807 (1928). Ref. Zbl. Hautkrkh. **28**, 185 (1929). — KOPSTEIN, F.: The moluccas. Meded. Dienst. Volksgezdh. Nederl. Indië **1926**, Nr 1, 1. Ref. Zbl. Hautkrkh. **21**, 336 (1927). KORSBJERG, A.: Die Bismuthbehandlung von Syphilis und Framboesie. Geneesk. Tijdschr. Nederl. Indië **63**, H. 5, 751 (1923). Ref. Zbl. Hautkrkh. **12**, 82 (1924). — KREIBICH: DUPUYTRENsche Kontraktur mit Einlagerung von derben Knoten in den Sehnen der Hohlhand. Dtsch. dermat. Ges. tschechoslov. Republ., 21. April 1929. Ref. Zbl. Hautkrkh. **31**, 154 (1929). — KREINER, W.: Ein Fall von symmetrischer Fibromatose. Dtsch. Z. Chir. **212**, 410 (1928). Ref. Zbl. Hautkrkh. **31**, 338 (1929). — KUIJER, A.: Aus den Jahresberichten des militärärztlichen Dienstes in Soemba, 1919 u. 1920. Geneesk. Tijdschr. Nederl. Indië **62**, H. 1, 35 (1922). Ref. Zbl. Hautkrkh. **6**, 460 (1923).

LACAPÈRE, G.: (a) Les accidents cutanés de la syphilis secondaire chez les indigènes de l'Afrique du Nord. Ann. Mal. vénér. **16**, Nr 4, 193; No 5, 279 (1921). Ref. Zbl. Hautkrkh. **2**, 191 (1921). (b) La syphilis chez les indigènes de l'Afrique du Nord. Ann. Mal. vénér. **17**, No 5, 321; No 7, 493; No 8, 561; No 10, 734 (1922). Ref. Zbl. Hautkrkh. **7**, 274; 8, 519 (1923). (c) La syphilis arabe, p. 212. Paris 1923. (Nach JEANSELME [g].) — LAFONT: Sur les nodosités juxta-articulaires dans l'île de Maurice. Bull. Soc. Méd. Maurice **1911**. (Nach VAN DIJKE und OUDENDAL.) — LAI, D. G. u. SUCHEN WANG LAI: Incidence of syphilis among the chinese soldiers at Swatow. A preliminary report. China med. **42**, 557 (1928). Ref. Zbl. Hautkrkh. **28**, 867 (1929). — LANE, C. R.: A case of subcutaneous fibroid syphiloma. Lancet **213**, Nr 15, 755 (1927). — LANE, J. E.: (a) Aussprache zu Fox [a]. (b) Aussprache zu PAROUNAGIAN u. RULISON. (c) Aussprache zu SCHWARTZ [a]. (d) Syphilitic bursitis. (Luetic bursopathy of VERNEUIL.) J. amer. med. Assoc. **82**, Nr 11, 852 (1924). Ref. Zbl. Hautkrkh. **13**, 471 (1924). (e) Aussprache zu SCHWARTZ [c]. — LANGER: (a) Lues, Trauma und Resistenz. Berl. dermat. Ges., 12. Mai 1925. Ref. Zbl. Hautkrkh. **17**, 620 (1925). (b) Knotige Veränderungen an beiden Knien. Berl. dermat. Ges., 9. Juni 1925. Ref. Zbl. Hautkrkh. **17**, 851 (1925). — LAPLANE, L.: Un cas de sarcoïde hypodermique de la jambe. Bull. Soc. franç. Dermat. **1921**, No 3, 75 (1921). Ref. Zbl. Hautkrkh. **2**, 86 (1921). — LAPOWSKI: Aussprache zu PAROUNAGIAN u. RULISON. — LEBOEUF: Note sur l'existence des nodosités juxta-articulaires de JEANSELME dans l'archipel calédonien. Ann. Hyg. et Méd. colon. **1911**, 549. Ref. Arch. Schiffs- u. Tropenhyg. **16**, 602 (1912). — LEGER, M.: Les méfaits de la syphilis dans les colonies françaises. Rev. Hyg. **47**, No 12, 1070 (1925). Ref. Zbl. Hautkrkh. **20**, 636 (1926). — LEHRNBECHER, A.: Über Calcinosis interstitialis und ihre Beziehungen zur RAYNAUDschen Krankheit. Bruns' Beitr. **142**, H. 2, 380 (1928). Ref. Zbl. Hautkrkh. **27**, 401 (1928). — LEICHTENTRITT, B.: (a) Rheumatismus nodosus. Schles. dermat. Ges., 7. Juli 1928. Ref. Zbl. Hautkrkh. **29**, 765 (1929). (b) Die rheumatische Infektion im Kindesalter. Erg. inn. Med. **37**, 1 (1929). (c) Die rheumatische Infektion im Kindesalter. Med. Sekt. schles. Ges. vaterländ. Kultur, 24. Jan. 1930. Ref. klin. Wschr. **9**, 621 (1930). — LEJEUNE, E. u. A. DUREN: Nodosités juxta-articulaires de LUTZ-JEANSELME, p. 17. Bahia 1922. (Nach JEANSELME [g].) --- LENGYEL, N.: Syphilis und Trauma. Cluj. med. (rum.) **4**, Nr 3/4, 103 (1923). Ref. Zbl. Hautkrkh. **9**, 225 (1924). — LEVIN: (a) Syphilitic bursitis and tuberospiginous syphilids cured. Arch. of Dermat. **7**, Nr 2, 254 (1923). Ref. Zbl. Hautkrkh. **8**, 361 (1923). (b) Multiple gummas and fibroid syphilomas of the skin, subcutaneous tissue, muscles, tendons and periosteum. Arch. of Dermat. **12**, Nr 3, 437 (1925). Ref. Zbl. Hautkrkh. **18**, 906 (1926). — LÉVY, G.: Concrétions calcaires des mains. Bull. Soc. franç. Dermat. **33**, No 7, 589 (1926). Ref. Zbl. Hautkrkh. **22**, 543 (1927). — LICHTENSTEIN, A.: Rhinatrophia mutilans. Geneesk. Tijdschr. Nederl. Indië **66**, H. 5, 680 (1926). Ref. Zbl. Hautkrkh. **24**, 253 (1927). — LITTLE, E. G. G.: A case of sarcoids of the DARIER-ROUSSY type. Brit. J. Dermat. **33**, Nr 2, 61 (1921). Ref. Zbl. Hautkrkh. **1**, 200 (1921). — LOON, VAN: Bericht des wissenschaftlichen Teiles der Versammlungen der Abteilung Batavia von der Vereinigung zur Förderung der ärztlichen Wissenschaften in Niederländisch-Indien. Geneesk. Tijdschr. Nederl. Indië **62**, H. 4, 80 (1922). Ref. Zbl. Hautkrkh. **9**, 127 (1924). — LOPEZ-RIZAL, P. GUTIERREZ u. L. FERNANDEZ: A field experiment in the control of yaws. Philippine J. Sci. **30**, Nr 4, 431 (1926). Ref. Zbl. Hautkrkh. **22**, 539 (1927). — LUTZ, A.: Brief vom September 1891 aus Honolulu an die Monatshefte für praktische Dermatologie. Mh. Dermat. **14**, 30 (1892).

MAASS, E.: Die Framboesie im nordwestlichen Hinterland Liberias und ihre Behandlung mit Bismogenol. Arch. Schiffs- u. Tropenhyg. **32**, H. 5, 221 (1928). Ref. Zbl. Hautkrkh. **28**, 303 (1929). — MACGREGOR: Traité de pathologie exotique. Brit. med. J. **1901**. (Nach VAN DIJKE u. OUDENDAL.) — MACKEE: Aussprache zu SCHWARTZ [c]. — MCKENZIE, A.: A case of syphilitic infection in a patient suffering from yaws. Lancet **207**, Nr 25, 1280 (1924). Ref. Zbl. Hautkrkh. **19**, 764 (1926). — MACLEOD, J. M. H. u. WIGLEY: Case of periarticular fibromata of the skin. Proc. roy. Soc. Med. 18, sect. Dermat., 18. Dez. 1924. 34. Ref. Zbl. Hautkrkh. **17**, 537 (1925). — MAKAI, E.: Über Lipogranulomatosis subcutanea. Klin. Wschr. **1928**, Nr 49, 2343. — MALONEY: Syphilitic fibrous nodules of the forearms. N. Y. Acad. Med., 5. Dez. 1922. Arch. of Dermat. **7**, Nr 4, 560 (1923). — MANSON: „Juxta-articular nodules" in „Tropical diseases", 7. Aufl., p. 743. London: Cassel u. Co. 1921. — MANSON-BAHR, P. H.: Yaws. Brit. J. vener. Dis. 4, Nr 1, 44, 64 (1928). Ref. Zbl. Hautkrkh. **27**, 418 (1928). — MANTEUFEL, P.: Die Syphilis in den Tropen. Handbuch der Haut- und Geschlechtskrankheiten, Bd. 17, Teil 3, S. 351. Berlin: Julius Springer 1928. — MANTEUFEL, P. u. K. HERZBERG: Zur Syphilis-Framboesiefrage. Med. Welt **3**, 297 (1929). — MARGÉRIDON: Des nodosités juxta-articulaires: leur répartition en Afrique équatoriale. Presse méd. **1926**, 1579. Ref. Ann. Mal. vénér. **1927**, No 4, 311. — MARIQUE, P.: Evolution anatomo-pathologique des vaselinomes. Arch. franco-belges Chir. **30**, 962 (1927). Ref. Zbl. Hautkrkh. **33**, 806 (1930). — MARTIN, H.: (a) Westafrikanische Reiseerfahrungen. Frankf. dermat. Ver., 30. Sept. 1926. Ref. Zbl. Hautkrkh. **22**, 308 (1927). (b) Ein Beitrag zur Frage der juxtaartikulären Knotenbildungen bei Syphilis. Dermat. Z. **54**, 26 (1928). Ref. Zbl. Hautkrkh. **29**, 190 (1929). — MASUDA: (a) On the deposit of lime in the skin. Jap. J. Dermat. **26**, Nr 2, 7 (1926). Ref. Zbl. Hautkrkh. **21**, 211 (1927). (b) Über Calcinosis universalis. Jap. J. Dermat. **27**, Nr 4, 277 u. deutsche Zusammenfassung 1927. S. 15. Ref. Zbl. Hautkrkh. **25**, 334 (1928). (c) Über die experimentelle Kalkablagerung. Jap. J. of Dermat. **27**, Nr 9, 32 (1927). Ref. Zbl. Hautkrkh. **27**, 359 (1928). — MATRAS: Nodositas juxta-articularis neben tuberoserpiginösem Syphilid. Wien. dermat. Ges. 28. Mai 1931. Ref. Zbl. Hautkrkh. **39**, 38 (1931). — MATSUMOTO, S., Y. IKEGAMI u. S. TAKASAKI: (a) On the immunological relation between syphilis and framboesia (Prelim. report.). Acta dermat. (Kioto) **7**, H. 6, 753 (1926). Ref. Zbl. Hautkrkh. **22**, 538 (1927). (b) On the immunological relationship between syphilis and framboesia. Inoculation experiment with framboesia in syphilitic rabbits conjectured to be cured with salvarsan. Acta dermat. (Kioto) **9**, H. 1, 113 (1927). — MATSUNAGA, F.: Experimentelle Studien mit dem Wismutpräparat bei Framboesie. Acta dermat. (Kioto) **7**, H. 1, 13 (1926). Ref. Zbl. Hautkrkh. **20**, 330 (1926). — MATTA, DA, A.: Primäre Fälle von LUTZ-JEANSELME-scher knötchenförmiger Erkrankung im Gebiet der Amazonenstromes. Brazil méd. (port.) **2**, No 3, 26 (1921). Ref. Zbl. Hautkrkh. **3**, 245 (1922). — MAYER u. ROCHA LIMA: Nodositas juxta-articularis. 12. Kongr. dtsch. dermat. Ges. Hamburg **1921**. Arch. f. Dermat. **138**, 472 (1922). — MEGAW, J. W. D. u. J. C. GUPTA: The geographical distribution of some of the diseases of India. Indian med. Gaz. **62**, Nr 6, 299 (1927). Ref. Zbl. Hautkrkh. **25**, 553 (1928). — MEIROWSKY: Neurofibromatosis mit kalkartigen Einlagerungen. Köln. dermat. Ges., 31. Jan. 1930. Ref. Zbl. Hautkrkh. **34**, 17 (1930). — MEMMESHEIMER, A.: Ein Fall von Kalkablagerung in der Haut. Dermat. Wschr. **75**, Nr 50, 1223 (1922). Ref. Zbl. Hautkrkh. **7**, 502 (1923). — MENDELSON, R. W.: (a) Xanthoma tropicum (juxta-articular nodules). J. trop. Med. **26**, 181 (1923). Ref. Zbl. Hautkrkh. **10**, 54 (1924). (b) Some interesting diseases observed in the clinic of the Bangkok central hospital. J. trop. Med. **28**, Nr 22, 393 (1925). Ref. Zbl. Hautkrkh. **19**, 771 (1926). — MERKLEN, PR., M. WOLF u. A. VALLETTE: Sclérodermie avec concrétions calcaires. Bull. Soc. franç. Dermat. **1924**, No 7, 120 (1924). Ref. Zbl. Hautkrkh. **16**, 208 (1925). — METSCHERSKY: Ein Fall von juxtaartikulären Knoten, kombiniert mit Syphiliden. (Siehe JEANSELME [i].) — MICHAEL, E.: Syphilis und Trauma. Berl. dermat. Ges., 8. Jan. 1929. Ref. Zbl. Hautkrkh. **29**, 490 (1929).— MICHAEL, M.: Syphilis und Trauma. Handbuch der Haut- und Geschlechtskrankheiten Bd. 15, II. Hälfte. 1929. — MICHELSON: (a) Syphilitic sarcoid of subcutaneous type. Arch. of Dermat. **20**, 407 (1929). Ref. Zbl. Hautkrkh. **34**, 213 (1930). (b): Syphilis nodular (resembling subcutaneous sarcoid). Arch. of Dermat. **22**, 139 (1930). Ref. Zbl. Hautkrkh. **35**, 689 (1931). (c) Subcutaneous fibroid syphilomas, juxta-articular type. Arch. of Dermat. **23**, 1012 (1931). Ref. Zbl. Hautkrkh. **38**, 662 (1931). — MILIAN, G.: Syphilis traumatique. Rev. franç. Dermat. **2**, No 9/10, 496 (1926). Ref. Zbl. Hautkrkh. **23**, 254 (1927). — MILIAN u. LOTTÉ: Syphilide ulcéro-gommeuse traumatique. Bull. Soc. franç. Dermat. **33**, No 3, 175 (1926). Ref. Zbl. Hautkrkh. **20**, 605 (1926). — MILIAN, G. u. MARCERON: Abcès froids tuberculeux multiples de l'hypoderme. Rev. franç. Dermat. **2**, No 1, 6 (1926). Ref. Zbl. Hautkrkh. **20**, 497 (1926). — MILIAN u. RIVALIER: Sclérose dermo-hypodermique des cuisses. Bull. Soc. franç. Dermat. **1924**, No 6, 323 (1924). Ref. Zbl. Hautkrkh. **15**, 364 (1925). — MONCAREY: A propos de nodosités juxta-articulaires. Brux. méd. **5**, No 49 (1925). — MONTEL, L.-R. (DE SAÏGON): (a) Nodosités juxta-articulaires chez les Annamites. Traitement par le arsénobenzol. Bull. Soc. Path. exot. Paris, **13**, 554, 7. Juli 1920. (Nach VAN DIJKE u. OUDENDAL.) (b) Etudes de pathologie annamite en Cochinchine. Bull. Soc. Path. exot. Paris 17, No 6, 434 (1924). Ref. Zbl. Hautkrkh. 15, 371 (1925). — MONTENEGRO, J.: Ätiologie und Pathogenese der juxtaartikulären Knoten. (portugiesisch.) Boll. Soc. med.-chir. S. Paolo-Brazil 5, 199 (1922). — MONTPELLIER, J.: Nodosités juxta-articulaires. Rev. prat. Mal. Pays chauds 5, No 7, 305 (1925). Ref. Zbl. Hautkrkh. 20, 86 (1926). — MONTPELLIER, J. u. M. BÉRAUD: La filario-réaction chez les sujets atteints de „gale filarienne". Bull. Soc. franç. Dermat. 1921, No 7, 344 (1921). Ref. Zbl. Hautkrkh. 3, 441 (1922). — MONTREL, F. u. J. OLESSOW: Über einen Fall von einem periartikulären, fibrösen Knoten mit einem höckrigen Syphilid auf diesem. Venerol. (russ.) 5, 1103 (1928) u. deutsche Zusammenfassung 1928. S. 1106. Ref. Zbl. Hautkrkh. 31, 113 (1929). — MORIN, H.: (a) Nodosités juxta-articulaires chez un européen. Marseille méd., Jan. 1924. (Nach BERNARD [c].) (b) Nodosités juxta-articulaires chez un européen. Rev. prat. Mal. Pays chauds 3, No 6, 503 (1924). Ref. Zbl. Hautkrkh. 13, 69 (1924). — MOSS, W. L.: Yaws results of néosalvarsan therapy after five years. Ann. trop. Med. 20, Nr 4, 365 (1926). Ref. Zbl. Hautkrkh. 23, 81 (1927). — MOSS, W. L. u. G. H. BIGELOW: (a) Yaws. An analysis of 1046 cases. Trans. Assoc. amer. Physicians 36, 105 (1921). Ref. Zbl. Hautkrkh. 9, 126 (1924). (b) Yaws. An analysis of 1046 cases in the Dominican republic. Bull. Hopkins Hosp. 33, 43 (1922). Ref. Zbl. Hautkrkh. 11, 437 (1924). — MOUCHET u. DUBOIS: Le traitement du pian et de la syphilis par le salvarsan dans la prâtique indigène. Bull. Soc. Path. exot. Paris 6, 14 (1913). (Nach BERNARD [d].) — MÜHLENS, P.: „Treponema pertenue" in KOLLE-WASSERMANNs Handbuch der pathogenen Mikroorganismen, Bd. 7, S. 853. 1913. — MÜHLENS, P., R. L. DIOS, J. PETROCCHI u. J. A. ZUCCARINI: Haut-Leishmaniosis und tropische Framboesie. Rev. Inst. bacter. Buenos Aires 4, No 3, 344 (1925). Ref. Zbl. Hautkrkh. 22, 805 (1927). — MÜLLER, A.: Framboesie und Syphilis. Dtsch. med. Wschr. 1923, Nr 10, 309. Ref. Zbl. Hautkrkh. 8, 406 (1923). NÄGELSBACH, E.: Die Syphilis in Westabessinien. Arch. Schiffs- u. Tropenhyg. 30, H. 3, 121 (1926). Ref. Zbl. Hautkrkh. 20, 209 (1926). — NANUM: Zwei Fälle von juxta-artikulären Knoten. Venerol. (russ.) 1928, Nr 5. (Nach GOUGEROT, BURNIER und ELIASCHEFF [b].) — NATHAN: Aussprache zu FÜRST. — NÉKAM: Aussprache zu HERCZEG. — NEUBERGER, H.: Luetische Pseudotumoren. (1. Tumor ventriculi; 2. Tumor musculorum abdominis; 3. Tumor retrobulbaris.) Mitt. Grenzgeb. Med. u. Chir. 38, H. 1, 71 (1924). Ref. Zbl. Hautkrkh. 16, 234 (1925). — NEVEUX: Le Narindé, fibromatose souscutanée des Toucouleurs du Bourdon (Sénégal). Rev. Méd. trop. 4, 183; 5, 150. (Nach VAN DIJKE u. OUDENDAL.) — NICHOLS, H. J.: Experimental immunity in syphilis and yaws. Amer. J. trop. Med. 5, Nr 6, 429 (1925). Ref. Zbl. Hautkrkh. 19, 880 (1926). — NICOLAU, S.: Sur un cas de sarcoïdes sous-cutanées (type DARIER-ROUSSY). Bull. Soc. roum. Dermat. 1, 18 (1929). Ref. Zbl. Hautkrkh. 31, 629 (1929). — NIELSEN, L.: (a) Aussprache zu JERSILD. (b) Subcutane Sarkoide, positiver Wassermann. Hosp.tid. (dän.) 65, Nr 49 (1922). Ref. Zbl. Hautkrkh. 8, 279 (1923). — NIJKERK, M.: Ein Fall syphilitischer Gummata an der Stelle, auf die ein Trauma eingewirkt hat. Nederl. Tijdschr. Geneesk. 69 I, Nr 1, 26 (1925). Ref. Zbl. Hautkrkh. 16, 913 (1925). — NITSEN, VAN: Les manifestations tertiaires du pian. Bull. méd. Katanga, April 1925. (Nach BERNARD [d].) — NOBL: Acrodermatitis atrophicans mit tumorförmigen Einlagerungen und SUDEK-KIEN-BÖCKscher Knochenatrophie. Wien. dermat. Ges., 25. Okt. 1923. Ref. Zbl. Hautkrkh. 11, 288 (1924). — NOËL, P.: (a) Etiologie des nodosités juxta-articulaires. Ann. Mal. vénér. 17, No 10, 721 (1922). Ref. Zbl. Hautkrkh. 7, 410 (1923); Dermat. Wschr. 1923, Nr 14, 306. (b) Un cas de nodosités juxta-articulaires chez une européenne. Ann. de Dermat. 6, No 3, 205 (1925). Ref. Zbl. Hautkrkh. 17, 898 (1925). — NOGUCHI: Aussprache zu STRONG. NOGUE: (a) La syphilis chez les indigènes du Sénégal. Bull. Soc. med. chir. de l'Ouest Africain, 13. März 1921. (Nach GOUGEROT, BURNIER und ELIASCHEFF. (b) La syphilis chez les indigènes du Sénégal. La lutte contre la syphilis à Dakar. Ann. d'Hyg. 2, No 3, 149 (1924). Ref. Zbl. Hautkrkh. 13, 377 (1924). — NUNEZ, S.: Suspected yaws in Costa-Rica. Amer. J. trop. Med. 5, Nr 6, 425 (1925). Ref. Zbl. Hautkrkh. 19, 765 (1926). — NYSSEN, R. u. L. VAN BOGAERT: Traumatisme, cranien et localisation méningo-encéphalitique de la syphilis. Le Scalpel 8, No 15, 355 (1925). Ref. Zbl. Hautkrkh. 17, 669 (1925). OITICICA: Zwei Fälle von LUTZ-JEANSELMEscher Knotenbildung (port.). (Nach JEANSELME [g].) — OKSIONOW: Über Sclerogummata. Russk. Ž. Koshnych i vener. Bolesnei 1911, 257. (Nach ROSSOW.) — OLESSOW, F.: (a) Fibröse Gummen (?). Moskau. venerol.-dermat. Ges., 7. Mai 1925. Ref. Zbl. Hautkrkh. 18, 653 (1926). (b) Zur Frage der „Nodosités juxta-articulaires LUTZ-JEANSELME". Russk. klin. 6, Nr 28, 220 (1926). Ref. Zbl. Hautkrkh. 22, 821 (1927). (c) Contribution à l'étiologie des nodosités juxta-articulaires de JEANSELME-LUTZ. Ann. de Dermat. 8, No 1, 22 (1927). Ref. Zbl. Hautkrkh. 23, 704 (1927). — OLEYNICK: Subcutaneous nodular syphiloderm. Arch. of Dermat. 19, 842 (1929). Ref. Zbl. Hautkrkh. 32, 650 (1930). — OLIVER, W. J.: (a) Case of subcutaneous nodules for diagnosis. Proc. roy. Soc. Med. 18, Nr 9, sect. dermat. 53, 19. März 1925. Ref. Dermat. Wschr. 1925, Nr 45, 1637. (b) Subcutaneous calcareous nodules. Brit. J. Dermat. 38, Nr 8/9, 335 (1926). Ref. Zbl. Hautkrkh. 22, 243 (1927). — OUZILLEAU, F.: Les filaires humaines de la région du Mbomou. (Afrique équatoriale française.) Rôle de la Filaria volvulus. Bull. Soc. Path. exot. Paris 6, 80 (1913). (Nach Jeanselme [g].) — Onorato, R.: Le nodosità juxta-articolari in Tripolitania. Arch. ital. Sci. med. colon. 5, H. 4/6, 65; H. 7/9, 97 (1924). Ref. Zbl. Hautkrkh. 17, 538 (1925).

Page, H. N.: The relation of syphilis to trauma. South. med. J. 18, Nr 3, 206 (1925). Ref. Zbl. Hautkrkh. 17, 670 (1925). — Paillard, H.: Notions récentes sur le diagnostic et le traitement de la syphilis osseuse. J. Méd. franç. 11, No 4, 172 (1922). Ref. Zbl. Hautkrkh. 7, 61 (1923). — Pardo-Castello: Aussprache zu Quero [a]. — Parham, J. C.: The relation between syphilis and yaws as observed in American Samoa. Amer. J. trop. Med. 2, Nr 4, 341 (1922). Ref. Zbl. Hautkrkh. 6, 524 (1923). — Parounagian u. Mason: Subcutaneous nodular syphiloderm. Arch. of Dermat. 13, Nr 2, 279 (1926). Ref. Zbl. Hautkrkh. 22, 101 (1927). — Parounagian u. Rulison: Syphilitic bursitis (olecranon). Arch. of Dermat. 5, Nr 6, 820 (1922). Ref. Zbl. Hautkrkh. 6, 532 (1923). — Patanè, C.: (a) La prima osservazione di nodosità juxta-articolari in Cirenaica. Policlinico, sez. chir., 32, H. 9, 428 (1925). Ref. Zbl. Hautkrkh. 19, 435 (1926). (b) Seconda osservazione in Cirenaica di nodosità juxta-articolari in soggetto luetico. Arch. ital. Sci. med. colon. 8, H. 1, 20 (1927). Ref. Zbl. Hautkrkh. 23, 832 (1927). — Pasini, A.: Sifilide e trauma. Nota critica. Giorn. ital. Mal. vener. Pelle 62, H. 2, 102 (1921). Ref. Zbl. Hautkrkh. 2, 191 (1921). — Patrassi, G.: Le calcinosi cutanee. Su di un caso di calcificazione cutanea simmetrica dei ginocchi da trauma. Arch. ital. Dermat. 4, 581 (1929). Ref. Zbl. Hautkrkh. 32, 742 (1930). — Pautrier, L.-M. u. Zimmerlin: Sarcoïde hypodermique, guérie par le traitement antisyphilitique, chez un spécifique présentant des gommes multiples. Bull. Soc. franç. Dermat. 1921, No 8, 53 (1921). Ref. Zbl. Hautkrkh. 3, 486 (1922). — Penris, P. W. L.: Die Häufigkeit der Framboesie und über positive Serumreaktion (Sachs-Georgi) bei verschiedenen Eingeborenenstämmen. Geneesk. Tijdschr. Nederl.-Indië 64, H. 1, 48 (1924). Ref. Zbl. Hautkrkh. 14, 353 (1924). — Petráček, E.: Symmetrische lokalisierte tertiäre Lues in Verbindung mit chronischem Trauma. Česká Dermat. 9, 160 u. englische Zusammenfassung, 1928. S. 164. Ref. Zbl. Hautkrkh. 29, 466 (1929). — Petruškin, S.: Noch 2 Fälle von Nodosités juxta-articulaires Jeanselme bei Personen, welche die Grenzen des europäischen Rußland nie verlassen haben. Venerol. (russ.) 1929, Nr 1, 12 u. deutsche Zusammenfassung 1929. S. 14. Ref. Zbl. Hautkrkh. 31, 112 (1929). — Peyrot, J.: Nodosités juxta-articulaires non syphilitique chez un Dahoméen. Marseille méd. 60, No 22, 1074 (1923). Ref. Zbl. Hautkrkh. 11, 144 (1924). — Pick, W.: Syphilitische juxtaartikuläre Knotenbildung. Dtsch. dermat. Ges. tschechoslov. Republ., 19. Juni 1927. Ref. Zbl. Hautkrkh. 25, 163 (1928). — Picout-Laforest: Un cas de nodosités juxta-articulaires d'origine syphilitique chez un indigène du Sahara. Arch. Inst. Pasteur Algérie 3, 143 (1923). (Nach Gutierrez [b].) Ref. Zbl. Hautkrkh. 20, 700 (1926). — Pinard, Vernier u. Abricossof: Nodosités au niveau des tendons d'Achille chez un hérédo-syphilitique. Bull. Soc. Dermat. 1929, No 5. (Nach Smeloff.) — Pinoy: siehe Commes. — Pintér: Darier-Roussy Sarkoid. Ung. dermat. Ges., 5. Okt. 1928. Ref. Zbl. Hautkrkh. 29, 255 (1929). — Plehn u. Carl Mense jun.: „Framboesie" in „Menses Handbuch der Tropenkrankheiten", 3. Aufl., Bd. 2. 1924. — Polidori, V.: Un cas de nodosités juxta-articulaires. Bull. Soc. méd.-chir. Indo-Chine 11, 53. (Nach van Dijke u. Oudendal.) — Pollitzer: Aussprache zu Parounagian u. Rulison. — Pommer, G.: Zur Kenntnis der mikroskopischen Gichtbefunde und ihrer Untersuchungsverfahren. Klin. Wschr. 8, Nr 26, 1201 (1929). — Pontoppidan, B.: Subcutane Kalkknoten bei pluriglandulärer Insuffizienz. Hosp.tid. (dän.) 64, Nr 7, 12 (1921). Ref. Zbl. Hautkrkh. 1, 412 (1921). — Pospelow, W. A.: (a) Ein Fall von Ablagerung von Kalksalzen in der Haut. (russ.) Moskov. med. J. 1921, Nr 2/3, 28. Ref. Zbl. Hautkrkh. 7, 397 (1923). (b) Ein Fall von Kalkablagerung in der Haut. Arch. f. Dermat. 140, H. 1, 75 (1922). Ref. Zbl. Hautkrkh. 7, 397 (1923). — Poupelain: Les nodosités juxta-articulaires, leur origine probablement syphilitique. Bull. Soc. Path. exot. Paris 7. Juli 1920, 548. (Nach Jeanselme [g].) — Powell, A.: Framboesia: History of its introduction into India; with personal observations of over 200 initial lesions. Proc. roy. Soc. Med. 16, Nr 8, sect. trop. Dis., 15 (1923). Ref. Zbl. Hautkrkh. 10, 180 (1924). — Prodanoff, A.: Sur la localisation des tumeurs glomiques. (Angio-neuromyome de P. Masson.) Ann. d'Anat. path. 4, No 2, 147 (1927). Ref. Zbl. Hautkrkh. 24, 225 (1927). — Prokopčuk, A.: Zur Frage der Nodosités juxta-articulaires (Jeanselme-Lutz). Venerol. (russ.) 1929, Nr 1, 5 u. französische Zusammenfassung 1929. S. 12. Ref. Zbl. Hautkrkh. 31, 112 (1929). — Proteus: Le malattie sessuali dei paesi caldi. Rass. Studi sess. 4, No 1, 11 (1924). Ref. Zbl. Hautkrkh. 13, 95 (1924).

Quero: (a) Juxta-articular nodules (Lutz-Jeanselme). Arch. of Dermat. 19, 690 (1929). Ref. Zbl. Hautkrkh. 31, 657 (1929). (b) Juxta-articular nodules. Arch. of Dermat. 19, 992 (1929). Ref. Zbl. Hautkrkh. 32, 834 (1930) — Quervain, F. de: (a) Multiple juxtaartikuläre fibrös-gummöse Knoten. Med. Bezirksver. Bern, 4. März 1920. Ref. Schweiz. med. Wschr. 1920, Nr 29, 15. Juni 1920. (b) Sur l'étiologie des nodosités juxta-articulaires.

Lyon. chir., Sept./Okt. **1921**. (c) A propos des nodosités juxta-articulaires. Gaz. Hôp. **95**, No 62, 997 (1922). Ref. Zbl. Hautkrkh. **7**, 410 (1923).
RABELLO: Juxtaartikuläre Knotenbildungen von LUTZ-JEANSELME. Soc. brazil. Dermat. (port.), 11. Aug. 1916. (Nach JEANSELME [g].) — RAMEL: Sarcoides de nature syphilitique, du type BOECK et lupus pernio, chez des conjoints. 10. Kongr. schweiz. dermat. Ges. Bern, 10. April 1926. Ref. Zbl. Hautkrkh. **23**, 637 (1927). — RAMSAY, G. C.: The origin of yaws in Assam. Trans roy. Soc. trop. Med. **20**, Nr 8, 506 (1927). Ref. Zbl. Hautkrkh. **24**, 507 (1927). — REINER, D.: Knollentreibendes Sarkom der Kniegegend. Dermat. Abt. israelit. Hosp. Kaszab-Poliklin. Budapest, 18. Sept. 1925. Ref. Zbl. Hautkrkh. **22**, 475 (1927). — REMLINGER: Les nodosités juxta-articulaires chez des Marocains. Bull. Soc. Path. exot. Paris, Mai **1923**. (Nach JEANSELME [g].) — RICHTER, P. F.: Klinische Vorlesungen über Stoffwechselkrankheiten. Die Gicht. Dtsch. med. Wschr. **1929**, Nr 15, 603; Nr 18, 729. — RITCHIE, T. R.: Yaws. Med. J. Austral. **2**, Nr 21, Suppl.-Nr 13, 401 (1927). Ref. Zbl. Hautkrkh. **27**, 179 (1928). — RITTER: Aussprache zu VON GAZA. — ROSSER, C.: Proctologic pecularities of the negro. The fibroplastic diathesis. Amer. J. Surg. **37**, 265 (1923). Ref. Zbl. Hautkrkh. **12**, 449 (1924). — ROSSOW, A. W.: Zur Klinik und Diagnostik der Nodosités juxta-articulaires. Arch. f. Dermat. **157**, 677 (1929). Ref. Zbl. Hautkrkh. **32**, 264 (1930). — ROSTENBERG, A.: Subcutaneous gumma. Arch. of Dermat. **22**, 733 (1930). Ref. Zbl. Hautkrankh. **36**, 652 (1931). — ROUSSET, J.: Nodules souscutanés douloureux ossifiés, apparus en même temps qu'un processus meningé fruste d'origine syphilitique probable. Bull. Soc. franç. Dermat. **36**, 727 (1929). Ref. Zbl. Hautkrkh. **34**, 635 (1930). — ROUSSET, J. und B. GONTHIER: Nodosités juxta-articulaires. Bull. Soc. franç. Dermat. **38**, 1036 (1931). — ROTHMAN, ST.: Aussprache zu HERCZEG. — RUGE, H.: Die Syphilis in den Tropen. Mschr. Harnkrkh. **2**, 174 (1928). Ref. Zbl. Hautkrkh. **29**, 348 (1929).
SAALFELD, E.: (a) Aussprache zu FISCHER. (b) Bemerkung zum Referat von KREINER. — SAKURANE, K.: A case of fibroma durum multiplex on the tip of the fingers and toes of an infant. Jap. J. of Dermat. **24**, 8 (1924). Ref. Zbl. Hautkrkh. **14**, 72 (1924). — SALM, A.-J.: Quelques notes sur le pian et son traitement à Java. Bull. Soc. Path. exot. Paris **16**, No 8, 580 (1923). Ref. Zbl. Hautkrkh. **12**, 470 (1924). — SAMAJA, N.: Calcificazioni simmetriche del sotto cutaneo in un tabetico. Bull. Sci. med. Bologna **1**, Nov./Dez.-H., 346 (1923). Ref. Zbl. Hautkrkh. **13**, 385 (1924). — SANNICANDRO: (a) Nodosità juxta-articolari di natura sifilitica. Giorn. ital. Dermat. **68**, H. 2, 887 (1927). Ref. Zbl. Hautkrkh. **26**, 517 (1928). (b) Le nodosità juxta-articolari di JEANSELME. Eziologia, clinica, anatomia pathologica. Giorn. ital. Dermat. **68**, 1418 (1927). Ref. Zbl. Hautkrkh. **31**, 113 (1929). — SAVATARD, L.: Peri-articular fibroma of the skin. ("Synovial" lesion of the skin.) Arch. of Dermat. **9**, 441 (1924). Ref. Zbl. Hautkrkh. **14**, 72 (1924). — SCHAMBERG, J. F.: Aussprache zu FOX (a). — SCHAMBERG, J. F. u. J. V. KLAUDER: A study of a case of yaws (framboesia tropica) contracted by an american soldier in France. Arch. of Dermat. **3**, Nr 1, 49 (1921). Ref. Zbl. Hautkrkh. **1**, 62 (1921). — SCHAMBERG, J. F. u. WRIGHT: Framboesia. Arch. of Dermat. **17**, Nr 5, 734 (1928). — SCHILLER u. SCHLEGELMILCH: Fibromatosis. Arch. of Dermat. **18**, 781 (1928). Ref. Zbl. Hautkrkh. **29**, 669 (1929). — SCHLOSSBERGER, H.: Syphilis und Framboesie bei Mäusen. Zbl. Bakter. I Orig. **104**, H. 1/4, 237, 241 (1927). Ref. Zbl. Hautkrkh. **26**, 406 (1928). — SCHÖBL, O.: Experimental yaws in Philippine monkeys and a critical consideration of our knowledge concerning framboesia tropica in the light of recent experimental evidence. Philippine J. Sci. **35**, Nr 3, 209 (1928). Ref. Zbl. Hautkrkh. **28**, 580 (1929). — SCHÖBL, O., A. W. SELLARDS u. G. F. LACY: Some protean manifestations of the skin lesions of yaws. Philippine J. Sci. **30**, Nr 4, 475 (1926). Ref. Zbl. Hautkrkh. **24**, 507 (1927). — SCHOLTZ: 18jähr. Patientin mit multiplen Kalkablagerungen in der Haut der Finger. Nordostdtsch. Dermat. Ver. Königsberg, 15. Jan. 1913. Arch. f. Dermat. **115**, 852 (1913). Siehe auch Dermat. Wschr. **84**, Nr 13, 440 (1927). Ref. Zbl. Hautkrkh. **25**, 225 (1928). — SCHÜTZE, W.: Über körnerartige Kalkablagerungen in der Haut. Dermat. Wschr. **84**, Nr 2, 45 (1927). Zbl. Hautkrkh. **23**, 251 (1927). — SCHWARTZ: (a) Bursitis of syphilitic origin. Arch. of Dermat. **9**, Nr 4, 498 (1924). Ref. Zbl. Hautkrkh. **13**, 471 (1924). (b) Sarcoid (DARIER-ROUSSY). Arch. of Dermat. **12**, Nr 5, 752 (1925). Ref. Zbl. Hautkrkh. **19**, 672 (1926). (c) A case for diagnosis (syphilis). Arch. of Dermat. **17**, Nr 4, 553 (1928). Ref. Zbl. Hautkrkh. **28**, 76 (1929). — SEDLAK, V.: Trauma und Lues. Bratislav. lék. Listy **5**, Nr 1, 31 (1925). Ref. Zbl. Hautkrkh. **19**, 512 (1926). — SELLARDS, A. W. u. E. W. GOODPASTURE: Summary concerning the control of yaws. Philippine J. Sci. **22**, Nr 3, 285 (1923). Ref. Zbl. Hautkrkh. **10**, 449 (1924). — SELLARDS, A. W., E. W. GOODPASTURE u. W. DE LEON: Investigations concerning yaws. Philippine J. Sci. **22**, Nr 3, 219 (1923). Ref. Zbl. Hautkrkh. **10**, 449 (1924). — SELLEI, J.: (a) Tumor fibrosus syphiliticus. Gyogyászat (ung.) **1918**, 25. Ref. Dermat. Wschr. **74**, 485 (1922). (b) Briefliche Mitteilung an M. JESSNER vom 2. Jan. 1925. (c) Tumor fibrosus syphiliticus. Über die sog. juxtaartikuläre Knotenbildung bei Syphilitikern. Arch. f. Dermat. **162**, 176 (1930). Ref. Zbl. Hautkrkh. **36**, 831 (1931). — SELMANOVIČ, A.: Zur Charakteristik der epidemischen Syphilis und einiger Hautkrank-

heiten unter der kirgisischen Nomadenbevölkerung. Venerol. (russ.) **1927**, Nr 3, 721 (1927). Ref. Zbl. Hautkrkh. **27**, 669 (1928). — Sharp, N. A. D.: A contribution to the study of Onchocerca volvulus Leuckart, with some observations on its prevalence in Nigeria. Trans. roy. Soc. trop. Med. **19**, Nr 7, 373 (1926). Ref. Zbl. Hautkrkh. **20**, 693 (1926). — Sharp, W. S.: Notes on a case apparently identical with „Goundou" occuring in London. Trans. roy. Soc. trop. Med. **22**, 293 (1928). Ref. Zbl. Hautkrkh. **29**, 828 (1929). — Siebert, W.: Betrachtungen über histopathologische Untersuchungen bei Framboesia tropica. Arch. Schiffs- u. Tropenhyg. **12**, Beih. 5, 137 (1908). — Siemens, H. W.: Einseitige Acrodermatitis atrophicans Herxheimer mit juxtaartikulärer Knotenbildung. Münch. dermat. Ges., 24. Juli 1928. Ref. Zbl. Hautkrkh. **28**, 755 (1928). — Silbermann, B.: (a) Über Nodosités juxta-articulaires. Vener. Dermat. (russ.) **1926**, Nr 4, 529 (1926). Ref. Zbl. Hautkrkh. **22**, 100 (1927). (b) Nodosités juxta-articulaires. Moskau. vener.-dermat. Ges., 1. April 1926. Ref. Zbl. Hautkrkh. **28**, 664 (1928). — Silva, F. J.: (a) Juxtaartikuläre Knoten von Lutz-Jeanselme. Soc. med. Hosp. Bahia **1919**. (Nach Jeanselme [g].) (b) Juxtaartikuläre Knoten von Lutz-Jeanselme. Gaz. med. Bahia 16. Okt. 1920. (Nach Jeanselme [g].) (c) Juxtaartikuläre Knoten von Lutz-Jeanselme. Bahia 1922. Ref. Ann. de Dermat. **1924**, No 1, 38. — Silva Araujo, O., da: (a) Beitrag zur Ätiologie der Knoten von Lutz und Jeanselme. Actas trab. (port.) 3. Congr. nac. Med. **4**, 342 (1927). Ref. Zbl. Hautkrkh. **28**, 195 (1928). (b) Le pian au Brésil. Bull. Soc. Path. exot. Paris **21**, No 5, 387 (1928). Ref. Zbl. Hautkrkh. **28**, 579 (1929). — Simon, C.: (a) Ostéo-périostite syphilitique ancienne méconnue. Traumatisme par balle: syphilide cutanée tertiaire consécutive „in situ". Bull. Soc franç. Dermat. **1921**, No 3, 82 (1921). Ref. Zbl. Hautkrkh. **2**, 92 (1921). (b) Note sur la syphilis dite traumatique. Bull. méd. **35**, 26, 530 (1921). Ref. Zbl. Hautkrkh. **2**, 360 (1921). (c) Sur la syphilis traumatique. Définition. Bull. Soc. franç. Dermat. **33**, No 7, 549 (1926). Ref. Zbl. Hautkrkh. **22**, 396 (1927). (d) Contribution à l'étude de la syphilis traumatique des os et des téguments. Acta dermato-vener. (Stockh.) **7**, H. 1, 7 (1926). Ref. Zbl. Hautkrkh. **21**, 462 (1927). (e) Aussprache zu Jeanselme, Burnier u. Eliascheff. — Sirota, L. u. J. Khiger: Über die sogenannte traumatische Syphilis. Russk. Vestn. Dermat. **6**, 677 u. französische Zusammenfassung, 1928. S. 685. Ref. Zbl. Hautkrkh. **29**, 698 (1929). — Smeloff, N. S.: Un cas de nodosités juxta-articulaires (Jeanselme-Lutz) chez une héredo-syphilitique. Rev. franç. Dermat. **5**, 454 (1929). Ref. Zbl. Hautkrkh. **33**, 761 (1930). — Smith: (a) Aussprache zu Karcher. (b) Aussprache zu Irvine und Turnacliff. — Sobernheim, G.: (a) Siehe de Quervain. (b) Spirochätenbefunde bei den sogenannten Malaienfibromen. Zbl. Bakter. I Orig. **93**, H. 1/4, Beih., 260 (1924). Ref. Zbl. Hautkrkh. **16**, 232 (1925). (c) Zur Ätiologie der multiplen Fibrome der Malaien. Arch. Schiffs- u. Tropenhyg. **28**, Nr 2, 73 (1924). Ref. Zbl. Hautkrkh. **13**, 377 (1924). — Sonntag: Fibröse Geschwülste der Fingerstreckseiten. Dtsch. med. Wschr. **53**, 619 (1927). Ref. Zbl. Hautkrkh. **25**, 689 (1928). — Sorel, E. u. R. Sorel: Arthrites syphilitiques et traumatisme. Ann. Méd. lég. etc. **6**, No 9, 437 (1926). Ref. Zbl. Hautkrkh. **24**, 412 (1927). — Sparacio, B.: (a) Nodosità fibrosa juxta-articolari in sifilitico. Giorn. ital. Dermat. **67**, H. 2, 855 (1926). (b) Nodosités fibreuses juxta-articulaires chez un syphilitique. Ann. Mal. vénér. **21**, No 4, 241 (1926). Ref. Zbl. Hautkrkh. **21**, 459 (1927). — Spillmann, L., Drouet u. Diot: Syphilis et tatouage. Bull. Soc. franç. Dermat. **1923**, Nr 3, 12 (1923). Ref. Zbl. Hautkrkh. **11**, 246 (1924). — Spittel: Framboesia tropica. Tindall édit. London 1923. (Nach Bernard [d].) — Stannus, H. S.: Yaws and syphilis. Brit. J. vener. Dis. **4**, Nr 1, 55 (1928). Ref. Zbl. Hautkrkh. **27**, 619 (1928). — Stanojevič, B.: Über einen Fall von Arthritis sacroiliaca syphilitica bilateralis. Med. Klin. **1929 I**, 348. Ref. Zbl. Hautkrkh. **31**, 112 (1929). — Stegemann, H.: Die chirurgische Bedeutung paraartikulärer Kalkablagerungen. Arch. klin. Chir. **125**, 718 (1923). Ref. klin. Wschr. **3**, 1190 (1924). — Steiner, L.: (a) Über multiple, subcutane, harte, fibröse Geschwülste bei den Malaien. Arch. Schiffs- u. Tropenhyg. **8**, 156 (1904). (b) Über multiple, subcutane, harte, fibröse Geschwülste. Arch. Schiffs- u. Tropenhyg. **13**, Nr 15 (1909). (c) Über multiple, subcutane, harte, fibröse Geschwülste. Beitr. path. Anat. **1911**, Nr 213. (d) Quelques mots à propos de l'article de M. M. E. Jeanselme et O. Eliascheff: Contribution à l'étude de la structure des nodosités juxta-articulaires. Schweiz. med. Wschr. **57**, Nr 17, 395 (1927). — Steinitz, H.: Kalkgicht. (Calcinosis circumscripta und Calcinosis interstitialis.) Klin. Wschr. **1931**, 1132. — Steinmetz, R.: Démonstration d'un cas de sarcoides. 13. Kongr. Schweiz. derm. Ges. 29. u. 30. Juni 1929, Genf. Ref. Zbl. Hautkrkh. **35**, 50 (1931). — Stern, F.: Über juxtaartikuläre Knotenbildung bei Syphilitikern. — Dermat. Wschr. **1930 I**, 677. Ref. Zbl. Hautkrkh. **35**, 165 (1931). — Sticker, G.: „Die gutartigen kurzfristigen Fieberkrankheiten der warmen Länder" in „Menses Handbuch der Tropenkrankheiten", 3. Aufl., 1926, Bd. 4, S. 407. — Stillians, A. W.: (a) Sarcoid and syphilis. J. amer. med. Assoc. **77**, Nr 21, 1615 (1921). Ref. Zbl. Hautkrkh. **4**, 68 (1922). (b) A case for diagnosis. Arch. of Dermat. **11**, Nr 6, 846 (1925). Ref. Zbl. Hautkrkh. **18**, 228 (1926). — Strauss, H.: Über Nodosis rheumatica. Klin. Wschr. **1930**, Nr 24, 1111. — Strümpell, A.: „Die Gicht" im Lehrbuch der speziellen Pathologie und Therapie der inneren

Krankheiten, Bd. 2, S. 255. Leipzig: F. C. W. Vogel 1918. — SUDLEY, E. W.: Lèpre et maladies endémiques à Mohéli (Comores). Bull. Soc. Path. exot. Paris 11, 62, 13. Febr. 1918. (Nach VAN DIJKE u. OUDENDAL.) SWIFT, H.: Rheumatic fever. Amer. J. med. Sci. 170, 631 (1925). (Nach HOPKINS.) — SZANDICZ: Acrodermatitis atrophicans kombiniert mit Arthrosis Heberden und Dermatochalasis. Wien. Derm. Ges. 23. Okt. 1930. Ref. Zbl. Hautkrkh. 37, 32 (1931).

TAKASAKI, S.: (a) Über „Nodosités juxta-articulaires" JEANSELME. Acta dermat. (Kioto) 4, H. 3, 229 (1924). Ref. Zbl. Hautkrkh. 17, 537 (1925). (b) Is there any difference in staining between spirochaeta pallida and spirochaeta pertenuis? Acta dermat. (Kioto) 7, H. 3, 221 u. englische Zusammenfassung, 1926. S. 225. Ref. Zbl. Hautkrkh. 21, 217 (1927). (c) Über sogenannte „Nodosités juxta-articulaires". Weitere Mitteilung über die Histologie des Leidens. Acta dermat. (Kioto) 10, 579 u. deutsche Zusammenfassung 1927. S. 585. Ref. Zbl. Hautkrkh. 28, 578 (1928). — TAKASAKI, S. u. Y. IKEGAMI: Contribution to the etiology of „nodosités juxta-articulaires" JEANSELME. Acta dermat. (Kioto) 10, H. 5, 476 u. englische Zusammenfassung 1927. S. 483. Ref. Zbl. Hautkrkh. 26, 610 (1928). — TAKASUGI, S.: Yaws in the Caroline and Marianne Islands. Trans. 6. Congr. far-east. Assoc. trop. Med. Tokyo 2, 179 (1926). Ref. Zbl. Hautkrkh. 24, 665 (1927). — TARSIS, FR.: Ein Fall von Nodosités juxta-articulaires. Dermat. u. venerol. Ges. Odessa, 27. Jan. 1926. Ref. Russk. Vestn. Dermat. 5, Nr 1, 104 (1927). (Nach ROSSOW.) — TEIVE, V.: Ein Fall von juxtaartikulärer Knotenbildung von LUTZ-JEANSELME (port.). (Nach JEANSELME [g].) — TERRA, F.: Über Dermatosen in Brasilien. Rev. dermat. (port.) 11, Sonder-Nr. 151 (1926). Ref. Zbl. Hautkrkh. 23, 80 (1927). — THEODORESCOU, S.: Un cas de nodosités juxta-articulaires. Bull. Soc. roum. Dermat. 2, 47 (1931). Ref. Zbl. Hautkrkh. 39, 443 (1931). — THIBIERGE, G.: Traumatismes et syphilides cutanées. Étude médico-légale. Gaz. Hôp. 98, No 5, 69 (1925). Ref. Zbl. Hautkrkh. 16, 913 (1925). — THIBIERGE, G. u. R. J. WEISSENBACH: (a) Concrétions calcaires sous-cutanées et sclérodermie. Ann. de Dermat. 1911, 129. (b) Concrétions calcaires sous-cutanées sclérodermie et métabolisme du calcium. Paris méd. 16, No 4, 85 (1926). Ref. Zbl. Hautkrkh. 21, 211 (1927). — THOREK, M.: Tumors on the fingers. With report of case. Med. J. a. Rec. 122, 443 (1925). Ref. Zbl. Hautkrkh. 20, 64 (1926). — TIÈCHE, M.: Nodosités juxta-articulaires. 12. Kongr. schweiz. dermat. Ges. Basel, 2. u. 3. Juni 1928. Ref. Zbl. Hautkrkh. 30, 446 (1929). — TOBIAS: Aussprache zu BROCKELMANN. — TODD, A. H.: Syphilitic arthritis. Brit. J. Surg. 14, Nr 54, 260 (1929). Ref. Zbl. Hautkrkh. 22, 821 (1927). — TOMMASI, L.: (a) Contributo casistico alla conoscenza dei rapporti fra sifilide et traumi. Giorn. ital. Dermat. 66, H. 2, 905 (1925). Ref. Zbl. Hautkrkh. 18, 236 (1926). (b) Cellulite a piastroni simmetrici (nodosità reumatiche?). Giorn. ital. Dermat. 67, H. 2, 855 (1926). — TOVARU, S. u. D. MAVRODIN: Syphilis und Trauma. Rev. Stiint. med. (rum.) 16, Nr 3, 248 (1927). Ref. Zbl. Hautkrkh. 24, 262 (1927). — TRAUB: Aussprache zu SCHWARTZ [c]. — TRUFFI, M.: Noduli sifilitici multipli sottocutanei a tipo fibromatoso. Giorn. ital. Mal. vener. Pelle 65, 705 (1924). Ref. Zbl. Hautkrkh. 14, 96 (1924). — TUMPEER, J. H.: The rôle of trauma in lesions of syphilis with particular reference to the hereditary type. J. amer. med. Assoc. 78, Nr 3, 185 (1922). Ref. Zbl. Hautkrkh. 5, 41 (1922).

ULLMANN: HEBERDENsche Knoten. Wien. dermat. Ges., 27. Jan. 1927. Ref. Zbl. Hautkrkh. 23, 519 (1927). — UMBER, F.: Zur Diagnostik und Therapie chronischer Gelenkerkrankungen. Med. Welt 3, Nr 17, 593 (1929). — URBACH, J.: Lues und Trauma. Med. Klin. 1930 I, 86. Ref. Zbl. Hautkrkh. 35, 540 (1931).

VALLETTE, A.: Sclérodermie et pierre de la peau. Strasbourg. méd. 85, No 14, 209 (1927). Ref. Zbl. Hautkrkh. 26, 59 (1928). — VENERONI, C.: Contributo allo studio della nodosità juxta-articolari. Arch. ital. Sci. med. colon. 9, 481 (1928). Ref. Zbl. Hautkrkh. 30, 263 (1929). — VENTURI, T.: Contributo alla conoscenza d'una dermatosi a piccoli noduli juxta-articolari (reperti clinici, istopatologici, sperimentali). Giorn. ital. Dermat. 70, 161 (1929). Ref. Zbl. Hautkrkh. 31, 95 (1929). — VERCELLINO: Formazioni nodulari cutanea a tipo di sarcoide di DARIER in sifilitica recente. Giorn. ital. Dermat. 67, H. 2, 898 (1926). Ref. Zbl. Hautkrkh. 21, 736 (1927). — VERTH, M. ZUR: Zum Problem der juxtaartikulären Knotenbildungen. Arch. Schiffs- u. Tropenhyg. 29, Beih. 1, 400 (1925). Ref. Zbl. Hautkrkh. 19, 523 (1926). — VOLK, R. u. ST. R. BRÜNAUER: Über eigenartige Reaktionsweisen des tuberkulösen Organismus. Wien. med. Wschr. 76, Nr 31, 947 (1926). — VOLLMER: Tumorbildung. Verslg südwestdtsch. Dermat. Frankf. a. M., 8.—9. Okt. 1921. Ref. Zbl. Hautkrkh. 3, 131 (1922).

WAAR, C. A. H.: (a) Rhinopharyngitis mutilans (Gangosa). Nederl. Tijdschr. Geneesk. 69 I, Nr 12, 1301 (1925). Ref. Zbl. Hautkrkh. 17, 459 (1925). (b) Rhinopharyngitis mutilans. Acta oto-laryng. (Stockh.) 8, H. 4, 579 (1926). Ref. Zbl. Hautkrkh. 20, 700 (1926). — WASSILJOWA, E.: Ein Fall von Sarkoid DARIER-ROUSSY (russ.). Demonstr. Russk. Vestn. Dermat. 1, 82 (1924). (Nach ROSSOW.) — WEBER: (a) Fibroid subcutaneous syphiloma. Brit. J. Dermat. 32, 173 (1920). (b) Aussprache zu GRAY. (c) Aussprache zu OLIVER. — WEIL, M.-P. u. R. WEISSMANN-NETTER: Concrétions calcaires sous-cutanées et insuffisance thyro-ovarienne. Ann. de Dermat. 5, No 12, 724 (1924). Ref. Zbl. Hautkrkh. 17, 174 (1925). — Welti, M. H.: Über Nodositas juxta-articularis. (Nodosité juxta-articulaire Lutz-Jeanselme.) Arch. f. Dermat. 159, 541 (1930). Ref. Zbl. Hautkrkh. Bd. 34, 636 (1930). — Werther: (a) Ein Fall von juxtaartikulären Knoten. Briefl. Mitteilung an M. Jessner. (Siehe M. Jessner [h].) (b) Subcutane benigne Sarkome. Arch. f. Dermat. 151, Kongreßber., 361 (1926). (c) Beginnende Sclerodermie mit periartikulären Kalkeinlagerungen. Ver. Dresden. Dermat., 3. Okt. 1928. Ref. Zbl. Hautkrkh. 29, 152 (1929). — Whitehouse: Aussprache zu Schwartz [c]. — Wilkens, J. Th.: Nodosités juxta-articulaires (Jeanselme). Nederl. Tijdschr. Geneesk. 71 II, Nr 10, 1079 (1927). — Williams: (a) Aussprache zu Fox und Ochs. (b) Aussprache zu Schwartz [a]. — Willis, D. A.: Recurrent fibromatous tumors of the skin. Ann. Surg. 87, 945 (1928). Ref. Zbl. Hautkrkh. 29, 318 (1929). — Winckel, Ch. W. F.: Bekämpfung der Framboesia tropica mit Salvarsan. Dermat. Wschr. 82, Nr 26, 874 (1926). Ref. Zbl. Hautkrkh. 22, 539 (1927). — Wise: Aussprache zu Schwartz [c]. — Worster-Drought, C.: Subcutaneous fibroid syphilomata. A rare manifestation of late syphilis. Lancet 211, Nr 13, 637 (1926). Ref. Zbl. Hautkrkh. 22, 821 (1927).

Yasuyama, K.: Viability of treponema pertenue outside of the body and its significance in the transmission of yaws. Philippine J. Sci. 35, Nr 3, 333 (1928). Ref. Zbl. Hautkrkh. 28, 673 (1928).

Ziemann, H.: (a) Bemerkung beim Referat über die Arbeit von Nogue. Zbl. Hautkrkh. 13, 377 (1924). (b) Zur Frage der Rhinopharyngitis mutilans. Med. Klin. 21, Nr 52, 1965 (1925). Ref. Zbl. Hautkrkh. 20, 329 (1926). (c) Framboesie-Immunität. Med. Klin. 1927, Nr 1, 29. (d) Bemerkung zum Referat der Arbeit von Hauer. Zbl. Hautkrkh. 25, 228 (1928). (e) Aussprache zu Gottron. — Zimmermann, E. L.: A comparative study of syphilis in whites and in negroes. Arch. of Dermat. 4, Nr 1, 75 (1921). Ref. Zbl. Hautkrkh. 2, 524 (1921). — Zurhelle, E.: Über den Anteil feinster Bindegewebsfibrillen, der sog. Gitterfasern, am Aufbau syphilitischer und anderer Hauteflorescenzen; gleichzeitig ein Beitrag zu ihrer Konsistenz, insbesondere zur Härte des Primäraffektes. Dermat. Z. 35, 251 (1922).

Die ubiquitären Hauterkrankungen bei den farbigen Rassen.

Von

HANS ZIEMANN-Berlin.

Unter Mitwirkung von

BRUNO SKLAREK-Berlin.

Mit 49 Abbildungen.

1. Einleitung[1].

Allgemeine Anatomie und Physiologie der Haut bei farbigen Rassen.

Eine gesonderte Beschreibung der ubiquitären Hauterkrankungen bei den farbigen Rassen hat sich als nötig erwiesen, da ihre Diagnose gegenüber den gleichen Krankheiten der weißen Rasse schon wegen der anderen Hautfarbe öfter Schwierigkeiten macht. Im übrigen wissen wir ja, daß wohl sämtliche Hautkrankheiten der gemäßigten Zone auch in den Tropen vorkommen können, wenn auch zum Teil in anderer Intensität.

Wie sehr die Farbenunterschiede auf der farbigen Haut und auf der Haut des Europäers sich bemerkbar machen können, zeigt sich z. B. bei der Anämie der Haut infolge von Ankylostomiasis. Die Haut des Negers erscheint in schweren Fällen dieser Krankheit grau, die des Europäers wächsern, mit einem grünlichen Farbenton. Auffallend ist auch die fast kupferrötliche Farbe der Ringe und Kreise der Negerhaut bei Lepra anaesthetica, während die Haut des Europäers in solchen Fällen infolge von Pigmentarmut einen hellen Ton zeigt. Nach KÄYSER wird die eigenartige Kupferfarbe der Syphilis des Europäers beim Neger ersetzt durch einen mehr blauschwarzen Farbenton. Ebenso ist entzündliche Röte beim Eingeborenen auf der dunklen Haut weniger deutlich.

Die Anamnese macht beim Farbigen meist mehr Schwierigkeiten als beim Europäer, da er den Grund der Fragen nicht versteht, und eine längere Beobachtung ebenso häufig ablehnt wie Blutentnahmen bzw. Hautexcisionen, die zur Sicherung der Diagnose vorgenommen werden sollen; dies namentlich bei Krankheiten, die den Eingeborenen nicht als gefährlich erscheinen, z. B. bei Lepra. Erst wenn die Krankheiten Schmerzen verursachen oder den Kranken schlechten Geruchs bzw. allzu scheußlichen Aussehens wegen in sexueller Beziehung Schaden droht, entschließen sie sich zur Behandlung. *Die Schwierigkeit der Diagnose steigt noch dadurch, daß in den Tropen und in den warmen Ländern*

---

[1] Wo im Text der Vermerk „Med.-Ber." gemacht ist, werden darunter die „Medizinal-Berichte über die Deutschen Schutzgebiete" verstanden. Dieselben enthalten für unser Thema ein ganz besonders wertvolles Material. Berlin: E. S. Mittler & Sohn.

überhaupt die Hautkrankheiten unter den Eingeborenen weit häufiger und zum Teil auch mannigfaltiger auftreten als bei Europäern in der gemäßigten Zone. In den medizinischen Jahresberichten der deutschen Schutzgebiete wurde das immer wieder betont. Die höhere Durchschnittstemperatur, die größere Gleichmäßigkeit derselben, vor allen Dingen aber die höhere Feuchtigkeit, sowie die mangelnde Sauberkeit und die Sorglosigkeit der Eingeborenen schaffen in den warmen Ländern für viele Hautkrankheiten, speziell viele Pilzerkrankungen, besonders günstige Bedingungen. In anderen warmen Gegenden, besonders in Gegenden mit Steppen- und Wüstenklima, werden wir auch in der enormen Licht- und Wärmestrahlung, sowie in der starken Staubentwicklung ätiologische Faktoren zu erblicken haben.

Eine weitere Schwierigkeit ergibt sich dadurch, *daß die Ätiologie und Nomenklatur für gewisse Hautkrankheiten sowie die Systematik derselben noch nicht feststeht, ferner daß manche Autoren dieselbe Bezeichnung für ganz verschiedene Erkrankungen anwenden. Mit anderen Worten, die Wissenschaft der ubiquitären Hauterkrankungen bei farbigen Rassen ist noch nicht zum Abschluß gekommen. Die folgenden Ausführungen können daher auch keinen Anspruch darauf machen, eine abschließende Bearbeitung des obigen Themas zu geben.*

Auf die modifizierenden Einflüsse des Lebensalters, des Geschlechts, der Rasse, der Beschäftigung, der Kleidung, der geographischen Lage, der Jahreszeit, der Infektionskrankheiten und der erblichen Faktoren auf die ubiquitären Hautkrankheiten in den Tropen und bei den farbigen Rassen werden wir später, soweit es erforderlich ist, eingehen [1].

Lepra und Elephantiasis betreffen beispielsweise mehr die Erwachsenen, Impetigo contagiosa mehr die Jugendlichen, Acne vulgaris und Psoriasis hingegen mehr die Erwachsenen, Lupus erythematodes mehr die Frauen, Eczema marginatum mehr die Männer. A. GUPTA (1929) betont auch mit Recht, daß in den Tropen Hautaffektionen oft schwerer verlaufen wegen der Nachlässigkeit der Eingeborenen usw. Manche interessanten Fälle wie z. B. Epidermolysis bullosa, Porokeratosis, Acrodermatitis chronica progressiva schienen in den Tropen häufiger zu sein. Verschiedenheiten beständen in der Dermatologie der Tropen und des gemäßigten Klimas einers its in dem Vorkommen gewisser Krankheiten, (z. B. wäre Mikrosporon Audouini-Infektion auf der Kopfhaut von Kindern und Lupus vulgaris entschieden selten in den Tropen). Andererseits wären Pigmentanomalien, Lepra, schwere Fälle von Folliculitis der Unterschenkel in den Tropen sehr häufig.

Zur allgemeinen Anatomie und Physiologie der Haut bei den farbigen Rassen.

[Bezüglich der allgemeinen Anatomie und Physiologie der Haut des Menschen überhaupt wird auf die Arbeit von F. PINKUS in diesem Werk verwiesen (1927); ferner auf MARTIN (1912)].

Unzweifelhaft gehört die Haut mit Größe und Form des Körpers, sowie die Beschaffenheit der Haare zu den wichtigsten rassenunterscheidenden Faktoren. Es ist ganz klar, daß *die Haut, welche ja den primitivsten Schutz gegen etwaige Einflüsse der Umwelt darstellt,* gerade bei mehr oder weniger unbekleideten Rassen starken Reizungen ausgesetzt ist, daher auch besonders starker Schutzeinrichtungen bedarf.

Zur Anatomie der Haut bei farbigen Rassen.

Wir wissen, daß die von der Sonne ausgehenden langwelligen Strahlen Wärme, die kurzwelligen chemische Wirkungen erzeugen. Unter den kurzwelligen kommen hierbei besonders die ultravioletten Strahlen von 380—325 mm Wellenlänge in Frage.

---

[1] Vgl. auch PANJA (1924).

Nach experimentellen Untersuchungen von L. Freund[1] konnte eine Bogenlampe mit 1000 Normalkerzen in einer Entfernung von 25 cm in einem Hautmuskellappen eines Europäers noch in 1 cm Tiefe photographisch meßbare Veränderungen hervorrufen.

Die Haut der Farbigen läßt demgegenüber weit weniger kurzwellige, chemisch wirksame Strahlen durch, ist daher gegen diese weit mehr geschützt infolge des weit größeren Gehalts an Pigment. Die unendlich kleinen Melaninkörnchen finden sich bei Farbigen nicht nur in der Basalschicht der Epidermis, wie bei den schwachpigmentierten Rassen, sondern auch in den höheren Schichten bis zur Körnerschicht und zuweilen selbst im Stratum corneum und außerdem noch in der Cutis. Wie bei den pigmentarmen Rassen nimmt die Zahl dieser Pigmentkörnchen auch bei den Dunkelfarbigen bei starker Belichtung zu. Das Pigment ist bei den verschiedenen Rassen verschieden getönt und zeigt nicht nur quantitative, sondern auch qualitative Unterschiede. Basler (1925) hebt hervor, daß *die Haut des blonden Menschen infolge von Lichteinwirkung mehr rötlich wird, die brünette mehr dunkel*, und es ist zweckmäßig von der Natur eingerichtet, daß fast allgemein die Rassen, je näher sie dem Äquator wohnen, auch um so dunkler sind. Daß dies aber kein durchgehendes Gesetz ist, konnte Ziemann selbst in Zentralafrika, speziell bei Fullahmädchen im Hinterlande Kameruns, beobachten, die zuweilen so hell waren, daß sie ganz gut an Südeuropäerinnen erinnern konnten. Die Fullahs zeigen deutlich hamitische bzw. semitische Blutbeimischung. Es ist also nicht die Einwirkung der Sonne allein das ursächliche Moment für die dunkle Hautfarbe der Rassen in den Tropen, sondern diese stellte einen starken Schutz bei der Selektion dar, und deshalb konnten sich auf die Dauer auch nur dunkelfarbige Volkselemente halten, die natürlich ihre dunkle Farbe auf die Nachkommen vererbten. (Über die Pigmententwicklung beim Negerembryo vgl. weiteres später unter „Pigmentanomalien", über den Chemismus des Hautpigments bei Pinkus und Bloch.)

Über die Farbe der neugeborenen Negerkinder ist zu sagen, daß ihre Haut bei der Geburt sich mit ihrer Pigmentarmut von der der erwachsenen Neger stark unterscheidet. Sie zeigt einen grauweißgelblichen Farbenton. In wenigen Tagen tritt dann zunehmende Pigmentierung ein, bis nach etwa 3—4 Monaten der Farbenton der Erwachsenen durchschnittlich erreicht ist. Die Angabe, daß die Pigmentierung bis zur Pubertät noch zunehmen soll, ist wohl noch nachzuprüfen, weil auch bei den Negern starke Mischung von mehr und weniger stark pigmentierten Rassen stattgefunden hat. Nach Castellani sind am stärksten pigmentiert die Kreuzbeingegend, die Schultern, das Gesäß und die Schenkel, am schwächsten Praeputium, Vulva, Handteller und Fußsohle. Bei einigen Rassen zeigte sich auch dunklere Pigmentierung der Mundschleimhaut. Ziemann selbst hat schwarze Flecken auf der Zunge nicht gesehen.

Bezüglich der verschiedenen Pigmententwicklung bei den verschiedenen Rassen vgl. auch Fleure (1926). Nach seiner Angabe sollen z. B. die farbigen Waldbewohner tropischer Gegenden meist heller sein als die Bewohner offener Gegenden.

Auch gegen Wärmestrahlen ist die Haut um so mehr geschützt, je pigmentreicher sie ist.

Besondere Dicke der Epidermis bei Negern gegenüber Europäern wird fast allgemein angenommen. Nach Castellani soll jedoch die Epidermis der Inder etwa dieselbe Dicke aufweisen wie die der Europäer, dagegen eine etwas schwächere als bei den Tamulen, die mehr Beziehungen zu der negroiden Urbevölkerung Indiens haben.

Die Entwicklung der Haare bei Naturvölkern ist, außer auf dem Kopf, eine geringe. Selbst das Lanugohaar ist schwach entwickelt. Daher die sammetartige Beschaffenheit der Negerhaut.

---

[1] Freund, L.: Wien. klin. Wschr. **25**, 191 (1912).

Zur Physiologie der Haut bei farbigen Rassen.

Talg- und Schweißdrüsen.

Nach Untersuchungen von P. SCHMIDT[1] läßt die weiße Haut nur $1/10$ aller strahlenden Wärme durch, eine ebenso dicke Negerhautschicht nur $1/20$. Infolgedessen müßte sich nach BASLER die Haut des Negers stärker erwärmen, und es müßte damit zu einer Temperaturerhöhung kommen. Trotzdem kann der Neger die Wärmestrahlen besser aushalten. Es besteht also bei ihm eine bessere Korrelation zwischen Wärme*produktion* und Wärme*abgabe*; aber nicht durch bessere Reflexion der Wärmestrahlen (da nach P. SCHMIDT die Haut des Negers nur $1/3$ der Wärmestrahlen gegenüber der der Europäer reflektiert), sondern weil infolge der besseren Fettversorgung der Haut beim Neger mehr Körperwärme abwandern kann. Noch wichtiger ist, daß die Schweißproduktion bei Farbigen eine stärkere ist als bei Europäern. Infolge der dadurch bedingten starken Wasserverdampfung auf der Körperfläche muß natürlich die Wärmeabgabe erheblich erleichtert sein. Damit hängt auch zusammen, daß der Hitzschlag beim Neger ganz außerordentlich selten auftritt. Wie sehr hierbei allerdings auch äußere Umstände, Gewöhnung usw. eine Rolle spielen und die Resultate ändern können, geht daraus hervor, daß in Nordamerika im Kriege der Nordstaaten mit den Südstaaten bei den Negerregimentern, die dieselbe Bekleidung bekamen wie die weißen Regimenter, infolge der veränderten Wärmeregulierung Fälle von Hitzschlag häufiger beobachtet wurden als bei den Soldaten kaukasischer Rasse. BASLER machte als Beweis, daß die Neger in derselben Zeit wie Europäer mehr Wärme abgeben können, auch auf einen Versuch STIGLERS aufmerksam, wonach bei einem 23jährigen Neger in Ostafrika die Körpertemperatur schneller zurückging als beim Europäer, nachdem sie durch Arbeit im Heißluft- und Dampfbad stark erhöht worden war. Für die, wie gesagt, wichtige Fettversorgung der Haut des Negers hat die Natur insofern gesorgt, als seine *Talgdrüsen erheblich größer sind als die des Europäers, wodurch auch der eigenartige, fette, sammetartige Glanz der Negerhaut bedingt ist.* Darauf hat als erster C. DÄUBLER[2] hingewiesen, und ZIEMANN selbst hatte auf Grund histologischer Präparate DÄUBLERs in der Tat den Eindruck, daß die Talgdrüsen beim Neger stärker entwickelt sind (vgl. hierbei auch F. PINKUS, der die starke Entwicklung der Talgdrüsen bei einem Admiralitäts-Insulaner beschreibt). Hierbei scheint eine Beobachtung von Wichtigkeit zu sein, die ZIEMANN auf Jagdzügen in Angola machen konnte, daß nämlich in glühend heißer Steppe seine bis auf einen Lendenschurz völlig nackten schwarzen Begleiter immer die Fettreste der Nahrung benutzten, um sich vor dem Marsch in der Sonne den ganzen Körper damit einzusalben.

Über den Wert *der Schweißdrüsen* für die Wärmeregulierung braucht man nicht viel Worte zu verlieren. Jeder Tropenarzt wird ZIEMANNs These bestätigen, daß Europäer mit starker Schweißneigung im ganzen das Tropenklima besser vertragen als Leute, die wenig oder gar nicht schwitzen. Jedenfalls wird allgemein beim Neger eine stärkere Entwicklung der Schweißdrüsen angenommen. Damit hängt auch zusammen, daß die Haut des Negers sich kühler anfühlt als die des Europäers.

Nach ADACHI[3] sollen die Achselschweißdrüsen der Japaner bedeutend kleiner sein als die der Euroäer (letztere mit einem Durchmesser von 1—3 mm), und es sollen nach der Angabe des gleichen Autors auch stark schwitzende Japaner nicht riechen.

Über den *Körpergeruch,* sowohl des Individuums als auch der einzelnen Rassen, können wir sagen, daß die einzelnen Rassen wie auch die Individuen

---

[1] SCHMIDT, P.: Arch. f. Hyg. 47, 262 (1903).
[2] DÄUBLER, C.: Tropenhygiene, 1900. Berlin.
[3] ADACHI: Globus. Bd. 83, S. 14. 1903.

ihre individuelle Note haben, bedingt durch die Zersetzung der zahlreiche Fettsäuren enthaltenden Schweißsekrete. So sollen nach CLELAND (1929) auch die australischen Eingeborenen einen ganz besonders charakteristischen Geruch haben. Wir wissen, daß hier neben Ameisen-, Essig- und Buttersäure, auch Capron- und Caprinsäure und noch einige andere noch nicht bestimmte flüchtige Substanzen eine Rolle spielen, und es ist sicher nicht uninteressant, daß, ebenso wie uns der Negergeruch nicht angenehm ist, auch den Neger unser Geruch stört. Jedenfalls scheint ein Zusammenhang zwischen Geruch und Geschlechtlichkeit zu bestehen; die erotischen Gerüche sollen von der Caprylgruppe herstammen. Dieser Zusammenhang zwischen Körpergeruch und Sexualleben, der bei auf höheren Kulturstufen stehenden Rassen so erheblich herabgesetzt ist, daß er fast überhaupt nicht mehr zu bestehen scheint, besteht dagegen sicher noch bei den Naturvölkern, wenn er bei diesen auch nicht mehr denselben Grad von Bedeutung besitzt wie bei den Tieren.

Hautgefäße bei Farbigen.

Nach DÄUBLER sollen die *Hautgefäße* bei Farbigen weiter sein als bei Europäern, nach FLEURE (1926) auch näher der Oberfläche liegen. Dies würde natürlich auch zur Erleichterung der Wärmeabgabe beitragen.

Wenn aber BASLER (1925) hinzufügt, daß die Neger infolge guter Ausbildung der contractilen Elemente der Hautcapillaren häufig auch niedrige Temperaturen gut aushielten, so ist das nicht ohne weiteres zu unterschreiben. Vielmehr wären darüber wohl weitere Untersuchungen erforderlich.

ZIEMANN hat im Hochlande Kameruns in einer Höhe von 1600 m, in der Gegend von Ninong, wo es nachts direkt schneidend kalt war, völlig nackte, nur mit einem schmalen Lendenschurz bekleidete Neger gefunden, die allerdings in der Nachtkälte ein ständiges Hustenkonzert aufführten.

Die relative Kulturhöhe dieser Leute müßte vermuten lassen, daß, wenn ihre Haut die Kälte als besonders unangenehm empfände, sie schon zweifellos sich einen Kleiderschurz selbst zugelegt haben würden. Daß hier aber eventuell nur Mangel an entsprechenden Stoffen die Hauptrolle spielte, geht schon daraus hervor, daß bei einer Besteigung des großen Kamerun-Piks in einer Höhe von 4079 m bei eisigem Sturme die ZIEMANN begleitenden Küstenneger die furchtbare Kälte als schreckliche körperliche Qual empfanden und keinen Augenblick schliefen, da sie das feuchtwarme Niederungsklima gewöhnt waren.

Der mehr oder weniger starke Blutgehalt der Haut ist natürlich auch von Wichtigkeit für die Einwirkung der Lichtstrahlen, indem das Blut die kurzwelligen Lichtstrahlen, wenn es in stärkerer Menge vorhanden ist, stärker absorbiert als dies in einer blutarmen Haut möglich ist.

Die Hautsensibilität bei Farbigen ist nach der Ansicht von ZIEMANN dieselbe wie beim Europäer, nach CASTELLANI aber die Sensibilität gegen thermische Reize geringer.

BORDIER, (zit. nach ROSSER, 1925) will auch verminderte periphere Sensibilität beim Neger gefunden haben, bedingt durch Unterschiede in der Haut und den Tastpapillen. Auch nach dieser Richtung hin bedarf es wohl noch weiterer Forschung.

Besondere Immunitätsverhältnisse der Haut bei Negern.

Nach S. J. HOLMES, (1928), besitzt *der amerikanische Neger gegen eine Reihe von Krankheiten, vor allem von Hautkrankheiten, einen erheblichen Grad von Immunität,* wodurch auch eine geringere Mortalität als bei den Europäern bedingt wird. Die betreffenden Krankheiten zeigten sich auch bei den Negern während des großen Krieges weniger verbreitet als bei den Europäern; z. B. ist Erysipel, wie manche andere Streptokokkeninfektion, bei den Negern relativ seltener und harmloser, trotz der vielfach unhygienischen Bedingungen. Augenscheinlich zeigt der Neger auch eine auf Rasseneigentümlichkeiten beruhende Immunität gegen Carcinom im allgemeinen, wenigstens bezüglich der Hautcarcinome. (Vgl. unter Carcinome S. 567.) Dagegen ist der Uterus bei der Negerrasse anscheinend häufiger betroffen. Andererseits ist wieder Carcinom der Mundhöhle und der Brustdrüsen beim Neger seltener. Auch an Scharlach, Diphtherie und bis zu einem gewissen Grade an Masern erkrankt der Neger seltener. Die oben erwähnte Immunität des Negers könnte eventuell nach HOLMES erklärt werden durch die größere Resistenz des Ektoderms der Haut und der vom Ektoderm abstammenden Ausbuchtungen desselben in Nase und Mundhöhle. Vielleicht wäre auch die relative Resistenz gegen Diphtherie, Scharlach und Masern damit in gewissen Zusammenhang zu bringen. Unterschiede in der Empfänglichkeit der Rassen gegen Krankheiten könnten evetuell auch beruhen auf der verschiedenen Reaktionsfähigkeit an den zuerst von den Krankheitskeimen betroffenen Körperstellen.

In *Bezug auf die spezielle Physiologie der Haut in den Tropen* vgl. auch W. BORCHARDT (1929), (bei Eingeborenen und Europäern), *speziell bezüglich Wärmeabgabe und Pigment.*

2. Pigment-Anomalien.

Wir wissen, daß die Quantität des in der Haut eingelagerten Pigments in *physiologischen* Grenzen schwankt und dadurch auch die ungleiche Färbung der Haut bei den Menschen verschiedener Rasse bedingt, ferner, daß, wie bei den Europäern im Tropenklima sich schließlich eine stärkere Pigmentierung einstellt, das Pigment beim Neger in der gemäßigten Zone nachläßt. Wir kennen auch Pigmentveränderungen *pathologischer* Art, die wir bei einer Zunahme des Pigments als *Pigmenthypertrophie* und bei einer Abnahme oder gänzlichem Schwinden desselben als *Pigmentatrophie* bezeichnen.

Von den „**Pigmenthypertrophien**" kommen bei den farbigen Rassen die *angeborenen Hypertrophien (Naevus pigmentosus* und *Mongolenfleck)* ebenso wie die bei der weißen Rasse sich außerordentlich häufig findenden erworbenen idiopathischen Pigmenthypertrophien (Lentigenes und Epheliden) vor.

Eine Beobachtung über einen ausgedehnten *Naevus pigmentosus,* welcher eine braune bis schwärzliche Hautverfärbung darstellt, findet sich in den Medizinischen Berichten 1910/11, Seite 718. Bei einem Bewohner der Marschallinseln zog sich eine ununterbrochene Reihe melanotischer Tumoren vom Scheitel bis zum oberen Drittel des Rückens.

Ein weiterer sehr ausgedehnter Pigmentnaevus an der Brust eines 5 jährigen Hottentottenbastardmädchens ist in den Medizinischen Berichten 1910/11, Seite 554 erwähnt.

Der sog. **Mongolenfleck,** eigentlich charakteristisch für die mongolische Rasse, ist auch bei der weißen Rasse beobachtet worden, vielleicht, wenn unter den Vorfahren mongolische Elemente waren. Er zeigt sich am häufigsten in der Kreuzbeingegend, seltener an anderen Stellen, in nach Größe und Aussehen wechselnder Form und ist als bläulicher Fleck speziell bei der Geburt vorhanden. Die Affektion soll schon seit dem 5. Monat des fötalen Lebens bestehen (SALANOUE-IPIN). Der bläuliche Farbenton ist bedingt durch die in der Tiefe sich findenden pigmentierten Zellen (vgl. YOYEUX 1927). Das Pigment selbst ist braun. Nach dem 3.—4. Lebensjahr verschwindet meistens der Fleck. *Beim Neger ist er gleich nach der Geburt, wenn die Kinder noch hell sind, zu bemerken.*

Nach MARTINOTTI[1] und nach CONSIGLIO[2] wird er auch in Italien, nach vielen Autoren in den verschiedensten Ländern beobachtet.

Dabei ist der histologische Bau der Haut normal. Die Flecken haben meist rundliche Form, können einfach oder multipel auftreten. Sie können einen Durchmesser haben von $1/2$—12 cm. Der Übergang in normale Haut erfolgt entweder plötzlich oder allmählich. Nach CASTOR[3] sind die pigmentierten Flecken farbiger Eingeborenen in der Mundschleimhaut, an Zunge oder Lippen mit den Mongolenflecken in Beziehung zu bringen.

Epheliden und Lentigenes, die bei der weißen Rasse so außerordentlich häufig sich finden, hat ZIEMANN beim Neger nicht feststellen können. Nach GUPTA sind sie in den Tropen auch auf dunklerer Haut ganz gewöhnlich.

Das Chloasma, bei dem es zur Bildung von größeren, umschriebenen, aber nicht scharf begrenzten Flecken von schmutziggelber bis dunkelbrauner Farbe, gewöhnlich im Gesicht, kommen kann, betrifft sämtliche farbigen Rassen, nur, daß die Flecken bei Negern auf der dunklen Haut nicht entdeckt werden können. Jedenfalls hat ZIEMANN in Westafrika keinen Fall von echtem Chloasma beobachtet. Man unterscheidet nach dem ursächlichen Momente verschiedene Arten.

Das Chloasma traumaticum kann hervorgerufen werden durch mechanische, thermische und chemische Reize der Haut. Zu den letzteren gehören die Verfärbungen, welche z. B. durch die Anwendung von Zugpflastern entstehen können und in einigen Fällen vorübergehend sind, während sie in anderen als dauernde Veränderungen der Haut zurückbleiben. Als durch chemische Einwirkung auf die Haut entstehende Verfärbung derselben ist wie die Epheliden das *Chloasma solare* zu rechnen, das durch starke Lichtwirkung irgendwelcher Art bedingt ist und daher auch in der Eisregion vorkommen kann. Die Entstehung kann nach CASTELLANI eine sehr schnelle sein.

Soweit das traumatische Chloasma auf stetigen Druck von Kleidungsstücken zurückzuführen ist, wird es natürlich in den Tropen kaum vorkommen. Es kann aber auch verursacht werden durch dauerndes intensives Kratzen bei juckenden Hautkrankheiten. Bedauerlicher Weise ist darüber nichts bekannt. Über ein *Chloasma caloricum,* wie wir es bei Heizern kennen, berichtet MONT-PELLIER (1919). Er beobachtete Hyperpigmentierung der Schenkel bei Eingeborenenfrauen Nordafrikas, die gewohnt waren, sich über Kohlefeuer zu setzen, wo also die Wärmestrahlen allein die Hyperpigmentierung bedingten. Über ähnliche Beobachtungen verfügt ZIEMANN nicht. Wir werden hier wohl sehr mit der Art der Rasse (ob echte Bantu oder hellfarbigere, semitisch-hamitische Stämme) zu rechnen haben. (Vgl. auch unter Dermatitis solaris.)

CASTELLANI unterscheidet auch ein *Chloasma symptomaticum,* unter dem wir wohl das *Chloasma e causis internis* zu verstehen haben. Hierzu gehört in erster Linie das *Chloasma uterinum* während der Schwangerschaft oder bei Erkrankungen des weiblichen Geschlechtsapparates. CASTELLANI macht ferner aufmerksam auf das Chloasma, das bei gewissen Fällen von Malaria (angeblich!) und bei Kala-Azarkranken auftreten kann, besonders bei gleichzeitiger Erkrankung der Nebenniere. Das Chloasma e causis internis kann durch verschiedene innere Krankheiten bedingt sein, unter denen eigenartiger Weise die der Leber jedoch nicht vorkommen. (Aus diesem Grunde hat die landläufige Bezeichnung als Leberfleck absolut keine Berechtigung.)

---

[1] MARTINOTTI: Giorn. Mal. Vener. e delle Pelle (**1909**).
[2] CONSIGLIO: Pediatria **1912**.
[3] CASTOR: J. trop. Med. **1912**.

Folgender ganz eigenartige Fall von Hyperpigmentierung [1] ist hier von Belang. Es handelte sich um einen chinesischen Kuli, der erneut wegen Chylurie und Hämaturie bei altbestehender Filariasis ins Hospital aufgenommen wurde. *Eines Morgens bei ungestörtem sonstigen Allgemeinbefinden ohne Temperatur-anstieg unter leichtem Jucken, von einer zentralen Stelle ausgehend und innerhalb zweier Stunden sich ausbildend, leicht erhabene landkartenartige schokoladen-farbige Pigmentierung auf der Haut des Unterleibes. Gleicher Prozeß am Lippen-rot.* Nach einigen Tagen Abblätterung der obersten Hautschichten und Pig-mentverlust, der sich nach Monaten noch nicht wieder ganz ausgeglichen hat (vgl. Abb. 1).

Ein *Chloasma broncinum* ist nach CASTELLANI sowohl bei Europäern wie

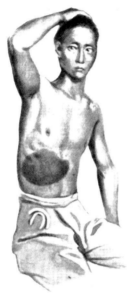

Abb. 1. Erhabene, schokoladenfarbige Pigmentierung bei einem chinesischen Kuli mit alter Filariasis. (Aus Med. Ber. d. dtsch. Schutzgebiete 1909/10, 586.)

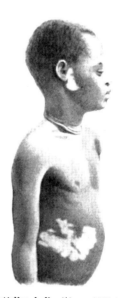

Abb. 2. Partieller halbseitiger Albinismus bei einem 10jährigen Njem-Mädchen (Kamerun, W.-Afrika).

Eingebornen in Indien, Ceylon, Malayen-Staaten, China und anderen Tropen-gegenden gefunden, nachdem es zuerst von KENTLEY beobachtet war. Es kommt dabei im Gesicht oder im Nacken, bisweilen auch auf der Brust zur Bildung eines an schwarze Bronce erinnernden Pigments, ohne sonstige Stö-rungen. Die betreffenden Stellen sollen sich auch bei dunkelfarbigen Einge-bornen durch ihren charakteristischen schwarzen Bronceton abheben.

Anhangsweise ist bei den Anomalien durch Hyperpigmentierung wohl als der Erwähnung wert das sog. *Palmölpigment* zu bezeichnen. Es ist das ein eigenartiges gelbes Pigment, welches LÖHLEIN in den inneren Organen, z. B. in Hoden, bei Eingeborenen Westafrikas feststellen konnte und welches nur auf den Genuß des gelbgefärbten Palmöls zurückzuführen war. Bei Sektionen von Europäern, welche dieses Palmöl seltener aßen, war diese Pigmen-tierung nicht festzustellen.

Zu der „**Pigmentatrophie**" gehört in erster Linie der **Albinismus** mit an-geborenem Mangel an Hautpigment; wir haben da zu unterscheiden einen **partiellen** (vgl. Abb. 2) und einen **allgemeinen**. Häufiger ist bei den Farbigen der Albinismus partialis. Was in der Literatur als partieller Albinismus der

---

[1] Med. Ber. **1909/10**, 580; vgl. Abb.

unteren Extremitäten bei Negern geschildert wird, ist eventuell nicht partieller Albinismus im eigentlichen Sinne des Wortes, sondern Pigmentatrophie nach früheren Wunden, wie sie z. B. nach Frambösie beobachtet werden kann. Differentialdiagnostisch kommen bei *partiellem Albinismus* in Frage „Vitiligo" und „Hautlepra mit Pigmentschwund".

Was den *allgemeinen Albinismus* bei den Farbigen anlangt, berichtet JEAN-SELME, daß bereits der Seemann COOK völlig weiße Eingeborne in Haiti festgestellt hat, wo eine Mischung mit anderen Rassen wohl auszuschließen war. Man hat Albinismus bekanntlich auch bei sehr hochgezüchteten Tierrassen, Kaninchen, Ratten und Tauben beobachtet.

Der *Albinismus universalis* ist bei Negern nicht so ganz selten beobachtet worden, auch von ZIEMANN selbst in Kamerun. Es handelte sich stets um besonders schwächliche, magere Individuen (mit weißer Hautfarbe mit einem Stich ins Graugelbliche, hellgraurötlichen Haaren und hellgraurötlicher Iris), die, da sie ganz besonders schlecht an das Klima angepaßt sind, fast stets im Kampf ums Dasein bald unterlagen. Auch nach JEANSELME ist Albinismus ein Degenerationszeichen, das oft begleitet ist von anderen degenerativen Symptomen.

Einen Fall von totalem Albinismus sah auch PEIPER in Deutsch-Ostafrika bei einem 4 Monate alten gesunden gutgenährten Negermädchen mit weißblondem, nur wenig gekräuselten Haupt- und Körperhaar, aber auffallenderweise dunkeln Augenbrauen. Heredität war nicht nachzuweisen[1]. In Martinique fand FOX in den Gesichtern von Negerkindern partielle Depigmentierung, die sehr an die sog. Achromia parasitaria erinnerte, bei der man teilweise reichlich Aspergillus gefunden hat.

Der erworbene Pigmentverlust, sog. „Vitiligo", ist bei Negern ebenfalls gesehen worden. ARCHIBALD (1923) beschrieb einen interessanten fortschreitenden Fall bei einem Sudanneger, bei dem die Depigmentierung an der Oberlippe begann, um im Verlauf von 3 Jahren mehr oder weniger den ganzen Körper stellenweise zu überziehen, ohne daß eine Ursache gefunden werden konnte. Es trat aber danach stärkere Hitzempfindlichkeit auf. Die histologische Untersuchung der erkrankten Haut zeigte außer der Pigmentverminderung hyaline Degeneration und Vakuolenbildung im Rete mucosum. Auch die Kopf-, Achsel- und Schamhaare nahmen an der Depigmentierung teil (vgl. auch ABASCAL, H. 1928.).

DUGA (1923) sah eine stärkere Allgemeindepigmentierung, die im 30. Jahre bei einem 61 jährigen Neger Kameruns begonnen hatte, um in Intervallen mit gleichzeitigen Fieberausbrüchen immer weiter fortzuschreiten.

Das **Leukoderma** nach Syphilis (vgl. die Arbeit MANTEUFELS) ist nach PANJA, G. (1924) bei Indern am häufigsten in den 20er und 30er Jahren. Das Leukoderma ist auch nach CASTELLANI in den Tropen häufiger als in den gemäßigten Zonen, was ZIEMANN bestätigen kann. Die meisten Autoren betonen hereditäre Verhältnisse. Es kann spontan beginnen oder auch nach sonstigen Schädigungen, z. B. kaustischen Einflüssen auf die Haut und auch nach Pilzerkrankungen eintreten. Die pigmentlos werdenden Flecke können allmählich größer werden, auch zusammenfließen, wobei oft eine gewisse Symmetrie beobachtet wird, so daß schließlich ein großer Teil des Körpers befallen wird. Oft sieht man auch den Rand der Flecken umgeben von übermäßig pigmentierten Stellen. Die Depigmentierung kann, muß aber nicht, die Haare der betroffenen Stellen ergreifen. Die Sensibilität wird gewöhnlich nicht gestört; doch soll nach CASTELLANI manchmal Überempfindlichkeit gegen Hitze und Lichtreize

---

[1] Med. Ber. **1908/09.** 56.

vorhanden sein (vgl. Kreibich). Zuweilen soll auch leichte Hautatrophie an den betreffenden Stellen eintreten. Betrifft die Depigmentierung große Körperstellen, kann auch die Arbeitsfähigkeit der betreffenden Farbigen erheblich leiden.

„Melung" *und melungähnliche Pigmentatrophien.* In diesem Zusammenhange sei des wissenschaftlichen Interesses halber auf das von Ziemann (1905) in Kamerun beschriebene „Melung" hingewiesen. Eine der von Ziemann beobachteten mindestens ähnliche Affektion ist später auch von anderen Autoren geschildert worden.

Die Krankheit besteht in dem Auftreten von mehr oder weniger rundlichen, ovalen oder auch unregelmäßig gestalteten, hellgelbrötlichen Flecken an der Beuge- und Streckseite der Hände und Füße. Der vorherrschende Farbengrundton ist ein weißlicher.

Der äußerst zutreffende Vergleich mit ausgedehnten, pigmentlosen, glatt ohne Narbenbildung verheilten Stellen oberflächlicher Brandwunden dürfte eine ziemlich deutliche Vorstellung geben. Die erwähnten pigmentlosen Hautstellen geben, wenn der Krankheitsprozeß seine Höhe erreicht hat, den Händen und Füßen ein ganz außerordentliches, marmoriertes oder scheckiges Aussehen. In diesen ausgeprägten Stadien kann über die Hälfte der Beuge- und Streckseite der Hände und Füße von den unregelmäßig gestalteten, konfluierenden, pigmentlosen Stellen eingenommen sein, derart, daß immer Partien normaler Haut sich zwischen die pigmentlosen einschieben.

Die Krankheit beginnt im Alter zwischen 10—15 Jahren symmetrisch, entweder an beiden Händen zuerst, um dann auch die Füße zu befallen, oder umgekehrt an den Füßen zuerst und dann erst an den Händen, oder auch gleichzeitig an Händen und Füßen, in Form kleiner, anfangs meist rundlicher oder ovaler, hellerer Flecken von Linsen- bis Fünfmarkstückgröße. Der Pigmentschwund nimmt allmählich im Laufe der nächsten Monate oder Jahre im Bereiche der ganzen betreffenden Stelle gleichmäßig zu. Mit anderen Worten, wir haben keine Differenz im Aussehen der zentralen und der Randzonen. Die Randzone der hellen Stellen setzt sich scharf von der normalen braunen Haut ab. Größerwerdend können die Stellen unregelmäßige Formen annehmen, welch letztere auch durch Konfluenz der mehr runden oder ovalen Stellen entstehen können. Der Prozeß ist ein ungemein chronischer, Auch wenn sich bereits größere unregelmäßig gestaltete hellere Flecken gebildet haben, können sich noch in ihrer Nähe inmitten normaler Hautbrücken, neue helle Stellen bilden mit allmählich zunehmendem Pigmentschwund. Mehr als $4/5$ der Hand- oder Fußoberflächen konnte bis jetzt nicht von der Pigmentatrophie betroffen gesehen werden, und es scheint das Erreichen dieser Ausdehnung den Höhepunkt und das Ende des Prozesses darzustellen. *Im allgemeinen* hatte Ziemann den Eindruck als ob die Beugeseiten mehr beteiligt waren als die Streckseiten.

Äußerst charakteristisch ist, daß der Krankheitsprozeß im allgemeinen in der Gegend des Hand- oder Fußgelenks plötzlich aufhört. An den Vorderarmen und den Unterschenkeln sieht man nur im untersten Teile des distalen Endes mehrfach noch einige vereinzelte, bezeichnenderweise aber nur kleinere, meist nur 1 Pfennigstückgroße, rundliche oder ovale Stellen mit Pigmentatrophie. Die Pigmentatrophie erreicht die oben erwähnte Ausdehnung anscheinend meist erst nach 10—15—20 Jahren, und dann bleibt das Aussehen das ganze spätere Leben hindurch stationär, ohne daß die geringsten Krankheitssymptome auftreten. Jedenfalls wurden solche bis jetzt stets verneint.

Die pigmentlosen Stellen überragen nicht das Niveau der umgebenden normalen Haut. Ihr Aussehen erscheint im allgemeinen etwas glänzender als das der normalen Haut, die Epidermis öfter, aber durchaus nicht immer, leicht verdünnt. Die Verschieblichkeit der betreffenden Hautstellen auf der Unterlage ist vollkommen normal. Dieselben fühlen sich nicht wärmer oder kälter an als die Umgebung. Die Härchen im Bereiche der Pigmentatrophie der Haut verlieren ebenfalls allmählich mehr oder weniger vollständig ihr Pigment. Prüfung der Sensibilität bei Negern ist nicht immer leicht und einwandfrei. Soweit die bisherigen Untersuchungen ergaben, war keine Störung des Tast-, Temperatur- und Muskelsinnes und des Schmerzgefühls vorhanden. Die Schweißdrüsen der betreffenden Stellen schienen sich ganz wie die der normalen Stellen zu verhalten.

Ziemann rieb, um eventuell einen Unterschied der Schweißsekretion an den gesunden und pigmentlosen Hautstellen festzustellen, die betroffenen Glieder mit fein pulverisiertem Thionin ein, bedeckte dann alles mit einem festen hydrophilen Verbande und spritzte der Versuchsperson 0,02 Pilocarpin subcutan ein. Der danach eintretende starke Schweiß mußte das Thionin lösen. Wenn nun auf der Haut das Thionin sich stellenweise nicht auflöste, so wäre anzunehmen gewesen, daß an diesen Stellen keine Schweißsekretion vorhanden sei. In Wirklichkeit ließen sich aber keine Unterschiede entdecken.

Kribbelgefühl, Brennen, Urticaria, Rhagaden, Geschwüre, Blasenbildung, Ödeme wurden bis jetzt zu keiner Zeit der Pigmentatrophie auf den hellen Stellen oder in deren Umgebung bemerkt. Das elektrische Verhalten der betreffenden Glieder war durchaus normal, keine Spur einer sonstigen Störung des Nervensystems oder der übrigen Organe bis jetzt zu entdecken, wie auch die genaue, wiederholte Untersuchung, selbst des Blutes, Urins und Stuhlganges, nichts Abnormes ergab. Auch subjektive Klagen zu irgend einer Zeit des äußerst chronischen Prozesses wurden nicht gehört.

Sämtliche von der Pigmentatrophie betroffenen Neger machten einen durchaus gesunden Eindruck. Zeichen sonstiger Atrophien oder Dystrophien an Haaren oder Nägeln und Muskeln des Körpers nicht aufzufinden. Appetit stets gut. In Bezug auf besondere Ernährung im Gegensatz zu normalfarbigen Negern war ätiologisch nichts festzustellen, ebenso nicht in Bezug auf Beschäftigung.

Sehr interessant ist, daß bis jetzt übereinstimmend von allen von dem Hautübel Betroffenen versichert wurde, eines der Eltern, meistens der Vater, hätte die Krankheit auch gehabt, und es würden mehr Knaben als Mädchen betroffen! *Die Krankheit gilt als ansteckend.* Sehr bezeichnenderweise haben die Neger gegen dieses Übel kein Medikament, während sie sonst gegen alle möglichen, auch die schwereren Krankheiten, wie z. B. Lepra, eine ziemlich reichliche Anzahl von Heilmitteln verwenden. Übrigens unterscheiden sie selber leicht die Lepra von der erwähnten Hautanomalie, die man kaum als Krankheit bezeichnen kann.

Eine Ursache wissen die Neger nicht anzugeben. *Versuche von* ZIEMANN, *aus scarifizierten Stellen etwaige spezifisch pathogene Bakterien oder Pilze zu züchten, blieben vollkommen negativ.* Andererseits war die Erlaubnis nicht zu erlangen, behufs histologischer Untersuchung Stückchen der affizierten Haut zu excidieren. *Eine Verteilung der pigmentatrophischen Stellen, entsprechend etwa dem Verlauf bestimmter Nervenbahnen, konnte bis jetzt nicht festgestellt werden.* Die Nerven der Arme und Beine boten, wie schon oben angedeutet, nichts Abnormes dar. Das symmetrische Auftreten an den Enden der Extremitäten muß an eine Trophoneurose denken lassen, eventuell bedingt durch gewisse Nahrungsmittel. Überimpfung von Blut, entnommen aus einer affizierten Stelle auf 2 kleine Meerkatzen blieb völlig negativ.

Die Verbreitung scheint innerhalb der einzelnen Negerstämme nicht bedeutend zu sein. Nach den Erkundigungen scheint aber die Erkrankung bei den sämtlichen Bantustämmen von Nieder-Guinea, soweit es sich um Küstenstämme handelt, vorhanden zu sein. Wie weit sie auch im Innern vorkommt, war nicht zu erfahren. In Ober-Guinea scheint sie, jedenfalls in der Nähe der Küste, ebenfalls beobachtet zu sein. Der Name ist bei den Duala in *Kamerun* = mba, bei den *Ngumba* im Südbezirke = melung.

Differentialdiagnose: Vor Verwechslung mit *alten Brandnarben* schützt die Anamnese und das symmetrische Auftreten an den Enden der Extremitäten.

Das gänzliche Fehlen aller der konsekutiven, der *Pellagra* eigentümlichen schweren Erkrankungen des Nervensystems und Magendarmkanals läßt diese Erkrankung von vornherein ausschließen, abgesehen davon, daß Pellagra bis jetzt noch nicht in Kamerun beobachtet, und Maisgenuß bei den von dem geschilderten Übel befallenen Kranken fast stets auszuschließen war.

Lepra entwickelt sich als Lepra anaesthetica, *wenn symmetrisch,* zuerst meist nur am Rumpfe, nicht gerade an den Enden der Extremitäten. Die Flecken treten gerade bei der schwarzen Rasse dann auch fast immer mehr in rötlichem oder rötlichgelbem bzw. kupfernem Farb- tone auf, nicht in einem fast ausschließlich weißlichen, wie oben beschrieben. Der progrediente Verlauf der Lepra gibt ein weiteres Unterscheidungsmerkmal.

Die Vitiligo communis, welche bekanntlich zuweilen symmetrisch auftreten kann, erinnert zweifellos an unser Krankheitsbild. Indes tritt Vitiligo bekanntlich doch auch am Rumpfe auf, zuweilen im Anschluß an akute Infektionskrankheiten (wie Variola, Typhus usw.) und folgt öfter der Ausbreitung bestimmter Nervenbezirke.

Ferner beobachtet man sie zuweilen bei der Syringomyelie (Höhlenbildung im Rückenmark), Morbus Basedowi und Tabes dorsalis. Alle diese Momente treffen auf unsere, nur an den Enden der Extremitäten symmetrisch auftretende, scheinbar ganz ohne sonstige Symptome verlaufende *Affektion* nicht zu.

Mal del pinto, welche nicht nur auf der malayischen Halbinsel und Zentral- und Südamerika, sondern nach LEGRAIN und BROWNE auch in der Sahara und an der Goldküste Westafrikas vorkommen soll, verursacht eine nicht symmetrische Fleckenbildung, besonders der unbedeckten Körperteile, wobei es zu hellgrauen bis schwarzen, blauen, violetten, roten, gelben oder weißen Flecken kommt. Diese Flecke sind bald scharf, bald verwaschen, die Ränder in der Umgebung manchmal mit vermehrtem Pigmentgehalt versehen. Die Flecke jucken, zeigen Abschilferung und kommen an der Beugeseite der Hände und Füße nicht vor. Mal del pinto, welches durch verschiedene Aspergillusarten bedingt sein soll, gilt ferner als kontagiös, was ebenfalls für unsere hier geschilderte Krankheit bis jetzt nicht zutreffen dürfte. (Vgl. später Kap. X.)

Scleroderma, d. h. nicht Scleroderma universale, sondern circumscriptum, kann ebenfalls im zweiten Stadium, dem stadium atrophicum, unter Umständen auch zu Pigmentatrophien führen. Wir kennen bekanntlich die sog. Sklerodaktylie, wenn sich das Skleroderma an den Händen und Fingern lokalisiert. Das voraufgehende Stadium elevatum bei Skleroderma, welches zu deutlicher primärer Verdickung der Haut führt, die sich dann nicht in Falten abheben läßt, die Knochen- und Gelenkschmerzen, eintretende Atrophie der Muskeln und Knochen dürften diese immer ernst zu nehmende Trophoneurose bald unterscheiden lassen von unserer ausschließlich nur an Händen und Füßen vorkommenden Pigmentatrophie.

Leucoderma psoriaticum ist ebenfalls auszuschließen, da keine Psoriasis vorausgeht; in gleicher Weise *Leucoderma syphiliticum* und *Xeroderma pigmentosum.*

Der von M. Joseph in seinem Buche erwähnte, bei Negerrassen beobachtete periodische Pigmentwechsel, wonach nur die unbedeckten Körperstellen, Gesicht und Hände, zuerst weiß, dann wieder schwarz würden, um schließlich in bestimmten Zwischenräumen wieder in der Farbe zu wechseln, trifft auf keinen Fall zu.

Prognose ist bei Melung quoad restitutionen ungünstig, quoad vitam absolut günstig.

Therapie konnte, da der Versuch einer solchen verweigert wurde, gar nicht erprobt werden. Die Betroffenen ertragen ihren Schönheitsfehler mit gelassenem Gleichmut. Dem Weißen, welcher an dem zuweilen recht unästhetisch wirkenden Anblick Anstoß nimmt und die Betreffenden fälschlicherweise für Leprose hält, dürfte daher die Kennzeichnung dieses Hautleidens interessieren sein.

Gewisse Analogien ergeben sich zu einem von Dr. Kerr Cross in „Diseases of the skin due to vegetable Parasites" S. 474 in der Monographie von Harry, H. Johnstein, British Central Afrika, Verlag Methner & Co., London 36 beschriebenen Hautleiden, nur daß in den Fällen von Kerr Cross auch auf den Lippen und auf der Brust weiße Flecken beobachtet wurden, was in den Fällen Ziemanns nicht der Fall war.

3. Anomalien der Drüsen der Haut.

Zu den *Anomalien der Drüsen der Haut* gehören *die der Schweiß- und der Talgdrüsen.* Wir unterscheiden hinsichtlich der Sekretionsstörungen der ersteren eine Vermehrung der Schweißabsonderung als **Hyperhidrosis** und ein völliges Fehlen derselben als **Anhidrosis.** Die *Hyperhidrosis* kann *universell* und *partiell* sein. Die universelle, welche z. B. meist als Nachtschweiße bei Phthisikern auftritt, bedarf hier keiner besonderen Besprechung. Bedeutung hat sie für die Tropen nur insofern, als sie die Empfänglichkeit der Haut für die in der heißen Zone sehr ausgebreiteten mykotischen Hautaffektionen steigert.

Die *partielle Hyperhidrosis* kommt kosmopolitisch vor. Am meisten betroffen ist die Gegend der Achseln, der Hände und Füße. Castellani beobachtete in einem Falle bei einem Eingeborenen auch eine lokale Hyperhidrosis der vorderen Halsregion.

In einigen Fällen kann bei Europäern wie bei Eingeborenen der Schweiß einen *üblen Geruch annehmen,* ohne daß die Schweißsekretion selbst allzu groß zu sein braucht. Besonders betroffen erscheinen die Füße, die Achselgegenden, die Genital- und die Dammgegend. Wir müssen annehmen, daß hierbei infolge mangelhaften Luftzutritts eine Zersetzung des Schweißes stattfindet. *Schweißfüße* hat Ziemann bei Negern nicht gesehen, ebensowenig Käyser bei Javanen; das ist wohl zweifellos durch das Barfußlaufen zu erklären.

Die *Anhidrosis,* bei der die Schweißbildung nur wenig oder garnicht entwickelt ist, und die bei Europäern bekanntlich auftritt, glaubt Ziemann einige Male bei den Haussahs Westafrikas, die hauptsächlich in trockenen Steppengegenden wohnen, angedeutet gesehen zu haben.

Eine **Chromhidrosis,** bei der das Schweißdrüsensekret verschiedene Farbentöne (gelb, grünlich, rötlich, ja schwärzlich und violett) zeigen kann, hat Ziemann bei Europäern wie bei Negern einige Male und zwar gerade mit äußerst deutlicher Gelbfärbung beobachtet. Ein Phosphorleuchten des Schweißes, welches nach Genuß phosphorescierender Fische beobachtet sein soll, hat

Ziemann nicht gesehen. Abscheidung von Krystallen von Harnstoff und Kochsalz (Urhidrosis), die Nash, (zit. nach Castellani), bei Eingeborenen erwähnt, hat Ziemann ebenfalls nicht zu Gesicht bekommen. Man findet sie übrigens nur in Verbindung mit anderen Erkrankungen, Nierenleiden, Cholera usw.

Cheiropompholyx, Dyshidrosis (Tilbury Fox), sowohl in den Tropen wie in der gemäßigten Zone in der heißen Zeit beobachtet, wurde von Käyser nur einige Male bei Javanen gefunden. Es zeigen sich kleine, tiefliegende, leicht durchscheinende oder opalescierende Bläschen auf normaler Basis, die in keinem Zusammenhang mit den Ausführungsgängen der Schweißdrüsen stehen. Dieselben sitzen in den Handflächen, an den lateralen Flächen der Finger und auf dem Rücken der Endphalangen, seltener an den Zehen und sind verbunden mit starkem Jucken. Von den meisten wird das Leiden aufgefaßt als Folge starken Schwitzens. Es kann sich um eine Neurose handeln. Fox nahm an, daß es sich um eine Verlegung und cystische Degeneration der Schweißdrüsenausführungsgänge handele. Meist kommt es nicht zur klinisch manifesten Entzündung. Unna glaubt an einen bestimmten Mikroorganismus als Erreger. (Vgl. hierzu die neueren Arbeiten über Mykosen und Mykide der Füße und Hände bei Miescher in diesem Handbuch.)

Behandlung seitens Käysers: Heiße Sublimatbäder an den betroffenen Stellen und nachher indifferentes Pudern.

Der rote Hund wird auch als Schweißfrieseln, Miliaria rubra oder alba, Lichen tropicus, Eczema tropicum und von Unna als akutes disseminiertes (vesiculöses) Ekzem bezeichnet; *auch Prickly Heat und Bourbouille-Gale-Bédouine* genannt.

Der Name „Lichen tropicus" ist nach Käyser schlecht gewählt. Bezüglich der Bezeichnung „Eczema tropicum" sind wir der gleichen Ansicht.

Die Krankheit kann in milderer Form unter geeigneten Bedingungen auch im gemäßigten Klima auftreten. Bei starkem Feuchtigkeitsgehalt der Luft kommt es an stark schwitzenden Stellen zur Bildung von kleinen, hellen, unter Umständen später auch vereiternden Bläschen, die besonders an den Vorderarmen und auf Brust und Stirn, seltener an den unteren Extremitäten, nach Käyser gewöhnlich auf der Spitze einer winzig kleinen, roten, isolierten Papel sitzen. Neben den Papeln kommt es auch zu anfangs kleinen, dann weiter ausgedehnten Erythemen. Die Papeln können konfluieren, die Bläschen sich öffnen und Feuchtigkeit absondern. Hierbei wirken nach Käyser der Harnstoff- und der Kochsalzgehalt des Schweißes irritierend. *Nach der einen Ansicht ist die Erkrankung an die Schweißdrüsen (Verstopfung, bzw. ödematöse Schwellung von Epidermiszellen), nach anderer Ansicht (z. B. Unna) an eine Entzündung der Talgdrüsen gebunden.* Nach H. W. Acton (1926) beruht sie auf einer Entzündung der Schweißdrüsen durch Staphylokokken. Ziemann hat sie bei Negern niemals beobachtet, Käyser auch nicht bei Eingeborenen auf Java. Bei Europäern sind nach Ziemanns Erfahrungen besonders die Biertrinker und die Neuankömmlinge betroffen. Smith (1927) sah in Lagos in den Hautschuppen der Erkrankten kleine hefeähnliche Mikroorganismen, die meist nur kurze Sproßformen aufwiesen, nur zuweilen kurze Mycelien, die auch auf Sabouraud-Agar gezüchtet und auf den Menschen übertragen werden konnten (vgl. Oidiomykosen)!

Therapeutisch empfiehlt Cenner gegen das Jucken und die sekundären eitrigen Komplikationen neben Acid. carbon. die 4%ige Afridollösung[1].

Im Anschluß an „Roter Hund" kann es natürlich auch zu Ekzemen und Furunkelbildung kommen.

---

[1] Wehrle, W. O.: Erfahrungen über den „roten Hund". Arch. Schiffs- u. Tropenhyg. **1931**, 53—56 empfiehlt Eigenblut-Injektionen.

Auf **pathologisch gesteigerte Sekretion der Talgdrüsen** führen Viele bekanntlich die *Seborrhoea oleosa* und die Seborrhoea sicca (pityrodes, furfuracea) zurück. Eine Lieblingslokalisation der Seborrhoe ist der Kopf. Man nahm früher nach Hebra an, daß die *Seborrhoea capitis* auf einer funktionellen Störung infolge übermäßiger Tätigkeit der Talgdrüsen beruhe. Wir wissen aber, u. a. auch durch Unna, daß auch die Schweißdrüsen außer dem Schweiß Fett absondern. Ferner betont Wechselmann [1], daß die Talgdrüsen gar nicht im eigentlichen Sinne des Wortes Fett sezernieren. Meistens handelt es sich wohl um eine vermehrte Produktion und Abstoßung von Hornzellen, die mit übermäßig sezerniertem Fett imprägniert sind. Nach allen Beobachtungen, auch Castellanis und eigenen, werden die Europäer stärker als Farbige von der Seborrhoe befallen.

Acne. Unter der Bezeichnung *Acne* fassen wir verschiedene Formen dieser Krankheit zusammen, von denen die Acne vulgaris, Acne indurata, papulosa et pustulosa, Acne rosacea, Keloidacne und Acne varioliformis zu unserem Thema gehören.

Durch die Bildung eines Comedo kommt es zur Retention des Talgdrüsensekrets und einer zur Eiterung neigenden Entzündung der Talgdrüsen und Follikel. Die Acne vulgaris ist ein in der Pubertät beginnendes, sehr häufiges und in unserer Zone öfter Brünette als Blonde befallendes Leiden; es ist daher nicht erstaunlich, daß die

Acne vulgaris auch beim Neger sich nicht selten findet; auch in Indien (nach G. Panja) ist sie häufig bei Erwachsenen, ebenso bei den Eingeborenen Algeriens (Montpellier 1919). Sie scheint sich, wie auch G. Panja (1924) feststellte, besonders bei straffer, fetter Haut zu entwickeln und ist nach Castellani (1919) bei allen Rassen zu finden, nach Salanoue-Ipin besonders bei Europäern mit mangelhafter Körperpflege, die Flanell auf der Brust tragen.

Acne indurata, papulosa et pustulosa kommen nach Castellani ebenfalls vor, dagegen soll

Acne rosacea relativ selten sein. Vielleicht spielt da eine Rolle, daß unter den ätiologischen Momenten stärkerer Alkoholgenuß, calorische Einflüsse (andauernde Kältewirkung) und regelmäßiger Genuß heißer Getränke fortfallen. Nach Salanoue-Ipin findet sich Acne indurata und rosacea nur bei Weißen und Mestizen, während bei Negern

Keloidacne häufig ist, besonders in der Nackengegend.

Acne varioliformis soll nach Castellani auch bei Eingeborenen in den Tropen auftreten, unter besonderer Bevorzugung der Stirn, der Schläfen, der Brustbein- und der Interscapulargegend.

4. Krankheiten und Anomalien der Anhangsgebilde der Haut.

Das menschliche *Haarkleid* kann, wie wir wissen, pathologisch verändert sein durch eine *Hypertrophie* der Haare ebenso wie durch eine *Atrophie* derselben. Von der ersteren, welche als

Hypertrichosis bekannt ist und die sowohl angeboren als erworben, universell wie partiell auftreten kann, hat Ziemann selber keinen sicheren Fall bei Eingeborenen beobachtet. Auch in der Literatur findet sich nichts darüber erwähnt.

Dagegen ist bei Farbigen die

Alopecia genannte Atrophie der Haare, wenn auch nicht häufig, doch zu finden. Diese Seltenheit der Alopecia in den Tropen ist erstaunlich, da nach

---

[1] Knolls Mitteilungen für Ärzte. 1927. S. 8.

MONTPELLIER (1919) Seborrhoe (ebenso wie Acne, Ekzem und psoriasähnliche Hauterkrankungen) bei den Eingeborenen Algeriens außerordentlich häufig ist, obgleich diese Seborrhoe sich weder bakteriologisch noch klinisch von der der Europäer unterscheidet. Die Beobachtungen decken sich mit denen von ZIEMANN, die er bei Eingeborenen Westafrikas hat machen können und seiner Zeit mit dem Nichttragen von Kopfbedeckungen in Beziehung brachte. Indes muß man bemerken, daß die mohammedanischen Eingeborenen meistens Kopfbedeckungen tragen. Wie dem auch sei, eine Alopecia senilis ist bei Farbigen seltener als bei Europäern. Auch die in ihrer Ätiologie noch so strittige *Alopecia areata* entwickelt sich selten in solchem Grade wie in Europa (GUPTA).

Alopecia syphilitica wurde von ZIEMANN in Kamerun, von SKRODZKI in Ostafrika beschrieben.

Die **Canities**, welche eine angeborene oder erworbene, sowohl universell wie partiell vorkommende Atrophie des Haarpigments darstellt, tritt als Alterserscheinung natürlich auch bei den farbigen Rassen auf. Im allgemeinen scheint das Ergrauen bei den farbigen Rassen aber seltener zu sein als bei der europäischen, da Kummer und der aufreibende Kampf ums Dasein, wie besonders in den Großstädten, den Naturkindern natürlich seltener aufgezwungen wird.

Plötzliches Ergrauen infolge psychischer Aufregung, wie es u. a. auch KANN (1927) berichtet, hat ZIEMANN selbst bei den farbigen Rassen bisher nicht zu sehen bekommen, und es finden sich auch sonst keine diesbezüglichen Literaturnachweise. CASTELLANI (l. c.) will weder bei Negern noch bei Indern einen Unterschied gegenüber Europäern festgestellt haben. Dieses Auseinandergehen der Berichte darf nicht Wunder nehmen, da das Vorkommen plötzlichen Ergrauens in unserer Zone trotz glaubhafter diesbezüglicher Berichte von autoritativer Seite bestritten wird. Zu bemerken ist hierzu jedoch, daß dieses plötzliche Ergrauen nicht auf einen Verlust des Haarpigments zurückzuführen ist, vielmehr durch eine übermäßige Entwicklung von Luftbläschen im Haarschaft entsteht.

Die **Trichorrhexis nodosa** stellt eine Erkrankung der Haare selbst dar und soll nach CASTELLANI bei Eingeborenen selten sein. Sie betrifft bei diesen im Gegensatz zu unseren Beobachtungen (Bart- und Schamgegend) besonders die Achselhöhlen. Es kommt zur Aufspaltung des Haares und zum Abbrechen desselben. Im Gegensatz dazu bleibt bei der Trichosporosis tropica der Haarschaft unbeschädigt.

Trichoptilosis. Die Längsspaltung der Haare an den Spitzen, besonders beim Frauenkopfhaar, hat ZIEMANN bei Eingeborenen in den Tropen nicht gesehen. Das häufige Einfetten der Haare scheint die Spaltung zu verhindern.

Die **Trichosporosis tropica** oder Trichomycosis nodularis (INHÉL-RÉWROY), auch **Piedra** (OSORIO) genannt — bei Geschwistern beobachtet — stellt eine übertragbare Affektion der Haare dar; sie wird bedingt durch Trichosporon giganteum (eventuell mehrere Varietäten) und ist kenntlich durch die Bildung kleiner, harter, aus Pilzsporen und einem Mycel bestehender, oft farbiger Knötchen auf den Haarschäften. Sie scheint mehr auf Mittel- und Südamerika beschränkt zu sein[1] und kommt sonst weniger in Frage. Sie befällt nach KRAUS (1927) meist die Kopfhaut der eingeborenen Frauen. In Europa wurde sie im Westen und auf der Balkanhalbinsel beobachtet (Piedra nostras).

Als *ubiquitäre Anomalien* der **Nägel** finden sich in den Tropen bei Farbigen *Leukonychia*, sowohl punctata wie striata und totalis (CASTELLANI, l. c.). Dieselbe entsteht wie die Canities wohl durch Luftinfiltration.

---

[1] Vgl. auch CH. G. AARS [Arch. f. Dermat. **22** (1930, Sept.)], der sie häufig in Holändisch-Guyana sah.

Onychie hat Ziemann selbst nicht selten bei Negern beobachtet.
Auch *Onychogryphosis* ist bei Farbigen beobachtet, und zwar sehr oft.
Onychomykosis. Dagegen hat Käyser Onychomycosis trichophytina bei Javanen nicht gesehen.

5. Hypertrophie, Atrophie, Sklerose der Haut.

Zur Hypertrophie der Haut haben wir hier zwei Affektionen, die mit Bildung hypertrophischen Bindegewebes einhergehen, die *Elephantiasis* und das *Scleroderma neonatorum,* zu rechnen; interessanterweise entsteht aber nicht nur die erstere infolge chronischer Strepto- oder Staphylokokkeninfektionen. Auch bei einzelnen Fällen von Scleroderma neonatorum scheinen nach Jadassohns Ansicht Infektionen (besonders Streptokokken) eine Rolle zu spielen.

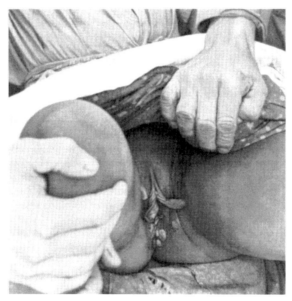

Abb. 3. Hottentottenschürze. (Aus Med. Ber. dtsch. Schutzgebiete.)

Die „Elephantiasis" ist, soweit sie auf Filariainfektion beruht, auf die Tropen und Subtropen beschränkt, und es kann daher auf den betreffenden Spezialabschnitt dieses Werkes verwiesen werden. Unabhängig von der primären Filariainfektion können aber auch in den Tropen wie im gemäßigten Klima bei Europäern und Farbigen *elephantiastische Hyperplasien auf anderer infektiöser Basis entstehen.* Zu den wiederholt rezidivierenden Prozessen, die zu Elephantiasis führen können, gehören, wie wir wissen, Ekzeme, Erysipel, Phlebitiden, Lymphangitiden usw., und wir sahen, daß neben dem Gesicht besonders Fuß und Unterschenkel (hier macht sich Zirkulationsstörung besonders geltend) und die Genitalorgane betroffen werden. (An dieser Stelle u. a. auch bedingt durch Exstirpation der Inguinaldrüsen, besonders aber durch das Lymphogranuloma inguinale [klimatische Bubonen!]). Natürlich wird, wenn die Affektion auch weiter nicht gefährlich ist, die Beweglichkeit der erkrankten Organe oft erheblich eingeschränkt und die Bewegungsfähigkeit behindert. So ist Sklarek ein Fall von Elephantiasis scroti bei einem Negerhäuptling in der Gegend von Unyanyembe bekannt, der, wie ihm berichtet wurde, beim Gehen sein elephantiastisch enorm vergrößertes Scrotum auf einer kleinen Karre vor sich herschieben mußte.

Im Zusammenhange hiermit sei noch erwähnt die

Hottentottenschürze. Diese Hypertrophie der Labia minora ist bekanntlich bei allen Rassen beobachtet, ganz besonders aber bei den Hottentotten (vgl. Abb. 3). Bei Batunegerinnen hat ZIEMANN diese Hypertrophie trotz eines großen Materials bei Prostituierten nie beobachtet. Bei Europäerinnen hat man sie auch auf Masturbation zurückgeführt. Wir wollen das nur erwähnen, ohne

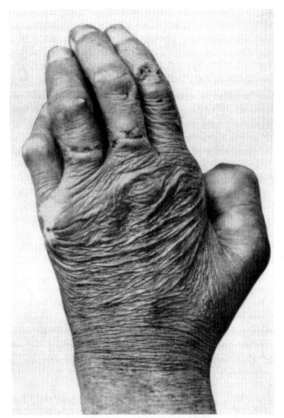

Abb. 4. Hautatrophie bei leprösem Indier. (Nach H. W. ACTON.)

daraus einen Schluß auf ihr Nichtvorkommen bei Prostituierten ziehen zu wollen. Jedenfalls scheint sie bei der farbigen nicht häufiger zu sein als bei der weißen Rasse. Leider erhielt ZIEMANN nicht die Erlaubnis, auch Frauen der westafrikanischen Zwergvölker daraufhin zu untersuchen.

Die **Atrophien der Haut** kann man einteilen in *idiopathische* (diffus oder umschrieben, angeboren oder erworben), *symptomatische* (auch diffus oder umschrieben auftretend) und *physiologische*. Die idiopathischen Hautatrophien sind Raritäten. Zu einer Atrophie der Haut kommt es bei Pellagra, nachdem das anfangs nur zu bestimmten Jahreszeiten intermittierend auftretende Erythem längere Zeit stationär geblieben ist.

Mit Sicherheit ist wohl anzunehmen, daß die als Schwangerschaftsnarben bekannten Striae atrophicae auch in tropischen Ländern vorkommen. Leider fehlen darüber Berichte.

Die *senile Atrophie* der Haut ist als eine physiologische Erscheinung anzusehen, die besonders an Gesicht, Hals, Schultern, Armen und besonders an den Handrücken in Erscheinung tritt. Bekanntlich schwindet dabei das Fettpolster: Epithel und Cutis verdünnen sich, und die Haut wird unelastischer und weist stärkere Pigmentierung auf. Ähnliche Atrophieerscheinungen sind von CASTELLANI auch bei alten Singalesen beobachtet, auch von ZIEMANN bei alten Negern. (Vgl. auch CHALMERS und DREW 1915.)

Von **Xeroderma pigmentosum** ist uns aus den eigentlichen Tropen nichts bekannt geworden[1]; Rassenunterschiede scheinen bei diesem Leiden aber auch eine Rolle zu spielen, weil man, so wie es u. a. JADASSOHN beim Pemphigus annimmt, die jüdische Rasse auch für das Xeroderma für prädisponiert hält.

Scleroderma wurde bei Farbigen in beiden uns bekannten Formen beobachtet: bei Indiern von G. PANJA (1924) öfter in Verbindung mit Hyperthyreoidismus.

Die **diffuse Sclerodermie** soll in den Tropen nach CASTELLANI selten sein, häufiger aber die *circumscripte*, auch Morphaea genannte Form.

Die Beobachtung von PANJA, daß er das Scleroderma öfters in Verbindung mit Hyperthyreoidismus gesehen hat, ist insoweit interessant, als auch sonst angenommen worden ist, daß es in Beziehung zur Schilddrüse, Hypophyse bzw. überhaupt zur inneren Sekretion stände; es ist aber an dieser Stelle vielleicht auch nicht ganz unwichtig, darauf hinzuweisen, daß in der Anamnese sehr vieler Sclerodermiekranker sich die Angabe befindet, daß sie aus irgendwelchen Gründen oft schnell wechselnden erheblichen Temperaturunterschieden ausgesetzt waren. Schweißsekretion ist erheblich vermindert, ebenso sinkt die Körpertemperatur im progredienten Stadium oft so, daß unsere Kranken über starkes Frieren klagen. Obwohl kein Zweifel darüber bestehen kann, daß dies in den Tropen nicht anders sein wird, ist es bedauerlich, daß in den uns zugänglichen Berichten nichts darüber erwähnt wird.

Sclerema neonatorum. CASTELLANI sah verschiedene Fälle auch in den Tropen bei Mischlingskindern. Da uns weiteres darüber nicht bekannt ist, ist wohl anzunehmen, daß diese Beobachtungen keine Besonderheiten boten, und daß, wie immer, die Krankheit an der Rückseite der Unterschenkel begonnen hat, um dann auf Oberschenkel, Rücken, zuletzt den übrigen Körper, eventuell, auch das Gesicht überzugreifen. Daß Kälte den Verlauf ungünstig zu beeinflussen pflegt, muß hier wohl angemerkt werden.

6. Dermatosen, die vorzugsweise die Epidermis und den Papillarkörper betreffen.

Zu den Anomalien der Epidermis gehören die Krankheiten, welche eine pathologische Verdickung der Hornschicht (Hyperkeratosen) oder eine wie immer geartete Schuppung aufweisen. Wir erwähnen hier eine Anzahl auch im gemäßigten Klima nicht häufig vorkommender Dermatosen, die, wenn in den Tropen angetroffen, wahrscheinlich oft verkannt werden, so die verschiedenen Formen der Parapsoriasis, die *Pityriasis chronica lichenoides* seu Dermatitis psoriasiformis nodularis, *Erythrodermie pityriasique en plaques disséminées, Pityriasis rubra pilaris, Keratosis follicularis rubra (NEISSER), Pityriasis rubra (HEBRA)*, Dermatitis exfoliativa (WILSON), *Akanthosis nigricans* und *Parakeratosis (MICHELLI)*. Betr. Dermatosis papulosa nigra vgl. CASTELLANI und DUVAL (1929).

---

[1] In Algier und Tunis sind einige Fälle beobachtet.

Eine *Dermatitis exfoliativa,* die vielfach enge Beziehungen zur *Pityriasis rubra (HEBRA)* zu haben scheint, soll nach CASTELLANI in Ostindien nicht selten im Anschluß an Psoriasis sich entwickeln (bei der Differentialdiagnose ist nach CASTELLANI Tinea imbricata zu berücksichtigen). Jedoch tritt diese Krankheit, die in einer universellen Rötung mit kleienförmiger Schuppung besteht und stets einen gleichartigen Verlauf aufweist, immer selbständig und nicht als Folgeerscheinung einer anderen Krankheit auf. Sie ist wohl auch kaum mit der Tinea imbricata (MANSON) zu verwechseln, welche durch konzentrisch angeordnete, sich nach der Peripherie ausdehnende, schuppende Ringe ausgezeichnet ist. Von der charakteristischen, dachziegelartigen Lagerung der sie bedeckenden Schuppen rührt der Name Tinea imbricata her. Im übrigen sind bei dieser Erkrankung zahlreiche Pilze zu finden, deren Sporen oväläre Form und deren Mycelfäden Gliederung und vielfache Verzweigung zeigen; CASTELLANI selbst hat aus den Efflorescenzen der Tinea imbricata noch zwei andere Pilze, das Endodermophyton indicum und das Endodermophyton concentricum züchten können. (Vgl. später unter Tinea imbricata.)

Ichthyosis ist nach SALANOUE-IPIN in allen Formen in den Tropen häufig, besonders in einigen Berggegenden Asiens und Afrikas, in Gegenden mit endemischem Kropf.

Die Krankheit wurde auch bei Indern nach G. PANJA (1924) beobachtet, und es sollen dabei auch in den Tropen congenitale und familiäre Ursachen eine Rolle spielen. Nach CASTELLANI kommen alle Formen der Ichthyosis in den Tropen vor. Sie scheint aber bei Negern recht selten zu sein.

Als Ichthyosis faßte AHLBORY [1] einen Fall auf, bei dem bei einem 20jährigen Neger die oberste Hautschicht in allen Körperteilen mit Ausnahme des Gesichts, der Handteller und Fußsohlen stark verdickt war; die Haut erhielt durch zahlreiche auflagernde weiße Schüppchen ein eigentümlich schillerndes Aussehen. Die mit sehr spärlichen Haaren bedeckte Kopfhaut glich einer fingerdicken Lederkappe. Betroffen waren auch die Ellbogen, beide Schultern und die Gegend über dem Kreuzbein. Ungewöhnlich ist hier das starke Ergriffensein der Kopfhaut, die im allgemeinen nur in geringerem Grade beteiligt ist und dann ein pityriasisähnliches Aussehen zeigt.

Ichthyosisartige Affektionen der Haut bei Eingebornen wurden zweimal auch auf den Karolinen beobachtet [2].

Auf Java wurde Ichthyosis von KÄYSER bei Eingebornen selten gesehen.

Differentialdiagnostisch beachte man die Unterschiede gegen Tinea imbricata, eventuell mit Hilfe der mikroskopischen Untersuchung.

Von *Keratosis pilaris,* einer zu Ichthyosis augenscheinlich in Beziehung stehenden Affektion, die bei uns so häufig ist, daß sie sich wohl bei einem Drittel aller Männer und Frauen findet, ist ZIEMANN kein sicherer Fall bei Eingeborenen bekannt geworden. Ein von CHALMERS und GIBBON (1921) mitgeteilter Fall, der schnell unter tonischer Behandlung geheilt sein soll, dürfte kaum eine Keratotis pilaris gewesen sein, da diese bekanntlich medikamentös wenig beeinflußbar ist.

Eczema verrucosum [Eczema corné (WILSON)], nach CASTELLANI charakterisiert durch große Trockenheit, Härte und warzige Beschaffenheit der betreffenden Stelle, soll Eingeborene häufig und dann meistens an den Füßen befallen. In Westafrika ist ZIEMANN die Krankheit nicht aufgefallen.

Bei dem in den Tropen beobachteten

Keratoma plantare (sulcatum) wurde eine starke Epidermisverdickung an den Fußsohlen, besonders in der Gegend des Hackens und der Metatarso-

---

[1] AHLBORY: Med. Ber. 1906/07. S. 58. Deutsch-Ostafrika.
[2] Med. Ber. 1906/07 S. 246.

phalangeal-Gelenke mit tiefer Furchenbildung festgestellt, die vor gründlicher
Reinigung einen schwarzen Grund zeigte; Castellani sah diese im tropischen
Afrika und in Indien beobachtete Erkrankung auch in Ceylon, sowie bei einem
Europäer, der *barfuß* gegangen war. Ziemann fand ein ganz an Castellanis Beschreibung erinnerndes Bild je einmal auch bei einem Europäer und bei einem Eingebornen in Kamerun, bei denen Jodkali und antisyphilitische Behandlung keinen
Erfolg zeigte, wohl aber prolongierte heiße Bäder und systematische Anwendung von Salicylspiritus von guter Wirkung waren. Die Krankheit ist, außer
in Indien, im tropischen Afrika und Mazedonien beobachtet, von Mendelson
auch in Siam, stets bei Leuten, die zu *langen Märschen gezwungen waren,*
ohne Schuhe zu tragen. Der ständige Reiz und der Druck des Körpers bedingt
die Affektion häufig bei Plattfüßigen. Besonders schweres Auftreten zeigte
sich während der Regenzeit. Von Frambösie ist die Krankheit zu trennen
durch die Abwesenheit der Frambösieknötchen und der anderen Frambösie-
erscheinungen am Körper.

Therapie. Ruhe und Erweichung durch lytische Substanzen, wie Salicylsäure oder kombiniert mit grüner Seife. Prophylaktisch: Schuhe tragen.

Diese als Keratoma bezeichneten Fälle dürften jedoch zutreffender als
Callusbildungen aufzufassen sein. Dafür spricht der Umstand, daß es sich
bei den Patienten immer nur um ein Ergriffensein der Füße (Keratoma palmare
et plantare!) gehandelt hat, und daß das Leiden traumatischer Natur war,
während die Krankheit, die man als Keratoma palmare et plantare bezeichnet,
hereditär und kongenital zu sein pflegt.

Tylosis und *Clavus* sind traumatische chronische Dermatitiden mit Verdickung
der Cutis. Sie finden sich bei allen ohne Fußbekleidung gehenden Farbigen [1].
G. Panja, betont das auch für die Inder und für die Lastträger unter ihnen,
die auf den Schultern Schwielen bekommen können.

Lichen.

Lichen ruber. 1 Fall von Lichen ruber wurde in Herbertshöhe, Deutsch-
Neu-Guinea [2] beobachtet.

An Lichen ruber erinnerte auch 1 Fall von Grothusen in Deutsch-
Ostafrika [3], bei dem sich innerhalb von 2 Tagen ein *nicht juckender* Ausschlag auf dem Rücken bildete, bestehend aus zahlreichen, durchschnittlich
hirsekorngroßen, kupferroten, derben Knötchen ohne Schuppung, die auf
Arsen nicht reagierten, aber nach Jodkali ohne Schuppen und Narbenbildung
abheilten. Grothusen bezeichnete die Infektion als Lichen ruber acutus.
Gegen diese Diagnose spricht der Umstand, daß beim Lichen acutus die Haut
diffus gerötet, geschwollen und die Knötchen so klein sind, daß sie oft mit
bloßem Auge garnicht wahrnehmbar sind. Eigenartig ist auch die in diesem
Falle beinahe gegenteilige Wirkung des Arsens.

Lichen ruber planus, bei welchem nach einigen Autoren Zusammenhänge
mit dem Nervensystem bestehen, und der von Käyser auf Java bei Inländern
selten gesehen wurde, ist nach Salanoue-Ipin in den Tropen nicht selten und
auch nach Castellani bei Eingeborenen in den Tropen häufig. Nach Grupta
ist er in Indien relativ selten und meist nur bei den gehobenen Klassen zu sehen.
Die Diagnose kann jedoch bei schwarzer Haut schwierig sein.

Nach Rückbildung der Lichenknötchen kann bei Weißen eine intensive
sepiafarbene Pigmentierung bestehen, die erst nach längerer Zeit einer normalen

---

[1] Vgl. auch Med. Ber. 1903/04. S. 292 bezüglich Marschall-Insulaner.
[2] Med. Ber. 1908/09. S. 362.
[3] Grothusen: Med. Ber. 1904/05. S. 49.

Färbung weicht; bemerkenswerterweise sollen auch bei Eingebornen häufig Pigmentierungen zurückbleiben.

Lichen planus hypertrophicus (wohl Lichen corneus hypertrophicus seu Lichen ruber verrucosus). Von dem Vorkommen berichtet R. G. ARCHIBALD (1923), ebenso SALANOUE-IPIN, der die Eingeborenen mit Vorliebe betroffen sein läßt.

Als *Lichen spinulosus* sind bekanntlich Dermatosen nicht bekannter und allem Anschein nach verschiedener Ätiologie beschrieben worden mit normal oder leicht rot gefärbten Papeln mit fadenförmigen, verhornten, sich aus den Haarbalgöffnungen erhebenden Vorsprüngen.

PANJA (1925 will in Indien 4 Fälle beobachtet haben, angeblich mit Befund von Pilzen, die der Tineagruppe angehörten (vgl. unter Pilzerkrankungen).

DARIER hat in einem Falle Demodex folliculorum in so reichlicher Zahl gesehen, daß er geneigt war anzunehmen, daß in diesem Fall der Parasit an der Pathogenese beteiligt sei.

Psoriasis vulgaris.

Hier soll speziell auf die ausführliche Monographie von KERCKHOFF (1929) verwiesen werden, der die Psoriasis vulgaris zum großen Teil als durch einen fehlerhaften Hautstoffwechsel verursacht ansieht, und das fast vollkommene Fehlen der Psoriasis in den Tropen mit der stärkeren Lichtbestrahlung in Zusammenhang bringt.

Nach der amerikanischen Statistik (vgl. PAROUNAGIAN 1926) kommt Psoriasis, die in Amerika etwa 2,7 % aller Hauterkrankungen ausmacht, bei der weißen Rasse *ziemlich häufig vor, aber sehr selten beim Neger.* PARANOUGIAN berichtet selber von einem sehr ausgesprochenen Falle bei einem 42jährigen Neger (vgl. Abb. 5).

Die Diagnose Psoriasis wurde von anderen Dermatologen anerkannt. Da Patient einen positiven Wassermann hatte, erhielt er 6 intravenöse Injektionen von Arsphenamin und 6 intramuskuläre von Hydrargyrum salicylicum, ohne daß eine Änderung eintrat (um Syphilis auszuschließen). Daraufhin nach lokaler Behandlung mit Ammonium-Quecksilber und Teerseife erhebliche Besserung.

RUIZ MORISON sah bei 500 Weißen 26 Fälle von Psoriasis gegenüber 2 Fällen bei Negern und 4 Mulattinnen (bei 500 Negerpatienten). HOWARD FOX fand in den Südstaaten Psoriasis in 0,022 % bei Weißen und in 0,0045 % bei Negern, TERRA (1926) in Rio (Brasilien) Psoriasis häufig, aber vorwiegend bei Ausländern. Immerhin wollen KNOWLES und CHALMERS auch in Afrika bei Negern einzelne Fälle gesehen haben.

Nach E. G. LANE, OKLAHAMA (zit. nach PAROUNAGIAN) sollen die *amerikanischen Indianer dieselbe Immunität gegen Psoriasis haben wie die Neger.* In dem Falle PARANOUGIANs waren bei dem Negerpatienten die Psoriasishautschuppen völlig weiß, genau wie beim Weißen.

Die Krankheit wurde (gleichzeitig mit Erythema induratum und Ekzemen) von CRENDE (1923) auch in Marokko, Gegend von Djeballa, beschrieben (vgl. dito CENNER 1924).

Auch WRIGHT demonstrierte [1] einen Fall von Psoriasis. Die Stellen betrafen die Vorderarme, hinten die linke Achselgegend und den Nacken. Die betreffende Gegend war ziemlich infiltriert und zeigte eine mäßig profuse Abschälung. Er erinnerte an zwei solche Fälle, die von MORRISON im Journal of cutaneous Diseases 1885 berichtet wurden.

---

[1] WRIGHT: Arch. f. Dermat. **1924,** 398.

In Ostafrika will Chalmers bei Negern ebenfalls Psoriasis beobachtet haben. Käyser sah sie auf Java einige Male bei Eingeborenen, aber meist in rudimentärer Form. Nach seiner Ansicht soll das Klima und das viele Baden auch bei Europäern die Krankheit günstig beeinflussen. *Europäer mit Psoriasis könnte man also in die Tropen schicken, was praktisch sehr wichtig ist* (während

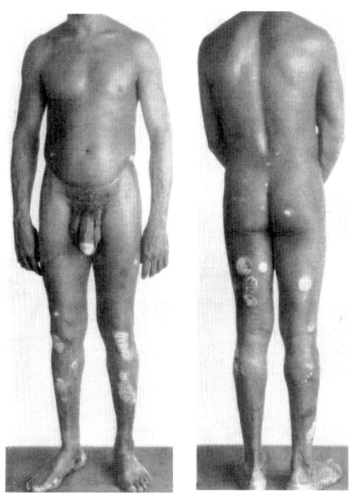

Abb. 5.   Psoriasis bei Vollblutneger. (Nach M. B. Parounagian: Arch. of Dermat., Jan. 1926.)

dort nach Cenner [1924] sich die Ekzeme verschlimmern). (Vgl. Abb. 6. Vgl. ferner die Abbildungen von Schüffner 7 und 8.)

Ein Fall wurde auf den Ost-Karolinen (Südsee) beobachtet[1].

Nach Castellani ist Psoriasis in Ostindien bei Eingebornen häufig, nach Salanoue-Ipin überhaupt häufiger bei der gelben Rasse als bei der dunklen.

Psoriasisähnliche Erkrankungen sollen nach Montpellier (1919) in Algerien außerordentlich häufig sein.

Psorospermosis follicularis vegetans seu **Keratosis follicularis** (Darier). Bei dieser chronischen, ziemlich seltenen Hyperkeratose haben wir es mit der

---

[1] Vgl. Arb. Reichsgesdh.amt **21**, 614 (1904).

Bildung von Knötchen zu tun, die von einer trockenen, festhaftenden und zapfenartig in den Papillarkörper eindringenden Masse bedeckt sind. Durch Konfluenz können drusig papilläre Geschwulstbildungen entstehen. Die

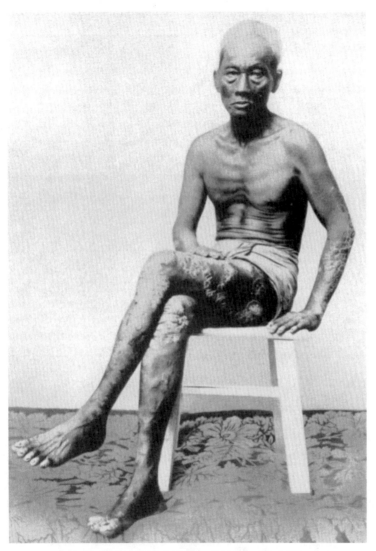

Abb. 6. Psoriasis vulgaris bei einem Javanen. (Nach KÄYSER.)

Krankheit ist, soweit bekannt, in den Tropen bei Eingeborenen bisher nur von CASTELLANI in Ceylon bei einem Singalesen beobachtet. ZIEMANN selbst hat die Krankheit niemals bei Farbigen gesehen.

Cornua cutanea sind besonders an den Händen häufig.

Anhangsweise sei hier erwähnt, daß ZIEMANN[1] (1905) auch bei Ziegen an der Schnauze in der Trockenheit in Kamerun (Westafrika) eine ungewöhnliche Menge von Cornua

[1] ZIEMANN, H.: Über Cornua cutanea bei Schafen. Arch. Tierheilk. 1905, H. 1.

cutanea beobachtet hat; wie er annimmt, bedingt durch das Kauen der sehr hart gewordenen Gräser.

Die **Schwarze Haarzunge** ist eine Keratose, bei der die Papillae filiformes sich enorm verlängern, eine übermäßig starke Hypertrophie ihrer Hornhüllen aufweisen und eine dunkelbraune bis schwarze Färbung annehmen. Die Affektion ist von ZIEMANN bei Negern nie gesehen worden. Auch war nichts in der Literatur darüber zu finden.

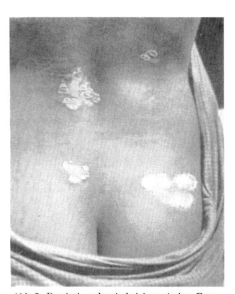
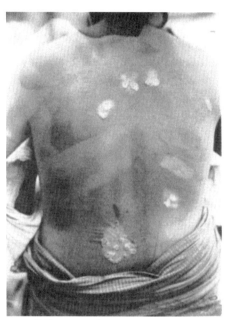

Abb. 7. Psoriasis vulgaris bei javanischer Frau.
(Aus der Sammlung SCHÜFFNER.)

Abb. 8. Psoriasis vulgaris bei javanischer Frau.
(Aus der Sammlung SCHÜFFNER.)

CATANEI (1925) berichtet von einem Fall aus Algier, bei welchem eine Moniliaart gefunden wurde, die evtl. pathologische Bedeutung haben soll. Die Ätiologie ist noch als dunkel zu bezeichnen. Eine spezifische Infektion durch Hefepilze oder Mikroben ist in Betracht gezogen worden.

Im Gegensatz zur schwarzen Haarzunge verschwinden bei der Leukoplakie die Papillae filiformes.

Leukoplakie der Zunge ist von CASTELLANI bei Eingeborenen (Ostindiens) beobachtet worden.

Warzen, hyperkeratotische, papilläre Wucherungen, sind nach Feststellungen von ZIEMANN und von LÖHLEIN (1912) beim Neger sehr selten.

7. Neurodermatosen.

Als Neurodermatosen kann man eine Anzahl von sehr verschiedenen Krankheiten zusammenfassen, deren Ätiologie sehr verschieden und zum Teil noch nicht geklärt ist, bei denen aber mehr oder weniger Zusammenhänge mit dem Nervensystem als ursächlichem Moment eine gewisse Rolle spielen.

Herpes facialis bei Fiebernden aus der Herpes simplex-Gruppe wurde von SKRODZKI in Tabora (Deutsch-Ostafrika) beschrieben[1].

---

[1] SKRODZKI: Med. Ber. 1903/04. S. 75.

Ziemann erinnerte sich, Herpes facialis auch bei schwerer Pneumonie der Neger gesehen zu haben und einmal bei schwerer Perniciosa. Ob oder inwieweit die Infektionskrankheiten evtl. ätiologisch mit diesem Leiden zusammenhängen, ist zur Zeit noch nicht zu sagen. Wir wissen jedoch, daß außer bei den genannten Affektionen ein Herpes simplex auch bei akuter Dyspepsie, Influenza und Meningitis cerebrospinalis auftreten kann.

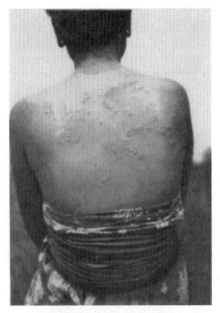

Abb. 9. Menstruelles Exanthem,
alle 4 Wochen rezidivierend.
(Aus der Sammlung Schüffner.)

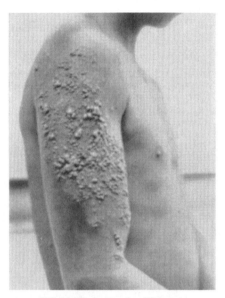

Abb. 10. Herpes zoster (Chinese).
(Aus der Sammlung Schüffner.)

Ein Herpes facialis ist bei Negern erheblich seltener als bei Europäern. Sala-noue-Ipin erwähnt ihn aber auch, und ebenso einen

Herpes der Cornea infolge von Malaria!

Eine *Balanitis herpetiformis,* von Skrodzki auch in Deutsch-Ostafrika beschrieben, ist wohl identisch mit der von uns als *Herpes progenitalis* bezeichneten Affektion.

Über *Herpes menstrualis* (Bouton des règles) ist bei Farbigen bisher nichts berichtet. Nachdem aber von Schüffner auch menstrueller Ausschlag bei Farbigen beobachtet ist, sollte man auch auf Herpes menstrualis achten.

Die *menstruellen Dermatosen* gehören allerdings auch bei der weißen Rasse anscheinend zu den großen Seltenheiten (vgl. die interessante Abbildung Schüffners bei einer Javanin. Abb. 9).

Von **Herpes zoster** sah Stolowski, entsprechend dem Verlauf des linken Nervus supraorbitalis einen Fall beim Neger in Deutsch-Ostafrika (die Beschwerden waren dieselben wie in Deutschland), 1 Fall im Belgischen Kongo Seidelin (1926); 9 Fälle bei Javanen, und 1 Fall bei einem Chinesen beschreibt Baermann[1], bei Javanen 10 Fälle (vgl. Abb. 10).

In der Südsee wurde Herpes zoster auf den Marschallinseln neben Krätze

---

[1] Baermann: Jber. des Hospitals Petömbakan, 1910. S. 12; ferner 1919. S. 13.

und Schmutzekzem vereinzelt beobachtet [1], auf den Karolineninseln 2 Fälle [2], ferner 2 Fälle [3]. Castellani erwähnt ihn ebenfalls bei Indern.

Zur Ätiologie dieses Leidens sei an dieser Stelle noch hinzugefügt, daß der Herpes zoster sich auch bei Malariakranken finden kann.

Pemphigus chronicus benignus gyratus et circinatus wurden deutscherseits auf den Marschallsinseln beobachtet.

Auf Java wurde Pemphigus von Käyser nicht mit Sicherheit diagnostiziert, dagegen von Castellani auf Ceylon.

Beim *Pemphigus chronicus malignus* unterscheiden wir besonders einen Pemphigus foliaceus und den von Neumann beschriebenen Pemphigus vegetans. Castellani beobachtete einen Fall von letzterem und zwei von ersterem.

Wir wissen, daß Lebensweise und Beschäftigung und auch die Jahreszeiten ebenso wenig von Einfluß auf diese Krankheit sind wie klimatische und Rassenverhältnisse es sein sollen. Es ist aber doch möglich, daß nach dieser Richtung hin weitere Forschungen zu anderer Anschauung führen, da wir von Jadassohn u. a. wissen, daß die jüdische Rasse eine gewisse Prädisposition für Pemphigus zeigt (siehe oben).

Bei dem *Pemphigus congenitalis* werden zwei Typen der Krankheit verschiedenen Grades beschrieben. Der einfache hereditäre Pemphigus, den wir durch Köbner als Epidermolysis bullosa hereditaria kennen gelernt haben, ist traumatischen Ursprungs, während der mit Neigung zu Narbenbildung einhergehende, bald nach der Geburt auftretende, kongenitale „Pemphigus successif à Kystes epidermiques" die schwere dystrophische Form darstellt und anscheinend spontan auftritt. *Von der einfachen Form des Pemphigus congenitalis, der*

Epidermolysis bullosa hereditaria, bei der die Haut auf mechanische Reize, wie Reibung, Stoß, Druck usw., mit der Bildung von Blasen oder Abhebungen der Epidermis reagiert, hat Ziemann weder selbst bei Negern einen Fall zu beobachten Gelegenheit gehabt, noch fand er diesbezügliche Beobachtungen in den Medizinalberichten der deutschen Schutzgebiete. Castellani (1919) hat die Krankheit aber gelegentlich in Indien bei Eingeborenen beobachtet, ebenso Panja (1924), der auch gesehen hat, daß dabei hereditäre bzw. familiäre Ursachen eine Rolle spielen. Auch Acton sah einen Fall in Indien. Vater und Brüder des betreffenden Patienten litten ebenfalls an dieser Krankheit. Einen Fall bei einem eingeborenen Kinde in Costa Rica ($1^1/_2$ Jahr alt) beschreiben auch M. Lujan und E. Nauck.

Die mechanischen Reize, welche bei Epidermolysis bullosa hereditaria die Haut mit blasiger Abhebung der Epidermis reagieren lassen, können schon in ganz geringen Reizen, wie Druck der Kleider, Schuhe, Hosenträger und Gürtel, bestehen; wir finden die serösen, zuweilen auch hämorrhagischen Inhalt zeigenden Blasen dementsprechend an den Händen, Handgelenken, Ellenbogen, Knien und Füßen. Für unsere Betrachtung kann es uns vielleicht zu denken geben, daß die Krankheit anscheinend vorzugsweise in der warmen Jahreszeit stärker auftritt und im Winter fast ganz verschwindet.

Impetigo bullosa tropica. Sie wird von Käyser als gutartig erwähnt. Nach Patrick Manson kommt es bei dieser dem warmen Klima eigenen Erkrankung zur Bildung großer Bläschen, die ohne sich zu entzünden und Narben zu hinterlassen und ohne Fieber abheilen (von den Holländern Apenpocken genannt).

Dermatitis herpetiformis wurde von Castellani auch in den Tropen beobachtet, aber ohne Angabe, ob es sich um Eingeborene handelte.

---

[1] Med. Ber. 1908/09. S. 445.
[2] Med. Ber. 1904/05. S. 214.
[3] Med. Ber. 1910/11. S. 702.
[4] Arb. Reichsgesdh.amt **21**, 621 (1904).

Lichen simplex chronicus (VIDAL) s. Neurodermitis chronica circumscripta (BROCQ) s. Dermatitis lichenoides pruriens chronica (NEISSER) von HEBRA noch zu den Ekzemen gerechnet, wurde nach KÄYSER auf Java bei Eingeborenen fast nur bei Erwachsenen, und mehr bei Frauen als bei Männern gesehen, besonders auf dem Fußrücken, an den Knöcheln und an den angrenzenden Teilen der Unterschenkel, seltener an Nacken, Ellenbogen, Kniekehlen, Gesicht, Kinn, Lippen und Brust. Starkes Jucken war die Hauptklage.

Die betroffenen Teile waren trocken und verdickt, besonders im Zentrum, mit zahlreichen Grübchen. Die etwa handflächengroßen Stellen gingen ohne scharfe Grenzen in das Normale über, zeigten am Rande bisweilen isolierte Papeln, aber ohne den eigenartigen wachsartigen Glanz, die polygonale Form und die zentrale Grube der typischen Lichenpapeln. Bisweilen war auch in der Mitte leichte Hyperpigmentierung vorhanden. In den meisten Fällen von KÄYSER war ein Ekzem nicht vorangegangen.

Die Ekzeme zeigten auf Java überhaupt selten Neigung zu chronischem Verlauf und damit selten Neigung zu sekundärer Lichenifikation. Die Eingeborenen scheuten eine langwierige Behandlung und blieben meistens bald weg. KÄYSER verwandte außer Regelung der Diät und Arseninjektionen eine Salbe von Chloralhydrat-Campher.

Der *reine* **Pruritus,** der nur in einem Hautjucken ohne jede objektiv wahrnehmbare primäre Veränderung der Haut zu bestehen scheint, wird auf den Marschallinseln einmal in den Med.-Ber. erwähnt.

Pruritus senilis ist auf Samoa (Südsee) bei Eingeborenen beobachtet worden[1]. Bei diesem sind[2] in unseren Breiten ebenso wie beim *Pruritus hiemalis* vor allem die Streckseiten ergriffen, während der *Pruritus aestivalis* angeblich mehr die Beugeseiten der Extremitäten bevorzugt.

Pruritus ani betrifft nach ROSSER die weiße Rasse häufiger als die Neger Nordamerikas. Schon früher hatte BORDIER (zit. nach ROSSER) auf die verminderte periphere Sensibilität beim Neger hingewiesen und dies auf einen histologischen Unterschied in der Entwicklung der Tastpapillen der Haut zurückgeführt. (Vgl. die Einleitung.) Neben der verminderten Sensibilität beim Neger ist wohl auch des Umstandes zu gedenken, daß er größeren äußeren Temperaturdifferenzen nicht ausgesetzt ist, ein Umstand, der vielleicht auch mitverantwortlich zu machen ist für das relativ häufige Auftreten des Pruritus in unseren Breiten. Wissen wir doch, daß bei diesem Leiden der Temperaturwechsel eine nicht zu übersehende Rolle spielt, und das Jucken beim Auskleiden sowohl als auch in der Deckwärme sich oft bis zur Unerträglichkeit steigert.

Spasmus des *Sphincter ani* wurde bei 14 Weißen, aber nicht bei Farbigen beobachtet.

Fissura ani 6 mal bei Negern, 88 mal bei Weißen.

Urticaria nach Genuß von Eiern will G. PANJA bei Eingeborenen Indiens mehrfach beobachtet haben. Urticaria wird auch bei Eingeborenen in Togo (Westafrika) erwähnt[3]. Indessen dürfte es sich nach der Beschreibung nicht um echte Urticaria gehandelt haben. Denn während wir unter Urticaria akut entstehende, selten rötliche, häufiger weißliche, selbst porzellanfarbene, polsterartig derbe Efflorescenzen von kurzem Bestande verstehen, handelte es sich hier um 3 Farbige, welche unter Fieber mit einem bläschenförmigen Hautausschlag an Kopf, Rumpf und Gliedmaßen erkrankten (!). In 3—4 Tagen fiel das Fieber lytisch ab. Eine Infektiosität ließ sich nicht feststellen.

---

[1] Med. Ber. 1906/07. S. 274.
[2] Nach SKLAREK.
[3] Med. Ber. 1905/06. S. 263.

QUINCKEsches Ödem, das nicht auf Filariainfektion beruhte, hat ZIEMANN bisher bei Farbigen nicht zu sehen bekommen (vgl. aber unter Malaria).

Prurigo Hebrae hat ZIEMANN in Kamerun bei Farbigen seiner Zeit nicht feststellen können. Dagegen ist sie nach KÄYSER, der auch einige Fälle von akuter Prurigo bei Erwachsenen beobachtet hat, auf Java bei Eingeborenen weit verbreitet und entspricht dem von HEBRA beschriebenen Krankheitsbilde, welches, in der frühesten Jugend atypisch unter Urticariaerscheinungen beginnend, stark die Neigung zum Chronischwerden zeigt. Es kommt dabei zu kleinen linsengroßen, derben, von normaler Haut überzogenen, stark juckenden Epidermispapeln, die besonders auf der Streckseite der Extremitäten lokalisiert sind und die Beugeseiten mehr freilassen. KÄYSER fand das Leiden fast ausschließlich bei Kindern. Wie auch in unseren Gegenden der Rumpf affiziert sein kann, so war in den hierzu berichteten Fällen von KÄYSER oft auch der Körper, speziell die Nates betroffen. Auch das Gesicht soll beteiligt gewesen sein, das in unseren Breiten wohl selten ergriffen wird. Auf Armen und Beinen zeigte sich außer den Papeln eine Lichenifikation der Haut. Durch das starke Kratzen kann es auch zur Bildung kleiner Eiterbläschen kommen, infolgedessen auch zur Schwellung der nächsten Lymphdrüsen. Die betroffenen Hautstellen zeigen eine graue Farbe mit kleinen weißen Fleckchen darin. Zur Zeit der Pubertät soll meistens Heilung eintreten.

Therapie. KÄYSER gab auf Java Schwefelbäder, gefolgt von Einreibungen des Körpers mit Tumenol-Ichthyol.

8. Toxikodermien.

Hinsichtlich der Toxikodermien, die man bekanntlich nach der Aufnahme des schädigenden Agens, ob durch die Haut oder per os, in endogene und exogene Toxikodermien trennt, ist hier nicht viel zu sagen.

Bei den ersteren kämen in erster Linie die *Chinin*erytheme in Betracht. Dieselben scheinen aber (s. Malariaerytheme) bei Farbigen sehr selten zu sein. *Antipyrin*exanthem wurde nach den Med. Ber. in Samoa beobachtet. Auch nach *Brom, Salicyl* und *Arsen* wurden Dermatosen bei Farbigen gesehen.

Arsenmelanose wurde 2mal auf den Marschallinseln beobachtet, einmal nach Behandlung maligner Lymphome (Med. Ber.).

*Salvarsan*schäden scheinen bei den Farbigen mindestens nicht häufiger als bei Europäern vorzukommen.

Von den exogenen Toxikodermien medikamentösen Ursprungs ist *Jodoform*exanthem auch in Samoa gesehen worden.

Auf Java fand KÄYSER eine *Dermatitis* nach *Jodoform* in Form von Bläschen auftreten, während eine eigentliche Jodoform-Idiosynkrasie sich erst nach einer gewissen Zeit der Anwendung dieses Mittels entwickelte. BAERMANN [1] sah Ähnliches.

Nach KÄYSER können auch nach Anwendung von *Ol. Kajeput* juckende Flecken und Ekzeme entstehen. Eine Dermatitis artificialis (der Finger und Nägel), bedingt durch Waschen und durch *antiseptische Mittel*, beobachtete PANJA (1924) oft auch bei Krankenpflegerinnen in Indien, bei Lackierern häufig *Teer*-Dermatitis.

Ferner gehört hierher wohl auch die sogenannte, von CASTELLANI (1924) in niedrig gelegenen Teilen Portoricos auf den Ananaspflanzungen bei vielen Arbeitern gefundene

Ananaspyosis. Es zeigten sich hauptsächlich an Händen, Armen und Füßen zahlreiche flache Pusteln und kleine flache Ulcerationen mit wenig oder gar

---

[1] BAERMANN: Jber. **1908**, 17 u. 19; **1909**, 13.

keinen Kratzeffekten; gewöhnlich ohne Temperatursteigerung. Zwar waren die gewöhnlichen Eitererreger in den Pusteln zu finden, indes konnte Castellani die primäre Ursache noch nicht feststellen. Es muß aber darauf hingewiesen werden, daß auch die geschälte Ananas viele kleine Härchen mit Widerhaken aufweist, die bei starken Ananasessern oft ein Gefühl des Wundseins der Zunge bedingen und wahrscheinlich auch den Anlaß zu jener Ananaspyosis geben können. Wir müssen daher an die Dermatitiden denken, die wir bei Berührung mit Primula obconica und mit Raupenhaaren kennen. Ebenso sind hier wohl auch einzuordnen die von Loro (1924) beschriebenen Fälle von Urticaria bei Händlern von *Irokoholz*. In dem Holzstaube fanden sich Sporen und Mycel-fäden, die Ödem und erhebliches Jucken, besonders auf den behaarten Körper-teilen, bedingen konnten, ferner auch in den Conjunctiven und im Larynx. Nach dem Med. Ber. 1911/12, S. 574, bekamen auf den Karolinen beim Baden einige Leute, die mit dem Safte des *Tschonget*baumes in Berührung kamen, ebenfalls einen pustulösen Ausschlag der Haut. Bei Fischern wurde eine „eigenartige Urticaria" nach Berührung mit Medusen gesehen (vgl. hier be-sonders K. Mense, Literatur).

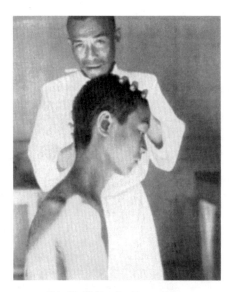

Abb. 11. Pellagröse Dermatitis.
(Aus der Sammlung Schüffner.)

An dieser Stelle sind auch Fuß-geschwüre zu erwähnen, die man als Gewerbekrankheit der Hanfarbeiter, besonders in Deutsch-Ostafrika beob-achtet hat, wo die Arbeiter bei der Hanfreinigung halbetagelang in einer aus Wasser und Hanfabfällen bestehen-den ätzenden Brühe stehen müssen. Zu den auf alimentärer Basis beruhen-den Toxikodermien ist schließlich die **Pellagra** zu zählen. Diese schon längst in Südeuropa, Italien, Spanien, Rumänien bekannte Avitaminose (?) wird bekanntlich neuerdings auch in Nordafrika und Amerika beobachtet und scheint auch in den Tropen nicht selten zu sein, wo eine einseitige, vor allen Dingen auf Maisverzehr beschränkte Ernährung stattfindet. Es kommt da bekanntlich, außer zu Störungen des Magendarmkanals und des Nervensystems, auch zu *typischen Hauterscheinungen,* die sich (nicht nur!) an den dem Sonnenlicht ausge-setzten Hautteilen, besonders im Nacken, an den Armen usw., in *Erythemen* äußern. Die betreffenden Stellen werden später dunkel pigmentiert, rauh und pergament-artig (vgl. Abb. 11). Speziell die Haut des Handrückens zeigte in ausgesprochenen Fällen die Beschaffenheit einer dünnen, runzeligen, bräunlichen Pergamenthaut.

Anhang: **Brennen der Füße (Akrodynie,** Burning of the feet).

Labernadie (1929) bringt wertvolle Mitteilungen in historischer Beziehung über diesen eigenartigen Symptomenkomplex, der als Akrodynie in der Literatur beschrieben ist, auch in Europa vorkommt, und durch starke Schmerzen, speziell an den Fußsohlen, ver-bunden mit Hypersensibilität und dem Gefühl von Brennen, gekennzeichnet ist. Zum Teil ist die Krankheit früher als Beriberi aufgefaßt worden oder als eine Folge anderer Erkrankungen. Der Autor berichtet über einen solchen Fall, wo auch auf Grund der serologischen Untersuchung als *Ursache Syphilis* angenommen wurde, und wo die anti-syphilitische Behandlung schnell Verschwinden der Erscheinungen brachte. Ganz ähnliche Erscheinungen können, außer durch Syphilis, scheinbar auch durch Beriberi, Cholera, Grippe und andere Infektionen oder Intoxikationen hervorgerufen werden.

9. Dermatitiden.

Von der **Dermatitis solaris** werden nur diejenigen Teile der Haut betroffen, die der Sonnenstrahlung ausgesetzt sind. (Ähnliche Erscheinungen kann man auch beobachten, wenn man die Haut starken elektrischen Lichtquellen aussetzt.) Es kommt zu einer Rötung der Haut und Erweiterung der Hautblutgefäße und zu einer Dilatation der perivasculären Lymphgefäße mit leichtem Ödem und mäßiger Infiltration mit Lymphocyten, Abschuppung der Hornschicht, zuweilen zur Blasenbildung (vgl. Abb. 12). Nach 8 Tagen kann die Epidermis schon wieder hergestellt sein. Nach wiederholten Erythembildungen infolge von Sonnenwirkung kann die Haut bei Europäern dauernde Röte und rauhe Oberfläche gewinnen, mit Bildung von Sommersprossen und anderen hyperpigmentierten Stellen. Schließlich kann es auch zu einer Dermatitis kommen, ähnlich wie nach Röntgenbestrahlung, in akuten Fällen zu erysipelartiger Beschaffenheit der Haut und Blasenbildung. Bei Landbewohnern kann eine Gewöhnung an das Licht eintreten.

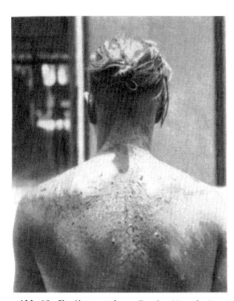

Abb. 12. Erythema solare, Combustio solaris.
(Aus der Sammlung Schüffner.)

Die *Dermatitis solaris ist natürlich bei Farbigen zweifellos viel seltener als bei Europäern.* Nach Laffay (zit. nach Jeanselme), sind die Sihnaka auf Madagaskar gegenüber selbst den glühendsten Sonnenstrahlen unempfindlich. Immerhin werden auch Fälle von Farbigen berichtet, z. B. in Deutsch-Ostafrika[1], bei 1 Chinesen in Deutsch-Neu-Guinea[2], mehrfach von Baermann in Holländisch-Indien bei Chinesen, z. B. in den Jahresberichten desselben aus Petömbakan 1909 und 1910, einmal auch bei einer Javanin.

Wegen ihrer engen Beziehungen zur Haut seien hier auch **Hitzschlag** und **Sonnenstich** erwähnt. Dieselben sind ohnehin oft genug in der Literatur nicht genügend getrennt. Zuweilen handelt es sich auch um eine Kombination.

Wir haben bekanntlich bei *Hitzschlag* einen Symptomenkomplex, sich äußernd in Atembeklemmung, Herzklopfen, Ohnmachten, Temperatursteigerungen, bedingt durch Wärmestauung, wenn bei feuchter, warmer Außentemperatur die Wärmeproduktion des Körpers die Wärmeabgabe an die Luft usw. übersteigt, bei *Sonnenstich* einen Symptomenkomplex, bestehend in Temperatursteigerung, Ohnmacht, rasenden Kopfschmerzen, Konvulsionen usw., hervorgerufen durch meningeale Reizung infolge direkter Strahlung der Tropensonne auf den ungenügend geschützten Schädel oder Nacken.

1 Fall von Sonnenstich beim Neger wurde in Togo (Westafrika) berichtet[3]. Im übrigen sei in dieser Beziehung auf Steudel (1926) und die dort erwähnte Diskussion verwiesen, wonach bei sorgfältigem Training bei einer ausgesuchten Gesellschaft trotz mangelnden Sonnenschutzes Sonnenstich bei Europäern selten ist. Es zeigt sich das sehr deutlich bei dem Kampfe des Generals von Lettow-Vorbeck und seiner Schar in Deutsch-Ostafrika während des Weltkrieges.

1 Med. Ber. 1906/07. S. 11.
2 Med. Ber. 1911/12. S. 530.
3 Med. Ber. 1912/13, S. 49.

In der Diskussion erwähnt MANTEUFEL, daß kleine Affen, die aus Versehen in der Zeit von 12—2 Uhr in der Sonne gelassen waren, zum Teil nach 2 Stunden bereits tot waren; A. PLEHN, daß farbige Gefangene, die irgendwo festgebunden waren, nach einigen Stunden tot gefunden wurden.

Eine ähnliche Beobachtung machte PEIPER bei einem Kettengefangenen in Deutsch-Ostafrika, der viel in der Sonne gearbeitet hatte (tötlicher Ausgang).

Auch LEGER (1922) beobachtete Sonnenstiche bei 3 Schimpansen (1 erwachsenen und 2 jungen), die von 12—2 Uhr mittags in der Sonne angebunden waren, ohne sich bewegen zu können. Dieselben starben unter Krämpfen im Coma. Es scheint also Mangel an Bewegung bei diesen Todesfällen eine wichtige Rolle gespielt zu haben. Weitere Untersuchungen über die tiefere Ursache derartiger Todesfälle wären sehr erwünscht.

Im Zusammenhang mit der Dermatitis solaris müssen wir auch eine seltene und eigenartige Affektion erwähnen, die (zuerst von BAZIN beschrieben) bei besonders empfindlichen Menschen durch die Einwirkung des Sonnenlichts provoziert werden kann. Bei dieser „**Hydroa vacciniforme**", auch Hydroa aestivale von manchen mit der Summereruption identifizierten Erkrankung handelt es sich um eine „charakteristische Reaktion einer eigenartig disponierten Haut auf chemisch wirksame Lichtstrahlen". Sie wurde von M. I. CRENDE (1923) verhältnismäßig häufig bei Eingeborenen in Marokko (Gegend von Djeballa) beobachtet.

Ekzeme wurden in den Medizinal-Berichten aller deutschen Schutzgebiete vielfach erwähnt, besonders häufig anscheinend in der Südsee bzw. in Neu-Guinea[1], in Algier bei Eingeborenen (MONTPELLIER 1919), ferner auf den Karolineninseln, namentlich als *Eczema squamosum*, weniger *vesiculosum, papulosum* und *pustulosum*, ferner auf den Marschallinseln [2] (dort aber in Form parasitärer Ekzeme).

Auch CASTELLANI nennt Ekzeme bei Eingeborenen häufig, bedingt durch den chronischen Reizzustand der schwitzenden feuchten Haut. Nach ZIEMANNs Ansicht sind sie aber bei westafrikanischen Negern viel seltener als bei Europäern, wenn man von der auf *parasitärer Basis* (Scabies usw.) beruhenden Form absieht. SALANOUE-IPIN steht auf demselben Standpunkt.

Bei den tropischen Ekzemen spielen außer tropischen Einflüssen Hitze, Wärme, Feuchtigkeit, eventuell Staub, mangelnde Reinlichkeit und Indolenz eine große Rolle. Auf Java sieht man nach KÄYSER ziemlich wenig Ekzeme, aber immerhin noch in $10^0/_0$ bei Javanen in Form von Handekzemen bei Wäschern. KÄYSER glaubt, daß die erhöhte Hautfunktion in Java nicht günstig ist für die Entwicklung dieser Dermatosen. Auch die Genesung gehe viel schneller vor sich als in Europa. Er fand aber doch unter seinen Kranken viele Fälle, die er wegen Auftretens von echten kleinen Ekzembläschen und wegen der feinen, sekretabsondernden Öffnungen, wegen der diffusen Begrenzung und wegen des chronischen Verlaufs als typisches Ekzem auffassen mußte.

Eine eigenartige Wechselwirkung zwischen Ekzem und Asthma in dem Sinne, daß, wenn die eine Krankheit aufhörte, die andere auftrat und umgekehrt, wurde von PANJA bei Indiern gesehen.

Seborrhoe ist oft Ursache von Ekzemen bei Eingeborenen. Ein eigenartiges Eczema seborrhoicum capitis bei einem 5jährigen Hottentottenmädchen ist ebenfalls [3] beschrieben. Daselbst sind auch einige Fälle von Ekzem im Gesicht erwähnt.

Die *Kopflaus*, ebenfalls oft Ursache von Ekzemen, zeigte sich nach KÄYSER auf den rasierten Schädeln der Javanenkinder nicht. Vgl. weiter unten bei Zoonosen. Die Behandlung bestand meist in feuchten Umschlägen und indifferenten Salben.

Weichselzopf (*Plica polonica*), Verfilzung der Haare infolge von Ekzemen, meist im Verlauf von Pediculosis capitis. Eine ähnliche Erkrankung will CASTELLANI bei verschiedenen alten Singalesen und Tamulen, die ihr Haar lang trugen, gesehen haben.

---

[1] Vgl. Med. Ber. 1910/11. S. 649.
[2] Med. Ber. 1903/04. S. 292.
[3] Med. Ber. 1910/11. S. 554.

Ein *Eczema malaricum*, welches Salanoue-Ipin beschreibt und exakter bezeichnet als „ekzematöse Eruptionen auf malarischer Basis", hat Ziemann bei Eingeborenen nicht gesehen.

Die Intermittenz der Erscheinungen und die Wirksamkeit der Chinintherapie werden von dem erwähnten Autor als Beweis für die Malariaätiologie angeführt.

Ein für die Marschallsinseln geradezu spezifisches Ekzem wird Med. Ber. 1910/11. S. 717 beschrieben, von den Eingeborenen „*Dregga*" genannt. Schwabe [1] erwähnt auch diese Krankheit; er scheint aber unter der Bezeichnung Ekzem auch alle möglichen Pyodermien, pustulöse Exantheme, krustöse Frambösiepapeln zusammenzufassen.

Als eine besondere Form des Ekzems, die große Ähnlichkeit mit Prurigo haben soll und von den Negern „*Opele*" genannt wird, wurde von Brünn [2] geschildert, eine Affektion, welche in Bismarckburg (Deutsch-Ostafrika) hauptsächlich Streckseiten der Extremitäten, Kreuz- und Steißbeingegend und die Nates, mit Hinterlassung pigmentloser, glänzender Narben befällt. Dieses Ekzem beginnt mit kleinen, stecknadelkopfgroßen, juckenden Knötchen, die durch Exsudation zu Bläschen und unter Konfluieren und Verunreinigung zu Pusteln werden, deren Sekret zu bräunlichen Krusten eintrocknet.

Nach Käyser kommt auf Java bei Eingeborenen auch die bei Europäern, besonders während der heißen Zeit oft vorkommende **Intertrigo**, besonders Intertrigo genito-cruralis, nicht vor. Ziemann hat Intertrigo bei Negern ebenfalls nicht gesehen. Bei Javanen sind nach Käyser die meisten Ekzeme mit Impetigo kompliziert, so daß man nicht wußte, was primär, was sekundär ist, weshalb es auch nicht klar ist, ob eine Impetigo eczematosa oder ein Eczema impetiginosum vorliegt.

Hierher gehört unseres Erachtens auch eine von G. Panja (1924) in Kalkutta häufig bei den barfuß auf feuchtem Boden gehenden Frauen der Mittelklassen gesehene *Dermatitis interdigitalis* (vgl. Dermatomykosen).

10. Parasitäre Hautkrankheiten.

Bei den parasitären Dermatosen hat man zu unterscheiden zwischen *Hautkrankheiten, die durch pflanzliche* und solchen, *die durch tierische Parasiten hervorgerufen werden*; bei den ersteren, die man auch als Dermatomykosen bezeichnet, kann man noch die Epidermidomykosen von einer zweiten Gruppe trennen, unter der man die Sporotrichosen mit den Blastomykosen zusammenfaßt.

Dermatomykosen.

Allgemeines über Vorkommen, Verlauf und Diagnose.

Die Dermatomykosen bieten in den Tropen in ätiologischer und klinischer Beziehung ein viel mannigfaltigeres Bild als im gemäßigten Klima. Die europäischen Rassen leiden dort im allgemeinen an denselben Hautmykosen wie in Europa, nur gewöhnlich in verstärktem Maße; von den farbigen Rassen, die infolge unhygienischer Lebensweise *besonders von parasitären* Hauterkrankungen betroffen werden, ist nach Salanoue-Ipin vor allem die gelbe Rasse (Chinesen) betroffen. Dies rührt wohl daher, daß nach demselben Autor die dunkelfarbigen Rassen mehr um ihre Haut besorgt sind als die gelbe und auch mehr Chrysophansäure enthaltende Pflanzenmittel (speziell gegen die Trichophytien) verwenden als diese.

Als Erreger der Dermatomykosen kommen in Betracht Schimmel- und Sproßpilze, die ersteren auch Fadenpilze und Hyphomyceten genannt, die letzteren

---

[1] Schwabe: Med. Ber. 1903/04. S. 292.
[2] Brünn: Med. Ber. 1903/04. S. 74.

Blastomyceten. Die ersteren sind Kryptogamen und gehören unter diesen zu den Thallophyten. Ihre Vermehrung findet nie durch Spaltung, sondern durch Spitzenwachstum, Bildung langer Fäden (Hyphen) statt, die sich verzweigen, verflechten und auf diese Weise die sogenannten Mycelien bilden. Auf durch besonderes Wachstum ausgezeichneten Hyphen, die als Fruchthyphen, Sporenträger, Sterigmen, bezeichnet werden, entstehen die Früchte (Sporen, Ectosporen, Gonidien). Die *Sproß- oder Hefepilze (Blastomyceten)* bilden *weder Hyphen* noch *Mycel* und sind kenntlich an ihren runden oder ovalen, doppelkonturierten, knospenartig aus den Mutterzellen sprossenden Tochterzellen. Sie vermehren sich durch Sprossenbildung. Die Zellen bleiben nach der Sprossung untereinander in Zusammenhang und bilden so große Komplexe.

Von den *Schimmelpilzen kommen als Erreger für die ubiquitären Dermatomykosen in Betracht: Mikrosporon furfur* (bei Pityriasis versicolor), *Mikrosporon minutissimum* (bei Erythrasma), *Achorion Schönleini* (bei Favus) und *Trichophyton* in seinen verschiedenen Formen *(bei den Trichophytien);* zu den Schimmelpilzen gehört *auch* noch das *Sporotrichon* (bei Sporotrichose). In bezug auf alle Einzelheiten und die verschiedenen Auffassungen und Bezeichnungen sei auf den „Pilzband" verwiesen.

Nach NIEUWENHUIS, (zit. nach KÄYSER), soll man bei den Dermatomykosen in den Tropen mit der Diagnose besonders vorsichtig sein, nachdem sich gezeigt, daß bei Verschiedenheit der Kulturbedingungen, Temperatur, Nährböden usw., die verschiedenen Pilze schon in Europa viele Verschiedenheiten zeigen können, und daß in den Tropen auch Verschiedenheiten im Chemismus der Haut vorkommen, auf deren Bedeutung auch bei uns geschlossen wird, da z. B. Mikroscoporie und Trichophytia capitis fast ausschließlich bei Kindern vorkommen und gegen die Pubertät von selbst verschwinden.

Auch CENNER (1924) betont das häufige Auftreten gerade der Hautkrankheiten gegenüber den anderen Erkrankungen in den Tropen, speziell den parasitären. (Vgl. die Einleitung, auch bezüglich Schwierigkeit der Nomenklatur und der Klassifikation.) Im zentralen Hochlande Javas traten sie daher erheblich zurück.

Vielfach werden sogar noch dieselben Bezeichnungen für Erkrankungen von ganz verschiedener Ätiologie gebraucht.

Mykosen, auch der Tonsillen, bedingt durch Monilia, Oidium, Nocardia und Hemispora will CASTELLANI 1926 ubiquitär beobachtet haben.

Die *Diagnose* erfolgt wie im gemäßigten Klima, indem man ein Abschabsel der erkrankten Hautstelle mit einem oder einigen Tropfen 50%iger Kalilauge auf dem Objektträger zerzupft und nach 30 Minuten unter Auflegen eines Deckgläschens, eventuell nach leichtem Erwärmen, untersucht. Bearbeiten der Präparate mit 50%igem Alkohol erleichtert die Färbung.

Allgemeines über Behandlung der ubiquitären Dermatomykosen bei Farbigen.

Die Behandlung ist ähnlich wie in der gemäßigten Zone. Wir müssen darauf achten, daß alle Pinselungen, Auftragen von Salben usw. auch das noch anscheinend gesunde Gewebe in der Umgebung der kranken Stellen, mindestens in 1 cm Breite, betreffen. Mit Recht betont KÄYSER die Notwendigkeit, tropische eingeborene Hautkranke gut zu verpflegen, solange wie nötig zurückzuhalten, ihnen Reinigungsbäder unter Anwendung von Seife zu geben, nach dem Baden die Haut mit etwas Öl einzureiben und für Kleiderwechsel zu sorgen. Gerade infolge von Mangel an Seife wird die Haut der Eingeborenen im allgemeinen besonders empfänglich für Hautinfektionen. Vor allen Dingen gebe man ihnen keine Flanellunterwäsche, da diese nur weitere Hautreizung bedingt.

Als Reinigungsbäder kommen für Farbige besonders Sublimatbäder in Frage (nach Käyser), bei akuten Entzündungszuständen, z. B. bei Ekzemen, Umschläge mit Resorcin, nach Käyser besonders bei akuter Intertrigo ($^1/_2$—2$^0/_0$ig). Bisweilen ist auch Tumenol oder Schwefelpaste nötig, ferner Streupuder, z. B. von Reis.

Pflanzliche Puder bewährten sich (Käyser) besser als mineralische. Salben und Salbenverbände wurden nach Käyser von Europäern schlecht vertragen.

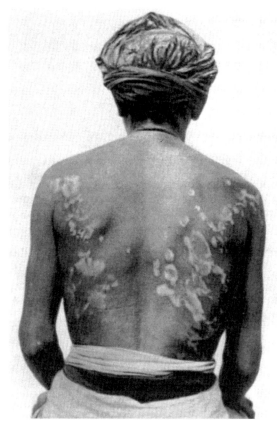

Abb. 13. Pityriasis versicolor bei Javanen. (Nach J. D. Käyser.)

Pityriasis versicolor ist auch bei Farbigen in den Tropen sehr häufig. Es kommt bei ihnen zu blassen, rehfarbenen, schorfigen Flecken, die sich heller von der Umgebung abheben, da das Pigment der unterliegenden *Haut* verdeckt ist, bei Weißen zu milchkaffeefarbigen Flecken. Die Krankheit scheint bei jüngeren Individuen häufiger vorzukommen als bei älteren und durch starke Schweißbildung und durch das Tragen baumwollener Kleidung begünstigt zu werden. Bei Eingeborenen scheint die Krankheit in der heißen Zeit sich mehr bemerkbar zu machen (nach Jeanselme in Indochina und Yünan). Bei der Differentialdiagnose in den Tropen muß man auch an die sehr häufige *Tinea flava* (s. diese), sowie an Naevi und Pigmentanomalien denken (vgl. Cenner 1924).

Die Pityriasis versicolor wurde unter anderem auf den Marschallsinseln (Südsee) beobachtet[1]. Sie erschien dort in kreisrunden, sich von der Umgebung heller abhebenden, später konfluierenden Flecken, in deren feinen Schüppchen sich Mikrosporon furfur nachweisen ließ. Sie ist dort ebenso wie Tinea imbricata weit verbreitet[2]; aber seltener bei den Männern als bei den Frauen, weil diese dort .ihre Kleider fortwährend austauschen.

Betr. weitere Beobachtungen in der Südsee vgl. Med. Ber. 1909/10. S. 545; 1906/07. S. 245 (Palau-Inseln); 1903/04. S. 191 (Herbertshöhe auf Neu-Guinea).

Auf Java ist nach Käyser die Pityriasis versicolor erheblich verbreitet (vgl. Abb. 13) und zwar bei Leuten mit starker Neigung zum Schwitzen, bei Tuberkulösen, sowie neben seborrhoischem Ekzem und bei Unreinlichen, besonders bei den Erwachsenen. Gerade hier ist der mikroskopische Pilznachweis leicht. Man findet dort ein Krankheitsbild, das von dem in Europa etwas verschieden ist.

Nach Käyser ist bei den Javanen die erkrankte Stelle auf der dunkleren Haut grauweiß. Im übrigen können die Farbenunterschiede gegenüber der gesunden Haut sehr mannigfaltig sein, was Castellani (zit. nach Käyser), auf die Verschiedenheit der betreffenden Pilze zurückführt. Bei Javanen fand Käyser die Krankheit, im Gegensatz zu Europa auch viel im Gesicht, weil die Eingeborenen sich selten das Gesicht mit Seife waschen. Die Hände und die Fußsohlen schienen immun.

Differentialdiagnostisch kommen die nach Blasenbildungen auftretenden Hyperchromien in Betracht, die aber dunkler und mehr bräunlich sind.

Eine verwandte Art ist die

Pityriasis flava. Diese hat nach Käyser am meisten Ähnlichkeit mit dem entsprechenden Krankheitsbilde im gemäßigten Klima und ist bedingt durch *Mikrosporon tropicum.* Sie ist die verbreitetste Art (besonders in Ceylon) und betrifft besonders Gesicht, Nacken, Brust und Bauch. (Vgl. Literatur H. G. Plaut und Grütz im Handbuch der pathogenen Mikroorg. [Kolle, Kraus, Uhlenhuth] 1927, Lief. 7.) Ferner ist noch eine

Pityriasis nigra bekannt (in China), die meist im Nacken und am obersten Teil der Brust sitzt, bedingt durch Mikrosporon Mansoni.

Eine *Pityriasis*, die aber nicht als versicolor bezeichnet wird und besonders Brust, Kinn und Hals betraf, beschrieb Skrodzki in Tabora, Deutsch-Ostafrika[3]. Die betreffende Stelle hob sich in der Farbe von Milchkaffee deutlich von der dunklen Eingeborenenhaut ab.

Favus ist an Körperhaut, Haupthaar und Nägeln auch in den Tropen und Subtropen bei Farbigen häufig beobachtet. Z. B. sah M. J. Crende (1923) Alopecie infolge von Favuserkrankungen in *Marokko* ziemlich häufig. Nach G. Panja (1924) ist Favus bei indischen Grenzstämmen recht verbreitet, da diese die törichte Angewohnheit haben, die Kopfbedeckungen miteinander auszutauschen. In Westafrika ist er nach den Erfahrungen von Ziemann selten, ebenso nach Castellani im tropischen Asien, aber häufig in China, Ägypten und Sudan. Auch nach de Vries (1924) ist Favus in Niederländisch-Indien nicht endemisch. Käyser hat Favus auf Java überhaupt noch nicht gesehen.

Das Erythrasma hat den Hauptsitz in der Genito-Crural-, etwas seltener in der Axillargegend, von wo es sich auch auf die Nachbarschaft ausdehnen kann. Es entwickelt sich langsam und zeigt keine wallartige Erhebung am Rande. Die für den „Ringworm" charakteristischen Knötchen und Bläschen fehlen. Von Käyser ist es auf Java nur bei Europäern und Indo-Europäern gefunden worden, nicht bei Javanen.

---

[1] Med. Ber. 1903/04. S. 294.
[2] Med. Ber. 1910/11. S. 717.
[3] Skrodzki: Med. Ber. 1903/04. S. 75.

Von Intertrigo läßt es sich durch den rotbraunen Ton unterscheiden und auch durch das Fehlen einer feuchten Sekretion, ferner durch seine scharfen Konturen. Im Zweifelfalle muß mikroskopischer Nachweis erfolgen.

Trichophytien.

Die verschiedenen Trichophytonarten können sowohl die Haut des Körpers und Kopfes, wie auch Haare und Nägel betreffen. In den Med. Ber. (1906/07. S. 11) finden wir Beiträge zur Kenntnis der Trichophytie in den Tropen. Eine disseminierte Form des „Herpes tonsurans" ist bei Negern vornehmlich auf Brust, Rücken, Armen und Hals beobachtet worden. Gesicht und behaarter Kopf waren frei. Eine circinäre Form betrifft besonders Stellen, die durch anliegende Kleider oder sonstwie gereizt werden (Schenkelbeuge, Achselhöhle, Genital- und Aftergegend). Entsprechend unterscheiden wir eine *Trichophytia superficialis maculosa* und *Trichophytia superficialis vesiculosa* (Abb. 14, 15, 16, 17, 18 u. 19). Im Gegensatz zu der Trichophytie im gemäßigten Klima werden bei Vorkommen der circinären Form (auf behaarten Körperteilen) die Haarfollikel nicht betroffen. In bezug auf Einzelheiten vgl. den „Pilzband"[1]. — *Bei der Trichophytia (Tinea) circinata (s. cruralis, s. tropicalis, s. Ringworm, s. Dhobie-Itch)* kommt es zur Bildung von kleinen rötlichen, bald zusammenfließenden, von einem entzündlichen Hof umgebenen Knötchen, die, nach Abheilung in der Mitte, am Rande unter Bildung von girlandenartigen, meist wallartig erhabenen Rändern weiterwuchern. Nur selten treten sie auch an anderen als an den genannten Stellen, z. B. an den Fingern oder am Rumpf auf. Zu bemerken ist weiter, daß die Affektion unter Abheilung im Zentrum nach der Peripherie fortschreitet, und daß im Zentrum keine neuen Efflorescenzen entstehen, was der Tinea imbricata gegenüber differentialdiagnostisch von Wichtigkeit ist. Die Pilze nachzuweisen, ist z. B. an den Händen häufig recht schwer. Oft soll Epidermophyton inguinale gefunden worden sein.

Die Trichophytie betrifft alle Rassen ohne Unterschied des Alters und des Geschlechts. (Betr. Trichophytia disseminata vgl. Abb. 20.)

Auch bei Eingeborenen scheint für die Infektion eine gewisse Disposition notwendig zu sein. ZIEMANN konnte das bei Negern in Westafrika mehrfach beobachten, wo nicht alle Mitglieder einer Familie daran erkrankten. Ähnliche Beobachtungen machte G. PANJA (1924) auch bei Indern. Derselbe Autor sah Ähnliches auch bei der Streptokokkeninfektion der Haut und erklärt dieses eigenartige Verhalten als in Verbindung stehend mit der Wasserstoffionenkonzentration der Haut. Bei den Eingeborenen speziell betrifft die Krankheit (im Gegensatz zu den Europäern, bei denen sie meist nur in den Schenkelbeugen, am Damm und an der unteren Bauchgegend auftritt) die verschiedensten Körperteile. Sekundär können natürlich infolge des Kratzens Ekzeme usw. entstehen. Der relativ tiefe Sitz der Sporen in der Haut bedingt leicht Rezidive.

Differentialdiagnostisch kommen bei den Eingeborenen auch gewisse Formen der Frambösie in Frage. Bei Javanen fand KÄYSER gewöhnlich keine oder geringe Rötung, doch stets Infiltrierung des Randes und Bläschen und feine Schuppen am Rande. Auch in der Mitte waren vielfach kleine Schuppen und oft zahlreiche Blutkrüstchen zu sehen. Zuweilen nahm die Krankheit den Ausgang von den Achseln. Meistens zeigt sich deutliche Symmetrie. Weiter findet man oft isolierte Herde auf dem Gesicht und am Nabel, bisweilen einige am übrigen Körper. Während bei der gewöhnlichen Tinea circinata die erkrankte Stelle über kurz oder lang abheilt und immun wird, geschieht das

---

[1] Nach R. P. STRONG (1930) war in Liberia (Westafrika) die Unterscheidung gegenüber Lepra und tertiärer Syphilis erschwert (zuweilen auch zwischen Gangosa und Lepra).

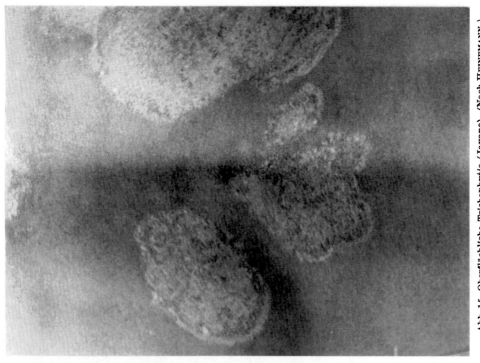

Abb. 15. Oberflächliche Trichophytie (Javane). (Nach HEINEMANN.)

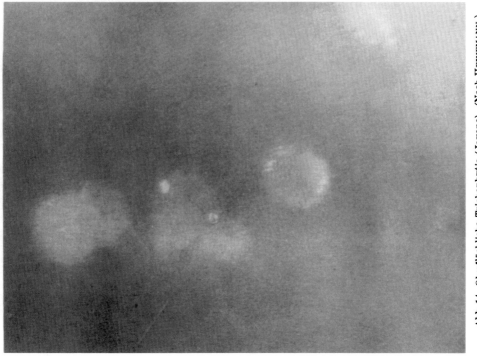

Abb. 14. Oberflächliche Trichophytie (Javane). (Nach HEINEMANN.)

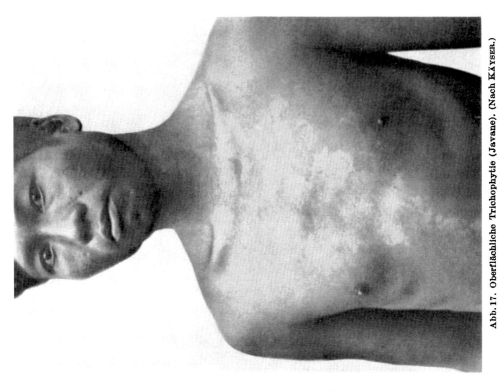

Abb. 17. Oberflächliche Trichophytie (Javane). (Nach Käyser.)

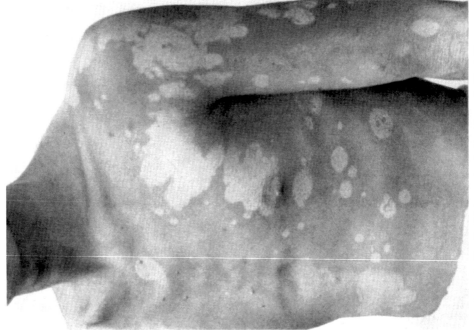

Abb. 16. Oberflächliche Trichophytie (Javane). (Nach Heinemann.)

hierbei nicht. Auch im Zentrum können in den Schuppen Pilze angetroffen werden. Die Infektion ist nach KÄYSER sehr hartnäckig.

Tinea circinata (Ringworm) ist in allen tropischen Kolonien verbreitet. In Neu - Guinea sollen die universell von Ringworm befallenen Leute fast ausnahmslos kachektisch werden [1].

Neben der Tinea imbricata (vgl. weiter unten) war sie auf Neu-Guinea jedenfalls die verbreitetste unter den Hautkrankheiten [2]. In einem Orte waren 70% der Einwohner betroffen.

In Indien war sie nach G. PANJA (1924) häufiger bei Europäern als bei Eingeborenen, deren Kleidung eine bessere Ventilation bedingt; besonders häufig war sie während der Regenzeit. Auch von OHO (1921) wurde die Tinea circinata in Nord-Formosa neben Tinea imbricata, speziell in der warmen Jahreszeit, oft gefunden.

Einen besonderen Fall beschreibt LENZ, Deutsch-Ostafrika [3]. Es zeigte sich an der Stirn eine talergroße, flacherhabene, gerötete Hautinfiltration, mit einem Wall von kleinen Knötchen am Rande, umgeben von einem starkpigmentierten Ringe. Eine kleinere, sonst ganz ähnliche Infiltration fand sich unter dem linken Auge. Heilung nach chirurgischer Behandlung.

Sowohl die Erreger der Trichophytia disseminata wie der circinata stammen nach KÄYSER meist von Tieren ab, was epidemiologisch und prophylaktisch wichtig ist. Gewöhnlich sind die Konturen von Trichophytie weniger scharf begrenzt.

Differentialdiagnostisch wäre noch zu erwähnen,

a) daß bei *Psoriasis vulgaris* die girlandenähnlichen Konturen stärker infiltriert und die Schuppen größer, dicker und weißglänzend sind,

b) bei den *circinär verlaufenden Syphiliden* sich ein braunroter, stärker infiltrierter Saum ohne Schuppen und Bläschen zeigt.

Ebenso wie *wir* eine Trichophytie des behaarten Kopfes kennen, beschreibt KÄYSER einen

„Herpes tonsurans" capitis, bedingt durch Trichophyton crateriforme acuminatum und violaceum. Er hat ihn auf Java nur einige Male gesehen, zweimal Trichophyton crateriforme mit Herpes tonsurans capitis bei zwei europäischen Jungen, einmal Trichophyton acuminatum und violaceum bei einem indoeuropäischen Mädchen, dagegen selten bei Eingeborenen.

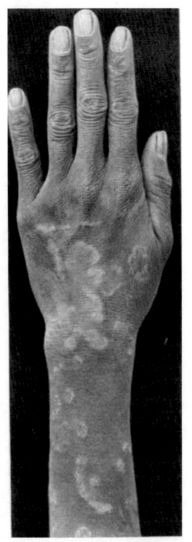

Abb. 18. Oberflächliche Trichophytie (Javane). (Nach HEINEMANN.)

---

[1] Med. Ber. 1904/05. S. 205.
[2] Med. Ber. 1910/11. S. 649.
[3] LENZ: Med. Ber. 1906/07. S. 59.

Nach CASTELLANI (1919) soll Trichophytie der behaarten Kopfhaut (Tinea capitis) in Indien, Ceylon und dem tropischen Afrika seltener sein als in Europa und Amerika, dagegen äußerst häufig bei amerikanischen Negern. Sie wird bei den Stämmen, die das Haupt kahl scheren, naturgemäß selten sein. Bei Trichophytien des Haupthaares wurde von CASTELLANI häufig Trichophyton louisianum gefunden.

Kerion Celsi capitis wurde von KÄYSER einige Male bei Eingeborenenkindern gesehen, verursacht durch das vom Pferd abstammende Trichophyton gypseum. Dabei sind zahlreiche, eiternde, entzündete Follikel vorhanden. Mikroskopisch

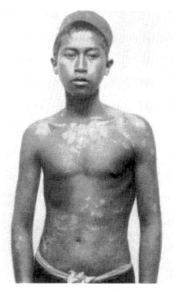
Abb. 19. Eczema marginatum (Java).
(Nach KÄYSER.)

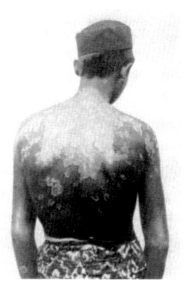
Abb. 20. Trichophytia disseminata (Java).
(Nach KÄYSER.)

werden die Haare von einer Scheide von großen Sporen umgeben. Auch der noch in der Haut steckende Haarteil ist betroffen (Behandlung: Epilieren und Sublimatkompressen).

Mikrosporie.

Hierbei zeigen sich auf dem behaarten Kopfe runde, grauweiße, abschilfernde Flecken mit peripherer Ausbreitung, wobei auch die betreffenden Haare grauweiß werden und an der Basis in einer Länge von 3—5 mm von einer grauweißen Scheide umgeben sind. Sie brechen leicht ab. Beim Epilieren bleibt der unterste Teil im Follikel stecken. KÄYSER sah das Leiden nur einmal bei einem Chinesenjungen. Die Krankheit betrifft nach KÄYSER nur Kinder von 3 bis höchstens 15 Jahren und ist recht ansteckend. Sie kann auch Gesicht und Hände ergreifen. Mikrosporie wurde, ebenso wie Favus und Trichophtie, von KÄYSER bei Javanenkindern selten gesehen, wahrscheinlich, weil sie die Häupter kahl geschoren haben und noch nicht die Schule besuchen, wo häufiger Ansteckungsmöglichkeiten gegeben sind.

Mikroskopisch findet man bei Mikrosporie *kleine* Sporen in der Längsrichtung der Haare, bei *Trichophytie* des Kopfes größere (vgl. aber über die Unterschiede den „Pilzband").

Mikrosporon Audouini, das man bei einem Teile der Mikrosporien findet, wurde von CASTELLANI in den Tropen nicht beobachtet. Die anderen Mikrosporien werden bekanntlich durch das Mikrosporon lanosum oder caninum etc. verursacht.

Differentialdiagnostisch beachte man nach KÄYSER noch folgendes:

Bei *Psoriasis capitis* sind die Schuppen mehr glänzend; gleichzeitig findet man auch Herde auf dem übrigen Körper.

Eczema seborrhoicum zeigt mehr fettige Schilferung, ohne Veränderung der Haare.

Lupus erythematodes kommt meist in späteren Lebensjahren vor. Im Zentrum des Herdes ist die Haut glatt und atrophisch.

Alopecia areata zeigt völlig kahle Flecken, oft ohne Haarreste.

Bei *Favus* haben wir weniger zahlreiche Mycelfäden, die nicht nur in der Längs-, sondern auch in der Querrichtung des Haares verlaufen, die Haare brechen dabei nicht ab, fallen aber aus.

Tinea imbricata (TOKELAU), bedingt vor allen Dingen durch *Endodermophyton concentricum*. Dasselbe gehört zu den Trichophytonpilzen und findet sich, im Gegensatz zum Erreger der Tinea circinata, in den oberflächlichen Teilen der Epidermis, wobei die Haarfollikel und die Cutis verschont bleiben; in den Nägeln ist es nicht immer zu finden. Ausbreitung über den ganzen Körper erfolgt unter Bildung eigenartiger, rundlicher, dachziegelartiger Schuppenauflagerungen (vgl. Abb. 21).

Da die Krankheit auf die Tropen, speziell auf Ostasien, Südsee und Brasilien beschränkt ist, könnten wir hier von weiterer Beschreibung Abstand nehmen, wenn nicht die Differentialdiagnose Erwähnung forderte. Im übrigen hat man den Eindruck, als ob sie mit der vesikulären Form des Herpes tonsurans identisch wäre — ausgezeichnet durch starke Entzündungserscheinungen.

Die Krankheit ist besonders auf allen Inseln der Südsee weit verbreitet, z. B. auf den Karolinen, Neu-Guinea usw.[1].

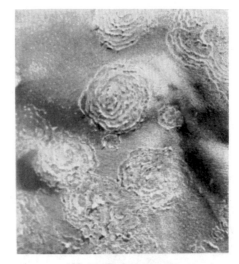

Abb. 21. Tinea imbricata.
(Aus der Sammlung SCHÜFFNER.)

Sie besteht dort meist universell, ergreift spät die Gelenkbeugen, überschreitet die Nackenhaargrenze oft etwas, ohne aber die Haare zu schädigen und geht auch auf die Handteller über. Im allgemeinen bleiben Gesicht und behaarter Kopf frei. Manchmal können die Finger wegen Spannung der verdickten Haut in den Beugen nicht mehr völlig gestreckt werden. Infolge der Tinea imbricata kann sowohl Depigmentierung wie auch stärkere Pigmentierung auftreten, letzteres nach Blutungen infolge Kratzens.

Europäer werden seltener betroffen als die Eingeborenen.

Differentialdiagnostisch kommt auch Ichthyosis in Frage.

Die **Pintakrankheit** (Mal del Pinto oder Corrató), eine Trichophytonerkrankung, bedingt durch Pilze, die verschiedenfarbige Pigmente bilden können, braucht hier, da sie auf das tropische Amerika beschränkt ist, nicht erörtert zu werden (vgl. aber in diesem Zusammenhange R. ARJONA [1927], da es sich in seinen Fällen *möglicherweise* nicht um echte Pinta handelt[2]).

---

[1] Vgl. Med. Ber. 1910/11. S. 717; ferner 1903/04. S. 191; Arbeiten aus dem ksl. Gesdh.-amt **21**, 614 (1904).

[2] In diesem Zusammenhange sei aber auch auf E. TH. NEUMANN, J. CAMACHO-MOYA und K. C. BREWSTER „Klinische Beobachtungen bei Pinta in Kolumbien" (Arch. Schiffs-u. Tropenhyg. **1931**, Nr 1) verwiesen, die bei *75 Pinta-Patienten in 90%* *der Fälle* eine positive Wa.R. und KAHN-Reaktion im Blutserum feststellten, in 80% auch eine, in 50% verdächtige, Aortenerweiterung.

Bezüglich der speziellen Trichophytieerkrankungen in Japan wird auf Kambayashi (1919) verwiesen.

Die **Sporotrichosen** gehören ebenfalls zu den ubiquitären Erkrankungen. Das ist leicht erklärlich, da die betreffenden Erreger auch bei Tieren, Hunden, Ratten, Mäusen, Affen und Meerschweinchen, ja selbst auf Pflanzen nachgewiesen sind. Gerade in den Tropen können bei Farbigen die in der Tiefe der Haut langsam heranwachsenden, später sich bucklig über der Haut vorwölbenden und dann erweichenden, vereiternden Krankheitsherde differential-diagnostisch Schwierigkeiten machen, namentlich, wenn die Schleimhäute des Rachens befallen werden.

Zur Diagnose erinnern wir uns daran, daß der betreffende Krankheitsherd mikroskopisch als ein aus Fibroblasten, Plasmazellen, Leukocyten, Rund-

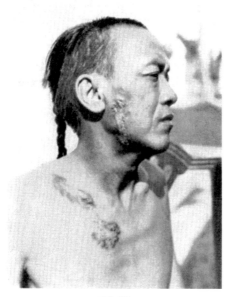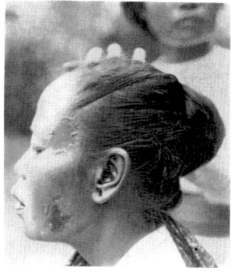

Abb. 22.   Abb. 23.
Abb. 22. Frische Blastomykose, sehr einer Hauttuberkulose gleichend.
Abb. 23. Narben von Blastomykose.
(Abb. 22 u. 23 aus der Sammlung Schüffner.)

und vor allen Dingen *Riesenzellen* bestehendes Granulationsgewebe zu betrachten ist.

Nach Kraus sind die Sporotrichosen gerade im tropischen und subtropischen Teile Südamerikas bei Europäern und Farbigen recht verbreitet, sind aber auch in Europa, Afrika und Asien nachgewiesen.

Differentialdiagnostisch kommen Leishmaniosis, Syphilis, Tuberculosis und Blastomycosis in Frage.

Die **Blastomykosen** sind bedingt durch die Gattungen Sacharomyces, Cryptococcus, Oidium, Monilia. Die Erreger sind meist zahlreich nachzuweisen, was diagnostisch wichtig ist. Die Blastomyceten kommen sowohl auf der Haut wie auf den Schleimhäuten bei den Farbigen der tropischen Länder vor (Afrika, Asien, Australien, Amerika, besonders Südamerika) und zwar noch häufiger als im gemäßigten Klima bei Weißen (vgl. Abb. 22 und 23).

Ein Teil der Blastomykosen hat noch gar nicht die genügende wissenschaftliche Erforschung gefunden, so daß die Differentialdiagnose nicht leicht ist (vgl. auch KRAUS [1927] S. 120). Differentialdiagnostisch können Tinea circinata, Frambösie, Leishmaniosis und Tuberculosis in Frage kommen.

Die Krankheit kann bald in Form von mit Schuppen und Borken bedeckten, an Ringworm erinnernden Hautaffektionen auftreten, bald in Form von in der Peripherie weiter wuchernden flachen Geschwüren mit Neigung zur Abheilung in den mittleren Teilen.

Besonders berüchtigt ist als Organ-Blastomykose die **Blastomycosis coccidioides** (Erreger: Coccidioides immitis) Abb. 24. Sie ist ein Lymphsystemgranulom, das außer in Brasilien, Argentinien, Peru (KRAUS 1927) auch in Nordamerika beschrieben ist; ihre Pilze vermehren sich durch Endosporen. Die Krankheit beginnt

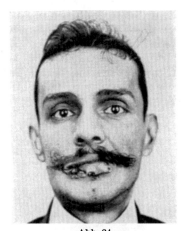

Abb. 24.
Hautblastomykose
(Coccidioides immitis).
(Aus dem Institute OSWALDS CRUZ, Rio de Janeiro.)

nach KRAUS (1927) auf der Haut und Schleimhaut der Mundhöhle in Form von zerfallenden Gummigeschwülsten, um sich dann durch die Lymphbahnen auf die Lymphdrüsen und die inneren Organe zu verbreiten. (Betreffs Literatur vgl. SPLENDORE (1911), HABERFELD (1919) und vor allem DA ROCHA LIMA [1924].) Klinisch erinnert das Krankheitsbild auch in seinem Blutbilde sehr an das echte Lymphogranulom, pathologisch-anatomisch an Tuberkulose der inneren Organe.

Chromoblastomykosen. Als solche erwähnen wir die aus den Tropen beschriebene Dermatitis verrucosa.

Diese Krankheit betrifft Eingeborene, deren Füße nicht durch Fußbekleidung geschützt sind. Man sieht im Anfange kleine, allmählich zu Gruppen zusammenfließende, weißliche Knötchen, aus denen schließlich blumenkohlartige, mit einer verhornten Oberfläche versehene Gewächse entstehen können (vgl. Abb. 25). Die runden, bräunlichen, an Sproßpilze erinnernden Erreger (Phialophora verrucosa. THAXTER 1915) zeigen aber in Wirklichkeit keine Sprossungen. Ihre Kultur gelingt in Form von schwarzpigmentiertem Rasen auf günstigem Nährboden. Da die Krankheit, außer in Brasilien, Französisch-Guyana, Afrika, auch in Nordamerika und Rußland beobachtet ist, mußte sie hier genannt werden[1].

Den Erreger findet man im Gewebe in Riesenzellen oder zwischen epithelioiden Zellen eingeschlossen. (Betreffs Literatur vgl. TERRA, TORRES, DA FONSEKA, LEÃO, Brazil Medico 1922 und CARINI, Bull. path. exp. 1924.) Besonders werden die unteren Extremitäten ergriffen.

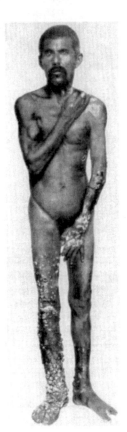

Abb. 25.
Dermatitis verrucosa.
(Nach R. KRAUS.)

---

[1] C. BONNE (1930) sah sie neuerdings auch in Niederländisch-Indien. Daselbst auch weitere Literatur.

Es kommt zu Knötchenbildung, deren zentraler Teil dann vereitert. Man beobachtet schließlich beetartige Erhebungen der Haut, bestehend aus einzelnen warzenartigen Bildungen. (Vgl. auch W. A. Hoffmann in Arch. Schiffs- u. Tropenhyg. 1928.)

Differentialdiagnostisch kommen in Frage Leishmaniosis, Frambösie, Verruga peruviana, ferner Tuberkulose und Sporotrichose. (Betreffs Aktinomykose, Mycetoma und Botryomykose vgl. Abschnitt 12.)

Zoonosen.

Die **Scabies** ist in den Tropen überall bei den Eingeborenen enorm verbreitet und betrifft nach Castellani mehr die Ebenen als die Hochländer. Sie wird daher in den Medizinalberichten der deutschen Schutzgebiete ungeheuer häufig erwähnt und stellte nach Wendland in Neu-Guinea (Herbertshöhe) 14,7 % aller Erkrankungen dar [1]. Sie ist dort eine der häufigsten Ursachen für Furunkel, Phlegmonen, Sehnenscheidenentzündungen usw. [2]. Sehr häufig war sie auch in Ost- und Westafrika [3].

Die Krätze zeigte sich nach Blacklock (1924) auch als Ursache der sog. *„Craw-Craw-Krankheit" in Sierra Leone, die ja an der ganzen westafrikanischen Küste verbreitet ist* und von A. Plehn (1924) als Dermatitis nodosa tropica, d. h. als eine besondere Krankheit beschrieben ist (vgl. weiter unten die zuweilen relative Schwierigkeit der exakten Scabies-Diagnose).

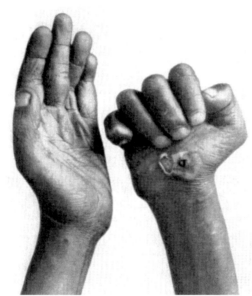

Abb. 26. Scabies mit Mal perforant bei Lepra bei Malayen.
(Nach Heinemann.)

Auch nach dem Kenya [4] soll die ostafrikanische Scabies mit der westafrikanischen sog. Craw-Craw-Krankheit identisch sein. Ziemann möchte das für möglich, ja wahrscheinlich halten, auch bezüglich der sog. Kasgaserkrankung in Deutsch-Neu-Guinea [5].

In Batavia war nach Käyser jeder vierte Mensch mit Scabies behaftet (29 % der Eingebornen und 8 % der Chinesen. — Vgl. auch Cenner [1924]). Unter den Arabern waren sogar 70 % betroffen. Bei den Eingeborenen sollen die Zahlen noch höher sein (vgl. Abb. 26). Von Tyau (1924) wurde Scabies bei Eingebornen in *Shanghai* in 44,14 % beobachtet (Ekzem in 22,84 %), dagegen war sie in Ostindien nach G. Panja (1924) nicht sehr häufig. Bei den sehr reinlichen Samoanern fand sie sich nur bei uniformierten Leuten [6].

---

[1] Arb. ksl. Gesdh.amt **21**, 207 (1904).
[2] Med. Ber. 1904. S. 204.
[3] Med. Ber. 1904/05. S. 10. Vgl. ferner Med. Ber. 1903/04. S. 191 bzw. 248.
[4] Med. J. **2**, Nr 3 (1925), zit. nach Trop. dis. Bull. **23**, Nr 5 (1926).
[5] Med. Ber. 1903/04. S. 248.
[6] Med. Ber. 1906/07. S. 274.

Zur Diagnose der Scabies bei Farbigen.

Mit Recht ist zu fordern, daß die Farbigen nur ganz entkleidet zu untersuchen sind. Wir haben schon gesehen, daß durch das Kratzen auch noch Sekundärinfektionen entstehen und die Diagnose erschweren können, weil dadurch die Milbengänge unsichtbar werden. CRENDE (1923) z. B., der Scabies an dem in Europa frei bleibenden Kopfe in Marokko bei Eingeborenen (Gegend von Liballa) außerordentlich häufig sah, macht mit Recht auf die differential-diagnostischen Schwierigkeiten gegenüber Acne und pustulösen Syphiliden aufmerksam.

Nach KÄYSER kann ferner die *Krankheit bei Eingebornen,* die sich viel baden und die Kleidung wechseln, auch *längere Zeit latent bleiben,* um dann nach Änderung der Lebensumstände, z. B. im Hospital, wieder aufzuflackern. Auch bei uns ist ja bei Leuten, die täglich zu baden gewöhnt sind, die Diagnose erschwert und die Inkubation anscheinend so verlängert, daß bei den Kranken gar keine Erinnerung an eine Infektionsquelle mehr besteht.

Auch JEANSELME [1] vermißte oft die Gänge der Milben bei Eingeborenen. KÄYSER fand die Parasiten am ehesten noch auf dem Penis von Kindern. Bei Übung gelang es ihm später stets, das corpus delicti nachzuweisen. Meistens kommt es bei Eingebornen zu einem starken, impetiginösen Ausschlag mit ausgesprochener Polymorphie der Efflorescenzen, so daß man von Impetigo-Scabies sprechen darf.

Nach SABOURAUD soll bei Eingeborenen für Scabies und den dadurch bedingten impetiginösen Ausschlag auch die Lokalisation auf der Handfläche und dem Penis pathogonomisch sein.

Erleichtert wird die Diagnose, außer durch das Auffinden der Acari, auch durch das Nachforschen bei Familienmitgliedern. Man suche nach Milbengängen unter den Achselfalten, unter den Mammae, in den Leisten; die Hände der Mütter sind meistens frei. *Jedenfalls wird nach KÄYSER Scabies eher zu wenig als zu viel diagnostiziert.* Früher war sie vielfach endemisch und dauerte von der Geburt bis zum Tode.

Nach NICOLAS und A. JAMBON [2] soll Albuminurie bei Scabies vorkommen, was nach KÄYSER bisher nicht beobachtet wurde. Letzterer weist auch auf die Möglichkeit hin, daß durch die zahlreichen Erosionen Eingangspforten für Lepra, Frambösie und Ulcus tropicum geschaffen werden können.

Therapie. Die Scabies weicht auch bei Farbigen den üblichen Mitteln [3]. Nach Med.-Ber. 1911/12, S. 252 erwiesen sich Ristineinreibungen als wirksam. KÄYSER hatte den besten Erfolg mit Styrax 4.0, Ol. cocos 1.0), womit der ganze Körper einbalsamiert wird.

Die Kleider werden nicht gewechselt. So wird 3 Tage hintereinander verfahren. Dann Seifenbad und Behandlung der sekundären Hautaffektion mit Sublimatbädern.

Fliegenlarven in der Haut (Creeping Disease) werden *ausführlicher an anderer Stelle behandelt.* Sie werden auch bei Eingeborenen nicht selten beobachtet, z. B. in Togo [4], in Ostafrika [5]. Eine Bestimmung der betreffenden Art dürfte selten erfolgt sein.

Nach KIRBY SMITH (1925), der diese Krankheit häufig in dem Südosten der Vereinigten Staaten sah, ist sie in der Regenzeit häufig. Ursache: Gastrophilusarten. Auch im Süden Brasiliens scheint die Krankheit besonders häufig zu sein und als lästig empfunden zu werden. Larven von dort (Gegend von

---

[1] JEANSELME: Dermatologie exotique 1904. S. 306.
[2] NICOLAS und A. JAMBON: Ann. de Dermat. **9,** No 2 (1908).
[3] Vgl. z. B. Med. Ber. 1910/11. S. 648.
[4] Med. Ber. 1909/10. S. 398.
[5] Med. Ber. 1905/06. S. 27.

Sao Paulo), stammend von einem Neger, erwiesen sich hier bei der Untersuchung im Zoologischen Museum als solche von Dermatobia cyaniventris. *Hauterscheinungen durch Larven von Hypoderma bovis und lineata sind auch in den Tropen beobachtet.* Auch CASTELLANI (1921) konnte in Zentralamerika die Larven von Dermatobia cyaniventris als Ursache von sehr schmerzhaften, furunkelähnlichen Beulen feststellen.

Auf Jap (Karolinen) soll eine Art „spanische Fliege" durch ihren Stich schmerzhafte Blasenbildung der Haut bedingen. Nach der Entleerung des serösen Inhaltes bemerkt man eine rote, nässende, brennende Fläche.

Zeckenlarven können nach ZIEMANN (1921) auch in den Tropen bei Streifzügen durch Gegenden mit Busch und Wald die Menschen befallen. ZIEMANN beschreibt 2 von ihm in Kamerun beobachtete Fälle; die Tiere hatten, namentlich in dem einen Falle, erhebliches Brennen und Jucken am ganzen Körper bedingt, das erst durch Betupfen mit in Petroleum getauchten Lappen verschwand. Speziell Jäger und Hunde werden bekanntlich, auch in Europa, leicht von diesen Zecken im Walde befallen. Unterscheidung von Filzläusen ist bei Lupenuntersuchung leicht.

Nematodenlarven. Hier sind auch die Hautreizungen zu erwähnen, die bedingt sind durch die wandernden Larven des ubiquitär *vorkommenden Strongyloides stercoralis.*

Bezüglich der Literatur über das ganze Kapitel „Zoonosen" siehe besonders bei K. MENSE und dieses Handbuch, Beitrag W. PICK und FÜLLEBORN.

Pediculosis capitis et corporis kann auch bei Farbigen sehr verbreitet sein, je nach Vernachlässigung der körperlichen Hygiene und Reinlichkeit. Bei Eingeborenen, die gewohnt sind, die Haupthaare kahl abzurasieren, wie z. B. den Haussah in Westafrika und den Javanen, wird man Pediculus capitis natürlich nicht finden, ebensowenig wie Pediculus vestimenti bei leicht bekleideten Eingeborenen, die gewohnt sind, sehr oft zu baden, wie z. B. die Duala in Kamerun, Westafrika.

Pediculosis pubis ist in den Tropen bei Eingeborenen stark verbreitet, außer bei den Stämmen, die gewohnt sind, die Schamhaare abzurasieren.

Hautaffektionen durch andere stechende Insekten.

Dermatitis Schambergi (Synonym Cotton seed Dermatitis), bedingt durch Pediculoides ventricosus NEWPORT, der sowohl in Europa wie in Nordafrika, Italien, Frankreich, England, Österreich, wie auch in Indien und Amerika festgestellt ist. Die betreffende Milbe parasitiert auf gewissen Würmern, z. B. Isosoma grande Rilay bzw. Isosoma tritici Fitch usw. Diese Milbe verursacht Urticaria und Ausbruch papulöser Erscheinungen auf der Haut von Leuten, die mit Korn, Gerste oder Baumwollsaat zu tun haben. Es kommt auch zur Bildung von Bläschen und evtl. Vereiterung derselben.

Im allgemeinen scheinen die Eingeborenen, ebenso wie die eingeborenen Europäer in Malariagegenden eine Art histogener Immunität gegen **Mückenstiche** zu gewinnen. ZIEMANN erinnert sich einer Nacht, 1894, in der die 95 Mann starke, europäische Besatzung des Kanonenbootes „Hyäne" im Bimbia Creek, Westafrika, enorm durch Mückenstiche geplagt wurde, während die farbige Bootsbesatzung anscheinend weniger belästigt wurde. *Richtige Urticariabildungen nach Mückenstichen hat ZIEMANN bei Negern Afrikas jedenfalls nie gesehen.* Es wurde ihm aber von glaubwürdiger Seite versichert, daß an der Mündung des Sanagastromes in Kamerun (bei Malimba) zu gewissen Jahreszeiten wegen ungeheurer Mückenplage auch die Eingeborenen nachts an den Seestrand flüchteten, um sich durch Eingraben in Sand vor den Stichen zu schützen.

Weitere Mitteilungen über ähnliche Beobachtungen wären wünschenswert. An sich scheinen ja, nach den Beobachtungen der meisten Tropenärzte, die Mücken, speziell die Anophelinen, eine ganz besondere Vorliebe für den Aufenthalt in Negerhütten zu haben, wo sie die für sie besten physiologischen Bedingungen, eine gewisse Wärme, Schutz gegen Wind und Regen und einen ihnen anscheinend besonders zusagenden Geruch finden. Die Haut des Negers selber scheint nach eigenen sehr häufigen Beobachtungen bei experimentellen Malariaübertragungen eine größere Anziehungskraft auf Anophelinen auszuüben als die der Europäer. Nach PANJA (1924) würden aber in *Indien Mücken-* und *Wanzenstiche* anscheinend dieselben Wirkungen bei Eingebornen ausüben wie bei Europäern.

Nach STERN (1925) kommen in Palästina mit Beginn des Juli sehr viele *Wespen* zum Vorschein. STERN beschreibt 2 Fälle von Schock mit *halbkomatösem Zustande nach Wespenstichen* (in dem einen Falle Puls unfühlbar und ausgesprochenes Koma). Nach Coffein, Campher und 20 ccm von CALMETTES polyvalentem Serum antivénimeux Heilung.

Psychodidae, Simulidae, Tabanidae, Cimex lectularius, Flöhe, Ameisen, Apidae seien nur erwähnt.

DOSTROWSKY (1925) macht auf eine in Palästina in der warmen Zeit auftretende, urticarielle Hauterkrankung aufmerksam, die man nicht mit dem Volksnamen „Harara", sondern als *Urticaria multiformis* bezeichnen sollte; sie könnte mit Wahrscheinlichkeit als Reaktion auf *Phlebotomus*-Stiche aufgefaßt werden (vgl. unter „Zoonosen").

In diesem Zusammenhange sei besonders auch auf die ausführliche Zusammenstellung von K. MENSE jun. verwiesen, welcher die durch Gewerbe und Beruf in den Tropen entstehenden Hautveränderungen bringt.

11. Akute Infektionskrankheiten der Haut.

Unter den akuten Entzündungen der Haut, welche durch die gewöhnlichen Eitererreger provoziert werden, unterscheidet man solche, die durch *Staphylokokken,* andere die durch *Streptokokken* und nach manchen Autoren eine dritte Art, die durch eine *Mischinfektion* von beiden zustande kommen. Die nach der Ansicht einiger Autoren immer durch *Streptokokken* hervorgerufene *Form,* die sog. *Impetigo TILBURY FOX,* sieht man allerdings nicht selten durch Staphylokokken sekundär infiziert. Die Diagnose ist daher oft erschwert, und es ist deshalb auch nicht ganz leicht, das, was uns über diese Erkrankung aus den Tropen berichtet worden ist, zu deuten und exakt zu klassifizieren (vgl. SABOURAUD, LEWANDOWSKI u. a.).

Streptokokkendermatitis, die bekanntlich auch bei uns recht häufig ist, soll nach G. PANJA (1924) in Indien in der kalten Jahreszeit öfter vorkommen, in der warmen Jahreszeit dagegen Staphylokokkeninfektion. Zellgewebsentzündungen und Abscesse scheinen meist in die Regenzeit zu fallen.

Über **Impetigo contagiosa** wird folgendes berichtet:

Sie soll in den Tropen bei den farbigen Rassen ganz ähnlich verlaufen wie im gemäßigten Klima, war bei indischen Kindern nach G. PANJA (1924) sehr häufig und fand sich auch nach KÄYSER auf Java besonders bei Kindern, einige Male auch bei Erwachsenen, mit Lokalisation im Gesicht, auf dem behaarten Kopf, an Händen und Füßen. Zur Behandlung benutzte KÄYSER im Gesicht Unguentum diachylon, auf dem behaarten Kopf Unguentum sulfuratum rubrum.

Im Anschluß an diese eitrigen Prozesse verschwindet oft das Pigment der Haut. Später kann die Haut wieder normal werden. Nicht selten kommt es auch zu indolenter Drüsenschwellung.

Käyser beschreibt auch eine
Dermatitis impetiginosa. Sie wurde von ihm bei Eingeborenen Javas oft an
der Außenseite der Unterschenkel in Handflächengröße gesehen. Die Haut war
stark gerötet, geschwollen und unter Absonderung von Feuchtigkeit mit großen,
dicken Krusten bedeckt. Die Grenze gegen das Gesunde war gewöhnlich sehr
scharf ausgesprochen und bisweilen polycyclisch. In der Umgebung zeigten
sich isolierte Bläschen mit eitrigem Inhalt und ödematöse Schwellung. Das
Jucken soll sehr stark sein. Die für Ekzem typischen miliaren Bläschen auf
der Spitze der Papeln wurden durchaus vermißt. Die Behandlung führte in
wenigen Wochen zum Ziel.

Behandlung mit Unguentum diachylon bei Anwesenheit von dicken Krusten, bei wenig
Krusten Kompressen mit Resorcin. Bei starken Eiterprozessen warme Vollbäder [mit
Sublimatzusatz.

Bei dieser „Dermatitis impetiginosa" wird es sich wohl um eine sekundäre
Impetiginisierung handeln, wie sie zuweilen auch bei uns ein Ekzem, eine Scabies
kompliziert und bei Pediculosis vorkommt, am häufigsten allerdings als Streptokokkeninfektion. (Impetigo des Gesichts und Nackens ist übrigens nach
Salanoue-Ipin bei Eingebornen oft bei gleichzeitiger Pediculosis capitis zu
finden.)

Die polycyclische Begrenzung könnte ebenfalls dafür sprechen, wenn auch
nicht vergessen werden darf, daß circinäre Bogen auch von der sehr infektiösen
Impetigo contagiosa gebildet werden. Es ist schade, daß die Berichte nicht
ausführlicher sind, daß wir z. B. nichts darüber hören, wie der Inhalt der den
Krusten vorausgegangenen Blasen war, ob er anfangs serös war (wie bei der
Impetigo contagiosa), oder ob er von Anfang an eitrig war wie bei der Impetigo
Bockhart, usw. Da wir aber wissen, daß *Impetigo* und auch *Ecthyma* in den
Tropen bei farbigen Rassen ganz ähnlich wie im gemäßigten Klima verlaufen,
dürfen wir wohl annehmen, daß unsere Vermutung zutrifft.

*Im ganzen scheint die Haut des Eingeborenen eine große Immunität gegen Eiter-
erreger zu entwickeln.* Ziemann hat nur ganz wenige Fälle von allgemeiner
Sepsis mit Hauterscheinungen bei Negern gesehen.

Pemphigus contagiosus, ähnlich unserem Pemphigus (Pemphigoid) epidemicus
neonatorum, ist auch in den verschiedensten tropischen Gegenden beobachtet
worden, z. B. (von Manson) in China, dann in Japan, im südlichen Asien, auf
den Philippinen und auch in Amerika. Interessant ist, daß im allgemeinen die
Kinder der Farbigen seltener betroffen werden als die der Europäer und
die erwachsenen Eingeborenen selten. Nach Manson-Bahr soll die Krankheit
im Süden Chinas während der heißen Zeit manchmal geradezu epidemisch
auftreten können, nach Jeanselme auch in Malakka. *Jedenfalls scheint eine
sehr nahe Beziehung zur Impetigo contagiosa, wie sie auch in anderen Breiten
vorkommt, zu bestehen.* Nach Jeanselme erscheint zuerst ein kleiner rötlicher
Fleck, gefolgt von einem durchsichtigen Bläschen. Der anfangs klare Inhalt
der Bläschen wird später eitrig und trocknet ohne Krustenbildung und
ohne lokalentzündliche Reizerscheinungen, wodurch sich die Krankheit nach
Salanoue-Ipin von Impetigo unterscheiden ließe. Die Krankheitsdauer beträgt
einige Tage, manchmal einige Wochen. Die endgültige Heilung erfolgt ohne
Pigmentveränderung. In der heißen Zeit kommt es durch Autoinfektion zu
mehr multiplem Auftreten. Beim Erwachsenen beschränkt sich die Krankheit
fast ausschließlich auf die Inguinal- und Axillar- (auch Scrotal)-gegend, bei
kleinen Kindern tritt sie am ganzen Körper auf.

Die *Differentialdiagnose* betrifft Varicellen, Trichophytie und Impetigo.
Nach Salanoue-Ipin wären manchmal Krankheitsbilder fälschlicherweise als
Pemphigus contagiosus bezeichnet worden.

Nach den Med. Ber. 1910/11. S. 649 wurde die Krankheit angeblich auch auf Deutsch-Neu-Guinea beobachtet. Es bildeten sich auf leicht entzündlichem Grunde Blasen, die sich vergrößerten, schlaff pustulös wurden und eitrigen Inhalt hatten. Unter Konfluieren mehrerer Pusteln konnte schließlich der ganze Körper betroffen werden. Nach Entleerung und Trocknung des Blaseninhaltes sehr allmähliche Heilung. Befallen waren besonders die Nates, Hände und Füße.

Sycosis vulgaris, *bedingt durch Eindringen von Staphylokokken in die Follikel der behaarten Körperstellen,* geht mit viel geringerer und flacherer Infiltration der Haut einher als die *Sycosis parasitaria* (trichophytica). Fox (zit. nach CASTELLANI) soll nach Sycosis coccogenica oft Keloide bemerkt haben.

Furunkulosis wurde auch bei allen farbigen Rassen beobachtet, z. B. von SRODZKI in Deutsch-Ostafrika bei Negern und auch von ZIEMANN in Kamerun, zweifellos aber unendlich seltener als bei Europäern, die zuweilen geradezu in Form einer Art Epidemie befallen werden. Eine multiple Furunkelbildung dürfte bei Farbigen zu den großen Ausnahmen zu rechnen sein. (Vgl. hier vor allem die äußerst wichtige Arbeit von HOLMES, der die außerordentliche Resistenz des Ektoderms des Negers gegen Schädigungen z. B. Streptokokkeninfektionen betont; ferner HARTHER, L. KEIM (1928) der in Nordchina bei Eingeborenen Furunkulose und die verschiedenen Impetigoarten häufig sah.)

Karbunkelbildung. G. PANJE (1924) fand bei Indern, die Diabetiker waren, starke Neigung zu Karbunkelbildung. (Interessanterweise ist ja bekanntlich bei Negern die Neigung zu Diabetes im Gegensatz zu der indischen Rasse selten.) In Kamerun hat ZIEMANN Karbunkel bei Farbigen nicht zu sehen bekommen, erinnert sich auch nicht, in den Jahresberichten aus den Schutzgebieten solche Fälle beschrieben gefunden zu haben. Es ist möglich, daß speziell im Nacken bei den durch Kopfbedeckung meist nicht geschützten Eingeborenen die Entwicklung von Eiterkeimen gehindert wird.

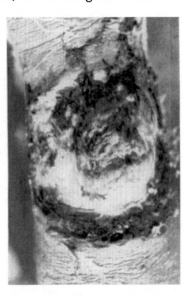

Abb. 27. Ulcus tropicum.
(Aus der Sammlung SCHÜFFNER.)

(Tiefere Eiterprozesse, wie Panaritien usw., wurden in Java selten beobachtet. Bei kleineren Kindern sah man Abscesse verschiedener Größe auf dem behaarten Kopf, keine echte Impetigo.)

Erysipel soll nach CASTELLANI in Ostindien nicht selten sein.

Fußgeschwüre bei Eingeborenen. Dieselben können verschiedener Art sein. 1. Einfache, gewöhnliche Geschwüre nach Verletzungen usw., im allgemeinen mit guter Heilungsneigung, 2. septische Geschwüre mit progredientem Charakter, 3. syphilitische oder frambösische Geschwüre. (Vgl. über letztere die Arbeit MANTEUFELS.)

Die Mannigfaltigkeit der Geschwüre ist in den Tropen viel größer, da hier noch die für die Tropen mehr oder weniger eigentümlichen, wie z. B. Leishmaniosis, Frambösiegeschwüre, Ulcus tropicum (vgl. Abb. 27), Ulcús interdigitale, Lepra usw. in Frage kommen, ferner die kosmopolitischen Ulcerationen, z. B. die auf Syphilis und Krampfadern beruhenden.

Unterschenkelgeschwüre und Zellgewebsentzündungen sind überall in den Tropen bei Eingeborenen infolge mechanischer Verletzungen beim Barfußgehen sehr häufig.

Milzbrand ist auch bei Farbigen beobachtet. Ziemann selbst begegneten keine Fälle, wohl aber de Boer (1924), welcher in Nairobi (Ostafrika) 21 Anthraxpatienten sah. Eine Epidemie wurde festgestellt durch Breffeil (1919) (S. 42) in Französisch-Guinea. Die tierische wie die menschliche Form ist nach Kraus (S. 159) in Argentinien, Südbrasilien und Uruguay sogar endemisch. Die Häufigkeit des Auftretens in Brasilien bestätigt auch v. Bassewitz, der die Krankheit dort seit 1908 mit intravenösen Einspritzungen einer Jodlösung behandelt (Jod. pur. 0.5, Kal. jodat. 2.50, Natr. jodat. 5.0 — Aq. dest. 250 ccm). Hiervon wurden 10—20 ccm mehrmals ganz langsam und vorsichtig injiziert. Günstiger Erfolg in mehr als 400 Fällen.

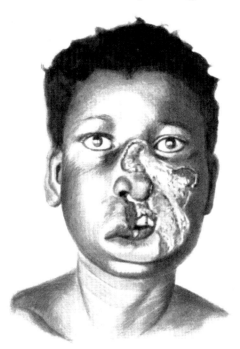

Abb. 28. Fall von Noma (Deutsch-Ostafrika). (Med. Ber. dtsch. Schutzgeb. **1904/05** 91.),

Malignes Ödem. de Boer zitiert einen anderen Arzt, welcher über 40 Fälle bei Farbigen berichtete, bei denen die Übertragung durch Hämatapota bedingt gewesen sein soll.

Einen Fall von *malignem Ödem* sah Ziemann selbst bei einem Kamerunneger nach einer Fußverletzung der Fußsohle im Walde.

Noma ist bekanntlich als *Infektionskrankheit* zu betrachten, bedingt durch Zusammenwirken von Spirochäten und fusiformen Bacillen, aber nach den eigenen Erfahrungen von Ziemann wohl meist nur auf der Basis von Avitaminosen bzw. von Unterernährung oder sonstigen schwächenden Krankheiten. Er konnte im Weltkriege in Baalbek in Syrien ein epidemieartiges Aufflammen bei unterernährten türkischen Soldaten beobachten, nicht selten mit tödlichem Ausgange, so daß von anderer Seite sogar schon mit einer neuartigen Krankheit gerechnet wurde. Einen Fall bei einem ostafrikanischen Eingeborenen stellt Abb. 28 dar[1]. Einen Fall von Noma bei einem Hottentotten, der als Strafgefangener nach Kamerun versetzt war, erwähnen Med.-Ber. 1910/11 S. 405. Ausgang in Tod. Mehrere Fälle kamen auch in Deutsch-Ostafrika zur Beobachtung, z. B. 1 Fall aus Iringa[2], wo bei einem 1 Jahr alten Negermädchen sich innerhalb von 5 Tagen ein zweimarkstückgroßes Nomageschwür auf der linken Wange entwickelte, nachdem die Kranke schon längere Zeit an Husten gelitten hatte. Exitus unter septischem Fieber. Wenige Tage später auch bei einem 3 jährigen Schwesterchen schwere Stomatitis. Nach Honna (1923) soll Noma auf Thaihoku (Formosa) ziemlich häufig unter Chinesen vorkommen, gewöhnlich im Anschluß an Masern, mit einer Mortalität von 92 %.

Masern hat Ziemann in Form von Epidemien öfter bei Negern beobachten können. Man kann, besonders bei schräger Beleuchtung, bei etwas Übung

---

[1] Med.-Ber. 1904/05. S. 91.
[2] Med.-Ber. 1910/11. S. 217.

auch deutlich das Exanthem in Form einer feinen, grauen Chagrinierung der Haut sehen, noch besser fühlen. Die übrigen klinischen Erscheinungen (auch Schnupfen und Conjunctivitis) sind wie bei der weißen Rasse, nur daß man die Krankheit noch häufiger bei Erwachsenen sieht und oft begleitet von ernsten pneumonischen Erscheinungen[1]. In einem Falle trat Fieber nicht auf; auch blieben die Schleimhäute frei.

Scharlach ist bekanntlich in den heißen Klimaten sehr selten, und das charakteristische Scharlachexanthem auf der dunklen Haut von Eingebornen nicht festzustellen.

Dengue-Exanthem. Zu den Erkrankungen, die zu Exanthemen führen, ist bekanntlich auch das Dengue-Fieber zu rechnen, das nach G. Panja (1924) in Kalkutta zu charakteristischen, masernähnlichen, papulo-erythematösen Hautaffektionen führt, ferner die zu den Spirochätosen gehörende *Kedani-Krankheit* bzw. der damit verwandte *Pseudotyphus* Schüffners.

Variola vera zeigt bei Farbigen klinisch dasselbe Bild auf der Haut wie bei nicht immunisierten (geimpften) Europäern. Da der Impfschutz bei Farbigen vielfach noch unvollkommen durchgeführt ist, wird die Krankheit gerade bei diesen auch auf Haut und Schleimhaut besonders schwer verlaufen. Ausbreitung der Bläschen in der Mucosa des Mundes und Pharynx ist daher nicht selten.

Daß der Impfschutz gerade bei Negern oft nur 5—6 Jahre vorhält, ist eine von einer ganzen Reihe von Beobachtern, auch von Ziemann, festgestellte Tatsache.

Variolois, Alastrim (Milk-Pox, Sannaga-Pocken) sind bei Farbigen, speziell auch bei Negern, oft beobachtet, u. a. von Ziemann selbst. Es handelt sich um eine, *unseren Varicellen mindestens sehr nahestehende Erkrankung*. Diese ist in Afrika, Amerika, ferner auf den Antillen, in Australien, in Neu-Seeland, aber auch auf den Azoren und in Portugal, ja sogar in Frankreich und England beschrieben. Zuweilen kommt es überhaupt nicht zu einem Exanthem. Die Immunität gegen Alastrim scheint trotz etwaiger Pockenimpfung schneller verloren zu gehen.

Bezüglich der Beziehungen zur Variola vera sind die Meinungen noch geteilt, indem die einen sie für eine Abart der Variola vera halten, z. B. Hoffmann (Cuba), andere z. B. Castellani (1924) für eine besondere Krankheit, da die Pockenimpfung kurz nach dem Auftreten der Varioloispusteln positiv verlaufen konnte und Vaccination nicht ausreichend gegen Alastrim schützt. *Ziemann hat nach bisherigen Erfahrungen schon früher stets die Ansicht von der nahen Beziehung von Alastrim zu Varicellen vertreten.* Alle Autoren stimmen darin überein, daß das Allgemeinbefinden dabei relativ gut und der Verlauf ein günstiger ist, daß die Pusteln auch eine rundliche, nicht die typische Dellenform der echten Variolapusteln aufweisen und keine Pockennarben hinterlassen, und daß das sekundäre Eiterfieber fehlt.

T. exanthematicus ist in den Tropen selten, das Exanthem selbst kaum oder gar nicht auf dunkler Haut festzustellen. Letzteres trifft auch zu bezüglich *T. abdominalis.*

Malariaerytheme und Chininerytheme erinnert sich Ziemann nicht bei Farbigen gesehen zu haben. Dagegen soll nach Castellani auch bei Eingeborenen ein derartiges Erythem bei sorgfältiger Untersuchung, kenntlich durch einen etwas rötlichen Farbenton, möglich sein. (Vgl. im übrigen über Malariaerytheme Ziemann [1924] und Salanoue-Ipin [1919].) Salanoue-Ipin *erwähnt*

---

[1] Vgl. Med.-Ber. 1905/06. S. 365 in Deutsch-Ostafrika.

hier auch circumscripte, flüchtige bzw. intermittierende Ödeme infolge von Malaria, die wohl zu trennen wären von Filaria- oder Trypanosomenschwellungen. Ebenso will Crende (1923) bei an Malaria erkrankten Eingeborenen in Marokko, Gegend von Djeballa, auch Bläschen und Ödeme, vergleichbar dem Quincke-schen Ödem oder der Rapinschen Urticaria, beobachtet haben.

Eine *Urticaria malarica* wäre hier (nach Salanoue - Ipin) ebenfalls zu erwähnen. Ziemann selber hat diese wohl mehrfach bei Europäern, aber bisher noch nie bei Eingeborenen gesehen.

Unter den infektiösen Purpuraformen erwähnt Salanoue-Ipin auch *Purpura malarica*, angeblich gebunden an die tropische Malaria. Die häufigste Form wäre Purpura simplex, seltener und schwerer ,,Purpura haemorrhagica''. Salanoue-Ipin ist hier mit Recht in der ätiologischen Beurteilung vorsichtiger und erwähnt nur die Wirksamkeit der Chinintherapie.

Purpuraerkrankungen. Ziemann hat seinerzeit eine purpuraähnliche Epidemie bei Europäern in Buea, Westafrika, gesehen, aber nicht bei Farbigen.

Skorbut mit Hauterscheinungen wurde in größerer Zahl beobachtet bei Hottentotten und Hereros in Südwest - Afrika (infolge der Strapazen und Entbehrungen des Hererofeldzuges[1]).

Pest ist nach Kraus in allen Staaten Süd- und Zentral-Amerikas (mit ihrer zum Teil farbigen Bevölkerung) endemisch und zeigt bei Farbigen dieselben Hauterscheinungen wie bei der europäischen Rasse.

Erythema exsudativum multiforme (Erythema polymorphum Kaposi) wurde nach M. I. Crende (1923) in Marokko in der Gegend von Liballa beobachtet, desgleichen bei einem Chinesen in Deutsch-Ostafrika[2]. Ein Fall bei einem Neger findet sich bei Sutton (1926 S. 122). Es ist aber nach Castellani viel seltener in den Tropen als im gemäßigten Klima; ebenso das

Erythema nodosum. Dieses wurde von Baermann in dem 4. Jahresbericht des Zentralhospitals in Holländisch-Indien bei Javanen erwähnt (S. 12 u. 14).

12. Chronische Infektionskrankheiten der Haut.

Zu den chronischen Infektionskrankheiten der Haut gehören und von uns hier zu besprechen sind die *tuberkulösen* Affektionen einschließlich der *Tuberkulide,* das *Rhinosklerom, Aktinomykose, Botryomykose* und im Anschluß daran die *Mycosis fungoides,* deren Ätiologie als Infektionskrankheit allerdings nicht feststeht; die bei Mycosis fungoides auftretenden Tumoren werden vielfach als Granulationsgeschwülste angesehen. Die Ursache der Krankheit ist jedenfalls noch umstritten; sie wird aber wohl am besten immer noch dieser Gruppe anzureihen sein. Auf Rotz, Lepra, Frambösie brauchen wir nicht einzugehen.

Zu der **Tuberkulose der Haut** rechnen wir:

1. Die miliare Tuberkulose der Haut,
2. das Skrofuloderm,
3. die Tuberculosis verrucosa cutis,
4. der Leichentuberkel,
5. die fungöse Tuberkulose,
6. den Lupus vulgaris (vgl. Abb. 29).

Was die **Hauttuberkulose** im allgemeinen anlangt, so war sie nach Käyser auf Java ziemlich selten. Käyser meint ,,wegen des Klimas'', da ja *Lupus vulgaris* durch kalte und unreine Luft befördert werde. Nach Ziemanns eigenen

---

[1] Med.-Ber. 1906/07. S. 171; vgl. ferner 1907/08. S. 392.
[2] Med.-Ber. 1903/04. S. 248.

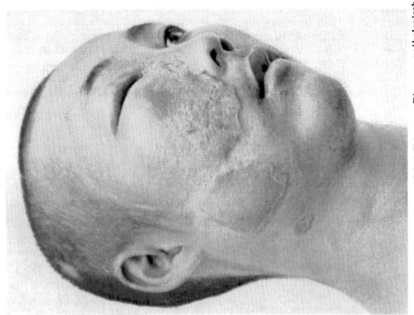

Abb. 30. Lupus der Haut bei Chinesen. Diagnose pathologisch-anatomisch bestätigt. (Nach HEINEMANN.)

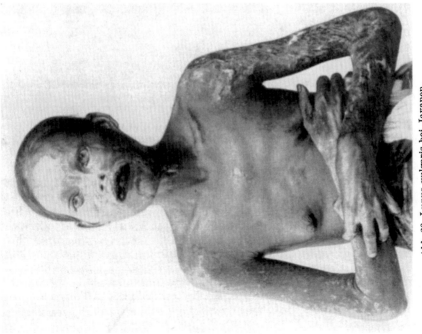

Abb. 29. Lupus vulgaris bei Javanen. (Nach KAYSER.)

Eindrücken und nach dem Studium der Literatur scheint sie, ebenso wie Knochen-
tuberkulose, überhaupt bei Farbigen relativ selten zu sein, wenigstens bei denen,
bei welchen noch keine Durchseuchung mit Tuberkulose stattgefunden hat,
während bei primitiven Rassen, die zum ersten Male Bekanntschaft mit Tuberkulose machen, eine Neigung zu *generalisiertem,* akuten Ausbruch sich findet
(vgl. ZIEMANN 1913). Auch nach CASTELLANI ist sie bei Naturvölkern selten
(vgl. Abb. 30).

KÄYSER glaubt nach den von ihm in Java beobachteten Fällen, daß Kombination von Tuberkulose mit Syphilis vorkomme, da Jodkali und Hg günstige
Wirkung zeigten.

Nach L. HARTHER, L. KEIMS (1928)
ist in Nordchina Hauttuberkulose
zwar nicht so häufig wie in Nord-
europa, aber häufiger als in Amerika.
(Betr. Einzelheiten vgl. Original.)

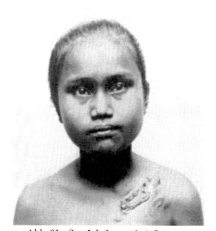

Abb. 31. Scrofuloderma bei Javanen.
(Nach KÄYSER.)

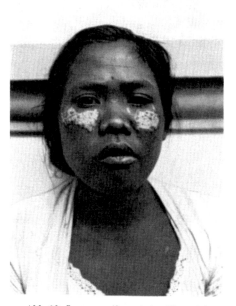

Abb. 32. Lupus erythematodes (Javanin).
(Aus der Sammlung SCHÜFFNER.)

Skrofuloderma sah KÄYSER in 36 Fällen auf Java bei Kindern und jugendlichen Erwachsenen (vgl. Abb. 31). Nach CASTELLANI ist es bei Naturvölkern
selten, ebenso *Lichen scrofulosorum.*

Tuberculosis verrucosa cutis wurde einige Male von KÄYSER auf Java gefunden,
ausschließlich an den Füßen in der Nähe der Malleolen. (Nach CASTELLANI
bei Naturvölkern selten.)

Lupus der Haut, ohne nähere Bezeichnung, wurde einmal in Togo beobachtet[1], ferner angeblich vereinzelt auf den Marschallsinseln[2], nachdem noch
in den Med.-Ber. 1903/04, S. 293, betont ist, daß dort *lupusähnliche* Syphilide
der Nase und der angrenzenden Partien vorkämen. Eine Drüsentuberkulose
der linken Schenkelbeuge bei einem Manne mit linksseitigem Unterschenkel-
geschwür fand sich bei einem Neger in Deutsch-Ostafrika[3].

Die Berichte über das Vorkommen der Tuberkulide in den Tropen sind ziemlich spärlich.

---

[1] Med.-Ber. 1909/10. S. 469.
[2] Med.-Ber. 1904/05. S. 223, 224.
[3] Med.-Ber. 1910/11. S. 239.

Lichen scrofulosorum wurde von KÄYSER bei Javanen nicht gesehen, auch nicht der

Lupus erythematodes; dagegen von SCHÜFFNER (vgl. Abb. 32).

Nach G. PANJA (1924) zeigte er sich bei Frauen in Ostindien häufiger als bei Männern.

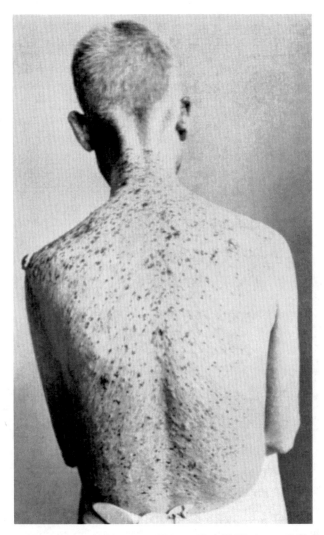

Abb. 33. Mycosis fungoides bei einem Albino. (Nach H. W. ACTON, Ostindien.)

Erythema induratum meldet KÄYSER als von ihm auch nicht beobachtet.

Nach GINSBURG, 1929, wäre BOECKs **Sarkoid** ziemlich häufig bei der weißen Rasse, aber relativ selten bei Farbigen.

Das **Sklerom,** dessen bakterielle Ätiologie ja feststeht, soll nach CASTELLANI (1924), außer in Guatemala, in den Tropen äußerst selten sein. (MÜHLENS hat Bilder veröffentlicht, die aus San Salvador stammen.) Es bilden sich bekanntlich an Nase oder Oberlippe unter glatter Epidermis rosa oder rotgefärbte, nicht schmerzhafte Knötchen, welche, größer und fester, knorpelhart werdend, schließlich zusammenwachsen und auch nach operativer Entfernung Neigung zu Rückfällen zeigen. Nach CASTELLANI (1925) sollen auch Leishmaniosen und Blastomykosen sekundär in diesen Tumoren auftreten können.

Rhinosklerom, das ja in Deutschland, der Tschechoslowakei, den Balkanstaaten, Südrußland, Italien, Schweiz, Orient und in Afrika beschrieben ist, und das in Amerika scheinbar nur in bestimmten Gegenden stärker vertreten ist, soll nach A. CHAVARRIA und E. NAUCK (1929) in Columbien ziemlich häufig auftreten, vor allem bei Indianern und Indianermischlingen, die hoch oben in den Bergen leben, in einem nicht mehr tropischen Klima. Überhaupt würde nach diesen Autoren das Rhinosklerom kältere Zonen bevorzugen. In Costa Rica fanden sie die Krankheit relativ selten. (Fast völliges Fehlen des indianischen Volkselementes). Dagegen würde in Salvador und Guatemala, wo Indianer-Mestizen weit zahlreicher sind, die Krankheit wieder häufiger beobachtet. (Diese Autoren konnten durch kombinierte Behandlung mit Röntgenstrahlen und Tartarus ausgezeichnete Resultate erzielen.)

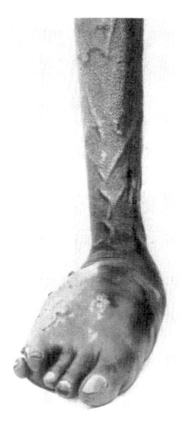

Abb. 34. Mycetoma bei Kamerun-Neger (Westafrika). (Nach ZIEMANN.)

Bei **Mycosis fungoides** kommt es bekanntlich zunächst zur Bildung stark juckender, schuppender, oft ekzematoider Veränderungen mit einer derben Infiltration der Haut. Es entwickeln sich später, oft erst nach Jahren, braunrot gefärbte tumorartige Gebilde, die metastatisch auch in inneren Organen auftreten können. Komplikationen oder Marasmus lassen das Leiden fast ausnahmslos letal enden. ACTON bildet einen solchen Fall ab (vgl. Abb. 33).

Es handelt sich nach brieflicher Mitteilung ACTONs um einen angeborenem Albinismus bei einem Inder. Man sieht das Tumor-Stadium der Mycosis fungoides auf der linken Schulter (die dunklen Flecken auf dem Rücken entstanden bei der Exposition).

Aktinomykose im engeren Sinne kommt nach YOYEUX mehr im gemäßigten Klima vor, ist aber nach KRAUS (1927) auch in Brasilien, Argentinien und Peru beobachtet, ferner bei einem Chinesen auf Samoa (eingeliefert wegen Abscesses der rechten Ohrspeicheldrüse[1]). BREITLÄNDER (1931) sah sie mehrfach in Südchina. Die Verbreitung dürfte noch weiter gehen. ZIEMANN konnte Aktinomykose bei einem von ihm selbst geschossenen wilden Büffel (Bos brachyceros) auf Cap Lopez, Congo Français, Westafrika, feststellen.

Mycetoma (Madurae) ist bedingt durch mehrere Pilzarten, die z. T. den Aktinomykosepilzen nahestehen (Streptothrix madurae, Discomyces madurae).

Vorkommen, besonders im südlichen Ostindien (G. PANJA), aber auch im tropischen Amerika (Brasilien, Chile, Argentinien usw.), Afrika (vgl. Abb. 34) und südlichen Europa (vgl. hierzu besonders auch J. W. JONES u. S. ALDEN [1931]).

[1] Med.-Ber. 1906/07. S. 274.

In der Mehrzahl der Fälle betrifft die Krankheit zunächst den Fuß. Auch bei Farbigen sah ZIEMANN selbst nur einen Körperteil befallen, also keine Generalisierung des Krankheitsprozesses. Der Verlauf war stets chronisch und nicht mit allzu viel Beschwerden für den Erkrankten verknüpft.

Die Zahl der ätiologisch in Frage kommenden Pilze von Mycetoma wächst noch immer. Bei der einen Gruppe sehen wir Körnchen mit Mycelfäden und queren Scheidewänden, mit Chlamydosporen, bei den anderen Fäden ohne Querteilung und ohne Chlamydosporen.

Man hat *gelbe, rote, weiße* und *schwarze Varietäten der Erreger* beschrieben. (Vgl. hier besonders BOUFFARD [1919] in der Arbeit von SALANOUE-IPIN [1919].)

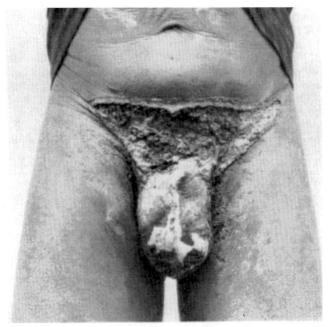

Abb. 35. Granuloma inguinale bei Kamerun-Neger. (Nach ZIEMANN.)

Botryomykose. Diese bei Hunden, Rindern, Schweinen und auch bei Pferden (im Samenstrang nach der Kastration) vorkommende Erkrankung ist auch in den Tropen gefunden (Handbuch Bd. IX/1).

Botryomykose des Fußes, die äußerlich sehr an Madurafuß erinnert, wurde von KÄYSER auf Java in einem Falle beobachtet. Die Diagnose wird gesichert durch Nachweis des Botryomycespilzes.

Granuloma venereum *(auch Granuloma inguinale).*

Wesen. Diese Erkrankung, wie auch der „klimatische Bubo" sollen hier nur kurz Erwähnung finden, soweit es für unser Thema notwendig ist. Wegen Einzelheiten wird auf die betr. Kapitel dieses Handbuches verwiesen, ferner auf HERMANS (1928) und SILVA (1926). Der letztere erwähnt in Brasilien auch von anderen Autoren beschriebene extragenitale Fälle an den Lippen, am Schenkel, im Rachen und am Ellbogen.

Verbreitung. Nach ONORATO (cit. nach CH. YOYEUX 1927) ist es besonders in Tripolis verbreitet. ZIEMANN selbst hat mehrere Fälle in Kamerun beobachtet (vgl. Abb. 35).

Ferner kommt es besonders vor in den nördlichen Teilen Südamerikas, nach KRAUS (1926) auch in Brasilien und Argentinien, und in Zentralamerika (nach CASTELLANI besonders bei Farbigen), aber zuweilen auch in Nordamerika, Europa, sodann in Australien, Südsee, während es nach YOYEUX in Asien selten sein soll. Sein Vorkommen in Südchina, Vorder- und Hinterindien ist bekannt. (Über die Beobachtungen in den früheren deutschen Kolonien vgl. betr. Neu-Guinea [3 Fälle][1].)

Zweifellos sind die farbigen Rassen häufiger betroffen als die europäischen. Das höhere Alter scheint weniger befallen.

Nach THIERFELDER (1924) soll venerisches Granulom in Niederländisch-Süd-Neu-Guinea bei Eingeborenen wie bei Europäern erst nach der Okkupation eingedrungen sein.

Einen Unterschied im Verlauf zwischen farbigen Rassen und Europäern hat ZIEMANN *nicht feststellen können.* Dagegen soll es nach ROSSER bei Rassen, die nicht zur Negerrasse gehören, Resistenz gegen die Therapie (vgl. unten) aufweisen.

Als *Erreger* wird das dem FRIEDLÄNDER-Pneumobacillus sehr ähnliche, ebenfalls kapseltragende, von DONOVAN entdeckte und von SIEBERT und FLU weiter beschriebene, gramnegative, für Laboratoriumstiere pathogene ,,*Kalymnato-Bacterium*'' (die Länge beträgt 1 μ) angesehen.

Dieser Bacillus findet sich frei im Gewebe bzw. in Monocyten.

THIERFELDER (1925) betrachtet das ,,**venerische Granulom**'' genau wie Syphilis, Ulcus molle und Gonorrhöe als eine *echte Geschlechtskrankheit.* Gelegentlich kommen auch extragenitale Infektionen vor [vgl. oben SILVA (1926)].

In den echten Fällen konnte THIERFELDER aus dem Eiter immer das erwähnte Virus züchten. *Er konnte auch ein generalisiertes, tertiäres Granulom feststellen, das sich von dem gewöhnlichen Granulom unterscheidet.* Das erstere entwickelte sich meist aus einem lange bestehenden, kleinen, primären Granulom ohne deutliches Sekundärstadium. Eine unzureichende Behandlung begünstigte die Entstehung des tertiären Granuloms.

Ein stark virulenter Erreger machte starke lokale Erscheinungen. Vom Primäraffekt ausgehend wird sehr schnell die Umgebung ergriffen (eventuell auch die zugehörigen Lymphdrüsen). Der Körper soll in einem solchen Falle in stärkerem Maße Abwehrstoffe bilden und so den Gesamtorganismus besser schützen. Daher das Auftreten tertiärer Granulome bei mangelhafter Behandlung.

Therapie. Das generalisierte Granulom reagiert nach THIERFELDER sehr viel langsamer auf Injektion von Tartarus stibiatus als das gewöhnliche, welches meist nach 20 Injektionen von 0.1 Tartarus stibiatus (also etwa in 45 Tagen) zur Heilung gelangt. Beim tertiären Granulom sind 3—4, ja mehr solcher Kuren nötig[2].

Klimatischer Bubo
(Lymphgranulomatosis inguinalis, Poradenitis inguinalis.)

Es handelt sich bekanntlich um eine lokale, ziemlich indolente Schwellung der Inguinaldrüsen, oft ohne bzw. mit nur geringen Temperatursteigerungen, die zwar hauptsächlich in tropischen Gegenden, aber auch in subtropischen, bei Farbigen und Europäern beobachtet werden. Nach SALANOUE-IPIN soll

---

[1] Med.-Ber. 1910/11. S. 647, 1904/05, S. 205, Herbertshöhe 1908/09, S. 302.
[2] Betr. Granuloma venereum vgl. auch Trop. dis. Bull. **1923**, Nr 4, 286—288 und **21**, Nr 1, 10—12 (1924). *Weit besser bewähren sich nach* UHLENHUTH *die 5 wertigen Antimon-präparate wie Stibosan und Stybenyl;* ebenso nach F. S. PATCH und C. L. BLEW (1930) Antimosan.

ein Prodromalstadium, sich äußernd in eventuellen leichten Temperatursteigerungen und Störungen des Allgemeinbefindens vorhergehen können. Wir
verdanken RUGE eine der ersten ausführlichen Beschreibungen der Krankheit.
(Bezüglich der historischen Entwicklung des Krankheitsbildes vgl. besonders
SALANOUE-IPIN [1919].)

HERMANS (1928) konnte die Annahme von FREI und FISCHER daß Lymphogranuloma inguinale und klimatischer Bubo identisch sind, bestätigen und ein
Antigen, aus Lymphogranuloma inguinale hergestellt, als ein wertvolles diagno-
stisches Hilfsmittel verwenden (vgl. FREI). Das betr. Antigen gab bei klinisch
sicheren Fällen von Lymphogranuloma inguinale eine positive Hautreaktion
und ebenso auch bei klimatischem Bubo.

Klimatischer Bubo wurde von GIERSCHNER auf den Ost-Karolinen oft in
schwerer Form mit langdauerndem Fieber, unter Anschwellung zahlreicher
Drüsen, auch des Halses, der Achselhöhle und der Leistengegend beobachtet.
Ob es sich hierbei um eine besondere Form handelt, wäre wohl noch zu
erforschen.

Ihren Ausgang nehmen diese Bubonen von kleinen, herpesähnlichen, bald
ausheilenden Erosionen der Genitalgegenden. Typisch für die Erkrankung ist,
daß die Tendenz zur eitrigen Einschmelzung der Drüsen wenig entwickelt ist;
mit anderen Worten, in einem Drüsenpaket erweichen immer nur wenige Drüsen.
Nach den von KRAUS bestätigten Erfahrungen von ZIEMANN erkranken Männer
häufiger als Frauen. In Kamerun schien die weiße mehr betroffen als die
Negerrasse.

Nach HANSCHELL (1925), der die Krankheit in Westindien und im tropischen
Afrika sah, ist diese bei Frauen überhaupt noch nicht beobachtet. Die
Diagnose beruht nach HANSCHELL:

1. Auf einer inguinalen Adenitis und Periadenitis.

2. Auf Abwesenheit von gewöhnlichen Läsionen in der Genital- und Anal-
sphäre (z. B. harter Schanker, Ulcus molle, Scabies, Herpes genitalis,
Gonorrhöe usw.), die zu sekundären Bubonen führen könnten. (Doch
kommen Kombinationen vor.) Bei 2 Fällen war die Krankheit augenscheinlich 3 bzw. 4 Wochen nach einem Coitus aufgetreten.

3. Auf Fieber, das aber im primären Stadium fehlt.

4. Auf der Tatsache eines vorhergegangenen Coitus in den Tropen oder
Subtropen. In einem der Fälle war aber eine Coitusanamnese nicht vorhanden.
*Bei beschnittenen Personen, wie Arabern, hat HANSCHELL die Krankheit noch
nicht beobachtet.* (Auch die Franzosen in Nordafrika fanden die Krankheit nur
bei Europäern.) Verdächtige Mikroorganismen wurden von HANSCHELL bei
mikroskopischer Untersuchung nicht gefunden.

H. E. NAUMANN (1931), der in 7 sorgfältig beobachteten Fällen auf Haiti
deutlich venerische Infektion nachgewiesen, sah nach endovenösen, allmählich
gesteigerten Dosen von Solganal 0,01—0,5 (bzw. 1,0) stets Heilung. Vorsicht
wegen evtl. Albuminurie (vgl. über Lymphogranulomatosis inguinalis dieses
Handbuch).

Behandlung nach HANSCHELL: Bettruhe, dann *intravenöse Injektionen von
abgetöteten Typhusbacillen.* Hiernach Abfallen des Fiebers und Schwinden der
Adenitis. (Incision der Drüsen würde nur zu Sekundärinfektion führen. Bei
Eiterbildung Aspiration des Eiters.) Man beginnt mit 100 Millionen Bacillen.
In hartnäckigen Fällen Wiederholung der Injektion nach 4—5 Tagen, eventuell
noch ein drittes Mal. ZIEMANN sah in einem kürzlichen Falle in Berlin nach
Totalexstirpation der erkrankten Drüsen Heilung, nachdem die sonst übliche
Therapie (inkl. Röntgen) völlig versagt hatte.

13. Neubildungen der Haut.

Allgemeines.

Wir wissen schon seit v. HANSEMANN, daß in den *tropischen und subtropischen Gegenden dieselben Geschwülste vorkommen wie in der gemäßigten Zone*, daß es also z. B. gegen Carcinom refraktäre Rassen nicht gibt. Nach GOEBEL (1926) soll auch die Häufigkeit der einzelnen Geschwulstformen in den einzelnen Klimaten nicht wesentlich verschieden sein. Auch Rasseneigentümlichkeiten wären kaum nachzuweisen, und, wo bösartige oder gutartige Tumoren gehäuft auftreten, wäre dies auf äußere Reize zurückzuführen.

Im gemäßigten Klima würden die „spezifischen Reize" durch Alkohol, Nicotin, Lues usw. gegeben; nach GOEBEL würde vielleicht dadurch auch das Überwiegen der Hauttumoren im Tropenklima, das Auftreten innerer Tumoren in der gemäßigten Zone zu erklären sein (?).

GOEBEL führt dafür als Beweis das gehäufte Auftreten von Carcinom bei den gebildeten Negern in Amerika und Sierra-Leone an. Eventuell könnte auch Malaria auf Carcinom zeitweise hemmend wirken, wie ja auch Carcinom sich bei Mäusen zur Zeit der Spirillenantikörperbildung und der Phagocytose schwer erzielen ließe (?).

Wir kommen auf die Behauptungen GOEBELs noch weiter unten zurück. Nach LALUNG-BONNAIRE und J. BALET (1926) würden auch spezielle Bedingungen der Ernährung, des Klimas, der ganzen Lebensweise, die Häufigkeit gewisser Parasiten eine Rolle spielen.

In diesem Zusammenhange wird besonders auf SNIJDERS und STRAUB (1923) verwiesen. Diese machen mit Recht darauf aufmerksam, daß die meisten Angaben über maligne Tumoren bei primitiven Rassen äußerst unvollständig sind, um so mehr, da die meisten inneren Fälle der Beobachtung entgehen, und Sektionen vielfach nicht gemacht werden. Wegen der großen prinzipiellen Bedeutung dieses Hinweises sei dies ganz besonders betont. Vgl. ferner die Arbeit von W. FISCHER (1927). Daß die farbigen Rassen, besonders die Neger, jedenfalls eine besondere Disposition zu gewissen Tumoren bzw. Hyperplasien des Bindegewebes haben, dürfte aus den späteren Ausführungen noch hervorgehen. Immerhin sei hier erwähnt, daß nach MOUCHET und GÉRARD (1926) das Verhältnis der Bindegewebstumoren zu den Carcinomen in Zentralafrika etwa dasselbe ist wie in Europa (?). (Vgl. weiteres unter malignen Tumoren.) Auch nach WALTHER und FISCHER würden sich in den Vereinigten Staaten nur wenig Unterschiede zwischen Negern und Weißen sowohl bezüglich Häufigkeit wie auch Lokalisation ergeben. Andererseits betont HOLMES (1918) die Seltenheit des Carcinoms im Gebiete des Ektoderms beim Neger.

Gutartige Neubildungen.

a) Vom Bindegewebe ausgehend.

Fibrome, einfach und multipel, sind bei Farbigen vielfach beschrieben, anscheinend besonders oft bei Negern. Ein mannskopfgroßes Fibrom am Halse wurde in Deutsch-Ostafrika entfernt[1]. Häufig sind die *Fibrome multipel.* ZIEMANN selbst sah solche Fälle mehrfach in Kamerun (Westafrika). Einen Fall mit vielen hundert Fibromen am ganzen Körper (seit der Geburt bestehend) beschrieb LEUTHOLD in Deutsch-Ostafrika[2] (vgl. ferner SKRODZKI: im Gesicht und am Hals). Einen Fall mit Fibromen, die völlig regellos zerstreut waren über Kopf, Rumpf und Gliedmaßen, sah MARSHALL in Deutsch-Ostafrika[3]. Besonders am Rumpf und im Gesicht standen die

---

[1] Med. Ber. 1911/12. S. 216. Vgl. ferner Med. Ber. 1910/11. S. 231, 232, 234 u. 237.
[2] LEUTHOLD: Med. Ber. 1905/06. S. 83.
[3] Med. Ber. 1908/09. S. 70.

erbsen- bzw. walnußgroßen Tumoren ziemlich dicht nebeneinander. Auf derselben Seite ist noch ein zweiter Fall beschrieben (an der Oberlippe).

Multiple Neurofibromatosis (RECKLINGHAUSENsche Krankheit), die nach
WEISS (1921) beim Neger selten sein sollte, ist bei Farbigen doch mehrfach
beschrieben. In einem der von WEISS (1921) erwähnten Fälle beim Neger zeigte
sich Hyperpigmentierung, starke Fibrombildung und niedrige Intelligenz, im
zweiten Falle eine enorme Menge von Fibromen und keine Pigmentierung, dagegen deutliche Rückgratverkrümmung. In einigen Fällen H. W. ACTONS
(1924) bei Eingeborenen Ostindiens, der in 1 Falle auch Fibrolysin mit Erfolg
verwandte, hing die Haut in langen Falten herunter (vgl. Abb. 36). Auch nach

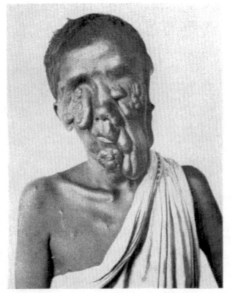

Abb. 36. Lappenartige Tumoren bei RECKLINGHAUSENscher Krankheit bei Inder
(Neurofibromatosis multiplex). (Nach ACTON.)

G. PANJA sollen einige Fälle in Ostindien durch Fibrolysin günstig beeinflußt
worden sein.   Einen Fall bei einem 60jährigen Araber, mit Ausstreuung der
Tumoren über den ganzen Rumpf, die Arme, über Gesicht und Kopfhaut
beschrieb CHALON (1925). Die Schenkel waren weniger betroffen, während
Hand und Fußsohlen überhaupt verschont waren. Außerdem zeigten sich zahlreiche, schokoladenbraune, unregelmäßig gestaltete Flecken am Rumpf und
an den oberen Gliedmaßen (angeblich kongenitale Entstehung).

Man muß durchaus damit rechnen, daß noch mancher Fall von multipler
Fibromatosis bei Farbigen bei näherer Untersuchung die Erscheinungen der
sogenannten RECKLINGHAUSENschen Krankheit darbieten wird.

Fibrolipome.   Ein Fall von ausgedehnter Fibrolipomatose der Haut (über
den ganzen Körper) wurde in Deutsch-Ostafrika beschrieben[1].

Adenofibrom.   Ein faustgroßer, harter Tumor unter der vorderen Hälfte des
linken Unterkieferastes wurde bei einem Neger in Tanga, Ostafrika, gefunden[2].
Der Stil der Geschwulst setzte sich in die linke Glandula submaxillaris fort.

[1] Med. Ber. 1911/12. S. 215.
[2] Med. Ber. 1910/11. S. 232.

Keloide scheinen besonders häufig bei farbigen Rassen vorzukommen (nach CASTELLANI 16—18mal so oft bei Negern wie bei Europäern, auch bei Indern relativ häufig (vgl. Abb. 37 u. 38). In Kamerun waren sie ungemein häufig nach Tätowierungen, Durchbohrungen der Ohrläppchen usw.[1]. Sie sollen nach MANSON-BAHR (1925) besonders in Zentralafrika verbreitet sein. Nach ihm soll die Haut über den Keloiden bei dunklen Personen einen deutlich roten und schokoladenen Farbenton zeigen, was ZIEMANN bei seinen Fällen nicht bestätigen konnte.

LURTZ sah einen Fall in Deutsch-Ostafrika, in dem nach Durchbohrung des linken Ohrläppchens und Tragen von Grashalmen in der Durchlochung, sich ein zweifaustgroßer derber Tumor und

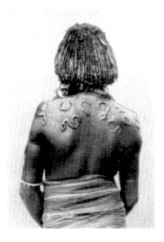

Abb. 37. Narbenkeloide (Holländisch-Indien).
(Nach H. F. TILLEMA.)

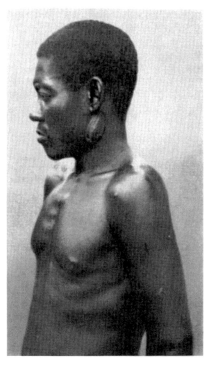

Abb. 38. Narbenkeloid bei Neger.
(Nach LURTZ.)

nach Scarifikationen an Brust, Rücken und Armen dicke fibröse Wülste bildeten (Fibrome)[2]. Auch bei Eingeborenen der Marschallinseln in der Südsee kamen sie oft zur Beobachtung[3]. Daß zuweilen auf solchen Narbenkeloiden sich Carcinome entwickeln können, zeigte ein Fall in Djang, Kamerun, Westafrika[4].

Keloide (inkl. Fibrome) entstehen nach GOEBEL (1924) nur auf starke äußere Reize hin. Nach GOEBEL *würden andere Rassen als die Neger auf ähnliche Reize eventuell auch mit Keloid- und Fibrombildungen reagieren.*

Nach den Erfahrungen von ZIEMANN trifft das nicht im geringsten zu. Es steht fest, daß gerade beim Neger starke Keloide ohne irgendwie erhebliche Reize entstehen können. ZIEMANN nimmt mit ROSSER (1923) geradezu eine *fibroplastische Diathese der Negerrasse* an. Nach ROSSER wäre dieselbe charakterisiert durch mesoplastische Hyperplasie als Antwort auf eine Schädigung,

---

[1] Vgl. auch Med. Ber. 1908/09. S. 71.
[2] Med. Ber. 1910/11. S. 230.
[3] Med. Ber. 1903/04. S. 293.
[4] Med. Ber. 1910/11. S. 434.

ohne direkte Beteiligung des umgebenden Gewebes. Diese würde sich äußern in *Neigung zu Elephantiasis, Keloid, Fibrombildungen* usw. Ob diese Diathese aus einer rasseneigentümlichen Störung des Gleichgewichts im Zellwachstum entsteht, oder ob es sich um eine übermäßige lokale Reaktionserscheinung immunisatorischer Art handelt, ist nicht entschieden. *Auch ROSSER sah Keloid besonders häufig bei Negern.* Nach der Excision kehrt die Geschwulst häufig wieder; sie bedingt keine Metastasen. Im höheren Alter kann Involution eintreten.

Eine bakterielle oder sonstige parasitäre Ursache wird mit Recht von ROSSER abgelehnt.

Auch MATAS (zit. nach ROSSER) sah in Nordamerika Fibrome beim Neger 5mal häufiger als beim Europäer. Bei den Keloiden der Eingeborenen soll nach MACLEOD (zit. nach MANSON-BAHR) Radiumbestrahlung am wirksamsten sein. Auch Elektrolyse und Röntgenstrahlen werden empfohlen.

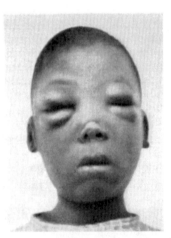

Abb. 39. Fibröse Hyperplasie der Augenlider mit Ödem bei Kamerun-Knaben. (Nach ZIEMANN.)

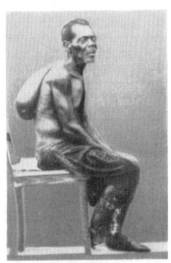

Abb. 40. Großes Lipom bei Jaunde-Neger. (Nach ZIEMANN.)

Einen eigenartigen Fall fibroplastischer Diathese beobachtete ZIEMANN selbst (vgl. Abb. 39).

Status: Etwa 12jähriger, im ganzen Gesicht leicht gedunsen aussehender Dualaknabe. Eltern gesund. Er selbst früher angeblich auch gesund. Vor etwa 7 Jahren soll eine allmählich zunehmende Schwellung des ganzen Kopfes und Halses eingetreten sein, die sich im Laufe der Jahre wieder zurückgebildet habe. Dagegen hätte sich, nach Aussage des sehr intelligenten Vaters, die Verdickung der Augenlider immer weiter entwickelt. Sehen ist durch den äußerst schmalen linken Lidspalt eben noch möglich, rechts ist es unmöglich. Augäpfel sonst beiderseits intakt. Augenlider beiderseits elephantiastisch verdickt, besonders rechts.

Im Blute keine Mikrofilarien, wohl aber Parasiten der Perniciosa. An inneren Organen sonst nichts Abnormes. Nach Horizontalschnitt durch das rechte obere Augenlid keilförmige Excision von fibrösem, sehr blutreichem Gewebe. Naht und Heilung, wodurch die Sehfähigkeit auf dem rechten Auge wiederhergestellt wird.

In innerem Zusammenhang mit der fibroplastischen Diathese der Negerrasse scheint auch zu stehen die

Neigung der Negerrasse zu Strikturen der Urethra und des Rectums.

Urethrastrikturen hat ZIEMANN selbst bei älteren Negern aus Togo mehrfach beobachtet [vgl. die entsprechende amerikanische Literatur darüber bei ROSSER (1923)]. Excrescenzen fibrösen Charakters im Anschluß an Rectitis und Proctitis sind nicht selten. (Nach Rosser waren Rectumstrikturen beim Neger in Nordamerika sogar 11mal häufiger als beim Europäer.)

Lipome wurden sowohl in Kamerun von Ziemann selbst (vgl. Abb. 40) wie in Ostafrika oft beschrieben, in Togo auch solche am Handrücken, die fest mit den Sehnen verwachsen waren[1], ferner solche am Rücken und am Gesäß[2]. Dort wurde auch ein 2 kg schweres Angiolipom in der Gegend der unteren Lendenwirbelsäule beobachtet[3].

In Ostafrika schienen Hautlipome noch häufiger zu sein als Fibrome[4] (doppelt-faustgroßes Lipom in der linken Weiche und hühnereigroßes Lipom oberhalb des linken Auges)[5]. Auch in der Sammelforschung von Surmont und Sava (1927) werden Lipome und Fibrome bei Negern mehrfach erwähnt.

Xanthoma planum, die flache, beetförmige Form, die sich besonders häufig an den oberen Augenlidern, zuweilen auch an anderen Körperstellen findet, hat Ziemann selbst zweimal bei älteren Dualanegern (Kamerun, Westafrika) gesehen, niemals aber das auch bei uns seltene

Xanthoma tuberosum, das sich auch bei ganz kleinen Kindern finden kann. Man hat bekanntlich bei Xanthoma, besonders bei den generalisierten Formen, zuweilen auch Diabetes als ätiologischen Faktor beschuldigt (Xanthoma diabeticorum). Bei den erwähnten 2 Fällen war er auszuschließen, wie denn überhaupt nach Ziemanns bisherigen Erfahrungen Diabetes bei Negern zum mindesten viel seltener ist als bei Europäern und Indern. In Indien und Ceylon hat Castellani (1919) Xanthoma planum und tuberosum bei Eingeborenen oft gesehen, auch das Xanthoma diabeticorum.

Myxom, und zwar an der Vorderseite des Halses bis zum Brustbein sich erstreckend, wurde in Deutsch-Ostafrika einmal beobachtet[6]. Fibromyxom des Rückens bei einem Neger erwähnen auch Surmont und Sava (1927).

Die Myxome bestehen aus schleimigem Bindegewebe, bevorzugen Augenlider und Genitalien. Man glaubt auch, sie als partielle Elephantiasis ansehen zu sollen.

b) Gutartige, vom Epithel ausgehende Neubildungen der Haut.

Hierbei handelt es sich um solche Neubildungen, welche entweder vom Epithel selbst (vgl. Abb. 41) oder seinen Anhangsgebilden, den Haarfollikeln der Haare bzw. den Drüsen ausgehen.

Molluscum contagiosum. Dasselbe kam bei Farbigen in Westafrika scheinbar nur relativ selten zur Beobachtung, z. B. in Togo[7], ferner auf den Marschalls-inseln in der Südsee[8]. Chalmers und Macdonald (1921) teilen 2 Fälle im Sudan mit. Auch Castellani berichtet über sein Vorkommen. Es ist nach Thiroux und d'Anfreville (zit. nach Salanoue-Ipin) weit verbreitet im Senegalgebiet von Westafrika (vgl. Abb. 42 bei Javanen).

Papillome sind nach Ziemanns eigenen und nach Löhleins (1912) Erfahrungen beim Neger sehr selten. Hierzu sind besonders auch die Warzen und Feigwarzen zu rechnen. Auch in den Medizinal-Berichten der deutschen Schutzgebiete spielen sie keine Rolle.

[1] Med. Ber. 1909/10. S. 399, 1912/13 S. 47.
[2] Med. Ber. 1908/09. S. 264.
[3] Med. Ber. 1912/13. S. 45.
[4] Vgl. Med. Ber. 1910/11. S. 23.
[5] Med. Ber. 1911/12. S. 217.
[6] Med. Ber. 1909/10. S. 131.
[7] Med. Ber. 1906/07. S. 153, ferner 1909/10. S. 397.
[8] Med. Ber. 1903/04. S. 294.

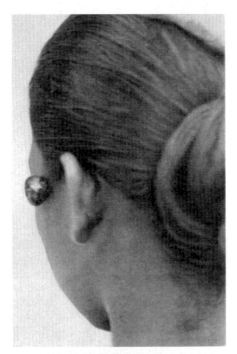

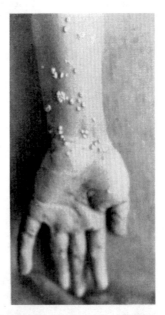

Abb. 41. Epitheliom bei Javanin.
(Nach HEINEMANN.)

Abb. 42. Molluscum contagiosum (Malayen-kind). (Aus der Sammlung SCHÜFFNER.)

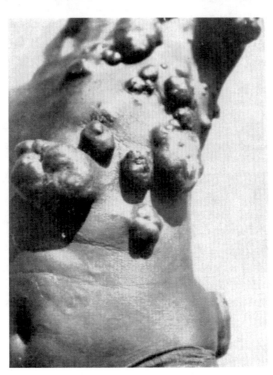

Abb. 43. Papilläre Adenome der Schweißdrüsen bei 47jährigem Siamesen. (Nach R. W. MENDELSON.)

Feigwarzen. 2 Fälle bei Farbigen in Käwieng (Deutsch-Neu-Guinea) werden berichtet [1].

Papilläre Adenome der Schweißdrüsen. Einen Fall erwähnt R. W. MENDELSON (1927) bei einem 47jährigen Siamesen, bei dem die Tumoren 8 Jahre vorher

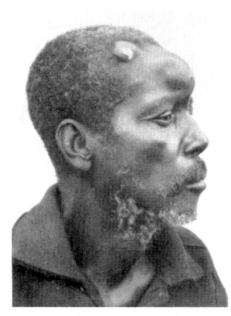

als stecknadelkopfgroße Knötchen erschienen (histologisch erwiesen sie sich als papilläre Adenome, vgl. Abb. 43). Diese Adenome gehen leicht in Carcinome über.

Adenoma sebaceum (PRINGLE). Derartige Fälle beschrieb H. W. ACTON (1924) in Indien, wobei sich besonders Nase, Brust und Stirn betroffen zeigten. Es ist oft kongenital oder tritt schon in frühem Lebensalter auf. CASTELLANI hat es in Ostindien bei Eingeborenen selten gesehen.

Trichoepithelioma papulosum multiplex (JARISCH) *oder Epithelioma adenoides cysticum (BROOKE)* fand ACTON (1924) bei Ostindern. Es handelte sich um Tumoren von Stecknadelkopf- bis Erbsengröße (weißlich, bläulich, gelb oder perlenähnlich), die symmetrisch im Gesicht saßen, gewöhnlich an Augenlidern, Stirn, Wangen und Kinn. Bei der mikroskopischen Untersuchung zeigten sich solide Massen von Epithelien, ab-

Abb. 44. Dermoide bei Haussa-Neger. (Nach ZIEMANN.)

stammend vom Rete mucosum. MOUCHET und GÉRARD (1926) berichten aus Zentralafrika über 3 Naevoepitheliome der Fußsohle.

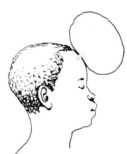

Dermoide, die, soweit bekannt, bei Negern früher gar nicht beschrieben wurden, hat ZIEMANN in Kamerun bei Eingeborenen mehrfach gesehen, und zwar in der Gegend der Glabella, wie auch in der Gegend des Fossa sphenopalatina (vgl. Abb. 44).

Äußerst interessant ist folgender Fall (vgl. Abb. 45):

Der Patient gab an, daß seit etwa dem 11. oder 12. Lebensjahr (bald nach der Beschneidung) eine anfangs derbe Geschwulst sich auf der Stirn entwickelt hätte, die, allmählich immer größer und weicher geworden wäre. Als ZIEMANN ihn zum ersten Male sah, war er vollkommen menschenscheu geworden, weil die Dorfjugend johlend und schreiend hinter ihm herzulaufen pflegte, wenn er sich in einem größeren Orte zeigte.

Abb. 45. Dermoidcyste bei Negerknaben. (Nach ZIEMANN.)

Es handelte sich um eine etwa kleinstraußeneigroße, prallelastische, von Flüssigkeit erfüllte Geschwulst, die nur mit etwa einem 3 cm im Durchmesser haltenden breiten Stiele der Glabella aufsaß. Patient war gezwungen wegen des Hin- und Herbalottierens der Geschwulst den Kopf etwas im Nacken zu tragen. Jeder operative Eingriff wurde verweigert.

Ein Dermoid über dem linken Auge, faustgroß, prallelastisch, welches das linke Auge ganz nach unten verdrängt hatte und innerhalb von 7 Jahren entstanden war, beschreibt GROTHUSEN [2] bei einem 15jährigen Negerknaben.

---

[1] Med. Ber. 1909/10. S. 521.   [2] GROTHUSEN: Med. Ber. 1910/11. S. 231.

Bei der Operation zeigte sich der Inhalt der Geschwulst als eine zähe, grau-olivfarbene Masse; die Geschwulsthöhle reichte nach hinten in die Keilbein-höhle und durch die Fissura orbitalis superior bis auf die harte Hirnhaut, nach rechts in beide Stirnhöhlen und nach unten in die Oberkieferhöhle.

Ein Fall von Dermoid des Mundbodens wurde auch in Tanga, Deutsch-Ost-afrika, beobachtet[1]. Es handelte sich um einen faustgroßen Tumor, der mit den Speicheldrüsen nicht in Zusammenhang stand. Den Inhalt bildete ein weißlicher Brei.

Differentialdiagnostisch ist bei Dermoiden immer an Atherome, Lipome und auch an Meningocelen zu denken.

Atherom (Balggeschwulst) wurde in Kamerun von ZIEMANN mehrfach beobachtet[2], ferner auf der Insel Nauru in der Südsee.

c) Gutartige Neubildungen, vom Gefäßsystem ausgehend.

Einen Fall von *Keratoangioma punctatum symmetricum* beschrieb HIDAKA (1925) bei einem japanischen Bauern. Die Krankheit bestand bei ihm seit früher Jugend und betraf symmetrisch den Dorsalteil der Hände und der Handgelenke, mit einigen kleineren Stellen an den Vorderarmen, ferner auch den Dorsalteil der ersten Fingerglieder. Es waren scharf umgrenzte, schwach rötliche, zahlreiche und kaum über die Oberfläche erhabene, bei Druck fast verschwindende Flecken, von denen die größeren leichte Hyperkeratose zeigten.

Nach dieser Beschreibung dürfen wir wohl nicht zweifeln, daß wir diesen Fall als *Angiokeratoma MIBELLI* bezeichnen müssen.

d) Gutartige Neubildungen, vom Knochen bzw. Knorpel ausgehend.

Osteome (bei uns nicht häufig beobachtet) kamen bei Eingeborenen in Afrika mehrfach zur Behandlung.

Osteofibrochondrom. 2 Fälle, beide den Unterkiefer betreffend (einer klein-kindskopfgroß) wurden in Deutsch-Ostafrika beobachtet[3].

Chondroadenom, ausgehend von einer Speicheldrüse, in Dar es Salam, Deutsch-Ostafrika, bei einem Inder. Operation[4].

Chondrangiom. 1 Fall, bei dem durch den Tumor der rechte Augapfel aus der Augenhöhle verdrängt war, kam im Hinterland Kameruns zur Beobachtung[5].

(*Angiome* und *multiple Teleangiektasien* sah CASTELLANI häufig.)

Ngundu eine als Ostitis fibrosa gekennzeichnete Krankheit, glaubte man früher auf die Tropen bzw. Subtropen und meist auf die Neger beschränkt. Es kommt dabei bekanntlich zu Hyperplasie, vor allem des Nasenfortsatzes der Oberkiefer, aber auch oft von vielen anderen Knochen. Es haben sich aber neuerdings auch im gemäßigten Klima und auch bei Europäern mindestens Ngundu sehr ähnliche Affektionen nachweisen lassen. Manche Autoren sind neuerdings geneigt, die echte Neger-Ngundu-Krankheit als bedingt durch Frambösie zu bezeichnen. Wegen dieses sehr interessanten Problems sei auf ZIEMANNs ausführliche Arbeit über Ngundu (1927) verwiesen.

Bösartige Neubildungen der Haut.

a) Vom Bindegewebe ausgehend.

Sarkome. Nach den bisherigen Beobachtungen wie auch nach den An-gaben der Literatur scheinen *beim Neger jedenfalls Sarkome häufiger* zu sein als Carcinome (vgl. Abb. 46). Für Kamerun und Deutsch-Ostafrika dürfte

---

[1] Med. Ber. 1911/12. S. 215.   [2] Vgi. auch Med. Ber. 1904/05. S. 101.
[3] Med. Ber. 1911/12. S. 216.   [4] Med. Ber. 1911/12. S. 218.
[5] Med. Ber. 1910/11. S. 434.

das wohl sicher zutreffen. LÖHLEIN (1912), der in Kamerun überhaupt kein
Carcinom sah, beschrieb das Auftreten von Sarkomen.

Einen Fall von Hautsarkom, den wir wohl sicher als *idiopathisches multiples
Pigmentsarkom* (KAPOSI) aufzufassen haben, bei einem 30jährigen Kamerunneger
(die Tumoren in Größe schwankend zwischen Nuß- und Linsengröße) beschrieben
JOJOT und LAIGERT (1922). Die Haut über den Tumoren war zum Teil hyper-
pigmentiert und zeigte an wenigen Stellen auch Vermehrung der Hornschicht.
Im ganzen fanden sich 493 Tumoren[1]. Daselbst sind auch Fälle von Rundzellen-
bzw. Riesenzellen- und Lymphosarkom beschrieben[2].

Ein Fall von *Spindelsarkom* mit einzelnen Riesenzellen, ausgehend vom linken
Unterkiefer, wurde in Ostafrika bei einem Neger gefunden.

Ein *endotheliales Sarkom der Zunge*
bei einem 50jährigen Siamesen beschrieb R. W. MENDELSON (1927); die
Krankheit wurde auf das Kauen von

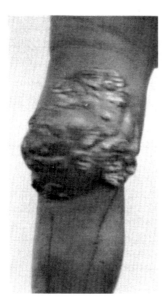

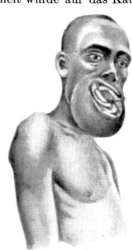

Abb. 46. Sarkom bei Kamerun-Neger.
(Nach ZIEMANN.)

Abb. 47. Osteosarkom bei Jaunde-Neger,
Westafrika. (Ber. Med. 1910 III, 240.)

Betelnüssen zurückgeführt, da nach diesem Autor *dort maligne Tumoren der
Wangen, Lippen und der Zunge bei Betelnußkauern häufig seien.* Der erwähnte
Tumor erreichte die Größe einer halben Kokosnuß.

Ein *Polycystom* (wahrscheinlich *Cystosarkom*), ein vom Unterkiefer ausgehender, mit der Unterlage verwachsener, mehrfach von sezernierenden
Fisteln durchbrochener, im ganzen fast knochenharter Tumor (von der Größe
einer Mandarine) wurde in Deutsch-Ostafrika entfernt[3]. Ein ähnlicher Fall
wurde auch aus Togo, Westafrika, berichtet[4]. (Betr. Osteosarkom vgl. Abb. 47).

Melanotische Sarkome *scheinen bei Negern außerordentlich selten zu sein.*
Einen Fall bei einer 78jährigen Negerin, bei der innerhalb von 6 Monaten
sich das Melanom vom Fuß bis über den ganzen Unterschenkel erstreckte,
teilen SUTTON und MALLIA (1923) mit, einen Fall am Oberschenkel eines

---

[1] Betr. Togo vgl. Med. Ber. 1906/07, A. 140, betr. Deutsch-Ostafrika vgl. auch Med.
Ber. 1909/10, S. 127, ferner 1908/09, S. 49.
[2] Betr. Lymphosarkome vgl. Med. Ber. 1903/04. S. 294 und 1907/08. S. 86, 87.
[3] Med. Ber. 1911/12. S. 221, vgl. ferner SURMONT u. SAVA, 1927.
[4] Med. Ber. 1912/13. S. 46.

Kamerunnegers berichtet Ziemann [1]. (Vgl. ferner Med. Ber. 1910/11, S. 700 über 1 Fall bei einem Farbigen auf den Ost-Karolinen, Südsee.)

Auch nach Bauer (1927) sind maligne, melanotische Tumoren beim Neger selten. Nach diesem Autor entwickelten sich die Tumoren in denjenigen Teilen des Körpers, die am wenigsten Pigment enthielten. In 11 von 14 Fällen war der Sitz die Fußsohle, in einem die Stirn. 1 Fall von Melanosarkom bei einem kleinen Negermädchen erwähnten auch Surmont und Sava (1927). Wieweit hier innere Zusammenhänge zwischen Tumor und dem normalen Pigmentgehalt der Haut bestehen, müssen noch weitere Untersuchungen lehren.

Im Anschluß hieran ist noch zu berichten, was uns über „Leukämie und Lymphogranulom" bekannt ist.

Leider wissen wir darüber relativ wenig, da wir über die Verbreitung der meisten Blutkrankheiten bei den Farbigen noch sehr wenig orientiert sind. Statistische Erhebungen über diese Verhältnisse bei den farbigen Rassen sind von Ziemann veranlaßt.

Leukämie. Während Ziemann von myeloischer Leukämie selber 2 Fälle bei Farbigen beobachten konnte [2], hat er bisher Fälle von *lymphatischer Leukämie,* die ja dermatologisch besonders wichtig ist, bisher nicht feststellen können. 1 Fall von chronischer lymphatischer Leukämie findet sich bei einem 25jährigen Togoneger erwähnt [3]. Hb. 48 %, E = 2 980 000, L = 64 000. Davon Lymphocyten 89 %, Polynucleäre 9 %, Monocyten 1 %, Myelocyten 1 %.

Lymphogranulom. Einen Fall bei einem Kamerunneger erwähnt Löhlein (1912), 1 Fall bei einem Javanen Nicolai und Straub (1922).

Lymphogranulom, Lymphosarkom und Leukämie in Nordchina sah gelegentlich L. H. Keim (1928).

b) Bösartige Neubildungen, vom Epithel ausgehend.

Carcinome. Bisher gehen die meisten Beobachtungen *bezüglich der Negerrasse* dahin, daß bei ihr Carcinome sehr selten sind (vgl. auch Löhlein 1912): nur Carcinome der Brustdrüsen sollen häufiger sein [4]. Nach dem Missionsarzt Fischer (mündliche Mitteilung) sollen aber im Kondeland in Ostafrika maligne Tumoren (anscheinend besonders Carcinome) nicht selten sein.

Nach *Perez Canto, zit. nach R. Kraus (1927), erkrankten in Rio de Janeiro an Carcinom von Weißen 23,8, von Mulatten 12,3, von Negern 10,5 pro 1000.* Es wäre dringend wünschenswert, daß wir auch aus anderen Gegenden derartige Vergleichszahlen erhielten.

Ein ausreichender Grund für die anscheinende Seltenheit des Hautcarcinoms und des Carcinoms überhaupt bei Negern ist bisher noch nicht gefunden. Malaria

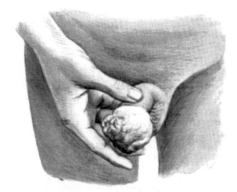

Abb. 48. Kankroid des Penis bei einem Hindu. (Nach W. Sutherland.)

spielt als evtl. die Carcinome verhindernd in den Tropen sicher keine Rolle, da in unzweifelhaften Malariagegenden, wie Süditalien und Griechenland, Carcinom wie bei uns vorkommt (vgl. auch Abb. 48, Carcinom des Penis bei einem Hindu).

---

[1] Ziemann: Arb. Reichsgesdh.amt 1904, S. 581.
[2] Ziemann: 1924. S. 194.
[3] Med. Ber. 1912/13. S. 47.
[4] Med. Ber. 1908/09. S. 264.

Erwähnt sei immerhin, daß KÜTTNER (Diskussionsbemerkungen zu dem Vortrage GOEBELs) die relative Seltenheit von Carcinom beim Neger damit erklärt, daß sie häufig nicht das krebsfähige Alter erreichen.

Einen Fall von Carcinom der Lippen und der Wangen erwähnt R. W. MENDELSON (1927). Auch hier wurde das Betelnußkauen ätiologisch beschuldigt.

Berichtet wird über das Vorkommen von Carcinom in Kamerun[1] (1 Ca mammae, 1 der Vulva in Togo[2], 1 Ca der Corona glandis, 1 der Orbita in Ostafrika[3], Ca der Genitalien bei einer Negerin, in Deutsch-Neu-Guinea 1 Fall an der Fußsohle mit Metastase im Oberschenkelhalse, einige wenige Fälle auf den Karolinen, Südsee[4]).

Über Ca in französischen Kolonien[5] machen SURMONT und SAVA (1927) Mitteilungen; sie veröffentlichen ebenfalls eine Reihe von Fällen bei Negern, sodann MAASS (1928), der in Liberia ein adenoides Carcinom der rechten Mamma und ein verhornendes Plattenepithelcarcinom bei kräftigen Negern (40—45 Jahre) beobachtete.

Bei den anderen Rassen scheinen die Beobachtungen noch lückenhaft.

Nach SNIJDERS[6] *sind bei Javanen und Chinesen Carcinome sogar häufiger als Sarkome,* bei den Chinesen Peniscarcinome jedenfalls nicht selten. (Dagegen sollen bei javanischen Weibern Mammacarcinome selten, Uteruscarcinome häufig sein). Bei Javanen, die fast alle beschnitten werden, konnte SAMPOERNO (1927) unter 98 Fällen von Carcinom 9mal Peniscarcinom beobachten, dagegen niemals Carcinom oder Ulcus des Magens.

In Niederländisch Indien stellte ferner SENO (1928) unter 20 000 Fällen 72mal maligne Tumoren (3,6 pro mille) fest, die ganz überwiegend auf Chinesen (65 Fälle) entfielen, (56mal Carcinom besonders der Leber, des Magens und des Penis). In Sumatra sollen nach K. E. SURBEK (1930) bei Malayen Carcinom und Sarkom im allgemeinen seltener vorkommen als in Europa. Speziell Magencarcinom wurde bisher (200 Sektionen) (bei gleichzeitigem Vorkommen von Ulcus ventriculi) nicht beobachtet, eher schon Carcinoma uteri et hepatis.

E. A. DORMANS, 1929, hatte in Kanton (China) in wenigen hundert zur mikroskopischen Untersuchung eingesandten Präparaten 5 Fälle von Amputatio penis wegen Ca (bei drei relativ jugendlichen Personen (von 24, 26 und 34 Jahren). In 3 weiteren Fällen von Peniscarcinom hatte sich der Tumor auf dem Boden einer starken Hautentzündung entwickelt. Im Vergleich zu Deutschland scheint Peniscarcinom bei Chinesen und Malayen viel häufiger zu sein. Nach SITSEN waren in Soerabaja (Java) 12% aller Carcinome bei männlichen Malayen Peniscarcinome; ebenso fand SENO in Tandjong-Pandang bei 20 000 meist männlichen Chinesen unter 72 malignen Tumoren 6 Peniscarcinome (ebensoviel Magencarcinome), dagegen 22 primäre Lebercarcinome. Auch MAXWELL hat besonders viel Penis- (und Uterus-)Carcinome bei Chinesen festgestellt. Demgegenüber sah DORMANS bei 1250 Sektionen in München unter 201 Carcinomen nur 2 Fälle von Ca der männlichen Genitalien (57 Fälle von Magen-, 5 von Lebercarcinom). Die außerordentliche Häufigkeit der Lebercarcinome in Ostasien brachte man in Zusammenhang mit Distomum hepaticum. DORMANS fragt nun nach der Ursache der Häufigkeit der Peniscarcinome bei Chinesen. Er meint, daß möglicherweise in den chinesischen Heilmethoden die Ursache mancher dieser Erkrankungen zu suchen wäre, weil die Chinesen bei Hauterkrankungen viel spanische Fliegen, Ingwer und sonstige reizende Substanzen verwenden. Auf das zahlreiche Auftreten von Mastdarmcarcinom in China macht ED. BIRT (1929) aufmerksam.

Bezüglich der *malignen Tumoren in Indochina* ist besonders auf LALUNG BONNAIRE und J. BALET (1926) und die früheren Arbeiten von LEROY DES BARRES (1909 u. 1924) und DEGORCE (1913) zu verweisen. *Bei den im ganzen untersuchten 357 Tumoren* LALUNG BONNAIRES und BALETS (1926) handelte es sich 137mal um entzündliche Tumoren, 92mal

---

[1] Vgl. Med. Ber. 1905/06. S. 135.   [2] Med. Ber. 1908/09. S. 291.
[3] Med. Ber. 1905/06. S. 52.   [4] Med. Ber. 1906/07. S. 250.
[5] vgl. Bull. Soc. Path. exot. Paris **16**, No 2.
[6] Diskussionsbemerkungen, **30**, Nr 1, 206, Beih. 1926.

um benigne, *128mal um maligne und zwar 100mal um „Cancer" epithelialen Charakters, 28mal um solche aus dem mesenchymalen Gewebe.* (Das Wort Cancer umfaßt bei den Autoren auch die Sarkome). Das Verhältnis der malignen Bindegewebs- zu den malignen epithelialen Tumoren war also nicht ganz 1 : 3, wie es auf Sumatra von SNIJDERS und STRAUB (1923) festgestellt war, während das Verhältnis nach DENKESTER in Marokko wie 1 : 6 war, in den gemäßigten Gegenden 1 : 17. Die Carcinome des Mundes (Lippen und Zunge) betrugen 20,31%. die der Halsgegend 14,81%, des Schädels und des Gesichts 11,72% des Uterus 11%, der äußeren Geschlechtsorgane 10,15%, der Brust 8,54% (des Magens nur 2,42, der Leber 1,55%). *Die Häufigkeit war speziell bei Carcinom des Penis (10%) unendlich viel größer als bei den der Beschneidung huldigenden Rassen (während Carcinome des Magens und der Gedärme bedeutend seltener waren als in Europa).*
Die Häufigkeit des Carcinoms des Mundes wurde auch hier mit Betelkauen und Tabakgenuß in Verbindung gebracht.

Zum Schlusse ist noch in bezug auf die Frage von Tumoren bei Negern auf die Arbeiten von MOUCHET und GÉRARD (1912), MONTPELLIER (1919), HECKENROTH und BERGONIÉ (1922) und HUDELLET (1923), sowie auf die wichtigen neueren Mitteilungen ROSSERs (1925) bezüglich der besonderen Carcinomverhältnisse bei den gehobenen Negern der Vereinigten Staaten gegenüber denen Afrikas hinzuweisen.

Nach ROSSER (1925) stieg die Mortalitätsziffer der nordamerikanischen Neger infolge von allgemeiner Carcinose von 5,8 auf 100 000 im Jahre 1880 auf 50,4 auf 100 000 im Jahre 1920 — vielleicht deshalb, weil jetzt mehr Neger Gelegenheit hatten, das sogenannte Krebsalter zu erreichen.

14. Anhang.

Anhangsweise wollen wir noch einiger Affektionen Erwähnung tun, die, streng genommen, eigentlich nicht zu den Hautkrankheiten gehören, zum Teil aber in ursächlichem Zusammenhange mit ihnen stehen können, zum anderen Teil als Mißbildungen der äußeren Decke des Körpers interessant genug sind, um bei einer Betrachtung der ubiquitären Hautkrankheiten nicht vergessen zu werden.

Varicen sind im allgemeinen nach eigenen Wahrnehmungen, wie auch nach den Berichten der Literatur, bei Farbigen anscheinend seltener als bei den Europäern. Immerhin sind sie beobachtet, z. B. in Kamerun von ZIEMANN selbst, in Togo[1] und in Neu-Guinea[2], auch bei Samoanern (Südsee)[3], ferner in Ostafrika[4] (vgl. auch Abb. 49). Sie kommen meist nur bei bejahrteren Leuten vor. Nach dem Med.

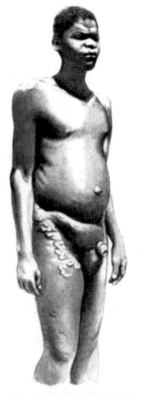

Abb. 49. Varicen bei Neger (Deutsch-Ost-Afrika) infolge retroperitonealen Tumors. (Dtsch. med. Ber. 1910/11, Bild 13.)

Ber. 1912/13, S. 47 sollen Varicen bei Negern merkwürdigerweise nur bei Männern, nicht bei Frauen beobachtet werden.

CASTELLANI sah variköse Beingeschwüre häufig bei Rickscha-Kulis.
Dementsprechend sind auch

Hämorrhoiden, wenn auch seltener, ebenfalls beobachtet, z. B. in Togo[5], 26 Fälle, in Deutsch-Ostafrika[6] 2 Fälle, ferner auch auf den Ost-Karolinen[7]. Auch ROSSER sah Hämorrhoiden bei amerikanischen Negern seltener als beim Europäer (Verhältnis 1 : 2). Nach jenem Autor wären aber die äußeren Hämorrhoiden beim Neger weit häufiger als die inneren.

---

[1] Med. Ber. 1911/12. S. 457.
[2] Med. Ber. 1911/12. S. 527.
[3] Med. Ber. 1912/13. S. 62.
[4] Med. Ber. 1911/12. S. 254.
[5] Med. Ber. 1911/12. S. 457.
[6] Med. Ber. 1911/12. S. 254.
[7] Arb. Reichsgesdh.amt 21, 615 (1904).

Eine **Paraphlebitis,** wie sie bei uns oft zu beobachten ist, hat Ziemann bisher bei Farbigen noch nie zu sehen bekommen.

Varicocele hat er (sogar nicht ganz selten) bei Duala (Kamerun, Westafrika) beobachtet. Wieweit das mit dem sehr regen Geschlechtsleben zusammenhängt, möchte er aber nicht entscheiden.

Hydrocele wurde in Kamerun und Ostafrika (ebenso wie *Leistenbrüche*) oft gesehen[1]. Dieselbe war in Indien nach G. Panja (1924) besonders bei Männern häufig.

Phimose, sowohl angeboren wie auch sekundär infolge von Geschwüren, scheint in allen Tropenländern vorzukommen.

Kryptorchismus. Zwei Fälle erwähnt Löhlein unter 117 Sektionen in Kamerun; eine Zahl, die anscheinend die Zahl in Deutschland ganz erheblich überschreitet. Schöppler[2] hat im Jahre 1912 unter 2652 Militärpflichtigen in Deutschland nur 2 mit Monorchismus gefunden.

Polydaktylie ist von Ziemann und Löhlein in Kamerun mehrfach beobachtet worden. (Vgl. betr. Deutsch-Ostafrika[3]), ebenso überzählige Zähne in Togo[4].)

Atresia ani et vulvae wurde wiederholt gefunden[5].

Partiellen Riesenwuchs bei einer Eingeborenen in Deutsch-Ostafrika, der die ersten 3 Zehen und zugehörigen Mittelfußknochen des linken Fußes betraf, und der sich im Verlauf von etwa 10 Jahren ausgebildet hatte, beschreibt Exner[6].

Gesichtsspalte. Eine linksseitige schräge Gesichtsspalte beim erwachsenen Eingebornen in Kamerun erwähnt Löhlein[7].

Literatur.

Eine umfassendere Darstellung der speziellen Dermatologie einiger exotischer Länder finden wir unter anderen bezüglich der Eingeborenen Australiens bei Cleland (1928), Queensland (Australien) bei Illingworth (1929), Indiens bei Gupta (1929), Ostasiens bei Dormans (1929) und Keim (1928), Westindiens bei Fox (1927), Brasiliens bei Terra (1926).

Abascal, Horacio: Der Vitiligo beim Neger. Ecos españ. Dermat. 4, No 29, 347 (1928).— Acton, H. W.: (a) Some rare diseases of the skin in the Tropics. Indian med. Gaz. 59, Nr 1 (1924). (b) Prickly Heat. Indian. med. Gaz. 61, Nr 7 (1926). — Annaratone: Condizioni Igieniche Eritrea. Roma 1912. — Archibald, R. G.: (a) An Unsual Case of Vitiligo in a Native of the Sudan. J. trop. Med. 26, Nr 24 (1923). (b) Lichen planus hypertrophicus in the Sudan. J. trop. Med. 26, Nr 11 (1923). — Arjona, Rodriguez V.: Beitrag zur Kenntnis des „Pinta" (Mal del Pinto) auf der Halbinsel Yucatan. Arch. Schiffs- u. Tropenhyg. 31, H. 10, 472 (1927). — Aron, H.: Investigation on the action of the tropical sun on men and animals. Philippine J. Sci. 6, Nr 2 (1911). — Askins, R. A.: Dermatitis caused by Pediculoides ventricosus. Brit. med. J., 22. Nov. 1924. 950.
Balloch, F. A.: Relative frequency of fibroid processes in the dark-skinned races. Med. News 46, 29 (1895). — Basler, A.: Einführung in die Rassen- und Gesellschaftsphysiologie. Stuttgart: Franksche Verlagsbuchhandlung 1925. — Bassewitz, v.: Dermatologische Betrachtungen und Erinnerungen aus Brasilien. (Beiträge zur Kenntnis der exotischen Haut- und Geschlechtskrankheiten). Münch. dermat. Ges., 24. Juli 1928. Ref. Zbl. Hautkrkh. 28, 756, 757 (1929). — Bauer, J. T.: Malignant melanotic tumors in the negro. Arch. Path. a. Labor. Med. 3, Nr 1 (1927). — Birt, Ed.: Gutartige Strikturen des Rectums. Arch. Schiffs- u. Tropenhyg. 33, Nr 1, 1 (1929). — Blacklock, B.: Craw-Craw in Sierra Leone. Ann. trop. Med. 18, Nr 3 (1924). — Boer, H. S. de: Some Notes on the

---

[1] Vgl. z. B. Med. Ber. 1907/08. S. 76.
[2] Schöppler: Zbl. Path. Nr 17 (1912).
[3] Med. Ber. 1909/10. S. 132.
[4] Med. Ber. 1909/10. S. 406.
[5] Med. Ber. 1912/13. S. 49.
[6] Exner: Arb. Reichsgesdh.amt 21, 567 (1904).
[7] Löhlein: Beih. zu Arch. Schiffs- u. Tropenhyg. **1912,** 15.

Aetiology of Malignant Pustule in Kenya. Kenya med. J. 1, Nr 3 (1924). — BONNE, C.: Sur la présence de la chromoblastomycose aux Indes orientales néerlandaises. Bull. Soc. Path. exot. Paris 23 (1930). — BORCHARDT, W.: Beiträge zur Klimaphysiologie und -psychologie der Tropen. Arch. Schiffs- u. Tropenhyg. 33, Nr 10, 505 (1929). — BOUFFARD, G.: Les Mycétomes. In Bd. VII. Traité Pratique de Pathologie Exotique von CH. GRALL u. A. CLARAC, Paris: J. B. Baillière & Fils 1919. — BRAULT: Bull. Soc. Path. exot. Paris 1909. — BREIFFEIL: Note sur une épidémie de charbon humain en Guinée Française. Bull. Soc. méd.-chir. franç. Ouest-Afric. 1, No 5 (1919). — BREITLÄNDER, K.: Aktinomykose in Südchina. Arch. Schiffs- u. Tropenhyg. 1931, H. 5. — BRENIZER, A. G.: Keloid formation. Ann. Surg. 61, 83 (1915).

CASTELLANI, A.: (a) Ceylon Medical Reports and Journal of the Ceylon Branch of the British Medical Association, 1904—14. (b) J. trop. Med. 1917. (c) In „Skin Diseases in Manual of tropical Medicine", III. Ed. v. CASTELLANI u. A. J. CHALMERS. London 1919. (d) Ann. Med. nav. e colon. 1, Nr 3. (e) Observations on some diseases of Zentral America. Proc. roy. Soc. Med. 18, Nr 3, sect. trop. dis., 13. Nov. 1924, 2—11 (1925). (f) Tropical dermatomycoses in New Orleans and Louisiana. New Orleans med. J. 81, Nr. 1, 49—59. Ref. Zbl. Hautkrkh. 28, 807 (1920). (g) Mycosen, Tonsillomycoses. New Orleans med. J. 78, Nr 10 (1926). — CATANEI, A.: La langue noire pileuse: Sa Parasitologie. Réflexions sur sa Pathogénie. Arch. Inst. Pasteur Algérie. 3, No 4 (1925). — CENNER, V.: Über einige tropische Hautkrankheiten und ihre Behandlung. Ugeskr. Laeg. (dän.) 86, Nr 17 (1924). — CHALMERS, A. J. u. N. MACDONALD: Some Cosmopolitan Sudan Skin Affections. J. trop. Med. 23, Nr 12 (1920). — CHALMERS u. DREW: J. trop. Med., 1. Mai 1915. — CHALMERS, A. J. u. E. GIBBON: The Keratosis pilaris of JACKSON and BROCQ in the Anglo-Egyptian Sudan. J. trop. Med. 24, Nr 9 (1921). — CHALON, G.: Un cas de maladie de RECKLINGHAUSEN observé chez un arabe de l'annexe d'Ouargla (Sahara Constantinois). Arch. Inst. Pasteur Algérie 3, Nr 1 (1925). — CHAVARRIA, A. PENA u. E. G. NAUCK: Zur Rhinoskleromverbreitung in Mittelamerika. Arch. Schiffs- u. Tropenhyg. 33, H. 1, 12 (1929). — CHEATLE, G. L.: Brit. med. J., 12. Juni 1909. — CLELAND, J. BURTON: Disease amongst the Australian aborigines. J. trop. Med. 31, Nr 5, 53—59 (1929). — CRENDE, M. J.: Hautkrankheiten der Mauren in der Gegend von Yebala (Tetuan). Med. ibera 17, No 308, 309 (1923). — CROCKER: Skin Diseases. London 1903. — CUÉNOD u. P. SOLOVIEF: XIIe cas de Xeroderma pigmentosum observé en Tunisie. Arch. Inst. Pasteur Afrique du Nord. 2, No 2 (1922).

DÄUBLER: Grundzüge der Tropenhygiene. Berlin 1900. — DAY, G. H.: Urological idiosyncrasies of the negro. J. of Urol. (Balt.) 5 (1921). — DEGORCE: Contribution à l'étude des Tumeurs chez les Annamites du Tonkin. 3. Congr. of the F. E. A. T. M., Saigon, 1913. 432. — DENKESTER: Le Cancer au Maroc. Bull. Assoc. franç. Canc. Etude 1923, 31, 671. DOLBEY, R. V. u. OMAR: A Note concerning the Incidence of Goitre in Egypt. An Analysis of 216 Cases. Lancet, 13. Sept. 1924. — DORMANS, E. A.: Über das Peniscarcinom und seine besondere Häufigkeit in Ostasien. Z. Krebsforschg 29, H. 5 (1929). — DOSTROWSKY, A.: Zum Wesen der „Harara". Arch. Schiffs- u. Tropenhyg. 29, Nr 9 (1925). DUGA: Un curieux cas de dépigmentation généralisée chez un indigène de Tshamba (Camereoun). Ann. Méd. 21, No 3 (1923).

ESCOMEL: Bull. Soc. Path. exot. Paris 1909.

FISCHER, W.: Über bösartige Geschwülste bei farbigen Rassen. Abh. Auslandsk. 26, Reihe D: Med. u. Vet. med. 2, 103 (1927). — FLEURE, H. J.: Racial characters of skin in relation to health. Brit. med. J. 1926, Nr 3437, 953. — FOX: (a) Transactions Dermatological Congress, New York. Observations on Skin Diseases in the Negro. 1907. (b) Tropical skin diseases in the West-Indies. Arch. of Dermat. 16, Nr 1 (1927).

GANS, O.: Histologie der Hautkrankheiten. Berlin: Julius Springer 1926. — GINSBURG, LEON: Sarcoid of BOECK in the Negro. Report of a case. Hopkins Hosp. 45, 108—115 (1929). — GOEBEL: Über die Tumoren in warmen Ländern. Zbl. Chir. 51, Nr 22 (1924). — GROS: Bull. Soc. Path. exot. Paris 1909. — GUPTA, A.: My experience about dermatology in the tropics. Trans. far-east. Assoc. trop. Med. Hong-Kong 1, 129—137 (1929). — GUTIERREZ, P. D. u. P. H. VILLASENOR: The duality of yaws and syphilis. J. Philippine Islands med. Assoc. 6, Nr 1 (1928).

HABERFELD, W.: Wien. klin. Wschr. 1912. — HANSCHELL, H. M.: Observations on climatic bubo. Lancet 211, Nr 6, 276 (1926). — HECKENROTH u. BERGONIÉ: Renseignements démographiques sur Dakar en 1922. Bull. Soc. Path. exot. Paris 16, 457 (1923). — HECKSCHER: Ein anthropologischer Beitrag zur Naevusfrage, besonders zur Frage des Vorkommens von Pigmentmälern, Lentigines und Epheliden bei Mischung verschiedener Rassetypen. Dermat. Wschr. 80, 613 (1925). — HERFORD, M.: Zur Lehre vom Hitzschlag. Dtsch. med. Wschr. 1900, Nr 52. — HERMANS, E.: Klimatische Bubonen und Lymphogranuloma inguinale. Klin. Wschr. 1928, H. 51, 2436. — HIDAKA, S.: Keratoangioma punctatum symmetricum. J. orient. Med. 3, Nr 1 (1925). — HIRSCHFELD, E.: Über Hitzschlag. Dtsch. med. Wschr. Nr 1893, Nr 28, 29. — HOLMES, S. J.: The resistant ectoderm of the negro. Amer. J. physic. Anthrop. 12, 139—153 (1928). — HONNA: Über die Noma.

Trans. fifth Biennial Congr. Singapore 1923, 830. — Hudellet: Epithélioma de la pupière. Bull. Soc. Path. exot. Paris 16, No 4 (1923). — Illingworth, H. T.: Some observations on „the incidence of disease among the aborigines of the Taroom aboriginal settlement", Queensland. J. trop. Med. 32, 119 —125(1929). Jahnel, F. u. J. Lange: Zur Kenntnis der Frambösie-Immunität der Paralytiker. Klin. Wschr. 5, Nr 45 (1926). — Jamin, H.: Dix-septième observation Tunisienne de Xeroderma pigmentosum. Arch. Inst. Pasteur Tunis 13, Nr 1 (1924). — Jamin u. Cuénod: XIIIe cas de Xeroderma pigmentosum observé en Tunisie. Arch. Inst. Pasteur Afrique du Nord. 2, Nr 2 (1922). — Jeanselme, E.: Cours de Dermatologie Exotique. Paris: Masson & Co. 1904. (b) Goitre, myxoedème et crétinisme en Indo-Chine et au Yunnan. Rev. Méd. trop. 16, No 5 (1924). — Jojot u. Laigert: Un cas de tumeurs superficielles multiples observé au Cameroun. Bull. Soc. Ptha. exot. Paris 15, No 10 (1922). — Jones, F.: Syphilis in the negro. J. amer. med. Assoc. 13 (1904). — Jones, J. W. and H. S. Alden: Maduromyotic mycetoma (Madura foot). Report of a case occurring in an American negro. J. amer. med. Assoc. 96, 256—260 (1931).

Kambayashi, T.: T.: Ein Beitrag zur Studie der Pilzarten bei Trichophytieerkrankungen in Japan. Jap. Z. f. Dermat. 19, Nr 6 (1919). — Kann, A.: Über psychische Beeinflussung der Haare. Dermat. Wschr. 84, Nr 15 (1927). — Kayser, J. D.: Voordrachten over tropische Huitziekten, 1929. — Keim, Harther L.: Impression of dermatology in North China. Arch. of Dermat. 17, Nr 5, 619 (1928). — Kerckhoff, J. H. P.: Beiträge zur Kenntnis der Psoriasis vulgaris und ihre Behandlung. Leipzig: S. Hirzel 1929. — Kirby-Smith, J. L.: A Consideration of Creeping in the Southern States with an Entomological Report. South. med. J. 18, Nr 6 (1925). — Krämer, A.: Die wichtigsten Hautkrankheiten der Südsee. In der Monographie „Die Südsee-Inseln". Anhang zu Bd. 2. Stuttgart 1902. — Kraus, R.: 10 Jahre Südamerika. (Vorträge über Epidemiologie und Infektionskrankheiten der Menschen und Tiere.) Jena: Gustav Fischer 1927.

Labernadie, V. G. F.: A propos d'un cas de „burning of the feet". Trans. far-east. Assoc. trop. Med. 1, 13—16 (1929). — Lalung Bonnaire u. J. Balet: Contribution à l'Etude du cancer chez les Annamites de Cochinchina. Tras. congr. far-east. Assoc. med. Tokyo 1 (1925). — Landmann: Über das Vorkommen virulenter Streptokokken (Streptococcus longus) in Trinkwasser. Dtsch. med. Wschr. 1893, Nr 29. — Langeron, M.: Travaux récents sur la classification des dermatophytes. Ann. de Parasitol. 4, No 2 (1926). — Leger, M.: Insolation mortelle chez le Chimpanzé et altérations morphologiques de son sang. C. r. Biol. Med. Paris 87, No 28 (1922). — Leon, W. de: Malignancy among the Filippinos. Trans 7. Congr. Brit. India 1 (1927). — Leroy des Barres: (a) Note sur la fréquence des Tumeurs malignes au Tonkin. Rev. méd. Indo-Chine 1909. (b) Les Cancers au Tonkin. Rev. Méd. trop. 1924. — Löhlein: Beiträge zur Pathologie der Eingeborenen von Kamerun. Arch. Schiffs- u. Tropenhyg. 16, Beih. 9 (1912). — Loro, H. A. M.: L'urticaire de l'iroko. Arch. Méd. nav. 114, No 2 (1924). — Lujan, M. u. E. Nauck: Ein Fall von Epidermolysis bullosa aus Costa Rica. Arch. Schiffs- u. Tropenhyg. 33, Nr 12, 654 (1929). — Lynch, K. M.: Tartrat Emetic in the Treatment of Granuloma Inguinale. South. med. J. 15, 688 (1922).

Maas, E.: Zur Kasuistik des Carcinoms bei prim. Negervölkern. Arch. Schiffs- u. Tropenhyg. 32, 410—412 (1928). — Matas, R.: Surgical peculiarities of the negro. Amer. Surg. 14, 483 (1896). — Martin: Lehrbuch der Anthropologie, 1912. — Maxwell, J. L.: Cancer among the Chines. China med. J. 38, Nr 4 (1924). — Mayer, M.: Exotische Krankheiten. Berlin: Julius Springer 1924. — Mendelson, R. W.: (a) Keratoma plantare sulcatum. J. trop. Med. 27, Nr 4 (1924). (b) Clinical observations from the central hospital, Bangkok, Siam. Arch. of Dermat. 15, Nr 3 (1927). — Mense, Karl jun.: Hautveränderungen durch Gewerbe und Beruf in den Tropen. Sonderabdr. aus Ullmann-Oppenheim-Rille: Schädigungen der Haut, Bd. 2. — Montpellier, J.: (a) L'extrème fréquence de la „Seborrhée" opposée à la rareté de la calvitie du vertex chez les Indigènes Musulmans de l'Algérie. Bull. Soc. franç. Dermat., 12. Juni 1919, No 5/6. (b) Hyperpigmentation des cuisses, en réseau chez les femmes indigènes de l'Afrique du Nord. Ann. de Dermat. 7, No 5/6 (1919). (c) Les tumeurs malignes de la peau chez les indigènes de l'Algérie. Bull. Soc. Path. exot. Paris 12 (1919). (d) Note au sujet d'un cas de Xeroderma pigmentosum rencontré en Algérie. Arch. Inst Pasteur Tunis 11, No 3 (1920). — Morris u. Dore: Diseases of the Skin. London 1917. — Mouchet u. Gérard: (a) Contribution à l'étude des Tumeurs chez les noirs de l'Afrique Centrale. Bull. Soc. Path. exot. Paris 12, 567 (1912); 19, 564 (1926). (b) Le Cancer et les noirs de l'Afrique centrale. Bull. Soc. Path. exot. Paris 19, No 7 (1926). — Mühlens: Beobachtungen über die Pathologie von Venezuela und Mittelamerika. Abh. Auslandskde 26. Ref. Zbl. Hautkrkh. 28, 577, 578 (1929).

Naumann, H. E.: Der klimatische Bubo und seine Therapie. Arch. Schiffs- u. Tropenhyg. 1931, H. 3. — Nicolai, A. u. M. Straub: Lymphogranuloom bij een Javaan. Geneesk. Tijdschr. Nederl.-Indie 62, Nr 1 (1922). — Nicolle, C.: Sur trois cas nouveaux de Xeroderma pigmentosum observés en Tunisie. Arch. Inst. Pasteur Afrique du Nord. 2, No 2 (1922).

Oho, O.: Über die Hautkrankheiten in Nordformosa und einige therapeutische Bemerkungen über dieselben. Trans. 4. Congr. far-east. Assoc. trop. Med. 2 (1921).

Panja, G.: (a) Notes on the aetiology of some skin diseases met with in the tropics. Indian. med. Gaz. 59, Nr 4 (1924). (b) Lichen spinulosus. Indian med. Gaz. 60, Nr 10 (1925). — Paranougian, M. B.: Psoriasis in a full-blooded negro. Arch. of Dermat. 13, Nr 1 (1926). — Parrot, L.: Sixième observation algérienne de Xeroderma pigmentosum. Arch. Inst. Pasteur Afrique du Nord. 1, No 1 (1921). — Patch, F. S. u. Blew, C. L.: Granuloma inguinale its presence in Canada. Canad. med. Assoc. J. 23 (1930). — Pinkus, F.: Die normale Anatomie der Haut. Bd. 1. Handbuch der Haut- und Geschlechtskrankheiten von I. Jadassohn, 1927. — Pusey: Dermatology. London 1907.

Quatrefages, A. de: The Human Species. Int. Scientific Series. D. Appleton & Co. 1879.

Rocha Lima, da: (a) Zbl. Bakter. 1912. (b) Über Blastomykose, venerisches Granulom usw. Arch. f. Dermat. Sonderabdr. aus Bd. 145. (1924). — Rodman, W. L.: Influence of Race, Sex and Age. Surgical Affections in Keens Surgery, Vol. 4, p. 1139 (1908). — Rohr, C.: Algumas observacoes sobre „Otomycose". Arch. brasil. Med. 11, No 1 (1921). — Rosser, C.: (a) Proctologic peculiarities of the negro. The fibroplastic diathesis. Amer. J. Surg. 37, Nr 11 (1923). (b) Stricture of the Rectum. Texas State J. Med. 9, Nr 508 (1924). (c) Rectal pathology in the negro. Incidence and peculiarities. J. amer. med. Assoc. 84, Nr 2 (1925). — Le Roy des Barres: Note sur le goitre au Tonkin. Rev. Méd. 16, No 4 (1924). — Ruge, R., P. Mühlens u. M. zur Verth: Krankheiten und Hygiene der warmen Länder. Leipzig: W. Klinkhardt 1925.

Sabouraud: La pratique dermatologique. — Salanoue-Ipin: Maladies de la peau in Traité Pratique de Pathologie Exotique von Ch. Grall et A. Clarac, Tome 7. Paris: J. B. Baillière & Fils 1919. — Sampoerno: Peniscarcinom und Beschneidung. Dtsch. Z. Chir. 201, H. 3/4 (1927). — Schmidt, P.: (a) Experimentelle Beiträge zur Frage der Entstehung des Sonnenstichs. München 1908. Sonderabdr. aus „Archiv für Hygiene" 64. (b) Die Wirkung der tropischen Sonnenbestrahlung auf den Europäer. Sektion II. Tropenmedizin und Tropenhygiene, Kolonialkongr. 1910. — Schöbl, O.: Andrew Watson Sellards u. George Rufus Lacy: Some protean manifestations of the skin lesions of yaws. Philippine J. Sci. 30, Nr 4 (1926). — Seidelin, H.: Une année de fonctionnement d'un service médical au Congo. Ann. Soc. belge Méd. trop. 1926. — Sellards, Andrew Watson, George Rufus Lacy u. Otto Schöbl: Superinfection in yaws. Philippine J. Sci 30, Nr 4, 463 (1926). — Seno, R.: Over kwaadaardige gezwellen. Geneesk. Tijdschr. Nederl. Indië 68, H. 1 (1928). — Sequeira: Dermatology. London 1919. — Siemens, H. W.: (a) Über die Bedeutung der Erbanlagen für die Entstehung der Muttermäler. Arch. f. Dermat. 147, Nr 1 (1924). (b) Über die Frage des Vorkommens von Pigmentmälern, Lentigines und Epheliden bei Mischung verschiedener Rassetypen. Dermat. Wschr. 81, Nr 43 (1925). — Silva, Fl.: Granulome vénérien. Rev. franç. Dermat. 2, No 9/10, (1926). — Smith: Prickly heat, its etiology and pathologie, Trans. roy. Soc. trop. Med. 20, Nr 5/6 (1927). — Snijders, E. et M. Straub: Contribution to the Cancer Problem in the Tropics. Trans. far-east. Assoc. trop. Med. 5. Biennial Congr., Singapore 1923, 779. — Soucy, G.: Contribution à l'étude des tumeurs malignes primitives du naso-pharynx. Thèse l'Alger 1911. Rev. Méd. d'Alger, Jan. 1914. — Splendore: Buba-Blastomikosi-Leishmaniosi. Arch. Schiffs- u. Tropenhyg. 15, Nr 4, 105 (1911). — Stern, E.: Schwere Shockerscheinungen nach Wespenstichen. Arch. Schiffs- u. Tropenhyg. 29, Nr 9 (1925). — Steudel, E.: Die tropenhygienische Auswertung des Lettow-Zuges. Arch. Schiffs- u. Tropenhyg. 30, Nr 1, Beih. (1926). — Strong, R. P.: The African Republic of Liberia and the Belgien Congo. Contributions from the Departm. of tropic. Med. and the Inst. for tropic. Biol. a. Medic., 1930, Nr. 5. — Surbek, K. E.: Aus 10 Jahren Tropenpraxis. Schweizer med. Wschr. 1930, Nr 33. — Surmont u. Sava: A propos des tumeurs chez les populations non civilisées de race noire en Afrique. Bull. Assoc. franç. Etude Canc. 16, No 2 (1927). — Sutton, R. I.: Diseases of the Skin. C. V. Mosby Co. 1921. — Sutton, R. I. u. W. M. Mallia: Malignant Melanoma in the Negro. Arch. of Dermat. 8, Nr 3 (1923). — Symmers, Douglas u. A. D. Frost: Granuloma Inguinale in the United States. J. amer. med. Assoc. 74, 1304 (1920).

Terra: Über Dermatosen in Brasilien. Rev. de Dermat. 11, 151 (1926). — Tillema, H. F.: Zonder Tropen geen Europa! Bloemendaal 1926. — Tyau, E. S.: The Incidence of Skin Diseases in Shanghai. Nat. Med. J. China 10, Nr 2 (1924).

Uhlenhuth, P.: Experimentelle Grundlagen, Entwickelung und praktische Ergebnisse in med. Arsen- und Antimontherapie. Klin. Wschr. 1931, Nr 25/26.

Verth, M. zur: Tropische Hautkrankheiten. In Ruge-Mühlens u. zur Verth: Krankheiten und Hygiene der warmen Länder. Leipzig: W. Klinkhardt 1925. — Vrieze, T. J. de: Favus in Indie. Geneesk. Tijdschr. Nederl.-Indië 64, Nr 4 (1924).

WEISS, R. S.: (a) v. RECKLINGHAUSENs Disease in the Negro. (b) Curvature of the Spine in v. RECKLINGHAUSENs Disease. Arch. of Dermat. **3**, Nr 2 (1921). — WEISSMANN: Anorectal gonorrhea. J. de Urol. Paris **14** (1923). — WENGLOWSKY: Arch. klin. Chir **101**, 789. — WORTMAN, I. L.: The Negros Anthropological positions. Analostan Magazine **1891**, Nr 1, 48.

YOYEUX, CH.: Précis de Médécine coloniale. Paris: Masson & Co. 1927.

ZIEMANN, H.: (a) Über ,,Melung'', eine eigenartige Hautkrankheit der Neger. Arch. f. Dermat. **1905**. (b) Über ,,cornua cutanea'' bei Schafen in Kamerun. Arch. Tierheilk. **1905**, H. 1. (c) Beitrag zur Verbreitung der blutsaugenden Tiere in Westafrika. Arch. Schiffs- u. Tropenhyg. **1905**, 114. (d) Zur Verbreitung der blutsaugenden Tiere in Kamerun. Arch. Schiffs- u. Tropenhyg. **1912**, 53. (e) Zeckenlarven an Menschen in den Tropen. Arch. Schiffs- u. Tropenhyg. **1912**, 196. (f) Zur Pathogenese, Diagnose und Prophylaxe der Tuberkulose in den Tropen. Zbl. Bakter. Jena: Gustav Fischer 1913. (g) Beitrag zur Lehre tropischer Gewebsentzündungen infolge Filariainfektion. Arch. Schiffs- u. Tropenhyg. **17** (1913). (h) Über Malaria und Schwarzwasserfieber. Monographie 1924. 3. Bd. im Hanbuch der Tropenkrankheiten von MENSE. Leipzig: J. A. Barth 1924. (i) Beitrag zur Frage der sogenannten Rhinopharingitis mutilans. Arch. Schiffs- u. Tropenhyg. **30**, Nr 1, Beih. (1929). (k) Beitrag zur Gundu-Frage bei Affen und Menschen. Festschrift zu NOCHTs 70jährigem Geburtstage. Arch. Schiffs- u. Tropenhyg. **1927**, Beih.

Zoonosen der Haut in wärmeren Ländern.

Von

E. MARTINI - Hamburg.

Mit 59 Abbildungen.

Die mir vom Herausgeber gestellte Aufgabe, die Hauterkrankungen durch Tiere (Zoonosen der Haut) in den warmen Ländern zu besprechen, während Herr Kollege PICK dasselbe Gebiet, soweit es sich auf das gemäßigte Klima bezieht, bearbeiten sollte, hätte, streng durchgeführt, eine ganze Anzahl Wiederholungen notwendig gemacht. Daher haben wir es vorgezogen, die Gebiete so zu teilen, daß W. PICK diejenigen Erkrankungen durch Tiere behandelt hat, die auch in unserem Klima eine sehr große Rolle spielen, einschließlich dessen, was aus warmen Ländern zum gleichen Thema bekannt geworden ist, während vorliegender Abschnitt diejenigen Erkrankungen durch Tiere bringt, die in den warmen Ländern vor allem von Bedeutung sind, einschließlich der meist geringere Bedeutung beanspruchenden einschlägigen Erscheinungen aus dem gemäßigten Klima. Daß dabei eine gewisse Willkür der Grenzziehung unvermeidbar war, liegt auf der Hand, doch hoffen wir, daß Zusammengehöriges so zusammen gekommen ist, und Wiederholungen, soweit möglich, vermieden sind. Ferner finden die durch Würmer in warmen Ländern hervorgerufenen Erkrankungen noch in dem Abschnitt FÜLLEBORNs eine besondere Behandlung.

Auch inhaltlich kausal ist ja die Hautschädigung durch Tiere der warmen Länder kein einheitliches Gebiet. Parasitierend, Parasiten den Eingang in das Hautorgan öffnend oder sie geradezu übertragend, und durch die Einbringung wirksamer Stoffe in den Se- oder Exkreten im weitesten Sinne, werden die Tiere der menschlichen Haut schädlich. Dabei können Se- und Exkrete noch unmittelbar als Toxin, oder mittelbar als Antigene ihre Wirksamkeit entfalten. Letztere in allen Einzelfällen zu behandeln, ist hier nicht der Platz, da zum Teil höchst bemerkenswerte Fälle natürlich in einem Artikel über Allergieerscheinung am Hautorgan nicht fehlen dürfen, während man (vielleicht!) in der tierischen Herkunft der wirksamen Antigene nur eine Zufälligkeit sehen kann. Die Fälle wie Kamel- und andere Haare, Milbenhaare, Muscheln, Motten und anderes werden also nicht hier behandelt.

Ebenso werden die Fälle der Übertragung von Hautkrankheiten durch Tiere nicht hier bei den Überträgern, sondern nach den Erregern in anderen Abschnitten des Werkes berücksichtigt. So reduziert sich das Gebiet auf die Abhandlung der unmittelbar toxischen und parasitären Krankheitsbewirkung der Tiere an der menschlichen Haut.

So schwer der Parasitismus scharf zu umreißen ist, bietet er doch in diesem Zusammenhang keine besonderen Schwierigkeiten, dagegen ist es vielleicht zweckmäßig, ein paar allgemeine Bemerkungen über toxische Tiere vorweg zu schicken.

Es soll dabei nicht näher auf die Einteilungsversuche der Vergiftungen eingegangen werden, um so weniger als weder das toxikologische, noch das chemische, noch das morphologische, noch das ökologische Prinzip allseitig befriedigen. Immerhin mögen einige Gedanken aus dem ökologischen Einteilungsverfahren, das die Gifte in ihrer Bedeutung für das giftige Tier betrachtet, vorangestellt werden, weil sie gewisse nützliche Gesichtspunkte ergeben. Die Gifte können entweder Angriffs- oder Verteidigungsgifte sein. Im ersteren Falle ist ihre Aufgabe, entweder die temporären Schmarotzer bei ihrer Blutgewinnung zu unterstützen (Läuse-, Mückenstiche, blutsaugende Fliegenlarven) oder die, einem räuberischen Tiere die Beute bewältigen zu helfen. Im ersteren Falle sind die Wirkungen meist ausschließlich auf die Haut beschränkt, ganz lokal, oder durch eine Mehrzahl von Stichen stark verbreitet; allgemeine Wirkungen treten nur in der Minderzahl der Fälle auf. Im anderen Falle ist das Gift nach Qualität und Quantität natürlich auf die normale Beute eingestellt, zu der niemals der Mensch gehört. Das ist ein Glück. Selbst für die giftigsten Giftschlangen ist der Mensch als Angriffsobjekt viel zu groß. Immerhin können im Verlaufe von Stunden Todesfälle, besonders bei Kindern, nach Schlangenbiß oder Skorpionenstich, auftreten. Dagegen werden die natürlichen Beutetiere durch das Gift fast blitzartig gelähmt bzw. getötet, d. h. die Giftdosis ist stets für den Menschen zu klein, als daß die Waffe ihre typische Leistung vollbringen könnte, manchmal nur wenig zu klein wie in den genannten Fällen, manchmal wenn z. B. Kerbtiere die normalen Opfer sind, bei weitem zu klein. In den ernsteren Fällen beherrschen noch die allgemeinen Symptome das Krankheitsbild und das ärztliche Handeln; die oft schweren lokalen Veränderungen an der Eintrittsstelle des Giftes sind eine unerfreuliche Zugabe; in den leichteren fehlen allgemeine Erscheinungen in der Regel oder sind unbedeutend, und die lokale Wirkung fesselt vornehmlich die Aufmerksamkeit. Endlich sind natürlich manche tierische Gifte und Giftwaffen so schwach, daß sie den Menschen gegenüber überhaupt wirkungslos bleiben und uns daher hier nicht beschäftigen, ohne daß sie darum weniger in eine allgemeine Betrachtung der tierischen Toxikologie gehören würden (vgl. hierzu Pawlowsky). Den Menschen gegenüber braucht daher auch die Mehrzahl der mit Angriffsgiften ausgestatteten Tiere, abgesehen von den Parasiten, ihre Waffen nur im Schreck, also zur Verteidigung. Meist treten derartige Verletzungen einzeln auf, d. h. die Applikation des Giftes erfolgt nur an einer ganz eng umgrenzten Stelle, nur bei den Quallen und Verwandten kann die Wirkung ausgedehnter, flächenhaft werden.

Bei den eigentlichen Abwehrgiften ist die Wirkung stets vor allem eine lokale auf die das Gifttier berührende Haut oder Schleimhaut, und allgemeine Wirkungen erscheinen als Nebenwirkungen. Auch diese Wirkungen können entweder lokal umschrieben, durch Wehrstachel usw. gesetzt werden, oder mehr flächenhaft durch Brennhaare, giftige Sekrete oder giftiges Blut der betreffenden Tiere.

Die Diagnosen sind nicht immer einfach. Wird das Gifttier bemerkt im entscheidenden Augenblick, so ist alles natürlich klar. In vielen Verhältnissen, so bei den Verletzungen durch Giftfische beim Fischen, bei manchen Schlangen- und Skorpionenverletzungen, beim Hantieren mit Giftraupen, kann das schuldige Tier kaum übersehen werden. Anderseits braucht ein schwacher stechender Schmerz nicht die Aufmerksamkeit sofort zu fesseln, und wenn unangenehme Folgen eintreten, kann der Missetäter längst außer Reichweite sein. Die begleitenden Umstände, z. B. das Baden, geben bei marinen Gifttieren, Quallen, Seeigeln oft deutliche Hinweise für die Diagnose. Aber Raupen, die die Nackenhaut streiften, brauchen nicht bemerkt zu werden, erst recht nicht im Winde fliegende Raupenhaare; Käfer, die zufällig von der Hand gedrückt wurden, ebensowenig, vor allem nicht das Heer der oft lichtscheuen Stechinsekten. Immerhin werden gerade die trivialsten anamnestischen Anhaltspunkte die Diagnose oft richtig leiten können, oft aber auch werden besonders bei suggestiven Fragen Irreführungen der Diagnose eintreten können. Andererseits gibt es auch auf diesem Gebiet bei Patienten gelegentlich Gründe, den Arzt von der wahren Ursache des Leidens abzulenken.

Alle hier behandelten Leiden bestehen ihrer Natur nach nur kurze Zeit, d. h. sofern nicht von außen Nachschübe erfolgen, heilen sie in einigen Wochen oder Monaten. Jahrelange Dauer der Beschwerden bzw. des Siechtums werden jedoch gelegentlich erwähnt. Schon die lange Dauer dieser Zustände spricht dann dafür, daß es sich um traumatische Neurosen handelt. Immerhin sind derartige Fälle funktioneller Leiden nicht immer leicht von Idiosynkrasien bzw. Anaphylaxien zu unterscheiden, welche als Überempfindlichkeitserscheinungen gegen bestimmte tierische Eiweißstoffe auch sehr merkwürdige Krankheitsbilder erzeugen können.

Wie die Flora und Fauna der warmen Länder reicher entwickelt ist als die einheimische, so sind auch von Gifttieren mehr und interessantere Formen dort zu finden als hier. In kaum einer Tiergruppe haben wir in Deutschland so stark wirksame Formen wie sie die gleiche Gruppe im Auslande aufweist. Manche in dies Kapitel gehörige Gesundheitsschädigungen fehlen Mitteleuropa überhaupt, daher erscheint es zweckmäßig, hier auch die einheimischen Verhältnisse in den größeren Rahmen einzubeziehen.

Tiere, welche für uns als Erreger von Hautaffektionen Bedeutung haben, finden sich in folgenden Gruppen:

1. Im Phylum Cnidaria; hier sind es besonders die Medusen oder Quallen verschiedener Gruppen, ferner die Siphonophoren oder Staatsquallen, endlich die Actinien; meist in warmen Meeren.

2. Unter den Echinodermen findet sich ein bemerkenswerter Seeigel in warmem Meere.

3. Unter den Würmern (vgl. auch den Artikel von FÜLLEBORN) sind vor allem die tropischen Landegel zu nennen.

4. Unter den Gliederfüßlern oder Arthropoden stellen die Spinnentiere, Arachnoiden: Die Skorpione mit ihren Giftstacheln (größere Formen in den Tropen) als wichtigste Vertreter, ferner die Solpugiden, welche nur mechanisch die Haut verletzen, und Spinnen mit stark giftigem Biß, auch in gemäßigten Breiten; daneben auch solche mit Brennhaaren; stechende Milben (Krätze und Pseudoscabies) sowie die Holzböcke, Ixodidae, die wissenschaftlich zu den Milben gehören, sowie die Demodeciden. Diese letzteren Gruppen werden von Herrn PICK besprochen.

Die Tausendfüßler der heißen Länder beißen zum Teil stark giftig, andere scheinen giftige Hautdrüsen zu haben.

Insekten wirken durch ihre Stiche auf die Haut in den Ländern gemäßigter Zonen wohl nicht weniger als in warmen Ländern; ebenso sind die Insekten mit giftigem Blut und Giftdrüsen wohl in den Tropen kaum stärker vertreten, wohl aber die Insekten mit Brennhaaren. Auch über den Wehrstachel der Wespen und Bienen usw. wird in den Tropen kaum mehr geklagt als zwischen den Wendekreisen; schlimmer schon sind einige tropische Ameisen. Die parasitisch in der Haut lebenden Insekten sind weit mehr auf die warmen Länder beschränkt.

5. Unter den Wirbeltieren gehören wieder die Mehrzahl der Arten mit stark vergifteten Flossenstrahlen den warmen Ländern an, ebenso die mit Giftzähnen.

Die einzige giftig beißende Eidechse, Heloderma, lebt im warmen Nordamerika.

Die Giftschlangen haben ihre gefürchtetsten und zahlreichsten Vertreterinnen in den warmen Ländern.

Die Giftwirkungen der tropischen Amphibien scheinen die Abwehrdrüsen unserer einheimischen kaum zu übertreffen. Das einzige Säugetier mit vergiftetem Wehrstachel, Ornithorhynchus, gehört wieder dem Auslande an.

Vom klinischen Standpunkt können wir die Giftwirkungen der Tiere in zwei große Gruppen einteilen, solche, bei denen das unbewaffnete Auge eine Wunde oder Stichstelle deutlich sieht, durch die das Gift eingedrungen ist, und solche, bei denen das nicht der Fall ist. Selbstverständlich gibt es Übergänge; bei einem Simulienstich z. B. kann ein schwacher Blutaustritt die Wunde markieren, in einigen Fällen tut er das aber nicht.

Deutliche Stichstellen hinterlassen im allgemeinen die Verletzungen durch die Giftdornen von Echidna (Säugetiere), die Verletzungen durch Schlangenbiß oder Eidechsenbiß, die Verletzungen durch giftige Fische, besonders durch deren Flossenstrahlen, ferner die Verletzungen durch die großen Galeodes- und andere Spinnen, auch der Skorpionenstich, der Scolopenderbiß, die Stiche der größeren Wespen und Bienen und die Blutegelbisse. Bei den vergifteten Verletzungen bei Wirbeltieren stehen die Allgemeinwirkungen so sehr im Vordergrunde des Interesses, daß man wohl kaum erwarten wird, eine Abhandlung über Schlangenbiß usw. in einem Handbuch der Hautkrankheiten zu finden; auf dieselben soll daher hier nicht eingegangen werden, obwohl die Mehrheit dieser Vergiftungen nach Zahl und Art in den warmen Ländern vorkommt. Bei den Galeodesarten liegen überhaupt keine Giftwirkungen vor. Verletzungen haben Bedeutung nur als Eingangspforten für sekundäre Infektionen und erfordern daher antiseptische Behandlung. Dagegen sind bei Blutegeln, Spinnen, Skorpionen, Tausendfüßlern und Immen in der Regel die lokalen Wirkungen die stärkeren, und es mag daher über diese Tiere etwas gesagt werden. Nach dieser Einleitung folgen die einzelnen größeren Abschnitte nach dem zoologischen System.

Um eine gewisse Übersicht in das aus einer Menge Einzelheiten bestehende Gebiet zu bringen, sollen im folgenden drei Hauptabschnitte geschaffen werden:

A. Giftwirkungen der Insekten auf die Haut (Immenstiche, Raupenhaare, giftige Käfer und sonstige Insekten, blutsaugende Insekten).

B. Insekten als stationäre Parasiten der Haut (Sandfloh, maligne Myiasis, afrikanische Dasselbeule, amerikanische Dasselbeule).

C. Schädigungen der Haut durch sonstige Tiere (Coelenteraten, Stachelhäuter, Würmer, Weichtiere, Tausendfüßler, Spinnen, Skorpione, Wirbeltiere).

A. Giftwirkungen durch Insekten auf die Haut.

I. Hautflügler, Hymenoptera.

Das Bienengift ist für uns das Urbild eines Verteidigungsgiftes, und doch zeigt uns die Betrachtung der Ordnung der Immen oder Hymenopteren, daß es diese Bedeutung erst phylogenetisch durch Funktionswechsel erworben hat. Bei den primitiveren Hautflüglern dienen Stachel und Gift der Brutpflege, wie er auch morphologisch dem äußeren weiblichen Genitalapparat zuzurechnen ist und entsprechend nur den Weibchen (und Arbeitern, welche ja unterernährte Weibchen sind) zukommt. Die Pflanze wird verletzt und zur Gewebswucherung gebracht, oder ein Tier wird verletzt und gelähmt. Die Schlupfwespe Habrobracon sticht Mehlmottenraupen an, belegt sie mit Eiern, und diese Raupen leben dann in einem Zustand der Erstarrung mit schlagendem Herzen fünf Monate. Ähnlich wirken die Gifte der Sand- und Wegwespen auf Raupen, Spinnen und andere Tiere. Bei den einzeln lebenden Bienen dient der Stachel

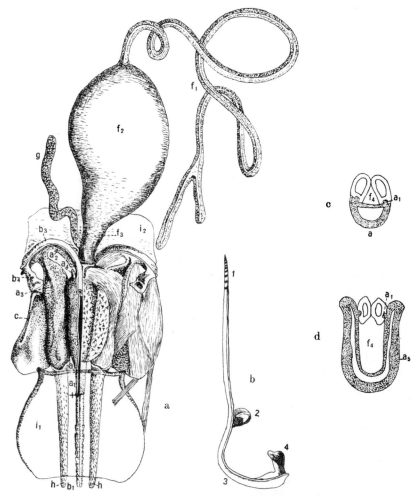

Abb. 1 a—d. Giftstachel der Honigbiene.

a Führung (Schienenrinne), a₂ Schienenbogen, a₃ oblonge Platte, a₄ Hörner der Führung, a₅ Kolben der Führung. b Stilett, b₁ Stilettspitze mit Widerhaken, b₂ Hemmung des Stiletts, dieselbe ist in den Führungskolben eingefügt und bestimmt die Grenzen der Verschiebung der Stilette auf der Führung, b₃ Stilettbogen, b₄ die dreieckige Platte des Stiletts (Muskelfortsatz). c Quadratische Platte, f Giftapparat, f₁ saure Giftdrüse, f₂ Giftblase, welche durch ihre dünne Muskulatur ausgedrückt werden kann, f₃ Ausführgang. g alkalische Drüse. h Analtaster. i Membranen, i₂ zur Bauchschiene, i₁ zur Rückenschiene. Abb. c, d zeigen im Durchschnitt durch Stachelspitze und Kolben die Stilette mit Gleitfurchen auf den Gleitschienen der Führung. Muskelaktion bewirkt das Vor- und Zurücktreten der Stilette auf der Führung, sowie das Verschieben und vor allen Dingen das Zurückziehen des ganzen Stachelapparates (Führung und Stiletten) gegenüber dem Hinterleibsende.
Das Gift tritt durch den von Stiletten und Führung gebildeten Kanal f₄ aus.
(Verändert nach KRAEPELIN.)

noch im Kampf als Angriffswaffe; bei den staatenbildenden Formen geht er mehr und mehr in eine Verteidigungswaffe über, wenn auch die Königinnen der Bienen ihn angeblich noch angriffsweise gegeneinander benutzen.

Über den Bau des Bienenstachels vgl. Abb. 1.

Der Mensch gehört jedenfalls zu den größeren Feinden der Biene und, abgesehen von den echten Honigbienen, besonders den von ihm selbst gezüchteten, nicht zu den häufigen Störern der Ruhe eines Hymenopterennestes. Hunde, Nagetiere u. a. sind sicher weit häufigere Feinde und häufigere Opfer der Hymenopteren. Entsprechend ist die Giftwirkung des Stiches auf den Menschen nur eine mäßige und meist lokale.

Wespen- oder Bienenstiche rufen zunächst einen heftigen Schmerz hervor, an den sich weitere objektive Symptome anschließen können, die etwas verschieden ausfallen, je nachdem, ob der Stachel in der Haut stecken bleibt, was bei Bienen dem Menschen gegenüber die Regel ist, oder herausgezogen wurde, die Regel bei Wespen und Hornissen.

An der Stichstelle kann sich (LANGER, 1827) ein kleines, von einem entzündlichen Herd umgebenes Knötchen bilden. Im Zentrum wird das Gewebe nekrotisch und grenzt sich von der umgebenden Haut durch Wanderzellen ab. Die Umgebung ist entzündet (Hyperämie, Ödem, Infiltration).

Es kann aber zu Komplikationen kommen, oder zu Allgemeinerscheinungen. Letztere treten besonders bei zahlreichen Stichen auf, ferner bei Kindern und auch bei Frauen. (Die Fälle von Frühgeburt nach Bienenstich, von Bienenstichen in Lid- oder Bindehaut, in den Rachen, den Kehldeckel usw. mit ihren ernsten Folgen gehören nicht mehr in die Domäne des Hautarztes.) Besonders während der Menstruation soll das Gift stark auf Frauen wirken (FLURY). Als lokale Komplikationen werden genannt: Lymphangitis und Lymphadenitis, Eiterung oder Gangrän des verletzten Bezirkes, Phlegmone. Alle diese Dinge sind wohl durch sekundäre Infektion bedingt und angeblich begünstigt durch Verbleiben des Stachels in der Wunde.

Als allgemeine Vergiftungssymptome nennt FABRE: Erhöhte Pulsfrequenz, Störung der Herztätigkeit, Übelkeit, Erbrechen, Durchfall, Speichelfluß, starke Diurese, auch Schweiß; in heftigeren Fällen: Atemnot, Konvulsionen, Koma, Paresen, Gehör- und Gesichtsstörungen.

Tödlicher Ausgang des Überfalls ganzer Bienenschwärme auf Menschen oder Pferde ist gut beglaubigt; langsames Siechtum eines Kindes nach einem einzelnen Hornissenstich berichtet FABRE; Todesfälle nach einzelnen Bienenstichen (Hand, Ohr) werden auch angeführt, sind aber, wenn wirklich direkt durch das Bienengift verursacht, sicher seltene Ausnahmen. PAWLOWSKY schätzt 500 Bienenstiche als die letale Dosis für den Menschen.

Das Bienengift ist als solches nicht im Bienenkörper fertig auf Vorrat, vielmehr gibt es eine „saure" und eine „alkalische" Giftdrüse. Erst während des Stiches ergießen die beiden Drüsen ihren Inhalt zusammen und kommt das genuine Bienengift durch die Mischung beider Anteile zustande. Das Sekret jeder der Drüsen für sich ist nach CARLET nicht giftig. Über den Aufbau des Bienengiftes und seine toxikologischen Eigenschaften besteht eine umfangreiche Literatur, über die man bei FLURY, LANGER, FAUST, PAWLOWSKY nachlesen kann. LANGER fand, daß Ameisensäure nicht das wichtige Prinzip ist, daß vielmehr eine organische, in Säuren lösliche, in Alkohol unlösliche Base das Wesentliche sei. PHISALIX glaubt, verschiedene Substanzen im Bienengift unterscheiden zu können, eine, welche die Allgemeinvergiftung verursacht und durch Erhitzen auf 80⁰ in zwanzig Minuten zerstört wird, eine andere, welche die lokalen Erscheinungen macht und durch genannte Behandlung nur abgeschwächt wird, ferner ein Hämolysin und eine Substanz, welche 20 Minuten bei 120⁰ aushält und als Schutz gegen Kreuzottergift dienen kann. Dem Studium des Hämolysins aus dem Bienengift haben MORGENROTH und CARPI eine eingehende Untersuchung gewidmet. Sie fanden ein Prolezithid im Bienengift, das schon bei 37⁰ rasch abgeschwächt wird und bei 100⁰ seine Wirksamkeit in einer Stunde verliert; dasselbe bildet durch Vereinigung mit Lecithin ein Toxolezithid, das 200 bis 500mal stärker hämolysiert als das eigentliche Bienengift. FLURY hat die LANGERsche Base gespalten, die, in Filtrierpapier imbibiert, 100⁰ bis zu 10 Tagen verträgt. Er isolierte 1. ein cyclisches Derivat der Indolreihe in der Form des Tryptophan; 2. Cholin, 3. Glycerin, 4. Phosphorsäure, 5. Palmitinsäure, 6. eine ungesättigte, höher molekuläre Fettsäure, 7. eine niedere, flüchtige Säure, vielleicht Buttersäure, 8. einen stickstofffreien Anteil, der sich entweder in Form einer Sapotoxincharakter zeigenden Säure, oder eines inneren Anhydrides erhalten ließ, das cantharidinartig wirkte. Dieser letztere Anteil, der dem Schlangengift, der ja auch sapotoxinartig ist, vielleicht nahe steht, ist nach ihm der wirksame Bestandteil. FLURY sieht in diesem Stoff „einen Übergang zwischen den eiweißfreien Sapotoxinen tierischer Herkunft, wie Krotalotoxin und Ophiotoxin der Schlangengifte und anderer verwandter Substanzen einerseits und den Giften der Cantharidingruppe andererseits".

Ist das wirksame Prinzip des Bienengiftes eine eiweißfreie sapotoxinartige Substanz, so ist es um so interessanter, daß bekanntlich die meisten Imker gegen die Bienenstiche eine Unempfindlichkeit erwerben (nur wenige besitzen sie angeblich von Anfang an), die man bisher als eine Immunität gedeutet hat. Nach LANGER reagierten von 164 von ihm befragten Bienenzüchtern 11 gar nicht. 153 waren zu Beginn ihrer Imkerei empfindlich; 27 blieben es in gleichem Maße, 126 wurden weniger empfindlich und von diesen 14 völlig giftfest. Einige der anderen Imker wurden aber auch am Tage von 20—100 Bienen gestochen ohne besonderen Schaden. CAPRI hat auch Meerschweinchen immunisieren können. WALKER hat sich selbst regelrecht an die Stiche gewöhnt. Die entgegengesetzten Angaben von DOLD besagen wenig, da er anscheinend nur mit dem Inhalt der sauren Drüse gearbeitet hat, die allein kaum ernstlich giftig ist, also auch wohl kaum ernstlich immunisieren wird. CAPRI hat bei seinem Meerschweinchen auch in Vitro antihämolytische Wirkung des Serum feststellen können. Die Immunität durch Bienenstiche geht mit der Zeit verloren, wenn sie nicht durch immer erneute Stiche aufrecht erhalten wird. Auch von Anaphylaxieerscheinungen bei Hautflüglerstichen wird berichtet (vgl. BERG).

Bei Versuchstieren können subcutane oder intravenöse Einverleibungen des Bienengiftes lokal heftige Entzündung und mehr oder weniger ausgedehnte Gangrän schaffen. Resorptiv erzeugt es starken Durst, ein wenig Eiweißausscheidung im Harn. Bei geringeren Dosen sah LANGER Blutdrucksenkung eintreten, bei stärkeren tritt Steigerung, ferner Krampf und Atmungsstillstand ein. Die Einzelstudien über die pharmakodynamische Wirkung sollen hier übergangen werden. Die tödliche Dosis im mg/kg ist für:

Hund	6,0
Sperling	13,3
Meerschweinchen	25,0
Weiße Maus	25,0
Frosch	50,0

Auf der unversehrten Haut vermag das Bienengift keine Wirkung zu tun; auf Schleimhäuten dagegen erzeugt es heftige Entzündung.

Bienen, Wespen, Hummeln haben einander sehr ähnlich gebaute Giftapparate, ebenso viele Ameisen, z. B. die Mehrzahl aus den Familien der Poneriden, Myrmiciden, Doryliden und Dolichoderiden. Manche Poneridenstiche in den Tropen werden als außerordentlich schmerzhaft geschildert. BAER vergleicht den Schmerz mit der Wirkung von kochendem Öl; WALLACE lag nach einem Ponerastich mehrere Tage im Bett.

Von Solenopsis geminata berichtet GOELDI, daß sie stellenweise eine wahre Landplage darstelle und erinnert sich, daß „sich bei einem Familiengliede als Ursache eines plötzlichen rasenden Schmerzes im Gehörgang eine eingedrungene Feuerameise herausstellte, die mit verdünntem Alkohol herausgeschwemmt werden konnte. Wir halten sie für vollkommen fähig, etwa ein wehrloses Wiegenkind unter den furchtbarsten Schmerzen zu Tode zu quälen. Von einer riesigen, übrigens bloß in wenig zahlreichen Kolonien beisammen lebenden schwarzen Ameise, Dinoponera grandis, die entsetzlich sticht, pflegen gewisse Indianerstämme Amazoniens eine Menge in einer Art Tierhaartasche zu vereinigen, und es gilt als eine der vordersten Mutproben für Jünglinge und angehende Krieger, den Arm ihren Stichen preiszugeben ohne Äußerung von Schmerz."

Auch die ameisenartig aussehenden, flügellosen Mutillen sollen sehr heftig stechen können. BAER vergleicht wie die Stichwirkungen der Poneraameisen auch die der ihnen ähnlichen Mutillen mit der Wirkung von kochendem Öl oder brennendem Spiritus. Entzündung, Fieber und zuweilen Erbrechen, sowie Delirien begleiten nach ihm den 24 Stunden lang anhaltenden Schmerz.

Selbst Schlupfwespen stechen, wenn ungeschickt angefaßt, gelegentlich den Menschen, nach Bequaert sticht Scleroderma den Menschen gar nicht selten. Manche Ameisen haben keinen Stachel und spritzen das Gift nur aus; es gelangt dann oft in eine durch die Kiefer gemachte Bißwunde und kann so doch schmerzhaft wirken. Gelegentlich hat man in Gebäranstalten und Säuglingsheimen besonders an den frühgeborenen Kindern mit sehr zarter Haut, oder sonst kümmerlichen Pfleglingen kleine rote Stellen und Hautdefekte beobachtet. Genaue Beobachtungen zeigen, daß es sehr kleine, gelblich-braune Ameisen sind, Monomorium pharaonis, welche, eigentlich in wärmeren Ländern zu Hause, sich besonders in zentralgeheizten Gebäuden in den Mauern ansiedeln und auf ihren Beutezügen nicht nur an alle möglichen Nahrungsmittel, sondern auch an die Kinder gehen und sie quälen. Giftköder erweisen sich in der Regel erfolgreich. Ein Beseitigen der Nester würde Aufbrechen der Wände voraussetzen. Ein Zuzementieren aller Stellen, wo sie aus dem Gemäuer hervorkommen, ist praktisch kaum vollständig durchzuführen.

Alle Hymenopteren hier aufzuzählen, von denen Stiche bei Menschen beobachtet sind, lohnt nicht.

Behandlung der Hymenopterenstiche besteht in Entfernung des Stachels, wenn dieser noch in der Wunde, Ausspülen mit Chlor- oder Bromwasser (kein Jod!), Kaliumpermanganat oder kühlenden Salben bzw. Linamenten. Calmette empfiehlt Eau de Javell 1 : 100 oder Chlorkalk in Wasser 1 : 60. Auch Einreibungen, welche die Immen abschrecken sollen, sind zur Vorbeugung empfohlen.

II. Schmetterlingsschuppen und Raupenhaare.

In ihren Haaren haben viele Gliederfüßler wirksame Verteidigungswaffen. Bekannt ist das besonders von einer Anzahl Raupen, welche ganz verschiedenen Familien angehören. (Über den Bau der Raupenhaare vgl. Holmgren.) So berichtet Bleyer von Sphingiden- (Schwärmer-)Raupen, welche er nur durch den einheimischen Namen „Taturana" kennzeichnet, daß eine flüchtige Berührung schon Urticaria und Entzündung hervorrufe, die durch neuralgische, intermittierende Schmerzen der verletzten Stelle begleitet würden, aber auch auf andere Körpergegenden ausstrahlen. Goeldi jedoch gibt für „Táta-rána" (falsches Feuer) die Gattungsnamen Tolype und Chrysopyga = Megalopyge; danach gehören die Raupen zu den Lasiocampiden bzw. Megalopygiden und nicht, wie Bleyer will, zu den Sphingiden.

Er schreibt: „Eine solche Raupe war zufällig mehrmals mit meinem Handrücken in Berührung gekommen. Bald stellten sich Rötung, Geschwulst und furchtbares Brennen ein, das sich im Laufe der nächsten Stunden auf den ganzen Arm ausdehnte; die Erscheinungen nahmen zu bis zur Unfähigkeit, den Arm zu erheben; die Lymphdrüsen der Axillargegend waren stark geschwollen, und es gab eine schlaflose Nacht. Am nächsten Tage war das Gröbste überstanden, aber Rötung und Schmerzgefühl erhielten sich noch einige Zeit."

In der europäischen Fauna sind besonders bekannt die Prozessionsspinner oder Thaumetopoeidae (Cnethocampidae), Th. processionea in Eichen-, pityocampa und pinivora in Nadelholzwaldungen. Laudon berichtet, daß durch pityocampa in Kahlberg eine Epidemie von Haut-, Conjunctival-, Rachen- und Kehlkopferkrankungen hervorgerufen sei. Das Gift ist so stark, daß es zu Giftmorden verwendet worden ist (Brockhausen).

Unter den Saturniiden gilt Automeris io als stark giftig. Die Hautstacheln bewirken nach meiner Erfahrung ein Brennen wie das einer Nessel gleich bei der

Berührung, das aber bald vorübergeht. Von der Automeris (Hyperchiria) coresus (Abb. 2) wird ebenfalls Giftwirkung gemeldet. Die Hüften eines von der Raupe berührten Kindes zeigten nach MAZZA und FRIAS erst rote Flecken, dann Nesselausschlag auf geröteten, ödematösen Stellen. Die subjektiven Beschwerden wurden durch Essig gelindert; doch blieb das Exanthem bestehen. Temperatur 37,5⁰. Die Affektion ist sehr häufig. Die Leute kennen den lindernden Einfluß des Essigs. In Guiana ruft Hylesia am Ende der Regenperiode oft bläschenartigen Ausschlag hervor an den unbedeckten Körperteilen, sowohl durch die Haare, als durch die Schuppen. Siehe auch LEGER und MOUZELS. Diese

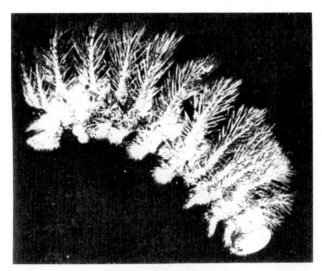

Abb. 2. Raupe von Hyperchiria (Automeris) coresus. (Nach MAZZA.)

Autoren sahen den wirksamen Stoff in den wässerigen Auszug übergehen und konnten mit ihm Versuche machen.

Unter den Lymantriidae unserer Fauna sind besonders die Larven von Euproctis chrysorrhoea giftig; durch Einreiben der durchwinternden Nesträupchen auf die Haut konnte PAWLOWSKY regelmäßig eine Dermatitis erhalten. TYZZER hat die Wirkung der Haare näher studiert:

„Sofort nach dem Einreiben der Gifthaare erscheint an der Menschenhaut an den Stellen des Einreibens je eine weiche, teigige Quaddel; der zentrale, erhabene Teil derselben, in der Form eines Ringes, ist bald blaß, bald rötlich gefärbt, während der peripherische Teil immer rötlich ist; diese Färbung des letzteren verliert sich allmählich in der umgebenden normalen Haut. An der Oberfläche der Quaddel sind die Follikelmündungen sichtbar, welche zuweilen sogar etwas hervorragen.

Unmittelbar nach dem Einreiben wird ein gewisser Schmerz und zum Teil ein Jucken empfunden, welches dem Schmerz gegenüber vorherrschen kann.

Etwa nach zwei oder drei Stunden hören die Quaddeln auf zu schmerzen und zu jucken; im Laufe von sieben bis zehn Stunden verdicken sie sich allmählich und nehmen das Aussehen von gleichmäßig gefärbten, roten Flecken an, an deren Oberfläche zuweilen die Follikelmündungen sichtbar sind. Am folgenden Morgen bleiben die subjektiven Empfindungen schon aus. Später beginnen die Flecken blasser zu werden; an dem rosigen Hintergrunde treten intensiv gefärbte Punkte — die Follikelmündungen — hervor. Im weiteren erhalten die Flecken eine ungleichmäßige Färbung, da stellenweise in ihrem Gebiet die normale Hautfarbe hergestellt ist. Gegen Morgen des dritten Tages erhält die Haut das normale Aussehen. In anderen Fällen kehrt die Haut erst am fünften Tage zur Norm zurück."

Nach POTTER gibt es einen milden und einen schweren Verlauf. In milden Fällen erschienen rote Fleckchen wenig zahlreich auf Gesicht, Nacken und Armen, manchmal auch auf die Brust und den Rücken ausgebreitet. Sie sind gekennzeichnet durch Jucken verschiedenen Grades, je nach der Ausdehnung des Ausschlages; dasselbe wird zeitweilig unerträglich. Der Ausschlag wird bald nesselartig, über die Umgebung erhaben, fester Konsistenz und verschwindet auf Druck. Die Quaddeln sind erbsengroß, gesondert, und sie bleiben von einigen Stunden bis zu einigen Tagen. Bei den schweren Typen tritt eine viel heftigere

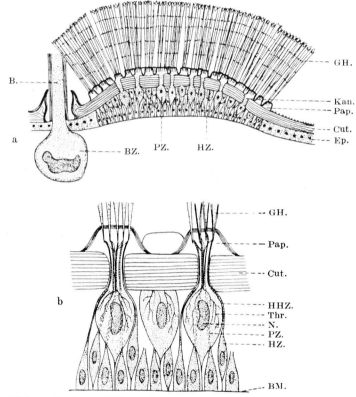

Abb. 3. a Gifthaarspiegel vom Goldafter (Euproctis) nach Ms. KEPHART. b Einzelne Papillen. GH. Gifthaar, Kan. Kanal, Pap. Papille, Cut. Cuticula, Ep. Epidermales Epithel, HZ. Haarzellen, HHZ. Hals der Haarzellen, PZ. Papillarzelle, BZ. Borstenzelle, N. Kern der Papillar-(Gift?)Zellen, BM. Basalmembran.

Hautentzündung ein; die Quaddeln fließen zusammen, und alle Symptome sind gesteigert. In Ausnahmefällen gesellt sich Ekzem zur Dermatitis, und der Zustand wird relativ schwer mit Verdickung der Haut, Exfoliation und Ragadenbildung an den Gelenken. Bei lange dauernden und schlimmen Fällen ist der Gesamtzustand oft ernstlich beeinflußt durch Schlaf- und Appetitlosigkeit und quälenden Pruritus. Der Autor verwandte Umschläge mit sweet oil und Carbolsäure mit gutem Erfolg. Die Unterkleidung wurde ausgekocht, um das Haargift darin zu zerstören.

Die Lipariden (= Lymantriiden)-Raupen haben außer den Haarspiegeln (Abb. 3) noch merkwürdige, mit den sog. VERSONschen Drüsen ausgestattete Höcker. Auch diese Objekte rieb PAWLOWSKY in die Haut ein:

„Bald nach dem Einreiben erschienen an der Haut an den dem Versuch ausgesetzten Stellen kleine, rosafarbene, entzündliche Flecken, wobei sehr schwache subjektive Empfindungen vermerkt wurden. Der Fleck verschwand entweder gegen Abend desselben Tages, oder gegen Morgen des folgenden Tages."

In Anbetracht der in der Literatur vorhandenen Hinweise auf die reizenden Eigenschaften der Raupenexkremente (FABRE) haben PAWLOWSKY und Mitarbeiter eine Reihe von Versuchen mit der Einreibung der herauspräparierten Enddärme und MALPIGHIschen Gefäße der Goldafterraupen in die Menschenhaut angestellt. In den Versuchen Nr. 58—61 (Serie III) wurden die Därme von 15 Raupen an vier Stellen in die Haut von zwei Menschen eingerieben. Es wurde gar keine Reaktion beobachtet. Ebenso negative Resultate wurden in den Versuchen Nr. 63—64 (Serie V) bei der Einreibung von reinen, in destilliertem Wasser bis zum Zustand eines dicken Breies verriebenen Exkrementen erhalten. In den Versuchen Nr. 62—63 (Serie IV) wurden die in Wasser verriebenen Exkremente mit in Ätzkali durchgekochten Gift- und Schutzhaaren vermengt; die erhaltene Masse wurde in die Haut eingerieben; das Resultat war ebenfalls negativ.

Auch andere Arten dieser Gattung, wie Eupr. similis (Europa) (nach ELTRINGHAM) und E. flava (Japan) (HASHIMOTO, MILLS) erzeugen Dermatitis. CLELAND beobachtete eine papulöse Urticaria durch die Härchen von Eupr.-Edwardsi-Raupen. Unsere E. similis ist aber offenbar weit weniger giftig. Ich selbst habe von ihr nie Schädigungen verspürt, dagegen berichtet ein Lancet-Artikel von 1908 von E. similis (= Liparis auriflua), in England sei Liparis auriflua die häufigste Ursache von Raupenurticaria. Ein Arzt erzählt, daß er andere Raupen immer hantieren könnte, aber auf die Similis-Raupen mit Urticaria reagierte. In einem anderen Falle heißt es, daß auch die erwachsenen Tiere die Haut reizen, doch hat der obenerwähnte Arzt es nur bei einem ganz frisch geschlüpften Exemplar beobachtet, dem vielleicht noch Kokonhaare anhingen.

Die Mitteilungen von HASHIMOTO und HAGIWARA über Euproctis flava beziehen sich auf den erwachsenen Schmetterling. Die Autoren schreiben im Autoreferat:

„Ende Juni 1921 kamen mehrere Patienten mit einer akuten Dermatitis in unsere Behandlung, und wir fanden als deren Ursache eine Art Nachtschmetterling, Euproctis flava Bremmer, der· damals plötzlich in großen Haufen in der Küstengegend der Provinz Chiba auftrat und schon nach acht Tagen auch die Provinzialhauptstadt Chiba selbst besuchte, so daß die Zahl ähnlicher Kranker in unserer Poliklinik auf einmal stark zunahm.

Die genannte Dermatitis tritt an bloßgelegten Stellen mit brennendem Jucken auf und zeigt intensive Rötung und leichtödematöse Schwellung der betreffenden Haut mit zahlreichen hirsekorn- bis hanfkorngroßen Papeln, die scheinbar vesiculös sind, aber beim Stechen mit einer Nadelspitze nicht schrumpfen. Die Ausschläge treten schon einige Stunden nach der Berührung mit feinen Schuppen des Nachtschmetterlings auf, durch gleichzeitige mechanische Reizung sogar noch rascher.

Als Ursache der Exantheme gelten bekanntlich die schmalen Stacheln von eigenartiger Konstruktion, die in den Schuppen des Nachtschmetterlings enthalten und an dem freien Ende dreigabelig gespalten sind. Verff. konnten aber innerhalb der Stacheln keine Giftflüssigkeit konstatieren, die nach PACKARD (1894), HOLMGREN, INGENITSKY (1897), TYZZER und OHNO von den etwaigen Giftdrüsen in der Haut der Nachtschmetterlinge sezerniert und durch feine Kanälchen in den Stacheln fortgeleitet werden soll.

Experimentell konnten ferner die Verff. durch die Berührung der Conjunctiva mit den Stacheln oder durch die Einreibung derselben in die abrasierte Haut der Kaninchen und Meerschweinchen dieselbe Entzündung veranlassen wie an der Haut des Menschen. Auch durch die Fütterung trat bei den Tieren starke Darmentzündung auf.

Die Extraktion des Giftstoffes von den Stacheln mittels Alkohol, Äther,

Benzol, Chloroform, Essigsäure, Salzsäure, Glycerin, Kochsalzlösung oder Wasser in dem normalen oder zerquetschten Zustande fiel negativ aus.

Verff. sehen somit in der Dermatitis durch den genannten Nachtschmetterling einfach mechanischen Reiz mittels der eingestochenen Stacheln."

Hoffmann hat eine Anzahl Dermatitiden beobachtet, die er auf Raupen zurückführt (Schlesien). Von einem Kollegen erhielt er als Inkulpierte, bei zwei anderen Personen Dermatitis verursacht zu haben, eine Raupe des Goldafters und eine der Kupferglucke. Bei einem der Patienten Hoffmanns konnten mit beiden Raupen umschriebene kleine papulöse Dermatitiden hervorgerufen werden. Bei sich selbst ließ Hoffmann die Raupen 15 Minuten auf dem Arme kriechen und zog sich durch das Goldafter eine heftig juckende papulös-pustulöse Dermatitis des Unterarmes und auch des Gesichtes zu. Von zwei Kollegen reagierte der eine auf das Goldafter, der andere auf die Kupferglucke ganz negativ.

Über die Orgyiaraupen liest man Widersprechendes; mir persönlich haben sie nie geschadet. Howard erwähnt Hemerocampa leucostigma (= Orgyia) als gifthaarig. Goeldi macht sie daraus irrtümlich zu der giftigsten nordamerikanischen Raupe. Knight reduziert diese Behauptung auf das rechte Maß, erzählt aber, daß der Sammler der Kokons, sowohl wie er selbst bei dem Hantieren mit denselben sich so heftiges Jucken zuzogen, daß sie nachts nicht schlafen konnten. Gilmer hat dann den Giftapparat der Raupen weiter untersucht.

Unter den Lasiocampiden führt Goeldi quercifolia als giftig auf, was mir sonst, abgesehen Hoffmanns Fall s. o., weder persönlich noch aus der Literatur bekannt geworden ist. Dagegen erregten in unserer Sammelzeit als Schüler die goldenen Haare von Macrothylacia rubi bei meinem Bruder wiederholt Hautreizungen, während ich niemals eine nachteilige Wirkung davon an mir verspürt habe. Marcotty meldet bemerkenswerterweise von einem Knaben, dem eine Raupe dieser Art ins Gesicht geworfen war, Knötchenbildung. Schrottgroße, ziemlich tief gelegene Knötchen in der Bindehaut. Mikroskopisch tuberkelartig gebaut, zum Teil dem Periost aufsitzend. Haut und Bindehaut befallen. Im Laufe von sechs Monaten ging die Bildung größtenteils zurück.

Eine andere als giftig verrufene Lasiocampiden-Gattung ist Tolype. Auch Taragama igniflua soll heftige Hautentzündung bewirken können.

Über die Lasiocampide: Dendrolimus spectabilis schreibt Wada im Autoreferat: 1. Häufige Dermatitis ,,kommt meistens an bloßgelegten Körperteilen vor" und besteht aus intensiver Rötung und urticarieller Schwellung mit starkem Jucken und leichtem Brenngefühl. Diese Symptome bleiben einige Stunden bis einen Tag lang auf der Höhe und klingen allmählich in 1—2 Wochen ab. Mechanische Reizung der erkrankten Stelle verschlimmert die Symptome und verlängert so den Verlauf. 2. Experimentell kann man mit den Stichhaaren ganz gleiche Dermatitis an der Menschenhaut hervorbringen, indem man die Stichhaare in die Haut einreibt. Einfaches Anbringen derselben ohne Einreibung ruft keine Dermatitis hervor. Die histologische Untersuchung dieser Dermatitis ergibt: An der Epidermisschicht keine auffallende Veränderung. In der Papillar- und Subpapillarschicht Ödem. Erweiterung der Gefäße und Zellinfiltration, welch letztere hauptsächlich aus neutrophilen, polynucleären Leukocyten, zahlreichen eosinophilen Leukocyten, Lymphocyten und bindegewebigen Zellen besteht. 3. Die Conjunctiva und die Cornea des Kaninchens und auch des Meerschweinchens werden von den Stichhaaren stark gereizt, was sich nach ihrer Einreibung als eine intensive Entzündung darstellt. Hingegen verhält sich die äußere Haut dieser Tiere gegen denselben Vorgang sehr wenig empfindlich. Aus diesen Versuchen kann man schließen, daß die Ursache der Dermatitis im Stichhaare zu suchen sei. 4. Die Stichhaare wachsen dicht gedrängt auf dem Rücken des zweiten und dritten Segments der Raupe. Sie tragen feine Widerhaken und haben ein feines, kanalartiges Lumen in sich, welches an der Haarspitze verschlossen und an der Wurzel offen ist. Am Wurzelteil jedes Haares befinden sich zwei große Zellen, welche ihren Protoplasmafortsatz in den Kanal des Haares senden und manchmal mehrere Kerne besitzen. 5. Die Stichhaare, welche einige Stunden in Aqua dest., physiologischer Kochsalzlösung oder Glycerin extrahiert wurden, vermögen nur noch ganz schwache Dermatitis zustande zu bringen, während durch das Extrahieren in Alkohol absol., Äther, Benzol, Chloroform oder Amylalkohol die entzündungserregende Fähigkeit der Stichhaare keine Abschwächung erleidet. 6. Die intracutane Impfung der zuerst genannten drei Extrakte nach Art der Vaccination verursacht ganz gleiche Erscheinungen wie in 2. angegeben sind. Mit den zuletzt genannten Extrakten ist das aber nicht der Fall. 7. Diese Experimente mögen zeigen: Die eigentliche Ursache der fraglichen Dermatitis ist nicht nur in der mechanischen Reizung der Stichhaare zu finden, sondern hauptsächlich im giftigen Stoffe der Haare.

Dieser Giftstoff geht in Alkohol absol., Äther, Benzol, Chloroform und Amylalkohol nicht über, wohl aber in Aqua dest., physiologischer Kochsalzlösung und Glycerin.

Unter den Hemileuciden gibt es Raupen, z. B. Hemileuca olivae, maja und nevadensis, mit Brenndornen. Bei Hemileuca olivae haben die zweiten und dritten Stadien solche nur auf dem Meso- und Metathorax, später sind sie über den ganzen Körper verbreitet. Nach CAFFREY ist es einer empfindlichen Person kaum möglich, eine Raupe vom vierten oder späteren Stadium, eine Puppe oder einen Kokon zu berühren, ohne von diesen schmerzhaft gebrannt zu werden. Personen, die im ersten Sommer die Raupen gut behandeln konnten, hatten im zweiten stark unter ihnen zu leiden. Heftiges, schmerzhaftes Jucken beginnt, und es entsteht eine weiße Quaddel. Nach einigen Stunden verschwinden diese Erscheinungen, rezidivieren aber eine Zeitlang nach jeder Berührung der betroffenen Hautstellen. Bei starker Verbrennung kommt es zu sehr erheblicher Schwellung der ganzen Hand. In einem Falle wurde wochenlange Eiterung beobachtet. Katarrhe der Atemwege, Heuschnupfen und ähnliche Zustände können auch entstehen.

Zahlreich sollen nach GOELDI die Brennraupen unter den tropischen Limacodiden sein. BREHM bildet die auf Mangoblättern lebende Brennraupe von Natada velutina ab. Nach MENZEL ist die Mehrzahl der oft recht häufigen Limacodiden auf den Teesträuchern in Java und Sumatra mit Brennhaaren versehen, so Cania bilineata, Setora nitens und simplex, Thosea cervina und sinensis, Parasa lepida, Narosa pura, Orthocraspeda trima und sordida. Sie können für die Arbeiter recht lästig werden. In China ist Parasa hilarata gefürchtet, weil schon eine leichte Berührung mit ihr zu Dermatitis führt. Nach MILLS kommen Parasa hilarata in großer Menge in Peking auf den Sträuchern in den Wohnvierteln vor, und jede Berührung gab eine heftige Dermatitis, die durch jegliche Reibung (Zeug usw.) verschlimmert wurde. Nachts Nervosität und Schlaflosigkeit. Zahlreiche Fälle. Die Einheimischen ebenso befallen wie die Fremden. Die Wirkung wird von Dornen gegeben, welche in die Haut eindringen. Die sogenannten Nesselhaare sind ziemlich bedeutungslos; das Gift steckt in den Dornen. Mit toten Raupen oder ihren Auszügen lassen sich so heftige Wirkungen wie mit den frischen Larven, oder den von ihnen entnommenen Dornen nicht erzielen. Die Hautaffektionen wurden im Anfang der Epidemie von den Kollegen nicht immer gleich erkannt.

Auch Empretia stimulea gehört zu den Brennraupen dieser Familie. Besonders gefürchtet sind endlich die Megalopygiden, von denen M. opercularis geradezu epidemische Dermatitiden erzeugte, so daß man Schulen schließen mußte, bis man durch Besprengen der Bäume in der Umgebung mit Raupentötungsmitteln die Raupen beseitigt hatte.

Über Megalopyge opercularis, deren Haarbau Abb. 4 zeigt, berichtet FOOT:

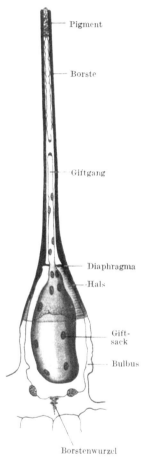

Abb. 4. Gifthaar von Megalopyge. (Nach FOOT.) (Scharf vergrößert.)

„Das Sticheln der feinen Dornen wurde in jedem Falle deutlich gefühlt. Dann bemerkte man ein Brennen, das bei Individuen mit dünner Haut fast sofort begann, bei denen mit dickerer Haut ungefähr eine Minute später erschien. Es dauerte eine halbe Stunde (in einem Falle) bis zu drei oder fünf in den anderen. „Bald nach Beginn des Brennens erschienen einige kleine, gelbrote Bläschen, ungefähr 2 mm im Durchmesser, auf der geröteten Oberfläche. Diese erreichten fast 4 cm Durchmesser. Nach Abblassen des Erythems blieben die Papeln 48 Stunden bis 3 Tage. Sie bildeten keine großen Blasen und juckten nur in einem von vier Fällen. Andeutung von etwas Hämorrhagie in der Nähe war vorhanden und gab ihnen ein leicht petechiales Aussehen.

Ein zweiter Versuch an dem Autor zwei Tage später gab auffälligere Symptome und leichtes Jucken; ein dritter, fünf Tage später, wurde mit mehreren Raupen an verschiedenen Stellen beider Unterarme ausgeführt; diesmal war die Reaktion etwas abweichend. Das Erythem war weniger schmerzhaft, aber nicht weniger intensiv. Es war von Quaddeln von ungefähr 2 cm Durchmesser gefolgt, die heftig juckten. Auf ihnen standen aufgepflanzt kleine, gelbliche, etwas bläschenförmige Papeln, die drei Tage bestanden, wonach Jucken und Schwellung allmählich nachließen. Kleine rötliche Papeln mit feinem Schorf auf der Spitze waren noch nach einer Woche vorhanden ..... Während des Aufschießens der Quaddeln war der Unterarm heiß, juckte unerträglich und ein dumpfes Schmerzgefühl war vorhanden .... Das Gift ist in den Dornen auf den Warzen enthalten."

Hier mag eine Beobachtung von IHERING angeführt werden, der FOOT nicht viel Glauben zu schenken scheint, die aber in ihrem wesentlichen Punkt den Dingen entspricht, die schon bei Saturnia pyri bekannt sind. IHERING sagt nämlich nach FOOT: „Upon irritating the animal it erected its hairs in the usual manner and we there saw a little drop of liquid exude from the tip of each of the spines which serve to defend the caterpillar." Ich selbst beobachtete diesen Vorgang bei Saturnia pavonia. Die Herkunft der Tropfen habe ich nicht festgestellt.

GAMINARA, 1928, beschreibt verschiedene Haararten. Die ganz langen sind nicht giftig. Giftig sind die kürzeren, starren, spitzen Haare, daher geht auch die Vergiftung durch dünnes Zeug. Kaninchen sind relativ widerstandsfähig. Meerschweinchen von 250—300 g erliegen oft einer Berührung von einigen Minuten mit den Raupen in einiger Zeit; Mäuse schon nach 15 Minuten, seltener erst nach einer Stunde. Die sehr heftigen allgemeinen Erscheinungen werden beschrieben. Die lokalen Erscheinungen sind nicht bedeutend. Das sind sie dagegen beim Menschen, dessen Erkrankung an diesen Raupenhaaren auch beschrieben wird.

Zu den Megalopygiden gehören als weitere gefürchtete Raupen Lagoa-, z. B. crispata, und Carama-Arten. BAERG erzählt 1924, daß die Giftwirkung von Lagoa crispata wenig bekannt sei. Die Wirkungen sind etwa wie die der Raupen des Goldafters (nach TYZZER). In Blut gebracht, bewirken

Gifthaare in ihrer nächsten Umgebung Hämolyse. Sie stehen auf bestimmten Warzen, während andere Warzen nur harmlose Haare tragen. Die
Berührung dieser Haare bewirkt bei den kleinen Raupen nur ein schwach
stechendes Gefühl; später wird das Gefühl stärker; etwas Hautreizung tritt
ein und kleine, weißliche Papeln wie ein Nesselausschlag. BAERG hat die Haare

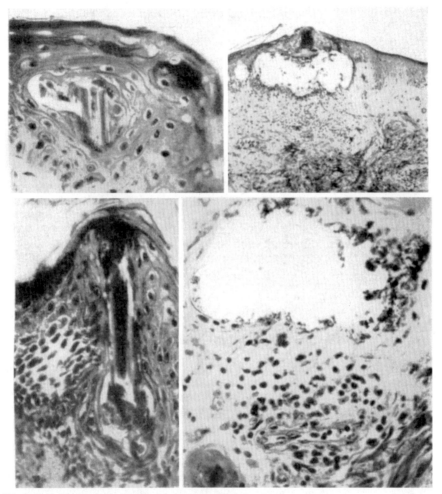

Abb. 5. Schnitte durch die Oberhaut mit den eingedrungenen Megalopygehaaren. Die Veränderungen
der Haut sind an den Bruchstellen der Haare besonders deutlich, was dafür spricht, daß die wirksame
Substanz im Innern der Haare enthalten ist. (Nach Foot.)

untersucht und findet in den eigentlichen Gifthaaren ein ganz ähnliches Reservoir,
das zum Teil in, zum Teil außerhalb der allgemeinen Körpercuticula liegt. In
dem Haar liegt eine granulierte Masse. Die Beziehungen besonders differenzierter Zellen zu diesen Haaren, welche anderer Art als die sonstigen, zu den
Haaren gehörenden Zellen waren, hat er nicht finden können.

Über Megalopygidendermatose berichtet auch DA MATTA aus Brasilien.

Arctiidae. Auch die Raupen unseres braunen Bären, Arctia caja, stehen in
dem Ruf, Gifthaare zu haben, und über die kleineren Bärenspinner der Gattung

Spilosoma liegen sogar nähere Untersuchungen vor, die jedoch an einer Augen-
erkrankung vorgenommen wurden. Das Referat von Falkensteins Beobachtung einer Raupendermatitis gibt über die Art der Raupen nichts.

Zum Schluß mag noch eine Beobachtung einer Nephritis nach Raupenurticaria angeführt werden, die Schmitz[1] mitteilt.

Es handelt sich um nicht näher bestimmte, haarige Raupen aus Rumänien. Heftige
Urticaria war die Folge. Ganze Körperhaut, bis auf Kopf, Hände und Beine, zu einer großen,
derben Quaddel geschwollen. Nach fünf Tagen Juckreiz völlig aufgehört. Dann 39,4°,
Brechreiz, Kopfschmerz, benommen. Schwitzen und Klärung des Bewußtseins. Am
nächsten Tage hämorrhagische Nephritis. Nach vier Wochen völlig genesen.

Der Autor meint, die Nephritis sei gleichzeitig mit Ausscheiden der Raupen-
gifte aufgetreten.

Die Giftapparate der Raupen sind recht verschieden. Oft winzige Härchen
(Thaumetopoea), oder kräftige Haare wie bei den Arctiiden, werden sie gar
stachelartig bei Automeris. Ihre Wirkung scheint auch klinisch recht verschieden, und die Deutung des Vorganges selbst hat sehr gewechselt. Die nächst-
liegende Auffassung, daß es sich, wie bei der Brennessel, um giftgefüllte Hohl-
gebilde handele, wurde von der Annahme einer rein mechanischen Reizwirkung
der oft mit vielen Widerhaken versehenen Härchen zeitweilig überwogen, bis
Fabre zu dem Schluß kam, daß man durch Extraktion jedes Raupenhaarkleid
harmlos wie Samt machen und den Giftstoff im Extrakt behalten könne. Er
nahm eine äußere Besudelung der Haare mit im Kot enthaltenen Phlogotoxin
an und konnte Phlogotoxine in den Ausscheidungen zahlreicher Raupen nachweisen. Die neueren Untersuchungen scheinen aber doch die ursprünglichste
Ansicht zu stützen. Vor allem sind es die Darstellungen von Foot über den
Bau des Haares von Megalopyge und seine Wirkung, woraus hervorgeht, daß
wenigstens dies Haar ein Giftreservoir hat, und daß die Giftwirkungen von
den Bruchstellen der Haare ausgehen. Giftwirkungen sind ja übrigens nicht auf
die Raupen beschränkt. Es geht mit ihren Haaren der Schutz auf die Kokons
über, aber auch die erwachsenen Falter besitzen in der Afterwolle und anderen
Haaren oft giftige Eigenschaften, und da die Afterwolle größtenteils im Gelege
hängen bleibt, werden dadurch ihre Gelege giftig (Euproctis chrysorrhoea).
Die Toxikologie und pathologische Histologie sind in den Fällen der Raupen-
affektionen womöglich noch weniger bekannt als bei den Stichen blutsaugender
Insekten. Die Beobachtungen von Caffrey legen den Schluß nahe, daß auch
hier Erscheinungen erworbener Überempfindlichkeit mitspielen, wenn nicht
grundlegend sind.

Ferner beobachtet man auch bei Spinnentieren, Arachnoidea, solche Gifthaare; so sollen die Haare der Vogelspinnen nesseln.

Über die Wirkung durch Mehlmottenraupen verdorbenen Mehles soll hier
nicht berichtet werden, sind doch erst die Haare der auf diesen Raupen schmarotzenden Milben, Pediculoides, auf anaphylaktischem Wege die Verursacher
des Schadens. Hierüber muß auf Picks Artikel und den Abschnitt über Anaphylaxie verwiesen werden.

Wellman erwähnt, daß in Angola eine Käferlarve vorkommt, unter dem
Vulgärnamen Ochisia, die die Eingeborenen ihrer Brennhaare wegen sehr
fürchten.

Als Behandlung der Gifthaaraffektionen empfiehlt Pierce Carbol $1/2$ g,
Zinc. Oxyd $1/2$ oz., Kalkwasser 8 oz. (0,03 g bzw. 15,0 g bzw. 240 g).

Zusammenfassend können wir leider nur sagen, daß über die Raupenhaardermatitis noch sehr widersprechende Anschauungen bestehen. Es erscheint

---

[1] Münch. med. Wochenschr. 1917, Nr 48, 1558.

nicht ausgeschlossen, daß die Verteidigungswaffen wiederholt unabhängig phylogenetisch entstanden sind und nicht überall nach dem gleichen Prinzip arbeiten. POKORNY hat darauf rücksichtlich des funktionellen Baues hingewiesen; das gleiche gilt vielleicht rücksichtlich der Reizwirkung. Heute noch wird für einen Fall rein an mechanischer Wirkung festgehalten. Für viele Fälle scheint toxische Grundlage der Krankheitserscheinungen erwiesen. In einem Falle liegen starke Anzeichen vor, daß auch bei der Raupendermatitis allergische Reaktionen eine beträchtliche Rolle spielen. Hier ist in jeder Richtung noch ein großes Arbeitsfeld offen.

III. Verschiedene Drüsengifte und Kryptotoxine bei Insekten.

Im Anschluß an die Diskussion über die Natur und den Mechanismus der Giftwirkung bei Raupenhaaren hat FABRE gezeigt, daß sehr viele Insekten entzündungserregende Substanzen enthalten und besonders auch mit dem Kot ausscheiden, durch die man bei geeigneter Anwendung unter Pflaster oder in ätherischen Auszügen Hautreizung oder Blasenbildung bewirken kann.

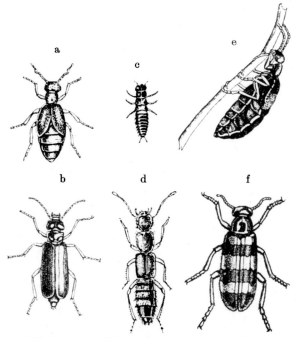

Abb. 6. Meloiden und Paederus. a, b Meloe proscarabeus ♂ und ♀, Ölmutter, c spanische Fliege, Lytta vesicatoria, d junge Larve derselben, stark vergrößert, e Mylabris cichorii, f Paederus. (a—e nach BRANDT und RATZEBURG, natürl. Größe, f nach KUHNT, etwa 4fach vergrößert.)

Innerlich verabreicht, haben viele Insekten eine Reizwirkung auf den Urogenitalapparat, und NETOLITZKY hat gezeigt, wie eine Fülle von Anwendungsweisen von Insekten in der Volksmedizin auf dieser Eigenschaft beruht, die auch ihre Verwendbarkeit zu ableitenden Medikationen gegen Zahn-, Ohr- und andere Schmerzen erklärt.

In die Schulmedizin sind die Wirkungen der Canthariden (Meloiden der Zoologie, Abb. 6) übergegangen, deren ausländische Arten in ganz entsprechender Weise wirksam sind wie die einheimischen, so daß hier nichts weiter über diese

Dinge gesagt zu werden braucht. Gelegentlich verursachen sie aber in den warmen Ländern auch epidemische Hautkrankheiten. Solche berichten Chal-mers und King von *Kartum* (1927), wo sie im August, meist bei Europäern, zahlreiche Hautentzündungen durch Epicauta sapphirina und tomentosa beob-achteten. Dieselben heilten meist unbehandelt, doch wurden in anderen Fällen die Blasen geöffnet und $1^{1}/_{4}{}^{0}/_{0}$ige Carbolkompressen aufgelegt. Escomel berichtet aus *Peru* von der Gattung Pseudomelöe, die dort in einer ganzen Anzahl Arten verbreitet ist, daß sie schon von den Inkas zur Entfernung der Warzen benutzt sei. Er beschreibt, wie man das Blut dieser Käfer auf die leicht scarifizierte Haut bringt, und die Veränderungen, welche die Warzen bis zum Verschwinden durchmachen.

Die Urticaria, die gelegentlich nach Cantharidenpräparaten beobachtet wird, sieht Panja als Idiosynkrasie an.

Mit ätherischem Auszug aus einer alten Mehlkäferzucht konnte sich Neto-litzky eine tüchtige Brandblase machen; die den Meloiden nahestehenden Tenebrioniden scheinen überhaupt ähnliche Reizstoffe zu besitzen. Der Reiz-effekt der „Blattae", unter die nach Netolitzky auch die zu den Tenebrioniden zählenden Käfer der Gattung Blaps gemischt werden, beruht zum Teil wohl auf diesem. Die Mehrzahl der übrigen Käfer hat offenbar zu schwache Reiz-stoffe, als daß sie auf der Haut des Menschen unter natürlichen Verhältnissen wirksam werden könnten; nur von gewissen Staphyliniden sind solche Wirkungen noch bekannt geworden, welche manchmal geradezu epidemisch auftreten sollen. Es handelt sich um die Gattung Paederus (Abb. 6d).

Bei Paederus war, nachdem Netolitzky eine zerdrückte P. limnophilus mit einem Heftpflaster auf der Haut befestigt hatte, nach 24 Stunden bei Ent-fernung von Käfer und Pflaster nichts zu bemerken. Die Stelle wurde gereinigt, und erst zwei Tage später entstanden unter Jucken und Brennen gelbliche Bläschen, die zu einer schmerzhaften Eiterpustel zusammenflossen. Diese trocknete eine Woche nach Beginn der Rötung ab; Überkrustung; nach 14 Tagen noch rote Hautstelle, die noch viele Wochen an der Pigmentierung kenntlich blieb. P. gemellus ganz ähnlich.

Der wirksame Bestandteil der P. gemellus-Art geht in den Ätherauszug. Zieht man mit Essigäther aus und läßt langsam verdunsten, so ergeben sich zwischen den Fettkrystallen verschiedener Art „Bündel von Nädelchen, die einer Birkenrute am meisten gleichen". Diese Nädelchen sind nicht spitz, sondern flach abgeschnitten an den Enden. Sie lösen sich schwerer als die Fettsubstanzen in Essigäther oder Schwefelkohlenstoff. Von Chloralhydrat-lösung werden sie nicht, in $5^{0}/_{0}$ Kalilauge erst beim Erwärmen gelöst. Ohne Zusatz erwärmt, schmelzen die fettigen Bestandteile, und die genannten Nadeln schwimmen in der Schmelze. Mit den fettigen Bestandteilen läßt sich nur eine geringe, mit den Nadeln eine heftige Wirkung auf die Haut erzielen. Eine Mikrosublimation wie bei Cantharidin ist nicht möglich. Es liegt ein Phlogotoxin vor, das vom Cantharidin verschieden ist (nach Netolitzky).

Von Paederus fuscipes schreibt 1915 Sacharow: „Unter seiner Wirkung leiden am stärksten Fischer und Viehzüchter, welche den größten Teil des Jahres im Freien in Zelten oder Erdhütten verbringen, wo es sehr schwer ist, sich vor diesen rasch laufenden Käfern zu retten. Bei starkem Wasseranstieg in der Wolga sammeln sich die Käfer massenhaft auf Hügeln, Erdhütten, Heuschobern und verschiedenen schwimmenden Gegenständen; man kann Tausende von ihnen sehen, und gleichzeitig gibt es zahlreiche Kranke. Es werden in der Mehr-zahl der Fälle die entblößten Körperteile, besonders Hals und Gesicht, befallen. Die Verletzung hat das Aussehen eines Streifens entsprechend der Spur der Bewegung des Käfers; falls der letztere zerdrückt wurde, erscheint ein runder

Fleck; die erkrankte Haut ist rot, entzündet und mit weißen, stecknadelkopfgroßen und größeren Bläschen bedeckt. Zuweilen verschmelzen die Bläschen und bilden eine Blase von der Größe eines Silberrubels. Die Kranken klagen über Schmerzen und Brennen in den verletzten Körperteilen". RODHAIN und HOUSSIAN beobachteten in Algerien eine wahre Epidemie von Bläschendermatitis durch Paederus. Auch aus anderen Gebieten liegen solche Nachrichten vor. PAWLOWSKY und STEIN, welche die Sache experimentell untersuchten, kamen zu der Ansicht, daß das Blut besonders wirksam ist und, eingerieben oder eingeimpft, die beschriebenen Erscheinungen von ziemlich langer Dauer hervorruft. Die Geschlechtsorgane enthalten das wirksame Prinzip schwächer. Die übrigen Organe gaben keine Hautreaktion. Es liegt dem Hautprozeß ein typischer hyperämischer und hämorrhagischer Entzündungsprozeß zugrunde, wie die excidierten Hautstückchen zu erkennen erlaubten. In den Versuchen ließ sich kräftige Reaktion nur beim Zerdrücken der Käfer erzielen, wahrscheinlich dadurch, daß die Chitintrümmer die Haut reizten und den Eingang des Giftes ermöglichten. Im Herbst sind die Käfer nicht weniger wirksam als im Frühjahr.

VORDERMAN berichtet darüber, daß an der Sundastraße die Leute im Juni bis August unter Paederus peregrinus zu leiden hätten. In einem Fall schloß sich die Plage an den Beginn der Kultivierung eines Buschgeländes an. Reiben des Insektes an der bloßen Haut gab erst eine Rötung und Schwellung mit Brennen, dann eine Bläschenbildung. Diese verschorften, und bei manchen Personen blieb die Haut eine Weile rauh anzufühlen.

STRICKLAND berichtet über eine in Indien unter dem Namen Spider-Lick bekannte Dermatozoose, die durch Paederus fuscipes erzeugt werde, und GORDON erwähnt ähnliche Schäden durch Paederus amazonensis und salanis.

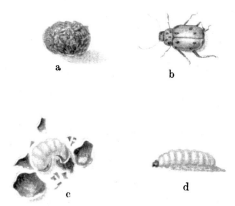

Abb. 7. Diamphidia simplex (D. locusta).
a Cocon, b Käfer, c geöffneter Cocon, d Larve.
(Nach einer farbigen Abbildung von L. HAENDEL und
E. GILDEMEISTER: Arb. ksl. Gesdh.amt 40 [1912].)

Die blasenziehende Wirkung der Paederus, wird auch vom Volke benutzt sogar zu künstlichen, langsam heilenden Beingeschwüren (NETOLITZKY). Für Japan gibt WADA die volksmedizinische Verwendung an. Einer seiner Patienten hatte durch Auftragen der zerriebenen Käfer ein ausgedehntes, zum Teil vesiculäres Erythem bekommen. WADA konnte experimentell 10 Stunden nach Einreibung der Käfer dasselbe Erythem mit starker Schwellung und Blasenbildung auftreten sehen. Es heilte in 2—3 Wochen ab. WADA gibt auch eine hämolytische Wirkung des Paederusgiftes an.

NETOLITZKY berichtet von vielen Wirkungen von Käfern und davon, daß die Larven mancher besonders in den warmen Ländern gegessen werden. Die interessanten inneren Wirkungen kommen hier nicht in Frage, ebensowenig wollen wir auf die Pfeilgifte eingehen, die aus den Larven von Diamphidia simplex (Abb. 7) und Blepharida evanida gemacht werden, da ihre Wirkung obwohl entzündungserregend, in erster Linie allgemeiner Natur ist.

Bei ersterer wirken nur die Larven, bei letzterer Larven und Käfer toxisch. Der wässerige, bei 40⁰ hergestellte Auszug der Blepharidatiere bewirkt nach einiger Zeit einen somnolenten Zustand mit halbgeschlossenen Augen und Bewegungslosigkeit, der in anderthalb bis zwei Tagen vorüberzugehen pflegt. Bei leichteren Fällen wurde vor der Somnolenzzeit stoßweise beschleunigte Atmung, aber keine echte Dyspnoe bemerkt. Später treten ungeformte

Entleerungen auf, und die Tiere erholen sich, oder bei stärkeren Dosen gehen sie allmählich zugrunde. Bei Tauben konnte Nausea und Erbrechen beobachtet werden. Die Injektionsstelle zeigte mäßige diffuse Entzündung; Nierenreizung ist deutlich. Am Darm finden sich circumscripte Rötungen und Ecchymosen. Beide Käfer gehören zur Gruppe der Halticinen, von denen kleine Arten auch bei uns vorkommen. „Wahrscheinlich wird noch manche andere Halticine ähnlich wirken, nur sind die Larven der meisten so klein, daß sie nicht auffallen und daher nicht zu Versuchen anregen. Vielleicht liegt also doch ein Körnchen Wahrheit in der Mitteilung eines Gärtners, wonach „Erdflöhe" auf empfindlicher Haut Schwellungen, ja selbst Blasen, verursachen können, ohne daß freilich ein „Stich" die verletzende Ursache ist (Kol. Rundschau VII, 1918, 15, Anmerkung)".

Hirschkäfer werden in Öl gekocht und mit diesen rheumatische Schmerzstellen eingerieben. Daraus läßt sich wohl schließen, daß auch dieser Käfer einen reizenden und Hyperämie erzeugenden Stoff enthält.

Scarabaeidae. Der Maikäfer erscheint ziemlich harmlos. NETOLITZKY weist darauf hin, daß durch den Gleichklang „Maikäfer" und „Maiwurm" in den deutschsprachigen Ländern viele Verwirrung angerichtet ist. Melolontha hat keine blasenziehende oder geschlechtsreizende Wirkung. In Bayern heißt (nach HÖFLER) Meloë (s. o.) Maikäfer. (Hierher ABELs Angabe über die Verwendung der Maikäfer.) (Angaben nach NETOLITZKY.)

Cetonia aurata stößt (nach FABRE) beim Schlüpfen einen Geschwüre machenden Stoff aus. Cetonia stictica L. scheint auch Reizstoffe zu enthalten, da sie gegen Zahnweh empfohlen wird.

Lampyriden sollen, mit Sauerteig verrieben, auf die Wangen oder hinters Ohr gelegt, Reiz, selbst Blasenbildung verursachen. Ihre Reizwirkung ergibt sich auch aus ihrer Anwendung als Aphrodisiaca oder Diuretica bei alten Ärzten. NETOLITZKY selbst konnte mit Pulver aus Leuchtkäfern keine Wirkung auf die Haut erreichen.

Gyriniden zum Brunsterzeugen. NETOLITZKY erhielt auf der Haut keine Rötung.

Die Blattkäfer, Chrysomelidae, können mit ihren schwachen Giften beim Menschen kaum wirken. Das Gerede von einer blasenziehenden Wirkung der bekannten Coloradokäfer hat DEFIEL untersucht und widerlegt. Diamphidia s. o.

Dasselbe gelang der gleichen Autorin für den Kornrüßler unter den Curculioniden. Über Calandra oryzae; siehe PICK. (Es handelt sich hier in Wirklichkeit um anaphylaktische Milbenurticaria.)

Coccinellidae. Saftaustritt aus den Fußgelenken; dottergelbes Blut. Reizmittel in Bayern auf Harn- und Geschlechtswege. Sonst nur als Zahnwehmittel.

Eine chinesische Cicade Huechis sanguinea hat so stark reizende Säfte, daß sie von den Einheimischen wie die Canthariden verwendet wird.

W. A. HOFFMANN teilt mit, daß die Wanze (Pentatomide) Loxa flavicollis ein Hautsekret absondert, das Brennen erzeugt, Erytheme bis zu 18 ccm kamen vor und eine Pigmentierung blieb 3 Wochen. Ein brennendes Gefühl wurde für kurze Zeit vom Sekret auf der Haut ausgelöst. Es ist das ein Beweis, daß auch bei Wanzen Hautsekrete vorkommen, welche selbst die intakte menschliche Haut, wenn auch nur wenig, zu reizen imstande sind.

Entzündungserregende Stoffe nimmt ja FABRE in den Ausscheidungen vieler Insekten an. Sicher sind sie bei Schaben, Grillen und vielen anderen vorhanden. Sonst ist mir aber aus den warmen Ländern nichts bekannt, was zu den aus unseren Breiten mitgeteilten volksmedizinischen Anwendungen von Präparaten aus Fliegen, Mücken, Wanzen, Schaben, Ohrwürmern, Grillen und Grillenerde, teils zum Zwecke der Hautreizung als Ableitung von Schmerzen und dgl., teils zur Anregung torpider Geschwüre, teils als Haarwuchs- oder Enthaarungsmittel hinzukäme. Über diese Dinge vgl. NETOLITZKY.

Reizstoffe sind anscheinend auch im Seidenleim. Dadurch wird wenigstens allgemein die sogenannte Kesselkrankheit der Seidenarbeiterinnen erklärt: „An den Händen der Arbeiterinnen, welche mit dem Abspinnen der in heißem Wasser aufgeweichten Kokons beschäftigt sind, bilden sich häufig Bläschen und Pusteln, wobei es zur Eiterung kommen kann und die Hände stark schmerzen."

Über *die Krankheiten an den Händen der Seidenspinnerinnen* schreibt SCHMIDTs Jahrbücher der Medizin nach einer Arbeit von G. MELCHIORI 1857: „Die genannten Affektionen sind zwar nicht so bedeutend, um das Leben in Gefahr zu setzen; verdienen aber doch die Aufmerksamkeit der Ärzte, da die armen Arbeiterinnen oft genug durch dieselben von ihrem Verdienst abgehalten werden. Dr. POTTON in Lyon hat in einer der Akademie zu Paris vorgelegten Arbeit (1852) dasselbe Thema behandelt, doch sind seine Ansichten in vielen Punkten von denen MELCHIORIs abweichend.

Die hauptsächlichste Form der bei den Seidenspinnerinnen vorkommenden lokalen Affektionen ist die sog. Kesselkrankheit (Mal della caldajuola — Mal de vers ou de bassine nach POTTON). In den ersten Tagen, wo ein Frauenzimmer anfängt, Seide von den Kokons zu spinnen, zeigt sich nur schmerzlose Auftreibung der Epidermis an den Fingern und an den bei der Arbeit naßwerdenden Stellen der Hand, die weiß und runzlig werden. Wo die Epidermis feiner ist, scheint die Oberfläche der Cutis schon rosenfarben durch; gleichzeitig tritt Temperaturerhöhung ein, die in einem gewissen Grade auch außer der Arbeit fortbesteht. Später (nach $^1/_2$—3 Wochen) werden die Bewegungen erschwert, der Eindruck des heißen Wassers wird lästiger, es stellt sich ein fortwährendes Brennen ein. Zuerst werden die Zwischenfingerräume an dem Rücken der Hand, die Seitenflächen der Phalangen betroffen, und zwar vorzüglich an den 4 letzten Fingern, ferner die Portio metacarpica am rechten Handrücken. Bei stärkerer Reizung und Kongestion fängt zuerst hier eine Exsudation in der Cutis an und da die ganze Epidermis hier fein und nachgiebig ist, entstehen in der Regel kleine, hirsekorngroße Bläschen, die bald durchscheinend sind, bald aber auch bei einem höheren Entzündungsgrade trüb, milchartig, blutig. Oft stehen dieselben an den verschiedenen Partien der Hand vereinzelt, bisweilen auch in Gruppen zu 3, 4, 5; oder nur an einzelnen Stellen mit täglich neuen Nachschüben. Die Eruption kann so nach und nach über die ganze Hand ausbreiten, am schwächsten ist sie indes an den Fingerspitzen. Dieser kongestive Reizzustand der Cutis dauert nach den verschiedenen Verhältnissen verschieden lange; die Bläschen selbst bestehen jedoch nur an dem Tage, wo sie sich gebildet. Da die Frauenzimmer die Hand während der Nacht trocken halten, so trocknet die Epidermis ein und wird zerreißlicher; am Morgen findet man an den Stellen, wo Abends vorher noch Bläschen standen, die Epidermis vertrocknet, runzlig oder ganz fehlend, dazu eine Ungleichheit in der Mitte der Epidermisschichten, gebildet durch eine kleine Exsudatkruste, die sich bei neuem Eintauchen in das Wasser erweicht und loslöst, so daß die Cutisoberfläche bloßgelegt oder in verschiedener Ausdehnung excoriiert wird. Das Bläschen kann auch schon durch Reiben bei der Arbeit oder durch häusliche Beschäftigungen zerrissen werden. Bei Frauen mit einer starken Epidermis, sowie an den mit einer solchen versehenen Partien der Hand kommt es nicht zur Bläschenbildung; indem sich das Exsudat der Cutis mehr oder weniger weit ausbreitet; doch entstehen auch hier nach dem Eintrocknen und Aufspringen der Epidermis Rhagaden oder schmerzhafte Fissuren. In diesen Fällen ohne Bläschenbildung bleibt das Übel auf bestimmte Grenzen beschränkt, ist von kurzer Dauer und macht selten Rezidive. Die Excoriationen und Entblößungen der Cutisoberfläche sind aber für die Arbeiterinnen höchst schmerzhaft. Durch das fortwährende Eintauchen und Abtrocknen, und vielleicht auch durch eine besondere Einwirkung des in dem Kessel befindlichen Wassers verändert sich die Kohäsion in den verschiedenen Schichten der Epidermis; diese wird trocken, springt auf, zerfällt beim Reiben in kleine Fetzen und Schuppen und löst sich durch das Aufweichen los, so daß selbst an den dicksten Stellen in der Hohlhand nur ein feines Häutchen zurückbleibt. Der bloßgelegte Papillarkörper wird durch den Reiz des Wassers noch empfindlicher, schwillt auf und sondert an seiner Oberfläche Exsudat ab. Die so entstandenen Excoriationen sind in der Regel ausgebreitet. An den Händen mit vielfach wiederholten Exsudationen schwindet die Oberhaut am meisten; nur in sehr wenigen Fällen hat Verfasser auch an den Fingerspitzen ein teilweises Verlorengehen der Epidermis beobachtet; die Empfindlichkeit bei jeder Reibung und sonstigen Berührung steigert sich allmählich so, daß die Hand nur mit Mühe in den Gelenken bewegt und wie durch eine Art von Krampf krumm gezogen wird. Bei trotzdem fortgesetzter Arbeit erscheint die Cutis scharlachrot oder violett, die oberflächlichen Gefäße fangen an zu bluten. Nur ausnahmsweise dringt die Entzündung tiefer auf das Zellgewebe, die Sehnen und das Periost. Verfasser sah einige Fälle, die bei starkem Fieber eine erysipelatöse Anschwellung der Hand auch jenseits der vom Wasser berührten Stellen auftrat; in anderen nicht so seltenen Fällen kam es zu umschriebenen größeren Blasen, Pusteln oder subcutanen Zellgewebsabscessen von verschiedenem Sitz und verschiedener Zahl. Die großen Blasen und Pusteln lieben vorzüglich die Stellen, wo die Epidermis resistenter ist und wo keine Miliarbläschen vorkommen. Die Pusteln hinterlassen einen größeren Substanzverlust als die Blasen und Narben, die bisweilen wie Blatternarben aussehen. Selten folgt auf die Blasen und Pusteln eine sekundäre Vereiterung des darunter liegenden Zellgewebes; Verfasser fand eine solche dann gewöhnlich in der rechten Hohlhand an der Wurzel der 4 letzten Finger. Ebenso selten ist ein Fortschreiten der Entzündung auf die Sehnenscheiden und das Periost.

„Die bis jetzt aufgeführten, oberflächlich und tiefer sitzenden Formen der sog. „Kesselkrankheit" können sich vereinzelt oder auch in großer Zahl vereinigt an einer und derselben Hand vorfinden, oder aber aufeinander folgen. Nicht selten sind Anschwellungen und Vereiterungen der Achseldrüsen die Folgen davon.

„Ätiologie. Potton findet die Ursache der genannten Krankheit in einer Absonderung, die während des Abspinnens vorzugsweise von den alten und verdorbenen Kokons ausgeht, und in der Zersetzung, welche sich im Laufe der Zeit in dem Körper des Tieres entwickelt hat. Das Arbeiten mit den Händen und das heiße Wasser sind nach seiner Ansicht die vermittelnden Ursachen, die den Einfluß der ursprünglichen Veranlassung erleichternden Elemente. Verfasser hat bei seinen Untersuchungen außer den Kokons und ihrer Beschaffenheit auch die bei dem Abspinnen der Seide gebräuchlichen Hilfsmittel und die verschiedene Disposition der Frauen in Betracht gezogen. Er hat die Krankheit ohne Unterschied entstehen sehen, mochten die verwendeten Puppen frisch oder alt, gut oder verdorben sein. Die sog. calcinierten Kokons geben beim Eintauchen in das Wasser einen schlechten, widerlichen Geruch, erregen an den Händen der Arbeiterinnen einen stärkeren Reizzustand und eine Zunahme der schon bestehenden Krankheit, ohne jedoch eine besondere Form derselben zu bedingen. Die Puppen niederer Qualität steigern die Affektion an den Händen nur dadurch, daß sie beim Abspinnen der Seide eine doppelte Arbeit, ein häufigeres Eintauchen der Hände notwendig machen. Sehr wahrscheinlich ist es, daß der die feinen Fäden jedes Kokons verbindende und in heißem Wasser sich auflösende Schleim wesentlich zur Entstehung der fraglichen Krankheit beiträgt. Die reizende Einwirkung desselben auf die damit in Berührung kommende Haut wird durch gewisse Einflüsse noch modifiziert. Hierher gehört vor allem die Beschaffenheit des Wassers. Abgesehen davon, daß heißes Wasser schon an und für sich einen Kongestivzustand in den Cutisgefäßen bedingt, wirkt

frisch geschöpftes, ganz reines Wasser auf die Hände der Arbeiterinnen stärker reizend, als solches, das längere Zeit an der Luft gestanden hat, oder in welchem organische Substanzen aufgelöst sind. Je heißer ferner die Jahreszeit, desto allgemeiner und schwerer pflegt die Kesselkrankheit aufzutreten. Weiterhin ist der Grad der Reaktion der Haut auf den Reiz des Wassers von der Körperkonstitution der Frauen, ihrem allgemeinen Gesundheitszustande, ihrem Alter und ihrer Sensibilität abhängig. Am meisten disponiert sind Mädchen von 12—15 Jahren, lymphatische oder skrofulöse Konstitutionen, plethorische und an Krankheiten des Magens oder Darmkanals leidende Personen. Auch die frühere Beschäftigung der Frauenzimmer verdient Berücksichtigung.

„Die Krankheit hinterläßt, auch wenn die Beschäftigung mit den Kokons aufgegeben worden ist, mehr oder weniger lange Zeit hindurch bestehende Spuren. Die Röte und Wärme der Haut verschwinden erst nach und nach, die vergrößerten, hypertrophischen Hautpapillen bilden längere Zeit verbleibende kleine Erhöhungen, die Bewegungen der Finger und der ganzen Hand sind erschwert, wohl auch schmerzhaft; die Epidermis selbst bleibt geraume Zeit trocken, uneben, spröde, abschilfernd und rissig, von dunkler, strohartiger Färbung.

„*Behandlung.* Bei leichteren Graden setzen die Frauen nur einen Tag mit der Arbeit aus, ohne ärztliche Hilfe in Anspruch zu nehmen. Die beliebten Hausmittel gegen Brennen und Excoriationen sind der Saft von unreifen Weinbeeren und von Citronen; ferner wird benutzt heißer Wein mit aromatischen Kräutern, reiner und verdünnter Essig, Salz- oder Seifenwasser, selbst Urin. In prophylaktischer Beziehung fand es Verf. sehr vorteilhaft, die Hände nach beendigter Arbeit in frischem Wasser abzuwaschen und des Nachts bei eintretender Röte Umschläge mit kaltem Wasser oder schwachem Bleiwasser zu applizieren; gegen ausgebreitete Excoriationen bewährte sich das abendliche Bestreichen mit Ungt. Litharg. besser, als die übrigen Mittel. Bei manchen Frauen, die trotz starker Erkrankung nichts tun und die Arbeit konsequent fortsetzen, gewöhnt sich die Haut nach und nach an den Einfluß des Kesselwassers und es bleibt schließlich nur der gelindeste Grad eines einfachen, schmerzlosen Kongestivzustandes in der Cutis zurück. Die Behandlung der tieferen phlegmonösen Affektionen bietet nichts Besonderes; zu bemerken ist nur, daß wegen der Ausdehnung und Anschwellung der Gefäße statt fettiger Substanzen, erweichender Salben usw. mit größerem Nutzen trockene Mittel, Fomente aus aromatischen, schwach adstringierenden Kräutern, höchstens einfacher Talg usw. in Anwendung gebracht werden.

„Um eine größere Reinheit der Seide von den weißen orientalischen Kokons zu erzielen, benutzt man in Novi seit einigen Jahren heißes Seifenwasser, dessen Einwirkung auf die Hände der Arbeiterinnen noch intensiver ist. In der Epidermis der Finger, selbst an den Spitzen, entstehen zuerst kleine, unregelmäßige Löcher und Gruben, so daß die Haut wie wurmstichig (tarlata) aussieht. Die Schmerzen werden äußerst heftig, weshalb die Arbeit oft wochenlang ausgesetzt werden muß. Durch fleißige Anwendung von adstringierenden Substanzen bringen es die Frauen jedoch endlich dahin, daß die Haut sich auch an diesen Reiz einigermaßen gewöhnt. Übrigens betrifft die Einwirkung der Seife, die keineswegs die irritierende Wirkung der Kokons neutralisiert, ganz allgemein sämtliche Arbeiterinnen.

„Weiter mit der genannten Beschäftigung zusammenhängende Affektionen der Hände sind Excoriationen, Blutungen, Entzündungen usw., auch Callositäten der Haut oder Warzen, schmerzhafte Anschwellungen mit Sehnenknarren am unteren Radialende über dem Handgelenk, mehr oder weniger zahlreiche

Furunkel (besonders im Sommer) an den entblößten Teilen der Hand und des Armes."

Gründlichere Untersuchungen über diesen Gegenstand aus neuerer Zeit sind mir nicht bekannt.

IV. Blutsaugende Insekten
(unter besonderer Berücksichtigung der Verhältnisse in den Tropen).

Die blutsaugenden Insekten stechen zur Ernährung. Ihre Stechorgane sind daher die Mundwerkzeuge: Kiefer und Lippen.

Wenn auch die Zahl der Insekten in den Tropen ungeheuer groß ist, so ist doch im Prinzip diese Stichwirkung tropischer Gliederfüßler keine andere als die der heimischen. Man weiß, daß die Stechlust der Insekten an warmen Tagen meist größer ist als an kühlen, und so nimmt die Stechlust, die Aktivität und die Zahl der Blutmahlzeiten, die eine gegebene Insektenart in einer bestimmten Zeit zu sich nimmt, vom kälteren zum wärmeren Klima zu. (NB.: Es ist in gewissem Sinne die gleiche Zahl Tage eben nur für uns Homoeotherme die gleiche Zeit, nicht auch für Poikilotherme; vgl. Martini 1924). Warm und kalt sind aber relative Begriffe, und für die an warme Klimata angepaßten Arten kann es selbst unterm Äquator manchmal so kalt sein, daß sie geringe Stechlust zeigen.

Immerhin, wie die Verdauung, so läuft auch die Eireifung und -ablage in der Wärme schneller ab als in der Kälte. Der Menschenfloh, die Bettwanze vermehren sich infolgedessen durch eine viel längere Periode des Jahres und im Sommer in viel lebhafterer Weise als bei uns. Daher rührt es, daß Wanzen- und Flohplagen, wenn sie auch in den kühleren Ländern keineswegs unbekannt sind, doch in wärmeren viel stärker hervortreten und schwerer zu unterdrücken sind. Das kommt doch nicht einzig auf das Konto einer unterstellten unsauberen Lebenshaltung der Bewohner dieser Länder.

Selbst das ist nicht richtig, daß die Insekten der Tropen an sich etwa den Fremden mehr angreifen als den einheimischen Weißen und diesen wieder mehr als die Urbevölkerung, oder daß sie für die erstere Gruppe an sich giftiger wären als für die letzteren. Trotzdem gibt es hier merkwürdige Unterschiede in der Wirkung tropischer Insekten, im Vergleich mit den nächstverwandten einheimischen.

1. Wenig bekannte Insektenstiche.

Sehr häufig können bei uns in gewissen Jahren die sogenannten Gewitterfliegen, Gewittertiere, werden. Es sind das kleine *Blasenfüße* von kaum 2 mm Länge, schwarz, mit sehr zarten Flügelchen, z. B. Linothrips cerealium, welche auf dem Korn sich entwickeln, von den Feldern selbst in die Städte in Mengen eindringen und überall auf dem Zeug und der bloßen Haut herumlaufen, ein lästiges Kribbeln verursachend. Klagen, daß diese Tiere stächen, habe ich nicht gehört; dagegen soll Stechen ihrer Verwandten in wärmeren Ländern vorkommen. Gynaecothrips uzeli soll, wenn er auf die Bindehaut gerät, dort ein Brennen verursachen.

Andere Stiche, welche sicher sehr selten vorkommen, sind die von Larrousse beobachteten durch Neuropterenlarven. Sie sollen schmerzhaft sein und für einige Stunden jucken.

2. Stiche der Wanzen warmer Länder.

Cimex rotundatus.

HASE beobachtete bei einer Person, welche auf die Stiche unserer Bettwanze, Cimex lectularius, alsbald mit der gewöhnlichen Quaddelbildung reagierte, daß bei ihr Stiche der tropischen Bettwanze, Cimex rotundatus, zunächst gar keine Reaktion hervorriefen; erst 8—24 Stunden später traten den gewöhnlichen Reaktionen ähnliche Erscheinungen auf. Analoges wird bei den Flöhen und Zweiflüglern noch zu besprechen und kausal zu beleuchten sein.

Durch einen wässerigen Auszug aus Bettwanzenmus erhielt MASAO OTA bei intraperitonealer Injektion in weiße Mäuse deren Exitus, bei intracutaner in Menschen meist die typischen Quaddeln. Er konnte unter Verwendung von Kaninchen ein Immunserum herstellen, durch das er gegen die erstere, nicht aber gegen die letztere Wirkung schützen konnte, auch dann nicht, wenn Extrakt und Serum gemischt injiziert wurden.

Triatoma.

Auf die warmen Länder, besonders die Tropen beschränkt sind die großen, blutsaugenden Reduviiden, die, im Gegensatz zu unseren Bettwanzen, fliegen können. Es handelt sich in erster Linie um die Gattung Triatoma (synonym: Conorrhinus), ferner Rhodnius u. a. Der Rüssel (das Stechborstenbündel, das in die Haut dringt) dieser Wanzen mißt im Querschnitt ungefähr 0,027 mm gegenüber etwa 0,35 mm einer feinen Spritznadel und 0,015 mm beim Bettwanzenrüssel. Ferner glaubt HASE, die Speichelmenge dieser Tiere auf 0,014 cmm, d. h. etwa 0,01—0,02 cmm, schätzen zu können, gegenüber nur 0,0000167, d. h. etwa $1/_{1000}$ dieser Menge bei unseren Bettwanzen. Dabei werden die Folgen der Stiche dieser großen Wanzen von ungefähr 20 mm Körperlänge aus Amerika keineswegs als besonders schmerzhaft geschildert; sie sollen auch nur eine geringe Reaktion verursachen. Dagegen wird von C. rubrofasciatus der alten Welt nach EYSELL berichtet, sein Stich sei schmerzhaft und erzeuge nach einigen Stunden einen erythematösen Fleck von der Größe eines Markstückes. Die Entzündung bleibt acht Tage bestehen und verschwindet dann ganz allmählich. Aber ein Knötchen ist noch nach einem Monat in der Haut zu fühlen.

Diese Tiere, die bei der einheimischen Bevölkerung in Südamerika „barbeiro", und deren Larven „cascudo" heißen, leben, abgesehen davon, daß ihnen ihr Flugvermögen eine größere Verbreitungsfähigkeit gibt, wie unsere Bettwanzen. Über ihre Lebensweise siehe NEIVA, PINTO (auch EYSELL, MARTINI, zusammenfassend). Den Conorrhinen kommen, ebenso wie den Cimices, zwei Speicheldrüsen zu. CORNWALL und PATTON geben an, daß die birnenförmigen Speicheldrüsen ein starkes Antikoagulin, die kugelförmigen weniger starkes enthalten, während dasselbe bei Cimex rotundatus in beiden Drüsen fehlt.

Andere Wanzen.

Gelegentlich stechen auch andere Wanzen, um Blut zu saugen. Häufiger noch brauchen an sich nicht blutsaugende Wanzen, wenn angefaßt, ihren Rüssel zur Verteidigung, so auch der in unsern Süßwässern so häufige Rückenschwimmer, Notonecta, die „Wasserbiene" des Volksmundes.

Der Stichkanal dieser Wanze beträgt nach HASE 0,06 mm im Durchmesser. WAGNER sagt vom Rückenschwimmer „der Stich ist sehr schmerzhaft, der Schmerz geht aber rasch vorüber, eine Schwellung tritt nicht ein".

Demgegenüber stellt HASE als primäre Stichfolgen fest: 1. Blutaustritt aus dem Stichkanal in Form eines kleinen, bald eintrocknenden Tröpfchens,

2. Bildung eines großen hyperämischen Hofes (Erythem) um die gestochene Stelle (Abb. 8a), 3. Bluterguß in die Haut in direkter Nähe des Stichkanals, kenntlich an der intensiven blauroten Färbung dieser Stellen (Hämorrhagie), 4. Bildung einer mehr oder minder großen Quaddel (Urticaria).

Als sekundäre Stichfolgen sind festzustellen: 1. Erneutes Schmerzgefühl (Brennen und Jucken), 2. Entzündung und Schwellung der benachbarten Hautpartien, 3. Auftreten von einem oder mehreren Knötchen (Papulae) an der Stichstelle.

Die große Wasserwanze Belostoma americana verursacht durch ihren Stich heftig ziehende Schmerzen, die noch mehrere Tage gefühlt werden können.

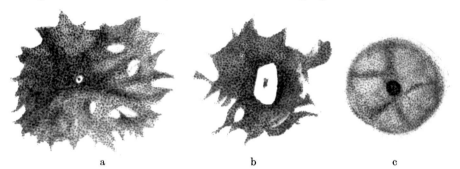

a   b   c

Abb. 8. Hautreaktionen nach Stichen von Notonecta beim Menschen. (Nach Albrecht Hase.)
(Natürl. Größe.)
a Großer hyperämischer Hof um die Stichstelle, Quaddel (hell) soeben im Entstehen kurz nach dem Einstich; b dieselbe Stichstelle 17 Minuten später: Quaddel voll entwickelt, um die Stichstelle ein hämorrhagischer Fleck; c dieselbe Stichstelle etwa 7$^{1}/_{2}$ Stunden später: Deutliche Hämorrhagie und erneute Bildung eines hyperämischen Hofes. (Zool. Anz. 59, 148, Abb. 1a—c [1924].)

Benacus griseus verursacht nach Ewing etwas Brennen und Schwellung. Der Rüssel wird dabei so fest verankert, daß man beim Abnehmen der Wanze die Haut etwas mit hochhebt.

Reduvius personatus, der also in die Verwandtschaft der oben erwähnten Triatoma gehört, aber auch in Europa vorkommt, sticht angeblich nur, wenn ungeschickt angefaßt. Nach dem Stiche einer anderen Reduviide, Arilus cristatus, sah Hall kleine Papillome entstehen. Der Stich einer weiteren Reduviide, der Kußwanze Melanolestes picipes, gilt als sehr schmerzhaft.

Weitere Formen, von denen Stechen bekannt ist, sind Corisus subcoleoptratus, Rohasus thoracicus, die Pyrrhocoride Dysdercus supersticiosus, von deren Stichen Blacklock berichtet. Nabis rosipennis stach Ewing spontan und sog sich voll. Quaddel wie bei einem rasch vorübergehenden Bienenstich. Weiter stechen manche Capsiden. Auch bei uns wird man gelegentlich im Freien, besonders an schwülen, heißen Tagen, von einer der sonst den Menschen nicht angehenden Wanzenarten gestochen.

Von den Cicaden stechen die Jassiden nicht selten. Die Stiche der großen Cicadenarten werden nur wie ein schwacher Nadelstich gefühlt.

3. Siphonaptera, Flöhe.

Hier liegen die Verhältnisse ähnlich, doch ist über die Unterschiede der Wirkung verschiedener Floharten mehr bekannt geworden. Boycott hat 1912 mitgeteilt, daß eine Person, welche auf Stiche von Pulex irritans kräftig reagierte, auf Stiche von Xenopsylla cheopis und Ceratophyllus fasciatus nicht reagierte, als sie von ihnen zuerst gestochen wurde. Nachdem die X. cheopis an ihr aber 5mal in sechs Wochen gesogen hatte, trat auch nach ihren Stichen

deutliche Reaktion auf. Bei einer anderen Person konnte die Reaktionsbereit-
schaft gegen C. fasciatus auf gleiche Weise erzielt werden, und Kreuzversuche
ergaben nun, daß erstere Person durch die X. cheopis-Stiche (tropischer Rattenfloh, Pestfloh) auch gegenüber C. fasciatus (nördlicher Rattenfloh) reaktions-
bereit geworden war, letztere durch die Fasciatus-Stiche gegenüber X. cheopis.
1926 berichtet derselbe Autor von einer Dame, die gegen P. irritans (Menschenfloh) stark reagierte, aber allmählich erst empfindlich für die Stiche von
X. cheopis und von Spilopsyllus cuniculi gemacht wurde. HASE gibt sogar
von einer Person an, daß sie auf unteritalienische Menschenflohstiche stärker
reagiere als auf deutsche.

Zweifellos legen diese Verhältnisse die Annahme nahe, daß allergische Vorgänge bei der Reaktionsweise von Personen auf Insektenstiche eine Rolle spielen.

Die Flohplage wird übrigens nicht nur durch den Menschenfloh ausgelöst,
sondern es kommen auch Tierflöhe dafür in Betracht, nicht gleichmäßig die
aller Tiere, denn die Flöhe wechseln sehr verschieden leicht ihren Wirt. Der
Hundefloh geht leicht auf den Menschen über, und es soll Gegenden geben,
wo er bei Menschen häufiger ist als der echte Menschenfloh. Mäuseflöhe gehen
nicht leicht, die nordischen Rattenflöhe mäßig leicht über; recht leicht dagegen
der Rattenfloh der südlichen Länder, X. cheopis, wodurch auch seine Bedeutung für die Menschenpest sich erklärt. Selbst Hühnerflöhe können eine
Plage bei Menschen werden. Bei der Bekämpfung der Flohplage muß man also
immer auch daran denken, daß Haustiere den Ausgangspunkt derselben darstellen, z. B. junge Hunde usw., und gegebenenfalls gegen deren Flöhe vorgehen.

Zu den Flöhen, die ursprünglich wohl nicht gerade Menschenschmarotzer
waren, gehören auch die Sandflöhe und ihre Verwandtschaft, die, auf die
wärmeren Länder beschränkt, durch die Eigenart ihrer Lebensweise und der
durch sie hervorgerufenen Krankheitserscheinungen uns noch etwas beschäftigen
müssen (S. 626 f.).

4. Culicidae, Stechmücken.

Ein besonders großes Heer stechender Insekten stellt die Ordnung der
Zweiflügler oder Dipteren. Sie sind deswegen besonders vielseitig, weil unter
ihnen nicht nur Hausungeziefer vorkommt, sondern auch viele Arten, welche
gerade im Freien angreifen, und weil ihre Bekämpfung außerordentlich viel
schwieriger ist als bei Läusen, Flöhen und Wanzen. Auch sind der Stich und
seine Folgen bei dieser Gruppe etwas mehr bearbeitet als bei den Wanzen und
Flöhen. Vor allem haben die Stechmücken, oder (süddeutsch) Stechschnacken,
oder (rheinisch) Gelsen, die Culicidae der Wissenschaft, große Aufmerksamkeit
auf sich gezogen dadurch, daß sie Malaria, gelbes Fieber, Denguefieber und
Fadenwürmer übertragen.

Die Mückenplage ist weit durch die Welt verbreitet. Sie findet sich noch
im hohen Norden auf Stellen, die kaum im Jahr eisfrei werden, und am Äquator.
Kenner des hohen Nordens erklären sogar die dortige Mückenplage für ungeheuer
viel größer als die der Tropen, so schlimm diese sein mag. Auch in unseren
Breiten kann die Plage unerträglich sein.

Manche Mücken stechen nachts, wohl die meisten mit Vorliebe in warmen
Nächten oder an warmen Abenden, doch gibt es auch Mücken, welche tagsüber
heftig angreifen, genug, wie jeder weiß, der etwa im Juni bei uns in einem
Sumpfwalde picknicken wollte. An Niederungen oder Gebiete mit undurch-
lässigem Boden und schwachem Gefälle ist die Mückenplage vornehmlich gebunden. Im stark vertikal gegliederten Gebiet, sofern in den Tälern Stauungen
fehlen, ist die Mückenproduktion oft so gering, daß sich die in einzelnen Brutplätzen erwachsenen Scharen auf dem Gesamtgebiet kaum fühlbar machen.

Die Wirkung der Mückenstiche besteht vorwiegend in dem Jucken, das sie erzeugen; es führt zu Kratzen, führt dazu, daß schon der Anflug der Mücke und ihr Geräusch lästig empfunden wird, daß sie die Aufmerksamkeit weckt und abgewehrt wird, und diese Störungen vielen jeden Aufenthalt im Freien verderben können. Ist hier auch wohl manches übertrieben, so kann doch die Mückenplage in Gartengeländen und Beerenobstkulturen so stark werden, daß man keine Leute für die Ernte bekommt. Todesfälle durch Stechmücken werden in der älteren Literatur berichtet. Daß solche vorkommen könnten, muß man an sich wohl zugeben; vgl. die Leistungen der Kribbelmücken (Simulium).

Die Blutentziehung durch die Mücken ist bei sehr reichlichen Angriffen wohl nicht ganz gering, immerhin selbst dann wohl kaum die Ursache der schädigenden Wirkungen, welche wir bei Tieren, z. B. Kälbern auf deren Gewichtszunahme oder Kühen auf deren Milchertrag beobachten. Die Menge des von einer Mücke beim Blutsaugen entnommenen Blutes berechnet Fülleborn auf 2,5 mg für Stegomyia und etwa 5,7 mg bei Anopheles maculipennis. Es muß dabei nämlich berücksichtigt werden, daß die meisten Mücken mehrfach gegen Ende des Saugens helle Tröpfchen aus ihrem After ausstoßen, die wohl vom Blut abgepreßtes Serum, vielleicht aber auch älterer Darminhalt sind. Die Gewichtsdifferenz der nüchternen und vollen Mücke gibt also die aufgenommene Blutmenge nicht ohne weiteres richtig an.

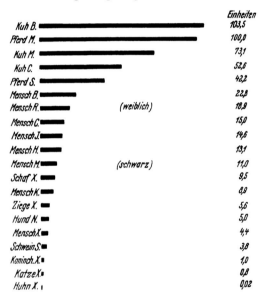

	Einheiten
Kuh B.	103,5
Pferd M.	100,0
Kuh M.	73,1
Kuh C.	52,6
Pferd S.	42,2
Mensch B.	22,0
Mensch R. (weiblich)	18,9
Mensch C.	15,0
Mensch J.	14,6
Mensch H.	13,1
Mensch M. (schwarz)	11,0
Schaf X.	9,5
Mensch K.	6,9
Ziege X.	5,6
Hund N.	5,0
Mensch X.	4,4
Schwein S.	3,8
Kaninch. X.	1,0
Katze X.	0,8
Huhn X.	0,02

Abb. 9. Relative Stechneigung von Anopheles quadrimaculatus gegenüber dem Menschen und Haustieren. (Nach Bull und Reynolds.)

Die Beunruhigung der Tiere durch Mücken spielt neben deren Giftwirkung wohl die Hauptrolle; auch beim Menschen gibt es eine suggestierte Mückenplage wie „neurasthenische" Läuse. So wurde ich einmal in ein Schwimmbad gerufen wegen unerträglicher Mückenplage. Es waren wohl Hunderttausende von Chironomus vorhanden. Diese können nicht stechen und entsprechend gelang es dem Personal nicht, mir einen einzigen Mückenstich zu zeigen.

Die Wirkung der Stiche ist oft sehr heftig, s. u., auch wenn es sich um keine sogenannten giftigen Mückenstiche handelt, worunter wir Stiche verstehen können, nach denen es zu Infektionen kommt. Ob und wie häufig sich an ungekratzte Mückenstiche Infektionen mit Eitererregern anschließen, darüber ist kaum etwas Sicheres zu sagen, da die Anamnesen kaum etwas Brauchbares hergeben. Da aber Mücken auch andere Flüssigkeiten als Blut saugen, wäre an sich ein Stich mit einem beschmutzten Mückenrüssel durchaus denkbar.

Manche Menschen berichten von sich, daß sie von den Mücken nicht gestochen würden. Ob und in welchem Maße das zutrifft, ist schwer zu sagen; sicher zu sein scheint, daß verschiedene Personen von Stechmücken verschieden stark angegriffen werden, wie das ja im Volke auch von Wanzen und Flöhen bekannt ist. Andererseits merken aber manche Menschen wenig von Mückenstichen, und Verwechslungen zwischen beiden an sich grundverschiedenen Sachlagen kommen nachgewiesenermaßen vor. Es ist auch die Anschauung vertreten, daß in manchen Gebieten die Urbevölkerung so gut wie gar nicht, die im Lande geborenen Weißen wenig, die zugewanderten stark von den Mücken angegangen werden. Besonders wurde dies vom Gelbfiebermoskito behauptet. Studien von GORDON haben aber gezeigt, daß das nicht so ist, daß ein Gruppenunterschied hier nicht vorliegt. Auf die Frage, ob es Mückenarten gibt, die Säugetierblut, etwa Rinderblut, dem des Menschen vorziehen und solche Arten, welche speziell auf Menschenblut erpicht sind, soll hier nicht eingegangen werden. Über die Verschiedenheit, mit der verschiedene Menschen oder verschiedene Tiere derselben Art Stechmücken anziehen, gibt eine Tabelle von BULL und REYNOLDS Auskunft, die in demselben Raume Menschen und Tiere, oder verschiedene Tiere den Stichen von Anophelesmücken (A. quadrimaculatus) aussetzten und durch die Präcipitinprobe am nächsten Morgen feststellten, was für Blut die einzelnen Mücken gesogen hatten. Indem sie die Anziehungskraft eines bestimmten Pferdes als Einheit = $100^0/_0$ ansahen, konnten sie aus dem Vergleich mit ihm Werte für die anderen, gleichzeitig im Versuche gewesenen Tiere oder Menschen ausrechnen. Diese Werte ergibt obige Tabelle; sie zeigt im allgemeinen eine Abnahme der Anziehungskraft entsprechend der geringeren Größe der betreffenden Tierart, aber sehr große individuelle Unterschiede. Das ist also ein experimenteller Nachweis für die im Volke bekannte Verschiedenartigkeit der Anziehungskraft des Menschen für Mücken. Übrigens konnten wir an Pferden, bei einem gemeinsamen Ritt im Freien, dasselbe beobachten.

Reaktion.

Wie gesagt, ist auch die Reaktion auf die Stiche verschieden. Wir müssen eine subjektive und eine objektive unterscheiden; letztere ist besser bekannt.

1. Die gleiche Person reagiert auf Stiche verschiedener Mückenarten verschieden:

Ich persönlich reagierte bis vor kurzem auf Stiche von Anopheles so gut wie gar nicht; ich fühle sie nur bei Aufmerksamkeit, eine Quaddel entstand nicht. Es zeigte sich überhaupt nichts. Oder ich sah nur wenig Rötung und später ein winziges Knötchen, das, ohne zu belästigen, verschwand, meist auch Rötung dauernd vermissen ließ. Dagegen bilden sich nach den Stichen von Aëdesarten bei mir sehr schnell Quaddeln, die schon kurz nach dem Saugen aufschießen, etwa in 10 Minuten bis 20 Minuten ihr Maximum mit oft fast 12 mm im Durchmesser großer Ausdehnung erreichen. Um die zunächst blasse Quaddel dehnt sich ein breiter roter Hof erweiterter Capillaren. Die Ränder der Quaddel werden unscharf, sie rötet sich, die Rötung erreicht den Höhepunkt, die Quaddel verstreicht, die Rötung blaßt ab, und in etwa $^1/_2$ bis 1 Stunde pflegt von dem Stich nichts mehr nachweisbar zu sein. Nachts empfangene Mückenstiche kommen mir daher in der Regel nicht zum Bewußtsein, da sie am nächsten Tage nicht mehr jucken und nicht mehr zu sehen sind. Bei Anophelesstichen konnte ich bei anderen Personen dasselbe einmal feststellen. Meine frühere Laborantin, Fräulein R., reagierte auf beide Arten Stiche ganz gleich wie ich, und in der Literatur findet man wiederholt ähnliche Beobachtungen über Mangel deutlicher Reaktion auf Anophelesstiche angegeben. Meine jetzige Laborantin, Fräulein V., reagiert dagegen auf Anophelesstiche ebenso wie auf Aëdesstiche mit einer Quaddelbildung, die ähnlich wie bei mir, nur langsamer verläuft. HECHT, der sich eingehend mit der Beobachtung von Mückenstichen befaßte, reagiert wieder durchaus anders. Er schreibt über Stiche von Aëdes fasciatus: „Andere Personen hingegen zeigen diese *Quaddel*bildung schwächer ausgeprägt, besitzen jedoch anderntags an der Stichstelle eine rötliche, erhabene *Papel*, die zuweilen mehrere Tage zum völligen Verschwinden braucht und auch zeitweise noch jucken kann. Noch viel ausgeprägter ist ein solcher Unterschied zwischen einer primären (quaddelförmigen) und einer sekundären (papelförmigen) Reaktion bei Stichen von Anopheles maculipennis. Die meisten Personen zeigen auch wohl hier die einem Stich unmittelbar folgende Quaddelbildung, die bei manchen von ihnen von einer sekundären Papelbildung

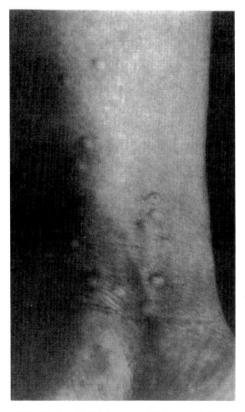

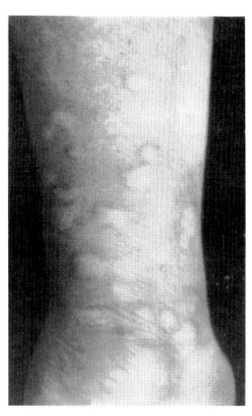

Abb. 10. Quaddelbildung unmittelbar nach dem Stich von Stegomyia fasciata.

Abb. 11. Quaddeln herangewachsen, beginnen sich abzuflachen.

gefolgt ist; andere Personen zeigen nur die letztere, diese aber unverhältnismäßig stark ausgebildet."

Bei Vögeln fand Huff, daß sie gegen die Stiche von Culexarten sich wenig empfindlich zeigten und kaum reagierten, dagegen bei Aëdesstichen deutliche Zeichen von Schmerz gaben und eine heftige Hautreaktion aufwiesen, welche bis zur Geschwürsbildung gehen konnte.

Die normale Reaktionsweise einer Person wird nun, wie man weiß, durch Kratzen geändert. Kratzen und Scheuern verlängert die Existenz der Reaktion und des Juckreizes, führt daher immer wieder zu neuem Kratzen. So sieht man bei Kindern bald nach ihrer Ankunft in Sommerfrischen nicht ganz selten die nackten Beine mit roten Flecken und blutenden oder verschorften Kratzeffekten bedeckt. Aber auch dem, der sich selbst in Gewalt hat, bleibt solche

Verlängerung einer Mückenstichreaktion unter Umständen nicht erspart, wenn
nämlich der Stich gerade über dem oberen Rand des Schuhes sitzt, oder an
einer ähnlichen Stelle, wo die Kleidung bei Bewegungen dauernd reibt.

Ferner hängt die Art der Reaktion
von der Dichte der Stiche ab. Eine
größere Anzahl Stiche auf engem Raume
ergeben eine viel nachhaltigere Wirkung
und manche Erscheinungen, die der Summe
einzelner Stiche nicht entsprechen. Zahlreiche Aëdes - cinereus - Stiche auf einer
relativ kleinen Hautstelle ergaben mir ein
Ödem des gesamten zerstochenen Bezirkes,
das noch über 24 Stunden deutlich nachweisbar war. Ebenso habe ich in letzter
Zeit wiederholt bis 50 Stegomyienstiche
auf einer Fläche von 35 qcm gehabt. Die
Quaddeln flossen zunächst zu größeren,
unregelmäßigen Flächen zusammen, nach
ihrem Abklingen blieb aber die ganze
Stelle oft bis 24 Stunden später derb-
teigig geschwollen. Der kräftige Fingerdruck stand eine ganze Weile, und der
den Arm hinabstreichende Finger fühlte
deutlich die Stelle, wo er auf die ödematöse
Schwellung, und wo er von ihr hinunter-
glitt. Kleine erhabene rote Papeln waren
auf dieser Stelle in der Regel noch 24 oder
48 Stunden nach den Stichen deutlich.

Sehr heftige Reaktionen habe ich gerade
in diesen Tagen bei Fräulein H. gesehen:
Nach ungefähr 19 Anophelesstichen zeigte
die ganze Gegend der Stiche auf dem Arm
eine diffuse Rötung und Schwellung, die
ziemlich bald einsetzte, aber lange zunahm
und erst nach ungefähr 24 Stunden den
Höhepunkt erreichte, noch nach 48 Stunden
deutlich war und erst nach mehreren Tagen

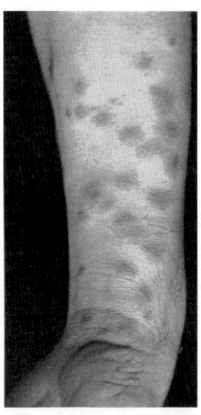

Abb. 12. Rote Papeln, 24 Stunden nach
Stichen von Stegomyia fasciata bei einer
primär nur mit schwacher Quaddelbildung
reagierenden Person.

verschwand. Man hatte durchaus das Bild einer beginnenden Phlegmone. Ich
hatte aber dasselbe Bild schon früher einmal bei Fräulein V. gesehen nach
Anophelesstichen und sah das Abklingen in etwa zweimal 24 Stunden voraus.
Der Versuch wurde nochmals mit 5 Stichen wiederholt und es entstanden große
Quaddeln, Erythem und Ödem von 17×7 cm Ausdehnung, die heftig juckten.

Immunität.

Es ist bekannt, daß die Einheimischen in mückenreichen Gegenden sich
oft wenig um die Mücken kümmern. BERGMANN teilt mit, daß die Sommer-
frischler nach einiger Zeit oft sehr viel weniger auf die Mückenstiche reagieren,
unter denen sie im Anfang sehr stark leiden. Stärkere Reaktionen auf Stiche
von C. pipiens bemerke ich bei Erwachsenen wenig. Für sie ist das wesentlich
Störende an dieser Mücke offenbar der subjektive Einfluß des Singens. Dagegen
habe ich aus Kinderheimen wiederholt die Nachricht von schlimmen Zer-
stechungen der Säuglinge durch C. pipiens gehört. Ganz dieselben Bilder,
wie sie mir ein Kollege aus Dortmund gesandt hat, beobachtete ich in einer

hiesigen Gebäranstalt bei Säuglingen und Frühgeborenen. Anwesend war nur
C. pipiens. Er war in erheblicher Zahl vollgesogen, so daß an seiner Täter-
schaft kein Zweifel sein konnte. Eine merkwürdige Beleuchtung erhielten diese
Fälle durch eine Klage aus Wohldorf bei Hamburg, wo bei einer Dame drei Jahre
hintereinander ein Kind angekommen war, und in jedem Herbst das letzt-
angekommene Kind allein furchtbar unter den Mückenstichen zu leiden hatte,
die nach Lage der Sache wieder allein auf C. pipiens zu beziehen waren. Dieser
letzte Fall spricht, obwohl eigentlich kein Experiment doch sehr dafür, daß
es eine erworbene Immunität gegen die Mückenstiche gibt, und zwar in diesem
Falle eine sehr weitgehende.

Über meine eigenen Erfahrungen mit Mückenstichen habe ich leider ausreichend ausführliche Notizen verabsäumt. In meiner Kindheit habe ich in
Warnemünde stark unter Mückenstichen zu leiden gehabt (Aëdes-Arten). Als
ich 1914 mich intensiv mit Mückenstudien zu beschäftigen hatte und in den
Mückenrevieren wöchentlich mehrmals stark zerstochen wurde, machten mir
die Stiche anfangs auch viel Beschwer, später aber fühlte ich mich immun
dagegen. Als ich aber nach der Unterbrechung durch den Krieg die Arbeiten
wieder aufnahm, zeigte sich das Bild der rasch ablaufenden Quaddelreaktion
mit vorübergehendem Jucken und meist völligem Verschwinden der Reaktion
nach höchstens etwa 60 Minuten. Erheblich hat sich das nicht wieder
geändert.

Es darf aber nicht vergessen werden, daß durch Gewöhnung oder wirkliche
Verringerung der subjektiven Symptome auch eine gewisse Immunität vorgetäuscht werden kann. Die Stiche werden nicht mehr so beachtet, ja, wenn
sie nicht jucken und nicht mehr gekratzt werden, werden sie rascher verschwinden. Sehr auffällig ist mir gewesen, daß die Aëdesstiche bei mir früher
stets beim Aufschießen der Quaddel ein deutliches, kräftiges Jucken hervorriefen, das ungefähr 5 bis 10 Minuten anhielt, dann spurlos verschwand, so daß
ich 10 Minuten nach Verlassen eines Mückengebietes nichts von meinen Stichen
mehr fühlte. Auf der Hautstelle aber, wo ich jetzt regelmäßig die Stegomyien
fütterte, juckt auch im Aufschießen die Quaddel nicht mehr, gelegentlich wird
ein Einstich deutlich empfunden, sonst nichts. Will man die alte Meinung gelten
lassen, daß die Dehnung, welche die Nervenendigungen in der Haut bei
der Quaddelbildung erfahren, einen Nervenreiz setzt, der uns als Jucken zum
Bewußtsein kommt, so würde man leicht verstehen, daß nach wiederholten
Dehnungen eine weitere Dehnung nicht mehr durch die neue Quaddel bewirkt
wird, die Ursache des Juckreizes also aus rein mechanischen Gründen wegfällt.

Mechanische Wirkung.

Die mechanischen und chemischen Vorgänge beim Stich sind noch keineswegs völlig geklärt. Eysell gibt folgende Darstellung des Einstiches: Zunächst
wird von den von der Unterlippe umhüllten und geführten 6 Stechborsten die
Spitze eingestoßen und, sobald die Maxillen mit ihren äußersten Zähnchen in
der Haut verhakt sind, dient die eine Maxille als Halt, während die andere
vorwärts geschoben und mit weiteren Zähnchen verankert wird. So wird durch
abwechselndes Vorstoßen der einen und der anderen Maxille der Rüssel in die
Tiefe gearbeitet. Saugrohr (Oberlippe), Speichelrohr (Hypopharynx) und die
Mandibeln folgen passiv. Ganz die gleiche morphologische Struktur, d. h.
Widerhaken an den außengelegenen paarigen Stechborsten finden wir nicht
nur bei den anderen niederen stechenden Zweiflüglern, sondern auch bei Wanzen
und Flöhen. Diese langsame Arbeit hat mit dem glatten Einstich einer Kanüle
wenig gemein, die mikromechanische Reizung könnte an sich eine wesentlich
stärkere als die durch eine Kanüle sein, obgleich der Radius des Stechborsten-

bündels einer Stechmücke nach HASE nur 0,055 mm (Anopheles maculipennis) im Vergleich zu 0,350 mm der kleinsten künstlichen Kanüle beträgt.

A. Die Durchmesser der Instrumente bzw. Stechrüssel, welche die Hautwunden erzeugen und

B. Die Größe der verletzten Hautflächen in Quadratmillimeter, welche diesen Durchmessern entsprechen.

A. Durchmesser der Instrumente bzw. Stechrüssel		B. Größe der hierdurch verletzten Hautflächen	
a_1) Hautbohrer	= 2,000 mm	= 3,141 500	qmm
a_2) Hautbohrer	= 1,500 ,,	= 1,767 000	,,
a_3) Hautbohrer	= 1,000 ,,	= 0,785 400	,,
b) Spritznadel	= 0,350 ,,	= 0,096 200	,,
c) Stechfliegen	= 0,165 ,,	= 0,021 400	,,
d) Fiebermückenrüssel	= 0,055 ,,	= 0,002 380	,,
e) Hundeflohrüssel	= 0,020 ,,	= 0,000 314	,,
f) Bettwanzenrüssel	= 0,015 ,,	= 0,000 177	,,

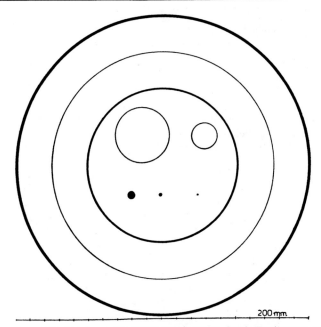

200 mm

Abb. 13. Größenverhältnisse der verursachten Hautwunden durch Hautbohrer, Spritzennadel und Insektenstiche. (Nähere Erklärungen durch beistehende Tabelle.) (Nach ALBRECHT HASE.)

Erfahrungen aber, die unten unter Glossina mitgeteilt werden sollen, sprechen doch dafür, daß die mechanische Reizung an der Quaddelbildung im allgemeinen keinen erheblichen Anteil hat. In der Regel bluten Mückenstiche nicht. Bei Stegomyienstichen beobachtete ich allerdings in ungefähr 5—10% der Fälle, nachdem die Mücke den Rüssel zurückgezogen hatte, eine winzige Blutspur genau auf der Stichstelle und der dann bei mir schon gut stecknadelkopfgroßen Quaddel.

Die Gifte der Mücken.

Die Menge der in die Stichwunde entleerten Flüssigkeit dürfte nur gering sein, vermutlich nicht mehr als 0,02 cmm. In Wirklichkeit besitzen wir allerdings über die Größenordnung der eingespritzten Speichelmenge kaum einen Anhaltspunkt. Über wirksame Stoffe im Speichel der Stechmücken haben gearbeitet: SCHAUDINN, NUTTALL und SCHIPLEY, YORKE und MACFIE, sowie CORNWALL und PATTON; aus ihren Untersuchungen ergibt sich das Folgende:

Art	Autoren	Aggluti- nine im Speichel	Antikoa- gulin im Speichel	Hämo- lysin im Speichel
C. pipiens [1]	YORKE u. MACFIE	fehlt	—	fehlt
	NUTTALL u. SCHIPLEY	—	fehlt	fehlt
St. fasciata	YORKE u. MACFIE	fehlt	fehlt	fehlt
Theobaldia annulata	YORKE u. MACFIE	fehlt	—	fehlt
An. maculipennis	YORKE u. MACFIE	stark	stark	fehlt
An. jamesi	CORNWELL u. PATTON	stark	stark	—
An. rossi	CORNWELL u. PATTON	stark	—	—
An. bifurcatus [2]	YORKE u. MACFIE	fehlt	fehlt	fehlt

[1] SCHAUDINN hat allerdings in Glascapillaren durch Speicheldrüsen von Mücken, die er C. pipiens nennt, Gerinnungshemmung und Hämolyse beobachtet; er mißt aber seinen Beobachtungen selbst keine erhebliche Bedeutung bei.
[2] Ein Antikoagulin fehlt nach ROY auch dem Speichel von Anopheles rossi und stephensi.

Man sieht daraus, daß zum Blutsaugen ein Antikoagulin nicht unbedingt nötig ist. Ich habe schon früher darauf hingewiesen, daß ja auch das Blut, in einem gefetteten Glaszylinder verwahrt, nicht gerinnt, daß aber andererseits genug Anhaltspunkte vorliegen, bei einer Chitinoberfläche ähnliche Verhältnisse zu vermuten wie bei einer glatten, gefetteten Oberfläche, daß also bei intakten, normalen Stechwerkzeugen überhaupt keine Gerinnungsgefahr gegeben ist.

Über die spezifische Stichwirkung ergibt das nichts. Darüber liegen die ersten Untersuchungen von SCHAUDINN vor anläßlich seiner Trypanosomenstudien. Er beobachtete, daß die Mücken in dem sogenannten Saug- oder Vorratsmagen sehr oft Hefepilze haben. Diese Saugmagen sind zwei dorsale und eine größere ventrale Ausstülpung der Speiseröhre, in denen beim Saugen von Wasser oder süßen Säften diese Dinge gespeichert werden, und in denen sich auch oft Gasblasen befinden. SCHAUDINN glaubte, sich durch Versuche überzeugt zu haben, daß diese Gasblasen CO_2 seien und nahm an, daß sie von den Hefepilzen erzeugt würden, welche seiner Meinung nach regelmäßige Symbionten der Stechmücken seien. Er meinte, daß diese CO_2 die Gerinnung hemmende Wirkung des Speichels durch Lähmung der Thrombocyten unterstütze, und daß die in die Wunde eingespritzten Hefepilze die eigentlichen Quaddel- und Juckreizerreger seien. Er erhielt in Versuchen nämlich durch Implantation von Speicheldrüsen seiner als C. pipiens bestimmten Mücken keine Quaddelbildung, während er nach Implantation der Hefepilze enthaltenden Saugmagen eine Quaddelbildung erzielte. Er hält also die symbiontischen Hefepilze für das Wichtigste bei den Mückenstichen.

BRUCK hat, offenbar ohne Kenntnisse von SCHAUDINNs Versuchen, Emulsionen aus ganzen Mücken gemacht. Er hat eine Emulsion von Mückenleibern in physiologischer Kochsalzlösung und Glycerin durch Filtrierpapier gegeben. Mit diesem Filtrat konnte er Hämolyse erreichen. Ferner entstand nach subcutaner Verimpfung desselben eine Quaddel. Sehr schön konnte er damit auf der Zunge eines Frosches Gefäßerweiterung, seröse Exsudation und venöse Stase beobachten. Das wirksame Prinzip nannte er Culicin (?); ob es ein Körper, ein Gemisch, aus welchen Organen es ist, alles das bleibt unerörtert, eine echt toxikologische Arbeit.

Eingehendere Studien verdanken wir HECHT. Die SCHAUDINNsche Theorie, daß Hefepilze die Erreger der Quaddel seien und durch die von ihnen abgegebene Kohlensäure die Funktion der Stechorgane unterstützen sollten, paßte wundervoll in die Anschauungen einer neueren Schule, welche die zweifellos in einigen Fällen nachgewiesene Mitwirkung symbiotischer Organismen (Protozoen, Pilze, Hefe) bei der Verdauung der Nahrung seitens des Wirtstieres verallgemeinert und in allen regelmäßig erblich übertragenen Parasiten nützliche Symbionten sehen wollte. So ist die Theorie aufgestellt, daß die Symbionten der Kleiderlaus bei deren Verdauung mitwirken, usw. Wenn in der Tat die Hefepilze regelmäßige und beim Stich mitwirkende Symbionten wären, so würde die Reaktion des Gestochenen eine Reaktion gegen einen Mikroorganismus sein, und die Verschiedenheit der Wirkung verschiedener Stechmücken könnte auf verschiedenen symbiontischen Hefepilzen, die Immunitätserscheinungen auf Immunisierung gegen die einen oder anderen derselben beruhen. Die Wahrscheinlichkeit, die Hefe züchten zu können, ließ weitergehendere Versuche möglich erscheinen als mit den übrigen, meist unzüchtbaren Symbionten. Leider ergab sich jetzt: 1. Daß die Hefepilze keineswegs regelmäßig mikroskopisch oder kulturell in den Mückensaugmagen nachweisbar sind; sind sie vorhanden (z. B. bei allen mit ihnen per os infizierten Mücken), so sind sie gut nachweisbar; häufig sind sie aber nur bei den länger im Laboratorium mit zuckerhaltiger Nahrung gehaltenen Tieren. 2. Die Saugmagen erzeugen nur eine geringe Reaktion, kaum mehr als Muskel oder Ovar der Stechmücke, die Speicheldrüsen erzeugen eine viel kräftigere primäre Reaktion. 3. Die sekundäre Reaktion tritt bei solchen, die sekundär auf die betreffenden Mückenstiche reagieren, nur und regelmäßig nach intracutaner Implantation der Speicheldrüsen auf; sie sind also für die eigentlichen Stichwirkungen verantwortlich. 4. Das Gas in den Saugmagen ist keine Kohlensäure, sondern Luft.

PAWLOWSKY hat mit einer anderen Methode untersucht: Nämlich der Injektion von Emulsionen der herauspräparierten Organe, und zwar von Speicheldrüsen, Magen und Saugmagen. Die Flüssigkeit der Emulsionen bewirkte in allen Fällen zunächst eine rötliche Schwellung, welche nach 10 bis 30 Minuten verschwand. Zunächst tritt stets eine weißliche Erhabenheit auf, welche allmählich flacher wird und eine rötliche Farbe erhält; dann bleibt bei der Injektion von Magenemulsionen nichts zurück als ein sehr kleines, entzündliches Fleckchen. Die Saugmagenemulsion ließ nach Aufsaugung der ersten Reaktion wieder eine kleine Erhabenheit entstehen, die in eine kleine, entzündliche Papel überging. Nach Injektion von Speicheldrüsenemulsion erscheint nach Aufsaugung der injizierten Flüssigkeit eine Urticariaquaddel mit allmählich in die normale Haut übergehenden Rändern. Die Quaddel ist von rötlich-lila Farbe und wird bei Druck weiß. Die Quaddel blaßt ab, verflacht sich und verschwindet bis auf einen roten Fleck, der eine Zeitlang bestehen bleibt. Die Speicheldrüse des Weibchens bewirkt die stärkste Reaktion. Diese Ergebnisse führen PAWLOWSKY ebenfalls zur Überzeugung, daß der Speichel die wirksamen Bestandteile für die Stichwirkung enthält. Die verhältnismäßig geringen Unterschiede in den Reaktionen auf die verschiedenen Organe, meint HECHT, überraschen nicht, wenn man bedenkt, daß bei Erwachsenen C. pipiens wohl meist, aber keineswegs immer, nur sehr geringe Wirkung auslöst. Schreibt doch auch PAWLOWSKY: „Die Wirkung des natürlichen Stiches von Culex pipiens äußert sich sofort nach Beendigung des Blutsaugens und hält kurze Zeit an, während bei den übrigen Parasiten die Folgen des mit dem Mundteil beigebrachten Stiches länger dauern".

Etwas anders allerdings sehen die Ergebnisse von Roy (1927) über Anopheles subpictus und stephensi aus. Ihm gaben die Speicheldrüsen, wenn intracutan eingepflanzt, eine kleinere Quaddel als der natürliche Stich. Die Saugmägen gaben eine stärkere Quaddel und einen geröteten Hof. Da der Autor letzteren merkwürdigerweise beim natürlichen Mückenstich nicht beobachtet hat, wundert er sich, warum das Erythem machende Prinzip des Saugmagens beim natürlichen Stich nicht mit in die Haut komme. Die Beobachtungen und Schlüsse von Hecht und Pawlowsky dürften die größere Beachtung beanspruchen können.

Biologische Bedeutung von Stich und Reaktion.

Für die Deutung der Stichwirkung ist es natürlich auch von Bedeutung, wohin eigentlich der Speichel bzw. die giftige, in die Wunde entleerte Flüssigkeit gelangt. Hecht, der Stegomyien (Aëdes fasciatus) beim Stich unterbrach, fand, daß, auch wenn die Mücke offenbar noch kein Blutgefäß erreicht hatte, und weder ihre Stechborsten, noch der präparierte Magen Spuren von Blut enthielten, doch schon eine mäßig große Quaddel aufschoß, allerdings etwas kleiner als nach dem voll ausgeführten Stich. Es ergibt sich daraus, daß der Speichel schon *ins Gewebe* entleert wird und, ehe das Gefäß erreicht ist, vermutlich mit dem Lymphstrom verbreitet, auch von außen an die Gefäße herantritt. Der Mückenrüssel dringt tief unter die Bindegewebspapillen ein, also durch das capillarenreichste Gewebe und wird, nach Eysell, in eine kleine Arterie eingestochen, deren arterieller Druck auch die Saugwirkung unterstützt. Von da aus gelangt natürlich der Speichel auch in die von dem Arterienast gespeisten Capillaren.

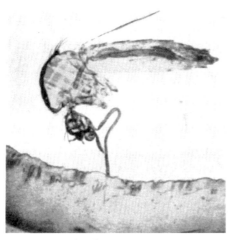

Abb. 14. Durchschnitt durch eine im Moment des Blutsaugens durch Elektrizität erschlagene Stegomyia zur Demonstration der Saugstellung. Man sieht das Stilettbündel in der Tiefe der Haut, während die Spitze nach hinten abgekrümmten Rüsselscheide auf der Hautoberfläche ruht. Färbung mit Hämatoxylin. (Mikrophot. Vergr. 17,5 : 1.) (Nach F. Fülleborn, aus Kolle-Wassermann, Handbuch der pathogenen Mikroorganismen. 2. Aufl., 8. Bd. 1913. Taf. VI, Abb. 2.)

Die biologische Bedeutung der beim Stich in die Wunde entleerten Gifte hat man darin gesehen, daß die Antikoaguline das Blut am Gerinnen hindern und so einer Verstopfung der feinen von den Mundwerkzeugen gebildeten Kanäle entgegenwirken. Daß das nicht so zu sein braucht, ist schon oben angemerkt (s. S. 608). Ferner sah man in der gefäßerweiternden Wirkung, wie sie die Beobachtungen am frischen Mückenstich in der Regel festzustellen erlauben, ebenfalls einen Nutzen für die Tiere, da dadurch der Zustrom des Blutes verbessert und das Saugen befördert wird. Jedenfalls kann die zuführende Arterienstrecke nur von dem perivaskulär injizierten Speichel erweitert werden. Die Frage, ob diese Vorstellungen eines Nutzens, welchen das Insekt von der Speichelinjektion hat, zu Recht bestehen, kann hier nicht erörtert werden, ehe nicht die Stichwirkungen der übrigen Dipteren besprochen sind (s. S. 624). Die Bedeutung der Agglutinine ist etwas schwerer verständlich; sie ist vielleicht wichtig, damit schon während des Saugens im Magen das Serum von den Blutkörperchen abgepreßt werden kann (s. o. S. 602). Daß letztere für die Ernährung der Stechmücken besonders wichtig sind, geht aus Fütterungsversuchen hervor.

Andererseits verweist HECHT rücksichtlich der Bedeutung der Quaddelbildung für den Menschen auf die Theorie von EBBECKE (1923). Dieser faßt die Urticariaquaddel als eine Art lokaler Selbsthilfe des Gewebes auf: „Denn überall, wo durch Gewebsreizung, Zellzerfall, Fermentwirkung gewisse Eiweißabbauprodukte entstehen und nicht schnell genug durch Resorptionen fortgeschafft werden können, dürfte die nächste Sorge des Organismus sein, die allem Anschein nach schnell vergänglichen Substanzen erst einmal im Gewebe durch Verdünnung unschädlich zu machen. Die Folgen eines lokalen Hautreizes können unter Umständen rascher verschwinden, wenn er statt nur zu einer Rötung, zu einer Quaddelbildung führt". Wir werden uns bei dieser Ansicht EBBECKEs nochmals an den Anopheles maculipennis-Stich erinnern: „Bei Individuen, die keine Quaddelbildung als unmittelbare Stichfolge erhalten, tritt erst nach Stunden eine ganz andersartige Gewebsreaktion auf, eine hyperämische, sich hart anfühlende, auf Druck nicht verschwindende erbsen- bis pfenniggroße Papel, die mehrere Tage zu ihrem Abklingen braucht. Es dürfte sich also hier um eine verhältnismäßig starke Gewebsschädigung handeln, deren Reparation viel längere Zeit braucht als die von keinen weiteren Folgen begleitete Abwehrmaßnahme einer in etwa einer Stunde wieder verschwundenen Quaddel; allerdings kommt auch bei manchen Personen eine Bildung sehr großer Quaddeln vor, die allmählich in ebenso große oder noch größere, nur sehr langsam abnehmende Papeln übergehen. Einen eigentlichen Widerspruch zu den eben geäußerten Ansichten wird man aber im Verhalten dieser ganz abnorm stark reagierenden Individuen wohl kaum sehen müssen."

Nach eigener Erfahrung steht für mich fest, daß die rasche Quaddelbildung, mit der in der Regel nach kurzer Zeit jede Belästigung und meist auch jede merklichen objektiven Symptome des Stiches verschwinden, eine große Erleichterung gegenüber dem früheren Zustand bedeutet. Andererseits zeigen die Verhältnisse doch einen gewissen Anklang an Vorgänge nach Sensibilisierung, so daß ich mir die Frage vorlege, ob nicht ein anaphylaktischer Vorgang an sich hier ein Teil der Immunisierung ist, Anaphylaxie und Immunität also vielleicht überhaupt in ihrem inneren Wesen verbunden sind. (Weiteres s. S. 622.)

5. Simulien, Kribbelmücken.

Stark zum Studium ist die Wissenschaft auch von den Simulien oder Kribbelmücken angeregt, weil diese durch ihre Stiche oft der Viehzucht schweren Schaden tun. Daß sie Überträger von parasitischen Würmern des Menschen und wohl auch der Tiere sein können, ist hier nicht der Grund ihrer Abhandlung, sondern ihr Stichgift selbst. Die Simulien sind kleiner und mehr fliegenartig gestaltet als die Stechmücken und in dem Larvenzustand nicht, wie die Leute in manchen Gegenden glauben, Bewohner der Pappel- und Ulmengallen, sondern Bewohner fließenden Wassers. Sie treten in manchen Gegenden zu bestimmten Jahreszeiten in ungeheuren Mengen auf. „In Bulgarien erlagen 1924 im Verlaufe weniger Tage 16 500 Nutztiere den Simuliumstichen, in einem kleinen Schadgebiet an der Leine in Hannover 1924—27 durchschnittlich 40 Rinder." Der Schaden ist keineswegs jedes Jahr gleich. Das ist an sich selbstverständlich, denn keine Tierart tritt jahraus, jahrein in ganz der gleichen Zahl auf. Immerhin scheint der Simuliumschaden nicht nur von der Zahl der im betreffenden Frühjahr erzeugten Simulien abhängig zu sein; FRIEDERICHS betont vielmehr, daß es Arten gibt, die fast nie Schaden anrichten und solche, die in der Regel bei den Schadwirkungen beteiligt sind: Es sind maculatum und reptans und besonders S. argyreatum, sowohl als Sommerform, als vor allem in der Frühjahrsform sericatum. Und das wird auch von PETERSON bestätigt. EDWARDS und FRYER (zit. nach EDWARDS) wurden von dieser Art stark belästigt und gestochen, und PETERSON nennt es Dänemarks gefährlichstes Simulium, doch kommt in Dänemark auch ornatum sehr allgemein zum Angriff auf Vieh. Auch Simulium reptans sticht und ebenso maculatum, das den Pferden gern in die Ohren geht; ebenso verhält sich equinum, das übrigens auch auf Kühen gefunden wird. Von S. pratorum wurde FRIEDERICHS selbst gestochen. Nach Abschluß des Saugens trat ein wenig Blut aus der Stichstelle, dieselbe rötete sich und war noch am nächsten Tage gerötet; kurze Zeit trat ein schwaches Brennen ein. Gleicherweise höchst unbedeutend sind die zwei Simulienstiche

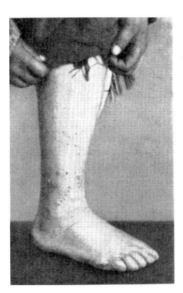

Abb. 15. Simulienstiche nach CIUREA.

gewesen, die ich an der oberen Donau in simulienreichstem Gebüsch nach vielem Warten erhielt. Im Süden gilt S. columbacsense als besonders schlimm. In Rußland beobachtete ich S. nevermanni. Es war aber durch sein Spiel vor dem Gesicht und sein Krabbeln lästiger als durch die wenigen Stiche, die sich feststellen ließen. Mehr in nördlichen Lagen scheint S. reptans eine schwere Belästigung durch Stechen und Krabbeln für Mensch und Tier zu werden. Schon LINNE erwähnt sie als Plage im hohen Norden. S. tuberosum wird nach EDWARDS in England sehr lästig; hirtipes erwähnt er nur als Blutsauger; latipes und aureum z. B. scheinen selten Menschen oder Vieh zu stechen. Auch von Nordamerika (S. venustum) und anderen Erdteilen werden schwere Simulienbelästigungen erwähnt; im Amazonasgebiet sollen die Tiere ganz besonders schlimm sein.

Kompliziert wird die Sachlage noch durch die Feststellung von KONSULOFF und PASPALEFF, daß dieselbe Simulienart je nach Jahrgang und Crescenz ganz verschieden starke Wirkungen haben kann.

NÖLLER und FRIEDERICHS geben den Tag als die eigentliche Stechzeit der Simulien an, sie stächen nicht in geschlossenen Räumen und drängen, wenn nicht während des Saugens eingeschleppt, auch nicht in solche ein; dagegen wurde ENDERLEIN angeblich auch abends gestochen. In den heißesten Tagesstunden sind die Simulien offenbar oft weniger angriffslustig.

Ich selbst beobachtete Angriffe von S. nevermanni im Schatten einer Veranda bei ganz bedecktem Himmel und sah sie noch nachts aktiv bei Licht. Auch die Angriffsstelle ist bei den Arten verschieden. Pferde werden von S. equinum vornehmlich an den Ohren, von anderen Arten am Bauche angegriffen.

Der Simulienschaden ist aber keineswegs örtlich an die Brutgegend der Tiere gebunden; sie wandern fort von diesen, oft in großen Scharen und auf weite Strecken. Dafür hat man Belege aus Dänemark und von der letzten rumänischen Kribbelmückenkalamität. Trotzdem muß man FRIEDERICHS Recht geben, wenn er für die örtliche Begrenzung des Kribbelmückenschadgebietes in Hannover als Grund angibt, es liege nur daran, daß in der Nähe der Stadt Hannover S. argyreatum selten, im Leinegebiet bei Neustadt, dem Schadgebiet, dagegen häufig sei.

Das völlige Fehlen der Simulienplagen in Gegenden, die ihren sonstigen klimatischen Verhältnissen nach für Simuliumplagen wohl in Betracht kommen sollten — über 200 m Meereshöhe — erklärt WILHELMI, ebenso wie die Unterschiede der einzelnen Jahre, durch

MIESSNERS Klimatheorie. Zunächst nimmt dieser an, daß es zu Schaden nur komme, wo plötzlich eine große Menge Simulien angriffe, also in Jahren mit plötzlicher Erwärmung. Diese tritt nach WILHELMI vor allem im Kontinentalklima ein, daher fehlten Simuliumschäden im Seeklima. Richtig ist daran, daß die Erkrankungen fast stets bei den ersten Simulienangriffen des Jahres auftreten; diese sind bei plötzlicher Erwärmung wohl stets besonders intensiv, das gilt ja so ziemlich für die erste Aktivität aller Insekten. Immerhin kann man das Klima der Provinz Hannover eigentlich nur als recht maritim bezeichnen, und andererseits gibt es viele Gebiete im Landklima, wo man Schaden nicht beobachtet. WILHELMI hebt besonders gebirgige Gegenden hervor und versucht, dies dadurch zu erklären, daß sich vielfach in den kleineren Gewässern das Wasser rascher erwärmt als in den größeren Flüssen; in jenen werden daher auch die ersten Verpuppungen stattfinden und die ersten Simulien erzeugt werden. Durch ihre Stiche wird das Vieh auf den Weiden immunisiert, und wenn dann in den größeren Gewässern auch die zum Schlupfen der Puppen erforderlichen Temperaturen erreicht sind, und die Hauptmenge der Sumilien schlüpft, treffen sie auf immunisierte Tiere und können keinen Schaden mehr tun. WURMBACH konnte für sein Beobachtungsgebiet in der Tat die unterstellte Auffassung bestätigen, daß die Erwärmung in den kleineren Gewässern früher eintritt (was vielleicht aber doch nicht von allgemeiner Gültigkeit ist). Daß die Insekten in ihnen dann weiter fortgeschritten sein müssen als in den kühleren, größeren Gewässern, soweit es sich um dieselben Arten handelt, liegt auf der Hand und ergab sich dementsprechend auch in WURMBACHs Untersuchungen. In den wertvollen Erörterungen WILHELMIs zur Klimalehre vermisse ich eine ausreichende Berücksichtigung der Unterschiede, welche verschiedene Häufigkeit der Simulien an sich, das Vorherrschen verschiedener Arten und die Gradation einzelner Arten für die Größe der Schäden ergeben müssen. Ich glaube, die Ausführungen von FRIEDERICHS, PETERSON u. a. kommen den praktisch wichtigen Punkten näher. Bezüglich der Literatur sei noch ausdrücklich auf die Arbeiten von FRIEDERICHS, PETERSON, WILHELMI (1920) und WILHELMI und SALING (1928) verwiesen.

Schematisch einfach liegen die Dinge sicher nicht, denn manchmal sind es die Simulien der kleinen Bäche selbst, welche die Schadwirkung ausüben. In anderen Fällen sind es offenbar die aus großen Überschwemmungsgebieten stammenden Schwärme, welche weit wandern und je nach ihrer Richtung und Dichte zu mehr oder weniger großen Verheerungen führen. In der älteren Literatur finden sich auch Angaben, daß Menschen den Stichen der Simulien (die Art wird S. columbaczense genannt) erlegen seien.

Die Tiere werden besonders an den weichhä.tigen Stellen angegriffen, in den Ohren, der Nase, an den Augen, der Schnauze, am Euter usw.; auch bei den Menschen sollen die Augenwinkel bevorzugt werden.

Über die Wirkung der Simulienstiche auf den Menschen gehen die Meinungen auch auseinander (s. o. FRIEDERICHs). Der einzelne Stich ist nach meiner Erfahrung unbedeutend; er wird kaum empfunden. Die Stichstelle blutet, nachdem das Insekt abgeflogen ist, ganz wenig nach, und nach einiger Zeit entsteht ein rundes, rötliches bis livides Fleckchen, das ein paar Tage bleibt und kaum juckt. Das entspricht auch meiner persönlichen Erfahrung. Auch PETERSON gibt an, daß er überhaupt kein Schmerzempfinden bei S. venustum-Stichen hatte, nachdem er SCHÖNBAUER und WEBSTER zitiert hat, die brennendes Jucken und schmerzhafte Schwellung, sowie lange Dauer der objektiven Zeichen angeben. Verschiedene Arten werden aber auch bei diesen Tieren verschiedene Wirkung üben, ohne daß man sagen könnte, es sei darauf bisher genügend geachtet. Der unbedeutenden Wirkung, die wir beobachteten, gegenüber, beschrieben die Beobachter aus dem eigentlichen Schadgebiet ein viel schwereres Leiden, wenn sie auch der Meinung sind, daß individuelle Unterschiede in der Reaktion auf die Stiche stark ausgeprägt sind. „Der Stich ist schmerzlos mit Ekchymose und Hämorrhagie an der Stichstelle, eine papulovesiculäre Efflorescenz entwickelt sich langsam auf einem urticaria-artigen Grunde. Der ganze Ablauf der Affektion dauert mehrere Tage oder Wochen."

Die genauere Schilderung eines amerikanischen und eines europäischen Beobachters möge folgen:

„Die Papel entwickelt sich in 3—24 Stunden, die frühe Pseudovesicula in 24—48 Stunden, die reife vesicopapuläre Efflorescenz erscheint noch am dritten bis fünften Tage und kann einige Tage bis drei Wochen bestehen. Die Rückbildung kennzeichnet sich durch Aufhören der Absonderung, Abnahme der Papel und Narbenbildung an der Stelle der Affektion. Die Begleitsymptome dieses Ablaufes sind schwerer örtlicher oder ausgebreiteter Pruritus, mit etwas Hitze und Brennen auf den ersten Stadien, wenn das Ödem deutlich ist. Der Pruritus tritt mit dem Pseudovesiculärstadium ein, ist sehr hartnäckig und neigt zu periodischen, spontanen Exacerbationen. Die Fliegen haben die Neigung, dicht beieinander zu stechen. Das Zusammenfließen der Läsionen kann dann zu ausgedehnten Ödemen mit nässenden und schorfigen Stellen führen. Beobachtet wird eine Neigung der Fliege, die Haut an den Wangen, Augen, am Halse, der Haargrenze entlang und hinter den Ohren anzugreifen. Hier können Entzündung und Ödem äußerst heftig werden. Bei den meisten der empfänglichen Personen entwickelt sich in 48 Stunden eine begleitende Halsdrüsenschwellung, wenn sie an den üblichen Stellen gestochen wurden. Sie ist deutlich umgrenzt und schmerzhaft; die Drüsen sind manchmal außerordentlich druckempfindlich. Sie klingt ab ohne Vereiterung. Bei wiederholtem Befall entwickelt sich eine Immunität für alle Erscheinungen bis auf die frühesten" (Stokes).

„Die Fliege sticht den Menschen am Kopfe, an den Händen und Füßen. Bald darauf hat man das Gefühl der Schwellung und kurz darnach eines heftigen Brennens. Aus der sehr feinen Wunde rinnt eine wahre Flut von Blut, die zu deren Größe in keinem Verhältnis steht. Das Blut hat seinen normalen Charakter verloren, es ist flüssiger und koaguliert nur sehr schwer. Einige Stunden später erscheint um den Stich ein rötlicher, fast kreisrunder Fleck, ähnlich dem eines Floh- oder Wanzenstiches. Nach 12—24 Stunden wachsen diese Flecke, fließen, wenn zahlreich, zusammen und bilden urticaria-ähnlich aussehende Flecke. Diese, am Rande etwas erhabenen und erdbeerfarbigen Flecke können die ganzen Körperteile decken, Gesicht, Arme, Beine; diese sehen dann aus, als ob sie von einer echten, retikulären Lymphangitis befallen wären. Die befallene Gegend ist empfindlicher und wärmer (37,5⁰ bis 37,8⁰). Auf den befallenen Stellen bilden sich kleine Knötchen, auf deren Höhe eine trübe Flüssigkeit hervortritt."

„Bei einem weiter fortgeschrittenen Stadium und bei schwereren Fällen entwickeln sich die Läsionen zu einer ödematösen Infiltration der Haut; diese wird blaß bis zu einem durchsichtigen Weiß. Betasten der krankhaften Stellen ruft lebhafte Schmerzen hervor und man findet, daß das Ödem fest ist und den Fingerdruck nicht stehen läßt, wie die gewöhnlichen Ödeme. Um die Stiche erscheinen dann kleine Bläschen, die ein klares Serum enthalten, im Kreise oder Halbkreise geordnet, ähnlich denen um eine maligne Pustel."

„In leichten Fällen trocknen die Bläschen in 48—60 Stunden ein und verschwinden; in schwereren bilden sie sich zu Pusteln um, die in 12—24 Stunden aufbrechen und schmierig aussehende Geschwüre entstehen lassen. Der mittlere Teil stirbt ab und stößt sich ab unter der Form eines 2—5 cm langen Schorfes; der Gewebsersatz tritt langsam ein (10—15 Tage) unter Bildung einer weißlichen Narbe."

„Die Lymphdrüsen nehmen an dem entzündlichen Prozeß teil entsprechend den örtlichen Veränderungen; so sind sie in den leichten Fällen nur fühlbar, während sie in den schweren geschwollen und schmerzhaft sind."

„Allgemeine Symptome: Sie variieren nach der Schwere der lokalen Erscheinungen. Wenn die Läsionen unbedeutend sind, bemerkt man nur einen Zustand schlechten Befindens, von Unruhe und Jucken am ganzen Körper. Wenn sie schwerer sind, sinkt die Körperwärme (36⁰); man beobachtet einen Zustand von Empfindlichkeit mit Kälte der Extremitäten, einen weichen Puls, Durchfall und vorübergehende Oligurie. In dem Maße wie die lokalen Veränderungen zurückgehen, verschwinden auch die allgemeinen Erscheinungen und die Kranken genesen" (Ciurea und Dinulescu).

Beide Schilderungen dürften sich überhaupt nicht auf wenige einzelne Stiche, sondern nur auf Fälle eines mehr oder weniger starken Zerstochenwerdens beziehen.

In Bulgarien sollen 1923 mehrere Todesfälle bei Kindern durch Simulienstiche beobachtet sein. In Mexiko leiden in vielen Gegenden die Neuankömmlinge sehr unter den zahllosen Simulien (Kaffeefliegen). Später soll sich Immunität gegen die Stichwirkung einstellen.

Die Erscheinungen beim Vieh sind ähnlich. Im Anfang bei den mittleren Fällen Erregung und normale oder leicht erhöhte Temperatur, Schauer und beschleunigter weicher Puls, der zur irrtümlichen Annahme hohen Fiebers geführt hat; ängstlicher Blick, dann Dyspnoe, offenes Maul, ausgestreckte Zunge. Der Puls wird rapide, oft unfühlbar, die Körperwärme subnormal, die Tiere legen sich und bleiben so tagelang, bis entweder um am 6. bis 7. Tage der Tod eintritt, oder schon früher Genesung einsetzt, die mit dem 7. oder 8. Tag abgeschlossen zu sein pflegt. „In schweren Fällen bewegen sich die Rinder wegen der sehr schmerzhaften Ödeme nur schwerfällig, sie stehen mit stierem Blick und weit geöffnetem, schäumendem Maul breitbeinig da, stürzen angstvoll brüllend, unter röchelnder Atmung schließlich zusammen und sterben meist gleich am ersten Krankheitstag, mitunter schon nach einer halben bis wenigen Stunden."

Besonders werden beim Vieh die durch Abwehrbewegungen schwer erreichbaren und weichhäutigen Stellen befallen: Das Innere der Ohrmuscheln, die

Augenlider, die Nasenöffnungen, Unterseite des Kopfes und die ganze Unterseite bis vor allem in die Euter-, Genital- und Aftergegend, auch die Beine.

Die pathologische Anatomie kennen wir naturgemäß nur bei den Tieren. Hier steht im Vordergrund die seröse oder blutigseröse Durchtränkung der befallenen Hautpartien, Subcutis und benachbarter Körpermuskulatur und petechiale Blutungen in die serösen Häute, den Herzmuskel; Lungenödem; trübe Schwellung der parenchymatösen Organe und Drüsenschwellungen.

Nach STOKES (1914) ist das Simuliengift nicht in Alkohol löslich, wird durch solchen aber auch nicht zerstört. Pasten aus Glycerin und gepulverten Simulien

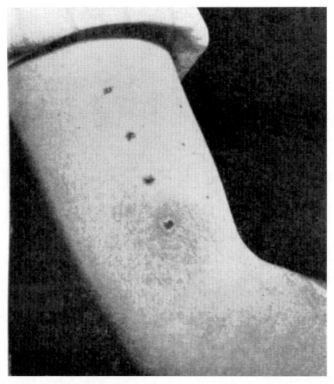

Abb. 16. Experimentelle Läsionen durch in Alkohol fixierte Simulien, die getrocknet, verrieben und mit Glycerin zu einer Paste verarbeitet waren. (Nach J. H. STOKES, aus RILEY und JOHANNSEN.)

zeigen kräftige Giftwirkung, besonders solche aus den vorderen Körperabschnitten der Tiere (Kopf und Hals). Der Ablauf der Erscheinungen entsprach den Wahrnehmungen am natürlichen Stich. Trocknen, selbst zwei Stunden bei 100°, zerstört das Gift ebensowenig wie 0,5% NaHCO₂-Lösung, dagegen wird es durch $^1/_4$% HCl oder durch alkalische Pankreatinlösung unwirksam gemacht. Über die verschiedenen Theorien des Autors siehe unten. — Über die Lokalisation der giftigen Substanz kann man hiernach noch nichts Bestimmtes aussagen.

KONSULOFF und PASPALEFF (1926) konnten durch Einspritzung von Extrakten aus Simuliumbrustabschnitten dem Kaninchenserum hämolytische Eigenschaften verleihen und ferner darauf hinweisen, daß sich im mit solchem Antigen vorbehandelten Tiere Antikörper bilden, die die Wirkung des Antigens hemmen. KONSULOFF und PASPALEFF berichten weiter von Unterschieden der

Stichfolgen einer und derselben Simuliumart verschiedener Herkunft und in verschiedenen Jahren. In einer Gegend verursacht sie empfindliche Vieh-verluste, während in anderer Gegend davon nichts bekannt ist, obwohl die Mücken auch dort das Vieh überfallen (vgl. auch FRIEDERICHS) — Klimatheorie? Eine und dieselbe Simuliumart hatte ferner in einem Jahr sehr erhebliche Viehverluste verursacht, während im folgenden, auch bei massenhaften Stichen, überhaupt keine Folgen auftraten. Daraus schließen die Autoren auf eine ziemlich verschiedene Giftigkeit der Simulien.

Die Theorien zur Erklärung der Simulienstichwirkung siehe am Schlusse. Auf eine gewisse Ähnlichkeit mit anaphylaktischen Erscheinungen schwerster

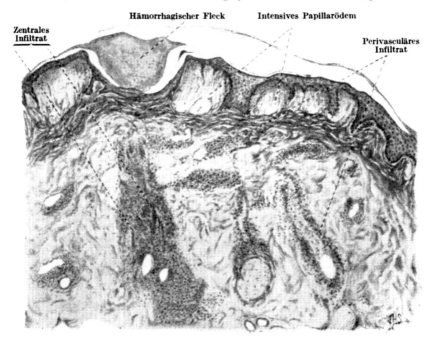

Abb. 17. Reife Läsion am 5. Tage. Sie zeigt bei schwacher Vergrößerung das Papillarödem und das Infiltrat an der Stichstelle.

Art wies ich 1921 hin im Arch. Schiffs- u. Tropenhyg. 25, 154, bei der Be-sprechung von WILHELMIS Buch.

Immunität scheint vorzukommen, nicht nur beim Menschen (s. o. S. 614), auch Vieh, das lange auf der Weide ist, erliegt den Stichen nicht mehr. Die ersten Schwärmtage der Simulien sind die gefährlichen, später erliegt meist nur noch Vieh, das frisch aus den Ställen kommt, oder aus einer von Simulien freien Gegend. Ob die Tatsache, daß die Verluste in erster Linie Jungrinder betreffen, allerdings mit Immunitätsverhältnissen in Zusammenhang gebracht werden muß, ist wohl noch fraglich.

Die Theorie, daß die Pellagra durch Simulienstiche übertragen wird, gilt heutzutage als verlassen; dagegen hat sich feststellen lassen, daß sie Überträger der Onchocerca volvulus sind.

6. Phlebotomen.

Bezüglich der Phlebotomen mag es genügen, EYSELL zu zitieren: ‚Beim Stechen werden bestimmte Körperregionen, die Knöchelgegenden der Füße, die Fußrücken, Beugeseite der Vorderarme, Kniekehlen bevorzugt, vielleicht wegen ihrer zarteren Haut; darauf scheint wenigstens hinzudeuten, daß Kinder im gleichen Schlafraum stärker angegangen werden als Erwachsene. Die lokale Stichreaktion zeigt erhebliche individuelle Differenzen (DOERR, NEWSTEAD). Bei manchen Menschen gewahrt man unmittelbar nach dem Stich ein kleines, nur bei scharfem Zusehen bemerkbares rotes Pünktchen, bisweilen auch einen minimalen Blutaustritt; das Pünktchen verschwindet, weitere Reaktion in der Umgebung bleibt aus. Solche Personen fühlen auch keinen Schmerz, kein Jucken und wissen daher gar nicht, daß sie gestochen wurden, eine Tatsache, die wohl zu beachten ist. Dies Verhalten trifft man bei Einheimischen jedenfalls häufiger als bei Fremden, nicht Immunisierten, obzwar es auch bei letzteren vorkommt, wie die Selbstbeobachtung von NEWSTEAD lehrt. In der Regel spüren die Gestochenen einen lebhaften Schmerz, wie von einem Nadelstich, der während des ganzen Saugaktes (etwa 2 Minuten) andauert; nach weiteren 1—2 Minuten entsteht eine weiße Quaddel, genau wie nach Wanzenstichen, während die Haut in weitem Umfange von lebhaftem Jucken, zuweilen auch von einem flüchtigen Erythem befallen wird. Die Quaddel verschwindet nach einer Stunde und hinterläßt ein kleines Knötchen, das anfangs lebhaft rot, später livide gefärbt ist, noch 24 Stunden juckt und sich erst nach mehreren Tagen

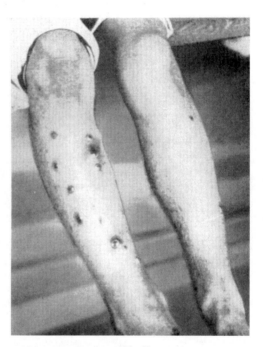

Abb. 18.
Hyperergische, bläschenförmige und in Suppuration übergegangene Reaktionen nach Phlebotomenstichen.
(Nach R. DOERR und V. RUSS.)

(8—14) völlig verliert. Dieser häufigste Verlauf kann durch den Juckreiz und das folgende Kratzen erheblich modifiziert werden. Endlich gibt es eine dritte Kategorie von Individuen, welche auf Phlebotomenstiche excessiv reagieren, und zwar in sehr merkwürdiger Weise: Es bildet sich um den Stichkanal eine mächtige Quaddel, welche sich in den folgenden 24 bis 48 Stunden in eine pflaumenweiche, kreisförmige, 5—6 cm im Durchmesser haltende Infiltration umwandelt. Am nächsten oder zweitnächsten Tage nach dem Stiche erhebt sich auf der Stichstelle ein kleines, transparentes, mit hellgelbem Serum gefülltes Bläschen, welches rasch bis Erbsengröße und darüber wächst; es platzt, sein Inhalt rinnt aus, und an seine Stelle tritt eine eintrocknende und abfallende Kruste, bisweilen auch ein mit unregelmäßig zackigen Rändern versehenes, speckig belegtes Geschwür. In manchen Fällen trübt sich der Inhalt der Blase, und es entstehen Eiterpusteln (sekundäre Infektion?) von oft beträchtlicher Größe. Derartige hyperergische Reaktionen werden gewöhnlich von einem

ausgebreiteten, entzündlichen Ödem der betreffenden Körperregionen begleitet.''
Neuere Beobachtungen über Phlebotomen sind mir nicht bekannt geworden.
Boycott hat Londoner durch importierte Phlebotomen stechen lassen und
gefunden, daß der erste Stich wirkungslos blieb, aber gegen spätere Stiche in
7—10 Tagen sensibilisierte. Besonders bemerkenswert ist die Tatsache, daß,
wenn die zweiten Stiche 10 Tage nach den ersten auf einen ganz anderen Körperteil gesetzt wurden, auf dem ersten Stich merkliche Quaddeln erscheinen können.
Die Phlebotomen sind Tiere der warmen Länder, häufiger z. B. erst in Süd-
europa. Sie fehlen in Deutschland. Ihre Bedeutung als Überträger der Orientbeule siehe bei dieser.

7. Chironomidae, Zuckmücken.

Sehr lästig werden die Ceratopogoninae (Familie Zuckmücken oder Chiro-
nomidae), vor allem die Gattungen Culicoides, Oecacta und andere. In manchen
Jahren seltener, können sie in anderen äußerst zahlreich sein. Besonders gegen
Abend greifen sie an, indem sie auf die Haut anfliegen, dort herumlaufen und
gern an den Rändern der Kleidung, z. B. am Hutrand, unterm Kragenrand usw.
stechen. Der Stich ist empfindlich, aber erst, wenn die Tierchen weg sind, tritt
das heftige Brennen auf. Die Tiere sind so klein, daß sie durch die Maschen
des feinsten Moskitonetzes dringen — manche haben wirklich nur die Größe
eines Sandkorns, daß es also mechanischen Schutz gegen sie nicht gibt, — und
so lästig, daß sie abends den leidenschaftlichsten Nimrod vom Anstand in die
Flucht schlagen können. Auf Ceratopogoninen bezieht sich nach Friederichs'
Meinung eine interessante Schilderung bei Ulmer: ,,Ich stand gegen Abend
in dem Flußbette des Ulrichswassers . . . . , plötzlich fühlte ich am Kinn,
an den Backen, an der Stirn, selbst auf dem vom Hut geschützten Kopfe ein
unangenehmes Kribbeln. Natürlich griff ich sofort mit beiden Händen zu,
um die Urheber des abscheulichen Gefühls zu packen, oder wenigstens zu ver-
treiben. Nichts konnte ich greifen; ich nahm den Hut ab — nichts war zu sehen.
Das Kribbeln und Jucken wurde allmählich zu einem unerträglichen Stechen
und Brennen, und mit größter Eile sprang ich an das Ufer hinauf, es war tatsächlich nicht länger auszuhalten! Da die Dunkelheit mir den Anblick der
Quälgeister verwehrte, lief ich ins Haus hinein, und bei angezündeter Lampe
konnte ich im Hut einige der winzigen Mücken bemerken.'' Ganz ebenso ging
es mir, als ich einmal in den Dünen auf richtige Stechmücken ansaß, gegen deren
Angriffe ich mich noch stets behauptet habe. Vor den winzigen Ceratopogoninen
räumte ich das Feld. Die Stichstellen juckten und brannten, gaben in den
nächsten Tagen kleine, rote Flecke und juckten anfallsweise noch ein paar
Tage, besonders an dem Stirnstreifen, der unmittelbar unter dem Hutrand
gewesen war und im Nacken. Auch bei diesen Tieren ist (nach Jobling) die
Wirkung verschiedener Arten ganz verschieden stark und anhaltend.

An den Küsten der warmen Meere, wo sie in den tropischen Mangrove-
sümpfen sich oft in ungeheuren Scharen vermehren, sind die von dem Spanier
Jejen genannten Tiere außerordentlich störend. Übrigens kommen nicht alle
Ceratopogoninenarten als Blutsauger beim Menschen in Frage.

8. Tabaniden, Bremsen.

Unter den derberen Zweiflüglern, welche das Volk als Fliegen zusammenfaßt, gibt es ebenfalls menschenstechende Gruppen. (Die Leptidae, unter denen
besonders für Symporomyiaarten Stechen nachgewiesen ist, seien hier nur
kurz erwähnt, da Näheres über ihre Stiche nicht bekannt ist): Die Bremsen,
Tabanidae, zu denen die Gattung Tabanus, Bremse im engeren Sinne, Haematopota, die sogenannte blinde Fliege oder Regenbremse, Crysops und einige

andere Gattungen gehören, die auch durch Übertragen von parasitischen Organismen teils auf Tiere, teils auf Menschen eine Rolle spielen; ferner die stechenden
Arten der Gattung Musca, „Fliegen" im engsten Sinne, der Gattung Stomoxys,
zu der unsere gemeine Stechfliege, auch Wadenstecher genannt, gehört; die
Glossinen oder Tsetsefliegen, die als Überträger menschlicher Schlafkrankheit
und schwerer Viehseuchen eine traurige Berühmtheit haben, endlich die pupiparen Fliegen, zu denen die Lausfliege des Pferdes, Hippobosca, die des Schafes,
Melophagus, und andere gehören.

Es mögen hier zunächst einige Beobachtungen von CORNWALL und PATTON,
sowie von YORKE und MACFIE über bei diesen Tieren gefundene, wirksame Stoffe
tabelliert werden:

Art	Autor	Aggluti-nin im Speichel	Antikoa-gulin im Speichel	Koagulin im Darm	Hämo-lysin im Speichel
Tabanus albimedius	CORNWALL u. PATTON	—	stark	—	—
Philhaematomyia insignis	CORNWALL u. PATTON	—	stark	stark	—
Musca nebulo	CORNWALL u. PATTON	—	fehlt	fehlt	—
Musca convexifrons	CORNWALL u. PATTON	—	fehlt	vorhand.	—
Musca pattoni	CORNWALL u. PATTON	—	vorhand.	stark	—
Stomoxys calcitrans	CORNWALL u. PATTON	—	fehlt	stark	—
Stomoxys sp.	CORNWALL u. PATTON	—	fehlt	stark	—
Glossina tachinoides	YORKE u. MACFIE	fehlt	stark	—	fehlt

Die verschiedenen Bremsenarten haben sehr verschiedene Neigung, den
Menschen zu stechen; darüber hat GALLI VALERIO besonders allerlei mitgeteilt.
Tabanus bovinus geht den Menschen wenig an.

Sehr lästig und zudringlich werden Haematopota pluvialis, die Regenbremse
oder blinde Fliege, ferner die Goldfliege Chrysops, die an manchen Stellen
so zahlreich und zudringlich angreifen können, daß sie den Menschen zum
Rückzug nötigen. Die Stiche beider genannten Formen sind wesentlich schmerz-
hafter als die der Stechmücken, offenbar aber doch sehr verschieden, je nachdem
sie in die Nähe eines Schmerzpunktes geraten oder nicht. Die Folgen bei mir
waren stets unbedeutend, doch bluten die Stiche meist etwas nach, und die
wesentlich größere Wunde, im Verhältnis zu Mücken, Wanzen und Flöhen,
wird eher einer sekundären Infektion zugänglich sein. Die Stiche jucken bei
mir für kurze Zeit ziemlich kräftig.

HARLAND bringt die Veld-Geschwüre Afrikas mit den Tabaniden in Zusammenhang.
Es handelt sich dabei (in Südafrika) um eine unter Jucken entstehende Papel, die bald an-
wächst, sich mit anfangs klarer, später trüber Flüssigkeit füllt und so zu einer ziemlich
großen Blase werden kann. Die Affektion soll häufiger bei berittenen als bei Fußtruppen
vorkommen und der Autor führt sie nur aus diesem Grunde auf Bremsenstiche zurück.

9. Musciden, Fliegen.

Über die Stiche des gemeinen Wadenstechers oder Stomoxys ist nicht viel
bekannt; empfunden wird er etwa wie ein schwacher Nadelstich. WILHELMI
(1907) teilt mit, daß bei Stomoxys calcitrans Erythem von 4 cm Durchmesser,
ein rotes Pünktchen an der Stichstelle, das in eine kleine Erhabenheit von
1—2 mm Durchmesser überging und zeitweises Jucken eintrat. Zuweilen tritt
aus dem Stichkanal ein wenig Blut aus. Die Reaktion trat auch bei einer Fliege
auf, deren Stichakt er unterbrach, was dafür spricht, daß der Speichel gleich
beim Einstich in die Wunde gebracht wird, ohne Rücksicht darauf, ob schon
ein Gefäß erreicht wurde oder nicht. Wenn man vielfach hört, in Sommer-

frischen und auf dem Lande fingen im Herbste die Fliegen an zu stechen, so
beruht das darauf, daß die Leute Stuben- und Stechfliegen nicht unterscheiden
können; letztere nehmen an Zahl besonders relativ zu ersteren gegen den Herbst
erheblich zu.

Über die Stichwirkung der anderen stechenden Muscidae wissen wir so gut
wie nichts; nur über die Glossinen liegt noch Näheres vor. Ihre Stiche sind,
nach Macfie, meist schmerzlos, nur wenn sie in die Nähe einer Nervenendigung
kommen, wird ein schwacher Schmerz gefühlt. Stuhlmann fühlte eine schmerzhafte Empfindung erst, wenn die Fliege den Rüssel schon wieder herausgezogen
hatte und fluchtbereit war; es blieb ein winziges rotes Pünktchen, das am folgenden Tage juckte und anschwoll. Lester und Lloyd gaben Emulsionen von
25 Speicheldrüsen von Gl. morsitans oder tachinoides in 0,2 ccm, 0,5% NaCl-
Lösung zu je 1 ccm Blut und erhielten Gerinnungsverzögerungen bei Schafblut
um 60 Minuten mit Gl. tachinoides Drüsen und 35 mit Gl. morsitans Drüsen.
Demgegenüber enthielt der hintere Teil des Mitteldarmes ein Koagulin, das
das Speichelantikoagulin in seiner Wirkung aufhob. Sie vermuten, daß letzteres
eine Antikinase ist, welche die Bildung des Thrombins verhindert. Näher auf
das Studium der Fermente durch beide Autoren soll hier nicht eingegangen
werden. Für die biologische Bedeutung des Speichels sind die Beobachtungen
der Autoren an Fliegen wichtig, denen sie die Speicheldrüsen exstirpiert hatten.
Diese vollendeten den Saugakt ungestört. Es ist also in der Regel weder die
blutgefäßerweiternde Leistung des Speichels zum Treffen der Gefäße, noch
seine Gerinnungshemmung zum Saugen nötig. Es wirkt, wie schon oben S. 608
bemerkt, der Rüssel offenbar wie ein gefettetes Rohr. Aber häufig gingen doch
später die Fliegen durch Gerinnungen in Rüssel oder Vorderdarm zugrunde.
Ähnliche Gerinnungen kommen bei unversehrten Fliegen nach Saugen von
Vogelblut vor (nicht bei Gl. palpalis). Die Beschaffenheit des Chitins, das
übrigens auch in feiner Schicht den ganzen Vorderarm auskleidet, ist also
doch allein keine *vollkommene* Sicherung gegen Koagulation. Die speichellosen
Fliegenstiche ergaben auch keine Quaddeln. Die Autoren sehen daher in der
Injektion des Speichelgiftes keine biologisch für die Tsetsefliege vorteilhafte
Einrichtung, sondern eher einen Unglücksfall, der den Gestochenen trifft,
insofern der Glossinenspeichel zufällig giftig ist. Hecht weist in diesem Zusammenhang auch darauf hin, daß die Wanzen bei ihm sich dick und vollsaugen,
obgleich nie eine Stichreaktion auftritt.

10. Pupipara, Lausfliegen.

Über die Stiche der pupiparen Dipteren verdanken wir wieder Hase die
besten Untersuchungen. Er schreibt über Hippobosciden:

,,Hipp. equina, Hipp. rufipes v. Olf. und Hipp. maculata Leach greifen häufiger
den Menschen an; das gleiche gilt von Lipoptena cervi L., wie mir von zuverlässigen Beobachtern mitgeteilt wurde. Auch Melophagus scheint den Menschen
als ,,Verlegenheitswirt" anzunehmen. Recht interessant sind die Beobachtungen
von E. Hesse (1920/21). Er berichtet von Belästigungen, die in einer Klinik
in Leipzig die Patienten nachts erfahren hätten durch Crataerhina pallida v.
Olf. Leider werden eingehendere Angaben darüber nicht gemacht. Die gleiche
Beobachtung machte Christeller (1924). Auch in seinem Falle handelte es
sich um Crataerhina pallida v. Olf., die bei freiem Anflug in der Nackengegend
des Menschen einstach. Die Erfahrung, daß Hippobosca den Menschen selbst in
Gegenwart von Pferden und Rindern (ihren gewöhnlichen Wirten) angreift,
machte ich in Spanien 1911, 1925 und 1926, sowie auf dem Balkan 1921 oft
genug an mir selbst. Es stachen die Fliegen auch durch dünne Kleiderstoffe
hindurch. Ich bin der festen Überzeugung, daß andere Hippobosciden wie

Hipp. camelina Leach, Hipp. struthionis Janson, Hipp. francilloni Leach, Lynchia maura Bigot, den Menschen auch anfallen. In tropischen Ländern dürfte es noch eine ganze Reihe von Pupiparen geben, die gelegentlich, vielleicht auch gewohnheitsmäßig den Menschen als Wirt angehen."

HASE beschreibt dann ausführlich, wie die Fliege den Stich ausführt. Als Folgen des Stiches bemerkt er: Primär „objektive zarte Rötung der Stichstelle unter gleichzeitigem Anschwellen der benachbarten Capillaren, Füllung des Stichkanals nach Herausziehen des Rüssels mit Blut, Austritt eines rasch erstarrenden Bluttröpfchens aus der Stichöffnung. — Quaddelbildung sowie Auftreten größerer, roter Höfe (Erythemata), Temperaturerhöhung an der angestochenen Hautstelle wurde an mir und meinen Versuchspersonen bisher nicht beobachtet."

Sekundär bemerkte er nur in sehr wenigen Fällen 24 Stunden anhaltend eine leichte Rötung, die nach Verlauf dieser Zeit in eine ganz schwach ausgebildete Hämorrhagie überging. Dagegen gibt BRUMPT sekundäre Bildung eitriger etwa 14 Tage bestehender Papeln an.

Subjektiv wurde nichts als gelegentlich ein ganz schwacher, stechender Schmerz, meist gar nichts beobachtet. Ähnlich scheint bei Tieren keine Belästigung durch den Stich selbst, und bei an Pupipare gewohnte Tiere, bei denen sie z. B. oft zu Dutzenden unter der Schwanzwurzel sitzen, überhaupt keine Belästigungen aufzutreten, während bei Mangel an Gewöhnung das Krabbeln auf der Haut sehr irritieren kann.

Auch die für gewöhnlich auf Schafen schmarotzende Schaflausfliege kann zum Blutsaugen beim Menschen veranlaßt werden. FREUND entnehme ich darüber folgendes:

Das Eindringen des Haustellums wird kaum als Schmerzempfindung wahrgenommen: Die kürzeste Stichdauer ist 5, die häufigste 8, die längste 55 Minuten.

Die menschliche Haut reagierte in FREUNDS Versuchen auf den Stich wenigstens bei den beiden verwendeten Versuchspersonen wie auch die unserer Schafe überhaupt nicht. Freilich schildert STEVENSEN vom Schaf selbst stärkere Stichwirkungen. Die Schafe, namentlich die feinhäutigen Lämmer, werden stark irritiert. Der Stich ist schmerzhaft. Gerötete Ausschlagflecke erscheinen an den Stichstellen und bleiben für mehr als 24 Stunden. ..... Auf der Haut der Versuchspersonen FREUNDs war unmittelbar nach dem Verlassen der Stichstelle seitens des Tieres diese nicht zu sehen, auch nicht mit Lupenvergrößerung. Aber auch später und am nächsten Tag ist keine Spur wahrnehmbar. Sekundäre Erscheinungen, die geringgradig bei Hippobosca auftreten und die auch BRUMPT bei Melophagus gesehen hat, fehlten hier. Doch zeigt die folgende Beobachtung die Komplexität der Erscheinungen: Bei einer Versuchsperson zeigten sich, nachdem sie reaktionslos durch viele Tage am Unterarm gefüttert hatte, plötzlich Papeln von geringem Umfange, leicht gerötet. Also auch hier ganz ähnliche Verhältnisse, wie sie oben für Wanzen und Flöhe mitgeteilt sind.

Ein ausführliches Literaturverzeichnis findet der Leser bei HASE, A. Beobachtungen über das Verhalten, den Herzschlag sowie den Stech- und Saugakt der Pferdelausfliege Hippobosca equina L. (Dipt. Pupipara). Z. Morph. u. Ökol. Tiere 8, 188/240 und bei FREUND und STOLZ, Beiträge zur Biologie der Schaflausfliege. Prag. Arch. Tiermed. 8, 94—106.

11. Allgemeines.

Kommen wir auf die Frage nach der Bedeutung des Speichels zurück, so muß doch berücksichtigt werden, daß eine lebhafte Hyperämie infolge Gefäßerweiterung vielfach die unmittelbare Folge des Stiches ist, und daß (s. o.)

schon beim Einstich, also in die nächste Nähe der gesuchten Gefäße, das wirksame
Gift abgegeben wird. Daß das keine günstige Wirkung auf die Bedingungen
des Saugens haben sollte, ist unwahrscheinlich, selbst dann, wenn wir annehmen
sollten, daß ganz allgemein die ersten Stiche, die ein Individuum von irgend
einer Insektenspezies erhält, die langsam sich entwickelnde Wirkung geben und
daß die für die meisten Menschen, welche in Biozönose mit einem Stechinsekt
leben, gewöhnliche Reaktionsweise bereits eine allergische ist. Es gibt eben
vielfach in der Natur Zusammenwirkung von mehreren, einander unterstützen-
den Faktoren, von denen der eine zwar gut fehlen kann, ohne daß der gesamte
Ablauf stets gestört sein müßte, aber den normalen Ablauf desselben doch in
erhöhtem Maße gewährleistet.

Bezüglich der eben erwähnten Fragestellung, ob nicht das meiste, was wir
gewöhnlich nach Insektenstichen beobachten, einschließlich gewisser Immunitätserscheinungen, allergischer Natur ist, und die primäre reine Wirkung des
Giftes nur durch das langsam nach längerer Zeit erscheinende und länger anhaltende, kleine, juckende Knötchen repräsentiert wird, sind noch zwei Ausführungen interessant. Einmal sind es die Beobachtungen von Kemper, bei
den ersten Wanzenstichen, denen er versuchsweise sich unterzog; hierüber
Tabelle:

	Latenz in Stunden	Quaddelgröße in mm	Quaddeldauer in Stunden
Erste Stiche	24	4,5	9
1. Monat	3	6,0	8
2. ,, ...	1	8,5	6
3. ,, ...	$1/_3$	6,5	3
4. ,, ...	$1/_{12}$	6,0	$2^1/_2$
5. ,, ...	0	3,5	1
6. ,, ...	0	3	$5/_{12}$
7. ,, ...	0	2	$1/_6$
8. ,, ...	0	sehr gering und nicht immer vorhanden	kurz
9. ,, ...	0	0	0

Nach einer Unterbrechung von einem Monat trat jedoch wieder eine Empfindlichkeit auf, bei der einzelne Stiche eine Quaddel von 3,5 mm Größe und
einer Stunde Dauer erzeugten. Diese Reaktion ließ sich in Zukunft nicht mehr
ändern.

Stokes macht über seine Simulienversuche theoretische Ausführungen,
von denen besonders die zweite, dritte und vierte Theorie von Bedeutung sind:

2. Vielleicht enthält der Speichel der Fliege kein an sich giftiges Agens;
es wird vielleicht, wie viele fremde Eiweißkörper, nur toxisch, wenn abgebaut.
Vollständigkeit und Geschwindigkeit des Abbaues hängen von der Zahl der
anwesenden Eosinophilen ab; dann müßte sich Immunität in intensiver Eosinophilie aussprechen.

3. Kann ein lytisches Prinzip im Blut die wichtigste Rolle spielen bei der
Befreiung des Toxins aus seiner nicht toxischen Verbindung; ein immunes
Individuum würde immun sein, nicht durch Antikörperbildung, sondern dadurch,
daß es die Toxinbindung nicht spaltet. Eosinophilie wäre dabei nicht nötig.
Diese Anschauung würde unterstützt dadurch, daß Serum von sensibilisierten
Tieren die Toxizität des zerriebenen Fliegenmaterials verstärkt, ja selbst etwas
gelöstes und frei gemachtes Toxin zu enthalten scheint. Der Mangel sofortiger
Symptome bei den ersten Injektionen im Anfang spricht dafür, daß die Reaktion

erst eintritt, wenn die Lösung der ursprünglich nicht toxischen Substanz eingesetzt hat. (Zu dieser Theorie: Die Abbauprodukte locken die Eosinophilen an, welche sie zerstören.)

4. Die erste Injektion des Giftes als eines fremden Eiweißstoffes sensibilisiert den Körper gegen diesen Stoff. Jede spätere Injektion an irgendeiner Stelle führt zum lokalen Ausdruck einer allgemeinen Sensibilisierung, doch stimmen die histologischen Bilder, welche andere Autoren von solchen Reaktionen geben, nicht gerade gut zu denen nach Insektenstichen. Da es auf die chemische Natur des injizierten Proteins ankommt, braucht eine spezifische, chemotaktische Reaktion wie Eosinophilie nicht vorzukommen. Im Lichte der Immunitätsentwicklung gegenüber Insektenstichen betrachtet, nimmt das Stichproblem einen Platz in dem größeren Problem der Anaphylaxie ein. —

Ich sagte schon oben, daß mir die letztere Auffassung sehr nahe liegt, ohne daß sie übrigens die dritte auszuschließen braucht. Möglicherweise würde gerade ein eingehendes Studium der Insektenstiche einen prinzipiellen Zusammenhang zwischen Anaphylaxie und Immunität nachweisen können.

Entscheidende Untersuchungen hat dann HECHT gemacht, indem er den PRAUSNITZ - KÜSTNERschen Versuch auf die Reaktionen gegen Wanzen und Anophelesstiche anwandte. Er hat sich die Tatsache zu Nutze gemacht, daß einzelne Personen auf Wanzenstiche sofort heftig mit Quaddeln und Hyperämien antworten, andere jegliche Sofortreaktion vermissen lassen. Er kam zu folgenden Ergebnissen:

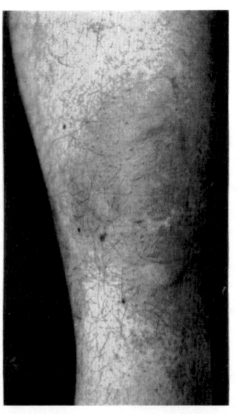

Abb. 19. Quaddeln und Erythem nach Wanzenstichen. Versuchsperson Vgs. (⁴/₅ natürl. Größe.) (Abb. 10, 12 u. 19 nach OTTO HECHT: Dermat. Wschr. 1929, 797, 799, Abb. 1—4.)

,,Es gelang, zwei gegen Bettwanzenstiche nicht empfindlichen Personen eine ziemlich streng lokal beschränkte Reaktionsfähigkeit durch intracutane Einspritzung von Serum einer mit Quaddelbildung, begleitendem Erythem und Juckreiz reagierenden Person zu verleihen.

Ein Kontrollversuch. in welchem dem einen Nichtreagierenden Serum des anderen Nichtreagierenden intracutan eingespritzt wurde, ergab, daß die lokale Sensibilisierung an spezifische Eigenschaften des Serums der reagierenden Person geknüpft war.

Die Absicht, den reagierenden Personen, die in den Sensibilisierungsversuchen als Serumspender gedient hatten, eine Reaktionsabschwächung oder Reaktionslosigkeit durch Einspritzung von Serum einer nicht reagierenden Person zu geben, hatte negativen Erfolg.

Nicht mit den Seren aller reagierenden Personen konnte eine lokale

Sensibilisierung der beiden Nichtreagierenden erreicht werden." In der Idiosynkrasieforschung finden sich nur seltene Parallelfälle zu diesem eigenartigen Verhalten.

„Den auf Anopheles maculipennis-Stiche nur papelförmig reagierenden Personen konnte das Vermögen zu lokaler quaddelförmiger Sofortreaktion durch intracutane Einspritzung von Serum nur quaddelförmig reagierender Personen verliehen werden.

Nicht möglich war es, das Vermögen zu quaddelförmiger Reaktion gegenüber Anopheles maculipennis-Stichen zu mindern, wenn den in dieser Weise reagierenden Personen Serum einer nur papelförmig reagierenden Person eingespritzt wurde.

Nicht möglich war es, einer nur quaddelförmig reagierenden Person das Vermögen zu papelförmiger Spätreaktion durch Einspritzung von Serum einer nur so reagierenden Person zu geben.

Man darf nach diesen Ergebnissen sowohl die Bettwanzenstichfolgen wie auch die erythematös-quaddelförmigen primären Anopheles-maculipennis-Stichfolgen als allergische Reaktionen auffassen. Wie die papelförmigen Sekundärreaktionen in diesem Zusammenhang zu deuten sind, ist noch nicht sicher."

Ist mit dieser Einordnung in den Bereich der allergischen Erscheinungen die Quaddelreaktion auf die Insektenstiche ihres Zweckmäßigkeitscharakters entkleidet und als eine Zufälligkeit anzusprechen?

Das ist wohl fraglich. Die anaphylaktischen Vorgänge erlauben es offenbar, mit den geringsten Mengen Substanz noch sehr merkliche Reaktionen zu bewirken und an Stellen, wo die Stechinsekten reichlich vorhanden sind, wird die Entstehung des allergischen Zustandes mit Quaddel und Hyperämiereaktion das normale Verhalten werden, genau wie in Gelände, das reich an Raupen der Hemileuca olivae ist, das Überempfindlichkeitsverhältnis gegen deren Haare die Norm sein wird, und genau wie man die Härchen der Primula obconica als Abwehrorgan bezeichnen kann, obwohl sie auch erst auf anaphylaktischem Wege zur Wirksamkeit kommen.

12. Blutsaugende Muscidenlarven.

Nicht nur Fliegen saugen Blut durch ihre Stiche, es gibt vielmehr auch Fliegenmaden, welche Blut saugen, und es gilt die Regel: Ist die Larve parasitisch oder Blutsauger, so ist es die erwachsene Fliege nicht, und umgekehrt. Die bekannteste dieser blutsaugenden Maden ist die der Auchmeromyia luteola, einer Calliphorine aus dem warmen Afrika. Südwärts ist sie noch in Praetoria gefunden, wo sie aber selbst in über 2000 m Meereshöhe vorkommt (Bedford). Die Fliege lebt in den Hütten der Eingeborenen, auf Latrinen usw. Sie legt ihre Eier auf trockenen Boden in die Nähe der Menschen, z. B. unter die Matten, auf denen die Leute schlafen, und in und unter diesen halten sich die Larven auch auf. Unter gewöhnlichen Verhältnissen sind sie tagsüber ruhig und nur nachts aktiv; wenn sehr ausgehungert aber, sind sie auch tags aktiv. Wärme lockt sie stark an, und diese kräftige positive Thermotaxis ermöglicht es ihnen, den Schläfer auf der Matte zu finden. Sie bohren sich bei ihm nicht in die Haut ein, sondern reißen dieselbe nur mit ihrem scharfen Mundhaken an und füllen ihren Darm mit dem Blute des Schläfers. Nach Blacklock saugen sie manchmal eine Stunde. „Hauswürmer", „vers des cases". Der Mensch scheint der Hauptwirt dieser Fliegen zu sein. Die Larven kann man aus den Matten oder aus lockerer Erde und Staub in Fußbodenritzen und Spalten leicht herauskratzen. Sie sind durchscheinend schmutzig-weißlich. Bald nach der Nahrungsaufnahme scheint der gefüllte Magen hellrot durch. Das Larvenstadium währt

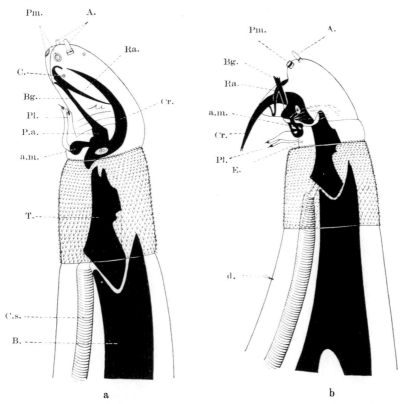

a   b

Abb. 20 a und b. Vorderende von Fliegenlarven mit vorgestreckten und zurückgezogenen Mundhaken nach KEILIN.

A. Fühler (Antenna), a.m. medioventraler Bügel, welcher die Basis der beiden Mundhaken verbindet, B. Pharyngealstück, Bg. an der Spitze gezähntes Mundstäubchen, C. Sinnesorgane, welche mit den Nerven der Maxillar-Palpen, Pm., in Verbindung stehen, Cr. Mundhaken, Cs. Ausführung der Speicheldrüse, d. Sinneshärchen, E. Sinnesorgan, p.a. Gelenkstück, welches das Mundstäubchen mit den gleichseitigen Mundhaken verbindet, Pl. Labialpalpus (Lippentaster), Pm. Maxillar-Palpus (Kiefertaster), Ra. Paariger streifenförmiger Sklerit, T. Mittelstück des Pharyngealapparats.

ungefähr 15 Tage. Genaue Beschreibungen der Larven und ihres Baues finden sich bei DUTTON, TODD und CHRISTY, ferner bei ROUBAUD und RODHAIN.

Die Larven sind in manchen Hütten sehr häufig. Aus einem kleinen Stück Fußboden kratzten die Eingeborenen den genannten Autoren in kurzer Zeit 20 Maden aus. Wo die Leute auf Pritschen oder in Betten schlafen, sollen die Maden viel weniger zahlreich sein. Die Einheimischen geben an, die Larven könnten springen, doch ist das von wissenschaftlicher Seite bisher noch nicht bestätigt. Über unangenehme Folgen der Bisse kann ich in

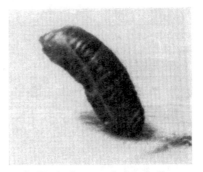

Abb. 21. Auchmeromyia luteola FAB. Larve an menschlicher Haut saugend. (Nach B. BLACKLOCK.)

der Literatur nichts finden, doch wird von einem Häuptling berichtet, der seine Behausung im Stich ließ, weil zu viele Würmer darin waren. Das läßt darauf schließen, daß gewisse Störungen des Behagens durch diese

Maden doch wohl vorkommen. Die Maden saugen oft eine Stunde lang. Der Vorderrand des hinter dem Kopfe gelegenen Segment wird der Haut angepreßt wie ein Saugnapf. Als Piston dient der rudimentäre Kopf selbst, das Pseudocephalon. Die Larven saugen nur an unbehaarter Haut und können nicht durch die Kleidung beißen. Das Tönnchen ist dunkelbraun, 1 cm lang. Die Puppenruhe dauert ungefähr 11 Tage. Die erwachsene Fliege ist in ein schmutziges Dunkelbraun gekleidet und zeigt etwas dunklere Schatten auf dem Thorax und eine dunkle Querbinde auf dem Hinterleib. Die Größe ist etwa die unserer grünschillernden Schmeißfliegen (Lucilia).

Ähnlich leben die Choeromyia-Arten, ebenfalls im warmen Afrika. Genannt werden vor allen Dingen choerophaga und boueti. Ihre Hauptwirte sind unbehaarte Tiere, wie der Ameisenbär und das Warzenschwein, in deren Bauten sie meist leben, doch werden die Erwachsenen, besonders die Weibchen auch im Freien in Baumhöhlen getroffen. Menschliche Wohnungen scheinen sie mehr ausnahmsweise zu befallen.

Viel mehr als Menschen, haben Vögel unter blutsaugenden Fliegenmaden zu leiden. Es gibt viele Nestschmarotzer, zu denen z. B. unsere ganz häufigen Phormia azurea und sordida, in Amerika Ph. chrysorrhea, die afrikanischen Passeromyien u. a. gehören. In welchem Maße diese Tiere den Vogelbruten gefährlich werden, ist nicht bekannt. Den Menschen greifen sie nicht an. Wenn sie jedoch zum Zubeißen veranlaßt werden können, so ist ihr Biß als geringer Schmerz fühlbar, was wohl einen Rückschluß auf die Auchmeromyien erlaubt.

B. Stationär parasitische Insekten.

1. Der Sandfloh, Sarcopsylla[1] penetrans.

Die Sandflöhe gehören zu dem lästigsten Ungeziefer der Tropen und ihre Wirkungen in ihrem Verbreitungsgebiet zu den häufigsten pathologischen Zuständen der Haut.

Ursprünglich ist der Sandfloh im warmen Amerika beheimatet, wo er zuerst 1551 von Oviedo in seiner Historia general y natural de las Indias erwähnt wird. Von da aus ist er in relativ neuer Zeit nach Afrika übergegangen. 1872[2] hat er nach Pechuel-Loesche (s. a. P. Hesse) auf dem englischen Schiff Thomas Mitchell von Rio de Janeiro kommend die afrikanische Küste bei Ambriz erreicht und stark verseucht. Teils mit der Bemannung des Schiffes, teils mit Besuchern desselben seien die Sandflöhe an Land gekommen, haben sich dort rasch vermehrt und alsbald sich, der Küstenschiffahrt folgend an der Küste, später zunächst den Karawanenstraßen folgend ins Innere ausgebreitet. So ausschließlich passiv wandernd, hat der Sandfloh schon 1899 Afrika quer durch-

---

[1] Dank den fleißigen Bemühungen der Nomenklaturisten hat auch die „wissenschaftliche" Benennung dieses Tieres in der Literatur in den letzten Jahren fortwährend gewechselt, es werden die Namen Dermatophilus penetrans, Rynchoprion penetrans, neuerdings Tunga penetrans verwandt.

[2] Die Angabe Falkensteins, daß Adanson schon 1752 die Sandflöhe aus Afrika beschrieben habe, widerlegt P. Hesse. Er glaubt, daß es sich dabei um andere Flöhe handele, die in Afrika auch in großen Massen auftreten können. c. f. Stuhlmann und Stanley. Ebenso ist die Ansicht von Henning, daß Braun in seinen Schiffahrten, Basel 1624, bereits aus der Kongogegend vom Sandfloh berichtet habe, mit Vorsicht aufzunehmen. Die Vorstellungen, die sich Henning vom Sandfloh und Larven desselben macht und auf die er sein Urteil gründet, sind durchaus unrichtig. Was Braun vor sich hatte, wird nie mehr mit Sicherheit nicht mehr zu entscheiden sein, vielleicht waren es Fliegenlarven (Cordylobia und andere Calliphorinen) s. S. 649. Henning ist geneigt, in Brauns Bericht ein Zeugnis für eine ältere Invasion von Brasilien aus zu sehen, welche aber zu keiner großen Ausbreitung geführt habe.

messen und breitete sich nun lokal immer weiter aus[1]. Er ist nach Madagaskar übergesiedelt, aber, wie es scheint, nicht nach Asien. In Indien ist er in Bombay und Karachi kurze Zeit, um 1889 durch Segelschiffe eingeführt, aufgetreten, kommt aber wahrscheinlich wegen zu großer Feuchtigkeit des Klimas nicht

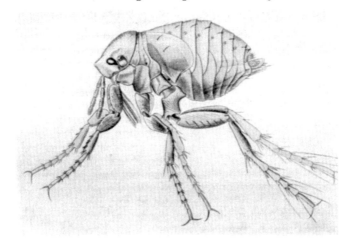

a

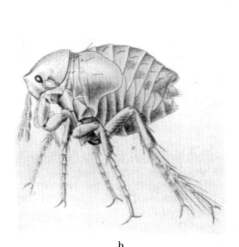

b   c

Abb. 22a—c. a Sandfloh-Männchen von der Seite, b das Weibchen ebenso, c Sandfloh von der Rückseite. (Nach Karsten.)

vorwärts (Patton und Cragg). Die Angaben über Sandfloh in Ostasien von Blandford müssen sich auf eine andere Art beziehen, weil man aus jenen Gegenden nichts von einem Befallensein von Menschen gehört hat. Der Blandfordsche Floh ist später von Jordan und Rothschild beschrieben als S. caecigena. Er unterscheidet sich vom Sandfloh durch das Fehlen des Auges. Die von Roubaud aus derselben Gegend 1925 beschriebene Sarcopsyllide S. lagrangei

---

[1] Eine Menge Einzelangaben über das Vorkommen des Sandflohes in Afrika stellt Hesse mit Quellennachweis in seiner sehr anregenden Studie zusammen.

ist wohl dieselbe Art, die also S. caecigena heißen muß. Worauf die Angabe von Essed beruht, daß der Sandfloh sich bis Persien und bis Penang in Hinterindien ausgebreitet habe, weiß ich nicht. Patton gibt davon nichts an. Auch in Florida, von wo er ein paar Male gemeldet ist, scheint er nicht Fuß zu fassen.

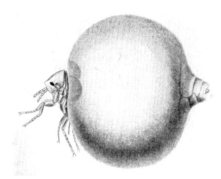

Abb. 23. Halbvollgesogenes Sandflohweibchen.

Heute umfaßt das Gebiet dieser Seuche das warme Amerika von Mexiko und den westindischen Inseln im Norden bis Argentinien und Uruguay im Süden, etwa vom 30. Grad nördlicher bis zum 32. Grad südlicher Breite und in Afrika etwa das Gebiet vom Senegal (nach Enderlein sogar von der Nordküste) bis Matabeleland, auch die kapverdischen Inseln und Madagaskar. In Afrika ist nach Blanchard noch mit einer weiteren Verbreitung des Parasiten zu rechnen.

Karsten berichtet, daß der Sandfloh in den Kordilleren noch bis zu 2000 ja gut 2500 m Meereshöhe aufsteigt.

Der *Erreger* der Seuche, Sarcopsylla penetrans, ist im nüchternen Zustande etwa halb so lang wie ein Menschenfloh und gelblich gefärbt. Unterschied der

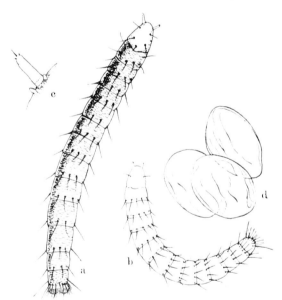

Abb. 24. Sandfloh. a Larve, b etwas jüngere Larve, c Fühler der Larve, d Eihüllen.

Geschlechter ist äußerlich noch unbedeutend, nicht größer als bei anderen Flöhen, solange die Männchen den Begattungsapparat nicht entfaltet haben. Sonst kann man, wie Mense erwähnt, die Männchen leicht unterscheiden, „denn letztere schleppen den verhältnismäßig riesigen Penis von Form einer Fuchsienblüte nach". Der Rüssel ist schräg nach vorn gerichtet. Die Unterlippe ist nur dreigliederig, weil ihre Taster, die übrigens leicht abbrechen, ungegliedert sind, dabei aber lang, blaß und viel weicher als bei den anderen Flöhen. Die Mandibeln sind stärker gezähnt, kräftiger und länger; ebenso die Oberlippe. Die Brustringe sind sehr schmal und stark zusammengedrückt, Hüften und Schenkel sind weit schwächer als bei anderen Flöhen, Sprungmuskulatur und Sprungfähigkeit also stark beschränkt, Ctenidien[1] fehlen völlig. Die bei den Flöhen sonst so kräftig entwickelten nach hinten gerichteten Borsten sind kurz und schwach. Dagegen ist der Kopfschild in der Wangengegend in eine mäßig stark ausgeprägte dreieckige Spitze nach hinten ausgezogen. Am Hinterleib fehlen dem Weibchen die Atemöffnungen vom 2.—4. Ringe. Die weiche intersegmentale Haut ist hier sehr stark entwickelt und erlaubt eine bedeutende Ausdehnung des Flohkörpers.

Alle diese Merkmale stehen mit der Lebensweise des Flohes in engem Zusammenhang.

Die Eier des Sandflohes sind wie andere Floheier ovoide perlweiße Gebilde ohne Deckel von ungefähr 0,40 mm Länge und 0,28 mm Breite. (Berechnet

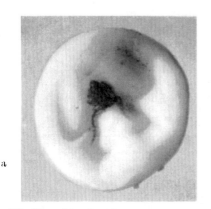
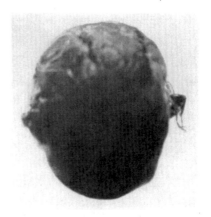

a
b

Abb. 25a und b. Sandflohweibchen vollgesogen. a von vorn, b von der Seite. (Vergrößert.)
(Nach Diapositiv des Tropeninstituts, Hamburg.)

nach NEWSTEADS Figur.) Die Larven des Sandflohes weichen, soviel wir wissen, nicht wesentlich von denen anderer Flöhe ab, nicht in Form und vermutlich auch nicht in der Lebensweise. Sie finden sich im Sande oder in dem Staube der Wohnungen, besonders gern in dem trockenen feinen Sand unter den Häusern, wo man nach ESSED in Surinam nur einige Minuten mit bloßen Füßen im Sande zu scharren braucht, um zahlreiche junge Flöhe anspringen zu sehen. Warme, trockene Gegenden sind für sie wichtig. Die Männchen und jungfräulichen Weibchen leben ebenfalls wie andere Flöhe, nur springen sie weniger und laufen mehr. Sie können, so lange noch nüchtern, lange hungern, angeblich bis zu einem Monat. Nach der Begattung ändert das Weibchen seine Lebensweise. Es bohrt sich in die Haut ein (schon in 1—2 Minuten sind Kopf und Thorax unter der Hautoberfläche verschwunden, das Abdomen folgt erst nach 5—10 Minuten) und versenkt seinen Rüssel zum Saugen in ein Blutgefäß. Es ernährt sich von Blut. Das Tierchen bleibt in der Epidermis liegen. Allmählich, in 4—7 Tagen, schwillt es immer mehr an, erst zu einer dicken Scheibe, dann zu einer ungefähr erbsen großen Kugel, welche im wesentlichen bedeckt ist von der ausgespannten intersegmentalen Membran des 3. und 4. Hinterleibsringes, welchen vorn Brust und Kopf und die Hinterleibsringe 1—3, hinten die anderen Hinterleibsabschnitte des Flohkörpers anhängen (Abb. 25a und b).

[1] Das sind nach hinten gerichtete kammzahnartige Chitinzinken der Haut.

Die Farbe des angeschwollenen Sandflohes ist milchweiß, wenn man ihn herauspräpariert hat. Nur bei Negern soll er ein wenig gräulich aussehen. Das ist leicht verständlich, weil der Haut des herauspräparierten Sandflohes noch einige Zellschichten der menschlichen Epidermis anzuhaften pflegen. In diesem Zustand ist der größere Teil des Sandflohes von den Eiröhren mit den zahlreichen ziemlich großen Eiern eingenommen. Dazwischen finden sich der Darm, Tracheen und starke Muskelbündel, welche aus der Kopfgegend nach hinten laufen (FÜLLEBORNsche Muskeln), und nach diesem Autor bei der Ausstoßung der Eier wirksam werden, nach ESSED auch bei Einbohren dem Nachziehen des Hinterleibes dienen. Die Hautöffnung ermöglicht dem Sandfloh die Atmung. Mit der äußeren Luft steht nämlich jetzt nur noch das Hinterende in Verbindung durch die rundliche Hautöffnung, in deren Grund sich zu beiden Seiten des Afters die 6 großen Hinterstigmen, Atemöffnungen des Tieres, finden. Es beginnt die Ablage der Eier, welche nach und nach ausgestoßen werden

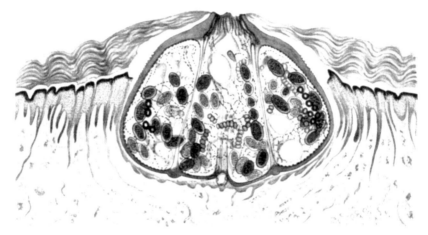

Abb. 26. Sarcopsylla penetrans L. in der menschlichen Haut. Frontalschnitt. Der Floh ist im Gegensatz zu Sarcopsylla caecata ENDERLEIN ganz von der Epidermis umhüllt. (Nach F. FÜLLEBORN.)

(cf. SCHILLING, zit. bei FÜLLEBORN). Sind die Eiröhren erschöpft, so stirbt der Parasit ab. Wie lange er so in der Haut verbleibt, darüber finde ich keine Angabe. Lange Zeit ist das einzige, was gesagt wird. In anderen Fällen sollen Entzündungsvorgänge den Sandfloh zum Herauseitern bringen und er die Eier erst nach dem Ausfall aus der Haut am Boden entleeren. So berichtet MENSE u. a., der auch sagt, daß es die den Floh umlagernden Leukocyten sind, welche ihn zum Absterben bringen. Aber sicher darf man annehmen, daß, wenn es zu einer reaktiven Entzündung und Absonderung kommt, durch diese die Atemöffnungen des Flohes über kurz oder lang verlegt werden und er durch Erstickung stirbt. Gerade darum scheint uns dieser Vorgang nicht in den Verlauf der unkomplizierten Sandfloherkrankung zu gehören [1]. Außer beim Menschen ist nach W. DWIGHT PIERCE der Sandfloh noch beim Schwein, Pferd, Rind, Ziege, Schaf, Hund, Katze, Löwe, Gorilla und wahrscheinlich noch anderen, selbst Vögeln beobachtet (BISHOPP). RENGGER war der Meinung, daß wild lebende Tiere nicht befallen würden, KARSTEN fand die Sandflöhe aber an einer Feldmaus. Nach dem oben aber Gesagten ist es doch fraglich, ob fern von

---

[1] Es mag jedoch darauf hingewiesen werden, daß bei Insektenstichen ganz allgemein allergische Verhältnisse eine Rolle zu spielen scheinen und daher sehr wohl auch den Ablauf der unkomplizierten Sandfloherkrankung beeinflussen könnten.

menschlichen Siedlungen lebende Tiere anders als ausnahmsweise befallen werden.

Pathologische Anatomie. Aus Abb. 26 nach FÜLLEBORN ersieht man leicht, daß der Sandfloh beim Anschwellen nicht die Epidermis durchbricht[1]. Dieselbe ist nur stark verdünnt, überzieht aber mit ihren tieferen Schichten den ganzen Sandflohkörper. Interessant ist die Verzahnung zwischen Sandflohkörper und Stratum lucidum. ESSED, der wie FÜLLEBORN auf Schnitten untersuchte, findet allerdings, daß der Sandfloh vielfach im Corium liegt, d. h. daß sein vorderer Teil nicht mehr von dem Stratum germinativum bedeckt ist. ESSED gibt dabei an, daß, wenn man den frisch eingedrungenen Floh ungeschickt mit einem spitzen Instrument zu entfernen sucht, er stets tiefer eindringt, bis schließlich aus seinem Bohrloch Blut hervortritt. Er hat wohl sicher recht, daß in solchem Falle die Haut durchbrochen ist. Ob aber alle Fälle, in denen der Floh nicht in der Epidermis allein liegt, auf artefizieller Veränderung beruhen, bzw. eine Auswirkung sekundärer Ent-zündungsprozesse sind oder ob, was auch möglich ist, Stellen dünnerer und dickerer Haut sich verschieden verhalten, darüber wären weitere Untersuchungen noch nötig. Herausgegrabenen Sandflöhen haftet immer noch eine ziemlich starke Schicht von Epidermiszellen an, was bei der oben beschriebenen Verzahnung auch verständlich ist. Bei Be-handlung mit Kalilauge lösen sich diese Epidermisfetzen von der Culi-cula des Sandflohes ab.

Die räumlichen, durch den erbsengroßen Fremdkörper in der Epidermis bedingten Verhältnisse scheinen im übrigen das ganze Bild der unkomplizierten Sandfloh-

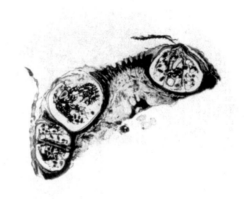

Abb. 27. Zehenhaut mit mehreren Sandflöhen im Schnitt. (Vergr.)

infektion zu erklären. Genauere Untersuchungen liegen nicht vor. Doch wird allgemein eine gewisse Entzündung und Schwellung der infizierten Stellen angegeben. So gibt auch ESSED bei dem ins Corium vorgedrungenen Sandflöhen zum Teil eine mehr oder weniger stark leukocytäre Infiltration an. In manchen Fällen kommt es zweifellos zum Herauseitern der Flöhe. Diese Reizung beruht nicht auf Flohlarven, wie ältere Autoren gelegentlich angeben. Solche entwickeln sich weder in der Haut, noch im Körper des Mutterflohes, sondern nur im Staub oder sandigem Boden. Findet man mehrere Flöhe dicht beieinander, so handelt es sich nicht um die Nachkommenschaft eines Mutter-flohes, sondern ist entweder Zufall oder kommt vielleicht auch davon, daß sich auf der etwas entzündeten Haut in der Nähe schon eingedrungener Sand-flöhe gern andere ansetzen. Die natürlich in der Epidermis nach Beendigung der Eiablage abgestorbenen Sandflöhe werden allmählich im Laufe der Zeit mit der Epidermisschuppung ausgestoßen.

Symptome und Verlauf. Der Hauptansiedlungsplatz der Sandflöhe sind die

---

[1] Bei Ratten ist eine zweite Sandflohart gefunden, welche die Epidermis durchbricht und dann mit den größeren Teilen des Körpers im Corium liegt. Beim Menschen scheint sie bisher noch nicht beobachtet zu sein [Sarcopsylla caecata Enderlein]. Ähnlich dürfte sich Sarc. caecigena Rotschild verhalten.

Füße, so die Haut zwischen den Zehen, unter den Nägeln, Fußsohlen. Bei Menschen, die gewohnheitsmäßig auf dem Boden hocken, auch Glutaeal- und Analgegend. Daneben können die Sandflöhe an allen anderen Körperstellen, z. B. gern selbst zwischen den Fingern vorkommen. Besonders erwähnt McGREGOR das von Fuhrleuten, welche häufig genötigt sind, um ihre Wagen vorwärts zu bringen, mit den Rädern und am Boden zu hantieren.

Die Wirkung des eindringenden Sandflohes ist nach KARSTEN (Beobachtungen in Amerika) ein so geringes Jucken, daß es von Leuten, die den Sandfloh noch nicht kennen, oft gar nicht beachtet wird. Der eingebohrte Sandfloh macht nach demselben Autor gar kein Jucken oder infolge ganz leichter Entzündung der Umgebung nur ein sehr geringes, solange die Stelle nicht durch Druck oder Reiben und Kratzen gereizt wird. Anderen ist nach ESSED das bißchen Juckgefühl sogar angenehm, so daß sie die Sandflohaffektion leicht streichen, wodurch das Jucken erhöht werde. Ganz allgemein verstärkt Kratzen und Drücken das Juckgefühl, wie der Autor meint, vielleicht indem es Bewegungen des Flohes hervorruft. Nach etwa einer Stunde hört sonst das Jucken überhaupt auf, wenn man den Parasiten in Ruhe läßt. In 4—7 Tagen schwillt dieser nun zur vollen Größe an. Nach McGREGOR stellt er sich dann bei äußerer Ansicht dar als ein schwarzer Punkt, der von einem weißen Hof umgeben ist. Um letzteren liegt wieder ein schmaler geröteter Hof. Auch JULLIENs Krankenbericht von sich und anderen spricht für geringes

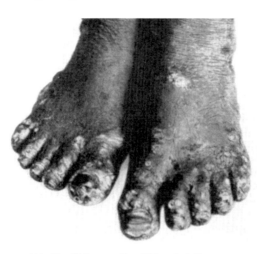

Abb. 28. Füße, von Sandflöhen befallen.
(Nach Diapositiv des Tropeninstituts.)

Jucken. Andere Autoren geben an, daß verschiedene Personen sehr verschieden reagieren, einige empfinden nur ganz wenig, andere merkliches, wieder andere ganz außerordentlich lästiges Jucken[1]. SHERWOOD findet nicht nur die Hautaffektion sehr quälend, sondern glaubt sogar im Verfolg der Sandflohaffektion allgemeines schlechtes Befinden beobachten zu können. In Afrika beobachtete JULLIEN, daß die Negerkinder vergnügt spielten, barfuß, ohne sich um die bis zu 11 Stück in einer Zehe anwesenden Sandflöhe zu kümmern. Ähnlich sieht BLANCHARD die Sache an. In sehr vielen Fällen jedoch treten Entzündungen und Eiterungen auf. Ihnen mag wohl in der Regel ein Druck oder Reibung der Kleidung, das sich ja gar nicht immer vermeiden läßt, oder ein Kratzen oder Entfernungsversuche voraufgegangen sein. Dann dringen Eitererreger in die Haut ein. Der Sandfloh kann herauseitern. Durch den dichten Besatz mit Sandflöhen kann es zu chronischen starken Eiterungen kommen, denen einzelne Zehen oder allmählich der größere Teil des Fußes zum Opfer fallen können.

Komplikationen. Blutvergiftungen kommen nicht selten vor und eine noch unangenehmere Komplikation sind die Infektionen mit Tetanus. So glaubt

---

[1] Also Verhältnisse, wie wir sie auch bei anderen Insektenstichen zu finden pflegen.

QUIROS, daß von 1147 tödlichen Tetanusinfektionen, welche im Laufe der Jahre 1912—1915 in Costa Rica festgestellt wurden, die meisten ihren Eingang durch Sandflohverletzungen gefunden hätten (cf. auch ROHARDT). Auch Gasbrand hat sich nach diesem Autor mehrfach an Sandflohwunden angeschlossen. Wenn andererseits LAMA den Sandfloh als *Überträger* der Lepra anspricht, so kann nach unseren derzeitigen Kenntnissen der Lepraätiologie wohl nur ebenfalls eine zufällige Infektion der Wunden durch den Leprabacillus angenommen werden. Schwellung der regionären, vor allem also der Inguinaldrüsen wird vielfach beobachtet. Doch ist nicht sicher, ob es sich hierbei um die Wirkung sekundärer Infektionen handelt oder um eine Einwirkung der Sandflöhe an sich. ULLOA und JUSSIEN haben auf Grund der verschiedenen Wirkung auf die Invasionsstelle und der Beteiligung oder Nichtbeteiligung der Drüsen zwei Arten von Sandflöhen unterscheiden wollen, eine dunklere harmlose und eine hellere virulentere. KARSTEN und spätere Forscher haben das nicht bestätigen können. ESSED ist der Meinung, daß auch bei der Ausbildung der Elefantiasis, für die ja immer wiederholte Staphylo- und Streptokokkeninfektionen die direkte Ursache abgeben, der Sandfloh durch Schaffung von Eingangspforten eine erhebliche Rolle spiele.

Bei der *Diagnose* ist das Jucken an den Lieblingsplätzen der Sandflöhe möglichst zu beachten. In vielen Gegenden ist es erforderlich, wenigstens abends einmal die Füße anzusehen und die frisch eingedrungenen Sandflöhe zu behandeln oder zu entfernen. In der Haut des Europäers sind die gelblichen Tierchen verhältnismäßig gut sichtbar, viel schwerer in der Haut der Neger. An den kleinen Zehen kann, wie JULLIEN berichtet, der Sandfloh genau solche Beschwerden machen wie ein Hühnerauge und auch zunächst für ein solches gehalten werden. Nähere Untersuchung ergibt aber leicht den wirklichen Tatbestand. In der Nähe des After lassen Sandflohbeschwerden zunächst an Hämorrhoiden denken. Mit dem die Negerrasse anscheinend bevorzugenden Ainhum, einer Abschnürung der kleinen Zehe, seltener anderer Zehen, darf man den Zehenverlust durch Sandflöhe nicht verwechseln.

Behandlung. Wenn auch die Eingeborenen vielfach Erfolg haben, den Sandfloh zu entfernen, wenn er sich gerade eben in die Haut einbohrt, so wird doch in der Literatur überwiegend davor gewarnt, denn, sagt KARSTEN, der Sandfloh arbeitet beim Einbohren sehr lebhaft und die Mandibeln sind oft so fest verankert, daß es unter Umständen leichter ist, den Kopf abzureißen als den Floh ganz zu entfernen. ZUR VERTH in ,,RUGE-MÜHLENS-ZUR VERTH" empfiehlt bei frisch eingedrungenen Flöhen etwas Acid. carbol. liquef. mit Sonde oder Streichholz aufzubringen. Das töte sofort und man könne die Flöhe dann entweder leicht entfernen oder sie stoßen sich mit der Haut allmählich ab. Diese Behandlung geht nur in den ersten beiden Tagen. 24—48 Stunden nach dem Eindringen ist es schon richtiger, die bereits angeschwollenen Flöhe operativ zu entfernen (FÜLLEBORN). Ihr unförmig angeschwollener Leib verhindert sie dann schon daran, tiefer zu bohren. Man schiebt mit einem Stäbchen die Haut allseitig um den Sandfloh zurück und hebt ihn darauf mit dem Stäbchen heraus. Meist bleibt eine nicht blutende Vertiefung zurück, gelegentlich aber blutet es auch ein wenig. Daß bei diesem Vorgehen leicht einmal eine kleine Wunde entstehen wird, ist ja verständlich. Die entfernten Sandflöhe sollen durch Feuer vernichtet werden. Die Asepsis und gegebenenfalls spätere Desinfektion der Wunde ist selbstverständlich. Ob für die von ZUR VERTH empfohlene lokale Anästhesie immer die Zeit sein wird, scheint mir sehr fraglich. Während die medizinische Literatur im allgemeinen mehr zu anfänglichem Abwarten und Herausholen nach 48 Stunden rät, entfernt die einheimische Bevölkerung die Flöhe in der Regel sofort. ESSED erzählt, daß die Kreolenfrauen in Surinam stets in ihrer Jacke ein paar Nadeln für diesen Zweck haben und Karaiben tragen zwei Nadeln in den Lippen, in epithelisierten Kanälchen und haben so immer etwas gegen den Sandfloh bei sich.

Als Volksmittel sind ferner Petroleum und Terpentin im Gebrauch zum Anstreichen der befallenen Stellen. Das Terpentin soll den Parasiten meist mumifizieren.

Peryassu empfiehlt Jodtinktur oder Quecksilbersalben.

Quiros rät von einer Behandlung mit Jod ab, ihm gab eine Pomade aus Salicylsäure 2,5, Ichthyol 10,0 und gelber Vaseline 10,0 gute Erfolge. Bei sehr starkem Befallensein empfiehlt er Behandlung mit Petroleum. Da der Sandfloh auf Luftatmung angewiesen ist, wird ihn voraussichtlich jedes Fett abtöten, das die kleine Hautöffnung gut und lange genug verschließt, also besonders abends vor der Ruhe aufgebracht ist. Das Petroleum wirkt offenbar in derselben Weise wie bei den Stechmückenlarven, indem es in die Trachea eindringt und von da aus die Tiere vergiftet.

Prognose. Das unkomplizierte Sandflohleiden ist durchaus harmlos. Die Prognose der Komplikationen richtet sich nach deren Natur. Durch Häufigkeit solcher Komplikationen ist aber die Gesamtprognose doch nicht unbedingt gut und die Anzahl der Todesfälle oder Verstümmelungen, die das Leiden hervorruft, absolut, infolge seiner großen Häufigkeit nicht allzu gering.

Über *Immunität* gegen Sandflöhe ist bisher nichts bekannt. Sie ist nach dem, was wir von anderen Insekten wissen, nur in einem gewissen Sinne überhaupt zu erwarten. Vorläufig ist es daher vielleicht erlaubt mit Karsten die allgemeine Meinung, von der auch Rengger und Humboldt berichten, daß Neuankömmlinge im Sandflohgebiet weit schwerer unter der Plage zu leiden haben als die Altangesessenen mit der zu geringen Aufmerksamkeit der ersteren auf diese Tiere zu erklären. Eine Immunität in dem Sinne, daß das blutsaugende Insekt geschädigt oder abgetötet würde, ist gegen Insekten zwar bekannt geworden, aber dem Sandfloh gegenüber noch durch keine Untersuchung geprüft. Umgekehrt kennen wir Tatsachen, die sehr lebhaft dagegen sprechen. Dagegen wissen wir, daß die Wirkung der während des Stiches eingebrachten körperfremden Stoffe Immunitätserscheinungen unterliegt. Es wäre in diesem Sinne auch beim Sandfloh durchaus denkbar, daß bei Neulingen zuerst die Affektionen sehr zur Entzündung und Vereiterung neigen, während dies später nur noch in geringerem Maße der Fall wäre. Immerhin liegt hier ein Gebiet vor, das dringend weiteren Ausbaues bedarf.

Epidemiologie. Die Sandflohkrankheit ist entsprechend den Ansprüchen des Flohes an die Temperatur auf wärmere Gegenden beschränkt und auch hier auf solche, wo die Larven die ihnen zusagenden Bedingungen finden, also entweder draußen bzw. unter den Häusern einen leichten trockenen Boden oder in Häusern, Ställen eine genügende Menge von Staub. Karsten hat allerdings die Sandflohlarven im Freien nie nachgewiesen und meint, daß alle Mitteilungen von Sandflohangriffen auf freiem Felde auf Verwechslung mit anderen Insekten usw. beruhen. Dem stimmt die Mehrzahl der Beobachtungen nicht zu. Die Plage ist aber am schlimmsten in unsauber gehaltenen Häusern und Ställen in warmen trockenen Gegenden. Doch selbst in schlecht gehaltenen Schiffen finden die Sandflöhe manchmal günstige Fortkommensmöglichkeiten. Feuchte Klimate oder Böden sind der Ausbreitung dieser Plage abträglich.

Die Sandflohplage ist eine ausgesprochene Saisonseuche, wenigstens in vielen Gegenden. ,,Denn" sagt Essed für Surinam, ,,nur in der Trockenheit haben die Parasiten die Möglichkeit, sich stark zu vermehren, da sie stets sandigen trockenen Grund nötig haben. In der Regenzeit merkt man nicht viel von ihnen."

Ebenso sind in Mexiko nach SHERWOOD der trockene Sommer und Herbst die Jahreszeiten der Sandflohplage. MAC GREGOR berichtet, die Eingeborenen in Portugiesisch Afrika glaubten, der Befall mit Sandflöhen geschehe besonders nachts und schließt sich dieser Meinung an. Von anderer Seite ist mir darüber nichts bekannt geworden.

Die Ausbreitung der Art geschieht passiv durch den Menschen und seine Verkehrsmittel, aber auch durch Tiere. Vor allem sind eine Reihe von Haustieren, in erster Linie das Schwein, aber auch Rinder, Ziege, Schaf, Pferd, Hund, Katze, Geflügel usw. wichtige Ernährer und Verbreiter des Flohes. Wahrscheinlich gehen sie bei gegebener Gelegenheit auf die meisten Warmblüter. Selbst auf dem Löwen, Affen, Tapir und Gürteltier sind sie gefunden. Auf die Bedeutung der Schweine für die Sandflohplage an der Goldküste weisen besonders CASTELLANI und CHALMERS hin. QUIROS sieht in Costa Rica in ihnen das Hauptreservoir der Flöhe. Aus den befallenen Füßen der Schweine fallen die Eier in den Staub, wenn die Schweine durch die Straßen getrieben werden und besonders die barfüßigen Jungen infizieren sich dann auf den Straßen. Ratten, Mäuse u. dgl. sind es nach KARSTEN ist erster Linie, die auch in von Menschen verlassenen

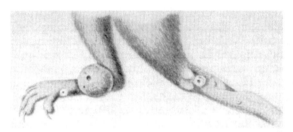

Abb. 29. Sandflohknoten auf der Ratte. (Natürl. Größe.)

Lauben und Hütten, unter Schutzdächern usw. die Sandflohplage aufrechterhalten. In gut geschlossenen mäusefreien Häusern verliert sich die Sandflohplage leichter. Weder ein Geschlecht noch eine Altersstufe ist an sich mehr den Sandflöhen ausgesetzt als die andere, wohl aber beobachtet man, daß Barfußgehen, Sitzen auf dem Boden und ähnliche Gewohnheiten die Infektion mit Sandflöhen sehr erleichtern. Auch Neuankömmlinge in einem Sandflohgebiet oder die Einwohner einer frisch befallenen Gegend leiden im ganzen weit mehr als Leute, welche mit dem Sandfloh und den gegen ihn angewandten Vorsichtsmaßnahmen schon bekannt sind. Die schweren durch Sandflöhe und anschließende Sekundärinfektionen entstandenen Leiden und Verstümmelungen wurden daher besonders in der Zeit der Ausbreitung des Sandflohes in Afrika beobachtet.

Bei Expeditionen und Truppen sind die Fußleiden, welche der Sandfloh verursacht, oft sehr störend. Nach WERTHER sind 1892 die Eingeborenen am Viktoria Nyanza in großer Zahl ausgewandert, weil die Sandflöhe ihren Einzug gehalten hätten; in der Station Bukoba dortiger Gegend war nach STUHLMANN nicht selten ein Drittel der Mannschaft marschunfähig und man zog in Betracht, die Station aufzugeben. Nach einem Bericht des Kompagnieführers HERRMANN soll in Karangwo sogar der größere Teil der Ernte 1892 auf dem Lande stehen geblieben sein, weil es infolge der Sandflohkrankheit an Erntearbeitern fehlte. Wahrscheinlich wird auch diese Plage nicht in allen Jahren gleich schlimm sein, doch liegen darüber Untersuchungen nicht vor.

Prophylaxe. Nach ESSED sind in Surinam die sehr giftigen gelben Früchte von Solanum mammiferum zu prophylaktischen Einreibungen in Gebrauch.

Ebenso der schleimige und bittere Saft aus den Blättern von Aloe socotrina. Letzteres, sagt Essed aus eigener Erfahrung, helfe gut.

Sommerfeld empfahl Einreiben der Füße nach dem Waschen mit einem Gemisch von 15 Tropfen Lysol oder Seifenkresol auf 100 g Vaseline. Es schütze drei Tage. Penschke teilt mit, daß die Urteile darüber in der Praxis sehr auseinander gingen. Die meisten seien günstig. Die ungünstigen Beurteiler halten die Konzentration für viel zu gering, beobachteten einen Schutz zum Teil höchstens für einen Tag. Penschke empfiehlt, die Salbe abends vor dem Schlafengehen einzureiben, damit sie Zeit habe einzuziehen. Mc Gregor empfiehlt das Einreiben mit Vaseline nach dem Bade (vgl. oben S. 634, Abs. 4) und streut außerdem noch etwas Insektenpulver in die Stiefel.

Wichtiger sind die allgemeinen Maßnahmen, Sauberkeit im Hause und Fernhalten von Schweinen, Rindern und Geflügel oder Bekämpfung der Sandflohplage auch bei ihnen; möglichst nicht barfuß gehen, lieber hohe Stiefel tragen (Castellani und Chalmers). Durch gute feste Stiefel und Vermeiden des Aufenthaltes auf stark befallenen Lagerplätzen, in unsauberen Eingeborenenhütten oder Ställen kann man viele Sandflöhfälle vermeiden.

Echidnophaga gallinacea.

Eine verwandte Art, Echidnophaga gallinacea, ist ursprünglich ein Hühnerparasit, das begattete Weibchen saugt sich bei den Hühnern auch dauernd fest, dringt aber beim Geflügel nicht in die Epidermis ein. Es geht auch den Menschen, besonders Kinder an, und hier soll es dazu kommen, daß infolge der Reizung und Schwellung der Haut der Parasit doch ganz in die Haut eingelagert wird. Kelsall berichtet von einer Invasion der Areola mammae bei einer indischen Frau, die ihre Hühnchen an die Brust zu drücken liebte. Wohl durch die Faeces (Ref.) wurde der Eindruck blutigen Schweißes der Brust erweckt. Die Gattungsgenossen Tunga caecata Enderlein, Lagrangei Roubaud und Tunga Travassosi Pinto und Dreyfus leben bei Tieren genau wie penetrans, sind aber bisher beim Menschen nicht beobachtet, s. a. die schon S. 631 erwähnten Sarcopsylla (= Tunga) caecigena (Rotschild).

2. Myiasis maligna.

a) Allgemeines über Myiasis.

Myiasis bedeutet den Befall eines Menschen oder Tieres mit Fliegenlarven. Die Fliegen machen bekanntlich eine vollständige Verwandlung durch, indem sie Ei-, Larven- (Maden-) und Puppenstufe durchlaufen. Die Eier sind meist recht lang eiförmig, oft ein wenig gekrümmt; meist weißlich. Manche Fliegen gebären auch lebendige Larven.

Die typische Fliegenlarve ist eine Made mit geringeltem Körper, welcher im allgemeinen vorn verjüngt und hinten stumpf abgeschnitten ist. Die Ringel nehmen also von vorn nach hinten an Größe zu. An ihrem Vorderrand tragen die Segmente meist einen Wulst mit Dornen, der die Beine ersetzt. Die Zahl der mit solchen Dornenkränzen versehenen Segmente und die Vollständigkeit der Kränze geben Merkmale zur Bestimmung der Larven. Der Kopf fällt nicht als besonderer Körperabschnitt auf; ein Paar warzenförmige Fühler und ein Paar ebensolche Taster, ferner ein Paar scharfe, aus der Mundöffnung hervorragende Chitinhaken, welche die Mundbewaffnung bilden, sind alles, was ihn bezeichnet (vgl. Abb. 20, S. 625).

Vor dem dritten und auf dem letzten Körperabschnitt der Fliegen finden sich die Eingänge in das System der Atemröhren. Der vordere Eingang ist so wenig einheitlich wie der hintere. An jeder Seite des zweiten Körperabschnittes findet sich hinten ein kleiner Fächer aus einer Anzahl hoher, finger-förmiger Bildungen, welche an der Spitze eine Öffnung tragen. Diese „Vorder-stigmen" fehlen dem I. Stadium. Auf dem 12. Körperabschnitt liegen dicht beieinander 2 Platten meist mit je 3 schlitzförmigen Öffnungen, welche durch feine, am Rand stehende Börstchen gegen das Eindringen von Fremd-körpern geschützt werden. Auf dem I. und II. Stadium sind ihrer nur 2 vor-handen. Zwischen den Stigmenpaaren liegen 10 Ringel, die wir aus vergleichend-anatomischen Gründen als 2 thorakale und 8 abdominale Segmente zu deuten haben. Das erste Thorakalsegment liegt vor den vorderen Atemöffnungen. Vor ihm liegt das Pseudocephalum, ein sicher, wenigstens teilweise, dem Kopf entsprechender Abschnitt. Der After liegt ventral von den Hinterstigmen, und vielleicht ist seine Umgebung als Rest von hinteren Abdominalsegmenten anzu-sprechen. Die Falten und Warzen in der Umgebung der Atem-(Stigmen-)platten, die Form der Schlitze und der Platten, die Gestaltung der vorderen Atemöffnung, sowie die Bedornung des Körpers geben wichtige Merkmale zur Bestimmung der verschiedenen Arten. Bei den obligatorischen Parasiten wird die Madenform oft stark verändert: meist dürften drei Larvenstadien vorkommen..

Bei der Verpuppung wird die letzte Larvenhaut nicht abgeworfen. Er-weitert und verkürzt, verhärtet sie sich unter Bräunung und umschließt als ein Tönnchen (Puparium) die eigentliche Puppe, an der man die Anlagen für Fühler, Beine, Flügel usw. schon sehr deutlich erkennen kann. (Eine solche Tönnchen-puppe heißt „pupa coarctata".)

An der Fliege kann man, wie bei anderen Insekten, Kopf, Brustteil und Hinterleib unterscheiden.

Die erwachsene Fliege hat einen breiten Kopf mit großen, seitlichen Augen, zwischen denen auf dem Scheitel die sogenannten Stirnaugen oder Ocellen stehen. Vor der Augengegend zieht auf der Vorderseite des Kopfes die Stirn-strieme herunter bis an die Bogenfurche, welche über der Fühlerwurzel liegt. Die Felder neben der Stirnstrieme rechts und links werden nach innen begrenzt durch eine Reihe von Borsten. Am vorderen Ende der Stirnstrieme sind die Fühler eingefügt mit einem sehr kleinen ersten, einem etwas größeren zweiten und einem stark verlängerten dritten Glied, an dessen oberem Ende nach vorn ein kräftiger Griffel, Arista (auch Fühlerborste) genannt, entspringt, der oft ein-seitig oder zweiseitig behaart ist. An ihm kann man ebenfalls meist ein paar kleinere Basalglieder erkennen. Die Kopfgegend zu beiden Seiten der Fühler heißt Wangengegend. Der Mund mit den Mundwerkzeugen ist nach unten gerichtet; hier finden wir die Taster und den Rüssel, dessen feiner Bau in diesem Zusammenhang nicht interessiert. Der Brustabschnitt wird durch zwei quere Furchen geteilt; er trägt die Flügel und Beine. Der Flügel wird gestützt durch die sogenannten Adern oder Nerven, deren Bezeichnung man aus der Spezial-Literatur entnehmen möge, ebenso die Bezeichnung der einzelnen Abschnitte der Beine und die Benennung der Borstengruppe auf den einzelnen Körper-teilen. Der Hinterleib ist geringelt und läßt meist nur 4 oder 5 Ringel deut-lich erkennen. Bei manchen Fliegen ist das erste Segment soweit zurück-gebildet, daß man es nicht im Bilde erkennt, die sichtbaren Segmente sind also Nr. 2—5. Die folgenden sind beim Weibchen zu der meist eingezogen getragenen Legeröhre umgebildet, beim Männchen mit dem untergeschlagenen Begattungs-apparat vereinigt. Die großen Borsten des Fliegenkörpers auf Hinterleib, Rücken und Seiten sind stereotyp und für die Bestimmung der Fliegen wichtig.

Über die Umgrenzung der Fliegenspecies sind sich die Fliegenspezialisten noch sehr wenig einig. Der Nichtspezialist kann nur davor gewarnt werden, seine Zeit an Bestimmungsversuche von Fliegen zu verschwenden.

Die Bestimmung der Fliegenlarven ist recht schwierig. Es wird sich daher stets für den Arzt, der wissen will, um was für Fliegenlarven es sich handelt, empfehlen, entweder die Larven zu züchten, was in einigen Fällen auf frischem Fleisch gelingt, und die erhaltenen Fliegen einem Spezialisten einzu·enden, oder die Larven in 70° warmen Alkohol zu konservieren, und dann einem Spezialisten einzusenden. Brauchbare Schlüssel zur Bestimmung der Larven sind bisher nicht ausgearbeitet. Tao hat eine Anzahl Formen aus verschiedenen Gattungen studiert und gibt Tabellen der ersten und zweiten Stadien nach Merkmalen, an denen man seiner Meinung nach die Gattungen erkennen kann. Gerade die jüngeren Stadien sind es ja vor allem, die der Arzt zu Gesicht bekommt, und die auch für die Aufzucht der Fliegen die größten Schwierigkeiten machen. Immerhin liegt kein Beweis vor, daß es sich hier wirklich um Charakterisierung ganzer Gattungen und damit aller wichtiger parasitischer Gattungen handelt; und nicht nur um die einiger Arten, neben denen noch eine Anzahl anderer Arten vielleicht mit diesem Schlüssel nicht richtig identifiziert werden könnten. Ich glaube, es hat keinen Zweck, hier in dem für Ärzte bestimmten Handbuch diese Tabellen mitzuteilen. Eines scheint man sagen zu können: Bei den Larven aller Sarcophaginen sind die drei Stigmenschlitze nicht von einem vollständigen Chitinrahmen umgeben. Larven mit gewundenen Schlitzen gehören zu den Musci ae.

Die Einteilung der Myiasis nach Pierce folgt zum Teil der Ansiedlungsweise, also einem dem Mediziner durchaus geläufigen Prinzip:

1. Gewebszerstörende Formen,
2. Unter der Haut wandernde Formen,
3. Bewohner des Magens, Darmes oder des Urogenital-Apparates,
4. Bewohner von Mund, Schlund und oberen Luftwegen,
5. Blutsaugende Arten.

Lassen wir die letzte Gruppe an dieser Stelle aus, da sie bei den blutsaugenden Insekten behandelt ist, so haben wir noch 4 Gruppen, welche nach verschiedenen Einteilungsprinzipien geformt sind. Aber auch vom medizinischen Standpunkt scheint eine andere Einteilung zweckmäßiger, nämlich die Gegenüberstellung einer malignen und einer benignen Myiasis. Erstere umfaßt die Fälle, in denen sich die Larven meist schnell entwickeln, starke Substanzverluste setzend, letztere im typischen Falle diejenigen, wo bei langsamer Entwicklung so mäßige und vor allem organisch umschriebene Verluste entstehen, daß selbst eine große Anzahl dieser Parasiten monatelang ohne schwere Folgen ertragen werden und erst ein Übermaß des Befalles zu ernsteren Krankheitserscheinungen führt.

Die Abbildungen S. 644 und S. 653 geben eine Vorstellung von diesem Gegensatz. Beide Formen können in verschiedenen Organen vorkommen und wir können daher jede von ihnen entsprechend einteilen in Bewohner der Haut, des Magen-Darmkanals und des Urogenitaltraktes, Bewohner der Nase und ihrer Nebenhöhlen, sowie des Rachens, endlich der Ohren oder der Augen. Wir bilden solche Einheiten entsprechend den heutigen Einteilungsprinzipien der Medizin auf symptomatischer Grundlage, nicht auf ätiologischer. Für uns kommt hier selbstverständlich nur die maligne und benigne Myiasis der Haut in Betracht. Letztere zeigt aber zwei verschiedene Anteile. Einmal handelt es sich um in der Haut *wandernde* Larven. Sie finden sich in einem ganz anderen physiologischen und Entwicklungs-(Jugend-)zustand als die in der Haut *endgültig angesiedelten* Larven, die zweite Gruppe. Die Erkrankungen bieten daher, wenn sie auch zum Teil ätiologisch zusammenhängen, doch ganz verschiedene Verhältnisse. Die ersteren erscheinen als Larva migrans und werden von Pick in Bd. IX/1, S. 467f. behandelt zusammen mit anderen nicht von Fliegenlarven verursachten Formen der sogenannten Creeping disease. Auch in Fülleborns Abschnitt in diesem Bande ist eingehend von ihnen die Rede. Erkrankungen, welche eine angesiedelte Larve dieses Typus macht, nennen wir eine Dasselbeule. Die verschiedenen Formen menschlicher Dasselbeulen sollen hier besprochen werden nach der malignen Myiasis.

Andere Einteilungen der Myiasis gibt Eysell. Er unterscheidet eine Myiasis muscida und oestrosa, die eine durch Angehörige der Fliegenfamilie Muscidae, die andere durch Oestridae veranlaßt (von unserer Einteilung würden in die Myiasis oestrosa nur benigne Formen, in die muscida alle malignen und eine benigne, die Cordylobia-Invasion, fallen). Diese Einteilung muß aufgegeben werden, da die Wissenschaft die Begriffe Muscidae und Oestridae im alten Sinne aufgegeben hat.

Fruchtbar besonders für das prophylaktische Denken ist die Einteilung der Myiasisfliegen nach PATTON in spezifische, halbspezifische und zufällige. Es handelt sich dabei in der allgemein gültigen zoologischen Sprache um obligatorische Schmarotzer und fakultative Schmarotzer. Die zufälligen Schmarotzer umfassen außer Pseudoparasiten einige Fälle von fakultativem, aber doch nur sehr ausnahmsweisem Parasitismus. Alles was man früher zur Myiasis oestrosa rechnete, bzw. alle benignen parasitischen Fliegenlarven gehören zu den spezifischen Myiasisfliegen. Außerdem aber noch einige Musciden, bzw. maligne Arten. Die unspezifischen Myiasisfliegen dagegen und die zufälligen enthalten unter sich weder Oestriden im alten Sinne, noch benigne Formen.

ONORATO bringt eine andere, sehr wichtige Einteilung in primäre Myiasisfliegen, d. h. solche, die auch den ganz gesunden Körper befallen und sekundäre, d. h. solche, welche eine anderweitige Schädigung des Körpers, Wunde, Katarrh, voraussetzen, um sich anzusiedeln. Wieder fallen die benignen Formen alle in die erste Gruppe, dazu einige maligne, während in die zweite Gruppe nur maligne, muscide Formen gehören. Übrigens ist eine Einteilung nur der Krankheitsfälle nach ONORATOS Prinzip möglich. Dieselbe Fliegenart kann bald primär, bald sekundär auftreten.

Man sieht, daß, so verschieden die Einteilungsgründe sein mögen, die gebildeten Gruppen doch annähernd die gleichen Formen umfassen. In der Literatur werden auch ätiologisch ganz verschiedene Fälle, wie solche durch Chrysomyia macellaria und Dermatobia hominis so wenig scharf unterschieden, daß man oft nicht sicher ist, was eigentlich vorgelegen hat. SMIT, DUBREUILH, GANDER, 1 Fall von MIBELLI, ASHLEY, WASHBURN, SPILLMANN u. a.

Von den zahlreichen Myiasiserscheinungen kommen hier natürlich nur diejenigen in Frage, welche das Integument betreffen. Dieselben Fliegenarten aber, die Hautkrankheiten erzeugen, siedeln sich auch in Wunden, in den Nebenhöhlen der Nase, in entzündeten Ohren usw. an, so daß die Dermatologie hier, ähnlich wie bei vielen bakteriellen Erkrankungen, aus einem ätiologischen Hauptgebiet auf Grund der Lokalisation nur einen kleinen Abschnitt behandelt. Auch Myiasis der Urogenitalorgane ist bekannt.

Die Diptera schizophora, welche die wichtigsten Myiasisfliegen umfassen, werden nicht mehr wie früher in die Familie Phoridae, Oestridae, Muscidae eingeteilt, sondern man hat erkannt, daß die Oestriden verschiedene Endzweige von unter den Musciden enthaltenen Gruppen sind, und man hat die Muscidae selbst in eine große Anzahl von Familien aufgeteilt. Zweifellos mit Unrecht, da alle diese Mikrofamilien sich untereinander außerordentlich nahe stehen. Es ist richtiger, diese Gruppen höchstens als Unterfamilien zu behandeln.

Dann gehören Myiasisfliegen[1] 1. zu den Phoridae, fakultative Parasiten, 2. zu den Oestrinae, Cuterebrinae, Hypoderminae, Gastrophilinae (alle obligatorische Parasiten, die man früher als Oestridae zusammenfaßte), 3. zu den früher den Muscidae eingereihten Unterfamilien Muscinae (= Anthomyinae), Calliphorinae, Sarcophaginae (teilweise obligatorische, teilweise fakultative Schmarotzer).

Es mag noch darauf hingewiesen sein, daß Fliegenlarven (zum Teil aus anderen Dipterenfamilien) auch bei niederen Wirbeltieren parasitieren und auch bei Schnecken, Insekten usw. So verursacht Lucilia bufonivora Myiasis bei Kröten, es schmarotzt Pollenia rudis

---

[1] Sehr selten kommt Ansiedelung von Syrphiden (Eristalis = Schlammfliege) beim Menschen und Vieh vor. (Rectum, Vagina.)

in Regenwürmern, und Sacrophaginen werden auch praktisch bedeutungsvolle Feinde wichtiger Schädlinge aus der Insektenwelt. Die Tachininae umfassen ausschließlich Arten, welche in der Jugend in Insekten, vor allem Raupen parasitieren, aber für höhere Tiere keinen einzigen Parasiten stellen.

In den genannten Gruppen ist der Parasitismus der Larven offenbar sehr verschieden alt und hat sich wohl zu wiederholten Malen in parallelen Reihen ausgebildet. Wie wir uns diese Entwicklung etwa vorstellen können, zeigen uns z. B. die Calliphorinae. Unter ihnen gibt es Fliegenlarven, welche in verschiedenen fauligen Stoffen leben wie Calliphora. Ihre Larven leben besonders gern auf fauligem Fleisch. Ebenso die Larven von Lucilia, doch siedeln sich solche auch gern schon auf Wunden oder auf Schleimhäuten mit Katarrhen oder übelriechenden Absonderungen an, noch mehr ist die Vorliebe für lebendes Gewebe bei Chrysomyia macellaria ausgeprägt, die aber noch in großer Menge auch an Kadavern vorkommen. Im lebenden Gewebe ist ihr Fraß ebenso vernichtend wie in Kadavern. Chrysomyia bezziana dagegen ist nach indischen Autoren ganz auf lebendes Gewebe eingestellt, hat aber noch die zerstörenden Gewohnheiten und die rasche Entwicklung. Bei Cordylobia endlich kommt es nicht mehr zu umfangreicher Gewebszerstörung, wenn auch das Wachstum noch ein rasches ist, sondern zu einer umschriebenen Beulenbildung. Ebenso geht bei den Sarcophaginae die Reihe von Fäulnisfressern zu fakultativen und obligatorischen Parasiten, während die Muscinae es nur zu einem seltenen fakultativen Parasitismus bringen.

Alle diese Gruppen beweisen dadurch, daß neben den parasitischen noch nichtparasitische Fliegen vorkommen, ja überwiegen, daß bei ihnen der Parasitismus erst neu ist. Bei den Cuterebrinae, Hyperdominae usw. dagegen zeigt uns die Tatsache, daß keine einzige saprophytische oder auch nur fakultativ parasitische Larve mehr vorhanden ist, daß hier der Parasitismus eine alte Einrichtung ist. Wir sehen also, daß die lange und hoch angepaßten Parasiten den Wirt schonen, die jungen Parasiten dagegen sich noch nicht auf ihn eingestellt haben, ihn verderben, ganz analog, wie ja auch die Verhältnisse in der Welt der Mikroorganismen liegen.

Sehr interessant ist die Entwicklung der Myiasis im australischen Schafzuchtgebiet. Während man vor noch nicht langer Zeit kaum etwas von dieser Plage hörte, ist sie jetzt so groß, daß sie zu den größten Erschwerungen der Schafzucht gerechnet wird. Die Fliegen, meist Calliphorinen, aber auch Muscinen, belegen die Wolle, besonders die schmutzige der Tiere, und die Maden fressen sich in deren Haut ein. Eine ganze Anzahl Fliegenarten, meist ursprünglich keine Angehörigen des australischen Faunengebietes und in ihrer Heimat keine primären Schmarotzerfliegen, haben hier primär parasitische Gewohnheiten angenommen. Die wichtigsten sind: Lucilia sericata, tasmaniensis, Calliphora rufifacies, varipes, oceaniae, stygia, Anastellorhina augur, auch Ophyra nigra und Sarcophaga aurifrons.

Man meint, vielleicht weil in der Trockenzeit soviel Vieh fällt, daß die Fliegen auf den Kadavern überhandnehmen und dann in der feuchten Zeit nicht genügend tote Stoffe für ihre Eiablage finden. Man kann diesen Gedanken weiter ausspinnen oder modifizieren, jedenfalls sind wir hier Zeugen einer interessanten Umwandlung in den Gewohnheiten einer Gruppe von Insektenarten gewesen. Besonders Calliphora varipes lebt nach Frogatt vor allem in Schafkadavern und geht auf lebende Schafe nur, wo eine andere Fliege vorgearbeitet hat, dann aber macht sie auch ganz besonders schwere Zerstörungen.

Myiasis durch spezifische und unspezifische Schmarotzerfliegen sehen wir also bei fast allen den Fliegen erreichbaren Tiergruppen auftreten, bei Amphibien, Vögeln, Säugetieren, auch beim Affen, von dem z. B. Calliphora erythrocephala, Muscinastabulans und Fannia canicularis (Cercopithecus erythrocephala nach CARTER und BLACKLOCK) gewonnen wurden, während aus einem roten Brüllaffen, Mycetes semiculus, SHANNON und GREENE die spezifische Myiasisfliege Cuterebra baeri züchteten.

b) Myiasis maligna.

Geographische Verbreitung. Die maligne Myiasis dürfte gelegentlich in allen Gegenden vorkommen können, so weit Menschen wohnen. In unserem Vaterland kann sie beim Menschen als selten gelten unter gewöhnlichen Verhältnissen. Ebenso in ganz Mittel- und Nordeuropa. Unter den besonderen Verhältnissen des Krieges sind jedoch reichlich Gelegenheiten gewesen, Fälle zu beobachten, bei denen Fliegenmaden in größeren oder kleineren Wunden angesiedelt waren (z. B. ROTH, GILBERT).

In den wärmeren oder tropischen Ländern dagegen gehört z. B. in der Panamakanalgegend oder schon in Nordafrika die Myiasis maligna zu den

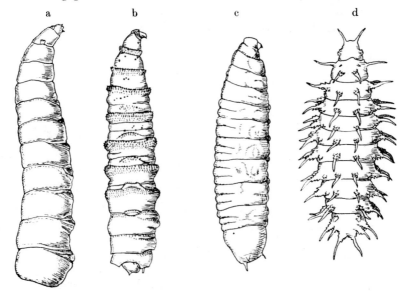

Abb. 30. Fliegenlarven (vergrößert). a Musca domestica nach HOWARD), b Chrysomyia macellaria. c Auchmeromyia luteola nach GRAHAM-SMITH, d Fannia canicularis nach HEWITT. (Aus MARTINI.)

häufigen Krankheiten, welche den Arzt oft beschäftigen und denen mancher Patient erliegt. Lokal gibt es noch weiter nördlich Myiasisherde.

Die *Ursache der Erkrankung* sind also Larven, in erster Linie von Calliphorinen, Muscinen und Sarcophaginen, ferner in selteneren Fällen einiger anderer Musciden. Die genannten 3 Gruppen kann man als Larven an ihren Stigmenplatten relativ gut unterscheiden. Bei den Calliphorinen convergieren die Atemschlitze auf jeder Platte meist mehr nach innen, bei den Sarcophaginen meist mehr nach unten, bei beiden Gruppen sind sie ziemlich grade. Bei den Musciden dagegen sind sie deutlich geschlängelt und eine Konvergenz nach einer bestimmten Richtung nimmt man nicht wahr. In allen diesen Larven sind die vorderen Stigmen mehr oder weniger fächerförmig. Sind sie dagegen lang gestreckt, bandförmig oder fadenförmig, so handelt es sich um Phoridenlarven (Aphiochaete). Bei Fannia sind auch die hinteren Stigmen auf fingerförmige Anhänge verteilt. Einige Typen von Larven zeigt Abb. 30.

Folgende Arten werden mit ziemlicher Sicherheit als Erreger von oberflächlicher Myiasis überführt:

Calliphorinae: Calliphora erythrocephala und vomitoria, wohl stets sekundär in Afrika, Onorato.

Phormia regina auf Schlachtfeldern Europas, Amerikas; Pierce.

Cynomyia sp. dubia; Onorato Nordafrika, sekundär.

Mintho praeceps; Onorato Nordafrika, sekundär.

Lucilia sericata, Europa, Nordafrika, sekundär und primär,

    ,,   caesar in der ganzen Welt,

    ,,   argyricephala nach Roubaud und Veneroni in Afrika.

Chrysomyia bezziana in Indien, nach Patton die wichtigste Myiasisfliege beim Menschen, in Afrika dagegen angeblich nur bei den größeren Tieren, vor allem dem Vieh,

    ,,   chloropyga ⎫
    ,,   marginalis ⎭ Südafrika, Fußgeschwüre Laidler,

    ,,   macellaria im warmen Amerika sehr häufig,

    ,,   viridula Guiana, Trinidad und Umgebung,

    ,,   dux Indien, Sinton.

Sarcophaginae:

Wohlfahrtia magnifica, auch primär, Europa, Nordafrika,

    ,,   vigil, Nordamerika, auch primär,

Sarcophaga haemorrhoidalis, Afrika, Onorato,

    ,,   beckeri, Afrika, Onorato,

    ,,   carnaria, Europa, Pierce,

    ,,   lambens ⎫
    ,,   pyophila ⎭ warmes Südamerika, Neiva und de Faria,

    .,   chrysostoma, Brit. Guiana, Patton,

    ,,   tuberosa, Nordwest-Afrika, Senevet und Ebert,

    ,,   ruficornis, Indien, Patton.

Anthomyinae:

Fannia canicularis, sekundär nach Onorato.

Muscinae:

Musca domestica, Afrika, Onorato, sekundär, Indien, Patton, sekundär,

Muscidae acalyptera Piophila casei, Käsemade, selten in Wunden.

Phoridae:

Aphiochaete xanthina, sekundär, Indien, nach Patton (Wunden).

Die einzelnen, einander sehr nahe stehenden Arten unterscheiden zu wollen, ist für den Arzt nicht zweckmäßig. Das kann höchstens der Spezialist.

Dadurch gerade hat die Arbeit von Onorato einen besonderen Wert, daß er versucht hat, die Larven und aus ihnen gezüchtete Fliegen zu konservieren und das Material einem der erfahrendsten Spezialisten, Bezzi, zur Bestimmung zugesandt hat.

Hat man erwachsene Larven vor sich, so gelingt die Zucht in der Regel leicht. Man braucht die Larven nur in ein Glas mit ungefähr 10 ccm hoher Schicht schwachfeuchten Sandes oder trockner Erde zu bringen, worauf man einige Stückchen zerkleinertes Heu- oder Stroh tut. In der Streu oder der Erde verpuppen sie sich alsbald.

Da die hier erwähnten Larven sich in der Natur auch fast alle gelegentlich auf Kadavern und dergleichen finden, kann man auch jüngere Larven aufziehen, wenn man in das wie oben vorbereitete Glas täglich ein Stückchen frischen Fleisches gibt. Wenn sie dann erwachsen sind, verpuppen sie sich auch in dem Glas. Man muß aber das Glas schützen gegen Ameisen, ebenso gegen die Eiablage von anderen Fliegen, sonst wird das Ergebnis unzuverlässig.

Eine solche Aufzucht, aber nur eine sorgfältige, ist sehr erwünscht, weil auf diesem Gebiet unsere Kenntnisse erst in den Anfängen sind und daher jeder Beitrag von Wert ist.

Unter allen Fällen oberflächlicher Myiasis, von denen Onorato berichtet, ist nur ein Hautfall maligner Art durch Lucilia sericata primär gewesen, d. h. es ist die Infektion einer anscheinend ganz gesunden Haut erfolgt. In der großen Mehrzahl der Fälle war die Fliegeninvasion eine sekundäre auf einem schon durch andere Krankheitsprozesse vorbereiteten Boden. Diese vorhergehenden Erkrankungen waren: 17mal tuberkulöse Osteomyelitis, 2mal phagedänische Geschwüre, 6mal syphilitische Geschwüre, 5mal Lupus, 5mal Hautverletzungen, 2mal Cancroid, 2mal Orientbeule, 1mal Carcinom, 1mal Tinea, 1mal Mastitis, 1mal Hämorrhoiden, 1mal Blastomykose, 1mal Madurafuß, 1mal Framboesie, 1mal ein anderes Geschwür. Als weitere primäre Hautschädigungen, die leicht die Ansiedlung sekundärer Maden nach sich ziehen, werden aus den warmen Ländern genannt neben allerlei Geschwüren oder vereiterten Verletzungen anderer Art sowie Favus (STANCANELLI) auch Ulcera cruris auf variköser Grundlage (PATTON, Indien, Musca domestica) (DYER, Neu-Orleans, Lucilia sericata), ferner die Fälle von SMIT, LESBINI, PIRAJA DA SILVA. In LAIDLERS Fall fanden sich Hunderte von Larven in Fußgeschwüren eines sehr heruntergekommenen Mannes (MAJOCCHI, Italien, Sarcophaga carnaria). Epitheliome (MAJOCCHI, Lucilia caesar) und vor allem die Läsionen, welche durch Zeckenstiche oder durch die Sandflöhe hervorgerufen werden, sowie Geschwüre, welche durch die primär parasitischen Fliegenlarven der Gattungen Cuterebra und Dermatobia erzeugt werden, sind oft Eingangspforten. Eine Anzahl Fälle von Myiasis der behaarten Kopfhaut dürften Verlausung zur disponierenden Ursache haben (MIBELLI).

So fand MIBELLI bei einem Mädchen mit Pediculosis capitis mehrere hundert Sarcophagalarven in der Kopfhaut bei hohem Fieber. Auch in ELISABETH GOELs Beobachtung war offenbar Pediculosis die Grundlage. In ihrem Falle waren aber nur einige Erosionen vorhanden, in die einige der zahlreichen Maden sich etwas eingebohrt hatten. Die gezüchteten Fliegen wurden als Calliphora erythrocephala bestimmt. HENNEBERG, zit. nach BRAUN-SEIFERT, Bd. 2, S. 509, fand bei einem 20jährigen Mädchen im Weichselzopf zahlreiche L. caesar-Larven. ,,Nach Abnahme des Weichselzopfes erwies sich die Kopfhaut mit zahlreichen Geschwüren bedeckt, die von kleinen und größeren Larven wimmelten. Auch die Haut des Rumpfes war vielfach maceriert und mit Larven bedeckt.'' Durch Sepsis Exitus, der bekanntlich nach dem Volksglauben stets der Abnahme des Weichselzopfes folgt. Über je einen Fall von Fliegenmaden im Kopfhaar berichten ferner F. FRITZ und J. ALMKVIST.

CRENDE gibt folgende Beobachtung: Patientin mit Kopf-, Kleider- und Filzläusen und Krätze. Haar zu einer feuchten Masse verfilzt, worin zahllose gelblich-weiße Maden. Kopfhaut mit Ekzem und Infiltraten, die später nach Eröffnung Eiter entleeren. Heilung nach Entlausung und Entkrätzung und Behandlung der Furunkel und Ekzeme in ungefähr 4 Wochen. CRENDE erwähnt einen weiteren Fall von BALZER-SCHIMPFF.

Vielleicht primäre Myiasis ist bei ROTHs Fall anzunehmen, wo ein 60 Jahre alter, oft an der Erde ruhender Waldarbeiter in der Genitalgegend auf fünffrankstückgroßen Geschwüren reichlich Larven von Lucilia caesar zeigte.

Man ersieht leicht, daß die primäre Erkrankung in sehr vielen Fällen eine den Dermatologen traditionsgemäß angehende Erkrankung ist, daß aber auch viele Erkrankungen hineinspielen, welche zwar die Haut in Mitleidenschaft ziehen, aber doch ihres tieferen Sitzes wegen mehr in die Domäne des Chirurgen fallen. Das gilt nun auch für die Myiasis selbst.

Symptome und Diagnose. In manchen Fällen liegen die Fliegenmaden mehr oberflächlich. Die Sekretion scheint in diesen Fällen nicht immer bedeutend, da sie von den Larven offenbar großenteils verzehrt wird. Eine lebhafte, rote, gesunde Granulation ist bei befallenen Wunden oft die Folge der Fliegenansiedlung.

Bei den tieferen Ansiedlungen der Larven erscheint der bisherige Krankheitsprozeß jäh verschlimmert, besonders die Schmerzen werden plötzlich sehr
heftig. Objektiv zeigen sich die erkrankten Gegenden mehr oder weniger bedeutend stärker gerötet als bisher. In einigen Fällen kann man die Larven von
außen sehen. In anderen Fällen jedoch leitet nur, wenn die Larven tief liegen,
eine unruhige Bewegung der Sekrete in der Wundöffnung oder Fistel auf die
Diagnose Myiasis. Vielfach wird es sich beim ersten Anblick der Fälle nicht
unterscheiden lassen, ob ein Erysipel der Nasen- oder Ohrgegend, oder ein vom
Innern dieser Organe ausgehender Myiasisherd vorliegt. Dixon erwähnt einen
Fall von primärer Naseninfektion, wo von außen eine erysipelartige Rötung
der Nase und ihrer Umgebung, Tränenfluß, Verschluß der Lidspalten durch
Ödem der Lider, Puls 94, Temperatur 38,7° festgestellt wurden, die innere
Untersuchung der Nase starke Zerstörungen, Foetor und 200 lebende Fliegenlarven ergab.
In Pirayas Fällen handelte es sich um un-
regelmäßige, eitrige Geschwüre oder Tu-
moren, die von zahlreichen Löchern durch-
bohrt waren. Ein Fall verlief tödlich.

Manchmal läßt sich die Diagnose erst
nach operativer Freilegung des Krankheitsherdes stellen.

Im Blutbild kann die Eosinophilie auf
den Verdacht der Myiasis führen (Onorato).
Da aber in den Gegenden, welche häufig
Myiasis hervorbringen, auch die Helminthen
sehr allgemein verbreitet sind, andererseits
die Behandlung der Myiasis nicht eine
antihelminthische Kur abwarten kann, verliert dies Zeichen erheblich an praktischem
Wert. Liegen die Larven oberflächlich, so
sind die Verhältnisse, Zerstörung und Zer-
störer, ja leicht zu übersehen. Im übrigen
sind die Symptome der Myiasis naturgemäß
nach den von den Larven angegriffenen Geweben und Körperstellen so verschieden, daß
allgemeines schwer gesagt werden kann.

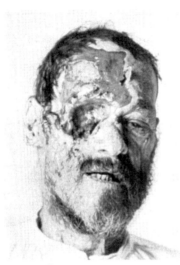

Abb. 31. Zerstörungen durch die Larven
von Chrysomyia macellaria.
(Nach Photogramm des Instituts
Oswaldo Cruz.)

Der *Verlauf* ist ebenso verschieden. Das liegt zum Teil an der Zahl der
Larven; in dem einen Fall von Vesescu waren z. B. 176 Larven, im andern
7 von Calliphora vomitoria vorhanden. Dann liegt es an der Zeitigkeit der
ärztlichen Hilfe, aber auch an den Larvenarten. Die Larven der Sarcophaginen
und Calliphorinen haben eine starke Neigung, gesundes Gewebe zu zerstören
und in die Tiefe zu gehen. Dagegen erscheinen die Larven der Muscinae,
Acalypterae und Phoridae mehr in ihrer Ernährung sich auf die Wundsekrete
zu beschränken, sie machen daher keinen so starken progressiven Gewebszerfall.

Die Zerstörung durch Fliegen erstgenannter Gruppe geht durch alle Gewebs-
arten vom Unterhautzellgewebe durch Fascien und Muskeln bis durch das
Periost auf den Knochen, der, wie beistehende Abbildung zeigt, in großem
Umfange bloßgelegt werden kann. Gleichzeitig bahnen diese Zerstörungen
Eitererregern den Weg in tiefere Gewebe. Von der Lage der Läsionen hängt
es dabei ab, ob die Eitererreger ihren Weg zu den Meningen oder anderen beson-
ders gefährlichen Plätzen finden. Auch die Zerstörung von Nerven wird das
Endergebnis des Leidens stark beeinflussen.

Die *Therapie* kann bei oberflächlicher Lage der Larven in einem Reinigen
des Krankheitsherdes und mechanischer Entfernung der Larven bestehen.
Diese muß auch sonst erreicht werden, wird in manchen Fällen mit tiefer liegenden Larven durch Behandlung mit Chloroformwasser sehr erleichtert, setzt
aber vielfach Freilegung des Krankheitsherdes mit dem Messer voraus.

Die *Prognose* ist die eines nicht aseptischen Substanzverlustes von der durch
die Fliegenlarven gesetzten Ausdehnung.

Epidemiologie. Es ist leicht verständlich, daß die Myiasis in den Jahreszeiten
größter Fliegenhäufigkeit auch am größten ist. Für Tripoli gibt ONORATO
folgende Tabelle, in der also der Monat September den Gipfel hat. In echt
tropischem Klima wird natürlich ein derartig starker Unterschied nicht immer
vorhanden sein. Feuchte Wärme bevorzugen die Fliegen. Daher sind auch
feuchtwarme Gebiete der Seuche stark ausgesetzt (Panama).

Meist dürfte die Infektion im Freien erworben sein, meist ist sie sekundär
und schließt sich an kleine Verletzungen an. Es ist daher kein Wunder, daß die
solchen Verletzungen mehr ausgesetzten Männer, vor allem in den wichtigsten
Arbeitsjahren, die große Menge der Erkrankungen stellen, siehe Tabelle nach
ONORATO, und daß die einheimische Bevölkerung, welche überwiegend die
schwere Arbeit im Freien leistet, auch weit stärker befallen ist, als die
fremden herrschenden Bevölkerungsbestandteile (siehe Tabelle).

Myiasisfälle von August 1922 bis Dezember 1921. Nach ONORATO.

Mai	Verteilt nach den Monaten:						
	Juni	Juli	August	September	Oktober	November	Total
Total 5	15	15	19	27	12	5	98

	Verteilt nach den Altersklassen:					
0–10	10–20	20–30	30–40	40–50	50–60	60–70
10	30	19	13	14	7	5

	Verteilung nach Geschlecht und Rasse:						
	Männer				Frauen		
Europäer	Araber	Juden	Gesamt	Europäer	Araber	Juden	Gesamt
Total 1	71	7	78	2	15	3	20

Dazu kommt, daß Sauberkeit in der Umgebung, aber vor allem auch Sorgfalt für den Körper und Behandlung kleiner Leiden für die Entstehung der
Myiasis ungünstig ist, Indolenz und Schmutz dagegen sie fördern. Hier ist es
vornehmlich das Herumliegen von allerlei Abfällen, vor allem auch Kadavern,
wodurch den Myiasisfliegen eine ungeheure Vermehrungsmöglichkeit gewährt
wird. Das gilt in erster Linie von den nicht obligatorischen Myiasisfliegen.
Denn die fakultativen Myiasisfliegen leben auch in zerfallenden pflanzlichen
und tierischen Stoffen, einschließlich der Fäkalien und in Wunden und Geschwüren vieler Tiere. Unsauberkeit erhöht für diese Formen die Vermehrungs-
möglichkeiten, und mit der Zahl der Fliegen wächst die Aussicht, daß ein träch-
tiges Weibchen eine Wunde oder dergleichen mit Eiern belegt. Für die spezifischen oder obligatorischen Myiasisfliegen dagegen bietet derartige Unsauberkeit naturgemäß keine besseren Vermehrungsaussichten.

Welche das sind, darüber sind die Meinungen noch etwas geteilt. Wohlfahrtia magnifica scheint von allen Seiten nicht hierher gerechnet zu werden. Bezüglich Chr. bezziana, welche in Indien als spezifische Myiasisfliege gilt, will man es in Afrika nicht wahrhaben, und umgekehrt steht es mit Lucilia argyricephala.

Aber auch die spezifischen Myiasisfliegen sind nicht an den Menschen gebunden, sondern befallen neben ihm noch viele Tiere, besonders Vieh. Die Schafe, vor allem die Neugeborenen, haben von ihnen zu leiden. So hängt die Häufigkeit dieser unangenehmen Arten auch stark mit landwirtschaftlichen Verhältnissen zusammen. Nichtsdestoweniger ist es auffällig, daß gerade in Australien, wo die Gefährdung der Schafherden durch diese sogenannten „blow flies" besonders schwer ist, Fälle menschlicher Myiasis verhältnismäßig selten zu sein scheinen.

Als *Prophylaxe* kommt zunächst Sorgfalt mit dem eigenen Körper, sorgfältige Behandlung von Wunden, auch anscheinend unbedeutenden und allen, besonders riechenden Hautaffektionen in warmen Ländern in Frage, ferner Sauberhalten der Umgebung. Beseitigen und Verbrennen von Abfällen, Kadavern usw. wirkt, wie jeder Fliegenplage überhaupt, so auch der Myiasis entgegen.

Wohlfahrtia-Chrysomyia.

Ein besonderes Interesse bieten die Myiasis-Erkrankungen durch Wohlfahrtia-Arten und durch Chrysomyia-Arten. Auf sie soll hier noch etwas eingegangen werden.

In Europa ist Wohlfahrtia magnifica, besonders von PORTSCHINSKY in Rußland studiert.

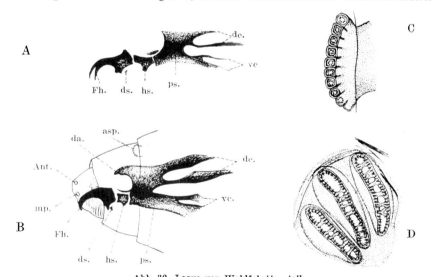

Abb. 32. Larve von Wohlfahrtia vigil.
A Vorderende des Stadium I, B die Mundscleriten des Stadiums II, C das Vorderstigma,
D Stigmenplatte vom Hinterende. (Nach WALKER.)
Ant. Antenna, asp. Vorderstigma, da. dorsaler Bogen des Pharyngealscleriten, dc. dorsale
Hörner desselben, ds. gezähnter Sclerit, hs. Mittelstück der Mundscleriten, Fh. Mundhaken,
mp. Palpus maxillaris, Kiefertaster, ps. Pharyngealsclerit, vc. ventrale Hörner desselben.

Er findet diese Fliege in lebenden Tieren „Hornvieh, Pferden, Schweinen, Hunden, Hausvögeln (hauptsächlich Gänsen") im Mohilewschen Gouvernement recht häufig, in kleinen Wunden sekundär angesiedelt, aber auch primär besonders auf Schleimhäuten, oder in der Inguinalgegend. „In manchen Jahren erstreckt sich die Ansteckung des Hornviehs durch die Larven auf zwei Drittel, oder wenigstens auf die Hälfte der Tiere einer bestimmten Herde".

Sie werden bei Kindern bis etwa zum 13. Jahre öfter beobachtet. Sie leben vor allem in den Ohren, in der Nase, im Gaumen. Er hat aber auch Fälle gesehen, die als Hauterkrankung imponierten, so eine Schwellung und Rötung unter der Nase, in der dann Öffnungen entstanden. Jede derselben barg das Hinterende einer Larve, das oft weit herausgestreckt wurde, doch lagen tiefer unter dieser noch mehr Larven in einem Höhlensystem, das mit der Nasenhöhle kommunizierte; letztere war offenbar der Ausgangspunkt gewesen. Die Schmerzen waren außerordentlich heftig; die hervorsickernde Flüssigkeit ist meist geruchlos, aber oft blutig. Einmal beobachtete der Autor auf dem Kopf eines Knaben ähnliche, gerötete Tumoren, die wuchsen und schließlich eine Anzahl Öffnungen zeigten, aus denen die Hinterenden der Larven hervorsahen. In diesem Falle war es eine sekundäre Infektion auf Grund einer Tinea capitis.

Das Leiden ist zuerst vom Arzt Wohlfahrt beschrieben, und die Fliege gut abgebildet. Weil aber die Fliege selten und wenig bekannt ist, haben spätere Autoren seine Schilderungen für sehr ungenau gehalten, ja sogar als unwahrhaftig erklärt. Erst durch Portschinskys Befunde ist die Richtigkeit seiner Beobachtungen wieder festgestellt.

Ist die Fliege auch besonders im Mohilewschen Gouvernement häufig gewesen, so ist Portschinsky doch auch ein Fall aus dem Gouvernement Samara bekannt geworden.

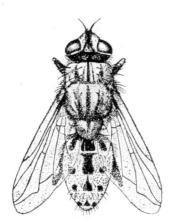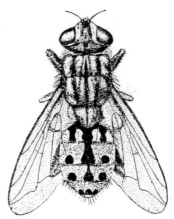

Abb. 33. Wohlfahrtia magnifica, Männchen und Weibchen. Vergrößert. (Nach Bogdanow-Katkow.)

Aus West-Europa waren bis dahin nur ein Fall aus Wien (Brauer) und einer aus Merseburg berichtet. Die weiteren Fälle von Invasionen durch Wohlfahrts-Fliegen sollen nicht alle genannt werden. Sie ist auch in Jugoslavien, Italien, ja weit südlich (Ägypten) gefunden.

Wohlfahrtia magnifica liebt nach Portschinsky das Sonnenlicht und die Wärme, sie kommt nicht in die Häuser. Der Befall mit den Larven kommt daher nur auf freiem Felde zustande. Daher sind fast ausschließlich Bauern und mehr noch ihre Kinder, die ja auch oft Tags im Freien einschlafen, befallen. Auch meint Portschinsky, daß die Verwahrlosung der Kinder und der Schmutz, besonders im Gesicht, die Fliegen anzögen. Die Fliege legt keine Eier, sondern setzt Larven ab, die sich sofort in die Haut oder Schleimhaut einbohren und nach Portschinsky zunächst ganz unter der Haut leben, bis sie sich später ihre rundlichen Öffnungen in der von ihnen erzeugten Geschwulst machen. Die Schmerzen werden als ungeheuer quälend geschildert, daß es die Leute fast von Sinnen bringt; die Zerstörungen können lebensgefährlich werden. Die ausgewachsenen Larven wandern aus dem Gewebe aus, verpuppen sich am Boden, und die Läsionen heilen dann bald.

Die Infektionen mit Wohlfahrtia vigil in Amerika scheinen besonders bei jungen Kindern vorzukommen. Walker, der mehrere solcher Fälle beobachtet hatte, schreibt von einem bei einem acht Wochen alten Mädchen, das sich in gutem Ernährungszustand befand. 14 Stellen waren über die Vorderseite des Halses, der Arme und der Brust verteilt. Sie hatten ungefähr 2 cm Durchmesser, besonders die am Halse waren geschwollen und entzündet. Die Mutter hatte erst drei Tage vor der Aufnahme ins Spital Stippchen im Nacken auftreten sehen. Jede Schwellung hatte eine runde oder eirunde Öffnung von ungefähr 3 mm Durchmesser. Von einigen derselben waren die Larven schon ausgedrückt, meist war nur eine Larve in jeder Anschwellung, aus einer aber wurden drei hervorgeholt. Auch Brady beschreibt die eigenartigen wie mit einem Locheisen gestanzten Löcher bei einem fünfmonatigen Kinde. Die Larven, die er ausdrückte, waren erst 2½—4 mm groß.

In einem anderen Falle bei einem fünf Monate alten Jungen, von dem ich beistehendes Bild nach Walker gebe, waren an mehreren Stellen bis drei Larven in den Geschwülsten.

Die Larven entwickeln sich etwa in drei bis vier Tagen und können künstlich mit rohem Fleisch ernährt werden, wenn auch unvollkommen.

Einen frischen Fall gibt Landers: Bei 3 Monate altem Kind in Kopf und Nacken zahlreiche entzündliche Knötchen und Pusteln; aus 4 Pusteln wurden Larven von W. vigil entfernt. Unter 5% Thymolalkohol rasche Heilung.

Dunn gibt über die Chrysomyia macellaria bei Panama eine Übersicht: Sicher verursacht diese Fliege über den ganzen Isthmus von Panama durch die Tätigkeit ihrer Larven mehr Schaden und Qualen für Vieh, Pferde und andere Tiere, als irgendeine andere dort vorkommende Dipterenplage und, abgesehen von den Krankheiten übertragenden Stechmücken, gilt dasselbe wie für die Tiere auch für den Menschen. Die Fliege kommt überall, im Busch so gut wie in der Nähe der Häuser vor und entwickelt sich in allen möglichen faulenden Tier- und Pflanzenstoffen, vor allem sehr gern in Kadavern, aber auch in lebendem

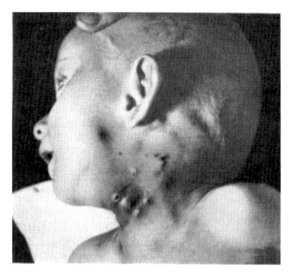

Abb. 34. Läsionen durch Larven von Wohlfahrtia vigil. (Nach Matheson.)

Gewebe. Die Eier schlüpfen oft sehr rasch, wenn, sie schon eine Zeitlang im Uterus des Weibchens zurückgehalten waren. In 5—6 Tagen sind die Larven erwachsen, im lebenden Wirt wohl noch schneller. Dann folgt ein Tag ohne Nahrungsaufnahme und dann die Verpuppung. Puppenruhe: 3—4—5—10 Tage. Das Weibchen legt besonders nachmittags und abends, doch ist es auch nachts oft dazu bereit. Vor allem werden die Nasen und Ohren belegt. Nasenbluten, Katarrhe und Gerüche verschiedener Art locken die Fliege an. Schlafen im Freien führt sehr oft zum Befall, besonders nach Trunkenheit, doch kommt Invasion auch im Zimmer vor. Die Angabe der Patienten, daß sie einige Tage zuvor eine Fliege sie umsummen sahen, oder einen Angriff auf die Nase machen sahen, ist wohl meistens belanglos. Die Fliege legt sehr zahlreiche Eier und braucht Ruhe dazu; bis über 200 Larven sind aus einer Fliegenläsion gewonnen. Auf der Haut sind es besonders alle Wunden, auch die kleinsten, die, wenn nicht ordnungsgemäß verbunden, bei Mensch und Tier befallen werden. Auch Befall der Genitalorgane ist beobachtet worden, besonders bei nackt herumlaufenden Kindern, oder bei senilen Leuten. Selbst der normale Nabel wird gelegentlich zu Eiablage von der Fliege gewählt. Das Fressen der Larven ist anfangs nur ein kitzelndes Gefühl, später verursachen sie heftige Schmerzen. Manche Fälle enden tödlich. Die äußere Öffnung des Fliegengeschwürs ist nicht immer groß. Wie gering der Sauerstoffbedarf ist, geht daraus hervor, daß die Fliegen auch in eingegrabenen Kadavern sich entwickeln können. In einem Versuch von Dunn kamen sie aus, obwohl das von ihnen befallene Fleisch in einem offenen Glas in 75 cm Tiefe beerdigt war. Der Autor ist der Meinung, daß eine systematische Rundfrage im Panama-Gebiet die Myiasis als eine recht häufige Todesursache, sei es allein, sei es in Verbindung mit einem anderen Leiden, erkennen lassen würde.

Zur Behandlung empfiehlt Dunn Chloroform oder Tetrachlorkohlenstoff, der keine stärkeren Nebenwirkungen hervorbringe, ebenso guten Erfolg gebe und billiger sei. Aus tiefen Wundtaschen sollte man jedoch durch Einführen von Glycerin die Larven vorher an die Oberfläche treiben, damit sie nicht tief im Gewebe absterben und erst herauseitern müssen. Nachher muß die Wunde gut antiseptisch behandelt werden, um erneutem Fliegenlarvenbefall vorzubeugen. Fichtenteer schreckt die Fliegen ab, auch ein Gemisch von gleichen Teilen Bienenwachs, Fischöl und Kohlenstofftetrachlorid, dem man durch Vaselinzusatz die richtige Konsistenz gibt. Sehr gut ist Schutz gegen die Fliegen durch Moskitonetz nachts und abends, aber auch die Nachtstunden sind im Freien gefährlich.

Die Verluste, welche Chrysomyia macellaria durch Myiasis am Vieh in den Vereinigten Staaten erzeugt, werden auf 16 Millionen Mark jährlich geschätzt.

c) Myiasis benigna. Dasselbeule des Menschen. (Übersicht.)

Selbst die gutartigen Myiasisformen sind noch nicht so spezialisiert, daß der Mensch eine solche für sich allein hätte. Drei Gruppen von Fliegen erzeugen gelegentlich gutartige Hautmyiasis beim Menschen:
1. Cordylobia anthropophaga,
2. Dermatobia hominis,
3. Hypoderma bovis.

Die letztere Form, die mehr den kühleren Gegenden angehört und beim Menschen nur ausnahmsweise zur Beulenbildung führt, bespricht PICK an einer anderen Stelle dieses Handbuches. Die von ihr gebildeten Dasselbeulen sind das Endstadium der Larva migrans. Die ersteren beiden gehören den wärmeren Gegenden an und sollen im folgenden behandelt werden.

α) Afrikanische Dasselkrankheit des Menschen, Tumbu-Fliege, Cordylobia.

Die menschliche Beulenerkrankung Afrikas und ihr Erreger sind zuerst durch COQUEREL und MONDIÈRE bekannt geworden und haben später eine ganze Reihe von Bearbeitern gefunden, so daß heute unsere Kenntnis eine recht gute ist.

Geographische Verbreitung. Nach GRÜNBERGs Angaben kommt die afrikanische Dasselkrankheit des Menschen am Senegal, Gambia, in Daressalam, am Zambesi, Nyassa-See, in Tanga, an der Delagoa-Bay in Südwestafrika, bei Bagamoyo und Durban vor und wird 1924 auch aus dem Westen von Transvaal gemeldet. BEDFORD nennt sie aus Südwest, Transvaal und Natal. Nach ROUBAUD lebt sie in ganz Afrika südlich vom 16. Grade nördlicher Breite. Sie läßt allerdings die Nordostecke dieses Gebietes frei und fehlt auch sonst hie und da in größeren Landstrichen. VENERONI meldet sie aus Italienisch-Somaliland.

Ätiologie. Die Ursache ist die Made der Fliege Cordylobia anthropophaga (Muscidae, Unterfamilie Calliphorinae), welche in der Haut und dem subcutanen Gewebe lebt. Je nach dem Alter zeigt diese Larve recht verschiedene Formen, die durch Häutung ineinander übergehen. Diese 3 Stadien sind in nebenstehender Abb. 35 abgebildet. Man beachte die stärkere Bedornung der mittleren Ringe. Die Dornen sind schwarz und geben den betreffenden sonst weißlichen Ringeln ein gesprenkeltes Aussehen. Die meisten Haken sind nach hinten gerichtet, was die Larve beim Einbohren unterstützt. Nur an den hinteren Segmenten finden sich Reihen nach vorn gerichteter Haken. Die Larve ist zwölfringelig, vorn trägt sie im ersten Stadium nur eine Chitinlanze, auf den beiden anderen wie andere Fliegen zwei Mundhaken. Atemöffnungen finden sich zwischen dem zweiten und dritten Körperringel jederseits und ebenfalls ein Paar, aus je 3 Schlitzen bestehend, am Ende des Körpers, von einer Gruppe von Zäpfchen umstellt, welche im ersten Stadium sehr gut entwickelt, im zweiten rudimentär sind und im dritten fehlen. Die früher als besondere Art betrachteten Fliegenlarven C. murium und grünbergi hält man jetzt für gleich mit C. anthropophaga. Es läßt sich allerdings nicht leugnen, daß die Abbildungen von GRÜNBERG nicht genau mit denen von anderen Autoren übereinstimmt. Nichtsdestoweniger glauben sowohl ROUBAUD wie AUSTEN, daß nur eine einzige parasitische Art aus der Gattung Cordylobia vorliegt.

In der Literatur findet sich die Angabe, daß auch die Larve von Bengalia depressa in der Haut schmarotzen soll. Die Angabe stammt von FULLER, dessen aus Beulen gewonnenes Material von MANNELL bestimmt war. Demgegenüber versichert uns AUSTEN, daß über die Lebensweise der Bengaliafliege noch nichts Sicheres bekannt sei. Er hält die Angabe der genannten Autoren offenbar

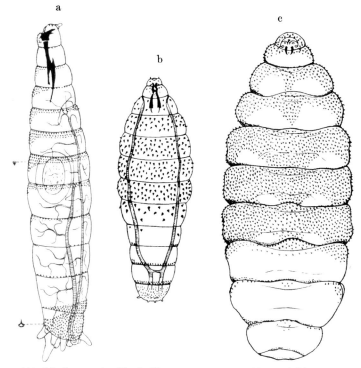

Abb. 35. Larven der Tumbufliege. a erstes, b zweites, c drittes Stadium. a stärker vergrößert als b und c. (Nach BLACKLOCK und THOMPSON.)

für unrichtig. C. rodhaini ist wahrscheinlich gar keine Cordylobia, ebensowenig Cordylobia praegrandis. Vulgärnamen sind Ver de Cayor, Tumbufliege.

Entwicklung. Wie diese Larve in die Haut kommt, ist lange strittig gewesen. Die Eingeborenen haben zwar schon stets behauptet, die Fliege lege die Eier in den Sand und von da kröchen die Maden den Menschen an. Die Gelehrten wußten es aber besser und sagten, jede Fliege legt die Eier auf ihr richtiges Futter (was übrigens keineswegs zutrifft), folglich legt auch die Cordylobiafliege direkt auf die menschliche Haut! Letzteren Vorgang nehmen an: BLANCHARD, COQUEREL und MONDIÈRE, FÜLLEBORN, SANDER, während BÉRANGER-FÉRAUD, LE DANTEC und BOYÉ, DÖNITZ u. a. der Meinung der Eingeborenen sich anschließen. Daß letztere richtig beobachtet haben, haben jetzt die Studien von ROUBAUD und vor allem die von BLACKLOCK und THOMPSON erwiesen. Letztere sind so gründlich und vollständig, daß wir uns im weiteren ihnen völlig anschließen können. Was die oben genannten anderen Autoren zu entgegengesetzter Stellungnahme bestimmt, war das Auftreten der Larven an von der Kleidung bedeckten Stellen, was auf eine aktive Unterbringung durch die Fliege an dieser Stelle zurückgeführt wurde, z. B. beim Baden (FÜLLEBORN)[1].

In dem Versuche von BLACKLOCK und THOMPSON wurden Tiere und Menschen nie direkt belegt. Bei weitem am häufigsten legte die Fliege die Eier in den Sand ab und schob sie mit ihrer Legeröhre so tief, daß sie ungefähr 6 mm im Sande steckten und oberflächlich von Sand bedeckt waren. Von Urin befeuchteter Sand, der wieder getrocknet ist, zieht das legereife Weibchen besonders an, zu feuchten Sand nimmt sie nicht an. Selten legt sie auf Stroh, trockene Fäkalien, auf Kleidung usw. (RODHAIN.) Die Eier sind ungefähr 1,3 mm lang und 0,44 mm dick, eiförmig mit einem stumpfen und einem spitzeren Pol und glatt, milchweiß durchscheinend, so daß man die sich entwickelnde Larve im Innern bemerken kann. (RODHAIN und BEQUAERT). In 3 Tagen ungefähr ist die Larve schlüpfbereit und schneidet das Ei auf.

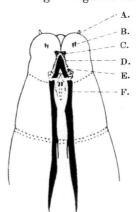

Aber erst wenn sie von einer Erschütterung oder Erwärmung getroffen wird, verläßt sie die Eihülle, erscheint auf der Oberfläche des Sandes, richtet sich auf den Papillen des Hinterendes auf und tastet mit dem Kopf herum. Kommt ihr ein Tier auf Berührung nahe, so geht sie sofort auf dasselbe und beginnt meist alsbald sich in die Haut zu bohren. Mit der Lanze des Vorderendes (Abb. 36) macht sie einen Schnitt in die Haut und schlüpft durch diesen unter die Epidermis meist in weniger als 1 Minute, das ist verschieden je nach der Tierart, die sie befällt oder der Hautstelle. Sie liegt dann lang unter der Haut mit den hinteren Atemöffnungen dicht an dem Löchlein, durch das sie hineingekrochen ist. Diese Art der Infektion erklärt auch, worauf RODHAIN und BEQUAERT aufmerksam machen, daß man die Cordylobiabeulen bei Tieren nur an den Stellen findet, welche mit der Erde in Berührung kommen. Das erste Stadium (s. Abb. 35) wird bis 1 mm lang und dauert ungefähr 2—3 Tage.

Abb. 36.
Kopfende des I. Larvenstadium von C. anthropophaga.
A. Antenne, B. Chitingruben,
C. Praestomaler Sclerit,
D. Mundhaken, E. Mundstäbe,
F. Pharyngealsclerit.

Auf dem II. Stadium ist die Larve $2^1/_2$—4 mm lang, am 5. oder 6. Tage häutet sie sich wieder und ergibt die Larve 3. Stadiums. Nach einem Leben in der Haut von im ganzen 8—9 Tagen verläßt die Larve die Dasselbeule, deren Öffnung sie erweitert hat und läßt sich auf den Boden fallen, wo sie sich so tief eingräbt, daß sie von etwa 12 mm Boden bedeckt ist. Hier schreitet sie zur dritten Häutung. Bei dieser dritten Häutung wird unter der bisherigen Haut eine Puppe gebildet und die alte Haut nicht abgestoßen. Sie verkürzt sich und verhärtet vielmehr zu einem Tönnchen, in dem die Puppe liegt. Dieser Prozeß beginnt bei der erwachsenen Larve ungefähr 24 Stunden nach Verlassen des Wirtes. Das Tönnchen ist anfangs terrakottafarbig, dann schwarz. Kleine Tönnchen sind nur $6^1/_2$ mm groß, $11^1/_2$ mm lang. Sehr selten verpuppt sich die Larve in der Kleidung.

Aus dem Tönnchen geht nach 11—12 Tagen bei Zimmertemperatur die Fliege hervor. Die junge Larve im Sande ist ziemlich widerstandsfähig, sie

---

[1] Wenn FÜLLEBORN auch STROZKI als Gewährsmann dafür angibt und sagt, dieser bringe das Baden mit der Belegung durch die Fliege in Zusammenhang, so muß festgestellt werden, daß STROZKI ausdrücklich sagt, eine Belegung mit Fliegeneiern während des Badens sei ausgeschlossen gewesen. Der Infektionsweg für die mit Kleidung bedeckten Körperstellen sei unklar.

lebt ohne Nahrung bis 15 Tage, doch ist sie nur bis ungefähr zum 12. Tage
virulent, d. h. einbohrfähig. In der ersten Zeit kann sie auch, wenn sie aus der

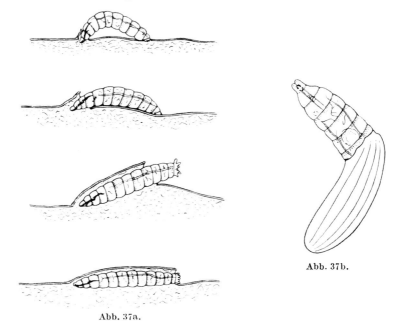

Abb. 37b.

Abb. 37a.

Abb. 37a. Verschiedene Stadien des Einbohrens der Cordylobialarve in die Haut.
Abb. 37b. Cordylobialarve, aus dem Ei schlüpfend.
(Abb. 37a und 37b nach Blacklock und Thompson.)

Haut entfernt wird, sich an einer anderen Stelle wieder einbohren. Später
verliert sie diese Fähigkeit, die auch dem zweiten und dritten Stadium abgeht.

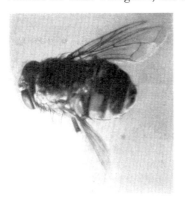

Abb. 38. Cordylobia anthropophaga.
„Tumbu-Fliege".

Die junge Fliege kann sich durch ziemlich
dicke Erde, Sand oder Watteschichten hin-
durcharbeiten. Auf alle Einzelheiten des
Lebens und Versuche über die Widerstandsfähigkeit der Eier, Larve und Puppe soll hier
nicht eingegangen werden, da sie bisher keine
wichtigen Fingerzeige für die Bekämpfung
der Plage gegeben haben. Die Larven können
nur bei Ernährung von lebendem Gewebe
groß werden. Junge Larven bohren sich zwar
auch in Kadaver ein, gehen darin aber meist
nach kurzer Zeit zugrunde. Larven zweiten
und dritten Stadiums verlassen umgekehrt
den gestorbenen Wirt. Die erwachsene Fliege
ist ungefähr 12—14 mm lang. Die Grundfarbe ist hellbräunlich. Die Augen und eine
(beim Männchen) Fleckenzeichnung des Hinter-
leibes sind dunkelbraun, der Brustkorb ist nur schwach grau gezeichnet. Die
Füße sind gelblich. Die Fühlerborste ist bis an die Spitze beiderseits gefiedert.
Die Fliegen kommen gern in der Trockenzeit in die Häuser, zwischen 4 und 6 Uhr
sind sie besonders aktiv und fliegen mit lautem Summen. Am Tage verhalten
sie sich in der Gefangenschaft ruhig, und sind auch nachts lebhaft (Rodhain).

Symptome und Verlauf. Die Stadien der Erkrankung charakterisiert SKROZKI zunächst als ein entzündliches, schmerzhaftes Knötchen, dann als eine Art Furunkel mit teigig geschwollenem, talergroßem entzündlichen Hof und feiner zentraler Öffnung. Das Einbohren der Larve wird in der Regel nicht gefühlt. Die gespannte weiße Quaddel ist im Anfangsstadium nach BLACKLOCK und THOMPSON scharf gegen den roten Hof abgesetzt. Merkwürdigerweise sind die Symptome sehr verschieden. Es kann zu starker Quaddelbildung mit rotem Hof kommen und bei Einbohrung mehrerer Larven dicht beieinander können die Quaddeln zusammenfließen und ein starkes Ödem auftreten. Es kann zu sehr heftigem Jucken und anfallsweise stechenden und bohrenden Schmerzen kommen. Sind mehrere Larven gleichzeitig im Körper vorhanden, so machen nach FÜLLEBORN an dem einen Tage die einen,

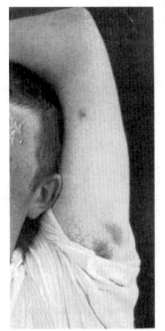

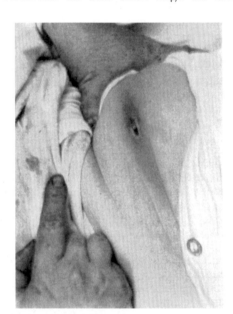

Abb. 39 a und b. Cordylobiabeulen.

am anderen andere Beschwerden, manche verhalten sich tagelang ganz ruhig. Diese Störungen lassen nach BLACKLOCK und THOMPSON nach einiger Zeit nach. Ödem und Röte hören auf und auch das Jucken wird gering. Nur die Schwellung wächst. Über das Aussehen der jungen Beulen schreibt FÜLLEBORN: „Umgeben von einer etwa einmarkstückgroßen, diffus nach dem Rande verblassenden, unregelmäßig gestalteten roten Stelle befindet sich eine kleine, flache, mäßig resistente, stärker gerötete Infiltration, die auf Druck nicht besonders schmerzhaft ist. In der Mitte dieser Infiltration wiederum befindet sich eine 7 mm lange, 2,5 mm breite Stelle, an welcher zwei Abschnitte unterscheidbar sind:

1. Ein etwa $2^1/_2$ mm langes, längliches, verhältnismäßig tiefes, gelblich belegtes Geschwür, welches bei Druck eine gelbliche, klare Flüssigkeit entleert; in der Tiefe des Geschwürs befindet sich das Hinterende der Larve.

2. Ein etwa $4^1/_2$ mm langer, $2^1/_2$ mm breiter, seine Umgebung etwas überragender Wall, der sich an das Geschwür anschließt. Das dem Geschwür

abgewandte Ende dieses Walles ist erhabener als der übrige Teil des letzteren und bildet eine etwa 2 mm große Kuppe, die blaß ist und von einem schmalen, bläulichen Saum umgeben wird.

Nach Entfernung einer 7 mm langen und 2 mm dicken Made präsentierte sich die Stelle, an der die Larve gesessen hatte, als eine rinnenartige Einsenkung in dem umgebenden infiltrierten Gewebe". Erst in der letzten Entwicklungszeit nehmen die Beschwerden wieder sehr zu (3. Stadium der Larve). Über den Zustand der Infektion am 5. Tage schreibt der Autor: „Die Infiltration um die Maden herum ist etwa markstückgroß, doch ist sie bei anderen, gleichaltrigen Dasselbeulen anscheinend nur auf die unmittelbare Nachbarschaft der Larve beschränkt; die Geschwürsfläche ist mit einer eingetrockneten Kruste bedeckt. Die Axillardrüsen der linken Seite sind seit dem 18. Februar etwas angeschwollen.

Nach der Entfernung der im Vergleich mit den Maden vom 19. Februar etwas herangewachsenen Larven zeigt sich ein 6 mm langes, 2 mm breites, gelblich belegtes, rot umsäumtes Geschwür, in welchem eine $1^1/_2$ mm große Öffnung mit rötlichgrauen Wandungen der Stelle entspricht, in der die Made gesteckt hatte; auf Druck entquillt ihr klares, gelbliches Sekret.

Nach etwa einer Woche waren die Stellen, aus welchen die Maden entfernt waren, abgeheilt."

Die Beschwerden werden so groß, daß sie den Schlaf rauben. Die Larve wird sehr aktiv und erweitert allmählich die Öffnung der Beule, um ihre Auswanderung vorzubereiten, die Beule entleert reichlich seröse, manchmal auch blutige Absonderung, oft gemischt mit dem Kot der Larve, das umgebende Gewebe ist hart infiltriert und druckempfindlich, die Ränder der Öffnung sind tief gerötet. Über das Verhalten der Beule in dieser letzten Zeit ihrer Entwicklung schreibt FÜLLEBORN: „Stärker ausgeprägt waren die durch die Larven hervorgerufenen Veränderungen am 25. Februar, also 9 Tage, nachdem ihr Eindringen bemerkt war.

Über dem linken Hüftbein befindet sich inmitten einer 11 cm langen und 3 cm breiten, nach den Rändern hin allmählich verblassenden Röte, deren Achse dorsoventral gerichtet ist, eine 2 cm lange und 1 cm breite Infiltration. Die Infiltration bildet einen von ventralwärts nach dorsalwärts allmählich bis etwa 2 mm über die Umgebung ansteigenden Wall, der an der dorsalen Seite — der Kopfseite der Larve — steil abfällt. Aus diesem Infiltrate hebt sich der Abschnitt, welcher dem Sitze des Parasiten entspricht, deutlich ab als eine 9 mm lange und 4 mm breite, wulstförmige, bläulich verfärbte Stelle, an der man die Umrisse der Made erkennen kann. Das weißliche Hinterende der Larve ist nicht von der Haut bedeckt, sondern tritt frei zutage in einem tiefen, länglichen (11 mm : 4 mm) graugelblich belegten Geschwür, das von infiltrierten Rändern umgeben ist; bei Berührung zieht sich die Made zurück.

Nach Expression der 12 mm langen und $5^1/_2$ mm breiten Larve entleert sich aus der Wunde reichlich seröse, blutige Flüssigkeit, und die Stelle, an der der Parasit gesessen, ist als deutliche Rinne in dem umgebenden Infiltrate fühlbar.

Die Heilung des Geschwürs nahm ohne Behandlung 2 bis 3 Wochen in Anspruch. Die Narbe ist aber noch jetzt, nach 10 Jahren, als eine etwa 1 cm große, weißliche Stelle sichtbar."

Oft kommt es zu Fieberbewegung und Schwellung der regionären Drüsen. SKROZKI stellte eine Tendenz zur Lymphangitis fest. ROUBAUD war der Meinung, daß diese schweren Symptome durch Larven zustande kommen, welche sich bei ihrem Aufenthalt im Boden mit pathogenen Keimen beladen haben. THOMPSON und BLACKLOCK neigen jedoch dazu, alles als Auswirkung der Absonderung der Fliegenmaden anzusehen. Endlich erweitert die Larve die Öffnung der Beule und wandert aus. Nach Ausfall oder Entfernung der Larve heilt das Geschwür rasch. Es greift ziemlich tief bis 2 cm.

Über die *pathologische Anatomie* der Beule beim Menschen ist außer dem bei den Symptomen Gesagten kaum etwas mitzuteilen. Daß das Larvenlager dick ist und bis in die tieferen Gewebsschichten reichen kann, besonders bei kleinen Tieren, mag noch besonders betont werden. Die Larve liegt mit der Längsachse parallel zur Hautoberfläche, so daß die Öffnung der Beule dem Hinterende der Larve entspricht. Nur SKROZKI gibt an, die Larve sei senkrecht zur Hautoberfläche gelagert.

Diagnose. Die Affektion hat eine gewisse Ähnlichkeit mit einem Furunkel. Die Diagnose dürfte im allgemeinen aber nicht schwer sein, wenn man mit der Lupe die Schwellung betrachtet und die Atemöffnungen der Larve in der Haut feststellt. Immerhin kommen Verwechslungen mit Furunkeln vor.

Behandlung. Einfaches Ausdrücken gelingt meist, ist aber schmerzhaft. FÜLLEBORN gelang es stets gut durch einfaches Drücken mit dem Skalpellstiel auf das Vorderende des Larvenlagers.

Mit der Pinzette lassen sich vor allem die älteren Stadien, wenn sie die Öffnung schon erweitert haben, gut herausziehen. SKROZKI übt einen leichten Druck auf die Larve aus und extrahiert mit dem Pean. Die Larve kommt mit einem leichten Entkorkungsgeräusch aus der Öffnung. Bei jungen Larven geht das aber schlechter. Hier kann man nach BLENKINSOP und SKROZKI durch Verschluß der Stigmen mit einem Pflaster die Larven zum Loslassen bringen und nach 24 Stunden schmerzlos extrahieren. Auch das von BLACK-LOCK und THOMPSON vorgeschlagene Paraffinum liquidum auf die Beule gebracht mit nachfolgendem Ausdrücken der Larve beruht offenbar auf demselben Prinzip der Erstickung. Die Eingeborenen (SIERRA LEONE) wenden Palmöl an. Für rasche Arbeit wird wahrscheinlich auch hier die bei Dermatobia erwähnte Einspritzung von Chloroform und alsbaldige Extraktion brauchbare Ergebnisse liefern.

Prognose ist bei Menschen im allgemeinen gut. Von der Affektion bleibt eine kleine Narbe. Komplikationen sind vor allem durch sekundäre maligne Myiasis zu befürchten.

Vorkommen. Außer bei Menschen kommt die Tumbufliege noch bei vielen Tieren vor, so dem Hund, Meerschweinchen, weißen und wilden Ratten, verschiedenen Affen, Haus- und Wildkatze, Hörnchen, Mungos, Ziege und Antilope. Diese letzteren Fälle bezweifelt ROUBAUD. Es handelt sich bei den Fällen wahrscheinlich um eine andersartige Erkrankung. Hunde und Ratten können oft schwer befallen sein von dem Parasiten und erliegen ihm oft, ebenso Meerschweinchen. COQUEREL und MONDIÈRE sahen einen erwachsenen Hund an 100 Larven zugrunde gehen, BÉRANGER-FÉRAUD einen jungen Wachtelhund an 300. Besonders Ratten und Hunde sind in der Natur sehr häufig befallen. Letztere halten RODHAIN und BEQUAERT sowie ROUBAUD für die gewöhnlichsten Wirte der Maden. Dagegen nehmen BLACKLOCK und THOMPSON dies für die Ratten in Anspruch. Bei ihnen bohrt sich die Larve rascher ein. Auch ergeben Versuche (sowohl von ROUBAUD als auch von BLACKLOCK und THOMPSON), daß bei künstlichen Infektionsversuchen die Larven in größerer Zahl als bei den Hunden, nämlich quantitativ bei den Ratten zur Entwicklung kamen. Man wird diesen Autoren daher wohl beistimmen. Nach BEDFORD invadiert die Larve in Südafrika vor allem den Ameisenbären und das Warzenschwein.

ROUBAUD gelang zuerst die künstliche Infektion von Meerschweinchen, nicht durch Verfüttern von Eiern, sondern indem er die jungen Larven auf Sand setzte und die Meerschweinchen dazu. Warum die Larven in seinen Versuchen sich in den Meerschweinchen meist nicht voll entwickelten, darüber klären wohl die unten besprochenen Immunitätsverhältnisse auf. Die jungen Larven widerstehen trockener Luft ohne Nahrung eine Zeitlang. Frisches Fleisch wird von ihnen nicht angenommen.

Roubaud ist der Meinung, daß ein Warmblüter um so mehr geeignet ist für die Fliege, je weniger warm sein Blut ist, danach müßte auch die erste Stelle die Ratte einnehmen mit 36,5°, der Mensch mit 37,2° C würde zwischen sie und den Hund (38,5°) treten, noch weniger günstig wären Meerschweinchen und Schweine mit 39,5°, ganz ungünstig die Hühner mit 42,0°. In der Tat erwiesen sich Hühner als ungeeignete Wirte, wie allerdings auch andererseits eine Infektion von Kaltblütern, Fröschen, Eidechsen usw. nicht gelang. Immerhin ist das Meerschweinchen doch noch recht empfänglich. In der Natur konnten Black-lock und Thompson die Puppentönnchen der Cordylobia in den Rattennestern finden. Gar nicht selten gehen die Ratten an den Tumbufliegen zugrunde. Schon Robert Koch hat in Afrika eine Epidemie unter den Ratten beobachtet, bei der man zunächst sogar an Pest gedacht hatte. So dürften in der Tat diese Tiere das wichtigste Reservoir der Dasselseuche Afrikas sein.

Immunität. Blacklock und Thompson glauben Beobachtungen gemacht zu haben, welche auf Immunität einzelner Menschen und Tiere schließen ließen. Oben wurde schon gesagt, daß in manche Menschen die Larven sich zwar ein-bohren, aber unter der Haut absterben, während sie sich bei anderen völlig ent-wickeln. Bei Hunden sind die jungen Tiere im allgemeinen leichter zu infizieren als ältere, auch bei den Ratten schwankt die Infizierbarkeit. Besonders wird ein Fall von einem Europäer, der im September 1920 natürlich mit 9 Larven im Ober-arm infiziert war, aber 1923 experimentell nicht wieder infiziert werden konnte, für die Annahme der Autoren sprechen. Auch mehrere Versuche an Hunden, Meerschweinchen und Affen scheinen das zu bestätigen. Immerhin findet man auch erwachsene alte Stücke, z. B. von Ratten mit schwerer Infektion. Jeden-falls ist es eine sehr interessante Beobachtung, daß hier Immunität gegen Fliegen-larven entstehen soll, wenn sie auch nach anderen Beobachtungen der Autoren kaum länger als 1—2 Jahre dauern dürfte und gelegentlich wohl schon früher (wie ja auch andere Immunitäten) durch besondere Verhältnisse zusammen-bricht. Mit den Immunitätserscheinungen mag es auch zusammenhängen, daß sich manchmal die Larven unverhältnismäßig langsam entwickeln, z. B. in einem Menschen nach 15 Tagen erst 9 mm Länge erreicht hatten (Blacklock und Thompson). Die ebenfalls von Blacklock und Thompson mitgeteilte Tat-sache, daß kleine Kinder unter den Tumbufliegen weit mehr als Erwachsene zu leiden haben (bis 60 Larven von einem Baby), ist aber vielleicht nicht nur durch den Mangel an Immunität zu erklären, sondern auch durch Vorliebe der ablegenden Fliege für urinbefeuchtete Stellen und die Wehrlosigkeit der kleinen Wesen.

Viel weitergehenden Aufschluß über diese interessanten Verhältnisse gibt eine neue, speziell darauf gerichtete Untersuchung von Blacklock und Gordon. Sie experimentierten mit über 1500 Larven an 58 Meerschweinchen und konnten das Eintreten einer Immunität bestätigen. Bis zum 6. Tage überlebten an den bisher uninfizierten Wirten 49% der angesetzten Larven, bei früher infizierten Meerschweinchen nur 7%. Schon bei den ersten Versuchen besaßen die afrikani-schen Meerschweinchen viel geringere Empfänglichkeit für die Invasion als aus England eingeführte. Genauere Untersuchungen zeigten, daß die Larven an einigen Hautgebieten, wo unter natürlichen Verhältnissen sehr leicht die Atemöffnungen verschlossen werden, meist bald verschwinden, während andere Hautstrecken geeignet sind, daß ferner nach einmaliger Invasion nicht gleich-mäßig die ganze Haut immun wird, sondern lediglich zunächst die Stellen, auf der die Larven das erstemal angesiedelt waren. Allmählich breitet sich die

Immunität weiter auf die Umgebung aus. Die Immunität ist also nicht eine im ganzen Blut verbreitete. Umgekehrt: Die Autoren transplantierten in einem Falle immune Haut auf ein nichtimmunes Tier. Sie blieb immun; ausreichender Kontrollversuch fehlt. Die Immunität erlischt jedoch bei der Haut, die vom Körper getrennt ist, in vitro, denn in solcher Haut, also unter mangelhaften Lebensbedingungen, überlebten die Larven zum Teil drei Tage, während sie in immuner Haut auf dem Lebenden in 48 Stunden alle abgetötet waren. Auch die auf einer immunen Stelle regenerierte Haut ist nach BLACKLOCK und GORDON immun. Die Immunität hält sich bei den Meerschweinchen wenigstens 3 Monate, und es gelang den Autoren nicht, sie während dieser Zeit zum Zusammenbrechen zu bringen. Immunität lokaler Art konnte auch erreicht werden, durch bloßes Einbohrenlassen der Larven, die dann entfernt wurden, oder durch Einspritzen von Larvenemulsion.

Entsprechend konnten die Autoren Erscheinungen allgemeiner Anaphylaxie nicht beobachten, weder wenn sie die Meerschweinchen durch Injektion von Larvenemulsion, noch wenn sie sie durch Einbohrenlassen von Larven zu sensibilisieren suchten. Trotzdem muß wohl in dies Gebiet eine Mitteilung gestellt werden: Die Autoren beobachteten bei Tieren, welche früher invadiert waren, daß in drei Minuten nach dem Einbohren neuer Larven Schwellung und Rötung der betreffenden Hautstellen auftrat, so daß die Larven auf eine kleine Erhabenheit entzündlicher Haut gehoben wurden. Trotzdem war Weiterentwicklung der Larven noch möglich. Die Reaktion war um so stärker, je stärker die frühere Invasion gewesen war und auch dann stärker, wenn dieselbe auf dem gleichen Hautstück wie die folgende stattgefunden hatte. War früher noch keine Invasion erfolgt, so wurde solche Reaktion nie bemerkt. Ein weiterer Versuch belehrte die Autoren, daß schon das Einbohren einer Anzahl junger Larven, die dann wieder entfernt wurden, genügt, die genannte Sensibilisierung zu erreichen, daß also wahrscheinlich das kleine Sekrettröpfchen, das die Larve beim Einbohren absondert, die Ursache ist. Über diese Erscheinungen hinaus kann es bei stark immunisierten Tieren zu einer gelben Verfärbung der Umgebung der Einbohrungsstelle kommen, und zwar in 24 Stunden. Dann schließt sich oft noch eine Abstoßung einer nicht unbeträchtlichen Hautpartie an, die in der Mehrzahl der Fälle zum Absterben der Larven vor dem sechsten Tage führte. Auch diese Reaktion bleibt bei Transplantation der sensibilisierten Haut auf ein anderes Tier, während die das Transplantat unmittelbar umgebende Haut nicht so reagierte.

Die *Immunität* kann sich ohne lokale oder allgemeine Eosinophilie entwickeln.

Versuche über das Überleben von Cordylobialarven bis zum 6. Tage auf Hautstellen, die verschieden oft von Larven invadiert waren.

Zahl der Invasionen	Zahl der geprüften Stellen	Zahl der gebrauchten Tiere	Zahl der verwendeten Larven	Zahl der den 6. Tag erlebenden Larven	Prozentsatz der den 6. Tag erlebenden Larven
1	4	58	614	266	43
2	4	29	215	22	10
3	4	26	210	9	4
4	4	22	160	2	1
5	4	18	132	6	5
6	4	15	117	4	3
7	4	10	133	0	0
8	4	5	41	0	0
9	3	3	18	0	0
10	2	2	6	0	0
11	1	1	4	0	0

Epidemiologie. Die Epidemiologie ist beherrscht durch die Tatsache, daß die Fliege die Eier in den Sand legt und daß außer dem Menschen auch andere Geschöpfe ein natürliches Reservoir dieser Seuche darstellen. An sich scheint kein Alter oder Geschlecht geschützt. Über erworbene Immunität siehe oben. Die Kleidung und Schlafweise des Europäers wird ihn im allgemeinen seltener der Fliegenlarve zugänglich machen als die Schwarzen. Die Infektionen in der Nähe des Gesäßes auch bei Weißen erklären Blacklock und Thompson mit der Gewohnheit, die Fäkalien mit Sand zu bewerfen, der oft Eier enthalten dürfte und nicht selten auf das Sitzbrett mit verstreut wird. Daß ausnahmsweise Gelege der Fliegen auf Wäsche vorkommen, führte zu einem merkwürdigen Falle, wo ein nach der Wäsche noch nicht wieder gebrauchtes Stück zu einem Verband benutzt wurde und unter diesem auf Oberarm, Rücken und Brust 38 Dasselbeulen entstanden.

Als Reservoir der Fliegen wurden oben schon Hunde, Ratten, Warzenschweine und Gürteltier genannt. Dazu kommen die wilden Katzen, Ziegen, Pferde, Esel, Kamele, Affen. Mouchet nennt die Hausmaus. Für C. rodhaini nennt Rodhain Antilopen, ein wildes Nagetier: Cricetomys gambianus als wichtigste Wirte, der Mensch soll von dieser Form nur zufällig befallen werden. Welches Ausmaß der Befall von Tieren durch Cordylobia erreichen kann, ergibt eine Nachricht von Robert Koch, der in Ost-Afrika einen Bezirk aufsuchte, aus dem ein Rattensterben mit Beulenbildung gemeldet war, und statt der erwarteten Rattenpest eine Cordylobia-Epidemie vorfand.

Sehr bemerkenswert ist das Vorwiegen der Invasionen im Sommer in der Regenzeit. Der Juli ist der Hauptmonat nach Coquerel und Mondière, und Béranger-Féraud, Rodhain und Bequaert nennen die Regenzeit die Hauptzeit der Cordylobiaplage. Nach Le Dantec und Boyé beginnt die Dasselkrankheit mit dem ersten Regen und hört im Oktober plötzlich auf, um erst mit dem ersten Regen des nächsten Jahres wieder aufzutreten. Nichtsdestoweniger findet man die Fliege auch in der trockenen Jahreszeit viel in Häusern, aber bloß an sonnigen Tagen. Sie sucht hier offenbar nur den nötigen Schatten. Daher sind es auch meist Männchen und noch nicht legereife Weibchen. Zur Eiablage sind die Tiere also nicht in die Häuser gekommen, das besorgen sie offenbar während der Trockenzeit in den Rattennestern draußen (Blacklock und Thompson). Wenn dagegen, meinen dieselben Autoren, bei Beginn der Regenzeit die Ratten sich in die Häuser ziehen und die Feuchtigkeit draußen viele Rattennester zur Eiablage unbrauchbar macht, kommen die Fliegen auch zur Eiablage in die Wohnungen. Diese Auffassung erscheint so natürlich, daß man in ihr wohl eine völlige Klärung des vorliegenden Problems sehen kann.

Prophylaxe. Die Prophylaxe wird in erster Linie die Rattenbekämpfung anstreben. Die toten Ratten sollten bald verbrannt werden. Ferner ist eine gute Bettstelle und gut gewaschene Wäsche wichtig.

β) Amerikanische Dasselkrankheit des Menschen, Berne, Dermatobia.

Geographische Verbreitung. Die amerikanische Dasselkrankheit des Menschen [1] kommt im ganzen warmen Amerika von der Grenze der Vereinigten Staaten bis nach Argentinien vor. Sie fehlt auf der mexikanischen Hochebene. In Bolivien und Peru geht die Krankheit ungefähr bis 1000 m Meereshöhe. In Brasilien ist sie besonders in den Staaten Minas Geraes, Rio de Janeiro, S. Paulo und Goyaz häufig. Auf Guadeloupe und Trinidad kommt sie vor, fehlt aber auf vielen der Westindischen Inseln.

---

[1] Mit dem Namen „Hautmaulwurf" bezeichnet man diese Erkrankung gewöhnlich nicht, sondern die Hautinvasion durch Würmer oder eine Fliegenlarve der Gattung Gastrus.

Ursache dieser Erkrankung ist die Larve der Fliege, Dermatobia cyaniventris. Dieselbe gehört zur Unterfamilie der Cuterebrinae, deren Mitglieder alle auf dem Larvenstadium eine parasitische Lebensweise führen. Die Unterschiede verschiedener Larven, welche man früher trennen zu müssen glaubte, beruhen, wie BLANCHARD zeigte, auf Unterschieden verschiedener Entwicklungsstadien. Die Dermatobialarve hat folgende Merkmale: Erwachsen ist sie eine etwa 3 cm lange Made, mit dickem Vorderende, an dem man zwei Mundhaken

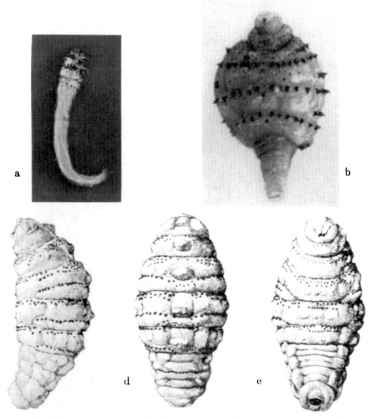

Abb. 40. Dermatolobialarven. a erstes Stadium, b etwas älter, c—e erwachsene Larve von der linken, der dorsalen und der ventralen Seite. (Nach SAMBON.)

wahrnimmt, und einem verdünnten Hinterabschnitt, der am Ende die Atemöffnungen trägt. Der Körper ist, wie bei Fliegenmaden überhaupt, geringelt, im vorderen Teil deutlicher als im hinteren und trägt auf den einzelnen Ringeln Reihen kleiner Chitinhaken, wie aus nebenstehender Abbildung einer erwachsenen Larve zu sehen ist. Größe nach BUSCK: 24 mm Länge und 10 mm Breite.

Wenn auch die Mehrzahl der Autoren für die Dasselbeulen des warmen Amerika nur die eine Art D. cyaniventris seu hominis annimmt, so äußert sich SAMBON doch etwas zurückhaltend in dieser Hinsicht und hält es nicht für ausgeschlossen, daß auch andere Fliegen aus der Verwandtschaft beteiligt sein könnten. An wissenschaftlichen Namen für Dermatobia cyaniventris nennt dieser Autor folgende:

1781 Oestrus hominis Linn. jun., 1805 Oestrus humanus Humboldt & Boupland, 1822 Cutebra hominis Say, 1837 Oestrus guildingii Hope, 1843 Dermatobia cyaniventris Macquart, 1845 Cuterebra noxialis Goudot, 1860 Dermatobia noxialis Brauer, 1896 Dermatobia mexicana Serna, 1903 Dermatobia hominis Ward, 1906 Dermatobia nonialis Duprey.

Als Vulgärausdrücke finden sich berne oder verme im Brasilianischen, in Honduras „Beef-worm", in Columbien und Venezuela „Nuche" oder „Gusano" oder „Gusano de monte", „Gusano de mosquito" oder „de zancudo" (beides = Mückenwurm), „Gusano peludo", „Gusano macaco", wovon das französische „ver macaque" in Cayenne, Costa Rica „Torcel", in der Mayasprache „Suglacuru" und mexikanisch „Moyocuil" u. a.

Über die *pathologische Anatomie* der Dermatobiabeule wissen wir nur, daß die Larve in einer Höhlung im subcutanen Gewebe steckt, welche durch eine rundliche, von einem flachen Wall umgebene Öffnung mit der Außenwelt in Verbindung steht. In dieser Öffnung liegt das Hinterende der Larve mit den

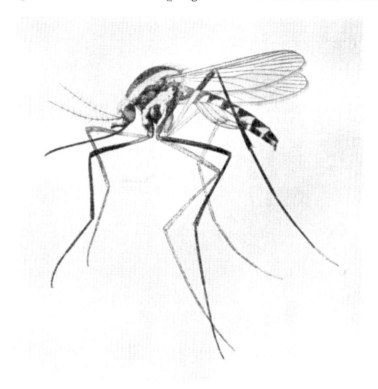

Abb. 41. Psorophora lutzi mit Dermatobiaeiern unter dem Abdomen. Vergr. (Nach Sambon.)

Atemöffnungen (Stigmen). Die Larve liegt nach zur Verth lang unter der Haut, also nicht mit dem Kopf nach innen gerichtet, nach Adams schräg, nach Sambon senkrecht. Nach Mouchet und Dyé siedeln sich die Larven in den Haarbälgen an. Später falle das Haar aus. Lutz ist von den Cuterebrinenlarven der Meinung, daß sie meist in einem Sack liegen, vielleicht einer erweiterten Drüse. Manget schnitt einige Dermatobiainfektionen aus. Sie machten den Eindruck kleiner fibröser Tumoren, welche mit der Umgebung stark verwachsen waren. Die Larven reizen das Gewebe zu serös-eitriger Absonderung, von der sie sich ernähren, starke Entzündungen werden auf mechanische Reizung der Affektion zurückgeführt.

Die Fliege erzeugt im ganzen wohl bis 800 Eier (Neiva 1917), setzt sie aber in einzelnen Schüben ab zu ungefähr 20—60. In der Gefangenschaft beobachteten allerdings Neiva und Gomez nur ungefähr 200 Eier. Dermatobia legt ihre Eier nicht direkt auf den Körper des Wirtes, sondern auf andere Tiere, besonders Insekten, welche denselben umspielen. Sie ergreift z. B. im Fluge eine große Mücke und belegt die eine Seite ihres Hinterleibes mit ihren Eiern, und zwar so, daß die dickeren (Kopf-) Enden der Eier etwas nach unten gerichtet sind. Die Eier sind mit einem Klebstoff überzogen, der an der Luft sehr rasch erhärtet, so daß die Träger sich von ihrer Last nicht mehr befreien können trotz ihrer Versuche. Nach DA MATTA haben die bananenförmigen Eier am dünneren Ende einen Büschel Fäden von großer Feinheit und Klebrigkeit. In den Eiern entwickeln sich in 5—7 Tagen die jungen Maden von ungefähr 1,6 mm Länge und liegen nun in der Eihülle. Sie öffnen alsbald das Ei, bereit, sich bei erster Gelegenheit auf einen geeigneten Wirt fallen zu lassen. Dies geschieht denn auch, sobald die Mücke sich zum Stechen auf die Haut setzt. Die feuchte Ausdünstung der Haut lockt die Larven hervor, sie strecken sich lang aus der Eischale, und, erreichen sie so die Haut, so kriechen sie auf dieselbe über und bohren sich alsbald oder nach kurzer Wanderung ein. Das Einbohren beansprucht 5—10 Minuten. Gelingt es den Larven nicht, die Haut zu erreichen, so ziehen sie sich wieder in ihr Ei zurück, indem sie sich mit einer Anzahl nach vorn gerichteter Dornen am Hinterende festhalten, und erneuen den Versuch bei nächster Gelegenheit. NEIVA und GOMEZ berichten, daß so die Larven sich bis 20 Tage invasionstüchtig halten können. Anfangs war man geneigt anzunehmen, daß die Fliegen ihre Eier direkt auf die Wirtstiere ablegen. Dafür sprach, daß man die Dermatobienfliegen meist auf den Wirtstieren traf. So hat z. B. auch LUTZ ein Weibchen auf einem Pferd in Haltung, als ob es Eier ablegen wollte, gesehen. 1900 war BLEYER der Meinung, daß die Fliegen die Eier unter die Haut des Menschen und der Tiere ablegen. 1906 nahm DUPREY an, die Fliegen legen die Eier auf Blätter und Zweige im Walde. Denn er war überzeugt, daß sie nie direkt den Menschen belegt, vorbeistreifende Menschen und Tiere würden dann von den Larven befallen. R. MORALES hat dann 1911 beobachtet, daß die Eier auf Mücken abgelegt werden und hat als erster die Dasselbeule mit Larven aus solchen Eiern erzeugt. Wenn auch schon 1900 BLANCHARD Eier auf dem Hinterleib von Stechmücken gesehen hatte, war er doch zu einem Verständnis der Sachlage nicht gekommen. Dagegen scheint in Venezuela das Volk wieder einmal gut beobachtet zu haben. Denn dort nennt man die Dasselmade gusano de zancudo, d. h. Wurm von der Mücke. Auch aus dem Norden Brasiliens berichten NEIVA und GOMEZ auf Grund einer Notiz von A. R. FERREIRA den Glauben, daß die Dasselmade eine Mückenlarve sei. Die Beobachtung von MORALES wurde von GONZALES-RINCONES 1912 und P. ZEPEDA 1913 bestätigt. Die Beobachtungen des letzteren allerdings erschienen etwas phantastisch. Sind doch die von ihm als Eier angesprochenen Gebilde sicher kugelige, getrocknete Kottröpfchen, welche man häufig bei in Mehrzahl gefangen gehaltenen Mücken an allen möglichen Körperteilen findet. Die Art, wie er das Eindringen beobachtet haben will, weicht von dem, was andere Autoren angeben, durchaus ab. Auch die Brut von Chrysomyia macellaria soll ebenso übertragen werden, was sicher nicht richtig ist, und endlich sollen die Mücken auf Blüten sich mit den Fliegeneiern beladen. Auch NUÑEZ TOVAR erhielt Mücken mit Dermatobiaeiern und aus ihnen im Versuch die Dasselbeule. Die erste Abbildung danken wir SURCOUF. Dieser sowie GONZALES-RINCONES und ebenso DUPREY waren der Meinung, daß die Fliege die Eier auf Laub lege, wo sie dann an den Mücken kleben bleiben. SAMBON meint, die Fliegen ergriffen und belegten die Mücken an den Brutplätzen, und MORALES hat sich für direkte Belegung der Mücken ausgesprochen. KNAB äußerte sich aus theoretischen Gründen im gleichen Sinne. ARAGAO, zit. nach SAMBON, beobachtete eine Dermatobia, welche eine Anthomyia heidenii belegte. BUSCK schien wieder mehr an eine direkte Ablage der Fliegen auf die menschliche Haut zu glauben.

Endlich haben Neiva und Gomez durch Versuche gezeigt, daß in der Tat die Fliege, soweit irgend möglich, andere, das Wirtstier umspielende Insekten ergreift und mit den Eiern belegt. Natürlich verfehlt sie oft ihr Ziel oder das ergriffene Tragtier befreit sich bald wieder, und wenn der Zwang zur Eiablege zu groß wird, ohne daß die Fliege einen passenden Träger für dieselben gefunden hat, legt sie auch auf andere Dinge. Der Aufenthalt auf den Rindern, Pferden usw. erklärt sich also daraus, daß die Dermatobia gerade hier auch die geeigneten Träger ihrer Brut findet. Damit ist die Frage wohl endgültig und im wesentlichen im Sinne von Morales geklärt. Immerhin ist da Matta 1920 noch der Meinung, daß alle Arten der Ablage vorkommen, entweder direkt auf ruhende Menschen an schattigen Stellen oder indirekt auf Fliegen oder auf feuchte Haare usw., von wo sie auf schweißsaugende Fliegen geraten. Am häufigsten scheinen die großen Stechmücken der Gattung Psorophora belegt zu werden, Shannon nennt auch Goeldia, außerdem aber müssen andere Mücken, Fliegen und noch andere Insekten der Dermatobia dienen. Shannon fand die Eier sogar auf einer angeblich nicht stechenden Mücke: Goeldia longipes in Panama. Aus der Sammlung des Institutes Butantan (St. Paulo) geben Neiva und Gomez folgendes über die mit Dermatobiaeiern belegten Insekten an:

Psorophora posticata (= ferox)	. . .	28 Exemplare
Psorophora lutzi	2	,,
Andere Stechmücken	9	,,
Musca domestica	9	,,
Stomoxys calcitrans	9	,,
Tabanide	1	,,
Andere Fliegen	16	,,

Geschichtlich interessant: Schon 1653 berichtet der Jesuitenpater Bernabe Cobo von dieser Krankheit, welche die Eingeborenen Mückenwurm nennen, weil eine Mücke den Wurm in ihren Stichkanal einpflanze.

Dunn fand die Larven oft an den Stellen eines Zeckenstiches nach Entfernung der Zecken. Daß hier nicht zufällig oder absichtlich die Fliege auf die Zeckenbißstelle gelegt hat, scheint ihm daraus hervorzugehen, daß in vier Fällen die Beulen in der Lendengegend saßen oder am Bauch, wo die Fliege die Eier schwerlich direkt hinbringen konnte. Wieder andere Autoren geben an, daß die Eier auch auf schwitzige Kleidung gelegt werden.

Nach Lutz, dem es gelang, eine Larve auf seinem eigenen Arm anzusiedeln, macht ihr Kriechen auf der Haut gar keine Empfindung. Die Larve bewegt sich dabei fast wie eine Raupe. Beim Einbohren wurde ein leichter Reiz gespürt. Bis die vorderen drei Viertel eingebohrt waren, dauerte es 1 Stunde. Das etwas brennende Gefühl beim Eindringen der Larve hörte nachher auf. Den nächsten Tag fühlte der Autor etwas Jucken und die Stelle war etwas gerötet. Es bildete sich eine kleine Kruste, unter der die Larve weiterlebte. Wenn Serum auf der Haut war, wurde das Hinterende herausgeschoben, wenn es beseitigt wurde, zog die Larve das Hinterende ein. Am 4. Morgen war eine deutliche Papel entstanden, das Jucken dauerte an. Auch nach Adams ist das erste Symptom eine rote Papel.

Genaueres über die Entwicklung finden wir nur bei Busck und Neiva und Gomez. Von den Larven, die Busck befielen, hatte nur eine solchen Sitz, daß sie sich gut beobachten ließ. Sie wurde am Oberarm zuerst am 29. Mai beobachtet (Panama-Zone), am 19. Juli hatte sie sich gehäutet und stieß die alte Haut aus der Öffnung der Beule ab. Am 19. September war sie ausgewachsen und verließ die Beule, nachdem sie vorher die Öffnung etwas erweitert hatte. Die Made verpuppte sich dann in der Erde und nach 6—7 Wochen schlüpfte die Fliege. Nach Neiva und Gomez ist die Entwicklungsdauer von der äußeren Temperatur sehr abhängig. In einer Serie bei warmem Wetter dauerte die

Larvenentwicklung ungefähr 31—41 Tage, in einer anderen Serie 64—74 Tage. Ebenso hängt die Puppenentwicklung sehr von der Wärme ab. Bei 23—25⁰ wird das Puppenstadium in 34 Tagen, bei 12—18⁰ in 78 Tagen durchlaufen. Nach RIBERIO soll das Larvenleben sogar 140 Tage dauern können. Nach

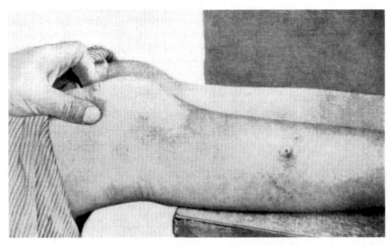

Abb. 42. Dermatobiabeulen. (Nach SAMBON.)

NEIVA und GOMEZ sind die jungen, frisch geschlüpften Larven 1,6 mm lang und 0,3 mm breit. Nach 16 Tagen sind sie schon 6 mm lang und 2,3 mm breit. Die Veränderungen des Aussehens, welche die Larve während der Entwicklung erfährt, ersieht man am besten aus den Abbildungen. Sie sind bedeutend, so daß die verschiedenen Stadien sogar mit verschiedenen Namen belegt werden. MOUCHET und ebenso BLANCHARD geben für das Stadium I (Abb. 40a) den Namen ver macaque, für Stadium III (Abb. 40c—e) Torcel oder Berne. Die erste Häutung erfolgt etwa zwischen dem 3. und 8. Tage. Das Endgewicht, das die Larve erreicht, liegt ungefähr zwischen 450 und 650 mg. Nach BLEYER wird die Larve 26 mm lang. Die kleineren Larven und Puppen geben Männchen, die größeren (600 mg und mehr) geben Weibchen (NEIVA und GOMEZ).

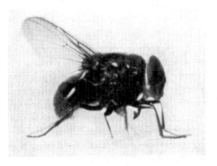

Abb. 43. Dermatobia hominis. Vergr. etwa 5 mal.

Die erwachsene Larve läßt sich auf die Erde fallen. In feuchten Boden bohrt sie sich schnell ein in ungefähr 15—20 Minuten. In trockenem Sand gelingt es aber nicht. Überhaupt braucht das Puppenstadium etwas Feuchtigkeit (keine Nässe), daher sind trockene, vegetationslose Gebiete für die Fliege ungeeignet. Die Fliegen lebten in der Gefangenschaft bis zu 19 Tagen. Schon in 24 Stunden nach dem Schlüpfen kann die erste Begattung stattfinden, sie wiederholt sich öfter. Dann tritt die Eiablage schon vom 7. Tage ab ein. Verzögert sich die Begattung, so verzögert sich auch die Eiablage.

Die erwachsene Fliege ist ein schönes, etwa 12—17 mm langes Insekt. Der

Kopf ist breiter als der Thorax, halbkugelig. Die Augen sind klein, ziegelrot und im Leben ohne Zeichnung. Die Stirn ist breit und bildet einen kegelartigen Vorsprung, Farbe braun. Die Fühlergruben sind tief, lang, eiförmig. Die Fühler berühren einander am Grunde, sie sind gelb. Die ersten beiden Fühlerglieder sind kurz, das dritte ist mehr als zweimal so lang wie die beiden ersten zusammen, annähernd zylindrisch mit dorsaler Kante. Am Grunde ist es breiter, gegen die Spitze schmäler, die Fühlerborste ist etwas bräunlich und nur auf der Dorsalseite gefiedert. Gesicht gelblich mit weißschimmernden Flecken feiner Härchen. Untergesicht etwas aufgetrieben. Rüssel zurückgezogen, Mundöffnung weit.

Rücken fast quadratisch und wie das Scutellum mit blauschwarzen Längsstriemen auf bläulich-grauem Grunde mit sehr kurzen, schwarzen Härchen. Hinterleib herzförmig, die auf die Bauchseiten umgebogenen Rückenschienen glänzend metallischblau mit feinen, schwarzen Haaren. Der erste und der Vorderrand des zweiten Ringels grau. Die Bauchschienen klein, glanzlos. Die Beine sind schlank, mit schlanken Klauen, die etwas länger sind als die Empodien. Farbe gelblich-grau, ebenso behaart. Flügelmembranen bräunlich mit großen Läppchen. Spitzen-Querader vorhanden, erste hintere Randzelle offen. 4. Ader ohne Anhang, Flügelschuppen groß.

Die Lebensdauer der Fliege in Gefangenschaft beträgt nach Neiva und Gomez 19 Tage, im Freien findet man sie besonders am Vieh, lauernd auf andere Insekten zur Eiablage. Das ganze Leben vom Ei bis zum Tode wird von Neiva und Gomes auf 120—141 Tage veranschlagt.

Symptome. Der Sitz der Larve ist bei den Eingeborenen der ganze Körper, sehr gern auch der Kopf, bei den Europäern meist der Kopf, der Oberarm oder Scrotal-, Glutaeal- oder Oberschenkelgegend. Man kann sich wohl vorstellen, daß diese Gegenden bei sehr leicht bekleideten Menschen oder bei zufälliger Entblößung von Mücken ausreichend gestochen werden. Neiva und Gomes dagegen sind der Meinung, daß diese Körperstellen von den Larven auch erreicht werden können, wenn sie beim Verlassen des Eies und den Bestrebungen auf die Haut zu gelangen, in der Halsgegend des Menschen abstürzen, in den Kragen fallen und allmählich immer weiter nach abwärts geraten, bis sie in der Hüft- oder Gesäßgegend zur Ruhe kommen. Meist sind mehrere Beulen vorhanden, zur Verth erwähnt bis 20, Sambon bis 100 an einer Person. Nach Bleyer soll auch die Vagina gelegentlich der Sitz sein. (Doch wohl nur unter besonderen Verhältnissen, da die Larve Luft braucht.) Ausnahmsweise ist die Larve auch im Auge beobachtet, etwa in der Gegend der Caruncula zwischen den canaliculi lacrimales. Aber auch im Augenlid. Lutz, der die Larve bis zum 5. Tage im eigenen Arm beobachtete, merkte einen leichten brennenden Schmerz beim Einbohren und dann nur hin und wieder etwas Jucken. Später sollen die Beschwerden größer werden. Busck hält die Beschwerden für unbedeutend.

Das Anfangssymptom ist nach Adams eine kleine rote Papel. Die Entwicklung gleicht zunächst der eines Furunkels. Tagsüber sei die Larve ziemlich ruhig, nachts mache sie heftige Beschwerden.

Sapper berichtet (nach Sticker), daß er bei einer Urwaldwanderung in 16^0 nördlicher Breite den üblichen Schutz der Waden durch Ledergamaschen unterlassen habe, zunächst nur ein paar Fliegenstiche bemerkt habe, aber auf der Rückreise nahe am Schienbein mehr und mehr von unangenehmen Empfindungen gequält worden sei:

„Anfälle von Stechen, Brennen, Krabbeln unter der Haut, bald heftige Schmerzen, die sich von Nacht zu Nacht steigerten"; quälend und schlafraubend. „Es bildeten sich allmählich Anschwellungen über den Schienbeinen, mandelgroße und größere Beulen, an denen sich bei genauerem Zusehen kleine

Bohrlöcher in der Haut wahrnehmen ließen." 24 Tage nach der Urwaldtour wurde ihm in Amsterdam ein kleiner Wurm aus einem dieser Affekte ausgedrückt. Die Schmerzen werden von anderen als bohrend bezeichnet. Sie können tagelang ruhen, treten anfallsweise auf und können besonders ausgelöst werden, wenn man die Öffnung des Geschwürs verschließt und so der Larve die Luft abschneidet. Die Larve kann dann unter der Haut weiter wandern, wie im Falle SAPPER, wie auch SAMBON von Ortsveränderungen der Larve unter der Haut spricht. Die Schmerzhaftigkeit ist natürlich sehr verschieden nach dem Ort der Ansiedlung. Über dem Schienbein scheint dieselbe recht unangenehm zu sein; Befall der Nase ist eine Qual, Befall der Orbita ebenfalls sehr schmerzhaft und gefährlich. Höchst schmerzhaft war nach BLEYER auch eine Invasion des Augenlides, wo sich die Larve etwas einwärts vom Lidrand angesiedelt und ein Ektropium verursacht hatte.

Die Öffnung des Geschwürs ist von einem Ringwall umgeben und die Haut in ungefähr $2^1/_2$ cm Umkreis gerötet. Aus der Öffnung entleert die Larve ihren Kot. In der Öffnung liegt das Hinterende der Larve mit den beiden Stigmen. Es wird bei Berührung von der Larve rasch in die Tiefe gezogen. Bei Druck kann man auch etwas Serum auspressen. Das Geschwür nimmt mit dem Heranwachsen der Larve an Größe zu, entsprechend auch das Infiltrat, das die Larve umgibt. Eine Neigung zur Lymphangitis wird angegeben. Das Ausbohren der erwachsenen Larven, wovon man bei SAMBON genaue Schilderung findet, macht keine besonderen Beschwerden. Das leere Geschwür sieht dann grüngelblich aus, ist etwa 11 mm lang und 4 mm breit (nach ZUR VERTH) und heilt in ungefähr 2—3 Wochen. Wenn sich die Larven zu mehreren dicht beieinander angesiedelt haben, können hühnereigroße Geschwülste entstehen mit zahlreichen Öffnungen, unter deren jeder eine Larve liegt. Ja, in solchen Fällen finden sich gelegentlich, nach SAMBON, auch mehrere Larven in einer einzigen Höhle. Die regionären Lymphdrüsen sind nach EYSELL in der Regel angeschwollen.

Bemerkenswert ist, daß BUSCK während der Dauer einer Dermatobiabeule ein beträchtlich gesteigertes Schlafbedürfnis hatte und glaubt, daß in der Tat die Larve ein Toxin absondere, welches eine Schläfrigkeit des Wirtes bewirke. Auch MANGET berichtet von einem stark befallenen Patienten, daß er außer ziemlich häufigen lokalen Schmerzen ein Gefühl von Mattigkeit hatte und viel zu Bett lag. Gleichzeitig war Fieber vorhanden bis 38,6° etwa seit dem 10. Tage, nachdem er der Infektion ausgesetzt war. Hierüber wären weitere Untersuchungen noch nötig. Neben den Schmerzen ist die Absonderung des Kotes aus der Geschwürsöffnung lästig, da dadurch Haut und Wäsche verschmutzt werden.

Komplikationen kommen vor. Schon gedrückte oder sonstwie gereizte Beulen machen stärkere Beschwerden. Auch können sekundäre Infektionen des Geschwürs mit Eitererregern, Tetanus usw. eintreten. Reste der Larven, welche bei ungeschickter Extraktion in der Wunde blieben, machen oft unangenehme Geschwüre. Auf die Häufigkeit der Ansiedlung maligner Fliegenlarven (s. S. 69) in den kleinen Geschwüren, welche nach Ausfallen der Dasselmaden bleiben, machen u. a. BLEYER, DA MATTA 1920 aufmerksam. Diese Fliegen können dann zu schweren Zerstörungen führen.

Diagnose. Ist auch die Beule an sich einem Furunkel ähnlich, so erlaubt doch eine genaue Inspektion und die Möglichkeit, die Schmerzen durch Verschluß des Ganges hervorzurufen oder zu steigern, leicht die Diagnose.

Behandlung. Von selbst läuft die Erkrankung erst in ungefähr 5 Wochen ab oder dauert länger. Nach BYAM und ARCHIBALD kann man die Larve leicht entfernen, wenn man vorsichtig mit der Pinzette die Öffnung des

Geschwürs etwas erweitert und die Larve ausdrückt. Man muß dabei beachten, daß sie mit dem dünnen Ende nach außen liegt, also den Knoten genügend tief umgreifen. Sonst drückte man die Larve nur tiefer. Auch mit Pinzette oder Kornzange kann man die Larve in der Regel fassen und herausziehen. Ein blutiger Eingriff, Schlitzen des Lagers der Larve und herausheben ist also nicht erforderlich. Man kann sie auch mit Äther betäuben. Die Eingeborenen nehmen dazu in der Regel Tabaksaft oder töten die Larve mit Tabakasche (oder Calomel [Bleyer]) oder ersticken sie, indem sie ein Stück Speck fest auf die Geschwürsöffnung binden. Auch bedecken sie die Bohrlöcher mit Kopalharz und Papier und ersticken so die Larven, oder bohren eine Tabaksblattrippe in die Öffnung, was zu demselben Ergebnis führt. Der Arzt wird sich zum Ersticken der Larve lieber eines Pflasters bedienen. Die zurückbleibende Wunde wird von den Eingeborenen gelegentlich mit Lehm oder Kuhmist ausgefüllt. Vom Arzt muß sie ein wenig antiseptischer behandelt werden, Jodoformverband oder dgl., besonders um einer sekundären Infektion mit anderen Fliegenlarven vorzubeugen; s. oben. Ungeschickte Extraktion verursacht leicht Abscesse oder langanhaltende Geschwüre, besonders wenn Teile der Larve in der Wunde zurückbleiben (Schmalz).

Die Komplikationen erfordern natürlich die ihrer Natur entsprechende Behandlung.

Immunität ist nicht bekannt, nur Rückschlüsse aus den Verhältnissen bei verwandten Krankheiten sind in dieser Richtung möglich.

Die *Prognose* der unkomplizierten Dermatobiabeule ist durchaus gut.

Epidemiologie. Vorkommen außer beim Menschen. Es werden neben den Menschen Hunde, Rinder, Schweine und anderes Vieh befallen. Rinderhäute sind oft so durchlöchert, daß sie unbrauchbar sind. Weiter werden Affen, Puma, Hunde, Aguti von Sambon genannt, van Thiel nennt den Jaguar. Die Zahl der bisher infizierten Tiere ist recht groß, selbst Vögel und Hausgeflügel werden angegriffen — in der Achsel von Geflügel sollen sich allerdings nach Neiva und Gomez die Larven nicht halten können. Die hohe Blutwärme der Vögel wird ihnen verhängnisvoll. Rinder und Hunde sind am häufigsten die Träger der Beulen. Pferde relativ selten. In dem unten erwähnten Gebiet bei St. Paulo waren z. B. 100% Rinder, $9,3\%$ Pferde, 17% der Maultiere, 5% der Maulesel und $12,3\%$ der Schweine invadiert.

Das Gelände hat einen Einfluß auf die Häufigkeit der Dermatobiabeulen. Wälder und Waldränder, vor allem solche, die an Weideland stoßen, sind das hauptsächlichste Gebiet der Fliege. Ob das in erster Linie von ihren eigenen Bedürfnissen oder denen der übertragenden Insekten abhängt, wissen wir nicht.

Nach Jagden usw. finden sich reizbare Stellen. Durch Reiben werden sie schlimmer und entzünden sich. Eine etwa stecknadelkopfgroße Öffnung zeigt die Natur des Leidens an. Der Erfahrene drückt den Wurm entweder aus, oder verschließt ihm durch ein Pflaster die Luft. Da der Arbeiter im allgemeinen mit diesen Dingen gut Bescheid weiß, sieht der Arzt selten solche Fälle (Duprey). Dagegen fehlt die Fliege und mit ihr die Erkrankung auf Weideländern und Steppen ohne Baumwuchs, sowie in warmen und dürren Himmelsstrichen und Örtlichkeiten, wohl weil hier die Puppen nicht die geeigneten Bedingungen finden. Kann doch schon die erwachsene Larve nach Riberio nur in feuchtem losen Boden, nicht in harten oder trockenen Boden eindringen. So ist z. B. der Nordwesten Brasiliens von der Seuche frei. Die Freiheit der mexikanischen Hochebene wurde schon genannt. Jahreszeitlich tritt das Leiden besonders häufig in der Regenzeit oder gleich nach derselben auf. Das ist mehr ausgeprägt in offeneren Gelände, während in feuchten Wäldern die Krankheit das Jahr ziemlich gleich häufig sein kann (Sambon). Die Menge Wirte, welche die Fliege außer dem Menschen noch hat, bewirkt, daß eine bloße Behandlung der menschlichen Beulen zu einer merklichen Abnahme der Seuche nicht führt. Es soll nach RIBERIO das Leiden in regenreichen Jahren wesentlich stärker auftreten als in trockenen. Der Befall kann so stark werden, daß die Tiere zugrunde gehen.

Alter und Geschlecht scheinen nur insofern eine Rolle zu spielen, als die Gefahr der Infektion wesentlich auf das Freie beschränkt ist. DE ANDRADE fand bei St. Paulo von 819 Personen, die in oder an Eucalyptusplantagen lebten, mehr als 44% invadiert. Waldarbeiter in den Mahagoniwäldern, Hirten in waldreicher Gegend, Jäger, welche sich in den Wäldern länger aufhalten, sollen der Infektion besonders ausgesetzt sein. Im übrigen ist kein Geschlecht oder Alter vor ihr sicher. GRADENIGO beobachtete eine Dermatobiabeule schon beim Säugling.

Wenn RIBERIO angibt, daß von der Krankheit dunkle Farbe bevorzugt werde, so kann das von der gleichen Vorliebe bei den Stechmücken sehr wohl kommen. Allerdings glaubt ADAMS, daß die weiße Rasse der Krankheit am meisten ausgesetzt sei.

Vorbeugung. Möglichst weitgehender Schutz des Körpers durch Kleidung. BLEYER ist der Meinung, daß die Fliege durch den Geruch geleitet wird und daß daher peinliche Sauberkeit, die jedem Schweißgeruch vorbeugt, einen gewissen Schutz gewähre. Sonst käme wohl nur Bekämpfung der Fliege, besonders durch Abdasseln des Viehes in Frage.

3. Andere Insektenlarven als Parasiten der Haut.

Sind auch bei weitem die Fliegen in der Entwicklung des Parasitismus bei den Larven Wirbeltieren gegenüber führend, so finden sich doch Ansätze dazu auch in anderen Insektenordnungen. C. H. MANTHEY[1] berichtet z. B. von einem Patienten mit einer seit 4 Jahren bestehenden Geschwulst mit Eiter. Bei der Auskratzung wird eine Larve von Attagenus pellio gefunden. Ob sie ursächlich mit der Geschwulst zusammenhängt, scheint wohl unwahrscheinlich, daß aber verwandte Käferlarven bei Jungvögeln unter der Haut fressen und schwere Verwundungen machen, ist bekannt.

C. Sonstige Schädigungen der Haut durch Tiere.

Coelenterata.

Wenn man, was wohl durchaus berechtigt ist, den Begriff synonym mit Cnidaria gebraucht, so kommt allen Mitgliedern dieses Phylum die Nesselkapsel als mikroskopische Waffe zu. Es ist ja allgemein bekannt, daß man beim Baden in der See gelegentlich mit nesselnden Quallen unliebsame Berührung erfährt. Ich habe das in der Ostsee nur dann erlebt, wenn dem Schwarm der gewöhnlichen Ohrenqualle, Aurelia aurita, die weit schönere *Cyanea capillata* in einigen Stücken beigemischt war. Sie ist außerordentlich reich an langen, feinen, nesselnden Fangfäden. Die Erfahrung der Reizwirkung dieser Qualle hat nach MARSHALL[2] in Hapsal zu einer eigenartigen Anwendungsweise derselben geführt: Man verreibt sie mit Sand und benutzt sie als hautreizende Kataplasmen (ob mit guter Wirkung?). Beide genannten Arten rechnet man zu den Skyphomedusen. Von anderer Seite werden gerade

[1] MANTHEY, C. H.: Absceß durch einen tierischen Parasiten. Norsk. Magaz. Laegevidenskaben 1914. Nr. 7.
[2] Zitiert nach PAWLOWSKY.

die Hydrozoen angeklagt. Die Hydromedusen sind zwar meist sehr viel kleiner als die vorigen, aber ihre Nesselkapseln sollen erheblich leistungsfähiger sein. Vielleicht ist auf sie das fast stichartige Nesselgefühl auf eng lokalisierten

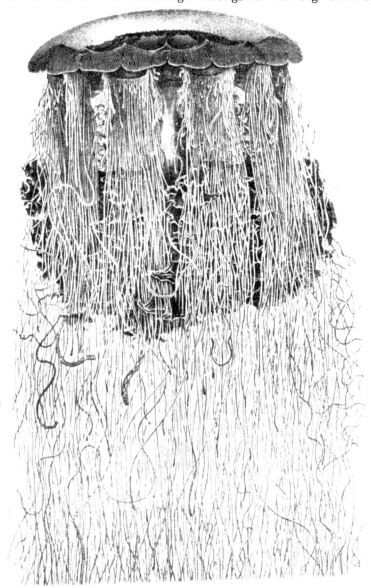

Abb. 44. Cyanea capillata L., wie sie im Leben, ruhig an der Wasseroberfläche treibend, aussieht. Die mit Nesselfäden geladenen Fangfäden sind nur auf $^1/_3$ ihrer Ausdehnung dargestellt. (Nach L. AGASSIZ, aus PAWLOWSKY.)

Stellen zu beziehen, das man beim Baden im Meere manchmal fühlt. Zu den Hydrozoen gehören auch die Hydrokorallen, deren kräftige Wirkung S. 670 beschrieben wird. Endlich sind Nesseltiere auch die echten Korallen, deren Wirkung offenbar unbedeutend ist und die ihnen nahestehenden, einzeln lebenden Anthozoen oder Seeanemonen (S. 672 f.).

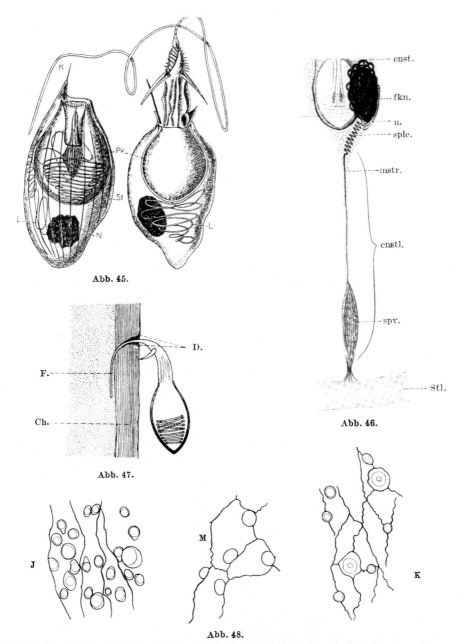

Abb. 45.

Abb. 46.

Abb. 47.

Abb. 48.

Abb. 45. Nesselzellen der Hydra. Links geladene Nesselzelle, rechts Nesselzelle mit ausgeworfenem Faden. N Nucleus, Pk Kapsel, K Cnidocil L Spiralfaden im Zellprotoplasma. St Stützfibrillen. (Nach P. SCHULZE.)

Abb. 46. Velella spirans. Alle im Cnidoblasten vorkommenden Elemente schematisch. absta. absteigender Ast des Fadenknäuels, cnst. Stäbchen, die das Cnidocil zusammensetzen. fkn. Fadenknäuel, vom axialen Strang gebildet, n. Kern, sple. Spirale des axialen Stranges, mstr. medialer oder axialer Strang, cnstl. Stiel des Cnidoblasten, spv. spindelförmige Auftreibung des Cnidoblastenstiels, Stl. Stützlamelle. (Nach OTTO TOPPE: Zool. Jahrb., Abt. Anatomie, Bd. 29, 1910, Taf. 13, Abb. 10.)

Abb. 47. Schnitt durch die Haut einer Corethralarve. Der Nesselfaden (F) ist durch die Chitinlamelle (Ch) hindurchgeschlagen und in die inneren Gewebe der Larve eingedrungen. In der Umgebung des Fadens ist das Chitin durch Einwirkung des Nesselsekrets aufgelöst worden (D). (Nach OTTO TOPPE: Zool. Anz. 33 (1909) 799, Abb. 1.)

Abb. 48. Kittleisten der Ektodermzellen und Cnidoblasten durch Silbernitrat dargestellt. T. auf einem Tentakel, M. auf der Mundscheibe, K. am Körperstamm (Hydra attenuata). (Nach PAUL SCHULZE: Arch. f. Zellforschg 16 (1921/22) 390, Abb. 3.)

Die wirksamen Organe sind also bei all diesen Tieren die Nesselkapseln. Die Nesselkapseln sind Angriffswaffen, die in verschiedenen Formen ausgebildet sind und teils der Lähmung, teils der Fesselung der natürlichen Beute dienen. Von den verschiedenen unterschiedenen Formen interessieren uns hier nur die eigentlich giftigen Kapseln (Penetranten). Sie entstehen als mehr oder weniger ovale Gebilde in Zellen, liegen, wie ein Sekretpfropf, am Apikalpol, Plasma und Kern überwiegend gegen die Basis drängend, doch bleibt ein Rest peripheren Plasmas um die Kapsel, in dem sogar Myophane beschrieben sind. Der Verschluß der Kapsel auf der distalen Zellfläche geschieht durch ein dünnes, mit einem Haar versehenen Häutchen. Durch die Berührung des Haares, des Cnidocils, kann die Kapsel geöffnet werden und „explodieren". Sie enthält eine nach innen umgestülpte lange, schlauchförmige Fortsetzung ihrer Wand, auf deren breiterem basalem Teil Widerhaken aufgesetzt sind. Diese liegen also in der ruhenden Kapsel nach innen und schnellen bei der Entladung heraus, eine Wunde in die Körperdecke des angegriffenen Organismus schlagend, in die der sich ausstülpende Nesselfaden eindringt. Welche Kräfte die Entladung bewirken, wie das Gift in die Wunde eingeführt wird, wie die feinere Struktur der Nesselzellen ist, das sind Streitfragen, die wir den Zoologen überlassen müssen. (Vgl. Arbeiten von Will, Toppe, Paul Schulze, Weill.)

Die Nesselkapseln finden sich bei den Quallen und Medusen vor allem in der äußeren Körperschicht, dem Ektoderm, und besonders in dem der Greifarme oder Tentakel. Auf diesen Fangarmen können sie entweder mehr gleichmäßig verteilt, oder zu Batterien vereinigt stehen. Wenn dagegen Nedergaard die Nesselzellen zu einem freien, flagellatenähnlichen Leben befähigt sein läßt, so daß man die Qualle gar nicht zu berühren brauchte, um gebrannt zu werden, so ist darüber von zoologischer Seite noch keine Bestätigung mitgeteilt.

Die Wirkung der Nesselkapseln ist so stark, daß z. B. ein Süßwasserpolyp 4 cm lange Jungfische töten kann. Die lähmende Wirkung ist wohl die ursprüngliche.

Allen berichtet von unerträglichem Brennen und Jucken, das der Berührung nicht näher definierten Qualle folgte. Schnupfen schloß sich an und ein wochenlang anhaltender, von Aphonie begleiteter Kehlkopfkatarrh. Das rechte Stimmband gab ein Bild ähnlich tuberkulöser Laryngitis. Paradice spricht von den Quallenwirkungen überhaupt. Alcock bestätigt aus eigener Erfahrung die starke Wirkung der Nesseltiere warmer Meere. Hierher auch Stewart und Allnutt. H. W. Wade berichtet sogar von dem tödlichen Ausgang einer *angeblichen* Verbrennung durch eine Meduse im Mangrovesumpf auf den Philippinen mit Obduktion und erwähnt auch die Medusen Dactylometra quinquecirrha und Chiropsalmus quadrigadus als giftig.

Aoki ist der Meinung, daß Skyphomedusen und Ctenophoren nur schwache, flüchtige Symptome erzeugen. Die Hydromedusen dagegen haben heftigere Wirkung. Berührung der Meduse von Olindioides formosa setzt sofort brennenden Schmerz und Erythem, manchmal schwere Urticaria. In den schlimmsten Fällen tritt schweres Krankheitsgefühl neben Ruhelosigkeit auf mit Dyspnoe, Muskelschmerzen und Herzstörungen, Symptome, die 24 Stunden anhalten können. Zu den Hydrozoen gehören auch die Milleporen und Siphonophoren, oder Staatsquallen. Jones schreibt, die Malaien nennen die Hydrokorallen Juckkorallen. Madreporenkorallen verursachen kein Jucken, wohl aber die Milleporen. Heftiger Schmerz und plötzliches Erythem sind die ersten Anzeichen der Berührung mit einer solchen Hydroidenkolonie. Ist die Berührung ausgedehnt, so bilden sich alsbald Papeln, die in Eiterbläschen übergehen; ausgedehnte Abschuppung folgt. Die affizierte Hautstelle schwitzt profus und bleibt gerötet für ungefähr 14 Tage. Verschiedene Milleporaarten wirken verschieden heftig. Die Berührung mit M. alcicornis ist schlimmer als mit M. complanata und verrucosa.

Der Autor bemerkt noch: „Im Falle der Milleporen wird die Schädigung hervorgerufen von zahlreichen Fadenzellen, deren ausgestoßene Fäden man über der Oberfläche der beobachteten Kolonie wogen sehen kann." Diese Darstellung ist meines Wissens von zoologischer Seite noch nicht bestätigt.

Mühlens berichtete:

„An Bord eines in der Südsee stationierten Vermessungsschiffes kamen recht häufig nach anscheinend geringen Hautabschürfungen an Korallenriffen entstandene Unterschenkelgeschwüre an der vorderen Tibiafläche zur Beobachtung, die in wenigen Tagen von Linsen- bis zu Dreimarkstückgröße zunahmen, wie mit einem Locheisen geschlagen

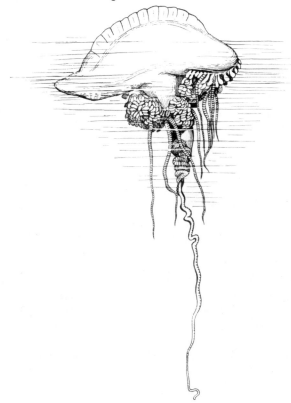

Abb. 49. Physalia sp. aus der Sagamibai in Japan. (Aus Hesse-Doflein.)

aussahen und einen bis tief ins Gewebe hineingehenden Zerfall zeigten. — Bei der Behandlung taten nach Auskratzung (häufig Narkose erforderlich) Umschläge mit Alaun und Plumb. acetic. etwa 15 : 1000 gute Dienste." Ob es sich hier um Wirkung der Korallen selbst, von Hydrokorallen oder auf dem Riff sitzenden Seeanemonen (s. u.) handelte, ist nicht festgestellt.

Als besonders heftig werden die Wirkungen der Siphonophoren, „Staatsquallen", der warmen Meere geschildert. Nach Horst bewirken die Nesselorgane der Physalia utriculus (Benang-Benang) (Abb. 49) einen Bläschenausschlag der Haut mit Ekchymosen und Rötung, sowie Ödem der Umgebung, sogar allgemeine Symptome, wie Kopfschmerzen, Jucken, Appetitlosigkeit, Schmerzen in den Extremitäten und Unruhe, die zwei Tage anhielten. Horst gibt folgendes Krankheitsbild: Der Kranke hat morgens geschwommen und fühlt im Wasser eine prickelnde, etwas schmerzhafte Berührung, vor allem am Unter- und Oberarm, wo sich eine rote Strieme entwickelt. Oft sofort, oft einige Stunden später treten die allgemeinen Erscheinungen hinzu, die sehr unangenehm sind. Kopfschmerzen, belegte Zunge, Appetitmangel, leichte Beklemmung beim Atemholen, Gefühl von Verstopfung. Heftiges Jucken, ja Schmerzen in den Gliedmaßen sind neben hartnäckiger Schlaflosigkeit die wichtigsten Beschwerden. Zu den unmittelbaren Symptomen rechnet der Autor auch das starke Unruhegefühl. Es sei keine sekundäre Folge der anderen Symptome.

Objektiv findet man den genannten roten Streifen wie von einem Peitschenschlag, doch mit Knötchen, die dicht beieinander stehen. Nach einigen Stunden bilden sich Ekchymosen. Die Knötchen gehen in Bläschen mit geröteter Umgebung und leichte Ödeme über. Die Bläschen sind sehr klein, haben hellen Inhalt und trocknen bald ein. Keine Schwellung der regionären Drüsen. Der Urin bleibt normal. Die Unruhe ist zum Rasendwerden, besonders bei nervösen Personen und dauert ungefähr zwei Tage. Dann schwinden die allgemeinen Erscheinungen. Die Strieme blaßt ab, doch fühlen sich manche Patienten noch

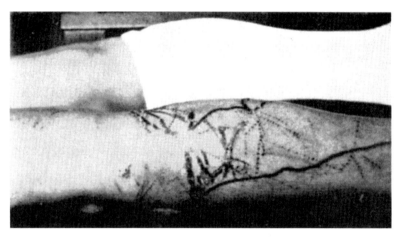

Abb. 50. Wirkungen einer Staatsqualle auf die Haut. (Nach Crutchfield.)

eine Woche unwohl. Das Gift scheint also vornehmlich auf das Zentralnervensystem zu wirken. Die ursächliche Siphonophore, Physalia utriculus, wird von den Einheimischen Benang-Benang genannt. Die Einheimischen kennen und fürchten die Tiere wohl.

Einreiben mit Öl vor dem Baden, besonders an den Armen und Schultern, wird zur Vorbeugung angeraten.

Die Beschreibung von Crutchfield, 1925, stimmt im wesentlichen mit dieser überein; er fand noch nach drei Monaten die getroffene Stelle an deutlicher Pigmentierung kenntlich. Farbig schildert Meyer, was einem Matrosen, der eine Physalie packen wollte, zustieß: „Das Tier schlang seine langen Fangarme um den verwegenen Angreifer. Den jungen Mann durchzuckte ein fürchterlicher Schmerz, verzweifelt schrie er um Hilfe. Kaum konnte er schwimmend das Schiff erreichen, um sich an Bord hissen zu lassen. Hier erkrankte er so schwer an Entzündungen und Fieber, daß man geraume Zeit um sein Leben besorgt war." (Zitiert nach Brehm.)

Stark wirksam sind auch die Nesselbatterien an den Armen der sogenannten Seeanemonen (Actinien). Pawlowsky berichtet, daß die Schwammfischer beim Heraustauchen der Schwämme oft mit den auf diesen festsitzenden Anthozoën in Berührung kommen. An den von den Nesselfäden getroffenen Stellen der Haut entstehen nach Dr. Zervos feste Quaddeln. Die umgebende Haut rötet sich, nimmt einen bläulichen, ja sogar schwärzlichen Farbton an. Im Laufe der Tage nekrotisieren die kranken Hautpartien; es bilden sich Geschwüre. Zu dem lokalen Jucken und Brennen treten als Allgemeinerscheinungen Fieber, Schüttelfrost, Kopfschmerzen, Mattigkeit. Im August sollen die Actinien besonders virulent sein. Die Krankheit tritt bei den Schwammfischern als Gewerbekrankheit auf (s. u.). ZERVOS konnte sie experimentell auch beim Hunde erzeugen. Eine dicke Fettschicht auf der Haut soll schützen.

Auch auf zoologischen Stationen arbeitende Personen, die viel mit See-anemonen in Berührung kommen, erkranken oft an hartnäckiger Urticaria, und BRAINE berichtet von einem Badenden, der sich auf einen mit Actinien bewachsenen Felsen setzte und sich eine akute Entzündung des Präputium mit Ödem holte.

Versuche von PAWLOWSKY und STEIN, bei denen Actinientakeln abge-schnitten, gewaschen und fünf Viertelstunden später in die Haut von Ver-suchspersonen eingerieben wurden, ergaben sofort Rötung unter Jucken und

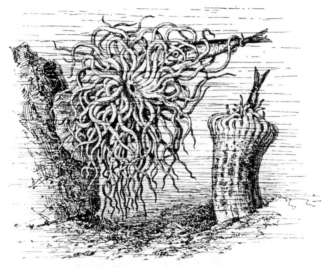

Abb. 51. Actinien (links Anemonia sulcata PEUN, rechts Condylactis aurantiaca ANDR.). Die eine ergreift mit ihren Tentakeln ein Fischchen, die andere führt ein Fischchen in den inneren Hohlraum (Coelenteron) ein. (Nach R. HESSE.)

Stechen; „die subjektiven Symptome verstärkten sich allmählich, nach etwa fünf Minuten verschwanden sie aber rasch. Die objektiven Erscheinungen ent-wickelten sich weiter. Der rote Fleck wurde orangerot, und seine Färbung ging unscharf in die der normalen Haut über. Auf Druck blaßte die Rötung voll-kommen ab. Am folgenden Tage war die Hautzeichnung an der Oberfläche des Fleckes deutlicher ausgesprochen, besonders im zentralen Teile; die grelle Färbung desselben wurde etwas blasser. Die Rückentwicklung des entzündlichen Prozesses dauert bis zur vollen Wiederherstellung des normalen Aussehens der Haut drei Tage." Stärkere Effekte konnten mit zahlreicheren Tentakeln oder bei etwas verletzter Haut erreicht werden. Die Tentakel mit ihren zahl-reicheren Nesselkapseln wirken stärker als die Körperwand oder der Fuß. Das mikroskopische Präparat eines auf der Höhe der Affektion excidierten Stückes beschrieben die Autoren wie folgt: „Die Epidermis ist allgemein etwas dünner geworden. Die Hornschicht besteht aus gelockerten und gequollenen Platten. Das Stratum lucidum ist nur stellenweise erhalten. Die körnigen Zellen sind vornehmlich in eine Reihe angeordnet. Das Protoplasma der letzteren färbt sich blaß; die dornförmigen Zellen sind in drei bis vier, seltener in fünf Schichten angeordnet; auch ihr Protoplasma färbt sich blaß; die Kerne sind rundlich. Hier und da sind zwischen ihnen Hohlräume von der Größe von ein bis zwei Zellen sichtbar. Die Epithelfortsätze sind schwach ausgesprochen, stellenweise schwinden sie vollkommen. Die Basalzellen sind im allgemeinen palisadenförmig angeordnet. Ihre regelmäßige Anordnung wird aber hier und da durch das Eindringen von Wanderzellen in die Epidermis gestört. Diese letzteren kommen an einigen Stellen in allen Epithelschichten vor. Unmittelbar über der Basalzellschicht ist eine große Zahl heller, spaltförmiger Zwischenräume sichtbar. Der bindegewebige Teil der Haut ist genügend ausgebildet. Die kollagenen Fasern sind etwas dünner geworden, zwischen ihnen werden kleine, helle, spaltförmige Zwischenräume von mannigfacher Form beobachtet. Die Papillarschicht ist schwach ausgesprochen, stellenweise auf eine gewisse Strecke ausgeglättet. In der Papillarschicht sind die Blutgefäße erweitert, ihre Lichtung ist von Erythrocyten ausgefüllt, und in ihrer Umgebung sind spärliche Ansammlungen von Wanderzellen sichtbar, vornehmlich Lymphocyten und polynucleare Leukocyten. In der Umgebung der Follikel sind kleine, spaltförmige, helle Zwischenräume und eine geringe Menge von Wanderzellen sichtbar; die Schweißdrüsen sind unverändert"; ebenso bleibt das subcutane Gewebe unverändert.

Eine besonders heftige Wirkung von Medusen auf ihn selbst sieht WEISMANN als eine anaphylaktische Wirkung an.

Er hatte das Wasser, sobald er beim Baden in den Medusenschwarm geraten war, verlassen. Seine Füße brannten; mit Mühe ging er 500 m weit. Die Atmung wurde schwer und angestrengt, die Ausatmung fast unmöglich; saccadierte Atmung mit Atempausen verschlimmerte den Zustand. Die Frequenz des regelmäßigen Pulses nahm ab. WEISMANN atmete Äther, legte kalte Kompressen auf, trank Wasser; die Atmung wurde besser; Halsschmerzen, Husten und Schnupfen traten auf, auch Erbrechen und Koliken. Nachmittags war WEISMANN schon fast wieder gesund. Ähnliche Erkrankungen wurden an dem Tage zahlreich beobachtet.

Das Studium der Giftstoffe selbst ist zwar vom biologischen Standpunkt noch völlig unzulänglich, betonen doch PAWLOWSKY und STEIN selbst, daß auch bei ihren Versuchen eine Wirkung der in den Nesselkapseln enthaltenen Gifte *allein* nicht vorliege. Noch viel weniger trifft dies auf die älteren Untersuchungen von RICHET und PORTIER zu, die trotzdem zu einem der *Grundpfeiler für die Lehre von der Allergie* geworden sind.

Die Autoren zogen Actinien mit Wasser, Glycerin oder Alkohol aus. Ein Teil des wässerigen Extraktes ist in Alkohol nicht löslich. Dies „Congestin" gibt selbst im gereinigten Zustand den Autoren die Eiweißreaktionen; es ist also vielleicht noch ein Gemisch, vielleicht ein an Eiweiß gebundenes Gift. Das reinste Präparat wirkt in 4,5 mg/kg auf einen Hund tödlich, wenn intravenös injiziert. Erbrechen, blutiger Durchfall, Hyperämie der Schleimhäute des Magens und Darmes, Koma, Atemlähmung kennzeichnen es, ferner die Fähigkeit, daß nach Injektion nicht tödlicher Dosen zwei bis drei Wochen später eine ganz geringe Dosis ($^1/_7$ der tödlichen) raschen Tod zur Folge hat. Diese Erscheinung nannten RICHET und PORTIER „*Anaphylaxie*".

Das andere Gift, Thalassin, fällt aus heißem, 98%igem Alkohol beim Abkühlen und hält sich in alkoholischer Lösung. Es ist kein Eiweiß und enthält kein Eiweiß. 1 kg Actinien ergaben 3 g Thalassin. Das Thalassin führt im Versuch beim Hunde zu Erregung, dann Taumeln, Niesen; das Tier reibt die Nase mit den Pfoten und an den Dielen, dann tritt allgemeines Jucken auf, daß das Tier sich wälzt und ganze Haarbüsche auskratzt. Nach fünf bis zehn Minuten kommt es zur Beruhigung. Große Dosen Gift führen zu Erbrechen, großer Mattigkeit und Hyperämie der Conjunctiva und der Bauchhaut; $2^1/_2$ bis 9 mg/kg sind die für den Hund tödliche Dosis. Eine merkwürdige Beziehung zwischen beiden Giften besteht fernerhin, nämlich die, daß das Thalassin die Widerstandsfähigkeit gegen Congestin bei Tieren steigert.

Andere Nesseltiere sind noch nicht genügend untersucht. Näheres über die Toxikologie siehe bei PAWLOWSKY (Gifttiere S. 24). Wo der Sitz der bisher untersuchten Gifte im Tierkörper ist, ist noch nicht bekannt, soweit die Gewebselemente in Frage kommen. Ob eines von beiden Giften das Nesselkapselgift ist, ist wohl mehr als fraglich.

Weit eher läßt sich das von dem von den gleichen Autoren aus den Tentakeln einer Staatsqualle isolierten Hypnotoxin vermuten, das, vielleicht infolge schwächerer Wirkung, bei den Actinien nicht gefunden ist, neben dem Congestin, mit dem es zugleich im wässerigen Auszug hätte vorhanden sein müssen. Dies

a

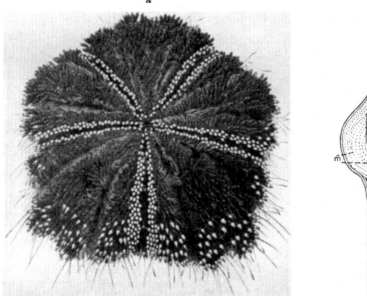
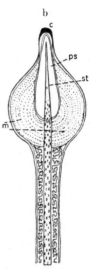

Abb. 52. Asthenosoma urens P. et F. SARASIN. (Nach SARASIN aus PAWLOWSKY.)
a Ganzes Tier, b ein Giftstachel. st Dorn, ps Hohlraum des Giftsäckchens mit Hohlmuskel
m, durch den nach Zerreißung der Membran der Bläscheninhalt ausgepreßt wird.
(Nach DAHLGREN und KEPNER aus PAWLOWSKY.)

Gift ist nach FLURY in der bisher reinsten Darstellung noch ein Gemisch von Eiweißsubstanzen.

„Dies Toxin", schreibt PAWLOWSKY, ruft gar keinen Schmerz an der Injektionsstelle hervor. Die Empfindlichkeit wird dabei eher anästhetisiert als gesteigert. Bei genügender Dosis wird das Tier nach Verlauf von 15 bis 20 Minuten somnolent und reagiert nur mit Mühe auf physische Reize. Es erstarrt gleichsam und wird gegen alles Umgebende teilnahmlos. Starke Reize können das Tier aus diesem Zustande wecken, aber nach einigen Sekunden verfällt es wieder in einen halbkomatösen Zustand. Die Herzschläge sind beschleunigt, die Empfindlichkeit fehlt fast gänzlich; beim Stehen taumelt das Tier, seine Augen sind halb geschlossen; über alle diese Symptome herrscht eine Schwächung der spontanen psychischen Tätigkeiten vor. Fast immer werden schwache Tenesmen des Rectums und Durchfall beobachtet. Die Temperatur sinkt um 2—3°. Bei großen Dosen stirbt das Tier an Atemlähmung, der eine Periode der beschleunigten Atmung vorhergeht, die fast an Asphyxie grenzt.

Innerlich wirken die Tentakeln der Actinien als schwere Gifte, so daß die Mitteilung, sie würden sogar zu Giftmorden verwendet, nicht überrascht.

Horst empfiehlt als Mittel gegen die Medusenverletzung: Ruhigstellung des erkrankten Körperteiles, Aspirin, Klysmen, wenn nötig Morphin.

Crutchfield glaubt, Linderung durch alkalische Waschungen und Borwasserumschläge zu erreichen. Zur Vorbeugung soll reichliche Ölung oder Einfettung des Körpers, besonders der Arme, günstig sein.

Echinodermen (Stachelhäuter).

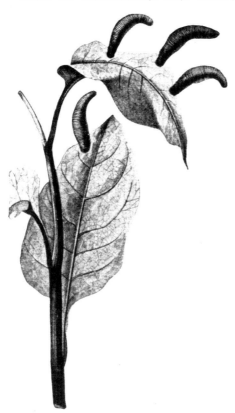

Auch die Stachelhäuter oder Echinodermen besitzen Giftapparate, doch sind diejenigen ihrer gewöhnlichen Verteidigungswaffen, der Pedicellarien, zu schwach dem Menschen gegenüber und die Stacheln brechen leicht in der Haut ab. Paradice erwähnt Urticaria und Entzündung nach Verletzung mit Seeigelstacheln (zitiert nach Referat in Trop. Dis. Bull.). Die Spezies, um die es sich handelt, wird nicht genannt. An anderer Stelle wird berichtet, daß bei Fischern Hauterkrankungen durch Seeigelstacheln keine Seltenheit seien. Ich habe jedoch bei mir selbst in Rovigno (die Spezies des Seeigels ist mir leider nicht mehr erinnerlich) ein völlig reaktionsloses Einheilen der Stachelspitzen bemerkt, die erst sehr langsam von der Haut eliminiert wurden. Ähnliches wird mir auch von anderen erzählt, die sich auf Seeigel beim Baden gesetzt hatten. Dagegen berichten P. und F. Sarasin, daß auf Ceylon ein schöner Seeigel, Asthenosoma urens, vorkommt. Diese Seeigel haben Dörnchen mit einem Kalkstilett in der zu einem Drüsensack erweiterten Spitze. Die Drüsen sondern ein brennendes Sekret aus, das Stilett reißt bei der Berührung das Säckchen auf und

Abb. 53. Ceylonischer Landblutegel auf der Lauer. (Nach Doflein aus Pawlowsky.)

verletzt den Körper des Angreifers, daß das Sekret einwirken kann (Abb. 52 b). Der verursachte Schmerz ist ziemlich heftig, geht aber bald vorüber.

Plathelminthen und Vermes (Würmer).

Die Giftwirkungen der mikroskopischen Waffen, welche wir bei Turbellarien finden, oder der Stachel der Nemertinen sind gegenüber der menschlichen Haut wieder zu schwach. Allein die Hirudinea oder Egel haben Werkzeuge, mit denen sie die Haut verletzen können. Die Sekrete der Speicheldrüsen dieser Tiere haben zwar die bekannte gerinnungshemmende, aber außerdem keine Giftwirkung, so daß lediglich die kleinen nachblutenden Wunden die Folgen der Bisse sind. Weit lästiger als der medizinische Blutegel, weil oft in großer

Zahl die Menschen anfallend, sind die tropischen Landblutegel, z. B. Haemadipsa ceylonica, von Ceylon und Indien bis Japan und in dem malaischen Archipel. Auch die von ihnen geschlagenen Wunden sind unvergiftet, können aber Eingangspforten sekundärer Infektionen werden.

PARADICE (zitiert nach Trop. Dis. Bull. 1925) erwähnt Nesseln und Entzündung durch die Borsten eines marinen Ringelwurmes der Eunicegruppe.

Mollusken (Weichtiere).

Unter den Mollusken wird der marinen Schnecke, Aplysia, die Absonderung giftiger Sekrete nachgesagt; sie ist deswegen gegendweise sehr gefürchtet. In der Tat konnte FLURY nachweisen, daß ein milchartiges Sekret ihres Mantels auf kleine Tiere erst erregend, dann lähmend wirkt; gegenüber dem Menschen scheint jedoch die Wirkung zu schwach. Die Nesselzellen von Aeolis stammen aus den von dieser Schnecke gefressenen Cölenteraten und liegen entsprechend nicht in der Haut, sondern im Epithel der Lebersäckchen.

Einfache Nesselfieber nach *Austerngenuß* sind ja nicht so selten. Aus dem British Medical Journal referiert BÖHM eine Mitteilung von FRASER über einen Variola vortäuschenden Fall:

Ein 33jähriger Seemann, kräftig und entwickelt, wurde am 17. Juli in das Blatternspital eingebracht. An jedem Arm drei deutliche Impfnarben. Patient klagte über Kopfschmerzen, Schmerzen zwischen den Schultern, Schwindelgefühl und Schwäche. Temperatur 38,5. Bewußtsein klar. Patient apathisch; Puls rasch, klein, von geringer Spannung; die Respiration mehr beschleunigt als mit Rücksicht auf das Fehlen von Lungenerscheinungen zu erwarten war. Am Stamm eine profuse, papulöse Eruption; die einzelnen Papeln teilweise zusammengeflossen; die umgebende Haut gerötet. Die Affektion war an den Wangen und am Kinn geringer, doch auch hier eine eigentümliche Derbheit der einzelnen Papeln, was namentlich an der Stirn ausgesprochen war. Die Schleimhäute frei; die Conjunctiva leicht gerötet; über dem Stamm kleine, runde, erhabene Flecke, die auf Druck schwanden, besonders zahlreich an den Handgelenken und Fußknöcheln. Patient hatte am 13. Juli reichlich Austern gegessen und war am 17., unter Durchfall und Abgeschlagenheit, erkrankt. Am 16. erschien der Ausschlag im Gesicht und am 17. kam er ins Spital. Am 18. war der Ausschlag teilweise abgeblaßt; Neigung zu Suppuration, dagegen die Roseola am Körper fehlend; die Temperatur sank etwas. Durchfall geschwunden. Patient wurde vorsichtig geimpft (an drei Stellen). Am 19. war der Ausschlag völlig geschwunden, die Temperatur normal. Patient fühlte sich wohler. Die Impfung war von Erfolg. Patient wurde entlassen. Verfasser war anfangs selbst der Meinung, daß es sich um Variola handeln könnte, namentlich fiel die große Hinfälligkeit und beschleunigte Respiration auf, so daß der Gedanke nahe lag, es würde sich eventuell eine hämorrhagische Variola entwickeln, was sich dann später als irrig erwies.

Ob man aus dem post hoc hier wirklich den Schluß aufs propter hoc tun darf, ist wohl fraglich. Jedenfalls verdient diese Mitteilung erwähnt zu werden.

Arthropoden (Gliederfüßler).

1. Die Spinnen (Araneae).

Kurz fassen können wir uns auch betreffs der Spinnentiere oder Arachnoidea. Zwar finden sich sowohl bei den Skorpionen als bei den echten Spinnen stark giftige Tiere (über die Milben siehe den Artikel von PICK), aber die Wirkungen, welche in der Natur auf Überwindung des Widerstandes der Beute und Verflüssigung ihrer Leibessubstanz (extraintestinale Verdauung) gehen, sind vorwiegend allgemeiner Art und meist dem Menschen gegenüber zu schwach.

Über die Folgen der Spinnenbisse (Araneidismus) geben SOMMER und GRECO aus Argentinien folgendes:

Die Krankheitsbilder, die durch den Spinnenstich hervorgerufen werden, sind verschiedentlicher Art; im allgemeinen kann man drei Formen unterscheiden. Die erste ist der Araneidismus cutaneoictero-haemolyticus. An der Stichstelle entsteht eine punktförmige Blutung, die sich mit einem roten Hofe umgibt; meist entstehen dann verschieden große Phlyktänen. Die Haut wird geschwollen, ödematös, rot, blaurot bis schwarz. Die Schwellung ist derb, schmerzhaft; die abführenden Lymphgefäße und -knoten werden ergriffen. Die befallene Stelle und die Umgebung zeigt Suffusionen. Schließlich bildet sich ein nekrotischer Schorf, der sehr langsam abgestoßen wird; das zurückbleibende Geschwür verheilt mit einer unregelmäßigen Narbe. Neben diesen lokalen treten allgemeine Erscheinungen gleich nach dem Stiche oder einige Stunden später auf. Es erscheint Fieber bis 40°, Erbrechen, Durchfälle, Darmblutungen, Kopfschmerzen, Krämpfe. Es kommt zur Hämolyse und damit zur ikterischen Verfärbung der Haut und Schleimhäute. Die zweite Form, der exanthematische Araneidismus, beginnt wie die erste, doch manifestiert sich außerdem die Toxämie Haut- und Schleimhauteruptionen: diese erscheinen als multiformes, sowie als pruriginöses, scarlatiniformes Erythem. Die dritte Form ist die neuromyopathische. Bald nach dem Stiche entstehen von der Verletzung ausstrahlende Schmerzen, die den ganzen Körper ergreifen; dazu tritt eine allgemeine Schwäche, Atemnot, Zusammengeschnürtsein der Kehle, Zittern, Krämpfe, Kopfschmerzen, Schwindel, Leibschmerzen, Delirien und Halluzinationen. Es besteht meist Hypothermie und Oligurie, die sich bis zur Anurie steigern kann. Meist genesen die Kranken innerhalb weniger Tage, der Tod tritt selten ein.

Die Schwere des Prozesses hängt von verschiedenen Umständen, wie Alter des Kranken, Intensität des Bisses u. a. ab. Als bedrohliches Symptom wird das Auftreten alarmierender Allgemeinerscheinungen, das Fehlen eines Reaktionsringes um den Schorf und eine weiße, ödematöse, schlaffe Veränderung der Haut betrachtet. Der Tod kann fast sofort oder erst in einigen Tagen erfolgen. Differentialdiagnostisch kommen die Erkrankungen nach anderen Stichen (von Skorpionen usw.), ferner Erysipel, Milzbrand und einige Dermatosen, wie Erythema multiforme, in Betracht. Die Hauptsache ist, daß man im gegebenen Falle an die Möglichkeit eines Spinnenbisses denkt. Die Behandlung besteht in Abschnürung der gestochenen Stelle, Incision und Kauterisation, Injektion von einigen Kubikzentimetern Kaliumpermanganat 1%, Calciumhypochlorid 2% u. a., Umschlägen mit Sublimat; durch diese Maßnahmen soll eine ständige Sekretion und dadurch Ausscheidung des Giftes bewirkt werden. Das bereits in den Kreislauf gelangte Gift wird durch Kochsalzinfusionen verdünnt. Ferner hat man für gute Funktion des Herzens und der Nieren zu sorgen.

Die giftigsten Spinnen sind wohl die Arten der Gattung Lathrodectes (Abb. 54), doch wird von den russischen Lathrodectes berichtet, daß, abgesehen von den zwei kleinen Wunden, welche die Kiefer hinterlassen, keine lokalen, sondern nur allgemeine Erscheinungen auftreten. Von Lathrodectes mactans erhielt EWING nur schwache Wirkung überhaupt. Von Lathrodectes mactans gibt dagegen aus Südamerika HOUSSAY Auftreten lokalen Ödems nach dem Biß an, ferner in einigen Fällen Gangrän der Bißstellen, Lymphangitis und Lymphadenitis. Die allgemeinen Erscheinungen sind: Kopfweh, Delirien, Tachykardie, Gelbsucht, Albuminurie und Oligurie. BAERG hält es für nicht unmöglich, daß die Folgen bei ungünstiger Lage der Bißstelle einmal letal werden könnten. Die Art kommt auch in Californien vor und ist dort nach HERMS sehr gefürchtet. mehr als Schlangenbiß. Auch hat ihm ein Arzt von einem letalen Ausgang berichtet. Auch BAERG erzählt von den lokalen und allgemeinen Symptomen, welche den Lathrodectes-mactans-Bissen folgten. BOGEN fand 150 Fälle in der amerikanischen Literatur und beobachtete selbst 15. Von ihnen kamen 10 beim Benutzen von Aborten im Freien zustande. Qualvolle Schmerzen besonders in den Beinen und im Unterleib, Spannung der Bauch-

decken, hoher Blutdruck, Temperatursteigerung und polymorphkernige Leukocytose fand er regelmäßig als Begleiterscheinungen. Von Lathrodectes hassalti,
der sich oft unter Abortdeckeln in Australien aufhalten soll, berichtet PAW-
LOWSKY nach SUTHERLAND, VANCE und WALLMAN 1922, daß er oft in die
Genitalgegend beißt. Dasselbe erwähnt HERMS bezüglich Lathrodectes mactans
aus Californien. Heftige Schmerzen breiten sich von der Bißstelle in Rücken
und Beine aus; kalter Schweiß kann ausbrechen; der Schmerz geht in ein
Gefühl von Erstarrung und Lähmung über (PAWLOWSKY).

Die Lathrodectesarten leben am Boden; sie kommen daher mit barfuß
gehenden Landleuten, aber auch mit wanderndem und weidenden Vieh am

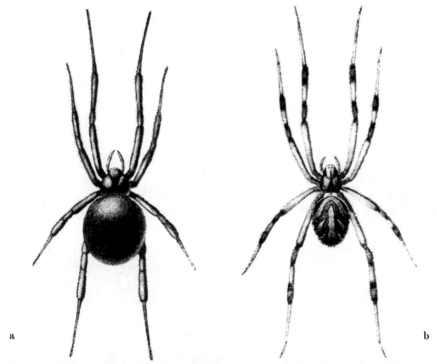

a   b

Abb. 54a und b. a Lathrod. tredecingittatus Rossi var. lugubris, ♀. 3mal vergr., aus Nagagan.
b Lathrod. mactans (F.), juvenile Form, vergr., aus Nordamerika. (Nach E. KOBERT.)

ehesten in Berührung und Viehverluste durch diese Spinnen werden berichtet.
JULPEPPER berichtet in seinem Fall von lokal unbedeutender Reaktion, heftigen
allgemeinen Erscheinungen. (Spinnen nicht genau bezeichnet.)

Über andere Spinnen sagt BERTKAU, der Biß von Chiracanthium nutrix
verursache einen heftigen brennenden Schmerz, der sich von der Stichstelle
weit ausbreite und am zweiten Tage in Jucken übergehe. Der Biß der russischen
Tarantel, Trochosa signoriensis, macht nach LEPECHIN, PALLAS und GEORGY
Rötung, Ödem, Jucken, Abgeschlagenheit; die Symptome verschwinden bald.
Kinder spielen oft mit den Tieren. Segestria perfida macht kurzdauernden
Schmerz, Schwellung und Rötung.

Über die lokalen Wirkungen, welche die großen Vogelspinnen (Mygale)
erreichen können, ist noch unzureichendes bekannt. Kleine Tiere, wie Mäuse
usw. kann der Biß töten. Für Menschen scheint er ungefährlich zu sein. Auch
sie werden von Kindern zum Spielzeug benutzt. Immerhin erzählt BARROW,

daß die Buschmänner die Mygale barrowi mit dem Zwiebelsaft von Amaryllis dysticha zu einem Pfeilgift mischen. In Ewings Versuche mit Vogelspinnen, den „Tarantulas" der Amerikaner, bissen diese zwar durch die Haut, wobei natürlich ein scharfer nadelstichartiger Schmerz auftrat. Sonst kam es zu keinen Folgen (Eurypelma californica, Pamphobeteus). Erst recht harmlos waren die Lycosiden Pachylomerus audouini, Lycosa carolinensis und punctulada.

Mehr gefürchtet dagegen ist, nach Escomel, die „Podadora", Glyptocranium gasteracanthoides, der argentinischen Weinkulturen, welche, äußerlich einer

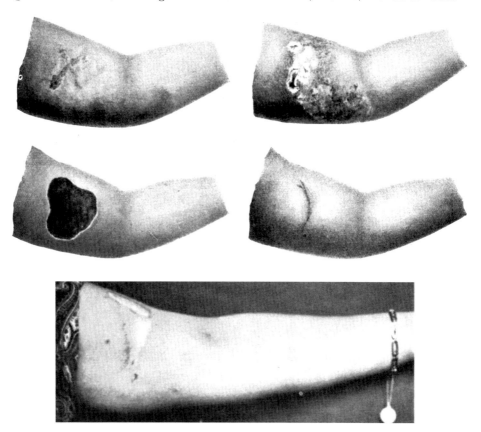

Abb. 55. Spinnenbiß nach einem von R. Kraus und Rocha Botelho beobachteten Fall.
(Aus Mem. Inst. Butantan.)

Rebenknospe gleichend, oft von den Arbeitern beim Hantieren an den Reben gedrückt wird und dann beißt oder auch, auf den Boden gefallen, die Kiefer in den sie unabsichtlich tretenden Fuß schlägt. Es bildet sich eine Papel um die Bißstelle mit gerötetem Hof, dann ein Ödem; später können Phlegmone und Nekrose an der Bißstelle auftreten; letztere kann bis auf die Muskeln gehen; zwischen dem 6. und 10. Tage vernarbt die Wunde. Allgemeine Erscheinungen wie Schmerz, Schwäche, Beschleunigung der Respiration, Temperaturerhöhung, Albuminurie und zuweilen Hämaturie werden berichtet. Der Biß soll so gefürchtet sein, daß die Arbeiter sich oft mit Amputation des gebissenen Fingers einverstanden erklären. Fälle, wo Menschen dem Spinnenbiß erlagen, sollen beobachtet sein.

Da man alle diese Erscheinungen kaum noch zu den Hautkrankheiten rechnen kann, mag bezüglich des Baues der Giftdrüsen, der toxikologischen Einzelheiten und der allgemeinen Erscheinungen auf das Buch von PAWLOWSKY und die Originalliteratur, vor allem auf KOBERTS Giftspinnen sowie die Arbeit von SOMMER und GRECO verwiesen werden.

Die kryptotoxischen Eigenschaften der Spinnen gehen uns hier nichts an. Die Spinne Clubiona medicinalis wird nach LLOYD in gewissen Gegenden Amerikas als Vesicans benutzt, vgl. auch KOBERT, der nach JUHLING über ähnliche Anwendung der Spinnen in Deutschland berichtet.

Schon KOBERT hatte gezeigt, daß ein Immunisieren gegen Spinnengifte möglich ist durch Versuche an Karakurten, und bald darauf haben SCHTSCHERBINA 1903 und KONSTANSOW 1907 recht weitgehende Immunisierung durch allmählich steigende Dosen des Giftes erreicht, so daß Kamele bis zur 13fachen tödlichen Dosis ertragen konnten. BOGEN meint, auch in der Praxis könne Rekonvaleszenten Serum Nutzen bringen. LÉVY fand bei Tegenaria im Blut antitoxische Eigenschaften, so daß er mit dem Blut der Spinnen gegen deren Chelicerengift passiv immunisieren konnte.

Diese Versuche sind jedoch heutzutage im allgemeinen nur Laboratoriumsexperimente, welche in der Praxis noch nicht nutzbar gemacht sind, und deshalb kann man die Karakurtenvergiftung nur durch symptomatische Mittel bekämpfen. Lokal wird das Gift durch Kauterisation oder Einspritzung von 10—20 ccm einer Lösung von chlorsaurem Kalk in Wasser in einer Proportion von 1:60 zerstört. ESCOMEL empfiehlt die Einspritzung von 3—5 ccm wässeriger Kalii-hypermanganici-Lösung (1:1000) und Umschläge von derselben Lösung an der ödematösen Stelle, welche alle zwei Stunden und seltener gewechselt werden, bis das Ödem verschwindet. Von den innerlich verabreichten Mitteln werden bei symptomatischer Behandlung Morphium, Kodein, Chloralhydrat, Campheröl, Coffein gebraucht. Gegen Krämpfe werden Injektionen von Strychnin empfohlen. BOGEN behandelt mit Opiaten in großen Dosen und Wärmeapplikation.

2. Solifugen und Pedipalpen.

Die großen Galeodesarten sind ihrer Bisse wegen zwar gefürchtet, doch besitzen sie keine Giftdrüsen und können keine giftigen Bisse austeilen, wie MARCENAC das für G. olivieri in Marokko besonders festgestellt hat. Es können aber natürlich sekundäre Infektionen der Bißwunde vorkommen (siehe auch SOMMER und GRECO). Daß im Volke sehr gefürchtete Tiere völlig harmlos sein können, gilt auch von den Pedipalpen. EWING hat eine Peitschenskorpionart, Mastigoproctus giganteus, geprüft. Er kann mit seinen Pedipalpenzähnen die menschliche Haut überhaupt nicht bis aufs Blut durchschlagen und sein Biß blieb völlig wirkungslos.

3. Skorpione.

Über das Skorpionengift besteht ebenfalls eine große toxikologische Literatur, betreffs deren hier nur auf das einschlägige Schrifttum, vor allem PAWLOWSKY, verwiesen sei, bei dem man auch über die Morphologie der Skorpione und ihrer Giftorgane die nötigen Nachweise findet. Vgl. auch Abb. 56. SOMMER und GRECO sagen: Die Symptome der Vergiftung durch einen Skorpionenstich seien ähnlich denen der neuropathischen Form des Araneidismus: Schmerzhaftigkeit, Erregung und Krämpfe, Lähmungen. Lokale Schorfbildung. Über die lokale Reaktion, die uns hier allein interessiert, ist weniger mitgeteilt. Nach EWING ruft der Stich des amerikanischen Centruroides vittatus einen Schmerz hervor wie ein Bienenstich. Abklingen schon in zwei Stunden. Die Stiche der europäischen Skorpione sind unbedeutend. JOUSSET DE BELLESME gibt für den Stich von Skorpio occitanus an: Äußerst heftige Schmerzen, phlegmonöse Schwellung der ganzen betroffenen Extremität: außerdem resorptiv Erbrechen, Ohnmacht, Muskelzittern, Krämpfe. Baerg, l. c., erzählt, daß man den Skorpionen in der Gegend von Durango in Mexiko, nach Jackson, 51—53 Todesfälle jährlich zur Last lege. In Baergs Versuchen bewirkte bei einem Studenten der Stich von Centruroides vittatus eine bienenstichähnliche Quaddel. Der Stichschmerz war zuerst recht scharf, wurde dumpfer, dann ziehend und verschwand in ungefähr einer Stunde. Veiovis spinigera machte nur einen nadelstichartigen Schmerz ohne objektive Symptome. Die europäischen Skorpione bewirken durch ihren Stich Schmerzen,

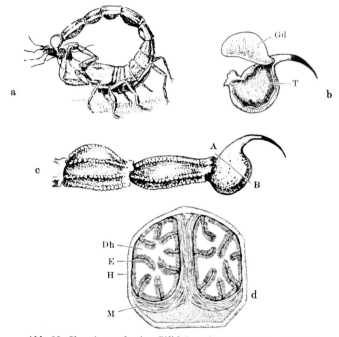

Abb. 56. Skorpion und seine Giftdrüse. (Aus Langs Handbuch.)
a Buthus occitanus, eine Spinne fassend, b Telson (T) geöffnet mit Giftdrüse (Gd),
c die drei letzten Körpersegmente, A B Schnittrichtung für d Querschnitt. Dh Drüsenhöhle,
E Epithel, H Haut, M Muskulatur.

Schwellung und Rötung der gestochenen Stelle. Bei schwereren Skorpionvergiftungen wird gelegentlich erwähnt, daß keine besonderen lokalen Erscheinungen auftraten.

Die *Therapie* besteht lokal in Aussaugen, oder Kauterisation, oder Salmiakumschlägen, oder Injizieren oxydierender Stoffe, wie Chlorkalk, in die Umgebung. Mylrea empfiehlt Novocain- und Adrenalininjektionen. Auf die allgemeine Behandlung, bei der heute auch Serumtherapie Bedeutung hat, neben Alkoholgabe und Strychnin, soll hier ebenfalls nicht näher eingegangen werden.

Da der Skorpion den Menschen nicht angreift, kommen Verletzungen durch den Skorpionenstachel nur dadurch zustande, daß man, meist unabsichtlich, den unter Teppichen, im Bett, im Schuh usw. oder im Freien im Sande versteckten Skorpion tritt, anfaßt oder sonstwie berührt. Der landwirtschaftliche Betrieb kann zu häufiger unliebsamer Berührung mit diesen Tieren führen, die sich z. B. häufig unter den Hüllblättern der Maiskolben finden. Es wird angegeben, daß nach einigen Stichen eine Immunität eintrete. Die Diagnose ist in der Regel durch die Anamnese und die einfache, nicht doppelte Stichwunde gegeben.

Vorbeugung durch zweckmäßigen Hausbau. Gegebenenfalls Vernichtung der Skorpione durch Ausschwefeln der Häuser oder ähnliche Verfahren.

4. Myriopoden.

Unter den Tausendfüßlern, Myriopoden, unterscheidet der Zoologe die Chilopoden, bei denen jedes Körpersegment ein Paar Beine trägt (Abb. 57), von den Diplopoden, bei denen die Mehrzahl der Segmente zwei Paar Beine haben. Bei den letzteren kommen allerlei bemerkenswerte Stoffe zur Beobachtung, welche offenbar der Abwehr der Feinde dienen, aber in ihrer Wirkung auf den Menschen bedeutungslos sind[1]. Anders die Chilopoden: Sie sind Räuber, und das erste hinter dem Kopf gelegene Körpersegment trägt zwei zu starken Klauen umgebildete Extremitäten, auf denen Giftdrüsen ausmünden (Abb. 58). Über den Bau dieser Giftdrüsen siehe PAWLOWSKY. Über die Wirkung derselben hat für kleinere,

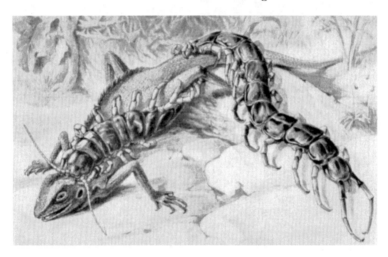

Abb. 57. Ein Chilopode, der javanische Riesenskolopluder.
(Aus BREHMS Tierleben, 4. Aufl. Verkleinert.)

europäische Formen neuerdings HASE eingehendere Studien gemacht. Der Biß selbst ist von sofortigem brennenden, manchmal auch prikelnden Schmerz begleitet, der eine ganze Zeit anhält — etwa 14—22 Minuten —, sogleich oder etwa von der dritten Minute ab schießt eine Quaddel auf, die von einem roten Hof umgeben ist. Die Quaddel erreicht etwa 50 bis über 100 qmm Größe; in ihrer Mitte sieht man die kleinen, von den Klauen gesetzten Wunden, die mit einem kleinen Blutkrüstchen gedeckt sein oder nur im Kanal Blut enthalten können. In 20 Minuten ist etwa das Maximum der Quaddel erreicht, welche dann langsam verschwindet zusammen mit der Rötung, die in unregelmäßige Ausläufer auszustrahlen pflegt. Etwa nach einer Stunde, während der die

---

[1] WELLMAN dagegen berichtet von zwei Gattungen der Diplopoden: Spirostreptus und Odontopyge, sie seien sehr gefürchtet wegen des heftigen Schmerzes und Brennens, das sie hinterlassen auf ihrer Spur, wenn sie über den Körper kriechen. Ihr Weg sieht aus wie Verbrennung mit einem heißen, über die Haut gezogenen Eisen. Die giftige Sekretion stammt wohl aus dem Foramina repugnatoria.

Quaddel völlig verschwommen und der Hof im Zurückgehen ist, tritt ein hämorrhagisch durchsetzter, blau-violetter Fleck in der Quaddelgegend auf, der so

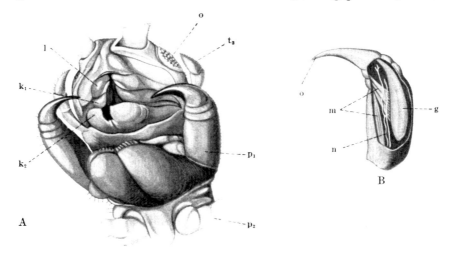

Abb. 58. Lithobius.
A Der Kopf von unten. o Ocellen, l Oberlippe, k₁ Mandibeln, k₂ erste Maxillen, t₂ Taster der zweiten Maxillen, die (verwachsen) als Unterlippe anzusehen sind, p₁ Kieferfuß (Giftzange), p₂ das erste der Lokomotion dienende Extremitätenpaar. Daneben B ein Kieferfuß (Giftzangenarm) geöffnet, ohne Basalglied (Hüfte), g Giftdrüse, o Mündung ihres Ausführungsganges, m Muskeln, mit denen die Giftzangen eingeschlagen werden, n Nerven. (Nach Wandtafeln von Pfurtscheller.)

dunkel werden kann, daß die Bißstellen selbst zeitweilig schwer zu erkennen sind. Durch Einreiben mit Glycerin und binokuläre Lupenuntersuchung konstatierte

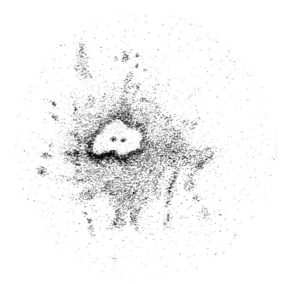

Abb. 59. Bißwirkung von Lithobius insignis. Höhepunkt der Hautreaktion nach 38 Minuten. Natürliche Größe. (Nach Albrecht Hase.)

Hase Hämorrhagie, die zunächst zunahm. Nach 48 Stunden ist auch diese Reaktion verschwunden. Die Versuche verliefen ganz ähnlich bei Verwendung von Scolopendra cingulata, Lithobius insignis und Scolopendra oraniensis; auch Scol. hessei lieferte die primäre Reaktion in fast gleicher Weise. Scutigera forceps aus Nordamerika beißt nach EWING kaum durch die Haut. Nach DUBOSQ ist die Wirkung dieser Tausendfüße in den einzelnen Jahreszeiten verschieden heftig; im Sommer sei sie schlimmer. Bei der immerhin deutlichen Reaktion auf die kleineren Formen versteht man, daß die großen tropischen Arten recht gefürchtet sind. SCHNEE, der seine eigenen Erfahrungen genauer mitteilt, hält die Bisse der großen Arten nicht für schmerzhafter als einen Bienenstich. Eine kurze Übersicht der einschlägigen Literatur findet man bei HASE und PAWLOWSKY. Letzterer erwähnt nach einer Mitteilung von HUMBOLDT, daß selbst Kinder riesenhafte 47 cm lange Skolopendren ausgraben und verzehren; BAYLEY DE CASTRO hat Gangrän der Stichstellen beobachtet, PINEDA lokale Entzündung, Ödem, Lymphadenitis und Schwäche. Die Erscheinungen verschwanden in einer Woche. Er erwähnt auch den Tod eines Mädchens in 29 Stunden, nachdem es von einer Skolopendra in den Kopf gebissen war. Vom Myriapodismus in Argentinien sagen SOMMER und GRECO: Durch den Biß der Tausendfüßler entstehe ödematöse Infiltration, die anfänglich sehr stark ist; komme es zur Schorfbildung, so sei diese oberflächlich und stoße sich bald ab. Der ganze Prozeß verläuft rascher und weniger stürmisch als nach Spinnenstichen. Von Allgemeinsymptomen wurden Schlaflosigkeit, Pulsbeschleunigung und -unregelmäßigkeit, Bläschen- und Quaddelbildung beobachtet.

Die Untersuchung des Giftes wurde von CORNWALL in Angriff genommen. Er fand in einem Auszug in physiologischer Kochsalzlösung ein Hämolysin, ein Anticoagulin, eine Diastase, eine Invertase und ein proteolytisches Ferment.

Die Schädigungen durch die Tausendfüße sind nur zufällige, dadurch, daß man die auf dem Fußboden, unter Decken, in Schuhen usw. befindlichen Tiere unabsichtlich drückt, oder daß man sie zu fangen sucht. Vorsichtiges Verscheuchen führt zu keinem Biß, selbst wenn das Tier auf der Haut sitzt.

Bemerkenswert ist, daß manchen Chilopoden auch insofern Giftwirkung nachgesagt wird, als ihr bloßes Kriechen über die Haut eine entzündliche Spur zurücklassen soll. Eine solche Mitteilung ging uns aus Afrika zu, ohne daß der Täter eingesandt worden ist. HOUDEMER berichtet von Otostigmus aculeatus, daß er bei heißem Wetter oft in die Häuser käme und selbst durch die Maschen des Moskitonetzes dringe. Bei der leisesten Berührung sondere er eine phosphoreszierende Flüssigkeit ab, die eine etwa 8 Tage dauernde Hautentzündung verursache. Phosphorescenz ist bei unserem einheimischen Geophilus auch gelegentlich angegeben, über Giftwirkung auf die intakte Haut aber bisher nichts bekannt. Über diese Dinge müssen noch weiter zuverlässige Berichte mit den Corpora delicti gesammelt werden.

W. J. BAERG erzählt eine Geschichte nach, daß ein Offizier, auf dessen Brust nachts ein großer Skolopender gewandert war und dort einen breiten Streifen tiefroter Flecke hinterlassen hatte, heftige Krämpfe und Schmerzen durchmachte, und nach zweitägigem, besonders schrecklichem Todeskampfe zugrunde ging. Er selbst konnte sich von solchen Wirkungen nicht überzeugen. Die Wirkung des Bisses einer $13^{1}/_{2}$ cm langen Sc. heros auf eine Ratte war offenbar recht schmerzhaft, doch ging dieselbe anscheinend in 5 Minuten vorüber, und nach 5 Stunden wurde nicht einmal mehr das Bein geschont. Bei BAERG selbst verursachte der Biß am Finger einen heftigen lokalen Schmerz, der nach 15 Minuten abzuklingen begann: es erschien eine schwache, weiße Quaddel; zwei Stunden später war der kleine Finger im ganzen ein wenig geschwollen, doch verschwanden alle Zeichen im Laufe des Tages. Die Wirkung der noch größeren Sc. polymorpha war eher schwächer, und noch geringer die Wirkung kleinerer Arten. Die Schmerzen waren etwa die eines Nadelstiches.

Wirbeltiere.

Unter den Wirbeltieren sind besonders die Amphibien, sowohl die geschwänzten, als die schwanzlosen mit Hautdrüsen ausgestattet, welche Reizgifte erzeugen. Auch diese Gifte sind allerdings für die menschliche Haut meist zu schwach. Das Hautsekret der Kröten, der Unken u. a. erzeugt im Bindehautsack von Versuchstieren Rötung und auf Zungen ein brennendes Gefühl. Vom Magen und besonders von der Blutbahn aus sind die Wirkungen der gereinigten Gifte auf Wirbeltiere sehr heftig; darüber besteht eine große toxikologische Literatur. Auch zu Pfeilgift wird das Sekret von Bufo marinus oder agua in Südamerika verarbeitet. So interessant diese Literatur ist, hat sie für den Dermatologen wenig Interesse. Über die Wirkung des Giftes unter natürlichen Verhältnissen ist sehr wenig Sicheres mitgeteilt. Novaro hat in Argentinien im Versuch beobachtet, daß das Sekret aus den Hautdrüsen der Kröten (auch „Parotiden" genannt) auf verletzter Haut Ulceration und Eiterung, verbunden mit einer gewissen Kachexie hervorruft, von der sich der Hund nur langsam erholte. Derselbe teilt zwei Fälle aus Buenos-Aires mit, in denen Landleute Kröten zur Behandlung des Herpes lebend aufgelegt hatten. Beide Male kam es zu großen Geschwüren. In dem einen trat der Tod ein, in dem anderen wurde auf Befragen Schwere der Glieder und steifer Nacken angegeben. In letzterem Falle vernarbte die Wunde in zwei Monaten. Es handelte sich um Bufo marinus L.

Nach Phisalix soll das native Gift von Bombinator pachypus, der gelbbäuchigen Unke, auf der Haut des Fingers ein Stechen hervorrufen. Man kann durch Ätherreizung der Unkenhaut das Gift gewinnen. Mir selbst sind beim Hantieren mit Unken und Kröten niemals unangenehme Folgeerscheinungen zum Bewußtsein gekommen, ebensowenig beim Hantieren mit Salamandern, welche besonders große Giftdrüsen haben und reichlich Gift produzieren, das sie aus ihren „Parotiden" sogar auf kurze Entfernung ausspritzen können. Das schließt aber nicht aus, daß diese Gifte auf zarter Haut von Kindern, auf besonders empfindlicher oder macerierter Haut einmal Reizwirkungen auslösen könnten. Vom Färberfrosch, Dendrobates tinctorius, der in den Wäldern des tropischen Amerika auf dürrem Laube lebt, wird sogar bei Pawlowsky erwähnt, daß die Indianer ihn bei Bereitung des Pfeilgiftes nicht mit bloßen Händen anfassen, weil sein Hautsekret auf den bloßen Händen Jucken verursache. Über die ausgedehnte Literatur sei auf Pawlowsky und Faust verwiesen.

Literatur.

Allgemeines.

Alcock, A.: (a) Animal venoms; a review. Trop. Dis. Bull. **21**, Nr 3. London 1924. (b) Entomology for medical officers. London: Gurnay and Jackson 1911.

Blanchard, R.: Traité de Zoologie médicale. 1890. — Braun-Seifert: Die tierischen Parasiten des Menschen. Leipzig: Curt Kabitzsch. 1925/26. — Bogdanow-Kathow: Kurzes Lehrbuch der theoretischen und praktischen Entomologie. Moskau 1930 (russ.). — Brumpt, E.: Précis de Parasitologie. Paris: Masson & Co. 1922.

Calmette, A.: Les venins, les animaux venimeux et la sérothérapie antivenimeuse. Paris 1907. — Calmette, A. u. Bruyant: Vergiftungen durch tierische Gifte. Menses Handbuch der Tropenkrankheiten, Bd. 2. Leipzig 1914. — Castellani and Chalmers: Manual of tropical Medicine, 3rd ed. London 1919. — Cuénot, L.: Moyens de défense dans la série animale. Encyclopéd. Paris: Léauté 1892.

Eysell, A.: Die Krankheitserreger und Überträger unter den Arthropoden. Menses Handbuch der Tropenkrankheiten, 3. Aufl., Bd. 1. 1924.

Faust, E. S.: (a) Die tierischen Gifte. Braunschweig 1906. (b) Vergiftung durch tierische Gifte. Mohr-Staehelins Handbuch der inneren Medizin, Bd. 6, S. 725—823. Berlin 1919. (c) Tierische Gifte. Handbuch der experimentellen Pharmakologie von A. Heffter, Bd. 2, 2. Hälfte. Berlin 1924. (d) Darstellung und Nachweis tierischer Gifte. Abderhaldens Handbuch der biologischen Arbeitsmethoden, Abt. IV, Teil 7, Nr 4. 1923. (e) Vergiftungen

durch tierische Gifte. MENSEs Handbuch der Tropenkrankheiten, Bd. 2, 3. Aufl. 1924. —
FLURY, F.: Die giftigen Abscheidungen der Tiere. OPPENHEIMERs Handbuch der Biochemie,
2. Aufl., Bd. 5, S. 687—738. Jena: Gustav Fischer 1925. — FREDERICQ, L.: Sekretion
von Schutz- und Nutzstoffen. WINTERSTEINs Handbuch der vergleichenden Physiologie,
Bd. 2, 2. Hälfte. Jena: Gustav Fischer 1910. — FÜHRT, O.: Vergleichende chemische
Physiologie der niederen Tiere. Jena: Gustav Fischer 1903.
 GOELDI: Die sanitarisch-pathologische Bedeutung der Insekten. Berlin: Friedländer. 1913.
GRAHAM-SMITH, G. S.: Flies in relation to disease. Non-blood-sucking Flies, Cambridge.
Univ. Press. 1913, 292 S. Mit zahlreichen Abbildungen im Text und auf Tafeln. — GRALL
et CLARAC: Traité de Pathologie exotique, Vol. 5, Intoxications et empoisonnements.
Paris 1911.
 HERMS: Med. and Vet. Entomology, 1915, p. 371—374. — HUBER: Bibliographie der
klinischen Entomologie, 1899. H. 3. — HUSEMANN: Handbuch der Toxikologie 1862.
 KOBERT: Lehrbuch der Intoxikationen. Stuttgart: Ferdinand Enke 1902—1906. —
KOLLE-KRAUS-UHLENHUTH: Handbuch der pathogenen Mikroorganismen, 1928—1931.
 LÉON, N.: Animale le noastre veninoase (unsere Gifttiere). Acad. Rom. Mem.-Sect.
stiintifice (3), 1, Mem. 12. 27. S. Bucaresti 1923. — LINSTOW, O.: (a) Die Gifttiere und ihre
Wirkung auf den Menschen. Berlin 1894. (b) Die Gifttiere. Berlin: August Hirschwald 1894.
 MARTINI, E.: Lehrbuch der medizinischen Entomologie. Jena: Gustav Fischer 1923.
OPPENHEIMER, C.: (a) Toxine und Antitoxine. Jena 1904. (b) Handbuch der Biochemie.
1. Aufl. 1910, 2. Aufl., Jena 1924 u. 1925.
 PAWLOWSKY, E. N.: Die Giftigkeit im Tierreich und die Gift produzierenden Organe.
Seuchenbekämpfung. Jg. 6, H. 1. 1929. — PHISALIX, C.: Venins et animaux venimeux
dans la série animale. Revue Sci. 7—9 (1897). — PHISALIX, M.: (a) Animaux venimeux
et venins, Vol. 2. Paris 1922. Literatur. (b) Les animaux venimeux et les venins en
Thérapeutique. Progrès méd. 1915. — PIERCE, W. D.: Sanitary Entomology. Boston:
R. G. BADGER 1921.
 RILEY, WM. and O. JOHANNSEN: Handbook of medical entomology. New York: Ithaca
1915. — ROWE, ALBERT H. und HOBERT ROGERS: Allergic dermatitis. Report of a case
due to mohair. (Allergische Dermatitis. Bericht über einen Fall, veranlaßt durch Kamel-
garn.) California Med. 23, 1589 (1925). Ref. Zbl. Hautkrkh. 19, 640 (1926).
 SACHS, H.: Tierische Toxine. PAUL-EHRLICH-Festschrift. Jena 1914. — SCHLOSS-
BERGER u. K. ISHIMORI: Tierische Toxine. OPPENHEIMERs Handbuch der Biochemie, Bd.1.
1924. — SPITZER, E.: Gewerbliche papulöse Dermatitis, hervorgerufen durch mottiges
Kaninchenfell. Wien. dermat. Ges., Sitzg 22. Okt. 1925. Ref. Zbl. Hautkrkh. 19, 712
(1926). — STROHL, J.: Die Giftproduktion bei den Tieren von zoologisch-physiologischem
Standpunkt. Biol. Zbl. 45, H. 9/10 (1925).
 TASCHENBERG, O.: Die giftigen Tiere. Stuttgart 1909.

Hymenoptera.

ATKINSON, T. R.: A case of wasp sting. Brit. med. J., 26. Okt. 1907, 1148. — ARTHUS, M.:
Recherches expérimentales sur le venin des Abeilles. C. r. Soc. Biol. Paris 182, 414 (1919).
 BAER, G. A.: Note sur le venin de divers Arthropodes du Pérou. Bull. Soc. Entom.
France 1901, 180—181. — BEHRENS, D.: Erkrankungen und Todesfälle durch Insekten-
stiche. Inaug.-Diss. Würzburg 1920. — BEQUAERT, J.: Un Hyménoptère Béthylide qui
pique l'homme dans les habitations au Congo. Ann. Soc. belge Méd. trop. 4, No 2, 163—165,
Brux. 1924. — BERG, R.: Ein Fall von Idiosynkrasie gegen Wespengift. Münch. med. Wschr.
1920, 1204. — BERT, P.: Venin d'Abeille Xylocope. C. r. Soc. Biol. Paris 1865, 136; Gaz. méd.
Paris 1865, 771. — BERTARELLI, E. et TEDESCHI, A: Ricerche sperimentali sul veleno dei cala-
broni (Vespa crabro). Riv. Igiene et Saluta publ. 24 (1913). — BEVEN: „Acidosis" following
Beestings. Lancet 1920, 850. — BEYER, O. W.: Der Giftapparat von Formica rufa, ein
reduziertes Organ. Jena. Z. Naturwiss. 25; N. F. 18, 26—112 (1891). — BORDAS, L.:
(a) Appareil glandulaire des Hyménoptères. Ann. des Sci. natur. VII. s. 19, 1—362, Pl.
I—XI (1895). (b) Description anatomique et étude histologique des glandes à venin des
Insectes Hyménoptères. Thèse de Paris 1897. (c) Sur quelques points d'anatomie des
glandes venimeuses des Hyménoptères. Bull. Soc. Entomol. France 1908, No 8, 136—141. —
 CALMETTE: MENSEs Handbuch, Bd. 1, S. 297. 1905. — CARLET, M. G.: (a) Sur une nouvelle pièce de l'aiguillon des Mellifères et sur le mécanisme de l'expulsion du venin. C. r. Acad.
Sci. Paris 99, 206; Ann. Soc. Entom. France, VI. s. 4, 109—110 (1884). (b) Sur la structure et
les mouvements des stylets dans l'aiguillon de l'abeille. C. r. Sci. Acad. Paris 101, 89 (1885).
(c) Du venin des Hyménoptères à aiguillon lisse et de l'existence d'une chambre à venin
chez les Mellifères. C. r. Acad. Sci. Paris 106, 1737 (1888). (d) Mémoire sur le venin et
l'aiguillon de l'abeille. Ann. des Sci. natur. VII. s. 9, 1—17 (1890). — CARPI, v.: Ricerche
sul tossolecitide del veleno delle api. Arch. di Fisiol. 6, 111 (1909). — CHOLODKOWSKY, N.:
Über den Hummelstachel und seine Bedeutung für die Systematik. Zool. Anz. 7, 312
(1884). — COHN, S.: Beiträge zur Kenntnis des Bienengiftes. Inaug.-Diss. Würzburg 1922. —

CORNIL, L.: A propos d'un cas d'accidents toxiques graves consécutifs à une piqûre d'Abeille et rappelant les phénomènes d'anaphylaxie. Bull. Soc. Path. comp., **13**. März 1917. — DEWITZ, H.: (a) Über Bau und Entwicklung des Stachels der Ameisen. Z. Zool. **28**, 527 bis 556, 1 Taf. (1877). (b) Über Bau und Entwicklung des Stachels und der Legescheide einiger Hymenopteren. Z. Zool. **25**, 174 (1874). — DOLD, H.: Immunisierungsversuche gegen das Bienengift. Z. Immun.forschg I Orig. **26**, 284—292 (1917). — FABRE, PAUL: Sur les phénomènes d'intoxication dûs aux piqûres d'Hyménoptères. Paris 1906, 104 p. — FAUST: Vergiftungen durch tierische Gifte. MOHR-STAEHELINS Handb. der inn. Med., Bd. 6, **1919**. — FENGER: Anatomie und Physiologie des Giftapparates bei den Hymenopteren. Arch. Naturgesch. **29**, 1863, p. 139—178, 1 Taf. — FLURY, F.: (a) Über die chemische Natur des Bienengiftes. Arch. f. exper. Path. **85**, 319 (1920). (b) Über den Bienenstich. Naturwiss. **11**. Berlin 1923. (c) Über die Bedeutung der Ameisensäure als natürlich vorkommendes Gift. Ber. dtsch. pharmakol. Ges. **1919**, H. 9, 29. — FOERSTER, E.: Vergleichendanatomische Untersuchung über den Stechapparat der Ameisen. Zool. Jb. **34** (1912). — FOREL, A.: Der Giftapparat und die Analdrüsen der Ameisen. Z. Zool. **30**, Suppl., 28 (1878). — HASE, A.: Die Schlupfwespen als Gifttiere. Biol. Zbl. **44**, 209 (1924). — HELD, FR.: Beiträge zur medizinischen Bedeutung des Bienengiftes. Inaug.-Diss. Würzburg 1922. — HYATT, J. D.: The sting of the honeybee. Amer. Quart. microsc. J. **1**, 3 (1878). — IHERING, H. v.: Der Stachel der Meliponen. Entom. Nachr. **12**, 177 (1886). — KARSCH, F.: Über eine Doppelrolle des Stachels der Honigbiene. Entom. Nachr. **10**, 195 (1884). — KEITER, A.: Rheumatismus und Bienenstichbehandlung. Der heutige Stand derselben. Wien u. Leipzig: Franz Deuticke 1914. — KOEHLER, A.: Zur Funktion des Bienenstachels. Arch. Bienenkde **3**, Nr 7 (1921). — KOSCHEWNIKOW, G.: Zur Kenntnis der Hautdrüsen der Apidae und Vespidae. Anat. Anz. **15**, Nr 24, 519 (1899). — KRAEPELIN, K.: Untersuchungen über den Bau, Mechanismus und Entwicklungsgeschichte des Stachels der bienenartigen Tiere. Z. Zool. **23**, 289—330, pl. XV—XVI (1873). — LABOULBÈNE, A.: Observations sur la physiologie de l'aiguillon des insectes hyménoptères. C. r. Soc. Biol. Paris **4**, 17—18 (1852). — LANGER, J.: (a) Über das Gift unserer Honigbiene. Arch. f. exper. Path. **38**, 381 (1897). (b) Der Aculeatenstich. Festschrift zu Ehren von PHILIPP JOSEPH PICK. Wien 1898. (c) Untersuchungen über das Bienengift. Abschwächung und Zerstörung des Bienengiftes. Arch. internat. Pharmacodynamie **6**, 181 (1899). (d) Bienengift und Bienenstich. Sitzgsber. dtsch. nat. med. Ver. Lotos Prag (2) **19**, 291—310 (1899). (e) Bienenstiche-Immunität der Imker gegen diese. Dtsch. entom. Z. **42** (1897). — LAUNOY, L.: Modification des échanges respiratoires consécutives à la piqûre d'un Hyménoptère, chez les larves de cétoine doré. Bull. Mus. Histor. Natur. Paris **6**, 383—385 (1901). — LYSSY, R.: Recherches expérimentales sur le venin des abeilles. Arch. internat. Physiol. **16**, 272 (1921). — MEASE, DR.: Accidents graves produits par des piqûres d'abeilles et d'autres insectes. Rev. Méd. franç. et Étrang. II. Juni 1837, 340. — MERL, TH.: Der Bienenkörper als Ameisensäureträger. Z. Unters. Nahrungsmitt. usw. **42**, Nr 9/10 (1921). — MORGENROTH, J. et U. CARPI: Über ein Toxolecithid des Bienengiftes. Berl. klin. Wschr. **43**, 1424—1425 (1906). — PAWLOWSKY, E.: (a) Des types principaux de glandes venimeuses chez les Hyménoptères. C. r. Soc. Biol. Paris **76**, 351—354 (1914); Rev. Russ. Entom. **14**, 235—242 (1914). (b) Ein Beitrag zur Kenntnis der Giftdrüsen der Arthropoden. Trav. Soc. Natural. Petersbourg **43**, 2, 1—187 (1912), 4 Taf. Russisch mit deutsch. Resumé. — PHILOUZE: Note sur le venin d'Abeille. Ann. Soc. Linn. de Maine et Loire, 1861. p. 1—5. — PHISALIX, C.: (a) Antagonisme entre le venin des Vespidae et celui de la Vipère; le premier vaccine contre le second. C. r. Soc. Biol. Paris **49**, 1031—1033 (1897); C. r. Acad. Sci. Paris **125**, 977—979; Bull. Mus. Histor. natur. Paris 1897, 318. (b) Recherches sur le venin des abeilles. C. r. Soc. Biol. Paris **56**, 198—201 (1904); C. r. Acad. Sci. Paris **139**, 326—329 (1904); Bull. Soc. Entom. France **1904**, 218—221. — PHISALIX, M.: Symptômes graves déterminés chez une jeune femme par la piqûre d'une seule abeille. Bull. Mus. Histor. natur. **1918**, 547, No 7; Bull. Soc. Path. exot. Paris **11**, 859 (1918). — RABAUD, E.: (a) L'Instinct paralyseur des Hyménoptères vulnérants. C. r. Acad. Sci. Paris **165**, 680 (1917). — (b) Le venin et l'évolution paralisante chez les Hyménoptères prédateurs. Bull. Biol. France et Belg. **51**, 391 (1918). — SCHIÖDTE: Forhandinger i det Skandinaviske entomologiske Selskab. Meddelte as Schiödte. Naturhist. Tidskr. **4**, 98—108 (1842). — SNODGRASS, R.: The anatomy of the honey-bee. Washington, II. Ed. — SOLLMANN, A.: Der Bienenstachel. Z. Zool. **13**, 528—540 (1863). — STUMPER, R.: Das Gift der Ameisen. Natur und Technik. Zürich 1923. — TERTSCH, R.: Das Bienengift im Dienste der Medizin. Wien 1912. — TROJAN, E.: Sinnesorgane und Funktion des Bienenstachels. Arch. mikrosk. Anat. **96**, Nr 2/3 (1922). — WALLACE: La Faune des régions tropicales. Rev. Sci. **17**, 29 (1879). — WOLFFHÜGEL: Wirkung des Bienenstiches auf Huhn und Mensch. Z. Inf.krkh. **13**, 453 (1913). — WEINERT, H.: Über Bau und Bedeutung des „Wehrstachels" der Bienen und Wespen. Naturwiss. Wschr. **19**,; N. F. **35**, Nr 15 (1920).

ZANDER, E.: (a) Beiträge zur Morphologie des Stachelapparates der Hymenopteren. Z. Zool. **66**, 289—333 (1899). (b) Der Bau der Biene. 2. Aufl. Stuttgart 1922. — ZYTOWITSCH, J. u. A. SMIRNOW: Wirkungsweise der Schutzreaktion bei den Ameisen. Bull. Labor. Biol. Petrograd. **25**, Nr 1/2, 36—38 (1915).

Schmetterlingsschuppen und Raupenhaare und Verwandtes.

ABTAULT DE VEVEY, S.: Trois observations de stomatite érucique provoquée par les chenilles de Liparis chrysorrhoea L. C. r. Soc. Biol. Paris **53**, 103 (1901).
BAERG: On the life history and the poison apparatus of the white flanuel-moth, Lagoa crispata. Packard-Ann. Entom. Soc. amer. **17**, 403 (1924). — BEILLE, L.: Étude anatomique de l'appareil urticant des chenilles processionnaires du pin maritime, Cnethocampa pityocampa Borowski. C. r. Soc. Biol. Paris **48**, 545—547 (1896). — BISHOPP, F. C.: The puss caterpillar and the effects of its sting on man. Departm. of Agricult. Unit. States. Departm. circular 1923, Nr 288. — BLEYER, G. A. C.: Ein Beitrag zum Studium brasilianischer Nesselraupen und der durch ihre Berührung auftretenden Krankheitsform beim Menschen, bestehend in einer Urticaria mit schmerzhaften Erscheinungen. Arch. Schiffs- u. Tropenhyg. **13**, 73—83, 2 Taf. (1909).
CAFFREY, D. J.: Notes on the poisonous urticating spines of Hemileuca oliva larvae. Journ. Econ. Entom. **11** (1918). — CLELAND: Papula-Urticarial Rashes caused by the Hairlets of Caterpillars of the Moth (Euproctis Edwardsi Newm.) J. trop. Med. **1920**, 148. — CLIFFORD, J. R. S.: The urticating properties of the hair of Porthesia chrysorrhoea. Entomologist **18** (1885).
ELTRINGHAM, H.: On the urticating properties of Porthesia similis Fuess. Trans. Entom. Soc. **1913** III, 423.
FABRE, J.: Un virus des insectes. Ann. Sci. Natur., VIII. s. **6**, 253 (1898). — FALKENSTEIN: Raupendermatitis. Vortr. Köln. dermat. Ges. Ref.; Zbl. Hautkrkh. **21**, 136 (1927). — FOOT, N. C.: Pathology of the Dermatitis caused by Megalopyge opercularis, a Texan Caterpillar. J. of exper. Med. **35**, Nr 5, 737. Baltimore 1922.
GAMINARA: Le Venin de la larve de Megalopyge urens. Bull. Soc. Path. exot. Paris **21**, 656 (1928). — GILMER, P. M.: The poison and poison apparatus of the whitemarked tussock moth, Hemerocampa leucostigma, Smith and Abbot. J. of Parasitol. **10**, 80 (1923). — GÖLDI, E.: Die sanitarisch-pathologische Bedeutung der Insekten und verwandten Gliedertiere. Berlin 1913. — GOOSSENS, TH.: (a) Les chenilles urticantes. Ann. Soc. Entom. France (6) **1**, 231 (1881). (b) Des chenilles vésicantes. Ann. Soc. Entom. France (6) **6**, 461 (1886). — GORKA, V.: Giftige Raupenhaare. Math.-nat. Ber. Ungarn **21**, 233—239 (1907).
HAMANN: Meine erste Bekanntschaft mit Thaum. processionee. Internat. entom. Z. **6** (1913). — HASHIMOTO, T. u. H. HAGIWARA: The poisonous Moth, Euproctis flava, Brem. and the Dermatitis caused by it. Jap. Z. Dermat. **22**, Nr 6, 475, 6 figs. Tokyo 1922. — HOFFMANN, H.: Raupenhaardermatitis. Vortr. schles.dermat. Ges. **1926**. Zbl. Hautkrkh. **22**, 19 (1927). — HOLMGREN: (a) Die haarbildenden Hautdrüsen bei Raupen. Entom. Tidskr. argent. **17** (1896). (b) Studier öfver Hudens och de Körtelartade Hudorganens Morphologi hos skandinaviska Macrolepidopterlarver. Sv. vet. Acad. Hdl. **27**.
INGENITSKY, J.: Zur Kenntnis der Drüsenhaare der Nonnenraupe Horae. Soc. Entom. Rossicae **30**, 129 (1897).
JAKOWLEWA, A.: Pseudoparasitäre Erkrankung des Auges. Virchows Arch. **252**, Nr 2/3 (1924).
KARSTEN, H.: Bemerkungen über einige scharfe und brennende Absonderungen verschiedener Raupen. Arch. Anat., Physiol. u. wiss. Med. **11**—12, 375—382 (1848). — KELLER, C.: (a) Die brennenden Eigenschaften der Prozessionsraupen. Kosmos **13**, 302. (b) Zur Kenntnis der Pinien-Prozessionsraupen (Gastropacha [Cnethocampa] pityocampa). Schweiz. Forstztg **1883**, 117—126. — KEPHART, CORNELIA: The poison Glands of the larva of the Brown-Tail Moth, Euproctis chrysorrhoea Linn. J. of Parasitol. **1**, 95 (1914). — KNIGHT, H. H.: Observations on the Poisonous Nature of the White-Marked Tussock Moth. J. of Parasitol. **8**, 133—135 (1922).
LALESQUE, F. et C. MADER: Recherches sur le miroir de la processionnaire du pin maritime. Bull. Stat. biol. Arcachon **12**, 62—94 (1909). — LAPIE, G.: Les chenilles venimeuses et les accidents éruciques. Paris. Libr. Sci. Nat., 1923. 191 p., 4 pls. — LAUDON: Einige Bemerkungen über die Prozessionsraupen und die Ätiologie der Urticaria endemica. Arch. path. Anat. **125**, 220 (1891). — LEGER et MOUZELS: Dermatose prurigineuse déterminée par des papillons saturnides du genre Hylesia. Bull. Soc. Path. exot. Paris **11**, 104—107 (1918). — LÜDERWALDT, H.: Vergiftungserscheinungen durch Verletzung mittels haariger oder dorniger Raupen. Z. wiss. Insektenbiol. **6**, Nr 11, 398—401 (1910).
MARCOTTY: Raupenhaarverletzung des Auges und der Haut. Dtsch.med. Wschr. **47**, 1015 (1921). — MATTA, DA: Dermatose vesico-urticante producida por larvas de lepidopderas. Amazonas Med. **4**, 167. — MAZUME, S. u. S. MIYAO: A study on Liparidae. Jap. J. of Dermat. **23**, 464 (1923). Ref. Zbl. Hautkrkh. **11**, 44 (1924). — MENZEL, R.: De Plagen

van de Thee in Nederlandsch Indie. Batavia: Ruygrok et Co. 1929. — Mills, R. G.: Observations on a series of cases of Dermatitis caused by a Liparid-Moth, Euproctis flava, Brem. China. med. J. **37**, Nr 5, 351. Shanghai 1923. (b) Some observations and Experiments on the Irritating Properties of the Larva of Parasa hilarata Staudinger. Amer. J. Hyg. **5**, Nr 3, 342—363 (1925). 11 Fig. — Morren, Ch.: Observations sur les moeurs de la processionnaire et sur les maladies qu'occasionne cet insecte malfaisant. Bull. Acad. Méd. Belg. (1), **15** 132 (1848).

Nassonow: Entomologie I. Th. (russ.). Warschau 1901.

Ohno (Takeski): Über den giftigen Nachtschmetterling in der Präfektur Niigata. Jap. Z. Dermat. **17** (1917).

Packard, A.: A study of the Transformations and Anatomy of Lagoa crispata a Bombycine Moth. Proc. amer. Philos. Soc. **32** (1894). — Pawlowsky: Gifttiere. Jena: Gustav Fischer 1927. — Potter, A.: Browntail Moth Dermatitis. J. amer. med. Assoc. **53**, Nr 18, 1463 (1909). Ref. Mh. Dermat. **51**, 233 (1910). — Potton: Recherches et observations sur le mal de vers ou mal de bassine, éruption vésico-pustuleuse qui attaque exclusivement les fileuses de cocons de vers à soie. Ann. d'Hyg. **49**, 245 (1853). — Pokorny: Zur Ätiologie der Raupendermatitis. 14. Kongr. dtsch. dermat. Ges. Dresden, 13.—16. Sept. 1925. — Prehn: Die Schutzmittel der Raupen. Illustr. Wschr. Entom. **2**, 24—27 u. 39—42 (1897). — Ratzeburg, J.: Über entomologische Krankheiten. Stett. entom. Ztg 7 (1846). — Riley, C.: Fifth report state entom. Missouri 1873.

Schmitz, F.: Akute hämorrhagische Nephritis nach Raupenurticaria. Münch. med. Wschr. 1917, Nr 48, 1558. — Schweinitz, G. E. de und E. A. Shumway: Conjunctivitis nodosa, with histological examination. Univ. Pa. med. Bull., Nov. 1904. — Seitz, Adalbert: Betrachtungen über die Schutzvorrichtungen der Tiere. Zool. Jb. Abt. Syst. **3**, 59 (1887). — South, R.: On the urticating hairs of some Lepidoptera. Entomologist **18** (1885).

Tyzzer, E. E., The pathology of the brown-tail moth dermatitis. J. of exper. Med. Res. **16**, 43. Second Ann. Rep. Supt. for Surpressing the Gypsy and Browntail Moths, Mass., 1907. Ref. Amer. Natur. **41** (1907); Zbl. Physiol. **21**, 213.

Vallin: Ätiologie der Dermatitis der Seidenspinnerinnen. Ref. Mh. Dermat. **32**, 273 (1901). Wachtl u. Kornauth: Zur Morphologie, Biologie und Pathologie der Nonne. Mitt. förstl. Untersuch. Österreich 1893, H. 16. — Wada, Hiratake: Klinische und experimentelle Untersuchungen über die durch die Giftraupe, Dendrolimus spectabilis verursachte Dermatitis und ihre Ursache. Jap. J. of Dermat. **25**, 91; **26**, 230 (1925, 1926). — Wellman, F. Cr.: Notes on some noxious insect larvae from Angola. On some stinging plants from Angola. Intestinal Myiasis in Angola. J. trop. Med. **10**, 185 (1907). — Will: Über die Prozessionsraupe und die Ursache ihrer schädlichen Einwirkung auf die Haut. Frorieps Notizen (3) **7** 145 (1848). Bull. Akad. München 1849. — Will, A.: Das Gift der Prozessionsraupe. Pfeil's krit. Bl. **26** (1846).

Anonym: Caterpillar Rash. [Redaktionsartikel.] Lancet 14. Nov. **175**, 1466 (1908).

Drüsengifte und Kryptotoxine der Käfer [und Verwandtes].

Aubert, L.: Étude sur les insectes vésicants en général et essai sur quelques espèces exotiques en particulier. Montpellier 1887.

Beauregard, H.: (a) Recherches sur les insectes vésicants. J. Anat. et Physiol. **21**, 483 (1886); **22**, 83 u. 242 (1886); **23**, 124 (1887). (b) Les insectes vésicants. Paris 1890. (c) Matière médicale zoologique. Histoire des drogues d'origine animale. Paris 1901. — Béguin: Histoire des insectes qui peuvent être employés comme vésicants. Paris 1874. — Bequaert, J.: A propos des Staphylinides vésicants du Bas-Congo. Ann. Soc. belge Méd. trop. Brux. 1, No 2, 227 (1921). — Bluhm, C.: (a) Über das Cantharidin. Z. Chem. 1865, 675. (b) Ein Beitrag zur Kenntnis des Cantharidins. Diss. Dorpat 1865. (c) Beiträge zur Kenntnis des Cantharidins. Vjschr. prakt. Pharmakol. **15**, 361 (1886). — Böhm, R.: Über das Gift der Larven von Diamphidia locusta. Arch. f. exper. Path. **38**, 424 (1897). — Broch, H.: Die Tierwelt in Heilkunde und Drogenkunde. 1926.

Chalmers, A. J. et H. H. King: Blister beetles as a public nuisance. New Orleans med. J. **70**, 445 (1917). — Champy, Chr.: Immunisation par un sérum antitoxique contre l'intoxication rénale par le cantharidate de potasse. J. Physiol. et Path. gén. **9** (1907); C. r. Soc. Biol. Paris **62**, 1128 (1907). — Cloquet: Faune des médecins **3** (1823). — Coyne et Cavalié: Néphrites expérimentales (Cantharidine, Antipyrine). C. r. Soc. Biol. Paris **56**, 44 (1904). — Cornil: Recherches histologiques sur l'action toxique de la cantharidine et de la poudre de cantharides. J. l'Anat. **16**, 566 (1880). — Cornil et Toupet: Sur la karyokinèse des cellules épithéliales et de l'endothélium vasculaire observée dans le rein à la suite de l'empoisonnement par la cantharidine. Arch. de Physiol. **19**, 71 (1887). — Cuénot, L. Le sang de Meloë et le rôle de la cantharidine dans la biologie des Coléoptères vésicants. Bull. Soc. zool. France **15**, 126 (1890).

Defiel, Florence: An experimental investigation of the supposed poisonous qualities of the granary weevil, Calandra granaria. Amer. J. trop. Med. **2**, Nr 3, 199—211 (1922)

(b) An experimental investigation of the supposed poisonous qualities of the Colorado potato beetle Leptinotarsa declemlineata. Amer. J. trop. Med. 2, 559 (1922). ELLINGER, A.: (a) Studien über Cantharidin und Cantharidinimmunität. Arch. f. exper. Path. 45, 89 (1901). (Literatur.) (b) Beziehungen zwischen der Giftwirkung des Cantharidins auf die Nieren und der Reaktion des Harns. Münch. med. Wschr. 1905, Nr 8, 345. (c) Weitere Studien über Cantharidin und Cantharidinimmunität. Arch. f. exper. Path. 58, 424 (1908). — ESCOMEL, E.: Les Pseudoméloides de Pérou et la Pseudoméloidine. Emploi de ces Insectes en Thérapeutique à l'Époque des Incas. Bull. Soc. Path. exot. Paris 16, 615—621 (1923).

FERRER: Essai sur les insectes vésicants. Thèse de 1859 (zitiert nach PAULOWSKY). — FUMOUZE, A.: De la cantharide officinale. Thèse de Paris 1867.

GALIPPE, L. M. V.: Étude toxilogique sur l'empoisonnement par la Cantharidine et par les préparations cantharidiennes. Thèse de Paris 1876. — GIGLI, T.: Azione fisiologica della Cantaridina. Ann. Chim. e Farm. 15, 360 (1892). — GÖLDI, E. A.: Die sanitarisch-pathologische Bedeutung der Insekten. Berlin 1913. — GORDON, R. M.: A note on two vesicant beetles belonging to the family Staphylinidae. Ann. trop. Med. 19, Nr 1, 47 (1925). — GORRIZ, R. et J. MŮNOZ: Essayo para la monogr. Col. Meloidos. Sarragosse 1882.

HAENDEL, L. u. E. GILDEMEISTER: Experimentelle Untersuchungen über das Gift der Larve von Diamphidia simplex Péringuey. (D. locusta Fairmaire.) Arb. ksl. Gesdh.amt 40, 123 (1912). — HARNACK, E.: Über die sog. Giftfestigkeit des Igels. Dtsch. med. Wschr. 1898, 745. — HEUBNER: Über die giftigen Buschmannpfeile aus Deutsch-Südwestafrika. Verh. naturwiss.-med. Ver. Straßburg, 6. Dez. 1907. — HOFFMANN, W. A.: Irritation due to insect secretion. J. amer. med. Assoc. 88, 145 (1927). — HOMOLKA, B.: Über das Cantharidin. Ber. dtsch. chem. Ges. 19, 1082—1089 (1886). — HORVATH, J.: Über die Immunität der Igel gegen Canthariden. Dtsch. med. Wschr. 1898, 342.

KATTER: (a) Monographie der europäischen Arten der Gattung Meloë. Entom. Nachr. 9, 89 (1883). (b) Die Canthariden. Entom. Nachr. 1883, 156.

LAHOUSSE: Recherches expérimentales sur les lésions histologiques du rein produites par la Cantharidine. Anvers 1885. — LEIDY: On the seat of the vesicating principle of Lytta vittata. Amer. J. med. Sci. 39, 60 (1860). — LEWIN, L.: Beiträge zur Lehre von der natürlichen Immunität gegen Gifte. Dtsch. med. Wschr. 1898, 373. — LISSONDE: De la cantharide. Ecole Pharmacie. Thèse de Paris 1869.

MELCHIORI: Die Krankheiten an den Händen der Seidenarbeiterinnen. Ann. Univ. 1857. NOÉ, J.: Résistance du hérisson au cantharidate de potasse. C. r. Soc. Biol. Paris 54, 1176 (1902).

PANJA, G.: Notes on the aetiology of some skin diseases met with in the tropics. Indian med. Gaz. 59, 184 (1924). — PAVLOVSKIJ (E. PAWLOWSKY) u. A. K. STEIN: Experimentelle Untersuchungen über die Wirkung von Paederus fuscipes Curt. auf den Menschen. Rev. russ. Entom. 20, Nr 1—2, 155—160 (1926). — PICCARD, J.: (a) Über das Cantharidin und ein Derivat desselben. Ber. dtsch. chem. Ges. 10, 1504—1506 (1877). (b) Über die Cantharsäure und einen terpenartigen Kohlenwasserstoff C_8H_{12}. Ber. dtsch. chem. Ges. 11, 2120 (1878). (c) Über Cantharidinderivate und deren Beziehungen zur Orthoreihe. Ber. dtsch. chem. Ges. 12, 577—580 (1879). — PORTSCHINSKY, J.: Beiträge zur Frage über die Eigenschaften des Käfers Paederus fuscipes Curt. Ljubitel Prirody (russ.) 1915, Nr 12. — PRESTAT: Note sur l'emploi du Mylabris interrupta comme succédané de la cantharide. Rec. Méd. mil. (3) 32, 94 (1876).

RADECKI, R. F.: Die Cantharidenvergiftung. Diss. Dorpat 1866. — RENNARD, E.: Das wirksame Prinzip im wässerigen Destillat der Canthariden. Diss. Dorpat 1871. — RILEY, W. A.: The reputed vesicating properties of the granary weevil, Calendra granaria. New Orleans med. J. 74, 678 (1922). — ROBIQUET: Expériences sur les Cantharides. Ann. Chim. 76, 302 (1812). — RODHAIN, J. et J. HOUSSIAU: Dermatite vésiculeuse saisonnière produite par un coléoptère. Bull. Soc. Path. exot. Paris 8, No 8, 587 (1915). — RÖHMANN, F.: Biochemie. Berlin 1908.

SCHINZ, H.: Deutsch-Südwest-Afrika, Forschungsreisen durch die deutschen Schutzgebiete 1884—1887. Oldenburg u. Leipzig. — SEEF, P. A. W. u. H. G. GREENISH: Die Untersuchung der spanischen Fliegen. Pharmaz. J. 1907, 324. — SPIEGEL: Über die Einwirkung des Phenylhydrazins auf Cantharidin. Ber. dtsch. chem. Ges., 26, 140 (1893). — STARCKE, F.: Über die Wirkungen des Giftes der Larven von Diamphidia locusta (Pfeilgift der Kalahari). Arch. f. exper. Path. 38, 428 (1897). — STEIDEL: Über die innere Anwendung der Canthariden. Eine historische Studie. Diss. Berlin 1891. — STRICKLAND, C.: On Spider-Lick. A dermatozoosis. Indian med. Gaz. 59, Nr 8, 385 (1924). — SUSSNITZKI: Das Verhalten der Hühner gegen Cantharidin. Inaug.-Diss. Königsberg 1903.

TROMMSDORFF: Experimentelle Untersuchung über eine von Buschleuten zum Vergiften der Pfeilspitze benutzte Käferlarve. Arch. Schiffs- u. Tropenhyg. 15, 617—633 (1911).

VÉZIEN: Cystite cantharidienne causée par l'ingestion de grenouilles. Rec. Méd. mil. 4, 457 (1861). — VINRA Y CARRERAS, J.: Sobre las propriedades vesicantes de los Cerocomos de los Mylabros y de los Aenas. Rev. Clin. méd. Barcelona 7, 357 (1881). — Vorder-man, A. G.: Hautausschlag, verursacht durch Paederus peregrinus Fabr. Geneesk. Tijdschr. Nederl. Indië 2, 282 (1901). Ref. Ann. de Dermat. 3, 286 (1902).

Wada, H.: Klinische und experimentelle Untersuchungen über die durch den Gift-käfer (Paederus riparius L.) verursachte Dermatitis und ihre Ätiologie. Jap. J. Dermat. 26, 1044 (1926). Ref. Zbl. Hautkrkh. 23, 806 (1927). — Wellman, E. C.: Über Pfeilgifte in Westafrika und besonders eine Käferlarve als Pfeilgift in Angola. Dtsch. entomol. Z. 1907, 17. — Werner, C.: Untersuchungen über den Einfluß des Cantharidins auf den tierischen Organismus. Diss. Gießen 1860.

Stiche blutsaugender Insekten.

(Vgl. auch die Literaturangaben im Abschnitt von Pick.)

Blacklock, B.: A pyorhocorid bug capable of biting man. Ann. trop. Med. 17, 337 (1923). Blacklock, D. B. u. R. M. Gordon: The experimental production of immunity against metazoan parasites and an investigation of its nature. Ann. trop. Med. 21. 181 (1927). — Blanc, G.: Conjunctivite phlycténulaire et pédiculose. Bull. Soc. Path. exot. Paris 13, 645 (1920). — Boycott, A. E.: (a) The reaction to flea-bites. J. of Path. 17 (1912). (b) The reaction to flea-bites. Nature 118 (1926). — Bruck, C.: Über das Gift der Stechmücke. Dtsch. med. Wschr. 37 II, 1787 (1911). — Buchner, Paul: Studium an intracellulären Symbionten. IV. Die Bakteriensymbiose der Bettwanze. Arch. Protistenkde 46, 225 (1923). Bull, C. G. and Br. D. Reynolds: Preferential feeding experiments with Anopheline mosquitoes II. Amer. J. Hyg. 4, 109—118 (1924).

Ciurea u. Dinulescu: Ravages causés par la mouche de Goloubatz en Roumanie; ses attaques contre les animaux et contre l'homme. Ann. trop. Med. 18, 323 (1924). — Cornwall and Patton: Some observations on the salivary secretion of the commoner bloodsucking insects and ticks. Indian J. med. Res. 2, 569 (1914—1915).

Doerr, R., Franz, K. u. S. Taussig: Das Pappatacifieber. 166 S. Leipzig u. Wien 1909.

Ebbecke: Capillarerweiterung, Urticaria und Shock. Klin. Wschr. 2, 1725 (1923). — Edwards, F. W.: On the British species of Simulium. I. The adults. II. The early stages; with corrections and additions to Part I. Bull. entomol. Res. 6, 23—42 (1915); 11, 211—246 (1920). — Eysell, Ad.: Die Krankheitsüberträger und Krankheitserreger unter den Arthropoden. Menses Handbuch der Tropenkrankheiten, 3. Aufl., Bd. 1. Leipzig 1924.

Freund u. Stolz: Beiträge zur Biologie der Schaflausfliege. Prag. Arch. Tiermed. 8, 94—106. — Fülleborn, F.: Über Versuche an Hundefilarien und deren Übertragung durch Mücken. Arch. Schiffs- u. Tropenhyg. 1908, Beih. 8.

Hall, M. C.: Lesions due to the bite of the wheel-bug Arilus cristatus (Hemiptera, Reduviidae). Arch. int. Med. 33, 513. — Harland: Some observation on Veld sore. Brit. med. J. 1901 I, 952. — Hase, A.: (a) Über die Stiche der Wasserwanze Notonecta glauca L. Zool. Anz. 59, 143 (1924). (b) Beiträge zur experimentellen Parasitologie. I. Über Verfahren zur Untersuchung von Quaddeln und anderen Hauterscheinungen nach Insektenstichen. Z. angew. Entomol. 12 (1926). (c) Beobachtungen über das Verhalten, den Herzschlag sowie den Stech- und Saugakt der Pferdelausfliege (Hippobosca equina L. Dipt. Pupipara). Z. f. Morph. u. Ökol. Tiere 8 (1927). (d) Neue Beobachtungen über die Wirkung der Stiche von Tausendfüßen (Chilopoda). Beiträge zur experimentellen Parasitologie II. Z. Para-sitenkde 1, 76 (1928). (e) Über die Wirkung der Stiche blutsaugender Insekten. Münch. med. Wschr. 76, H. 3 (1929). — Hecht, O.: (a) Über die Sproßpilze der Oesophagusausstülpungen und über die Giftwirkung von Speicheldrüsen bei Stechmücken. Vorläufige Mitt.: Verh. dtsch. zool. Ges. 1928 (Bericht über die Jahresversammlung in München); Zool. Anz. Suppl.-Bd. 3, 132, (1928); Arch. Schiffs- u. Tropenhyg. 32, 561 (1928). (b) Über Insek-tenstiche. Dermat. Wschr. 88, 793 (1929). (c) Die Hautreaktionen auf Insektenstiche als allergische Erscheinungen. (Vorl. Mittlg.: Arch. Schiffs- u. Tropenhyg. 1929, Beih. 3, 364); Zool. Anz. 87 (1930). — Hoffman, W. A.: Irritation due to Insect secretion. J. amer. med. Assoc. 88, 145 (1927). — Hesse, E.: Entomologische Miscellen. Z. wiss. Inst. Biol. 16 (1920/21). — Huff, Cl. G.: Infectivity of Plasmodia of birds for mosquitoes with special reference to the problem of immunity in the mosquito. Amer. J. Hyg. 7, 706—734 (1927).

Jobling, B.: The structure of the head and mouth parts in Culicoides pulicaris. Bull. entomol. Res. 18 (1928). — Justen, H.: Flohstich. Diss. Bonn 1921.

Kemper, H.: Beobachtungen über Stech- und Saugakt der Bettwanze. Z. Desinf. 1929, 21. Tgg, H. 3. — Konsuloff u. Paspaleff: Untersuchungen über die Kribbelmücken (Simuliden) in Bulgarien. Dtsch. tierärztl. Wschr. 34, 850 (1926).

Lambert: Phlebotomus fever H. R. Naval Med. Serv. 10, 285 (1924). — Larrousse, F.: Deux nouveaux cas de larves de névroptères éventuellement hématophages. Ann. Paras. hum. et compar. 2, 354 (1924). — Lester, H. M. O. u. L. Lloyd: Notes on the process of digestion in Tsetse-Flies. Bull. entomol. Res. 19, 39 (1928).

MARTINI, E.: (a) Über Stechmücken, besonders deren europäische Arten und ihre Bekämpfung. Arch. Schiffs- u. Tropenhyg. 24, Beih. (1920). (b) Über das Stechen unserer Stechmücken. Verh. dtsch. Ges. angew. Entomol. Mitglieder-Verslg 1921, 25. (c) Über die Notwendigkeit von Temperaturangaben bei bionomischen Mitteilungen. Z. angew. Entomol. 10, 466—468 (1924). (d) Die Stiche der Gliederfüßler und ihre Wirkung auf die Haut. Dermat. Wschr. 81 (1925). (e) Medizinische und veterinärmedizinische Entomologie. Handbuch der Entomologie, Bd. 2, 329. Jena: Gustav Fischer 1926. — MOORE, W.: An interesting reaction to louse bites. J. amer. med. Assoc. 71, 1481 (1918).

NETOLITZKY: (a) Insekten als Heilmittel. Pharmaz. Post 49 (1916). (b) Käfer als Nahrungs- und Heilmittel. Koleopterol. Rdsch. 8 (1919). — NUTTALL, G. H. F. (a) Bibliography of Pediculus and Phthirus. Parasitology 10, 1 (1917). (b) The part played by Pediculus humanus in the causation of disease. Parasitology 10, 43 (1917).

OTA, MASAO: Etude expérimentale sur le venin de la punaise des lits. Jap. J. of Dermat. 30, 966. (Zusammenfassung 1930, S. 100—102.)

PAWLOWSKY, E. N. u. A. K. STEIN: (a) Untersuchung über die Wirkung der Flöhe auf den Menschen. Arch. Schiffs- u. Tropenhyg. 29, 387 (1925). (b) Über die Wirkung des Stiches von Ornithodorus papillipes Bir. auf den Menschen. Abh. Auslandskde 26, 401 (Festschrift für B. NOCHT), Hamburgische Universität 1927. — (c) PAWLOWSKY, E. N. u. A. K. STEIN unter Mitarbeit von P. P. PERFILJEW: Experimentelle Untersuchungen über die Wirkung der wirksamen Bestandteile der Mücke Culex pipiens auf die Menschenhaut. Z. Parasitenkde 1, 484 (1928). — PEACOCK, A. D.: The reaction to flea-bites: Anaphylaxis and louse infestation. Nature 118 (1926). — PETERSEN, A.: Bidrag til de Danske Simuliers naturhistorie. Mem. Acad. roy. Sci., Lettres Danemark, Copenhague, sect. sci., 5, 238—339 (1924). — PINTO, C.: Ensaio monographico dos Reduvideos hematophagos ou „Barbeiros". Rio de Janeiro: Paulo, Fongetti & Co. 1925. — PURI, J. M.: Studies on the anatomy of Cimex lectularius L. Parasitology 16, 269 (1924).

ROSSI, P.: Contribution à l'étude du phlébotome en Aunis. Bull. Soc. Path. exot. Paris 19, No 8, 705—709 (1926).

SCHAUDINN, F.: Generations- und Wirtswechsel bei Trypanosomen und Spirochäten. Arb. ksl. Gesdh.amt 20, 387 (1904). — STOKES, J. H.: A clinical, pathological and experimental study of the lesions produced by the bite of the „Black Fly" (Simulium venustum). J. of cutan. genito-urin. Dis. 32 (1914).

WILHELMI, J.: (a) Die gemeine Stechfliege (Wadenstecher). Untersuchungen über die Biologie der Stomoxys calcitrans. Monogr. angew. Entomol., Nr 2. Berlin: Parey 1917. (b) Die Kriebelmückenplage. Übersicht über die Simuliidenkunde, besonders in praktischer Hinsicht. Jena: Gustav Fischer 1920. — WILHELMI u. SALING: Stand und Aufgaben der Simuliidenforschung. Z. Zool. 132 (1928). (Festschrift für KORSCHELT.) — WURMBACH, H.: Untersuchungen über die Rolle der Temperatur bei der Entwicklung der Kriebelmückenbrut in Flüssen und Bergbächen. Z. Desinf. 20 (1928).

YORKE, W. and J. W. S. MACFIE: The action of the salivary secretion of mosquitoes and of Glossina tachinoides on human blood. Ann. trop. Med. 18, 103 (1924).

Coelenterata.

ACKERMANN, D., F. HOLTZ u. H. REINWEIN: Reindarstellung und Konstitutionsermittlung des Tetramins, eines Giftes aus Actinia equina. Z. Biol. 79, 113 (1923). — ALLEN, A. H.: A case of poisoning by Jellyfish. U. S. nav. med. Bull. 14, Nr 3, 396—397 (1920). — ALLNUTT: The effects of a sting by a poisonous Coelenterate. J. R. Army med. Corps 46, 211 (1926). AOKI, T.: Über Medusenstichkrankheit. Jap. Z. Dermat. 22, Nr 10, 71 u. 72 u. 835—891 (1922).

BETHE, A.: Präparate von Medusen zu physiologisch-pharmakologischen Versuchen. Z. biol. Techn. u. Method. 1, 277 (1909).

CANTACUZÈNE, J.: (a) Action toxique des poisons d'Adamsia palliata sur les Crustacés Décapodes. C. Soc. Biol. Paris 92, No 14, 1131 (1925). (b) Immunité d'Eupagurus prideauxii vis-à-vis des poisons de l'Adamsia palliata. C. r. Soc. Biol. Paris 92, No 14, 1133 (1925). — CANTACUZÈNE et N. COSMOVICI: Action toxique de poisons d'Adamsia palliata sur divers Invertébrés marins. C. r. Soc. Biol. Paris 92, No 14, 1464 (1925). — COSMOVICI, N.: (a) L'action des poisons d'Adamsia palliata sur les muscles de Carcinus maenas. C. r. Soc. Biol. Paris 92, No 16, 1230 (1925). (b) L'action des posions d'Adamsia palliata sur le coeur de Carcinus maenas. C. r. Soc. Biol. Paris 92, No 16, 1300 (1925). (c) Action convulsivante des poisons d'Adamsia palliata sur le Carcinus maenas. C. r. Soc. Biol. Paris 92, No 16, 1466 (1925). (d) Autotomie chez Carcinus provoquée par les poisons d'Adamsia palliata. C. r. Soc. Biol. Paris 92, No 16, 1469 (1925). — CRUTCHFIELD, E. D.: Dermatitis produced by the Portuguese Man-of-War. Arch. of Dermat. 12, 72—75 (1925).

DUJARRIC DE LA RIVIÈRE: Sur l'existence d'une médusocongestine. C. r. Soc. Biol. Paris 78, 596 (1915).

EWALD, A.: Über Bau, Entladung und Entwicklung der Nesselkapseln von Hydra und Porpita mediterranea. Verh. naturhist.-med. Ver. Heidelberg, N. F. 13, Nr 2 (1916).

Hickson, S. J.: Hydra and the Tadpoles. Nature. 115, 802. London 1925. — Horst, M. D.: Dermatitis toxica door Banang Benang. Geneesk. Tijdschr. Nederl.-Indië. 53, 605, 1913, (Physalia utriculus). Ref.: Arch. Schiffs- u. Tropenhyg. 18, 678 (1914). Jones, F.W.: The skin lesions caused by the Milleporae. Brit. med. J., 13. März, 659, 1909. Lojacono, M.: Sur le poison de la „Beroé". J. Physiol. et Path. gén. Paris 10, 1001 (1908) (Beroe ovata). Meyer, zit. nach Brehms Tierleben. Insektenband. — Mühlens: Bösartige Unterschenkelgeschwüre nach Korallenrißwunden. Arch. Schiffs- u. Tropenhyg. 12, 167 (1908). Nedergaard: Venomous Yellyfish. Med. J. med. Assoc. Siam 8, 10 (1925). Paradice: Injuries and lesions caused by the bites of animals and insects. Med. J. Austral. 2, 650 (1920). — Pawlowsky und Stein: Experimentelle Untersuchungen über die Wirkung des Actiniengiftes (Actinia equina) auf die Menschenhaut. Arch. f. Dermat. 157, 647 (1929). — Perret, A. H.: Contribution à l'étude des poisons des Actinies. Thèse Fac. Sci. Paris 1907. — Portier, P. et Ch. Richet: (a) Sur les effets physiologiques du poison des filaments pêcheurs et des tentacules des Coelentérés. C. r. Acad. Sci. Paris 154, 247 (1902). (b) Nouveaux faits d'anaphylaxie ou sensibilisation aux venins par doses réitérées. C. r. Soc. Biol. Paris 54, 548 (1902).

Richet, Ch.: (a) Des effets anaphylactiques de l'actinotoxine sur la pression artérielle. C. r. Soc. Biol. Paris 54, 837 (1902). (b) Du poison pruritogène et urticant contenu dans les tentacules des Actinies. C. r. Soc. Biol. Paris 54, 1438 (1902). (c) Des poisons contenus dans les tentacules des Actinies, congestine et thalassine. C. r. Soc. Biol. Paris 55, 246 (1903). (d) De la thalassine, toxine cristallisée pruritogène. C. r. Soc. Biol. Paris 55, 707 (1903). (e) De la thalassine considérée comme antitoxine cristallisée. C. r. Soc. Biol. Paris 55, 1071 (1903). (f) Des effets prophylactiques de la thalassine et anaphylactiques de la congestine dans le virus des Actinies. C. r. Soc. Biol. Paris 56, 302 (1904). (g) De l'action de la congestine (virus des Actinies) sur les lapins et de ses effets anaphylactiques. De l'anaphylaxie après injection de congestine chez le chien. C. r. Soc. Biol. Paris 58, 109 (1905). (h) Notizen über Thalassin. Pflügers Arch. 108, 369 (1905). (i) De poisons contenus dans les organismes marins. Arch. internat. Physiol. 2, 139 (1905). — Richet, Ch., A. Perret et P. Portier: Des propriétés chimiques et physiologiques du poison des Actinies (Actinotoxine). C. r. Soc. Biol. Paris 54, 788 (1902).

Schuberg, A.: Süßwasserpolypen als Forellenfeinde. Allg. Fisch.ztg Münch. 30, 201 (1905). — Schulze, P.: Der Bau und die Entladung der Penetranten von Hydra attenuata Pallas. Arch. Zellforschg 16, H. 3, 383 (1922). — Stewart, D. H.: The sting of the Sea-Nettle. Boston med. J. 187, 337 (1922).

Toppe, O.: (a) Über die Wirkungsweise der Nesselkapseln von Hydra. Zool. Anz. 33, 798 (1908/09). (b) Untersuchungen über Bau und Funktion der Nesselzellen der Cnidarien. I. Zool. Jb. 29, 191 (1910).

Wade, H. W.: Post-mortem findings in acute jelly-fish poisoning with sudden death in status lymphaticus. Americ. Jl. trop. med. 8, 233 (1928). — Weill, R.: (a) Une cause d'erreur dans l'étude de la genèse des cnidocystes des coelentérés et des cnidosporidies. C. r. Soc. Biol. Paris 89, 1322, (1923). (b) Les fonctionnements des nématocystes des Coelentérés. C. r. Soc. Biol. Paris 92, 507—517 (1925). (c) Les nématocystes et spirocystes des Coelentérés. C. r. Acad. Sci. Paris 180, 474 (1925). — Weismann, R.: Accidents graves consécutifs aux piqures de Méduses. Intervention de l'anaphylaxie. C. r. Soc. Biol. Paris 78, 391 (1915). — Will, L.: (a) Über das Vorkommen contractiler Elemente in den Nesselzellen der Cölenteraten. Sitzsber. Naturforsch.-Ges. Rostock, N. F. 1 (1909). (b) Die Klebkapseln der Actinien und der Mechanismus ihrer Entladung. Sitzgsber. Naturforsch.-Ges. Rostock, N. F. 1 (1909).

Zervos, Skévos: La maladie des pêcheurs d'éponges. Semaine méd., 24. Juni 1903. — v. Zeynek, R.: Chemische Studien über Rhizostoma Cuvieri. Sitzgsber. Akad. Wiss. Wien, Math.-naturwiss. Kl. 121, 1539 (1913).

Echinodermen.

Bronum, A.: Dermatitis von Seeigeln hervorgerufen. Verh. dän. dermat. Ges. 1921/22. Ref. Zbl. Hautkrkh. 8, 40 (1923).

Henri, V. et E. Kayalof: Études des toxines contenues dans les pédicellaires des oursins. C. r. Soc. Biol. Paris 60, 884 (1906).

Kayalof, E.: Étude sur les toxines contenues dans les pédicellaires des oursins. Genève 1906.

Sarasin, F. et P.: Über einen Lederigel aus dem Hafen von Trincomalie (Ceylon) und seinen Giftapparat. Zool. Anz. 9, 80 (1886); Erg. Naturforsch. Ceylon 1, 33 (1888).

Plathelminthen und Vermes. Mollusken.

Apathy: Die Halsdrüsen von Hirudo medicinalis. Biol. Zbl. 18 (1898).

Bertelli, D.: Ricerche anatomiche sulle glandule perifaringee della Hirudo. Monit. zool. ital. 7 (1896). — Blanchard, R.: Monographie des Hémadipsines (Sangsues terrestres).

Bull. Soc. Path. exot. Paris 10, No 7, 640—675 (1917). — BODONG, A.: Über Hirudin. Arch. f. exper. Path. 52, 242 (1905).

DICKINSON, W. L.: Note on the „Leech extract" and its action on blood. J. of Physiol. 10 u. 11.

FRANZ, F.: Über den die Blutgerinnung aufhebenden Bestandteil des medizinischen Blutegels. Arch. f. exper. Path. 49, 342 (1903).

HAYKRAFT, J. B.: Über die Einwirkung eines Sekretes des offizinellen Blutegels auf die Gerinnbarkeit des Blutes. Arch. f. exper. Path. 18, 209 (1884).

LEUCKART, R.: Über die Speicheldrüsen der Hirudineen. Ber. sächs. Ges. Wiss. 1892. — LOEB, L.: Über die Blutgerinnung bei Wirbellosen. Biochem. Z. 24, 478 (1910).

SCHITTENHELM, A. u. A. BODONG: Beiträge zur Frage der Blutgerinnung mit besonderer Berücksichtigung der Hirudinwirkung. Arch. f. exper. Path. 54, 217 (1906).

TYLER: On the bite of the Ceylon Leech. Edinburgh new philos. J. 1, 375 (1926).

Mollusken.

ANTONA, G.: Ipersensibilità da seppia con manifestazioni asmatiche cutance, e gastrointestinali. Policlinico, sez. prat. 29, 1452 (1922).

Corpus scriptorum historiae Byzantinae. Michaelis Glycae Anales pars III. Ausg. von J. Becker. Bonn: 1836. S. 445. Zit. nach PAWLOWSKY.

FLURY, F.: Über das Aplysiengift. Arch. f. exper. Path. 79, 250 (1916). — FRASER, CHARLES: A case of oyster poisoning simulating smallpox. Brit. med. J., 6. Sept. 1902, 700.

DE NEGRI, A. u. G.: Della materia colorante della Aplysie. Atti roy. Univ. Genova 3, 11—25 (1875).

Skorpione.

Es soll hier nur verwiesen werden auf PAWLOWSKY: Gifttiere. Jena: Gustav Fischer 1927 und die neuere Mitteilung von BAERG: The effect of the venom of some supposedly poisonous Arthropodes. Ann. Entom. Soc. amer. 17, 343; ferner auf SOMMER et GRECO: Scorpionidismus, Solfugidismus. Rev. dermat. argent. 5, No 5 (1914). — DIAS, E., S. LIBANO et M. LISBÔA: Lucta contra os Escorpiôrs. Mem. Inst. Oswaldo Cruz 17, 5 (1924). Bei PAWLOWSKY findet man eine vortreffliche Zusammenstellung der Literatur.

Die Spinnen.

AINSWORTH, M.: The venom of spiders. Knowledge, N. s. 2, 298 (1905); 3, 318, 358 (1906).

BAERG, W. J.: The effect of the bite of Lathrodectes mactans. J. of Parasitol. 9, 161 (1923). — BARBIER, C.: Contribution pour servir à l'histoire du tarentisme. J. Méd. Alger 1885. — BARTELS, MAX: Über eine giftige Spinne des Haussálandes (Nordafrika). Sitzgsber. Ges. Naturfreunde Berlin 1884, 183. — BATES: Observations on the habits of Mygale. Proc. Ent. Soc. 3, 99, 2. Sept. 1855. — BELONOWSKI, G.: Zur Frage der Beziehungen der Toxine zu den Zellenelementen des Organismus. Biochem. Z. 5, 65 (1907). — BERTKAU, PH.: (a) Über den Bau und Funktion der Oberkiefer bei den Spinnen und ihre Verschiedenheit nach Familien und Gattungen. Arch. Naturgesch. 36, 92—126 (1870). (b) Über das Vorkommen einer Giftspinne in Deutschland. Verh. naturforsch. Ver. Bonn, Sitzgsber. 48, 89 (1891). (c) Über den Bau der Giftdrüse einheimischer Spinnen. Verh. naturforsch. Ver. Bonn, Sitzgsber. 49 (1891). — BLACKWALL, J.: Experim. on the Poison of Araneidea. Linn. Soc. 21, 4°. London 1855. — BOGEN, E.: Arachnidism. J. amer. med. Assoc. 86, 1894 (1926). — BORDAS, L.: (a) Recherches sur les glandes venimeuses du Latrodectus 13 — guttatus Rossi. Associat. Franç. pour l'Avanc. des Sc. Congrès d'Ajaccio, 8. Sept. 1901. (b) Recherches sur les effets des piqûres du Latrodectus 13 — gutt. Rossi ou Malmignatte. C. r. Acad. Sci. Paris 133, 953—955 (1901). (c) Recherches anatomiques, histologiques et physiologiques sur les glandes venimeuses ou glandes des chélicérés des Malmignattes (Latrodectus 13 — gutt. Rossi). Ann. des Sci. natur. (9) 1, 147—164 (1905).

CAMBRIDGE, O. P.: Description of two new species of Araneidea. Ann. Mag. Natur. Histor. 16, 237—238 (1885). (Lithyphantes morsitans.) — CAURO, A.: Exposition des moyens curatifs de la morsure de la Theridion Malmignatte. Thèse de Paris 1833, 4°, 16 p. — CORSON, E. R.: The Spider Bite Question again. Insect Life. Washington 1, 280 (1889). — CULPEPPER: My experience with tarantula-bites. South Western Med. 8, 499 (1924).

DUGÈS, ALFR.: Observations sur les Aranéides. Ann. des Sci. natur. Zool. II. s. 16, 159—218 (1836).

ESCOMEL, ED.: (a) Le Glyptocranium gasteracanthoides, araignée venimeuse du Pérou. Étude clinique et expérimentale de l'action du venin. Bull. Soc. Path. exot. Paris 11, 136 (1918). (b) Le Latrodectus mactans ou „Lucacha" au Pérou. Étude clinique et expérimentale de l'action du venin. Bull. Soc. Path. exot. Paris 12, 702 (1919). — EWING, H. E.: Observations on the habits and the injury caused by the bites and stings of some common North American arthropods. Amer. J. trop. Med. 8, 39 (1928).

Fabre, Abel: Contribution à l'étude des accidents provoqués par les piqûres d'araignée: Thèse de Lille 1904. — Frantzius, A. v.: Vergiftete Wunden bei Tieren und Menschen durch den Biß der in Costa-Rica vorkommenden Minierspinne (Mygale). Virchows Arch. 47, 235 (1869). — Frost, C.: Notes on the poisonous bite of Lathrodectus. Victorian Nat. Melbourne 7, 140 (1891).

Gaubert, P.: (a) Note sur la structure des glandes venimeuses des Aranéides. Bull. Soc. Philom. Paris, VIII. s. 3, No 2, 82 (1891). (b) Appareil venimeux des Araignées et action de leur venin. Naturalist 1898. — Graells: Notice sur divers faits qui confirment la propriété venimeuse du Latrodectus malmignatus. Ann. Soc. Entom. France 11, 205 (1842). — Grube, E.: Über den Biß einer giftigen Spinne. 56. Jber. schles. Ges. vaterländ. Kultur 1879, 117—118. (Chiracanthium nutrix.)

Haecker, J. F. C.: (a) Die Tanzwut. Berlin 1832. (b) Mémoire sur la chorée épidémique du moyen âge. Ann. Hyg. publ. (1) 12, 312 (1834). — Hasselt, A. W. M. van: Le venin des araignées. Tijdschr. entom. 39, 1—38 (1896); 41, 159—168 (1899). — Herms, W. B.: Hippelates flies and certain other pests of the Coachella Valley, California. J. Econ. Entom. 19, 692 (1926). — Horn, A.: Untersuchungen über die Giftdrüsen der Spinnen. 24. Ber. oberh. Ges. Naturgesch. u. Heilk. 24, 25 (1886). — Houssay, B. A.: (a) Contribution à l'étude de l'hémolysine des Araignées. C. r. Soc. Biol. Paris 79, 658 (1916). (b) Aranas venenosas, 36 p. Flaiban et Camilloni 1917. (c) Sur les propriétés hémolytiques, fermentatives et toxiques des extraits d'araignées. Bull. Soc. Path. exot. Paris 11, 217 (1918). — Hulse, Js.: Bite of a Spider on the glands penis, followed by violent symptoms; recovery. Amer. J. med. Sci. 24, 69 (1839).

Juhling, J.: Die Tiere in der deutschen Volksmedizin. Mitweida 1900.

Kobert, R.: (a) Über die giftigen Spinnen Rußlands. Sitzgsber. naturforsch. Ges. Dorpat 8, 362, 440; Biol. Zbl. 1888, Nr 9, 287. (b) Beiträge zur Kenntnis der Giftspinnen. Stuttgart 1901, 191 S. (c) Spinnengifte. Realenzyklopädie der gesamten Heilkunde, 4. Aufl. 13, 689 (1913). — Köppen, F.: Über einige in Rußland vorkommende giftige und vermeintlich giftige Spinnen. Beiträge zur Kenntnis des russischen Reiches, N. F. Bd. 4, 1881, 180. — Konstansow, S. W.: Die Immunisation gegen das Gift der Karakurtspinne (Lathrodectes tredecimguttatus) und das antitoxische (Antikarakurten) Serum. Russky Wratsch (russ.) 1907, Nr 22.

Lareynie: Notice sur le Theridium Malmignatha. Ann. Soc. Entom. France 7, 284 (1859). — Lambotte: Notice sur le Théridion malmignatte. Bull. Acad. Sci. Brux. 4, 488 (1837). — Landsteiner, K. u. J. Fürth: Über die Reaktivierung von hämolytischem Immunserum durch Lösungen von Hämotoxinen und durch Kaltblütersera. Wien. klin. Wschr. 22, 231 (1909). — Lepechin: Tagebuch einer Reise durch verschiedene Provinzen des russischen Reiches, Bd. 1, S. 257 (russ.) — Lévy, R.: (a) Sur le mécanisme de l'hémolyse par l'arachnolysine. C. r. Acad. Sci. Paris 155, 223 (1912). (b) Relations entre l'arachnolysine et les organes génitaux femelles des Araignées (Epeirides). C. r. Acad. Sci. Paris 154, 77 (1912). (c) Sur les toxines des Araignées et particulièrement des Tégénaires. C. r. Acad. Sci. Paris 162, 83 (1916). (d) Contribution à l'etude des toxines chez les araignées. Thèse de Paris: Ed. Masson 1916. 238; Ann. Sci. Natur. Zool., X. s. 1, 1—238 (1916). — Lloyd: Spiders used in medicine. Amer. J. Pharmacy 93, 18 (1921). — Ludeking, E. W. A.: Over Mygale sumatrense en hare beet. Natuurk. Tijdschr. Nederl.-Indië 20, 191 (1859). — Lyonet: Anatomie de différentes espèces d'insectes. Mém. Mus. d'Histoir. Natur. 18, 377—464, pl. 8—13 (1829).

Mac-Leod, J.: (a) Notice sur l'appareil venimeux des Aranéides. Arch. Biol. 1, 575. (b) Sur la structure de l'appareil venimeux des Aranéides. Commun. prélim. Bull. Acad. Belg. 50, 110—113 (1880). — Marcenac: Innocuité de Galéodes olivieri au Maroc. Bull. Soc. Path. exot. Paris 18, 781 (1925). — Mazza: (a) Erkrankung durch Spinnenstich. Semaine méd. 1909. (b) Formas nervosas y cutaneas del aracnoidismo. Thèse de Buenos-Aires 1911. (c) Aracnoidismo. Prem. Congr. Intern. Path. comparée, Okt. 1912. — Motschulsky: Note sur deux araignées venimeuses de la Russie méridionale. Bull. Soc. Natur. Moscou 22, 289 (1849).

Ozanam, Ch.: Sur le venin des Arachnides et son emploi en thérapie, suivie d'une dissertation sur le tarantisme et le tigretier. Paris 1856.

Panceri, P.: Esperienze sopra il veleno della Lycosa tarantula. Rendiconti dell' Acad. Pontoniana. Napoli 1868. — Pawlowsky, E. N.: Zur Kenntnis der Giftdrüsen der Arthropoden. Trav. Soc. Natur. Petersbourg 43, 2 (1912). — Philippi, R. A.: Die giftige Spinne Chiles. Zool. Gart. 35, 51. — Phisalix, M.: (a) Effets physiologiques du venin de la Mygale de Corse (Cteniza sauvagei Rossi). Bull. Mus. Histor. Natur. Paris 1912, 132. (b) Effets physiologiques du venin d'une grande Mygale d'Haiti, Phormictopus carcerides Pocock. Bull. Mus. Histor. Natur. Paris 1912, 132. (c) Animaux venimeux et venins, Tome 1. Paris 1922. — Pini, O.: Sul potero emolitico del veleno dell'arachnide „Latrodectus guttatus" e alterationi istologiche da essa indolte sul sistema nervoso centrale. Policlinico, sez. med. 1909, H. 5. — Pröscher, Fr.: Zur Kenntnis des Krötengiftes. Beitr. chem. Physiol. u.

Path. 1, 575 (1902). — PUGA-BORNE, F.: El Latrodectus formidabilis de Chile. Act. de la Soc. Scient. du Chil. Santiago II. 1892—1896.
RABAUD, ET.: L'Instinct paralyseur des Araignées. C. r. Acad. Sci. Paris 172, 289 (1921). — RAIKEM, A.: Recherches, observation et expérience sur le Théridion malmignatte de Volterra et sur les effets de la morsure. Ann. Sci. Natur. Zool. (2) 11, 5—27 (1839). — ROSSIKOW: Die giftige Spinne „Karakurt" (Lathrodectus tredecimguttatus Rossi, S. Karakurt). Arbeiten des Entomologischen Bureaus (russ.), Bd. 5, Nr 2, S. 232. 29. T., 4 Taf. St. Petersburg 1904.
SACHS, H.: (a) Zur Kenntnis des Kreuzspinnengiftes. Beitr. chem. Physiol. u. Path. 2, 125 (1902). (b) Über Differenzen der Blutbeschaffenheit usw. Zbl. Bakter. 34, 686 (1903). (c) Tierische Toxine und Immunitätsforschung. KOLLE u. WASSERMANN, Handbuch der pathogenen Mikroorganismen, 2, 1913. S. 1406. — SCHTSCHERBINA, A.: Serum als Heilmittel bei den Bissen der Karakurte (Latrodectus malmignatus Walk). Arbeiten des Entomologischen Bureaus (russ.), Bd. 4, Nr 4. St. Petersburg 1903. — SIMON, E.: (a) Histoire naturelle des araignées. Paris. (b) Note sur le Mico, Araignée venimeuse de Bolivie. C. r. Soc. Ent. Belg. 30, 168 (1886). — SOMMER et GRECO: Araneidismus. Rev. dermat. argent. 5, No 5 (1914). — SUTHERLAND, J. W.: Treatment of „Red-Back" Spider bite (Correspondence). Med. J. Austral. 2, Nr 27, 632 (1921). — SUTHERLAND, J. W., E. B. M. VANCE, D. R. WALLMAN: „Red-Back" Spider bite (Correspondence). Med. J. Austral. 3, Nr 3, 84 (1922); Nr 4, 113; Nr 5, 139. — SZILY, A. v.: Über die agglutinationsvermittelnde Funktion des Kreuzspinnengiftes. Z. Immun.forschg 5, 280 (1909).
WALBUM, L. E.: Experimentelle Untersuchungen über das Gift der Kreuzspinne (Epeira diadema Walck). Mém. Acad. Roy. Sci. Lettr. Danemark, VII. s. 11, 6 (1914); Z. Immun.-forschg I Orig. 23, 565 u. 623 (1915). — WILSON, WM.: On the Poison of Spiders with special reference to that of Chaetopelma olivacea. Rec. Egypt. Gov. Schol. Med. Cairo 1, 141—150 (1901). — WRIGHT, F.: On the Katipo (Latr. Katipo) a poisonous spider of the New-Zealand. Trans. N. Zeal. Inst. 1869 II, 81.

Myriopoden.

BACHELIER: La scolopendre et sa piqûre. Des accidents qu'elle détermine chez l'homme. Thèse de Paris 1887. — BAERG, W. J.: The effect of the venom of some supposedly poisonous Arthropods. Ann. Entom. Soc. amer. 17, 343 (1924). — BAYLEY-DE-CASTRO, A.: The poison of the Scolopendridae-being a special reference to the Andaman species. Indian med. Gaz. 56, Nr 6, 207—209 (1921). — BRIOT, A.: Sur le venin de Scolopendres. C. r. Soc. Biol. Paris 57, 476 (1904).
CORNWALL, J. W.: Some centipedes and their venom. Indian J. med. Res. 3, Nr 3, 541—577, 5 pl. (1916, Jan.).
DUBOSCQ, O.: Sur l'histogénèse du venin de la Scolopendre. Archives de Zool. (3) 6, 49 (1898); C. r. Acad. Sci. Paris 119, 355; Archives de Zool. (3) 4, 575—582. — DUFOUR, L.: Recherches sur le Lithobius. Ann. des Sci. natur. 2 (1824).
HASE, A.: Über die Giftwirkung der Bisse von Tausendfüßen. Zbl. Bakter. I. Orig. 99, 325—332 (1926). (b) Neue Beobachtungen über die Wirkung der Bisse von Tausendfüßen. (Chilopoda). Z. Parasitenkde 1, 76 (1929). — HOUDEMER, M. E.: Note sur un Myriapode vésicant du Tonkin, Otostigmus aculeatus, Haase. Bull. Soc. Path. exot. Paris 19, 343 (1926).
JOURDAIN, S.: Le venin des Scolopendres. C. r. Acad. Sci. Paris 131, 1007 (1900).
KARLINSKY, J.: Über die Giftdrüsen in den Kieferfüßen der Lithobiiden. Kosmos, S. 364. Lemberg 1883.
LAVERAN et ROUBAUD: Sur un Myriapode ayant séjourné dans les fosses nasales d'un homme. Bull. Soc. Path. exot. Paris 9. No 4, 244 (1916). — LÉVY, R.: (a) Sur les propriétés hémolytiques du venin de certains myriapodes chilopodes. Bull. Soc. zool. France 48, No 6/7, 294 (1923). (b) Sur le mécanisme de l'hémolyse par le venin de Scolopendre. C. r. Acad. Sci. Paris 177, 1326 (1923).
MAC LEOD, J.: Recherches sur l'appareil venimeux des Myriopodes. Bull. Acad. Belg., II. s. 45 (1878).
NORMANN, W. W.: The effect of the poison of Centipedes. Trans. Texas Acad. Sci. 1, 118 (1896).
PAWLOWSKY, E.: (a) Ein Beitrag zur Kenntnis der Giftdrüsen der Arthropoden. Trav. Soc. natur. Petersburg 43, Nr 2 (1912). (b) Ein Beitrag zur Kenntnis des Baues der Giftdrüsen von SCOLOPENDRA MORSITANS. Zool. Jb. 36 (1913). (c) Gifttiere. Jena: Gustav Fischer 1927. — PINEDA, in: J. Philippine Islands med. Assoc. 3, 59 u. 93 (1923).
SCHNEE: Sechs an mir selbst beobachtete Skolopendrenbisse und einiges über Skorpionenstiche. Arch. Schiffs- u. Tropenhyg. 15, 156 (1911). — SOULIÉ, H.: Appareil venimeux et venin de la Scolopendre. Thèse de Montpellier 1885.

Blutsaugende Fliegenlarven.

ALDERICH, J. M.: The Genus Philornis. A Bird-infesting Group of Anthomyiidae. Ann. Entom. Soc. amer. 16, Nr 4, 304—309, 1 Fig. Columbus (Ohio), Dez. 1923.

Balfour, A.: A new locality for the Congo floor maggot. J. trop. Med. 12, 47 (1909). — Bedford, G. A. H.: Check list of the Muscidae and Oestridae which cause Myiasis in man and animals in South Africa, 1927. — Bequaert, J.: (a) Sur quelques Auchméromyies du Congo. Bull. Soc. Path. exot. Paris 8, No 7, 459—462 (1915). (b) Note rectificative concernant les Auchméromyies du Congo. Bull. Soc. Path. exot. Paris 8, No 8, 593—594, 1915. — Bezzi, M.: On the Dipterous Genera, Passeromyia and Ornithomusca, with Notes and Bibliography on the Non-pupiparous Myiodaria parasitic on Birds. Parasitology (Cambridge) 14, Nr 1, 29—46 (1922). — Blacklock, B.: A note on Auchmeromyia luteola, Fab. Ann. trop. Med. 17, 555 (1923). — Bouet, G. et E. Roubaud: (a) Nouvelle observation sur les Chéromyies de l'Afrique Occidentale. Bull. Soc. Path. exot. Paris 8, No 7, 462—463 (1915). (b) Nouvelle contribution à l'Étude des Chéromyies de l'Afrique Occidentale française. Bull. Soc. Path. exot. Paris 9, No 4, 242—243 (1916).
Coutant, A. F.: The Habits, Life-History, and Structure of a Bloodsucking Muscid Larva (Protocalliphora azurea). J. of Parasit., Urbana (III.) 1, 135—150 (1915), 7 Fig.
Dobrosky, D.: External Parasites of Birds and the Fauna of Birds' Nests. Biol. Bull. Mar. biol. Labor. Wood's Hole 48, Nr 4, 274—281 (1925, April).
Hesse, E.: Bemerkung zu E. Engel: Dipteren, die nicht Pupiparen sind, als Vogelparasiten. A Note on Engels Paper. Insektenbiol. Berlin 16, Nr 7—8, 154, 1. Juni 1921.
Keilin, D.: On the Life History of Neottiophilum praeustum (Meigen 1826). (Diptera-Acalypterae) parasitic on Birds, with some general Considerations on the Problem of Myiasis in Plants, Animals and Man. Parasitology 16, Nr 1, 113—126, 1 Pl., 3 Fig. Cambridge 1924.
Rodhain, J.: (a) Note sur deux Choeromyies de l'Afrique orientale. Bull. Soc. Path. exot. Paris 12, No 2, 106—107 (1919). (b) Nouvelles Observations sur la Biologie de Passeromyia heterochaeta, Villeneuve. Bull. Biol. France et Belg. Paris 52, No 4, 499 bis 510, 2 Fig. (1919). — Rodhain, J. et J. Bequaert: (a) Nouvelles observations sur Auchmeromyia luteola, Fabr. et Cordylobia anthropophaga, Grünb. Rev. Zool. Afric. 2 II, 145—154 (1913). (b) Matériaux pour une Étude monographique des Diptères Parasites de l'Afrique. Bull. Sci. France et Belg. Paris, VII. s. 49, No 3, 236—289 (1916). 14 Fig. — Rodhain, J. et J. Villeneuve: Passeromyia, genre nouveau des Anthomyidae (Dipt.), à larve hématophage parasite des jeunes oiseaux. Bull. Soc. Path. exot. Paris 8, No 8, 591—593 (1915). — Roubaud, E.: (a) Études biologiques sur les Auchméromyies. Bull. Soc. Path. exot. Paris 6, 128—130 (1913). (b) Recherches sur les Auchméromyies: Calliphorines à larves suceuse de sang de l'Afrique tropicale. Bull. Scientif. France Belg., VII. s. 1913, H. 2. (c) Hématophagie larvaire et affinités parasitaires d'une mouche Calliphorine, Phormia sordida Meig., parasite des jeunes oiseaux. Bull. Soc. Path. exot. Paris 8, No 2, 77—79 (1915). (d) Les muscides à larves piqueuses et suceuses de sang. C. r. Soc. Biol. Paris 78, 92—97 (1915).
Scheben: Auchmeromyia luteola Walk. in Deutsch-Südwestafrika. Arch. Schiffs- u. Tropenhyg. 17, 463 (1913). — Schwetz, J.: Quelques observations préliminaires sur la Morphologie et la Biologie de la Larve, de la Nymphe et de l'Image de l'Auchmeromyia luteola, Fabr. Ann. trop. Med. Liverpool 8, Nr 3, 497—507 (1914). — Shannon, R. C. and I. D. Dobrosky: The North American Bird Parasites of the Genus Protocalliphora (Calliphoridae, Diptera). J. Wash. Acad. Sci. 14, Nr 11, 247—253. Washington, D. C. 4. Juni 1924.

Sandfloh.

Adanson: Reise nach dem Senegal, 1757.
Bishopp, F. C.: Fleas. U. S. Dep. Agricult. Bull., Aug. 1915, Nr 248. — Blanchard, R.: (a) Quelques mots sur la Chique. Bull. Soc. Zool. France 14, 95 (1889). (b) Présence de la Chique (Sarcopsylla penetrans) à Madagascar. Arch. de Parasitol. 2, 627 (1899). — Blandford, W. F. H.: The Chique in Asia. Entom. monthly Mag., II. s. 30, 228 (1894).
Castellani and Chalmers: Manual of Tropical Medicine, 3. Aufl. London 1919.
Enderlein, G.: Zur Kenntnis der Flöhe und Sandflöhe. Neue und wenig bekannte Puliciden und Sarcopsylliden. Zool. Jb. 14, 549 (1900—1901). — Essed, W. F. R.: De Sarcopsylla penetrans en hare betrekkingen met de Elephantiasis arabum in de Kolonie Suriname. Geneesk. Tijdschr. Nederl.-Indië 66, 424 (1926). — Eysell, A.: Die Krankheitsüberträger und Krankheitserreger unter den Arthropoden. Menses Handbuch der Tropenkrankheiten, 3. Aufl., Bd. 1. 1924.
Falkenstein in „Die Loanga-Expedition" s. Pechuel-Loesche. — Friederichs: Die neuere, insbesondere die medizinische Literatur über Aphaniptera bis April 1912. Z. Insektenbiol. 9, 272 (1913). — Fülleborn, F.: Untersuchungen über den Sandfloh. Arch. Schiffs- u. Tropenhyg. 12, Beih. 6, 265 (1908).
Henning, G.: Zur Geschichte des Sandflohes (Sarcopsylla penetrans L.) in Afrika. Naturwiss. Wschr. 19 (N. F. 3), 310 (1904). — Hesse: Die Ausbreitung des Sandflohes in Afrika. Geogr. Z. (Hettner) 1899, 522—530. — Humboldt: Voyage du nouveau Continent 1820 und 1822, Tome 7, Cap. XIX, p. 250 u. Cap. XX, p. 129.

ILLINGWORTH, J. F.: (a) Notes on the Habits and Control of the Chicken Flea (Echidnophaga gallinacea, Westwood). J. Econ. Entom. Concord 8, Nr 5, 492—495 (1915). (b) Notes on the Hen Flea (Echidnophaga gallinacea Westw.). Proc. Hawaiian Entom. Soc. Honolulu 3, Nr 3, 252—254 (1916).

JOLLY: An entomological episode of the East African campaign. Indian med. Gaz. 61, 164 (1926). — JORDAN, K. and N. C. ROTHSCHILD: (a) A Revision of the Sarcopsyllidae Thompson, Yates and Johnston Laboratories Report 7, 1 (1906). (b) A new Species of Sarcopsyllidae. Ectoparasites, London, Vol. 1, Nr 3, p. 131—132. 1921. 2 Fig. — JUAN, J. and A. ULLOA: Relación historica del viaje a la America meridional. 1748. Libro I, Cap. 8, p. 88. — JULLIEN, J.: La Chique (Sarcopsylla penetrans Westwood) sur la Côte occidentale de l'Afrique. Bull. Soc. zool. France 14, 93 (1889).

KARSTEN, H.: Beitrag zur Kenntnis des Rynchoprion penetrans. Virchows Arch. 32, 269 (1865). — KELSALL, R.: A case of sweating blood. Indian med. Gaz. 62, 565 (1927). — LAMA, A.: Contributo alla Epidemiologia della Lebbra. Giorn. ital. Mal. vener. Milano 49, 465—472 (1914).

McGREGOR, M.: A Note on Dermatophilus penetrans. J. Army med. Corps 34, 441 (1920). — MENSE, C.: Hygienische und medizinische Beobachtungen aus dem Kongogebiete. (Fortsetzung.) Wien. klin. Rdsch. 2, 91 (1897). — MÜLLER, R.: Flöhe als Krankheitsüberträger und Krankheitserreger. Umsch. 15, 563 (1911).

OVIEDO: Historia general y natural de las Indias. 1551.

PARMAN, D. C.: Biological Notes on the Hen Flea, Echidnophaga gallinacea. J. Agricult. Res. 23, Nr 12, 1007—1009. Washington D. C. 1923. — PATTON and CRAGG: A Textbook of Medical Entomology. Christian Litterat. Soc. of India. London, Madras und Calcutta 1913. — PECHUEL-LOESCHE: Die Loango-Expedition, Abt. I, S. 252, Bd. 3. Leipzig 1882. — PENSCHKE: Prophylaxe gegen Sandflöhe. Arch. Schiffs- u. Tropenhyg. 19, 150 (1915). — PERYASSU, A.: As pulgas e seu papel na pathologia. A Folha Medica 1921, 25. — PIERCE, DWIGHT: Sanitary Entomology. Boston: Richard G. Badger 1919. — PINTO, C. e A. DREYFUS: Tunga Travassosi n. sp. parasita de Tatusia novemcinctus do Brasil. Bol. Biol. 1927, 129.

QUIROS, D.: Biologia de la Nigua. An. Hosp. San José, Costa Rica 2, No 1, 17, 1. Nov. 1916. 4 Fig.

RENGGER: Reise nach Paraguay, 1835. S. 274. — ROHARDT, W.: Tetanusinfektion im Anschluß an Sandflohstich. Münch. med. Wschr. 74, 1054 (1927). — ROTHSCHILD, N. C.: The Generic Name of the Sand-Flea. Ectoparasites. London, Vol. 1, Nr 3, p. 129—130. 1921. — ROUBAUD, E.: Une nouvelle espèce de puce-chique pénétrante, parasite des rats en Chine: Dermatophilus lagrangei n. sp. Bull. Soc. Pathol. exot. Paris 18, 399 (1925). — RUSSELL, H.: The Flea, Cambridge. Univ. Press. 1913.

SHERWOOD, J. W.: Insect pests in Texas. Mil. Surg. 60, 581—587 (1927). — SOMMERFELD: Zitiert nach PENSCHKE, s. o. — SPIX und MARTIUS: Reise in Brasilien 1824—1831. — STANLEY: Im dunkelsten Afrika, Bd. 1, S. 252 u. 329. Leipzig 1890. — STUHLMANN: Mit Emin Pascha ins Herz von Afrika, S. 150, 323, 425. Berlin: 1894. — SULDEY, E. W.: Lèpre et maladies endémiques à Mohéli (Comores). Bull. Soc. Path. exot. Paris 11, 61 (1918).

TROUSSAINT: Accidentes graves produites par le Sarcopsylla pénétrans. Arch. Méd. mil. 39, 42 (1902).

ULLOA e JUSSIEN: Como destruit o „Biche dos Pés". (Measures against Dermatophilus penetrans.) Chacaras e Quintaes, S. Paulo, Vol. 20, No 6, p. 477. 15. Dez. 1919.

ZUR VERTH in: RUGE, MÜHLENS und ZUR VERTH: Krankheiten und Hygiene der warmen Länder. Leipzig 1925. 3. Aufl. 1930. — WERTHER: Zum Victoria Nyanza. Berlin.

Myiasis maligna.

ADAMS, J. L.: Tropical cutaneous myiasis in man. J. amer. med. Assoc. 1904, 947. — ADERS, W. M.: Insects injurious to man and stock in Zanzibar. Bull. Entom. Res. 7, 391 (1917). — ALDERSON, R.: Earache due to Larvae in the External Auditory Meatus. Brit. med. J. 1920, II, Nr 3113, 319. — ALMKVIST, J.: Myiasis subcutanea capillitii. Vortr. Dermat. Ges. Stockholm. Ref. Zbl. Hautkrkh. 21, 411 (1927). — ASHLEY-EMILE, L. E.: Zambezi ulcer. J. trop. Med. 1905, 275. — AUSTEN, E. E.: Some Dipterous Insects which cause Myasis in Man. Trans. Soc. trop. Med. 3, 215 (1910).

BABCOCK, O. G. u. D. H. BENNETT: The Screw Worm and the Wool Maggot. Texas Agric. Expt., Sta., College Station, Circ. 27, 1921. 15 S. 7 Fig. — BALZER et M. SCHIMPFF: Contribution à l'étude des dermatoses vermineuses superficielles (Myiasis). Ann. de Dermat. 3, 792 (1902). — BANKS, N.: The Structure of Certain Dipterous Larvae. Gov. Printing. Off. Washington 1912. — BEDFORD, G. A. H.: Check-List of the Muscidae and Oestridae, which cause myiasis in man and animals in South Africa. 11. u. 12. Rep. Dir. Vet. Educ. and Res., Union S. Africa 1, 483 (1926). — BELFORT, MATTOS, W. R.: As Sarcophagas de S. Paulo. St. Paulo: Rothschild et Co. 1919. — BISHOPP, F. C.: Flies which cause myiasis in man and animals. Some aspects of the Problem. J. Econ. Entom. 8, 317 (1915). — BISHOPP, F. C., J. D. MITCHELL and D. C. PARMAN: Screw-Worms and other maggots affecting animals. U. S. Dept. Agricult. Farmers Bull. 857 (1917). — BLANCHARD, R.: (a) Traité de Zool. méd., Tome 2, p. 502, 517, 521. Paris 1890. (b) Charlatans et pseudo-parasites. Les „Vers des Yeux". Bull. Soc. Path. exot. Paris 11, 579 (1918). (c) Encore les „Vers des Yeux". Bull. Soc. Path. exot. Paris 11, 724 (1918). — BLEYER, J.: Tractado de Myiasis. Cuityba-Paraná 1905. — BOUET, G. and E. ROUBAUD: Agents parasitaires producteurs de Myiasis ou d'affections similaires chez les animaux et chez l'homme. Bull. Soc. Path. exot. Paris 8, 2 (1915). — BOUFFARD, G. et P. LEGAC: Myiase à Chrysomyia bezzianum observée chez un indigène de la Côte d'Ivoire. Bull. Soc. Path. exot. Paris 22, 48 (1929). — BRADY, MILO J.: Cutaneous myiasis in an infant. Wohlfahrtia vigil (WALKER). Arch. of Pediatr. 40, 638 (1923). Ref. Zbl. Hautkrkh. 11 (1924). — BRANDT: Larven der Wohlfahrtsfliege im Zahnfleisch. Wratsch (russ.). Ref. Zbl. Bakter. 5, 648 (1888). — BRAUN, M.: Die tierischen Parasiten des Menschen. Würzburg: Kabitzsch, 4. Aufl., 1908. 6./3. Aufl. von BRAUN-SEIFERT 1925/26.

CALANDRUZZIO: Insetti parassiti dell'uomo. Gaz. Osp. 1885, No 84 u. 85. — CAMERON, A.: Cases of Myiasis in Northern India. Indian med. Gaz. 44, 416 (1909). — CARTER, H. F. u. B. BLACKLOCK: (a) External myiasis in a monkey. Brit. med. J. 1913, 72. (b) Myiasis on a Cercopithecus callitrichus. Brit. med. J. 1913, Nr 2. — CASTELLANI, A.: Observations on some diseases of Central-America. Proc. roy. Soc. Med. (Sect. Trop. Dis. a. Pars.) 18, 2—11 (1925). — CAVASSA, N. E.: Un caso de miasis cutánea. Crćn. méd. Lima 37, No 686, 262—264 (1920). — CHOLODKOWSKY, N.: Sur quelques rares parasites de l'homme en Russie. Arch. de Parasitol. 1898, 354. — CIPOLLONE, L. F.: La miasi intestinale e cutanea e la possibile riproduzione por pedogenesi delle larve di mosca. Ann. Med. nav. e colon. 2, H. 1, 62—64 (1914). — CLUSS, F.: Über Myiasis interna und externa. Diss. Tübingen 1902. — CORFIELD, W. F.: Some Experiments upon the Control of Fly-Breeding Areas in Camps. J. Army med. Corps 33, 415—418 (1919). — CRENDE, M. J.: Hautkrankheiten von Mauren in der Gegend von Jebala (Tetuan). Med. ibera 17, 234 (1923). Ref. Zbl. Hautkrkh. 12, 288 (1924). — CROSSOUARD: Tumeur lacrymal due à la presence de larves de Lucilia hominivorax. Arch. Méd. nav. 61, 225 (1894).

DALE, G. L. A.: Fly Extermination. Mil. Surg. 45, Nr 4, 491—493 (1919). — DEPIED: La „Lucilia hominivorax" au Tonkin. Arch. Méd. nav. et colon. 67, 127 (1897). — DIXON, O. JASON: An unusual case of rhinal myiasis, with recovery. J. amer. med. Assoc. 83, 1332 (1924). Ref. Zbl. Hautkrkh. 16, 582 (1925). — DUBREUILH, W.: (a) Les diptères cuticoles chez l'homme. Arch. Méd. exper. 4, 433 (1894). (b) Dermatozoaires. Extr. de la Pratique dermat. Paris: Masson et Co. 1900. (c) Report on tropical diseases of the skin. J. of cutan. genito-urin. Dis. 55, 442 (1907). Ref. Arch. f. Dermat. 91 (1908). — DUNN, L. H.: Studies on the screw worm fly, Chrysomyia macellaria Fabr. in Panama. J. of Parasitol. Urbana. 4, 111 (1918); Bull. Pasteur 17, 583 (1919). — DUPONT: Observation d'un cas de larve cuticole du glande. Rev. Méd. trop. 1907, 173. — DYER, L.: Clinical phases of a case of Dermal Myiasis. New Orleans med. J. 71, 105 (1918). Ref. Bull. Inst. Pasteur 17, 584 (1919).

ENGEL, E. O.: Dipteren, die nicht Pupiparen sind, als Vogelparasiten. Z. Insektenbiol. 15, Nr 10—12, 249—258 (1920).

FELT, E. P.: Wohlfartia vigil Walker attacking Man. J. Econ. Entomol. 17, 603 (1914). — FERDINANDO: Sopra un caso di dermatomyiasis muscosa. Giorn. Med. mil. 62, No 12 (1914). (Sarcophaga beckeri.) — FIELD, F. E.: Myiasis. With spezial reference to some varieties treated at the Georgetown Hospital. Brit. Guiana Med. Acc. for 1911, p. 50—54. Demerara 1912. — FISCHER, W.: Fliegenmaden in der Harnröhre. Z. Urol. 14, H. 10 (1920). — FOSTER, H.: The removal of 35 screw-worms from the nose. Med. Rev. 58, 975 (1900). — FRANTZIUS, V.: Über das Vorkommen von Fliegenlarven in der Nasenhöhle von Tropenbewohnern. Virchows Arch. 43, 98 (1868). — FRITZ, FR.: Über einen Fall von Fliegenmaden im Kopfhaar. Dermat. Wschr. 75, 773 (1922). — FROGATT, W. W.: (a) Sheep maggot flies. Agricult. Gaz. N. S. Wales Sydney 25, 756 (1914). (b) Sheep maggot flies. Dep. Agricult. N. S. Wales Sydney Farmers Bull. 1915/16, Nr 95 u. 110. — FROGATT, J. L.: A Study of the external Breathing-apparatus of the Larvae of some Muscoid Flies. Proc. Linnean. Soc. N. S. Wales Sydney 3, 658—667 (1918).

GABBI, U.: Über Tropenkrankheiten in Süditalien. Zbl. Bakter. Orig. 62, 586 (1912). — GAMINARA: Abcesos miásicos subcutáneos. Bol. Inst. Clin. quir. Univ. Buenos Aires 4, 695 (1928). — GANDER, G.: Un cas de myiase souscoutanée. Rev. med. Suisse rom. 42, 597 (1922). — GILBERT: [Berichtet über die Masse der Fliegen, die sich auf jede Wunde und jeden durchnässenden Verband stürzen und das Wimmeln vieler Wunden von Fliegenlarven.] Münch. med. Wschr. 1915, 215. — GOEHL, E.: Fliegenmaden auf der Kopfhaut. Myiasis dermatosa muscosa capitis. Münch. med. Wschr. 1919, Nr 16, 444—445. — GOUGH, L.:

On Wohlfartia magnifica, a Sarcophagid parasitising man. Bull. Soc. entomol. Egypt. 1917, 23. — GRAHAM-SMITH, G. S.: Flies in relation to disease. Non-blood-sucking Flies Cambridge. Univ. Press. 1913, 292. — GRAY, ST. G.: Screw-worm in St. Lucia. Brit. med. J. 1903, Nr 2204, 724. — GRAYBILL, H. W.: Repellents for protecting animals from the attacks of flies. U. S. Dep. Agricult. Bull. 1914, Nr 131. — GREENE, C. T.: A tentative arrangement of the muscoid flies based on the puparia. Proc. Ent. Soc. Washington 27, 157 (1925). — GRUBE: Über das Vorkommen von Sarcophagamaden in den Augen und in der Nase von Menschen. Arch. Naturgesch. 19, 282 (1853). — GRÜNBERG, K.: (a) Afrikanische Musciden mit parasitisch lebenden Larven. Sitzgsber. naturforsch. Freunde 1903, Nr 9, 400. (b) Über zweiflügelige Insekten als Schmarotzer bei Menschen und Säugetieren, 1905. — GÜCKEL: Über Fliegenlarven im menschlichen Organismus. Zbl. Chir. 25, 181 (1898). — GUENIOT: Les migrations parasitaires dans les dermatoses. Thèse de Paris 1911.

D'HAENEUS: Myiasis du canal de l'urethère. Ann. et Bull. Soc. Méd. Anvers, Juni 1898. — HAHN: Über parasitäre Hautaffektionen und ihre Behandlung. Fortschr. Med. 1911, 22. Ref. Dermat. Wschr. 54, 149 (1912). — HANAU, A.: Wahrscheinlicher Pseudoparasitismus von Schmeißfliegenlarven und angeblicher Parasitismus von Regenwürmern bei einer Hysterischen. Arch. de Parasitol. 2, 23—27 (1899). — HARRISON, J. H. H.: A Case of Myiasis. J. trop. Med. 11, 305 (1908). — HECTOR, E. B.: A Case of subcutaneous Myiasis. Lancet 1902, Nr 4104, 1175. — HENNEBERG: Tod durch Fliegenmaden (Myiasis externa). Berl. klin. Wschr. 1903, Nr 10, 228. — HERRENSCHWAND, F. v.: Tränensackentzündung, hervorgerufen durch eine Dipterenlarve. Frankf. Z. Path. 28, H. 3 (1922). — HESSE, E.: Bemerkung zu: ENGEL, Dipteren, die nicht Pupiparen sind, als Vogelparasiten. Z. Insektenbiol. 16, Nr 7/8, 154 (1921). — HEWITT, C. G.: Insects affecting Live Stock and other Animals. Rept. Domin. Ent. and consulting Zool., 1917 bis 1918. Canada Dep. Agricult. Ottawa 1920, 17. — HOWARD, L. O.: The house-fly, disease carrier. New York: Stokes & Co. 1911. — HUBER, J. CH.: Bibliographie der klinischen Entomologie. 1899, H. 3. — HUTSCHINS, M. B.: Skin diseases at an army camp. J. of cutan. genito-urin. Dis. 37, 456, (1919).

JACK, R. W.: A Form of Myiasis in Cattle. Rhodesia Agricult. J. 15, 539 (1918). — JOHANNSEN, O. H.: The first instar of Wohlfahrtia vigil Walker. J. of Parasitol. 7, 154—155 (1921). — JOHNSTON, T. H.: The Sheep Maggot Fly Problem in Queensland. Queensland Agricult. J. Brisbane 15 VI, 244—248 (1921). — JOURDRAN: Un cas de Lucilia hominivorax observé à la Guyane. Arch. Méd. nav. 1895, 383.

KILITSCHENKO, L. u. N. BARANOFF: Fliegenmaden als Wundenschmarotzer in Süd-Serbien (Mazedonien). Dermat. Wschr. 34, 1169 (1927). — KING, E. F.: Myiasis of the urinary passages. J. amer. med. Assoc. 63, 2285 (1914). — KING, W. V.: Memorandum on a case of Dermal Myiasis caused by Lucilia sericata. New Orleans med. J. 71, 105 (1918). Ref. Bull. Inst. Past ur 17, 584 (1919). — KING, W. W.: Some observations on the skin diseases of Porto Rico. J. of cutan. genito-urin. Dis. 37, 166 (1919). — KÖHLER: Fliegenbekämpfung. Münch. med. Wschr. 1916, Nr 29, 1071. — KRAUSE: Über einen Fall von Reflexepilepsie infolge von Fliegenlarven. Dtsch. med. Wschr. 1886, 291. — KÜLZ, L.: Beiträge zur Pathologie Kameruns. Arch. Schiffs- u. Tropenhyg. 17, 830 (1913).

LAGLEYZE: Myiasis palpebrale. Bol. Soc. oftalm. Buenos Aires 1914, 15; Arch. Oftalm. hisp.-amer. 556. — LAIDLER, P. W.: An unusual case of myiasis in European male. J. med. Assoc. S. Africa 1, 452 (1927). Ref. Zbl. Hautkrkh. 26, 288 (1928). — LEE, ADAMS J.: Myiasis cutanea tropica beim Menschen. J. amer. med. Assoc., 9. April 1904. Ref. Mh. Dermat. 39, 460 (1904). — LEGER, A. et A. COUPUT: Nasomyiase à Chrysomvia dux, Esch. (Ch. megacephala Fabr.). Bull. Soc. Path. exot. Paris 17, 375 (1924). — LÉON, N.: (a) Quelques cas de myiase observé en Roumanie et leur traitement par les paysans. Arch. de Parasitol. 1898, 314. (b) A case of Urethral Myiasis. J. Parasitol. Urbana Ill. 7, 184 bis 185 (1921). — LESBINI et CHIODI: La Argentina médica, 1905. — LINDSAY, J. W.: Myiasis-The Lucilia macellaria-The Screw Worm. J. trop. Med. 1902, 220. — LODGE, O. C.: An Examination of the Sense-Reactions of Flies. Bull. entomol. Res. 9, 141—151 (1918). Loos, A.: Von Würmern und Arthropoden hervorgerufene Erkrankungen. MENSEs Handbuch der Tropenkrankheiten, 1. Aufl., Bd. 1, S. 202. 1905. — LÜTJE: Durch Fliegen und ihre Larven verursachte Erkrankungen. Dtsch. tierärztl. Wschr. 1915, Nr 46, 395.

MACGREGOR, M. E.: The posterior stigmata of dipterous larvae as a diagnostic character, with especial reference to the larvae incriminated in cases of Myiasis. Parasitology 7, 176—188 (1914). — MAILLARD: De la Lucilia hominivorax. Thèse de Montpellier 1870. — MAJOCCHI, D.: (a) Über die Dermatomyiasis muscosa. Morgagni, 10. Juli 1910. Ref. Mh. Dermat. 52, 491 (1911). (b) Sulla dermato miasis muscosa. Giorn. ital. Mal. vener. Pelle 14, 259 (1910). (c) Über Dermatomyiasis muscosa. 11. Zusammenk. ital. Ges. Dermat. Rom, 20.—23. Dez. 1909. Ref. Mh. Dermat. 51, 415 (1910). (d) Di una Myiasis da Sarcophaga Beckeri in un malato di pemfigo volgare acuto. Giorn. ital. Mal. vener. Pelle 65, 608

(1924). — Major, H. S.: The maggot fly pest in sheep. Agricult. Gaz. N. S. Wales Sydney 24, 645 (1913). — Martini, E.: Über parasitische Fliegenlarven nebst Bemerkungen über die Kultivierbarkeit pathogener Mikroorganismen. Dermat. Wschr. 88, 547 (1929). — Mattos, W. B.: Sobre algumas Especies novas de Sarcophaga. Brazil méd. 34, No 5, 66—68 (1920). — Mibelli, V.: (a) Zwei Fälle von Myiasis cutanea mit Sarcophaga carnaria. 11. Zusammenk. ital. Ges. Dermat. Rom, 20.—23. Dez. 1909. Ref. Mh. Dermat. 51, 415 (1910). (b) Due casi di miasi cutanea di sarcophaga carnaria. Giorn. ital. Mal. vener. Pelle 14, 261 (1910). (c) Zwei Fälle von Myiasis cutanea durch Sarcophaga carnaria Morgagni, 10. Juli 1910; Soc. ital. dix. Dermat. Roma, 20. Dez. 1909. Ref. Mh. Dermat. 52, 491 (1911). — Miller, D.: Sheep Maggot-flies and their Allies. N. Z. J. Agricult. Wellington 22, Nr 6, 321—334 (1921). — Miller, R. T.: Myiasis dermatosa due to the ox-warble flies. J. amer. med. Assoc. 55, 1978 (1910). Ref. Mh. Dermat. 52, 491 (1911). — Mook, W. H.: Myiasis dermatosa. Arch. of Dermat. 38 (N. D. Bd. 1), Nr 5, 515—519 (1920). — Mouchet, René: Contributions à l'étude des Myiases. Bull. Soc. Path. exot. Paris 10, 467—472 (1917).

Neiva, A. u. de Faria, Gomez: Notas sobre un caso de miiase humana occasionada por larvas de Sarcophaga pyophila sp. n. Mem. Inst. Cruz. (port.) 5, 16 (1913). — Neumann, L. G.: Traité des maladies parasitaires non microbiennes des animaux domestiques, 2. Aufl. Paris 1892.

Onorato, R.: Le miasi in Tripolitania (Rep. di chirurg. gen osp. civ. Vittorio Emanuele III Tripoli.) Arch. ital. Sci. med. colon. 3, H. 1/2, 14—29; H. 3/4, 33—45; H. 5, 69—88; H. 6, 101—117; H. 7, 155—162; H. 8, 188—193; H. 9, 216—227; H. 10, 229—259; H. 11, 261—283; H. 12, 293—315 (1922). — Ozanne, G.: A few remarks and illustrative cases of Myiasis. Brit. Guiana med. Annual. 1899, 4.

Pascal: Parasités des fosses nasales. Arch. Méd. mil. 1895, No 10. — Patterson, R. L.: An Indian Screw Worm. Indian. med. Gaz., Okt. 1905, — Patton, W. S.: (a) Some Notes on Indian Calliphorinae. I. Chrysomyia bezziana Villeneuve, the common Indian Calliphorine, whose larvae cause cutaneous myiasis in mar and animals. Indian J. med. Res. 8, 17 (1920). (b) Cutaneous Myiasis in Man and Animals in India. Indian med. Gaz. Calcutta 55, 455—456 (1920). (c) Notes on the myiasis producing Diptera of Man and Animals. Bull. entomol. Res. 12 III, 239—261 (1921). (d) Some Notes on Indian Calliphorinae. II. Lucilia argyricephala . . . and Lucilia craggii sp. nov. Indian J. med. Res. 9, 548 (1922). (e) III. Chrysomyia megacephala Fabr. . . . and Chr. nigriceps sp. nov. Indian J. med. Res. 9, 555 (1921/22). (f) IV. Chrysomyia albiceps Wied and Chr. villeneuvii sp. nov. Indian J. med. Res. 9, 561 (1921/22). (g) V. Lucilia pulchra Wied. . . . and L. ballardii sp. nov. Indian J. med. Res. 9, 570. (h) Notes on two cases of cutaneous myiasis caused by the larvae of Sarcophaga sp.? Indian J. med. Res. 10, 60 (1922). (i) Notes on some Indian Aphiochaetae. Indian J. med. Res. 9, 683 (1922). (k) Some Notes on India Calliphorinae. VI. How to recognise the Indian myiasis-producing flies and their larvae, together with some notes on how to breed them and study their habits. Indian J. med. Res. 9, 635 (1921/22). VII. Additional cases of myiasis caused by the larvae of Chrysomyia bezziana Vill., together with some notes on the Diptera, which cause myiasis in men and animals. Indian J. med. Res. 9, 654 (1922). (l) Diptera of medical and veterinary importance I. Types of older authors in continental museums. Philippine J. Sci. 27, 177—200 (1925). — Patton, W. S. and H. A. Cookson: Cutaneous myiasis in man caused by Musca domestica. Lancet 208, 1241 (1925). Ref. Zbl. Hautkrkh. 18, 391 (1926). — Peiper: (a) Zur Symptomatologie der tierischen Parasiten. Dtsch. med. Wschr. 1897, Nr 48, 763. (b) Fliegenlarven als gelegentliche Parasiten des Menschen. Berlin: Louis Marcus 1900. — Pieter, H.: Un cas de myiasis vulvo-vaginale. Rev. Méd. trop. 9, 176—177 (1912). — Piraja da Silva, M.: Nouveaux cas de myase dus à Chrysomyia macallaria Fabricius, à Bahia. Arch. de Parasit. 15, 425—430 (1912); Dermat. Wschr. 62, 234 (1916). — Porta, A.: Myiasis cutanea beim Menschen. Giorn. ital. Mal. vener. Pelle. Dermat. Wschr. 60, 499 (1915). — Portschinsky: Sarcophila Wohlfahrti. Monographie. St. Petersburg 1884. Portschinsky, J. A.: Die Wohlfahrtsfliege und ihre russische Verwandtschaft. Die Biologie dieser Fliege und ihre Bedeutung für den Menschen und die Haustiere. Arbeiten des Büro für Entomologie des wissenschaftlichen Komitees beim Landwirtschaftsministerium Petersburg, Bd. 11, Nr. 9. 1916. 108 S. — Pruvot: Contribution à l'étude des larves de Diptères troùvées dans le corps de l'homme. Thèse de Paris 1882.

Ribolla, R.: Il medico a bordo e nei paesi tropicali. Milano: Hoepli 1914. Dermat. Wschr. 60, 42 (1915). — Rieley, S. D. and F. M. Howlett: A few observations on Myiasis (Screw-Worm disease) in Behar. Indian med. Gaz. 49, 8—10 (1914). — Robledo u. J. F. Henao: Une larve de Compsomyia macallaria Fabr. Bull. Soc. Path. exot. Paris 1, 318 (1908). — Rongier, L.: Contribution à l'étude étiologique, clinique et thérapeutique du craw-craw. Gaz. Hôp. 1908, 495. Ref. Ann. de Dermat. 9, 440 (1908). — Root, F. M.: Notes on larval characters in the genus Sarcophaga. J. of Parasitol. 9, 227 (1923). — Roth, O.: Zur Kenntnis der Dermatomyiasis. Dermat. Wschr. 65 (1917). Roubaud, E.: (a) A propos de la communication de M. Mouchet „Contribution à l'Étude des Myiasis". Bull. Soc. Path. exot. Paris 10, 472—474 (1917). (b) Les producteurs de myiasis et agents similaires chez l'homme et les animaux. Etudes sur la faune parasitaire de l'Afrique occidentale française. Paris 1915.

SAMSON: Über eine neue Hautkrankheit. Wratsch (russ.) 1895. — SANDERS jr., H. C., Myiasis dermatosa. New England J. Med. 199, 38 (1928). — SCHULTZ-ZEHDEN: Die Zerstörung beider Augen eines Menschen durch Fliegenlarven. Berl. klin. Wschr. 1906, Nr 10, 286. Ref. Mh. Dermat. 43, 416 (1906). — SEELHORST: Ein Beitrag zur Bekämpfung der Fliegengefahr. Münch. med. Wschr. 1915, Nr 41, 1406—1407. — SENEVET, G. et G. EBERT: Contribution à l'étude des myiasis nord-africaines. Deux cas de myiase cutanée dûs à des sarcophaginés. Bull. Soc. Path. exot. Paris 16, 415—416 (1923). — SENIOR-WHITE, R.: Notes on oriental species of the Genus Sarcophaga. Spolia Zeylan. 14, 77—83 (1927). — SHANNON, R. C.: (a) A note on the distribution and synonymy of a myiasis-producing fly. Proc. entomol. Soc. Washington 27, 196 (1925). (b) Synopsis of the American Calliphoridae (Diptera). Proc. entomol. Soc. Washington 28, 115 (1926). — SINTON, J. A.: Some cases of Myiasis in India and Porsia, with a description of the la.rvae causing the lesions. Indian J. med. Res. 9, 132 (1921). — SKROZKI: Fliegenlarven in der menschlichen Haut. Arch. Schiffs- u. Tropenhyg. 12, 441 (1908). — SMIT, J. S) R.: (a) De Vliegenziekte in Cordoba (Argentinie). Nederl. Tijdschr. Geneesk. 1905. (b Die Fliegenkrankheit und ihre Behandlung. Dtsch. med. Wschr. 1906, 763. — SPILLMANN, L.: Myiase cutanée à forme pustuleuse. Bull. Soc. franç. Dermat. 35, 59 (1928). — SPLENDORE, A.: (a) Contribuicaos para o estudio das myiasis. Rev. Méd. S. Paulo 1907, No 19. (b) Dasselbe (ital.). Arch. de Parasitol. 12, 287 (1908). — STANCANELLI, P.: Myiasis muscosa (da Sarcophaga magnifica Schiner) su tigna favosa. Policlinico, sez. prat., 29, 1357 (1922). Ref. Zbl. Hautkrkh. 7, 338 (1923). — STEFANI, T. DE: Myiasis negli Animali domestici. Allevamenti Palermo 2, No 1, 18—19 (1921). — STRAUCH, A.: Myiasis dermatosa. J. of cutan. genito-urin. Dis., Nov. 1906. Ref. Mh. Dermat. 44, 196 (1907). — STROH: Zur Entwicklung der Schmeißfliege. Berl. tierärztl. Wschr. 1913, Nr 42, 753. — SUTTON, E. A.: A case of Myiasis of the temporal bone. J. Army med. Corps 47, 61 (1926). SWAMINATH: „Charlatans et pseudoparasites"; les „Vers des Yeux". Bull. Soc. Path. exot. Paris 13, 261 (1920). — SWAN, J. M.: A report of two cases of external Myiasis. J. trop. Med. 13, 1 (1910).

TAKEDA, S.: A case of Myiasis. Tokyo Jji Shinshi 1920, Nr 2190, 1531—1535. — TAO, SHANG MING: A comparative study of the early larval stages of some common flies. Amer. J. Hyg. 7, 735—761 (1927). — THOMPSON, W. R.: Sur une Tachinaire parasite a stade intracuticulaire. C. r. Acad. Sci. Paris 160, No 2, 83—86 (1916). — TRIBBLE, G. P.: Unidentified Larvae of some Dipterous Insect developing in the Deep Urethra and Bladder of Man, producing Severe Abdominal Symptoms. Philippine J. Sci. B 5, 515, 517 (1910). — TUJITA, T.: A case of myiasis. Jika Zasshi (jap.) 1920, Nr 240, 45—49.

VENERONI: Le „Myiasi" nella Somalia Italiana. Riforma med. 42, 416—417 (1926). — VESESCU, M.: Zwei Fälle von Myiasis externa. Rev. Ştiinţ. med. (rum.), Febr. 1906. Ref. Mh. Dermat. 43, 416 (1906).

WAJENBERG, LESBINI et CONIL: Boletin de la Academia de Ciencias de Cordoba, 1878. — WALKER, E. M.: (a) Wohlfahrtia vigil (WALKER) as a human parasite (Diptera-Sarcophagidae). J. of Parasitol. 7, Nr 1, 1—7 (1921). (b) Some cases of cutaneous myiasis, with notes on the larvae of Wohlfahrtia vigil (Walker). J. Parasitol. 9, 1 (1923). — WARD, H. B.: Nebraska case of the screw worm. Western med. Rev., Dez. 1907, 483—485. — WASHBURN, F. L.: Eine schmarotzende Made: Gastrophilus epilepsalis (?) in der Haut eines Kindes. J. amer. med. Assoc., 16. Jan. 1904. Ref. Mh. Dermat. 38, 625 (1904). — WASIELEWSKI: Zum Nachweis tierischer Parasiten in Gewebswucherungen. Zbl. Bakter. I Ref. Beih. zu 54 (1912).

YOUNGE, G. H.: The treatment of Myiasis. Brit. med. J. 1904 I, 365. — YOUNT, C. E. and M. T. SUDLER: Human myiasis from the Screw worm fly. J. amer. med. Assoc. 49, Nr 23 (1912).

ZUMBUSCH, L. v.: Parasitäre Hautkrankheiten. (II. Tierische Parasiten.) Münch. med. Wschr. 70, 640 (1923).

Cordylobiabeule.

AUSTEN, E. E.: (a) Cordylobia anthropophaga, a parasitic african fly. Proc. entomol. Soc. 1907, 111. (b) The Tumbu-fly. (Cordylobia anthropophaga Grünberg.) J. Army med. Corps 1909, 18.

BALFOUR, A.: A new locality for the Congo floor maggot. J. trop. Med. 12, 47 (1909). — BEDFORD, G. A.: Check List of the Muscidae and Oestridae which cause myiasis in man and animals in South-Africa, 11, 12. Repts Dir. Vet. Educ. a Res. Union S. Africa. Pt. 1, p. 483. 1926. — BÉRENGER-FÉRAUD, L. J. B.: C. r. Acad. Sci. Paris 75, 1133 (1872). — BLACKLOCK, B.: Larva of the Tumbu fly Cordylobia anthropophaga in the lower eyelid. Ann. trop. Med. 18, 239 (1924). — BLACKLOCK, B. and M. G. THOMPSON:

A Study of the Tumbu-Fly Cordylobia anthropophaga, GRÜNBERG, in Sierra Leone. Ann. trop. Med. 17, 443—510 (1923). — BLENKINSOP, A. P.: Observations on Tumbu-fly-disease. J. Army med. Corps 1908, 16. — BRODEN, A. et RHODAIN, J.: La myiase cutanée chez l'homme au Congo. Arch. de Parasitol. 13, 548 (1908/09). COQUEREL et MONDIÈRE: Ann. Soc. entomol. France, IV. s. 2, 95 (1862). — CURSON, H. H.: Blowflies of sheep and allied conditions, affecting Stock or „Calliphorine Myiasis" in domesticated animals. J. Dep. Agricult. Union S. Africa 9, 266—274 (1924). DÖNITZ, W.: Cordylobi murium, neue Muscide mit parasitischer Larve. Sitzgsber. naturforsch. Freunde Berlin 1905, 245. — DUTTON, T. E., J. L. TODD and C. CHRISTY: The Congo floor maggot. Rep. of the exped. to the Congo 1903—1904. London 1904. J. trop. Med. 8, 90 (1904).
FÜLLEBORN, F.: Beobachtungen über Cordylobia Grünbergi (Dönitz). Arch. Schiffs- u. Tropenhyg. 1908, Beih. 6, 274. — FULLER, C.: The skin maggot of man. Agricult. J. Union S. Africa 7, 866 (1914).
GEDOELST, L.: (a) Contribution à l'étude des larves cuticoles de Muscides africains. Arch. de Parasitol. 9, 568 (1905). (b) Note sur les Larves parasites du genre Cordylobia. Bull. Soc. Path. exot. Paris 1, 597 (1908). (c) Cordylobia rodhaini n. sp. Diptère Congolais à Larve Cuticole. Arch. de Parasitol. 13, 539 (1910). — GREENE, C. T.: A tentative arrangement of the muscoïd flies based on the puparia. Proc. entomol. Soc. Washington 27, 157 (1925). — GRÜNBERG, K.: Afrikanische Musciden mit parasitisch lebenden Larven. Sitzgs-bericht naturforsch. Freunde 1903, Nr 9, 400.
HARDY, F. H.: Cordylobia anthropophaga (Tumbu-fly). J. Army med. Corps 2, 113 (1908). — HECKENROTH, F. et M. BLANCHARD: Note sur la présence et l'endemicité d'une Myiase furonculeuse au Congo français. Bull. Soc. Path. exot. Paris 6, No 5, 350 (1913). — HOWARD, C. W.: Insects directly or indirectly injourious to men and animals in Mozam-bique. Bull. entomol. Res. 3, 217 (1912/13).
KOCH, R.: Vorläufige Mitteilungen über die Ergebnisse einer Forschungsreise nach Ostafrika. Dtsch. med. Wschr. 1905, Nr 47, 1865. — KOLB, G.: Beiträge zu einer geo-graphischen Pathologie Britisch-Ostafrikas, S. 28. Gießen 1897.
LARREY: Rev. Mag. Zool. (2) 23, 491 (1872). — LE DANTEC, A. et BOYÉ: Note sur une myiase observée chez l'homme en guinée française. C. r. Soc. Biol. Paris 57, 602 (1904). Caducée 1905, 9. — LENOIR and RAILLIET: Mouche et Ver de Cayor. Arch. vétér. 1884, 207.
MABERLY, F. H.: An unknown larval Parasite. Lancet 76 I, 1219 (1898). — MANNELL: Zit nach DÖNITZ, S. 252. — MARSCHALL, G. A. K.: Five years observations on the bionomics of South-African insects. Trans. entomol. Soc. London 1902. — MOUCHET, R.: Contribution à l'étude des myiases. Bull. Soc. Path. exot. Paris 10, 467 (1917).
NAGEL, O.: Ein Fall von Myiasis dermatosa oestrosa. Dtsch. med. Wschr. 23, 629 (1897). — NEAVE, S. A.: Notes on blood sucking insects of eastern tropical Africa. Bull. entomol. Res. 3, 310 (1912/13). — NEWSTEAD, R., J. E. DUTTON and J. L. TODD: Insects and other arthropoda collected in the Congo Free State. Ann. trop. Med. 1, 3 (1907).
PEIPER: Die Fliegenlarven als gelegentliche Parasiten des Menschen. Berlin 1900
RAILLIET: (a) La mouche de Cayor. Bull. Soc. centr. Méd. vétér. 1884, 77. (b) Traité de Zoologie médicale et agricole. 2. Ausg. 1895. — RILEY, C. W.: Auchmeromyia. S. Dep. Agricult. Div. Entomol. Insect. Life. 4, 302 (1892). — RODHAIN, M. S.: Sur la bio-logie de Stasisia rodhaini, Gedoelst (Cordylobia rodhaini). C. r. Acad. Sci. Paris 161, 323 (1915). — RODHAIN, J. and J. BEQUAERT: (a) Sur la ponte de Cordylobia anthropophaga. Rev. Zool. Africa 1, H. 2 (1911). (b) Sur la ponte de la Cordylobia anthropophaga Grün-berg. Ann. Soc. entomol. Belg. 55, No 7 (1911). (c) Nouvelles observations sur Auch-meromyia luteola Fabr. et Cordylobia anthropophaga Grünberg. Rev. Zool. Africa 2, 145 (1913). Ref. Rev. App. Entomol. 1, 91 (1913). (d) Matériaux pour une étude mono-graphique des diptères parasites de l'Afrique I. Bull. Sci. France et Belg., VII. s. 49, 236 (1916). — RODHAIN, J., C. PONS, F. VANDENBRANDEN et J. BEQUAERT: Observa-tions sur la dispersion géographique et la biologie du „Ver du Case" et du „Ver du Cayor". Rapport sur les travaux de la mission scientifique du Katanga, Oct. 1910 à Sept. 1912, p. 171—186. Brüssel 1913. — ROUBAUD, E.: (a) Études sur la Faune parasitaire de l'Afrique occident. française, No 1. Paris: Masson 1914. (b) A propos de la communi-cation de M. Mouchet „Contribution à l'étude des myiases". Bull. Soc. Path. exot. Paris 10, 472 (1917). — ROUBAUD, E. and M. BLANCHARD: Deux cas de Ver du Cayor chez l'homme, observés dans le Haute-Sassandra (Côte d'Ivoire). Bull. Soc. Path. exot. Paris 4, 687 (1911).
SAMBON, L. W.: Rep. Adv. Comm. Trop. Dis. Res. Fund. 1914, 139. — SANDER: Zit. nach FÜLLEBORN. 1908. — SHANNON, R. S. and C. T. GREENE: A bot-fly parasitic in Monkeys. Zoo-pathologica 1, 285. New York 1926. — SKROZKI: Fliegenlarven in der menschlichen Haut. Arch. Schiffs- u. Tropenhyg. 12, 441 (1908). — SMITH, F.: Tumbu-fly disease in Sierra

Leone. J. Army med. Corps **1908**, 14. — Surcouf, J. M. R.: (a) La transmission du ver macaque par un moustique. C. r. Acad. Sci. Paris **156**, 1406 (1913). (b) Revision des Muscidae testaceae. Nouv. Arch. Mus. V, **6**, 27—124 (1920); Ref. Bull. Inst. Pasteur. **18**, 660 (1920).
Veneroni, C.: Le „Myiasi" nella Somalia Italiana. Riforma med. **13**, 416 (1926). — Villeneuve, J.: A propos de la révision des Muscidae testaceae de J. Surcouf. Bull. Soc. entomol. France, **28**. Juli **1920**, 223—225; Ref. Bull. Inst. Pasteur **18**. 660 (1920).
Anonym: Departmental Activities. Entomology Dep. Agricult. Union S. Africa **8**, 451 (1924).

Dermat biabeule.

Adams, J.: Tropical cutaneous myiasis in man. J. amer. med. Assoc. **42**, 947 (1904). Ref. Arch. f. Dermat. **74**, 395 (1905). — Andrade, E. N. de: Pesquisas sobre o berne, sua frequencia no homen, nos bovinos, suinos e equideos e da applicaçao de um novo methodo de provavel efficiencia para o seu combate. Bol. biol. St. Paulo **1927**, No 6, 25.
Arture: Observations sur l'espèce de Ver nommé Macaque. Historie de l'Académie Royale des Sciences, p. 72. Paris 1757. — Austen, E. E.: On the specimens of the genus Cuterebra and its allies (family Oestridae) in the collection of the Brit.-Museum, with description of a new genus and three new species. Ann. Mag. of Nat. Hist. **15** (6), 377. London 1895.
Barnard, J. G.: The Isthmus of Tehuantepec. New York 1852. — Barraillier, E.: Viaje à Andamarca y Pangoa. Fechado en Janja à 22 de nov. de 1892. Bol. Soc. Geograf. Lima, 2. Sept. **1892**. — Bates, H. W.: The Naturalist on the River Amazone, Vol. 2, p. 407. London 1863. — Berrio Posada: Larves cuticoles d'Oestrides américains. Rev. méd. trop. **6**, 194 (1909). — Blanchard, R.: (a) Traité de Zoologie Médicale, Vol. 2, p. 517—521. Paris 1890. (b) Sur les Oestrides Américains dont la larve vit dans la peau de l'homme. Ann. Soc. entomol. France **61**, 109 (1892). (c) Contributions à l'étude des Diptères parasites. Bull. Soc. entomol. France. **62**, 120—136 (1893). (d) Notes sur des larves de Dermatobia provenants de Brésil. Ann. Soc. entomol. France **62** (1893). (e) Contributions à l'étude des Diptères parasites (deuxième série). Ann. Soc. entomol. France **63**, 142 (1894). (f) Nouvelles observations sur les larves de Dermatobia noxialis. Bull. Soc. centr. Méd. vétér. (2) **14**, 527—538 (1896). (g) Contributions à l'étude des Diptères parasites (troisième). Ann. Soc. entomol. France **65**, 641 (1896). — Bleyer, J.: Eine Cuterebralarve im Augenlide. Arch. Schiffs- u. Tropenhyg. **4**, 168 (1900). (b) Tratado de Myiasis. Curityba-Paraná, 1905. Brauer, Fr.: Monographie der Oestriden. Wien 1863. — Braun-Seiffert: Die tierischen Parasiten des Menschen, 4. Aufl. 1908. — Brooks, H.: A case of Dermatobia noxialis, with Demonstration of larva. Med. news N. Y. **86**, 430 (1905). — Brumpt, E.: Précis de Parasitologie, 3. Aufl., 1927. p. 1047. — Busck: On the rearing of Dermatobia hominis Linnaeus. Proc. entomol. Soc. Washington **14**, 9 (1912). — Byam, W. and R. G. Archibald: The practice of medicine in the tropics, Vol. 3, p. 2409. 1923.
Castellani, A. X.: Observation on some diseases of Central America. Proc. Soc. Med. **18**, sect. trop. Dis. 2 (1925). — Cobo, B.: Historia del nuevo mundo, MS., 1653. (Publicada per primera vez, con notas y otras ilustraciones de D. Marcos Jimenez de la Espada, 1890. (Costeada por la Sociedad de Bibliófilos andaluces Sevilla). — Condamine, de la: Relation abrégée d'un voyage fait dans l'intérieur de l'Amérique Méridionale, p. 170. Paris 1745. — Coquerel, Ch.: Note sur une Larve d'Oestride extraite du bras d'un homme à Cayenne. Rev. Mag. Zool. (2) **11**, 356—361 (1859). — Coquerel, Ch. et A. Salle: Note sur des larves d'Oestrides développées chez l'homme, au Mexique et à la Nouvelle Orléans. Rev. Mag. Zool. (2) **11**, 361—367 (1859).
Daniels, C. W.: Laboratory Studies in Tropical Medicine, 1907, p. 177. — Dunn, L. H.: The tick as a possible agent in the collocation of the eggs of Dermatobia hominis. J. of Parasitol. **4**, 154 (1918). — Duprey, A. J. B.: The Mosquito Worms of Trinidad and their Real Nature. J. trop. Med. **9**, 22—23 (1906).
Eysell, A.: Die Krankheitserreger und Krankheitsüberträger unter den Arthropoden. Menses Handbuch der Tropenkrankheiten, Bd. 1. 1913; 3. Aufl., 1924. — Elliot, J. B.: A Case of Dermatobia noxialis. New Orleans Med. **69**, 656 (1907).
Ferreira, A. P.: Sobre uno caso de berne. Gaz. med. Bahia **1908**, No 3. — Folkes, H. M.: The Gusano Worm and its Treatment. Med. Rec. **51**, 50. New York 1897.
Gann, Th. W. F.: Beef-Worm in the Orbital Cavity. Lancet **1**, 19. London 1902. — Gonzales-Rincones: El Universal, 4. Dez. Caracas 1913. — Goudot, J.: Sur un Diptère exotique dont la larve nuit aux Boeufs. (Le Cutérèbre nuisible.) Ann. Sci. nat. (3) **3**, 221—230. Paris 1845. — Gradenigo: Caso di Dermatobia noxialis osservato in un bambino latante. Rev. gén. Ophthalm. **3**, No 5 (1894). — Graham-Smith, G.: Flies in relation to disease. Non-blood-sucking Flies. Cambridge. Univ. Press. **1913**, 292. — Grube, A. E.: Beschreibung einer Oestriden-Larve aus der Haut des Menschen. Arch. Naturgesch. **26** I, 9 (1860). — Guyon: Observations de larves d'Oestre chez l'homme. Gaz. méd. Paris **3**, 349 (1835).

HALL, M. C.: Cuterebra Larvae from cats, with a list of those recorded from other hosts. J. Amer. vet. med. Assoc. Washington, D. C. **59** (N. s. **12**), Nr 4, 480—484 (1921). HERZOG, M.: A Case of Oestris hominis. Med. news **1899**, 268. — HILL: Account of the Larva of a supposed Oestrus hominis or Gad-Fly, which deposits its eggs in the Bodies of the Human Species; with the particulars of a case. Edinburgh new philos. J. **1830**, 284—288. — HOPE, F.: On the Insects and their Larvae occasionally found in the Human Body. Trans. entomol. Soc. Lond. **2**, 256 (1840). — HOWSHIP, J.: An account of two cases of inflammatory tumour produced by a deposit of the larva of a large fly, Oestrus humanus, beneath the cutis in the human subject, accompanied with drawings of the larva. Abstracts of the papers printed in the Philosophical. Trans. roy. Soc. Lond. from 1830 to 1837 incl. **3**, 181. London 1837. — HUBER: Bibliographie der klinischen Entomologie, H. 3, Jena 1899. — HUMBOLDT, A. DE u. A. BONPLAND: Essai sur la Géographie des Plantes, p. 135. Paris 1805.

JOURDRAN: Un cas de lucilia hominivorax observé á la Guyane. Arch. Méd. nav. **64**, 383 (1895).

KEYT, F. T.: A case of „Beef-Worm" (Dermatobia noxialis) in the Orbit. Brit. med. J. **1**, 316. London 1900. — KLUGKIST: Die Stubenfliege als Träger von tierischen Schädlingen. Münch. med. Wschr. **62**, Nr 21, 735 (1915). — KNAB, F.: Egg-disposal in Dermatobia hominis. Proc. entomol. Soc. Washington **18**, 179 (1916). (b) The life-history of Dermatobia hominis. Amer. J. trop. Dis. a. prevent. Med. **1**, Nr 6, 464—467 (1913/14).

LABOULBENE, A.: Rapport sur une larve d'Oestride extraite de la peau d'un homme à Cayenne. C. r. Soc. Biol. Paris (3) **2**, 161 (1860). — LEIDY: Dipterous Larvae from Man. Proc. biol. Dep. Acad. Natur. Sci. Philad. **1859**, 7—8. — LOGAN, D.: The Bot-Fly of Human Beings. Insect Life **5**, 58—59 (1892). — LOUGHNAN, W. F. M.: Notes on a case of myiasis. J. Army med. Corps **38**, 458 (1922). — LUTZ, A.: (a) Contribuiçoes ao conhecimento dos Oestridoes brazileiros. Mem. Inst Cruz. **9**, 94 (1917).   (b) A contribution to the knowledge of Brazilian Oestridae. Mem. Inst. Cruz. (port.) **10**, 118 (1918).

MACQUART, J.: Diptères exotiques nouveaux ou peu connus. Paris 1843. — MAGALHAES, P. S. DE: Observations sur les Dermatobies. Bull. Soc. Zool. France **21**, 178—179 (1896). — MAGATH, T. B.: Dermatobia hominis. Arch. f. Dermat. **2**, Nr 6, 716 (1920). — MANGET, J. D.: Dermatobia noxialis infection. Med. Rec. **1909** I, 1100. — MANSON, P.: Trop. diseases, VII. Ausg., S. 730. 1923; 9. Aufl., (MANSON-BAHR) 1929.—MATAS, R.: A Man-infesting Bot. Insect Life, Vol. 1, p. 76—80. 1888. — MATTA, DA: (a) Dermatobiose. Amazonas Medico, Vol. 3, p. 2. 1920.   (b) Consideratoen sobre a Dermatobiose. Amazonas Medico, Vol. 3, p. 9. 1920. — MILLER, R. T.: Myiasis Dermatosa due to the Ox-Warble-Flies. J. amer. med. Assoc. **55**, 1978—1979 (1910). — MORALES, R.: (a) El National, 1911. (b) Comprobaciones á nuestro Trabajo sobre la Dermatobia cyaniventris publicado en 1911. La Juventud Med. Guatemala, 13. Nov. **1912**, 4—8. — MOUCHET u. DYÉ: Contributions à l'études des larves cuticoles d'oestrides américains. Rev. Méd. trop. **5**, 262 (1908).

NEIVA, A.: (a) Contribuição ao estudo da biologia da Dermatobia cyaniventris. Macq. Trabalhos do Inst. de Manguinhos, 1908. (b) Algumas informaçoes sobre a Berne Choracase e Quintes, Vol. 2, p. 3—7. 1910. — NEIVA, A. u. J. F. GOMEZ: Biologia da mosca do berne (Dermatobia hominis) observado em todas as suas phases. Ann. Paulistas Med. e Chir. **8**, No 9, 197—209 (1917). — NEWHAM, H. B.: Diseases of Central America. J. trop. Med. **28**, 115 (1925). — NEWSTEAD, R. u. W. H. POTTS: Some characteristics of the first stage larva of Dermatobia hominis Gmelin. Ann. trop. Med. **19**, 247 (1925). Ref. Zbl. Hautkrkh. **18**, 857 (1926). — NUÑEZ-TOVAR: Zit. nach SAMBON.

PENNINGTON, M. S.: Notas sobre un caso de la enfermedad llamada „Ura", causada por la larva de la Dermatobia cyaniventris Macq. Physis Vol. 4, No 18, p. 577—578. Buenos Aires 1919. — PERYASSÚ, A.: Os Mosquitos portadores de ovos da mosca do Berne. A Folha Medica, Vol. 3, p. 105. 1922. — POSADA, A.: Abeille Médicale, Vol. 28, p. 209. 1871.

RIBERIO, R.: O berne. Correio agricult. **4**, 257 (1926). Ref. Review of applied entomology, Vol. 15, p. 15. 1927.

SAMBON, L. W.: (a) Observations on the Life-history of Dermatobia hominis (Linnaeus), June 1781. Tropical diseases research fond. Report of the advisory committee. .. for the year 1914. London 1914.   (b) Tropical and subtropical diseases. J. trop. Med. **25**, 179 (1922). — SAY, TH.: On a South American Species of Oestrus which inhabits the Human Body. J. Acad. Nat. Sci. Philad. **2** II, 353 (1822). — SCHMALZ, J.: Zur Lebensweise der brasilianischen Dasself iege. Insektenbörse **1901**, 220. — SHANNON, R. C.: (a) A Note on the Distribution and synonymy of a myiasis producing fly. Proc. entomol. Soc. Washington **27**, 196 (1925). (b) Brief history of egg laying habits of Dermatobia. J. Washington Acad. Sci. **15**, 137 (1925). — SHAW: Pustular Eruption of the Skin; the Pustules containing Larvae. Boston med. J. **57**, 192 (1858). — SINGLETON, A. O.: Report of case of Dermatobia noxialis in man. J. amer. med. Assoc. 58, 1282 (1912). Ref. Dermat. Z. 19, 1011 (1912). — SMIT, J. S. R.: Die Fliegenkrankheit und ihre Behandlung. Dtsch. med. Wschr. 1906, 763. — SMITH, H. H.: Bot in Brazil. Insect Life, Vol. 5, 265—266. 1892. — SPLENDORE, A.: Contribuiçaos para o estudio das myiasis. Rev. Med. S. Paulo 1907, No 19. — STICKER, G.: Ein Fall von Hautmaulwurf aus Guatemala. Verh. physik.-med. Ges. Würzburg 53, 40 (1928). — STRAUCH, A.: Myiasis dermatosa. J. of cutan. genito-urin. Dis. 22, 522—529 (1906). — STUART, A.: Note on Dermatobia noxialis. J. Assoc. mil. Surg. U. S. 17, 548 (1905). — SURCOUF, J.: La transmission du Ver Macaque par un Moustique. C. r. Acad. Sci. Paris 156, No 18, 1406 (1913).

THIEL, P. H. VAN: Over het voorkomen van de larve van Dermatobia hominis L. bij den Jaguar. Herinneringsbundel ingebr. Inst. trop. Geneesk. Leyden 1924, 138. — TOWNSEND, O. H. T.: Analyse do ambiente do berne e resposta. Almanak Agricult. Bras. 1923, 225.

VERTEUIL, L. A. DE: Trinidad: Its Geographie, Natural Resources, Administrat., Present Condition and Prospects (second edition), 107. London 1884. — VERTH, ZUR, in RUGE, MÜHLENS und ZUR VERTH: Krankheiten und Hygiene der warmen Länder. Leipzig: Klinkhardt 1925; 3. Aufl., 1930. — VÖLKEL: Fall von Oestrus hominis. Berl. klin. Wschr. 1883, Nr 14.

WARD, H. B.: Some Points in the development of Dermatobia hominis. New Orleans med. J. 56, 243—251 (1903/04). — WEBER: Recherches sur la mouche anthropophage du Mexique (Lucilia hominivorax). Rec. Méd. mil. 1867, 158. — WEIGHENBERG, LESBINI et CONIL. in: Boletin de la Academia de Ciencias de Cordoba, 1878. — WILMS, M.: Myiasis dermatosa oestrosa. Dtsch. med. Wschr. 1897, 524.

ZEPEDA, P.: (a) Les moustiques, „Culex pipiens" et „Anopheles maculipennis" propagateurs des larves de Dermatobia cyaniventris et de Crysomyia macellaria. Presse méd. 1913, No 75. (b) Nouvelle note concernant les moustiques qui propagent les Larves de Dermatobia cyaniventris et de Chrysomia macellaria et peut-être celles de Lund et de la Cordilobia anthropophaga. Rev. Méd. trop. 10, 93—95 (1913).

Anonym: Vida y costumes do berne p. 13, p. 422. S. Paolo: Chacaras et Quintaes 1916.

Haut und Helminthen[1].

Von

F. FÜLLEBORN-Hamburg.

Mit 58 Abbildungen.

Die Haut des Menschen kann für manche Darmschmarotzer und andere Helminthen nicht nur als Eintrittsstelle in den Körper oder als Austrittsstelle aus dem Körper dienen, sondern Würmer oder deren Entwicklungsstadien siedeln sich zuweilen auch in der Haut an oder verursachen dort durch Umherwandern klinische Symptome. Ferner können aber auch weitab von dem Sitze der Parasiten durch von ihnen produzierte Giftstoffe Hauterscheinungen hervorgerufen werden.

Die eben angedeuteten biologischen Gesichtspunkte sollen in den folgenden Ausführungen aber *nicht* als Einteilungsprinzip dienen, sondern im Rahmen dieses Nachschlagewerkes erscheint es zweckmäßiger, *den Stoff lediglich so anzuordnen, daß er für den Praktiker möglichst übersichtlich ist.*

I. Hauterscheinungen durch Nematoden.

1. Durch Hakenwürmer (Ancylostoma, Necator und verwandte Gattungen) verursachte Hauterscheinungen.

Zur Biologie der Hakenwürmer. Unter der Bezeichnung „Hakenwürmer" (hookworm) werden nach dem Vorgange der Nordamerikaner die Gattungen *Ancylostoma, Necator, Uncinaria* und verwandte Gattungen zusammengefaßt, von denen *Ancylostoma duodenale* und *Necator americanus* — gelegentlich auch der normal bei Hunden und Katzen parasitierende *A. braziliense* — im Dünndarm des *Menschen* schmarotzen. Von diesen kommt in *Europa* nur *A. duodenale* vor, das speziell in *Nord-Europa* (einschließlich *Deutschlands),* aber nur in feucht-warmen *Kohlengruben,* wo die Wurmbrut gewissermaßen ein „künstliches Tropenklima" findet, erworben wird; außerhalb Europas kommt A. duodenale besonders in Nordafrika, China und Japan und Australien vor, fehlt aber auch in Südamerika und anderen Ländern nicht. *Necator americanus* (der als besondere Art erst seit 1902 bekannt ist), ist in Nordamerika und in Polynesien und wohl auch meist im tropischen Afrika — die *einzige,* im übrigen Amerika und den südlichen Asien ist *bei weitem vorherrschende* Hakenwurm-Form (über A. braziliense s. S. 723). In vielen Gegenden ist *fast die ganze Bevölkerung* mehr oder weniger mit Hakenwürmern infiziert, so daß sie besonders für manche Plantagengebiete von *großer wirtschaftlicher Bedeutung* sind.

Auf die *Morphologie* der sich im Dünndarm mit ihrer Mundkapsel festbeißenden, etwa 1 cm langen Würmer kann hier nicht eingegangen werden.

Aus den mit dem Kote massenhaft entleerten Hakenwurm-Eiern entwickeln sich bei genügender Wärme und Feuchtigkeit in wenigen Tagen die *infektionsfähigen Larven, die, wie* Looss (l. c. 1898) *gezeigt hat, durch die intakte Haut hindurch in den Körper eindringen können,* während die Infektion per os praktisch eine nur geringe Rolle spielt. Diese Larven sind etwa $1/2$ mm lang und 20 u dick und stecken in einer ihnen locker anliegenden alten Larvenhaut (Abb. 1). Bei feuchter Luft haben sie die Neigung, sich zu aus zahlreichen Einzel-Individuen bestehenden „Zöpfchen" zu vereinigen; haften solche z. B. an der Spitze von taufeuchtem Grase oder dergl., so können sie leicht auf den Fußrücken eines den allmorgendlichen Defäkationsplatz besuchenden Barfußgängers abgestreift werden. Daß die Larven

---

[1] Abgeschlossen Frühjahr 1931.

auch die *harte Sohlenhaut* des Menschen durchbohren, scheint ausgeschlossen, wohl aber dringen sie durch die Maschen feucht gewordener Stoffschuhe (PAYNE) hindurch oder durch feuchte Kleider, wenn sich z. B. der Bergmann an feuchtes Grubenholz lehnt. Auch unter Wasser bleiben die Hakenwurmlarven am Leben, können unter Wasser (z. B. während des Badens) aber *nicht* in die Haut eindringen, weil ihnen unter Flüssigkeit der *nötige Widerhalt* zum Einbohren fehlt; bringt man einen Larven enthaltenden Wassertropfen auf die Haut, so dringen diese erst ein, wenn das Wasser fast verdunstet ist [1]. Durch ihre

Thermotaxis, welche die Hakenwurm-Larven (und ebenso die von Strongyloides) zwingt, sich aus *relativ kälterer* Umgebung nach *wärmerer* zu begeben, wird ihr Eindringen in die Warmblüter-Haut wesentlich gefördert (KHALIL; FÜLLEBORN 1924); eine „Witterung" für ihren *richtigen Wirt* besitzen sie aber offenbar ebensowenig wie die Strongyloides-Larven (KOSUGE 1924 b), denn sie dringen auch in die Haut von solchen Tieren ein, in denen sie *nicht* ausreifen können. Von der Haut aus gelangen die Larven, die beim Einbohren ihre lose Hülle abgestreift haben [2], mit dem Lymphstrom oder dem des venösen Blutes über das rechte Herz zur Lunge, bohren sich, in deren engen Capillaren stecken bleibend, in die Lungenbläschen hinaus, werden durch das Flimmerepithel der Luftwege zum Schlunde und von dort mit dem Speichel zum Magendarmkanal befördert, um dann im Duodenum des „richtigen" Wirtes zu Geschlechtstieren auszureifen. Daß *einzelne* Larven aus dem Gebiete der Lungenarterien mit dem Blute der Lungenvenen auch zum *linken Herzen* und von dort aus in *alle* Organe des großen Kreislaufes und somit auch zur *Haut* gelangen können, ist ohne praktische Bedeutung. Eine Anzahl der percutan eingedrungenen Larven können auch ohne nennenswerte Weiterentwicklung lange in der Haut liegen bleiben und solche Exemplare geraten dann wohl überhaupt nicht mehr in die Zirkulation

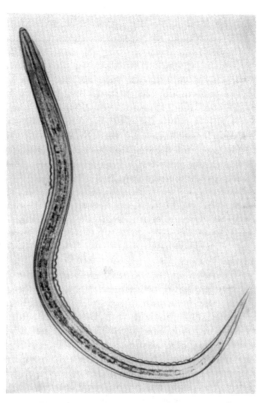

Abb. 1. Hakenwurmlarve (Ancyl. caninum). Man erkennt die in Falten liegende Hülle. Mikrophot. 220 : 1. Orig.

(LOOSS 1911, S. 525; FÜLLEBORN 1927, S. 28; siehe auch die histologischen Befunde von HÖPPLI und von SARLES auf S. 713 u. 714 dieser Zusammenstellung).

(Ganz ähnlich wie die infektionsfähigen Hakenwurm-Larven verhalten sich bei der Percutan-Infektion und der anschließenden „Wanderung" zum Darme des Wirtes auch die infektionsfähigen Larvenstadien des winzigen Duodenal-Parasiten *Strongyloides stercoralis* [Anguillula], über dessen komplizierten Entwicklungsgang in den Lehrbüchern der Parasitologie [z. B. dem von BRAUN] nachzulesen ist.)

A. Hauterscheinungen durch percutane Hakenwurminfektion.

Damit auf die Haut gelangte Hakenwurm-Larven in diese *eindringen können*, muß ihr Vorderende Gelegenheit haben, in *feine Spalträume der Haut* — wie sie die Haarfollikel oder die Lücken unter abblätternden Epidermis-Schuppen

---

[1] Den sehr agilen Strongyloides-Larven gelingt es nach GOODEY gelegentlich, sich auch aus tieferen Wasserschichten in die Haut zu bohren, was allerdings praktisch ohne Bedeutung ist.

[2] Siehe aber S. 726, Anm.

bieten — einzudringen, damit die Bohrbewegungen des Würmchens auf der glatten Oberfläche den *nötigen Widerhalt* finden.

Looss (1901) und eine Anzahl der ersten Nachuntersucher meinten, daß die *Haarfolikel* auch auf der Menschenhaut *die Haupteintrittsstellen* für die Larven seien, während sie in den späteren Versuchen von Schüffner dort *völlig fehlten,* aber reichlich unter der Epidermis solcher Hautstellen vorhanden waren, die weder mit Drüsen noch Haarbälgen in Beziehung standen. Looss (1911, S. 427 bis 429 und 520—521), der in seiner großen Ancylostoma-Monographie die Frage nochmals eingehend diskutiert, kommt zu dem Schlusse, daß die Eintrittsstelle der Larven lediglich davon abhängen wird, ob die infizierte Hautstelle zufällig stärker oder schwächer behaart oder mehr oder weniger mit losen Hautschuppen bedeckt ist. Ferner hebt Looss hervor, daß das Eindringen der Larven nicht nur je nach der Widerstandsfähigkeit der Haut an den verschiedenen Körperstellen verschieden leicht vor sich gehen wird, sondern bei der rigiden Haut *zu alter* Individuen überhaupt ausbleiben kann (l. c. S. 505 bis 507); die Versuche von Fülleborn (1926, S. 723—724) über das Bohrvermögen von Strongyloides-Larven an identischen Hautstellen verschieden alter Personen bestätigen diese Ansicht. Auch die Haut der *Neger* scheint dem Einbohren von Hakenwurm-Larven mehr Widerstand entgegen zu setzen als die der *weißen Rasse* (Smillie u. Augustine) [1], und dasselbe mag für die festere Epidermis von Indianern zutreffen (Fülleborn, Dios u. Zuccarini). Endlich ist außer dem Alter und anderen Eigenschaften der Larven auch eine genügende hohe Außentemperatur für das Einbohren der Larven notwendig, da bei Kälte ihre Beweglichkeit abnimmt, was ebenfalls manche Fehlversuche erklären dürfte (Looss 1911, S. 507—508).

Welche klinischen Hauterscheinungen durch das Einbohren von Hakenwurm-Larven in die Menschenhaut verursacht werden, ist abhängig von der *Menge* der in eine bestimmte Hautstelle gleichzeitig eingedrungenen Larven, und nach den Hunde-Versuchen von Sarles zu schließen auch von dem *Alter* des infizierten Individuums (s. S. 713). Ferner aber auch davon, ob es sich um die Larven von *Ancylostoma duodenale* und *Necator americanus* handelt — deren „normaler Wirt" der *Mensch* ist — oder um die Larven von solchen Hakenwurmarten, die im Darme des *Menschen* entweder *überhaupt nicht* geschlechtsreif werden können oder deren *gewöhnliche Wirte* jedenfalls *Tiere* sind.

Da die Larven von Ancylostoma duodenale und Necator americanus anscheinend *die gleichen* Hauterscheinungen verursachen (siehe hierzu auch S. 716), können sie zusammen besprochen werden, während die durch *andere* Hakenwurm-Larven verursachten Symptome so eigenartig sind, daß sie einer besonderen Abhandlung bedürfen (siehe S. 721).

a) Hauterscheinungen durch das Einbohren der Larven von Ancylostoma duodenale und Necator americanus.

α) *Laboratoriumsbeobachtungen:* Schaudinn (siehe Löbker u. Bruns l. c. S. 452, Anm. 1) konnte das Eindringen von A. duodenale-Larven in seine eigene Haut mit der Lupe verfolgen und beobachtete dabei einmal das Entstehen einer „juckenden, flohstich-artigen Quaddel". In den entsprechenden Versuchen von Schüffner (l. c. S. 689) äußerte sich das Eindringen von einzelnen Hakenwurm-Larven [2] in die Menschenhaut ebenfalls „subjektiv durch ein leichtes

---

[1] Siehe auch die Bemerkung über die Seltenheit der „Creeping Eruption" bei den Negerkindern in den Südstaaten von Nordamerika auf S. 722.

[2] Da Schüffner in Holländisch-Indien experimentierte und dort, wie sich später herausstellte, A. duodenale weit seltener ist als der erste 1903 davon abgegrenzte Necator americanus, hat er vermutlich mit Larven des letzteren gearbeitet.

Jucken, kaum aber zu einem Kratzeffekt verleitend, und objektiv durch ein kleines, rotes Pünktchen, dem nach einigen Minuten die Bildung einer Quaddel folgte .....; in 2—3 Stunden aber ist alles vorbei und nur ein kleinstes rotes Fleckchen verrät auch später noch, daß hier ein Insult stattfand"; immerhin ließen sich, wie SCHÜFFNER bemerkt, diese wenn auch leichten Reizerscheinungen bei einiger Aufmerksamkeit nicht übersehen. Schnittpräparate zeigten, daß die Quaddeln durch unter der abgehobenen Hornschicht des Epithels befindliche Larven verursacht werden (siehe Abb. 2). Beziehungen der Makeln oder Quaddeln zu den *Haarfollikeln* waren, wie bereits erwähnt, in den SCHÜFFNERschen Versuchen nicht vorhanden, wozu LOOSS (1911, S. 554) bemerkt, daß *Quaddelbildung* auch nur beim Eindringen der Larven durch die *Epidermis* zu erwarten sei, während das Eindringen durch die *Haarfollikel* — wie es bei Tieren die Regel sei — *ohne* sichtbare Reizerscheinungen erfolgen könne.

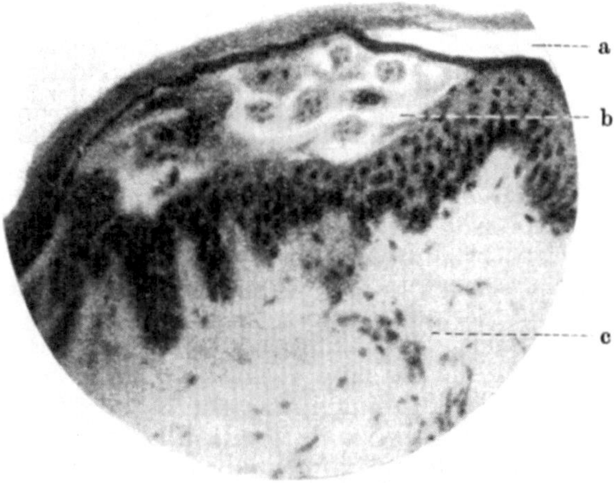

In einem Versuche von HERMAN zeigten sich nach der Infektion seiner Unterarm-Haut mit etwa 4—500 A. duodenale-Larven schon nach wenigen Minuten kleine Papelchen an den Haarfollikeln, in denen die Larven und die durch sie verursachten Gewebs- Zerstörungen auch mikroskopisch nachweisbar waren; bei einem anderen Versuche an seiner Hand trat das Jucken aber erst nach 5 Stunden ein und 4 Stunden darauf hatten sich auf der geröteten Haut zwei kleine Papeln entwickelt. Auch in einem Experiment von TENHOLT (1905) wurde das Jucken von der jugend-

Abb. 2. Larven von Ancylostomum duodenale (Necator americanus) nach dem Einbohren in Menschenhaut unter der Hornschicht der Epidermis. Nach SCHÜFFER (l. c.).
a) Natürlicher Spaltraum in der Hornschicht der Epidermis. b) Ein durch die Larven geschaffener Raum unter der Hornschicht. c) Eosinophile Zelle.

lichen Versuchsperson erst 6 Stunden nach Applikation der A. duodenale-Larven auf den Unterarm bemerkt und am anderen Morgen zeigten sich an Haarfollikeln 10 bald verschwindende rote Papelchen. BOYCOTT berichtet von einem ebensolchen Versuche, in dem das noch etwa 14 Tage lang anhaltende Jucken auch erst nach einigen Stunden auftrat und die in einigen Tagen verschwindenden roten Fleckchen erst am Morgen nach dem Versuche bemerkt wurden. Bei einem mit 25 Larven von Necator americanus (die vorher durch Aufenthalt in Sandboden ihre Scheide abgestreift hatten) angestellten Experimente von AUGUSTINE wurde Hautreizung schon innerhalb von 20 Minuten bemerkt und sie hielt 5 Tage lang an; als die Bandage mit dem infektiösen Material nach 1 Stunde entfernt wurde, zeigten sich 19 distinkte lachsrote Fleckchen.

Während also nach dem Einbohren nur *weniger* Larven von A. duodenale oder N. americanus in die Menschenhaut die Symptome *recht gering* sind oder sich auch erst nach einigen Stunden bemerkbar machen, kommt es andererseits nach gleichzeitigem Eindringen *sehr zahlreicher* Larven in dieselbe Hautstelle sofort unter heftigstem Jucken und Brennen zu sehr *starken Entzündungen* und bis zu 3 Wochen anhaltenden Hautschwellungen, wie sie PIERI nach Applikation von „einigen Tausend" Necator-Larven auf seinem Handrücken beobachtete, und durch das unvermeidliche Kratzen wird die Entzündung natürlich nur noch gesteigert.

Looss (1898, S. 486) vergleicht den Schmerz, den er bei seinem ersten unfreiwilligen Versuch — dem so berühmt gewordenen Experimente, das zur Entdeckung der Percutan-Infektion führte — bald nach der Benetzung mit zahlreiche A. duodenale-Larven enthaltender Flüssigkeit an der *Oberfläche* der Hand empfand, mit dem intensiven Brennen und Stechen, das bei der Berührung mit den Nesselorganen von Quallen auftritt, während *unter der Haut* heftiges, aber nicht auf eine einzelne Stelle lokalisiertes Jucken an der ganzen infizierten Hautstelle vorhanden gewesen sei. Am nächsten Tage war die Hand und der untere Teil des Vorderarms stark angeschwollen und erst nach 6 Tagen war die Schwellung ganz verschwunden [1]. Nach Caldwell entstand nach akzidenteller Infektion der Finger mit Necator-Larven sofort heftiges Jucken, am nächsten Tage waren auf der entzündeten und geschwollenen Haut zahlreiche kleine, leuchtend rote Punkte sichtbar und am 13. Tage war die Haut wieder normal.

Bei allen diesen Versuchen war das Hakenwurm-Material aus Wasser — also mit einem an Bakterien relativ armen Vehikel — auf die Haut gebracht worden.

Nach Malvoz u. Lambinet können in die Haut eindringende Hakenwurmlarven auch *pathogene Bakterien von der Oberfläche her in den Körper verschleppen:* Jedenfalls starb ein Meerschweinchen, dem an Tuberkelbacillen sehr reiches Sputum zugleich mit vielen A. caninum-Larven auf die Haut gebracht war, an Tuberkulose, während ein Kontrolltier, dem nur das Sputum auf die Haut gebracht wurde, am Leben blieb, und bei entsprechenden Versuchen mit Milzbrand-Bacillen erfolgte die bakterielle Infektion *regelmäßiger* bei gleichzeitiger Larven-Applikation. Da es aber, wie die Abbildungen der Autoren zeigen, nach starker Larven-Infektion auf der Meerschweinchen-Haut sogleich zu *recht ausgedehnten blasigen Abhebungen der dünnen Hornschichtlamelle* kam, mag auch deren Oberfläche dabei stellenweise *einreißen.*

Jedenfalls dürften solche auf der dünnen Haut kleiner Versuchstiere mit massenhaftem Material angestellte Versuche noch nicht beweisen, daß man auch beim *Menschen* und unter *normalen* Infektionsbedingungen praktisch mit einer Verschleppung pathogener Keime in die Haut bzw. die Blutbahn durch Hakenwurm-Larven zu rechnen hat [2]. Dazu kommt noch, daß — wie schon Scheube (l. c. S. 290) und Looss (1911, S. 557) bemerken — die Keime ja nur der *Außenseite der losen Larvenhülle* anhaften, die von dem sich einbohrenden Würmchen an der Spitze durchbrochen und dann *auf der Hautoberfläche zurückgelassen wird* (s. hierzu auch S. 726 Anm.); die Oberfläche der Larve selbst ist aber *keimfrei* und ihr Darmkanal enthält — wie Looss (1911, S. 557) vermutete und Roth (l. c. S. 526) für Strongyloides, Kawanishi für Hakenwurm-Larven bestätigen — ebenfalls *keine* lebenden Bakterien.

Man könnte einwenden, daß immerhin solche Exemplare von Hakenwürmern, *die ihre Hülle* schon vorher in der Erde *abgestreift* haben — und ebenso natürlich die überhaupt hüllenlosen Strongyloides-Larven —, die ihrer Oberfläche anhaftenden Bakterien in die Haut verschleppen könnten: Da nach Roth (l. c. S. 526) aber *Strongyloides-Larven* nach Passieren einer Agar-Schicht *keimfrei* werden, ist es nicht unwahrscheinlich, daß auch hüllenlose *Hakenwurmlarven* beim Hindurchzwängen durch die relativ derbe *Menschen-Epidermis* die ihnen anhaftenden Keime wenigstens zum Teil abstreifen. Nach Kawanishi würden die Ancylostoma anhaftenden Bakterien allerdings weder durch Einbohren in Agar, noch in Meerschweinchenhaut abgestreift; immerhin ist letztere erheblich *zarter* als *Menschenhaut* und ebenso wird bei den Agar-Versuchen dessen *Festigkeit* eine Rolle spielen [3]. Daß in einem

---

[1] Über die von Looss bei sich selbst beobachteten, auf in der Haut *wandernde* Larven bezogenen und mit „Creeping Eruption" in Beziehung gebrachten Quaddelgänge s. S. 28 Anm. 3.

[2] Auch Kawanishi kommt bei seinen Versuchen mit durch Typhus-Keimen verunreinigten Ancylostoma-Larven zu dem Ergebnis, daß Bakterien nicht in die Gewebe verschleppt würden. Der Autor schließt das freilich nur daraus, daß er die Typhusbacillen schon *nach weniger als* 1/2 *Stunde* in den Meerschweinchen Organen gefunden habe, während das Eindringen der Larven *mehrere Stunden* beanspruche; letzteres wird bei seiner Versuchsanordnung — die sich nach der kurzen englischen Zusammenfassung der japanisch geschriebenen Arbeit nicht feststellen läßt — wohl der Fall gewesen sein, wennschon es für gewöhnlich ja *weit kürzere Zeit* in Anspruch zu nehmen pflegt.

[3] Wie diese Versuche Kawanishis ausgeführt wurden, ist aus der englischen Zusammenfassung leider nicht ersichtlich.

Versuche von AUGUSTINE vorher schon *scheidenlose* Larven nicht stärkere Hautreizungen machten als gewöhnliche, wurde bereits auf S. 711 erwähnt.

Auch ein *nachträgliches* von der *Hautoberfläche* aus erfolgendes Einwandern von Bakterien durch die ja nur 20 μ dicke und sich hinter der eingedrungenen Larve gleich wieder schließende Perforationswunde wird praktisch wohl kaum in Betracht kommen.

Das durch den Juckreiz ausgelöste *Kratzen* wird allerdings Eintrittspforten für Bakterien schaffen (s. S. 716), doch habe ich mich oft darüber gewundert, daß es in meinen zahlreichen Versuchen auch bei völlig zerkratzter Haut weder bei Mensch noch Tier jemals zu nennenswerter bakterieller Sekundär-Infektion gekommen ist. COBB erwägt sogar, ob die Anwesenheit der Wurmlarven vielleicht einer bakteriellen Infektion *entgegenwirke*, was an sich ja auch durchaus denkbar wäre. Auch gibt KAWANISHI an, daß bei Ancylostoma-Larven ein *bactericides Ferment* vorhanden sei [1].

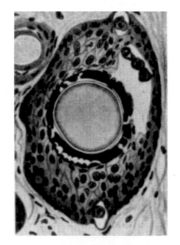

Abb. 3. Querschnitt von Strongyloides-Larven innerhalb der äußeren Wurzelscheide des Hundehaares. 1000 : 1. (Nach KOSUGE, 1924 a.)

Die Infektion von Tier-Haut mit Hakenwurm- und die mit Strongyloides-Larven verläuft bei beiden Parasiten-Arten im wesentlichen offenbar in gleicher Weise, so daß beide hier zusammen besprochen werden können. Wie aus den Untersuchungen von LOOSS mit Hakenwurm-Larven an Hunden, von MALVOZ u. LAMBINET mit A. caninum-Larven an Hunden und Meerschweinchen, von DE BLIECK u. BAUDET mit Strongyloides westeri-Larven an Hunden und Meerschweinchen und von KOSUGE (1924 a) mit Strongyloides stercoralis-Larven an Hund, Meerschwein, Ratte und Maus hervorgeht, findet das Eindringen auf behaarter, nicht allzu dünner Tierhaut hauptsächlich durch die *Haarfollikel* statt, wobei besonders deren äußere Wurzelscheide stark durchwühlt und zerstört wird (Abb. 3), doch kann es auch auf der Tierhaut zu blasigen Abhebungen der Hornschicht kommen.

LOOSS sah bei seinen mit Hakenwurm-Larven infizierten Hunden meist nur etwas Hautschwellung auftreten und SANDGROUND bemerkte trotz genauer Beobachtung bei seinen vielen mit Strongyloides-Larven percutan infizierten Hunden im Gegensatz zu den auch abgebildeten heftigen Reaktionen von FÜLLEBORN (1914) überhaupt *nur einmal* ein Erythem: Die Stärke der klinischen Erscheinungen wird aber — wie ja auch auf der Menschenhaut — vor allem davon abhängen, *wieviele* Larven in die *gleiche* Hautstelle eingedrungen sind, und so wird es z. B. nicht gleichgültig sein, ob man zur Infektion die aus vielen Tausenden von Larven bestehenden kleinen „Zöpfchen" einer Kohle-Kotkultur direkt auf die Haut bringt oder in Wasser aufgeschwemmte Larven benutzt, die sich auf eine größere Hautstelle verteilen werden. Jedenfalls dürften sich durch bloße Unterschiede in der Infektionstechnik manche einander scheinbar widersprechende Literaturangaben erklären und auch die zwischen Infektion und Untersuchung *verflossene Zeit* wird das Bild sehr wesentlich ändern.

Nach SARLES ist aber auch das *Alter* der Versuchstiere nicht gleichgültig. Denn bei nur 2—5 Monate alten Hunden erfolgte nach Applikation von etwa 20 000 A. caninum-Larven auf eine kleine rasierte Hautstelle meist überhaupt *keine* oder doch höchstens eine geringe Reaktion und nach Ablauf eines Tages waren nur noch *sehr spärlich* Larven innerhalb der Haut vorhanden. Bei 1—4 Jahre alten Hunden traten unter denselben Bedingungen aber noch während des Eindringens der Larven auf der sich rötenden Haut keine Bläschen auf, nach einigen Stunden war sie gewöhnlich schon deutlich entzündet und mit frischem

[1] Ob dieses bactericide Ferment von den Ancylostoma-Larven *sezerniert* wird oder nur in ihrem *Darm* vorhanden ist — wie es DUNCAN für den *Darm von Insekten und Zecken* nachgewiesen hat — ist aus der Zusammenfassung der Arbeit von KAWANISHI allerdings nicht ersichtlich. In einigen Versuchen des Referenten hatten lebende Ancylostoma caninum-Larven — mit und ohne Hülle — bzw. Flüssigkeit, in der sich solche längere Zeit aufgehalten hatten, *in vitro* anscheinend *keinen* hemmenden Einfluß auf die Entwicklung von Coli-Bacillen, was allerdings nicht ausschließt, daß Hakenwurm-Larven innerhalb des *lebenden* Gewebes dennoch bakterienfeindlich wirken könnten. Über bactericiden Einfluß von *Sparganum* „in vitro" berichten JOYEUX u. BAER (s. S. 770).

Exsudat bedeckt, und am nächsten Tage war auch das Unterhautgewebe der Infektionsstelle und ihrer Nachbarschaft geschwollen. Wie Schnittpräparate ergaben, war der Prozeß
während der ersten Woche auf seiner Höhe, um dann abzuklingen: Die Epidermis war zum
Teil nekrotisch, in der mit Polynucleären infiltrierten Dermis fanden sich zahlreiche intakte
Larven, während sie im Unterhautgewebe oft anscheinend abgestorben und von Massen
sich dunkel färbender Leukocyten umgeben waren; in den ersten Tagen waren die Larven
sogar sehr reichlich in der Haut vorhanden, aber auch nach zwei Monaten waren solche
darin noch nachweisbar. (In noch unveröffentlichten Kontrollversuchen von Fülleborn
waren die Unterschiede bei alten und jungen Hunden allerdings *nicht* erheblich.)

Genauere Angaben über die in der *Hunde-Haut* mehrere Tage nach sehr reichlicher
Percutaninfektion mit Hakenwurm Larven (Uncinaria stenocephala) und mit Strongyloides-
Larven auftretenden *histologischen Veränderungen* bringt Höppli (l. c. S. 44—45): Bei
beiden Parasitenarten waren die Läsionen im Prinzip die gleichen; an der *Infektionsstelle
selbst* fanden sich Hämorrhagien, Exsudationen und oberflächliche Geschwüre mit Epithel-
verlust; *im Corium und Subcutangewebe* lagen inselförmige Infiltrate aus Fibroblasten,
Zellen mit kurzovalem Kern und etwas unregelmäßiger Begrenzung, spärlichen Epitheloidzellen und massenhaften, meist eosinophilen Polymorphkernigen, bzw. nur aus Eosinophilen [1] bestehende Nester. Speziell bei der *Strongyloidesinfektion* fanden sich die meisten,
gewöhnlich auch Larven enthaltenden und zum Teil bereits in bindegewebiger Abkapselung
begriffenen Infiltrate an der Grenze zwischen Subcutangewebe und Muskelschicht, manche
auch innerhalb der letzteren. Über die durch *Hakenwurmlarven* in *Hunde*-Haut entstehenden
Veränderungen berichtet auch Kitamura [dessen neue Arbeiten s. Lit.-Nachtrag].

β) Ground-itch und percutane Hakenwurm-Infektion [2]. Einer besonderen
Besprechung bedarf der angebliche Zusammenhang zwischen *Ground-itch und
percutaner Hakenwurm-Infektion.*

Als *Ground-itch*, zu deutsch „Boden-Krätze", bezeichnet man im Süden
der Vereinigten Staaten von Nordamerika gewöhnlich ein *Sammelsurium aller
möglichen Hautaffektionen* (Kirby-Smith, Dove u. White 1929, S. 128), und
das gleiche gilt für die *Mazamorra* Porto Ricos und Zentralamerikas: In der
wissenschaftlichen Literatur versteht man unter *Ground-itch, Uncinarial dermatitis, Mazamorra* und anderen örtlich verschiedenen Bezeichnungen [3] aber
*juckende Hautaffektionen, die eine Folge percutaner Hakenwurm-Infektion sein
sollen.*

Vorkommen. Zuerst im Jahre 1900 wurde über Ground-itch von Elliott
aus den *Teegärten von Assam* berichtet, wo das dort „Pani-ghao" genannte
Leiden wie in anderen *Plantagengebieten* von erheblicher praktischer Wichtigkeit ist; nach Elliott kommt es in leichter Form aber auch bei der *Bauern-
bevölkerung* von *Assam* und *Bengalen* vor. Aus *Asien* ist Ground-itch sonst
nur noch seit 1926 aus den *Maulbeerpflanzungen Chinas*, nicht aber aus dem
übrigen China bekannt geworden. Auch in *Queensland* (Australien) soll es vorkommen. Die meisten Berichte über Ground-itch liegen aus *Westindien* und
den *Uferländern des Caribischen Meeres* vor: Auf *Porto Rico* ist es als „Mazamorra" besonders auf den dortigen Kaffee-Plantagen häufig und ebenso spielt
Ground-itch auf den Zucker-Plantagen von *Trinidad* und *Britisch-Guyana* eine
erhebliche Rolle; auch von *St. Vincent* und von *Grenada* wird es erwähnt. *Im
Süden der Vereinigten Staaten* soll Ground-itch ebenfalls häufig sein, aus *Zentralamerika* wird darüber aus *Britisch-* und *Spanisch-Honduras* berichtet, aus *Südamerika* aus *Columbien, Venezuela* und — wie bereits bemerkt — aus *Britisch-
Guyana*, während die Angaben aus dem *Amazonas-Gebiete* recht unbestimmt

---

[1] Schüffner fiel bei seinen auf S. 710—711 besprochenen Versuchen am Menschen die
Menge der Eosinophilen auf, die sich schon 10 Minuten nach dem Eindringen der Hakenwurm Larven nahe der Epidermis fanden (s. Abb. 2).

[2] Eine *ausführlichere* Besprechung der Ground-itch-Frage, als sie im Rahmen dieses Handbuches möglich ist, ist von dem Referenten 1930 im Arch. Schiffs- u. Tropenhyg. veröffentlicht worden, auf die hiermit verwiesen sei.

[3] In *Assam*: Pani-ghao, Sore-feet, Water-itch, Water-sore; in *Queensland*: Cow-itch; in
Columbien: Candelillas, Sarna de los culies, Sarna de tierra; in *Venezuela*: Sabañones (eigentlich „Frost-Beulen"); auf *Grenada*: Chauffie.

lauten. Einige Ground-itch-ähnliche Fälle wurden auch aus mit Hakenwurmkot gedüngten Gärten bei *Bologna* (Italien) beschrieben, und ein ähnlicher Fall wird auch aus *Kairo* erwähnt, während Ground-itch sonst in *Ägypten* nur ganz ausnahmsweise vorkommen soll.

Aus allen übrigen Hakenwurmländern wird nichts über Ground-itch berichtet; aus *Sumatra*, der Gegend von *Madras* und von den Eingeborenen *Neu-Guineas* wird das *Fehlen* von Ground-itch besonders hervorgehoben [1].

Über Ground-itch-ähnliche Symptome in *Bergwerken* s. S. 720.

Klinik. Die Beschreibung der klinischen Symptome der Ground-itch usw. ist gewöhnlich *sehr unbestimmt* gehalten, und die Diagnose wird offenbar meist nur daraufhin gestellt, daß die Patienten angeben, früher einmal „Jucken an den Füßen" verspürt zu haben. Genauere Angaben haben wir nur von Elliott, Bentley und von Dalgetty über die Pani-ghao Assams, von Claude Smith über die „echte" (true) Ground-itch der nordamerikanischen Südstaaten sowie von Ashford, King u. Gutierrez u. von Ashford u. Gutierrez über die Mazamorra der Landarbeiter auf Porto Rico. Fassen wir diese im wesentlichen übereinstimmenden Berichte zusammen, so handelt es sich um nur ausnahmsweise nicht nur auf die *Füße beschränkte*, die Interdigitalspalten oft bevorzugende, aber auch auf Fußrücken und Sohle vorkommende *Ekzeme*, die besonders dann auftreten, wenn die betreffenden Leute zur feuchten Jahreszeit mit bloßen Füßen in aufgeweichtem Boden stehen oder umhergehen: Die Affektion beginnt mit starkem Jucken, das sich bis zur Unerträglichkeit steigern kann. Am nächsten Tage schon zeigen sich auf geschwollener und schmerzender Haut rote Fleckchen, die bald zu Bläschen mit klarem Inhalt werden; aus diesen Bläschen können sezernierende Wundflächen oder Eiterpusteln entstehen, die ihrerseits zu Geschwüren Veranlassung geben. Während leichtere Fälle unter geeigneter Therapie bald abheilen, können schwere mehrere Wochen lang dauern und das Gehen unmöglich machen.

Ätiologie. Die in Assam von Dalgetty in den Pusteln gefundene und als Erreger der Pani-ghao angesprochene Milbe *Rhizoglyphus parasiticus* kommt ätiologisch offenbar *nicht* in Betracht; denn nach Elliott (1902 b) und Bentley (1902 a) sind in jenen Gegenden solche saprophytischen Milben ein in vernachlässigten Geschwüren überhaupt sehr häufiger Nebenbefund, und die Affektion erinnere klinisch auch keineswegs an *Krätze*, wie Dalgetty meinte. Die Annahme von Eakin (siehe Trinidad Ann. Rep. 1900), daß Ground-itch vielleicht mit *Pemphigus contagiosus* identisch sei, ist ebenfalls unbestätigt geblieben. Auch die in Trinidad von Seheult (siehe Trinidad Ann. Rep. 1900) geäußerte Vermutung, daß die Ursache der Ground-itch vielleicht *chemische Reizstoffe des Bodens* sein könnten, ist *unbewiesen* und wird von Bentley (1902 a) abgelehnt, da er jedenfalls in einem Versuche mit auf die Haut gebrachter sterilisierter und nachträglich wieder angefeuchteter Erde in Assam keine

---

[1] Es berichten: Aus *Assam:* Elliot; Dalgetty; Bentley. Aus *Bengalen:* Elliott (1900). Aus den Maulbeerpflanzungen *Chinas:* Cort, Grant, Stoll u. Mitarbeiter. Aus *Queensland:* Scheube (ohne Quellenangabe); Heydon. Aus *Porto Rico:* Ashford, Gutierrez & King; Ashford u. Gutierrez; Cort, Riley u. Payne. Aus *Trinidad:* Seheult; Eakin (beide siehe Trinidad Ann. Rep. l. c.). Aus *Britisch-Guyana:* Ozzard; Law. Aus *St. Vincent:* Branch. Aus *Grenada:* Plehn (ohne Quellenangabe, 1924). Aus dem Süden der *Vereinigten Staaten von Nordamerika:* Stiles; Claude Smith; Kirby-Smith, Dove u. White (1929) und andere Autoren. Aus *Britisch-Honduras:* Brown. Aus *Spanisch-Honduras:* Barlow. Aus *Columbien:* Robledo; Lombana. Aus *Venezuela:* Cifuentes. Aus dem *Amazonas-Gebiete:* Thomas. Aus *Bologna:* Marini. Aus *Ägypten:* Sandwith (1910); Looss (1911, S. 539, 544—555, 576, 577 u. 1914, S. 407). Aus *Sumatra:* Schüffner. Aus *Madras:* Mhaskar. Aus *Neu-Guinea:* Heydon. [Aus *Japan* berichtet nur Minamisaki über eine auf mit Hakenwurmkot gedüngtem Boden *experimentell* erzeugte Ground-itch-Infektion seiner Füße.]

Ground-itch hätte erzeugen können. Nach einer Notiz von Nash handelte es sich bei den aus Ground-itch von Bennett in Trinidad gezüchteten *Bakterien* offenbar nur um *zufällige Verunreinigungen* bzw. *Eiter-Erreger*.

Die Veranlassung, diese Fuß-Ekzeme mit *percutaner Hakenwurminfektion* in Verbindung zu bringen, waren die 1902 von Bentley in Assam und 1904 von Claude Smith im Süden der Vereinigten Staaten angestellten Versuche: Wurde ein reichlich infektionsfähige Necator-Larven enthaltendes feuchtes Kot-Erde-Gemisch für eine bis mehrere Stunden auf der Haut des Handrückens fixiert, so traten nicht nur bald Jucken und Papelchen auf, sondern am nächsten Tage waren wie bei Ground-itch auch *Bläschen* vorhanden, die später zu *Pusteln* wurden; dasselbe Material *ohne* lebende Hakenwurmlarven löste dagegen *keine* Reaktionen aus [1].

Da aber *ohne* Erde auf die Menschenhaut gebrachte Hakenwurm-Larven nach Looss und anderen Autoren (s. S. 710 ff.) *keine derartige Bläschenbildung* verursachen, schließt schon Bentley (1902 a; 1902 b), daß das Eindringen der Larven offenbar nur eine „Sekundär-Infektion" mit den im verschmutzten Boden enthaltenen eigentlichen Ground-itch-Erregern begünstige und Gutierrez, Gonzalez u. Sein kommen auf Grund ihrer negativen Tierversuche zu dem gleichen Ergebnis; daß man durch ein *Antisepticum*, wie *Salicylsäure*, entstehende Ground-itch coupieren kann (s. S. 719), spricht in demselben Sinne. Auch Looss (1911, S. 554—555 u. 557) ist gleicher Ansicht wie die eben genannten Autoren, und da die sich einbohrenden Larven Krankheitskeime kaum mit in die Haut verschleppen könnten (s. S. 712), so erfolge die Infektion mit den Ground-itch-Erregern wahrscheinlich durch *Kratzeffekte* infolge des durch die Larven verursachten Juckreizes. Wie Fülleborn (1930 a) bemerkt, müßte dann aber folgerichtig nicht nur percutane Hakenwurm-Infektion, sondern auch *alles andere*, was überhaupt zu Jucken und Kratzeffekten an den Füßen Veranlassung geben kann, *ebenfalls* Ground-itch verursachen, so daß sich aus dessen Auftreten noch *keineswegs gerade auf percutane Hakenwurm-Infektion* würde schließen lassen [2].

Erklärungsversuch für das Fehlen von Ground-itch in den meisten Hakenwurmländern. Da über Ground-itch, wie oben bereits bemerkt, *aus den meisten Hakenwurmländern nichts berichtet ist*, meint Plehn (1914), daß es sich dabei vielleicht um eine „spezifische Infektion" handle, deren Träger eben nur in den *Ground-itch-Ländern* vorhanden seien; die Versuche von Bentley (1902 a) sprechen aber *nicht* in diesem Sinne, da percutane Hakenwurm-infektion auch dann zum Auftreten des Bläschen-Ausschlages führte, wenn die später mit Hakenwurmkot gemischte Erde vorher *sterilisiert* war, also nur „Kot-Keime" enthielt. Daß nach Nash bisher nur „unspezifische" Bakterien in Ground-itch-Läsionen gefunden wurden, wurde auf den ersten Zeilen dieser Seite bereits erwähnt.

Daß speziell in *Ägypten*, trotz häufiger Ancylostomiasis, dennoch Ground-itch *kaum vorkommt* (s. S. 715) könnte nach Looss (1911, l. c. S. 539, 554—555, 576; 1914, S. 407) auch daran liegen, daß die Larven des in den Ground-itch-Ländern häufigen *Necator americanus* vielleicht *irritierender* auf die Haut wirken als die von *Ancylostoma duodenale*. Dem ist aber entgegenzuhalten, daß über Ground-itch aus den *meisten Necator-Ländern* ebenfalls nichts verlautet und daß es nach Schüffner auch in dem überaus stark damit infizierten *Sumatra* fehlt. Wie Fülleborn (1930 a) ausführt, wird durch einen Hinweis auf *Sumatra* auch der Versuch von Looss widerlegt, das Fehlen von Ground-itch in Ägypten damit zu

---

[1] Ein detaillierter Auszug aus den Versuchsprotokollen der beiden Autoren sowie überhaupt eine eingehende kritische Besprechung der vorliegenden Ground-itch-Literatur findet sich in der bereits erwähnten Arbeit von Fülleborn 1930 a.

[2] Smillie erwägt, ob die durch percutan eindringende Hakenwurm-Larven ausgelösten Hauterscheinungen vielleicht zum Teil *allergische Symptome* vordem bereits mit Hakenwürmern Infizierter sein könnten, doch wäre dann eher *Quaddelbildung* — wie sie ja bei der Cutan-Reaktion mit spezifischem Antigen auftritt (s. S. 735, Anm. 2) — als wie gerade ein *Bläschenausschlag* nach Art der Ground-itch zu erwarten. Daß bei Ground-itch auch ein vielleicht durch ein spezifisches Toxin verursachtes „urticarial element" in Betracht käme, wird nur von Ashford in einer seiner späteren Arbeiten (l. c. 1923, S. 1855) erwähnt.

erklären, daß eine zur Auslösung von Ground-itch hinreichend starke Hautreizung nur in solchen Gegenden zu erwarten sei, wo *zahlreiche Hakenwurm-Larven gleichzeitig* in die Haut einzudringen Gelegenheit fänden, was unter den lokalen Verhältnissen des trockenen Ägypten eben nicht der Fall sei. Durch die gleichen Argumente wie Looss suchen es auch STOLL, GRANT, CORT u. Mitarbeiter zu erklären, daß in *China* das Ground-itch infolge besonders starker und sich auf wenige Wochen zusammendrängender Hakenwurm-Infektion nur in den der Seidenzucht dienenden, mit Menschenkot gedüngten *Maulbeergärten* zustande käme; FÜLLEBORN (1930 a) weist aber darauf hin, daß auf den Defäkationsplätzen zahlreicher . Plantagen *ground-itch-freier* Gegenden die Infektionsgelegenheit mindestens so intensiv sein dürfte, als in den Maulbeergärten selbst zur *günstigsten* Jahreszeit.

Beweist die Statistik, daß Ground-itch durch percutane Hakenwurminfektion verursacht wird? Als Beweis für einen Zusammenhang von Ground-itch mit percutaner Hakenwurm-Infektion wird angeführt, daß im Süden der Vereinigten Staaten von Nordamerika nach CLAUDE SMITH und in Porto Rico nach ASHFORD, GUTIERREZ u. KING *fast alle* Hakenwurmkranken angäben, vor kürzerer oder längerer Zeit auch an Ground-itch bzw. Mazamorra gelitten zu haben. Das dürfte aber in Gegenden, wo sowohl die Hakenwürmer als auch diese Hautaffektionen *sehr häufig* sind, kaum viel besagen, zumal vom Publikum mit Ground-itch und Mazamorra ja alle möglichen Hauterscheinungen bezeichnet werden (s. S. 714) und man auf die *anamnestischen Angaben* angewiesen ist. Auch das von CORT, STOLL u. Mitarbeiter aus *China* berichtete auffällige Zusammentreffen zwischen relativ starker Hakenwurm-Infektion und vielen Ground-itch-Fällen in den bereits erwähnten *Maulbeerpflanzungen* kann nach FÜLLEBORN (1930 a) zwanglos dadurch erklärt werden, daß sich einerseits unter den mit Menschenkot gedüngten Bäumen reichlich Gelegenheit zur Hakenwurm Infektion findet, andererseits aber allein schon dadurch, daß die Blätterpflücker nachweislich lange in dem durch Düngung mit Menschenkot *verschmutzten und vom Regen durchweichten Boden* stehen müssen, durch Aufquellen des Fußepithels die Entstehung von *Fuß-Ekzemen begünstigt wird,* wie es unter ähnlichen Bedingungen in den Teegärten Assams der Fall ist.

Trotzdem, wie die obigen Ausführungen zeigen, der Zusammenhang zwischen percutaner Hakenwurm-Infektion und Ground-itch *recht diskutabel* ist, wird er von den meisten Lehrbüchern als *feststehende Tatsache* hingestellt; von *neueren* Autoren verhalten sich skeptisch, soweit dem Referenten bekannt, nur deutsche und holländische (PLEHN; FÜLLEBORN 1914 l. c. S. 43—44 u. 1930; ZSCHUCKE, l. c. S. 28; STICKER, SCHÜFFNER u. SWELLENGREBEL).

FÜLLEBORN (1930 a) weist darauf hin, daß die Ground-itch *klinisch* der aus China als „Hongkong-Fuß"[1] beschriebenen, sich auf der Basis einer *Pilz-Infektion* der Haut entwickelnden Dermatose ganz auffallend gleicht und, da derartige Prozesse unter verschiedenen Bezeichnungen (Dermatitis interdigitalis oder Dermatitis rimosa of the toes von CASTELLANI, Dermatitis bullosa plantaris von CANTLIE, Dhobie itch of the toes, Epidermophytosis, „Pompholyx" usw.) anscheinend *überall* vorkommen, nimmt er an, *daß überhaupt die meisten als Ground-itch, Uncinarial dermatitis, Mazamorra usw. beschriebenen Fälle solche Dermatomykosen gewesen sind.* Speziell für die angeblich in Nord-Queensland vorkommende Ground-itch ist HEYDON übrigens *derselben* Ansicht, und auch schon BENTLEY (1902 b) weist darauf hin, daß die interdigitalen Ekzeme, die ELLIOTT (1900) als „leichte Pani-ghao-Fälle" von den *Bauern* Assams und Bengalens erwähnt, offenbar nur derartige Prozesse seien. (Über die Pani-ghao der Teegärten Assams und ähnliche schwere Formen, wie sie speziell bei den *Plantagen-Arbeitern* bestimmter Gebiete häufig sind, siehe aber S. 718.)

---

[1] Nach DOLD und nach FRAZIER beginnt das durch Wärme und Feuchtigkeit begünstigte Leiden mit heftigem Jucken zwischen den Zehen oder an der Sohle, es bilden sich *Bläschen* mit klarem Inhalt, die nach dem Platzen zu stark sezernierenden Stellen werden und bei Sekundär-Infektion können Eiterpusteln und Ulcerationen daraus entstehen; durch Übergreifen des Prozesses von den Zehen auf Fußrücken und Sohle kann es auch zu schweren ekzematösen Erkrankungen des ganzen Fußes kommen, die wochenlang anhalten und das Gehen behindern; gelegentlich werden auch die Hände und andere Körperstellen befallen. Auch die von FRAZIER empfohlene *Therapie* — alkoholische Salicylsäure-Lösung — ist dieselbe wie bei Ground-itch (s. S. 719). Mit *percutaner Hakenwurm-Infektion* hat der Hongkong-Fuß offenbar *nichts* zu tun, da nicht nur Chinesen, sondern sehr häufig auch die beschuht gehenden *Europäer* von dem häufig rezidivierenden, recht lästigen Leiden befallen werden.

In denjenigen Ground-itch- und Mazamorra-Fällen, wo ein juckendes Exanthem im *unmittelbaren Anschluß an das Durchwaten ganz bestimmter Gräben und Tümpel* auftrat — wie es aus dem Süden der Vereinigten Staaten (Claude Smith 1903, l. c. S. 710) aus Porto Rico (Ashford u. Gutierrez, l. c. S. 48), aus Guatemala (Füllleborn 1930 a, S. 138 Anm.) und aus dem tropischen Westafrika (Darré) erwähnt wird — handelte es sich aber offenbar um *Cercarien-Dermatitis* (s. S. 779 ff.).

Außerdem wird aber sicher noch *vieles andere* für Ground-itch angesprochen worden sein und wennschon *gelegentlich einmal* auch *Hakenwurmlarven des Menschen* direkt oder indirekt den Bläschen-Ausschlag verursachen mögen, *so haben doch offenbar die allermeisten Ground-itch-Fälle überhaupt ganz und gar nichts damit zu tun und sind ersichtlich nur unter dem suggestiven Einfluß der Experimente von* Bentley *und von* Claude Smith *damit in Zusammenhang gebracht worden* [1].

Phani-ghao usw. als Berufskrankheit der Plantagen-Arbeiter. Die Pani-ghao der Teegärten Assams und die ihr ähnlichen heftigen ekzematösen Fußentzündungen der Kaffee-Plantagen von Porto Rico, der Zucker-Pflanzungen von Trinidad und Britisch-Guyana und der Maulbeergärten von China sind aber, wie Füllleborn (1930 a) ausführt, offenbar ein und dasselbe Leiden, *nämlich eine eigenartige, ätiologisch noch ungeklärte "Berufskrankheit" solcher Plantagen, wo die Arbeiter mit bloßen oder doch ungenügend geschützten Füßen lange in vom Regen durchtränktem, schlammigem Boden stehen müssen*, wodurch die Epidermis der Füße aufweicht und — ähnlich wie die Finger unserer Panaritien-reichen Waschfrauen — für Infektionen empfänglich wird, worauf schon Elliott (1900) hinweist. Jedenfalls bleiben auf *wasserdurchlässiger* vulkanischer Asche, wie in Guatemala, Kaffee-Plantagen trotz reichlicher Hakenwurm-Infektion *frei* von dem Leiden und entsprechendes gilt auch für die Teegärten in Sumatra.

Anderseits wird jedoch aus solchen Gegenden, wo der *Anbau von Reis* das Arbeiten auf den überschwemmten Feldern notwendig macht, nichts von Ground-itch berichtet, so daß zu der bloßen *Wassereinwirkung* auf das Epithel offenbar noch ein *anderer* Faktor hinzukommt.

Wenn nach allen Berichten aus Assam der Besuch der *Kot-verschmutzten Defäkationsplätze* die Entstehung der Pani-ghao zu begünstigen scheint, so beweist das, wie Elliott (1902 a) bemerkt, aber noch nicht, daß gerade die — auch in Assam häufigen — *Hakenwurm-Larven* dabei eine Rolle spielen müssen und wie Füllleborn (1930 a) ausführt, werden sie jedenfalls nicht der *einzige*, die Hautinfektion auslösende Faktor sein (siehe auch S. 716).

Pani-ghao tritt auf den Plantagen zur *Regenzeit* auf, kann dann aber so häufig sein, daß es von *recht erheblicher wirtschaftlicher Bedeutung* wird.

So wurden nach Elliott (1900) in den Jahren 1898 und 1899 innerhalb der Monate Mai bis August von etwa 6000 Arbeitern fast die Hälfte von Pani-ghao befallen, so daß diese während der nassen Zeit von Mai bis Oktober — von Malaria vielleicht abgesehen — überhaupt die *meisten Arbeitsverluste* der Tee-Pflanzungen verursachte; nach starkem Regen könnten täglich bis zu 5% der Leute daran erkranken, während die Zahl in trockenen Perioden bis auf 1% hinunterginge. *Auf den Kaffee-Plantagen Porto-Ricos können nach einem besonders nassen Tage sogar bis zur Hälfte der Kaffee-Pflücker durch das Leiden arbeitsunfähig werden*, wie Ashford (zit. nach Cort, Riley u. Payne, l. c. S. 123) berichtet. *Statistiken* über die Häufigkeit des Leidens auf den Zucker-Pflanzungen von Britisch-Guyana bringt auch Law.

Füllleborn (1930 a) schlägt vor, für diese Berufskrankheit mancher Plantagen nur die Bezeichnung "Pani-ghao" zu gebrauchen, mit der sie von Elliott

---

[1] Mit durch *Hunde-Hakenwürmer* verursachter "*Creeping-eruption*" (s. S. 721 ff.) ist Ground-itch und Mazamorra offenbar auch vielfach verwechselt worden (siehe hierzu Füllleborn 1930 a, S. 136, Anm. 2).

(1900) in die Literatur eingeführt wurde, zumal wir über ihre Ätiologie auch heute noch nicht mehr wissen, als dieser Autor vor 30 Jahren in seiner grundlegenden Arbeit darüber berichtet hat. Die vieldeutigen Bezeichnungen *Ground-itch* und *Mazamorra* seien aus der wissenschaftlichen Literatur aber am besten überhaupt *ganz zu streichen* und durch exaktere zu ersetzen.

Prophylaxe. Zum Schutz gegen Pani-ghao hat sich das Tragen der in Assam „Kurrams" genannten, dicken Holz-Sandalen bewährt, wennschon ihre Einführung nicht immer durchführbar sei (ELLIOTT 1900; BENTLEY 1902a). MANSON erwähnt, daß es sich auf einer westindischen Zucker-Plantage bewährt haben solle, daß die Leute, bevor sie zur Arbeit gehen, die Füße in *grünen Barbados-Teer* tauchen und dann durch feinen Sand — oder besser noch vielleicht durch Sägemehl — gehen, damit sich ein fester Belag um die Füße bildet.

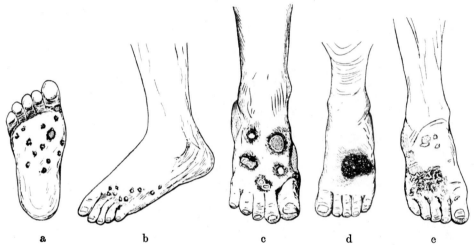

a   b   c   d   e

Abb. 4. Pani-ghao nach Skizzen von ELLIOT (1900). a) 4. oder 5. Tag mit vereiterten Bläschen an der Sohle (außerdem 2 ältere, offene Geschwüre). b) 2. Tag mit Bläschen auf dem Fußrücken. c) 16. Tag mit großen indurierten Geschwüren auf dem Fußrücken. d) 3 Tage alter Fall des sog. „herpetiformen Typus" mit zahlreichen kleinen, zum Teil konfluierenden Bläschen. e) 5 Tage alter Fall der gewöhnlichen Form des sog. „herpetiformen Typus" mit unregelmäßig verzweigten Blasen. (Reproduktion aus FÜLLEBORN 1930a.)

Therapie. ELLIOTT (1900) empfiehlt, sobald als möglich die von Pani-ghao befallenen Füße mit warmen antiseptischen Lösungen zu reinigen, die Bläschen abzutragen und die mit Carbolsäure 1 : 40 ausgewaschenen Wunden bei ein- bis zweimal täglich wiederholtem Verbandwechsel in üblicher Weise weiter zu behandeln; in günstigen Fällen träte die Heilung nach 8—9 Tagen ein. Bei Absceßbildung usw. werde chirurgische Behandlung nötig. Nach BENTLEY (1902a) kann man die Pani-ghao-Bläschen im Beginn durch starke Salicyl-säure-Lösung in Kollodium oder Methylalkohol in 1—2 Tagen zum Eintrocknen bringen und damit die Affektion coupieren. Sind schon Eiterpusteln vorhanden, so sei die einzige wirklich wirksame Behandlung deren Abtragung und Ätzung mit konzentrierter Carbolsäure, Argentum nitricum oder Salpetersäure und Weiterbehandlung wie bei einem gewöhnlichen Geschwür. Bei Fällen mit starker Schwellung, Entzündung und Tendenz zur Hautabhebung („sloughs") seien Incisionen und heiße desinfizierende Bäder angezeigt. Auch BARLOW empfiehlt aus Spanisch-Honduras gegen Ground-itch (Uncinarial-Dermatitis) 3% Lösung von Acidum salicylicum in Äthyl-Alkohol; damit getränkte Watte wird zweimal am Tage für 5 Minuten aufgelegt. Fälle ohne Sekundärinfektion besserten sich sofort und heilten in 2—4 Tagen [s. auch H. RUGE, Lit.-Nachtrag].

γ) *Die auf das Eindringen von Hakenwurm-Larven bezogenen, in Bergwerken beobachteten Hauterscheinungen.* Auch aus einer Anzahl mit Ancylostomen infizierter *Bergwerke* sind als *Bunches, Botches, Quaddeln,* „*Krätze*", *Ampoules, Gourmes, Taons, Pitirr* usw. Hautaffektionen beschrieben worden, die als Folge percutaner Hakenwurm-Infektion aufgefaßt wurden. Wie aus der sehr ausführlichen Zusammenstellung von LOOSS (1911, S. 541—548), auf die hiermit wegen der Einzelheiten verwiesen sei, hervorgeht, handelt es sich meist um Furunkel, stark juckende urticaria-ähnliche Eruptionen oder um allgemeinen Pruritus, wie sie BOYCOTT u. HALDANE aus den britischen Kohlengruben erwähnen, oder auch um pustulöse Ekzeme, wie sie nach GOLDMAN (zit. nach LOOSS 1911, S. 543) in den ungarischen Gruben vorkommen. Auch aus französischen und belgischen Kohlengruben, vom Bau des Gotthardt-Tunnels und aus den sizilianischen Schwefel-Minen wurde derartiges erwähnt und von TURNER ebenso aus den Minen Südafrikas. Aus den vor 30 Jahren bekanntlich gleichfalls zum Teil recht stark mit Ancylostomen verseuchten Gruben des rheinisch-westfälischen Kohlengebietes wird über auf percutane Hakenwurm-Infektion bezogene Hauterscheinungen nur von DIEMINGER und von TENHOLT (1905) berichtet. Ersterer spricht ein in der damals stark mit Ancylostomen verseuchten Grube „Graf Schwerin" bei Dortmund unter den Bergleuten als „Schweriner Krätze" bekanntes floh- oder mückenstichähnliches, stark juckendes urticaria-artiges Exanthem als Folge percutaner Hakenwurm-Infektion an; es träte nach Berührung mit dem feuchten Grubenholz besonders an Handrücken und Armen, seltener auch am Rücken auf und dauere etwa eine Woche. TENHOLT (l. c. S. 470) nimmt dasselbe für einen „Zechen-Krätze" genannten, meist an den Händen und Vorderarmen auftretenden „sehr feinen Hautausschlag" an, den er in einer anderen, stark infizierten Grube antraf.

In einer seiner *früheren* Arbeiten hatte TENHOLT (1903) aber darauf aufmerksam gemacht, daß juckende Papeln oder Pusteln an Hand, Arm oder Gesicht oft auch als Folge von *ätzendem anorganischem Staub* bei Bergleuten aufträten und daß auch kein Beweis dafür vorläge, daß die aus den *britischen Minen* berichteten Hauterscheinungen eine Folge von Hakenwurm-Infektion seien. LOOSS (l. c.) betont aber andererseits, daß nach den Angaben der älteren Literatur auf das Auftreten der Hauterscheinungen oft auch bald *andere* Symptome erfolgter Hakenwurm-Infektion gefolgt seien. Wie der Referent vermutet, könnte es sich speziell bei den *urticaria-ähnlichen* Fällen vielleicht auch um eine „Überempfindlichkeits-Reaktion" auf eindringende *Strongyloides-Larven* gehandelt haben (s. S. 735), da diese bekanntlich oft mit Hakenwürmern zusammen vorkommen und auch in den deutschen Gruben nicht selten waren; auch bestätigt FRANÇOIS das Vorkommen von Hauterscheinungen aus zwei stark mit *Strongyloides* infizierten französischen Minen.

Aus *neuerer* Zeit scheinen übrigens keine einschlägigen Berichte aus Bergwerken mehr vorzuliegen; jedenfalls erwähnt auch BRUNS in seiner 1929 erschienenen Zusammenstellung über „die Ankylostomiasis der gemäßigten Zone" nichts von solchen.

δ) *Können Larven von Ancylostoma duodenale oder Necator americanus* „*Creeping eruption*" *verursachen?* LOOSS (1911, S. 483 u. 531—536; 1905, S. 131; 1914, S. 406) glaubte nach an sich selbst gemachten Beobachtungen, daß die Larven von *Ancylostoma duodenale* — oder vielleicht die von *Strongyloides stercoralis*, an die er aber erst *in zweiter Linie* dachte — die gleichen klinischen Erscheinungen auf der Haut verursachen könnten, wie sie bei der durch *Gastrophilus-Larven* verursachten „Creeping eruption" beobachtet werden. Bei einer Vergleichung mit einer derartigen Moulage von RILLE stellte er aber doch *erhebliche Unterschiede* fest: Denn statt einer nur 1—2 mm breiten, tiefroten Linie, wie sie jene Moulage zeigte, war in seinem Falle die weiterwandernde Linie etwa 5—7 mm breit und sah quaddelartig aus wie bei einem Mückenstiche (l. c. 1911, S. 534).

Wie FÜLLEBORN (1930 b) an der Hand der LOOSS'schen Krankengeschichte zeigt, hat es sich bei ihm offenbar um im Bindegewebe einer *allergisch* gewordenen Haut weiterkriechende Larven von *Strongyloides stercoralis* gehandelt, wobei derartige weiterwandernde Quaddellinien entstehen (s. S. 734). LOOSS *hat also überhaupt nicht an „Creeping eruption"* gelitten, wenn wir unter dieser Bezeichnung nur das scharf umrissene klinische Bild der „Epidermiditis linearis migrans (KENGSEP)" und nicht überhaupt alle die so verschiedenartigen Hauterscheinungen verstehen wollen, die durch eine „Larva migrans" entstehen können. Es ist also *nicht* mehr gerechtfertigt, LOOSS als Gewährsmann dafür anzuführen, daß „Creeping eruption" vielleicht auch durch die Larven von *A. duodenale* entstehen kann.

b) Creeping eruption und sonstige Hauterscheinungen durch das Einbohren der Larven von Hunde-Hakenwürmern in die Menschenhaut. (Mit einem Anhang über ähnlich wirkende andere Nematoden[1].)

Geschichtliches. Im Jahre 1925 berichteten KIRBY-SMITH u. DOVE, daß eine klinisch dem *Gastrophilus-Hautmaulwurf* ähnliche, aber zu stärkeren Entzündungserscheinungen Veranlassung gebende Form der „Creeping eruption" im Süden der Vereinigten Staaten, zumal in Florida, überaus häufig sei. Nach langem Suchen fand DOVE in Gewebsschnitten statt der erwarteten Fliegenlarve eine *Nematodenlarve*, die KIRBY-SMITH, DOVE u. WHITE (1926) provisorisch als *Agamonematodum migrans* bezeichneten und die nach RANSOM wahrscheinlich zu der großen Nematoden-Familie gehörte, der neben anderen Gruppen auch die Hakenwürmer angehören; da aus epidemiologischen Gründen Larven der im *Menschen* ausreifenden Hakenwürmer ausgeschlossen werden konnten, dachten sie an die Larve eines diesen verwandten Tierparasiten, in erster Linie an einen solchen von *Ratten* oder auch anderer „Haus-Tiere". Im August 1926 stellte FÜLLEBORN bei sich und einer anderen Versuchsperson fest, daß die Larven des auch in Europa vorkommenden Hunde-Hakenwurms *Uncinaria stenocephala* genau das gleiche Krankheitsbild verursachten, und im September des gleichen Jahres WHITE u. DOVE (siehe ihre Arbeit von 1928) als Erreger der Creeping eruption in Florida ebenfalls die Larven eines Hunde-Hakenwurmes; es waren die von *Ancylostoma braziliense*, während ihre mit den Larven des gewöhnlichsten Hunde-Hakenwurmes *A. caninum* angestellten Experimente *nicht* zu Creeping eruption führten und auch in ihren 1929 veröffentlichten späteren Versuchen nur *Papeln* veranlaßten. Vor einer Reihe von Jahren hatten aber auch schon Dr. DE NOOIJ und Prof. FLU in Holländisch-Indien nach Applikation von Hunde-Hakenwurm-Larven auf ihre Haut Creeping eruption beobachtet, wennschon es nicht weiter bekannt geworden war (siehe FÜLLEBORN 1927, S. 129).

SHELMIRE bestätigte 1928 in Texas, daß Creeping eruption durch die Larven von *A. braziliense* verursacht wird, indem nach Aufbringen von je etwa 100 solcher Larven auf die Haut von 18 Personen bei 16 davon weiterwandernde Gänge (im ganzen etwa 100) auftraten. HEYDON wiederholte 1929 in Australien die Versuche mit Hunde-Hakenwürmern an zwei Personen; danach entstand Creeping eruption nicht nur durch die Larven von *A. braziliense*, sondern, wennschon in wenig ausgesprochener Form, auch durch die von *A. caninum*. Ferner stellte HEYDON fest, daß die Larven von *A. caninum*, ohne auf der Oberfläche sichtbare Spuren zu hinterlassen, erhebliche Strecken unter der Haut weiterwanderten und an Hand und Fuß zu *juckenden, ödematösen Schwellungen* Veranlassung gaben; letzteres beobachtete auch FÜLLEBORN (FÜLLEBORN u. KIKUTH 1929 und FÜLLEBORN 1930 b).

Verbreitung und Epidemiologie. Durch die Larven von *A. braziliense* verursachte Creeping eruption kommt im *Süden der Vereinigten Staaten*, besonders in den sandigen Küsten-Ebenen von New-Jersey bis nach Texas hin vor[2].

---

[1] Über Creeping eruption einschließlich der durch Gastrophilus-Larven verursachten wird in diesem Handbuch auch von PICK berichtet, auf dessen Zusammenstellung hiermit verwiesen sei.

[2] In Nordamerika gibt es aber auch *Gastrophilus*-Creeping eruption, wie die Fälle von RUDELL und von KNOWLES mit positivem Larvenbefunde beweisen.

In Florida wird sie durch ihre Häufigkeit zu einer wahren Landplage und allein KIRBY-SMITH sah innerhalb einer 15jährigen Praxis in Jacksonville über 2500 Fälle. Das Leiden wird auf *feuchtem Sandboden* — der die Entwicklung der Larven fördert — erworben und wurde daher von KIRBY-SMITH, DOVE u. WHITE in Anlehnung an die übliche Laien-Bezeichnung ursprünglich als „Feucht-Sand-Typ der Creeping eruption" beschrieben; am häufigsten tritt es im Sommer nach Regenwetter auf. Die meisten Fälle werden von den barfuß gehenden Kindern berichtet; Erwachsene werden aber nicht verschont und infizieren sich gelegentlich in schwerster Weise mit großen Larven-Mengen, wenn sie bei der Arbeit — z. B. bei Automobil-Reparaturen — auf dem Boden liegen müssen, wobei die Infektion auch durch *feuchte* Kleider hindurch stattfindet. Am häufigsten sind Füße, Hände und Gesäß der Sitz der Affektion.

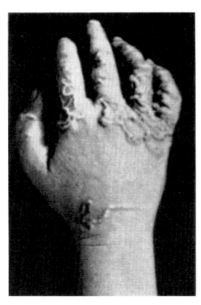

Abb. 5. Creeping eruption aus Brasilien von der Hand eines Kindes. Phot. des Inst. Oswaldo Cruz, Rio de Janeiro.

Neger und Negerkinder werden *auffallend seltener* befallen als unter denselben Bedingungen lebende *Weiße:* so befanden sich in dem etwa zur Hälfte von *Negern* bewohnten Jacksonville unter 301 poliklinisch behandelten Fällen nur 5 Neger; ebenso wie die weit geringere *Necator-Infektion* der dortigen *Neger* mag das mit einer größeren *Dicke ihrer Epidermis* zusammenhängen (s. S. 710), doch wäre es auch möglich, daß die Haut von *Negern* oder auch von *anderen* farbigen Rassen vielleicht weniger auf „allergische Prozesse" reagiert als die von *Weißen* (s. hierzu S. 726).

In *Nord-Queensland* (Australien) ist die durch A. braziliense verursachte Creeping eruption nach HEYDON ebenfalls nicht selten und nach den Abbildungen eines von HAMILTON u. FERGUSSON beobachteten Falles sei es wahrscheinlich, daß das gleiche Leiden auch in *Neu-Guinea* vorkomme, wennschon es bei den dortigen *Eingeborenen* fehle. In Nord-Queensland wird es „Sandworm" genannt und dieselbe Bezeichnung führt eine nach CAWSTON (1928) mit den aus Florida beschriebenen Fällen offenbar identische Hautaffektion in *Natal* (Südafrika), wennschon er sie mit Kulturen, die Larven von A. braziliense und caninum enthielten, an seinen Fingern nicht hervorrufen konnte (CAWSTON 1930). GIGLIONI berichtet dasselbe von der „Sand-itch" Britisch-Guyanas, die aber nur bei *Weißen* u. besonders deren Kindern beobachtet wurde; in seinem genauer beschriebenen Fall hätte es sich allerdings offenbar *nicht* um die Larve eines in *Haustieren*, sondern vielleicht eines im *Peccari* schmarotzenden Wurmes gehandelt. Nach einer aus dem Instituto Oswaldo Cruz stammenden Abbildung zu schließen (Abb. 5), kommt das Leiden auch in *Brasilien* vor. Wennschon als „Mazamorra" angesprochen und auf *Necator*-Larven zurückgeführt (s. S. 718 Anm.), beschreiben ASHFORD, GUTIERREZ u. KING (l. c. S. 74) die weiterwandernden „Gänge" aus *Porto Rico* und sie mögen, als „Ground-itch" bezeichnet, auch sonst noch in Westindien und Nachbarschaft vorkommen.

Auch bei den zahlreichen, aus dem *tropischen Westafrika*, aus *Madagaskar, Ceylon, Holländisch-Indien* usw. berichteten Fällen von „Creeping eruption" — bei denen man den im Epithel weiterkriechenden Erreger, ebenso wie

FÜLLEBORN (1927, S. 123) die Uncinaria-Larve, zwar durch Umkreisen des Gang-
endes mit Argent. nitr. oder Mikrobrenner *aufhalten konnte* (BLANCHARD; CLAPIER
u. GEORGELIN; GAMBIER), seiner selbst aber trotzdem niemals habhaft wurde —
handelt es sich offenbar um *sehr kleine Lebewesen* und manches spricht für eine
vom *Boden* ausgehende Infektion (CLAPIER u. GEORGELIN), was an *Nematoden-
Larven* denken läßt. Bei der weiten Verbreitung von *A. braziliense* in außer-
europäischen Ländern wäre wohl in erster Linie *dessen* Larve in Betracht zu
ziehen[1], wennschon der *klinische Verlauf* der tropischen Fälle in der Regel *milder*
als in Florida zu sein scheint und oft mehr an *Gastrophilus-Hautmaulwurf*
erinnert, dessen relativ große Larve man aber wohl kaum immer übersehen
hätte. Außer Larven von Fliegen und Hunde-Hakenwürmern kommen freilich
noch *andere Nematoden-Larven* in Betracht (s. S. 731) und vielleicht ist auch

damit die Liste der Creeping
eruption-Erreger noch nicht abgeschlossen! Bei ungeklärten
europäischen Fällen würde man an
Uncinaria stenocephala denken,
der übrigens auch in den *Tropen*
nicht fehlt.

*Verbreitung der Hunde-Haken-
würmer. Ancylostoma braziliense*
(= *ceylanicum*) fand man als einen
nur gelegentlichen Parasiten des
Menschen-Darmes im südlichen Ostasien — wo er nach den Versuchen
von OISO auch beim *Menschen* häufiger als bisher angenommen sein mag
— und auf Fidji, während er bei
Hunden und *Katzen* einschließlich
deren wild lebenden Verwandten

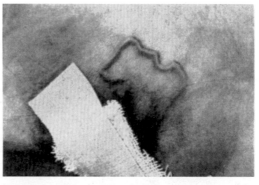

Abb. 6. Creeping eruption aus dem Süden der Vereinig-
ten Staaten; noch frischer Larvengang oberhalb der
Achselhöhle (verkleinert). Nach KIRBY-SMITH, DOVE u.
WHITE (1926).

nicht nur dort, sondern auch in
Nord-, Zentral- und Südamerika, im
tropischen Westafrika, in Natal und Transvaal, sowie in Nord-Queensland (Australien)
häufig vorkommt. Auch vom Bären (und als A. gibsoni wahrscheinlich auch von einem
Eichhörnchen) ist er beschrieben worden.

Ancylostoma caninum ist der gewöhnlichste der Hunde-Hakenwürmer und findet sich
auch bei Katzen und einigen wild lebenden Tieren. Er fehlt auch in Europa nicht;
in Italien ist er sogar recht häufig.

Uncinaria stenocephala ist ebenfalls ein in Hund, Katzen, Fuchs und Dachs vorkommender
Hakenwurm. Außer in Europa, einschließlich Deutschlands, kommt er in den Vereinigten
Staaten und Kanada vor; da er in Holländisch-Indien gefunden wurde, mag er auch sonst
noch in den Tropen verbreitet sein.

a) *Klinische Erscheinungen durch A. braziliense- und Uncinaria stenocephala-
Larven* (Abb. 6—8). Die Larven von *A. braziliense* und die von *Uncinaria stenocephala* verursachen gleiche klinische Erscheinungen, doch sind, wie SHELMIRE
und HEYDON bemerken, die Symptome nicht bei *allen* Personen auch in *derselben
Stärke* ausgeprägt. Beim Eindringen der Larven wird höchstens etwas Stechen
oder Jucken verspürt und danach finden sich eventuell kleinste Quaddelchen
oder rote Fleckchen auf der Haut, die aber schnell verschwinden. Innerhalb von
etwa 1—3 Tagen bilden sich an der Infektionsstelle aber juckende, harte, rundliche, rote Papeln von etwa 2—5 mm Durchmesser, oder nach stärkerer Infektion
auch *erheblich größere* Infiltrate in der Haut. Von diesen Papeln *können* weiter-

---

[1] Anm. bei der Korrektur: Tatsächlich haben SMITH u. ELMES in Lagos (West-Afrika)
bei einem typischen Falle von Creeping eruption eine *Nematodenlarve* in der Haut gefunden,
in der sie eine solche von *A. braziliense* vermuteten; auffällig ist allerdings, daß die Larve
sich *nicht direkt unter dem Stratum corneum*, sondern in den *tiefsten* Schichten des Epithels
befand.

wandernde „Creeping eruption-Gänge" ausgehen, doch ist das, wie Heydon hervorhebt, durchaus *nicht immer* der Fall, so daß es dann nur bei den wenig charakteristischen *Papeln* bleibt, während in anderen Fällen die Anzahl der Gänge sehr groß sein kann; in den Versuchen von Shelmire (s. S. 721) betrug sie etwa 5—6⁰/₀ der auf die Haut gebrachten Larven. Nach Shelmire beginnt die Gangbildung gewöhnlich etwa am 4. Tage nach der Infektion; sie kann

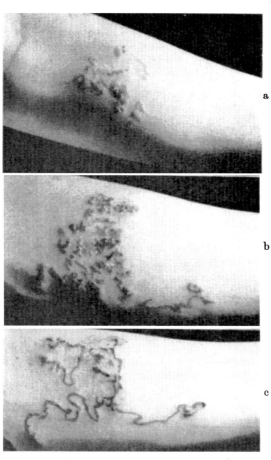

aber auch erst nach 2 Wochen und noch später einsetzen (Fülleborn 1927; Shelmire; Giglioni; Heydon) und in einem Falle von Heydon bildete sich an der einzigen überhaupt vorhandenen und nur gelegentlich etwas juckenden Papel sogar erst nach etwa 10 Wochen ein typischer Gang. Shelmire gibt an, daß von seinen 16 positiven Versuchspersonen bei zweien, die zufällig an Influenza erkrankten, das *Fieber* nicht nur die Bildung der Gänge *verzögerte*, sondern auch einen ausgesprochenen *Heileffekt* hatte, wennschon die Creeping eruption nachher wieder einsetzte. Fülleborn (1927) vermutet, daß auch die Larven schädigende *therapeutische Eingriffe* die Gangbildung verzögern. Die Gänge präsentieren sich auf der Haut nach Shelmire als rote, etwas erhabene Linien oder als ödematöse, etwas blasser als die Umgebung erscheinende Erhebungen, oder es sind „vesiculäre" zwei oder mehr Millimeter hervorragende Bohrgänge. Letztere sind für die vorliegende Form der Creeping eruption im Gegensatz zu dem mit *geringeren* Entzündungserscheinungen verlaufenden *Gastrophilus-Hautmaulwurf*

Abb. 7. Experimentell durch Larven von A. braziliense erzeugte Creeping eruption (Verlauf anfangs durch Fieber um etwa 6 Tage verzögert). a) Nach 14 Tagen, b) nach 21 Tagen, c) nach 24 Tagen. (Nach Shelmire l. c.)[1]

besonders charakteristisch. Es kann im Verlaufe der Gänge und ebenso über den infiltrierten Hautstellen aber auch zur Bildung *großer Blasen* kommen, wie sie Kirby-Smith, Dove u. White (1926) und Fülleborn (1927) beschreiben und abbilden (s. Abb. 8). Nach Fülleborn (1927) verursachte die *Uncinaria-Larve* an der jeweiligen Spitze des Ganges eine fühlbare, etwa 4 mm große Anschwellung, die gelegentlich als blasse Quaddel auch sichtbar war und aus deren Mitte eine sehr zarte, etwas erhabene blasse Linie entsprang, die sich nach rückwärts auf 1—1,5 mm verbreiternd, zu dem

[1] Siehe auch die Abbildung nach Kirby-Smith, Dove & White bei Pick l. c. S. 553.

gewundenen, prall mit klarer Flüssigkeit gefüllten, stark vorspringenden Gang wurde; bei den *weniger* als 1 Tag alten Abschnitten des Ganges war die Haut noch nicht gerötet, *später* bildete sich um ihn ein schmaler, roter Saum und nach 3 Tagen war der Gang zu einer mit Krusten bedeckten, 1—2 mm breiten, roten Linie eingetrocknet. Ähnlich lauten die Beschreibungen für die durch *A. braziliense* verursachte Form; nach SHELMIRE ist der Parasit oft 1 cm oder mehr vor dem sichtbaren Gangende fühlbar. Die Larve schreitet, stechende Sensationen verursachend, periodisch, besonders zur Nachtzeit und auch durch Wärme stimuliert (SHELMIRE) weiter fort, und zwar gewöhnlich um etwa 1—3 cm, zuweilen aber auch bis zu 5—7 cm in 24 Stunden (SHELMIRE). In 2—3 Wochen kann der Gang bis zu etwa 62 cm lang werden (SHELMIRE), doch ist die Linie so stark *gewunden*, daß keine so großen Körperabschnitte, wie beim Gastrophilus-Hautmaulwurf durchlaufen werden; oft werden die Gänge aber nur wenige Zentimeter lang. SHELMIRE vermutet, daß die Larve innerhalb ihres alten Ganges auch wieder *zurückkriechen* kann; jedenfalls finden sich gelegentlich kurze, anscheinend blind endende Ausläufer im Verlauf der auf der Haut sichtbaren Linie, wie sie nach therapeutischen Eingriffen auch bei Creeping eruption *anderer* Ätiologie beobachtet wurden. Das Weiterwandern der Larven wird oft durch bis zu einer Woche dauernde (SHELMIRE), aber wohl auch noch länger anhaltende *Pausen* unterbrochen, so daß die

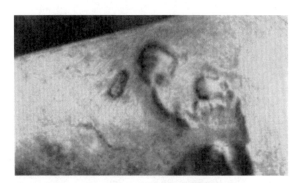

Abb. 8. Creeping eruption aus dem Süden der Vereinigten Staaten. Ein „Blasengang" auf dem Fußrücken (verkleinert). (Nach KIRBY-SMITH, DOVE u. WHITE 1926.)

Krankheit, wennschon sie nach ein *paar Wochen* spontan abgeheilt sein kann, zuweilen auch *mehrere Monate* anhält; in einem Falle von HEYDON waren es $5^1/_2$ Monate. Wo die Larve einstweilen zur Ruhe gekommen ist, bildet sich eine Papel. Aber auch *wenn scheinbar alles abgeheilt ist*, können nach DOVE u. WHITE (1928) juckende, „blatternähnliche" (wheal-like) Erhebungen noch *nach 10 Monaten* auftreten, was auch ich nach meiner *Uncinaria*-Infektion beobachtete (FÜLLEBORN 1927): Auch jetzt *nach etwa 5 Jahren* bilden sich an einer bestimmten, früher infizierten Stelle meines Armes alle paar Wochen oder Monate *spontan* zwei etwas juckende, scharf begrenzte, pralle, etwa linsengroße Quaddeln, die nach etwa einer Stunde wieder spurlos verschwinden; vielleicht stecken hier noch *zwei lebende* Larven in der Haut, die durch periodisch erfolgende Entleerung ihrer Sekrete zu den Quaddeln Veranlassung geben.

Durch Zerkratzen der Larvengänge kann es zu *bakterieller* Sekundär-Infektion kommen und in Fällen mit Hunderten von Gängen, wie sie KIRBY-SMITH, DOVE u. WHITE (1926) erwähnen, kann das Leiden — das durch oft unerträgliches, die Nachtruhe störendes Jucken schon stets *überaus lästig* ist — sogar zu *ernsten Störungen des Allgemeinbefindens* mit Gewichtsabnahme führen. Nach der Ausheilung bleiben übrigens keine Narben oder andere Veränderungen auf der Haut zurück.

Pathologische Anatomie usw. Daß die entzündlichen Papeln, die den Ausgangspunkt der späteren Gänge bilden, erst nach einer gewissen „Inkubationszeit" auftreten, dürfte damit zusammenhängen, daß die vermutlich das gewebsreizende Sekret liefernden beiden

Cervicaldrüsen erst einige Zeit nach dem Einbohren der Larven stärker funktionieren (LOOSS 1911, S. 558). Da sie zusammen schätzungsweise nur 0,000 005 Milligramm wiegen (FÜLLE-BORN 1927, S. 126), muß die Giftwirkung eine erstaunlich große sein und es ist nicht von der Hand zu weisen, daß es sich bei den dadurch ausgelösten Erscheinungen um eine „allergische Reaktion" handeln mag, bei der die Sensibilisierung der Haut ja auch durch die Antigene *anderer* Helminthen-Arten als gerade die von *Hakenwürmern* verursacht sein könnte (siehe hierzu Seite 735 u. 741). *Bakterien* kommen, ebenso wie bei *anderen* Formen der Creeping

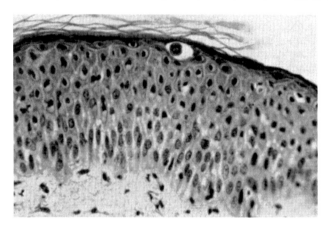

Abb. 9. Querschnitt durch das Vorderende einer Uncinaria stenocephala-Larve innerhalb des „Ganges". Mikrophot. 300 : 1. (Nach FÜLLEBORN 1927.)

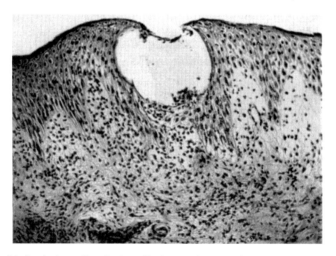

Abb. 10. Schnitt durch den „Gang" einer Uncinaria stenocephala-Larve. Der Gang ist bereits 180 μ breit geworden; die seine Wandungen bildenden Epithelzellen sind durch den Flüssigkeitsdruck stark abgeplattet; von dem infiltrierten Corium her wandern Leukocyten in den Gang ein. Mikrophot. 150 : 1. (Nach FÜLLEBORN 1927.)

eruption, offenbar *nicht* in Betracht (siehe PICK S. 553), oder doch höchstens als Sekundär-infektion alter zerkratzter Gänge.

Über die *histologischen* Befunde berichten KIRBY-SMITH, DOVE u. WHITE (1926) für die Larve von *A. braziliense* und FÜLLEBORN (1927) für die von *U. stenocephala*[1]. Die

---

[1] Nach GOODEY streifen die Larven von *Uncinaria stenocephala* beim Eindringen in die Haut ihre Hülle *nicht ab*; GOODEYs Versuche waren aber mit *Mäuse-Haut* angestellt, während nach unveröffentlichten Versuchen des Referenten beim Eindringen in die festere *Hunde-Haut* nur ein recht geringer Prozentsatz der Uncinaria-Larven die Hülle mitnimmt, was bei *Ancylostoma caninum* allerdings kaum vorkommt. Es ist also anzunehmen, daß die *Uncinaria steno-cephala-Larve* die Hülle auch beim Eindringen in *Menschen-Haut* gewöhnlich *abstreifen* wird.

etwa $^1/_2$ mm lange und etwa 20 μ dicke Larve (s. Abb. 1) wandert unmittelbar unter dem *Stratum granulosum* des Epithels weiter. Der flüssige Inhalt des anfangs sehr engen Bohrganges (Abb. 9) steht unter *sehr starkem Druck*, so daß er sich unter Abflachung der seine Wandungen bildenden Epithelzellen allmählich immer mehr erweitert; 8 mm von seiner Spitze war er bereits 180 μ breit und nahm weiterhin stellenweise noch erheblich an

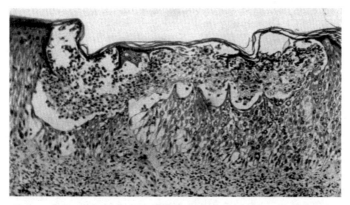

Abb. 11. Creeping eruption durch die Uncinaria stenocephala-Larve. Unter dem Stratum granulosum vordringende Leukocyten; starke Zerreißung des Epithels. Mikrophot. 150:1. (Nach Fülleborn 1927.)

Breite zu (Abb. 10). Auch in der Nachbarschaft des Parasiten-Ganges kann das Stratum germinativum durch ein unter erheblichem Druck stehendes seröses Exsudat auseinandergesprengt (Abb. 11) oder fast in seiner ganzen Dicke vom Corium in großen Blasen abgehoben werden. Von dem mit Leukocyten infiltrierten Corium wandern solche auch in den Parasitengang ein und können, dessen Wandungen durchbrechend, auch große Strecken

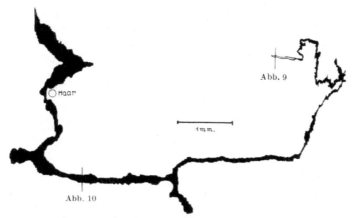

Abb. 12. Das vorderste Ende eines durch eine Uncinaria stenocephala-Larve in der Epidermis verursachten Ganges und seine Abzweigungen, Schnitt-Rekonstruktion. Die Eintragungen „Abb. 9 und Abb. 10" entsprechen den Abb. 9 und 10 dieser Arbeit. (Nach Fülleborn 1927.)

unter dem Stratum granulosum weiterkriechen, wodurch, wie Schnittrekonstruktionen zeigten, „blinde Abzweigungen" des Parasitenganges vorgetäuscht werden können (Abb. 12).

Die *Stärke* der Gewebsreaktion ist aber offenbar *individuell recht verschieden* und die Bildung größerer Blasen dürfte eine Ausnahme sein. *Gewebs-Eosinophilie* kann ebenfalls fehlen oder vorhanden sein (Kirby-Smith, Dove u. White 1926; Fülleborn 1927). Nach Shelmire betrug die *Eosinophilie des Blutes* bei sonst normalem Blutbild auf der Höhe des Anfalls 0—9%, im Mittel 4,8%. So *hochgradige* Eosinophilie, wie sie Clapier u. Georgelin in Gabun bei einem Falle von Creeping eruption sahen (30,6 im Gang-Inhalt, 21% im Fingerblut), wurde *nicht* festgestellt; in drei westafrikanischen „Larbisch"-Fällen von

LÉGER mit im Mittel 29°/₀ Eosinophilie im *Gang-Inhalt*, war übrigens nur in der *befallenen* Extremität die Eosinophilie des *Blutes* auf im Mittel 14,25°/₀ erhöht, während sie sonst im Blute normal war.

Bemerkt sei noch, daß FÜLLEBORN (1927, S. 130, Anm.) bei Affe, Schwein, Kaninchen, Meerschwein, Ratte, Pferd und Hund mit *Uncinaria stenocephala*-Larven *niemals* Creeping eruption hervorrufen konnte, auch wenn die Larven auf von Natur *unbehaarte* Stellen (wie Affen-Hand und Pferde-Vulva) gebracht wurden; waren die Infektionen *schwach*, so zeigten sich überhaupt kaum Haut-Symptome, waren sie *stark*, so bildeten sich recht erhebliche und lange andauernde Haut-Infiltrate, wie nach Strongyloides-Infektion (s. S. 714).

β) Klinische Erscheinungen durch A. caninum-Larven. Nach percutaner Infektion mit *A. caninum*-Larven kam es in den Versuchen von WHITE u. DOVE (1929) nur zur Bildung juckender Papeln, die innerhalb von 2 Tagen entstanden, vom 4. Tage an sich zurückbildeten und nach 2—3 Wochen wieder verschwunden waren, *nicht* aber zu weiterwandernden „Gängen". In den Versuchen von ELLENBOGEN konnten die A. caninum-Larven dessen *unverletzte* Haut überhaupt nicht durchbohren; 5 in einen durch Canthariden-Pflaster verursachten Epitheldefekt in die Unterarm-Haut eingedrungene Larven verursachten keine Papeln oder sonstigen nennenswerten Symptome, während sich nach dem Eindringen von 2 Larven in einen am Nagelfalz eines Fingers gesetzten Epitheldefekt 2 empfindliche Knötchen bildeten, von denen das eine am nächsten Tage verschwunden war, während sich das andere erst nach 4 Tagen zurückbildete. HEYDON sah dagegen nach der Applikation von *A. caninum* bei einer Versuchsperson außer Papeln zuweilen auch deutliche „Creeping-eruption-Gänge; allerdings überragten letztere die Hautoberfläche *nicht*, was bei *dieser* Versuchsperson aber auch bei den *A. braziliense-Gängen* nicht der Fall war, so daß bei *anderen Individuen* vielleicht auch die *A. caninum-Gänge* mit *stärkeren* Reaktionserscheinungen verlaufen mögen.

Besonders auffällig war aber, daß bei derselben Versuchsperson HEYDONS die A. caninum-Larven auch in der *Tiefe der Haut* erhebliche Strecken weiterkriechen konnten und dann *an Hand und Fuß zu wandernden, juckenden Ödemen Veranlassung gaben*, die auch bei FÜLLEBORN (FÜLLEBORN u. KIKUTH, S. 172, Anm.; FÜLLEBORN 1930 b) nach dem Eindringen einer *A. caninum*-Larve in einen Finger auftraten; die Schwellungen können so stark werden, daß man zunächst an eine *septische Infektion* denken würde.

Am 4. Tage nach Applikation von 10 Caninum-Larven auf die Mitte der Vorderarm-Innenseite der oben genannten Versuchsperson HEYDONS begannen die an den Eintrittsstellen der Larven entstandenen Papeln sich zurückzubilden, doch stellte sich *Ödem des Handrückens* ein, das in den nächsten Tagen auf den *Daumenballen* wanderte, wo sich Spannung und Jucken einstellte und sich eine Larve anscheinend nicht weit von der Handoberfläche befand; am 25. Tage und nach Abklingen aller Symptome trat an der *Handfläche* wieder Spannungsgefühl und Brennen ein und am nächsten Tage schwoll auch der *kleine Finger* an und wurde steif.

In einem anderen Versuche HEYDONS waren derselben Person ebensoviel Larven auf die Mitte des inneren Fußrandes gebracht worden und etwa eine Woche später erfolgte *allgemeine Anschwellung und Steifigkeit des Fußes mit Erythem des Fußrückens*, so daß das Krankheitsbild wie eine *septische Infektion* aussah, die aber offenbar *nicht* vorlag.

Als dem *Referenten* — vermutlich durch einen Epitheldefekt am Nagelfalz — eine *A. caninum*-Larve in das Endglied des linken Mittelfingers eingedrungen war, stellten sich ebenfalls Symptome ein, die für deren Wanderung in *tieferen* Hautschichten sprachen: Nachdem an der Eintrittsstelle der Larve zunächst nur eine juckende Anschwellung, aber keine Papel, entstanden war, begann am 4. Tage die „Wanderung"; sie dauerte mit Pausen etwa 2 Wochen und führte, nach den ihren Sitz wechselnden, stark juckenden Anschwellungen zu schließen, über den Handrücken zum kleinen Finger und zurück zum Endglied des Mittelfingers. Die anfangs mäßigen Beschwerden nahmen allmählich zu, die ganze Hand blieb schließlich dauernd geschwollen und speziell am Mittelfinger — wo sich der Parasit damals wieder zu befinden schien — wurde die ödematöse Spannung so unerträglich stark, daß zur Linderung der Beschwerden und um einer eventuellen, durch Venen-Kompression drohenden Gangrän-Gefahr vorzubeugen, eine Anzahl tiefer Entspannungsschnitte notwendig wurden; die Chirurgen hatten auch in diesem Falle an eine *bakterielle Infektion* gedacht (siehe Abb. 13). Erst etwa 3 Wochen nach dem Eindringen der Larve war die Hand wieder ziemlich normal; während der nächsten Monate trat an der Stelle, wo sich der Parasit *zuletzt* bemerkbar gemacht hatte, mehrfach eine juckende, aber schnell wieder verschwindende Quaddel auf (siehe auch S. 725). (Die ausführliche Krankengeschichte siehe FÜLLEBORN 1930 b).

Man möchte annehmen, daß *die Intensität der klinischen Erscheinungen* mit der Empfindlichkeit der Haut gegen „Ancylostomen-Gifte" zusammenhängt. Das würde auch insofern stimmen, als bei der *Versuchsperson von* HEYDON mit ihren relativ leichten Symptomen in die Haut eingespritzte Ancylostoma-Extrakte (trotz einer seit etwa 2 Jahren bestehenden leichten A. duodenale-Infektion) nur eine *ganz geringe* Cutanreaktion auslösten, während anderseits *meine Haut* infolge einer chronischen *Strongyloides-Infektion* gegen *zahlreiche Helminthen-Antigene* „überempfindlich" geworden ist und bei der Cutanprobe *auch auf die Substanz von A. caninum mit ausgesprochener Quaddelbildung reagierte.* Anderseits fiel die Cutanprobe mit *A. caninum*-Antigen (anscheinend als „Nebensensibilisierung" bei starker Ascaris-Überempfindlichkeit) aber auch bei ELLENBOGEN *positiv* aus, obschon dieser auf eindringende Larven *klinisch überhaupt kaum reagierte.* Die Versuche von ELLENBOGEN zeigen übrigens auch, daß in die Hand eingedrungene A. caninum-Larven *jedenfalls nicht*

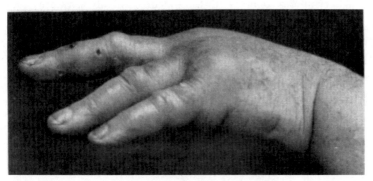

Abb. 13. Schwellung der Hand 14 Tage nach dem Eindringen einer Larve von Ancylostoma caninum (siehe Text). (Nach FÜLLEBORN 1930 b.)

immer zu den wandernden Anschwellungen Veranlassung geben; daß es den Larven keineswegs stets gelingt, sich auch in *intakte* Haut einzubohren, entspricht übrigens auch sonstigen Erfahrungen (s. S. 710).

Bei der großen Verbreitung von A. caninum (s. S. 723) wird man auch mit dem *gelegentlichen spontanen Auftreten* solcher Ödeme zu rechnen haben; wegen der Straffheit der Haut an Handfläche und Sohle werden sie gerade *an Hand und Fuß*, aber wohl kaum an anderen Stellen, zu Beschwerden Veranlassung geben.

Diagnose der durch Hunde-Hakenwurm-Larven verursachten Hauterscheinungen. Gegenüber dem *Gastrophilus-Hautmaulwurf* unterscheidet sich die durch Hunde-Hakenwurm-Larven verursachte Varietät der Creeping eruption dadurch, daß die Gänge *weniger lang* werden, aber *öfter multipel* sind und sogar zu „Hunderten" auftreten können; ferner pflegen die Entzündungserscheinungen *stärker* zu sein, so daß die Gänge oft „vesiculär" sind und es auch zu *ausgedehnten blasigen Abhebungen des Epithels* kommen kann; HEYDON macht aber darauf aufmerksam, daß die Gänge zuweilen auch so wenig auffällig sein können, daß sie leicht übersehen werden [1]. In den Fällen, wo nur *juckende Papeln* und *keine Gänge* vorhanden sind — und letztere treten zuweilen *sehr spät* und offenbar recht oft *überhaupt nicht* auf — wird die Diagnose überhaupt kaum möglich sein.

Bei den durch *A. caninum-Larven* verursachten *wandernden Hand- und Fußödemen* wird das *Fehlen von Fieber* und sonstigen bei *bakteriellen Infektionen* auftretenden Erscheinungen an eine „allergische" Affektion denken lassen.

[1] Zur Feststellung, ob es sich bei einer Creeping eruption um die *Gastrophilus-Larve* oder einen *anderen* Erreger handelt, könnte man in prinzipiell wichtigen Fällen die Cutanreaktion mit „Gastrophilus-Antigen" versuchen (siehe FÜLLEBORN u. DA ROCHA-LIMA).

Therapie der durch Hunde-Hakenwurm-Larven verursachten Hauterscheinungen. Die bei dieser Form der *Creeping eruption* üblichste Therapie ist das *Gefrierenlassen* der Umgebung des Gangendes für etwa 2 Minuten mittels *Äthylchlorid-Sprays.* Allerdings war es nach den Erfahrungen von KIRBY-SMITH (KIRBY-SMITH u. DOVE 1925) nur in 20% der Fälle wirksam und auch die anderen Autoren geben an, daß oft Wiederholungen nötig sind. Auch besteht die therapeutische Wirkung offenbar nicht in einer unmittelbaren Abtötung der Larve, da nach den Erfahrungen des Referenten A. caninum- und U. stenocephala-Larven nicht nur nach gewöhnlichem Einfrieren am Leben bleiben, sondern sogar eine Temperatur von — 15°C für mindestens 20 Minuten vertragen. Bei *Hitze von 55°C* — die von der Haut noch ertragen wird — sterben die Larven aber *sehr schnell* ab und die von KIRBY-SMITH, DOVE u. WHITE (1929) empfohlene Behandlung mit einer „Erythem-Dose" von *ultravioletten Strahlen* beruht vielleicht auf *Hitze-Wirkung.* Eine *mechanische Entfernung* der Hakenwurm-Larven aus dem Gang-Ende wird deshalb schwierig sein, weil die winzige und glashelle Nematoden-Larve selbst nach Aufhellen des Epithels mit Öl kaum erkennbar sein wird, und nicht wie die Gastrophilus-Larve dunkel hindurchschimmert.

Im Anfangsstadium multipler Läsionen bewährten sich nach KIRBY-SMITH[1] Umschläge mit *Äthylacetat* (Essig-Äther) oder *Collodium elasticum mit Äthylacetat,* dem zur „Schälwirkung" *Salicylsäure* hinzugefügt werden kann. Blasen und Pusteln behandelt HUME nach Abtragung der Haut mit frisch bereiteter 2% Mercurochrom-Lösung. Die viel gebrauchte *Jodtinktur* soll wenig nützen; besser scheint Pinselung mit *Heliobrom*-Teichgräber in 10% alkoholischer Lösung zu sein, das auch den Juckreiz mildert. LE SUEUR u. HUTCHINSON (1930) empfahlen jüngst aus Borneo gegen vermutlich durch Larven von A. caninum verursachte Creeping eruption *äußere Applikation* von reinem — oder besser mit 4 Teilen Ricinusöl verdünntem — Ol. chenopodii; der Referent hat nach den Krankengeschichten aber den Eindruck, daß es sich in den beiden Fällen der Autoren wohl *nicht um Creeping eruption,* sondern eher um ein *chronisches Fuß-Ekzem* („Hongkong-Fuß"?, s. S. 717, Anm.) gehandelt hat[2].

Man kann übrigens den Parasiten durch Umkreisen des vorderen Gang-Endes mit einer oberflächlichen Argentum nitricum-Ätzung (BLANCHARD; GAMBIER), oder mit dem Mikrobrenner (CLAPIER u. GEORGELIN) „einfangen", um ihm dann in dem umkreisten Hautbezirk mit energischer Therapie zu Leibe zu gehen[3]. Nach CAWSTON hätten sich in Süd-Afrika auch *Antimon*-Injektionen (intravenöse?) therapeutisch bewährt.

Gegen die durch wandernde Larven von *A. caninum* verursachten *Handschwellungen* halfen in dem FÜLLEBORNschen Falle weder *Novasurol* noch *Calcium-Präparate* und nach den mit „Strongyloides-Ödemen" (s. S. 735) gemachten Erfahrungen ist bei derartigen Schwellungen auch *Adrenalin* ohne Wirkung. Jedes Kratzen und Reiben ist möglichst zu vermeiden, da es die Beschwerden nur steigert. *Kühlung* und *Heliobrom-Teichgräber* in 10% alkoholischer Lösung

---

[1] Am ausführlichsten berichtet KIRBY-SMITH über seine Therapie in KIRBY-SMITH, DOVE u. WHITE 1929.

[2] Die *in Wasser lösliche Komponente von Ol. chenopodii* tötet bei allerdings stundenlanger Einwirkung nach KUDICKE (l. c. S. 196) *Strongyloides-Larven* und nach den Kontrollen des *Referenten* verhalten sich *Larven von Hunde-Hakenwürmern* entsprechend. Ob von *auf die Haut* gebrachtem Ol. chenopodii genügend durch das Stratum corneum hindurch diffundiert, um auf die darunter liegenden Larven stark genug einzuwirken, kann nur der *klinische Versuch* entscheiden.

[3] Nach HUME genügte *Jodtinktur-Pinselung nicht,* um die in der Haut wandernde *Hakenwurm-Larve* aufzuhalten, während dies CORRIGHAM (1925, Canad. Med. Assoc **15**, 405) bei der *Gastrophilus-Larve* auch damit gelungen sei.

milderten wenigstens für kurze Zeit das besonders nachts oft unerträgliche Jucken.

In diesem Zusammenhange sei auch über

Gnathostoma und unbekannte Nematoden als Ursache für „Creeping eruption" und sonstige Hauterscheinungen

berichtet.

a) Gnathostoma. Gnathostoma hispidum lebt als etwa 2 cm langes ♂ und etwa doppelt so großes ♀ im geschlechtsreifen Zustande in der Magenschleimhaut des Schweines und ist ein stacheliger Wurm mit kopfartig abgesetztem Vorderende, dessen vordere Hälfte blutrot gefärbt ist, während er hinten — wo der blutgefüllte Darm schwarz durchschimmern kann — gelblich aussieht; diese Art ist aus Europa (auch Deutschland), Turkestan, Ostasien, Neu-Guinea und vom Kongo bekannt. Das ähnliche *G. spinigerum* (= *sinense*) ist ein Parasit des Katzen- und Hunde-Magens und kommt nur in Ostasien (Indien, Siam, China, Japan) und in Australien vor.

„Verirrte", noch unreife Gnathostoma-Würmer von 2—9 mm Länge und bis zu 1 mm Dicke sind auch *aus der Haut des Menschen* beschrieben worden, aber bisher nur aus *Ostasien*, besonders aus *Siam*, wo derartige Fälle nach ROBERT sogar *recht häufig* zu sein scheinen; von den durch zoologische Bestimmung der Würmer einwandfrei sichergestellten 5 Fällen [1] entfielen 4 auf *G. spinigerum*, 1 aber auch auf *G. hispidum* (siehe MOROSHITA u. FAUST), und da diese Art auch in *Europa* heimisch ist, könnten solche Fälle auch bei uns vorkommen. Die Infektion erfolgt, wie HEYDON ausführt, offenbar nicht „percutan", sondern wahrscheinlich dadurch, daß der Mensch einen noch nicht festgestellten *Insekten-Zwischenwirt* des Parasiten zufällig *verschluckt*; ROBERT, der klinische Fälle in Siam besonders bei *Frauen*, niemals bei Kindern beobachtete, denkt an einen Zusammenhang mit der Zubereitung von Schweinefleisch.

Nach den in Siam (LEWINSEN; LEIPER 1909; ROBERT) oder sonst auf der malaiischen Halbinsel (SAMY) gemachten Beobachtungen verhält sich der Parasit offenbar ähnlich wie die *wandernde Hypoderma-Larve*, indem er circumscripte, mehr oder weniger schmerzhafte und zuweilen auch mit Fieber, Entzündungserscheinungen und nervösen Symptomen einhergehende *Haut-Ödeme verursacht, die sich an wechselnden Körperstellen wiederholen*, bis der Wurm nach zuweilen *monatelangen* Wanderungen durch die Haut oder auch die Mundschleimhaut hindurchbricht; einmal traten 5—6 Würmer nacheinander aus (Fall von DEUTZNER nach LEWINSEN).

Gnathostoma-Fälle mit „Creeping eruption" oder doch ähnlichen Symptomen sind nur 4 mal, und zwar aus China und Japan beschrieben worden. Im Falle von TAMURA wurde am Ende eines eine Abzweigung zeigenden, 4,5 cm langen und 1—2 mm breiten Epithel-Ganges ein 9 mm langes und 1 mm dickes

---

[1] Hierzu käme noch ein weiterer „Creeping eruption"-Fall von JKEGAMI, bei dem der zunächst als *Echinorhynchus sphaerocephalus* angesprochene Parasit nach MOROSHITA u. FAUST offenbar auch *Gnathostoma* gewesen ist und ferner ein sicherer und ein zweifelhafter Fall von Creeping eruption, die nach den Befunden von MOROSHITA u. FAUST wahrscheinlich ebenfalls durch *Gnathostoma* verursacht waren. Bei einem von MAPLESTONE (1929) aus *Bengalen* berichteten Fall war ein im Gewebe der Hand wandernder und nach 6 Tagen an der Spitze eines Fingers durchbrechender 3,56 mm langer Wurm ebenfalls ein unreifes *Gnathostoma*, wahrscheinlich aber *nicht* G. spinigerum. In einem *anderen* von DATTA auch aus *Bengalen* beschriebenen Fall mit an *Mastoiditis* erinnernden starken Anschwellungen und Ohrbeschwerden wurde von der Innenseite des Musculus temporalis ein 15,1 mm langer Wurm operativ entfernt, bei dem es sich nach MAPLESTONE (1930) *wohl zweifellos* um ein ausgewachsenes *G. spinigerum* ♂ handelte.

junges *G. spinigerum* ♂ gefunden. Im Falle von JKEGAMI war die wandernde Linie 21 cm lang und 1—1,5 cm (mm ?) breit und zeigte in ihrem Verlaufe 3 Knötchen; der Wurm war 2 mm lang und 0,4 mm dick (s. S. 731, Anm.). In einem von MOROSHITA beschriebenen Falle hatte ein 5 cm (mm ?) langes und 0,51 mm breites *G. hispidum* ♀ auf dem Daumenballen eines Japaners eine 8 cm lange lineare Schwellung wie bei typischer „Dermatitis linearis migrans" erzeugt. MOROSHITA u. FAUST erwähnen ferner außer einem zweifelhaften Falle einen von FUJITA in Hankau 1920 bei einem 26jährigen Japaner beobachteten Fall von „Creeping disease", bei dem der gefundene, 2 mm lange

und 0,29 mm dicke Parasit wahrscheinlich ein *Gnathostoma* war (s. S. 731, Anm.)[1].

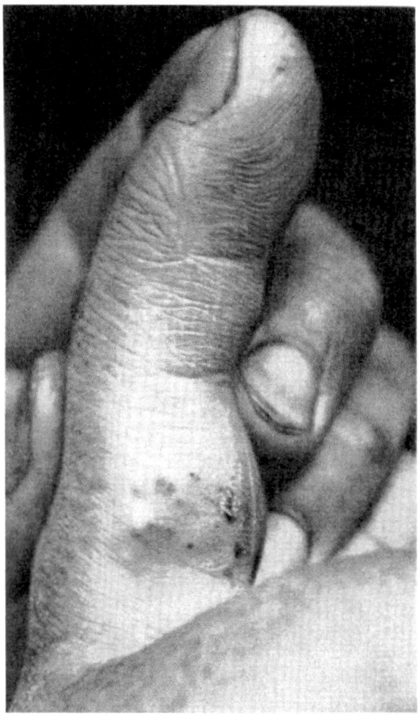

Nach einer Notiz im Lehrbuch der Helminthologie von FAUST (l. c. S. 428) sind im Gewebe zahlreiche Eosinophile und auch Plasmazellen vorhanden.

β) Vermutlich durch Nematoden-Larven verursachte Hauterscheinungen. Daß in den aus Westafrika als „Larbisch" oder „Oerbiß" und auch sonst vielfach aus Tropenländern berichteten Fällen von „Creeping eruption" an *Nematoden-Larven* zu denken wäre, wurde bereits S. 722—723 besprochen. Auf *Nematoden-Larven verdächtig* sind auch die von PICK (l. c. S. 550) in diesem Handbuch bereits erwähnten Fälle von CROCKER und LENGLET u. DELAUNEY, wo es nach dem Auflegen von *Schnecken auf Geschwüre* zur Ausbildung zahlreicher Gänge kam. Um eine *Nematoden-Larve* handelte es sich wohl auch in einem von FÜLLEBORN (1908, S. 22—23) beschriebenen, in *Brasilien* erworbenen Falle, in dem ein Parasit mit monatelangen Pausen für mindestens ein Jahr an verschiedenen Fingern einer Hand umherwanderte, wobei er auf der Oberfläche sehr deutliche „Gänge" mit bläschenartigen Erweiterungen verursachend, in 1½ Stunden bis 2 cm fortschreiten konnte, nach therapeutischen Eingriffen aber streckenweise auch in *tieferen* Hautschichten weiterkroch, um dann wieder zur Oberfläche zurückzukehren (nach *Angaben des Patienten* sollen sich einmal nach dem Aufschlitzen des Ganges durch einen Arzt am nächsten Tage an der einen Gang-Seite etwa 20 kurze, nach

Abb. 14. Vielleicht durch Nematoden verursachte, seit über 20 Jahren an der Hand eines „alten Ost-Afrikaners" umherwandernde Affektion. (Nach FÜLLEBORN 1926.)

Scarification wieder verschwindende „Gänge" gebildet haben, was aber so *unverständlich* ist, daß *etwas anderes* vorgelegen haben mag).

Um einen in der Tiefe der Haut wandernden und nur von Zeit zu Zeit sich an der Oberfläche bemerkbar machenden Parasiten — vielleicht eine Nematoden-Larve — könnte es sich auch in einem Fall von FÜLLEBORN (1926 b u. 1931) handeln, in welchem das schon 1906/07 am *Nyassa-See* (Ostafrika) erworbene eigenartige Leiden schon seit nunmehr etwa 24 Jahren besteht: Unter lebhaften Schmerzen und sich auf die ganze Hand und auch den Unterarm fortsetzender starker Schwellung entstehen an der Handfläche und der Vorderseite der Finger der rechten Hand Gruppen kleinster, dicht bei einander stehender, oft reihenartig geordneter Bläschen, denen bis zum 3. oder 4. Tage meist noch weitere derartige Bläschengruppen in der nächsten Nachbarschaft folgen, während die zuerst entstandenen inzwischen unter Schorfbildung eingetrocknet sind, so daß jeder Anfall etwa 1 Woche dauert. Dieses wiederholt sich an einer *anderen* Stelle der Hand alle paar Monate, gelegentlich aber auch in *ganz kurzen* Intervallen: *jedoch traten neue Herde stets nur auf, wenn die Bläschenbildung an der vorher befallenen Stelle bereits beendet war,* so daß der mutmaßliche

---

[1] In einem 1919 ebenfalls von FUJITA, und zwar bei einem 32jährigen Chinesen in Hankau beobachteten Falle erreichte eine linienförmige Schwellung die Länge von 77 cm und war an der breitesten Stelle 2 cm breit. Auf Schnitten wurde aber kein „Tunnel" gefunden und ebenso war kein Parasit nachweisbar, so daß der Fall ätiologisch ungeklärt ist.

„Wanderer" offenbar nur in der *Einzahl* vorhanden ist. (Daß er jetzt etwa 24 Jahre alt sein müßte, würde eine *parasitische Nematoden-Larve nicht* ausschließen, da diese offenbar recht langlebig sein können; nach FREI könnte es sich aber auch um einen bloßen *Herpes recidivans manuum* handeln.) [1]

B. Durch die Darminfektion mit Hakenwürmern verursachte Hauterscheinungen.

Die anämisch gewordenen Hakenwurmkranken zeigen eine eigenartige, leicht gelbliche, oft als „wachsähnlich" bezeichnete *Blässe* — Negerhaut bekommt einen *aschgrauen* Ton — bei oft mehr oder weniger ödematöser Haut. Auf dem sehr stark mit Necator infizierten Porto Rico beobachteten ASHFORD u. GUTIERREZ — die den Hautsymptomen besondere Beachtung widmeten — in 52% der Fälle *Pruritus* und ferner klagten die Patienten aller Krankheitsstadien häufig über das *Fehlen der normalen Schweiß-Sekretion* bei Hitze und Arbeit, die sich nach erfolgreichen Abtreibungskuren wieder einstellte. Auch *Haut* und *Haar* waren in 65,2% der Fälle *abnorm trocken und rauh*. Wie schon DUPREY angibt, sei die Haut in schweren Fällen auch sehr oft *atrophisch*, wodurch das Gesicht den eigenartig leidenden und vorzeitig gealterten Ausdruck erhielte. Seltener beobachteten die Autoren auf Porto Rico *Brennen der Handflächen und Fußsohlen*, einmal auch *Petechien*, niemals sahen sie *Urticaria*, die SICCARDI als Folge von Necator-Infektion angesprochen habe (auch BAGOHI erwähnt aus Indien einen Fall *chronischer Urticaria*, der nach Abtreibung der Würmer und Diätvorschriften verschwunden sei).

Die *Zunge* ist bei Hakenwurmpatienten blaß, zeigt nach DA SILVA Zahneindrücke, aber nicht die besonders für Ascaris-Infektion charakteristischen geröteten und vorspringenden Papillae fungiformes an Rand und Spitze (s. S. 737), Die von DELAMERE als für Hakenwurm-Infektion charakteristisch angesehenen *schwarzen Flecken der Zunge*, die er bei ostindischen Plantagen-Arbeitern beobachtete, und die nach Behandlung mit Thymol, Eisen und Chinin in 10 bis 20 Tagen oder doch in einigen Wochen *geschwunden* seien, wurden neuerdings auch von MARQUES — der sie in *Brasilien* außer auf der *Zunge* auch auf der *Mundschleimhaut* und auf der *Haut* sah — als *nur bei chronischen, zumal kachektischen Hakenwurmfällen vorkommend erwähnt*, während ihnen nach SANDWITH (1904) in *Ägypten*, wo sich braune oder schwarze Zungenflecken bei etwa 9% der Bevölkerung fänden, *kein diagnostischer Wert zukäme*. Nach DUPREY sind diese Flecken bei den ostindischen Plantagen-Arbeitern die Folge des Genusses der Früchte und des Kauens der Blätter einer westindischen Schlingpflanze, die auch die Zähne dunkel färbe; nach CASTELLANI u. CHALMERS (l. c. S. 1746) sind die schwarzen Zungen-Flecken aber sehr wahrscheinlich *angeboren*.

2. Durch Strongyloides stercoralis verursachte Hauterscheinungen [2].

Bohren sich infektionsfähige Larven des im Duodenum von Mensch, Hund und Katze parasitierenden, auch in Deutschland gelegentlich (besonders in Kohlen-Bergwerken) vorkommenden winzigen Nematoden *Strongyloides sterco-*

---

[1] SWIFT, BOOTS u. MILLER fanden bei dem javanischen Affen *Macacus rhesus* in großen blasigen Abhebungen der Hand- und Fußsohle einen etwa 2 cm langen, dem Trichocephalus verwandten dünnen Fadenwurm, dessen Eier sich nach Platzen der Blasen ins Freie entleeren, den sie *Trichosoma cutaneum* benannten; die Infektion der Haut findet offenbar durch Verschlucken der Eier auf dem Wege durch die Blutzirkulation statt. *Vom Menschen ist ähnliches bisher aber nicht bekannt.*

Es sei auch erwähnt, daß *Lagochilascaris minor*, ein normal angeblich im Darme des Leoparden lebender kleiner, dünner Fadenwurm, in 4 Fällen auf Trinidad bei Eingeborenen im Eiter von an Nacken, Kieferwinkel, Orbita oder Tonsillen lokalisierten *Abscessen* gefunden wurde (LEIPER; ORTLEPP; PAWAN).

[2] Über die Biologie der Larven s. S. 709.

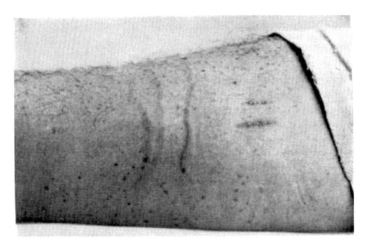

Abb. 15. Im Anschluß an experimentelle Percutaninfektion der Unterarmhaut mit Strongyloides-Larven durch die in der Tiefe weiterkriechenden Würmchen auf „überempfindlicher" Haut entstandene Quaddelwülste. (Die beiden parallelen Hautschnitte rühren von *anderen* Versuchen her.) (Nach FÜLLEBORN 1926 b.)

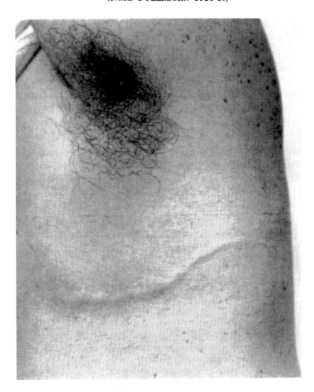

Abb. 16. Weiterwandernder Quaddelwulst unterhalb der Achselhöhle auf gegen Strongyloides „überempfindlich" gewordene Haut. Etwa $^1/_2$ natürl. Größe. Original.

ralis in *normale* Menschenhaut ein, so entstehen unter leichtem Jucken nur etwa 1 mm große, rote Fleckchen, kleinste, schnell verschwindende Quaddelchen oder auch eben noch sichtbare Petechien; *andere Erscheinungen* treten bei mäßiger

Infektion überhaupt nicht auf [1]. Bei dem Referenten (siehe FÜLLEBORN 1926 a) — dessen Haut durch zahlreiche akzidentelle Infektionen der Hände und anschließender chronischer Darminfektion gegen die Stoffwechselprodukte des Parasiten *stark überempfindlich* geworden war — bildeten sich bei experimenteller Infektion des Unterarmes an den Eintrittsstellen der Larven nach wenigen Minuten aber *große, stark juckende Quaddeln, und aus diesen wurden* 2—5 mm *breite „Quaddel-Wülste"*, die nach $2^1/_2$ Stunden bis zu 13 cm weiter gewandert waren und offenbar dem Wege einer *im Bindegewebe* der Haut weiterkriechenden Larve entsprachen (s. Abb. 15); entsprechendes hatte auch Looss unmittelbar nach einer Infektion mit Strongyloides-Larven beobachtet (s. S. 720). Nach einigen Stunden gingen die Quaddel-Wülste zurück, ließen sich aber noch nach Wochen — ja andeutungsweise sogar nach 11 Monaten — durch starkes Reiben der Haut an alter Stelle wieder hervorrufen, obschon die Larven natürlich längst weitergewandert waren [2]. Schon am nächsten Morgen nach dem Eindringen in den Unterarm machten sich die Larven aber auch an Oberarm, Hals und Brust bemerkbar und alle paar Monate treten auch jetzt nach etwa 6 Jahren besonders an der Brust juckende Quaddelgänge auf, die allerdings auch von *späteren* Infektionen herrühren mögen (Abb. 16).

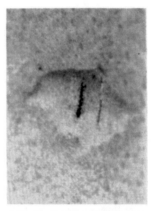

Abb. 17. Positive Impfreaktion bei Infektion mit Strongyloides stercoralis; natürl. Größe. Die von einem roten Hofe umgebene Impfquaddel entstand wenige Minuten nach Aufbringen von getrockneter Strongyloides-Substanz in flache Scarificationen.

War bei experimentellem Arbeiten eine Strongyloides-Larve in einen meiner *Finger* eingedrungen, so verursachte sie für etwa eine Woche starke, heftig juckende und ihren Sitz wechselnde Anschwellungen der *ganzen Hand*, wennschon in *geringerem* Grade als sie bei mir durch die *A. caninum*-Larve (s. S. 728) ausgelöst wurden; bei *normalen* Personen traten durch Strongyloides-Larven aber auch *an der Hand keine Schwellungen ein.*

Bei *fast allen* von mir (FÜLLEBORN 1926 a) beobachteten *chronischen* Fällen von Strongyloides-Infektion des Darmkanals traten juckende Quaddeln oder auch lange Quaddel-Wülste gelegentlich aber auch *spontan* auf, und zwar am *Gesäß und dessen Nachbarschaft, wie Lenden und Oberschenkel; unterhalb* des Knies wurden sie niemals bemerkt [3]. Vermutlich entstehen diese Quaddeln dadurch, daß infektionsfähige Strongyloides-Larven, die sich aus minimalen, bei der Defäkation am After verbliebenen Kotresten in weniger als 24 Stunden entwickeln können, in die Haut der After-Umgebung eindringen, die dadurch allmählich in immer weiterem Umfange gegen Strongyloides-Produkte so „überempfindlich" wird, daß sie schon auf das Eindringen einer Larve mit

---

[1] Über die durch Einbohren *zahlreicher* Strongyloides-Larven in *Tierhaut* verursachten Reaktionen s. S. 714.

[2] Auch die nach Scarification durch aufgebrachte pulverisierte Wurm-Substanz bei *überempfindlicher* Haut entstehende „Impf-Quaddel" läßt sich in den ersten Tagen durch Reiben der Haut wieder hervorrufen. Im Prinzip ist die bei der Impfung entstehende Quaddel ja auch dasselbe wie die durch die Stoffwechselprodukte der *lebenden* Strongyloides-Larve verursachte Quaddelbildung und ein Unterschied besteht nur insofern, als die *Impfreaktion schon* positiv ausfällt, wenn die Haut *noch nicht in dem Grade* überempfindlich geworden ist, daß sie bereits auf die minimalen Spuren von „Antigen" reagiert, die von der wandernden Larve ausgehen (siehe FÜLLEBORN 1926 a u. b).

[3] Auch Looss litt jahrelang an solchen, offenbar durch wandernde Strongyloides-Larven verursachten Quaddel-Wülsten; einen ausführlichen Auszug aus seinen Beobachtungen bringt FÜLLEBORN (1930). Über Hauterscheinungen in mit Strongyloides infizierten Kohlengruben s. S. 720.

Quaddelbildung reagiert (s. hierzu S. 735, Anm. 2). *Die dauernde Neu-Infektion* wird übrigens auch zu der auffallend langen Dauer der Darminfektion beitragen (einer meiner Fälle ist nachweislich schon seit etwa 28 Jahren infiziert).

Diagnose. Wandernde lange Quaddel-Wülste wurden nur in manchen Fällen beobachtet — zumal der Patient sie am Gesäß ja nur *tasten*, aber *nicht sehen* kann —, aber schon die *Lokalisation* dieser „Urticaria" gestattete mehrfach die später durch Kotkultur[1] gesicherte Wahrscheinlichkeits-Diagnose auf *chronische Strongyloides-Infektion*; bei erst *kurz dauernder* Infektion wird die Urticaria kaum zu erwarten sein, selbst wenn die *Cutan-Reaktion* bereits positiv ausfällt (s. S. 735, Anm. 2).

Prophylaxe und Therapie. Jeden *Abend* vor dem Schlafengehen vorzunehmende gründliche Anal-Waschungen schienen sich prophylaktisch zu bewähren; gewöhnliche Sauberkeit und das *morgendliche* Bad genügen *nicht*, wenn am Tage defäkiert wird. Gegen das überaus lästige, besonders nächtliche Jucken half am besten noch Pinselung mit *Heliobrom-Teichgräber* in 10% alk. Lösung. Eine Abtreibung der Strongyloides-Würmer ist kaum zu erreichen; nach neueren Angaben soll sie mit *Gentianaviolett per os* gelingen (s. DE LANGEN und FAUST im Lit.-Nachtrag).

3. Durch Ascaris verursachte Hauterscheinungen.

Ebenso wie die Haut der Helminthen-Träger bei der *Cutan-Reaktion* auf das spezifische Antigen mit einer von einem geröteten Hof umgebenen Quaddel reagiert (s. Abb. 17), kann es auch sonst durch „Helminthen-Antigen" zu *vasomotorischen Störungen* der Haut und Schleimhaut kommen.

So sind zahlreiche Fälle bekannt (s. JADASSOHN, l. c.), wo das Experimentieren mit *Ascaris megalocephala* (jetzt Parascaris equorum) des Pferdes — ja, das bloße Betreten eines Raumes, wo damit gearbeitet wurde — *bei manchen Personen* zu heftiger Conjunctivitis, Schnupfen, Asthma, Hautrötung, Hautschwellungen oder Urticaria Veranlassung gab[2]. Bei mit Ascaris infizierten Personen sind aber auch eine ganze Reihe „spontan" entstehender Hauterscheinungen beschrieben worden, die nach Abtreibung von Spulwürmern auffallend schnell verschwanden, so daß man gut tun wird, in verdächtigen Fällen — zumal bei Kindern — den Kot auf Ascaris-Eier zu untersuchen.

Nach KASSEL (zit. nach SEIFERT, l. c. S. 200—201) heilte ein jahrelang bestehender Schnupfen nach Entfernung der Ascaris. Entsprechendes erwähnte RANSOM von Conjunctivitis; CAMBILLET (zit. nach SEIFERT) und PENTAGUA von Urticaria; LENHARZT u. KLEMPERER von „Urticaria chronica verminosa"; MONTEL von „Erythème noueux"; LEIDY II von Ekzem, Nasenbluten, einem Corneal-Geschwür und „angioneurotischem Ödem"; WERSSILOWA (zit. nach SEIFERT) von einem jahrelang bestehenden Erythem; CEDERBERG von einer Prurigo-Hebrae-ähnlichen Dermatose; PETROSELLI (zit. nach PICK, S. 561) von einer Kette von stecknadelkopf- bis linsengroßen, rotbraunen, stark juckenden Knötchen am Halse eines Kindes. Nach SCHÜTZ trat bei einem Falle von Acne rosacea nach Abtreiben der Spulwürmer eine auffällige Besserung ein und er bringt auch das Verschwinden einer lange rezidivierenden, Pemphigus-ähnlichen Affektion mit der Beseitigung der Ascaris in Zusammenhang. Nach HANSEN (1930) können bei gegen Ascaris „überempfindlich" gewordener Haut außer *Gefäßkrisen* und anderen allergischen Symptomen *Conjunctivitis* und *Blepharitis* auftreten. Spontane *Abgehen von Ascaris* soll nach einer Notiz bei SEIFERT (l. c. S. 380) zuweilen *Pruritus ani* veranlassen. Auch *Jucken in der Nase* wie bei Oxyuriasis wird bei mit Ascaris Infizierten beobachtet.

[1] Über den Nachweis von Strongyloides durch „Kultur" eines Kohle-Kotgemisches auf Agarplatten siehe FÜLLEBORN (1921); bei gewöhnlicher mikroskopischer Untersuchung werden die Larven nur bei *starker* Infektion gefunden, und auch in „Kulturen" können sie periodisch fehlen.

[2] Es ist dringend zu raten, das Arbeiten mit *Pferde-Ascaris* überhaupt möglichst zu vermeiden, um es nicht erst zu der sehr lästigen, sich immer mehr steigernden „Überempfindlichkeit" dagegen kommen zu lassen. *Ascaris lumbricoides* von Mensch und Schwein ist weit weniger toxisch.

Die *Zunge* zeigt nach COUILLAUD bei der Infektion mit Ascaris (und ebenso mit Oxyuris) *an Spitze und Rand eine Hypertrophie und Rötung der Papillae fungiformes*, die nach Abtreibung der Würmer verschwände[1].

4. Durch Trichinen verursachte Hauterscheinungen.

Außer dem bekannten Gesichtsödem werden von dem fieberhaften Stadium der *Trichinose* auch Roseola, Masern-ähnliche oder hellrote marmorierte Flecken auf Rumpf und Gliedern, die an Typhus abdom. oder an Fleckfieber denken lassen, von HIS erwähnt; stets sei in den ersten Tagen eine lebhafte Rötung des Gesichtes und ganz konstant Hyperämie der Conjunctiva sclerae mit Chemosis oder auch subconjunctivalen Blutungen vorhanden; auch Gaumen. Rachen und Nasenraum seien an dem Entzündungsprozeß beteiligt [s. aber auch WEITZ 1931].

5. Durch Oxyuris verursachte Hauterscheinungen.

Die durch *Oxyuren* verursachten Hauterscheinungen sind bereits von PICK in diesem Sammelwerke (Bd. 9, 1. Teil, S. 556—559) ausführlich besprochen.

6. Durch Filarien verursachte Hauterscheinungen[2].

Biologisches. Filaria bancrofti (jetzt Wuchereria bancrofti) ist in tropischen und subtropischen Tiefländern weit verbreitet; auch schon im Süden der Vereinigten Staaten von Nordamerika ist sie stellenweise vorhanden und *vereinzelte* Fälle sind auch aus Süd-Europa bekannt. Im *geschlechtsreifen* Zustande leben die Würmer im *Lymphgefäß-System* des Menschen; das ♀ ist etwa fingerlang (70—80 mm) und ungefähr von der Dicke eines Pferdehaares (etwa 0,25 mm), das ♂ ist nur halb so groß (30—45 : 0,1—0,15mm). Die von den Weibchen in großen Mengen produzierten, „lebendig geborenen" Mikrofilarien stecken in einer „Scheide" (d. h. in der den Würmchen locker anliegenden und sie über-ragenden, in die Länge gezogenen Eischale) und sind etwa 300 μ lang und von der Dicke eines Erythrocyten-Durchmessers; sie zirkulieren im Blutstrom, doch findet man sie in größerer Menge *nachts* im peripheren Blute und dann besonders nächtlichen „Turnus" werden sie auch als *Mf. nocturna* bezeichnet; die Mikrofilarien einer nur in der *Südsee* vor-kommenden biologischen Varietät der Bancrofti sind allerdings *ohne* Turnus, d. h. in etwa gleicher Menge am Tage und in der Nacht im Blute zu finden. Werden die Mikrofilarien von bestimmten *Stechmücken-Arten* mit dem Blute aufgesogen, so entwickeln sie sich bei hinreichend hoher Temperatur in deren Brustmuskulatur in etwa 2—3 Wochen zu 1—2 mm langen Würmchen; diese sammeln sich in der hohlen Rüsselscheide der Mücke an und wenn diese sticht, durchbrechen sie die der Haut aufliegende Spitze der Rüsselscheide und bohren sich durch die Haut in den Körper ein, um wieder zu Geschlechtstieren heranzu-wachsen.

Die *Mikrofilarien* sind — wie auch bei den *anderen* Filarienarten — *anscheinend harmlos.* Die *erwachsenen* Bancrofti-Würmer können aber, da sie in dem Lymphgefäß-System leben, durch Verstopfung der Lymphbahnen zu *Lymphstauungen* Veranlassung geben, die das Gewebe gleich Lymphstauungen *anderer* Ätiologie für *bakterielle Infektionen* und damit auch für zu *Elephantiasis* führenden entzündlichen Prozesse empfänglich machen (s. S. 739)[3]. *Filaria loa* (jetzt Loa loa) kommt nur in bestimmten Gebieten des *tropischen West-Afrika* vor; auch im Süden von *Kamerun* ist sie stellenweise sehr häufig. Bei ihrer Lang-

---

[1] Da die Larven des bei unseren *Hunden* sehr häufigen Spulwurmes *Belascaris marginata* (jetzt Toxacara canis) nicht nur bei *Hunden*, sondern auch bei *anderen* mit den Eiern infi-zierten Versuchstieren in der Niere und in sonstigen vom großen Kreislauf versorgten Organen „Fremdkörper-Tuberkeln" mit darin steckender Larve verursachen, könnten solche „Wurm-Knötchen" wohl auch beim *Menschen* und auch in dessen Haut gelegentlich vorkommen (siehe FÜLLEBORN 1921).

[2] Genauere Angaben über Filarien, Onchocerca und den Medina-Wurm siehe FÜLLE-BORN 1929, „Filariosen des Menschen" im Handbuch der pathogenen Mikroorganismen von KOLLE, KRAUS u. UHLENHUTH.

[3] Das für Bancrofti Gesagte dürfte auch für die auf Grund einiger Unterschiede der Mf. davon abgetrennte *Filaria malayi* Brug 1927 gelten (s. aber Brug 1931).

lebigkeit (*mindestens* 13 Jahre) haben manche früheren Kolonialleute auch noch in der Heimat damit zu tun. Der Wurm ist *kürzer*, aber *dicker* als Filaria bancrofti und etwa einem

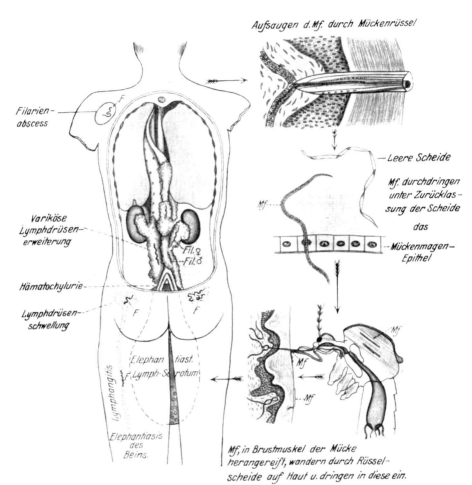

Abb. 18. Der Entwicklungszyklus von Filaria bancrofti und die wichtigsten durch den Parasiten verursachten Krankheiten. (Nach einer von Fülleborn entworfenen Tafel des Instituts für Schiffs- und Tropenkrankheiten.)

Stückchen „dünner Darmsaite" vergleichbar; das ♀ ist 50—60: ca. 0,5 mm groß, das ♂ wird 34 mm lang und 0,43 mm dick; charakteristisch für Loa sind die leicht feststellbaren, kleinen, tautropfen-ähnlichen buckeligen Verdickungen der Oberfläche (Abb. 19). Die *Mikrofilarien*

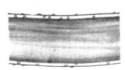

Abb. 19.
Cuticularverdickungen von
Filaria loa.
(Nach Fülleborn 1929.)

sind denen von Bancrofti ähnlich (über die Unterschiede siehe Fülleborn 1929), zeigen aber den *entgegengesetzten Turnus*, d. h. sie fehlen im Nachtblute und zirkulieren *am Tage*, so daß man sie auch als *Mf. diurna* bezeichnet. Damit hängt es auch offenbar zusammen, daß sie von den *nur am Tage* stechenden Fliegen *Chrysops dimidiatus* und *Chr. silaceus* übertragen werden.

Da die Geschlechtstiere von Loa im *Bindegewebe* des Körpers leben, kommt es durch Loa *nicht* zur Verstopfung von Lymphbahnen, also auch nicht zu Elephantiasis usw. Durch den Aufenthalt im *Unterhautbindegewebe* — das er sogar zu bevorzugen scheint — gibt der Wurm aber zu eigenartigen *Hauterscheinungen* Veranlassung und allbekannt ist er dadurch, daß er gelegentlich auch unter der *Conjunctiva des Auges* erscheint.

Filaria perstans (jetzt Acanthocheilonema perstans) und *Filaria ozzardi* (früher Fil. demarquayi, jetzt Mansonella ozzardi und identisch mit Fil. tucumana) leben ebenfalls im *Bindegewebe* des Menschen. Ihre *Mikrofilarien* sind kleiner als Mf. bancrofti und Mf. loa, besitzen *keine* Scheide und zeigen auch *keinen* „Turnus". Mf. perstans wird durch Culicoides-Arten übertragen; der Übertrager von Mf. ozzardi ist noch unbekannt. Fil. perstans ist mit „Calabar-Schwellungen", wie sie bei Loa-Infektion auftreten, in Verbindung gebracht worden; durch Fil. ozzardi verursachte Hauterscheinungen sind bisher nicht bekannt.

Über durch *Mikrofilaria streptocerca* (eine 1922 von MACFIE u. CORSON beschriebene Mf. perstans-ähnliche Form, von der bisher nur die Mikrofilarien bekannt sind) angeblich verursachte Hauterscheinungen siehe S. 751, über ihre Morphologie S. 753.

Im *Conjunctivalsack* des Menschen gelegentlich in *China* gefundene *Thelazia-Würmer* gehören kaum in diesen Zusammenhang (s. FÜLLEBORN 1929, S. 1185). Erwähnt sei noch, daß es sich bei den in *Europa* in der Nähe des Auges, aber auch an anderen Körperstellen unter der Haut (bzw. in Abscessen) gefundenen Filarien meist wohl um *Filaria conjunctivae* Addario, einen normal bei Pferden und Eseln parasitierenden und im Menschen nicht völlig ausreifenden Parasiten gehandelt hat (siehe FÜLLEBORN 1929, S. 1184)[1].

a) Filaria bancrofti.

α) Elephantiasis und Bancrofti-Infektion[2]. Der von PATRICK MANSON und seiner Schule behauptete Zusammenhang zwischen Elephantiasis und Bancrofti-Infektion wird *keineswegs* allgemein anerkannt, sondern immer noch bestritten (BLACKLOCK; WELLMAN 1908 usw.). Denn wennschon LEBER u. v. PROWAZEK (1914) in der Südsee Elephantiasis nur auf Inseln sahen, wo die Bevölkerung auch mit Bancrofti infiziert war, so geht doch die

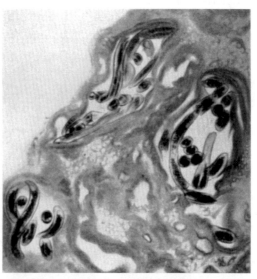

Abb. 20. Schnitt durch einen Samenstrang mit zahlreichen Querschnitten von erwachsenen Bancrofti in den Lymphgefäßen. Etwa 10:1. (Nach FÜLLEBORN 1929.)

Häufigkeit von Elephantiasis und Bancrofti-Infektion *keineswegs immer einander parallel* (s. die Tabelle bei FÜLLEBORN 1929, S. 1143). Letzteres spricht dafür, daß Filaria bancrofti jedenfalls *nicht die einzige Ursache* für „tropische Elephantiasis" sein wird und da wir aus *Europa* eine „Elephantiasis nostras" kennen, die mit Filarien gar nichts zu tun hat, wäre es ja auch sehr merkwürdig, wenn derartige Fälle in den Tropen etwa *fehlen sollten*: bei den Eingeborenen *tropischer* Länder mit ihren vielen chronischen Unterschenkelgeschwüren und vereiterten Fußwunden werden sie wahrscheinlich sogar noch *weit häufiger* sein als bei uns und natürlich ebenso in den Gegenden *mit* wie *ohne* Bancrofti (RUIZ-ARNAU; FÜLLEBORN 1929).

Da jedoch z. B. in Brisbane (Australien) *niemals Elephantiasis beobachtet wurde*, trotzdem dort 11,5 der Erwachsenen Mf. bancrofti im Blute haben (CROLL), so muß, um Elephantiasis zu verursachen, zu der Bancrofti-Infektion zum mindesten *noch ein anderer Faktor hinzukommen*, für den das trockene Klima Australiens vielleicht ungünstig ist. Nach den Befunden von WISE

---

[1] Über auf *Mikrofilarien* bezogene Hautveränderungen bei *Tieren* siehe FÜLLEBORN 1929, S. 1104 und 1147.

[2] Siehe auch den Beitrag von WIRZ über Elephantiasis in diesem Handbuch Bd. VIII/2.

(zit. nach ANDERSON and others), LEBER u. v. PROWAZEK (1911), BAHR (1912), ROSE (1915 und 1921) und ANDERSON and others ist es aber nicht mehr zu bezweifeln, daß die „*fieberhaften Bancrofti-Komplikationen*" — zu denen vor allem auch das zu Elephantiasis führende „*Elephantoid fever*" gehört — durch *Streptokokken* und *Staphylokokken* verursacht werden; auch bei ausgesprochener „tropischer Elephantiasis" wurden Kokken von DUBRUEL, DUFOUGERÉ, LE DANTEC, RENOIR und anderen nachgewiesen und die Beobachtungen von PELLETIER über die „Überimpfbarkeit" der Elephantiasis sprechen in demselben Sinne. Da nach allgemeiner Ansicht aber wohl *alle Prozesse, die zu chronischen Lymphstauungen Veranlassung geben*, das Gewebe für *durch Kokken verursachte* lymphangitische oder erysipel-ähnliche, schließlich zu *Elephantiasis* führende Entzündungen empfänglich machen, *werden offenbar auch die durch Filaria bancrofti verursachten starken Lymphgefäß-Veränderungen zu Elephantiasis führen können, vorausgesetzt, daß Infektion mit den betreffenden Kokken-Arten dazukommt*[1].

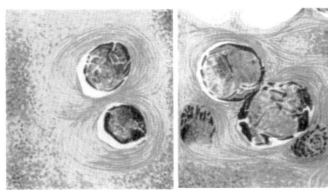

Abb. 21. Verkalkte Filaria bancrofti in den verdickten Lymphgefäßen. Etwa 23:1. (Nach FÜLLEBORN 1929).

Um die *eigenartige Verbreitung der Elephantiasis in den Tropen* zu erklären, hat man an „spezifische", nicht überall vorkommende oder an besonders virulente Kokken gedacht (PROUT 1908; LE DANTEC; WELLMAN 1908; DUTCHER u. WHITMARSH), jedoch ist Sicheres darüber nicht bekannt.

Klinik. Das „*Elephantiasis-Fieber*" (auch „Filarien-Lymphangitis" genannt) beginnt in Britisch-Guyana nach ANDERSON and others beim Befallensein der *Beine* gewöhnlich nicht an den erst etwas später akut anschwellenden Leistendrüsen, sondern die ersten Schmerzen werden zuerst einige Zoll unterhalb davon verspürt[2]; erst nach einigen Stunden markiert sich als roter, distalwärts fortschreitender Strang ein Lymphgefäß und allmählich nimmt die Haut auf einer etwa handtellergroßen, empfindlichen und verdickten Stelle eine tiefdunkle Röte an, so daß man die Affektion in Britisch-Guyana als „Rose" bezeichnet; doch fehlt die *scharfe Begrenzung* gegen die gesunde Haut, wie sie ein *gewöhnliches Erysipel* zeigt. Die „Rose" schreitet mit Morgentemperaturen gegen 37,5° C und Abendtemperaturen gegen 39° C gewöhnlich für 1—2 Tage weiter fort, um dann abzuklingen und nach einer

[1] Daß Mf. bancrofti im Blute von Elephantiasis-Kranken sogar *seltener* gefunden werden als bei der *übrigen* Bevölkerung, spricht *nicht gegen* einen Zusammenhang zwischen Bancrofti und Elephantiasis, da die *Mikrofilarien*, wie BAHR (1912) gezeigt hat, *durch die fieberhaften Lymphangitiden abgetötet werden.* Über die *älteren Hypothesen* zur Begründung eines Zusammenhanges zwischen Bancrofti-Infektion und Elephantiasis siehe FÜLLEBORN 1929, S. 1145. [Über die *neuesten* Publikationen s. den Literatur-Anhang.]

[2] Nach O'CONNOR (1929) bzw. O'CONNOR, GOLDEN u. AUCHINCLOSS *beginnt* die Entzündung häufig an Stellen des Beines, die auch *zwischen* den Lymphangitisanfällen empfindlich bleiben oder jucken und die während der Anfälle auch ganz besonders schmerzhaft sind; an solchen Stellen fanden sich im Röntgenbilde *verkalkte Bancrofti,* was auch auf die Anwesenheit benachbarter *noch lebender* Würmer als Gewebsschädiger schließen ließe.

Woche sind nur noch die Lymphdrüsen geschwollen. Nach O'CONNOR (1923) beträgt die Dauer des Anfalls 3—7 Tage und ist bei den einzelnen Personen ziemlich konstant. Das mit Schüttelfrost beginnende und mit Schweiß endende „septische Fieber" erinnert an Malaria. Das *Blutbild* entspricht ebenfalls dem eines *septischen Prozesses* (BAHR 1912; LEBER u. v. PROWAZEK 1911; ROSE 1921).

Da sich die *Kokken* auch nach Abklingen der akuten Entzündungserscheinungen in dem geschädigten Gewebe *noch lange halten* (DUBRUEL 1909; SABOURAUD), genügt erfahrungsgemäß schon eine leichte Schramme, ein kaltes Seebad oder eine andere geringfügige Schädigung, um nach Wochen oder auch erst nach vielen Monaten einen neuen Anfall auszulösen. Nach O'CONNOR (1927) erfolgen die Anfälle in einer bestimmten, aber individuell verschiedenen Periodizität. Wie bei rezidivierendem Erysipel verdickt sich das Unterhaut-Bindegewebe mit der Anzahl der Anfälle immer mehr, bis es zu dem für Elephantiasis charakteristischen Bilde kommt; nach TOMURA betrug die Zeit zwischen den ersten Lymphangitis-Anfällen und ausgebildeter Elephantiasis im Mittel 7—8 Jahre.

Am häufigsten ist in den Tropen die Elephantiasis der *Beine* und des *Scrotums*, doch wird kaum ein Körperteil verschont und sogar auf kleine Abschnitte begrenzte Fälle kommen vor (eine Zusammenstellung über den *Sitz* der Elephantiasis geben STEPHENS u. YORKE). Während aber in *Afrika* und in der *Südsee* das Scrotum ganz besonders häufig Sitz der Elephantiasis ist, wird es in *Indien* und auf *Ceylon* selten oder gar nicht befallen und Elephantiasis der Arme und der *Mammae* ist in der *Südsee* weit häufiger als anderwärts; da auch die durch Bancrofti verursachte Hämatochylurie *nur stellenweise* auftritt, könnte man daran denken, daß es — ähnlich wie bei Onchocerca (s. S. 747) und Bilharzia (s. S. 775) — vielleicht „Lokal-Rassen" von Bancrofti gibt, *die bestimmte Abschnitte des Körpers zur Ansiedlung bevorzugen.*

Diagnose. Nach TALIAFERRO u. HOFFMAN gibt intracutane Einspritzung eines aus getrockneten *Dirofilaria immitis*-Würmern des Hundeherzens herge-stellten wässerigen Extraktes bei

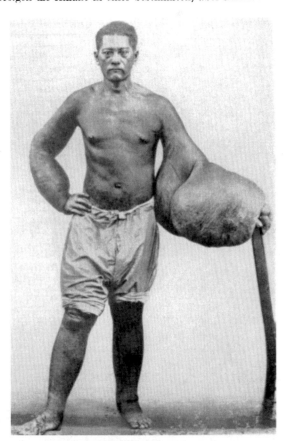

Abb. 22. Elephantiasis der Arme aus der Südsee. (Nach KRÄMER.)

fast allen *Bancrofti*-Trägern eine positive *Cutanreaktion.* Auch FAIRLEY (1931) hält diese Cutanprobe mit *D. immitis-Antigen* für die Diagnose von *Bancrofti* und ebenso auch für die von *Loa* und *Onchocerca volvulus* (vgl. S. 753) für geeignet, während nach noch unveröffentlichten Versuchen von FÜLLEBORN u. SONNENSCHEIN (s. FÜLLEBORN 1931) allerdings auch die Haut *filarienfreier,* aber auf *Ascaris-* und *Strongyloides-Antigen* reagierender Personen gegen *D. immitis-Antigen* — und ebenso übrigens auch gegen *Onchocerca caecutiens-Antigen* (s. S. 753) — meist *positiv reagiert.* Ferner ist nach den Erfahrungen von FAIRLEY (1931) auch die *Komplementbindungs-Reaktion* mit *D. immitis-Antigen* für die Diagnose von *Bancrofti-* und *Loa*-Fällen trefflich zu verwerten, während das Serum eines Patienten, dem vor kurzem ein O. *volvulus*-Knoten excidiert war, darauf *nicht* ausgesprochen positiv reagierte. Inwieweit diese Proben dazu beitragen werden, bei *Elephantiasisfällen* die Diagnose auf „Bancrofti-Elephantiasis" zu stellen, muß die Nachprüfung ergeben.

Therapie. Eine gegen die *Filaria bancrofti* gerichtete *wirksame Chemotherapie* gibt es bisher nicht (s. FÜLLEBORN 1929, S. 1099 ff.). Die Angabe von NEUBER (1930), daß *Solganal* und *Malariatherapie* günstig wirkten, stützt sich nur auf *einen,* und zwar in Europa erworbenen Elephantiasisfall, dessen *Bancrofti*-Ursprung bezweifelt wird [1]. Ob sich nach PHELPS und *Mitarbeitern* intramuskulär eingespritztes *Ol. Chenopodii* bewährt, muß abgewartet werden. Gegen die „Filarien-Lymphangitis" wird nach dem Vorgange von ROSE entweder eine „Autovaccine", oder jetzt meist polyvalente Streptokokken- und Staphylokokken-vaccine — am besten nach THOMPSONs Methode „entgiftete" (detoxicated) — empfohlen, worüber die Arbeit von ANDERSON and others ausführliche Angaben enthält. Auch „Protein-Shock" durch intravenöse Einspritzung von T.A.B.-Vaccine kommtfür beginnende Elephantiasis-Fälle in Betracht (COOKE; LOW u. DIXON). Auch *Tartarus stibiatus* intravenös und andere Antimonpräparate hatten nach ANDERSON and others, O'CONNOR (1923) und mehreren anderen Autoren öfter recht gute klinische Ergebnisse, wobei es sich offenbar um eine direkte oder indirekte Wirkung gegen die *Bakterien* handelt; O'CONNOR (1927), der eine Wirkung gegen die die Lymphbahnen blockierenden *erwachsenen Würmer* vermutet, empfahl auch *lokale Einspritzungen* von *Tartarus stibiatus* und dann (1929) von *Sulpharsphenamin* in das Gewebe, das Sitz der Lymphangitis ist. Gegen die *chronischen Gewebsverdickungen bereits ausgebildeter Elephantiasis* sind von diesen Medikationen natürlich kaum Erfolge zu erwarten, doch wird es durch eine Milderung der akuten lymphangitischen Prozesse weniger leicht zu Elephantiasis kommen und nach Erfahrungen von ROSE (1922) treten bei *prophylaktischem Vaccinegebrauch* die Lymphangitis-Anfälle auch seltener ein oder bleiben aus. Die *chirurgische* Therapie gibt bei *Scrotal-Tumoren* ganz überraschend gute Resultate; auffällig ist es, daß es nach BRANCH u. EDIN auf *St. Kitts* (Westindien) nach Elephantiasisoperationen nie zu den sonst so gefürchteten *Rezidiven* käme, wobei man vielleicht auch an eine Verschiedenheit der verursachenden *Kokken* denken könnte. Bei schwer operativ zugänglichem Sitz der Elephantiasis sind auch *Fibrolysin-Einspritzungen* versucht worden. Im übrigen muß auf die Fachliteratur verwiesen werden [2].

Epidemiologie. Auf *Mayotte* (Comoren) stellte ROUFFIANDIS bei den 3000 männlichen Eingeborenen der Insel in $74^0/_0$ auf Bancrofti bezogene Elephantiasis fest; $59^0/_0$ der Leute hatten Scrotal-Elephantiasis, wodurch schätzungsweise $^1/_3$—$^1/_2$ zeugungsunfähig waren. Die *alten* Angaben von KÖNIGER, wonach auf *Samoa* mindestens die Hälfte der Erwachsenen mehr oder

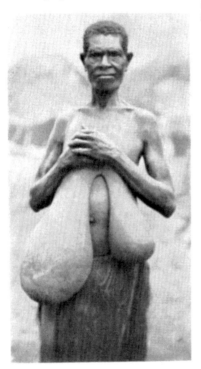

Abb. 23. Elephantiasis der Mamma. (DEMPWOLFF phot.)

weniger Elephantiasis gehabt hätte, sind aber offenbar sehr stark übertrieben, da O'CONNOR (1923) *jetzt* dort nur 2,7°/₀ sah; schon eine Elephantiasis-Ziffer von 13—16°/₀ wie in Conchin (Indien) ist offenbar bereits eine seltene Ausnahme (s. die Tabelle bei FÜLLE-BORN 1929, S. 1143). *Männer* haben im allgemeinen *weit häufiger* Elephantiasis als *Frauen* und das selbst dort, wo, wie auf Ceylon, die sonst so häufige Elephantiasis des Scrotums

---

[1] Siehe das Referat über die Arbeiten von NEUBERT im Tropical Diseases Bull. **23**, 218.

[2] Neuerdings raten O'CONNOR, GOLDEN u. AUCHINCLOSS, solche Stellen des Gewebes, die *auch zwischen* den Lymphangitisanfällen empfindlich bleiben (s. S. 740 Anm. 2) *zu excidieren;* AUCHINCLOSS (1930) entfernte bei einer Unterschenkel-Elephantiasis außer einem breiten Hautstreifen über der Tibia möglichst viel elephantiastisches Gewebe und im Sinne der KONDOLEONschen Operation (siehe auch ROMITI, l. c.) auch, soweit angängig, die Muskeln und Knochen bedeckende Fascie [s. auch den Literatur-Anhang].

Nach SUAREZ läßt sich das *Auftreten neuer Lymphangitis-Anfälle* sehr wesentlich vermindern, wenn auf sorgsame Behandlung aller „septischer Herde" (wie Tonsillen, cariöse Zähne usw.) geachtet wird, von denen besonders die in Porto Rico überaus häufigen, durch *interdigitale Pilz-Erkrankungen der Füße* (s. S. 717) verursachten chronischen Bakterienansiedlungen in der Haut von Wichtigkeit wären.

fehlt (BAHR 1912 und 1914). Auffallend ist, daß *Kinder nur übeı aus selten* von Elephantiasis befallen werden; der jüngste von TURNER (zit. nach LEBER u. v. PROWAZEK 1914) aus Samoa berichtete Fall betraf ein 5jähriges Kind, und im Onchocerca volvulus-Gebiet Afrikas sah RODHAIN (1920) einen 6jährigen Knaben mit Scrotal-Elephantiasis, bei dem der Beginn des Leidens angeblich bereits zwei Jahre zurücklag. Dagegen können *zugeı eiste Europäer* in der Südsee *schon nach wenigen Wochen* an „Elephantiasis-Fieber" erkranken und nach einem Jahre kann ihre Elephantiasis voll ausgebildet sein (KÖNIGER). Auf dem so überaus stark von Elephantiasis heimgesuchten Mayotte (siehe oben) sollen nach ROUF-FIANDIS aber *Europäer* stets *verschont* bleiben; auch die verschiedenen *farbigen* Volksstämme würden dort in einem sehr ungleichen Prozentsatze befallen, und zwar anscheinend *unabhängig* von Wohnsitz und Lebensbe-

dingungen. (Die Stärke der *Bancrofti-Infektion verschiedener Rassen* hängt nach den von ANDERSON and others in Britisch-Guyana gemachten Erfahrungen aber offenbar lediglich davon ab, in welchem Grade sie der Infektion durch die *übertragenden Mücken* ausgesetzt sind).

β) Andere auf Filaria bancrofti bezogene Hauterscheinungen. Bei den mit den „Calabar - Schwellungen" der Loa - Gegenden (s. S. 745) in Parallele gesetzten (BAHR 1912), diesen auch ähnlich sehenden, jedoch im Gegensatz dazu *entzündlich und mit Fieber verlaufenden circumscripten Hautödemen*, die aus Samoa (LEBER u. v. PROWAZEK 1911), Fidji (BAHR 1912), Indochina (NOC) und auch aus anderen *Bancrofti-Gegenden* berichtet werden, dürfte es sich wohl um *lokalisierte lymphangitische Prozesse* der Haut handeln, wie sie oben besprochen worden sind; die Schwellung kann auch auf ein Augenlid beschränkt sein (LEBER u. v. PROWAZEK 1911).

Ebenso ist die als „Lymph-Scrotum" bekannte Erscheinung, bei der sich anfallsweise und meist unter Fiebererscheinungen Lymphe

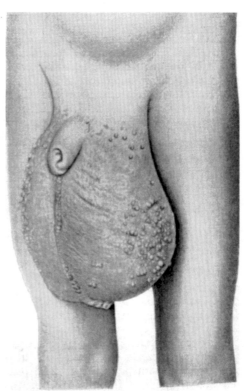

Abb. 24. Elephantiasis scroti mit Lymphscrotum. (Nach MURRAY.)

enthaltende Bläschen auf der evtl. auch elephantiastisch veränderten Scrotal-Haut bilden, wahrscheinlich eine Folge *lymphangitischer Prozesse*, da die Scrotal-Haut auch bei *gewöhnlichem Erysipel* zur Bläschenbildung neigt. Da im Scrotum häufig erwachsene Bancrofti-Würmer stecken, enthält die Lymphe der Bläschen oft Mikrofilarien. Auf den sonst an „Bancrofti-Krankheiten" so reichen *Fidji-Inseln* sind Fälle von *Lymph-Scrotum* (und ebenso auch von *varicösen Leistendrüsen*) nach BAHR (1912) übrigens sehr selten.

In Britisch-Guyana beobachtete ROSE (1923) auch zwei Fälle, wo auf der Haut der Streckseite des Unterarms multiple, kleine, aber verschieden große, harte, juckende, *blasenähnliche Gebilde* vorhanden waren, die in dem einen der Fälle bereits über 2 Jahre bestanden; ihr halbfester, aus blutig tingiertem Serum bestehender Inhalt enthielt stets lebende Mf. bancrofti, anfallsweise nahmen sie an Größe zu und röteten sich unter starken Schmerzen, wobei auch rote Streifen am Unterarm auftraten. (Also offenbar ebenfalls rezidivierende Lymphangitis!)

Nach Acton u. Rao kommt bei Bancrofti-Infektion gelegentlich auch gewöhnliche *Urticaria* vor, die sie als „allergische" Reaktion auf bei der Geburt der Mikrofilarien freiwerdende *Toxine* des Mutterwurms auffassen.

b) Filaria loa.

a) Wandernde Loa-Würmer. Durch ihre *Wanderungen unter der Haut bzw. der Conjunctiva* macht sich Fil. loa oft unangenehm bemerkbar. Die Anzeichen der Wanderung stellen sich gewöhnlich etwa ein Jahr nach erfolgter Infektion ein und können mit allmählich abnehmender Häufigkeit viele Jahre lang auftreten, da der Wurm nachweislich mindestens 13 Jahre lang am Leben bleiben kann. Wenn die Wanderungen *nahe der Oberfläche* stattfinden, verursachen sie stechende oder juckende Sensationen und unter besonders dünnen Hautstellen ist der Wurm manchmal auch objektiv wahrnehmbar (Penel). Fälle, in denen die Patienten bei besonders starker Infektion erheblich leiden, wie in einem von Rodenwaldt beschriebenen, sind seltene Ausnahmen, ebenso anscheinend Komplikationen mit neuralgischen Beschwerden (Rodenwaldt; Elliott). Von der später (s. S. 746) zu besprechenden gelegentlichen Auslösung von „*weiterkriechender Calabar-Schwellung*" abgesehen, verursacht die Loa-Wanderung aber kaum irgendwelche auf der Haut sichtbare Spuren, und es beruht offenbar auf einer Verwechslung mit *Creeping eruption*, wenn Waldow angibt, daß die wandernde Loa eine rote 1—2 mm breite, gerötete Linie auf der Haut hinterließe. Die Wanderungen können am Rumpf und an den Gliedern stattfinden; auch im Prae-

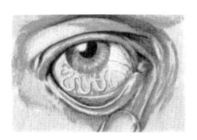

Abb. 25. Filaria loa im Auge. (Nach Fülleborn 1929.)

putium bzw. am *Penis* hat man den Wurm mehrfach bemerkt, ebenso unter der *behaarten Kopfhaut* (Ziemann; Sharp 1929), er wurde aus dem *Frenulum der Zunge* entfernt (Manson 1907), er wird von der *Epiglottis-Gegend* erwähnt (Rodenwaldt) und von alters her bekannt ist das Auftreten des Wurmes unter der *Conjunctiva des Auges*. Nach Manson (1907) von einem Patienten gemachten Angaben wanderte der Wurm mit einer durchschnittlichen Geschwindigkeit von ungefähr 1 Zoll (etwa 2,5 cm) in 2 Minuten; Meinhof sah ihn in 5, Külz (1908 a) in etwa 10 Minuten hinter der Conjunctiva am Bulbus vorüberwandern.

Das Erscheinen von Loa gerade unter der *Conjunctiva* — der Wurm ist übrigens auch schon in der *vorderen Augenkammer* angetroffen worden — ist anscheinend ein *rein zufälliges*. Jedenfalls darf man nicht hoffen, mit der Extraktion eines oder einiger Exemplare aus dem Auge den Patienten nun auch von *seinen sämtlichen* Loa-Würmern befreit zu haben, da deren Gesamtzahl in der Regel eine *recht erhebliche* zu sein scheint und oft offenbar *viele Dutzende* davon im Körper vorhanden sind. *Wärme* — z. B. die strahlende Glut eines Kaminfeuers (Manson 1907) — soll das Erscheinen der Loa im Auge *begünstigen*, während die Wanderlust in der Nähe der Hautoberfläche im kälteren Klima abnimmt (Rodenwaldt).

Therapie. Ein Mittel, um Loa-Würmer im Gewebe *abzutöten*, besitzen wir nicht. Eine *mechanische Entfernung* kommt nur für die sich unter der *Conjunctiva* zeigenden Würmer praktisch in Betracht, und da der Wurm dort starke Beschwerden verursacht, drängen die Patienten auf dessen möglichst schnelle Beseitigung. Man muß sich dabei auch deshalb beeilen, weil die Loa — obschon sie tagelang hinter der Conjunctiva verharren kann — oft genug noch im Sprechzimmer des Arztes entweicht, um sich dann vielleicht bald darauf unter den früheren Beschwerden wieder im Auge einzustellen. Nach den Erfahrungen von ELLIOTT werden warme Umschläge vielleicht das Entweichen verhindern können. Die nach Cocain-Einträufelung vorzunehmende Extraktion mißlingt deshalb sehr oft, weil der Wurm, sobald man ihn beunruhigt, zu entfliehen sucht; vielleicht ist es daher zweckmäßig, ihn nach dem Vorgange von ELLIOTT *erst festzubinden*, indem man mittels einer krummen Nadel einen dünnen Seidenfaden hinter ihm herumführt und dann zusammenknotet.

β) Calabar-Schwellungen. Unter „Calabar-Schwellungen" — in der deutschen Literatur auch *Kamerun- oder Tropenschwellungen* oder *Filarien-Ödeme* genannt — versteht man eigenartige circumscripte, kurz dauernde Ödeme, die in Alt-Calabar,

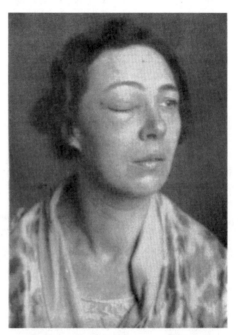

dem nahe benachbarten Kamerun und anderen Loa-Bezirken Westafrikas sehr häufig beobachtet werden. Wennschon sie schon lange an Ort und Stelle bekannt waren, wurden sie dort erst 1895 durch ARGYLL ROBERTSON als besonderes Krankheitsbild abgetrennt.

Klinik. Die Calabar-Schwellungen entstehen ganz unvermittelt an einer beliebigen Körperstelle, mit Vorliebe an der Vorderseite der Unterarme, aber auch im Gesicht, am Rumpf usw., indem sich gewöhnlich unter Rötung, Spannung und Hitzegefühl eine pralle, meist wenig druckempfindliche, nur ganz ausnahmsweise auch schmerzhaftere circumscripte Hautschwellung bildet. Man könnte an einen beginnenden *Absceß* oder ein *Gesichtserysipel* denken, wenn das Fehlen von Fieber und Schmerzhaftigkeit nicht dagegen spräche. Die Größe der Schwellung schwankt zwischen 1—10 cm und ist auch abhängig von der Größe der Fläche, auf der sie sich ausbildet; häufig hat sie die Ausdehnung eines

Abb. 26. Calabarschwellung am Auge. (Nach einer dem Referenten von Dr. MANSON-BAHR freundlichst zur Verfügung gestellten Photographie.

halben Gänse-Eies. KÜLZ (1908 a), der selbst an diesen Schwellungen litt, konnte sie durch Anstrengungen der Hand *willkürlich* an dieser hervorrufen; auch wenn man durch *Reiben* der Haut auf den Juckreiz der beginnenden Affektion reagiert, wird die Bildung der Schwellung begünstigt (MANSON 1907; ZUR VERTH), jedoch ist das Reiben zu ihrer Entstehung nicht immer nötig (MEINHOF). Gefährlich können die Schwellungen nur dann werden, wenn sie zufällig an der *Glottis* sitzen; ein solcher fast durch Glottis-Ödem zur *Erstickung* führender, durch eine wandernde Loa ausgelöster Fall wurde von RODENWALDT tatsächlich beobachtet. Im allgemeinen sind die Schwellungen aber nur lästig, zumal in der Augengegend; an der Hand und den Gelenken beeinträchtigen sie auch deren Funktion (A. PLEHN; KÜLZ 1908 a; MEINHOF).

Nach etwa 2—3 Tagen oder auch etwas später pflegen die Schwellungen spontan zu verschwinden; oft bilden sich aber so häufig *neue*, daß die Patienten manchmal Monate hindurch keinen Tag davon frei sind. Am *zahlreichsten* pflegen die Calabar-Schwellungen zu sein, wenn sie zuerst auftreten, was schon wenige Monate — nach einer Beobachtung von SHARP (1929) sogar wahrscheinlich bereits nach einer Woche oder doch höchstens 61 Tagen — nach dem

Betreten der Loa-Gegend der Fall sein kann; mit der Zeit werden sie seltener und auch das kühlere Klima Europas wirkt in diesem Sinne, doch können sie sich noch viele Jahre nach Verlassen des Loa-Gebietes einstellen. Die *Eingeborenen* der Loa-Gegenden geben gewöhnlich an, daß sie nur in der *Jugend* daran gelitten hätten, doch kommen die Schwellungen ebenso wie wandernde Loa-Würmer gelegentlich auch bei *erwachsenen Eingeborenen*, mindestens bei 25—30 jährigen vor (Connal u. Connal). *Vereiterung tritt bei Calabar-Schwellungen niemals ein.* Nach zur Verlh bleiben an der Stelle früherer Schwellungen oft für 1 bis 2 Wochen Knötchen im Unterhautgewebe nachweisbar.

Seltenere Formen der Calabar-Schwellungen. Gelegentlich werden auch Abweichungen von dem oben geschilderten Verlaufe beobachtet: So können die Schwellungen nach Ringenbach u. Guyomarc'h schon nach einigen Stunden verschwinden, in anderen Fällen aber auch 8—10 Tage lang bestehen bleiben. Meinhof sah bei seiner an Calabar-Schwellungen leidenden Patientin diffuses, blasses Ödem des Handrückens und Vorderarmes, das offenbar lange bestanden hatte. Von ausgedehnter diffuser Schwellung des Vorderarmes, aber auch der ganzen Hand und zugleich des Vorderarmes berichtet auch Low (1911 und 1924), von sehr starker Schwellung des ganzen Oberschenkels Rogers. Während bei kurz dauernden Schwellungen *Hautrötung* überhaupt *fehlen* kann, war in dem Falle von Meinhof eine im Nacken der Patientin sitzende, handtellergroße, brettharte, aber nur wenige Tage lang bestehende Calabar-Schwellung *feuerrot* und verfärbte sich dann wie bei einem Blutaustritt *über blau und grün in gelb.* Nach Fairley (1931) kommt auch generalisierte *Urticaria* bei Loa-Infektionen vor.

Eine ausführliche Zusammenstellung der *älteren* Literatur über Calabar-Schwellungen bringt Ward; von den zahlreichen *neueren* Arbeiten sei auf die von Wurtz u. Nattan-Larrier, von Nattan-Larrier u. Parvu, die von Külz (1908 a und b), Manson (1910), Low (1911, 1913, 1924), von Meinhof, von Rogers und von Ringenbach u. Guyomarch besonders hingewiesen.

Ätiologie. A. Plehn war geneigt, die Calabar-Schwellungen als eine auf der Basis von *Malaria* entstandene *Angioneurose* aufzufassen, und das Krankheitsbild hat ja auch eine auffallende Ähnlichkeit mit dem „angioneurotischen Ödem" („Quinckesches Ödem") bzw. manchen Urticaria-Formen. Es ist jedoch nicht einzusehen, warum man dann die Calabar-Schwellungen *nicht überall in Malarialändern* häufig findet und Külz (1908 b) berichtet überdies von Loa-Fällen, die *niemals* an Malaria litten.

Die überwiegende Mehrzahl der Autoren brachte die Calabar-Schwellungen aber mit *Filaria loa* in Zusammenhang, wofür nicht nur die gleiche *geographische Verbreitung*, sondern auch die Beobachtung sprach, daß dem ersten Auftreten der Schwellungen bald auch durch *wandernde Loa-Würmer* verursachte Symptome zu folgen pflegen, wennschon es andererseits auch Loa-Fälle gibt, wo die Schwellungen *niemals* beobachtet wurden (A. Plehn; Adam; Low 1911). Auch die hohe *Eosinophilie* dieser Schwellungen [1] deutete auf einen Zusammenhang mit *Helminthen*, und da Loa sich oft im *Unterhautbindegewebe* aufhält, lag es nahe, gerade an *diesen Wurm* als auslösende Ursache zu denken.

Über den *Modus*, wie die Loa-Infektion zu Calabar-Schwellungen führt, waren die Ansichten aber geteilt. Manson (1910) und andere Autoren meinten, daß es vielleicht in das Unterhautgewebe abgelegte *Mikrofilarien* — bzw. abortierte (Leiper) oder *periodisch* entleerte (Bahr 1912) oder abgestorbene (Külz 1908 b) Mikrofilarien — seien, die zu Gewebsreizungen und dadurch zu den Schwellungen Veranlassung gäben. Diese Ansicht ist aber schon deshalb ganz unhaltbar, weil die Schwellungen schon zu einer Zeit auftreten, wo die Würmer noch gar nicht geschlechtsreif sind. Auch konnten Manson (1907), Külz (1908 b), Low (1923) und Caro keine Mikrofilarien in den Schwellungen nachweisen. Die Entstehung der Calabar-Schwellungen durch im darunter liegenden Unterhautbindegewebe etwa *abgestorbene Loa-Würmer* könnte bei der *großen Anzahl der Schwellungen* nur gelegentlich einmal in Betracht kommen. Der Reiz, den die *Wanderung der lebenden Loa* auf das Hautgewebe ausübt, verursacht erfahrungsgemäß in der Regel ebenfalls *keine* Calabar-Schwellungen, und Rodenwaldt suchte den Wurm vergeblich in einer solchen; *ausnahmsweise* kommen allerdings auch Fälle vor, in denen sich der Weg des Wurmes durch eine *ödematöse Linie* auf der Haut markiert (Rogers; Millory zit. nach Ward 1906; zur Verth [2]), wie es ja auch in „überempfindlich" gewordener Haut wandernden *Strongy-*

---

[1] Nattan-Larrier u. Parvu fanden nicht nur in der *Schwellung selbst* überaus zahlreiche Eosinophile, sondern zur Zeit der Schwellungen betrug auch die Eosinophilie des *Blutes* 40 bis 70% — Hapke fand sogar 76% —, sonst aber nur 24 bis 45%, was durch ähnliche Befunde von Meinhof bestätigt wird.

[2] Die Fälle wandernder Schwellungen, die F. Plehn und Ziemann bei sich beobachteten, lassen auch *andere* Deutungen zu.

loides-Larven beobachtet wird (s. S. 734). WARD hat mit der Annahme, daß die Calabar-Schwellungen *mit von den Loa-Würmern ausgeschiedenen Sekreten oder Excreten* zusammenhängen — man könnte z. B. an eine *periodische* Entleerung des Excretionssystems denken —, offenbar *das Richtige getroffen* und auch FÜLLEBORN (siehe F. 1913) und SCHILLING-TORGAU kamen in gemeinsamen Untersuchungen zu der Auffassung, daß *irgendwelche von den Würmern erzeugte Stoffe offenbar eine chronische Disposition der Haut zu den urticaria-ähnlichen Calabar-Schwellungen schüfen.* Durch die neueren Erfahrungen über durch Helminthen ausgelöste „allergische" Hautreaktionen gewann diese Auffassung eine starke Stütze: Allerdings konnte FÜLLEBORN (1926) mit einem aus getrockneter Loa hergestellten „Antigen" bei einem Loa-Träger eine „Impf-Quaddel" *nicht* erzeugen (s. S. 735, Anm. 2), er betrachtete diesen Versuch jedoch nicht als einwandfrei. Neuerdings (1930) beobachteten CHANDLER, GIBBS u. SCHUHARDT aber, wie unmittelbar nach operativer Verletzung einer Loa innerhalb des Auges nicht nur letzteres zuschwoll, sondern sich außerdem auch noch an drei verschiedenen Körperstellen der Patientin „Calabar-Schwellungen" bildeten, die *offenbar durch die resorbierte, als „Antigen" wirkende Körperflüssigkeit des Wurmes ausgelöst waren*; auch durch intracutane Einspritzung eines Extraktes aus getrockneten *Dirofilaria immitis*-Würmern des Hundeherzens ließ sich später bei derselben Patientin an der Injektionsstelle eine sehr starke, unter Adrenalin zurückgehende Hautschwellung hervorrufen, während FÜLLEBORN u. SONNENSCHEIN (noch unpubliziert[1]) bei einer Loa-Trägerin wenigstens in einem ihrer Versuche nach intracutaner Einspritzung eines *Dirofilaria immitis-Extraktes* in den *Vorderarm* bald darauf an dem *Oberarm* derselben Seite zwei Calabar-Schwellungen auftreten sahen. *Nach diesen Erfahrungen dürfte die allergische Natur der Calabar-Schwellungen*, wie auch FAIRLEY (1931) meint, *wohl erwiesen sein* [2].

Therapie der Calabar-Schwellungen. Therapeutische Maßnahmen sind bei Calabar-Schwellungen meist entbehrlich. *Kalte Umschläge* und kühlende *Menthol-Salbe* kämen in Betracht und nach den Erfahrungen von CHANDLER, GIBBS u. SCHUHARDT (siehe oben) vielleicht auch *Adrenalin.*

Calabar-Schwellungen-ähnliche Erscheinungen durch Filaria perstans. Aus der Gegend von *Bukoba am Victoria-See* (Zentral-Afrika), wo *Loa fehlt, Filaria perstans aber sehr häufig ist,* erwähnt MARSHALL 3—4 Tage anhaltende Ödeme im Gesicht, an den Extremitäten und anderen Körperstellen, die nach der Beschreibung *klinisch* mit Calabar-Schwellungen *identisch* zu sein scheinen.

(Dagegen dürften, wie bereits S. 743 ausgeführt, die bei *Bancrofti*-Trägern beobachteten circumscripten Hautödeme wohl mit *lymphangitischen Prozessen* zusammenhängen; jedenfalls ist bisher nicht erwiesen, daß sie mit Calabar-Schwellungen in Parallele zu setzen sind.)

γ) Fibromartige auf Loa-Würmer bezogene Bildungen. MANSON-BAHR (1925) sah bei einem alten Loa-Fall eigenartige, multiple, fibrom-artige Verdickungen an Unterarm und Unterschenkel, die von den tiefen Fascien bzw. den Sehnenscheiden auszugehen schienen und die zu erheblichen Funktionsstörungen Veranlassung gaben; vermutlich seien sie durch *Loa-Würmer* verursacht worden.

(Die „Filarien-Abscesse", die durch Loa und andere Filarien verursacht werden, gehören nicht in den Rahmen dieser Arbeit.)

7. Durch Onchocerca verursachte Hauterscheinungen [3].

Biologisches. Onchocerca volvulus (früher Filaria volvulus) kommt im *tropischen Westafrika* zwischen Sierre Leone und dem Kongo vor; die Verbreitung in dem gewaltigen Gebiete ist aber eine ausgesprochen *strichweise* und während der Wurm in manchen Gegenden fehlt, findet man in anderen Orten bei über der Hälfte der Erwachsenen die *fibromartigen Volvulus-Knoten* unter der Haut. Diese Knoten enthalten in vielfach gewundenen Hohlräumen mehrere Onchocerca-Würmer beiderlei Geschlechts, deren ♂♂ nur 3—4 cm lang sind, während die ♀♀ die Länge von etwa $\frac{1}{2}$ m bei einer Dicke von etwa $\frac{1}{2}$ mm erreichen; sehr charakteristisch für das ♀ sind tonnenreifenartig vorspringende Verdickungen der Oberfläche (Abb. 28), die auch dann eine schnelle Diagnose ermöglichen, wenn man nur Bruchstücke der Cuticula in vereiterten Knoten findet. Aus den Uterus-Eiern — deren Hülle bei *O. volvulus* meist, bei *O. caecutiens* nur ausnahmsweise in zwei Zipfel ausläuft —

---

[1] Kurz erwähnt in einem Zusatz zum Referat über die Arbeit von CHANDLER, GIBBS u. SCHUHARDT im Zbl. Hautkrkh. 1931 und im Arch. Schiffs- u. Tropenhyg. 1931.

[2] Über die *Diagnose* der Loa-Infektion durch *Cutan-Reaktion* oder *Komplementbindung* mit einem aus *Dirofilaria immitis* hergestellten Antigen siehe S. 741.

[3] Genauere Angaben über die Morphologie und Biologie der Onchocercen siehe FÜLLEBORN 1929.

schlüpfen ebenso wie bei Bancrofti und Loa die etwas über 300 μ langen, scheidenlosen Mikrofilarien schon innerhalb der Mutter aus. Man findet sie nicht nur im Bindegewebe des Knotens und in dessen Nachbarschaft, sondern auch sonst *im Bindegewebe der Haut*, wennschon besonders reichlich an den von den Knoten bevorzugten Körperstellen, während sie im zirkulierenden *Blute* nur ausnahmsweise angetroffen wurden. Da, wie BLACKLOCK gezeigt hat, das übertragende Stechinsekt *Simulium damnosum* ist und dieses *außer Blut auch Gewebsflüssigkeit* aufnimmt, kann es auch die in den Bindegewebsspalten der Haut vorhandenen Onchocerca-Mikrofilarien mit aufsaugen.

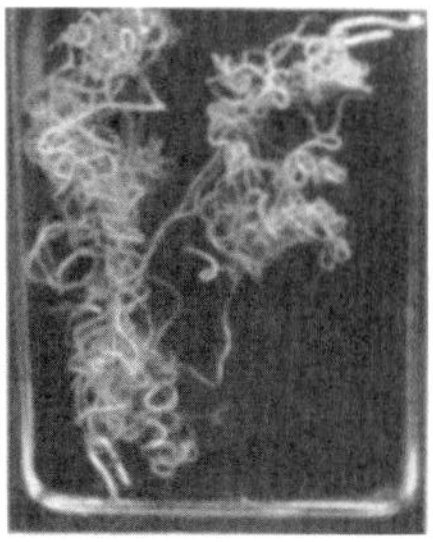

Abb. 27. Onchocerca volvulus-Würmer aus einem vereiterten Knoten. Natürliche Größe. Nach einem Präparat des Instituts für Schiffs- und Tropenkrankheiten, Hamburg. (Die Würmer sind oben und unten im Gläschen an Drahtschlingen befestigt.) (Nach FÜLLEBORN 1931.)

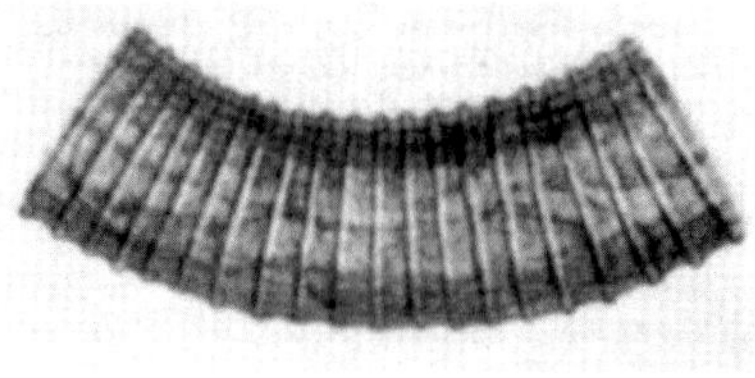

Abb. 28. „Tonnenreifenartige" Cuticularinge von Onchocerca volvulus ♀. Vergr. 5:1. (Nach FÜLLEBORN 1908.)

Onchocerca caecutiens Brumpt 1919 ist bisher nur aus *Guatemala*, wo ROBLES 1916 den Wurm entdeckte und aus den benachbarten Gebieten *Mexikos* bekannt; „Caecutiens" heißt der Parasit deshalb, weil man ihn mit zu *Erblindung* führenden Augenerkrankungen in Zusammenhang gebracht hat. Morphologisch und auch im sonstigen Verhalten ist O. caecutiens und die zugehörigen Mikrofilarien von O. volvulus *nicht* zu unterscheiden, jedoch sitzen die Knoten bei dieser Form hauptsächlich auf dem *behaarten Kopf*, wo sie bei O. volvulus nur ausnahmsweise gefunden werden, was mit *der Biologie der Überträger* zusammenhängen mag (s. FÜLLEBORN 1929, S. 1129 u. 1190). Nachdem schon ROBLES letztere in Simulien vermutet hatte, fand C. HOFFMANN Weiterentwicklung der Caecutiens-Mikrofilarien in *Eusimulium mooseri*; die Simulien stechen übrigens nur *am Tage*, was für die Epidemiologie von Wichtigkeit ist.

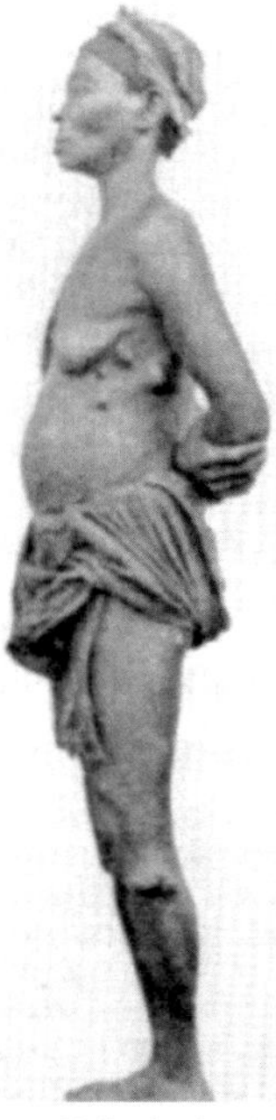

Abb. 29. Volvulusknoten an den Rippen und am Knie. Aus der Sammlung des Instituts für Schiffs- u. Tropenkrankh., Hamburg; Dr. KÜLZ phot.

a) Onchocerca volvulus.

α) *Volvulus-Knoten.* Abgesehen von einem von SHARP (1927) publizierten Fall — wo sich ein als reifes Volvulus-♀ angesprochener Wurm, der *nicht* in einem bindegewebigen Knoten eingeschlossen war, in der *Fußmuskulatur* fand—, hat man die erwachsenen Würmer bisher stets in meist erbsen- bis haselnußgroßen, subcutan gelegenen Knoten gefunden. Diese Knoten haben sowohl bei O. volvulus wie bei O. caecutiens die Eigentümlichkeit, gerade an solchen Stellen zu sitzen, *wo die Haut dem Knochen unmittelbar aufliegt* (über die mutmaßlichen Gründe, weshalb gerade *solche* Stellen bevorzugt werden, siehe FÜLLEBORN 1929, S. 1190 und RODHAIN u. HOUSSIAU S. 94).

Nach den Angaben einiger Autoren befindet sich die Mehrzahl der *Volvulus*-Knoten an der seitlichen Thoraxwand — wo sie über den Rippen sitzen —, während sich die übrigen auf die Haut über der Crista iliaca, dem Trochanter major, dem Knie- und Ellenbogengelenk, den Wirbelfortsätzen usw. verteilen, das *Schädeldach* aber nur *ausnahmsweise Volvulus-Knoten* aufweist.

Zur Lokalisation der Volvulus-Knoten. Im einzelnen weichen die Angaben aber von-einander ab: So gibt OUZILLEAU (1913) an, daß etwa $^4/_5$ der Knoten an der seitlichen Thorax-wand säßen und auch SHARP (1926) sah $90^0/_0$ am Brustkorb unterhalb der Axilla oder über der Spina anterior superior des Beckens, während nach LAIGRET die meisten an der oberen Beckenkante oder den Trochanteren, weniger am Thorax sitzen und nach einer 1449 Knoten-träger umfassenden Statistik von DUBOIS (1916) bei $30^0/_0$ der Untersuchten die Knoten über dem Trochanter, bei ebensoviel über der Crista iliaca, bei $21^0/_0$ am Thorax und bei $19^0/_0$ an verschiedenen anderen Körperstellen vorhanden waren. Auf dem *Schädeldach* kommen *Volvulus*-Knoten nach BRUMPT (1919) schätzungsweise in $1^0/_0$ vor; SHARP (1926) sah sie dort nie; RODHAIN excidierte einen Volvulus-Knoten am Hinterhaupt eines 3 jährigen Negerkindes; MAASS sah sie im Liberia-Hinterland ziemlich häufig an Stirn und Schläfen; ohne Parallele aus Afrika ist bisher die Beobachtung von BLACKLOCK (1927), der in einem Urwalddorf $24^0/_0$ der Volvulus-Knoten auf dem behaarten Kopfe fand. Einmal sahen RODHAIN u. HOUSSIAU auch ein linsengroßes, nach Punktion verschwindendes Volvulus-Knötchen in der Hohlhand, und zwar bei einem Europäer.

Während *O. caecutiens*-Knoten bei *Weißen* keineswegs selten sind (s. S. 754), sind nach RODHAIN u. HOUSSIAU bisher nur 5 Fälle bekannt, wo *Europäer* Träger von *Volvulus-Knoten* waren, was wohl damit zusammen-hänge, daß die *Simulien* mit ihrem kurzen Rüssel nicht durch *Kleidung* hindurchstechen könnten. Bei *erwachsenen Negern* sind nach BRUMPT (1919) die Volvulus-Knoten 3 mal häufiger als bei *Kindern* und auch noch bei solchen von 10—12 Jahren sind sie recht selten (PARSON; KÜLZ 1910). RODHAIN sah jedoch 3 Fälle bei nur 3 Jahre alten Neger-kindern und RODHAIN u. HOUSSIAU erwähnen einen Fall, wo ein 5jähriges *Europäer*-Kind einen Volvulus-Knoten hatte. Die *Anzahl* der Knoten bei demselben Individuum kann recht groß sein und RODHAIN sah einen Fall mit 26 Knoten.

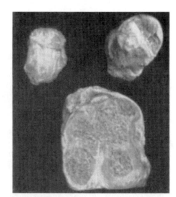

Abb. 30. Onchocerca volvulus-Knoten aus der Haut. Natürl. Größe. Orig. Der linke obere Knoten ist intakt; der rechte obere Knoten ist in der oberen Hälfte angeschnitten; der untere Kno-ten ist halbiert und besteht aus meh-reren mit einander verwachsenen klei-neren Knoten. (Nach einem Präparat des Instituts für Schiffs- und Tropen-krankheiten, Hamburg).

Die *Größe der einzelnen Volvulus-Knoten* schwankt von Linsen- oder Erbsen-größe (RODHAIN; RODENWALDT 1908) bis zu dem einer Haselnuß. Es kommen auch *größere* Tumoren bis zum Umfang einer Mandarine (GRAY) oder eines Apfels (OUZILLEAU 1913) vor; solche bestehen dann aber aus etwa einem halben Dutzend durch Bindegewebe fest miteinander verbundenen Einzelknoten und bei alten Leuten können sogar mehrere solcher Pakete übereinander liegen (KÜLZ 1908). Die einmal vorhandenen Knoten sollen nach BRUMPT (1904) von der Jugend bis ins Greisenalter bestehen bleiben, doch können sie gelegent-lich auch erweichen oder abscedieren. Gewöhnlich ist der Onchocerca-Knoten unter der Haut noch verschieblich, kann aber mit der Unterlage — in nur seltenen Fällen auch mit der Haut — fest verwachsen sein (RODHAIN). Beim Sitz an der Thoraxwand kann der Knoten bis zur Pleura vordringen (OUZILLEAU 1913); *Druckatrophie der Knochen* ist nur von *O. caecutiens* bekannt, dessen Knoten nach ROBLES das Schädeldach sogar perforieren können.

Histologie der Knoten. Nach FÜLLEBORN (1908) bestehen die Volvulus-Knoten aus einer bindegewebigen Außenschicht und einer strukturlosen, im frischen Zustande schleimigen, reichlich mit Leukocyten durchsetzten Masse, die vom Rande her allmählich unter Ein-wanderung von Gefäßen zu festem Bindegewebe organisiert wird. Die Onchocercen, die ursprünglich nur in den schleimigen Inhaltsmassen zu liegen scheinen, werden durch das vordringende Bindegewebe in Kanäle eingeschlossen, doch finden sich auch in den älteren Knoten größere Hohlräume, indem hier eine Einschmelzung des Bindegewebes um die Würmer herum stattfindet, so daß sich ein formativer und ein destruktiver Prozeß die Waage zu halten scheinen. Das Gewebe ist überaus reich an Eosinophilen; auch Plasma-

zellen und Mastzellen kommen darin vor (LAVERAN; FÜLLEBORN u. SIMON; E. HOFFMANN);
E. HOFFMANN u. HALBERSTÄDTER bilden abgestorbene Massen phagocytierter Riesen-

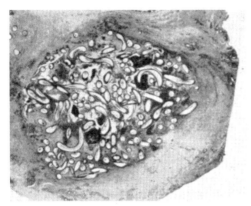

zellen aus einem Volvulus-Knoten ab
und OCHOTERENA beschreibt aus dem
Caecutiens-Knoten ebenfalls Riesenzellen.

Schon erbsengroße Knoten können
völlig ausgebildet sein und wie der
von RODENWALDT (1908) beschriebene
2 Weibchen und 3 Männchen enthalten; nach BRUMPT (1904) sind die
Geschlechtsorgane von Männchen und
Weibchen derart im Tumor orientiert,
daß eine Begattung möglich ist und
auch E. HOFFMANN u. HALBER-
STÄDTER fanden in Schnitten durch
einen Volvulus-Knoten Durchschnitte
von männlichen und weiblichen Tieren
dicht nebeneinander liegend. Nach
erlangter Geschlechtsreife findet man
die Mikrofilarien auch in den peri-

Abb. 31. Durchschnitt durch einen Volvulus-Knoten.
Hämatoxylinfärbung. Mikrophot. 5:1.
(Nach FÜLLEBORN 1908.)

pheren Abschnitten der Bindegewebs-
kapsel, von wo sie offenbar in die
Haut auswandern.

C. HOFFMANN erwähnt von O. cae-
cutiens auch „eingeschlechtliche" und daher mikrofilarienfreie Knoten, die sich besonders in der Nähe anderer Knoten ansiedeln sollen. Daß die Knoten auch *erweichen*
bzw. *abscedieren* können, ist bereits gesagt; nach Verschwinden der Würmer bestehen
die Knoten zuweilen nur aus Bindegewebe, das alle Hohlräume ausfüllt (C. HOFFMANN).
[Weitere Arbeiten über die Histologie der Onchocerca-Knoten s. den Lit.-Nachtrag.]

*Klinische Bedeutung der Vol-
vulus-Knoten.* Daß Europäer kaum
jemals Träger von Volvulus-Knoten sind, wurde bereits erwähnt.
Trotz der großen Anzahl der bei
Negern oft gleichzeitig vorhandenen Knoten werden sie aber
kaum lästig — wenn sie nicht
durch ihren Sitz am Trochanter
beim Liegen drücken (RODHAIN)
— da sie normalerweise *völlig
schmerzlos* wie ein subcutanes
Fibrom sind. *Ausnahmsweise*
können sie sich allerdings *entzünden* oder *abscedieren* und das
geschah bei einigen von MASSEY,
RODENWALDT (1912) und ROD-
HAIN beschriebenen Fällen bei

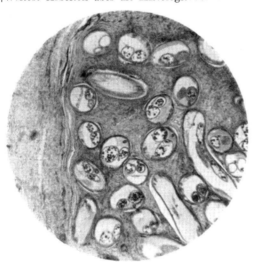

Abb. 32. Onchocerca caecutiens-Knoten (Randpartie).
Mikrophot. 24:1. Orig.

*mehreren Knoten derselben Person
gleichzeitig,* was wie bei anderen
„Filarien-Abscessen" für durch
die Zirkulation vermittelte *bakterielle Infektion* spricht (s. FÜLLEBORN 1929,
S. 1137).

β) *Auf die Mikrofilarien von Volvulus bezogene Hauterscheinungen.* Wie
bereits erwähnt, sammeln sich die Volvulus-Mikrofilarien im *Bindegewebe der
Haut* an und besonders häufig fand sie BLACKLOCK (1926 a) in der von den
Wurmknoten bevorzugten Lendengegend. Die Mikrofilarien waren sehr oft
aber auch dann in der Haut nachweisbar, wenn *überhaupt keine Volvulus-
Knoten zu fühlen waren,* so daß nach den Erfahrungen von BLACKLOCK (1926 a)

die Zahl der *Mikrofilarien-Träger fast doppelt,* nach denen von SHARP (1926) sogar fast *dreifach* so groß ist, als die der Träger nachweisbarer *Volvulus-Knoten.*

Da die Anzahl der Mikrofilarien in der Haut in der Tat ganz erstaunlich hoch sein kann, ist es nicht zu verwundern, *daß man eine ganze Reihe von Hautkrankheiten damit in Verbindung gebracht hat,* jedoch sind die Ansichten der Autoren darüber nichts weniger als geklärt und *bisher ist es nicht erwiesen, daß die Volvulus-Mikrofilarien überhaupt die Haut klinisch schädigen.*

O'NEIL (zit. nach BRUMPT 1920) beschrieb 1875 als „Craw-Craw" ein juckendes Hautleiden der westafrikanischen Eingeborenen, bei dem er eine Mf. bancrofti - ähnliche, 252 : 6—12 μ große Mikrofilarie aus excidierten, in Flüssigkeit gebrachten Hautstückchen in reichlicher Menge austreten sah und bei der es sich sehr wohl um Mf. volvulus gehandelt haben könnte; auch MANSON (1907) spricht die Vermutung, „daß es vielleicht bloß eine gewöhnliche Mf. perstans gewesen sei", nur mit aller Reserve aus. Im Jahre 1909 untersuchten HOFFMANN u. HALBERSTÄDTER Schnittpräparate eines mitsamt der darüber liegenden Haut excidierten Volvulus-Knotens und fanden die Mikrofilarien auch in der Papillarschicht der Haut. MONTPELLIER u. LACROIX, die 1920 in Westafrika Mf. volvulus im Unterhautbindegewebe feststellten, glaubten, daß diese die Erreger der O'NEILschen „Craw-Craw" — eines eigenartigen papulo-pustulösen Exanthems, für das sie den Namen „*Gale filarienne*" vorschlagen — seien, was aber BRUMPT (1920) und andere Autoren schon aus *geographischen* Gründen ablehnten, und BLACKLOCK (1924) hielt die „Craw-Craw" nur für gewöhnliche Sarcoptes-Krätze, doch wird diese Bezeichnung von den westafrikanischen Eingeborenen überhaupt für alle möglichen juckenden Hautkrankheiten gebraucht. OUZILLEAU und seine Mitarbeiter wollten Mf. volvulus als Ursache für „Craw-Craw" zwar ebenfalls nicht gelten lassen, glaubten

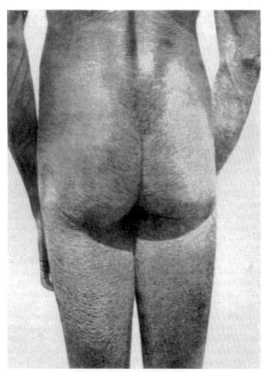

Abb. 33. Microfilaria volvulus-Träger mit „Lichenifikation der Haut". Nach CORSON (l. c.). (LAIGRET bezeichnet, nach seinen Abbildungen zu schließen, denselben Zustand der Haut als „Xerodermie".)

aber, daß außer *Elephantiasis* eine Reihe anderer Hauterkrankungen, die sie als *Xerodermie, Pseudo-Ichthyose* und *Lichenifikation* bezeichnen, dadurch hervorgerufen würden, jedoch wird in der Arbeit von OUZILLEAU, LAIGRET u. LEFROU der Zusammenhang der *letzteren* mit Volvulus nicht mehr aufrecht erhalten; außerdem könne Volvulus *Haut-Achromasie* erzeugen, was aber von MONTPELLIER u. LACROIX (1922) bestritten wird. SHARP (1926) hält einen Zusammenhang der *Lichenification* mit Volvulus für ebenso unerwiesen wie den mit „Craw-Craw" und auch BLACKLOCK (1926 a) und MACFIE u. CORSON (1922 a) konnten keine Beziehungen zwischen Volvulus und Hautkrankheiten feststellen; die letztgenannten Autoren (1922 b) meinen aber, daß *Lichenification* vielleicht durch die von ihnen entdeckte, bisher nur aus der Haut bekannte und für die Goldküste und das Kameruner Urwaldgebiet nachgewiesene Mf. perstans-ähnliche *Mf. streptocerca* (s. S. 739 u. 753) verursacht würde. Neuerdings hat LAIGRET (1929), ein früherer Mitarbeiter von OUZILLEAU in der Angelegenheit wieder das Wort ergriffen: Auch auf Grund seiner neuen Erfahrungen im französischen Sudan hält er daran fest, daß die Volvulus-Mikrofilarien „Keratodermie" erzeugten, die sich anfänglich nur in „Xerodermie", d. h. Trockenheit, Runzlichkeit und Verdickung der Haut äußere, später aber zu „Pseudo-Ichthyose" ohne Abschuppung führe. so daß die Haut *junger* Leute wie die von

Greisen aussähe, die *alter* Leute aber an „Saurier-Haut" erinnere. Anfänglich werde die Haut an den Lenden, dem Gesäß und den Schenkeln, später auch an den Beinen und Armen befallen. An den so veränderten Hautstellen setzten sich auch mit Vorliebe die als „Craw-Craw" bekannten papulo-vesiculo-pustulösen Prozesse fest, die aber mit Volvulus-Infektion *nichts* zu tun hätten, sondern wohl *bakterieller* Natur seien. Auch *Elephantiasis* sei trotz des Fehlens von Bancrofti anscheinend gerade in den besonders stark von Volvulus befallenen Gegenden häufig; bei *alter* Elephantiasis fände man allerdings weder Volvulus-Knoten noch Mikrofilarien in der Haut, in *beginnenden* Fällen sei Volvulus aber stets nachweisbar.

Während die eben besprochenen Befunde sich sämtlich nur auf *afrikanische Eingeborene* beziehen, haben Rodhain u. Houssiau (1930) jüngst über das Verhalten der Haut bei ihren 5 *europäischen* Volvulusträgern (s. S. 749) eingehend berichtet: Von diesen 5 Personen hatten 2 überhaupt *kein Hautjucken* und 1 nur gelegentlich über einem an der Schulter sitzenden Wurmknoten; bei dem 5jährigen Kinde blieb die Anamnese unklar, doch hatten alle diese 4 Fälle jedenfalls eine *normale Haut*. Ein mit 5 Knoten behafteter Mann — die übrigen hatten nur 1 bis 3 — klagte jedoch seit 15 Monaten *über dauerndes, durch keine Therapie beeinflußbares, sehr heftiges Jucken der Haut*, die auch „Lichenifikation" und stellenweise *Verdickung* zeigte; da „alte Afrikaner" aber auch sonst öfter an *Pruritus* litten, sei es recht zweifelhaft, ob es sich hier um „Gale filarienne" gehandelt habe, zumal sich in einer Probe der verdickten Haut Mikrofilarien nicht nachweisen ließen. Jedenfalls sei es nicht erwiesen, daß Volvulus-Mikrofilarien *Lichenifikation* und *Xerodermie* oder auch Elephantiasis verursachten, zumal letztere in manchen stark mit Volvulus infizierten Gegenden *recht selten* sei. [Siehe aber auch Rodhain u. Dubois im Lit.-Nachtrag.]

Aus den *O. caecutiens*-Gebieten von Guatemala und Mexiko ist übrigens — abgesehen von den 2 Fällen von Fülleborn (s. S. 756) — bisher *nichts* von auf die Parasiten bezogenen *juckenden Hauterscheinungen* oder *Xerodermie* berichtet worden.

Histologische Hautbefunde. In der Haut finden sich die Mikrofilarien von Volvulus nach Montpellier u. Lacroix (1920) und nach Ouzilleau, Laigret u. Lefrou *außerhalb* der Gefäße liegend in der ganzen Dicke des Bindegewebes, besonders aber unterhalb des die Papillen versorgenden Gefäßnetzes — wo sie schon Hoffmann u. Halberstädter nachwiesen —, niemals aber im Epithel; Corson und auch Sharp (1926) hatten entsprechende Befunde. Während letzterer aber in der großen Mehrzahl der Fälle *überhaupt keine Hautveränderungen feststellen konnte*, sahen Montpellier u. Lacroix auch an sonst *gesunder Haut* — in der die Mikrofilarien übrigens reichlicher als in *erkrankten* Abschnitten waren — leichte Entzündungserscheinungen, die in Gefäßerweiterungen und perivaskulärer Zellinfiltration bestanden, und auch Corson erwähnt Vermehrung der Zellen um die Capillaren und in der Gegend der Papillen bei sonst normalem Befunde. Wenn Ouzilleau und seine Mitarbeiter außer Zellinfiltration noch Hypertrophie und Unregelmäßigkeit der Papillen, ödematöse Durchtränkung mit Leukocyteninfiltration der tieferen Epithellagen bei Hyperkeratose der Epidermis und andere erhebliche Hautveränderungen fanden, so läßt sich das auch so deuten, *daß letztere vielleicht nur durch jene Dermatosen verursacht sind, die O. zilleau als Folge von Mf. volvulus, die meisten anderen Autoren aber als zufällige Komplikation ansehen*. Anderseits mag aber auch die *Menge* der in der Haut vorhandenen Mikrofilarien und die *Dauer* der Infektion für das Fehlen oder Vorhandensein pathologischer Prozesse von ausschlaggebender Bedeutung sein, und zwar ebenso bei *O. volvulus*- wie bei *O. caecutiens*-Infektion. (Über die histologischen Befunde bei letzterer s. S. 756ff.)

(*Mf. streptocerca* [s. S. 753] fanden Macfie und Corson [1922 b] im Corium nahe dem Epithel; stets war geringe Zellinfiltration besonders um die Gefäße vorhanden, sonst aber waren keine histologischen Hautveränderungen nachweisbar.)

γ) *Andere auf O. volvulus bezogene Affektionen.* Wie bereits oben erwähnt, meinten Ouzilleau und eine Anzahl anderer Autoren (Brumpt; Joyeux; Dubois 1917; Rodhain 1920; Laigret), daß Volvulus auch zu *Elephantiasis* Veranlassung geben könne, zumal die Parallelität der Verbreitung beider Affektionen auffällig sei; nach Rodhain u. Houssiau kann in *stark* mit Volvulus infizierten Gegenden die *Elephantiasis* aber auch *recht selten* sein. Da Volvulus-Mikrofilarien stets auch in den *Lymphdrüsen* vorhanden sind — in denen Fülleborn u. Simon außer zahlreichen Eosinophilen und auch Plasma- und Mastzellen allerdings nur eine auffällige Größe der Keimzentren, sonst aber *keine* Veränderungen fanden —, werden von Ouzilleau (1913) auch *Leistendrüsen-Schwellungen* bzw. „*varicöse*" *Leistendrüsen* mit dem Parasiten in Zusammenhang gebracht, während Blacklock (1926 a) dessen Einfluß auf die Häufigkeit von Leistendrüsen-Schwellungen *nicht* feststellen konnte. Sharp (1926) vermutet, daß eine Form sehr eiweißreicher, Mf. volvulus enthaltender

Hydrocelen (es waren 40⁰/₀ der von ihm in Nigeria gesehenen) durch die Mikrofilarien verursacht sein könnten.

Nach dem Bekanntwerden der Arbeiten von ROBLES über die durch O. caecutiens entstehenden *Augen-Erkrankungen* meinte OUZILLEAU (1923), daß solche auch durch *O. volvulus* verursacht würden, was aber weder BLACKLOCK (1926 a) noch SHARP (1926) bestätigen konnten. Interessant ist im Hinblick auf *O. caecutiens* aber die Angabe von ROD-HAIN, daß nach Excision eines ausnahmsweise am Hinterkopf eines 3 jährigen Kindes sitzenden *Volvulus*-Knotens bis dahin bestehende *Gesichtsschwellungen* verschwanden. Daß OUZILLEAU, LAIGRET u. LEFROU auch *Ataxie* mit Volvulus in Verbindung bringen wollen und ihnen der Parasit auch noch als Ursache *einer Reihe anderer innerer Krankheiten* verdächtig ist, sei nur beiläufig bemerkt.

δ) Diagnose bei Onchocerca volvulus. Die Volvulus-Knoten können mit *Fibromen*, die an den Gelenken sitzenden Knoten mit der in vielen Tropenländern häufigen *Nodositas juxtaarticularis* verwechselt werden. In der Symphysen-Gegend können sie für *Leistendrüsen*, ja sogar für *Hernien* gehalten werden (GRAY; OUZILLEAU 1913).

Zur Diagnose *zweifelhafter Hautknoten* kann man diese *punktieren* und auf Mikrofilarien untersuchen, ebenso die Lymphdrüsen, wohin die Mikrofilarien ja auch gelangen. Daß in *vereiterten* Knoten die eigenartige Struktur der Wurm-Cuticula die Diagnose ermöglicht, wurde bereits S. 747 gesagt.

Da, wie S. 750/751 erwähnt, die *Mikrofilarien* sehr oft auch in Fällen, *wo Knoten nicht feststellbar sind*, in der Haut gefunden werden, ist der Mikrofilarien-Nachweis in der Haut diagnostisch wertvoll. Nach MACFIE u. CORSON (1922 a) werden ganz kleine Hautstückchen, die nur ein paar Millimeter groß zu sein brauchen, mit einem „Scherenschlag" excidiert und für 2—3 Stunden in physiologische Kochsalzlösung gebracht, die beim Arbeiten in unseren Zonen am besten in den Brutschrank gestellt wird; die Mikrofilarien treten dann oft zu Hunderten aus. Nach SHARP (1926) genügt auch eine flache Epidermis-Abtragung, um in der alsbald austretenden bluthaltigen Flüssigkeit, die man auf Objektträger antrocknen läßt, nach Enthämoglobinisierung mit Aqua dest. die Mikrofilarien nachzuweisen: wobei man sich aber nicht durch fädige Verunreinigungen täuschen lassen darf, was bei dem vorigen Verfahren — bei dem die Mikrofilarien ja *lebendig* bleiben — ausgeschlossen ist. *Lebende* aus der Haut gewonnene *Mf. volvulus* sind nach CORSON 290—340 : 6—7 μ groß (*getrocknetes* Material ist unkontrollierbaren Schrumpfungen ausgesetzt), während die ja ebenfalls in der Haut in Westafrika gefundene *Mf. streptocerca* (s. S. 739 u. 751) kürzer und dünner ist und durch ihr „krückstockartig" gekrümmtes Hinterende auffällt; natürlich werden auch „Blut-Mikrofilarien" in solchen Präparaten aus der Haut austreten können, doch wird deren Zahl meist gering sein. (Weiteres über die Morphologie der Mikrofilarien siehe bei FÜLLEBORN 1929.)

Mit einem aus *getrockneten O. caecutiens-Würmern* hergestellten und in flache Impfschnitte gebrachten Pulver erhielt FÜLLEBORN (1931) bei *2 Caecutiens-Trägern* zwar eine *positive Cutanreaktion* (s. S. 735, Anm. 2): Das Onchocerca-Antigen verursachte aber auch bei gegen *Ascaris* und *Strongyloides* sensibilisierter Haut von Onchocerca und „Filarien" *freien* Personen fast ausnahmslos *typische Quaddelbildung*, so daß ein positiver Ausfall der Cutanprobe mit Onchocerca-Antigen nur dann diagnostisch verwertbar sein würde, *wenn die Kontrollen mit anderen Helminthen-Antigenen negativ oder doch zum mindesten erheblich schwächer ausfallen.* In einem Versuch von FAIRLEY (1931) reagierte die Haut eines Volvulus-Falles auch gegen intracutane Einspritzung eines aus *Dirofilaria immitis* des Hundeherzens hergestellten wässerigen Extraktes (s. S. 741), nach noch unpublizierten Versuchen von FÜLLEBORN u. SONNENSCHEIN (s. FÜLLE-BORN 1931) war das aber auch bei Personen der Fall, die *nicht* mit Onchocerca oder mit „Filarien" infiziert waren, indem sich das „Immitis-Antigen" ganz ebenso verhielt, wie es oben für das „Onchocerca-Antigen" angegeben wurde.

Komplementablenkungsversuche mit Volvulus-Extrakten und dem Serum von Volvulus-Trägern ergaben nach RODHAIN u. VAN DER BRANDEN *keine* befriedigenden Ergebnisse, und nach den Erfahrungen von MONTPELLIER u. GÉRAUD war sie auch bei offenbar *nicht* mit Onchocerca Infizierten zu 50% positiv; in einem mit *Dirofilaria immitis-Antigen* geprüften Volvulus-Falle von FAIRLEY (1931) fiel diese Probe *zweifelhaft* aus (vgl. auch S. 741).

Die *hohe Eosinophilie des Blutes* — nach C. HOFFMANN betrug sie bei *O. caecutiens*-Trägern etwa 21 bis 75%, im Mittel gegen 37% — kann diagnostisch verwertet werden.

ε) *Therapie bei Onchocerca volvulus.* Eine Therapie, die in chirurgischer Entfernung der Knoten bestehen würde, kommt für *O. volvulus* nur ausnahmsweise in Betracht. (Über Therapie bei *O. caecutiens* siehe S. 759.)

b) Onchocerca caecutiens.

α) *Zur Epidemiologie von O. caecutiens.* Der wegen seiner Beziehungen zu *Augen-Erkrankungen* übel beleumdete Parasit kommt in Guatemala nach ROBLES nur an der pazifischen Küste zwischen den Vulkanen Fuego und Atitlan in einem schmalen, zwischen 600—1200 m hohen Geländestreifen vor, *der wegen der vielen dort gelegenen Kaffee-Plantagen aber von großer wirtschaftlicher Bedeutung ist*; stellenweise sind dort die Hälfte der Erwachsenen und auf manchen Pflanzungen nach ROBLES sogar bis 97% mit den Wurmknoten behaftet. Aber auch die *weißen Plantagenleiter* und deren Familien werden sehr häufig befallen und selbst kleine Kinder bleiben nicht verschont.

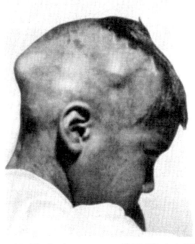

Abb. 34. Onchocerca caecutiens-Knoten auf dem Kopfe. (Nach C. HOFFMANN, l. c.)

FÜLLEBORN (l. c. 1923) schloß nach aus Mexiko erhaltenen Mitteilungen, daß O. caecutiens auch im Kaffee-Gebiet des *südlichen Mexiko* vorkommt, was sich auch bestätigte. Nach HARDWICKE u. C. HOFFMANN ist in den unweit der Grenze von Guatemala gelegenen und anscheinend von dort aus infizierten Distrikten Chiapas, Oaxaca und Guerrero die Infektion stellenweise *sogar überaus stark*, denn auf einer erst seit etwa 3 Jahren infizierten Kaffee-Plantage fand C. HOFFMANN bei 86% der Gesamtbevölkerung „Knoten" und bei 100% die Mikrofilarien in der Haut, und die Infektion breite sich in Südmexiko auch immer weiter aus. Ob O. caecutiens *auch sonst noch* in Amerika vorkommt, wissen wir nicht; von THÉZÉ aus Französisch-Guyana beschriebene Fälle erscheinen verdächtig (s. FÜLLEBORN 1929, S. 1186).

β) *Caecutiens-Knoten.* Nach ROBLES sitzen die Caecutiens-Knoten zu ungefähr 99% *auf dem behaarten Kopf*, was nach den Erfahrungen des Referenten aber reichlich hoch gerechnet scheint. *Im südlichen Mexiko* befanden sich nach C. HOFFMANN etwa 92% aller Knoten auf dem Kopfe, während bei etwa 15% der Knoten-Träger vereinzelte Knoten auch an *anderen* Körperstellen (Crista iliaca, Rippen, Schulterblatt, Schlüsselbein usw.) gefunden wurden. Auf dem Kopfe finden sie sich häufig multipel; CALDERON zählte bei einem Individuum 19 Knoten. Die Caecutiens-Knoten entstehen *offenbar bald nach der Infektion*, da ROBLES einen Knoten schon bei einem 2 Monate alten Kinde beobachtete und sie bei aus „freien" Gegenden Zugewanderten schon nach 3 Monaten auftreten können. Die *Größe und histologische Struktur* der Knoten ist dieselbe wie bei *O. volvulus* (s. S. 7₁9—750).

γ) *Die Caecutiens-Mikrofilarien in der Haut und im Auge.* Auch bei Caecutiens fanden FÜLLEBORN und ZSCHUCKE (s. FÜLLEBORN 1929 und 1926) *die Mikrofilarien in der Haut,* und zwar am reichlichsten in der Nähe der Knoten; so zählte FÜLLEBORN (s. FÜLLEBORN 1929, S. 1121) bei einem Caecutiens-Fall mit mehreren Kopfknoten in gleich großen Hautstückchen: in der Kopfhaut über dem Knoten 196, im Ohrläppchen 64, in der Thoraxhaut 13 Mf. caecutiens. C. HOFFMANN bestätigt die allmähliche Abnahme der Mikrofilarien mit der Entfernung von den Knoten; abgesehen davon fand er sie besonders reichlich an Sonne und Luft ausgesetzten Stellen, besonders in der Haut der *Wangen* und des *Nackens,* wo sie auch dann vorhanden seien, wenn sie an *anderen* Körperstellen fehlten; an krankhaft veränderten Stellen des Gesichts wären sie seltener als an gesunden oder an solchen, die nur die für die Caecutiens-Infektion der ersten Jahre typischen leichten Schwellungen aufwiesen. Auch nach Entfernung der nachweisbaren Knoten waren die Mikrofilarien noch lange, in einem Falle noch nach 160 Tagen, in der Haut nachweisbar, wozu aber zu bemerken ist, daß *Knoten sehr leicht übersehen werden können,* da nach C. HOFFMANN die Anzahl der *scheinbar überhaupt knotenfreien Mikrofilarien-Träger* auch bei mit *O. caecutiens* Infizierten eine *sehr große* ist. Caecutiens-Mikrofilarien sind von OCHOTERENA (1930) jüngst auch *im Auge* nachgewiesen worden; besonders zahlreich waren sie in der Horn-

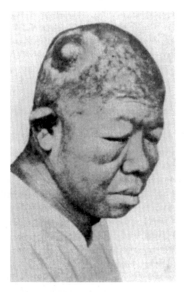

Abb. 35. „Küstenerysipel" im akuten Stadium und *O. caecutiens*-Knoten auf dem Kopfe. (Nach CALDERÓN, l. c.)

haut, was nach den Versuchen von OCHOTERENA (1930 b) vielleicht eine Folge von *Phototaxis* sei.

δ) *Klinische Erscheinungen bei O. caecutiens-Infektion.* Die *Caecutiens-Knoten* „als solche" verursachen ebensowenig Beschwerden wie die von O. volvulus; d. h. sie sind völlig schmerzlos und höchstens ein „Schönheits-Fehler" oder durch ihre Lokalisation lästig, wenn nicht gerade Entzündung oder Absceß-bildung eintritt, was nach C. HOFFMANN auch bei Caecutiens vorkommt.

„*Küsten-Erysipel*" bzw. „*Caecutiens-Ödeme*". Abgesehen von den später noch zu besprechenden *Augen-Erkrankungen* bringt ROBLES auch das „*Küsten-Erysipel*" (Erisipela de la costa) mit dem Parasiten in Zusammenhang, da es in Guatemala nur aus dem Caecutiens-Gebiete bekannt sei: Es beginne wie ein gewöhnliches Erysipel akut *mit hohem Fieber* und träte, starke Gesichtsschwellungen verursachend (Abb. 35), meist am Kopfe, beim Sitz der Knoten an den Gliedern, gelegentlich auch dort auf; nach Abklingen der akuten Erscheinungen blieben die Schwellungen noch längere Zeit bestehen, hätten sich aber nach 3 Wochen erheblich vermindert. Für das *chronische Stadium* des Gesichtserysipels sei besonders *die livide grünliche Verfärbung der Wangen* charakteristisch; ihre Haut sei hart, ödematös infiltriert, ekzematös, pigmentiert und glänzend; auch die *Ohrmuscheln,* besonders des Läppchens, seien stark geschwollen. Waren die Gliedmaßen befallen, so bestände dort *ein hartes Ödem wie bei Elephantiasis*, aber mit der charakteristischen *grünlichen Verfärbung*. Fülleborn und Zschucke (s. Fülleborn 1924 und 1926) fanden in Guatemala solche fieberhaften Fälle *nicht* — und ebenso auch nicht C. Hoffmann in Mexiko —, sondern abgesehen von einem sehr eigenartigen, völlig reaktionslosen, wochenlang bestehenden prallen Ödem am ganzen linken Arme eines in der Onchocerca-Gegend lebenden Europäers, sahen sie in Guatemala nur ein paar Fälle einer leichten, chronischen, aber nicht verfärbten Gesichtsschwellung bei indianischen Onchocerca-Trägern. Später sah Fülleborn (1923) aber bläulichgrünliche Verfärbung auf der leicht verdickten Wangenhaut eines von einer Kaffee-Plantage *Süd-Mexikos kommenden Knaben mit indianischem Einschlag* und die Anamnese ergab, daß dort außer vielen „Kopf-Knoten“ bei der Bevölkerung, speziell bei den Kindern, auch in Zwischenräumen akut auftretende, aber offenbar *fieberlos verlaufende* Anschwellungen des Gesichtes und der Arme — bei denen es sich vielleicht um ein Analogon zu den „Calabar-Schwellungen“ der Loa handelt (s. Fülleborn 1924) — sogar überaus häufig seien, worauf später die Hautverfärbung folge [1]. Durch die von C. Hoffmann aus dem Caecutiens-Gebiete *Mexikos* vorliegenden Beobachtungen werden diese Angaben bestätigt: Denn er sah in den ersten Jahren der Infektion bei Kindern und Erwachsenen ebenfalls periodische, aber *stets völlig fieberlos verlaufende* Gesichtsschwellungen, wennschon *keineswegs alle Knoten-Träger* daran litten; die Schwellungen seien von Hitzegefühl — gelegentlich auch von Kopfweh und Augenschmerzen — begleitet und nähmen einen leicht violetten Ton an, der beim Abschwellen zunächst schwindend, mit der Zeit öfter eine leicht grünliche Färbung hinterlasse; in sehr vielen Fällen fanden sich auch *Elephantiasis-artige*, aber nicht weiter belästigende Verdickungen der Haut (besonders häufig an den Ohren) und diese verschwänden auch nach der Entfernung der Knoten gewöhnlich nicht gänzlich. Um durch *Myxödem* verursachte Hautveränderungen — woran Pastor Guerrero wegen der vielen in der Nachbarschaft des guatemaltekischen Onchocerca-Gebietes auftretenden *Kropffälle* gedacht hatte — handelt es sich in *Mexiko* offenbar nicht; jedenfalls käme *Kropf* nach C. Hoffmann im *Chiapas-Gebiet*, wo er seine Caecutiens-Untersuchungen anstellte, *nur ganz vereinzelt vor*.

Während dem Referenten aus *Guatemala* oder *Mexiko* bisher *keine* Berichte über mit O. caecutiens in Verbindung gebrachte *juckende Hauterscheinungen* oder „*Xerodermie*“ bekannt sind, sah er jüngst (s. Fülleborn 1930 und 1931) bei einem 40jährigen deutschen Kaffeepflanzer aus Mexiko, der seit 6 Jahren Caecutiens-Träger ist, das *typische Bild der „Xerodermie“* (s. Abb. 36) mit stellenweiser Hautverdickung; dabei bestand *sehr starker Pruritus*, über den auch seine gleichfalls jahrelang mit Caecutiens infizierte *Gattin* klagte, deren Haut aber keine Veränderungen zeigte; nach einer Badekur in Wiesbaden verschwand übrigens bei beiden das Jucken und auch die Hautveränderungen des Mannes gingen zurück. Ob es sich in diesen Fällen tatsächlich um durch *Onchocerca-Infektion* verursachte Hauterscheinungen oder um bloße „Zufallsbefunde“ handelt, muß in den Onchocercen-Gebieten selbst entschieden werden. (Siehe hierzu auch die Angaben über Xerodermie und Pruritus bei O. volvulus-Trägern auf S. 751 u. 752.)

Die *histologische Untersuchung* der Haut ergab bei dem oben genannten an „Xerodermie“ leidenden Patienten außer der Anwesenheit meist nahe dem Epithel im Bindegewebe des

---

[1] Mit dem ja ebenfalls zu blauer Hautverfärbung führenden „Mal de Pinto“ — das in den *Küstengebieten des südlichen Mexiko* sogar sehr häufig ist — hat *diese* Hautverfärbung offenbar *nichts* zu tun; ob sie auch bei *reinblütigen Europäern* ebenso ausgesprochen ist, ist dem Referenten nicht bekannt.

Coriums liegenden *Mikrofilarien* von pathologischen Prozessen im wesentlichen nur *peri-vasculär angeordnete herdförmige Zellanhäufungen im Corium,* während an der Epidermis zwar eine gewisse Verbreiterung der intrapapillären Epithelleisten durch Vermehrung der Stachelzellen bemerkbar, eine auffällige Vergrößerung der Hornschicht oder eine beträchtlichere Verdickung der gesamten Epidermis aber nicht festzustellen war (siehe Abb. 37 und 38). Die auch makroskopisch normale Haut *seiner Gattin* enthielt nur sehr spärliche Mikrofilarien und war histologisch kaum verändert. Dagegen war bei einem

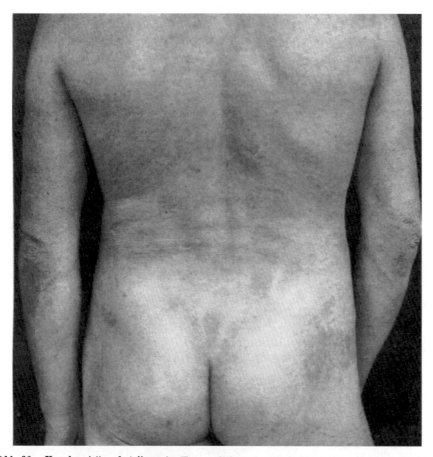

Abb. 36. „Xerodermie" und stellenweise Hautverdickung bei einem seit 6 Jahren mit O. caecutiens infizierten und an starkem Pruritus leidenden deutschen Kaffee-Pflanzer aus Mexiko. Die feinen einander parallelen Faltungen der Haut sind in der Reproduktion besonders an der linken Lendengegend zu erkennen. Orig.

jahrelang mit zahlreichen, meist auf dem Kopfe sitzenden Caecutiens-Knoten behafteten *Indianerjungen* in der *Kopfhaut* und im *Ohrläppchen* das ganze Corium und auch die tieferen Schichten bis ins Fettgewebe hinein mit einem dichten, diffusen Zellinfiltrat gleichmäßig angefüllt, das in der Kopfhaut stellenweise aber auch umfangreiche „Zellnester" bildete.

Diese Befunde scheinen dafür zu sprechen, daß *langdauernde Anwesenheit zahlreicher Onchocerca-Mikrofilarien* in der Haut auch *histologische Veränderungen* darin verursachen kann. (Über die histologischen Befunde in der Haut bei *O. volvulus*-Infektion s. S. 752.)

O. caecutiens und Augenerkrankungen. Obgleich die auf O. caecutiens bezogenen *Augen-Erkrankungen* gleich anderen damit in Guatemala in Verbindung gebrachten Leiden eigent-lich nicht in den Rahmen dieses Handbuches gehören, müssen sie wegen der *praktischen*

Bedeutung der Frage hier erwähnt werden, wobei auch auf die Zusammenstellung von VOGEL hingewiesen sei.

ROBLES *gab an, durch Excision der Caecutiens-Knoten erstaunlich schnelle Heilungen lange bestehender schwerer Sehstörungen bei Indianern und Weißen gesehen zu haben.* Nach PANCHECO LUNA (zit. nach ROBLES) beginnen sie mit Augenbrennen, starker Lichtscheu,

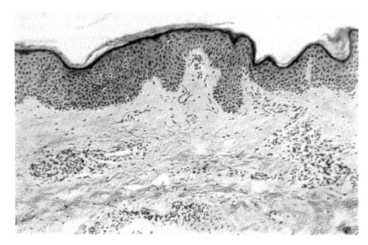

Abb. 37. Haut eines deutschen Onchocerca caecutiens-Trägers, der an „Xerodermie" und Pruritus litt. Erhebliche perivasculäre Zellinfiltration. Dicht unter dem Epithel eine *Mikrofilarie*. Hämatoxylin-Eosin; mikrophot. 100:1. Orig.

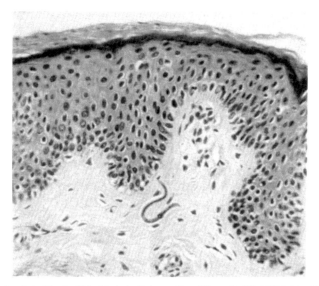

Abb. 38. Derselbe Schnitt wie Abb. 33a bei stärkerer Vergrößerung. Die unter dem Epithel liegende Mikrofilarie unterscheidet sich von Gewebselementen durch ihre viel kleineren Kerne. Hämatoxylin-Eosin; mikrophot. 250:1.

zuweilen heftigen Kopfschmerzen und mit Abnahme der Sehschärfe, wozu sich als besonderes Charakteristikum eine *Keratitis punctata* der Lidspalte geselle. Später könne es bei sehr chronischem Verlaufe zu völliger Trübung des unteren Corneal-Abschnittes, zur Verengerung der nicht mehr reagierenden Pupillen und auch zu adhäsiver Iritis mit Pupillen-Verzerrung kommen, während der Augenhintergrund normal bleibe: *schwere Sehstörungen kämen aber auch ohne ausgesprochene objektive Augenveränderungen vor.* LARUMBE bestätigt diese Befunde aus Mexiko[1]. Wie Robles, Calderon und Mora berichten, könnten nach operativer Entfernung aller Knoten die Besserungen schon nach *Stunden* einsetzen und nach ein *paar Tagen* die Heilungen selbst in chronischen Fällen — abgesehen von solchen mit irreparablen Gewebsveränderungen — vollkommen sein, wennschon von anderer Seite auch in Guatemala *Mißerfolge* zu verzeichnen waren (Guerrero).

Wie diese geradezu „zauberhaft" schnellen Heilungen, die in der gesamten Parasitologie ohne Parallele sein würden, zustande kommen, wissen wir nicht. Die Annahme von Robles, daß mit der Beseitigung der Wurmknoten auch eine von den Parasiten ausgehende, die Augen schädigende *Toxin-Produktion* in Wegfall käme, scheint bestechend, doch bleiben ja nach der Entfernung der *erwachsenen Würmer* noch Millionen von *Mikrofilarien in der Haut* und, wie oben bereits erwähnt, auch *im Auge* zurück. Man könnte daran denken, daß die recht heftige, auf die Exstirpation der Knoten folgende Gewebsreaktion als eine sehr energische „ableitende Therapie" die Augen günstig beeinflusse, wenn nicht Robles angäbe, daß in einem Falle auch nach Entfernung des *einzigen an der Hüfte nachweisbaren Knotens schon am nächsten Morgen eine Besserung des Augenbefundes bemerkbar gewesen sei!*

Recht auffällig ist es nun aber immerhin, daß nach C. Hoffmann *in Mexiko* trotz der großen Anzahl der im Auftrage der Gesundheitsbehörde operierten Fälle *so schnelle Heilungen überhaupt nicht festgestellt wurden;* denn Besserungen wurden dort in *leichten* Fällen erst nach ungefähr 2—4 Wochen und manchmal noch später bemerkbar, bei *fortgeschrittenerem* Leiden traten sie überhaupt kaum ein und *schwere Augenschädigungen* führten trotz Knoten-Excisionen zur Erblindung. In recht pessimistischem Sinne äußert sich auch Larumbe über den Ausfall der Knotenexcision aus Oaxaca in Mexiko: *„Das Ergebnis war äußerst trostlos, denn ganz leichte Augenbeschwerden besserten sich kaum, und in den schweren Fällen wurde nur in den ersten 2—3 Tagen eine leichte Besserung verspürt* (ableitende Therapie? d. Ref.), *während später Verschlimmerung eintrat, obschon keine Knoten mehr vorhanden waren."*

Nach C. Hoffmann beobachte man in Mexico in den ersten Jahren der Infektion in einem Teil der Fälle bereits Augenbrennen, leichte Lichtscheu usw., doch wären in einem Gebiete, dessen Infektion erst 3—4 Jahre zurücklag, trotz stärksten Caecutiens-Befalls *noch keine* ernsteren Augenstörungen vorhanden und *Blindheit* würde erst bei mindestens 5—6 Jahre alten Fällen gesehen; wennschon in *schon lange* mit dem Parasiten infizierten Gegenden die Anzahl der Blinden „ziemlich groß" sei — so daß sie für Mexiko ein recht ernstes Problem darstellten —, *„so führten doch anderseits keineswegs alle chronischen Fälle unabänderlich zur Blindheit"*[2].

Nach den 1922 gemachten Angaben der Kaffee-Pflanzer der Onchocerca-Gebiete *Guatemalas* kämen zwar leichtere und auch ernste Augenerkrankungen bei ihren Arbeitern öfter vor, *die große Mehrzahl der Knoten Träger seien aber offenbar durchaus gesunde Leute*, womit die von Fülleborn und Zschucke (s. Fülleborn 1924 und 1926) zu jener Zeit gemachten Erfahrungen auch durchaus übereinstimmen.

In Guatemala bestand daher bei den Pflanzern damals auch sehr wenig Neigung, alle Knoten-Träger der Plantagen operieren zu lassen, wie es jetzt in *Mexiko* von seiten der Gesundheitsbehörden angestrebt wird; wie aus einer Notiz bei C. Hoffmann hervorgeht, lassen sich manche Pflanzer alljährlich ihre neu entstandenen Knoten excidieren, was bei dem gegenwärtigen Stande der Frage ja auch durchaus rationell ist. Einige Versuche von Fülleborn und Zschucke (s. Fülleborn 1924 und 1926), die *chirurgische* Entfernung der Kopfknoten — die, wie bereits erwähnt, von *recht starken* Reaktionserscheinungen begleitet ist — durch die weit einfachere Technik einer *Cocain-Einspritzung* in die Parasitencyste zu ersetzen, lieferten keine sicheren Ergebnisse hinsichtlich des Absterbens der Parasiten; es würde sich aber empfehlen, sie in größerem Maßstabe zu wiederholen und auch andere Substanzen zu erproben; *intravenöse* Einspritzungen von Antimonpräparaten beeinflußten die Parasiten nicht, doch soll *Plasmochin* die Caecutiens-Mf. zum Verschwinden bringen (s. Literatur-Nachtrag).

Prophylaxe und Bekämpfung. Eine *persönliche Prophylaxe* gegen die *nur am Tage* stechenden Simulien wäre, soweit ausführbar, empfehlenswert, wobei

---

[1] Über die Augenbefunde aus Mexiko siehe auch Ochoterena (1930 a) und Torella.

[2] Nach im Frühjahr 1931 durch die deutschen Tageszeitungen gehenden und auch von wissenschaftlichen Zeitschriften gebrachten sensationellen Mitteilungen sollen freilich im Dorfe *Tilchepec* im Staate Oaxaca (Süd-Mexiko) nicht nur alle Einwohner blind sein, sondern auch die dort geborenen Kinder schon nach spätestens einem Jahre erblinden. Nach einer derartigen Notiz der Frankfurter Zeitung vom 2. März 1931 gäbe es sogar in Süd-Mexiko einige Indianerstämme, so die Aiyoocks, die schon seit Jahrhunderten blind seien. Es gehört jedenfalls schon einige Phantasie dazu, sich die Existenz solcher *nur aus Blinden* bestehenden Gemeinschaft vorzustellen!

vielleicht auch Insekten abschreckende riechende Substanzen in Frage kommen könnten. Eine Bekämpfung der in rasch fließenden Bächen lebenden *Simulien-Larven* wird auf den Kaffee-Pflanzungen *recht schwierig* sein. Ein nach den deutschen Tageszeitungen (s. S. 759, Anm. 2) von dem mexikanischen Professor V. A. Reko gemachter Vorschlag, die Simulien durch *künstliche Vermehrung* der mückenfressenden *Fledermäuse* zu bekämpfen, dürfte schon daran scheitern, daß die *nur am Tage stechenden Simulien* den nächtlichen Fledermäusen kaum erreichbar sein dürften.

Diagnose. Über die klinische Diagnose von O. caecutiens s. S. 753 u. 754.

8. Durch den Guineawurm verursachte Hauterscheinungen[1].

Biologisches. Dracunculus medinensis (früher Filaria medinensis, jetzt Fuellebornius medinensis), der „Guineawurm" oder „Medinawurm" kommt nach älterer Auffassung außer beim *Menschen* auch bei einer Reihe von Tieren vor, jedoch handelt es sich bei diesen wahrscheinlich um *andere* Dracunculus-Arten. Die *Verbreitung* des Wurmes ist eine ausgesprochen *herdweise* und er tritt auch fast nur *zu ganz bestimmten, aber lokal wechselnden Jahreszeiten auf*, was mit der *Trinkwasserversorgung* der Eingeborenen zusammenhängt. Wie schon die Namen andeuten, kommt er in *Arabien und dessen Nachbarschaft* (Kleinasien, Turkestan, Persien, Britisch-Indien) und an der *Guinea-Küste Afrikas* (vom Senegal bis in die Äquatorialgegend und im Hinterland) vor; auch im *Nil-Distrikt des Uganda-Protektorats* soll er nach McConnell häufig sein. Nach Amerika wurde er durch Negersklaven eingeschleppt, kommt dort aber nur noch im Innern Brasiliens häufiger vor (de Campos). *Verschleppte* Fälle werden bei der „langen Inkubationszeit" der Affektion auch in anderen Gegenden öfter beobachtet.

Das reife, die Haut durchbohrende *Weibchen* des Guineawurms ist von milchweißer Farbe, meist fast 1 m (32—120 cm) lang und 1,5—1,7 mm dick; das *Männchen* ist noch nicht bekannt. Die etwa 700 *u* großen, spitzschwänzigen „*Mikrofilarien*" des Guineawurmes gelangen *nicht in die Gewebe des Wirtes*, sondern um sie ihrer Weiterentwicklung in *Wasser-Krebschen* zuzuführen, durchbricht das ausgereifte Weibchen die Haut des Infizierten in einem „Geschwür", aus dem es seine Brut ins Freie entleert. Dies geschieht in der Weise, daß aus dem Vorderende des Wurmes der Uterus als etwa 1 mm dicker, zarter Schlauch „prolabiert", worauf er platzt und eine unzählige Larven enthaltende milchige Flüssigkeit über den Geschwürsgrund ergießt; durch *Abkühlung* — z. B. Aufträufeln von kaltem Wasser an die Nachbarschaft des Geschwürs, oder durch Äthylchlorid —, die den Wurm zur Kontraktion veranlaßt, kann man das Phänomen willkürlich hervorrufen. Da der Parasit die *unteren Extremitäten* als Durchbruchstelle bevorzugt, ist beim Hineinwaten der Infizierten in Tümpeln — z. B. um *Trinkwasser* daraus zu schöpfen — für die Larven Gelegenheit geboten, von den in seichtem stagnierendem Wasser häufigen *Cyclops-Krebschen* gefressen zu werden, und es zur Übertragung geeignete Arten sind, wachsen die „Mikrofilarien" in ihnen innerhalb einiger Wochen zu dem infektionsfähigen Stadium von etwa 1 mm Länge heran. Da die Krebschen nur ein paar Millimeter groß sind, werden sie leicht *mit Trinkwasser* verschluckt und verdaut, während die durch die Salzsäure des Magens sogar noch lebhafter gewordenen jungen Würmchen sich offenbar durch die Wandungen des Verdauungstraktes in den Wirtskörper einbohren; nach 9—14 Monaten, meist aber *nach einem Jahre oder etwas weniger*, durchbrechen die inzwischen geschlechtsreif gewordenen Weibchen dann wieder die Haut.

a) Epidemiologie.

Übertragung durch Trinkwasser. Daß der Guineawurm durch infizierte Cyclops-Krebschen enthaltendes *Trinkwasser* erworben wird, ist nach zahlreichen Beobachtungen gar nicht zu bezweifeln; wennschon bisher nur *ein* geglückter Laboratoriumsversuch Turkhuds vom Menschen vorliegt, so spricht doch ein von Brug (1930) bei einem *Gibbon* angestelltes Experiment im gleichen Sinne. Daß die Entwicklung des Parasiten meist *etwa ein Jahr oder etwas weniger* beträgt, dürfte eine durch „Selektion" erworbene Anpassung an die *Wasserversorgung der Bevölkerung* sein. Denn nach Leiper (1911 a) wird an der *Goldküste* das Maximum der Fälle zur *Trockenzeit* beobachtet, zu der die

---

[1] Genauere Angaben über Biologie, Morphologie usw. siehe bei Fülleborn 1929.

Bevölkerung wegen Wassermangels aus von Cyclops wimmelnden stagnierenden Tümpeln zu trinken gezwungen ist; ROUBAUD, der diese Beobachtungen LEIPERs für *Dahomey* bestätigt, fand aber am *Tschad-See* die meisten Fälle gerade zur

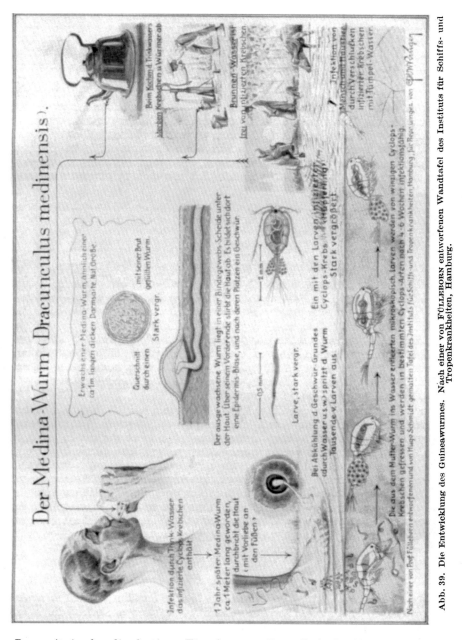

Abb. 39. Die Entwicklung des Guineawurmes. Nach einer von FÜLLEBORN entworfenen Wandtafel des Instituts für Schiffs- und Tropenkrankheiten, Hamburg.

Regenzeit, in der die dortigen Eingeborenen ihren Bedarf nicht wie sonst aus ihren tiefen Brunnen, sondern aus dem bequemer zugänglichen Oberflächen-wasser decken. *Vereinzelte* Fälle kommen nach GRAHAM (1905) allerdings auch

„außer der Saison" das ganze Jahr hindurch vor. Wie groß die Anzahl der *infizierten Krebschen* sein kann, geht daraus hervor, daß LISTON u. TURKHUD in einem indischen Dorfe 38% der untersuchten Cyclops infiziert fanden.

Häufigkeit der Infektion. Die Bedeutung des Guineawurmes für die Volksgesundheit ist stellenweise eine recht erhebliche. So gibt z. B. FORBES an, daß bei einer Expedition an der Grenze der *Gold- und Elfenbeinküste* in den Jahren 1902/03 von seinen 400 Trägern 40% wegen Guineawurmes in Behandlung kamen und am Ende der Expedition nicht weniger als 22% der Träger infolge des Parasiten mehr oder weniger *verkrüppelt* waren. Nach WURTZ u. SOREL waren von 40 Einwohnern eines Walddörfchens der *Elfenbeinküste* 15 infiziert. Ähnlich steht es in manchen Gegenden von *Britisch-Indien*, wo nach TURKHUD wegen der vielen Guineawurm-Fälle zeitweise die Landarbeiter knapp werden können. Manche Leute werden nach FAIRLEY (1924 a) Jahr für Jahr wiederum befallen; daß manche Individuen dauernd verschont bleiben, führt er darauf zurück, daß wahrscheinlich die *Beschaffenheit ihrer Verdauungssäfte* die Infektion verhindere. *Europäer* werden nicht verschont, infizierten sich aber nur gelegentlich bei Jagdexpeditionen usw., wenn sie sich mit dem Trinkwasser nicht in acht nehmen.

Fälle mit bis 10 Guineawürmern *gleichzeitig* sind keine Seltenheit und es wurden nach BOTREAU-ROUSSEL sogar über 100 Stück bei demselben Patienten beobachtet.

b) Die Vorgänge beim Durchbruch des Guineawurms.

Wie FAIRLEY u. LISTON (1924 a) und FAIRLEY (1924 a) ausführen, bringt der in einer bindegewebigen, scheidenartigen Hülle *im Unterhautgewebe* — seltener in *tieferen* Gewebsschichten wie dem interstitiellen Muskelgewebe oder der Synovialmembran der Gelenke — liegende Wurm die über seinem Vorderende befindliche Hautstelle *durch kurz vor dem Durchbruch abgesonderte Giftsubstanzen zur Nekrose*; dabei entsteht zunächst eine mit Flüssigkeit gefüllte Blase auf der Haut und nach deren Platzen ein „Geschwür" mit einem etwa 2 mm großen, runden Loch, worin das Vorderende des seine Brut entleerenden Wurmes (s. Abb. 39) von Zeit zu Zeit sichtbar wird [1].

Die Absonderung der zur Hautnekrose führenden *Giftstoffe* des Parasiten verursacht häufig bei dem Wirte aber auch an „*anaphylaktischen Shock*" *erinnernde Symptome mit Urticaria und anderen Allgemeinerscheinungen,* die dem Durchbruch des Parasiten vorhergehen oder gelegentlich gleichzeitig damit auftreten. Dieselben Erscheinungen stellen sich auch dann ein, wenn der Parasit *noch vor dem Durchbruch* bei operativer Entfernung *angeschnitten* wird, *nicht aber beim Anschneiden nach bereits erfolgtem Durchbruch,* da der Wurm seine für letzteren aufgespeicherten Giftstoffe dann schon entleert hat. Nach einer Notiz bei STICKER, SCHÜFFNER u. SWELLENGREBEL sollen solche Erscheinungen durch Zerquetschen des noch nicht durchgebrochenen Wurmes gelegentlich auch spontan auftreten können.

c) Klinik.

Lokalisation der Durchbruchsstellen. Wie bereits erwähnt, durchbricht der Mutterwurm im Interesse seiner Brut die Haut an solchen Stellen, die wahrscheinlich Gelegenheit haben, mit *Wasser* in Berührung zu kommen; so erfolgt der Durchbruch recht häufig an den Füßen, bei berufsmäßigen Wasserträgern

---

[1] Über die histologischen Veränderungen siehe bei FAIRLEY u. LISTON (1924 a), über das Blutbild bei FAIRLEY (1924 a).

aber, die Wasser in nassen Lederschläuchen auf dem *Rücken* tragen, brechen die Würmer sehr allgemein gerade an *dieser* Körperstelle durch die Haut und bei einem Manne, der Wasser in einem irdenen Topfe auf dem *Kopfe* zu tragen pflegte, erschienen sie an Kopf und Hals (HARRINGTON).

Nach *älteren* Angaben brechen die Würmer zu 92% an den unteren Extremitäten, zu 50—60% an den Füßen durch die Haut. Nach einer Statistik von J. G. FORBES entfielen aber nur 77% der Durchbrüche auf die Beine und 22% auf die Füße, während 9% an Arm und Hand, 4% an der Bauchwand, 4,5% am Scrotum, 3,5% an Rücken und Gesäß, 1% im Gesicht und 1% am Penis durchbrachen. Nach FAIRLEY (1924 a), der über 140 Personen mit 266 Guineawürmern berichtete, war die Durchbruchsstelle an den Beinen in 218, an den Armen in 14, am Rumpf in 11, am Gesäß in 5, am Scrotum in 4 Fällen, während in den übrig bleibenden 14 Fällen der Sitz nicht vermerkt wurde. Der Durchbruch kann aber auch an der *Zunge* erfolgen (CLARAC); ein *verkalkter* Guineawurm wird von WRIGHT sogar aus der *Orbita* erwähnt, während es sich bei einem als Guineawurm angesprochenen, aber nur etwa 3 Zoll langen Wurm, der nach BHACHECH an der Orbita durchbrach, um einen *anderen Nematoden* (Fil. conjunctivae?) gehandelt haben mag.

Die durch den Wurm verursachten Lokalsymptome. Nach den Erfahrungen von FAIRLEY (1924 a) bzw. FAIRLEY u. LISTON (1924 a) sind die ersten Anzeichen an der *Durchbruchsstelle* Jucken und stechende Schmerzen, und es entwickelt sich dort im Zentrum einer kleinen geröteten Induration innerhalb weniger Stunden *ein Bläschen*, dessen Größe zwischen 2 mm bis 7 cm schwankte. Gewöhnlich platzt das Bläschen vor Ablauf von 4 Tagen und darunter liegt dann inmitten der roten Granulationen des Geschwürsgrundes eine weißliche, nekrotische Masse mit der Durchbruchsstelle des Wurmes; diese löst sich gewöhnlich innerhalb von 11 Tagen ab, kann aber operativ auch *vorher* entfernt werden, und wenn der Wurm beseitigt und keine bakteriellen Komplikationen eingetreten sind, heilt das Geschwür meist schnell. Alle *Komplikationen*, die FAIRLEY sah, waren durch *Bakterien* (Strepto- und Staphylokokken oder Bact. coli) verursacht, die nach dem Platzen der schützenden Blase vom Geschwürsgrund aus auf die *bindegewebige Scheide des Wurmes übergehen und in ihr weiterkriechen können*, so daß es besonders nach mißglückten Extraktionsversuchen zu Abscessen, Zellgewebsentzündungen, Arthritis, Synovitis und anderen Entzündungserscheinungen kommen kann, die oft genug — z. B. durch Knie-Ankylose in Spitzfußstellung — dauernde Invalidität herbeiführen [1].

Wird der Wurm sich selber überlassen, so entleert er in der auf S. 760 beschriebenen Weise seine Brut in 2—3 Wochen, wird dann resorbiert oder kann leicht aus der Wunde herausgezogen werden, während er *vordem* Extraktionsversuchen Widerstand entgegensetzt und dabei leicht abreißt. *Abgestorbene* Würmer *verkalken* häufig, was gelegentlich zu Lokalbeschwerden führt. Bemerkt sei noch, daß DELAMARE u. MOUCHET bei einem Senegalesen um die Austrittsstelle eines Guineawurmes eine etwa 5—6 cm große, rundliche Hautverfärbung sahen, was aber offenbar selten sei.

Urticaria und andere Allgemeinerscheinungen. Wie FAIRLEY (1924 a) ausführt, wurde auf den Zusammenhang zwischen Urticaria und Guineawurm-Durchbruch zuerst von BRANELLEC (1887) und später von DUKE, SUTHERLAND, KEMP, COMMÉLÉRAN und von BARTET hingewiesen. Er selbst beobachtete bei 39% seiner 140 Guineawurm-Fälle meist über den ganzen Körper verbreitete, unerträglich juckende *Urticaria*, die fast ausnahmslos *noch vor* der Bildung des Durchbruch-Bläschens auftrat; gewöhnlich entstand sie des nachts, um

---

[1] Da, wie FAIRLEY u. LISTON (1924 a) nachwiesen, auch ins Gewebe eingespritzte „*Mikrofilarien*" des Guineawurmes leichte, subakute, sterile Abscesse erzeugen, so werden die nach mißglückten Extraktionsversuchen aus dem abgerissenen Wurm ins Gewebe entleerten Mikrofilarien durch Gewebsreizung die bakterielle Infektion begünstigen, doch sind sie offenbar *nicht* — wie man früher annahm — *die eigentliche Ursache* der schweren Entzündungserscheinungen.

meist nicht länger als 12 Stunden anzuhalten. Zugleich mit der Urticaria trat in typischen Fällen *im Gesicht starkes Ödem* mit sich eventuell auch über den Körper ausbreitendem dunkelrotem *Erythem* auf und auch die Conjunctiven und anderen Schleimhäute waren stark gerötet. Außerdem wurden Schwindel, Übelkeit, Erbrechen, Durchfall, Singultus und Anfälle von typischem *Bronchial-Asthma* beobachtet, doch schwanden alle diese Symptome sehr schnell nach Anwendung von *Adrenalin*. PEYROT erwähnt, daß vor dem Durchbruch eines Guineawurmes bestehendes Irresein mit Halluzinationen mit der Entfernung des Wurmes schnell verschwand.

d) Diagnose.

Typische Fälle von Guineawurm sind kaum mit etwas anderem zu verwechseln; sind in der Haut gefundene Würmer aber *unter 30 cm*, so handelt es sich wahrscheinlich *nicht* um Guineawurm, sondern um einen *anderen* Nematoden (z. B. Fil. conjunctivae). Nach STICKER, SCHÜFFNER u. SWELLENGREBEL deutet das Gefühl eines sich unter der Haut bewegenden Körpers gelegentlich auf das Vorhandensein eines Guineawurmes. *Verkalkte Guineawürmer,* die diagnostische Schwierigkeiten bietende Entzündungsprozesse veranlassen können, erkennt man leicht *im Röntgenbilde*; ihr Schatten bildet nach CONNOR oft Knäuel und ist gewöhnlich perlschnurartig in Stücke geteilt (über die Sichtbarmachung des Verlaufes *frischer* Guineawürmer im Röntgenbilde s. S. 767).

Therapie.

Wie FAIRLEY (1924 a, b und c) ausführt, ist peinlich *aseptische* bzw. *antiseptische Behandlung*, die schon bei den ersten Anzeichen des Durchbruches zu beginnen hat, die Hauptsache, um eine Infektion des Wurmkanals zu verhindern; nach seinen Erfahrungen kommen freilich im endemischen Gebiet etwa 70% der Fälle *erst nach dem Platzen der das Geschwür anfänglich bedeckenden Blase* und etwa 40% bereits mit *septischen Komplikationen* in ärztliche Behandlung.

Die zahlreichen antiseptischen und narkotischen Mittel, die durch Einspritzung in den Wurmkörper den Parasiten abtöten und dann eventuell zur Resorption bringen sollen, scheinen sich nicht bewährt zu haben; nach FARLEY richten sie durch Gewebsreizung sogar eher *Schaden* an, es sei denn, daß es gelingt, den abgetöteten Wurm auch zur *Resorption* zu bringen, *was aber nur bei Anwendung noch vor erfolgter Blasenbildung* zu erwarten sei.

Einspritzungen und andere zur Abtötung des Guineawurmes empfohlene Mittel. Nach einer Zusammenstellung bei FAIRLEY (1924 c) empfahl 1894 EMILY, etwa 1—2 ccm einer *Sublimatlösung* 1 : 1000 mit der Pravazspritze in den Wurm selbst oder das seinem Verlaufe benachbarte Gewebe einzuspritzen; während zunächst DAVOREN und auch LAMB die guten Ergebnisse bestätigten, wurde die Methode später von ACTON, von CUMMINS, von VORWERK, von MONTAIS, JAMOT u. ROBERT und von GRAHAM FORBES *als unbefriedigend abgelehnt*. Von LEFÈVRE wurde *Cocain* zu Einspritzungen benutzt und BÉCLÈRE empfahl zur Erleichterung der Extraktion Betäuben des Wurmes durch Auflegen eines mit *Chloroform* getränkten Wattebausches auf das Geschwür, doch waren auch MONTAIS, JAMOT u. ROBERT *Cocain* und *Chloroform* ebenso *unbefriedigend* wie *Äther* und eingespritzte *Antihelminthica*; auch nach den Erfahrungen von FAIRLEY erleichterte vorherige Cocainisation des Wurmes dessen Extraktion *nicht*. ACTON berichtete 1910, daß er bei Infiltration des Gewebes mit etwa 3—4 ccm einer 1% *Chinosollösung* in 19 Fällen sehr gute Ergebnisse gehabt hätte, jedoch erwähnt FAIRLEY, daß nach einer Privatmitteilung von LISTON u. TURKHUD bei den von ihnen 1923 so behandelten Fällen die *Lokal-Reaktionen so ernst* gewesen seien, daß die Methode hätte aufgegeben werden müssen. Auch das Einspritzen von *metallischem Quecksilber* in die Nachbarschaft des Wurmes ist nach FAIRLEY wegen der ausgedehnten Gewebsschädigungen, die er danach sah, durchaus zu verwerfen. Nachdem schon FOULKES 1898 *Alkohol*-Injektionen gerühmt hatte, empfahl auch CHITALE später

Einspritzungen von *Alkohol und Chromsäure, um durch Härtung* des Parasiten die Gefahr des Abreißens bei der Extraktion zu vermindern. GUPTA berichtete 1917 über hervorragende Erfolge mit tiefen Einspritzungen von *Jodtinktur* in die Stelle des Wurmsitzes, doch hat sich auch das offenbar nicht bewährt. Von *neueren* Autoren berichten auch TOURNIER und MARTINAUD, daß Einspritzmethoden unbefriedigend seien.

Nach einer Notiz von FAIRLEY hat FAULKNER schon 1883 die *Elektrolyse* zur Abtötung des Wurmes empfohlen, und er selbst erwägt, ob man den Wurm, nicht auch mit *Röntgenstrahlen* abtöten könne.

Von den durch MACFIE in die Guineawurm-Behandlung eingeführten intravenösen Einspritzungen von *Tartarus stibiatus* sah FAIRLEY (1924 b) bei einer Serie von 13 Fällen *keinen* Nutzen, indem dadurch weder die Würmer noch deren „Mikrofilarien" abgetötet wurden und ebenso berichtet auch BOTREAU-ROUSSEL. Nach zahlreichen anderen Angaben (MACFIE; TOURNIER; DUFF; MARTINAUD; LE DANTEC; PELTIER u. DOMINIQUE) scheinen *Antimonpräparate* — die übrigens auch *innerlich* verabreicht wurden —

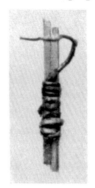

Abb. 40. Zwischen 2 Zündhölzchen herausgewickelter Guineawurm. Nach einem Präparate des Instituts für Schiffs- und Tropenkrankheiten, Hamburg. Orig.

aber *durch günstige Beeinflussung der septischen Komplikationen* den Krankheitsverlauf recht wesentlich abzukürzen, was wohl ebenso wie bei den septischen Komplikationen bei *Bancrofti*-Infektion (s. S. 742) auf einer Wirkung gegen die *Bakterien* beruht. Die von JEANSELME, von MONTPELLIER u. ARDOIN und von GREY empfohlene intravenöse Behandlung mit *Novarsenobenzol* (dem französischen Salvarsan-Ersatz) scheint sich dagegen *nicht* bewährt zu haben. Gute Erfolge hatte RICHARDS mit einer Methode der indischen Volksmedizin, bei der für 1—2 Tage außer Wasser — nach FAIRLEY u. LISTON (1924 b) soll es *möglichst wenig* sein — absolut nichts weiter als nur möglichst große Mengen von „*rohem indischem Zucker*" genossen werden, wobei es einige Patienten auf 1 Pfund und mehr pro Tag brächten und was sehr starken Durst verursache; „durch Lockerung des Gewebes um den Wurm" werde dessen Extraktion dann sehr erleichtert und gelänge ohne Zerreißung in wenigen Tagen. (Über andere indische Behandlungsmethoden siehe bei FAIRLEY u. LISTON 1924 b.)

Gewöhnlich wird der Guineawurm nach uralter Volksmethode zwischen zwei Hölzchen geklemmt und täglich, soweit es ohne Gefahr der Zerreißung angeht, ein Stückchen weiter herausgewickelt, bis er nach etwa 10—12 Tagen ganz entfernt ist (s. Abb. 40); *oft genug reißt der Widerstand leistende Wurm aber auch ab*, und wenn das in die Tiefe zurückschnellende Wurmstück mit den Bakterien des Geschwürsgrundes in Berührung war, kommt es zu den bereits S. 763 besprochenen gefürchteten Entzündungsprozessen. Wie FAIRLEY (1924 c) erwähnt, habe PISANI zur schonenden Entfernung des Wurmes dauernden Zug durch ein kleines Gewicht empfohlen. Da Spontan-Heilung eintritt, wenn der Wurm seine „Mikrofilarien" entleert hat, raten CUMMINS und andere diese lieber abzuwarten, und weil *Kältereiz die Entleerung befördert* (s. S. 760), diese nach altindischer Methode durch *häufiges Auftropfen von kaltem Wasser*[1] möglichst zu beschleunigen. Noch wirksamer ist *Äthylchlorid-Spray*, den FAIRLEY (1924 c) mit aseptischer Entfernung des Wurmes kombiniert.

---

[1] In Indien sah der Referent diese Methode in der Form in Gebrauch, daß sich über dem Bett des Patienten ein mit Wasser gefüllter Blumentopf befand, dessen unteres Abflußloch mit einem Baumwoll-Docht lose verstopft war, so daß etwa jede halbe Minute ein Tropfen auf das freiliegende Geschwür fiel. Ein „*normaler Europäer*" würde in Erwartung des fallenden Tropfens allerdings wohl *mehr als nervös* werden!

Die von FAIRLEY an einem großen Material erprobten Behandlungsmethoden sind offenbar die rationellsten. Nachdem durch *Äthylchlorid-Spray* auf die Nachbarschaft des Durchbruch-Geschwürs nicht nur die „*Mikrofilarien*" nach Möglichkeit *entleert* sind, sondern auch der *Verlauf des durch den Kältereiz sich kontrahierenden Wurmes* sichtbar oder doch

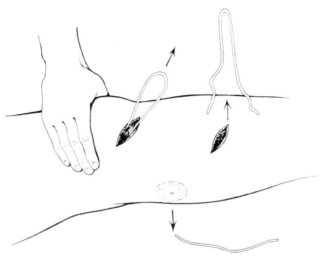

Abb. 41. Operative Entfernung des Guineawurmes. Nach FAIRLEY 1924 c. (Nach dessen Abbildungen kombiniertes Schema.)

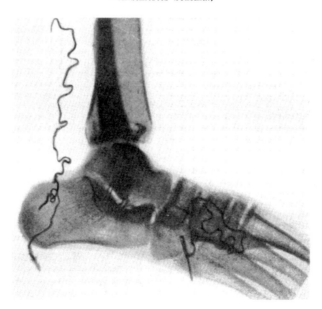

Abb. 42. Guineawürmer nach Lipiodol-Injektion im Röntgenbilde. (Nach BORTREAUX-ROUSSEL.)

palpabel geworden ist, wird durch entsprechende Lagerung die Muskulatur möglichst entspannt: und während dann die eine *Hand* die eingeölte Haut über dem Wurm in der Richtung nach dem Geschwür zu streichend *massiert*, wird mit der *anderen* Hand an dem heraushängenden Wurm-Ende in kurzen Intervallen *ruckweise gezogen*. Dabei gelinge es oft, den Wurm schon in *einer* Sitzung zu entfernen; ist das *nicht* der Fall, so rolle man das herausgezogene Wurmstück über einen mit 5% Carbolsäure getränkten Wattebausch und *wiederhole* die Prozedur in den nächsten Tagen, wobei man jedesmal vorher zur Larven-

Entleerung wieder Äthylchlorid-Spray anwendet; um Infektionen zu vermeiden, ist der Geschwürsgrund täglich, besonders aber vor jedem Extraktionsversuch, mit 5% Carbolsäure zu reinigen und später steril zu verbinden. *Bei erst beginnendem Durchbruch des Wurmes* sei es ratsam, die sich bildende Hautblase sobald als möglich *aseptisch zu punktieren*, wodurch das Geschwür kleiner bleibe und seine Heilungsdauer abgekürzt werde. *Operativ könne man den Wurm in allen Stadien entfernen*, doch sei es ratsam, bei sich gerade bildender Blase erst einige Tage bis zum Abklingen der ersten akuten Reaktionserscheinungen damit zu warten. Nachdem die Lage des Wurmes durch Äthylchlorid-Spray festgestellt ist, wird er unter Cocain-Adrenalin-Anästhesie durch quer zu seinem Verlaufe gelegte kurze Hautschnitte, ohne ihn zu verletzen, an 1—2 Stellen freigelegt, aus den Einschnitten in „Schlingen" herausgehoben und schließlich, in 2—3 Stücke durchtrennt, portionsweise herausgezogen, wobei das mit Bakterien verunreinigte *Vorderende* natürlich *von dem Geschwüre aus* entfernt werden muß (s. Abb. 41); zur Abkürzung der Heilungsdauer sei bei nicht allzu großen Geschwüren auch die Excision des Geschwürsgrundes mit nachfolgender Vernähung der Hautwunde zweckmäßig. In 12 von 19 so operierten Fällen FAIRLEYs ließ sich die sonst etwa einen Monat beanspruchende Behandlungsdauer auf weniger als eine Woche verringern. *Zusammengeknäuelte* Würmer — wie sie am Scrotum und Bauchdecken häufig sind — werden in toto exstirpiert; daß die Verletzung der Würmer *vor erfolgtem Durchbruch* Urticaria usw. zur Folge haben kann, wurde bereits S. 762 erwähnt. *Bei Sekundär-Infektion* werde der Wurmgang zur leichteren Entleerung von Eiter und Wurmresten am besten einige Zentimeter weit gespalten; Wärme und Umschläge mit Antisepticis oder hypertonischer Kochsalzlösung — TURKHUD empfiehlt 5% NaCl mit $0,5\%$ Natr. citric. — hätten sich in der Weiterbehandlung bewährt. Die sich zuweilen infolge abgestorbener, nicht zum Durchbruch gekommener Würmer entwickelnden *Abscesse* brauchten, wenn sie *steril* wären — sie enthielten dann braunen, gelatinösen Eiter mit vielen Eosinophilen — nur *punktiert* zu werden; mit Bakterien infizierte Abscesse werden natürlich gespalten.

Um die Würmer zur operativen Entfernung im *Röntgenbilde sichtbar zu machen*, empfahl HUDELLET Einspritzung von *Collargol* in den Wurm, doch erhielt BOTREAU-ROUSSEL damit keine guten, mit Lipiodol dagegen ganz ausgezeichnete Bilder (s. Abb. 42).

Als Therapie gegen *Urticaria und die anderen beim Durchbruch des Wurmes auftretenden Allgemeinsymptome* bewährte sich FAIRLEY, wie S. 764 bereits erwähnt, *Adrenalin*, das alle diese Erscheinungen schnell coupierte; es konnten jedoch *Rückfälle* eintreten.

Prophylaxe.

Besonders gefährlich ist *Trinkwasser aus stagnierenden Tümpeln*, weniger aus fließenden Gewässern. Durch *Abkochen*, aber auch schon durch *Filter*, welche Cyclops zurückhalten, wird das Wasser einwandfrei. Trinkwasser, das nicht mit Guineawurm-Geschwüren in Berührung kommen kann, ist ungefährlich und wie mir Prof. ISSAJEW mitteilte, genügte in Buchara zur Bekämpfung der Plage, daß die die Stadt versorgenden Wasserträger beim Schöpfen aus den bisher infizierten Zisternen *Stiefel* tragen mußten; eine Infektion der Wasserstellen durch *Haustiere* scheint kaum in Betracht zu kommen. Tiefe Brunnen, am besten oben abgeschlossene mit eingesetzten Pumpen, sind der Guineawurm-Infektion nicht ausgesetzt. Man hat auch versucht, die Cyclops durch *heiße Dämpfe* oder *Chemikalien* in infiziertem Wasser abzutöten (LEIPER 1911 b; GRAHAM 1912; LANE; ALCOCK).

II. Hauterscheinungen durch Cestoden.

1. Durch Taenia solium- und Echinokokken-Finnen verursachte Hauterscheinungen

sind bereits von PICK Bd. IX/1 (l. c. S. 560—564) in diesem Handbuch besprochen.

2. Durch Sparganum mansoni verursachte Hauterscheinungen.

Biologisches. Unter „Sparganum" (oder Ligula) versteht man die bandartigen ungegliederten Finnenstadien von Grubenkopf-Bandwürmern, deren bekanntester Vertreter unser *Dibothriocephalus latus* ist. Die Spargana (Plerocercoide) des letzteren findet man bekanntlich in der Muskulatur, Leber usw. von Quappe, Hecht und anderen *Fischen* und durch den Genuß solcher Fische erwirbt der Mensch seinen Grubenkopf-Bandwurm. In den mit dem Kot entleerten Bandwurm-Eiern entwickelt sich im Wasser ein mit 6 Haken versehener und von einer Wimperhülle umgebener Embryo, der nach dem Ausschlüpfen aus der Eischale wie ein Infusionstierchen im Wasser umherschwimmt; wird er von gewissen kleinsten Krebschen (Cyclops- und Diaptomus-Arten) gefressen, so entwickelt er sich in diesen weiter (Janicki u. Rosen) und wenn Quappen, Hechte usw. als Jungfische solche infizierten Krebschen verzehren, so erwerben sie die *Spargana*; nach Hobmayer infizieren sich Raubfische aber auch durch Fressen von Spargana enthaltenden anderen Fischen und außerdem können sich die Spargana auch durch Querteilung noch vermehren.

Sparganum mansoni (Dibothriocephalus mansoni, jetzt Diphyllobothrium mansoni), das Jugendstadium in Ostasien häufiger Bandwürmer des *Hunde- und Katzendarmes*, wird ebenfalls durch Cyclops-Krebschen übertragen (Okumura) und findet sich sehr oft in

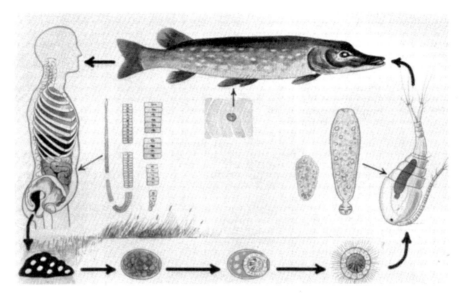

Abb. 43. Entwicklung von Dibothriocephalus latus. Nach einer von Füleborn entworfenen Tafel des Instituts für Schiffs- und Tropenkrankheiten, Hamburg.

Fröschen und *Schlangen* — die in Ostasien von Hunden und Katzen sowie deren wild lebenden Artverwandten gefressen werden —, kommt aber auch bei *Vögeln* und *Säugetieren* und gelegentlich beim *Menschen* vor.

Daß auch beim *Menschen* gefundene Spargana im *Hundedarm* zum geschlechtsreifen *Diphyllobothrium mansoni* ausreifen können, ist durch die in Annam von Joyeux u. Houdemer ausgeführten Fütterungsversuche erwiesen. Da die Sparganum-Stadien zahlreicher Dibothriocephalen einander aber *durchaus gleichen*, ist es nicht unwahrscheinlich, daß die beim Menschen gefundenen Spargana auch noch zu *anderen Arten* gehören, z. B., wie Kobayashi vermutet, zu dem auch in Europa heimischen *D. decipiens* der Katze [1].

Je nach ihrem Alter sind die im *Gewebe des Menschen gefundenen Spargana* ganz verschieden groß, indem sie von wenigen Zentimetern, ja nur einigen Millimetern (Gaide u. Rongier, zit. nach Motais) bis zu 30 cm, ja bis zu 60 cm messen, jedoch ist der Parasit sehr dehnbar, so daß man ihn bei Messungen lang ausziehen kann; seine Breite wird auf 1—12 mm angegeben. Im Tode kontrahiert sich das ungegliederte Band sehr stark, wodurch unregelmäßige Querrunzeln und Faltungen der Seitenränder entstehen; am Vorderende ist oft der eingezogene „Kopf" des späteren Bandwurms als kleines Knötchen erkennbar

---

[1] Die Angabe von Faust (1928), daß beim *Menschen* gefundene Spargana sich in den Versuchen von Okumura nach Verfütterung an Hunde und Katzen tatsächlich zu D. decipiens und D. cordatus entwickelt hätten, scheint auf einem *Mißverständnis* zu beruhen, da in der 1929 erschienenen ausführlichen Arbeit von Faust, Campbell u. Kellogg jedenfalls *nichts* davon erwähnt wird, und Okumura die betreffenden Fütterungsversuche offenbar nur mit Sparganum-Material von *Fröschen* und *Schlangen* angestellt hat.

Durch Sparganum mansoni verursachte Hauterscheinungen.   769

(Abb. 44). Mit letzterem heftet sich der Parasit, der sehr lebhaft beweglich sein kann, oft am Gewebe fest (FAUST 1929). Innerhalb des Wirtes kann sich das Sparganum durch Querteilung vermehren (FAUST 1928), jedoch bleibt *Sp. mansoni* im Gegensatz zu dem noch zu besprechenden (s. S. 771) *Sp. proliferum* bei der Teilung *stets unverzweigt.*

a) *Epidemiologie.* Vom *Menschen* dürften zur Zeit von *Sparganum mansoni* (bzw. damit bisher identifizierten anderen Arten) im ganzen bereits *über 200 Fälle* bekannt sein, die aber fast alle auf *Japan* und auf *Annam* (Französisch-Indochina), wo *Augen-Sparganose* überaus häufig ist, entfallen. *Vereinzelte Fälle* sind, abgesehen von anderen Gegenden Ostasiens, aber auch aus *Australien, Amerika* und *Afrika* bekannt geworden und da, wie bereits erwähnt, Dibothriocephalen, deren Sparganum-Stadien vielleicht im *Menschen* parasitieren können, auch in *Europa* im Hunde- oder Katzendarm vorkommen, wären *auch bei uns* derartige Sparganum-Fälle immerhin möglich.

1881 wurde der erste Sparganum-Fall von SCHEUBE in *Japan* gefunden und 1882 ein weiterer von MANSON in *China*. Jetzt sind aus *Japan* etwa 100 Sparganum-Fälle verschiedener Lokalisationen bekannt (zit. nach FAUST, CAMPBELL u. KELLOGG), während aus *China* zu dem MANSONschen Falle nur noch zwei weitere (CAMPBELL; LUTZ) hinzugekommen sind; auch aus *Korea* sind nur ein paar Fälle bekannt (KOBAYASHI) und einer soll in Formosa beobachtet sein (zit. nach FAUST, CAMPBELL u. KELLOGG). Dagegen waren aus *Annam* — wo die ersten Fälle erst gegen 1913 von CASAUX aufgefunden wurden — bis 1926 bereits 75 Fälle von *Augen-Sparganose* bekannt (CASAUX; GAIDE u. RONGIER; MOTAIS 1920; CASAUX u. HOUDEMER; nach 1926: COLLIN; JOYEUX u. HOUDEMER; MOTAIS 1929), und da in den letzten Jahren solche Fälle *immer häufiger* zur Behandlung kamen — allein im Jahre 1926 bereits 18 — werden es zur Zeit schätzungsweise *wohl doppelt so viele sein.* — Aus *Britisch-Guyana* ist 1 Fall bekannt (DANIELS), aus *Texas* auch 1 Fall (MOORE), aus Holländisch-Indien — abgesehen von dem weiter unten erwähnten Marineoffizier v. RÖMER — ebenfalls 1 Fall (BONNE), während aus *Australien* drei Fälle (SPENCER; MACCORMICK u. HILL; CLELAND) berichtet sind, wozu endlich noch 2 Fälle aus *Ostafrika* kommen (SAMBONs „Sp. baxteri" und ein im Jahresbericht 1920/21 für das Kenya-Protektorat erwähnter Fall von „Sp. mansoni", der ebenso wie im Falle von SAMBON in einem Abscesse eines Massai gefunden wurde).

Abgesehen von einem Falle, in dem v. RÖMER in Ostasien bei einem *holländischen* Marineoffizier ein Sparganum aus der *Blase* entfernte, ist der Parasit bisher bei *Europäern* noch nicht gefunden worden. Nach COLLIN werden in Annam *Frauen* anscheinend häufiger als *Männer,* am wenigsten *Kinder* befallen.

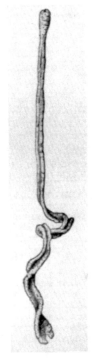

Abb. 44.
Sparganum mansoni.
⁴/₅ der natürl. Größe.
(Nach IJIMA u.
MURATA.)

Der *Mensch* erwirbt das Sparganum entweder durch gelegentliches *Verschlucken infizierter Cyclops-Krebschen* mit Trinkwasser oder offenbar weit häufiger dadurch, *daß man in Ostasien auf Geschwüre oder entzündete Augen zerhacktes Froschfleisch oder aufgeschnittene Frösche auflegt* (JOYEUX u. HOUDEMER[1]; FAUST 1928; LUTZ; MOTAIS 1929), deren Spargana, wie EVANNO und FAUST (1928) experimentell nachwiesen, sich durch die Conjunctiva in das Gewebe einbohren, wo sie sich durch Teilung auch noch vermehren können. Durch diese Sitte erklärt sich auch die besonders in Annam so überaus häufige — und auch aus Japan, China und Korea bekannte — Lokalisation des Parasiten *gerade in der Augengegend.*

b) *Klinik.* Der *Sitz* des Spargana beim Menschen ist das Bindegewebe ver-

---

[1] In dieser Arbeit sind die einschlägigen Beobachtungen von COLLIN und von EVANNO (1927) besprochen. MOTAIS (1929) erwähnt, daß CASAUX diese Ansicht bereits März 1927 vorgetragen habe.

schiedener Körperteile, in dem der Parasit offenbar umherwandert, um gelegentlich durch einen Absceß oder mit dem Harn ins Freie zu gelangen. In dem Falle von MANSON wurden bei der Sektion 12 Spargana in der subperitonealen Fascie der Fossae iliacae und hinter den Nieren gefunden und einer auch in der Pleurahöhle. Wenn sich die Würmer wie in dem von SCHEUBE und dem von v. RÖMER beschriebenen und in einigen von IJIMA und MURATA erwähnten Fällen in die *Harnblase* durchbohren, so geben sie zu recht erheblichen Beschwerden und Erschwerung der Harnentleerung Veranlassung, bis sie schließlich durch die Urethra zum Vorschein kommen. In dem Falle von BONNE fand sich ein 25 cm langes, 2 mm breites Sparganum sogar in der *Arteria pulmonalis,* wodurch es anscheinend zu einem *Lungeninfarkt* Veranlassung gegeben hatte. Auch in der *Muskulatur* des Oberschenkels und Nackens wurde der Parasit gefunden (siehe MIYAKE) und TANAKA erwähnt ihn auch aus dem *perinealen* (peritonealen?) *Bindegewebe.* In den meisten Fällen wurde der Parasit aber *unter der Haut* gefunden, wo er zu oft lange bestehenden und nur zeitweise unter Anschwellung schmerzhaft werdenden, stationären oder auch „wandernden" Anschwellungen Veranlassung gibt, aus denen er schließlich durch Absceßbildung entleert werden kann, so daß das Krankheitsbild in manchen Fällen dem durch eine in der Unterhaut wandernde *Hypoderma-Larve* verursachten ähnlich ist. Nach JOYEUX u. BAER hatten übrigens Spargana „in vitro" einen *hemmenden Einfluß auf Bact. coli-Kulturen,* was vielleicht die Seltenheit von im Gewebe *vereiternden* Sp. mansoni erkläre.

IJIMA u. MURATA erwähnen in ihrer Zusammenstellung einen Fall, in dem sich 9 Jahre lang ziemlich regelmäßig jeden Sommer am Oberschenkel eine schmerzlose Geschwulst bildete, die an ungefähr derselben Stelle wiederkehrte, leicht ihren Ort wechselte und meist am 10. Tage wieder verschwand; beim letzten Erscheinen hatte sie Faust-Größe, wurde schmerzhaft und schließlich bildete sich ein Absceß, aus dem sich ein Sparganum entleerte. Nach japanischen Angaben ist die Geschwulst bei oberflächlichem Sitz diffus, weich und zeigt oft „Pseudofluktuation" und beim Palpieren spüre man darin bisweilen ein eigenartiges Knistern wie beim Zusammenballen von Schnee. In dem Fall von CLELAND war die etwa ein Jahr lang dauernde bestehende und dann abscedierende Anschwellung am Bein aber ein *harter Knoten* von etwa Haselnußgröße. Die *am Auge* gefundenen Spargana bilden gewöhnlich nur etwa bohnengroße Anschwellungen, in denen der zusammengeknäuelte Wurm in einer bindegewebigen Kapsel steckt (COLLIN; GAIDE u. RONGIER). Nach FAUST (1929) findet man beim Aufschneiden der Sparganum-Schwellungen den sich lebhaft zusammenziehenden und streckenden Wurm in einer „schleimigen Matrix", gelegentlich auch in einem „chylösen Exsudat".

Augen-Sparganose. Daß Sparganum-Tumoren häufig in der *Augengegend* gefunden werden und die Gründe dafür wurden bereits besprochen. Gewöhnlich handelt es sich um im oberen Augenlid (seltener im unteren Lide oder unter der Conjunctiva) sitzende, meist etwa bohnengroße Tumoren, die nach MOTAIS (1920) zuweilen wochenlang bestehen, in anderen Fällen aber schnell wieder verschwinden; es kann auch zur Bildung kleiner Abscesse kommen. Die Wanderungen der sehr agilen Würmer im perioculären Bindegewebe verursachen anfallsweise und unvermittelt auftretende Beschwerden, die mit stechenden Schmerzen, Bindehautentzündung und Lid-Ödem einsetzen (MOTAIS 1920); auch Ptosis wird dabei beobachtet (CASEAUX; MOTAIS). Ist der Parasit zur Ruhe gekommen, so hören die Beschwerden bis zum nächsten Anfall auf und das Leiden ist nach MOTAIS gewöhnlich wenig schmerzhaft.

Nach einer 27 Fälle umfassenden neueren Statistik von COLLIN aus Assam — woher ja die große Mehrzahl der bekannt gewordenen Fälle stammt — waren aber die Parasiten in 17 Fällen außer in den Augenlidern auch noch in der *Orbita* vorhanden, und in solchen Fällen kann es wie bei einem Orbitaltumor zu Exophthalmus, Lagophthalmus, Druck auf die Augennerven, starke Abnahme der Sehschärfe und sogar zur Erblindung kommen (MOTAIS 1920; COLLIN usw.). Wie groß die Anzahl der Würmer sein kann, zeigt ein Fall von Motais (1920), in dem innerhalb von einigen Monaten 9 Spargana aus beiden Augen entfernt wurden.

c) Diagnose. Differentialdiagnostisch können außer manchem anderen auch im Unterhautgewebe wandernde *andere* Parasiten wie die Hypoderma-Larve und Gnathostoma (s. S. 731) vielleicht in Betracht kommen. *Orbital-Sparganose* könnte mit Cysticercose usw. verwechselt werden, während vor einer Verwechslung mit akuten fieberhaften Prozessen der Augenhöhle der *fieberlose* Verlauf der Sparganose schützt (Motais 1920). Außerhalb des endemisch infizierten Gebietes wird sich die Diagnose wohl nur nach Auffindung des Parasiten stellen lassen.

d) Therapie. Die Therapie besteht in chirurgischer Entfernung des Parasiten, wobei man sich beeile, da die Würmer schnell ihren Sitz wechseln können. Einspritzungen von Quecksilbersalzen usw. in die Tumoren haben sich bei der Augen-Sparganose nicht bewährt, ebenso auch nicht intravenöse Therapie (Motais 1920; Collin).

e) Prophylaxe. Man vermeide Trinkwasser, das infizierte Cyclops enthalten könnte. Wichtiger scheint es zu sein, daß nicht rohes Froschfleisch auf Wunden

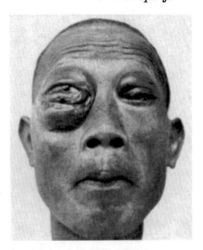

Abb. 45. Orbital-Sparganose.
(Nach Collin.)

oder kranke Augen gelegt wird; eine Ärzte-Versammlung in Hanosi hat jüngst die Regierung gebeten, diesem Brauche entgegenzuwirken (Motais 1929).

3. Durch Sparganum proliferum verursachte Hauterscheinungen.

Biologie. Sparganum proliferum, das Jugendstadium eines im geschlechtsreifen Zustande noch unbekannten Grubenkopf-Bandwurmes, ist bisher nur 6mal beim Menschen gefunden worden [1]. Zuerst wurde der Parasit 1905 durch Ijima in einem Falle von Kondo aus *Japan* beschrieben und mit Ausnahme eines von Gates bei einem Fischer aus *Florida* gefundenen Falles, über den Stiles berichtet hat, stammen auch die übrigen alle aus *Japan*. Von *Sp. mansoni* unterscheidet sich *Sp. proliferum* vor allem dadurch, daß er durch zahlreiche seitliche, sich später abschnürende *Verzweigungen* oft ein ganz unregelmäßiges Aussehen hat, doch findet man ihn auch als einfaches Band oder als wurst-artiges Gebilde; das *Vorderende* kann eine leichte, der Anheftung dienende Einziehung zeigen. Im Schnittmaterial findet man außer den für Cestoden charakteristischen rundlichen *Kalkkörperchen* von nur etwa 10 μ Größe meist auch gewöhnlich rundliche Gebilde von etwa 100 μ und darüber, die Ijima für „Reservestoff-Körper" hält, und die in unklaren Fällen zur Diagnose verhelfen können (Abb. 47). Die *Größe* der bei Körpertemperatur träge beweglichen, stark kontraktilen, weißen Wurmlarven ist je nach dem Alter, das sie nach der Teilung wieder erreicht haben, *sehr verschieden*; während die allerkleinsten mit bloßem Auge kaum sichtbar sind, sind die Mehrzahl mehrere Millimeter bis zu etwa einem Zentimeter groß, doch kommen ganz ausnahmsweise auch etwa 70 mm lange, dünne Exemplare gelegentlich vor (Yoshida; Tashiro).

Über die *Weiterentwicklung* des Parasiten ist *nichts* bekannt; bei Verfütterung an verschiedene Arten von Versuchstieren wurden sie im Magen offenbar verdaut, doch ließen sie sich durch Transplantation in die Bauchhöhle von Affen, Meerschweinchen und Hund *zur Vermehrung* bringen (Tashiro), so daß der *Mensch* offenbar nur einer von vielen anderen Wirten dieses Sparganums ist, die zufällig eben auch in ihn geraten können.

---

[1] Bei dem außerdem noch von Marjoribanks u. le Sueur beschriebenen angeblichen Sp. proliferum-Fall hat es sich offenbar um irgend etwas ganz anderes, vielleicht nur um „Tonsillen-Pfröpfe" gehandelt; die 1924 in Aussicht gestellte ausführliche Publikation ihres Falles scheint auch ausgeblieben zu sein.

a) Pathologische Anatomie. Beim Menschen findet man den Parasiten gelegentlich *frei* im Gewebe, gewöhnlich aber innerhalb *bindegewebiger Cysten.* Infolge

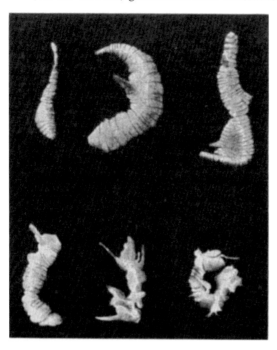

seiner Vermehrung durch Abschnürungen umschließt die Cyste häufig nicht nur einen, sondern *mehrere,* ausnahmsweise sogar 5—7 Würmer, die, schließlich die Wand durchbohrend, in das Gewebe auswandern, wo sie die Bildung neuer Cysten veranlassen. Die Cysten sind weiß oder gelblich und gewöhnlich etwa erbsengroß (3—6 mm); die *kleinsten* sind noch unter 1 mm, während die *größten* — die sich besonders in *lockerem* Gewebe finden — etwa 15 × 5 mm oder auch etwas darüber erreichen können (Ijima; Yoshida; Tashiro). Die Wand der innen glatten Kapsel besteht aus festem Bindegewebe; der Durchbruch der Würmer verursacht eine kleine Blutung. Nach Tashiro sammeln sich um junge Kapseln zuweilen zahlreiche *Eosinophile* an, während

Abb. 46. Sparganum proliferum. 4:1. (Nach Ijima.)

im Gewebe um die kleinen Gefäße lokale Anhäufung von *Plasmazellen* stattfindet, die in der Cystenwand fehlt; nach Tashiro kann auch das Blut zahlreiche *Eosinophile* und *Basophile* enthalten.

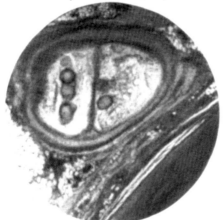

Da das Leiden *viele Jahre* zu dauern pflegt — in dem von Stiles beschriebenen Fall bestand es seit 25 Jahren — kommt es mit der Zeit zu einer so starken Vermehrung der Parasiten, daß die Organe, besonders aber das Unterhautgewebe, „wabenartig" mit den Cysten durchsetzt sein können; so zählte Kodama auf einer 3 Quadratzentimeter großen Schnittfläche 20—30 Parasiten, Tashiro auf 1 Quadratzoll 40 Wurmdurchschnitte. Wie die Sektionen zeigten, können nicht nur Haut, Muskulatur usw., sondern überhaupt *sämtliche Organe* mehr oder weniger befallen werden; in einem Falle von Yoshida fehlten die Parasiten nur in Rückenmark und Augen, Kodama

Abb. 47. Sparganum proliferum aus einem Bronchus. Nach dem Institut für Schiffs- und Tropenkrankheiten von Dr. Ijima geschenktem Organ-Material angefertigt. Mikrophot. 25:1. Original.

gibt an, sie überall gefunden zu haben und nach Tashiro fehlten sie nur in den Knochen. Wie große Herde sie auch im *Gehirn* bilden können, zeigt Abb. 48.

b) Klinik. Auf der Haut machen sich die Parasiten durch unter *Jucken* entstehende *Acne-ähnliche, meist etwa Reiskorn-große, mit klarer Flüssigkeit gefüllte Bläschen bemerkbar,* die dadurch entstehen, daß einige im Corium nahe der Epidermis liegende Cysten diese hervorwölben (IJIMA). Wird das Bläschen von dem Patienten aufgekratzt, so finden sich darin ein oder mehrere Parasiten in einer schleimigen Masse. Wenn die Cyste einige Monate nach ihrer Entstehung von den Würmern durchbrochen wird, so verschwindet sie, oder ein bläulicher Fleck deutet auf eine beim Durchbruch entstandene kleine Blutung, nach deren Resorption nur ein induriertes Fleckchen zurückbleibt (GATES bei STILES l. c.). Solche Acne-ähnlichen Wurmknötchen waren in *allen* bisherigen Fällen vorhanden und führten zur Diagnose. Bei Japanern ist die Haut in der Nachbarschaft der Knötchen *weniger* pigmentiert als die Umgebung (IJIMA). *Tiefer* sitzende Cysten-

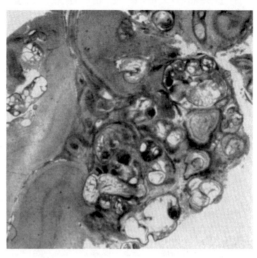

Abb. 48. Ansammlung von Sparganum proliferum-Cysten im Gehirn. Nach von Dr. STILES dem Institut für Schiffs- und Tropenkrankheiten, Hamburg geschenkten Organmaterial gefertigtes Hämatoxylinpräparat. Mikrophot. 5:1. Original.

Ansammlungen markieren sich als meist etwa 1 cm große flache Erhebungen oder Unebenheiten an der Hautoberfläche oder sind als Knoten fühlbar. In mehreren Fällen war das Unterhautgewebe stellenweise so stark befallen, daß es an einigen Körperabschnitten *Elephantiasis-artig verdickte,* voluminöse Massen bildete (IJIMA; TASHIRO); mehrfach kam es in solchem Gewebe auch zu mit *Fieber* verlaufenden *Abscessen,* während die sehr chronische Krankheit sonst offenbar *fieberlos* verläuft.

Die *Hauterscheinungen* sind bei der Affektion aber schließlich nur ein *Nebenbefund,* denn in 3 der 6 japanischen Fälle waren zeitweise auch ausgesprochene *Cerebralsymptome* vorhanden.

Diagnose. Die Acne-artigen Hautknötchen, aus denen der Patient gelegentlich einen Wurm herauskratzt, führen auf die richtige Diagnose, die aber wohl oft genug nicht gestellt werden mag. Bei *Schnittmaterial* wäre auf die „Kalkkörperchen" und die „Reservestoff-Körper" (s. S. 771) zu achten.

Prognose und Therapie. Wennschon der Parasit viele Jahre ohne wesentliche Beschwerden

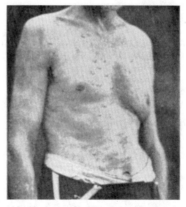

Abb. 49. Acneartige Hauteruption durch Sparganum proliferum. (Nach STILES.)

ertragen werden kann, ist die Prognose doch offenbar *recht ernst,* da eine Therapie gegen die mit der Zeit immer zahlreicher werdenden Parasiten bisher unbekannt ist; auch *intravenöse Therapie* dürfte gegen den durch seine feste Kapsel geschützten Parasiten wenig aussichtsreich sein.

Prophylaxe. Vielleicht wird auch dieser Parasit durch *Cyclopskrebse mit Trinkwasser erworben,* jedoch ist seine Biologie zur Zeit noch unerforscht.

III. Hauterscheinungen durch Trematoden.

1. Durch Leber- und Lungenegel verursachte Hauterscheinungen.

a) Fasciola hepatica (früher Distomum hepaticum), der bei unseren Schafen und Rindern überaus häufige und weitverbreitete *Leberegel*, kommt bekanntlich gelegentlich auch beim *Menschen* vor. Er wird aber nicht nur in dessen *Leber* angetroffen, sondern in einigen Fällen fanden sich wahrscheinlich mit dem Blutstrom verschleppte kleine, noch unreife Exemplare auch *unter der Haut* bzw. *in der Muskulatur*, die zu *Abscessen* Veranlassung gaben. Drei *ältere* derartige Fälle — deren Lokalisation die Fußsohle, die Gegend hinter dem Ohr und die Lebergegend war — sind von LEUCKART (l. c. S. 324) zusammengestellt worden; in dem Fußsohlen-Absceß fanden sich sogar *zwei* Leberegel; bemerkenswert ist, daß die klinischen Anzeichen in dem einen der Fälle bereits 4 Monate, in einem anderen sogar 14 Monate bestanden hatten, bevor die Würmer entfernt wurden. HOFFMANN u. GUERRA berichteten 1923 aus Habana einen neuen Fall, wo aus einen über dem rechten Rippenrand gelegenen Muskel-Absceß ein 5—6 mm langer und 2 mm breiter Fasciola hepatica entleert wurde; in einem weiteren 1924 von DEKESTER aus Marokko beschriebenen Falle wurde aus einem etwa 2 Wochen vorher entstandenen, anfallsweise Jucken und stechende Schmerzen verursachenden entzündlichen Hautknötchen der Unterbauchgegend ein 2 mm großer, noch unreifer Leberegel operativ entfernt. Der Gewebssaft der betreffenden Stelle enthielt viele Eosinophile, nicht aber das Blut des Patienten.

b) Paragonimus westermani (früher Distomum pulmonale), der in Japan und Korea häufige, auch sonst in Ostasien vorkommende und in Südamerika nicht ganz fehlende *Lungenegel* wird gelegentlich an allen möglichen Körperstellen und auch unter der *Conjunctiva des Auges* angetroffen (MIYAKA und MATZUI; WAKABAYASHI) und kann zu *Hautgeschwüren* Veranlassung geben. Nach MUSGRAVE (l. c. S. 48) befinden sich die letzteren besonders in den *Achselhöhlen* und *Leistenbeugen* und gehen offenbar von in den *Lymphdrüsen* befindlichen Paragonimus-Würmern aus; sie zeigen bei chronischem Verlaufe nur geringe Entzündungserscheinungen, und man findet darin eventuell die Parasiten oder deren charakteristische, denen von Dibothriocephalus latus ähnlichen Eier.

MINAMI u. TAKASHI (1930) berichten, daß bei zwei 7jährigen japanischen Kindern 6 Wochen bis einige Monate nach dem Genuß von als Volksmittel gegen Keuchhusten verabreichten Saft einer als Paragonismus-Zwischenwirt festgestellten Krabbenart, auf dem Rumpfe erbsen- bis hühnereigroße, meist wenig entzündliche und nur in einem Falle abszedierende *Hautschwellungen* sich bildeten, die nach einigen Wochen spontan verschwinden konnten, um in der unmittelbaren Nachbarschaft zuweilen von neuem aufzutreten, was auf einen *wandernden Parasiten* deutete. Bei jedem der Kinder wurde auch ein unreifer Paragonimus von 2,5 bzw. 4,25 mm Länge in den Schwellungen nachgewiesen. In einem histologisch untersuchten Knoten fanden sich mit nekrotischen Massen gefüllte „Gänge", die innen von Histocyten, außen von zahlreichen Eosinophilen begrenzt waren, während sich zwischen beiden eine Zone von Plasmazellen befand; die von anderen Autoren beschriebene „Cystenbildung" um die Würmer träte offenbar erst später ein. Die Autoren erwähnen, daß jetzt „aus der japanischen Literatur" im ganzen 11 Fälle bekannt seien, wo der Lungenegel oder dessen Eier in Tumoren der Cutis oder Subcutis — einschließlich der Orbita — gefunden wären.

Prophylaxe. Fasciola hepatica wird durch den Genuß von *Wasserkresse* usw. erworben, *Paragonimus westermani* durch Verzehren roher oder nicht genügend gekochter Krabbenarten.

2. Durch Bilharzia-Würmer verursachte Hauterscheinungen.

Biologisches. Die *Bilharzia-Würmer* (Schistosomen) leben im erwachsenen Zustande in den *Venen*, vor allem im *Pfortadersystem* des Menschen. Das ♂ ist etwa $1\frac{1}{2}$ cm lang und rollt seinen flachen Körper so zusammen, daß ein Spalt entsteht, worin es das längere, aber viel dünnere ♀ mit sich führt. *Beim Menschen kommen drei verschiedene Arten von Bilharzia-Würmern vor*, deren Verbreitungsgebiet nicht das gleiche ist, was damit zusammenhängt, daß jede Art nur durch ganz bestimmte, nicht überall sich findende *Schneckenarten* übertragen wird. Auch die *klinischen Symptome* sind je nach der Bilharzia-Art verschieden, denn jede bevorzugt *besondere Abschnitte des Pfortadersystems* zum Aufenthalt. Die Feststellung, um welche der drei Bilharzia-Arten es sich in einem bestimmten Falle handelt, ist aber deshalb leicht, weil die mit dem Kote oder Urin ausgeschiedenen *Eier* bei jeder Art *anders* gestaltet sind.

Das Ei von *Schistosomum haematobium* hat einen *End-Stachel* (s. Abb. 50) und findet sich, da die Würmer vor allem in den Venen des Urogenitalsystems leben, *im Urin*, daneben aber auch im Kot; der Parasit kommt in Afrika, Vorderasien und auch in einem kleinen Bezirk von Süd-Portugal (Tavira-Thermen und Nachbarschaft) vor.

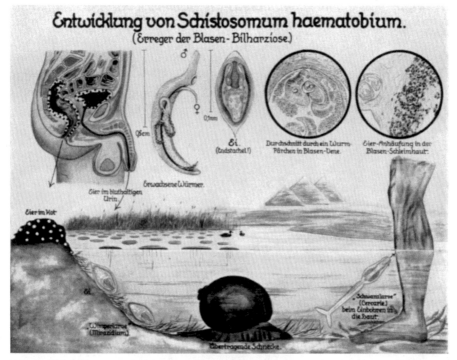

Abb. 50. Entwicklung von Schistosomum haematobium. Nach einer von FÜLLEBORN entworfenen Tafel des Instituts für Schiffs- und Tropenkrankheiten.

Das Ei von *Sch. mansoni* hat einen *Seiten-Stachel* und findet sich, von seltenen Ausnahmen abgesehen, *nicht im Urin*, sondern *nur im Kot*, da die Würmer sich in den Venen des Dickdarmes festsetzen; der Parasit kommt außer in Afrika auch in Westindien und im Norden Süd-Amerikas vor.

Das Ei von *Sch. japonicum* hat meist nur ein *ganz unauffälliges seitliches Knötchen* und findet sich *nie im Urin*, sondern nur im Kot; der Parasit ist auf Ostasien beschränkt.

Die *Gewebsveränderungen* bei Bilharziose werden vor allem durch die massenhaft produzierten und sich aus den kleinsten Venen, in denen sie deponiert wurden, *in das Gewebe hindurchbohrenden Eier* verursacht, wobei es zunächst zu *Fremdkörper-Tuberkeln* um die Eier, später aber zu bindegewebigen Schwielen kommt; im einzelnen kann im Rahmen dieses Handbuches auf die dadurch entstehenden mannigfachen Organ-Schädigungen und deren klinischen Folgen nicht eingegangen werden und es sei auf die am Anfang des Bilharzia-Literaturverzeichnisses angegebenen Zusammenfassungen verwiesen.

Gelangen die Bilharzia-Eier mit Kot oder Urin in *Wasser*, so entschlüpfen ihnen in wenigen Minuten die bereits fertig ausgebildeten Embryonen (Miracidien), die mit Hilfe ihres Wimperkleides wie „Infusionstierchen" umherschwimmen können. Um sich weiter

zu entwickeln, müssen sie in *ganz bestimmte*, für jede der drei Bilharzia-Arten aber
verschiedene *Schnecken* eindringen, in denen sie sich auf ungeschlechtlichem Wege (durch
„Generationswechsel") stark vermehren. Nach einigen Wochen verlassen die mit einem
gegabelten Ruder-Schwanz versehenen infektionsfähigen Stadien (Cercarien) wieder die
Schnecke, gelangen ins Wasser, und bohren sich, den nunmehr überflüssig gewordenen
Ruderschwanz abwerfend, *durch die Haut* in den Menschen ein; mit dem Blutstrom gelangen
sie durch das rechte Herz zur Lunge und von dort schließlich zur Leber, wo sie heran-
wachsen, um, zu Paaren vereinigt, wieder die Pfortader aufwärts in die Verzweigungen der
Beckenvenen hineinzukriechen.

Die *Epidemiologie* der Bilharziosen kann hier nicht besprochen werden und es sei nur
erwähnt, daß die Krankheit in vielen Gebieten ganz überaus verbreitet und für manche
Länder, z. B. *Ägypten*, *China* und *Japan* von der größten wirtschaftlichen Bedeutung ist.
Die in Bilharzia-Ländern lebenden *Europäer* werden gelegentlich beim Baden oder beim
Waten durch Sumpfwasser (z. B. auf der Jagd) ebenfalls infiziert; bei der ostasiatischen
Bevölkerung gibt besonders der *Reisbau* zu schwerster Bilharziose Veranlassung.

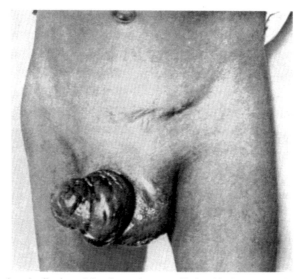

Abb. 51. Bilharziose des Penis und Scrotums eines ägyptischen Knaben mit zahlreichen Hautfisteln;
alte Bilharzia-Veränderungen in der Haut der linken Leistengegend. (Nach Madden 1907.)

a) Haut-Bilharziose.

Bei starker Blasen- und Rectal-Bilharziose kann die *Haut der äußeren Genitalien und deren Nachbarschaft und ebenso die um den After herum* durch die
Anwesenheit von Bilharzia-Eiern im Gewebe krankhaft verändert werden.
Solche Fälle sind besonders aus *Ägypten* und gelegentlich auch aus *Südafrika*
beschrieben worden, während dem Referenten aus *anderen* Gegenden nichts
davon bekannt geworden ist.

Bei *Knaben und Männern* sind durch Bilharziose verursachte *Harnfisteln*
in Ägypten recht häufig, kommen in Südafrika aber höchstens ausnahmsweise
vor (Turner). Meist treten die Fisteln multipel auf und nach Ali Labib (zit.
nach Looss l. c.) können sogar bis zu 50 Öffnungen vorhanden sein. Sie münden
nicht nur am Perineum, sondern auch am Penis, Scrotum, den Schenkeln, der
Bauchwand und in der Aftergegend (s. Abb. 51) und an ihrer Austrittsstelle
bilden sich oft narbige Massen, die zu fibromartigen Tumoren auswachsen
können (Goebel 1903). In der Wand der Fisteln sind häufig Bilharzia-Eier
vorhanden, durch deren Verkalkung das Gewebe so hart werden kann, daß

es unter dem Messer knirscht, und gelegentlich findet man auch die Würmer in der Fistelwand (MADDEN 1907).

An den *weiblichen Genitalien* kommt es außer Veränderungen der Vagina auch zu von der *Vulva* ausgehenden polypösen Wucherungen oder großen blumenkohlartigen Bildungen, die ohne mikroskopische Untersuchung für venerische Erscheinungen oder Condylomata acuminata gehalten werden können (MADDEN; GOEBEL 1909; GIBSON) (siehe Abb. 52).

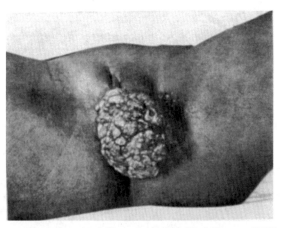

Abb. 52. Bilharziapapillome der Vulva. (Nach MADDEN 1907.)

Aus dem *After* kann die mit polypösen Bilharzia-Wucherungen bedeckte Rectalschleimhaut zeitweise oder auch für die Dauer *prolabieren* (MADDEN 1907) und in einem Falle von MADDEN (1909 b) hatte sich die herausgestülpte Mastdarmschleimhaut zu tief durchfurchtem, bindegewebigem Bilharzia-Gewebe verändert, während die eigentliche Rectalschleimhaut *keine* Papillome oder andere Bilharzia-Anzeichen aufwies. Ebenso war in einem anderen Falle von MADDEN (1909 b) — wo sich in der ganzen Nachbarschaft des Afters sehr zahlreiche, an venerische Veränderungen erinnernde Papillome auf der Haut gebildet hatten — die Rectalschleimhaut *normal* und auch noch in einem weiteren, von DUNCAN von einem Europäer aus Südafrika beschriebenen Falle, wo es aber nur zur Bildung von 3 papillomatösen bzw. Condylom-ähnlich flachen Bilharzia-Wucherungen am After gekommen war. Nach LOOSS (l. c.) hat auch WILDT über Bilharzia-Papeln am Anus in einer dem Referenten nicht zugänglichen ägyptischen Publikation berichtet.

Ferner erwähnt MADDEN (1907) aus der Gegend von Damm und Kreuzbein und aus der Regio suprapubica durch Bilharziose verändertes *Unterhautbindegewebe*, das zu Geschwüren Veranlassung geben kann, die mit den schon erwähnten Harnfisteln nichts zu tun hätten. An der *Hautoberfläche* sähe man zuweilen auf dunkler Unterlage fleckweise dicht beieinander stehende, kleine,

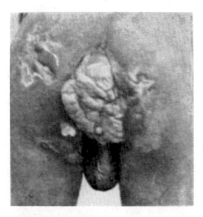

Abb. 53. Epitheliom um den After an der Stelle alter Bilharziaveränderungen und Narben alter Bilharziageschwüre. (Nach MADDEN 1907.)

rundliche, später eventuell ulcerierende Erhebungen, und SOBHY beschreibt gelbliche Miliar-Tuberkeln-ähnliche Ansammlungen von Sch. haematobium-Eiern auch von der *Conjunctiva des Auges*. Nach WILDT (zit. nach LOOSS l. c.) kann Bilharziose auch an der *Haut der Wade* vorkommen, und KARTULIS (1898) beschreibt einen Fall, wo ein Bilharzia-Geschwür am *Unterschenkel* zu *Epitheliom* Veranlassung gegeben hatte; auch MADDEN (1907) bildet einen Fall

ab, wo es am Sitze alter Bilharziose um den *After* zu *Epitheliom* gekommen war
(Abb. 53) und erwähnt *Epitheliom* von der *Glans penis* [1].

Endlich wäre zu berichten, daß nach Sinderson (1930) fast 20⁰/₀ der in *Bagdad*
zur Hospitalbehandlung kommenden S. haematobium-Fälle — S. mansoni fehlt
dort — *jederseits auf der oberen Wange mehr oder weniger symmetrisch gelegen, einen
rundlichen oder ovalen, braun pigmentierten Fleck und ebenso eine Pigmentierung
des Nasenrückens* gezeigt hätten, so daß dabei eine „schmetterlingsähnliche"
Figur entstände. Die pigmentierten, die Haut nicht überragenden Stellen seien
schmerzlos und nähmen mit der Zeit anscheinend zu. Diese Pigmentierung hätte
diagnostischen Wert, da sie *nur bei Bilharziose* bemerkt würde und bei leichten
Fällen das einzige auf diese deutende Symptom sein könnte. Der Autor vermutet, daß unter dem Einfluß eines von den Bilharzia-Würmern gebildeten
Toxins sich an den am meisten der intensiven Sonnenbestrahlung ausgesetzten
Hautstellen — der *Körper* wird bei der Feldbestellung *bedeckt* getragen —
diese Pigmentierung ausbilde. Im Laufe der gewöhnlichen *Bilharzia-Kur* mit
Tartarus stibiatus wurde allerdings *keine Abnahme* der Pigmentierung bemerkt.

b) Urticaria durch Bilharzia-Toxine.

(Über die *unmittelbar nach dem Eindringen* der *Bilharzia-Cercarien* in die
Haut auftretenden Haut-Symptome wird in dem Abschnitt „Cercarien-Dermatitis" auf S. 779ff. berichtet werden.)

Nach Faust (1930) scheint speziell bei der *Sch. japonicum*-Infektion gelegentlich schon 5 Tage nach dem Eindringen der Cercarien *Urticaria* aufzutreten, die
aber dann *nicht* von Fieber begleitet ist. *Gewöhnlich* tritt *Urticaria* aber erst
als Begleiterscheinung des etwa 3—12 Wochen nach der Infektion einsetzenden
fieberhaften „toxämischen Stadiums" (des „Urticaria-Fiebers" von White)
auf, das bei allen drei Bilharzia-Arten dem Einsetzen der Lokalsymptome
vorhergeht und als eine „allergische" Reaktion auf die Stoffwechselprodukte
der heranwachsenden Parasiten aufgefaßt wird. Es handelt sich dabei um ein
allmählich oder akut einsetzendes remittierendes Fieber mit bis 40⁰ C erreichen-
den abendlichen, oft zu Schüttelfrost und Schweißausbruch führenden An-
stiegen, das bei *Sch. mansoni* nach Lawton etwa 10 Tage dauert, worauf aber
nach etwa einer Woche eine *zweite* Fieberperiode folgen kann. Abgesehen von
allgemeinem Unbehagen, Gliederschmerzen, Magenverstimmung, gelegentlicher
Bronchitis oder Diarrhöe, Milz- und Leberschwellung tritt dabei als charakteristisches Symptom *Urticaria* auf. Sie zeigte sich bei *Sch. mansoni*-Infektion
nach Lawton an den Beinen, aber auch sonst am Körper, erschien oft in der
2. oder 3. Woche nach dem Einsetzen der Erkrankung und die Quaddeln
bestanden etwa 12—48 Stunden lang, in manchen Fällen aber für 7—8 Tage;
nach Girges kommen sie auch auf der *Schleimhaut* vor und treten gewöhnlich
zwar in der 2. Fieberwoche auf, sind gelegentlich aber auch das *erste*
Krankheitssymptom. Auch bei *Sch. haematobium*-Infektion treten solche
Quaddeln auf (Fairley 1919 b). Bei der *Sch. japonicum*-Infektion bilden sich
nach Faust und Faust u. Meleney heftig juckende, von einem breiten roten
Hofe umgebene blasse Quaddeln an allen Körperteilen einschließlich der Schleimhäute, deren Größe von wenigen Millimetern bis zu mehreren Zentimetern
schwankte, und es konnte auch zu lokalen Ödemen des Unterhautgewebes
kommen; die Urticaria dauerte 1—14 Tage, im Mittel etwa 5 Tage. Die *Eosinophilie des Blutes* ist während des „toxämischen Stadiums" *sehr hoch*; nach Lawton
betrug sie nicht unter 36⁰/₀, gewöhnlich gegen 50⁰/₀, gelegentlich sogar 75 ⁰/₀.

---

[1] Auch Bilharziose der Blase veranlaßt nicht selten *Carcinom*, das auch bei Darm-
Bilharziose auftreten kann. Über die Beziehungen zwischen Bilharziose und Carcinom
siehe Brumpt 1930.

Diagnose.

Die an *Vulva* und *After* sitzenden Bilharzia-Wucherungen können mit *venerischen* Veränderungen oder mit *Condyloma acuminatum* verwechselt werden[1]; durch den Nachweis der Bilharzia-Eier wird die Diagnose gesichert. Außerdem sind bei Haut-Bilharziose aber auch auf *Blasen- oder Darmbilharziose* deutende Symptome zu erwarten, deren Natur durch mikroskopische Untersuchung von Urin und Faeces auf Bilharzia-Eier erkannt wird. Da die Eier *im Kote* oft recht schwer aufzufinden sind, kann man nach sehr gründlichem Auswaschen des Kotes mit 2—3% Kochsalzlösung (nicht mit Wasser!) durch Zusatz von *erwärmtem reinem Wasser* zum übriggebliebenen Bodensatz die Miracidien aus den Eiern zum Ausschlüpfen bringen, die dann, wie Infusorien im Wasser umherschwimmend, schon mit der Lupe bei schräger Beleuchtung erkennbar sind (FÜLLEBORN 1921); nach KHALIL EL DIN ist das sanfte Abschaben der Mastdarmwand mit dem in einem eingeseiften Gummihandschuh steckenden Finger und mikroskopische Untersuchung des daran haftengebliebenen Schleimes bzw. Kotes auf Schistosomen-Eier die sicherste und beste Methode. Im Beginn der Bilharziosen, wo noch keine Eier ausgeschieden werden, leistet die *Komplementbindung* mit einem aus den Würmern (YOSHIMOTO) oder aus mit Bilharzia infizierten Schneckenlebern (FAIRLEY 1919 a) hergestelltem Antigen gute Dienste, und solches Antigen kann man auch zur *Cutanprobe* benutzen (FAIRLEY 1927; MANSON-BAHR).

Das „toxämische" *Bilharzia-Fieber* wird leicht mit Abdominaltyphus oder Malaria verwechselt werden können; außer der *Urticaria* führt die *hohe Eosinophilie* zur Diagnose.

Prognose und Therapie.

Seitdem wir durch die intravenöse Behandlung mit *Tartarus stibiatus* bzw. anderen *Antimonpräparaten* und auch durch die *Emitin-Therapie* über sehr wirksame spezifisch wirkende Heilmittel verfügen, wovon die ägyptische Regierung jetzt in ausgiebigster Weise zur Massenbehandlung Gebrauch macht (s. KHALIL 1924), werden auch die schweren Fälle von Haut-Bilharziose (Harnfisteln usw.) — die ja fast nur in *Ägypten* vorkommen — wohl bald seltener werden. In vorgeschrittenen derartigen Fällen bleiben freilich chirurgische Eingriffe notwendig.

Prophylaxe. Die *Prophylaxe* ergibt sich aus der *Biologie* des Parasiten (s. S. 776).

3. Cercarien-Dermatitis [2].

Biologisches. Ebenso wie die in Schnecken zur Entwicklung gelangten *Cercarien* der im geschlechtsreifen Zustand *beim Menschen* parasitierenden *Schistosoma-Arten* (s. S. 776), *können sich auch Cercarien von solchen Schistosomiden in die Menschenhaut einbohren, die statt im Menschen in anderen Warmblütern ausreifen.* Nachgewiesen ist das zuerst 1928 von CORT in Michigan (USA) für die *Cercaria elvae* und bald darauf auch für zwei ihr ähnliche, noch nicht näher beschriebene Cercarien-Arten, sowie für *Cercaria douthitti*; für *Cercaria elvae* liegen experimentelle Bestätigungen von CHRISTOPHERSON u. GREENE aus Minnesota (USA) vor und nach MATHESON und TAYLOR u. BAYLIS dringt in England eine anscheinend mit *C. elvae* (bzw. mit *C. ocellata*) identische Cercarie in die Menschenhaut. Nach den von VOGEL in Hamburg ausgeführten Versuchen bohrt sich auch *Cercaria ocellata* — eine ebenfalls der *Cercaria elvae* sehr nahe verwandte und nach DUBOIS und

---

[1] Beim Manne kann Blasen- bzw. Urethral-Bilharziose auch mit *Gonorrhöe* verwechselt werden.

[2] Für die durch Schistosomiden-Cercarien verursachten Hautveränderungen ist der Ausdruck „Cercarien-Dermatitis" eindeutiger als der von CORT dafür eingeführte „Schistosome dermatitis", wobei man auch an die im Verlaufe der Bilharziosen auftretenden Hauterscheinungen, z. B. das „Urticaria-Fieber" denken könnte.

nach TAYLOR u. BAYLIS damit sogar vielleicht identische Art — in die Menschenhaut, in der VOGEL sie auch in Schnittserien nachweisen konnte. Alle diese Cercarien stammten aus verschiedenen *Lymnaea-Arten* einschließlich unserer gemeinen Spitzhorn-Schnecke *L. stagnalis* und außerdem fand CORT *C. elvae* auch in einer *Physa*-Schnecke. Die *Wirtstiere der geschlechtsreifen Würmer* sind bisher noch nicht bekannt; bei *C. ocellata* sind es nach VOGEL wohl Wasservögel, vielleicht *Möwen.*

Cercaria elvae und *C. ocellata* sind etwa 1 mm lang, die letzterer sonst sehr ähnliche *C. douthitti* etwa halb so lang, während die Cercarien der Bilharzia-Würmer des Menschen nur etwa 0,3—0,4 mm messen. Alle besitzen aber zwei Saugnäpfe, mit denen sie sich anheften können und einen gegabelten Ruderschwanz, der beim Eindringen in die

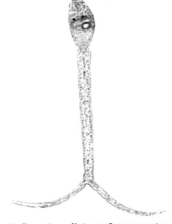

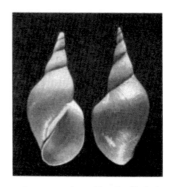

Abb. 54. Cercaria ocellata aus Lymnaea stagnalis. Nach dem Leben gezeichnet. Vergr. 77:1. (Nach VOGEL 1930 a.)

Abb. 55. Lymnaea stagnalis, der Zwischenwirt von Cercaria ocellata; natürl. Größe. (Nach VOGEL 1930 a.)

Haut abgeworfen wird. Soweit bisher bekannt, bevorzugen sie die *Oberfläche des Wassers* als Aufenthaltsort und haben *im Wasser* nur eine Lebensdauer von 1—2 Tagen; Wärme und Sonnenschein begünstigt das Ausschlüpfen aus den Schnecken und ebenso erleichtert Wärme auch fraglos das Einbohren in die Haut.

Bereits 1926 waren nach MILLER 26 verschiedene Arten von Schistosomiden-Cercarien bekannt, wozu noch eine Anzahl hinzugekommen sind. Schistosomiden-Cercarien sind anscheinend *überall in der Welt* verbreitet, und das gleiche gilt vermutlich auch speziell für die *C. elvae* bzw. *C. ocellata* ähnlichen Formen, so daß auch mit den durch ihr Eindringen in die Menschenhaut verursachten Dermatitiden wohl *überall* zu rechnen ist.

Epidemiologie.

Aus einem Selbstversuch von NAKAMOTO (zit. nach FAUST u. MELENEY S. 176) wissen wir, daß beim Eindringen von Sch. japonicum-Cercarien in die *Menschenhaut starkes Jucken* entsteht; nach zwei Stunden waren die Cercarien im Epithel und dem oberen Corium nachweisbar, jedoch wird von einer *späteren Dermatitis* jedenfalls nichts erwähnt. Bei einem *Hunde* sahen FAUST u. MELENEY 15 Stunden nach dem Eindringen von Sch. japonicum-Cercarien zahlreiche nadelspitzengroße, rote, leicht erhabene Stellen und um die im Corium befindlichen Cercarien waren leichte Entzündungserscheinungen nachweisbar, doch war die Haut schon nach 48 Stunden wieder normal; auch bei der *Maus* fanden NARABAYASHI und SUEYASU durch Sch. japonicum-Cercarien verursachte Gewebsveränderungen und LUTZ beobachtete durch Sch. mansoni-Cercarien entstandene lokale Reaktionen auf der *Rattenhaut*, während MIYAGAWA in seinen mit Japonicum-Cercarien angestellten Versuchen auch bei *Tieren* Gewebsveränderungen nicht nachweisen konnte, wozu CORT (1928 a) bemerkt, daß dabei natürlich auch die *Menge* der eindringenden Parasiten eine Rolle spielt.

Sicher dürfte jedenfalls sein, daß die unter *natürlichen Infektionsbedingungen* durch eindringende Sch. japonicum-Cercarien *beim Menschen* auftretenden

Hauterscheinungen — wenn solche überhaupt vorhanden sind — *höchstens sehr geringfügig* sein können [1]. Denn nach FAUST u. MELENEY ist aus den endemisch mit Sch. japonicum infizierten Gebieten *Chinas* überhaupt nichts von einer Dermatitis bekannt, die mit dem Eindringen der Sch. japonicum-Cercarien in Zusammenhang gebracht werden könnte, und in *Japan* ist die als „Kabure" bekannte Hautaffektion offenbar *zu Unrecht* so gedeutet worden. MIYAGAWA konnte nämlich nachweisen, daß „Kabure" bei der Sch. japonicum-Infektion *fehlen* kann, andererseits aber in Japan auch aus Gegenden bekannt ist, wo *Sch. japonicum überhaupt nicht vorkommt.*

Experimentell ist die Ätiologie von „Kabure" zwar noch nicht geklärt, doch ist es nach den *klinischen Erscheinungen — besonders aber nach der Art, wie die Affektion erworben wird —* sehr wahrscheinlich, daß sie zwar nicht durch das Eindringen der Cercarie von Sch. japonicum, wohl aber *durch eine in einem Tier ausreifende Schistosomiden-Cercarie* verursacht wird, die deshalb stärkere Gewebsreaktionen als die Japonicum-Cercarie auslöst, weil sie sich beim *Menschen* in einem „falschen Wirt" befindet: jedenfalls reagiert die *Menschenhaut* auf eindringende Larven von „*Hunde*-Hakenwürmern" ja auch weit stärker als auf die von „*Menschen*-Hakenwürmern" (s. S. 721 f.).

Auch CORT (1928a) und VOGEL (1930a u. b) sind derselben Ansicht und letzterer bemerkt, daß durch OISO eine in *Enten* ausreifende Schistosomide (Bilharziella yokogawai) ja auch für *Japan* bekannt geworden sei. Nach MIYAGAWA wird Kabure von den Bauern bestimmter Gegenden Japans im Juni und Juli erworben, wenn sie beim Reisbau im Wasser waten müssen. Dabei tritt noch während des Aufenthaltes im Wasser *starkes Jucken* auf und dann bilden sich linsengroße, rote, juckende, nach 4 Tagen gewöhnlich bis auf länger bestehende „Indurationen" zurückgehende, gelegentlich auch mit Pustel-Bildung und *stärkerem Ödem* verbundene *Papeln*, die besonders dort sitzen, wo die Haut mit der *Oberfläche* des Wassers bzw. dessen *Schaum* in Berührung gekommen ist. CORT (1928a), der Gelegenheit hatte, einen Kabure-Fall in Japan zu sehen, betont die Ähnlichkeit mit der in Michigan durch C. elvae verursachten Dermatitis, die auch YOKOGAWA bestätigt habe, als er die amerikanischen Fälle kennen lernte.

In der Nachbarschaft der biologischen Station von *Michigan*, wo CORT (1928a) seine Versuche an mehreren Personen anstellte, tritt die durch C. elvae verursachte Dermatitis bei Wassertiere sammelnden Studenten recht häufig auf und war nach einem besonders verrufenen Tümpel als „Sedge Pool itch" bekannt. Nach einer Rundfrage von CORT (1928b) kommt „Schistosome-dermatitis" aber als „water itch" oder „swimmers itch" (CHRISTOPHERSON u. GREENE) auch sonst vielfach in *Nordamerika* einschließlich der Südstaaten vor und offenbar ist sie dort von CLAUDE SMITH mit „Ground itch" (s. S. 718) verwechselt worden, da er angibt, daß letztere bei einem Jungen jedesmal nach dem Umherwaten in mit Regenwasser gefüllten Gräben aufgetreten sei, wobei der Patient den *Wasserschaum* für das juckende Hautleiden verantwortlich gemacht habe. Ebenso ist auf *Porto Rico* die nach Durchwaten bestimmter schlammiger Tümpel an den Füßen auftretende (nach Ansicht der Einheimischen durch Einbohren „kleiner Schlangen" entstehende) juckende Dermatitis, und ebenso die dort bei Wäscherinnen an den Händen beobachtete *nicht durch eindringende Hakenwurm-Larven verursachte Mazamorra*, wie ASHFORD u. GUTIERREZ

---

[1] Nach persönlichen Mitteilungen von Dr. VOGEL klagten seine im Innern von Liberia (Zentralafrika) *Sch. mansoni-Schnecken* fischenden *Negerjungen* über starkes Hautjucken an den Beinen, jedoch erfolgte keine *Papelbildung.* Als sich Dr. VOGEL dann selbst *Sch. mansoni-Cercarien* dieser Schnecken auf den Unterarm brachte, kam es allerdings außer zu Jucken auch zu *Papeln;* jedoch war die Reaktion *wesentlich geringer* als er sie früher nach dem Eindringen von *C. ocellata* bei sich beobachtet hatte (s. S. 784/785), und da er zur Infektion mit den Sch. mansoni-Cercarien *dieselbe Hautstelle* benutzte wie früher mit C. ocellata, wäre auch damit zu rechnen, daß seine — gegen *Helminthen-Produkte überhaupt recht empfindliche Haut* — durch die vorangegangene C. ocellata-Infektion noch „spezifisch überempfindlich" speziell gegen *Cercarien-Antigene* geworden sein mag.

(l. c. S. 48) meinten, sondern offenbar *Cercarien-Dermatitis*, die auch in *Guatemala* (Füllleborn 1930, l. c. S. 138, Anm. 1) und nach Cort (1928 b) auf *Haiti* anscheinend nicht fehlt. Auch das Hautjucken an den Beinen mit nachfolgendem Ödem, das nach Darré ein Missionar im *Kongo-Gebiet* nach dem Durchwaten eines stagnierenden Urwaldgewässers beobachtete, war schwerlich, wie der Autor vermutet, durch eindringende Hakenwurm-Larven verursacht, sondern dürfte eher *Cercarien-Dermatitis* gewesen sein. Aus *Südafrika* erwähnt Turner (l. c. S. 35) unmittelbar nach dem Bade in Flüssen häufig beobachtetes *heftiges Jucken* und ferner auch *Hautknötchen*, die man als Folge beim Baden erworbener Bilharzia-Infektion aufgefaßt habe, und aus *Ägypten* erwähnt Griges von den die Bewässerungs-Trommeln der Irrigationsgräben drehenden Fellachen ebenfalls stark juckende, leicht erhabene Papeln von der Größe etwa einer halben Erbse, die für 3—10 Tage bestehen bleiben und nach dem Monat Baonnah (Juni), in dem sie auftreten, als „Baonnah-itch" bezeichnet werden [1]. Auch aus den Sch. mansoni-Gebieten *Brasiliens* werden von Lutz Tümpel (ponds) erwähnt, deren volkstümliche Namen auf das bei den darin Badenden auftretende *Jucken* deuten, doch können in solchen Wasserstellen neben eventuell vorhandenen Mansoni-Cercarien natürlich auch Cercarien *anderer Schistosomiden* sein.

Was *Europa* anbelangt, so erwähnt Cort (1928 b), daß er auch aus *Frankreich* Mitteilungen habe, die auf das Vorkommen von Cercarien-Dermatitis schließen ließen, und wie schon erwähnt, kommt diese nach Matheson und nach Taylor u. Baylis offenbar auch in *England* (Cardiff) vor. Bei der von Naegeli aus der *Bodensee*-Gegend eingehend beschriebenen bei Badenden beobachteten Dermatose — die dort wegen ihres auf die Zeit der „Hundstage" (22. Juli bis 22. August) beschränkten, dann aber sehr häufigen Auftretens als „Hundsblattern" bezeichnet wird — handelt es sich wohl zweifellos ebenfalls um „Cercarien-Dermatitis", zumal *C. ocellata* von Dubois auch für *Schweizer* Gewässer nachgewiesen ist.

Nach Naegeli kommt die Affektion nicht nur beim Baden in Seen und stehenden Gewässern, sondern — wennschon seltener — auch beim Baden in größeren oder kleineren Flüssen vor, und zwar nach übereinstimmenden Angaben tatsächlich nur zur Zeit der „Hundstage", was offenbar durch die Biologie der Cercarien bzw. der sie beherbergenden Schnecken bedingt wird. Ebenso wird die nicht in allen Jahren gleiche Häufigkeit der Affektion *damit* zusammenhängen, während das von Naegeli berichtete *vollständige Verschwinden* aus Gegenden, wo sich die einen Leute mir nicht erinnern, wohl eine Folge der *Ausrottung wild lebender Wasservögel oder anderer Schistosomiden-Wirte ist.* Nach Naegeli kommt die Dermatose *auch sonst in der Schweiz* und auch in *Süddeutschland* vor; vom Züricher- und Vierwaldstättersee und einigen ihnen benachbarten Seen hatte er aber nur *negative* Auskünfte erhalten.

Aus *Deutschland* berichtete Szidat in einem 1929 auf dem deutschen Dermatologen-Kongreß zu Königsberg gehaltenen Vortrage über das vermutliche Vorkommen von Cercarien-Dermatitis: Die von ihm eingehend studierte, in Enten ausreifende Cercarie von *Bilharziella polonica* wäre zwar offenbar nicht in seine Haut eingedrungen, jedoch gäben die Bewohner von *Rossitten* (Kurische Nehrung in Ostpreußen) an, daß sie beim Hantieren im Wasser der Abzugsgräben des sog. „Möwen-Bruches" Hautausschläge bzw. Beinschwellungen bekommen hätten, so daß sich einige Fischer geweigert hätten, in diesem Wasser zu arbeiten. Ende 1929 fand Vogel in *Lymnaea stagnalis* vom Ufer einer als Möwenbrutplatz bekannten Insel eines der *holsteinischen* Seen von ihm als *C. ocellata* bestimmte Gabelschwanz-Cercarie, die unter den typischen Erscheinungen in seine Haut und die dreier anderer Versuchspersonen eindrangen: eine Umfrage bei den Ärzten ergab, daß Cercarien-Dermatitis auch am *Plöner-See* und den benachbarten Seen offenbar häufig ist.

---

[1] Siehe aber auch die Anmerkung S. 781.

Nachdem die Aufmerksamkeit der Ärzte auf diese Affektion gelenkt ist, werden sich die Befunde wohl bald mehren. Allerdings ist Cercarien-Dermatitis nur dort zu erwarten, wo an den Badeplätzen nicht nur die *bei uns* sehr häufigen Lymnaea-Schnecken[1], sondern außerdem auch *Möwen oder andere den betreffenden Schistosomiden als Wirte dienenden Warmblüter* in genügender Anzahl vorhanden sind, was ja keineswegs immer der Fall sein wird.

Pathologische Anatomie.

Über die feineren Veränderungen der Haut durch *Cercaria ocellata* berichtet VOGEL (1930 b) in einer durch zahlreiche Abbildungen erläuterten Arbeit. 24 Stunden nach dem Aufbringen der Cercarien auf eine 4 cm lange Stelle der Vorderseite seines Unterarmes war diese mit 34 teilweise konfluierenden Quaddeln bedeckt und in einem excidierten Hautstückchen fanden sich 11 Cercarien[2], die sich sämtlich noch innerhalb des Epithels befanden,

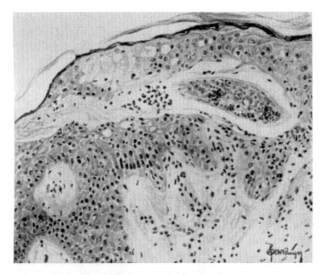

Abb. 56. Cercaria ocellata in der Epidermis des Menschen. Auflockerung und Erweichung des Epithels in der Umgebung des Cercarienganges. Hämatoxylin-Eosin. Vergr. 200:1. (Nach VOGEL 1930 b.)

zum Teil aber mit dem Vorderende in die Cutis hineinragten (s. Abb. 56). Sie lagen am Ende von $1/_2$ bis einige Millimeter langen gewundenen Kanälen, die sich nach außen bis zur Eintrittsstelle der Cercarien ins Stratum corneum verfolgen ließen und in ihrem Anfangsteil gewöhnlich ganz oberflächlich verliefen. *Beziehungen der Eintrittsstelle zu den Haarbälgen bestanden nicht* und die Annahme von CORT, daß jede Cercarienpapel einen Haarfollikel als Zentrum habe und diese den Cercarien als Eintrittsstelle dienen, wie auch CHRISTOPHERSON u. GREENE meinen, beruhe offenbar auf einer *Täuschung*, zu der der makroskopische Befund allerdings leicht verführe; ebenso hätten sich nach LUTZ in dessen und LEIPERs Tierversuchen auch keine Beziehungen der eindringenden Bilharzia-Cercarien zu den Haarfollikeln ergeben. Die Epithelzellen der Wandungen der eben genannten Cercarien-Gänge waren durch eingelagerte Vakuolen ballonartig aufgetrieben, stellenweise von intercellulären Flüssigkeitsmengen durchsetzt und offenbar *in Auflösung* begriffen (Abb. 56). Diese *Gewebsauflösung* beruhe vermutlich auf einer *peptischen Wirkung* der Sekrete, großer, einzelliger, am Vorderende der Cercarie ausmündender Drüsen, die gerade bei den *Schistosomiden* besonders stark entwickelt sind und offenbar den Zweck haben, ihnen das Eindringen durch die Haut zu ermöglichen. *Das Lumen* der Cercarien-Gänge war mit Epithelresten

---

[1] Nach MATHESON käme für das Auftreten der Cercarien-Dermatitis in Cardiff (England) eine Einschleppung der früher dort anscheinend fehlenden Lymnaea stagnalis in Betracht.

[2] Daß die Cercarien beim Eindringen in die Haut den überflüssig gewordenen Ruderschwanz *abwerfen*, wurde bereits S. 780 erwähnt.

und von der Cutis aus einwandernden Polymorphkernigen und Rundzellen gefüllt und auch in der Cutis selbst bestand außer mäßigem Ödem eine ausgesprochene perivasculäre Zell-infiltration, doch wurden *Eosinophile* nicht festgestellt. Zwei mit Mäusen angestellte Ver-suche hatten keine bemerkenswerten Ergebnisse. Taylor u. Baylis sahen nach Infektion mit ihrer Cercarie (s. S. 779) bei *Mäusen überhaupt keine Hautreaktion* und in *Mäusen, Meerschweinchen* und *Enten auch keine Weiterentwicklung der Parasiten.* (Mit einer *Weiter-entwicklung* der in den *Menschen* eingedrungenen Cercarien ist natürlich ebenfalls nicht zu rechnen, sondern sie werden in dem „falschen Wirte" wohl bald zugrunde gehen.)

Klinik.

Cercarien-Dermatitis oder „Schistosoma-Dermatitis" [1] *ist ein juckendes maculo-urticarielles, später papulöses oder auch pustulöses, gewöhnlich nach einigen Tagen zurückgehendes Exanthem, das dadurch erworben wird, daß beim Baden oder Waten in Wasser von dessen Oberfläche aus die Cercarien gewisser Schistosomiden-Arten in die Haut eindringen.*

Zuerst und oft noch während des Aufenthaltes im Wasser stellt sich *starkes Jucken* ein und auf der Haut zeigen sich *rote Flecken oder urticaria-ähnliche Quaddeln*, die am nächsten Tage zu juckenden, als harte Knötchen oft lange bestehenden *Papeln* und auch zu *Pusteln* werden können; die letzteren werden aber (abgesehen bei „Kabure", s. S. 781) nur von Cort (1928) erwähnt und seien vielleicht eine Folge bakterieller Sekundär-Infektion. Nach dem Ein-dringen *sehr zahlreicher* Cercarien kann es außerdem auch zu ausgedehnten, sehr schmerzhaften und unerträglich juckenden Hautschwellungen kommen, wie sie Cort (1928) von den Beinen zweier Studentinnen erwähnt, die stundenlang in infiziertem Wasser herumgewatet waren. Außer von der *Stärke der Infektion* hängt die Intensität der Reizerscheinungen aber auch von der *persönlichen Empfindlichkeit* der Haut ab (Cort 1928; Vogel 1930 a) und, wie aus den Ver-suchen von Cort hervorgeht, gibt es auch Personen, in deren Haut die Cercarien offenbar *überhaupt nicht eindringen können.* Überstehen eines Anfalles schützt *nicht* vor neuen, solange man sich weiterhin der Infektion aussetzt (Naegeli; Matheson).

In der obigen Darstellung sind die wichtigsten Punkte zusammengefaßt, doch stimmen die Angaben der verschiedenen Autoren in den Einzelheiten nicht immer überein. Bei Cort (1928 a) folgten auf das einige Minuten nach der Cercarien-Applikation auftretende *heftige Jucken* sehr bald auch *Urticaria-ähnliche* Erscheinungen an der Eintrittsstelle, dem Hand-gelenk, die nach etwa einer halben Stunde *zurückgingen* und nur kleine, nicht juckende Fleck-chen — „minutes macules" — zurückließen (bei einem späteren, mit nur *sehr wenigen* Cercarien ausgeführten Versuche blieben die urtikariellen Erscheinungen aber überhaupt aus). Am nächsten Tage traten aber stark juckende *Papeln* auf, die in der zweiten Nacht unter schmerz-hafter Anschwellung der Handgegend zu *Pusteln* geworden waren. Am 3. Tage nach der Infektion waren die Symptome am stärksten, am 5. Tage begannen die Pusteln unter Nach-lassen des Juckens einzutrocknen. Von den 7 Versuchspersonen traten bei zwei überhaupt *keinerlei* Symptome auf und die übrigen reagierten *schwächer* als Cort, indem die anfäng-lichen *Urticaria-Erscheinungen* bei einigen fehlten und es in vielen Fällen nicht zur Aus-bildung von *Pusteln* kam, während letztere — in der Art, wie sie Cort abbildet (s. Abb. 57) — bei der *natürlichen* Infektion *so gut wie stets* vorhanden gewesen seien, wobei Cort an *Sekundär-Infektion* durch das schlammige Sumpfwasser denkt. Die Annahme von Cort, daß an *haarlosen Stellen*, wie auf der Vorderseite des Unterarmes, Cercarien *nicht eindringen könnten*, wird durch die Versuche von Vogel und dessen histologischen Befunden widerlegt.

In den auf der Unterarm-Vorderseite angestellten Versuchen von Vogel (1930 a) setzte nach wenigen Minuten ein *prickelnder Juckreiz* ein und nach einem von einer Viertel- bis zu einer ganzen Stunde schwankenden Intervall erschienen, je nach der Reaktionsstärke der 4 verschiedenen Personen, mehr oder weniger deutliche *rote Fleckchen* von etwa 1,5—2 mm Durchmesser, die auch *leicht erhaben* sein konnten. Während der *Juckreiz* mit Unter-brechungen noch tagelang anhielt, war der Verlauf bei den einzelnen Personen *verschieden:* Bei den am stärksten reagierenden (Vogel selbst) waren die roten Fleckchen nach 24 Stunden zu etwa $1/2$ cm großen *quaddelartigen Erhebungen* geworden (s. Abb. 58), die teilweise im

---

[1] Siehe S. 779, Anm. 2.

Zentrum eine flohstichähnliche *Hämorrhagie* zeigten [1] und etwa 3—4 Tage nach der Infektion mit der Rückbildung begannen, aber als *kleine derbe Papeln* noch länger als 2 Wochen bestehen konnten; bei der *zweiten* Person waren die Stellen nach 24 Stunden ebenfalls deutlich *hämorrhagisch* geworden, aber *nicht* merklich erhaben und *erst nach einer Woche* traten 2—3 mm große, derbe *Papeln* auf, die für etwa 2 Wochen bestanden; bei der *dritten* und *vierten* Versuchsperson waren 2 mm große *Knötchen* bzw. kleine rote *Papeln* schon nach 24 bzw. 48 Stunden vorhanden, die sich im Verlaufe von etwa 10 Tagen zurückbildeten.

Wie Taylor u. Baylis berichten, bohrten sich die Cercarien innerhalb von 5 Min. in die Haut von Dr. Taylor ein und verursachten dadurch *Jucken und Prickeln mit Hautödem* und *am nächsten Tage* auftretende *Papeln*; die Reizerscheinungen nahmen bis zum 4. Tage noch zu, waren nach 4 Wochen noch sehr deutlich ausgeprägt und auch nach 7 Wochen noch nicht ganz verschwunden.

Bei den von Naegeli am Bodensee (Ermatingen) beobachteten, offenbar auch durch Cercarien verursachten Fällen sah man „bei einigen unmittelbar nach dem Bade wenige oder mehrere rote, 1—2 frankstückgroße Flecken, die intensiv zu jucken

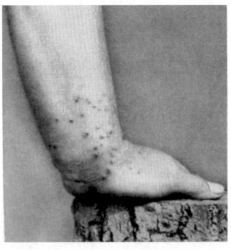

Abb. 57. Pustulöse Dermatitis 48 Stunden nach experimenteller Infektion mit Cercaria elvae. (Nach Cort 1928 a.)

begannen und beim Kratzen oder Reiben im Zentrum sich *urticariell* erhoben. Mitunter entwickelte sich auf der Kuppe der Quaddel ein kleines Bläschen mit wasserklarem Inhalt. Im

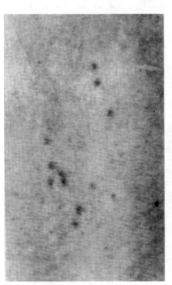

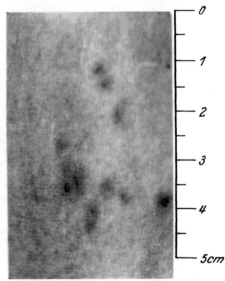

a) Nach 1¹/₂ Stunden.

b) Nach 24 Stunden (Quaddeln teilweise mit Flohstichartigen Hämorrhagien im Zentrum).

Abb. 58a und b. Durch Eindringen von 13 Cercaria ocellata verursachte Hauterscheinungen. (Nach Vogel 1930 b.)

Laufe des Tages und namentlich während der ersten Nacht vermehrte sich meist die Anzahl der Effloreszenzen, so daß das Krankheitsbild erst am 2. oder sogar erst am 3. Tage voll ent-

[1] Auch Matheson erwähnt in seiner kurzen Schilderung der klinischen Symptome, „daß in vielen Papeln ein Punkt, ähnlich einem Stich (puncture)" gesehen wurde.

wickelt war. In 2 Fällen konnte eine eigentliche Inkubationszeit konstatiert werden, indem der Juckreiz lange nach dem Baden, in der 1. bzw. in der 2. Nacht, einsetzte und dementsprechend auch die morphologischen Manifestationen verspätet auftraten. ..... In bezug auf die weitere Entwicklung des Hautleidens verdient hervorgehoben zu werden, daß die Quaddeln bei ihrer Rückbildung oft ein *kleines, auffallend hartes Knötchen* zurückließen. Der Juckreiz verschwand vorübergehend, um zumeist in der Nacht wieder aufzutreten oder zu exacerbieren. Dann entstand aus den Papeln wieder Urticaria. Dies konnte sich 8—14 Tage lang wiederholen, so zwar, daß es allmählich immer weniger Einzelherde wurden ..... In keinem Falle überschritt die Dauer des Leidens 14 Tage; meist betrug sie wesentlich kürzere Zeit, 2—3 Tage". Es konnten in den Fällen von Naegeli bis zu 150, bei reichlicher Anzahl konfluierende „Primärläsionen" gezählt werden. Befallen waren vor allem bie *Arme*, die bei Schwimmern ja auch am meisten mit den an der *Oberfläche* des Wassers befindlichen *Cercarien* in Berührung kommen, und schon Naegeli gelangte zu dem Ergebnis, *daß diese Dermatitis wahrscheinlich durch tierisches, an der Wasseroberfläche befindliches Plankton verursacht werde.*

Prophylaxe.

Nach Naegeli wurde das Exanthem auch an Körperstellen bemerkt, wo *Badekleider* der Haut auflagen, während diese nach Matheson einen *sehr erheblichen* Schutz bildeten, wobei aber natürlich auch die *Stoffart des Badekostüms* in Betracht kommen wird. Zu versuchen wäre, ob Leute, die in infiziertem Wasser hantieren müssen, nicht schon durch *Einfetten der Haut* gegen die Cercarien geschützt werden können, deren das Eindringen ermöglichenden *peptischen Drüsensekrete* (s. S. 783) vielleicht gegen *Fette* unwirksam sind. Bei viel benutzten Badeteichen könnte man auch — wie es nach Matheson in Cardiff beabsichtigt ist — *Schneckenvernichtung durch Chemikalien* anwenden, wozu besonders *Kalkmilch* und *Kupfersulfat* in Betracht kommen, die schon in Verdünnungen, welche die Fauna und Flora des Wassers nicht weiter schädigen, gegen Schnecken sehr wirksam sind. Auch *Enten* kämen als gute Schneckenvertilger dort in Betracht, wo man sicher ist, *daß sie nicht die Wirte* unserer Schistosomiden-Cercarien sind. Auch an *Abschießen der Möwen* usw. wäre eventuell zu denken.

Therapie. Eine besondere Therapie ist nicht bekannt, aber auch entbehrlich.

Literatur.

Hauterscheinungen durch Ancylostoma duodenale und Necator americanus.

Asford, B. K. (1923): Ankylostomiasis. The Practice of Medicine in the tropics, herausgeg. von Byam u. Archibald, Bd. 3. London 1923. — Ashford, B. K., Gutierrez Igaravides, P. u. W. W. King (1906): Anaemia in Porto Rico, First Porto Rico Anaemia Commission 1905 usw. Porto Rico: San Juan 1906 (zit. nach Looss, 1911). — Ashford, B. K. u. P. Gutierrez Igaravides (1911): Uncinariasis in Porto Rico, a medical and economical problem. Washington: Gov. Print. Off. 1911. — Augustine, D. L. (1923): Investigations on the Control of hookworm disease XIX. Observations on the completion of the second ecdysis of Necator americanus. Amer. J. Hyg. 3, 280—295.

Bagchi, H. N. (1924): A Case of urticaria due to hookworm toxin. Calcutta med. J. 19, 83—84. — Barlow, N. (1915): Treatment of ground-itch. Amer. J. trop. Dis. a prevent. Med. 2, 530. — Bentley, Ch. A. (1902 a): On the causal relationship between „grounditch", or „pani-ghao", and the presence of the larvae of the Ancylostoma duodenale in the soil. Brit. med. J., 25. Jan. 1902 (I), 190—193 u. J. trop. Med. 5, 61—64 (1902). — Bentley, Ch. A. (1902 b): On the causal relationship between „ground-itch" and the presence of the larvae of Ancylostoma in the soil. Brit. med. J., 24. Mai 1902 (I), 1310. – Blieck, L. de u. E. A. R. F. Baudet (1921): Der Weg, längs dessen die Larven des Strongyloides westeri in die Haut eindringen. Dtsch. tierärztl. Wschr. Jg. 29, 286—287. — Boycott, A. E. (1905): A case of skin infection with ankylostoma. J. Hyg. Cambridge 5, 28C—284 (1905, Juli), (zit. nach Looss, 1911). — Boycott, A. E. u. J. S. Haldane (1903): An outbreak of Ankylostomiasis in England. J. Hyg. Cambridge 3, 95—136 (zit. nach Looss, 1911). — Branch, C. W. (1905): Notes on uncinaria and other intestinal parasites in the West Indies. J. trop. Med. 8, 261—262. — Braun, M. u. O. Seifert (1925): Die tierischen Parasiten des Menschen, 6. Aufl. Leipzig 1925. — Briançon, L. (1905): L'Ancylostomiase (Maladie du ver des mineurs). Paris: A. Maloine (zit. nach Looss, 1911, S. 548). —

BROWNE, O. (1901): Pani-ghao, or sore foot of Assam, in British Honduras. J. trop Med. 4, 56. — BRUNS, H. (1929): Die Ankylostomiasis in der gemäßigten Zone. Handbuch der pathogenen Mikroorganismen, herausgeg. von KOLLE, KRAUS u. UHLENHUTH, 3. Aufl., Bd. 6, S. 907—948. Berlin u. Wien 1929.

CALDWELL, F. C. (1922): An accidental infection with Uncinaria. Parasitology 14, 51—52. — CASTELLANI, A. u. A. J. CHALMERS (1919): Manual of tropical Medicine, 3. Aufl. London 1919. — CIFUENTES LABASTIDA, R. (1921): Die Ancylostomiasis als wichtiger Faktor für die Entvölkerung von Venezula usw. (span.). Gaz. méd. Caracas 28, 283—287 (zit. nach Trop. Dis. Bull. 20, 246—247). — COBB (1928): Diskussion zu dem Vortrage von White u. Dove in Sitzg Helminthol. Ges. Washington, 21. April 1928. J. of Parasitol. 15, 219. — CORT, W. W., J. B. GRANT, N. R. STOLL u. other collaborators (1926): Researches on hookworm in China. Amer. J. Hyg. Monograph. ser., Okt. 1926, Nr 7. — CORT, W. W., W. A. RILEY u. G. C. PAYNE (1923): Investigations on the control of hookworm disease. XXIX. A study of the relation of coffee cultivation to the spread of hookworm disease. Amer. J. Hyg. 3, Juli-Suppl., 111—127.

DALGETTY, A. B. (1901): Water-itch; or sore feet of coolies. J. trop. Med. 4, 73—77. — DARRÉ, H. (1909): Sur un cas d'anémie ancylostomiasique avec fragilité globulaire et ictère hémolytique. Bull. Soc. Path. exot. Paris 2, 97—101. — DELAMERE, P. H. (1902): Peculiar marking of the tongue in ankylostomiasis. J. trop. Med. 5, 183—184. — DIEMINGER (1905): Beiträge zur Bekämpfung der Ancylostomiasis. Klin. Jb. Jena 14 (zit. nach Looss, 1911). — DOLD, H. (1919): Über die Ursache des sog. Hongkongfußes („foot tetter"; „Dermatitis rimosa of the toes"; „Dermatitis bullosa plantaris"). Arch. Schiffs- und Tropenhyg. 23, 469—471. — DUNCAN, J. T. (1926): On a bactericidial principle present in the alimentary canal of insects and arachnids. Parasitology 18, 238—252. — DUPREY, A. B. (1902): Marking of the tongue an early symptom of ancylostomiasis. J. trop. Med. 5, 267—268.

ELLENBOGEN, V. (1930): Experimenteller Beitrag zur Frage der durch die Larven von Ancylostoma caninum beim Menschen verursachten Hauterscheinungen. Med. Klin. 9, 1583—1585. — ELLIOTT, W. E. L. (1900): Pani-ghao — Water sore — commonly called „sore feet" of Assam coolies. J. trop. Med. 3, 103—110. (Der Artikel ist versehentlich nicht mit seinem Namen gezeichnet.) — ELLIOTT, W. E. L. (1902 a): On the causal relationship between „ground-itch" or „pani-ghao" and the presence of the larvae of the Ancylostoma duodenale in the soil. Brit. med. J., 29. März 1902 (I), 807—808. — ELLIOTT, W. E. L. (1902 b): Water itch, or sore feet of coolies. J. trop. Med. 5, 107.

FRANÇOIS, E. (1906): Anémie des mineurs etc. Paris, A. Maloine (zit. nach Looss, 1911. S. 548). — FRAZIER, CH. N. (1925): Hongkong foot. China med. J. 39, 705—711. — FÜLLEBORN, F. (1914): Untersuchungen über den Infektionsweg bei Strongyloides und Ancylostomum und die Biologie dieser Parasiten. Arch. Schiffs- u. Tropenhyg., Beihefte 18, Nr 5, 26—80. — FÜLLEBORN, F. (1924): Über „Taxis" (Tropismus) bei Strongyloides- und Ankylostomenlarven. Arch. Schiffs- u. Tropenhyg. 28, 144—165. — FÜLLEBORN, F. (1926): Hautquaddeln und „Autoinfektion" bei Strongyloidesträgern. Arch. Schiffs- u. Tropenhyg. 30, 721—732. — FÜLLEBORN, F. (1927): Über das Verhalten der Larven von Strongyloides stercoralis, Hakenwürmern und Ascaris lumbricoides im Körper des Wirtes usw. Arch. Schiffs- u. Tropenhyg. Beihefte 31, Nr 2. — FÜLLEBORN, F. (1930 a): Was ist Ground-itch? Arch. Schiffs- u. Tropenhyg. 34, 133—158. — FÜLLEBORN, F. (1930 b): Können Larven von Ancylostoma duodenale oder Necator americanus „Creeping eruption" verursachen? Arch. Schiffs- u. Tropenhyg. 34, 220—223. — FÜLLEBORN, F. (1930 c): Über durch die Larven von Ancylostoma caninum verursachten Hauterscheinungen. Giorn. Clin. med. 1930, 37—43 (Festschrift f. Prof. Gabbi). Ref. Zbl. Hautkrkh. 38, 97, 1931; Arch. Schiffs- u. Tropenhyg. 35, 386. — FÜLLEBORN, F., R. L. DIOS u. J. A. ZUCCARINI (1928): Bericht über eine im Auftrage der argentinischen Regierung unternommene Reise nach der Provinz Corrientes und nach Paraguay zum Studium der Hakenwurmbekämpfung mit Bemerkungen zur Frage der Immunität gegenüber Hakenwürmern. Arch. Schiffs- u. Tropenhyg. 32, 441—481.

GOODEY, T. (1925): Observations on certain conditions requisite for skin penetration by the infective larvae of Strongyloides and Ankylostomes. J. of Helminth. 3, 51—62. — GUTIERREZ IGARAVIDEZ, P., J. GONZALEZ MARTINEZ u. F. SEIN (1906/07): Anaemia in Porto Rico. Permanent Porto Rico Anaemia Commission. Report etc., San Juan, P. R. (zit. nach Looss).

HERMAN, M. (1905): Note sur la pénétration des larves de l'ankylostome duodénale à travers la peau humaine. Bull. Acad. roy. Méd. Belg., Séance du 25 mars, Bruxelles (zit. nach Looss, 1911). — HEYDON, G. M. (1929): Creeping eruption or larva migrans in North Queensland and a note on the worm Gnathostoma spinigerum (Owen). Med. J. Austral. 2, 583—591. — HÖPPLI, R. (1927): Über Beziehungen zwischen dem biologischen Verhalten parasitischer Nematoden und histologischen Reaktionen des Wirbeltierkörpers. Arch. Schiffs- u. Tropenhyg. Beihefte 31, Nr 3.

KAWANISHI, K. (1929): Experimental studies on the entrance of pathogenic bacilli incidental to percutaneous infection with hookworm. Taiwan Igakkai Zasshi. J. med. Assoc. Formosa, Sept. 1929, Nr 294 (zit. nach der englischen Zusammenfassung). – KHALIL, M. (1922): Thermotropism in ankylostome larvae. Proc. roy. Soc. Med. 15, sect. trop. Dis. a. Parasitol., 16–18. – KIRBY-SMITH, J. L., W. E. DOVE and G. F. WHITE (1929): Some observations on creeping eruption. Amer. J. trop. Med. 9, 179–192. – KITAMURA, K. (1930): Experimental studies on dermatitis caused by Hookworm larvae. Jap. J. of Dermat. 30, 279–317. Ref. Trop. Dis. Bull. 28, 236. – KOSUGE, J. (1924a): Histologische Untersuchungen über das Eindringen von Strongyloides stercoralis in die Haut von Versuchstieren. Arch. Schiffs- u. Tropenhyg. 28, 15–20. – KOSUGE, J. (1924 b): Wie weit wirken bei dem Eindringen von Strongyloideslarven und anderen parasitischen Nematoden in das Gewebe spezifische Reize? Arch. Schiffs- u. Tropenhyg. 28, 179–187.

LAMBINET, J. (1905): L'ankylostomiasie (maladie du ver des mineurs) etc. Conférence donnée le 10 août 1905 aux membres du Congrès internat. des mineurs, à Liège, in: Etude sur l'Ankylostomiasie (ver du mineur), par Désiré Marville, député Cuesmes. Imprim. coop. ouvrière, A. Urbain (zit. nach Looss, 1911, S. 548). – LAW, W. F. (1912): A short account of the spread of ancylostomiasis in British Guiana and the methods adopted for its prevention. Trans. Soc. trop. Med. 6, 33–45 (1912/13). – LÖBKER u. H. BRUNS (1906): Über das Wesen und die Verbreitung der Wurmkrankheit usw. Arb. ksl. Gesdh.amt Berlin 23, 421 bis 524. – LOMBANA BARRENECHE, J. M. (1906): Ancylostoma duodenale und „Sarna de los culies" oder „Sarna de tierra" (span.). Rev. méd. Bogotá 27, 161–163 (1906–1907). – Looss, A. (1898): Zur Lebensgeschichte des Ankylostoma duodenale; eine Erwiderung an Herrn Prof. Dr. LEICHTENSTERN. Zbl. Bakter. I Orig. 24, 441–449 u. 483–488. – Looss, A. (1901): Über das Eindringen der Ankylostomalarven in die menschliche Haut. Zbl. Bakter. I Orig. 29, 733–739. – Looss, A. (1905): Von Würmern und Arthropoden hervorgerufene Erkrankungen. Handbuch der Tropenkrankheiten, herausgeg. von MENSE, 1. Aufl., Bd. 1, S. 77–209. Leipzig 1905. – Looss, A. (1911): The anatomy and life-history of Agchylostoma duodenale Dub. A monograph. Records of the School of Med. Cairo, Bd. 4. – Looss, A. (1914): Würmer und die von ihnen hervorgerufenen Erkrankungen. Handbuch der Tropenkrankheiten, herausgeg. von MENSE, 2. Aufl., Bd. 2, S. 311 bis 516. Leipzig 1914.

MALVOZ, E. and J. LAMBINET (1918): Infections microbiennes consécutives à la pénétration cutanée des larves de l'ancylostome. Ann. Inst. Pasteur 32, 243–248. – MANSON, P. (1904): A practical suggestion for the prevention of Ankylostomiasis. Brit. med. J. (II), 1246. – MARINI, G. (1907): Anchilostomiasi ed Anguillulosi (con speciale riguardo allo patogenesi). Bologna, Gamberini u. Parmeggiani (zit. nach Looss, 1911). – MARQUEZ, A. (1930): Symptome der Ancylostomiasis (port.). Brazil méd. 44, 190–192. Ref. Trop. Dis. Bull. 28, 237. – MHASKAR, K. S. (1924): Report of the ancylostomiasis inquiry in Madras. Indian Med. Res. Memoirs, Suppl. Series to Indian J. med. Res. 1, 1–95. Ref. Trop. dis. Bull. 22, 496–497.

NASH, J. T. (1902): Micro-organisms isolated from the lesions of ground-itch. Brit. med. J. 1902 (I), 587.

OZZARD, A. T. (1904): Notes on the tropical diseases of British Guiana. J. trop. Med. 7, 357–359.

PAYNE, G. C. (1929): Penetration of infective hookworm larvae of the materials used in the manufacture of shoes. Amer. J. trop. Med. 9, 79–82. – PIERI, G. (1902): Sul modo di trasmissione del l'Anchilostoma duodenale, Nota. Rendic. R. Accad. Lincei, Roma 9, 1. Sem., V. s., H. 5, 2. März, 217–220 (zit. nach Looss, 1911). – PLEHN, A. (1914): Die tropischen Hautkrankheiten. Handbuch der Tropenkrankheiten, herausgeg. von MENSE, 2. Aufl., Bd. 2, 171–310. Leipzig 1914. – PLEHN, A. u. K. MENSE (1924): Die tropischen Hautkrankheiten. Handbuch der Tropenkrankheiten, herausgeg. von MENSE, 3. Aufl., Bd. 2, 524–736.

ROBLEDO, E. (1909): L'uncinariose en Colombie. Bull. Soc. Path. exot. Paris 2, 603 bis 605. – ROTH, W. (1926): Über das Schicksal der Blutzylinderbildung in der Niere des Kaninchens als Folge der durch Strongyloidesinfektion gesetzten Blutungen. Arch. Schiffs-u. Tropenhyg. 30, 521–528.

SANDGROUND, J. H. (1928): Some studies on susceptibility, resistance, and acquired immunity to infection with Strongyloides stercoralis (nematoda) in dogs and cats. Amer. J. Hyg. 8, 507–538. – SANDWITH, F. M. (1904): Have ankylostomiasis patients any peculiar marking on their tongues? J. trop. Med. 7, 247. – SANDWITH, F. M. (1910): Diskussion zu Oliver über „Ancylostomiasis, a menace to the industrial life of non-tropical countries". Trans. Soc. trop. Med. 3, 195–197. – SARLES, M. P. (1929): The reaction and susceptibility of dogs of different ages to cutaneous infection with the dog hookworm, Ancylostoma caninum. Amer. J. Hyg. 10, 683–692. – SCHEUBE, B. (1910): Die Krankheiten der warmen Länder, 4. Aufl. Jena 1910. – SCHÜFFNER, W. (1905): Über den neuen Infektionsweg der Ancylostomalarve durch die Haut. Zbl. Bakter. I Orig. 40,

683—692. — SILVA, P. D. DA (1921): Ein neues Zeichen für Wurminfektion (port.). Bol. Soc. Med. e Cir. São Paulo (Brasilien), II. s. 4. Ref. Trop. Dis. Bull. 19, 198. — SMILLIE, W. G. (1928): Hookworm disease. The Rockefeller Foundation International Health Board, p. 345—364. New York 1928. — SMILLIE, W. G. and D. L. AUGUSTINE (1925): Intensity of hookworm infestation in Alabama, its relationship to residence, occupation, age, sex and race. J. amer. med. Assoc. 85, 1958—1963. — SMITH, CLAUDE (1903): Uncinariasis in the South. Further observations. J. amer. med. Assoc. 41, 709—713. — SMITH, CLAUDE (1904): Uncinariasis in the South with special reference to mode of infection. J. amer. med. Assoc. 43, 592—597. — STICKER, G., W. SCHÜFFNER u. N. H. SWELLENGREBEL (1929): Wurmkrankheiten. Handbuch der Tropenkrankheiten, herausgeg. von MENSE, 3. Aufl., Bd. 5. Leipzig 1929. — STILES, CH. W. (1903): Report upon the prevalence and geographic distribution of hookworm disease. Hyg. Labor. Bull. Nr 10, Treasury Departm., Washington.
TENHOLT, A. (1903): Verh. Konf., 4. April 1903, betreffs der Wurmkrankheit. Slg amtl. Veröff. Reichs- u. Staatsanz., Nr 36. Berlin: C. Heymann (zit. nach Looss, 1911. S. 542). — TENHOLT, A. (1905): Über Anchylostomiasis, mit besonderer Berücksichtigung der Loossschen Lehre über die Einwanderung der Larven durch die Haut. Med. Klin. 1, 468—474. — THOMAS, H. W. (1910a): Diskussion zu Oliver über „Ancylostomiasis, a menace to the industrial life of non-tropical countries". Trans. Soc. trop. Med. 3, 202—204. — THOMAS, H. W. (1910b): The sanitary conditions and diseases prevailing in Manaos, North Brazil 1905—1909. Ann. trop. Med. 4, 7—56. — TRINIDAD Annual Report of the surgeon-general for 1900. J. trop. Med. 4, 206—207 (1901). — TURNER, G. A. (1908): Ancylostomiasis in South Africa. Brit. med. J. 1908 (II), 1350—1352.
ZSCHUCKE, H. (1925): Ärztliche Erfahrungen auf Kaffeeplantagen in Zentralamerika. Arch. Schiffs- u. Tropenhyg. Beihefte 29, Nr 2.

„Creeping eruption" und sonstige Hauterscheinungen durch Larven von Hakenwürmern, Gnathostoma und unbekannte Nematoden.

(Literatur über „Creeping eruption" siehe auch W. PICK, l. c. dieses Handbuches.)

ASHFORD, B. K., GUTIERREZ IGARAVIDEZ and W. W. KING (1906): Anaemia in Porto Rico. First Porto Rico Anaemia Commission 1905 etc. San Juan (Porto Rico) 1906 (zit. nach Looss, 1911, l. c.).
BLANCHARD, M. (1917): Un cas d'Oerbiss ou pseudo-myiase rampante à Grand-Bassam (Côte d'Ivoire). Bull. Soc. Path. exot. Paris 10, 725—726.
CAWSTON, F. G. (1928): The creeping eruption of Natal, known as sandworm disease. J. trop. Med. 31, 201—202. — CAWSTON, F. G. (1930): Creeping eruption in Natal. J. trop. Med. 33, 56—57. — CLAPIER et GEORGELIN (1923): Un cas de „Larbisch" chez une Européenne à Libreville (Gabon.). Bull. Soc. Path. exot. Paris 16, 665—668. — CROCKER, H. R.: Larva migrans. Ann. de Dermat. 3, 1184 (zit. nach PICK, l. c.).
DATTA, S. (1930): Infection by a gnathostome simulating mastoiditis. Indian med. Gaz. 65, 314—315.
FAUST, E. C. (1929): Human Helminthology. Philadelphia: Lea & Fiebiger 1929. — FÜLLEBORN, F. (1908): Untersuchungen über den Sandfloh; Beobachtungen über Cordylobia grünbergi (Dönitz); über Hautmaulwurf (Creeping disease). Arch. Schiffs- u. Tropenhyg. Beihefte 12, Nr 6. — FREI, W. (1931): Beitrag zur Kenntnis des Herpes simplex, insbesondere des Herpes recidivans manuum etc. Dermat. Wschr. 93, 1508. — FÜLLEBORN, F. (1926a): Experimentell erzeugte „Creeping eruption". Dermat. Wschr. 83, 1474—1475. — FÜLLEBORN, F. (1926b): Eine seit 20 Jahren bestehende, der „Creeping eruption" ähnliche wandernde Hautaffektion aus Ostafrika. Arch. Schiffs- u. Tropenhyg. 30, 702—704. — FÜLLEBORN, F. (1927): Durch Hakenwurmlarven des Hundes (Uncinaria stenocephala) beim Menschen erzeugte „Creeping eruption". Abh. Auslandskde Hamburg. Univ. 26, Reihe D, Med. Bd. 2 (Festschrift Nocht), 121—133. — FÜLLEBORN, F. (1930a): Können Larven von Ancylostoma duodenale oder Necator americanus Creeping eruption verursachen? Arch. Schiffs- u. Tropenhyg. 34, 220—223. — FÜLLEBORN, F. (1930b): Über die durch die Larven von Ancylostoma caninum verursachten Hauterscheinungen. Giorn. Clin. med. 1930 (Festschrift f. Prof. Gabbi), 37—43. Ref. Zbl. Hautkrkh. 1931; Arch. Schiffs- u. Tropenhyg. 35, 386 (1931). — FÜLLEBORN, F. (1931): Eine seit 24 Jahren an der Vorderseite einer Hand umher wandernde Hautaffektion aus Ostafrika. Dermat. Wschr. 93, 1163. — FÜLLEBORN, F. u. H. DA ROCHA-LIMA (1919): Über Larbisch und Wolossjatik (Hautmaulwurf). Arch. Schiffs- u. Tropenhyg. 23, 260—277. — FÜLLEBORN, F. u. W. KIKUTH (1929): Wie entsteht die Anämie bei Hakenwurminfektion? Arch. Schiffs- u. Tropenhyg. Beihefte 33, Nr 3. — FUJITA, H. (1919): A case of creeping disease (due to? Gnathostoma). Jap. J. of Dermat. 1919, Nr 10, 835—837 (Ref. Trop. Dis. Bull. 18, 116—117).
GAMBIER, A. (1922): Un cas probable de pseudo-myiase rampante. Bull. Soc. Path. exot. Paris 15, 1018—1019. — GIGLIOLI, G. (1929): Creeping eruption. Case report from

Britich Guiana. Trans. roy. Soc. trop. Med. 22, 443—445. — GOODEY, T. (1925): Skin penetration by the infective larvae of Dochmoides stenocephala. J. Helminth. 3, 173—176. HAMILTON, G. R. u. E. W. FERGUSON (1927): Larva migrans in Australia. Med. J. Austral. 1927 (II), 875—878. — HEYDON, G. M. (1929): Creeping eruption or larva migrans in North Queensland and a note on the worm Gnathostoma spinigerum (OWEN). Med. J. Austral. 1929 (II), 583—591. — HUME, E. E. (1930): Wet sand creeping eruption at the largest American army station. Trans. roy. Soc. trop. Med. Lond. 24, 313—326.

IKEGAMI, Y. (1919): On the cause of creeping disease. Jap. J. of Dermat. 1919, Nr 10, 838—846 (Ref. Trop. Dis. Bull. 18, 116—117).

KIRBY-SMITH, J. L. and W. E. DOVE (1925): A consideration of creeping eruption in the Southern States with an entomological report. South. med. J. 18, 402—411. — KIRBY-SMITH, J. L., W. E. DOVE u. G. F. WHITE (1926): Creeping eruption. Arch. of Dermat. 13, 137—173. — KIRBY-SMITH, J. L., W. E. DOVE u. G. F. WHITE (1929): Some observations on creeping eruption. Amer. J. trop. Med. 9, 179—192. — KNOWLES, F. C. (1916): Creeping eruption (Larva migrans) of the skin, particularly in regard to its histologic features including the demonstration of the burrow and the larva in the epidermis. J. amer. med. Assoc. 66, 172—177. — KUDICKE, R. (1925): Neue Verfahren zur Untersuchung und Prüfung von Wurmmitteln. Versuche an Finnen und Strongyloideslarven. Arch. Schiffs- u. Tropenhyg. 29, Beih. 1, 189—197.

LÉGER, A. (1917): Sur l'existence d'une éosinophilie locale dans le Larbish ou Oerbiss des Ouoloffs. Bull. Soc. Path. exot. Paris 10, 294—298. — LEIPER, R. T. (1909): The structure and relationships of Gnathostoma siamense (LEVINSEN). Parasitoly 2, 77—80. — LEIPER, R. T. (1910): On a new nematode worm from Trinidad. Proc. zool. Soc. Lond. 1910, 742 bis 743 (zit. nach FAUST, l. c.). — LENGLET et DELAUNAY (1904): Un cas de larva migrans. Ann. de Dermat. 1904, 107 (zit. nach PICK, l. c.). — LEVINSEN, G. M. R. (1889): Om en ny rundworm hos mennesket, Cheiracanthus siamensis n. sp. Vidensk. meddel. fra naturh. Foren. Kjöbenhavn, p. 323—326 (Ref. Zbl. Bakter. 8, 182). — LOOSS, A. (1911): The anatomy and life-history of Agchylostoma duodenale Dub. Rec. School Med. Cairo 4.

MAPLESTONE, P. A. (1929): A case of human infection with a gnathostome in India. Indian. med. Gaz. 64, 610—614. — MAPLESTONE, P. A. (1930): The Parasite (Zusatz zu der oben zitierten Arbeit von DATTA). Indian med. Gaz. 65, 315. — MINAMISAKI, Y.: (1929). A study of hookworm infestation in the field. J. Publ. Health Ass. Japan 5, 1—3; ref. n. Trop. Dis. Bull. 27, 408. — MORISHITA, K. O. R. (1924): A pig nematode, Gnathostoma hispidum, Fedchenko, as a human parasite. Ann. trop. Med. 18, 23—26. — MORISHITA, K. u. E. C. FAUST (1925): Two new cases of human creeping disease (Gnathostomiasis) in China, with a note on the infection in reservoir hosts in the China area. J. of Parasitol. 11, 158—162.

OISO, F. (1930): Experimentelle Untersuchungen über Infektion mit Ancylostoma braziliense. Taiwan Igakkai Zasshi, J. med. Assoc. Formosa Nr 303, 28—32. — ORTLEPP, R. I. (1924): On a collection of helminths from Dutch Guiana. J. Helminth. 2, 15—40.

PAWAN, J. L. (1927): Another case of infection with Lagocheilascaris minor (LEIPER). Ann. trop. Med. 21, 45. — PICK, W. (1929): Tierische Parasiten der Haut. Handbuch der Haut- und Geschlechtskrankheiten, herausgeg. von J. JADASSOHN, Bd. 9, 1. Teil, S. 466—590. Berlin.

ROBERT, L. (1922): La gnathostomose humaine. Oedème ambulant siamois dû à Gnathostomum spinigerum (R. OWEN, 1836). Bull. Soc. Path. exot. Paris 15, 854—860. — RUDELL, G. L. (1913): Creeping eruption. Two cases with recovery of the larvae. J. amer. med. Assoc. 61, 247.

SAMY, P. C. (1918): Gnathostomum siamense or Gnathostoma spinigerum, OWEN. Indian med. Gaz. 53, 436 (Ref. Trop. Dis. Bull. 13, 213—214). — SHELMIRE, B. (1928): Experimental creeping eruption from a cat and dog hookworm (A. braziliense). J. amer. med. Assoc. 91, 938—944. — SMITH, F. C. and B. G. T. ELMES (1928): Creeping eruption in Lagos. Trans. roy. Soc. trop. Med. Lond. 22, 289—290. — LE SUEUR, E. and W. HUTCHINSON (1930): A note on the treatment of creeping eruption with external application of oil of chenopodium. Trans. roy. Soc. trop. Med. Lond. 24, 327—329. — SWIFT, H. F., R. H. BOOTS and C. PH. MILLER (1922): A cutaneous nematode infection in monkeys. J. exper. Med. 35, 599—620.

TAMURA, H. (1919): On creeping disease. Jap. J. of Dermat. 1919, Nr 10/11, 827—834 u. 891—910 (Ref. Trop. Dis. Bull. 18, 116—117).

WEST, C. O. u. W. CURTH (1929): Die amerikanische Form der Creeping Disease. Dermat. Wschr. 1929 (I), 229—232. — WHITE, G. F. u. W. E. DOVE (1928): The causation of creeping eruption. J. amer. med. Assoc. 90, 1701—1704. — WHITE, G. F. u. W. E. DOVE (1929): A dermatitis caused by larvae of Ancylostoma caninum. Arch. of Dermat. 20, 191—200.

Strongyloides stercoralis.

FÜLLEBORN, F. (1921): Nachweis von Ancylostomen und Strongyloides durch Platten-kotkultur. Arch. Schiffs- u. Tropenhyg. 25, 121—123. — FÜLLEBORN, F. (1926a): Haut-quaddeln und „Autoinfektion" bei Strongyloidesträgern. Arch. Schiffs- u. Tropenhyg. 30, 721—732. — FÜLLEBORN, F. (1926 b): Spezifische Kutanreaktionen bei Infektion mit Strongyloides und anderen Helminthen. Arch. Schiffs- u. Tropenhyg. 30, 732—749. — FÜLLEBORN, F. (1930): Können Larven von Ancylostoma duodenale oder Necator ameri-canus „Creeping eruption" verursachen? Arch. Schiffs- u. Tropenhyg. 34, 220—223. Looss, A. (1911): The anatomy and life-history of Agchylostoma duodenale Dub. A monograph. Rec. School Med. Cairo 4.

Ascaris.

CAMBILLET (1909): Wien. med. Wschr. 24, 1909 (zit. nach SEIFERT, l. c.). — CEDER-BERG, A. (1926): Durch Ascaridiasis hervorgerufene Prurigo Hebrae-ähnliche Dermatose usw. Arch. f. Dermat. 150, 393—401. — COUILLAUD, F. (1920): Le signe de la langue. Thèse de Paris 1920 [Ref. Presse méd. 28, 460.
FÜLLEBORN, F. (1921): Ascarisinfektion durch Verzehren eingekapselter Larven und über gelungene intrauterine Ascarisinfektion. Arch. Schiffs- u. Tropenhyg. 25, 367—375. HANSEN (1930): Diskussion zu einem Vortrage von STORM VAN LEEUWEN über Allergie. Verh. 10. Tag. dtsch. pharm. Ges. Königsberg, 71—75. Leipzig 1930.
JADASSOHN, W. (1928): Allergiestudien bei der Ascaridenidiosynkrasie. Arch. f. Dermat. u. Syph. 156, 690—745.
KASSEL: Z. Laryng. usw. 7, H. 5 (zit. nach SEIFERT, l. c.).
LEIDY II, J. (1924): The Hemotoxins of intestinal parasites. A critical summary with notes on some cases. J. of Parasitol. 10, 147—152. — LENHARTZ u. KLEMPERER (1914): Behandlung der durch Darmschmarotzer hervorgerufenen Erkrankungen. Hand-buch der Therapie, herausgeg. von PENZOLDT-STINTZING, 5. Aufl., Bd. 2. Jena 1914.
MONTEL, M. L. R. (1916): Erythème noueux et Ascaridiose intestinale. Bull. Soc. méd.-chir. Indochine 7, 48—50 (Ref. Trop. Dis. Bull. 12, 189).
PENTAGNA, O. (1922): Ascaridiasi ed orticaria. Pediatria 30, 308—313 (Ref. Trop. Dis. Bull. 19, 656). — PETROSELLI, F. (1927): Dermatosi da ascaridi. Morgagni 64 (II), 453—454. Zbl. Hautkrkh. 7, 271 (zit. nach PICK, l. c.). — PICK, W. (1929): Tierische Para-siten der Haut. Handbuch der Haut- und Geschlechtskrankheiten, herausgeg. von J. JADAS-SOHN, Bd. 9, 1. Teil, S. 466—592.
RANSOM (1922): Observations on the toxic effects of Ascaris fluids. J. of Parasitol. 9, 42.
SCHÜTZ, J. (1925): Über Helminthen bei Hautkrankheiten und ihre Behandlung. Dermat. Wschr 80, 897. — SEIFERT, O. (1926): Die tierischen Parasiten des Menschen, bearbeitet von BRAUN u. SEIFERT, 2. Teil, Klin. u. Therapie, 3. Aufl. Leipzig 1926.
WERSSILOWA (1909): Med. Obozr. Nižn. Povolzja (russ.) 1909 (zit. nach SEIFERT, l. c.).

Trichinen.

HIS, W. (1917): Beobachtungen über Trichinose. Med. Klin. 13. Jhrg., 1307—1308.
WEITZ, W. (1931): Zur Klinik der Trichinose. Klin. Wschr. 10, Nr 20, 938—941.

Filarien.

ACTON, H. W. and S. S. RAO (1930): Urticaria due to filarial toxin. Indian med. Gaz. 65, 130—132. — ADAM, T. B. (1910): Diskussion zu MANSON: On the nature and origin of Calabar Swellings. J. trop. Med. 13, 94. — ANDERSON, J. and others (1924): Filariasis in British Guyana. A Report of the Filariasis Comm. 1921. Lond. School trop. Med. Res. Mem. Ser. 5, Mem. 7. — AUCHINCLOSS, H. (1930): A new operation for ele-phantiasis. Porto Rico J. publ. Health a. trop. Med. 6, 149—150.
BAHR, PH. (s. auch MANSON-BAHR) (1912): Filariasis and Elephantiasis in Fiji. Suppl. Nr 1 of the Journ. of the London School of trop. Med. London 1912. — BAHR, PH. (1914): An epidemiological Study of Filariasis in Ceylon. Parasitology 7, 128—134. — BLACKLOCK, B. (1922): The signs of Filarial Disease. Ann. trop. Med. 16, 107—117. — BRANCH, T. E. R. and H. EDIN (1910): On operations for Elephantiasis. J. trop. Med. 13, 145—146. — BRUG, S. L. (1931): Filariasis in Nederlandsch-Indië, III. Geneesk. Tijdschr. Nederl.-Indië 71, H. 3, 210—239.
CARO, J. (1927): Au sujet de deux cas d'oedèmes de Calabar. Bull. Soc. Path. exot. Paris 20, 977—979. — CHANDLER, A. C., GIBBS, MILLIKEN and V. T. SCHUHARDT (1930): The production of a typical calabar swelling in a loa patient by injection of Dirofilaria antigen, and some comments on the nature of calabar swellings. Amer. J. trop. Med. 10, 345—351. — CLARAC, LEBOEUF et RIGOLLET (1913): Micro-Filarioses et Filarioses. GRALL et CLARAC, Traité Path. exot. 6, 285—452. Paris 1913. — CONNAL, A. and S. L. M. CONNAL (1922/23): The development of Loa loa (GUYOT) in Chrysops silacea (AUSTEN) and in Chrysops dimidiata (VAN DER WULP). Trans. roy. Soc. trop. Med. 16, 64—89. — COOKE, W. E. (1928):

A case of early tropical elephantiasis treated by protein shock. Lancet, 25. Febr., 390 bis 391. — CROLL, D. G. (1919): Filariasis among Australian troops. Brit. med. J. (I), 28. DANTEC, LE (1907): Pathogénie de l'éléphantiasis exotique et de l'éléphantiasis nostras. Caducée, 215. Zit. nach Ref. Arch. Schiffs- u. Tropenhyg. 1909, 162. — DUBRUEL, C. M. E. (1909): Contribution à l'étude de l'étiologie de l'éléphantiasis arabum. Bull. Soc. Path. exot. Paris 2, 355. — DUFOUGERÉ (1908): L'éléphantiasis, ses rapports avec la lymphangite endémique des pays chauds. Bull. Soc. Path. exot. Paris 1, 473—476. — DUTCHER, B. H. u. WHITMARSH (1915): The Results of Blood Cultures from thirty-six Individuals, with their possible Bearing on the etiology of the so-called Filarial Diseases etc. Amer. J. trop. Dis. a. prevent. Med. 3, 69—74.

ELLIOT, R. H. (1918): Removal of Worm (Fil. loa) from the Eye. Brit. med. J. (I), 502—504 u. 604.

FAIRLEY, N. H. (1931): Serological and intradermal tests in Filariasis. Trans. roy. Soc. trop. Med. 14, 635—648. — FÜLLEBORN, F. (1913): Die Filarien des Menschen. Handbuch der pathogenen Mikroorganismen, herausgeg. von KOLLE u. WASSERMANN, 2. Aufl., Bd. 8, S. 185—344. — FÜLLEBORN, F. (1926): Spezifische Kutanreaktionen bei Infektion mit Strongyloides und anderen Helminthen. Arch. Schiffs- u. Tropenhyg. 30, 732—749. — FÜLLEBORN, F. (1929): Filariosen des Menschen. Handbuch der pathogenen Mikroorganismen, herausgeg. von KOLLE, KRAUS u. UHLENHUTH, 3. Aufl., Bd. 6, S. 1043—1224. Jena, Berlin u. Wien 1929.

HAPKE (1913): Maximale Eosinophilie bei Tropenschwellung. Arch. Schiffs- u. Tropenhyg. 17, 462.

JOYEUX, CH. (1929): Travaux récents sur les filarioses cutanées. Arch. dermatosyphiligr. Hôp. St. Louis 1, 709—721.

KÖNIGER (1878): Beobachtungen über Elephantiasis auf Samoa. Arch. klin. Chir. 413. — KÜLZ, L. (1908a): Über Kamerunschwellung und Filaria loa. Arch. Schiffs- u. Tropenhyg. 12, 437—439. — KÜLZ, L. (1908b): Über Volkskrankheiten im Stromgebiet des Wuri und Mungo in Kamerun. Arch. Schiffs- u. Tropenhyg. 12, 547—577.

LEBER, A. u. ST. v. PROWAZEK (1911): Bericht über medizinische Beobachtungen auf Savaii und Manono (SAMOA). Arch. Schiffs- u. Tropenhyg. 15, 419—430. — LEBER, A. u. ST. v. PROWAZEK (1914): Zur Kenntnis der Elephantiasis in Samoa. Arch. Schiffs- u. Tropenhyg. 18, 386—394. — LEIPER, R. T. (1910): Diskussion zu MANSON, 1910. — Low, G. C. (1908): The unequal distribution of Filariasis in the tropics. J. trop. Med. 11, 59—66. — Low, G. C. (1911): Filaria loa. J. trop. Med. 14, 5—8. — Low, G. C. (1913): Filaria loa cases: Continuation reports. J. trop. Med. 16, 118—120. — Low, G. C. (1923): The etiological relationship of Loa loa to Calabar Swellings. J. Helminth. 1, 191—192. — Low, G. C. (1924): Unusual Varieties of Calabar Swellings, with a Note upon the aetiology of the condition. Lancet, 22. März 1924, 594—595. — Low, G. C. (1927): Loa loa infection in Central Equatorial Africa. Trans. roy. Soc. trop. Med. 20, 514—515. — Low, G. C. and D. ST. DIXON (1930): Elephantiasis treated by protein shock. Lancet, Jan. 1930, 72.

MANSON, SIR P. (1907): Tropical Diseases, a Manual of the diseases of warm climates. 4. ed., London 1907. — MANSON, SIR P. (1910): On the nature and origin of Calabar Swellings. J. trop. Med. 13, 92—95; Trans. Soc. trop. Med. 1910, 244—256. — MANSON-BAHR, PH. (1925): On the longevity of Loa loa and some hitherto undescribed manifestations of this infection. Arch. Schiffs- u. Tropenhyg. 29, Beih. 1, 222—224. — MARSHALL (1908/09) in: Medizinalberichte über die deutschen Schutzgebiete, S. 81. Berlin 1910. — MEINHOF (1913): Zur Klinik und Morphologie der Filaria und Microfilaria loa (diurna). Arch. Schiffs- u. Tropenhyg. 17, Beih. 2. — MINE, N. (1911): Über das endemische Vorkommen von Mf. nocturna in Japan. Arch. Schiffs- u. Tropenhyg. 15, Beih. 7.

NATTAN-LARRIER, L. and M. PARVU (1909): La valeur de l'éosinophilie chez les malades porteurs de „Fil. loa". Arch. Mal. Coeur 2, No 11; zit. nach Ref. Bull. Pasteur 1910, 635. — NEUBER, E. (1930): Mit Gold- und Malariatherapie geheilte Filariose. Wien. klin. Wschr. 1930, Nr 38, 1165. — Noc, F. (1908): Filaires d'Indo-Chine. Bull. Soc. Path. exot. Paris 1, 369—373.

O'CONNOR, F. W. (1923): Researches in the Western Pacific. Res. Mem. Lond. School trop. Med. 4. — O'CONNOR, F. W. (1927): Filariasis in association with infection of Filaria bancrofti. Porto Rico Rev. Publ. Health a. trop. Med. 3, 211—222 (Ref. Trop. Dis. Bull. 25, 472). — O'CONNOR, F. W. (1929): An experiment with treatment of filarial lymphangitis by subcutaneous injection. Porto Rico J. publ. Health a. trop. Med. 5, 11—15. — O'CONNOR, F. W., R. GOLDEN and H. AUCHINCLOSS (1930): The roentgen demonstration of calcified filaria bancrofti in human tissue. Amer. J. Roentgenol. 23, 494—502.

PELLETIER, J. (1912): Cas d'éléphantiasis du scrotum observés au Sénégal. Bull. Soc. Path. exot. Paris 5, 625—627. — PENEL (1905): Les filaires du sang de l'homme. Paris 1905. — PHELPS, J. R., O. A. SMITH, H. H. CARROLL, W. A. WASHBURN and K. E. BEAGLY (1930): Experimental treatment of filariasis with intramuscular injections of oil of chenopodium. A preliminary report by the technical staff of the Health Dep. of Americ. Samoa. U. S. nav. Med. Bull. 28, 459—487 (1930, April). Ref. Trop. Dis. Bull. 28, 215 bis 216. — PLEHN, A. (1905): Die tropischen Hautkrankheiten. MENSEs Handbuch der Tropenkrankheiten, Bd. 1. Leipzig 1905. — PLEHN, F. (1898): Die Kamerunküste, S. 279. Berlin 1898. — PROUT, W. T. (1908): On the rôle of Filaria in the production of disease. J. trop. Med. 11, 109—115.

RENOIR (1897): C. r. Soc. Biol. Paris, April. Zit. nach CLARAC, LEBOEUF et RIGOLLET, in: GRALL u. CLARAC. — RINGENBACH, J. et GUYOMARC'H (1914): La filariose dans les régions de la nouvelle frontière Congo-Cameroun. Observations sur la transmission de Mf. diurna et de Mf. perstans. Bull. Soc. Path. exot. Paris 7, 619—626. — ROBERTSON, A. (1897): Filaria loa. Lancet, 26. Juni 1897, 1744. — RODENWALDT, E. (1910): Filaria loa. Arch. Schiffs- u. Tropenhyg. 14, 129.— RODHAIN, J. (1920): Observations diverses concernant Onchocerca volvulus. Bull. Soc. Path. exot. Paris 13, 848—858. — ROGERS, W. A. (1913): A note on a case of Loa loa. Ann. trop. Med. 7, 363—365. — ROMITI, C. (1928): Surgical treatment of elephantiasis etc. Dawson Centenary Fund, Brit. Guiana etc. Ref. Trop. Dis. Bull. 25, 383. — ROSE, F. G. (1915): „Filarial" Lymphangitis and its treatment by Vaccines. British Guiana med. Ann. 21, 7—11. Ref. Trop. Dis. Bull. 11, 91 (1918). — ROSE, F. G. (1921): Report of the Gov. Bacteriologist, British Guiana, to the Trop. Dis. Res. Fund Committee for the Period January, 1919, to March, 1920. Proc. roy. Soc. Med., sect. trop. dis. a. parasitol., 14, 1—15 (1921, Juni). — ROSE, F. G. (1922): Report of the Gov. Bact., British Guiana, to the Trop. Dis. Res. Committee (Ref. Trop. Dis. Bull. 21, 392). — ROSE, F. G. (1923): A rare lesion found in connection with infection with Filaria bancrofti. Brit. Guiana med. Ann. 1923, 67 (Ref. Trop. Dis. Bull. 21, 565). — ROUFFIANDIS (1910): Notes sur la filariose dans l'Archipel des Comores. Bull. Soc. Path. exot. Paris, 3 145—152. — RUIZ-ARNAU, R. (1922): Filariasis and its relation to other tropical lymphopathies. Amer. J. trop. Med. 2, 151—157.

SABOURAUD: Zit. nach CLARAC, LEBOEUF u. RIGOLLET, in: GRALL et CLARAC, p. 332 u. 375. — SCHILLING-TORGAU, V. (1914): Angewandte Blutlehre für die Tropenkrankheiten. MENSEs Handbuch der Tropenkrankheiten, 2. Aufl., Bd. 2, S. 1—170. Leipzig. — SHARP, N. A. (1928): Filaria perstans; its development in Culicoides austeni. Trans. roy. Soc. trop. Med. 21, 371—396. — SHARP, D. N. A. (1929): Loa loa infections. A case with rapid onset of symptoms. Lancet 1929 (II), 765—766. — STEPHENS, J. W. W. and W. YORKE (1923): Filariasis. In: BYAM u. ARCHIBALD, The Practice of Medicine in the Tropics, Vol. 3, p. 1903—1953. London. — SUAREZ, J. (1930): A preliminary report on the clinical and bacteriological findings in 60 cases of lymphangitis associated with elephantoid fever in Porto Rico. Amer. J. trop. Med. 10, 183—198.

TALIAFERRO, W. H. and W. A. HOFFMANN (1930): Skin reactions to Dirofilaria immitis in persons infected with Wucheriana bancrofti. J. prevent. Med. 4, 261—280. — TOMURA, T. (1925): Statistische Betrachtungen über Elephantiasis endemica auf den Inseln Lyukû (Japan). Jap. J. of Dermat. 25 (Ref. Trop. Dis. Bull. 22, 880).

VERTH, M. ZUR (1908): Über Filariasis. Dtsch. med. Wschr. 2113—2114.

WALDOW (1909): Zur Behandlung der wandernden Hautfilarie. Arch. Schiffs- u. Tropenhyg. 13, 182—184. — WARD, H. B. (1906): Studies on human parasites in North America. I. Fil. loa. J. inf. Dis. 37—90. — WARD, H. B.: The animal Parasites of the human eye. Amer. Encyclop. Ophthalm. 12, 9265—9355. — WELLMAN, F. C. (1908): Notes from Angola, second series (Note XXIX: On the etiology of Elephantiasis arabum). J. trop. Med. 11, 118. — WURTZ u. NATTAN-LARRIER (1907): Nouvelle observation de Filaria loa. Arch. Méd. expér. Paris 558.

ZIEMANN, H. (1905): Beitrag zur Filariakrankheit der Menschen und Tiere in den Tropen. Dtsch. med. Wschr. 420—424.

Onchocerca.

BLACKLOCK, D. B. (1924): Craw-Craw in Sierra Leone. Ann. trop. Med. 18, 253—262. — BLACKLOCK, D. B. (1926 a): The development of Onchocerca volvulus in Simulium damnosum Ann. trop. Med. 20, 1—48. — BLACKLOCK, D. B. (1926 b): The further development of Onchocerca volvulus Leuckart in Simulium damnosum Theob. Ann. trop. Med. 20, 203—218. BLACKLOCK, D. B. (1927): The insect transmission of Onchocerca volvulus (LEUCKART 1893). The cause of worm nodules in man in Africa. Brit. med. J. (I), 129—133. — BRUMPT, E. (1904): A propos de la Filaria volvulus Leuck. Rev. Méd. et d'Hyg. trop. — BRUMPT, E. (1919): Une nouvelle filaire pathogène parasite de l'homme (Onchocerca caecutiens n. sp.). Bull. Soc. Path. exot. Paris 12, 464—473. — BRUMPT, E. (1920): Au sujet des rapports entre l'Onchocerca volvulus et la gale filarienne. Bull. Soc. Path. exot. Paris 13, 535—539.

CALDÉRON, V. M. (1920): Beitrag zum Studium der Filaria onchocerca sp. Dr. Robles 1915 und der durch sie verursachten Krankheiten (span.). Diss. Guatemala 1920. — CALLOMON, F. (1929): Pseudoerysipel, Erysipeloid. Handbuch der Haut- und Geschlechtskrankheiten, herausgeg. von J. JADASSOHN, Bd. 9, 1. Teil, S. 93—124. Berlin 1929. — CORSON, J. F. (1922): The occurrence of the Larvae of Onchocerca volvulus (Leuckart, 1893) in the skin of Natives of the Gold Coast. Ann. trop. Med. 16, 407—420.

DUBOIS, A. (1916): Le rôle pathogène de Onchocerca volvulus Leuckart. Bull. Soc.

Path. exot. Paris 9, 305—309. — Dubois, A. (1917): Onchocerca volvulus et l'éléphantiasis dans le Haut-Ouellé (Congo Belge). Bull. Soc. Path. exot. Paris 10, 365—371. Fairley, N. H. (1931): Serological and intradermal tests in Filariasis. Trans. roy. Soc. trop. Med. 14, 635—648. — Fülleborn, F. (1908): Über Filaria volvulus (Leuckart). Arch. Schiffs- u. Tropenhyg. 12, Beih. 7. — Fülleborn, F. (1923): Kommt „Küsten-erysipel" und Onchocerca caecutiens außer in Guatemala auch in Mexico vor? Arch. Schiffs- u. Tropenhyg. 27, 386—390. — Fülleborn, F. (1924): The „Blinding Filaria" of Guatemala (Onchocerca caecutiens Brumpt 1919). Internat. Conf. Health Probl. Trop. Amer. Kingston, Jamaica, 22. Juli bis 1. Aug. 1924, S. 241—256. Publ. by United Fruit Comp., Boston (Mass.) 1924. — Fülleborn, F. (1926): Zur Onchocerca caecutiens-Frage. Arch. Schiffs- u. Tropenhyg. 30, 189—195. — Fülleborn, F. (1929): Filariosen des Menschen. Handbuch der pathogenen Mikroorganismen, herausgeg. von Kolle, Kraus u. Uhlenhuth, Bd. 6, Lief. 28, S. 1043—1224. — Fülleborn, F. (1930): Sitzgsber. ärztl. Ver., biol. Abt., Hamburg, 20. Mai 1930. Klin. Wschr. 9, 1890. — Fülleborn, F. (1931): Über juckende Hautschwellungen bei zwei deutschen Onchocerca-Trägern aus Süd-Mexico nebst einer Zusammenfassung über die auf Onchocerca-Infektion bezogenen Dermatosen und Versuche über den diagnostischen Wert der Cutan-Reaktion mit Onchocerca-Antigen. Arch. f. Dermat. 164, 216—238. — Fülleborn, F. u. Simon (1913): Untersuchungen über das Vorkommen der Larven von Onchocerca volvulus in Lymphdrüsen und in der Zirkulation. Arch. Schiffs- u. Tropenhyg. 17, Beih. 9.

Gray, G. M. (1911): Unusual cases of Onchocerca volvulus from Lagos. J. trop. Med. 14, 111. — Guerrero Pastor (1921): Beziehungen zwischen Myxödem und der Filarie als heimische Endemien (span.). Juventud méd. Guatemala 18, 326—336.

Hardwicke, Ch. (1928): Onchocerciasis in Southern Mexico. Trans. roy. Soc. trop. Med. 21, 495. — Hoffmann, C. C. (1930): Über Onchocerca im Süden von Mexiko und die Weiter-entwicklung ihrer Mikrofilarien in Eusimulium mooseri. Arch. Schiffs- u. Tropenhyg. 34, 461—472. — Hoffmann, E. (1928): Demonstration von Präparaten eines durch Onchocerca volvulus verursachten Wurmtumors eines Kamerun-Negers. Dermat. Wschr. 87, 1868—1870. Hoffmann, E. u. L. Halberstädter (1909): Histologische Untersuchungen einer durch Filaria volvulus erzeugten subcutanen Wurmgeschwulst. Virchows Arch. 196, 84—91.

Joyeux, Ch. (1927): Précis de Médecine coloniale. Paris 1927.

Külz, L. (1908): Über Volkskrankheiten im Stromgebiet des Wuri und Mungo in Kamerun. Arch. Schiffs- u. Tropenhyg. 12, 547—577. — Külz, L. (1910): Zur Patho-logie des Hinterlandes von Südkamerun. Arch. Schiffs- u. Tropenhyg. 14, Beih. 1.

Laigret, J. (1929): Onchocercose humaine et éléphantiasis au Soudan français. Bull. Soc. Path. exot. Paris 22, 499—506. — Larumbe, J. E. (1930): Die Onchocercosis in Oaxaca. An. Soc. mexic. Oftalm. y Otol. 8, 16—26. Ref. Arch. Schiffs- u. Tropenhyg. 35, 125, 1931. — Laveran, A. (1910): Diskussion zu Railliet u. Henry, Bull. Soc. Path. exot. Paris 3, 92—93.

Maass, E. (1927): Zur Pathologie des liberianischen Hinterlandes. Abh. Auslandskde 26, Reihe D, Hamburg. Univ. (Festschrift Nocht), 268—273. — Macfie, J. W. S. and J. F. Corson (1922a): Observations on Onchocerca volvulus. Ann. trop. Med. 16, 459 bis 464. — Macfie, J. W. S. and J. F. Corson (1922b): A new species of Filarial Larva found in the skin of Natives in the Gold Coast. Ann. trop. Med. 16, 465—471. — Manson, Sir P. (1907): Tropical Diseases, a Manual of the Diseases of warm Climates, 4. Aufl. London 1907. — Massey, A. Y. (1912): A note from Dr. Massey on „Early Symptoms of Oncho-cerciasis". J. Lond. School trop. Med. 2, 40. — Montpellier, J. u. M. Béraud (1921): La filaria-réaction chez les sujets atteints de „gale filarienne" (Onchocercose dermique). Bull. Soc. franç. Dermat. 28, 344—346. — Montpellier, J., Degouillon u. A. Lacroix (1920): La gale filarienne, est-elle bien une manifestation de volvulose? Bull. Soc. Path. exot. Paris 13, 530—535. — Montpellier, J. et A. Lacroix (1920): Le Craw-Craw ou Gale filarienne; son origine dans les kystes sous-cutanés à Onchocerca volvulus. Bull. Soc. Path. exot. Paris 13, 305—315. — Montpellier, J. u. A. Lacroix (1922): Nouvelle note au sujet de la „gale filarienne". Bull. Soc. Path. exot. Paris 15, 815—818. — Mora, C. F. (1922): Geistesstörung in einem Falle von Onchocerciasis (span.). Juventud. méd. Guatemala 19, 522—524.

Ochoterena, Z. (1927): Beitrag zur Kenntnis der Onchocerca in Mexiko (span.). Abh. Auslandskde Hamburg. Univ. 26, Reihe D, Med. 2 (Festschrift Nocht), 336. — Ocho-terena, Z. (1930a): Beitrag zur Kenntnis der Histologie des mit Onchocerca infizierten Auges. An. Inst. Biolog. Mexico 1, 205—213. — Ochoterena, Z. (1930b): Bemerkung über die Phototaxis der Mikrofilarien von Onchocerca volvulus caecutiens (span.). An. Inst. Biolog. Mexico 1, 307—308. — O'Neil (1875): On the presence of a filaria in Cr aw-Craw. Lancet 1875, 265. — Ouzilleau (1913): Les filaries humaines de la région du Mbomou (Afrique équatoriale française). Pathogénie de l'éléphantiasis de cette région. Rôle de la Fil. volvulus. Bull. Soc. Path. exot. Paris 6, 80—88. — Ouzilleau (1923): Eléphantiasis au Congo et l'Onchocerca volvulus. Presse méd. 31, 617—622. — Ouzilleau,

Lalgret u. Lefrou (1921): Contribution à l'étude de l'Onchocerca volvulus. Bull. Soc. Path. exot. Paris 14, 717—728.

Pacheco Luna R. (1921): Beitrag zum Studium der Onchocercosis (span.). Juventud méd. Guatemala 18, 250—257 u. 266—272. — Parsons, A. C. (1908): Filaria volvulus Leuckart, its distribution, structure and pathological effects. Parasitology 1, 359—368. — Prout, W. T. (1901): A filaria found in Sierra Leone? Fil. volvulus (Leuckart). Brit. med. J. 209—211; dasselbe mit einigen anderen Figuren auch als: Observations on Fil. volvulus. Arch. de Parasitol. Paris 4, 301—307 (1901).

Robles, R. (1919): Onchocercose humaine au Guatémala produisant la cécité et „l'érysipèle du littoral" (Erisipela de la costa). Mit einem Anhange von Pancheco. Bull. Soc. Path. exot. Paris 12, 442—463. — Rodenwaldt, E. (1908): Filaria volvulus. Arch. Schiffs- u. Tropenhyg. 12, 701. — Rodenwaldt, E. (1912): Fieberhafte Abscesse mit Onchocerca volvulus und Notizen zur Morphologie des Parasiten. Arch. Schiffs- u. Tropenhyg. 16, 30. — Rodhain, J. (1920): Observations diverses concernant Onchocerca volvulus. Bull. Soc. Path. exot. Paris 13, 848—858. — Rodhain et Houssiau, F. (1930): Les infections à „Onchocerca volvulus" chez l'Européen au Congo Belge. Bull. Acad. Med. Belg. 10, 86—102. — Rodhain, J. et F. van der Branden (1916): Recherches diverses sur la fil. (onchocerca) volvulus. Bull. Soc. Path. exot. Paris 9, 186—198.

Sharp, N. A. D. (1926): A contribution to the study of Onchocerca volvulus Leuckart, with some observations on its prevalence in Nigeria. Trans. roy. Soc. trop. Med. 19, 373—388. Sharp, N. A. D. (1927): A new site for Onchocerca volvulus. Lancet 213, 1290,17. Dec.

Thézé, J. (1916): Pathologie de la Guyane française. Bull. Soc. Path. exot. Paris 9, 449—469. — Toroella, J. L. (1930): Beitrag zum Studium der Augenschädigungen bei Onchocercosis. An. Inst. Biolog. Mexico 1, 201.

Vogel, H. (1931): Onchocercosis und Augenerkrankungen in Mexico und Guatemala. Med. Welt 1931, 876—877.

Guineawurm.

Acton, H. W. (1910): The treatment of Filaria medinensis by subcutaneous injection of chinosol. Indian med. Gaz. 45, 258—259. — Alcock, A. (1912): Miscellaneous Notes from the Entomological Department. 3. Asuggestion for destroying Cyclops in small collections of water. J. Lond. School trop. Med. 1, 206.

Bartet, A. (1908): L'urticaire dans la dracunculose. Essais de pathogénie de l'urticaire dans la dracunculose. Bull. Soc. Path. exot. Paris 1, 330—333. — Béclère (1903): A method for the extraction of Filariae. Lancet, 1. Aug., 345. — Bhachech and M. Pramodrai (1927): Guinea-Worm Infection; a personal experience. Indian med. Gaz. 62, 450. — Botreau-Roussel (1928): Radiographie du ver de Guinée (Filaire de Médine) après injection intrasomatique de Lipiodol. Bull. Soc. Path. exot. Paris 21, 103—104. — Brug, S. L. (1930): Dracunculus medinensis in the Dutch East Indies. Mededeel. Dienst Volksgezondh. Nederl.-Indië 1930 I, 153—157.

Campos, M. de (1915): Über einige cutane Infektionen im Innern Brasiliens (port.). Arch. Bras. Med. 5, 358—363; Ref. Trop. Dis. Bull. 9, 213 (1917). — Chitale, P. K. (1912): Observations on three hundred cases of Guinea Worm. Indian med. Gaz. 47, 318 bis 320. — Clarac (1913): Filaire ou ver de Médine (Dragounneau). In Grall u. Clarac. Traité Path. exot. Paris 6, 430 f. (1913). — Comméléran (1907): L'Meurreu de Tidjikdja (Mauritanie) (Urticaire d'origine filarienne). Ann. Hyg. et Méd. col. 10, 379—387. — Connor, F. P. (1918): Notes on Cases of Surgical Interest. I. Inflammatory conditions due to calcified remains of Guinea Worms. Indian med. Gaz. 53, 297—299. — Cummins, S. L. (1911): Note on the Guineaworm in the Sudan. J. Roy. Army med. Corps 16, 64—70. Zit. nach Fairley (1924 c).

Davoren, V. (1894): A new treatment of Guinea-worm. Brit. med. J. Nr 1765, 918, 27. Okt. (Zit. nach Fairley, 1924 c). — Delamare, M. M. G. u. Achitouv (1924): Filaire de Médine calcifiée; cellules géantes de corps étrangers, infiltration embryonnaire et sclérose. Bull. Soc. Path. exot. Paris 17, 788—790. — Delamare, G. u. Mouchet (1925 a): Dermite dyschromique marginée, d'origine filarienne. Bull. Soc. Path. exot. Paris 18, 316—317. — Delamare, G, u. Mouchet (1925 b): Calcification de la filaire de Médine. Bull. Soc. Path. exot. Paris 18, 318—319. — Le Dentu, R. (1923): Le traitement du ver de Guinée par les injections intraveineuses d'émétique. Bull. Soc. Path. exot. Paris 16, 566—567. — Dimier u. Bergonie (1918): Recherche du filaire de Médine par la radiographie. Arch. Electr. méd. 26, 337—341. Ref. Trop. Dis. Bull. 13, 218 (1919). — Duff, D. (1921): Short note on the use of Antimony orally in the treatment of Guinea Worm. Gold Coast Rep. on the med. Dept. 1921, App. B, p. 53. Ref. Trop. Dis. Bull. 20, 635 (1923).

Emily (1894): Un nouveau traitement du ver de Médine. Arch. Méd. nav. 61, 460—467.

Fairley, N. H. u. W. G. Liston (1924 a): Studies in the Pathology of Dracontiasis. I. Indian J. med. Res. 11, 915—932. — Fairley, N. H. u. W. G. Liston (1924 b): Studies in the transmission of Dracunculus medinensis. A negative experiment. II. Indian J. med. Res. 12, 93—104. — Fairley, N. H. et W. G. Liston (1924 c): Studies in Dracon-

tiasis. III. A Note on various local Indian remedies. Indian J. med. Res. 12, 347—350. —
FAIRLEY, N. H. (1924a): Studies in Dracontiasis. IV. The clinical picture, an analysis
of 140 cases. Indian J. med. Res. 12, 351—367. — FAIRLEY, N. H. (1924b): Studies in
Dracontiasis. V. Observations and reflections on intravenous medication with special
reference to Tartar emetic. Indian J. med. Res. 12, 369—374. — FAIRLEY, N. H. (1924c):
Studies in Dracontiasis. VI. Indian med. Gaz. 59, 429—438. — FAULKNER (1883): Electrolysis
in the treatment of dracontiasis. Brit. med. J., 29. Dez., 1210—1211 (zit. nach FAIRLEY,
1924c). — FORBES, J. G. (1920): Intravenous injections of Tartar Emetic in Guinea worm
infections (Correspondence). Lancet, 10. April, 837—838. — FOULKES, T. ST. (1898): Injections of Alcohol in the treatment of Guinea-worm. Brit. med. J., 23. Juli, Nr 1960
(zit. nach FAIRLEY, 1924c).
        GRAHAM, W. M. (1905): Guinea worm and its hosts. Brit. med. J. (II), 1263—1266. —
GRAHAM (1912): A report upon experiments made at Lagos to ascertain the possibility
of killing cyclops in the Public Wells by heating the well water with steam from a
portable steam boiler. Rept. to the Secretary of State for the colon.; zit. nach Trop.
Dis. Bull. 1, 96 (1912). — GREY, CH. G. (1920): Novarsenobillon in the treatment of
Guinea worm (Correspondence). Lancet, 10. Juli, 100. — GUPTA, J. J. R. (1917): Guinea
worm and Jodine. Indian med. Gaz. 52, 419.
        HARINGTON,V. (1899): A note on Dracunculus medinensis. Brit. med. J. (I) 146 (zit. nach
LOOSS). — HUDELLET, G. (1919): Extirpation totale du ver de Guinée après diagnostic
de position par les rayons X. Bull. Soc. méd.-chir. franç. Ouest-Afric. 1, 17—19. Ref.
Trop. Dis. Bull. 20, 234 (1923).
        JEANSELME, E. (1919): Note sur un cas de ver de Guinée radicalement guéri par le
novarsénobenzol en injections intraveineuses. Bull. Acad. Méd., III. s. 81, 156—158. Ref.
Trop. Dis. Bull. 14, 159 (1919).
        KEMP, D. C. (1904): Some clinical features associated with Guinea worm. Brit. med.
J. (I), 189.
        LAMB, G. (1898): Treatment of Guinea worm by injections of perchloride of mercury.
Brit. med. J. Nr 1941, 686, 12. März (zit. nach FAIRLEY, 1924c). — LANE, C. (1912): The
prevention of Guinea worm disease (Correspondance) Ind med. Gaz. 47, 294. — LEFÈBRE
(1908): Extraction d'une filaire de Médine par cocainisation du parasite. Presse méd.,
24. Okt. (zit. nach FAIRLEY, 1924c). — LEIPER, R. T. (1911a): Notes on the seasonal
incidence of Dracontiasis on the Gold Coast. J. trop. Med. 211—212. — LEIPER, R. T.
(1911b): A method for dealing with town wells infected with Guinea worm. J. Lond.
School trop. Med. 28—30. — LISTON, W. G. u. D. A. TURKHUD (1914): Guinea worm
disease in an Indian village. Proc. third All-India San. Conf. Lucknow, 19.—27. Jan. 1914,
4, Papers Suppl. Indian J. med. Res. 120—123. Zit. nach Trop. Dis. Bull. 5, 16 (1915).
        MACFIE, J. S. W. (1920a): Intravenous injection of tartar Emetic in Guinea worm
infections. Lancet, 20. März, 654—655. — MACFIE, J. S. W. (1920b): Tartar emetic in
Guinea worm infections. Ann. trop. Med. 14, 137—142. — MARTINAUD, G. (1924): Quelques
observations sur les différentes méthodes de traitement des vers de Guinée. Bull. Soc. Path.
exot. Paris 17, 146—149. — MONTAIS, F., E. JAMOT u. M. J. F. ROBERT (1914): Notes sur
la géographie médicale de Ouadaï. Bull. Soc. Path. exot. Paris 7, 522—528 (zit. nach
FAIRBEY, 1924c). — MONTPELLIER, J. u. E. ARDOIN (1919): La cure arsénobenzolée dans
la draconculose. Bull. Soc. Path. exot. Paris 12, 730—732.
        PELTIER, M. u. H. DOMINIQUE (1924): Note sur l'action du mélange émétique-extrait
d'organes dans le traitement de la draconculose. Bull. Soc. Path. exot. Paris 17, 846—850. —
PISANI (1891): The treatment of Guinea worm disease by weight extension. Brit. med. J.
31. Jan., 223 (zit. nach FAIRLEY, 1924c).
        ROUBAUD, E. (1913): Observations sur la biologie du ver de Guinée. Infection intestinal
des Cyclops. Bull. Soc. Path. exot. Paris 6, 281—288.
        STICKER, G., W. SCHÜFFNER u. N. H. SWELLENGREBEL (1929): Wurmkrankheiten.
Handbuch der Tropenkrankheiten, herausgeg. von MENSE, 3. Aufl., Bd. 5, Teil 1, S. 1—422.
        TOUNRIER, E. (1922): Le traitement du ver de Guinée par les sels d'antimoine. Bull.
Soc. Path. exot. Paris 15, 809—815. — TURKHUD, D. A. (1919): Prophylaxis of Dracontiasis. Indian J. med. Res. (Spez. Indian Sci. Congr. Nr 1919), 217—225.
        VORWERK (1912): Zur Pathologie und Hygiene von Garua (Deutsch-Adamana). Arch.
Schiffs- u. Tropenhyg. 16, 133—149.
        WRIGHT, R. E. (1924): Encysted Guinea worm of the orbit. Indian med. Gaz. 59, 458
bis 459. — WURTZ u. SOREL (1911): Epidémie massive de Dracunculose observée dans un
village de la forêt équatoriale à la côte d'Ivoire. Rev. Méd. et Hyg. trop. 8, 149—154.

Sparganum mansoni.

        BONNE, C. (1930): Eine merkwürdige Sparganum-Infektion (holländ.). Geneesk.
Tijdschr. Nederl.-Indië, Dez. 1930, Deel 70, 1235—1238. — BRAUN, M. (1925): Die
tierischen Parasiten des Menschen. 1. Teil, 6. Aufl. Leipzig 1925.

CAMPBELL, E. (1927): Report of the second case of Sparganosis from man in China. J. Parasitol. 14, 196 (1928). — CASAUX, J. (1914): A propos d'un nouveau cas (8ᵉ) de Sparganose oculaire. Bull. Soc. méd.-chir. Indochine 5, 374—377 (Ref. nach Trop. Dis. Bull. 7, 354). — CASAUX u. HOUDEMER (1926): Note préliminaire sur les sparganoses humaines et animales au Tonkin. Bull. Soc. Path. exot. Paris 19, 802—804. — CLELAND, J. B. (1918): The occurence of Sparganum (larval cestode) in the subcutaneous tissues of man in Australia. Med. J. Austral., 5. Jhrg. (II), 239—240 (Ref. nach Trop. Dis. Bull. 13, 207). — COBBOLD, T. SP. (1883): Description of Ligula mansoni. Linn. Soc. J. Zool. 17, 78. — COLLIN, L. (1925): La Sparganose oculaire en Annam. Ann. Méd. et Pharm. colon. 23, 20—33.

DANIELS, C. W. (1910): Tropical Medicine and Hygiene. II. Diseases due to the Metazoa. London 1910.

EVANNO, CH. H. (1927): Contribution à l'étude de Sparganum mansoni, de Dibothriocephalus mansoni et de la pathogénie de la sparganose oculaire. Thèse méd. vét. Paris 1927 (zit. nach JOYEUX u. HOUDEMER l. c.).

FAUST, E. C. (1928): Infection experiments in man and other mammalian hosts with Sparganum stage of oriental Diphyllobothrids. Proc. Soc. exper. Biol. a. Med. 26, 252—254. — FAUST, E. C. (1929): Human helminthology. London 1930. — FAUST, E. C., CAMPBELL, H. E. u. C. R. KELLOGG (1929): Morphological and biological studies on the species of Diphyllobothrium in China. Amer. J. Hyg. 9, 560—583.

GAIDE u. RONGIER (1915): De la Sparganose oculaire en Annam. Bull. Soc. méd.-chir. Indochine 6, 93—95 (Ref. Trop. Dis. Bull. 7, 353).

HOBMAIER, M. (1927): Wie kommt die Infektion der Raubfische mit dem Plerocercoid von Dibothriocephalus latus zustande? Zbl. Bakter. II 72, 268—273.

IJIMA, J. u. MURATA (1888): Some new cases of the occurence of Bothriocephalus liguloides. J. coll. Sci. Univ. Tokyo, 2, 149 (zit. nach BRAUN, l. c.). — INOYE (1897): Tokyo Jji-Shinshi (zit. nach SEIFERT, l. c.).

JANICKI, C. u. F. ROSEN (1917): Le cycle évolutif du Dibothriocephalus latus L. Bull. Neuchâtel Sci. nat. 42, 19—53. — JOYEUX, CH. et J. G. BAER (1929): Etudes sur le réencapsulement du Sparganum ranarum (GASTALDI, 1854). C. r. Soc. Biol. Paris 102, 305—307. — JOYEUX, CH. et E. HOUDEMER (1928): Recherches sur la faune helminthologique de l'Indochine (Cestodes et Trématodes). Ann. Parasitol. 6, 27—58.

KOBAYASHI, H. (1925): On the animal parasites in Korea. Jap. med. World 5, 9—16.

LEUCKART, R. (1886): Die Parasiten des Menschen, 2. Aufl., Bd. 1, S. 941. Leipzig u. Heidelberg 1879—1886. — LUTZ, H. (1930): Ein Fall von Dibothriocephalus mansoni s. Sparganum mansoni. Arch. Schiffs- u. Tropenhyg. 34, 398—399.

MAC CORMICK, A. u. J. P. HILL (1907): Note on a larval tapeworm from the human subject (Bothriocephalus mansoni or liguloides). Trans. Austral. med. Congr. 7. Session 1905, 367—369 (zit. nach FAUST, CAMPBELL u. KELLOGG). — MANSON, P. (1882): Case of lymphscrotum associated with Filaria and other parasites. Lancet 1882 (II), 616. — Medizinischer Jahresbericht 1921 für „Colony and Protectorate of Kenya" (Fall von Sparganum). (Ref. Trop. Dis. Bull. 21, 190.) — MIYAKE, H. (1904): Beiträge zur Kenntnis des Bothriocephalus liguloides. Mitt. Grenzgeb. Med. u. Chir. 13, 145. — MOORE, J. T. (1915): Sparganum mansoni, first reported American case. Amer. J. trop. Dis. 2, 518—529. — MOTAIS, F. (1920): La sparganose oculaire en Annam. Bull. Soc. Path. exot. Paris 13, 215—222. — MOTAIS, F. (1929): Considérations sur la pathogénie de la sparganose oculaire. Bull. Soc. méd.-chir. Indochina 7, 363—368. Ref. Trop. Dis. Bull. 27, 964.

OKUMURA, T. (1919): An experimental study of the life-history of Sparganum mansoni. Kitasatos Arch. of exper. Med. 3, 190—196. — OMI (1898): Tokyo Jji-Shinshi (zit. nach SEIFERT, l. c.).

ROEMER, L. S. A. M. v. (1910): Über einen Fall von Sparganum mansoni. Arch. Schiffs- u. Tropenhyg. 14, 286.

SAMBON, L. W. (1907): Description of some new species of animal parasites. Proc. zool. Soc. Lond. (I), 282. — SCHEUBE, B. (1910): Die Krankheiten der warmen Länder, 4. Aufl. Jena 1910. — SEIFERT, O. (1926): Die tierischen Parasiten des Menschen. II. Teil: Klinik und Therapie usw., 3. Aufl. Leipzig 1926. — SPENCER, W. W. (1893): Bothriocephalus liguloides, the cause of certain abdominal tumors. Intercolonial med. Congr. Austral. Trans. 3. Session 1892, 433 (zit. nach FAUST, CAMPBELL u. KELLOGG). — STILES, C. W. u. L. TAYLER (1902): The larval Cestode (Sparganum mansoni) of man which may possibly occur in returning American troops, Bull. 35. Bureau of Animal Industry, U. S. Dep. Agriculture Washington.

TANAKA, Y. (1910): Über die Arten der durch die tierischen Parasiten hervorgerufenen Krankheiten in Japan. Münch. med. Wschr. Jhrg. 57 (II), 2586—2587.

YOSHIDA, S. (1917): The occurence of Bothriocephalus liguloides Leuckart, with a special reference to its development. J. of Parasitol. 3, 171—176. — YOSHIDA, S. (1922): On the morphology of the adult worm of Sparganum mansoni found in the frog and other animals. Tokyo Iji-Shinshi, März u. April 1922 (Ref. Trop. Dis. Bull. 20, 223).

Sparganum proliferum.

(Zusammenfassende Darstellungen geben Stiles und Tashiro.)

Akamatsu (1920): A case of Sparganum proliferum, its necropsy findings. Ijishimbur, 10. Febr. 1920 (zit. nach Tashiro, l. c.).

Ijima, D. (1905): On a new cestode larva parasitic in man. J. coll. Soc. Univ. Tokyo, **20**, 7. — Inoye (1912): Z. Dermat. **12** (zit. nach Seifert).

Kodama, T. (1917): Über die histologischen Veränderungen bei einem Fall von Parasitismus durch Plerocercoides prolifer. Verh. jap. path. Ges. **7**, 126—128 (Ref. Trop. Dis. Bull. **13**, 208).

Marjoribanks, R. M. u. E. J. O. le Sueur (1924): A case of Sparganum prolifer. infection. Trans. roy. Soc. trop. Med. **18**, 70.

Stiles, Ch. W. (1908): The occurence of a proliferating cestode larva (Sparganum proliferum) in man in Florida. Treas. Dep. Hyg. Labor. Bull. Nr 40. Washington.

Tashiro, K. (1924): Clinical, pathologic-anatomical and experimental studies on „Plerocercoides prolifer Ijima (1905), „Sparganum proliferum Stiles (1906)". Mitt. med. Fak. Kyusha, Fukuoka, **9**, 1—42.

Yoshida, S. O. (1915): On a second and third case of infection with Plerocercoides prolifer Jjima, found in Japan. Parasistoly **7**, 219—225.

Leber- und Lungenegel.

Dekester, M. (1924): Un cas de distomatose sous-cutanée au Maroc. Ann. de Parasitol. **2**, 322—324.

Hoffmann, W. H. u. A. Guerra (1923): Muskelabsceß durch Distomum hepaticum (span.). Rev. Med. Cir. Habana **28**, 558—561.

Leuckart, R. (1886—1901): Die Parasiten des Menschen und die von ihnen herrührenden Krankheiten, Bd. 1 (II), S. 324, 2. Aufl. Leipzig 1886—1901.

Minami, S. u. S. Takashi (1930): Hautgeschwülste durch Lungendistoma (Paragonimus westermani). Arb. med. Univ. Okayama **2**, 78—88. — Miyake u. Matzui (1894): Bericht über Cysten im unteren Augenlid, durch Distoma verursacht und über die Lungendistomenkrankheit in der Provinz Tokushima. Chugai-iji-shimpo Nr 349. — Musgrave, W. E. (1907): Paragonimiasis in the Philippine Islands. Philippine J. Sci. Manila., sect. B., **2**, 15—65.

Wakabayashi, F. (1903): Zwei Fälle von Distomencysten in der Orbita resp. an dem Lide. Bericht von Inouye usw. Ophthalm. Klin. **7**, 117.

Bilharzia.

(Zusammenfassungen über Bilharziose geben Kartulis 1913, Looss 1914, Madden 1907, Faust u. Meleney 1924, Faust 1929, Lutz u. Lutz 1929.)

Brumpt, E. (1930): Rôle des bilharzies dans la production de certains cancers. Etude critique à propos d'un cas nouveau. Ann. de Parasitol. **8**, 75—101.

Duncan, A. (1903): Note on Bilharzia. Brit. med. J. 1903 (I), 789—790.

Fairley, N. H. (1919a): The discovery of a specific complement fixation test for Bilharzia and its practical application to clinical medicine. J. Army med. Corps **32**, 449. — Fairley, N. H. (1919 b): Observations on the clinical appearance of bilharziosis in Australian troops and the significance of the symptoms noted. Quart. J. Med. **12**, 391. — Fairley, N. H. and F. E. Williams (1927): A preliminary report on an interdermal reaction in Schistosomiasis. Med. J. Austral., 10. Dez. 1927, 812—818. — Faust, E. C. (1929): Human helminthology. London 1930. — Faust, E. C. u. H. E. Meleney (1924): Studies on Schistosomumiasis japonica. Amer. J. Hyg., Monogr. Ser. 1924, Nr 3. — Fülleborn, F. (1921): Über den Nachweis der Schistosomum mansoni-Eier im Stuhl. Arch. Schiffs- u. Tropenhyg. **25**, 334—340.

Gibson, R. W. B. (1926): Bilharzia disease of the female genital tract. S. Afric. med. Rec. **23**, 413—414 (Ref. Trop. Dis. Bull. **23**, 747). — Girges, R. (1929): The clinical aspect of schistosomiasis. J. trop. Med. **32**, 269—284. — Goebel, C. (1903): Pathologisch-anatomische und klinische Bemerkungen über Bilharziakrankheit. Arch. Schiffs- u. Tropenhyg. **7**, 107—124. — Goebel, C. (1906): Über die für Bilharziakrankheit typischen Urethralfisteln. Zbl. Krkh. Harn- u. Sexualorg. **17**, 594—615. — Goebel, C. (1909): Die pathologische Anatomie der Bilharziakrankheit. Berl. klin. Wschr. 46. Jhrg. (II), 1245—1248.

Kartulis, St. (1898): Weitere Beiträge zur pathologischen Anatomie der Bilharzia usw. Virchows Arch. **152**, 474—486. — Kartulis, St. (1913): Die Bilharziakrankheit; II. med. Teil. Handbuch der pathogenen Mirkoorganismen, herausgeg. von Kolle u. Wassermann, 2. Aufl., Bd. 8, S. 23—40. Jena 1913. — Khalil, M. (1924): The history and progress of Anti-Ankylostomiasis and Anti-Bilharziasis work in Egypt. Ankylostomiasis and Bilharziasis in Egypt. Repts. and Notes of the Public Health Labor. No 6. Cairo 1924. — Khalil, M. and M. le Din (1930): The microscopical diagnosis of intestinal schistosomiasis. Trans. roy. Soc. trop. Med. **23**, 519—523.

LAWTON, F. B. (1918): The early symptoms following infection by Schistosomum mansoni. J. Army med. Corps **31**, 472—479. Ref. Trop. Dis. Bull. **13**, 204. — Looss, A. (1914): Würmer und die von ihnen hervorgerufenen Erkrankungen. Handbuch der Tropenkrankheiten, herausgeg. von MENSE, 2. Aufl., Bd. 2, S. 311—516. — LUTZ, A. u. G. A. LUTZ (1929): Bilharziasis oder Schistosomuminfektionen. Handbuch der pathogenen Mikroorganismen, herausgeg. von KOLLE, KRAUS u. UHLENHUTH, 3. Aufl., Bd. 6, Teil II, S. 873 bis 906. Jena, Berlin u. Wien 1929.

MADDEN, F. C. (1907): Bilharziosis. New York 1907. — MADDEN, F. C. (1909a): Bilharziosis of the penis. J. trop. Med. **12**, 351—353. — MADDEN, F. C. (1909b): Bilharziosis of the anus. J. trop. Med. **12**, 370—371. — MANSON-BAHR, PH. (1929): On FAIRLEYs intradermal reaction in schistosomiasis. J. Helminth. **7**, 99—100.

PFISTER, E. (1911): Ein Dezennium Haematuria aegyptica (Bilharzia). Folia urol. (Lpz.) **6**, 141.

SINDERSON, H. C. (1930): Anomaly of pigmentation in schistosomiasis. Trans. roy. Soc. trop. Med. **23**, 633—634. — SOBHY, M. (1928): Bilharziasis of the conjunctiva. J. egypt. med. Assoc. **11**, 12—15.

TURNER, G. A. (1910): An account of some of the helminthes occuring among the South African natives. J. trop. Med. **13**, 33—40 u. 50—59.

WHITE, H. (1914): A case of Schistosomiasis japonica. Lancet 1914 (I), 172—173. — WILDT, H. (1905): L'infection bilharzique au point de vue chirurgical. C. r. 1. Congr. égypt. Méd. 1902 (II), 133—146. (zit. nach Looss, l. c.).

YOSHIMOTO, M. (1910): Über Komplementbindungsreaktion bei der Schistosomumkrankheit in Japan. Z. Immun.forschg Orig. **5**, 438.

Cercarien-Dermatitis.

ASHFORD, B. K. u. P. GUTIERREZ IGARAVIDEZ (1911): Uncinariasis in Porto Rico, a medical and economical problem. Washington. Gov. Print. Off. 1911.

CHRISTOPHERSON, R. O. and W. P. GREEN (1928): Studies on biological and medical aspects of „swimmers"-itch. Schistosome dermatitis in Minnesota. Minnesota med. 573 bis 575. — CORT, W. W. (1928a): Schistosome dermatitis in the United States (Michigan). J. amer. med. Assoc. **90**, 1027—1029. — CORT, W. W. (1928b): Further observations on Schistosome dermatitis in the United States (Michigan). Science (N. Y.) **68**, 388.

DARRÉ, H. (1909): Sur un cas d'anémie ancylostomiasique etc. Bull. Soc. Path. exot. Paris **2**, 97—101. — DUBOIS, G. (1928): Les cercaires de la région de Neuchâtel. Bull. Soc. Neuchâtel. Sci. nat. **53** (neue Serie 2).

FAUST, E. C. and H. E. MELENEY (1924): Studies on Schistosomiasis japonica. Amer. J. Hyg., Monogr. ser., 1924, Nr 3. — FÜLLEBORN, F. (1930): Was ist Ground-itch? Arch. Schiffs- u. Tropenhyg. **34**, 133—158.

GIRGES, RAMSES (1929): The clinical aspect of schistosomiasis. J. trop. Med. a. Hyg. **32**, 269—284.

LUTZ, A. (1919): Schistosomum mansoni and Schistomiasis observed in Brazil. Mem. Inst. Cruz (port.) **11**, 109—140.

MATHESON, C. (1930): Notes on Cercaria elvae Miller as the probable cause of an outbreak of dermatitis at Cardiff. Trans. roy. Soc. trop. Med. **23**, 421—424. — MILLER, H. M. (1926): Comparative studies on furcocercous cercariae. Illinois biol. Monogr. **10**, Nr 3, Univ. of Illinois, Urbana. — MIYAGAWA, Y. (1913): Beziehungen zwischen Schistosomiasis japonica und der Dermatitis. Zbl. Bakter. I Orig. **69**, 132—142.

NAEGELI (1923): Über einen beim Baden entstehenden Hautausschlag, die sog. Hundsblattern (Exanthema caniculare). Schweiz. med. Wschr. Jhrg. 4, 1121—1122. — NARABAYASHI, H. (1916): Contribution to the study of schistosomiasis japonica. Kyoto Igakai Zasshi **13** (zit. nach FAUST u. MELENEY, l. c.).

OISO, T. (1927): On a new species of avian Schistosoma developing in the portal vein of the duck etc. Taiwan Igakkai Jasshi, Sept. 1927.

SMITH, CLAUDE (1903): Uncinariasis in the South. Further observations. J. amer. med. Assoc. **41**, 709—713. — SUEYASU, Y. (1920): On the migratory course of Schistosoma japonicum in the body of the final host. Kyoto Jgakkai Zasshi **17** (zit. nach FAUST u. MELENEY, l. c.). — SZIDAT, L. (1929): Hautinfektion bei Parasiten, insbesondere bei Bilharzia polonica. Vortr. dtsch. dermat. Kongr. Königsberg 1929.

TAYLOR, E. L. and H. A. BAYLIS (1930): Observations and experiments on a dermatitis-producing cercaria and on another cercaria from Limnaea stagnalis in Great Britain. Trans. roy. Soc. trop. Med. **24**, 219—244. — TURNER, G. H. (1910): An account of some of the helminthes occurring among the South African natives. J. trop. Med. **13**, 33—40 u. 50—59.

VOGEL, H. (1930a): Cercarien-Dermatitis in Deutschland. Klin. Wschr. **9**, 883—886. — VOGEL, H. (1930b): Hautveränderungen durch Cercaria ocellata. Dermat. Wschr. **90**, 577.

Literatur-Nachtrag.

(Die hier angeführten Arbeiten wurden dem Referenten erst nach der Drucklegung seiner Zusammenfassung bekannt, so daß sie im Texte nicht mehr berücksichtigt werden konnten.)

Zu „Hauterscheinungen durch Hakenwürmer".

KITAMURA, K. (1931): Experimentelle Beiträge zur Kenntnis des Eindringens der Hakenwurmlarven in die Haut. Jap. J. of Dermat. **31**, 671—696 (deutsche Zusammenfassung). — KITAMURA, K. (1931): Experimentelle Dermatitis durch wiederholte Applikationen der Hakenwurmlarven auf die Haut. Jap. J. of Dermat. **31**, 866—883 (deutsche Zusammenfassung). — KITAMURA, K. (1931): Experimentelle Dermatitis durch Körpersubstanzen und Stoffwechselprodukte der Hakenwurmlarven. Jap. J. of Dermat. **31**, 1152—1160 (deutsche Zusammenfassung). — RUGE, HEINRICH (1932): Zur Behandlung der Zwischenzehenekzeme in den Tropen und des sogenannten „Roten Hundes". Arch. Schiffs- u. Tropenhyg. **36**, 33—35.

Zu „Strongyloides stercoralis".

FAUST, E. C. (1930): Gentiana violet therapy for Strongyloides infection. Internat. med. digest. **17**, 57—58. Ref. Arch. Schiffs- u. Tropenhyg. **36**, 91. — DE LANGEN, C. D. (1928): Anguillulosis und idiopathische Hypereosinophilie (holländ.). Geneesk. Tijdschr. Nederl.-Indië **68**, Nr 7. Ref. Arch. Schiffs- u. Tropenhyg. **33**, 545. — DE LANGEN, C. D. (1929): Postscript about Anguillulosis and Eosinophilia (Strongyloidosis and Eosinophilia). Meded. Dienst Volksgezdh. Nederl.-Indië **18**, 310—314. Ref. Trop. Dis. Bull. **28**, 207.

Zu „Filarien".

ACTON, H. W. u. S. S. RAO (1930): The causation of lymph-scrotum. Indian. med. Gaz. **65**, 541—546. — GRACE, A. W. and F. B. GRACE (1931): Researches in British Guiana 1926—1928 on the bacterial Complications of Filariasis and the endemic Nephritis with a chapter of epidemic Abscess and Cellulitis in St. Kitts, British West Indies. Memoir Series 1931, Nr 3, Lond. School of Hyg. and trop. Medicine. — GROSS, H. (1932): Die allgemeine Lymphstauung. Dtsch. med. Wschr. **58**, 53—55. — McKINLEY, EARL B. (1931): The rôle of Bacteria in acute Filarial Lymphangitis. Porto Rico J. publ. Health a. trop. Med. **6**, 419—427 (1931). — ROMITI, C. (1930): Contributo al Trattamento chirurgico della elefantiasi dello scroto. Rassegno internazionale di Clinica e Terapia. Ref. Arch. Schiffsu. Tropenhyg. **36**, 91 (1931). — TORGERSON, WILLIAM R. (1931): Preliminary Report on the Auchincloss Operation for Elephantiasis, Porto Rico J. publ. Health a. trop. Med. **6**, 411—418 (Juni). — DEL TORO, JORGE, JUAN A. PONS, R. RODRÍGUEZ-MOLINA (1931): Case Report on twelve Auchincloss or modified Auchincloss Operation for Filariasis. Porte Rico J. publ. Health a. trop. Med. **7**, 2—10.

Zu „Onchocerca".

LOW, G. C. (1931): Onchocerca volvulus tumour, with sections and smears. Transact. roy. Soc. trop. Med. **24**, 370. — MOHAMED ABDEL SHAFI (1931): Contribution to the study of the Pathology and morbid Histology of human and bovine Onchocerciasis. Ann. trop. Med. **25**, 215—298. — OCHOTERENA, I. (1931): Zur Kenntnis der Onchocercose in Mexiko. Histologischer Bildungsprozeß der onchocercösen Fibrome (span.). An. Inst. Biol. **2**, 109 bis 115. — RODHAIN, J. et A. DUBOIS (1931): Observations de cas de parasitisme par Onchocerca volvulus chez l'Européen. Réactions cutanées. Allergie dans la filariose volvulus et la filariose loa. Rev. belge Sci. méd. **3**, 613—623. — STRONG, RICHARD P. (1931): The role played by helminths in the production of tumors in man and animals. Internat. Clin. XLI. s. 68—92. Ref. Zbl. Hautkrkh. **1932**. — STRONG, R. P. (1931): Zeitungsnotiz über die Onchocerca caecutiens-Untersuchungen von Dr. STRONG in Guatemala und die Wirksamkeit des Plasmochins gegen die Onchocerca-Mikrofilarien. Diario C. Amér. Guatemala, 12. Mai 1931, No 42, 4—5.

Zu „Bilharzia".

TALIAFERRO, WILLIAM H. and LUCY G. TALIAFERRO (1931): Skin reactions in persons infected with Schistosoma mansoni. Porto Rico J. publ. Health a. trop. Med. **7**, 24—35 (1931, Sept.).

Zu „Cercarien-Dermatitis".

BRUMPT, E. (1931): Prurit et dermatites produits chez les nageurs par des cercaires de mollusques d'eau douce. C. r. Acad. Sci. Paris **193**, 253—255. — BRUMPT, E. (1931): Cercaria ocellata, déterminant la dermatite des nageurs, provient d'une bilharzie des canards. C. r. Acad. Sci. Paris **193**, 612—614. — VOGEL, H. (1932): Beiträge zur Epidemiologie der Schistosomiasis in Liberia und Französisch-Guinea. Arch. Schiffs- u. Tropenhyg. **36**, Nr. 3.

Namenverzeichnis.

(Die schrägen Zahlen verweisen auf die Literaturverzeichnisse.)

AARS, CH. G. 18, *64, 356, 358,* 513.
ABASCAL *570.*
ABASCAL, H. 507.
ABE 293, 409, 411, 412.
ABE, M. *416, 418.*
ABEL 594.
ABERASTURY, M. *394.*
ABIMELECH 120.
ABIMÉLECH, R. *167.*
ABLARD *116,* 167.
ABRAMOWITZ 460, *483.*
ABRAMI, P. 196, *197.*
ABRICOSSOF 454, *494.*
ACHESON, J. A. *64.*
ACHITOUV *795.*
ACKERMANN, D. *693.*
ACTON 137, 139, 187, 189, 191, 192, *193,* 245, 259, 262, 263, 290, 515, 744, 764.
ACTON, H. W. *351, 353, 355, 358,* 511, 553, 559, 564, *570, 791, 795,* 800.
ADACHI 406, 407, 410, 412, *416, 417,* 502.
ADAM 746.
ADAM, T. B. *791.*
ADAMI, D. M. *167.*
ADAMI, J G. *358.*
ADAMS 414, 662, 664, 667.
ADAMS, J. *705.*
ADAMS, J. L. *699.*
ADAMS, W. B. *116, 416.*
ADAMSON, H. G. *167.*
ADANSON 626, *698.*
ADCOCK, E. W. *64.*
ADDE, C. *171.*
ADDE, R. *171.*
ADERS, W. M. *699.*
ADIE, H. *167.*
ADLER 129, 135, 137, 138.
ADLER, S. *167.*
AFFANASIEW *359.*
AGASSIZ, L. 668.
AGATA 403.
AGOTE, L. *208.*
AGRONICK 121, 125, 135.
AGRONICK, M. A. *167.*
AHLBORY 517.
AKAGAWA 415.
AKAMATSU *798.*
AKAZAWA, S. *416.*

AKOWBJAN 483.
AKOWBJAN, A. *93, 483.*
AINSWORTH, M. *695.*
ALAMARTINE, H. 197, *197.*
ALBERTONI *359.*
ALBUTT *106.*
ALCOCK 670, 767.
ALCOCK, A. *686, 795.*
ALCOCK, N. *167.*
ALDEN, H. S. *362, 572.*
ALDEN, S. 554.
ALDERICH, J. M. *697.*
ALDERSON, H. *64.*
ALDERSON, R. *699.*
ALEIXO 419, 477, 480, 482.
ALEIXO, A. *173, 483.*
ALEXANDER 473.
ALEXANDER, A. *483.*
ALIBERT *64,* 119, *167,* 266, 316, *357.*
ALIEVA 423, 427, 429, 433, 439, 477.
ALIEVA, T. KH. *483.*
ALIEWA 482.
ALLAMAND *64.*
ALLEN 670.
ALLEN, A. H. *693.*
ALLISON, H. *359.*
ALLISON, J. R. *350.*
ALLNUTT 670, *693.*
ALMEIDA *64,* 392.
ALMEIDA, F. 367, 368, 369, 376, 380, 381, 382, 391, *394, 395.*
ALMEIDA, DE *481.*
ALMEIDA, E. DE *483.*
ALMEIDA, HENRIQUE M. DE *356.*
ALMKVIST, J. 643, *699.*
ALSTON, HENRY 60, *64.*
ALTOUNYAN, A. A. *167.*
AMARAL, A. *116.*
AMOURETTI *116.*
AMSTER, S. 129, 139, 167, *172.*
ANDEN 59.
ANDEN, F. *64.*
ANDERSON *360,* 740, 742, 743.
ANDERSON, CH. *359.*
ANDERSON, J. F. *213.*
ANDERSSON, J. *791.*
ANDRADE, DE 667.
ANDREADE, E. N. DE *705.*

ANDREWS 467, *483.*
ANDRUZZI, A. *64.*
ANFREVILLE D' 183, *185,* 562.
ANGENY *64.*
ANNARATONE *570.*
ANNECCHINO 412.
ANNECHINO, F. P. *416.*
ANTONA, G. *695.*
ANTONELLI *105.*
AOKI 670.
AOKI, D. *354.*
APATHY *694.*
APERT 399.
APERT D' 403, 415.
APERT, E. D' *416.*
APOSTOLIDES 113.
APOSTOLIDES, APOST. G. *116.*
APPEL 454.
ARAGÃO 148, 661.
ARAGÃO, H. DE BEAUREPAIRE *167.*
ARAMAKI 422, 423, 425, 430, 433, 446, 455, *483.*
ARAMAKI, Y. *93, 483.*
ARANDA, C. A. 166, *174.*
ARANJO, H. C. *359.*
ARANJO, POSADO 294, 296.
ARANTES 368.
ARANTES, A. A. *395.*
ARAUJO 20, 34.
ARAUJO, DA SILVA 12, 28, *64,* 96.
ARAUJO, E. DE *177.*
ARAVIJSKIJ 421, 422, 423, 425, 434, 441, 442, 444, 449, 456, 457, 465, *483.*
ARAVIJSKIJ, A. *483.*
ARCE 216, 222, 223, 224, 232, 233.
ARCE, J. 240, 242.
ARCHIBALD 67, 106, 131, *167,* 183, *214,* 270, 278, 341, 342, 346, 348, *350, 359, 360,* 507, 665.
ARCHIBALD, R. G. 519, *570, 705.*
ARBEIT *417.*
ARDOIN 765.
ARDOIN, E. *796.*
AREA, E. DE *173.*
AREA LEÃO, A. E. DE *361.*

Sachverzeichnis.

Ancylostoma:
— caninum-Larven 709.
— — Creeping eruption
durch 721.
— — Klinische Erschei-
nungen nach percu-
taner Infektion mit
728.
— — Ödeme, wandernde
juckende, an Hand
und Fuß nach percu-
taner Infektion mit
728, 729.
— ceylanicum 723.
— duodenale 708, 710; Literatur 786.
— duodenale-Larven:
— — Creeping eruption
durch 720.
— — Hauterscheinungen
durch 710.
Ancylostoma-Larven:
— Ferment, bactericides bei
713.
Ancylostomiasis:
— Änämie der Haut infolge
von; Farbenunter-
schiede bei Europäern
und Negern 499.
Angiofibroma cutis circumscriptum contagiosum 215,
231, 238.
Angiokeratoma (MIBELLI) in
Japan 565.
Angiome bei Farbigen 565.
Anguillula s. Strongyloides
stercoralis 709.
Anhidrosis in den Tropen 510.
Ankylosen bei Framboesia
tropica 27.
Anopheles:
— bifurcatus 608.
— jamesi:
— — Agglutinine im Speichel
608.
— — Antikoagulin im Spei-
chel 608.
— maculipennis 607.
— — Agglutinine im Speichel
608.
— — Antikoagulin im Spei-
chel 608.
— — Reaktion bei Stichen
von 604, 611, 624.
— quadrimaculatus: Stech-
neigung, relative, gegen-
über dem Menschen und
Haustieren (Tabelle)
602, 603.
— rossi: Agglutinine im Speichel 608.
— stephensi 610.
— subpictus 610.
Anophelesstiche 603, 605.
— PRAUSNITZ - KÜSTNERscher
Versuch 623.

Anthomyinae 639, 642.
Antikinase 620.
Antikoaguline 610; im Spei-
chel der Stechmücken 608.
Antimon:
— Anwendung bei Haut-
leishmaniose 165.
— Injektionen bei percutaner
Hakenwurminfektion
730.
— Injektionen, intravenöse
bei Framboesie 59.
Antimonpräparate, Anwen-
dung bei:
— Bilharziose 779.
— Guineawurm 765.
Antimonsalbe:
— Anwendung bei Haut-
leishmaniose 163.
Antimon - Therapie der
Elephantiasis 742.
Antimosan:
— Anwendung bei Haut-
leishmaniose 166.
Antipyrinexanthem bei Far-
bigen 526.
Antiseptica:
— Dermatitis artificialis
durch 526.
Anus:
— Framboesiepapeln,
wuchernde am 16.
Aphiochaete 641.
— xanthina 642.
Apidae 545.
Aplysia (Schnecke):
— giftige Sekrete von 677.
Arachnoiden 577.
Araneae 677.
Araneidismus 677.
Arctia caja 589.
Arctiidae 589, 590.
Arilus cristatus, Stiche von
600.
Arsenbehandlung bei:
— Framboesie 58.
— Rattenbißkrankheit 414.
Arsendermatosen bei Farbigen
526.
Arsenkeratose:
— Tinea albigena und:
Unterscheidung 284.
Arsenmelanose auf den Mar-
schallsinseln 526.
Arsenpräparate, Anwendung
bei:
— Carate 332.
— Hautleishmaniose 164.
Arthrolues tardiva 452.
Arthropoden 577, 677.
— Giftdrüsen der 696.
Ascaris:
— Hauterscheinungen durch
736; Literatur 791.
— lumbricoides 736.
— megalocephala 736.

Ascaris:
— Zunge bei Infektion mit
737; COUILLAUDs Zei-
chen 737.
Aspergillus:
— Amstelodami 342, 346.
— bouffardi 338, 342, 346.
— mycetomi villabruzii 342,
346.
— pictor 321.
— repens 346.
— TOKELAU 271.
Aspergillusartiger Pilz bei
Tinea imbricata 270.
Aspirin:
— Anwendung nach Quallen-
verbrennungen 676.
Asthenosoma urens (Seeigel):
Hautschädigung durch 675,
676.
Atherom bei Farbigen 565.
Atoxyl:
— Anwendung bei Framboe-
sie 59.
Atresia ani et vulvae in den
Tropen 570.
Attagenus pellio 667.
Auchmeromyia 641.
— luteola-Larven, blutsau-
gende 624, 625, 697.
Augen:
— Framboesieaffektionen 14.
— Raupenhaarverletzung 689.
Augenbindehaut:
— Spirochaetosis febrilis von
Sumatra und 203.
— WEILsche Krankheit und
203.
Augenerkrankungen:
— Onchocerca caecutiens und
757.
— Onchocerca volvulus und
753.
Augenlider:
— Hyperplasie, fibröse mit
Ödem bei einem Kame-
runknaben 561.
Augen-Sparganose 769, 770.
Aurelia aurita 667.
Austernvergiftung:
— Nesselfieber durch 677.
— Variola vorgetäuscht durch
677.
Australische Eingeborene,
Geruch der 503.
Automeris 582, 590.
Automeris (Hyperchiria) core-
sus: Giftwirkung 583.

Bacillen, fusiforme bei Ulcus
tropicum 111.
Bacillus septicomuris 405.
Bactericide Wirkung von
Würmern 713.
Bacterium melitense 206.

VERLAG VON JULIUS SPRINGER / BERLIN UND WIEN

Exotische Krankheiten. Ein Lehrbuch für die Praxis. Von Professor Dr. **Martin Mayer,** Abteilungsvorsteher am Institut für Schiffs- und Tropenkrankheiten, Privatdozent an der Universität Hamburg. Zweite Auflage. Mit 252 zum Teil farbigen Abbildungen und 3 farbigen Tafeln. VII, 368 Seiten. 1929.
RM 39. , gebunden RM 40.80*
Nachdem von dem Werke M. Mayers bereits eine italienische und spanische Ausgabe erschienen, hat sich auch eine 2. Auflage des rühmlichst bekannten Werkes als notwendig erwiesen. Überall sind die neuesten Errungenschaften bezüglich Ätiologie, Klinik und Therapie gebracht und dankenswerterweise auch Bazillenruhr, Trachom, Rhinosklerom und Tularämie neu im Text aufgenommen. Auch ein Abschnitt über die wichtigsten hämatologischen Daten. Durch die außerordentlich klare und kurze Ausdrucksweise ist es Mayer gelungen, ein enormes Material auf denkbar kurzem Raume zu schildern. Die Ausstattung mit Abbildungen usw. ist vorzüglich. . . .
„Archiv für Schiffs- und Tropenhygiene."

Die pathogenen Protozoen und die durch sie verursachten Krankheiten. Zugleich eine Einführung in die allgemeine Protozoenkunde. Ein Lehrbuch für Mediziner und Zoologen. Von Professor Dr. **Max Hartmann,** Mitglied des Kaiser Wilhelm-Instituts für Biologie, Berlin-Dahlem, und Professor Dr. **Claus Schilling,** Mitglied des Instituts für Infektionskrankheiten „Robert Koch", Berlin. Mit 337 Textabbildungen. X, 462 Seiten. 1917. RM 18.—*

Über die pathologische Anatomie der Spirochaetosis ictero- haemorrhagica Inada (Weilsche Krankheit). Von Dr. **Renjiro Kaneko,** Professor an der I. Med. Klinik der Kyushu Imperial Universität zu Fukuoka. Mit 6 mehrfarbigen und 2 einfarbigen Tafeln. 181 Seiten. 1923.
RM 5.70

Das wolhynische Fieber. Von Privatdozent Dr. med. **Paul Jungmann,** Assistent der I. Med. Klinik der Charité, Berlin. Mit 47 Abbildungen. VI, 126 Seiten. 1919.
RM 5.50*

Die Erreger des Fleck- und Felsenfiebers. Biologische und pathogenetische Studien. Auf Grund gemeinsamer Untersuchungen mit Dr. med. Wanda Blühbaum und Elisabeth Brandt†. Dargestellt von Dr. phil. et med. **Max H. Kuczynski,** Professor an der Universität Berlin, Abteilungsvorsteher am Pathologischen Institut. Mit 122 Abbildungen. IX, 256 Seiten. 1927. RM 24.—*

Der Erreger des Gelbfiebers. Wesen und Wirkung. Gemeinsame Untersuchungen mit Bianca Hohenadel. Dargestellt von Dr. phil. et med. **Max H. Kuczynski,** Professor an der Universität Berlin, Abteilungsvorsteher am Pathologischen Institut. Mit 158 Abbildungen und zahlreichen Tabellen. V, 191 Seiten. 1929.
RM 24.—*

G. Jochmann's Lehrbuch der Infektionskrankheiten. Für Ärzte und Studierende. Zweite Auflage. Unter Mitwirkung von Dr. **B. Nocht,** o. ö. Professor, Direktor des Instituts für Schiffs- und Tropenkrankheiten zu Hamburg, und Dr. **E. Paschen,** Professor, Oberimpfarzt, Direktor der Staatsimpfanstalt zu Hamburg, neu bearbeitet von Dr. **C. Hegler,** a. o. Professor der Universität, Stellvertretender Direktor des Allgemeinen Krankenhauses Hamburg-St. Georg. Mit 464 zum großen Teil farbigen Abbildungen. XI, 1077 Seiten. 1924. RM 54.—*

Infektionskrankheiten. Von Professor **Georg Jürgens,** Berlin. (Bildet Band VI der „Fachbücher für Ärzte", herausgegeben von der Schriftleitung der „Klinischen Wochenschrift".) Mit 112 Kurven. VI, 341 Seiten. 1920. Gebunden RM 7.40*

Auf die vor dem 1. Juli 1931 erschienenen Bücher des Verlages Julius Springer, Berlin, wird ein Notnachlaß von 10% gewährt.

VERLAG VON JULIUS SPRINGER / BERLIN

Ergebnisse der Hygiene, Bakteriologie, Immunitätsforschung u. experimentellen Therapie

Fortsetzung des Jahresberichts über die Ergebnisse der Immunitätsforschung
Unter Mitwirkung hervorragender Fachleute herausgegeben von
Professor Dr. **Wolfgang Weichardt,** Wiesbaden

ZEHNTER BAND

Mit 17 Abbildungen. IV, 766 Seiten. 1929. RM 86.—

Aus dem Inhalt:

Rechnende Epidemiologie. Von Geheimrat Professor Dr. A. Gottstein. — Die Standardisierung von Heilseren, serologischen Reaktionen und Impfstoffen. (Bericht über die Arbeiten und Vorschläge der permanenten Standardisierungskommission der Hygieneorganisation des Völkerbundes.) Von Professor Dr. C. Prausnitz. — Gewinnung der Schutzpockenlymphe. Von Obermedizinalrat Professor Dr. A. Groth. — Neuere Arbeiten über Variola und Vaccine. Von Dr. K. Arnold. — Die Bedeutung der anaeroben Bacillen als Infektionserreger in den Bauchorganen, insbesondere der Bauchhöhle beim erwachsenen Menschen. Von Professor Dr. W. Löhr.

ELFTER BAND

Mit 91 zum Teil farbigen Abbildungen. IV, 929 Seiten. 1930. RM 128.—

Aus dem Inhalt:

Die Bedeutung des retikulo=endothelialen Systems für die Infektion und Immunität. Von Professor Dr. C. W. Jungeblut. — Paratyphus, Fleischvergiftung und ihre Beziehungen zueinander. Von Professor Dr. G. Elkeles. — Bakteriologie und Klinik der Streptokokkenerkrankungen. (Mit einer Einführung von Professor Dr. H. Schottmüller.) Von Dr. W. Lehmann. — Die Streptokokkenmastitis (der gelbe Galt) der Rinder. Von Obermedizinalrat Professor Dr. M. Klimmer und Dr. H. Haupt. — Gas= ödeme der Haustiere. Von Professor Dr. H. Mießner und Dr. G. Schoop. — Bakterien= pleomorphismus und Bakterienentwicklungsgänge. Von Dr. E. Klieneberger. — Die Schutzimpfung der Hunde gegen Wut. Von Professor Dr. J. Schnürer und Privat= dozent Dr. H. David. — Stand der aktiven Schutzimpfung gegen Diphtherie. Von Professor Dr. E. Seligmann und Dr. H. Happe. — Die Schutzimpfung gegen Tuber= kulose mit B. C. G. nach Calmette=Guérin. Von Hofrat Dr. F. Gerlach.

Histologie der Hautkrankheiten.
Die Gewebsveränderungen in der kranken Haut unter Berücksichtigung ihrer Entstehung und ihres Ablaufs. Von Dr. med. **Oscar Gans,** a. o. Professor an der Universität Heidelberg, Oberarzt der Hautklinik.

Erster Band: Normale Anatomie und Entwicklungsgeschichte. Leichenerschei= nungen. Dermatopathien. Dermatitiden I. Mit 254 meist farbigen Abbildungen. X, 656 Seiten. 1925. RM 135.—; gebunden RM 138.—*

Zweiter Band: Dermatitiden II. Örtlich übertragbare infektiöse Gewebs= neubildungen. Tierische Parasiten. Fremdkörper. Kreislaufstörungen. Ent= wicklungsstörungen. Echte Geschwülste. Mit 238 meist farbigen Abbildungen. VI, 605 Seiten. 1928. RM 132.—; gebunden RM 135.—*

Dritter (Schluß=) Band: Die allgemeine Histopathologie der Haut umfassend, erscheint in Band IV des „Handbuchs der Haut= und Geschlechtskrankheiten".

Vorlesungen über Histo-Biologie der menschlichen Haut und ihrer Erkrankungen.
Von Professor Dr. **Josef Kyrle,** Wien.

Erster Band: Mit 222 zum großen Teil farbigen Abbildungen. IX, 345 Seiten. 1925. RM 45.—; gebunden RM 47.70*

Zweiter Band: Mit 176 zum großen Teil farbigen Abbildungen. V, 287 Seiten. 1927. RM 42.—; gebunden RM 44.70*

Hautkrankheiten.
Von Dr. **Georg Alexander Rost,** o. Professor der Der= matologie und Direktor der Universitätshautklinik in Freiburg i. Br. (Bildet Band XII der „Fachbücher für Ärzte", herausgegeben von der Schriftleitung der „Klinischen Wochen= schrift".) Mit 104 zum großen Teil farbigen Abbildungen. X, 406 Seiten. 1926.

Gebunden RM 30.—*

Auf diese vor dem 1. Juli 1931 erschienenen Bücher wird ein Notnachlaß von 10% gewährt.

Printed in the United States
By Bookmasters